Fundamentos de
# TOXICOLOGIA
Quarta edição

# BIBLIOTECA BIOMÉDICA

*"Uma nova maneira de estudar as ciências básicas, na qual prestigia-se o autor brasileiro e coloca-se nossa Universidade em primeiro lugar"*

## ANATOMIA HUMANA
Dangelo e **Fattini** – Anatomia Básica dos Sistemas Orgânicos, 2ª ed.
Dangelo e **Fattini** – Anatomia Humana Básica, 2ª ed.
Dangelo e **Fattini** – Anatomia Humana Sistêmica e Segmentar, 3ª ed.
Di **Dio** – Tratado de Anatomia Aplicada (coleção 2 vols.)
  *Vol. 1.* Princípios Básicos e Sistemas: Esqueléticos, Articular e Muscular
  *Vol. 2.* Esplancnologia
Erhart – Elementos de Anatomia Humana, 10ª ed.

## BIOFÍSICA
Ibrahim – Biofísica Básica, 2ª ed.

## BIOLOGIA
Sayago – Manual de Citologia e Histologia para o Estudante da Área da Saúde

## BIOQUÍMICA
Cisternas, **Monte e Montor** - Fundamentos Teóricos e Práticas em Bioquímica
Laguna – Bioquímica, 6ª ed.
Mastroeni - Bioquímica - Práticas Adaptadas

## BOTÂNICA E FARMACOBOTÂNICA
Oliveira e **Akisue** – Farmacognosia
Oliveira e **Akisue** – Fundamentos de Farmacobotânica
Oliveira e **Akisue** – Práticas de Morfologia Vegetal

## ECOLOGIA
Kormondy e **Brown** – Ecologia Humana
Krebs e **Daves** – Introdução a Ecologia Comportamental
## EMBRIOLOGIA
Doyle **Maia** – Embriologia Humana
Stearns – Evolução – Uma Introdução

## ENTOMOLOGIA MÉDICA E VETERINÁRIA
Marcondes – Entomologia Médica e Veterinária, 2ª ed

## FISIOLOGIA • PSICOFISIOLOGIA
Glenan – Fisiologia Dinâmica
Lira **Brandão** – As Bases Psicofisiológicas do Comportamento, 3ª ed.

## HISTOLOGIA HUMANA
Glerean – Manual de Histologia – Texto e Atlas

## MICROBIOLOGIA
Ramos e **Torres** – Microbiologia Básica
Ribeiro e **Stelato** – Microbiologia Prática: Aplicações de Aprendizagem de Microbiologia Básica: Bactérias, Fungos e Vírus – 2ª ed.
Soares e **Ribeiro** – Microbiologia Prática: Roteiro e Manual – Bactérias e Fungos
Trabulsi – Microbiologia, 5ª ed.

## MICROBIOLOGIA DOS ALIMENTOS
Gombossy e **Landgraf** – Microbiologia dos Alimentos

## MICROBIOLOGIA ODONTOLÓGICA
De **Lorenzo** – Microbiologia para o Estudante de Odontologia

## NEUROANATOMIA
Machado – Neuroanatomia Funcional, 3ª ed.

## NEUROCIÊNCIA
Lent – Cem Bilhões de Neurônios – Conceitos Fundamentais de Neurociência, 2ª ed.

## PARASITOLOGIA
Barsantes – Parasitologia Veterinária
Cimerman – Atlas de Parasitologia Humana - 2ª ed
Cimerman – Parasitologia Humana e Seus Fundamentos Gerais
Neves – Atlas Didático de Parasitologia, 2ª ed
Neves – Parasitologia Básica, 3ª ed.
Neves – Parasitologia Dinâmica, 3ª ed.
Neves – Parasitologia Humana, 12ª ed.

## PATOLOGIA
Franco – Patologia – Processos Gerais, 5ª ed.
Gresham – Atlas de Patologia em Cores – a Lesão, a Célula e os Tecidos Normais, Dano Celular: Tipos, Causas, Resposta-Padrão de Doença

## ZOOLOGIA
Barnes – Os Invertebrados – Uma Síntese
Benton – Paleontologia dos Vertebrados
Hildebrand e **Goslowan** – Análise da Estrutura dos Vertebrados, 2ª ed.
Pough – A Vida dos Vertebrados, 4ª ed.
Villela e **Perini** – Glossário de Zoologia

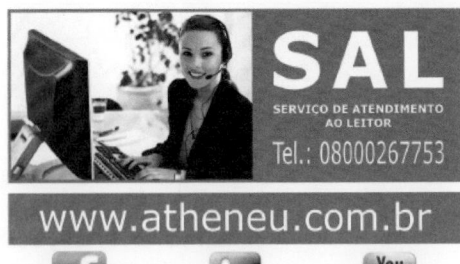

# Fundamentos de TOXICOLOGIA
## Quarta edição

**EDITORES**

## Seizi Oga
*Professor Titular de Toxicologia do Departamento de Análises Clínicas e Toxicológicas da Faculdade de Ciências Farmacêuticas da Universidade de São Paulo.*

## Márcia Maria de Almeida Camargo
*Mestre em Toxicologia pela Faculdade de Ciências Farmacêuticas da Universidade de São Paulo.*

## José Antonio de Oliveira Batistuzzo
*Farmacêutico-Bioquímico pela Faculdade de Ciências Farmacêuticas da Universidade de São Paulo.*

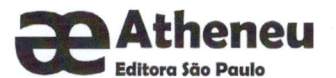

Atheneu
Editora São Paulo

EDITORA ATHENEU

São Paulo —     Rua Jesuíno Pascoal, 30
                Tel.: (11) 2858-8750
                Fax: (11) 2858-8766
                E-mail: atheneu@atheneu.com.br

Rio de Janeiro — Rua Bambina, 74
                Tel.: (21) 3094-1295
                Fax: (21) 3094-1284
                E-mail: atheneu@atheneu.com.br

Belo Horizonte — Rua Domingos Vieira, 319 – conj. 1.104

Desenvolvimento editorial e gráfico: *Know-How Editorial*
Capa: *Know-How Editorial*

Dados Internacionais de Catalogação na Publicação (CIP)
(Câmara Brasileira do Livro, SP, Brasil)

Oga, Saizi, 1937–
    Fundamentos de toxicologia / Saizi Oga, Márcia
Maria de Almeida Camargo, José Antonio de Oliveira
Batistuzzo. — 4. ed. — São Paulo : Atheneu
Editora, 2014.

    "Grupo Zanini-Oga : uso racional de medicamentos"
    Vários colaboradores.
    Bibliografia.
    ISBN 978-85-388-0485-7

    1. Toxicologia I. Camargo, Márcia de Almeida.
II. Btistuzzo, José Antonio de Oliveira.
III. Título.

                                        CDD-615.9
14-01224                                NLM-QV 600

        Índices para catálogo sistemático:

    1. Toxicologia    615.9

FUNDAMENTOS DE TOXOCOLOGIA – 4ª edição.

Oga, S.; Camargo, M. M. A.; Batistuzzo, J. A. O.

© Editora Atheneu São Paulo – Editora do Grupo Atheneu
São Paulo, Rio de Janeiro, Belo Horizonte, 2014

# COLABORADORES

### ACÁCIO ALVES DE SOUZA LIMA FILHO
Chefe do Setor de Farmacologia Ocular do Departamento de Oftalmologia da Universidade Federal de São Paulo. Doutor em Ciências Visuais pela Escola Paulista de Medicina da Universidade Federal de São Paulo. Farmacêutico-Bioquímico pela Faculdade de Ciências Farmacêuticas da Universidade de São Paulo.

### ADRIANA PILEGGI
Médica Psiquiatra da Prefeitura Municipal de São Paulo. Médica Colaboradora do Instituto de Psiquiatria do Hospital das Clínicas da Faculdade de Medicina da Universidade de São Paulo. Especialista em Psiquiatria pela Associação Brasileira de Psiquiatria.

### ALICE A. DA MATTA CHASIN
Professora Titular de Toxicologia da Faculdade de Farmácia e Bioquímica Oswaldo Cruz e da Universidade São Judas. Professora de Toxicologia Forense no programa de pós-graduação em Toxicologia da Faculdade de Ciências Farmacêuticas da Universidade de São Paulo e da Academia de Polícia do Estado de São Paulo. Perita Criminal Toxicologista do Núcleo de Toxicologia Forense do Instituto Médico-Legal de São Paulo. Doutora em Toxicologia pela Universidade de São Paulo.

### ANA PAULA DE MELO LOUREIRO
Professora da Faculdade de Ciências Farmacêuticas da Universidade de São Paulo. Pós-Doutorada pelo Departamento de Bioquímica do Instituto de Química da Universidade de São Paulo e pelo *Cancer Center Research Building*, Universidade de Minnesota, Minneapolis, Estados Unidos. Doutora em Bioquímica pela Universidade de São Paulo. Graduada em Ciências Biológicas pela Universidade de São Paulo.

### ANDRÉ MALBERGIER
Coordenador Executivo do Grupo Interdisciplinar de Estudos de Álcool e Drogas do Instituto de Psiquiatria do Hospital das Clínicas da Faculdade de Medicina da Universidade de São Paulo. Professor Colaborador Médico do Departamento de Psiquiatria da Faculdade de Medicina da Universidade de São Paulo. Doutor pela Faculdade de Medicina da Universidade de São Paulo. Mestre pela Universidade de Illinois, Chicago, Estados Unidos.

### ANGÉLICA YOCHIY
Doutora em Neurociências e Comportamento pelo Instituto de Psicologia da Universidade de São Paulo. Mestre em Análises Toxicológicas pela Faculdade de Ciências Farmacêuticas da Universidade de São Paulo. Farmacêutica-Bioquímica pela Faculdade de Ciências Farmacêuticas da Universidade de São Paulo, Ribeiro Preto.

### CARINE CRISTIANE DREWES
Doutoranda e Mestre em Toxicologia e Análises Toxicológicas pela Faculdade de Ciências Farmacêuticas da Universidade de São Paulo. Farmacêutica pela Universidade Federal de Santa Maria.

### CARLOS ALBERTO TAGLIATI
Professor Associado IV do Departamento de Análises Clínicas e Toxicológicas da Faculdade de Ciências Farmacêuticas da Universidade Federal de Minas Gerais.

### CRISTIANA LESLIE CORRÊA
Diretora Técnica da Planitox, The Science-based Toxicology Company. Diretora Científica do Instituto Brasileiro de Toxicologia. Doutora em Toxicologia e Mestre em Análises Toxicológicas pela Faculdade de Ciências Farmacêuticas da Universidade de São Paulo. Especialista em Avaliação do Risco Toxicológico pela Wageninger University, Holanda. Farmacêutica.

### CRISTINA SANCHES GIRAUD
Professora Adjunta da Universidade Federal de São João del Rei. Doutora e Mestre pelo programa de Fármacos e Medicamentos da Faculdade de Ciências Farmacêuticas da Universidade de São Paulo. Farmacêutica pela Faculdade de Ciências Farmacêuticas da Universidade Federal de Santa Catarina.

### DANIEL JUNQUEIRA DORTA
Presidente da Sociedade Brasileira de Toxicologia (2013-2015). Pós-doutorado em Farmacologia pela Universidade Federal de São Paulo. Doutor em Toxicologia e Mestre em Ciências Farmacêuticas pela Faculdade de Ciências Farmacêuticas da Universidade de São Paulo, *Campus* Ribeirão Preto. Graduado em Farmácia-Bioquímica pela Universidade Metodista de Piracicaba.

### DANIELA VITORIO FUZINATO
Professora de Medicina Legal e Arqueologia Forense. Membro da International Academy of Legal Medicine e da Forensic Anthropology Society Europe. Perita Médica e Ex-Médica-Legista do Instituto Médico-Legal de São Paulo. Doutoranda em Arqueologia pelo Museu de Arqueologia e Etnologia da Universidade de São Paulo. Mestre em Medicina Legal pela Universidade de Coimbra, Portugal. Médica pela Faculdade de Medicina do ABC.

### DANIELLE PALMA DE OLIVEIRA
Vice-Presidente da Sociedade Brasileira de Toxicologia (2013-2015). Professora Associada da Faculdade de Ciências Farmacêuticas da Universidade de São Paulo, *Campus* Ribeirão Preto. Ministrante da Disciplina de Toxicologia Ambiental. Doutora e Mestre em Toxicologia e Análises Toxicológicas pela Faculdade de Ciências Farmacêuticas da Universidade de São Paulo. Farmacêutica-Bioquímica pela Escola de Farmácia e Odontologia de Alfenas.

### DARCILÉA ALVES DO AMARAL
Ex-Coordenadora do Centro de Controle de Intoxicações de São Paulo. Especialista em Pediatria. Médica pela Faculdade de Medicina da Universidade de São Paulo.

### DAVID DOMINGUES PAVANELLI
Perito Criminal Federal. Doutor em Bioquímica e Químico pelo Instituto de Química da Universidade de São Paulo.

### DIOGO NOIN DE OLIVEIRA
Atua na área de Metabolômica e Biomarcadores por Espectrometria de Massas (Alta Resolução e Imagem) aplicados às Ciências Farmacêuticas. Mestre em Ciências Médicas e Farmacêutico pela Universidade Estadual de Campinas.

### DULCINEIA SAES PARRA ABDALLA
Professora Titular do Departamento de Análises Clínicas e Toxicológicas da Faculdade de Ciências Farmacêuticas da Universidade de São Paulo. Doutora em Bioquímica, Mestre em Análises Clínicas e Farmacêutica-Bioquímica pela Universidade de São Paulo.

### EDMUNDO GARCIA AGUDO
Doutor em Ciências Químicas.

### EDNA MARIA ALVAREZ LEITE
Assessora *ad hoc* da Vida Consultoria em Biossegurança e Controle de Infecção. Professora aposentada Associada II do Departamento de Análises Clínicas e Toxicológicas da Faculdade de Farmácia da Universidade Federal de Minas Gerais. Pós-Doutorada em Toxicologia Ocupacional pela Université Catholique de Louvan. Doutora em Toxicologia pela Universidade de São Paulo.

### EDNA MARIA MIELLO HERNANDEZ
Professora de Farmacologia e Análises Toxicológicas nos cursos de Medicina e Biomedicina da Universidade Cidade de São Paulo. Subgerente do Programa Municipal de Prevenção e Controle das Intoxicações do Município de São Paulo. Mestre em Toxicologia e Análises Toxicológicas pela Faculdade de Ciências Farmacêuticas da Universidade de São Paulo. Farmacêutica-Bioquímica pela Faculdade de Ciências Farmacêuticas da Universidade Estadual Paulista.

### EDNA TOMIKO MYIAKE KATO
Professora da Faculdade de Ciências Farmacêuticas da Universidade de São Paulo. Pós-Doutorada pelo Research Institute for Wakan Yaku, Japão. Doutora e Mestre em Fármacos e Medicamentos pela Universidade de São Paulo. Farmacêutica-Bioquímica pela Faculdade de Ciências Farmacêuticas da Universidade de São Paulo.

### ELFRIEDE MARIANNE BACCHI
Professora Titular da Faculdade de Ciências Farmacêuticas da Universidade de São Paulo. Livre-Docente pela Universidade de São Paulo. Pós-Doutorada pela Philipps Universität, Marburg/Lahn, Alemanha. Doutora em Farmacologia pela Universidade de São Paulo. Farmacêutica-Bioquímica pela Faculdade de Ciências Farmacêuticas da Universidade de São Paulo.

### ELISA ROSA DOS SANTOS
Pesquisadora-Tecnologista em Metrologia e Qualidade na Coordenação-Geral de Acreditação do Instituto Nacional de Metrologia, Qualidade e Tecnologia. Especialista em Ciências Ambientais e Bióloga pela Universidade Federal Rural do Rio de Janeiro.

### ERASMO SOARES DA SILVA
Professor de Toxicologia da Universidade São Judas Tadeu. Perito Criminal Toxicologista do Núcleo de Toxicologia Forense do Instituto Médico-Legal de São Paulo. Mestre em Análises Toxicológicas pela Faculdade de Ciências Farmacêuticas da Universidade de São Paulo.

### ERNANI PINTO
Professor Associado (Livre-Docente) do Departamento de Análises Clínicas e Toxicológicas da Faculdade de Ciências Farmacêuticas da Universidade de São Paulo. Doutor em Bioquímica pelo Instituto de Química da Universidade de São Paulo. Farmacêutico-Bioquímico pela Faculdade de Ciências Farmacêuticas da Universidade de São Paulo.

### FABIANE DÖRR
Doutoranda em Toxicologia e Análises Toxicológicas na Faculdade de Ciências Farmacêuticas da Universidade de São Paulo. Mestre em Biotecnologia pelo Programa de Pós-Graduação Interunidades em Biotecnologia da Universidade de São Paulo. Química Industrial pela Universidade Federal de Santa Maria.

### FÁBIO KUMMROW
Professor Adjunto III de Toxicologia e Análises Toxicológicas do Departamento de Ciências Exatas e da Terra do Instituto de Ciências Ambientais, Químicas e Farmacêuticas da Universidade Federal de São Paulo, *Campus* Diadema. Doutor e Mestre em Toxicologia e Análises Toxicológicas pela Universidade de São Paulo. Farmacêutico-Bioquímico.

### FÁBIO SIVIERO
Pesquisador do Departamento de Biologia Celular e do Desenvolvimento do Instituto de Ciências Biomédicas da Universidade de São Paulo. Doutor em Bioquímica pelo Instituto de Química da Universidade de São Paulo.

### FRANCISCO IROCHIMA PINHEIRO
Coordenador e Professor da Disciplina de Oftalmologia da Universidade Potiguar (Laureate International Universities). Pesquisador do Brazilian Ocular Pharmacology and Pharmaceutical Technology Group. Doutor em Ciências da Saúde pela Universidade Federal do Rio Grande do Norte. Médico Oftalmologista, com Especialização em Farmacologia Ocular pela Escola Paulista de Medicina da Universidade Federal de São Paulo.

### GABRIEL ARAÚJO DA SILVA
Doutorando em Desenvolvimento e Inovação Tecnológica de Medicamentos. Mestre em Ciências Farmacêuticas pela Universidade Federal do Rio Grande do Norte. Farmacêutico pela Faculdade de Tecnologia e Ciências, *Campus* Salvador.

### GABRIELA ARANTES WAGNER
Pesquisadora do Programa do Grupo Interdisciplinar de Estudos de Álcool e Drogas do Instituto de Psiquiatria do Hospital das Clínicas da Faculdade de Medicina da Universidade de São Paulo. Pós-Doutoranda do Departamento de Epidemiologia da Faculdade de Saúde Pública da Universidade de São Paulo. Doutora em Ciências pelo Programa de Pós-Graduação do Departamento de Psiquiatria da Faculdade de Medicina da Universidade de São Paulo. Graduada em Ciências Farmacêuticas pela Pontifícia Universidade Católica de Campinas.

### GEORGINO HONORATO DE OLIVEIRA
Professor Adjunto do Departamento de Princípios Ativos Naturais e Toxicologia da Faculdade de Ciências Farmacêuticas da Universidade Estadual Paulista, *Campus* Araraquara.

### GLÁUCIA MARIA MACHADO-SANTELLI
Professora Titular do Departamento de Biologia Celular e do Desenvolvimento do Instituto de Ciências Biomédicas da Universidade de São Paulo.

### HENRIQUE V. DELLA ROSA
Professor Doutor do Departamento de Análises Clínicas e Toxicológicas da Faculdade de Ciências Farmacêuticas da Universidade de São Paulo. Diretor Científico da Toxikon Assessoria Toxicológica.

### HERLING GREGÓRIO AGUILAR ALONZO
Professor do Departamento de Saúde Coletiva da Faculdade de Ciências Médicas da Universidade Estadual de Campinas. Doutor e Mestre em Saúde Coletiva pela Universidade Estadual de Campinas. Médico, com Especialização em Toxicologia Clínica e Ambiental.

### IONE PELLEGATTI LEMONICA
Professora Doutora do Departamento de Farmacologia do Instituto de Biociências da Universidade Estadual Paulista, *Campus* Botucatu. Especialista e Consultora Independente em Toxicologia da Reprodução.

### IRENE VIDEIRA DE LIMA
Professora do Curso de Pós-graduação em Análises Clínicas e Toxicológicas das Faculdades Oswaldo Cruz. Perita Criminal Toxicologista do Núcleo de Toxicologia Forense do Instituto Médico-Legal de São Paulo (aposentada). Doutora em Toxicologia pela Faculdade de Ciências Farmacêuticas da Universidade de São Paulo.

### ISARITA MARTINS
Professora Adjunta da Faculdade de Ciências Farmacêuticas da Universidade Federal de Alfenas. Doutora e Mestre em Toxicologia e Análises Toxicológicas pela Faculdade de Ciências Farmacêuticas da Universidade de São Paulo.

### ÍSIS MACHADO HUEZA
Professora Adjunta II do Instituto de Ciências Ambientais, Químicas e Farmacêuticas da Universidade Federal de São Paulo, *Campus* Diadema. Doutora em Ciências na Área de Patologia Experimental e Comparada pela Faculdade de Medicina Veterinária e Zootecnia da Universidade de São Paulo. Médica Veterinária.

### JOÃO BRASIL VITA SOBRINHO
Médico Oftalmologista. Mestre em Oftalmologia pela Escola Paulista de Medicina da Universidade Federal de São Paulo.

### JOÃO FERREIRA GALVÃO
Professor Titular do Departamento de Análises Clínicas e Toxicológicas da Universidade Federal do Amazonas. Doutor em Toxicologia pela Universidade de São Paulo.

### JOSÉ LUIZ DA COSTA
Perito Criminal da Polícia Técnico-Científica de São Paulo. Presidente da Sociedade Brasileira de Toxicologia (2012-2013). Professor da Faculdade de Farmácia Oswaldo Cruz. Pós-Doutorado pela Faculdade de Ciências Médicas da Universidade Estadual de Campinas e pelo National Institute on Drug Abuse, Baltimore, Estados Unidos. Doutor em Química Analítica e Mestre em Toxicologia pela Universidade de São Paulo. Farmacêutico-Bioquímico.

### JOSÉ MAURO GRANJEIRO
Professor Adjunto da Faculdade de Odontologia da Universidade Federal Fluminense. Pesquisador Sênior do Instituto Nacional de Metrologia, Qualidade e Tecnologia. Livre-Docente pela Faculdade de Odontologia da Universidade de São Paulo. Doutor em Ciências pelo Instituto de Química e Mestre em Ciências pelo Instituto de Biologia, ambos da Universidade Estadual de Campinas. Cirurgião Dentista pela Faculdade de Odontologia da Universidade de São Paulo, *Campus* Bauru.

### JOSÉ SALVADOR LEPERA
Professor Doutor do Departamento de Princípios Ativos Naturais e Toxicologia da Faculdade de Ciências Farmacêuticas da Universidade Estadual Paulista, *Campus* Araraquara.

### KARINA HELENA MORAIS CARDOZO
Assessora Científica do Setor de Pesquisa e Desenvolvimento do Grupo Fleury. Doutora em Bioquímica pelo Instituto de Química da Universidade de São Paulo. Química pelo Instituto de Química da Universidade de São Paulo.

### LEANDRO SANTORO HERNANDES
Doutorando e Mestre em Fármacos e Medicamentos e Farmacêutico-Bioquímico pela Faculdade de Ciências Farmacêuticas da Universidade de São Paulo.

### LÍVIA RIBERTI RODRIGUES
Atuante na área de bioprospecção de impurezas de medicamentos. Mestre em Ciências Médicas pela Universidade Estadual de Campinas. Farmacêutica pela mesma Universidade.

### LUCIANE APARECIDA FAINE
Doutora do Departamento de Análises Clínicas e Toxicológicas da Faculdade de Ciências Farmacêuticas da Universidade de São Paulo.

### LUCIENE BOTTENTUIT BALOTTIN
Pesquisadora-Tecnologista em Metrologia e Qualidade na Diretoria de Metrologia aplicada às Ciências da Vida do Instituto Nacional de Metrologia, Qualidade e Tecnologia. Doutora em Ciências pelo Instituto de Química e Mestre em Ciências pelo Instituto de Biofísica Carlos Chagas Filho, ambos da Universidade Federal Rural do Rio de Janeiro. Bióloga pela mesma universidade.

### LUIZ ROBERTO FONTES
Médico-Legista do Instituto Médico-Legal de São Paulo. Doutor, Mestre e Biólogo pelo Instituto de Biociências da Universidade de São Paulo. Médico pela Faculdade de Medicina da Universidade de São Paulo, com especializações em Ginecologia e Obstetrícia e em Medicina Legal. Cursou a Escola Preparatória de Cadetes do Ar (72/071 Fontes).

### MARIA DAS GRAÇAS ALMEIDA
Professora Associada Voluntária da Universidade Federal do Rio Grande do Norte. Farmacêutica. Doutora em Farmacologia e Mestre em Análises Toxicológicas pela Faculdade de Ciências Farmacêuticas da Universidade de São Paulo.

### MARIA DAS GRAÇAS SILVA DE JESUS
Perita Criminal. Toxicologista do Núcleo de Toxicologia Forense do Instituto Médico-Legal de São Paulo.

### MARIA DE FÁTIMA MENEZES PEDROZO
Professora de Toxicologia da Universidade Mackenzie. Toxicologista do Núcleo Análise Instrumental, Centro de Exames, Análises e Pesquisa do Instituto de Criminalística de São Paulo. Doutora em Saúde Pública (Saúde Ambiental) pela Universidade de São Paulo. Mestre em Análises Toxicológicas e Farmacêutica-Bioquímica pela Faculdade de Ciências Farmacêuticas da Universidade de São Paulo.

### MARIA ELISA PEREIRA BASTOS DE SIQUEIRA
Professora Titular Aposentada da Universidade Federal de Alfenas. Doutora em Toxicologia e Análises Toxicológicas e Mestre em Análises Toxicológicas pela Faculdade de Ciências Farmacêuticas da Universidade de São Paulo.

### MARIA HELENA ROQUETTI
Bióloga do Setor de Toxicologia Humana e Saúde Ambiental da Companhia Ambiental do Estado de São Paulo. Graduada em Ciências Biológicas pela Faculdade de Filosofia, Ciências e Letras da Universidade de São Paulo, *Campus* Ribeirão Preto.

### MARIA ZILDA NUNES CARRAZZA
Chefe do Laboratório de Emergências Toxicológicas do Centro de Controle de Intoxicações de São Paulo (aposentada). Doutora em Toxicologia e Farmacêutica-Bioquímica pela Faculdade de Ciências Farmacêuticas da Universidade de São Paulo.

### MAURICIO YONAMINE
Diretor do Laboratório de Análises Toxicológicas da Universidade de São Paulo. Professor Doutor do Departamento de Análises Clínicas e Toxicológicas da Faculdade de Ciências Farmacêuticas da Universidade de São Paulo.

### MIRTES ELIETE VELLETRI DE SOUZA
Coordenadora do Departamento de Controle e Pesquisas Antidopagem do Jockey Club de São Paulo. Mestre em Tecnologia Bioquímico-Farmacêutica pela Faculdade de Ciências Farmacêuticas da Universidade de São Paulo. Farmacêutica-Bioquímica.

### MÔNICA SIQUEIRA FERREIRA
Doutora em Fisiopatologia Médica na Universidade Estadual de Campinas, com ênfase na área de lipidômica aplicada à citologia utilizando MALDI-MSI. Bacharel em Ciências Biológicas pela Universidade Estadual de Campinas.

### MYRNA SABINO
Pesquisadora do Instituto Adolfo Lutz da Secretaria de Estado da Saúde de São Paulo.

### NATÁLIA VALADARES DE MORAES
Professora Doutora do Departamento de Princípios Ativos Naturais e Toxicologia da Faculdade de Ciências Farmacêuticas da Universidade Estadual Paulista, *Campus* Araraquara. Doutora em Toxicologia pela Faculdade de Ciências Farmacêuticas da Universidade de São Paulo, *Campus* Ribeirão Preto.

### PAULA KUJBIDA
Professora Adjunta do Departamento de Análises Clínicas e Toxicológicas da Faculdade de Farmácia da Universidade Federal do Rio Grande do Norte. Doutora e Mestre em Toxicologia e Análises Toxicológicas pela Faculdade de Ciências Farmacêuticas da Universidade de São Paulo. Farmacêutica-Bioquímica pela Universidade Federal de Alfenas.

### PAULO EDUARDO DE TOLEDO SALGADO
Professor Titular do Departamento de Princípios Ativos Naturais e Toxicologia da Faculdade de Ciências Farmacêuticas da Universidade Estadual Paulista, *Campus* Araraquara.

### PIO COLEPICOLO
Professor Titular do Departamento de Bioquímica do Instituto de Química da Universidade de São Paulo.

### RAFAEL LANARO
Professor dos Programas de Pós-Graduação em Toxicologia das Faculdades Oswaldo Cruz. Supervisor do Programa de Aprimoramento Profissional em Toxicologia Analítica e Professor da Disciplina Toxicologia e Interações Medicamentosas do Curso de Farmácia da Universidade Estadual de Campinas. Mestre em Toxicologia e Análises Toxicológicas. Farmacêutico-Bioquímico.

### RAFAEL MENCK DE ALMEIDA
Doutor e Mestre em Toxicologia e Análises Toxicológicas pela Faculdade de Ciências Farmacêuticas da Universidade de São Paulo. Farmacêutico-Bioquímico pela Universidade de Sorocaba.

### REGINA LÚCIA DE MORAES MOREAU
Professora Doutora do Departamento de Análises Clínicas e Toxicológicas da Faculdade de Ciências Farmacêuticas da Universidade de São Paulo.

### RENES DE RESENDE MACHADO
Professor Adjunto do Departamento de Produtos Farmacêuticos da Faculdade de Farmácia da Universidade Federal de Minas Gerais. Doutor e Mestre em Ciências Farmacêuticas pela Faculdade de Ciências Farmacêuticas da Universidade de São Paulo, *Campus* Ribeirão Preto.

### RODRIGO RAMOS CATHARINO
Professor Doutor do Curso de Farmácia da Faculdade de Ciências Médicas da Universidade Estadual de Campinas. Coordenador do Laboratório Innovare de Biomarcadores (metabolômica, lipidômica e cosmetômica).

### ROSA MARIA DE SÁ TREVISAN
Mestre em Saúde Coletiva pela Universidade Estadual de Campinas. Especialista em Saneamento Ambiental. Bióloga.

### ROSANA CAMARINI
Professora Associada do Departamento de Farmacologia do Instituto de Ciências Biomédicas da Universidade de São Paulo. Pós-Doutorada pela University of California, San Francisco, Estados Unidos. Doutora em Psicobiologia pela Universidade Federal de São Paulo. Mestre em Psicobiologia pela Universidade Federal de São Paulo. Farmacêutica-Bioquímica pela Faculdade de Ciências Farmacêuticas da Universidade de São Paulo.

### ROSEMARY CUSTÓDIO PEDROSO
Professora Doutora do Departamento de Análises Clínicas e Toxicológicas da Faculdade de Ciências Farmacêuticas da Universidade de São Paulo.

### RÚBIA KUNO
Gerente da Divisão de Toxicologia e Genotoxicidade Humana e Saúde Ambiental da Companhia Ambiental do Estado de São Paulo. Doutora em Ciências pela Faculdade de Medicina da Universidade de São Paulo. Mestre em Saúde Pública e Especialista em Engenharia de Controle da Poluição pela Faculdade de Saúde Pública da Universidade de São Paulo. Farmacêutica-Bioquímica pela Universidade de São Paulo.

### SABRINA DE BONA SARTOR
Doutora em Ciência de Alimentos pela Universidade Estadual de Campinas. Mestre em Ciências dos Alimentos pela Universidade Federal de Santa Catarina. Farmacêutica-Bioquímica pela Universidade Federal de Santa Catarina.

### SAMUEL SCHVARTSMAN
Professor Associado do Departamento de Pediatria da Faculdade de Medicina da Universidade de São Paulo.

### SANDRA HELENA P. FARSKY
Professora Titular e Chefe do Departamento de Análises Clínicas e Toxicológicas da Faculdade de Ciências Farmacêuticas da Universidade de São Paulo. Professora Livre-Docente em Toxicologia pelo mesmo Departamento. Doutora em Ciências (Farmacologia) pelo Instituto de Ciências Biomédicas da Universidade de São Paulo. Farmacêutica pela Faculdade de Ciências Farmacêuticas da Universidade de São Paulo, *Campus* Ribeirão Preto.

### SANDRA SCIVOLETTO
Responsável pela Orientação Acadêmica do Serviço de Psiquiatria da Infância e Adolescência do Instituto de Psiquiatria do Hospital das Clínicas da Faculdade de Medicina da Universidade de São Paulo. Professora Assistente de Psiquiatria da Infância e Adolescência e de Pós-Graduação do Departamento de Psiquiatria da Faculdade de Medicina da Universidade de São Paulo. Doutora em Psiquiatria pela Faculdade de Medicina da Universidade de São Paulo.

### SÉRGIO COLACIOPPO
Professor Associado de Higiene e Toxicologia Ocupacional da Faculdade de Saúde Pública da Universidade de São Paulo. Diretor da Toxikón Higiene Industrial.

### SILVIA BERLANGA DE MORAES BARROS
Professora Titular do Departamento de Análises Clínicas e Toxicológicas da Faculdade de Ciências Farmacêuticas da Universidade de São Paulo.

### SILVIA DE OLIVEIRA SANTOS CAZENAVE
Professora Titular de Toxicologia. Professora Doutora da Faculdade de Ciências Farmacêuticas da Pontifícia Universidade Católica de Campinas. Perita Criminal do Laboratório de Toxicologia do Instituto de Criminalística de Campinas.

### SILVIA REGINA CAVANI JORGE SANTOS
Professora Titular de Farmácia da Faculdade de Ciências Farmacêuticas da Universidade de São Paulo. Líder do Grupo de Pesquisa CNPq em Farmacocinética Clínica com foco na modelagem farmacocinética-farmacodinâmica.

### SIMONE HARUE KIMURA TAKEDA
Farmacêutica-Bioquímica do Setor de Toxicologia Humana e Saúde Ambiental da Companhia Ambiental do Estado de São Paulo. Mestranda em Ciências pelo Departamento de Medicina Preventiva da Faculdade de Medicina da Universidade de São Paulo. Farmacêutica-Bioquímica pela Faculdade de Ciências Farmacêuticas da Universidade de São Paulo.

### SOLANGE C. DAVINO
Doutora em Farmacologia e Farmacêutica-Bioquímica pela Universidade de São Paulo.

### SÔNIA APARECIDA DANTAS BARCIA
Farmacêutica Toxicologista do Centro do Controle de Intoxicações de São Paulo. Farmacêutica-Bioquímica pela Faculdade de Ciências Farmacêuticas da Universidade de São Paulo.

### TAÍS FREIRE GALVÃO
Farmacêutica do Hospital Universitário Getúlio Vargas da Universidade Federal do Amazonas e da Secretaria de Saúde da Prefeitura Municipal de Manaus. Doutora em Ciências da Saúde pela Universidade de Brasília. Mestre em Saúde Baseada em Evidências pela Universidade Federal de São Paulo. Farmacêutica-Bioquímica pela Universidade Federal do Amazonas.

### TANIA MARCOURAKIS
Professora Assistente Doutora do Departamento de Análises Clínicas e Toxicológicas da Faculdade de Ciências Farmacêuticas da Universidade de São Paulo.

### THAIS GUARATINI
Pós-Doutorada pela Faculdade de Ciências Farmacêuticas da Universidade de São Paulo, *Campus* Ribeirão Preto. Doutora em Bioquímica pelo Instituto de Química da Universidade de São Paulo. Mestre em Fármacos e Medicamentos pela Faculdade de Ciências Farmacêuticas da Universidade de São Paulo, *Campus* Ribeirão Preto. Farmacêutica pela mesma Faculdade.

### VANIA RODRÍGUEZ
Pós-Doutorada pelo Núcleo de Estudos e Pesquisas Toxicofarmacológicas da Faculdade de Farmácia da Universidade Federal de Goiás. Doutora e Mestre em Toxicologia e Análises Toxicológicas pela Faculdade de Ciências Farmacêuticas da Universidade de São Paulo.

### VERA LUCIA LANCHOTE
Professora Titular de Farmácia da Faculdade de Ciências Farmacêuticas da Universidade de São Paulo, *Campus* Ribeirão Preto.

### VIRGÍNIA MARTINS CARVALHO
Pós-Doutorada em Toxicologia pela Faculdade de Medicina Veterinária e Zootecnia da Universidade de São Paulo. Doutora e Mestre em Toxicologia e Análises Toxicológicas pela Faculdade de Ciências Farmacêuticas da Universidade de São Paulo. Farmacêutica-Bioquímica.

# AGRADECIMENTOS

A Toxicologia é ministrada no curso de Ciências Farmacêuticas como disciplina de graduação, sendo dado realce principalmente à análise toxicológica.

Graças ao constante progresso de ciência e tecnologia, existem, atualmente, vários métodos que permitem identificar a natureza, assim como efetuar a dosagem de pequenas quantidades de agentes tóxicos existentes em materiais biológicos, auxiliando o diagnóstico das intoxicações.

Entretanto, é de vital importância que os analistas conheçam, além da metodologia e de técnicas de análise de xenobióticos nos fluidos orgânicos, as propriedades físico-químicas e biológicas desses agentes e os efeitos que causam nos seres vivos.

Daí a necessidade de se estender o programa de Toxicologia, enfocando também o lado biológico e oferecendo dados sobre a maneira como os agentes tóxicos adentram o organismo e como é o seu processo cinético até a eliminação.

Nesta quarta edição do livro *Fundamentos de Toxicologia*, todos os capítulos foram revistos e atualizados e novos capítulos foram introduzidos, entre os quais o de Toxicologia Clínica, que contribui com a abordagem sobre tratamento, vigilância e controle de intoxicações.

Agradecemos aos colegas que, mais uma vez, colaboraram para o aprimoramento desta obra. Da mesma forma, agradecemos aos novos colegas que vêm integrar o grupo Zanini-Oga.

Esperamos que este livro continue sendo um instrumento útil aos estudantes e profissionais da área de saúde.

*S. Oga*
*M.M.A. Camargo*
*J.A.O. Batistuzzo*

# PREFÁCIO À QUARTA EDIÇÃO

*Fundamentos de Toxicologia*, novamente ampliada, continua sendo a obra básica no ensino de Ciências Naturais e Medicina. Mantém o alto padrão com o qual, na primeira edição, em 1997, ganhou o Prêmio Jabuti.

A quarta edição reúne a experiência de Seizi Oga com o conhecimento e a dedicação dos coordenadores José Antonio de Oliveira Batistuzzo e Márcia Maria de Almeida Camargo. Esta edição tem cinquenta e um capítulos, doze a mais que a edição anterior, e adiciona mais trinta colaboradores, com um total de noventa autores e coautores de reconhecido mérito científico.

O livro, inicialmente dedicado aos estudantes dos cursos de farmácia, traz agora toda a atualização científica necessária ao atendimento clínico, consultas e ensino a todos os estudantes e profissionais de saúde.

Os capítulos iniciais discorrem sobre bases de conhecimento da toxicologia. Em seguida progride para atender campos de aplicação prática nas áreas ambiental, ocupacional, social e forense. Contém ainda informação eficiente e rápida sobre medicamentos, toxicologia clínica, alimentos e *doping*.

Eficiência, qualidade e confiabilidade fazem com que a obra se diferencie da vala comum de grande quantidade de publicações acessíveis na mídia. Ampliaram-se os horizontes da boa obra, impressa, hoje indispensável nos locais de atendimento clínico e centros de toxicologia.

Livros como *Fundamentos de Toxicologia*, no mundo moderno, voltaram a ser o melhor meio para atingir excelência de informação.

*Prof. Dr. Antonio Carlos Zanini*
Farmacologia Clínica e Socioeconomia
Faculdade de Medicina da Universidade
de São Paulo (Departamento de Clínica Médica)
Faculdade de Ciências Farmacêuticas
da Universidade de São Paulo (Pós-Graduação)

# PREFÁCIO À PRIMEIRA EDIÇÃO

O risco de intoxicação por agentes químicos e físicos aumenta na proporção direta ao desenvolvimento da ciência e da tecnologia, que coloca à disposição da população um número cada vez maior de produtos, sejam eles alimentos, medicamentos, inseticidas ou derivados domissanitários.

A Toxicologia, uma ciência multidisciplinar, investiga os toxicantes sob vários aspectos, desde sua natureza, métodos de detecção, até os efeitos que causam em seres vivos. Portanto, é indiscutível a sua importância no contexto atual da Saúde Pública.

A disciplina de Toxicologia é ministrada tradicionalmente nos cursos de graduação de Farmácia, dando-se ênfase, em aulas práticas, à metodologia analítica. Na pós-graduação, a Universidade de São Paulo oferece cursos de mestrado, com enfoque voltado às Análises Toxicológicas, e de Doutorado, com orientação mais ampla sobre todos os tópicos da Toxicologia.

O presente livro, que constitui mais uma obra didática da série Zanini • Oga, foi idealizado por um grupo de professores da Faculdade de Ciências Farmacêuticas da Universidade de São Paulo e tem como objetivo básico contribuir para o ensino da Toxicologia. Assim, os temas pertinentes foram abordados de maneira simples, sucinta e atualizada, e na mesma sequência em que são ministrados, na maioria das Escolas de Farmácia do Brasil.

Como em todos os trabalhos deste porte, inevitavelmente surgirão, no decorrer de sua leitura, falhas cometidas involuntariamente pelo editor e seus colaboradores. Agradecemos, desde já, aos leitores que nos enviarem críticas e sugestões que contribuam para o aperfeiçoamento das futuras edições.

Somos particularmente gratos aos colegas, especialistas nas diversas áreas da Toxicologia, que colaboraram em caráter voluntário, desenvolvendo capítulos ou dedicando-se à árdua tarefa da revisão do texto.

São Paulo, abril de 1996.
*Seizi Oga*

# SUMÁRIO

# 1.1.

# INTRODUÇÃO À TOXICOLOGIA

*Seizi Oga*
*Maria Elisa Pereira Bastos de Siqueira*

## CONTEÚDO DESTE CAPÍTULO

1. História
2. Conceitos básicos
3. Relação da Toxicologia com outras ciências
4. Divisão e finalidades da Toxicologia
5. Áreas de atuação
6. Bibliografia

## 1. HISTÓRIA

A história da Toxicologia acompanha a própria história da civilização, pois, desde a época mais remota, o homem possuía conhecimento sobre os efeitos tóxicos de venenos animais e de uma variedade de plantas tóxicas. Assim, apesar da falta de registros nos primórdios da humanidade, a Toxicologia é uma das ciências *práticas* mais antigas. O poder aniquilador de venenos era, frequentemente, utilizado como instrumento de caça ou como arma contra os inimigos.

Um dos documentos mais antigos, o Papiro de *Ebers* (1500 a.C.), de origem egípcia, registra uma lista de cerca de 800 ingredientes ativos, incluindo metais do tipo chumbo e cobre, venenos de animais e diversos vegetais tóxicos. Hippocrates (460-364 a.C.), Theophrastus (370-287 a.C.), Dioscorides (40-90 d.C.), entre outros, contribuíram muito para a identificação de novos agentes tóxicos e terapêuticos.

Na antiguidade, o veneno foi muito utilizado com fins políticos. Provavelmente, o caso mais conhecido do uso de veneno em execuções do Estado foi o de Sócrates (470-399 a.C.), condenado à morte pela ingestão de extrato de cicuta.

A primeira classificação de venenos, em animais, vegetais e minerais, deve-se a Dioscorides, médico grego que trabalhava na corte do imperador romano Nero. O ópio, a cicuta, o acônito e os *digitalis* estavam entre os agentes tóxicos obtidos do reino vegetal, enquanto os venenos de víboras, sapos e salamandras representavam os agentes do reino animal. Entre as substâncias de origem mineral, citavam-se o arsênio, o chumbo, o cobre e o antimônio. Dioscorides recomendava o uso de eméticos em casos de envenenamento e as ventosas nas picadas de cobras.

Mitridates (120-63 a.C.), provavelmente, foi o primeiro a realizar experiências toxicológicas. O rei do Ponto, no século II a.C., temendo ser envenenado, testava em seus escravos vários tipos de venenos, na tentativa de encontrar seus antídotos. De seus experimentos resultou o *Mithridaticum*, uma mistura que continha basicamente gordura de víbora e enxofre e era utilizada como tônico e poderoso antídoto. O raciocínio que conduzia seus atos era simples: a gordura de víbora, por exemplo, era tida como dotada de ação protetora, uma vez que a víbora era resistente ao seu próprio veneno. O termo *mitridático* designava o fenômeno de tolerância adquirida. A mistura resistiu ao tempo, com algumas alterações na sua composição e, ainda na Idade Média, era utilizada com o nome de *Theriacum*.

Nicandro (204-135 a.C.) relata a ação de muitos venenos em seus dois poemas intitulados *Theric* e *Alexipharmaca*, descrevendo a toxicidade deles e o antidotismo. A raiz do *heléboro* foi citada como agente terapêutico no tratamento da loucura e como veneno de flechas. As plantas pertencentes à família *Solanaceae*, particularmente o estramônio e a beladona, foram designadas *mandrágoras*.

Em Roma, o uso indiscriminado de venenos ganhou proporções epidêmicas durante o século IV a.C. e este uso em larga escala prosseguiu até que Sulla elaborou a *Lex Cornelia* (cerca de 82 a.C.), que parece ter sido a primeira lei para punir os envenenadores.

A Toxicologia evoluiu lentamente e mesmo nos séculos XVII e XVIII os métodos de estudo eram muito empíricos.

Avicena (*Abu Ali Husain ibn Abdullah ibn Sina*) (980-1037) deu sua contribuição à Toxicologia, com as discussões sobre mecanismos de ação de venenos, incluindo neurotoxicidade e efeitos metabólicos. Ele recomendava a pedra de bezoar (concreções biliares de bode) como antídoto e preventivo de doenças. A eficácia dessa pedra foi testada por Paré, com a permissão do rei Carlos IX, em um pobre prisioneiro condenado à morte, que recebeu concomitantemente o bicloreto de mercúrio e o antídoto universal. A vítima acabou morrendo após terrível sofrimento.

As pedras preciosas, igualmente, eram tidas como excelentes antídotos. Às pedras de maior valor era atribuído maior efeito curativo. Assim, a ametista era indicada para intoxicações por bebidas alcoólicas e o topázio na prevenção de morte súbita.

Durante o obscurantismo científico da Idade Média e até os primórdios do Renascimento, os envenenamentos eram aceitos pela sociedade europeia como risco "normal" da vida cotidiana. Entretanto, alguns conhecimentos científicos em Toxicologia foram gerados pelos árabes. Assim, a Medicina árabe desenvolveu métodos químicos – destilação, sublimação e cristalização – para a preparação de extratos medicamentosos, aplicados também aos venenos. Um médico expoente desta época foi Maimonides (*Moses ben Maimon*) (1135-1204), que escreveu um tratado, *Poisons and their Antidotes,* sobre o tratamento de envenenamento por cobras, insetos e cachorros loucos, chamando a atenção para o efeito protetor do leite, da manteiga e das gorduras, ao retardar a absorção intestinal de venenos.

No início do Renascimento, tornou-se comum o uso de veneno, na Itália, com finalidade criminosa. Nessa época, destaca-se madame *Toffana*, que preparava cosméticos à base de arsênio. Na França, a *marquesa de Brinvilliers* foi uma das mais conhecidas envenenadoras, testando suas "receitas" e anotando seus efeitos, eficácia, locais mais atingidos etc. *La Voisine*

(Catherine Deshayes) "trabalhava" como envenenadora, comercializando seus serviços. Luís XIV estabeleceu, então, uma comissão judicial especial para punir envenenadores, a *Chambre Ardente*, que teve um expressivo papel na diminuição do uso do veneno com finalidade criminosa.

Uma figura de grande importância na Medicina, assim como na História da Ciência, Paracelsus (*Philippus Aureolus Theophrastus Bombastus von Hohenheim*) (1493-1541), desenvolveu estudos e ideias, revolucionários na época, envolvendo a Farmacologia, a Toxicologia e a Terapêutica. Vários de seus princípios permanecem ainda válidos, principalmente seu postulado mais conhecido: "todas as substâncias são venenos; não há nenhuma que não seja um veneno. A dose correta diferencia o veneno do remédio". Ainda que a nocividade do trabalho em minas de extração de metais tenha sido descrita antes (Ellenbog, 1480), o trabalho de Paracelsus, publicado em 1567, *On the miner's sickness and other diseases of miners,* foi o estudo mais completo até então realizado em Toxicologia Ocupacional, não apenas já citando a sintomatologia e o tratamento, mas também discorrendo sobre a prevenção de doenças associadas ao trabalho. Estudos nessa área foram posteriormente desenvolvidos por Bernardino Ramazzini, que em 1700 publicou o livro *Discourse on the diseases of workers*, marcando o início do desenvolvimento da Medicina e da Toxicologia Ocupacional.

Estudos realizados com venenos de serpentes por Fontana (1720-1805) valeram-lhe o título de fundador da Toxicologia Moderna. Outros cientistas, tais como Magendie, Orfila, Caventou e Bernard contribuíram de forma extraordinária para o progresso da Toxicologia Mecanística, com seus estudos por métodos científicos e sistemáticos.

Magendie (1783-1855), médico e fisiologista experimental, demonstrou o funcionamento de nervos espinhais, estudou o fluxo sanguíneo e os fenômenos de deglutição e vômito. Introduziu a estricnina, o iodeto, o brometo e o ópio na Medicina. Descreveu os mecanismos de ação da estricnina e da emetina, incluindo a dinâmica de movimento através de membranas. Seu mais famoso discípulo, Claude Bernard (1813-1878), iniciou a carreira como assistente de Magendie e com ele estudou a fisiologia normal e patológica. Sua grande contribuição à Toxicologia foi a introdução do conceito de toxicidade de substâncias em órgãos-alvo; o estudo do *curare* (veneno de flechas), desenvolvido por Bernard, permitiu o esclarecimento de seu mecanismo de ação sobre a placa terminal de músculos estriados e sua aplicação em pacientes durante a anestesia cirúrgica.

Dando sequência aos trabalhos de Bernard, Rognetta (1800-1857) descreveu os mecanismos de ação de vários agentes tóxicos, especialmente do arsênio.

Igualmente, Ehrlich (1854-1915) teve atuação destacada no cenário científico, pela sua dedicação ao estudo dos mecanismos de ação de agentes tóxicos (toxicodinâmica) e de fármacos (farmacodinâmica). Propôs a teoria de que as substâncias ativas teriam no organismo pontos específicos de ataque, ou regiões mais sensíveis dos tecidos, onde ocorreriam as interações químico-biológicas. Ele identificou posteriormente vários receptores e se tornou o fundador da teoria de receptores.

Algumas técnicas analíticas foram introduzidas na Toxicologia por Joseph Jacob Plenck (1739-1807), para identificar e quantificar os agentes tóxicos em tecidos, na tentativa de comprovar as causas de envenenamentos. Portanto, da aplicação de método analítico em Toxicologia surge a Toxicologia Forense.

A obra escrita por Mathieu Orfila (1787-1853), *Traitè de toxicologie*, realça a importância da combinação de Toxicologia Forense, Clínica e Química Analítica. Foi o primeiro toxicologista a usar, sistematicamente, material de autópsia e análise química como prova legal de envenenamentos. Em suas experiências, Orfila administrava doses conhecidas de agentes tóxicos em animais e observava cuidadosamente os efeitos produzidos, examinando, em seguida, os órgãos e efetuando análise dos agentes em diferentes tecidos e fluidos. A observação da variação dos efeitos, bem como do nível alcançado nos tecidos, em função da dose, permitiu-lhe concluir que os agentes tóxicos são absorvidos pelo trato gastrintestinal. Suas investigações permitiram ainda relacionar certos sintomas com as lesões específicas causadas em tecidos.

Frederick Accum (1769-1838) foi o pioneiro na aplicação da Química Analítica para a detecção de contaminantes em alimentos e preparações farmacêuticas.

O século XX caracterizou-se pelo grande avanço tecnológico no campo da síntese química. Milhares de novos compostos foram sintetizados para diversos fins, tais como farmacêuticos (fármacos, excipientes), alimentares (conservantes, corantes, flavorizantes) e agrícolas (praguicidas, herbicidas). O contato do homem com esses agentes tem provocado inúmeros casos de intoxicação. Em 1937, houve morte de centenas de pacientes tratados com sulfanilamida. A intoxicação foi causada pelo solvente, dietilenoglicol, utilizado na preparação do elixir de sulfanilamida. No final da década de 1950, várias crianças foram vítimas de grave acidente ocorrido pela utilização de talidomida pelas mulheres no período de gestação. A talidomida é potencialmente teratogênica aos fetos, principalmente nos primeiros meses de desenvolvimento.

Após a Segunda Guerra Mundial, a Toxicologia experimentou notável desenvolvimento, principalmente a partir da década de 1960, deixando de ser a ciência envolvida apenas com o aspecto forense. Hoje a ênfase é voltada à avaliação de segurança e risco na utilização de substâncias químicas, como também à aplicação de dados gerados em estudos toxicológicos como base para o controle regulatório de substâncias químicas no alimento, no ambiente, nos locais de trabalho, entre outros. Os estudos da carcinogenicidade, mutagenicidade, teratogenicidade, assim como os aspectos preventivos, preditivos e comportamentais de substâncias químicas, são alguns exemplos de tópicos da Toxicologia Contemporânea.

As autoridades governamentais de vários países decidiram tornar obrigatórios os testes de toxicidade de todos os medicamentos, previamente ao seu registro junto aos órgãos competentes. No Brasil, a Resolução n. 1/1988 do Conselho Nacional de Saúde (CNS) estabeleceu normas a serem seguidas para os ensaios pré-clínicos e clínicos. A obrigatoriedade de ensaios toxicológicos é hoje válida também para as substâncias pertencentes a outras categorias, como praguicidas, domissanitários e aditivos alimentares, com as quais o homem entra em contato como usuário ou durante o processo de fabricação; sua regulamentação é feita principalmente pelo Ministério da Saúde, pelo Ministério da Agricultura e pelo Instituto Brasileiro do Meio Ambiente e dos Recursos Naturais Renováveis (Ibama).

Assim, a Toxicologia é hoje uma verdadeira ciência social, cujo estudo visa propor maneiras seguras de se expor às substâncias químicas, permitindo que o homem se beneficie das conquistas da atual era tecnológica.

## 2. CONCEITOS BÁSICOS

A Toxicologia é a ciência que estuda os efeitos nocivos decorrentes das interações de substâncias químicas com o organismo, sob condições específicas de exposição. Assim, é a ciência que investiga experimentalmente a ocorrência, a natureza, a incidência, os mecanismos e os fatores de risco dos efeitos deletérios de agentes químicos. Os efeitos tóxicos variam desde os considerados leves, como a irritação dos olhos, até respostas mais sérias, como o dano hepático ou renal, podendo ser tão graves quanto a incapacitação permanente de um órgão, como a cirrose ou o câncer.

De fato, é difícil conceituar efeito nocivo, isto é, a partir de que ponto determinado efeito biológico passa a ser considerado *nocivo*. De acordo com a National Academy of Sciences, um efeito é considerado nocivo se:

- ao ser produzido numa exposição prolongada resulte em transtornos da capacidade funcional e/ou da capacidade do organismo em compensar nova sobrecarga;
- diminui perceptivelmente a capacidade do organismo de manter sua homeostasia, quer sejam efeitos reversíveis ou irreversíveis;
- aumenta a suscetibilidade aos efeitos indesejáveis de outros fatores ambientais, tais como os químicos, os físicos, os biológicos ou os sociais.

Entende-se por agente tóxico ou toxicante a entidade química capaz de causar dano a um sistema biológico, alterando seriamente uma função ou levando-o à morte, sob certas condições de exposição. Veneno é hoje um termo de uso popular utilizado para designar a substância química, ou mistura de substâncias químicas, que provoca a intoxicação ou a morte com baixas doses, como também reservado, segundo alguns autores, especificamente para designar substâncias provenientes de animais, nos quais teriam importantes funções de autodefesa ou de predação, como é o caso do veneno de cobra, de abelha etc.

O conceito de toxicante envolve um aspecto quantitativo e outro qualitativo. O toxicante no aspecto quantitativo significa que praticamente toda substância, perigosa em certas doses, pode ser desprovida de perigo em doses muito baixas; por exemplo, o cloreto de vinila é um potente hepatotóxico em doses elevadas, é um carcinógeno em exposição prolongada a baixas doses e, aparentemente, desprovido de efeito nocivo em doses muito baixas. No aspecto qualitativo, pode-se considerar que uma substância nociva para uma espécie ou linhagem pode ser desprovida de perigo para outra espécie; por exemplo, o tetracloreto de carbono é altamente hepatotóxico para várias espécies, incluindo o homem, e relativamente seguro para frangos. Outras condições da exposição ao xenobiótico também interferem no aparecimento ou não do efeito nocivo, como a via de introdução, a duração e a frequência da exposição, entre outras.

Droga é toda substância capaz de modificar ou explorar o sistema fisiológico ou estado patológico, utilizada com ou sem intenção de benefício do organismo receptor. Difere do fármaco, pois este é descrito como toda substância de estrutura química definida, capaz de modificar ou explorar o sistema fisiológico ou estado patológico, em benefício do organismo receptor. Assim, a *Cannabis sativa* (maconha) seria uma droga e o seu principal constituinte psicoativo, o $^9\Delta$ – tetraidrocanabinol, um fármaco. Entretanto, a palavra *droga* tem aceitação popular para designar fármacos, medicamentos, matéria-prima de medicamentos e toxicantes.

Antídoto é um agente capaz de antagonizar os efeitos tóxicos de substâncias.

A propriedade de agentes tóxicos de promoverem injúrias às estruturas biológicas, por meio de interações físico-químicas, é chamada toxicidade. Portanto, a toxicidade é a capacidade inerente e potencial do agente tóxico de provocar efeitos nocivos em organismos vivos. Raramente pode ser definida como um evento molecular único; preferentemente, envolve uma cascata de eventos, que se iniciam com a exposição, seguida de distribuição e biotransformação, terminando em interações com macromoléculas (como o DNA ou proteínas) e na expressão de um *end point* para o efeito nocivo. Essa sequência pode ser atenuada por excreção e reparo. A medida da toxicidade é complexa, pode ser aguda ou crônica e variar de um órgão para outro, assim também de acordo com idade, genética, gênero, dieta, condição fisiológica ou estado de saúde do organismo. O fator mais importante na toxicidade maior ou menor de uma substância química, em humanos, é a variação genética, em oposto aos animais de experimentação, em que esse fator pode ser controlado. Assim, a medida simples da dose letal 50% (DL50) é altamente dependente do controle rigoroso das variáveis. Como resultado, os valores da DL50 variam marcadamente de um laboratório para outro.

Ação tóxica é a maneira pela qual um agente tóxico exerce sua atividade sobre as estruturas teciduais. Toxicidade deve ser diferenciada de *risco*, termo que traduz a probabilidade estatística de uma substância química provocar efeitos nocivos em condições definidas de exposição. Assim, uma substância pode apresentar elevada toxicidade (avaliada pelo teste da DL50) e baixo risco, isto é, baixa probabilidade de causar intoxicações nas condições em que é utilizada.

A intoxicação é a manifestação dos efeitos tóxicos. É um processo patológico causado por substâncias químicas endógenas ou exógenas e caracterizado por desequilíbrio fisiológico, em consequência das alterações bioquímicas no organismo. Esse processo é evidenciado por sinais e sintomas ou mediante exames laboratoriais.

Xenobiótico é o termo usado para designar substâncias químicas estranhas ao organismo. Agentes poluentes da atmosfera e metais do tipo chumbo e mercúrio são xenobióticos, desde que não possuam papel fisiológico conhecido. Em Toxicologia também é considerada xenobiótico a substância química estranha *quantitativamente* ao organismo, como o manganês, elemento normalmente presente e necessário ao organismo, que em condições de exposição elevada pode provocar intoxicação grave, às vezes irreversível, em trabalhadores.

Dependendo das condições de exposição, toda substância pode agir como toxicante, causando efeito nocivo ao ser vivo. Inclusive, todos os medicamentos possuem, em menor ou maior grau, propriedades tóxicas, provocando efeitos adversos, sendo a dose um dos fatores preponderantes que determinam a intoxicação. À medida que se aumenta a dose, os efeitos adversos dos medicamentos se acentuam.

Os complexos eventos envolvidos na intoxicação, desde a exposição do organismo ao toxicante até o aparecimento de sinais e sintomas, podem ser desdobrados, para fins didáticos, em quatro fases, ditas fases de intoxicação.

a) **Fase de exposição** É a fase em que a superfície externa ou interna do organismo entra em contato com o toxicante. É importante considerar, nessa fase, a dose ou a concentração do xenobiótico, a via de introdução, a frequência e a duração da exposição, as propriedades físico-químicas das substâncias, assim como a suscetibilidade individual. Todos esses fatores condicionam a *disponibilidade química* do xenobiótico, ou seja, a fração dele disponível para a absorção.

b) **Fase toxicocinética** Inclui todos os processos envolvidos na relação entre a absorção e a concentração do agente tóxico nos diferentes tecidos do organismo, através dos deslocamentos da substância no organismo. Intervêm nessa fase absorção, distribuição, armazenamento, biotransformação e os processos de excreção de substâncias químicas. As propriedades físico-químicas dos toxicantes determinam o grau de acesso aos órgãos-alvo, assim como a velocidade de sua eliminação do organismo. O balanço desses movimentos é o que condiciona a *biodisponibilidade* da substância.

c) **Fase toxicodinâmica** Compreende a interação entre as moléculas do toxicante e os sítios de ação, específicos ou não, dos órgãos e, consequentemente, o aparecimento de desequilíbrio homeostásico.

d) **Fase clínica** É a fase em que há evidências de sinais e sintomas, ou ainda alterações patológicas detectáveis mediante provas diagnósticas, caracterizando os efeitos nocivos provocados pela interação do toxicante com o organismo.

A Toxicologia visa, além de avaliar as lesões causadas no organismo por toxicantes, investigar os mecanismos envolvidos no processo. Procura também identificar e quantificar as substâncias tóxicas presentes nos fluidos biológicos e determinar seus níveis toleráveis no organismo. Esses conhecimentos, sem dúvida, são de fundamental importância na instituição de uma terapêutica segura de pacientes intoxicados e no estabelecimento de medidas que possam prevenir as intoxicações. O estudo dos mecanismos de ação tóxica é desenvolvido por meio de ensaios biológicos, utilizando diversas espécies animais e diferentes modelos experimentais.

## 3. RELAÇÃO DA TOXICOLOGIA COM OUTRAS CIÊNCIAS

A Toxicologia é uma ciência muito eclética e contribui significativamente para o desenvolvimento de outras ciências e atividades humanas diversas. Também necessita de conhecimentos, métodos e conceitos filosóficos de algumas ciências para sua atuação, como da Química, Bioquímica, Patologia, Fisiologia, Epidemiologia, Imunologia, Ecologia, Biofísica e, mais recentemente, da Biologia Molecular.

A sua contribuição é decisiva para o desenvolvimento das ciências, como a Medicina Forense, a Toxicologia Clínica, a Farmácia, a Farmacologia, a Saúde Pública e a Higiene Industrial. Também contribui para a Medicina Veterinária e alguns aspectos importantes da Agricultura, como no desenvolvimento e uso seguro de praguicidas. Nos anos mais recentes, sua contribuição para as ciências ambientais vem ganhando importância.

Métodos toxicológicos, tanto de análise dos agentes quanto de avaliação das lesões causadas em seres vivos, servem de importantes subsídios para a Farmacologia, que estuda especificamente os agentes terapêuticos e diagnósticos. Reciprocamente, os métodos farmacológicos são de utilidade na elucidação dos mecanismos de ação de agentes tóxicos. Portanto, há uma estreita relação entre a Toxicologia e a Farmacologia e muitas das áreas de atuação são comuns às duas especialidades.

## 4. DIVISÃO E FINALIDADES DA TOXICOLOGIA

A Toxicologia abrange uma vasta área de conhecimentos, na qual atuam profissionais de diversas formações. Ela pode ser dividida, de acordo com os diferentes campos de trabalho, em Toxicologia Analítica ou Química, Toxicologia Clínica ou Médica e Toxicologia Experimental.

A Toxicologia Analítica trata da detecção do agente químico ou de algum outro parâmetro relacionado à exposição ao toxicante, em substratos como fluidos orgânicos, alimentos, água, ar, solo, entre outros, com o objetivo precípuo de *prevenir* ou *diagnosticar as intoxicações*. Busca métodos exatos, precisos, de sensibilidade adequada para a identificação inequívoca do toxicante, ou para observar alterações bioquímicas funcionais do organismo. O domínio de química analítica e de instrumentação é de fundamental importância no exercício dessa modalidade.

No *aspecto forense*, as análises toxicológicas são usadas na detecção e identificação de agentes tóxicos para fins médico-legais em material biológico ou em materiais diversos, como água, alimentos, medicamentos, drogas comercializadas no mercado ilícito, entre outras, envolvidas em ocorrências policiais/legais.

A Toxicologia Analítica é também importante no *monitoramento terapêutico*, ou acompanhamento de pacientes submetidos ao tratamento prolongado com alguns tipos de medicamentos, especialmente os de baixo índice terapêutico, mediante determinação sistemática ou periódica do fármaco em material biológico, notadamente em plasma. A monitorização visa efetuar correção de doses, se necessário, durante a farmacoterapia, para obtenção de eficácia terapêutica com ausência, ou baixo risco, de intoxicação. O *monitoramento biológico* da exposição ocupacional às substâncias químicas é também aplicação das análises toxicológicas na detecção de toxicante, seus metabólitos ou qualquer alteração de parâmetros bioquímicos, em material biológico proveniente de indivíduos expostos ocupacionalmente, objetivando a prevenção de intoxicações. Outra aplicação de importância é no *controle antidopagem* em competições esportivas, em que, mediante métodos analíticos apropriados, investiga-se a presença de substâncias cujo uso é vedado pela legislação esportiva. O *diagnóstico laboratorial da intoxicação, aguda ou crônica*, representa uma importante ferramenta para o médico que atende o paciente, auxiliando-o na escolha do melhor tratamento e no acompanhamento do paciente intoxicado. Exames toxicológicos que visam o *controle da farmacodependência* devida ao uso de drogas psicoativas, ilícitas ou não, vêm crescendo acentuadamente nos últimos anos, constituindo outra importante aplicação das análises toxicológicas. Análises em outros substratos, como água, alimentos, ar, solo, entre outros, também são designadas de toxicológicas, desde que a finalidade seja a prevenção ou o diagnóstico de intoxicações.

O atendimento do paciente exposto ao toxicante ou do intoxicado, para prevenir ou diagnosticar a intoxicação e aplicar-lhe uma terapêutica específica, é da competência dos profissionais que se dedicam à Toxicologia Médica ou Clínica. Os toxicologistas analíticos, juntamente com o corpo clínico, desempenham relevante papel no diagnóstico das intoxicações e na identificação dos agentes tóxicos, por meio de análises laboratoriais, clínicas e toxicológicas.

A Toxicologia Experimental desenvolve estudos para a elucidação dos mecanismos de ação dos agentes tóxicos sobre o sistema biológico e para avaliação dos efeitos decorrentes dessa ação. A avaliação da toxicidade de substâncias é feita utilizando-se diferentes espécies animais, seguindo as rigorosas normas preconizadas pelos Órgãos Reguladores do país. O estudo dos efeitos nocivos causados por certos agentes do tipo praguicidas e herbicidas ao meio ambiente constitui uma modalidade da Toxicologia, a Ecotoxicologia. As agressões ecológicas por agentes tóxicos são avaliadas por meio de testes em algas, bactérias, dáfnias, abelhas, minhocas, peixes e outras espécies que integram a fauna e a flora de cada localidade.

As finalidades do estudo da Toxicologia, qualquer que seja o ramo considerado, são o *diagnóstico*, o *tratamento* e, principalmente, a *prevenção* das intoxicações. O objeto de estudo dessa ciência é a intoxicação.

## 5. ÁREAS DE ATUAÇÃO

No âmbito da Toxicologia, distinguem-se várias áreas de atuação, de acordo com a natureza do agente ou a maneira como este atinge o sistema biológico. Destacam-se, entre outras, as áreas de Toxicologia Ambiental, Ocupacional, de Alimentos, de Medicamentos e Cosméticos e Social.

A Toxicologia Ambiental é a área da Toxicologia em que se estudam os efeitos nocivos causados pela interação de agentes químicos contaminantes do ambiente – água, solo, ar – com os organismos humanos.

A Toxicologia Ocupacional dedica-se ao estudo dos efeitos nocivos produzidos pela interação dos agentes químicos presentes no ambiente *de trabalho* com os indivíduos a eles expostos.

A Toxicologia de Alimentos estuda os efeitos nocivos provocados por substâncias químicas presentes em alimentos, para definir as condições em que estes podem ser ingeridos sem causar danos ao organismo.

A Toxicologia de Medicamentos e Cosméticos é a área em que se estudam os efeitos nocivos produzidos pela interação de medicamentos ou cosméticos com o organismo, decorrentes de uso inadequado ou da suscetibilidade individual.

A Toxicologia Social estuda os efeitos nocivos decorrentes do uso não médico de drogas ou fármacos, causando prejuízo ao próprio indivíduo e à sociedade.

Em cada uma dessas áreas, vários aspectos da Toxicologia podem ser abordados, como o forense ou legal, o pediátrico, o econômico, o regulatório e mecanístico, o descritivo, entre outros.

A Toxicologia é uma ciência proeminentemente aplicada e que objetiva melhorar a qualidade de vida e a saúde do ambiente, sendo de inegável importância social no mundo contemporâneo. Seu campo de atuação expandiu enormemente nas últimas décadas, tornando-se uma ciência cujos conhecimentos são importantes para a tomada de decisões relativas à regulamentação de substâncias químicas que contribuem para garantir a sobrevivência do homem e do planeta. Seu conhecimento é indispensável ao trabalho dos profissionais que se dedicam tanto às áreas de ciências biológicas quanto às de exatas e humanas.

Em face da complexidade e da amplitude do campo da Toxicologia, faz-se sempre necessário um trabalho conjunto de profissionais com diferentes formações básicas na resolução de problemas que envolvam substâncias tóxicas.

## 6. BIBLIOGRAFIA

ARIENS, E.J.; SIMONIS, A.M.; OFFERMEIER, J. *Introductions to General Toxicology*. New York: Academic Press, 1976. p.13-19.

CASTRO, J.A. Toxicologia Básica. Mecanismos de Toxicidad y Sus Aplicaciones. *Acta Bioq. Clin. Latinoamericana*, v.2, 1993. p.197-206.

CHARBERLANI, J. *Analysis of Drugs in Biological Fluids*. Florida: CRC Press, 1987. 219p.

FERNÍCOLA, N.A.G.; JANGE, P. *Nociones Basicas de Toxicologia*. Metepec: ECO/OPS, 1985. p.3-7.

HODGSON, E. Introduction to Toxicology. In: HODGSON, E. *A Textbook of Modern Toxicology*. 3.ed. New Jersey: John Wiley & Sons, 2004. p.3-9.

JAMES, R.C.; ROBERTS, S.M.; WILLIAMS, P.L. General Principles of Toxicology. In: WILLIAMS, P.L.; JAMES, R.C.; ROBERTS, S.M. *Principles of Toxicology: Environmental and Industrial Applications*. 2.ed. New Jersey: John Wiley & Sons, 2000. p.18-48 (606p).

KENAKIN, T. *Pharmacologic Analysis of Drup-Receptor Interaction*. 2.ed. New York: Raven, 1993. 483p.

KLAASEN, C. D. *Casarett & Doull's Toxicology: The Basic Science of Poisons*. 6.ed. New York: Mc Graw Hill, 2001. p. 3-10.

MORAES, E.C.F.; SZNELWAR, R.B.; FERNÍCOLA, N.A.G.G. *Manual de Toxicologia Analítica*. São Paulo: Ed. Roca, 1991.

TIMBRELL, J.A. *Introduction to Toxicology*. 2.ed. Philadelphia: Taylor & Francis, 1999. p.1-5.

VALLE, L.B.S.; OLIVEIRA-FILHO, R.M.; DE LUCIA, R.; OGA, S. *Farmacologia Integrada*. v.1 Princípios Básicos. Rio de Janeiro: Livraria Atheneu, 1v, 1988. 463p.

VEGA, P.V.; FLORENTINO, M.C.B.L. *Toxicologia de Alimentos*. México: Instituto Nacional de Salud Publica, 2000. p. 1-5.

ZANINI, A.C.; OGA, S. *Farmacologia Aplicada*. 5.ed. São Paulo: Atheneu, 1994. 739p.

ZBINDEN, G. *Progress in Toxicology*. v.2. New York: Springer-Verlag, 1976. 117p.

# 1.2.

# TOXICOCINÉTICA

*Seizi Oga*
*Sandra Helena P. Farsky*
*Tania Marcourakis*

## CONTEÚDO DESTE CAPÍTULO

## 1. INTRODUÇÃO

A Toxicocinética é o estudo do comportamento de um agente nos diferentes compartimentos do organismo, que são dependentes dos processos de absorção, distribuição e eliminação (Figura 1).

O efeito tóxico é geralmente proporcional à concentração do agente no sítio molecular de ação, denominado também tecido-alvo. Entretanto, em face da dificuldade da determinação de sua concentração no sítio de ação, quantifica-se a concentração do agente tóxico no sangue, predominantemente no plasma, que constitui o tecido acessível e em constante comunicação com os tecidos-alvo.

Da mesma maneira que na Farmacocinética, os parâmetros da Toxicocinética permitem avaliar matematicamente os movimentos dos agentes tóxicos no organismo. Um dos fatores importantes para determinações matemáticas é a capacidade das substâncias de atravessar as membranas plasmáticas.

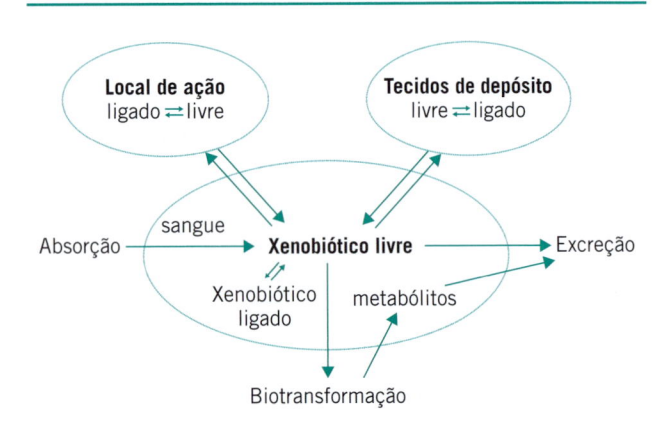

**Figura 1.** Esquema relacionando as fases da Toxicocinética.

## 2. MECANISMOS DE TRANSPORTE ATRAVÉS DE MEMBRANAS

As membranas celulares geralmente têm a espessura variável de 7 a 9 nm e são constituídas de dupla camada de fosfolipídios com grupos polares (fosfatidilcolina, fosfatidiletanolamina) voltados para as faces externas e ácidos graxos enfileirados perpendicularmente, voltados para o espaço interno. Em microscopia eletrônica observam-se, de espaço em espaço, moléculas de proteínas inseridas nas bicamadas de lipídios e por vezes atravessando as membranas. As moléculas de proteínas são flexíveis e permitem a formação de espaços, que são preenchidos com água e formam os poros. Dessa forma, a hidratação do tecido é fator determinante para a absorção.

Os xenobióticos atravessam as membranas por diferentes mecanismos, dependendo de suas propriedades físico-químicas.

### Transporte passivo
Transporte passivo é o mecanismo dependente do gradiente de concentração e das características físico-químicas dos agentes químicos. Esse processo compreende a filtração, que é a passagem de moléculas polares, hidrossolúveis, pelos poros aquosos da membrana, e a difusão lipídica, que é a passagem de moléculas hidrofóbicas, geralmente maiores que 600 dáltons, por difusão através de membranas. Ainda, agentes químicos podem ser transportados por carregadores nas membranas celulares sem, contudo, haver consumo de energia. Por esta última razão, esse transporte é denominado *difusão passiva*. Diferentemente do processo de transporte ativo, aqui a passagem através de membranas se faz a favor do gradiente de concentração. A glicose é transportada por esse processo aos diferentes compartimentos teciduais.

Os eletrólitos fracos, representados pelas substâncias de natureza ácida ou alcalina, possuem na sua forma ionizada pouca afinidade a lipídios, impossibilitando assim a sua passagem por difusão lipídica. Somente a sua forma não ionizada conse-

gue transpor as membranas. Nesse caso, o coeficiente de dissociação (pKa) e o pH do meio determinarão maior ou menor ionização, segundo equação de Henderson-Hasselbach.

*Para ácidos:*

$$pKa - pH = \log \frac{[\text{moléculas}]}{[\text{íons}]}$$

*Para bases:*

$$pH - pKa = \log \frac{[\text{moléculas}]}{[\text{íons}]}$$

Portanto, as substâncias de natureza ácida atravessam as membranas muito mais facilmente em pH ácido, enquanto as de natureza alcalina encontrarão melhor condição em pH alcalino.

### Transporte ativo
Esse processo é caracterizado por consumo de energia, movimento de substâncias contra gradiente de concentração e a existência de proteínas carregadoras de moléculas, as quais apresentam seletividade perante as substâncias, podendo ser saturáveis. Recentemente, foi identificada uma série de proteínas transportadoras de efluxo expressas nas membranas celulares que foram agrupadas em famílias de acordo com suas semelhanças nas estruturas químicas. A expressão dessas proteínas tem conferido proteção ou toxicidade dependendo de sua localização e do agente envolvido. A primeira família identificada foi a *mdr "multidrug resistant proteins"*, assim denominada por determinar resistência a quimioterápicos. Foi verificado prejuízo na absorção intestinal e nas células tumorais, uma vez que essas proteínas transportam o agente químico absorvido novamente para o meio extracelular. Atualmente, sabe-se que suas expressões geneticamente definidas em células intestinais, renais, hepáticas, endotélio cerebral e placenta podem determinar toxicidade ou ineficácia ao tratamento. Vale ressaltar que suas expressões variam entre espécies e indivíduos. A superexpressão de transportadores de fármacos na barreira hematoencefálica pode ser um dos mecanismos que explicam a resistência ao tratamento antiepiléptico em alguns pacientes.

### Pinocitose
É um processo especial de passagem de partículas líquidas através de células, por mecanismo semelhante à fagocitose, que é a ingestão de partículas sólidas por células especiais. A fagocitose por macrófagos é o mecanismo de remoção de material particulado dos alvéolos e tem sido um mecanismo relevante para a entrada de nanocompostos para o meio intracelular.

## 3. ABSORÇÃO

Absorção é a passagem de substâncias do local de contato para a circulação sanguínea. As principais vias de exposição aos agentes tóxicos no organismo são a dérmica, a oral e a respiratória. Outras vias, tais como a intramuscular, a intravenosa e a subcutânea, constituem meios normais de introdução de agentes medicamentosos que, dependendo da dose e das condições fisiológicas ou de doença do paciente, podem produzir efeitos adversos acentuados, com lesões graves em diversos órgãos. É importante ressaltar que na via intravenosa não existe absorção, já que as substâncias alcançam diretamente a circulação sistêmica, sendo essa via de administração relevante para alguns fármacos e drogas de abuso, como o cloridrato de cocaína.

## 3.1. Absorção dérmica

A pele é um órgão formado por múltiplas camadas de tecidos, contribuindo com cerca de 10% do peso corpóreo. A camada mais externa, a epiderme, contém o estrato córneo, que é a barreira limitante da absorção. A camada mais interna é a derme, composta de tecido gorduroso, conjuntivo, irrigado por capilares e vasos sanguíneos, e onde estão inseridos os folículos pilosos e as glândulas sudoríparas. A pele é relativamente impermeável à maioria dos íons, bem como às soluções aquosas; entretanto, é permeável a grande número de toxicantes sólidos, gases e líquidos lipossolúveis.

Algumas substâncias atuam diretamente sobre a pele, causando efeitos deletérios na epiderme, como corrosão, sensibilização e até mesmo mutações gênicas. Ácidos, bases e certos sais e oxidantes são exemplos de substâncias que comumente causam efeitos locais. A atividade desses agentes pode se restringir aos tecidos de contato ou estender-se aos tecidos mais profundos da derme, promovendo efeitos sistêmicos.

Os efeitos sistêmicos resultam da atuação de toxicantes sobre as células ou tecidos distantes do local de acesso, após sua absorção e distribuição pelo organismo. As substâncias de elevado coeficiente de partição óleo/água são absorvidas com mais facilidade por difusão lipídica, através do estrato córneo.

Em menor escala, passam pelos folículos pilosos e canais de glândulas sudoríparas.

## 3.2. Absorção pela via respiratória

O aparelho respiratório é uma importante via de entrada de substâncias tóxicas para o organismo; as partículas sólidas ou líquidas suspensas no ar atmosférico, assim como gases e substâncias voláteis, podem passar pelas fossas nasais, faringe, laringe, brônquios, traqueia e alvéolos pulmonares, alcançando a circulação sanguínea sistêmica.

As partículas suspensas no ar, com diâmetro menor do que 1 µm, podem chegar até aos alvéolos pulmonares, juntamente com o ar inspirado, onde são absorvidas ou removidas pela linfa, pela fagocitose por macrófagos alveolares ou pela aspiração para o muco dos alvéolos da região traqueobronquial. Nessa localização, são transportadas para a boca e podem ser aspiradas.

As partículas de 2 a 5 µm, geralmente, depositam-se na região traqueobronquiolar e, em seguida, são transportadas pelos mecanismos semelhantes aos descritos acima. As partículas maiores do que 5 µm tendem a ser retidas na região nasofaríngea e posteriormente são removidas por processos mecânicos de limpeza do nariz ou espirro. Os efeitos tóxicos mais comumente observados são inflamação e irritação das vias aéreas superiores (Tabela 1).

**Tabela 1.** Absorção de material particulado pela via respiratória.

| Tamanho das partículas | Retenção | Destino |
|---|---|---|
| < 1 µm | Alvéolos pulmonares | Absorção sistêmica.<br>Absorção pelo sistema linfático.<br>Fagocitose por macrófagos.<br>Remoção com o muco, por meio de movimentos ciliares. |
| 2 – 5 µm | Traqueobronquiolar | Remoção com o muco, por meio de movimentos ciliares.<br>Fagocitose por macrófagos. |
| > 5 µm | Nasofaríngea | Eliminação por assopro, espirro ou limpeza. |

A absorção de gases e substâncias voláteis depende basicamente de sua solubilidade no sangue e ocorre principalmente nos pulmões. Vapores ou gases hidrossolúveis, quando inalados, são retidos parcialmente pela mucosa nasal, que é coberta por uma fina camada de fluido. À medida que as moléculas de gases atingem os alvéolos, difundem-se para o sangue, onde são dissolvidas e assim distribuídas para os tecidos. Instala-se, após algum tempo, um equilíbrio dinâmico entre as moléculas contidas no ar inspirado e as dissolvidas no sangue. O equilíbrio é estabelecido rapidamente com as substâncias pouco solúveis e lentamente com as substâncias altamente solúveis. Nesse momento, é constante a relação da concentração do gás no sangue e no ar. A relação de solubilidade nos dois meios é denominada coeficiente de partição sangue/ar e é constante para cada gás.

No estado de equilíbrio, a passagem de gás do espaço alveolar para o sangue é igual à quantidade de sua liberação do sangue para o espaço alveolar. Substâncias de alto coeficiente de partição sangue/ar, como clorofórmio (15), passam facilmente do ar para o sangue, ao passo que quanto a substâncias de baixo coeficiente de partição, como etileno (0,14), somente pequena quantidade é difundida para o sangue, em virtude de sua rápida saturação.

A estimulação da circulação sanguínea e o aumento da perfusão pulmonar favorecem principalmente a absorção de gases

de baixo coeficiente de partição sangue/ar e pouco influem na absorção de gases de alto coeficiente de partição. No entanto, o aumento da frequência respiratória acentua predominantemente a absorção de gases de alto coeficiente de partição sangue/ar. Portanto, o fator limitante da absorção de gases e vapores de baixo coeficiente de partição sangue/ar é a circulação, e o de gases ou vapores de alto coeficiente de partição sangue/ar é a respiração (Tabela 2).

**Tabela 2.** Fatores limitantes de absorção de gases e vapores por via respiratória.

| Substância | Coeficiente de partição sangue/ar | Tempo de equilíbrio (minutos) | Fator limitante |
|---|---|---|---|
| Clorofórmio | 15 | superior a 60 | respiração |
| Etileno | 0,14 | 8 a 21 | circulação |

## 3.3. Absorção oral

A exposição aos toxicantes no trato digestivo é uma via relevante para diferentes classes de xenobióticos. A ingestão pode ser acidental, por meio de água ou alimentos contaminados, ou voluntária, no ato suicida ou na ingestão de drogas ou fármacos de abuso por indivíduos dependentes. A via oral é também a principal para a administração de medicamentos, muitos dos quais são responsáveis pelos efeitos adversos ao organismo. A absorção pode ocorrer tanto no estômago como no intestino. A absorção em cada compartimento é dependente da variação de pH, irrigação e características anatômicas, bem como das propriedades físico-químicas do agente tóxico. Dessa forma, um dos fatores que favorecem a absorção de nutrientes e xenobióticos no intestino é a presença de microvilosidades altamente irrigadas, que proporciona grande área de superfície.

A barreira no processo de absorção de substâncias é formada pela mucosa do trato digestivo e pelos epitélios capilares. Daí a facilidade de absorção de substâncias lipofílicas por difusão passiva. De modo geral, os compostos com elevado coeficiente de partição óleo/água são facilmente absorvidos, enquanto substâncias altamente polares são pouco absorvidas. O curare, um composto de amônio quaternário, não é absorvido pelo trato digestivo; daí por que as caças, abatidas com flecha contaminada pelo curare, não intoxicam as pessoas que se alimentam de suas carnes.

O pH e o pKa são importantes, particularmente para absorção de eletrólitos fracos. Tomando-se como exemplo o ácido benzoico, de pKa igual a 4,0, e a anilina de natureza básica, de pKa igual a 5,0, o grau de ionização é variável conforme o pH do meio. O ácido benzoico ioniza-se intensamente conforme aumenta o pH; a anilina ioniza-se mais em pH ácido. Sendo as moléculas não ionizadas fáceis de serem absorvidas por difusão, o ácido benzoico é mais absorvido em meio ácido, e a anilina em meio alcalino (Tabela 3).

**Tabela 3.** Efeito do pH e o grau de ionização do ácido benzoico e da anilina.

| pH | Porção não ionizada (%) | |
|---|---|---|
| | ácido benzoico (pKa = 4) | anilina (pKa = 5) |
| 2 | 99,0 | 0,1 |
| 3 | 90,0 | 1,0 |
| 5 | 10,0 | 50,0 |
| 7 | 0,1 | 99,0 |

Outra particularidade da absorção pelo trato digestivo é a possibilidade da ocorrência do ciclo entero-hepático, que consiste na reabsorção de uma substância já excretada; isso acontece, por exemplo, com as substâncias excretadas pela bile, na forma conjugada que, em contato com microrganismos intestinais, é degradada, voltando novamente à forma absorvível.

Além do transporte passivo, as células do sistema gastrintestinal expressam carregadores responsáveis pela absorção de uma série de agentes químicos, entre os quais metais essenciais. Por exemplo, a absorção do ferro compreende duas etapas: na primeira, o ferro entra nas células da mucosa, onde se liga à proteína e se deposita na forma complexada denominada *ferritina*; na segunda, a *ferritina* libera lentamente o ferro para o sangue, à medida que a sua concentração plasmática é reduzida. O cálcio é absorvido também em duas etapas, de forma semelhante à do ferro, necessitando da ação de vitamina D no seu transporte. Vários metais interferem, entre si, no mecanismo de suas absor-

ções. Assim, o cádmio reduz a absorção do zinco e do cobre; o zinco reduz a do cobre, do cálcio e do cádmio.

É importante ressaltar que, por essa via, a absorção é dependente da composição alimentar. O leite pode alterar a absorção de certos metais; ao contrário do que se prega popularmente, ele aumenta a absorção do chumbo. Na vigência de tratamento com quelante, como o EDTA, a absorção de chumbo e de outros metais pode ser facilitada pela formação de complexos mais lipossolúveis. A presença de alimentos pode alterar o tempo de esvaziamento gástrico e a motilidade gastrintestinal, influenciando também a velocidade e a quantidade de absorção de xenobióticos. Ademais, a absorção de xenobióticos e fármacos é reduzida sob ação de uma glicoproteína transmembrânica da família *mdr*, denominada glicoproteína P (gpP). Essa glicoproteína funciona como bomba de efluxo, dependente de ATP, na transferência de substâncias e metabólitos endógenos para o meio extracelular.

### 3.4. Absorção por outras vias

Entre outras vias de exposição, tem-se, de importância prática, a parenteral (intramuscular, intravenosa, subcutânea), utilizada na terapêutica e pelos dependentes de fármacos e drogas de abuso, do tipo cocaína e heroína. Em testes biológicos de xenobióticos em animais, usam-se com frequência as vias intraperitoneal e subcutânea, que permitem rápida absorção de substâncias.

## 4. DISTRIBUIÇÃO

Os xenobióticos são transportados pelo sangue e pela linfa para os diversos tecidos. Portanto, a distribuição depende do fluxo sanguíneo e linfático nos diferentes órgãos, além de sofrer interferência de outros fatores, como ligação às proteínas plasmáticas, diferenças regionais de pH e coeficiente de partição óleo/água de cada substância. O equilíbrio de distribuição é atingido mais facilmente nos tecidos que recebem grande circulação dos fluidos (coração, cérebro, fígado) e mais lentamente nos órgãos pouco irrigados (ossos, unhas, dentes e tecido adiposo).

As partículas ou moléculas de substâncias tóxicas passam do leito vascular para os espaços extracelulares, dispersando-se no fluido intersticial, e devem atravessar as membranas celulares para alcançar o fluído intracelular. A intensidade e a duração do efeito tóxico dependem da concentração do agente nos sítios de ação. Para alcançar o sítio de ação, a substância deve estar preferencialmente no seu estado molecular lipossolúvel e não ligada às proteínas plasmáticas (Figura 2).

Na fase inicial da distribuição, os órgãos altamente irrigados recebem grande quantidade de xenobióticos, mas, após algum tempo, órgãos menos irrigados podem acumular maior quantidade do agente, desde que possuam maior afinidade ou maior poder de retenção do que os órgãos intensamente irrigados. Estes são chamados de tecidos de depósito. É o caso, por exemplo, do chumbo: 2 horas após sua administração em animais, 50% da dose estão no fígado; aos 30 dias, 90% do metal que permanece no organismo estão ligados ao tecido ósseo. Este é liberado continuamente à medida que a concentração plasmática diminui. Ainda especificamente quanto ao chumbo, a intoxicação pode permanecer por muitos anos, uma vez que sua meia-vida de eliminação é de cerca de 20 a 30 anos. Agentes lipofílicos, como alguns anestésicos e pesticidas, acumulam-se no tecido adiposo e, se houver mobilização rápida de gordura, suas concentrações aumentam e podem ser determinantes para a toxicidade.

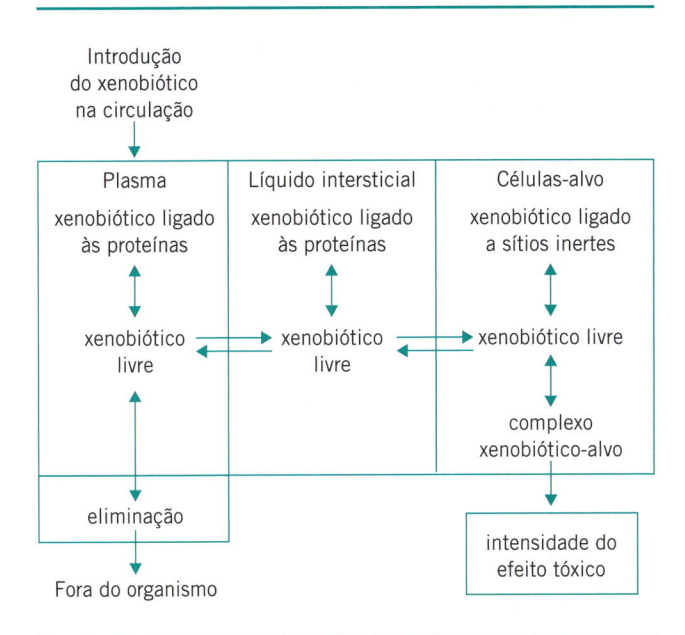

**Figura 2.** Esquema da distribuição de um xenobiótico até seu local de ação.

## 4.1. Volume de distribuição

É o parâmetro toxicocinético que indica a extensão da distribuição de uma substância. Esse índice expressa o volume teórico dos compartimentos onde o xenobiótico estaria uniformemente distribuído. Grande volume de distribuição (30 a 45 L para um homem de cerca de 75 kg) indica que o xenobiótico é distribuído aos vários compartimentos do organismo, com uma pequena fração permanecendo no plasma. O valor de Vd relativamente pequeno indica que a maior fração do xenobiótico permanece no plasma, provavelmente como resultado da ligação às proteínas plasmáticas.

A toxicidade do xenobiótico depende de seu volume de distribuição, mas nem sempre o local de maior distribuição é o órgão mais lesado. Às vezes, um órgão funciona como simples depósito. Como já salientado, a maior afinidade de agentes lipofílicos pelos tecidos adiposos prejudica a distribuição de anestésicos ao sistema nervoso central. Ademais, o acúmulo do xenobiótico no tecido de depósito pode conferir toxicidade, como o acúmulo de flúor na matriz óssea que causa a fluorose.

## 4.2. Ligação de agentes tóxicos às proteínas

As proteínas do sangue, livres ou complexadas com hemácias ou proteínas do tipo albumina, lipoproteínas e $\alpha_1$-glicoproteína ácida em particular, têm o poder de complexar muitas moléculas. A porção de xenobióticos complexados com as proteínas é incapaz de atravessar membranas, enquanto a porção não complexada o faz livremente. Portanto, qualquer fator que aumente o grau de ligação proteica tende a afetar a distribuição de xenobióticos, mantendo-os na circulação sistêmica e dificultando a sua distribuição para outros compartimentos.

Dentre as proteínas ligantes, a albumina representa o componente mais importante por ser a mais abundante e por sua afinidade a grande número de substâncias. Os fármacos de caráter ácido (fenobarbital, fenilbutazona, naproxeno, indometa-cina, ácido valproico) ligam-se quase que exclusivamente à albumina, enquanto os de caráter básico (quinidina, imipramina) ligam-se preferencialmente à $\alpha_1$-glicoproteína ácida.

As $\beta$-globulinas têm a importante função transportadora de esteroides androgênicos e estrogênicos. Os hormônios da tireoide ligam-se a várias proteínas, entre as quais a pré-albumina e a globulina ligantes de tiroxina. O cortisol é transportado complexado à transcortina.

As ligações entre as substâncias químicas e as proteínas plasmáticas ocorrem por meio de ligações fracas, como ligações hidrofóbicas, de que participam as forças dipolo-dipolo e de van-der-Waals.

As lipoproteínas são complexos macromoleculares de elevado peso molecular e transportam ativamente lipídios insolúveis no plasma e substâncias lipossolúveis de caráter básico, como anestésicos locais, clorpromazina, imipramina etc. No entanto, vale ressaltar que essas mesmas substâncias são transportadas também pela $\alpha_1$-glicoproteína ácida.

A competição entre dois xenobióticos, em sítio comum de ligação de moléculas proteicas, tende a impedir mutuamente a fixação, aumentando as suas porções livres. Esse mecanismo é de suma importância na interação entre os medicamentos, podendo haver aumento do efeito terapêutico e tóxico ou ineficácia da terapia. Por exemplo, doenças hepáticas modificam a capacidade fixadora de xenobióticos por alterarem a produção de proteínas e a consequente concentração proteica no plasma, podendo acarretar acúmulo de substâncias endógenas, tais como bilirrubina e ácidos biliares que podem deslocar moléculas de seus sítios de fixação.

Os xenobióticos livres são transportados aos tecidos, onde podem se fixar aos componentes teciduais. As concentrações alcançadas nos tecidos dependem, portanto, do fluxo sanguíneo e da afinidade dos xenobióticos aos componentes teciduais. A absorção pelas células, como já descrito anteriormente, é dependente da capacidade do agente de atravessar membranas, portanto depende do tamanho da molécula, da lipossolubilidade e da presença de transportes ativos específicos. Por exemplo, as moléculas hidrossolúveis de peso molecular inferior a 50 dáltons passam através de poros, enquanto as de peso molecular superior possuem, na maioria das vezes, mecanismo especial de transporte.

## 4.3. Barreiras biológicas

Cada membrana constitui uma barreira na passagem de substâncias dissolvidas no sangue para os tecidos.

Entre as barreiras, merecem destaque as que separam o compartimento sanguíneo do sistema nervoso central e as do feto. São as denominadas, respectivamente, barreira hematoencefálica e placentária. Apresentam estruturas anatômicas e funcionais especiais que lhes permitem uma capacidade seletiva maior de substâncias.

Diferente dos demais capilares, os cerebrais possuem células justapostas, não havendo espaço entre elas; além disso, são revestidos por astrócitos, que são pequenas expansões das células da glia.

A placenta, por sua vez, é formada por tecidos fetais e maternos provenientes do endométrio. A parte fetal é formada pelo cório, constituído por uma lâmina epitelial denominada trofoblasto, que recobre o tecido conjuntivo (mesênquima) altamente vascularizado. O cório apresenta-se sob a forma de troncos vilosos ramificados (vilosidades coriônicas) nos espaços conhecidos como câmaras vilosas, onde o sangue da mãe é conduzido pelas artérias espiraladas do endométrio. A placenta permite basicamente: a) a passagem de nutrientes da mãe para o feto; b) a troca gasosa, fornecendo oxigênio ao feto e retirando o gás carbônico; c) a remoção de material excretado pelo feto; e d) o controle hormonal do feto. A placenta possui a capacidade de biotransformar muitas das substâncias que ali chegam, graças à presença de sistemas enzimáticos.

Tanto a barreira hematoencefálica como a placentária são dotadas de transportes ativos de absorção e efluxo que protegem seletivamente o sistema nervoso central e o feto da ação de xenobióticos. A presença de transportes da família *mdr* confere proteção ao feto contra a ação de alguns quimioterápicos e pesticidas.

## 5.    BIOTRANSFORMAÇÃO

Os xenobióticos absorvidos são posteriormente excretados pela urina, bile, fezes, ar expirado, leite, suor, lágrima ou saliva, sob forma inalterada ou modificada quimicamente.

Como já salientado, o comportamento cinético de xenobióticos depende de suas propriedades físico-químicas. As substâncias lipofílicas são facilmente absorvidas, porém não são facilmente excretadas, uma vez que sofrem reabsorção em função de sua facilidade de atravessar as membranas celulares. A tendência dessas substâncias é de acumular-se no organismo. Por outro lado, as substâncias hidrofílicas têm absorção mais precária, mas sua excreção se faz com facilidade, principalmente por via renal.

Os metabólitos encontrados na urina e nas fezes geralmente são polares e hidrossolúveis. Para facilitar a excreção de xenobióticos lipofílicos, o organismo dispõe de mecanismos bioquímicos que transformam as substâncias pouco polares e lipossolúveis em substâncias mais polares e hidrossolúveis.

Biotransformação é toda alteração que ocorre na estrutura química da substância no organismo. A biotransformação de xenobióticos é catalisada por enzimas inespecíficas, que metabolizam substâncias endógenas que também devem sofrer biotransformação para sua renovação. Algumas substâncias sofrem degradação não enzimática, como o bicarbonato de sódio, que reage com o ácido clorídrico gástrico, sendo eliminado na forma de cloreto de sódio, gás carbônico e água.

### 5.1. Tipos de reações

As reações de biotransformação são divididas em reações de fase I e de fase II.

As reações de fase I – oxidação, redução e hidrólise – conferem polaridade aos xenobióticos por expor ou inserir grupamentos sulfidrila, hidroxila, amina ou carboxila, que resultam em aumento na hidrofilicidade. Esses metabólitos podem conferir mais toxicidade do que o composto original pelo caráter eletrofílico, nucleofílico ou radicalar que adquirem. Nessa condição, podem ser mais tóxicos que o composto original, e o processo é chamado de *bioativação* (Tabela 4).

**Tabela 4.** Metabólitos ativos.

| | |
|---|---|
| Alopurinol | Aloxantina |
| Amitriptilina | Nortriptilina |
| Hidrato de cloral | Tricloroetanol |
| Clordiazepóxido | Desmetilclordiazepóxido |
| Codeína | Morfina |
| Diazepam | Desmetildiazepam |
| Digitoxina | Digoxina |
| Imipramina | Desipramina |
| Meperidina | Normeperidina |
| Metanfetamina | Anfetamina |
| Fenacetina | Paracetamol |
| Fenilbutazona | Oxifembutazona |
| Paration | Paráoxon |

As reações de fase II – glicuronidação, sulfatação, acetilação, metilação, conjugação com a glutationa e com aminoácidos – são caracterizadas pela incorporação de cofatores endógenos às moléculas provenientes das reações de fase I. Essa cascata de reações ocorre na maioria das vezes, mas existem exceções, como a morfina, a heroína e a codeína, que sofrem diretamente conjugação com ácido glicurônico. As reações de fase II consistem em sintetases, responsáveis pela síntese de cofatores, e em transferases, que catalisam a transferência deles.

As enzimas de biotransfomação são amplamente distribuídas pelo organismo, mas o tecido de maior concentração é o hepático. Outros órgãos, tais como pulmões, rins, adrenais, pele e mucosa gastrintestinal, também possuem enzimas que metabolizam agentes químicos.

Ao receber todo o sangue que perfunde a área esplâncnica, o fígado entra em contato com a maior parte dos nutrientes e outras substâncias exógenas, absorvidos no intestino antes de ser distribuído. Essa característica da absorção oral é chamada de efeito de primeira passagem hepática. Especial atenção deve ser dada a substâncias que são administradas por via oral e metabolizadas por enzimas hepáticas, uma vez que podem ser ativadas ou inativadas na primeira passagem pelo fígado.

O fígado, quando removido e submetido à homogeneização seguida de centrifugações sucessivas a velocidades crescentes, fornece diversas frações das células hepáticas. O precipitado de 9.000 g apresenta núcleos, mitocôndrias, lisossomas e fragmentos de membranas; o precipitado de 105.000 g contém fragmentos de retículo endoplasmático, denominado microssomas, enquanto o sobrenadante ou citosol possui enzimas solúveis, daí o nome fração solúvel. As reações de biotransformação de xenobióticos são referidas frequentemente como microssômicas ou citosólicas, conforme as localizações subcelulares das enzimas atuantes. As enzimas microssômicas catalisam a maioria das reações da fase I, enquanto as enzimas citosólicas são responsáveis principalmente por biotransformações da fase II.

Polimorfismos genéticos que levam a menor ou maior expressão das enzimas, bem como diferenças nas atividades delas, podem ser determinantes de toxicidades. Por outro lado, suas expressões em tecidos específicos podem causar a ativação de profármacos para atuação local.

### 5.1.1. *Reações de fase I*

**Oxidação** As enzimas que compõem o sistema citocromo P-450 (CYP) são de maior importância entre as envolvidas nas reações da fase I da biotransformação de xenobióticos lipofílicos. Essas enzimas, juntamente com a nicotinamida adenina dinucleotídeo fosfato (NADPH) citocromo P-450 redutase e o citocromo b5 redutase, constituem o sistema citocromo P-450, conhecido como sistema oxidase de função mista ou simplesmente P-450. Nesse sistema, o citocromo P-450 é a enzima terminal com afinidade aos diversos substratos, enquanto a NADPH citocromo P-450 redutase é a enzima intermediária responsável pela transferência de elétrons provenientes da fonte geradora, a NADPH, para o citocromo P-450. O citocromo b5 acompanha o citocromo P-450 e funciona como alternativa na transferência de elétrons da fonte para o citocromo P-450. Essas enzimas se encontram fixas aos fosfolipídios constituintes da membrana do retículo endoplasmático.

O citocromo P-450 é uma hemoproteína, com o átomo de ferro no seu núcleo, e é assim conhecido pelo fato de o complexo formado entre a sua forma reduzida e o monóxido de carbono apresentar um pico de absorbância espectrofotométrica no comprimento de onda 450 nm. Certas substâncias administradas em ratos e camundongos modificam o espectro máximo do citocromo P-450, deslocando-o de 450 nm para o nível de 448 nm. Essa alteração espectral provoca alteração também da capacidade catalisadora do sistema. Conhecem-se atualmente múltiplas formas do citocromo P-450, variando entre si quanto à especificidade de ação e quanto à estrutura de cadeias polipeptídicas.

Estudos moleculares realizados até o presente identificaram 267 famílias de CYP-450, codificadas por mais de 5.000 genes.

As isoenzimas do citocromo P-450 são, portanto, representadas pela sigla CYP, seguida de um algarismo que indica a família, uma letra que indica a subfamília e outro algarismo que indica o gene. Por exemplo, CYP3A2 significa a isoenzima 2 da família 3 e subfamília A.

### Mecanismo de oxidação e de redução de substratos pelo citocromo P-450
O substrato complexa-se com a forma oxidada do citocromo P-450 que recebe um elétron procedente de NADPH, via NADPH citocromo P-450 redutase. Esse elétron reduz o $Fe^{3+}$ da fração *heme* do citocromo P-450 para $Fe^{2+}$. O complexo liga-se, então, à molécula de oxigênio e capta mais um elétron procedente também de NADPH. O segundo elétron é, às vezes, procedente de nicotinamida adenina dinucleotídeo (NADH) e é transportado pelo citocromo b5. Ambos os elétrons são transferidos ao oxigênio molecular, desmembrando-o em átomos de oxigênio altamente reativos e instáveis. Um desses átomos de oxigênio liga-se à molécula de substrato, resultando em um substrato oxidado que se desliga do complexo enzimático, enquanto outro átomo de oxigênio é utilizado na produção da molécula de água. A enzima, por sua vez, oxida-se para reiniciar o novo ciclo (Figura 3).

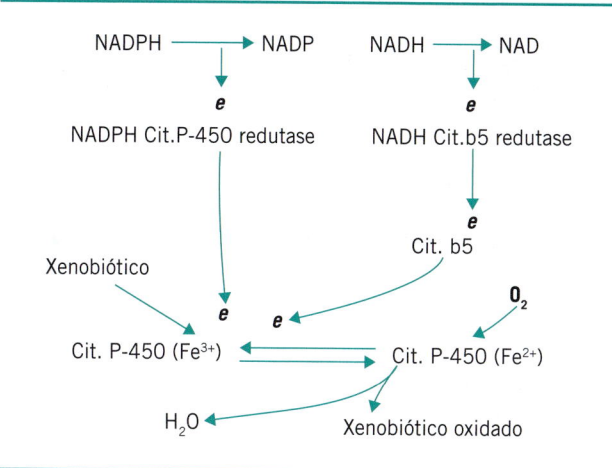

**Figura 3.** Oxidação de xenobióticos catalisada pelo citocromo P-450.

**Redução** Além das reações de oxidação, o citocromo P-450 catalisa também algumas reações de redução. Naturalmente, essas reações ocorrem em condições de baixa concentração de oxigênio. Azorredução, nitrorredução e desalogenação redutiva são exemplos dessas reações. O tetracloreto de carbono ($CCl_4$) e o halotano ($CF_3CHBrCl$) são exemplos clássicos de bioativação sob ação do citocromo P-450 com a formação de radicais intermediários livres e tóxicos. Nessas reações, o citocromo P-450 transfere o elétron diretamente ao substrato, reduzindo-o, em vez de utilizá-lo na ativação do oxigênio.

Xenobióticos com grupamentos aldeído, cetona, dissulfeto, sulfóxido, quinonas, N-óxidos, alquenos, azo e nitro, além de alguns metais, sofrem redução *in vivo*. Essas reações podem bioativar o composto, deixando-o mais tóxico que o original, ou inativá-lo, facilitando sua eliminação. Um exemplo de bioativação é a nitrorredução que ocorre pelas enzimas da microflora intestinal. Compostos nitroaromáticos, como o 2,6 dinitrotolueno, reduzido na flora intestinal, passa a ser reabsorvido na forma de nitroálcool, que no fígado é novamente metabolizado, gerando íons radicalares que se ligam a grupamentos nucleofílico como proteínas e DNA hepático. Este parece ser determinante para a carcinogenicidade hepática.

**Hidrólise** Xenobióticos compostos de grupamentos funcionais éster, ácido carboxílico, amidas, tioésteres, ésteres de ácido fosfórico sofrem hidrólise catalisada por carboxilesterases, pseudocolinesterases e paroxonases. Essas enzimas possuem ampla distribuição tecidual e plasmática.

As reações de fase I, na maioria das vezes, tornam o composto mais reativo para a subsequente inativação por reações de fase I ou de fase II. A metabolização do etanol ilustra a participação de enzimas de fase I na formação de um agente mais tóxico (aldeído) que o original (etanol) e, em seguida, outra reação de fase I transforma o aldeído em ácido carboxílico, menos tóxico que seu precursor, e a forma de excreção urinária (Figura 4).

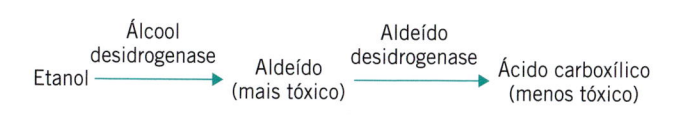

**Figura 4.** Biotransformação do etanol.

## 5.1.2. *Reações de fase II*

Conforme já mencionado, as reações de fase II compreendem aquelas em que as moléculas de xenobióticos são complexadas a outras moléculas sintetizadas no próprio organismo. As reações compreendem duas etapas, a saber: 1) síntese do composto endógeno que será ligado ao xenobiótico; e 2) transferência do composto endógeno para o xenobiótico, quer seja não biotransformado ou o produto polar proveniente das reações da fase I de biotransformação. As enzimas que catalisam a primeira etapa recebem o nome genérico de sintetases, e as que catalisam a segunda etapa, de transferases.

### Glicuronidação

A glicuroniltransferase catalisa a conjugação mais frequente em mamíferos, com exceção de algumas espécies de felinos, como gatos domésticos e leões, e consiste na conjugação da molécula do xenobiótico com o ácido glicurônico. O ácido glicurônico encontra-se em forma de ácido uridinodifosfato glicurônico (AUDPG) e é o doador do grupo glicuronila. Os glicuronatos formados são polares e excretados pelos rins e pelo fígado.

As reações de glicuronidação ocorrem nos retículos endoplasmáticos de diversos tecidos, enquanto a maioria das reações da fase II é catalisada por enzimas citosólicas. Existem várias formas de UDP-glicuroniltransferase, fato evidenciado pelos efeitos de diferentes indutores e inibidores enzimáticos.

Entre os substratos mais conhecidos da glicuroniltransferase, têm-se os álcoois aromáticos e alifáticos, ácidos carboxílicos, aminas primárias e secundárias e grupos sulfidrílicos livres, formando os respectivos O, N e S-glicuronatos.

Os glicuronil conjugados são substratos da β-glicuronidase, enzima que catalisa a degradação do complexo e que é encontrada principalmente na microflora intestinal. Portanto, os conjugados excretados pela bile podem sofrer ação da β-glicuronidase, com liberação de agliconas, que podem ser reabsorvidas e contribuir para a recirculação entero-hepática. Os N-glicuronatos são mais resistentes à ação de β-glicuronidase do que os O e S-glicuronatos. Os glicuronatos são degradados também por hidrólise, na presença de ácidos e bases.

A glicuroniltransferase está quase ausente nos recém-nascidos. Esta é a razão pela qual os neonatos mostram dificuldade de metabolização da bilirrubina, apresentando alta incidência de intoxicação por hiperbilirrubinemia.

### Sulfotransferase

A conjugação com o ácido sulfúrico, outra reação importante em mamíferos, é catalisada por sulfotransferases, um grupo de enzimas solúveis encontrado no fígado, rins, intestino, pulmões e outros tecidos. O doador do grupo sulfato é o 3'-fosfoadenosina-5'-fosfossulfato (PAPS), sintetizado a partir do ATP e sulfato inorgânico. Os substratos apresentam hidroxila nas suas moléculas, como fenóis e álcoois alifáticos. Os produtos dessas reações são sulfatos orgânicos ionizados e excretados predominantemente com a urina.

Do processo de desintoxicação participam quatro tipos de sulfotransferases: a) arilsulfotransferase, que conjuga fenóis, catecolaminas e hidroxiaminas orgânicas; b) hidroxiesteroide sulfotransferase, que conjuga hidroxiesteroides e certos álcoois primários e secundários; c) estrona sulfotransferases, que atuam sobre grupos fenólicos e anel aromático de esteroides; e d) transferases de sais biliares, que catalisam a sulfatação de ácidos biliares conjugados e não conjugados.

### Metilação

A metilação, responsável pelo metabolismo de vários compostos endógenos, é catalisada por diferentes enzimas designadas genericamente metiltransferases. Os substratos envolvidos na metilação são aminas aromáticas e alifáticas, N-heterocíclicos, fenóis mono e poliídricos e compostos contendo grupo sulfidrílico. O doador do grupo metila é a S-adenosilmetionina, que é sintetizada na presença de enzimas da fração solúvel do fígado. São exemplos dessas reações a O-metilação de catecolaminas, a N-metilação de serotonina, benzilamina, anfetamina e piridina, S-metilação de dietilditiocarbamato. As enzimas atuantes são N-metiltransferase, O-metiltranferase e S-metiltransferase, conforme a transferência do grupo metila se faça para o nitrogênio, o oxigênio ou para o enxofre da molécula da substância.

### Acetilação

A acetilação de aminas constitui uma das principais vias de biotransformação de arilaminas na maioria das espécies. As enzimas atuantes na acetilação são denominadas N-acetiltransferases e estão localizadas no citosol. O cofator dessas reações é a acetilcoenzima A. Os substratos mais conhecidos são aminas primárias aromáticas, hidrazinas, hidrazidas, sulfonamidas e certas aminas alifáticas primárias.

Ocorre uma variabilidade entre espécies. Os cães são desprovidos de N-acetiltransferase, portanto são incapazes de metabolizar grande número de substratos. O homem, os camundongos, os coelhos e alguns macacos apresentam polimorfismo de acetilação e são classificados como aceladores rápidos e lentos, baseados na sua capacidade de acetilar isoniazida. A suscetibilidade ao câncer induzido pelas aminas aromáticas pode ser dependente de polimorfismo em atividade N-acetiltransferase. Dados epidemiológicos demonstram que aceladores lentos são mais suscetíveis ao câncer induzido por corantes aromáticos e benzidina. Essas substâncias são reativas, causando carcinogênese, e são acetilados para inativação e eliminação.

### Conjugação com a glutationa

A conjugação de agentes tóxicos com o tripeptídio glutationa é catalisada, na sua fase inicial, pela glutationa S-transferase, localizada no citoplasma e no retículo endoplasmático do fígado, intestino, rins e glândulas adrenais. As atividades citosólicas são, em regra, 5 a 40 vezes maiores do que as microssômicas. O cofator para as reações catalisadas por essas enzimas é a glutationa (GSH), que é formada por três aminoácidos, a glicina, o ácido glutâmico e a cisteína. As glutationas S-transferases catalisam a reação de sulfidril nucleófilo da glutationa com compostos contendo átomos de carbono eletrofílicos, característica requerida para os substratos. Ademais, os agentes químicos devem ser hidrofóbicos e devem reagir não enzimaticamente com a glutationa, impedindo sua inativação. Os produtos conjugados sofrem hidrólise, gerando derivados cisteínicos, principalmente nos rins, onde são acetilados, formando a N-acetilcisteína (ácido mercaptúrico; Figura 5).

A glutationa S-transferase catalisa a reação de diversos xenobióticos eletrofílicos com a glutationa endógena nucleofílica, prevenindo dessa forma as reações dos xenobióticos com constituintes neutrofílicos teciduais, como lipídios, DNA e proteínas. Substâncias tóxicas do tipo bromobenzeno e clorofórmio são biotransformadas pelo sistema enzimático do citocromo P-450, gerando metabólitos altamente reativos. Se não forem eficientemente conjugados com a glutationa, acumulam-se e reagem com os constituintes endógenos, causando toxicidade.

Qualquer fator que reduza a concentração de GSH pode aumentar a toxicidade de substâncias que originam metabólitos reativos, como radicais livres. Esses próprios radicais, se em altas concentrações, podem depletar os estoques celulares de GSH, levando ao estresse oxidativo e consequente peroxidação lipídica. Mais detalhes podem ser consultados no Capítulo 1.7. Radicais Livres e Antioxidantes.

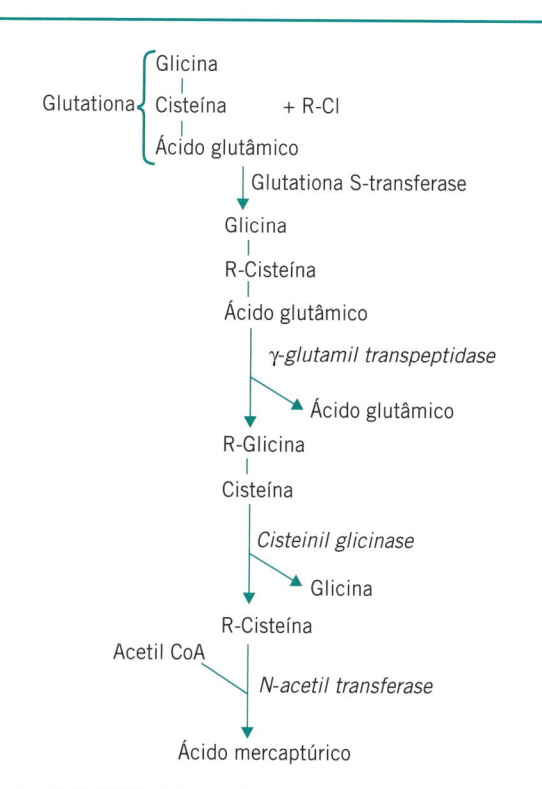

**Figura 5.** Conjugação com glutationa e sua degradação.

### 5.1.3. *Reações extra-hepáticas*

Os tecidos pulmonar, renal, intestinal, além da pele e das mucosas, também participam do processo de biotransformação de xenobióticos. A ação das enzimas teciduais, que metabolizam os agentes químicos antes de alcançarem a circulação, é denominada efeito de primeira passagem. Os microrganismos intestinais são outros elementos importantes na biotransformação de substâncias. Esses microrganismos, constituídos de mais de 400 espécies bacterianas, muitas vezes transformam substratos em metabólitos menos hidrossolúveis e, sob condições anaeróbicas do intestino, promovem reações de redução. A presença também de β-glicuronidase no intestino contribui para introduzir modificações estruturais de substratos excretados com a bile, levando à reabsorção de substâncias e ao ciclo entero-hepático.

### 5.2. Fatores que modificam a biotransformação

Os fatores que interferem na biotransformação podem ser classificados em internos ou externos. Fatores internos são aqueles relacionados ao próprio sistema biológico. Fatores externos são os dependentes das próprias substâncias, vias de exposição e do meio ambiente.

### 5.2.1. *Fatores internos*

**Espécie e raça** Esses fatores determinam variações qualitativa e quantitativa de biotransformações, dependendo da presença ou ausência de enzimas e da concentração de cada enzima. As variações qualitativas podem ser observadas, por exemplo, na biotransformação do inseticida N-2-fluorenilacetamida (FAA), que sofre reação de N-hidroxilação em ratos, camundongos, cães, mas não em cobaias. As espécies que são capazes de realizar a N-hidroxilação do FAA são mais sensíveis ao desenvolvimento de tumores do que as cobaias, uma vez que o composto hidroxilado é mais reativo que o composto inicial. As variações quantitativas podem ser exemplificadas pela toxicidade do inseticida O, O-di-isopropilbenziltiofosfato em ratos e em camundongos. O valor de $DL_{50}$ desse inseticida varia sensivelmente entre as duas espécies. Os camundongos são mais suscetíveis ao inseticida do que os ratos, pela menor capacidade de biotransformação do composto.

O hexobarbital, barbitúrico de ação ultracurta, é oxidado, em velocidade variável, entre os ratos Holtzman, Sprague-Dawley e Wistar. Consequentemente, o tempo de sono induzido pelo fármaco varia em função da velocidade da biotransformação nesses ratos.

**Fatores genéticos** A capacidade metabolizadora de agentes químicos varia sensivelmente de um indivíduo para outro, conforme as suas condições fisiológicas ou de doenças associadas. Os fatores genéticos contribuem com essas variações. A concentração plasmática de isoniazida pode variar entre indivíduos que receberam a mesma dosagem. As diferentes concentrações obtidas, quando representadas em histograma de frequência de distribuição, mostram uma curva descontínua ou bimodal, isto é, existem dois grupos distintos de indivíduos, com capacidade diferente de metabolizar isoniazida. De fato, a isoniazida é biotransformada no organismo por acetilação e sua velocidade varia entre os pacientes. Alguns conseguem acetilar rapidamente e outros lentamente, formando-se assim duas subpopulações, que representam dois fenótipos distintos. A proporção entre os acetiladores rápidos e lentos é variável conforme a raça. Entre os caucasianos, a proporção de acetiladores lentos é elevada, atingindo 50 a 60%. Entre os orientais, há predomínio de acetiladores rápidos.

A literatura é muito abrangente quanto às diferenças de efeitos entre espécies decorrentes de variações na biotransformação. Coelhos são resistentes às ações tóxicas da atropina. Esses animais possuem a enzima atropinesterase, que hidrolisa rapidamente a atropina. Essa enzima, que é produzida por um gene ou um par de genes, está ausente na maioria das espécies de mamíferos, incluindo o homem.

**Gênero** Existe variação da intensidade de biotransformação entre o sexo masculino e o feminino. Os ratos machos, por exemplo, são capazes de metabolizar mais rapidamente o hexobarbital, assim como a zoxazolamina, do que as fêmeas e, consequentemente, os machos exibem menor efeito farmacológico desses fármacos. Em ratos machos, o teor de citocromo P-450 é, em média, cerca de 40% maior do que nas fêmeas. Assim, os machos possuem maior capacidade de biotransformar substâncias lipofílicas, por meio de enzimas microssômicas, reduzindo a meia-vida biológica dessas substâncias em relação à das fêmeas. Como consequência, os efeitos farmacológicos e toxicológicos também variam entre os machos e as fêmeas. Tratando-se de substâncias ativas que geram metabólitos inativos, seus efeitos serão menores nos machos do que nas fêmeas. Entretanto, tratando-se de substâncias cujos metabólitos são mais ativos do que a própria substância que lhes deu origem, os efeitos serão mais acentuados nos machos. Por esse mecanismo, explica-se a maior toxicidade hepática de tetracloreto de carbono e halotano em ratos machos, assim como maior nefrotoxicidade do halotano em camundongos machos.

As ratas tratadas com testosterona adquirem maior capacidade de biotransformar fármacos e xenobióticos, aproximando-se à dos machos. Inversamente, a castração de ratos machos reduz sua capacidade de biotransformar xenobióticos. O estradiol não modifica a atividade nos ratos machos e fêmeas castrados. A ação anabólica dos hormônios sexuais masculinos é tida como a principal responsável pelas diferenças entre os gêneros.

Na espécie humana, a diferença na capacidade de biotransformar xenobióticos não é acentuada a ponto de determinar toxicidade diferente entre homens e mulheres. Entretanto, o uso de anticoncepcionais pelas mulheres pode exercer influência na capacidade de biotransformação.

### Idade

Fetos e recém-nascidos são praticamente desprovidos da capacidade bioquímica de biotransformar xenobióticos, razão pela qual os recém-nascidos são altamente suscetíveis à ação tóxica de xenobióticos. Certas proteínas presentes no soro fetal parecem reprimir a formação de enzimas do citocromo P-450.

Os fetos humanos, no seu segundo trimestre de desenvolvimento, apresentam 20 a 50% das atividades das enzimas do citocromo P-450. Entretanto, o padrão de isoenzima é qualitativamente diferente daquele apresentado pelos adultos. Esse padrão de desenvolvimento ontogenético parece ser comum a diversas espécies e tem sido caracterizado com vários substratos.

Após o nascimento ocorre rapidamente o desenvolvimento da atividade bioquímica. Em ratos, aos 30 dias de vida, a atividade do citocromo P-450 atinge intensidade máxima e, em seguida, começa a declinar lentamente com a idade, chegando a 50 e 60% do máximo aos 600 dias, o que correspondente à senilidade. A maior toxicidade de certos xenobióticos em pessoas idosas é explicada, em parte, pela queda na intensidade de biotransformação, além da sua baixa capacidade de excreção renal. O efeito miorrelaxante do carisoprodol, fármaco de ação central, é inversamente proporcional à intensidade de biotransformação do fármaco, uma vez que o metabólito formado é menos ativo. Em doses proporcionais ao peso corpóreo, o carisoprodol exibe efeito mais pronunciado em animais neonatos e idosos que em adultos.

### Estado nutricional

Experiências em ratos mostram que, em estado de desnutrição, o tempo de sono induzido pelo hexobarbital é aumentado. A redução da atividade enzimática é devida basicamente à diminuição das proteínas, decorrentes da desnutrição. Outros elementos nutricionais, como ferro, cobre, magnésio, cálcio, zinco, vitaminas do complexo B, ácido ascórbico e tocoferol, são igualmente importantes, uma vez que esses elementos participam da composição e da manutenção da integridade do sistema oxidase de função mista. Assim, dietas pobres em proteínas aumentam a toxicidade de substâncias ativas, mas reduzem a de substâncias que necessitam de biotransformação prévia para se tornarem ativas. A letalidade e a hepatotoxicidade da dimetilnitrosamina são baixas em ratos mantidos sob dieta pobre em proteínas. Nesses animais, a intensidade de N-desmetilação do composto é reduzida, prevenindo a primeira fase de sua conversão para um agente alquilante.

O jejum de um dia reduz drasticamente a concentração de glutationa hepática. Nessas condições, há potencialização da hepatotoxicidade do paracetamol, bromobenzeno e outros compostos que são desintoxicados pela glutationa.

### Estado patológico

A biotransformação de xenobióticos pode ser alterada sob diversas condições de doenças. As doenças hepáticas em particular, como cirrose, icterícia obstrutiva, carcinomas e hepatite, acarretam reduções drásticas das atividades enzimáticas do fígado, acompanhadas de queda da taxa de biotransformação de agentes químicos. Comprometimentos cardiovasculares que resultam na diminuição do fluxo sanguíneo hepático modificam igualmente a biotransformação e a depuração de xenobióticos.

## 5.2.2. Fatores externos

Entre os fatores externos que interferem na biotransformação, estão certas substâncias que atuam sobre os sistemas enzimáticos, ativando-os ou inibindo-os. São os indutores e os inibidores enzimáticos (Tabela 5).

### Indução enzimática

A atividade enzimática do sistema oxidase de função mista, responsável pela maioria das reações oxidativas de xenobióticos (citocromo P-450), pode ser estimulada por substâncias do tipo hormônios esteroides, inseticidas clorados, barbitúricos, hidrocarbonetos aromáticos policíclicos etc. Esse fenômeno, chamado indução enzimática, além de acelerar a biotransformação de vários xenobióticos, estimula também a sua própria, pelo aumento da síntese proteica, resultando em fenômeno de tolerância metabólica ou cinética.

O primeiro relato sobre a indução enzimática foi feito no início da década de 1950 por Richardson e seus colaboradores, após observarem que o potente agente carcinogênico dimetilaminoazobenzeno (DMAAB) não produz hepatomas quando administrado juntamente com o 3-metilcolantreno. Inicialmente, a indução foi observada com a mono-oxigenase dependente do citocromo P-450, porém outras enzimas, como álcool desidrogenase e transferases, também podem ser induzidas após exposição a esses agentes indutores.

O fenobarbital e o 3,4-benzopireno são os protótipos de agentes indutores enzimáticos potentes. Representam as duas classes de indutores. A indução por fenobarbital é demorada; em experiências laboratoriais, a indução em ratos requer pelo menos três dias de tratamento com o fármaco. Por outro lado, o efeito indutor do 3,4-benzopireno é rápido, instalando-se em poucas horas. Em compensação, a duração da indução pelo fenobarbital é mais curta do que a causada pelo 3,4-benzopireno. A indução pelo fenobarbital caracteriza-se por aumento do volume do fígado, proliferação do retículo endoplasmático, da síntese proteica e do teor do citocromo P-450, enquanto na indução pelo 3,4-benzopireno essas alterações são menos acentuadas.

As interações que ocorrem entre os fármacos são decorrentes, muitas vezes, da indução enzimática provocada por um dos agentes. É o caso, por exemplo, da interação entre o antibiótico rifampicina e o anticoagulante varfarina, em que a rifampicina age como indutor enzimático e reduz a concentração plasmática da varfarina. Na vigência da ação do indutor, uma dose maior de varfarina é requerida, por causa de sua rápida metabolização; entretanto, quando se interrompe a administração do indutor, a velocidade de biotransformação do anticoagulante volta a ser normal e a dose utilizada passa a ser tóxica, podendo provocar grave hemorragia.

Em animais previamente tratados com indutores enzimáticos, como fenobarbital, fenilbutazona e aminopirina, os efeitos farmacológicos da zoxazolamina e do hexobarbital são significativamente reduzidos, ao mesmo tempo em que seu metabolismo é aumentado. A atividade analgésica da associação de propoxifeno, paracetamol e hidroxizina *in vivo* é igualmente diminuída, quando são administrados juntamente com o fenobarbital.

O 2,3,7,8-tetraclorodibenzo-p-dioxina (TCDD), um potente indutor de atividade aril-hidrocarbono hidroxilase (AHH), liga-se a um receptor citosólico, chamado receptor de hidrocarboneto (AhR), presentes em inúmeras células, entre as quais a hepática. O complexo agonista-receptor é translocado para o núcleo, onde se liga a regiões específicas do DNA e codifica para síntese de proteínas, entre as quais as enzimas de biotransformação, como as do citocromo P-450. Outros agonistas do receptor AhR, como o benzopireno, o 3-metilcolantreno, outros hidrocarbonetos aromáticos policíclicos e 3,3',4,4'-tetraclorobifenila deslocam o TCDD de seu receptor, induzindo síntese proteica pelo mesmo mecanismo.

**Tabela 5.** Alguns indutores e inibidores do citocromo P-450.

| Citocromo P-450 | Indutores | Inibidores |
|---|---|---|
| CYP1A | Hidrocarbonetos aromáticos policíclicos Benzopireno Rifampicina | Fluvoxamina Furafilina |
| CYP2B | Fenobarbital | |
| CYP2C | Carbamazepina Rifampicina Prednisona | Fluoxetina Omeprazol Fluvoxamina |
| CYP2D | Rifampicina | Fluoxetina Quinidina Cimetidina |
| CYP2E | Etanol Isoniazida | Dissulfiram |
| CYP3A | Barbitúricos Carbamazepina Fenitoína Rifampicina | Cetoconazol Itraconazol Eritromicina |

Outro mecanismo para aumentar a biotransformação é a estabilização da enzima contra a degradação. Esse pode ser um mecanismo envolvido no aumento da concentração de CYP2E1

pelo etanol, acetona e pirazol. A concentração aumentada da CYP2E1 tem importantes implicações toxicológicas, já que essa enzima é responsável pela ativação de inúmeras substâncias ambientais (tetracloreto de carbono, dimetilnitrosamina) a metabólitos tóxicos e carcinogênicos.

As isoenzimas do citocromo P-450 de tecidos extra-hepáticos não são prontamente induzidas pelo fenobarbital e por compostos que produzem um padrão similar de indução. Entretanto, os hidrocarbonetos aromáticos policíclicos são efetivos em tecidos extra-hepáticos, tais como pulmões, rins, trato intestinal e pele, uma vez que o receptor AhR está presente nesses tecidos.

Com exceção de GSH-S-transferases, a maioria das enzimas de biotransformação de fase II não é facilmente induzida.

## Inibição enzimática

Certas substâncias são capazes de reduzir a biotransformação de xenobióticos, inibindo expressão e atividade das enzimas metabolizadoras, e assim são chamadas inibidores enzimáticos.

A inibição enzimática envolve mecanismos múltiplos, desde a inibição da síntese proteica até a competição com os substratos nos centros ativos comuns das enzimas. Dentre as numerosas enzimas que sofrem interferência de inibidores, assumem especial importância as colinesterases, a monoamino-oxidase (MAO), a aldeído desidrogenase, o citocromo P-450.

A inibição dessas enzimas causa acúmulo de seus substratos no organismo e aumento da intensidade e duração de seus efeitos biológicos. Os fármacos, sob influência de inibidores, tendem a apresentar efeitos terapêuticos, assim como efeitos adversos mais acentuados. Entretanto, tratando-se de substâncias que sofrem bioativação, a inibição enzimática tende a reduzir seu efeito. A intoxicação por metanol, por exemplo, pode ser amenizada, retardando sua passagem para o formaldeído, que é o metabólito tóxico.

A inibição da aldeído desidrogenase foi outrora utilizada no tratamento do alcoolismo crônico. O dissulfeto de tetraetiltiuram (dissulfiram) foi o fármaco mais usado e, na vigência de sua ação, a ingestão de bebida alcoólica provocava uma série de sintomas de intoxicação, como náuseas, vômito e hipotensão, desencadeados pelo acúmulo de aldeído. Ao associar o mal-estar ao uso do álcool, o paciente abandonava o consumo da bebida alcoólica.

A inibição da monoamino-oxidase (MAO) pela tranilcipromina, que promove acúmulo de neurotransmissores, como dopamina, norepinefrina e serotonina, nos seus sítios de ação, é um dos tratamentos utilizados em neuropsiquiatria. A inibição da degradação da acetilcolina pela acetilcolinesterase pode ter aplicação terapêutica ou ser mecanismo de intoxicação. O benefício farmacológico é demonstrado pelo emprego da neostigmina em circunstâncias que requerem maior atividade muscarínica sobre os órgãos, tais como intestino, bexiga, após uma cirurgia, e nas placas terminais para acelerar o desbloqueio neuromuscular. A inibição da enzima acetilcolinesterase é o mecanismo da intoxicação por inseticidas organofosforados. Assim, a intoxicação por esses agentes caracteriza-se por acentuada sudorese, salivação, lacrimejamento, miose, diarreia, desencadeados pelo acúmulo de acetilcolina (Tabela 6).

**Tabela 6.** Inibidores de enzimas não pertencentes ao citocromo P-450.

| Inibidor | Enzima | Efeito |
|---|---|---|
| Inseticidas fosforados | Colinesterases | Acúmulo de acetilcolina nos seus sítios de ação |
| Tranilcipromina Fenelzina | Monoamino-oxidase | Acúmulo de neurotransmissores adrenérgicos |
| Dissulfiram Furazolidina Metronidazol | Aldeído desidrogenase | Acúmulo de aldeído no organismo |
| 3-metilpirazol | Álcool desidrogenase | Acúmulo de álcoois |

O citocromo P-450 é inibido por várias substâncias. Tem sido mostrado experimentalmente que o éster dietilaminoetanol do ácido difenilpropilacético (SKF525-A), inibidor das enzimas do citocromo P-450, por si só não produz efeito farmacológico importante, mas prolonga os efeitos de fármacos lipossolúveis do tipo barbitúrico, zoxazolamina, analgésicos e outros. Nesse caso, a associação do hexobarbital com o SKF525--A prolonga o tempo de sono induzido pelo hexobarbital em cerca de três vezes. O SKF525-A atua sobre o sistema citocromo P-450 por mecanismo não competitivo.

Em menor grau, a etionina, a puromicina, a dactinomicina, o cloranfenicol, a tetraciclina, entre outros, inibem o sistema enzimático do retículo endoplasmático, por interferir na síntese proteica.

## 6. EXCREÇÃO

Excreção é o processo pelo qual uma substância é eliminada do organismo. Os agentes tóxicos são excretados por diferentes vias e, na maioria das vezes, sob forma de produtos mais hidrossolúveis, após sua biotransformação.

As vias de excreção mais representativas são a urinária, a fecal e a pulmonar. A urina excreta substâncias hidrossolúveis, enquanto as fezes carregam substâncias não absorvidas no trato digestivo e também os produtos excretados pela bile. A via pulmonar é a responsável pela excreção de gases e vapores.

### 6.1. Excreção renal

Os rins exercem importante papel depurador do sangue, excretando substâncias polares e hidrossolúveis. São basicamente três os mecanismos envolvidos na formação da urina e na excreção de substâncias, a saber: filtração glomerular, reabsorção tubular e secreção tubular.

Os capilares glomerulares possuem grandes poros (70 nm), por onde passam todos os elementos contidos no sangue, exceto algumas estruturas, como elementos figurados do sangue e macromoléculas proteicas. Os xenobióticos ligados às proteínas não são filtrados por causa do tamanho do seu complexo, tendo, portanto, maior permanência no organismo. Após a filtração, as partículas hidrossolúveis são excretadas com a urina, enquanto as moléculas lipossolúveis são reabsorvidas pelo túbulo proximal, caindo novamente na circulação sistêmica. A excreção de substâncias de natureza ácida ou básica sofre grande influência do pH da urina, uma vez que substâncias na forma molecular são mais facilmente reabsorvidas pelo túbulo proximal. Assim, a elevação do pH pela administração de bicarbonato de sódio aumenta a ionização de substâncias de caráter ácido, como barbitúricos e ácido acetilsalicílico, facilitando sua excreção.

Alguns agentes tóxicos são excretados pelo processo chamado secreção tubular, que consiste na passagem desses agentes do sangue diretamente para a urina, nos túbulos proximais, por mecanismo de transporte ativo. São excretados por secreção tubular os ânions orgânicos (ácidos) e cátions orgânicos (bases) que têm como protótipos, respectivamente, o p-aminoipurato e a N-metilnicotinamida.

Como em todo processo de transporte ativo, na secreção tubular pode haver competição entre as substâncias de mesma natureza. Esse mecanismo foi utilizado, por exemplo, para retardar a excreção e aumentar o tempo de ação da penicilina, com a associação à probenecida, um ácido que compete pelo mesmo sistema de secreção tubular que o usado pela penicilina.

No entanto, esse mecanismo competitivo pode ser prejudicial ao organismo quando concorrem substâncias tóxicas, como é o caso de diuréticos sulfonamídicos, que retardam a excreção do ácido úrico, provocando seu acúmulo. A manifestação aguda dessa interação pode ser a crise de gota, pelo acúmulo de ácido úrico em articulações.

Os transportes ativos também estão envolvidos no processo de reabsorção tubular. Da mesma forma que na secreção para o túbulo proximal, competição por esses sistemas interfere com o tempo de circulação de agentes químicos, conferindo aumento/diminuição de eficácia terapêutica ou de toxicidade, dependendo do agente.

Polimorfismos nos sistemas de transportes ativos presentes no túbulo proximal, idade, insuficiência renal ou circulatória e interações medicamentosas alteram a excreção renal.

### 6.2. Excreção pelo trato digestivo

A parte não absorvida dos agentes químicos pela via oral é excretada com as fezes.

Nas fezes são encontrados, além de agentes tóxicos não absorvidos, como paraquat e curare, produtos de biotransformação de diversas substâncias procedentes do fígado, via biliar. Há evidências também da passagem de substâncias do sangue diretamente para o intestino por difusão passiva. Certos ácidos e bases orgânicas podem ser excretados com as fezes, após sofrerem secreção ativa no intestino.

A excreção biliar constitui um dos mais importantes meios de prevenir a intoxicação por xenobióticos, principalmente quando esses agentes, após absorção intestinal, alcançam o fígado antes de cair na circulação sistêmica. O efeito de primeira passagem ou eliminação pré-sistêmica são termos que indicam, entre outros, os mecanismos exercidos pelo fígado. Parte das substâncias biotransformadas no fígado concentra-se na vesícula biliar e, em seguida, é transportada para o duodeno juntamente com a bile. No intestino, os xenobióticos e seus metabólitos podem ser excretados com as fezes ou, dependendo de suas propriedades físico-químicas, ser reabsorvidos, descrevendo o percurso conhecido como ciclo entero-hepático.

Conforme a relação entre as concentrações na bile e no plasma, as substâncias são classificadas em três tipos: A, B e C.

As substâncias do tipo A apresentam a relação de suas concentrações na bile e no plasma de aproximadamente 1 e são representadas por sódio, potássio, glicose, mercúrio, tálio, césio e cobalto, entre outras. As substâncias do tipo B apresentam a relação maior do que 1 e incluem ácidos biliares, bilirrubina, sulfobromoftaleína, chumbo, arsênio, manganês etc. As do tipo C apresentam relação menor do que 1 e têm como exemplos a inulina, albumina, zinco, ferro, ouro e cromo. Os compostos do tipo B são rapidamente excretados na bile. A passagem desses compostos do plasma para a bile é efetuada mediante transporte ativo.

A excreção biliar de ácidos orgânicos, como a sulfobromoftaleína e a indocianina verde, é utilizada no teste de função hepática. O teste consiste na injeção desses corantes intravenosamente e na determinação do seu perfil plasmático. Concentrações elevadas no plasma indicam depuração biliar reduzida em decorrência do dano hepático, uma vez que esses compostos são excretados predominantemente pela bile.

Os mecanismos de transporte ativo são importantes na excreção fecal. A existência de transportes ativos para metais no fígado favorece a excreção destes pela bile. Por exemplo, o chumbo é excretado para a bile contra gradiente de concentração, na proporção de bile para plasma de 100:1.

As substâncias de baixo peso molecular são pouco excretadas pela bile, enquanto substâncias livres ou conjugadas com peso molecular superior a 325 dáltons são excretadas em maiores quantidades. Os conjugados com glutationa ou com ácido glicurônico são excretados em grande quantidade na urina. Os conjugados excretados pela bile, que não são reabsorvidos no intestino, podem ser hidrolisados sob ação da microflora intestinal, gerando substâncias suficientemente lipossolúveis para serem reabsorvidas, alcançando o fígado e sendo excretados pela bile.

A reabsorção de agentes tóxicos, em particular, é indesejável, visto que, através do ciclo entero-hepático, terão sua meia-vida biológica aumentada. Na intoxicação por metilmercúrio, por exemplo, utilizou-se outrora resina politiol para complexar com o mercurial e prevenir sua reabsorção. O fenobarbital, além de favorecer as reações de conjugação por indução enzimática, aumenta o fluxo biliar e pode contribuir na excreção biliar de muitas substâncias.

## 6.3. Excreção pelos pulmões

As substâncias gasosas e voláteis são excretadas principalmente pelos pulmões. O bafômetro, utilizado para a determinação de concentração etanólica no plasma, é baseado no princípio da proporcionalidade entre a quantidade de etanol eliminada e a sua pressão de vapor.

A excreção de gases é inversamente proporcional à quantidade de sua solubilização. Por exemplo, o gás etileno, com baixa solubilidade no sangue, é rapidamente excretado pelos pulmões, enquanto o clorofórmio, que é altamente solúvel no plasma, é excretado lentamente.

Da mesma forma que na absorção, o fator limitante de excreção para substâncias altamente solúveis no sangue é a ventilação (respiração), enquanto para substâncias pouco solúveis no sangue é a perfusão (circulação).

## 6.4. Excreção por outras vias

Agentes tóxicos podem ser excretados ainda por outras vias, como suor, saliva, lágrimas e leite. As excreções por essas vias são dependentes de diferenças de pH entre o plasma e as glândulas ou tecidos, do pKa das substâncias, da lipossolubilidade e da presença de transportes ativos.

A excreção de agentes tóxicos pelo leite pode levar à intoxicação da criança amamentada, assim como à intoxicação de pessoas que ingerem leite de vaca e seus produtos contaminados. As substâncias lipossolúveis do tipo DDT, policloretos e polibrometos de bifenilas são solúveis na gordura do leite e assim podem ser excretados por simples difusão. Substâncias básicas também se concentram preferencialmente no leite do que no plasma, por diferenças de pH. O pH do leite é inferior ao do sangue.

Da mesma forma que o leite, a saliva possui pH menor do que o do sangue, e substâncias básicas difundem mais facilmente do plasma. Assim, a saliva tem sido considerada material biológico importante para a detecção de drogas de abuso, como etanol, cocaína e anfetaminas, mesmo porque a coleta desse material é menos invasiva do que a do sangue.

## 7. PARÂMETROS BIOLÓGICOS INDICADORES DA ELIMINAÇÃO

Dois parâmetros toxicocinéticos importantes que expressam a eliminação são a meia-vida biológica ($t_{1/2}$) e a depuração (Dp) ou *clearance* (Cl).

A meia-vida representa o tempo requerido para que a concentração plasmática de um determinado agente seja reduzida a 50%, após sua completa absorção e distribuição.

A depuração é a capacidade do organismo de eliminar uma substância do plasma. Os principais órgãos envolvidos no processo de depuração são o fígado e os rins. Enquanto o fígado elimina a substância biotransformando-a em seus metabólitos e excretando-os via biliar, os rins promovem a excreção da substância e seus metabólitos juntamente com a urina. A depuração total é a soma das depurações individuais do agente químico por vários órgãos e tecidos do organismo.

A depuração renal é definida como a quantidade de excreção dividida pela concentração média da substância no plasma. A depuração renal de creatinina é normalmente usada como índice de função renal, pois essa substância endógena sofre filtração glomerular completa e é sujeita à mínima secreção tubular e reabsorção. Vários fatores interferem na depuração renal, entre os quais pH urinário, fluxo sanguíneo renal, fixação proteica da substância no plasma, idade do indivíduo e doença renal e cardiovascular.

## 8. BIBLIOGRAFIA

BORST, P.; EVERS, R.; KOOL, M.; WIJNHOLDS, J. A family of drug transporters: the multidrug resistance-associated proteins. *J Natl Cancer Inst*, v.92, p.1295-1302, 2000.

BOWMAN, W.C.; RAND, M.J. *Textbook of pharmacology*. Oxford: Blackwell, 1980.

BROSEN, K. Recent developments in hepatic drug oxidation. Implication for clinical pharmacokinetics. *Clin. Pharmacokinets*, v.8, p.220-239, 1990.

De LUCIA, R.; OLIVEIRA-FILHO, R.M.; PLANETA, C.S.; GALLACCI M.; AVELLAR M.C.W. *Farmacologia integrada*. Rio de Janeiro: Revinter, 2007.

FROMM, M.F. Importance of P-glycoprotein at blood-tissue barriers. *Trends in Pharmacol Sci.*, v.25, p.423-429, 2004.

GILBALDI, M.; PERRIER, D. *Pharmacokinetics*. 2.ed., New York: Mecel Dekker, 1982.

HANNEMANN, F.; BICHET, A.; EWEN K.M.; BERNHARDT, R. Cytochrome P450 systems – biological variations of electron transport chains. *Biochim Biophys Acta*, v.1770, p.330-344, 2007.

LAMBLE, V.W. (ed). *Drug metabolism and distribution*. Amsterdam: Elsevier, 1983.

MITCHELL, V.R.; HORNING, M.G. *Drug metabolism and drug toxicity*. New York: Raver Press, 1984.

NEBERT, D.E.; GONZALEZ, F.J. Cytochrome P-450 gene expression and regulation. *Trends in Pharmacol. Sci.*, v.16, p.160-164, 1985.

NELSON, D.R.; KAMATAKI, T.; WEXMAN, D.J. The P-450 superfamily: update on new sequences, gene mapping, acession numbers, early triviale names of enzymes, and nomemclature. *DNA Cell. Biol.*, v.12, n.1, p.1-51, 1993.

RANG, H.P.; DALE, M.M.; RITTER, J.M.; FLOWER, R. *Rang & Dale's pharmacology*. 6th ed., Churchill Livingstone, Elsevier, 2007.

VALLE, L.B.S.; OLIVEIRA-FILHO, R.M.; De LUCIA, R.; OGA, S. *Farmacologia integrada*. Rio de Janeiro: Atheneu, 1988.

ZANINI, A.C.; OGA, S. *Farmacologia aplicada*. 5.ed., São Paulo: Atheneu, 1994.

# 1.3.

# TOXICODINÂMICA

*Seizi Oga*
*Tania Marcourakis*
*Sandra Helena P. Farsky*

## CONTEÚDO DESTE CAPÍTULO

## 1. CONCEITOS

A Toxicodinâmica estuda os mecanismos da ação tóxica exercida por substâncias químicas sobre o sistema biológico, sob os pontos de vista bioquímico e molecular. Dessa forma, os dados obtidos são fundamentais para:

1. estimar a possibilidade de o agente químico causar efeitos deletérios e qual população pode ser atingida, ou seja, a avaliação do risco;
2. estabelecer procedimentos preventivos e estratégias de tratamento;

3. desenvolver produtos específicos, com maior seletividade para a espécie de interesse, como no caso de praguicidas mais seletivos que não causem toxicidade a seres humanos e animais.

Os dados obtidos também podem ser utilizados como ferramentas científicas. A compreensão dos mecanismos da neurotransmissão e da carcinogênese, por exemplo, foi beneficiada pelo estudo do mecanismo de ação de xenobióticos.

Pelo elevado número de agentes químicos com potencial tóxico, os mecanismos de ação são os mais diversos. Obviamente, o efeito tóxico depende primordialmente de o agente químico alcançar e permanecer no sítio de ação. Dessa forma, os fatores que facilitam a absorção, a distribuição para o sítio-alvo, a biotransformação, caso o agente tóxico seja produto dessas reações, ou que impeçam sua eliminação, facilitam o alcance do agente químico no sítio de ação. Nesse local, a molécula ativa interage com o sítio molecular por meio de diferentes reações, que são determinadas pelas características físico-químicas e estruturais do agente químico e do sítio molecular (Figura 1).

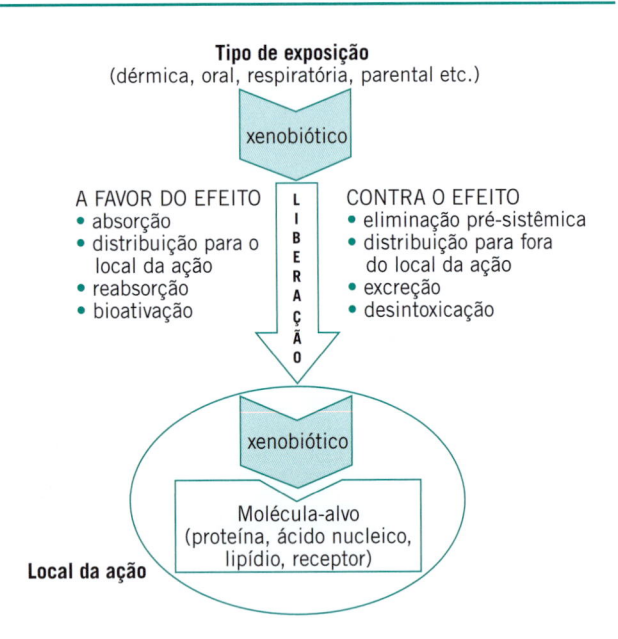

**Figura 1.** Mecanismos que influenciam a chegada de um xenobiótico ao seu local de ação.

No caso de medicamentos, é importante ressaltar os conceitos de reações adversas e de intoxicação. As reações adversas, não desejadas, são aquelas provocadas com doses terapêuticas do medicamento e ocorrem pelo fato de o medicamento nem sempre possuir seletividade para um único alvo molecular ou porque este alvo se encontra distribuído em diferentes tecidos do organismo. A intoxicação medicamentosa é decorrente de dose excessiva, seja ela acidental ou intencional.

As toxicidades provocadas por xenobióticos podem ser classificadas em agudas e crônicas, conforme o número e a persistência da exposição do sistema biológico ao agente. A intoxicação aguda é decorrente de uma única exposição ou de exposições múltiplas ao agente tóxico, num período de tempo aproximado de 24 horas. Os efeitos surgem de imediato ou no decorrer de alguns dias, no máximo duas semanas. Experimentalmente, a avaliação da toxicidade aguda de xenobióticos é feita utilizando-se pelo menos três espécies animais, sendo uma não roedora. Geralmente, após a administração de uma única dose, os animais são observados quanto aos sinais e sintomas de intoxicação e o percentual de mortalidade para o cálculo de doses letais. Os parâmetros mais utilizados para expressar o grau de toxicidade aguda de substâncias químicas são a $DL_{50}$ (dose letal 50%) e a $DL_{10}$ (dose letal 10%), que correspondem às doses que provavelmente matam, respectivamente, 50% e 10% de um lote de animais utilizados para os ensaios experi-

mentais. Esses valores são calculados estatisticamente a partir de dados obtidos experimentalmente, correlacionando-se as doses das substâncias e as mortalidades dos animais, em ensaios denominados quantais.

Além de doses letais, pode-se determinar ainda as doses efetivas ou eficazes 50% ($DE_{50}$) ou 90% ($DE_{90}$), que são as doses que promovem efeitos desejados em 50% ou 90%, respectivamente, nos animais submetidos aos ensaios experimentais. Esses valores são frequentemente utilizados para expressar a eficácia dos medicamentos, e sua correlação com as doses letais permite determinar os índices chamados Índice Terapêutico (IT) e Margem de Segurança (MS), que são calculados conforme as expressões:

$$IT = \frac{DL_{50}}{DE_{50}}$$

$$MS = \frac{DL_{10} - DE_{90}}{DE_{90}} \cdot 100$$

Quanto maior for o valor do IT ou da MS de uma substância, menor será o risco de promover intoxicação.

A intoxicação crônica resulta de exposições repetidas ao agente tóxico, num período de tempo prolongado, de meses ou anos. Muitos compostos não chegam a causar danos após algumas exposições, porém, em casos de exposições prolongadas, podem promover efeitos lentos e graves, como são os casos de mutagenicidade e carcinogenicidade.

## 2. AGENTES TÓXICOS

Os agentes tóxicos apresentam estruturas químicas das mais variadas e podem ser classificados utilizando-se critérios diferentes, conforme a finalidade de seu estudo. Entre os critérios comumente usados, têm-se, por exemplo, o químico (aminas aromáticas, hidrocarbonetos halogenados), o físico (gás, líquido e sólido), o bioquímico (inibidor de sulfidrila, causador de metemoglobinemia) e o farmacológico (*d*-tubocurarina, alfa-bungarotoxina – bloqueadores de receptores nicotínicos da acetilcolina; picrotoxina – bloqueador dos canais de cloro GABA-dependente).

A exposição dos seres vivos aos agentes tóxicos ocorre por várias maneiras. A exposição ocupacional se dá geralmente em recintos fechados, como fábricas e armazéns, onde os trabalhadores podem se expor durante período de tempo prolongado às diferentes substâncias, como a metais, inseticidas, herbicidas etc. A exposição também pode ocorrer pelo meio ambiente, uma vez que em grandes cidades, onde existem inúmeras fábricas e intensa circulação de carros movidos à gasolina e diesel, os hidrocarbonetos aromáticos policíclicos e o monóxido de carbono são poluentes do ar atmosférico. Outro tipo de intoxicação é a causada por medicamentos, que é decorrente não só da exposição ao princípio ativo, mas também da presença de excipientes e solventes que podem promover efeitos indesejáveis. O mesmo pode acontecer com a exposição a alimentos e bebidas populares que contenham substâncias ativas do tipo etanol, xantínicos, flavorizantes, além de corantes e conservantes, muitas vezes responsáveis pelos efeitos tóxicos.

## 3. SELETIVIDADE DE AÇÃO

Todas as substâncias químicas tóxicas produzem seus efeitos alterando as condições fisiológicas e bioquímicas normais das células.

Alguns compostos dos tipos ácido ou base atuam indistintamente sobre qualquer órgão, causando irritação e corrosão nos tecidos de contato. Outros compostos são mais seletivos no seu modo de ação e causam danos a um tipo de órgão ou estrutura, chamado estrutura-alvo, sem lesar outros. Essas estruturas-alvo frequentemente são moléculas proteicas que exercem importantes funções no organismo, tais como enzimas, moléculas transportadoras, expressão gênica, canais iônicos e receptores.

As diferenças fisiológicas e bioquímicas existentes entre as espécies animais determinam também variação de seletividade de ação de xenobióticos. Na agricultura, por exemplo, usam-se praguicidas seletivos para combater certos fungos e insetos, sem causar danos significativos às outras espécies vivas. Ademais, a toxicidade seletiva de certos inseticidas, usados em forma de *spray*, reside no fato de os insetos absorverem maior quantidade do agente do que o homem, pela sua maior área de superfície de contato em relação à sua massa corporal.

Na medicina, os antibióticos são úteis pela toxicidade seletiva que possuem sobre os microrganismos causadores da doença. As penicilinas e as cefalosporinas agem seletivamente sobre as paredes celulares presentes nas bactérias, mas ausentes nas células animais. Além disso, a seletividade pode ser resultado da diferença bioquímica entre dois tipos celulares. Exemplificando essa afirmação, as bactérias não absorvem ácido fólico, mas sintetizam-no a partir do ácido *p*-aminobenzoico, do ácido glutâmico e da pteridina, enquanto os mamíferos não sintetizam o ácido fólico, mas o retiram de sua dieta. As sulfonamidas são seletivamente tóxicas às bactérias, por competirem com o ácido *p*-aminobenzoico na incorporação deste na molécula do ácido fólico.

Outro ponto de seletividade de agentes químicos capazes de levar à toxicidade é a diferença entre o conteúdo de enzimas de biotransformação. Os ratos, por exemplo, desenvolvem tumor no fígado com doses de aflatoxina $B_1$, uma toxina de fungo, que não provocam o mesmo efeito em camundongos. Esse fato decorre de os camundongos possuírem maiores concentrações da enzima glutationa S-transferase, responsável pela conjugação do metabólito oxidado da aflatoxina $B_1$ (epóxido), que é carcinogênico.

Alguns agentes químicos, por características físico-químicas, possuem seletividade específica para determinados tecidos onde se acumulam (tecidos de depósito). É o caso do flúor, que, em concentrações acima das permitidas, interage com a matriz óssea, conferindo fragilidade ao tecido (fluorose).

É importante ressaltar que a intensidade da intoxicação depende também do tecido atingido. Os tecidos epiteliais, incluindo o fígado, têm capacidade de regeneração na resposta a uma perda de sua massa tecidual, enquanto outros tecidos, como células nervosas, possuem capacidade de regeneração mais limitada. Ademais, a maioria dos órgãos tem capacidade de funcionamento que excede aquela requerida para homeostase normal, denominada capacidade funcional de reserva. Por exemplo, um indivíduo pode viver bem após a retirada de um dos rins ou remoção de parte de seu pulmão, ou mesmo com a metade de sua quantidade de hemoglobina. Esse excesso funcional constitui um elemento crítico na capacidade do organismo de sobreviver às graves agressões de agentes tóxicos.

## 4. MECANISMOS GERAIS

O entendimento do mecanismo molecular e bioquímico de agentes tóxicos, bem como do local específico de sua ação, é de capital importância para a aplicação de medidas preventivas e terapêuticas de intoxicação. Os mecanismos gerais mais conhecidos podem ser descritos conforme a seguir.

### 4.1. Interações de agentes tóxicos com receptores

Os receptores são elementos sensoriais no sistema de comunicações químicas que coordenam a função de todas as células no organismo. São constituídos por macromoléculas ou parte delas, situadas nas membranas celulares, no citoplasma ou no núcleo. Fisiologicamente, a estimulação de receptores é feita por um agonista que promove efeitos biológicos característicos. As respostas desencadeadas pelos órgãos são rápidas ou lentas, dependendo da estrutura molecular e dos mecanismos de transdução envolvidos. Por exemplo, os receptores nicotínicos da acetilcolina, o receptor GABA e o receptor do glutamato desenvolvem respostas rápidas por ativarem canais iônicos constitutivos, enquanto os receptores de hormônios, os muscarínicos da acetilcolina e os adrenérgicos causam efeitos relativamente lentos por levarem à ativação de segundos mensageiros necessários para a transdução do sinal.

A ligação entre o receptor e o ligante é normalmente reversível e pode ser descrita pela expressão:

$$R + S \rightleftharpoons RS \qquad (1)$$

A constante de dissociação do complexo formado pode ser expressa como:

$$Kd = k1/k2 = [R] [S] / [RS] \qquad (2)$$

onde [R], [S] e [RS] representam, respectivamente, as concentrações do receptor livre, do agente ligante e do receptor complexado com o ligante. O ligante, naturalmente, pode ser uma substância endógena que interage com o receptor para produzir uma resposta fisiológica normal, ou pode ser uma substância exógena que promova ativação (agonista) ou bloqueio (antagonista) da resposta.

O número total de receptores pode ser escrito:

$$[R]t = [RS] + [R] \qquad (3)$$

portanto,

$$[R] = [R]t - [RS] \qquad (4)$$

substituindo a relação (4) na expressão (2) e efetuando rearranjo, obtém-se:

$$[RS] / [R]t = [S] / Kd[S]$$

A relação [RS]/[R]t representa a fração de receptores que está ocupada pelo ligante quando está presente o toxicante na concentração [S]. Se o efeito [E] resultante da interação entre ligante [S] e o receptor [R] é dependente da fração de receptores ocupados pelo ligante, a magnitude de resposta pode ser descrita por:

$$E = [S] / Kd[S]$$

Essa equação expressa uma função hiperbólica e é a base da cinética de Michaelis-Menten, descrita para interação enzima-substrato. Essas ligações possuem alta estereosseletividade de ação e qualquer alteração estrutural do ligante tende a modificar ou abolir o efeito.

Por exemplo, a atropina e a escopolamina ligam-se ao receptor muscarínico no sistema nervoso autônomo e central, bloqueando a ação da acetilcolina. Os receptores nicotínicos da acetilcolina situados nos gânglios são bloqueados pelo hexametônio, enquanto os situados na placa terminal da junção neuromuscular são bloqueados pelo decametônio e pela *d*-tubocurarina. Em todos esses exemplos, os ligantes exógenos bloqueiam a ação da acetilcolina, que é o mediador fisiológico normal nesses sítios de ação. A *d*-tubocurarina, um alcaloide extraído de várias plantas da América do Sul, é um potente bloqueador da musculatura estriada. É encontrada com outros alcaloides, cuja mistura é conhecida como curare e é utilizada como veneno nas flechas pelos índios. A *d*-tubocurarina, assim como os fármacos sintetizados posteriormente para uso clínico, possui estrutura com amônio quaternário que dificulta sua absorção pelo tubo digestivo. Na junção neuromuscular, esses compostos atuam como antagonistas competitivos de acetilcolina; suas moléculas se ligam aos receptores nicotínicos da placa terminal, mas são incapazes de desencadear o processo de despolarização. Os músculos estriados, portanto, tornam-se progressivamente flácidos, sendo que os primeiros a serem afetados são os músculos frágeis da face, evoluindo para os mais potentes, dos membros e do tronc o. Os músculos respiratórios são os últimos a serem afetados e os primeiros a se recuperarem após a suspensão da ação do curare. Mesmo durante a curarização total, o indivíduo mantém a consciência e a percepção da dor, pois a *d*-tubocurarina não atinge o sistema nervoso central nem afeta o limiar da dor.

A nicotina proveniente do cigarro, em baixas concentrações, estimula os receptores de acetilcolina pós-sinápticos, situados nos gânglios, simpáticos e parassimpáticos, nas placas terminais de junções neuromusculares e nas suprarrenais. No plano ganglionar, a nicotina provoca efeito estimulante de todos os órgãos autonômicos, tais como o coração, os vasos e o trato digestivo. Daí o efeito nocivo, por exemplo, em portadores de hipertensão arterial. Em concentrações elevadas, a nicotina pode causar despolarização persistente de membranas das fibras pós-sinápticas e depressão dos órgãos inervados.

## 4.2. Interferências nas funções de membranas excitáveis

A manutenção e a estabilidade das membranas excitáveis são essenciais à fisiologia normal dos tecidos. As substâncias químicas podem alterar a função das membranas por vários meios. Por exemplo, o fluxo de íons através do axônio neuronal pode ser bloqueado pelas substâncias que agem como bloqueador do canal de íons. É o caso do bloqueio de canais envolvidos

na liberação de acetilcolina nas terminações do axônio neuronal, que medeia as contrações dos músculos esqueléticos, entre outros efeitos. Nesse processo de transmissão de informação nervosa para as fibras musculares, a liberação de acetilcolina é precedida de vários eventos físico-químicos, caracterizados pela entrada de íons sódio e saída de potássio através de membranas. A tetrodotoxina, derivada de gônadas, fígado e pele de peixe da família *Tetrodontidae*, bloqueia os canais de sódio, situados nas membranas axônicas, impedindo as trocas iônicas e a liberação de acetilcolina. No Japão, a iguaria conhecida como *fugu*, preparada a partir de determinada espécie de peixe portadora de tetrodotoxina, é consumida em larga escala, principalmente em restaurantes especializados. Dessa forma, sua preparação requer treinamento especial, mas, mesmo assim, tem havido alguns acidentes fatais.

No Brasil, há uma espécie de peixe chamada *baiacu*, facilmente reconhecida, pois se insufla quando ameaçada, adquirindo uma forma esférica. Essa espécie possui tetrodotoxina, e a intoxicação tem como consequência uma acentuada fraqueza muscular, que evolui para paralisia completa e morte.

O veneno de sapo, a batracotoxina, encontrado na pele do anfíbio sul-americano *Phyllobates aurotaenia*, aumenta a permeabilidade das membranas em repouso aos íons sódio. As células das membranas tornam-se inicialmente hiperexcitáveis, e o potencial de ação é prolongado; em seguida, elas se tornam despolarizadas e inexcitáveis. Nas células do miocárdio, os efeitos são extrassístoles e outras arritmias, culminando em fibrilação. Da mesma forma atuam o alcaloide aconitina, a veratridina, os inseticidas organoclorados e as piretrinas.

As toxinas botulínicas, produzidas pelo microrganismo *Clostridium botulinum*, complexam-se irreversivelmente ao axônio terminal colinérgico e bloqueiam a liberação de acetilcolina. O botulismo resulta da ingestão de alimento enlatado contaminado com o microrganismo e caracteriza-se por paralisia parassimpática e motora progressiva, boca seca, turvação da visão e dificuldade de deglutir, seguida por paralisia respiratória.

A β-bungarotoxina é uma proteína contida no veneno de várias espécies de serpentes da família Naja e possui ação semelhante à da toxina botulínica. O mesmo veneno contém outra toxina ativa, a α-bungarotoxina, que bloqueia os receptores da acetilcolina pós-sinápticos, causando paralisia muscular nos animais intoxicados.

Existem outras toxinas polipeptídicas que atuam de forma muito seletiva sobre os canais de potássio, dependente de cálcio, nas membranas celulares de músculos lisos e fígado. Como exemplos citam-se a apamina, isolada do veneno de abelha, a caribdotoxina, do veneno de escorpião, e a dendrotoxina, do veneno de serpente *mamba verde*.

Muitos solventes orgânicos produzem efeitos depressores no sistema nervoso central por alterarem a fluidez de membranas, em face de sua propriedade lipofílica, tornando-a mais densa e rígida e comprometendo vários processos que necessitam mudanças rápidas e reversíveis na estrutura da membrana. O álcool fluidifica as membranas, dissolvendo o componente lipídico e diminuindo a viscosidade. Com o tempo, a membrana celular torna-se mais rígida e menos sensível ao efeito fluidificante do álcool.

## 4.3. Inibição da fosforilação oxidativa

Há muitas substâncias químicas capazes de desenvolver efeitos adversos, interferindo na oxidação de carboidratos na síntese de adenosina trifosfato (ATP). Essa interferência pode ocorrer por bloqueio do fornecimento de oxigênio aos tecidos. Por exemplo, a oxidação de ferro na hemoglobina (metemoglobina) pelos nitritos também interfere no fornecimento de oxigênio, uma vez que a metemoglobina não consegue transportar moléculas de oxigênio. A utilização de oxigênio pelos tecidos é bloqueada por cianeto, sulfeto e azida, por causa da sua afinidade ao citocromo oxidase.

A formação final de ATP, via oxidação de carboidratos, pode ser bloqueada também em outros locais. Por exemplo, a rotenona e a antimicina A interferem em enzimas específicas na cadeia transportadora de elétrons; os nitrofenóis desacoplam a fosforilação oxidativa e o fluoroacetato de sódio inibe o ciclo dos ácidos tricarboxílicos (ciclo de Krebs).

As consequências da depleção do ATP são muitas e incluem efeitos como interferência na integridade da membrana, no funcionamento de bombas iônicas e na síntese proteica. A depleção significativa de energia, inevitavelmente, levará à perda de funções celulares. O desacoplamento aumenta o consumo de oxigênio e a produção de calor. Observam-se, no homem, hipertermia, estimulação respiratória e circulatória, náusea, sudorese e coma.

## 4.4. Complexação com biomoléculas

### 4.4.1. *Componentes enzimáticos*

Entre os agentes tóxicos que atuam inibindo as enzimas estão os inseticidas organofosforados, N-metilcarbamato, cianeto, azatioprina.

Os inseticidas fosforados inativam as colinesterases e, em consequência, reforçam os efeitos da estimulação dos nervos colinérgicos pela acetilcolina endógena. As colinesterases possuem dois centros ativos, que são: o centro aniônico, responsável pela ligação eletrostática do grupamento trietilamônio da acetilcolina; e o centro esterásico, que possui uma hidroxila pertencente à serina e que se liga ao carbono da carboxila da acetilcolina. Após essa ligação, há liberação de colina, seguida da inclusão de uma molécula de água no complexo, liberando, nessa etapa, o ácido acético e a enzima regenerada. Os grupamentos fosfatos dos inseticidas fosforilam o sítio esterásico, tornando a regeneração da enzima extremamente lenta, razão pela qual essa inibição é considerada irreversível. A função enzimática, portanto, fica na dependência de nova síntese de enzimas e os efeitos tóxicos são decorrentes do acúmulo da acetilcolina nas terminações nervosas.

Outro xenobiótico que atua sobre componentes enzimáticos é o cianeto, que atua sobre o sistema responsável pela respiração tecidual nas mitocôndrias. Sua ação se faz na cadeia transportadora de elétron, complexando com *heme* do citocromo oxidase ou citocromo a3, incapacitando-o para fixar o oxigênio. A morte celular é ocasionada pela inibição do aproveitamento de oxigênio, consequente do bloqueio da transferência de elétrons do citocromo a3 para o oxigênio molecular.

Alguns metais são inibidores enzimáticos, exercendo dessa forma suas ações tóxicas. O chumbo, o mercúrio, o cádmio e o arsênio se complexam com grupos sulfidrilas de proteínas, causando também lesão celular. Adicionalmente, o chumbo e o mercúrio, bem como certos hidrocarbonetos halogenados (hexaclorobenzeno), inibem enzimas específicas para a síntese do grupamento *heme* e as manifestações resultantes são as porfirias. Metais do tipo cobalto, berílio e cádmio, bem como lantanídeos (praseodímio), são inibidores de diferentes isoenzimas do citocromo P-450 e podem interferir na biotransformação de xenobióticos lipofílicos, retardando sua eliminação.

O monóxido de carbono, gás liberado da combustão incompleta da matéria orgânica, fixa-se à forma reduzida do ferro na hemoglobina, reduzindo o transporte de oxigênio aos tecidos, além de combinar-se com o citocromo oxidase.

### 4.4.2. *Proteínas*

Como já amplamente discutido no Capítulo 1.2. Toxicocinética, os metabólitos resultantes das reações de fase I da biotransformação são, geralmente, intermediários eletrofílicos que interagem covalentemente com os sítios nucleofílicos das macromoléculas celulares, tais como proteínas, polipeptídios, RNA e DNA. Essas ligações com os constituintes celulares podem dar início aos processos tóxicos como mutagenicidade, carcinogenicidade e necrose. Dessa forma, vale ressaltar que inibidores e indutores das enzimas de fase I podem contribuir para a toxicidade de xenobióticos.

Uma vez que as reações de fase II são, na maioria das vezes, de inativação por conjugarem os metabólitos eletrofílicos com substratos endógenos para a excreção, a saturação das enzimas ou a depleção dos substratos endógenos podem levar à toxicidade.

Essas afirmações são ilustradas pelos seguintes exemplos:

a) **Aflatoxina B$_1$** A aflatoxina B$_1$ é uma das micotoxinas produzidas pelos *Aspergillus flavus* e *A. parasiticus*. Essa substância exerce alta hepatotoxicidade e hepatocarcinogenicidade, por meio de seu metabólito ativo, o 2,3-epóxido, que se liga covalentemente ao DNA. A toxicidade da aflatoxina B1 depende da velocidade com que o organismo a metaboliza pelas mono-oxigenases do citocromo P-450. Há uma variação significativa entre as espécies animais na quantidade de formação de metabólito reativo e em sua inativação. Os ratos metabolizam aflatoxina rapidamente em comparação a camundongos, coelhos e aves. Além disso, a conjugação com a glutationa, mediada pela glutationa S-transferase, é menor em ratos se comparada a camundongos.

b) **2-naftilamina** Esse composto sofre inicialmente N-hidroxilação sob ação do citocromo P-450, formando um metabólito carcinogênico. A segunda fase é a conjugação glicurônica e, nesse caso, o metabólito resultante é desprovido de toxicidade. No entanto, na fase de excreção renal, o conjugado sofre ação de betaglicuronidases na bexiga, formando o íon arilnitrenium reativo, capaz de interagir com radicais nucleofílicos. Esse é o mecanismo proposto para o alto número de casos de câncer de bexiga em trabalhadores expostos ao solvente.

c) **Paracetamol** O paracetamol é oxidado, na primeira fase da reação, catalisada pelo citocromo P-450, e conjugado, na segunda fase, com sulfato ou ácido glicurônico. O metabólito tóxico responsável pela necrose hepática provavelmente é uma quinoneimina que é ligada à glutationa. Esse fato é evidenciado pela significativa depleção de glutationa e pelo concomitante aumento de hepatotoxicidade após administração de dose elevada de paracetamol em ratos.

d) **Outros** *Cloranfenicol, fenilbutazona, bromobenzeno e tetracloreto de carbono* provocam efeitos tóxicos por mecanismos semelhantes. Os grupos reativos resultantes de sua biotransformação reagem com macromoléculas teciduais de diversos órgãos. A anemia aplástica consequente do uso prolongado de cloranfenicol pode estar relacionada à atuação de metabólito ativo do fármaco sobre a medula óssea. O bromobenzeno e o tetracloreto de carbono lesam o tecido hepático, especialmente na região onde há maior localização das enzimas de fase I responsáveis pelas biotransformações. A reserva de glutationa no fígado de animais tratados com essas substâncias é reduzida, mostrando seu importante papel na inativação dos metabólitos.

### 4.4.3. *Lipídios*

Embora alguns dos processos discutidos acima sejam capazes de produzir respostas adversas sem a morte das células, outros, eventualmente, levam à perda de função do órgão e até à morte celular. Isso ocorre principalmente quando a exposição ao toxicante se faz cronicamente, sendo os danos teciduais cumulativos após repetidos episódios citotóxicos. Um dos principais mecanismos de morte celular é a peroxidação lipídica, que compreende uma série de reações químicas envolvendo a deterioração oxidativa dos ácidos graxos poli-insaturados, que pode romper as estruturas celulares e destruí-las.

A sequência específica de eventos que causam danos celulares e morte é complexa e envolve vários mecanismos, entre os quais a necrose e a apoptose. Na maioria das vezes, os metabólitos eletrofílicos formados a partir da bioativação dos agentes químicos iniciais são os responsáveis pelo desencadeamento do processo que pode gerar a morte celular. Exemplificando essa afirmação, o metabólito intermediário do tetracloreto de carbono, triclorometil, induz peroxidação lipídica e subsequente destruição dos componentes celulares. Sua formação pode ocorrer por oxidação de um ou dois elétrons, mediada por enzimas, bem como por autoxidação de pequenas moléculas, tais como flavinas reduzidas e tióis. A transferência de elétrons de metais de transição do tipo ferro para moléculas contendo oxigênio também pode dar início a reações de radical livre.

O processo de peroxidação lipídica pode ser visto em detalhes no Capítulo 1.7. Radicais Livres e Antioxidantes.

### 4.4.4. *Ácidos nucleicos*

Há numerosos sítios nucleofílicos na molécula do DNA que podem prontamente reagir com agentes eletrofílicos, provenientes, muitas vezes, da reação de fase I da biotransformação. Por exemplo, a alquilação na posição O-6 da guanina na cadeia do DNA parece ser crítica para mutagenicidade e carcinogenicidade causadas por nitrosaminas. Entretanto, a ligação de agentes eletrolíticos a outros sítios, tais como as posições N-7, N-2 e C-2 da guanina, também é relevante.

A ligação do DNA a substâncias exógenas altera a expressão de produtos gênicos essenciais e necessários para a sobrevivência celular, podendo causar a morte ou desencadear uma série complexa de eventos, dando origem, por exemplo, ao câncer. No entanto, existem mecanismos de reparos intracelulares que podem reverter essas alterações. Se essas reversões forem eficazes, o dano ao DNA será eliminado e a célula sobreviverá sem sequelas. Porém, algumas podem escapar do reparo ou ser reparadas incorretamente, permitindo a introdução do gene com a mutação e a sua propagação. Se a mutação ocorre numa célula somática, a lesão genética não pode ser passada para futuras gerações, mas serviria como precursora para o desenvolvimento eventual de câncer.

Para mais detalhes sobre os mecanismos envolvidos nas lesões ao DNA, ver Capítulo 1.8. Mutagênese e Carcinogênese.

As interações covalentes de substâncias eletrofílicas com RNA, que também possui sítios nucleofílicos, podem perturbar suas funções intracelulares básicas, como a síntese proteica.

### 4.5. Perturbação de homeostase cálcica

O cálcio funciona como segundo mensageiro na regulação de muitas funções intracelulares vitais para as células, entre as quais ativação e inativação de uma série de enzimas, organelas intracelulares, microfilamentos etc. Por exemplo, a organização de citoesqueleto normal é perturbada quando o cálcio intracelular aumenta, em função da dissociação de microfilamentos da actina e ativação de fosfolipases e proteases. Embora normalmente a ativação de fosfolipases mediada pelo cálcio desempenhe uma função protetora pela remoção de fosfolipídios peroxidados de membranas lesadas, quando ativadas pelas mudanças não fisiológicas na concentração de cálcio, as fosfolipases aumentam a quebra de fosfolipídios da membrana e podem levar ao dano ou à morte celular.

A alteração na homeostase cálcica intracelular resulta do elevado influxo de cálcio, liberação de íon cálcio de estoque intracelular e inibição de seu efluxo pela membrana plasmática. A interferência nesses processos é um mecanismo importante na ação de agentes tóxicos, entre os quais nitrofenóis, quinonas, peróxidos, aldeídos, dioxinas, alcanos e alcenos halogenados e alguns íons metálicos. Pela grande importância do cálcio nas inúmeras atividades intracelulares, os danos acarretados pela alteração na sua concentração dentro da célula são os mais diversos, dependendo do tecido em questão.

## 5. FATORES DETERMINANTES DA INTOXICAÇÃO

Todos os efeitos tóxicos são consequences das alterações fisiológicas e bioquímicas normais dos órgãos. A morte celular induzida num órgão por dano químico, dependendo de sua extensão, pode conduzir à falência desse órgão, mas pode também não causar nenhuma repercussão clínica significativa.

De regra, a extensão da lesão é diretamente proporcional à concentração do agente tóxico, exceto para algumas reações do tipo de sensibilização em que a concentração do agente alergênico é pouco relevante. Portanto, a toxicocinética, a par da potência de cada agente, constitui um dos fatores decisivos no desencadeamento dos fenômenos de intoxicação.

A toxicocinética, por sua vez, é dependente de inúmeros fatores, entre os quais a via de acesso do agente ao organismo, suas propriedades físico-químicas e o estado fisiopatológico do indivíduo exposto, particularmente no que tange às funções cardíacas, hepáticas e renais. A insuficiência cardíaca reduz a circulação do sangue nos órgãos e, consequentemente, prejudica a distribuição de substâncias. Problemas hepáticos e renais interferem decisivamente na eliminação de toxicantes, respectivamente por meio da biotransformação e da excreção.

A gravidade do efeito tóxico, por outro lado, varia muito conforme o órgão afetado. Naturalmente, o efeito é grave quando o órgão afetado desempenha uma função vital no organismo. Além disso, alguns órgãos possuem capacidade regeneradora, após sofrerem agressões e perda da massa tecidual, enquanto outros, como o tecido nervoso, possui menor capacidade de regeneração.

A elucidação dos mecanismos básicos da toxicidade e os estudos sobre os fatores que modificam a intensidade dos efeitos tóxicos de xenobióticos são essenciais à Toxicologia. A utilização desses conhecimentos para o desenvolvimento de antídotos e das medidas preventivas racionais, para evitar a intoxicação, constitui as principais metas dos profissionais envolvidos em investigações toxicológicas.

# 6.   BIBLIOGRAFIA

CRAIG, C.R.; STITZEL, R.E. (Ed.). *Modern Pharmacology*. Boston: Little Brown, 1990.

De LUCIA, R.; OLIVEIRA-FILHO, R.M.; PLANETA, C.S.; GALLACCI, M.; AVELLAR, M.C.W. *Farmacologia Integrada*. Rio de Janeiro: Revinter, 2007.

GREGUS, Z.; KLAASSEN, C.D. Mechanism of Toxicity. In: KLAASSEN, C.D. (Ed.). *Casarett and Doull's* Toxicology. *The Basic Science of Poisons*. 6.ed., New York: Pergamon, 2001.

HAYES, W.J.; LAW, E.R. (Ed.). *Handbook of Pesticide Toxicology*. New York: Academic, 1991.

KONG, A-N.T.; MANDLEKAR, S.; YU, R.; LEI, W.; FASANMANDE, A. Pharmacodynamics and Toxicodynamics of Drug Action: Signaling in Cell Survival and Cell Death. *Phamaceutical Research*, v.16, p.790-798, 1999.

LEVIE, R.R. (Ed.). *Pharmacology*: *Drug Actions and Reactions*. Boston: Little Brown, 1990.

RANG, H.P.; DALE, M.M.; RITTER, J.M.; FLOWER, R. *Rang & Dale's Pharmacology*. 6.ed., Churchill Livingstone, Elsevier, 2007.

ZANINI, A.C.; OGA, S. (Ed.). *Farmacologia Aplicada*. 5.ed., São Paulo: Atheneu, 1994.

# 1.4.

# AVALIAÇÃO DA TOXICIDADE

*Silvia Berlanga de Moraes Barros*

*Solange C. Davino*

## CONTEÚDO DESTE CAPÍTULO

## 1. INTRODUÇÃO

Toda substância, segundo os princípios da Toxicologia, pode ser considerada um agente tóxico, dependendo das condições de exposição, como dose administrada ou absorvida, tempo e frequência de exposição (doses únicas ou múltiplas) e via de administração (respiratória, oral, dérmica, parenteral). Dessa forma, faz-se necessário conhecer as condições de uso seguro de substâncias químicas para a saúde humana e ambiental. Em princípio, se de um lado todas as substâncias podem ser potencialmente tóxicas, de outro podem também ser usadas de forma segura, desde que as condições de exposição sejam mantidas abaixo dos níveis considerados perigosos. Quando não for possível definir esse nível, a exposição deve ser evitada.

A toxicidade de uma substância para um organismo vivo pode ser considerada como a capacidade de lhe causar dano grave ou morte. Princípio fundamental para que o dano aconteça é que haja interação do agente químico com o organismo. A relação entre a intensidade do efeito, a concentração e o tempo de exposição depende da idade e das condições de saúde do indivíduo ou organismo exposto. Em virtude de o embrião e o feto serem particularmente sensíveis, as gestantes devem tomar cuidados especiais, evitando a exposição a substâncias potencialmente tóxicas. A suscetibilidade individual também deve ser considerada em função de fenômenos como o polimorfismo genético, que podem induzir diferentes graus de toxicidade em indivíduos da mesma espécie. Uma substância altamente tóxica promoverá um efeito tóxico quando empregada em pequenas quantidades, enquanto substâncias de baixa toxicidade necessitam de altas doses para promover o mesmo efeito. Entretanto, algumas substâncias com baixa toxicidade aguda podem promover efeitos carcinogênicos ou teratogênicos em doses que não produzam qualquer efeito tóxico agudo.

Os efeitos tóxicos produzidos por substâncias químicas em sistemas biológicos só se manifestam se o agente tóxico ou um produto de sua biotransformação alcançar locais específicos do organismo em concentração e tempo suficientes para produzir o efeito. Muitas substâncias químicas são relativamente pouco tóxicas em sua forma nativa, mas após biotransformação são convertidas em formas intermediárias responsáveis pelos efeitos tóxicos observados. A ocorrência da resposta tóxica é, portanto, dependente das propriedades químicas e físicas da substância, da condição de exposição (via, duração e frequência) e da suscetibilidade do sistema biológico ou do indivíduo. Assim, para caracterizar o potencial de perigo de um agente químico, é necessário não apenas conhecer que tipo de efeito produz e a dose necessária para produzir esse efeito, mas também considerar as informações sobre a substância química e a sua cinética no organismo (absorção, distribuição, metabolismo e excreção).

A exposição é função da dose (ou concentração) do agente químico envolvido e do tempo de interação com o organismo. A avaliação da exposição é realizada pela medida da dose administrada ou da concentração a que um organismo vivo é submetido. Para exercer o efeito tóxico, é fundamental que haja interação do agente químico com o organismo, de modo a exercer o seu efeito em nível tecidual e celular. É, portanto, fundamental considerar que o efeito tóxico só deve ocorrer se a substância química estiver biodisponível para atingir o(s) órgão(s)-alvo e em concentração suficiente para promover o efeito.

Um dos maiores problemas na definição do nível de exposição aceitável está em se estabelecer o que deve ser considerado como dano ou efeito adverso. Um efeito adverso ou tóxico é definido como uma alteração anormal, indesejável ou nociva após exposição a substâncias potencialmente tóxicas. A morte é o efeito adverso mais drástico. Efeitos adversos incluem alteração no consumo de alimentos, variação no peso corpóreo ou de órgãos, alterações anatomopatológicas ou de níveis enzimáticos.

Os organismos vivos apresentam a capacidade de responder a variações externas, de modo a manter sua função normal. Esse processo, conhecido como homeostasia, permite que os organismos vivos, por meio de modificações bioquímicas, morfológicas e de seus mecanismos fisiológicos, adaptem-se às condições adversas de exposição sem manifestação de toxicidade. Entretanto, essa capacidade é limitada e, quando os mecanismos de adaptação são ultrapassados, o efeito tóxico se manifesta. Em algumas situações, a distinção entre efeito adverso (efeito patológico) e adaptação (alteração fisiológica) é extremamente difícil, devendo cada caso ser analisado em particular.

## 2. RELAÇÃO DOSE-RESPOSTA

O termo *dose* é empregado para especificar a quantidade da substância administrada a um organismo vivo, geralmente expressa por unidade de peso corpóreo. Dependendo da via de administração, a dose efetivamente absorvida pode não ser idêntica à administrada. Para se conhecer a dose efetiva que provoca um efeito adverso, deve-se conhecer a sua toxicocinética, considerando-se as diferentes vias de exposição.

Numa exposição a um agente químico, a dose necessária para produzir dano varia bastante, dependendo de diversos fatores, como as propriedades físico-químicas das substâncias.

A relação dose-resposta descreve a relação entre as características de exposição e o espectro de efeitos tóxicos. Essa relação pode ser considerada individual, descrevendo os efeitos tóxicos de um organismo a diferentes doses de uma substância química, ou populacional, caracterizada pela distribuição do efeito em uma população a doses diferentes da substância. Um aspecto importante a considerar é que uma substância pode apresentar diferentes locais de ação tóxica no organismo, com diferentes relações dose-resposta.

A relação dose-resposta populacional é representada por uma curva Gaussiana teórica, raramente encontrada na prática. Essa curva é calculada estatisticamente após a exposição a doses relacionadas da substância a ser testada; é amplamente empregada para calcular a dose letal 50% ($DL_{50}$).

A $DL_{50}$ indica a dose de um agente químico, derivada de cálculos estatísticos, que pode causar a morte de 50% de uma dada população de organismos em condições experimentais definidas. Outro valor importante que pode ser derivado dessa relação é a dose mínima necessária para produzir uma resposta detectável numa população-teste. Esses índices, por sua vez, são empregados para classificar e comparar a toxicidade entre substâncias químicas, porém seu valor para esse fim é limitado.

Os valores de $DL_{50}$ devem ser referidos com relação à via de exposição e ao excipiente empregado, uma vez que esses dois parâmetros modificam a toxicocinética da substância, podendo, consequentemente, modificar a manifestação do efeito tóxico. Os valores obtidos referem-se sempre à espécie animal que deve obrigatoriamente ser mencionada.

Para o estabelecimento da curva dose-resposta, devem ser assumidas as seguintes afirmativas:

- A resposta é inequivocamente devida à administração da substância (relação causa-efeito).
- A intensidade da resposta está relacionada com a dose.
- A avaliação da resposta é feita por métodos quantificáveis e expressa exatamente a toxicidade.

Isso implica na escolha de *end points* que, preferencialmente, expressem eventos moleculares que resultam da exposição ao agente tóxico. Uma determinada substância química pode induzir diferentes efeitos tóxicos em diferentes tecidos por mecanismos/modos de ação diferentes, e para cada um desses efeitos pode haver relação dose-resposta diferente.

No caso da determinação da $DL_{50}$, esse valor isoladamente não informa sobre o tipo de curva dose-resposta da qual foi derivado. Além disso, há necessidade de um grande número de animais para haver dados estatísticos precisos. Os valores de dose-limite são geralmente diferentes mesmo para substâncias que apresentem $DL_{50}$ semelhantes, indicando que os mecanismos de ação são diferentes. As formas das curvas dose-resposta devem, portanto, ser levadas em consideração quando se deseja proceder a um estudo de comparação da toxicidade. Os valores de DL$_{50}$ são geralmente expressos em quantidade da substância por quilo de peso corpóreo, podendo ser também expressos em quantidade da substância por cm$^2$ de área de superfície corpórea. Essa segunda forma de expressão é particularmente importante nos casos de extrapolação de dados entre os animais de diferentes tamanhos e de animais para o homem, embora na prática seja pouco usada. As informações obtidas a partir da curva dose-resposta são extremamente úteis para a seleção de doses para o desenvolvimento de testes de exposição a médio e longo prazo.

Ao considerar a resposta de um organismo a uma substância química, deve-se considerar três aspectos relevantes:

a) seletividade de um composto em exercer um efeito tóxico sobre um ser vivo, e não sobre outro. Esse aspecto é fundamental no desenvolvimento de medicamentos e praguicidas que sejam tóxicos, por exemplo, para bactérias patogênicas e insetos em doses/modos de ação que não provoquem efeitos adversos no homem;

b) embora até hoje se reconheça a importância dos experimentos em animais para a avaliação da toxicidade de substâncias químicas para o homem, é sabido que existem diferenças qualitativas e quantitativas de resposta entre diferentes espécies. Esse fato decorre da evolução do conhecimento científico sobre o modo de ação das substâncias químicas nos diferentes organismos, de modo a permitir extrapolações mais confiáveis e reais dos resultados em animais para humanos;

c) como já mencionado anteriormente, um terceiro fator na resposta tóxica é o polimorfismo genético, que pode acarretar efeitos a grupos específicos de indivíduos (reações idiossincráticas) por diferenças de variabilidade entre indivíduos da mesma espécie.

## 3. TIPOS DE TESTES TOXICOLÓGICOS

A avaliação toxicológica de substâncias químicas deve passar por testes padronizados e aceitos por agências regulamentadoras. Esses testes, aplicados em animais de laboratório e sob condições previamente estabelecidas, permitem estabelecer os possíveis efeitos das substâncias em humanos. Entretanto, não são desenhados para demonstrar a segurança da substância-teste, mas sim para indicar que efeitos tóxicos a substância pode produzir. Com relação a fármacos, os testes de toxicidade sucedem as triagens farmacológicas gerais e são feitos somente com fármacos que mostram efeitos farmacológicos úteis.

Esses testes têm sido realizados em sua maioria em animais, embora atualmente haja um esforço internacional da comunidade científica para validar testes que empreguem número reduzido de animais ou modelos *in vitro* e que garantam resultados semelhantes aos testes *in vivo* para o mesmo efeito tóxico, os chamados métodos alternativos.

No Brasil, o Decreto n. 6.899/2009, que regulamenta a Lei n. 11.794/2008, define métodos alternativos como procedimentos validados e internacionalmente aceitos que garantam resultados semelhantes e com reprodutibilidade para atingir, sempre que possível, a mesma meta dos procedimentos substituídos por metodologias que não utilizem animais, usem espécies de ordens inferiores, empreguem menor número de ani-

mais, utilizem sistemas orgânicos *ex vivos* ou diminuam ou eliminem o desconforto dos animais.

Esses métodos apresentam várias vantagens, entre elas condições controladas dos testes, alto nível de padronização, redução de variabilidade entre os experimentos, ausência de efeitos sistêmicos, mais rapidez e menor custo, uso de pequenas quantidades de material-teste, uso de células e tecidos humanos e redução do número de animais. Entretanto, apresentam também desvantagens, como dificuldade na avaliação de interações entre tecidos e órgãos, impossibilidade de avaliação de efeitos sistêmicos, cinética da substância e de efeitos crônicos e limitações técnicas, como solubilidade, reações com plásticos e perda de propriedades de barreira *in vivo*.

A bateria de testes empregados para a avaliação toxicológica de uma substância química varia de acordo com sua aplicação (para medicamentos alopáticos ou fitoterápicos, cosméticos, substância de uso industrial ou praguicidas) e são regulamentados em cada país por órgãos específicos e leis próprias.

Os testes toxicológicos empregados para fins regulatórios são validados por agências internacionais, como a Organização para a Cooperação e Desenvolvimento Econômico (OECD, do inglês Organization for Economic Co-operation and Development), a Conferência Internacional sobre Harmonização de Requerimentos Técnicos para Registro de Medicamentos para Uso Humano (ICH) e o Laboratório de Referência da União Europeia para testes alternativos ao uso de animais (EURL ECVAM) para métodos alternativos, entre outros.

Para fitoterápicos, a Agência Nacional de Vigilância Sanitária (Anvisa) do Ministério da Saúde publicou, em 16 de março de 2004, a Resolução RE n. 90, elaborada em conformidade com as normas da Organização Mundial da Saúde (OMS), que apresenta um guia indicando os testes para a avaliação pré-clínica desses medicamentos.

Para registro de agrotóxicos no Brasil, ainda vigora a Portaria n. 3, de 16 de janeiro de 1992, que foi editada pela antiga Secretaria Nacional de Vigilância Sanitária do Ministério da Saúde e lista os testes toxicológicos necessários para esse fim.

Para cosméticos, a Gerência Geral de Cosméticos da Anvisa publicou em 2012 o *Guia para a Avaliação de Segurança de Produtos Cosméticos* e indica que no mínimo seis testes devem ser realizados para avaliação da toxicidade de ingredientes: toxicidade sistêmica aguda; corrosividade e irritação dérmica; sensibilização cutânea; absorção/penetração cutânea; ensaio com doses repetidas; e mutagenicidade/genotoxicidade.

Quanto aos medicamentos, em janeiro de 2013 a Gerência de Avaliação de Segurança e Eficácia da Anvisa publicou o *Guia para a Condução de Estudos não Clínicos de Toxicologia e Segurança Farmacológica*, necessários ao desenvolvimento de medicamentos, incluindo a relação de testes toxicológicos disponíveis para esse fim. Nesse guia, preconiza também que, caso o pesquisador/instituição consiga comprovar a segurança dos fármacos por outros estudos científica e tecnicamente mais viáveis, os dados apresentados poderão ser avaliados pela Agência e que o uso de métodos alternativos *in vitro* em substituição a estudos *in vivo*, desde que validados e aceitos internacionalmente, são recomendados.

Dependendo do uso da substância, do efeito tóxico produzido por estruturas análogas à substância química, bem como do efeito tóxico produzido pela substância em si, pode-se definir os testes que devem ser realizados em situações específicas.

Dois princípios devem ser observados na realização dos testes toxicológicos em animais:

a) os efeitos produzidos pelo composto no animal de laboratório devem ocorrer também no homem;

b) a exposição de animais de experimentação a altas doses de um agente tóxico é um método válido e necessário para a descoberta dos efeitos adversos ao homem.

Os testes toxicológicos não são planejados para demonstrar que um agente químico é seguro, mas sim para caracterizar que tipo de efeito tóxico uma substância química produz.

## 3.1. Informações preliminares

As informações preliminares têm por objetivo conhecer a substância que será submetida aos estudos de toxicidade. Como a toxicidade está ligada à sua estrutura química, é fundamental que a substância em estudo seja quimicamente caracterizada. As impurezas, quando presentes, devem ser conhecidas qualitativa e quantitativamente, uma vez que podem alterar a toxicidade. Muitas vezes, o efeito tóxico manifestado deve-se às impurezas, e não à substância em teste.

As propriedades físico-químicas devem ser determinadas, uma vez que delas vai depender o tratamento a ser dado à substância para a aplicação dos testes toxicológicos. Entre elas, são fundamentais o conhecimento do odor, cor, pontos de fusão e ebulição, pressão de vapor, densidade, viscosidade, solubilidade e volatilidade. Essas propriedades servirão para orientar quanto aos solventes, à dissolução da amostra, à via de administração etc.

Sempre que existirem, devem ser incluídos nas informações preliminares dados relativos aos possíveis níveis de exposição da população à substância. Esses dados permitem a condução de estudos toxicológicos dentro da realidade da exposição humana.

O conhecimento das propriedades físico-químicas das substâncias também tem papel fundamental em relação ao seu comportamento no meio ambiente, permitindo extrapolar qual a distribuição ambiental e quais partes do ecossistema seriam provavelmente afetadas. Essas informações preliminares ajudam a predizer a mobilidade da substância no ambiente e a indicar qual sua provável distribuição entre ar, água e solo. O coeficiente de partição e a lipossolubilidade, por exemplo, ajudariam a conhecer qual a extensão da absorção, da distribuição e do armazenamento na biota.

Considerando o tempo de exposição e observação de resultados, os testes toxicológicos podem ser agrupados em testes agudos ou de curta duração, subcrônicos com administração diária de até 90 dias e crônicos, de 6 meses a 2 anos, dependendo do protocolo, do objetivo do teste e da espécie animal.

## 3.2. Estudos de toxicidade aguda

Os estudos de toxicidade aguda são aqueles utilizados para avaliar a toxicidade produzida por uma substância-teste quando esta é administrada em uma ou mais doses durante um período não superior a 24 horas, seguido de observação dos animais por 14 dias após a administração. A via oral é indicada, mas outras vias de administração podem ser escolhidas, consi-

derando-se a exposição humana. A via inalatória é particularmente importante para substâncias/formulações com potencial de exposição por essa via, como aerossóis ou substâncias voláteis.

Como já exposto neste capítulo, os estudos de toxicidade aguda têm por objetivo caracterizar a relação dose-resposta que conduz ao cálculo da $DL_{50}$. Esse parâmetro, que representa a probabilidade estatística de uma dose causar efeito letal em 50% dos animais de uma população, é útil para identificar a toxicidade relativa da substância. A $CL_{50}$ (concentração letal média) é utilizada para testes de letalidade no caso de inalação.

Conforme ilustra a Figura 1, nos grupos que receberam baixas doses não se observam mortes. Nas doses intermediárias, parte do grupo morre e, em altas doses, todos os animais do grupo morrem. Essas mortes podem ocorrer durante a exposição ou dentro do período estabelecido de observação depois dela. A curva sigmoide obtida se aproxima mais da linearidade se a resposta for representada graficamente contra o logaritmo da dose. Essa curva se torna praticamente linear entre 16 e 84%, e assim se pode obter o ponto médio, ou seja, a $DL_{50}$ (Figura 2).

Os resultados obtidos a partir dos estudos de toxicidade aguda servem também para conhecer o mecanismo de ação da substância, identificar possíveis órgãos ou sistemas sensíveis e determinar se os efeitos são reversíveis.

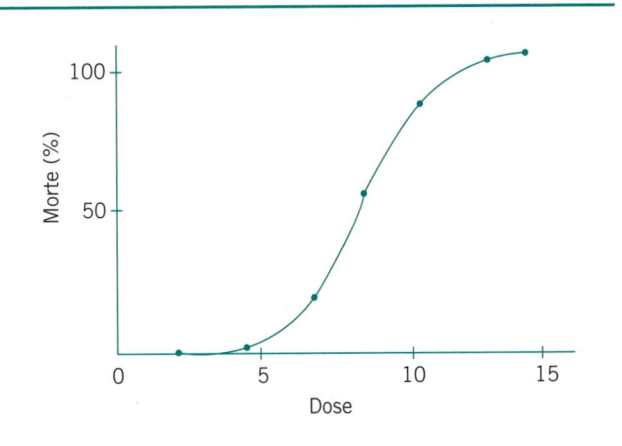

**Figura 1.** Dose-resposta em teste de toxicidade.

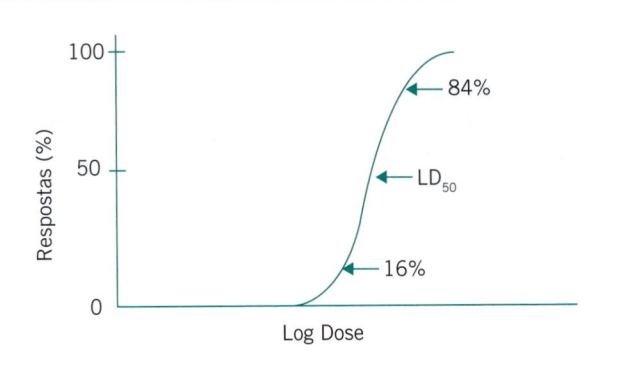

**Figura 2.** Log dose-resposta em teste de toxicidade.

Os animais são observados por até 14 dias, anotando-se não apenas a quantidade de animais mortos, mas também o início, a natureza e a duração da intoxicação associada à morte. Esses estudos devem incluir, além das observações clínicas, exames anatomopatológicos, que auxiliam na caracterização de tecidos e órgãos-alvo.

As substâncias devem ser testadas em diferentes espécies/linhagens animais e em ambos os sexos, pois diferenças de resposta indicam que o efeito tóxico não é universal e a extrapolação para o homem deve ser feita considerando-se essas diferenças.

Além disso, os resultados obtidos a partir dos estudos de toxicidade aguda são empregados para o delineamento dos estudos de toxicidade subcrônica, particularmente no que se refere à escolha de doses.

A tendência atual é a de substituir os experimentos e cálculos de $DL_{50}$ pelo *teste de dose fixa*. Nesse teste, a substância a ser testada é administrada a uma espécie animal numa dose específica, que é selecionada a partir de doses previamente fixadas, as quais estão de acordo com classificações de instituições regulamentadoras, ou por sistemas de gradação.

Após a administração, segue-se um período de 14 dias de observação. A dose na qual se observam sinais de toxicidade é usada para graduar ou classificar o material testado.

### 3.3. Estudos de toxicidade subcrônica

Os testes de toxicidade subcrônica são realizados para a obtenção de informações após exposições repetidas. Esses estudos devem ter duração de pelo menos 21 dias, mas o tempo mais comum do teste é de 90 dias. É um estudo importante porque, às vezes, é o primeiro e o único teste com doses repetidas a ser realizado para determinadas substâncias químicas.

Os principais objetivos dos testes de toxicidade subcrônica são os de estabelecer os níveis nos quais não se observam os efeitos tóxicos, identificar e caracterizar os órgãos afetados e a severidade após exposições repetidas. Também é importante examinarem-se os efeitos após o período de tratamento e determinar se esse efeito é devido ao acúmulo da substância ou não. Outro aspecto importante é o de estabelecer se os efeitos tóxicos são reversíveis, determinando-se assim se o período de observação pós-tratamento é necessário ou não. O teste subcrônico também pode determinar se um efeito particular, por exemplo neurotoxicidade, necessita posteriormente de testes específicos.

A via de administração é geralmente a oral, devendo as eventuais vias de exposição humana ser consideradas. O teste deve ser realizado em pelo menos duas espécies animais, sendo uma não roedora, utilizando-se pelo menos três doses.

Os animais devem ser examinados pelo menos uma vez ao dia durante todo o experimento, com relação à manifestação de sinais de toxicidade. Os parâmetros mais comuns referem-se a modificações no consumo de ração, no peso, na cor e textura dos pelos, alterações circulatórias e respiratórias, anormalidades motoras e de comportamento e aumentos macroscópicos de massas de tecidos. Nesses ensaios, sempre deverá estar incluído um grupo-controle negativo, que será tratado da mesma maneira que o grupo-teste, porém sem o agente em teste.

Ao término do experimento, os animais sobreviventes serão sacrificados e os órgãos serão retirados para avaliação ana-

tomopatológica. Avaliações hematológicas e bioquímicas no sangue (balanço eletrolítico, proteínas, ureia, creatinina, enzimas de função hepática) são realizadas ao término do experimento, mas podem também ser feitas antes do início e durante o ensaio.

Exames de urina para avaliação da função renal são também recomendados no início, no meio e no término do experimento.

Os estudos de toxicidade subcrônica servem não apenas para caracterizar a relação dose-resposta após administrações repetidas, mas também para fornecer dados para escolha de doses nos estudos de exposição crônica e estabelecimentos dos níveis sem efeito observado (NOEL) ou dos níveis sem efeito adverso observado (NOAEL), parâmetros fundamentais para a avaliação do risco.

### 3.4. Estudos de toxicidade crônica

Embora o estudo da toxicidade subcrônica com dados histopatológicos e estudos toxicocinéticos precisos possam fornecer valiosos subsídios sobre os efeitos tóxicos de determinadas substâncias químicas, existem várias limitações. Os testes subcrônicos, por exemplo, não são testes seguros para prever efeitos mutagênicos ou carcinogênicos e não têm por objetivo investigar os efeitos embriofetotóxicos.

Os estudos de toxicidade crônica são realizados para se determinar o efeito tóxico após exposição prolongada a doses cumulativas da substância em teste. Esses estudos permitem também observar o potencial carcinogênico da substância, desde que a dose escolhida seja correta.

Os estudos de toxicidade crônica seguem o protocolo dos estudos de toxicidade subcrônica, apenas diferindo quanto ao tempo de duração do teste, que deve ser superior a 3 meses. Em roedores, esse período varia de 6 meses a 2 anos; em não roedores, como o cão, o tempo de tratamento é, em geral, de um ano. A escolha do tempo de tratamento depende do uso previsto da substância. Se o uso for por períodos curtos, 6 meses de tratamento podem ser suficientes. Se a substância for empregada por longo tempo, envolvendo contato crônico da população, o tempo de tratamento adequado seria o período de vida normal do animal usado para o teste. Estudos recentes têm demonstrado que resultados de estudos toxicológicos de praguicidas com 1 ano de duração em cães não diferem dos resultados obtidos em ensaios de 90 dias, sugerindo que estudos de longa duração nessa espécie animal não são cientificamente justificados.

Os ensaios crônicos são geralmente realizados em duas espécies animais (ratos e camundongos), por um período semelhante ao seu tempo de vida média (18 meses a 2 anos para camundongos; e 2 a 2,5 anos para ratos). Normalmente são empregados 50 animais para cada dose e sexo, visando garantir um número adequado ao final do experimento (30 animais).

A escolha das doses é o ponto crítico dos testes de longa duração, para que não ocorra morte prematura devido ao tratamento.

Nos testes de toxicidade crônica, os exames clínicos devem ser realizados cuidadosamente, duas vezes ao dia, evitando-se assim perdas por autofagia, após a morte dos animais. Dados como peso corpóreo, consumo de ração e sinais clínicos precisam ser anotados rigorosamente todas as semanas durante as 13 primeiras semanas do ensaio, a fim de obter resultados coerentes com o início e a progressão dos efeitos tóxicos.

Parâmetros hematológicos, como hematócrito, hemoglobina, contagem total e diferencial de leucócitos, devem ser medidos no início do estudo e após 6 meses. Ao final do teste, os mesmos parâmetros devem ser avaliados em pelo menos 10 animais por grupo. Análise de urina e parâmetros bioquímicos de sangue devem ser avaliados da mesma maneira.

Exames histopatológicos, à semelhança dos do teste de toxicidade subcrônica, também devem ser realizados.

## 3.5. Estudos de mutagênese e carcinogênese

Vários testes *in vivo* e *in vitro* foram desenvolvidos para avaliar as propriedades mutagênicas das substâncias químicas. A principal finalidade da identificação dessas propriedades reside na necessidade de se quantificar o perigo de lesão ao material genético e, consequentemente, a transmissão hereditária dessas mutações.

Dos testes *in vitro*, um dos primeiros e mais empregados é o teste desenvolvido por Ames, em 1975. Nesse teste, é possível avaliar mutações pontuais em cepas mutantes de *Salmonella typhimurium* que carecem de uma enzima, a fosforribosil ATP sintetase, necessária para a síntese de histidina. Como algumas substâncias químicas são mutagênicas apenas após biotransformação, o teste foi modificado, introduzindo-se no meio de reação uma suspensão de microssoma hepático de ratos denominada fração S9, que contém as enzimas que participam do metabolismo de xenobióticos.

Os testes *in vivo* realizados em animais incluem a observação de danos a cromossomas de células de medula óssea em metáfase, o aparecimento de micronúcleos em linfócitos de sangue periférico e o teste do dominante letal. Este último avalia a capacidade da substância de produzir alterações nos espermatozoides de ratos tratados e a manifestação dessas alterações na prole, após acasalamento com fêmeas não tratadas.

Esses testes têm a capacidade de avaliar o potencial mutagênico das substâncias, mas os resultados obtidos são de difícil uso para a extrapolação ao homem.

Os testes de mutagenicidade são, na maioria das vezes, empregados para prever o desenvolvimento de câncer, pois uma das teorias de carcinogênese química indica o desenvolvimento de uma mutação como evento inicial desse processo.

Assim, os testes de mutagênese têm sido empregados para prever o potencial carcinogênico das substâncias; entretanto, eles apenas avaliam as substâncias que produzem câncer por mecanismos genotóxicos, isto é, que interagem diretamente com o material genético.

Existe um grande número de substâncias que produzem câncer por mecanismos não genotóxicos. Essas substâncias apresentam testes de mutagênese negativos, não interagindo com o DNA. Alguns mecanismos de carcinogênese não genotóxica incluem citotoxicidade com regeneração, acompanhada de aumento na síntese de DNA, desbalanços hormonais, imunossupressores e promotores de expressão de oncogenes.

Desse modo, os testes de mutagênese não são suficientes para indicar o potencial carcinogênico de uma substância.

Testes de carcinogênese devem ser realizados, principalmente nos casos em que ocorra exposição humana a longo prazo.

Para os testes de carcinogênese, a dose empregada é crucial, sendo indicado o uso da Maior Dose Tolerada, isto é, a dose que, administrada aos animais durante o seu período médio de vida, não provoca a morte deles e não produz uma diminuição de peso maior que 10%, quando comparado com animais-controle. Embora, na maioria dos casos, essas doses sejam muito superiores àquelas relacionadas à exposição humana, elas são indicadas para garantir o aparecimento de tumores, se houver.

## 3.6. Estudos de desenvolvimento – reprodução e embriofetotoxicidade

A Toxicologia do Desenvolvimento estuda os efeitos adversos que ocorrem nos organismos em desenvolvimento, decorrentes da exposição a substâncias químicas antes da concepção, isto é, dos pais, durante o desenvolvimento perinatal ou pós-natal, até a puberdade. A Toxicologia do Desenvolvimento engloba a embriofetotoxicidade e a Toxicologia da Reprodução. A embriofetotoxicidade estuda as alterações induzidas durante o desenvolvimento, entre a concepção e o nascimento, enquanto a Toxicologia da Reprodução se encarrega do estudo dos efeitos adversos que ocorrem no sistema reprodutor masculino e feminino, resultantes da exposição a agentes químicos.

Os testes devem ser realizados de modo a avaliar a fertilidade e o desempenho para a reprodução, o potencial teratogênico, a toxicidade peri e pós-natal e os efeitos sobre o sistema reprodutivo. Para cada um desses testes, diferentes condições de exposição são necessárias, de modo a avaliar corretamente o parâmetro em estudo. Importante mencionar que nos ensaios de embriofetotoxicidade as doses empregadas não podem induzir toxicidade materna, pois, caso ocorra, induzem conclusões erradas sobre a toxicidade da substância sobre o feto/embrião.

Em alguns experimentos, machos tratados com determinadas substâncias são acasalados com fêmeas não tratadas, ou vice-versa, ou ambos os sexos são tratados antes do acasalamento. Nos machos, o ciclo inteiro da espermatogênese deve ser coberto. O crescimento e o desenvolvimento do embrião são extremamente importantes. Para testar efeitos teratogênicos, a substância em estudo deve ser administrada em animais-teste que estejam prenhes (geralmente camundongos, ratos ou coelhos) em altas doses durante o período de organogênese. Para detectar os efeitos embriogênicos, a substância deve ser administrada durante a gestação em doses menores. Em ambos os casos, o conteúdo do útero é estudado. Outros efeitos no ciclo reprodutivo requerem estudos nas gerações posteriores.

## 3.7. Estudos de toxicocinética

Os estudos de toxicocinética dão informações sobre absorção, distribuição, armazenamento, biotransformação e excreção da substância. Embora bastante complexos, esses estudos são recomendados, pois permitem avaliar diferenças de comportamento das substâncias em diferentes espécies animais e prever o seu comportamento no homem, uma vez conhecidas as diferenças de toxicocinética entre essas espécies. Sabe-se hoje que muitas substâncias químicas exercem efeitos tóxicos por meio de seus produtos de biotransformação, que podem ser conhecidos por esses estudos. A atividade de várias enzimas, como oxidases de função mista, hidrolases, glutationa-S-transferase e glicuronil-transferases, varia entre espécies animais. As concentrações teciduais de substâncias detoxificantes, como a glutationa, têm efeitos importantes na toxicidade, e essas substâncias também variam entre espécies. Existem diferentes tipos de receptores hormonais, outras moléculas regulatórias e concentrações teciduais de receptores que são diferentes quando comparados com as espécies animais e o ser humano. Outra diferença é que as espécies animais de menor tamanho, como camundongos, ratos e hamsters, geralmente metabolizam as substâncias químicas mais rapidamente do que as espécies maiores, como o cão, macacos e o homem. A dose é importante, principalmente quando é alta e administrada cronicamente. Sob essas condições, os mecanismos de proteção e as reações enzimáticas podem estar diminuídos ou inativados, enquanto o metabolismo de catálise pode estar aumentado. Várias substâncias interferem na atividade de enzimas de biotransformação, quer de fase I quer de fase II, tanto inibindo como aumentando suas atividades, com consequente variação no metabolismo da própria substância ou de substâncias administradas concomitantemente.

Na extrapolação de dados de animais para o homem, diferenças e similaridades no metabolismo de uma substância química devem ser consideradas na avaliação de risco.

Atualmente, o conhecimento das diferenças existentes entre as vias metabólicas de diferentes espécies animais e a do homem tem servido de base para a previsão da toxicidade em humanos, conforme estudos de toxicocinética em animais.

## 3.8. Estudos de efeitos locais sobre a pele e os olhos

Dependendo da exposição humana prevista, a avaliação dos efeitos diretos da substância sobre olhos e pele deve ser realizada, por exemplo, no caso de cosméticos ou de exposições acidentais e ocupacionais a essas substâncias.

O animal de escolha para esse teste é o coelho (para pele e olhos) e ocasionalmente a cobaia (para pele). Essas espécies tendem a ser mais sensíveis aos agentes químicos e, assim, exacerbado o efeito, podem colaborar com a maior margem de segurança.

Os parâmetros avaliados referem-se à irritação que a substância provoca sobre a pele, intacta ou não, e sobre os olhos. Draize, em 1944, propôs o teste que leva o seu nome e é, ainda hoje, empregado para avaliar a irritação causada por substâncias químicas sobre a pele e os olhos. Para a pele, os parâmetros avaliados são eritema, escara, edema e corrosão. Para os olhos, observam-se alterações da conjuntiva, córnea, íris e cristalino. Existem três tipos de testes de irritação:

a)  irritação local ou aguda (resposta reversível e local) resultante da resposta de uma aplicação única ou exposição a um agente tóxico;

b)  irritação cumulativa, em casos especiais (resposta dérmica de exposição repetida à substância);

c)  irritação induzida fotoquimicamente (uma irritação primária resultante de luz induzindo modificações moleculares na pele exposta).

A irritação não reversível é a que persiste por mais de 14 dias após a exposição. O teste de irritação primária tem o objetivo de avaliar o potencial de risco (de uma única dose simples de uma substância química) de causar uma lesão reversível ou permanente.

## 3.9. Estudos de sensibilização cutânea

Informações sobre a capacidade de uma substância em induzir reações de sensibilização cutânea são necessárias quando houver possibilidade de contatos repetidos da substância com a pele. Esses testes são geralmente realizados em coelhos ou em cobaias, submetidos a tratamento com doses repetidas da substância, com ou sem adjuvantes, por um período de uma a duas semanas.

Após duas ou três semanas da última exposição, os animais são submetidos a uma dose não irritante da substância e o aparecimento de eritema é monitorizado. De maneira geral, os testes de sensibilização da pele, denominados teste de Buehler, podem ser classificados em dois tipos:

a)  teste envolvendo o uso concomitante de Adjuvante Completo de Freund (ACF), um imunopotenciador ou facilitador de sensibilização. Um dos testes mais importantes é o teste de maximização de Magnusson e Kligmann, que combina o ACF e laurilsulfato de sódio em aplicações tópicas oclusivas e injeções intradérmicas da substância teste durante o período de sensibilização;

b)  teste sem a utilização do adjuvante empregado para avaliação da intensidade da resposta após teste de adjuvante.

Recentemente, o teste de sensibilização cutânea em cobaias tem sido substituído pelo teste do ensaio do linfonodo local (LLNA). Esse teste é realizado em camundongos ou ratos e avalia quantitativamente a proliferação de linfócitos no linfonodo adjacente ao local da injeção da substância-teste. Esse teste se mostrou equivalente ao teste de Buehler quanto à avaliação de sensibilização cutânea.

Como já mencionado, existem organismos internacionais que se dedicam à validação dos testes toxicológicos. Essa validação possibilita que testes realizados de acordo com os protocolos descritos possam ser reconhecidos internacionalmente para fins de regulamentação do uso de substâncias químicas sem a necessidade de repetições dos testes em cada país. Dentre as regras fundamentais para que esses testes sejam válidos em todo o mundo, devem ser realizados sob condições de Boas Práticas de Laboratório (BPL), em instituições reconhecidas por órgãos de credenciamento, como o Instituto Nacional de Metrologia, Qualidade e Tecnologia (Inmetro), no Brasil, e a OECD.

## 4.   BIBLIOGRAFIA

DRAIZE, J.H.; WOODARD, G.; CALVERY, H.O. Method for the Study of Irritation and Toxicity of Substances Applied Topically to the Skin and Mucous Membranes. *J. Pharmacol. Exp. Ther.*, v.82, p.37-90, 1944.

HAYES, A.W. *Principles and Methods in Toxicology*. New York: Taylor & Francis, 2007. 2304p.

INTERNATIONAL CONFERENCE ON HARMONIZATION OF TECHNICAL REQUIREMENTS FOR REGISTRATION OF PHARMACEUTICALS FOR HUMAN (ICH). *Safety Guidelines.* Disponível em: <http://www.ich.org/products/guidelines/safety/article/safety-guidelines.html>. Acesso em: 14 ago. 2013.

INTERNATIONAL PROGRAMME ON CHEMICAL SAFETY (IPCS). *Glossary of Exposure Assessment-Related Terms: A compilation*, 2001.

KLASSEN C. *CASARETT & DOULL'S Toxicology: the basic science of poisons*. 6.ed., New York: McGraw-Hill, 2001.

ORGANIZAÇÃO DAS NAÇÕES UNIDAS (ONU). Programa Internacional de Segurança Química. *Segurança Química: fundamentos de toxicologia aplicada e características dos riscos causados por agentes químicos*. Tradução de Elizabeth de Souza Nascimento. São Paulo, Fundacentro, 1994. 97p.

ORGANIZATION FOR ECONOMIC CO-OPERATION AND DEVELOPMENT (OECD). Guidelines for the Testing of Chemicals. Section 4: Health Effects. Disponível em: <http://www.oecd-ilibrary.org/environment/oecd-guidelines-for-the-testing-of-chemicals-section-4-health-effects_20745788>. Acesso em: 04 nov. 2013.

WORLD HEALTH ORGANIZATION (WHO). *Principles and Methods for Evaluating the Toxicity of Chemicals*. Part I. EHC 6, 1978.

# 1.5.

# AVALIAÇÃO DO RISCO

*Cristiana Leslie Corrêa*

*Herling Gregório Aguilar Alonzo*

*Rosa Maria de Sá Trevisan*

## CONTEÚDO DESTE CAPÍTULO

## 1. INTRODUÇÃO

Na Toxicologia, conceituam-se como perigo a capacidade de uma substância causar um efeito adverso e como risco a probabilidade de um evento nocivo ocorrer, devido à exposição a um agente químico e/ou biológico.

A avaliação do risco é um processo sistemático pelo qual o perigo, a exposição e o risco são identificados e quantificados (Figura 1). Também é definida como a caracterização sistemática e científica dos efeitos adversos resultantes da exposição humana aos agentes químicos. Baseado nos resultados dessa avaliação e levando em consideração outros fatores, tais como os benefícios para a sociedade, um processo de tomada de decisão deve ser estabelecido no sentido de reduzir ao mínimo o risco que determinada substância química possa exercer para a saúde do homem. Avaliação de risco não é uma fórmula ou número, mas sim um delineamento analítico, que define o tipo de dados e a metodologia que são empregados para se avaliar o risco, onde também devem ser detalhadas as incertezas e os problemas associados com determinada avaliação.

Dessa maneira, a avaliação do risco depende tanto do potencial do agente químico para causar danos (toxicidade), quanto das condições e intensidade da exposição.

Dentre os primeiros esforços em promover limites de exposições seguras, por volta de 1940-1950, a American Conference of Governmental Industrial Hygienists (ACGIH) estabeleceu alguns níveis de exposição toleráveis para trabalhadores no ambiente ocupacional. Em seguida, Lehman e Fitzhugh (1954), toxicologistas da Agência Americana que regulamenta os alimentos e os medicamentos Food and Drug Administration (FDA) publicaram um artigo que definia as bases do que hoje é conhecido como "Ingestão Diária Aceitável" (IDA), ou seja, a quantidade de um agente químico (aditivo e/ou praguicida) presente no alimento que pode ser ingerido pela dieta, diariamente, durante toda a vida do indivíduo, sem provocar risco de intoxicação ou aparecimento de efeitos nocivos. Em 1958, uma cláusula denominada *Delaney Clause* foi incluída na Lei Norte Americana, proibindo a adição de qualquer substância aos alimentos que possa causar câncer em animais e/ou no homem.

Somente na década de 1970, com a evolução do conceito de *avaliação do risco* é que esta surgiu como uma atividade organizada e desenvolvida pelas Agências Governamentais Federais Norte-Americanas.

Durante muitos anos, os termos e os métodos utilizados na avaliação do risco para o homem não eram uniformes. Em 1983, a Academia Nacional de Ciências (NAS, do inglês National Academy of Sciences) dos EUA publicou um manual intitulado *Risk Assessment in the Federal Government: Managing the Process*, que passou a ser a base para todo processo de avaliação do risco, no qual se destacam algumas definições:

**Perigo**  capacidade de a substância causar um efeito adverso.

**Risco**  probabilidade de ocorrência de perigo sob condições específicas de exposição.

**Avaliação do risco**  processo pelo qual o perigo, a exposição e o risco são determinados.

**Manejo do risco**  processo pelo qual são avaliadas as opções políticas e selecionada a medida regulatória mais apropriada com base nos resultados da avaliação do risco e nos interesses sociais, econômicos e políticos.

Dessa forma, os principais objetivos da avaliação do risco incluem: a análise da relação entre o risco e o benefício; o estabelecimento de alvos e de níveis de segurança; e o subsídio das ações de vigilância em saúde, incluídas as agências regulatórias, e de controle empreendidos por indústrias, organizações ambientais e de consumidores.

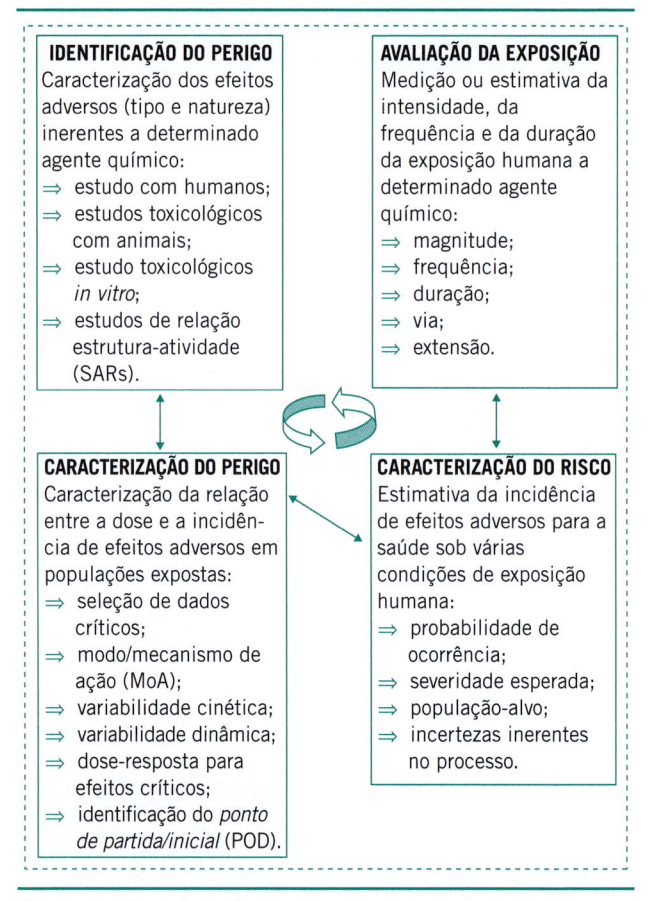

**Figura 1.** Descrição das quatro etapas principais no processo de avaliação do risco *(adaptado de World Health Organization (WHO), 2004)*.

## 2. IDENTIFICAÇÃO DO PERIGO

Na fase da identificação do perigo, investiga-se se o agente químico pesquisado apresenta capacidade de causar um efeito adverso e estabelece-se a natureza dos efeitos presentes numa população ou num ecossistema.

**Tabela 1.** Descrição de vantagens e desvantagens da utilização de estudos epidemiológicos, clínicos e toxicológicos em animais de experimentação e *in vitro* para a identificação do perigo.

| Tipos de estudo | Vantagens | Desvantagens |
| --- | --- | --- |
| Epidemiológicos | • Condições reais de exposição.<br>• Ocorrência de efeitos pela associação com diversas outras substâncias químicas.<br>• Efeitos mensurados na espécie de interesse.<br>• Ampla abrangência da suscetibilidade humana frequentemente expressada. | • Tempo e investimento.<br>• *Post facto*, ou seja, não promove proteção à saúde pública.<br>• Dificuldade em definir a exposição, problemas com confluência de exposição.<br>• O risco deve ser aumentado para poder ser detectado.<br>• Efeitos mensurados não fornecem detalhamento (morbidade, mortalidade).<br>• Viés de seleção, de informação e variável de confundimento. |
| Clínicos | • Bem definidos, condições de exposição controladas.<br>• Respostas medidas em seres humanos.<br>• Capacidade de estudar subpopulações (p. ex., asmáticos).<br>• Capacidade de mensurar efeitos relativamente raros. | • Custosos.<br>• Exposições em curto prazo e em concentrações relativamente baixas.<br>• Limitados a grupos relativamente pequenos (geralmente < 50 indivíduos).<br>• Limitados a efeitos reversíveis, leves e em curto tempo.<br>• Usualmente grupos mais suscetíveis não são apropriados para o estudo. |

continua

continuação

| Animais de experimentação | • Condições de exposição facilmente manipuladas.<br>• Capacidade de mensurar muitos tipos de resposta.<br>• Capacidade de avaliar inúmeras características do hospedeiro (p. ex., gênero, idade, genética) e outros modificadores (p. ex., dieta) da resposta.<br>• Capacidade de avaliar mecanismos. | • Incertezas na relevância da resposta animal para exposição humana.<br>• Controle de alojamento, dieta etc., de relevância questionável para seres humanos.<br>• Concentrações e tempo de exposição são frequentemente diferentes dos animais para os seres humanos. |
|---|---|---|
| *In vitro* | • Custo reduzido.<br>• Rapidez nos resultados.<br>• Capacidade de avaliar mecanismos.<br>• Grande diversidade de testes, com capacidade de avaliar diversos parâmetros. | • Condições irreais de exposição.<br>• Incertezas na extrapolação dos dados *in vitro* para a exposição humana.<br>• Ausência de protocolos de estudo (em alguns casos). |

Nessa etapa, são utilizados principalmente os dados provenientes de estudos em animais de experimentação e, se disponíveis, de estudos conduzidos em humanos (estudos clínicos ou estudos epidemiológicos em populações expostas), estudos toxicológicos *in vitro, ex vivo* e estudos de relação estrutura-atividade.

Nas experimentações realizadas com animais (toxicidade aguda, subaguda, crônica, carcinogenicidade, toxicidade para a reprodução e para o desenvolvimento intrauterino e neurotoxicidade, entre outros), a abordagem tradicional determina o limiar de toxicidade (*threshold*) pelo estabelecimento do nível de dose, no qual não são observados efeitos adversos (NOAEL, do inglês *No Observable Adverse Effect Level*), e da menor dose, na qual são observados efeitos adversos (LOAEL, do inglês *Lowest Observed Adverse Effect Level*). A determinação dessa dose limiar é ditada pela seleção de doses do estudo de toxicidade. Uma alternativa a essa abordagem se chama *Benchmark Dose* (BMD), que envolve a aplicação de um modelo matemático nos dados de dose-resposta para um determinado *endpoint* (efeito crítico), permitindo ao modelo estimar um limiar de dose correspondente à resposta *Benchmark* (BMR) e posteriormente estabelecer uma dose efetiva (ED – *Effective Dose*). Exceção a essas determinações ocorre nos estudos de toxicidade aguda onde se objetiva identificar a DL50, ou seja, dose letal em 50% dos animais. A descrição completa da importância e da forma de realização dos experimentos com animais está presente no Capítulo 1.4. Avaliação da Toxicidade, deste livro.

Outros fatores são levados em consideração na avaliação da relevância dos dados de toxicidade de um agente químico, são eles: a qualidade dos dados, o tipo de estudo, a via e a duração da exposição, as doses utilizadas e a reprodutibilidade do estudo. Para atender a esses requisitos, os estudos devem seguir protocolos (*guidelines*) publicados por entidades internacionalmente reconhecidas, tais como a Organização para a Cooperação e o Desenvolvimento Econômico (OECD, do inglês Organization for Economic Co-operation and Development) e/ou a Agência de Proteção Ambiental dos Estados Unidos (EPA, do inglês United States Environmental Protection Agency). Ressalta-se que, necessariamente, esses estudos devem ser conduzidos de acordo com as Boas Práticas Laboratoriais (BPL).

A toxicidade também pode ser predita, baseando-se na similaridade da estrutura química de uma substância com outra, cuja toxicidade já é conhecida. A relação estrutura-atividade é uma abordagem que visa encontrar relações entre a estrutura química (ou propriedades estruturais relacionadas) e a atividade biológica dos compostos analisados, incluindo a toxicidade. O estudo das relações quantitativas de estrutura atividade (QSAR, do inglês *Quantitative Structure-Activity Relationships*) estabelece uma relação matemática, sob a forma de uma equação, entre a atividade biológica e os parâmetros (ou propriedades) físico-químicos mensuráveis que possuam influência sobre a atividade terapêutica e/ou toxicológica de uma classe de compostos. Dessa forma, como resultado dessas similaridades, é possível predizer certas propriedades ou atividades de compostos não testados especificamente dentro de um mesmo grupo de substâncias químicas (ou categoria).

As vantagens da utilização de modelos de relação estrutura-atividade incluem o baixo custo e tempo para identificar os efeitos toxicológicos relevantes, redução no uso de animais nos estudos de toxicidade, além da aquisição de informações que podem auxiliar na elucidação dos mecanismos de ação de diferentes classes de compostos químicos. Paralelamente às vantagens apresentadas, é necessário cautela ao utilizar esses modelos para predizer toxicidade. A experiência e um entendimento completo dos modelos são necessários quando da avaliação, no sentido de verificar se as previsões são confiáveis e adequadas para fins de classificação e rotulagem e/ou de avaliação do risco, se a substância se enquadra no domínio de aplicabilidade do modelo QSAR e, por conseguinte, se podem ser utilizadas em substituição aos ensaios com animais.

## 3. CARACTERIZAÇÃO DO PERIGO

A base fundamental da relação quantitativa entre a exposição a um agente e a taxa de incidência de uma resposta adversa é chamada de caracterização do perigo ou avaliação dose-resposta. Seu objetivo é *quantificar* o perigo, descrito na etapa anterior como *Identificação do Perigo* e embasar a seleção dos *endpoints* (efeitos críticos) de relevância e dos níveis de dose, onde não são observados efeitos adversos (NOAEL) que, por sua vez, deverão ser utilizados no processo de caracterização do risco à saúde humana da população-alvo.

Os diversos *endpoints* de toxicidade podem incluir efeitos cancerígenos, genotóxicos, toxicidade sobre a reprodução, sobre o desenvolvimento intrauterino, desregulação endócrina, neurotoxicidade, imunotoxicidade, entre outros. Nesse contexto, destaca-se também a importância da avaliação do conjunto das informações disponíveis sobre o modo de ação (MoA) pelo qual um determinado agente químico provoca efeitos de interesse toxicológico. Deve ainda ser levada em consideração a relevância para o homem do MoA proposto, incluindo aspectos como a plausibilidade biológica e a probabilidade de ocorrência dos efeitos nas condições recomendadas de uso da substância química em avaliação.

Na seleção dos *endpoints*, a abordagem pelo peso da evidência envolve a avaliação e a consideração de todos os dados e informações biológicas e estatisticamente relevantes, disponíveis para uma determinada substância química, auxiliando no fornecimento de um cenário geral dos efeitos da substância química e da sua relação dose-resposta. Por essa razão, estudos individuais são vistos no contexto de outras informações sobre o agente químico, e não isoladamente. Novamente, o julgamento científico baseado na ciência e na razão deve ser usado na implementação da abordagem pelo peso da evidência, para selecionar corretamente os *endpoints* de toxicidade.

Assim, destacam-se alguns fatores que contribuem para a avaliação, levando-se em consideração o peso da evidência para se determinar se a substância química apresenta perigo para o homem:

a) resultados similares nos estudos conduzidos com animais de experimentação replicados por diferentes investigadores;

b) efeitos similares entre as espécies, linhagens, sexo e vias de exposição;

c) evidência clara de relação dose-resposta;

d) relação plausível entre os dados de metabolismo, mecanismo de ação proposto e efeitos de relevância;

e) toxicidade similar exibida por compostos estruturalmente relacionados; e

f) algum tipo de ligação entre a substância química e a evidência de efeitos de relevância para o homem.

Como os dados da exposição do homem a um agente tóxico não são geralmente suficientes para predizer uma resposta, utilizam-se os dados obtidos em ensaios com animais para estabelecer a relação dose-resposta, conforme discussão descrita. Dessa forma, dois tipos de extrapolação podem ser necessários: quantitativo, que envolve a extrapolação das altas doses utilizadas nos experimentos para aquelas presentes na exposição ambiental (geralmente, baixas doses), e qualitativo, que envolve a extrapolação dos resultados em animais para o homem.

Assim, propõe-se utilizar fatores de incerteza e/ou de variabilidade, quando se necessita: realizar extrapolação interespécie; considerar a variação intraespécie; empregar valor de Loael, em vez de Noael; utilizar dados de estudo subcrônico, em vez de crônico, quando se considera exposição a longo prazo; e considerar se o banco de dados está incompleto. A Tabela 2 apresenta uma breve descrição dos fatores de incerteza típicos utilizados por algumas agências governamentais ou institutos.

**Tabela 2.** Descrição dos principais fatores de incerteza e/ou variabilidade aplicados para a obtenção de doses seguras.

| Fator de incerteza | IPCS[1] | Agência ATSDR[2] | EPA[3] |
|---|---|---|---|
| Interespécie | 10 ($2,4^4$ x $4,0^5$) | 10 | 10 |
| Intraespécie | 10 ($3,16^4$ x $3,16^5$) | 10 | 10 |
| LOAEL para NOAEL | – | 10 | ≤ 10 |
| Subcrônico para crônico | – | NA[6] | ≤ 10 |
| Banco de dados incompleto | 1-100 | NA[6] | ≤ 10 |

[1] International Programme on Chemical Safety (IPCS); [2] Agency for Toxic Substance and Disease Registry (ATSDR), Estados Unidos; [3] United States Environmental Protection Agency (EPA), Estados Unidos; [4] Variabilidade dinâmica; [5] Variabilidade cinética; [6] Não aplicado.

O aumento no conhecimento da sensibilidade interespécie e intraespécie, dos mecanismos e modos de ação, e da avaliação crítica e detalhada do banco de dados favorece o uso de dados de toxicidade em animais, resultando numa avaliação do risco de maior confiabilidade. A escolha dos fatores de incerteza requer julgamento científico, que deve ser feito numa abordagem caso a caso.

A caracterização do perigo para substâncias que apresentam limiar de resposta envolve o cálculo de Doses de Referência (RfD – *Reference Dose*), que são conhecidas como doses às quais a população pode estar exposta diariamente sem apresentar risco de aparecimento de efeitos nocivos à saúde durante toda a vida. Um conceito semelhante é utilizado para calcular os níveis de exposição crônica permissíveis para o homem a resíduos de praguicidas e aditivos alimentares, sendo conhecido como Ingestão Diária Aceitável (IDA).

Para se determinarem os valores das doses de referência ou da IDA, entre outros, divide-se o nível no qual não são observados efeitos adversos (NOAEL) por fatores de segurança ou incerteza para fornecer uma margem de segurança permissível para a exposição humana.

Além da IDA e da Dose de Referência, outros níveis permissíveis de exposição utilizados são estabelecidos de maneira semelhante, tais como: o nível de risco mínimo (MRL, do inglês *Minimal Risk Level*), adotado pela Agência de Substâncias Tóxicas e Registro de Doenças (ATSDR, do inglês Agency for Toxic Substances and Disease); os valores-limite (TLVs, do inglês *Threshold Limit Values*); os limites permissíveis de exposição (PELs, do inglês *Permissible Exposure Levels*), utilizados pelo Instituto Nacional de Segurança e Saúde Ocupacional (NIOSH, do inglês National Institute for Ocupational Safety and Health), dos EUA, para representar a dose que não produzirá efeitos adversos à saúde do trabalhador após exposições diárias e repetidas no local de trabalho; e a margem de exposição (MOE, do inglês *Margin of Exposure*) e/ou nível de exposição aceitável do trabalhador (AOEL, do inglês *Acceptable Operator Exposure Levels*), que é a medida do risco a que os trabalhadores estão expostos, pela determinação da proximidade desta exposição ocupacional (dérmica ou inalatória) ao NOAEL.

Ressalta-se que a caracterização do perigo deve ser considerada juntamente com os potenciais cenários de exposição para um determinado agente químico.

## 4. AVALIAÇÃO DA EXPOSIÇÃO

O objetivo da avaliação da exposição é a mensuração da intensidade, da frequência e da duração da exposição humana a um agente presente no meio ambiente, ou a estimativa de exposições hipotéticas que podem surgir pelo uso de determinadas substâncias químicas. Na sua forma mais complexa, ela descreve: a magnitude, a duração e a via de exposição, o tamanho, a natureza e a classe da população exposta, e as incertezas deste processo.

O conceito de exposição a uma substância química pode ser abordado sob dois aspectos: o primeiro, como contato de uma substância química com as barreiras externas do indivíduo, representadas pela pele, pelo trato digestivo e pelo trato respiratório; e o segundo, como a estimativa qualitativa e quantitativa desse contato. Além disso, são estimadas as proporções da substância química que atravessam essas barreiras externas, predizendo assim a dose interna (Figura 2).

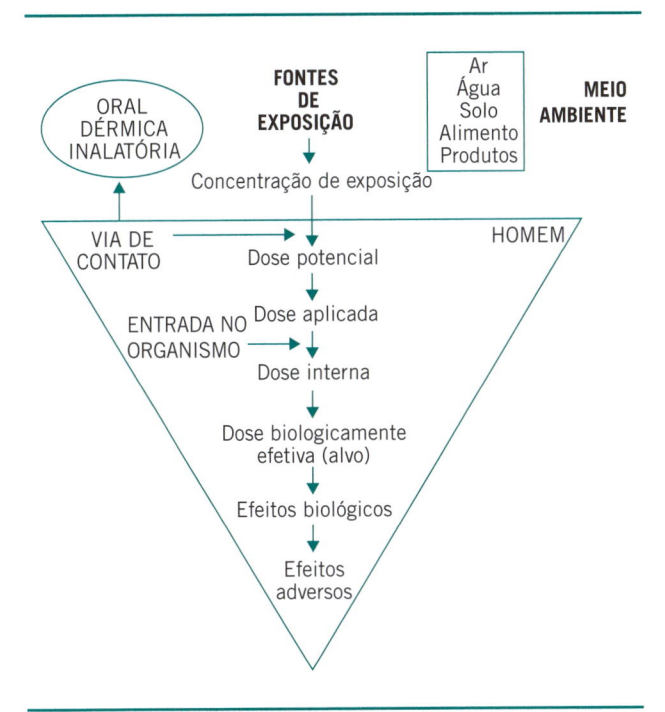

**Figura 2.** Conceitos importantes aplicados no processo de avaliação da exposição *(adaptado de WHO, 1999).*

Na maioria das vezes, a substância química está no ar, na água, no solo ou em um produto ou outro meio carreador. A concentração de substância química no ponto de contato corresponde à concentração de exposição. A exposição que ocorre durante um período de tempo pode ser representada por uma relação na qual a concentração de exposição é tempo-dependente.

A etapa da avaliação da exposição inclui três fases: 1) caracterização da fonte de exposição; 2) identificação dos meios de exposição (água, solo, ar, contato direto ou por alimentos) e das vias de exposição (dérmica, inalatória ou oral); e 3) quantificação da exposição.

As principais variáveis estudadas na avaliação da exposição são: populações expostas (público em geral ou grupos selecionados); tipos de substâncias (produtos farmacêuticos, substâncias químicas industriais ou poluentes ambientais); substâncias únicas ou misturas; duração da exposição (curta, longa ou esporádica); meios de exposição e vias de exposição.

O avaliador da exposição deverá primeiramente identificar o meio de contato e as populações potencialmente expostas. Alguns grupos populacionais podem estar sob maior risco, devido a níveis mais altos de exposição ou por possuírem maior suscetibilidade (crianças, idosos, gestantes, portadores de doenças crônicas, entre outros).

A concentração ou a dose potencial de contato pode ser quantificada por meio de medidas diretas ou indiretas. As mais importantes são:

➤ Medição direta da dose potencial de contato (barreira externa do organismo), realizada enquanto ocorre a exposição, mensurando e, posteriormente, integrando esta dose com o tempo de exposição. Pode ser realizada por técnicas de monitoramento individual. Exemplo: Dosimetria passiva para avaliar a exposição ocupacional aos praguicidas.

➤ Medição da concentração do agente químico no meio, onde ocorre o contato (exposição), realizada por mensurações ambientais em função do tempo de exposição. Essas mensurações se dão nos cenários de exposição e são conhecidas como medidas indiretas da exposição. Exemplo: Monitoramento ambiental do ambiente de trabalho.

➤ Estimativa de dose potencial, determinada pelos indicadores internos (biomarcadores de efeito e dose interna) após a exposição ter ocorrido. Essa medida indireta pode ser obtida por estudos de biomonitoramento. Exemplo: Monitorização biológica da exposição ocupacional (indicadores de dose interna e de efeito).

Essas três formas de quantificação da exposição ou da dose potencial são independentes, uma vez que são baseadas em dados ou estudos distintos. É importante ressaltar que todas essas formas têm limitações, todavia a credibilidade da avaliação de exposição e do risco pode ser melhorada pela utilização concomitante de uma delas.

Dados qualitativos obtidos por meio de questionários e de modelos de dispersão também são frequentemente utilizados. A avaliação da exposição pode requerer a determinação das emissões, dos meios, das vias de movimentação e da biodegradação da substância, de forma a estimar a concentração à qual pode estar exposta a população humana e/ou os compartimentos ambientais, como água, solo e ar.

Dependendo do propósito da avaliação, a estimativa da exposição pode resultar em uma frequência ou, então, em dados numéricos, que representem a intensidade, a taxa e a duração da exposição. A dose de contato obtida ou calculada é expressa geralmente em mg/kg de peso corpóreo/dia, para facilitar a comparação com os dados obtidos na caracterização do perigo.

A avaliação da exposição é uma etapa fundamental do processo de avaliação do risco, uma vez que, se não houver exposição, até mesmo uma substância altamente tóxica não representa uma ameaça.

## 5. CARACTERIZAÇÃO E MANEJO DO RISCO

A caracterização do risco é a etapa final desta avaliação e envolve a predição da frequência e da severidade dos efeitos adversos numa população exposta. A caracterização do risco integra os dados obtidos com identificação do perigo, caracterização do perigo e da exposição, gerando evidências sobre o risco da exposição a um agente químico, sob determinadas condições, para a tomada de decisões futuras.

De forma geral, na caracterização do risco compara-se o nível de dose selecionado dos estudos de toxicidade com a dose média diária de exposição calculada, levando em consideração os fatores de incerteza adotados. Por exemplo, a caracterização do risco da população exposta aos resíduos de praguicidas por meio da dieta pode ser obtida comparando-se a exposição diária estimada a este produto (dieta), com a IDA. Esta é calculada pela divisão do valor de Noael escolhido, conforme descrição na seleção de *endpoints*, pelos fatores de incerteza. Para demonstrar segurança, a exposição por meio da dieta nunca deve exceder a IDA. No caso da caracterização do risco ocupacional, pode-se calcular a margem de exposição (MoE) por meio da divisão do valor do Noael de escolha pelo valor estimado de Exposição Diária Total (calculado na etapa de avaliação da exposição). Para ser considerada como aceitável, a margem de exposição deve ser no mínimo igual ou maior que o valor considerado na adoção dos fatores de incerteza. Geralmente, considera-se o valor mínimo de 100 (MoE ≥ 100), já que a maioria dos *endpoints* de toxicidade deriva de estudos com animais (10x – variabilidade interespécie e 10x – variabilidade intraespécie).

A Tabela 3 apresenta um esquema simplificado de interpretação do processo de caracterização do risco. Ela revela que o risco elevado está diretamente associado com uma probabilidade maior de ocorrência de efeitos adversos.

**Tabela 3.** Interpretação simplificada do processo de caracterização do risco.

| Toxicidade | Exposição | Risco |
| --- | --- | --- |
| Alta | Alta | Muito alto |
| Alta | Média | Alto |
| Alta | Baixa | Alto/Médio |
| Alta | Muito baixa | Médio/Baixo |
| Média | Alta | Alto/Médio |
| Média | Média | Médio |
| Média | Baixa | Baixo/Médio |
| Baixa | Alta | Baixo/Médio |
| Baixa | Média | Baixo |
| Baixa | Baixa | Sem importância |

*Fonte: Adaptado de Tordoir, Maroni, 1994.*

De acordo com a severidade dos efeitos adversos e de sua probabilidade de ocorrência, verifica-se se o risco estimado é desprezível, tolerável ou intolerável. Além da avaliação com base científica, a interpretação do risco também é vinculada à percepção pessoal. Alguns exemplos das diferentes percepções em relação ao risco estão descritos na Tabela 4.

**Tabela 4.** Fatores que podem influenciar a percepção ao risco.

| Riscos tolerados | Riscos não tolerados |
| --- | --- |
| Voluntariamente assumido | Imposto por outros |
| Alto benefício pessoal percebido | Não percebido nenhum benefício pessoal |
| Concordância dos cientistas | |
| Não catastrófico | Discordância dos cientistas |
| Origem natural | Catastrófico |
| Perigo não perceptível | Origem industrial |
| Evento comum | Perigo altamente perceptível |
| Distribuído igualmente (equidade) | Evento raro |
| | Distribuição desigual |

Portanto, a caracterização do risco representa um importante elo entre os dados científicos obtidos nos diferentes estudos e as decisões governamentais e de ordem política quanto à regulamentação, ao gerenciamento e à comunicação do risco.

Durante o processo de registro de comercialização de substâncias químicas, podem ser solicitadas informações adicionais para refinar a avaliação do risco, que subsidiem decisões quanto às medidas mitigadoras. Os processos de avaliação de risco e do manejo do risco estão intimamente relacionados e visam o emprego de técnicas de controle adequadas e o estabelecimento de níveis de risco aceitáveis (Figura 3).

No processo de manejo do risco, outros aspectos envolvidos são avaliados, tais como: a importância social do risco; qual será o risco mínimo ou aceitável; necessidade de se buscar alternativas para redução do risco; austeridade da redução do risco e das medidas mitigadoras; estudo dos fatores econômicos envolvidos; prioridades de preocupações e ações; necessidade de ferramentas legais e, por fim, a análise da percepção do risco (avaliar, decidir e implementar).

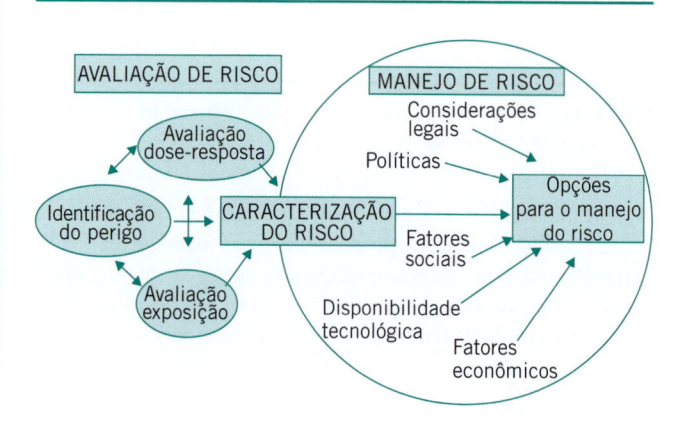

**Figura 3.** Integração dos dados da caracterização e manejo do risco.

## 6. APLICABILIDADE DA AVALIAÇÃO DO RISCO NO BRASIL

No Brasil, o registro para o direito a comercialização de alguns produtos químicos, de diferentes finalidades, como os cosméticos, os produtos saneantes, os fitoterápicos e os agrotóxicos, segue resoluções e normas que contemplam o emprego da avaliação do risco para o conhecimento da segurança destes, quer seja para a saúde humana, como para o meio ambiente. Dentro do processo de registro desses produtos, conhecer o risco e o benefício do uso é essencial para a tomada de decisão quanto a sua registrabilidade.

Também, a Vigilância em Saúde Ambiental vem desenvolvendo estudos de avaliação do risco na busca de conhecer a magnitude do problema de saúde pública decorrente da exposição humana a áreas contaminadas por substâncias químicas diversas. Nesse contexto, a metodologia que vem sendo utilizada é a desenvolvida na década de 80 pela Agency for Toxic Substances and Diseases Registry (ATSDR). A avaliação é baseada em informação tanto quantitativa (dados ambientais e efeitos na saúde), como qualitativa (metodologias para avaliar as preocupações da comunidade). O propósito é identificar se a população foi ou está exposta a substâncias perigosas, bem como estimar se a exposição é nociva ou potencialmente nociva, recomendar medidas para diminuir e/ou interromper a exposição e ações para a atenção integral e vigilância à saúde da população exposta.

O emprego dessa metodologia foi definido pelo Ministério da Saúde, após avaliar sua aplicabilidade em cinco áreas contaminadas por diversas atividades industriais entre 2001 e 2007, que incluíram: 1) Cidade dos Meninos, em Duque de Caxias/RJ, onde se estudou uma área contaminada com hexaclorociclohexano (HCH) e diclorodifeniltricloroetano (DDT); 2) Município de Santo Amaro da Purificação/BA, onde se avaliou uma área contaminada por metais pesados (chumbo, cádmio, cobre, zinco); 3) Condomínio Barão de Mauá, em Mauá/SP, onde se investigou uma área residencial construída sobre terreno contaminado com compostos orgânicos voláteis (VOCs, do inglês *Volatile Organic Compounds*), incluindo clorobenzeno, tolueno e benzeno; 4) Condomínio Mansões Santo Antônio, em Campinas/SP, onde se avaliou um terreno contaminado por solventes; e 5) Baixada Santista/SP, onde se estudaram áreas contaminadas por organoclorados.

Dessa forma, verifica-se que o processo de avaliação do risco apresenta-se como uma importante ferramenta para a prevenção dos danos à saúde e ao meio ambiente, pelo uso e/ou pelo manuseio de substâncias químicas. Vale ressaltar que esse é um processo dinâmico, que deve levar em consideração a evolução da produção científica e os diferentes paradigmas utilizados, para acompanhar as necessidades vigentes da sociedade.

## 7. BIBLIOGRAFIA

ASMUS, C.I.R.F.; ALONZO, H.G.A.; PALÁCIOS, M.; SILVA, A.P.; FILHOTE, M.I.F; BUOSI, D.; CÂMARA, V.M. Assessment of Human Health Risk from Organochlorine Pesticide Residues in Cidade dos Meninos, Duque de Caxias, Rio de Janeiro, Brazil. *Cad. Saúde Pública*, v.24, n.4, p.755-766, 2008.

ASMUS, C.I.R.F.; SILVA, A.P.; FILHOTE, M.I.F.; ALONZO, H.G.A.; BUOSI, D.; CÂMARA, V.M. Estudos de Avaliação de Risco à Saúde Humana: Uma Contribuição para a Vigilância em Saúde. *Cad. Saúde Colet.*, v.13, n.1, p.97-112, 2005.

ATSDR. *Public Health Assessment Guidance Manual*. Agency for Toxic Substances and Diseases Registry. U.S. Department of Health and Human Services. Atlanta, Georgia, 1992.

BARNES, D.M. Reference Dose (RfD): Description and Use in Health Risk Assessment. *Regul. Toxicol. Pharmacol.*, v.8, p.471-486, 1988.

BENFORT, D. *Principles of Risk Assessment of Food and Drinking Water Related to Human Health*. Brussels, Belgium: International Life Sciences Institute, 2001.

BRASIL. MINISTÉRIO DA AGRICULTURA, PECUÁRIA E ABASTECIMENTO. Coordenação-Geral de Agrotóxicos e Afins. *Manual de Procedimentos para Registro de Agrotóxicos 2012*. Brasília-DF. 69p. Disponível em: <www.agricultura.gov.br>.

CAMARA, V.M.; ALONZO, H.G.A.; BARRIGA, F.D.; ASMUS, C.I.R.F. A Geração e Acumulação de Contaminantes e suas Ameaças para a Saúde a Curto e Longo Prazo. In: GALVÃO, L.A.C.; FINKELMAN, J.; HENAO, S. (Org.). *Determinantes Ambientais e Sociais da Saúde*. 1 ed. Rio de Janeiro, Editora FIOCRUZ, 2011, p.457-473.

DAUGHERTY, J.E. *Assessment of Chemical Exposures: Calculation Methods for Environmental Professionals*. Boca Raton: Lewis, 1998. 439p.

EUROPEAN CENTRE FOR ECOTOXICOLOGY AND TOXICOLOGY OF CHEMICALS. *Framework for the Integration of Human and Animal Data in Chemical Risk Assessment*. Technical report n. 104. Brussels, Belgium, 2009. Disponível em: <http://www.ecetoc.org/publications>. Acesso em: 1º ago. 2009.

EUROPEAN COMMISSION. Technical Guidance Document on Risk Assessment: Part I. European Communities [S.I.], 2003.

FAUSTMAN, E.H.; OMENN, G.S. Risk Assessment. In: KLAASSEN, C.D. ed. *Casarett & Doull's Toxicology: The Basic Science of Poisons*. 6.ed. New York: Int. Ed. McGraw-Hill. cap.4, p.67-81, 2001.

FENSKE, R.A.; DAY JR, E.W. Assessment of Exposure for Pesticide Handlers in Agricultural, Residential and Institutional Environments. In: FRANKLIN, C.A.; WORGAN, J.P. *Occupational and Residential Exposure Assessment for Pesticides*. 1st ed. West Sussex, England: John Wiley & Sons, Ltd, 2005.

FRANKLIN, C.A.; WORGAN, J.P. *Occupational and Residential Exposure Assessment for Pesticides*. 1st ed. West Sussex, England: John Wiley & Sons, Ltd, 2005.

GRAHAM, J.D. Historical Perspective on Risk Assessment in the Federal Government. *Toxicology*, v.102, p.29-52, 1995.

HAYES, A.W. ed. *Principles and Methods of Toxicology*. 4.ed. Philadelphia: Taylor and Francis, p.47-49, 2001.

INTERNATIONAL UNION OF PURE AND APPLIED CHEMISTRY. Clinical Chemistry Division. Commission on Toxicology. *Glossary for Chemists of Terms used in Toxicology (IUPAC Recommendations 1993)* [Online]. Disponível em: <http://sis.nlm.nih.gov/main.htm>.

LEWIS, R.W. *et al.* Recognition of Adverse and Nonadverse Effects in Toxicity Studies. *Toxicologic Pathology*, v.30, n.1, p.66-74, 2002.

LIOY, P.J. Exposure Analysis: Reflections on its Growth and Aspirations for its Future. *Journal of Exposure Analysis and Environmental Epidemiology*, v.9, n.4, p.273-281, 1999.

NATIONAL ACADEMY OF SCIENCE (NAS): *Risk Assessment in the Federal Government*: Managing the Process, National Academy Press, Washington, DC, 1983. apud: NORTH, B.E. Human Health Risk Assessment Infotext®: Regulations, Standards and

General Information. (INFOTEXT® system). In: HALL, A.H.; RU-MACK, B.H. eds. *TOMES® System* [CD-ROM]. MICROMEDEX, Inc., Englewood, Colorado (Edition expires: October, 1998). 21p.

RODRICKS, J.V. Historical Perspective of Risk Assessment and Review of Steps in the Process. In: INSTITUTE OF MEDICINE. *Food Safety Policy, Science and Risk Assessment*: Strengthening the Connection: Workshop Proceedings. [S.I.]: [s.n.], 2001.

RODRICKS, J.V. *Calculated Risks:* Understanding the Toxicity and Human Health Risks of Chemicals in our Environment. Cambridge: Cambridge University Press, 1997. 256p.

ROWLAND, J. *G2004.01:* Guidance for Hazard Identification and Toxicity Endpoint Selection. Washington, D.C., U.S.: United States Environmental Protection Agency, 2004.

TORDOIR, W.F.; MARONI, M. Basic Concepts in the Occupational Health Management of Pesticide Workers. *Toxicology*, v.91, p.5-14, 1994.

UNITED STATES ENVIRONMENTAL PROTECTION AGENCY (EPA). *Guidelines for Exposure Assessment.* Washington, DC, Federal Register, 57: 22888, 1992. 164p.

WORLD HEALTH ORGANIZATION (WHO). *General Scientific Principles of Chemical Safety.* Geneva, 2000. 205p. (International Programme on Chemical Safety, Training Module n. 4).

WORLD HEALTH ORGANIZATION (WHO). *Principles for Modeling Dose-Response for the Risk Assessment of Chemicals:* Environmental Health Criteria XXX Draft. Geneva: International Programme on Chemical Safety, 2004. Disponível em: <http://www.inchem.org/documents/ehc/ehc/ehc210.htm>. Acesso em: 7 ago. 2007.

WORLD HEALTH ORGANIZATION (WHO). *Principles for the Assessment of Risks to Human Health from Exposure to Chemicals:* Environmental Health Criteria 210. Geneva: International Programme on Chemical Safety, 1999. Disponível em: <http://www.inchem.org/documents/ehc/ehc/ehc210.htm>. Acesso em: 13 jun. 2006.

WORLD HEALTH ORGANIZATION (WHO). *WHO Human Health Risk Assessment Toolkit:* Chemical Hazards: Harmonization Project Document: n. 8. Geneva: International Programme on Chemical Safety, 2010.

WORLD HEALTH ORGANIZATION (WHO). *Chemical-Specific Adjustments Factors for Interspecies Differences and Human Variability:* Guidance Document for Use of Data in Dose/Concentration-Response Assessment. Harmonization Project Document n. 2. Geneva, Switzerland, 2005. Disponível em: <http://www.who.int/ipcs/methods/harmonization/areas/uncertainty/en/>. Acesso em: 9 nov. 2011.

# 1.6.

# TOXICOLOGIA *IN VITRO*

# MÉTODOS ALTERNATIVOS AO USO DE ANIMAIS

*Carlos Alberto Tagliati*

*José Mauro Granjeiro*

*Luciene Bottentuit Balottin*

*Elisa Rosa dos Santos*

## CONTEÚDO DESTE CAPÍTULO

## 1. INTRODUÇÃO

O uso de animais nas Ciências da Vida remonta à Grécia antiga e aos primeiros experimentos médicos. Durante séculos, médicos e pesquisadores utilizaram animais para melhorar seus conhecimentos sobre a forma como os vários órgãos e sistemas do corpo humano funcionavam, bem como para aprimorar suas habilidades cirúrgicas.

A ascensão da ciência biomédica moderna no século XIX causou um aumento no número de animais utilizados em experiências, bem como na resistência à vivissecção. Embora a opinião sobre o grau de sofrimento experimentado por animais variasse entre os cientistas e o público, a maioria dos cientistas ficou unida na crença de que experiências em animais eram fundamentais para expansão do conhecimento.

Apesar do início do uso de sintéticos no século XIX, foi somente em 1922 que ocorreu o primeiro importante registro de toxicidade no uso de medicamentos: pacientes que utilizaram o medicamento Salvarsan® (arsfenamina) no tratamento de sífilis desenvolveram icterícia. A partir desse evento, o uso de animais vivos para estudar os efeitos adversos potenciais de novos medicamentos, aditivos alimentares, pesticidas e outras substâncias foi intensificado.

Em 1927, o farmacologista J.W. Trevan propôs a "dose letal para 50 por cento" ou teste DL50 para determinar a dose única de uma substância química que mataria metade dos animais expostos a ele. Apesar da importância desse teste, a experimentação animal em Toxicologia era ainda modesta. Dessa forma, os medicamentos eram introduzidos na clínica sem que fossem adequadamente avaliados. Tal fato foi agravado ainda pelo surgimento das indústrias farmacêuticas nos moldes atuais nos anos de 1930. Esse período ficou conhecido como a época dos "fármacos maravilhosos", devido ao fato de que os médicos ficaram deslumbrados com a possibilidade de ter fármacos puros e em concentrações maiores quando comparados aos produtos naturais.

Embora a eficácia fosse obtida com maior sucesso devido aos fatores citados, a possibilidade de efeitos tóxicos crescia à medida que aumentava a pureza e concentração do princípio ativo. Nesse cenário, em 1937 cerca de 100 crianças morreram nos Estados Unidos devido o uso da sulfanilamida contendo doses letais do solvente dietilenoglicol. Evidentemente, tal fato ocorreu em função de testes de segurança inadequados. Até 1937, a lei norte-americana não proibia a venda de drogas perigosas ou venenosas não testadas, a despeito de a Food and Drug Administration (FDA) existir desde o final do século XIX. A partir desse episódio, foi promulgado o Ato Federal de Alimentos, Medicamentos e Cosméticos (*Federal Food, Drug, and Cosmetic Act*), de 1938, iniciando um novo período de maiores exigências para a realização de testes de segurança anterior ao lançamento de novos produtos farmacêuticos, incluindo testes em animais.

Era então de se esperar que o processo de desenvolvimento de um medicamento utilizasse inicialmente os animais e, posteriormente, os seres humanos. Porém, na 2ª Guerra Mundial, o emprego de humanos pelos nazistas na avaliação de novas drogas mudou completamente esse contexto. Em 1947, foi criado o Código de Nuremberg com dez pontos, determinando no 3º que o "experimento deve ser baseado em resultados de experimentação animal e no conhecimento da evolução da doença ou outros problemas em estudo, e os resultados conhecidos previamente devem justificar a experimentação".

Esse episódio foi decisivo para o intenso aumento do uso de animais para o desenvolvimento de novos medicamentos. Estes deveriam ser avaliados inicialmente em animais de pequeno porte, passando a animais de maior porte até se aproximarem daqueles mais geneticamente parecidos com os homens, como os primatas não humanos. Contudo, embora pudessem parecer adequados para esse fim, os testes em roedores falharam completamente na predição da malformação fetal em milhares de crianças ao redor do mundo, entre 1956 e 1961, causada pela Talidomida.

Nesse ínterim, a publicação do livro *Principles of Human Experimental Technique* pelos pesquisadores William Russel e Rex Burch, em 1959, iniciou o movimento de proteção aos animais usados em experimentação e representou um marco na discussão sobre a utilização de animais para a avaliação de toxicidade. A partir desse movimento, o princípio dos 3Rs (*Reduction, Refinement* e *Replacement*) para o uso de animais é estabelecido: A *redução* reflete a obtenção de nível equiparável de informação com o uso de menos animais; o *refinamento* promove o alívio ou a minimização da dor, sofrimento ou estresse do animal; a *substituição* estabelece que um determinado objetivo seja alcançado sem o uso de animais vertebrados vivos. De fato, métodos alternativos podem ser definidos como qualquer método que possa ser usado para substituir, reduzir ou refinar o uso de animais de experimentação na pesquisa biomédica, ensaios ou ensino.

Em 1969, foi constatada a primeira ação em favor do princípio dos 3Rs com a criação, no Reino Unido, do Fund for the Replacement of Animals in Medical Experiments (FRAME), órgão para promover junto à comunidade científica o conceito e o desenvolvimento de métodos alternativos.

Nos anos posteriores, o avanço da ciência evidenciou as diferenças metabólicas e de respostas que controlam a homeostasia tecidual entre animais e humanos. A necessidade de modelos *in vitro* mais apropriados tornou-se ainda mais evidente e iniciou-se uma nova fase de abordagem toxicológica. Nas décadas seguintes, os pesquisadores e defensores do bem-estar animal se uniram em torno de um objetivo comum: encontrar alternativas cientificamente validadas para os testes feitos em animais.

## 2. REGULAMENTAÇÃO E CENTROS DE VALIDAÇÃO DE MÉTODOS ALTERNATIVOS

A política declarada das Instituições Europeias, desde a implantação do *Animal welfare guideline*, em 1986, pela Diretiva 86/609/EC, é de estimular e desenvolver o emprego de métodos alternativos ao uso de animais. Nela, fica estabelecido que "uma experiência não poderá ser executada em animal se outro método cientificamente satisfatório, que não implique a utilização de um animal, seja razoável e praticamente possível".

Vários esforços foram, e são, efetuados para a busca de alternativas, com a criação de centros dedicados ao desenvolvimento e validação de métodos alternativos.

Em 1989, foi criado, na Alemanha, o Zentrealstelle zur Erfassung und Bewertung von Ersatz und Erganzungsmethoden zum Tierversuch (ZEBET) (National Centre for Documentation and Evaluation of Alternative Methodos to Animal Experiments). Em 1991, é criado o European Centre for the Validation of Alternative Methods (ECVAM), a partir da Diretiva

86/609/EC com objetivo de desenvolver e coordenar a validação de métodos alternativos ao uso de animais na Comunidade Europeia.

Em 1997, as agências governamentais dos Estados Unidos formaram o Interagency Coordinating Center for the Validation of Alternative Methods (ICCVAM). Ele é composto por 15 agências regulatórias e de pesquisa, dentre as quais estão a Enviromental Protection Agency (EPA), a FDA e a Agency for Toxic Substances and Disease Registry (ATSDR), sendo que essas fornecem ou utilizam informações dos testes toxicológicos para o processo de avaliação do risco. O Comitê coordena, por meio das agências, a discussão relativa ao desenvolvimento, validação, aceitação e harmonização nacional e internacional dos ensaios toxicológicos, por intermédio do governo federal dos Estados Unidos.

Da mesma forma, outros países estabeleceram centros de validação. Em 2005, o governo japonês criou o Japanese Centre for the Validation of Alternative Methods (JaCVAM) e, em 2011, foi estabelecido no Brasil o Centro Brasileiro de Validação de Métodos Alternativos (BraCVAM), fruto da cooperação entre o Instituto Nacional de Controle de Qualidade em Saúde, (INCQS) da Fundação Oswaldo Cruz (Fiocruz) e a Agência Nacional de Vigilância Sanitária (Anvisa) (*DOU*, Seção 3, n. 13, p.122, 18/01/2012).

Em 2003, a sétima emenda (2003/15/EC) da diretriz de cosméticos (76/768/EEC) proibiu o teste de ingredientes de cosméticos e do produto final acabado em animais (*testing ban*) e proibiu a comercialização de produtos cosméticos acabados (ou seus ingredientes) que tiverem sido testados em animais (*market ban*). O *testing ban* e o *market ban* estão em vigor desde 2009 e 2013, respectivamente.

De forma similar, a regulamentação de químicos (REACH) da Comunidade Europeia, em vigor desde 2007, evita os testes em animais e prefere os testes alternativos *in vitro*. O propósito do REACH é registro, avaliação e autorização de químicos para sistematicamente avaliar os riscos para a saúde humana e meio ambiente de mais de 30.000 substâncias químicas que são produzidas ou importadas para a Comunidade Europeia num volume de mais de uma tonelada por ano.

Frente a esse panorama regulatório, a Comunidade Europeia, com o intuito de aumentar o desenvolvimento de Métodos Alternativos, adotou a Diretiva 2010/63/EU, que estabelece o ECVAM como Laboratório de Referência no âmbito da União, sendo este agora denominado European Union Reference Laboratory ECVAM (EURL ECVAM), responsável por coordenar e promover o desenvolvimento de métodos alternativos. A partir também dessa Diretiva de 2010, os Estados-membros foram convocados a contribuir para essa atividade crucial identificando e indicando laboratórios nacionais qualificados, garantindo a promoção de métodos alternativos.

A Organização para a Cooperação e Desenvolvimento Econômico (OCDE), organização intergovernamental constituída de 34 países da América do Norte, Europa e Pacífico, com objetivo de coordenar e harmonizar suas políticas, debater assuntos de interesses econômicos, sociais e ambientais, e colaborar para fazer frente aos problemas internacionais, desempenha um papel fundamental na harmonização dos métodos para classificação de substâncias químicas. As Diretrizes de ensaios da OCDE são uma coleção de métodos de ensaio, internacionalmente aceitos que são utilizados por laboratórios independentes, governo e indústria para determinar a segurança dos produtos químicos e preparações químicas, incluindo agrotóxicos e produtos químicos industriais. Eles cobrem os testes para as propriedades físico-químicas de produtos químicos (seção 1), os efeitos ambientais (seção 2), degradação e acúmulo no meio ambiente (seção 3), efeitos na saúde humana (seção 4), e outras áreas (seção 5, para teste de diretrizes que não se enquadram nas primeiras quatro seções). De especial interesse, é na seção 4 que os métodos alternativos ao uso de animais são publicados (http://www.oecd.org/env/ehs/testing/oecdguidelinesforthetestingofchemicals.htm).

No Brasil, o artigo 32 da Lei n. 9.605, de 12 de fevereiro de 1998, de nossa Constituição, que determina detenção, de três meses a um ano, e multa para quem praticar ato de abuso, maus-tratos, ferir ou mutilar animais silvestres, domésticos ou domesticados, nativos ou exóticos, e incorre nas mesmas penas quem realizar experiência dolorosa ou cruel em animal vivo, ainda que para fins didáticos ou científicos, quando existirem recursos alternativos.

A Lei n. 11.794 (Lei Arouca), de 8 de outubro de 2008, regulamentada pelo Decreto n. 6.899, de 15 de julho de 2009, dispõe sobre a criação e a utilização de animais em atividades de ensino e pesquisa científica, em todo o território nacional e cria o Conselho Nacional de Controle de Experimentação Animal (Concea). A esse Conselho compete, dentre outras funções, monitorar e avaliar a introdução de técnicas alternativas que substituam a utilização de animais em ensino e pesquisa. Essa entidade é responsável por credenciar as instituições que utilizem animais em seus trabalhos, além de criar as normas brasileiras de criação e uso de animais de laboratório.

De forma complementar às Leis Nacionais, recentemente o Ministério da Ciência, Tecnologia e Inovação (MCTI) estabeleceu, pela Portaria n. 491, de 3 de julho de 2012, a Rede Nacional de Métodos Alternativos (Renama), que tem por objetivo:

1. estimular a implantação de ensaios alternativos ao uso de animais por meio do auxílio e do treinamento técnico nas metodologias necessárias;

2. monitorar periodicamente o desempenho dos laboratórios associados por meio de comparações interlaboratoriais;

3. promover a qualidade dos ensaios por meio do desenvolvimento de materiais de referência químicos e biológicos certificados, quando aplicável;

4. incentivar a implementação do sistema de qualidade laboratorial e dos princípios das boas práticas de laboratório (BPL); e

5. promover o desenvolvimento, a validação e a certificação de novos métodos alternativos ao uso de animais.

A Renama disponibilizará, por meio de uma rede de laboratórios associados, os métodos alternativos ao uso de animais, validados e disponíveis na OCDE, observando os princípios de BPL. Desta forma, a Renama contribuirá para a garantia da qualidade dos serviços ofertados ao setor produtivo e para o aumento, natural, da sua competitividade internacional, uma vez que os métodos alternativos ao uso de animais representam muitas vezes barreiras técnicas à exportação (legislações europeias, anteriormente comentadas).

## 3. VALIDAÇÃO DE MÉTODOS ALTERNATIVOS AO USO DE ANIMAIS

A validação de métodos alternativos é definida como o processo pelo qual a confiabilidade e a relevância dos testes são estabelecidas para um propósito definido e de forma independente, por exemplo, do desenvolvedor do método de teste. Ainda, devem possuir a robustez necessária para a aceitação pelo órgão de regulamentação. De fato, o processo de validação de métodos alternativos visa verificar a otimização, potencial de transferência, reprodutibilidade e relevância do método com o objetivo de ser submetido à apreciação da agência regulatória e, uma vez aprovado, tornar-se oficialmente disponível para a avaliação toxicológica de matéria-prima. A disponibilização mundial dos métodos validados ocorre por meio da OCDE e das farmacopeias.

O Centro de Validação de Métodos Alternativos Europeu (ECVAM), em cooperação com especialistas internacionais, estabeleceu o guia para validação, Guia 34 da OCDE. O processo de validação deve ter a coordenação de um Centro de Validação (como o próprio ECVAM), e a adoção de um novo método requer quatro etapas, a saber: pré-validação, validação, revisão pelos pares e aceitação pela agência regulatória.

Desenvolver e validar métodos alternativos pressupõe realizar ciência de fronteira e, muitas vezes, inovar quanto a métodos, processos e ferramentas analíticas. O processo de validação de um método pelo ECVAM está resumido no esquema da Figura 1. Os principais fatores e fluxo de trabalho no processo de validação são mostrados nas Figuras 2 e 3. As autoridades regulatórias podem ter requisitos específicos para a análise e resumo dos resultados dos estudos de validação anteriores à submissão de tais estudos.

A pré-validação é um estudo interlaboratorial em pequena escala desenhado para refinar o protocolo e o Modelo de Predição (MP) de um método de teste, e para obter uma avaliação preliminar de sua relevância e confiabilidade. O MP desempenha um importante papel no processo de validação. Como descrito por Archer *et al.* (1995), o método alternativo para a substituição (ou a substituição parcial) de um animal de teste pode ser pensado como a combinação de um sistema de teste e um MP. O sistema de teste fornece um meio de produção de dados

físico-químicos ou *in vitro* relativos aos produtos químicos de interesse, enquanto o MP está para um algoritmo não ambíguo para converter esses dados em previsões sobre o desfecho de um fármaco em animais ou seres humanos. O papel do MP em validação foi discutido anteriormente por Bruner *et al.* (1996), que também definiu critérios para a adequação de MPs, e descreveu o uso de simulações computacionais, baseadas no conceito de MP, para julgar a realização de testes alternativos.

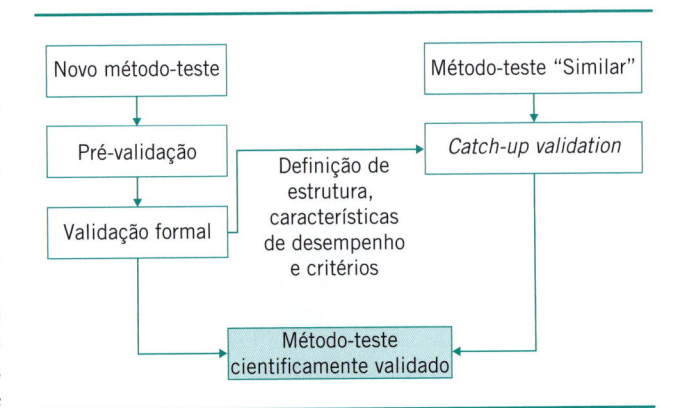

**Figura 1.** No processo do ECVAM, um método cientificamente validado é aquele que foi aprovado pelo ECVAM Scientific Advisory Committee (ESAC).

O processo de pré-validação é dividido em três fases consecutivas (1-3): método de refinamento do teste (fase I), a transferência (fase II) e o desempenho do método (fase III). A fase formal do estudo de validação é um estudo interlaboratorial em maior escala, realizado em condições cegas, e concebido para obter uma avaliação mais definitiva de relevância e confiabilidade (Figura 2).

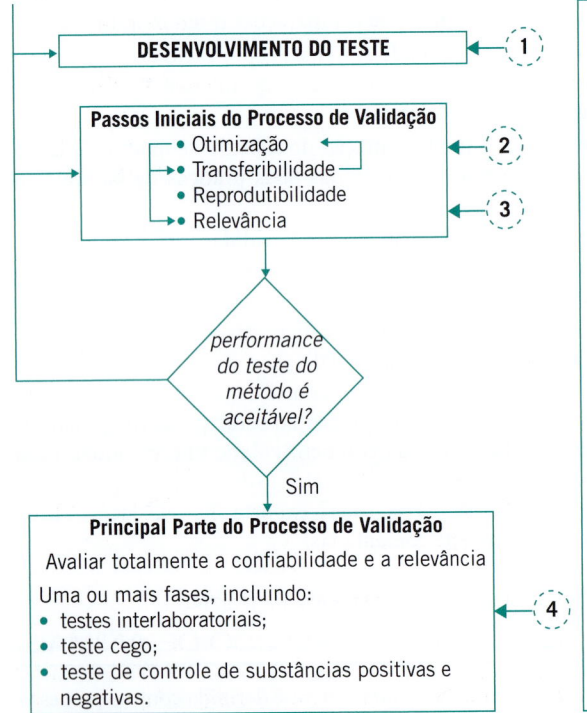

**PRÉ-VALIDAÇÃO**

**Ponto 1**
Cada elemento de um teste (tempo de exposição química, histopatologia, química, clínica etc.) necessita ser cuidadosamente explorado e avaliado para determinar as ótimas condições/detalhes.

**Ponto 2**
Pelo menos um laboratório independente do laboratório que desenvolveu o teste deverá conduzir o ensaio para uma análise inicial e fazer a revisão de sua transmissibilidade e reprodutibilidade interlaboratorial. No caso de o método de teste falhar, para fornecer reprodutibilidade suficiente, dependendo do grau da falha, ele poderá ou não ser considerado para prosseguimento com a otimização.

**Ponto 3**
O teste do método pode falhar ao mostrar um desempenho aceitável em termos de relevância em vez de uma falta de reprodutibilidade. Isso poderia ser o resultado da fraqueza do protocolo do método do teste. Se a otimização do teste não resolver o problema de desempenho, a reconfiguração das partes do método do teste poderá estar em ordem, ou uma rejeição do proposto método do teste deve ser reconsiderada.

**VALIDAÇÃO INTERLABORATORIAL**

**Ponto 4**
Em certos casos em que o resultado de pré-validação não for suficiente para justificar validação adicional, mas revele ser promissor, um método do teste poderá, após um refinamento, proceder para a principal parte do estudo de validação para o seu aprimoramento. Nesse caso, é recomendado executar o principal estudo de validação em mais de uma fase.

**Figura 2.** Do desenvolvimento ao teste de validação: pontos de entrada para teste do método de otimização.

Em geral, métodos de ensaio recentemente desenvolvidos entram no processo de pré-validação, que, se bem-sucedido, procedem à validação formal. Em alguns casos, no entanto, um novo teste pode ser suficientemente "similar" (em termos de suas características estruturais e confiabilidade) a outro teste, cuja validade científica já tenha sido estabelecida, de forma que um estudo de pré-validação pode ser suficiente para estabelecer a validade do novo método. Esse processo, chamado de validação por *catch-up*, foi utilizado no estudo da pele humana EpiDerm™ como modelo para a corrosividade da pele, seguindo o sucesso obtido na validação formal do modelo de pele humana EpiSkin™.

É evidente, portanto, que, para reduzir, refinar ou substituir um método *in vivo*, é preciso demonstrar cientificamente a relevância e a confiabilidade do método alternativo.

As informações atualizadas sobre os métodos validados e com aceitação regulatória podem ser acessadas na página do EURL-ECVAM (http://ihcp.jrc.ec.europa.eu/our_labs/eurl-ecvam/validation-regulatory-acceptance), e os guias para a execução dos ensaios podem ser obtidos na página da OECD (http://www.oecd.org/env/ehs/testing/oecdguidelinesforthetestingofchemicalsandrelateddocuments.htm).

---

**Definição do Método do Teste (identificar a necessidade para dados específicos)**
- Teste de seleção/desenvolvimento.
- Prover uma descrição detalhada incluindo variáveis, conforme apropriado.
- Coletar informações anteriores suportando a seleção do teste.

**Análise inicial da relevância e confiança do protocolo do Método do Teste (pré-validação)**
- Teste interlaboratorial.
- Teste interlaboratorial inicial.
- Teste de refinamento/otimização, minimização do protocolo de variáveis.

**Ampla análise da relevância e confiança do Protocolo de Teste**
- Acompanhamento do teste interlaboratorial.
- Acumulação de dados por sua relevância, confiança.
- Finalização do apropriado protocolo do teste.

**Avaliação global e conclusão**
- Avaliação por pares independente.
- Conclusões do estudo de validação.
- Recomendações.
- Publicação.

**Autoridades reguladoras / revisão e conclusão**
- Recomendações para ou contra o uso.

**Aspectos essenciais incluem:**
- identificar a base do teste;
- definir a proposta científica e relevância;
- definir os efeitos adversos e as medidas;
- definir as limitações do teste;
- definir a lógica e o critério de decisão na interpretação dos resultados do teste;
- definir o papel do teste criando o trabalho de validação: estrutura de gestão, procedimentos de BPL, seleções de controles químicos positivos, dados de referência;
- identificar os laboratórios que participam no trabalho;
- otimizar os protocolos do método do teste e desenvolvimento de PPOs;
- distribuir o repositório de substâncias/produtos químicos;
- realizar testes;
- analisar dados;
- analisar confiança;
- analisar relevância;
- avaliação de pares;
- definir o papel do teste no teste das estratégias;
- regulamentar a aceitação e o uso.

**Figura 3.** Fatores-chave para a validação e aceitação regulamentar dos novos e revisados métodos do teste toxicológico.

## 4. MÉTODOS ALTERNATIVOS VALIDADOS – DESAFIOS

Intensa pesquisa e análise laboratorial vêm contribuindo há mais de 40 anos para o desenvolvimento de métodos alternativos. A Tabela 1 exibe os testes atualmente aceitos ou validados no mundo como sendo alternativos ao uso de animais para experimentação, frutos do processo investigativo.

O avanço científico na área de métodos alternativos pode ser mensurado pelo número de publicações indexadas em base de dados confiáveis. A Figura 4 evidencia a evolução exponencial dos números de artigos publicados e indexados na base Pubmed, de 1985 a 2013, utilizando a palavra-chave *Animal Testing Alternatives* como *mesh*.

Dentre os diversos temas investigados, é possível detectar esforços maciços sobre os testes para identificação de pirogênios, toxicidade aguda sistêmica, carcinogenicidade e genotoxicidade e, mais recentemente, sobre métodos alternativos *in silico*.

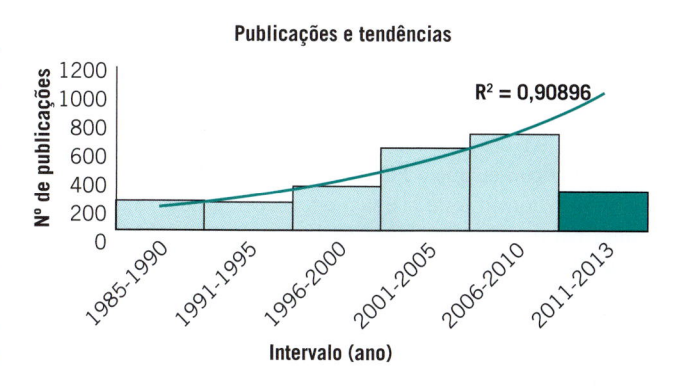

**Figura 4.** Evolução do número de publicações científicas indexadas no Pubmed, entre 1985 e 2013, utilizando o descritor *Animal Testing Alternatives (Mesh)*. Levantamento realizado em julho de 2013.

## 4.1. Pirogenicidade

Dentre os métodos citados (Tabela 1), o Método de Ativação de Monócitos (MAT) e suas derivações tem se mostrado muito promissor para a identificação de contaminação por substâncias pirogênicas em produtos destinados ao uso parenteral, as quais podem ser de origem bacteriana, como endotoxinas e lipopolissacarídeos de bactérias gram-negativas, ácido lipoteicoico e peptidoglicanos nas bactérias gram-positivas, e enterotoxinas, de componentes virais e fúngicos.

Substâncias pirogênicas ativam os monócitos e promovem a liberação de mediadores inflamatórios (interleucina 1, interleucina 6 e Fator Tumoral de Necrose) e o aumento da temperatura corpórea, podendo causar choque pirogênico, reações febris, insuficiência dos órgãos e morte. O MAT pode ser realizado por meio de três metodologias: utilizando sangue humano não fracionado (sangue total, do inglês *Whole Blood Test*), fresco ou criopreservado, medindo IL-1 ou IL-6; com a linhagem monocítica MonoMac-6 (MM6), medindo IL-6; ou células mononucleares purificadas do sangue periférico para IL-6.

O teste-padrão para controle de produtos livres de pirogênio é o Teste de Pirogênio em Coelho (RPT, do inglês *Rabbit Pyrogen Test*), desenvolvido na década de 1940. Outro teste validado é o Lisado de Amebócito de *Limulus* (LAL), na década de 1960, porém se limita a endotoxina bacteriana e, ainda, faz uso de produtos extraídos de animais. Além disso, não é possível testar diversos produtos biológicos, como vacinas, nesse modelo.

O MAT, embora apenas validado para endotoxinas, assim não sendo reconhecido como substituto ao RPT, baseia-se na condição fisiológica normal do organismo. Além disso, com estudos para outras classes químicas, tem um grande potencial para avanços científicos e tecnológicos, inclusive com resultados positivos para vacinas, reduzindo o uso de animais, os custos e o tempo empregado nos testes de controle da qualidade de produtos.

## 4.2. Toxicidade aguda – determinação da DL50

Em 1981, é promulgada a OECD 401 (Toxicidade Aguda Oral) em substituição ao método tradicional DL50. O referido protocolo preconizava 5 animais por sexo por grupo, com 3 doses por teste, sendo a dose-limite de 5.000 mg/kg. Posteriormente, em 1984, a British Toxicology Society propõe um novo método de toxicidade oral aguda (observação de sinais de toxicidade a partir de doses fixas). Esse teste ficou conhecido como *Fixed Dose Procedure* (FDP: 5, 50, 300 e 2.000 mg/kg).

Em 1987, a OECD 401 foi revisada por razões éticas com animais. Passaram a ser empregados somente animais de um sexo, sendo a dose-limite de 2.000 mg/kg. Posteriormente, em 1990 verificou-se que o FDP poderia classificar as substâncias de acordo com o teste clássico e fornecer, ainda, informações como natureza, início, duração e consequência dos sinais de toxicidade que são requeridos para avaliação do risco.

Consequentemente, em 1992 a FDP é adotada como alternativa sob o protocolo OECD 420. Em seguida, em 1996, é adotada a segunda alternativa, *Acute Toxic Class Method* (ATCM) – protocolo OECD 423. Esse usa também o conceito de dose fixa, mas usa o *endpoint* como fator principal. Em 1998, é adotado o *Up-and-Down Procedure* (UDP; OECD 425), sendo o ajuste da dose para cima ou para baixo realizado de acordo com sinais do animal.

Finalmente, em 2002, a OECD 401 é eliminada, e são adotados os protocolos OECD 420, 423 e 425 como métodos alternativos para animais. Esse fato representou um importante avanço nessa política, pois, desde o início da DL50, o número de animais reduziu significativamente nesse experimento.

Seguindo ainda na redução de animais na determinação da DL50, em fevereiro de 2008, o ICCVAM recomendou o uso de métodos *in vitro* para estimar doses de testes de toxicidade aguda por via oral. O ICCVAM recomendou que os métodos de ensaio de citotoxicidade basal *in vitro* deveriam ser considerados antes de usar animais nos testes de toxicidade sistêmica aguda por via oral a fim de reduzir o número de animais empregados.

Atualmente a OCDE disponibiliza o documento n. 129, que é um Guia baseado nos ensaios recomendados pelo ICCVAM (*Guidance document on using cytotoxicity tests to estimate starting doses for acute oral systemic toxicity tests*) para estimar as doses iniciais para os testes de toxicidade sistêmica por via oral.

## 4.3. Identificação de substâncias carcinogênicas e genotóxicas

Mesmo depois de várias décadas de esforços, ainda é uma prioridade para a pesquisa o desenvolvimento de ferramentas capazes de predição de carcinogênicos químicos em menos tempo e com menor custo em termos de vidas animais e recursos financeiros. Nesse sentido, por muitos anos, testes de transformação celular (TTC) têm sido propostos para a identificação de produtos químicos com potencial carcinogênico. Entretanto, esses ensaios vêm sendo submetidos a ciclos de aprovação ou reprovação pela comunidade científica (Benigni & Bossa, 2011).

Apesar disso, os ensaios *in vitro* podem representar uma parte essencial na determinação da genotoxicidade e prover informações sobre a mutagênese (gênica), quebra ou rearranjo de cromossomos (clastogênese) e aberrações numéricas (aneugênese) (Pfuhler *et al.*, 2010). Além disso, os TTC, mimetizando alguns estágios da carcinogênese *in vivo*, são capazes de detectar alterações fenotípicas características de células malignas que passam a ter a habilidade de induzir tumores em animais suscetíveis.

Recentemente, a OCDE que definiu vários dos ensaios de genotoxicidade *in vitro* aceitos mundialmente considerou os TTC e publicou os resultados e análises de dados experimentais (OCDE, 2007). Uma vez que nenhum desses métodos, sozinho, é capaz de detectar possíveis eventos genotóxicos, um amplo arranjo de sistemas-teste tem sido desenvolvido e adotado internacionalmente em esquemas regulatórios. É empregada largamente uma abordagem que usa dois níveis de testes integrados. O primeiro nível (nível 1) inclui ensaios *in vitro*. Nesse nível, testes de mutação bacteriana, como o teste Ames – p. ex., OECD TG 471 – são primeiramente usados, seguidos de testes *in vitro* baseados em células de mamíferos, que detectam mutações gênicas – p. ex., OECD TG 476 – ou aberrações cromossômicas – p. ex., OECD TG 473. O segundo nível (nível 2) envolve o uso de estudos *in vivo* de curta duração (usualmente ensaios de citogênese em medula óssea) para determinar se potenciais agentes mutagênicos detectados no nível 1 *in vitro* são capazes de expressar essa capacidade no animal como um todo. Assim, resultados negativos *in vitro* são usualmente considerados suficientes para indicar ausência de mutagenicidade, enquanto um resultado positivo não é considerado suficiente para indicar que o agente químico representa risco mutagênico, isto é, pode haver falsos-positivos (Benigni & Bossa, 2011).

Problemas presentes nessas estratégias de testes têm sido trazidos à tona recentemente em vista de novos requerimentos na regulação mundial. Entre eles estão: (i) a falta de ensaios capazes de identificar carcinogênicos não genotóxicos, (ii) a alta taxa de resultados falso-positivos dos testes de mutagênese de curta duração baseados em células de mamíferos e (iii) a baixa sensibilidade dos testes de mutagênese de curta duração *in vivo* (Pfuhler *et al.*, 2010; Benigni & Bossa, 2011). Todas estas dificuldades têm estimulado a revisão e modificação desses esquemas com base em estudos científicos. Pfuhler *et al.* (2010) acreditam que talvez a mais importante abordagem não animal seja fazer uso de evidências, dados e predições que usam informações sobre os produtos químicos em si, análogos funcionais ou estruturais, metabólitos etc. Propõem então que o estudo dessas evidências pode determinar se um teste (*in vitro* ou *in vivo*) subsequente será mesmo necessário ou qual o teste mais adequado para que as lacunas nos ensaios sejam preenchidas.

Benigni e Bossa (2011) usaram a compilação da OCDE (2007) e analisaram a habilidade de três TTC (testes em embrião de *Syrian* hamsters, Balb/c 3T3 e C3H) predizerem a carcinogênese química. Na comparação com outros TCD (testes de curta duração), definem um papel para os TTC e uma nova estratégia potencialmente capaz de eliminar uma série de problemas nas estratégias atuais. Em sua proposta, mostraram que estratégias em níveis, com testes rápidos e baratos no nível 1 (p. ex., o teste Ames – OECD TG 471 – ou Alertas Estruturais) e o TTC de embriões de *Syrian* hamsters (OECD TG 495) no nível 2, são capazes de identificar mais de 90% dos produtos carcinogênicos. Em um estudo mais recente, Benigni *et al.* (2012) apresentam uma base de dados curada de resultados de mutagênese por testes de micronúcleo *in vivo*. Em suas análises, concluem que os testes de micronúcleo *in vivo* não são capazes de complementar os resultados obtidos pelos equivalentes testes *in vitro*. Assim, na presente forma, não poderiam ser considerados uma ferramenta útil para testes de genotoxicidade, mas poderiam ser usados em estudos de potenciais alvos.

Considerando que, pelo menos para a área de cosméticos na Europa, a partir de 2013 os ensaios *in vitro* são as únicas ferramentas disponíveis para a determinação do potencial mutagênico e carcinogênico, um grande esforço na pesquisa e na regulamentação deverá continuar sendo feito para implantar e melhorar os testes existentes e desenvolver novos modelos (Pfuhler *et al.*, 2010).

## 4.4. Métodos *In Silico*

No contexto dos métodos alternativos, é impossível deixar de lado o crescente e importante papel que desempenham os métodos *in silico*. Por definição, a expressão significa "realizado utilizando uma simulação computacional" e foi criado em 1989 durante o *workshop Cellular Automata: Theory and Applications* em Los Alamos, Novo México, por um matemático da Universidade Nacional Autônoma do México (UNAM, do inglês National Autonomous University of Mexico).

Os métodos *in silico* são utilizados para determinar a compatibilidade de substâncias com base na sua estrutura química.

Substâncias com estruturas químicas semelhantes muitas vezes possuem propriedades similares. Nesses casos, portanto, o conhecimento das propriedades de algumas substâncias representativas é suficiente para ser capaz de deduzir as propriedades de uma série de substâncias similares. Por analogia, certas propriedades dessas substâncias representativas podem ser assumidas como sendo propriedades das outras substâncias subsequentes.

O impacto dessa abordagem é claramente visto na possibilidade de reduzir significativamente o número de animais de experimentação pela redução do número de substâncias-teste. Com o uso de ferramentas como o *Quantitative Structure-Activity Relationship* (QSAR), por exemplo, será possível descobrir quais são as propriedades de determinados compostos químicos e seus respectivos efeitos.

Portanto, o uso desse tipo de ferramenta auxilia grandemente o trabalho com meios *in vivo*, partindo do pressuposto de que já se conhece o futuro efeito no meio (mutagenicidade, sensibilização cutânea, solubilidade em água, entre outros). Atualmente, estão disponíveis ferramentas computacionais, como o QSAR *Toolbox*, a qual possui um banco de dados de uma gama de substâncias químicas e suas respectivas propriedades. Essa ferramenta foi desenvolvida pela OCDE e é disponibilizada gratuitamente na internet (OASIS, site: http://toolbox.oasis-lmc.org, acessado em: 19/03/2012). Outros exemplos de métodos *in silico* são: *Read-Across*, que é uma versão muito simplificada do modelo QSAR, e *Virtual Screening*, que são métodos baseados em simulações de encaixe de compostos químicos e macromoléculas biológicas, como as proteínas.

Estudos recentes vêm demonstrando a aplicabilidade dessa ferramenta em estudos de fototoxicidade, de irritação cutânea, avaliando respostas de células dendríticas e aliada a banco de dados *in silico* e para carcinogênese. Neste último caso, 1.500 compostos incluídos na legislação do REACH foram utilizados para avaliar sete ferramentas computacionais, concluindo-se que uma bateria de testes *in silico* poderia contribuir para a redução do número de animais em experimentação.

## 4.5. Projetos avançados em Toxicologia

Em 2007, o National Research Council publicou o relatório *Toxicity Testing in the 21st Century: A Vision and a Strategy* para desenvolver uma visão de longo prazo para testes de toxicidade, bem como traçar um plano estratégico para realizá-los. Essa abordagem para testes de toxicidade demandava menos estudos em animais e um foco maior em métodos *in vitro* para a avaliação de riscos que os produtos químicos podem oferecer aos sistemas biológicos.

No ano seguinte à publicação do relatório, ocorreu uma parceria entre o National Toxicology Program, o National Institute of Health Center Chemical Genomics e o EPA para firmar o programa Tox21 com o objetivo de promover o avanço dos testes de toxicidade. O Tox21 propõe o mapeamento de um conjunto completo de vias bioquímicas envolvidas nas respostas biológicas. Dessa maneira, com a identificação do comprometimento das vias de toxicidade, pode-se inferir sobre o potencial de dano humano a partir de produtos químicos, ou seja, o efeito adverso ou doença que viria a afetar o organismo humano exposto a substâncias tóxicas.

Somado a isso, atualmente, deposita-se significante expectativa na abordagem toxicogenômica, a qual combina a genômica, a transcritômica, a proteômica e a metabolômica com técnicas tradicionais de patologia e toxicologia, tendo em vista uma maior compreensão dos mecanismos moleculares que levam à toxicidade da droga, a eficácia e o polimorfismo do DNA, responsável pela suscetibilidade individual à toxicidade. Entende-se que a compreensão do mecanismo de ação pode fornecer informações sobre se a mudança observada é específica da espécie ou preditivo de risco humano.

Com o objetivo de acelerar esse processo, foi publicado, recentemente, um relatório resultante de um estudo encomendado pela Comissão Europeia. Ele descreve os métodos alternativos potencialmente capazes de substituir a experimentação animal nas avaliações de segurança de cosméticos, medicamentos e produtos químicos. A revisão inclui as áreas de toxicocinética, sensibilização/corrosão dérmica, irritação ocular, fototoxicidade, toxicidade sistêmica aguda, toxicidade de dose repetida, carcinogenicidade, mutagenicidade, toxicidade reprodutiva e do desenvolvimento.

Em 2011, Hartung e diversos especialistas dos EUA, Europa e Japão avaliaram esse relatório. Algumas opiniões desses autores podem fornecer dados adequados para a substituição de alguns estudos com animais no futuro próximo. Os especialistas estimam que a substituição da experimentação animal será possível para os aspectos de sensibilização da pele e toxicocinética em cerca de 5 a 9 anos, contudo mais de 10 anos serão exigidos para as outras areas.

**Tabela 1.** Métodos alternativos ao uso de animais validados/aceitos *(adaptado de Kandarová & Letasiová 2011 – www.alttox.org)*.

| Parâmetro e nome do método | Tipo de teste[1] | Aprovação da validação científica | | Aceitação regulatória | |
|---|---|---|---|---|---|
| | | Autoridade líder | Aval subsequente | Nacional/Regional (Estados Unidos) | Aceitação internacional |
| **Toxicidade aquática aguda** | | | | | |
| Abordagem por limiar superior de concentração | *in vivo* | | ESAC (2006) | | |
| **Toxicidade aguda (oral) em mamíferos** | | | | | |
| Método clássico de toxicidade aguda | *in vivo* | | ESAC (2007) | | OECD TG 423 (2001) |
| Dose fixa | *in vivo* | | ESAC (2007) | | OECD TG 429 (2001) |
| *Up-and-Down Procedure* | *in vivo* | ICCVAM (2001) | ESAC (2007) | | OECD TG 425 (2001) |
| Ensaio de captação de vermelho neutro por queratinócitos humanos normais | *in vitro*[2] | ICCVAM (2006) | | Agências americanas (2008) | Draft OECD TG |
| Ensaio de captação de vermelho neutro por linhagem Balb/c 3T3 | *in vitro*[2] | ICCVAM (2006) | | Agências americanas (2008) | Draft OECD TG |
| **Toxicidade aguda (inalatória) em mamíferos** | | | | | |
| Método clássico de toxicidade aguda | *in vivo* | | | | OECD TG 436 |
| Procedimento com dose fixa | *in vivo* | | | | Draft OECD TG 433 |
| **Toxicidade crônica em mamíferos** | | | | | |
| Estudos de pesticida por um ano utilizando cães | *in vivo* | ESAC (2006) | | Agência de Proteção ao Meio Ambiente Americana (EPA 2009) | |
| **Penetração dérmica** | | | | | |
| Métodos de absorção cutânea *in vitro* | *in vitro/ex vivo* | Grupo de especialistas OECD | | | OECD TG 428 (2004) |
| **Varredura de mecanismo endócrino** | | | | | |
| Ensaio de ligação a receptor andrógeno (próstata de rato) | *in vitro* | | | Agência de Proteção ao Meio Ambiente Americana (EPA 2009) | |
| Ensaio de inibição da aromatase (recombinante humano) | *in vitro* | | | Agência de Proteção ao Meio Ambiente Americana (EPA 2009) | |

continua

continuação

| Parâmetro e nome do método | Tipo de teste[1] | Aprovação da validação científica | | Aceitação regulatória | |
|---|---|---|---|---|---|
| | | Autoridade líder | Aval subsequente | Nacional/Regional (Estados Unidos) | Aceitação internacional |
| Ensaio de ativação transcricional de ER-alfa para agonistas de ER | *in vitro* | | | | OECD TG 455 (2009) |
| Ensaios de ligação para receptores de estrógenos | *in vitro* | | | Agência de Proteção ao Meio Ambiente Americana (EPA 2009) | |
| Esteroidogênese (H295R *human cell line*) | *in vitro* | | | Agência de Proteção ao Meio Ambiente Americana (EPA 2009) | |
| Bateria de varredura (EPA tier 1) | *in vitro/in vivo* | | | EPA (2009) | |
| **Corrosão ocular** | | | | | |
| Teste de opacidade e permeabilidade de córnea bovina (BCOP) | *ex vivo* | ICCVAM (2007) | ESAC (2007) JaCVAM (2009) | | OECD TG 437 (2009) |
| Teste com olho de galinha isolado | *ex vivo* | ICCVAM (2007) | ESAC (2007) JaCVAM (2009) | | OECD TG 438 (2009) |
| Teste utilizando membrana corioalantoica de ovo fertilizado (HET-CAM) | *in vitro/ ex vivo* | | | Autoridades Europeias (substâncias perigosas) | |
| Teste com olho isolado de coelho | *ex vivo* | | | Autoridades Europeias (substâncias perigosas) | |
| **Irritação ocular** | | | | | |
| *Cytosensor Microphysiometer modified* (citotoxicidade) | *in vitro* | ESAC (2009) | | | |
| Citotoxicidade/função celular com base em ensaios *in vitro*: passagem de fluoresceína | *in vitro* | ESAC (2009) | | | |
| **Genotoxicidade** | | | | | |
| Teste de mutação em bactérias (Ames) | *in vitro* | | | | OECD TG 471 (1997) |
| Teste *in vitro* de mutação genética | *in vitro* | | | | OECD TG 476 (1997) |
| Teste *in vitro* de aberração cromossômica | *in vitro* | | | | OECD TG 473 (1997) |
| Teste *in vitro* do micronúcleo | *in vitro* | ESAC (2006) | | | Draft OECD TG 487 |
| Teste *in vitro* de troca de cromátides irmãs | *in vitro* | | | | OECD TG 479 (1986) |
| Teste *in vitro* de síntese não programada de DNA | *in vitro* | | | | OECD TG 482 (1986) |
| Ensaio de mutação gênica utilizando *S. cerevisae* | *in vitro* | | | | OECD TG 480 (1986) |
| Ensaio de recombinação mitótica utilizando *S. cerevisae* | *in vitro* | | | | OECD TG 481 (1986) |
| **Hemotoxicidade: neutropenia aguda** | | | | | |
| Ensaio de formação de colônia de macrófago-granulócito (CFU-GM) | *in vitro* | ESAC (2006) | | | |

continua

continuação

| Parâmetro e nome do método | Tipo de teste[1] | Aprovação da validação científica | | Aceitação regulatória | |
|---|---|---|---|---|---|
| | | Autoridade líder | Aval subsequente | Nacional/Regional (Estados Unidos) | Aceitação internacional |
| **Fototoxicidade** | | | | | |
| Teste de fototoxicidade utilizando captação de vermelho neutro por células 3T3 | in vitro | ESAC (1997) | | | |
| Teste de fototoxicidade NRU 3T3 | in vitro | ESAC (1998) | | | |
| **Pirogenicidade** | | | | | |
| Sangue total humano detecção de IL-1 | in vitro | ESAC (2006) | ICCVAM (2008)[3] | Farmacopeia Europeia; Agências Americanas | |
| Sangue total humano detecção de IL-6 | in vitro | ESAC (2006) | ICCVAM (2008)[3] | Farmacopeia Europeia; Agências Americanas | |
| Sangue total humano criopreservado detecção de IL-1 | in vitro | ESAC (2006) | ICCVAM (2008)[3] | Farmacopeia Europeia; Agências Americanas | |
| PBMC IL-6 | in vitro | ESAC (2006) | ICCVAM (2008)[3] | Farmacopeia Europeia; Agências Americanas | |
| MM6 IL-6 | in vitro | ESAC (2006) | ICCVAM (2008)[3] | Farmacopeia Europeia; Agências Americanas | |
| Teste de LAL (Limulus amebocyte lysate) | in vitro | | | Farmacopeia Europeia e Americana | |
| **Toxicidade reprodutiva e embrionária** | | | | | |
| Teste com células-tronco embrionárias | in vitro | ESAC (2002) | | | |
| Ensaio de micromassa | ex vivo | ESAC (2002) | | | |
| Ensaio com embrião de rato | ex vivo | ESAC (2002) | | | |
| **Corrosão cutânea** | | | | | |
| Ensaio de resistência elétrica transcutânea | ex vivo | ESAC (1998) | ICCVAM (2002) | | OECD TG 430 (2004) |
| Corrositex®- membrana não celular | in vitro | ICCVAM (1999) | ESAC (2000) | | OECD TG 435 (2006) |
| EpiSkin® – modelo de pele humana | in vitro | ESAC (1998) | ICCVAM (2002) | | OECD TG 431 (2004) |
| EpiDerm™ – modelo de pele humana | in vitro | ESAC (1998) | ICCVAM (2002) | | OECD TG 431 (2004) |
| EST-1000™ – pele humana reconstituída | in vitro | ESAC (2009) | | | OECD TG 431 (2004) |
| SKinEthic™ – modelo de pele humana | in vitro | ESAC (2006) | | | OECD TG 431 (2004) |
| **Irritação cutânea** | | | | | |
| EpiSkin® teste de irritação cutânea | in vitro | ESAC (2007) | ICCVAM (2002) | | OECD TG 439 (2010) |
| EpiDerm™ – teste de irritação cutânea | in vitro | ESAC (2007)[4] | ICCVAM (2002) | | |
| EpiDerm™ SIT modificado | in vitro | ESAC (2008) | | | OECD TG 439 (2010) |
| SKinEthic modelo RHE (pele humana reconstituída) | in vitro | ESAC (2008) | | | OECD TG 439 (2010) |
| **Sensibilização cutânea** | | | | | |
| Teste do linfonodo local (LLNA) | in vivo | ICCVAM (1999) | ESAC (1999) | | OECD TG 429 (2002, 2010) |

continua

continuação

| Parâmetro e nome do método | Tipo de teste[1] | Aprovação da validação científica | | Aceitação regulatória | |
|---|---|---|---|---|---|
| | | Autoridade líder | Aval subsequente | Nacional/Regional (Estados Unidos) | Aceitação internacional |
| LLNA reduzido | *in vivo* | ESAC (2007) | ICCVAM (2009) | | |
| LLNA não marcado radioativamente: DA | *in vivo* | ICCVAM (2009)[5] | JaCVAM (2008) | | OECD TG 422A (2010) |
| LLNA:Brdu-ELISA | *in vivo* | ICCVAM (2009)[5] | | | |
| **Potência de vacinas** | | | | | |
| Elisa para teste de potência de lotes de vacina contra erisipela | *in vitro* | ESAC (2002) | | Farmacopeia Europeia | |
| Elisa para teste de potência de lotes de vacina contra tétano | *in vitro* | ESAC (2000) | | Farmacopeia Europeia | |
| Ensaio de inibição de ligação a toxina para o teste de potência de lotes de vacina contra tétano | *in vitro* | ESAC (2000) | | Farmacopeia Europeia | |

[1] Todos os ensaios *in vitro* e *ex vivo* estão listados; métodos in vivo que reduzem ou refinam o uso de animais também estão listados; [2] Substitui o uso de animais para determinação da dose inicial, mas testes in vivo são necessários para completar o estudo; [3] Sujeito à validação específica por produto para demonstrar a equivalência ao teste de pirogênico com coelhos; [4] Apenas resultados positivos são aceitos; [5] Verificar as recomendações do ICCVAM.

## 5.  BOAS PRÁTICAS DE LABORATÓRIO (BPL)

Os princípios de BPL são aplicáveis a estudos não clínicos, realizados em laboratórios ou em campo, abrangendo estudos com produtos químicos, biológicos ou biotecnológicos, tais como produtos farmacêuticos, agrotóxicos, cosméticos, produtos veterinários, saneantes, aditivos de alimentos e rações e produtos químicos industriais.

BPL constitui um sistema da qualidade que abrange o processo organizacional e as condições em que estudos não clínicos relacionados à saúde e segurança do meio ambiente são planejados, gerenciados, desenvolvidos, monitorados, registrados, arquivados e relatados. Visam garantir qualidade, confiabilidade, rastreabilidade e reprodutibilidade de dados. Possibilitam aos órgãos regulamentadores realizarem avaliações de risco de substâncias químicas, com base em estudos relacionados ao uso seguro dos produtos e suas propriedades. Esses estudos fundamentam a concessão, renovação ou modificação de registros desses produtos pelos órgãos regulamentadores para fins de comercialização, no intuito de proteger a saúde humana e o meio ambiente.

No Brasil, o Instituto Nacional de Metrologia, Qualidade e Tecnologia (Inmetro), por meio da Coordenação-Geral de Acreditação (CGCRE), vem, desde 1995, reconhecendo a conformidade aos princípios de BPL dos laboratórios que realizam estudos BPL no país. Atualmente, há trinta e três laboratórios reconhecidos pelo Inmetro e que trabalham para a demanda nacional de avaliação e registros de produtos a serem comercializados.

O reconhecimento da conformidade aos princípios de BPL pode ser concedido a qualquer laboratório que realize estudos BPL para atender principalmente aos órgãos regulamentadores da área de saúde e meio ambiente, considerando a área de especialidade dos estudos e categorias de itens de teste, segundo metodologias reconhecidas ou exigidas pelos órgãos regulamentadores.

Entende-se por área de especialidade dos estudos de BPL o agrupamento de testes relacionados com as principais características da substância e seu efeito no ambiente ou na saúde, quais sejam: a) testes físico-químicos; b) estudos toxicológicos; c) estudos de mutagenicidade; d) estudos ecotoxicológicos com organismos aquáticos e terrestres; e) estudos sobre comportamento em água, solo e ar e bioacumulação; f) estudos de resíduos; g) estudos de efeitos em mesocosmos e ecossistemas naturais; h) química analítica e clínica; i) estudos com organismos geneticamente modificados.

As categorias de itens de teste são aquelas sujeitas à avaliação e registros pelos órgãos regulamentadores, quais sejam: agrotóxicos, seus componentes e afins; produtos farmacêuticos, cosméticos, preservativos de madeira, aditivos de alimentos, aditivos para rações, produtos veterinários, saneantes, produtos químicos industriais, organismos geneticamente modificados, remediadores.

Ressalta-se que todos os documentos publicados pelo Inmetro sobre os princípios de BPL têm como base os guias *OECD Series on Principles of Good Laboratory Practice*, decisão que impulsionou a adesão do Brasil aos atos da Organization for Economic Cooperation and Development (OECD) para reconhecimento mútuo de dados laboratoriais, segundo BPL.

A aceitação mútua de dados (MAD, do inglês *Mutual Acceptance of Data*), preconizada pela OCDE, consiste em um sistema de acordo multilateral onde países-membros e não membros com adesão plena ao MAD devem conduzir testes com finalidade de avaliação de risco de substâncias químicas quanto à saúde e ao meio ambiente, utilizando os Princípios das BPL, permitindo a aceitação de dados entre esses países, evitando a duplicação de testes, reduzindo custos e eliminando barreiras técnicas.

Após o programa brasileiro BPL do Inmetro passar por uma avaliação realizada em novembro de 2009, por uma equipe de representantes da OCDE, em maio de 2011, o Brasil, por meio da CGCRE, obteve a adesão plena aos atos da OCDE relacionada ao sistema de aceitação mútua de dados BPL (MAD), englobando os produtos "agrotóxicos, seus componentes e afins" e "produtos químicos industriais", ou seja, as instalações de teste brasileiras reconhecidas pela CGCRE terão seus testes aceitos pelos países-membros da OCDE e não membros com adesão plena ao MAD.

Um exemplo de utilização dos testes BPL pode ser a avaliação do potencial de periculosidade de produtos agrotóxicos realizado pelo órgão regulamentador da área de meio ambiente brasileiro. A avaliação do Instituto Brasileiro do Meio Ambiente e dos Recursos Naturais Renováveis (Ibama) baseia-se nas características físico-químicas do produto, aliadas ao seu potencial de transporte no solo (mobilidade, absorção, solubilidade), à sua persistência (biodegradação, hidrólise e fotólise), ao potencial de bioacumulação na cadeia alimentar e à toxicidade a diversos organismos pertencentes a diferentes níveis tróficos. Com relação aos efeitos em longo prazo sobre populações de mamíferos, são realizados estudos sobre o potencial mutagênico, carcinogênico e embriofetotóxico dos produtos.

Os testes utilizados são os físico-químicos como solubilidade, hidrólise, fotólise, pH e impurezas (análise de cinco bateladas, método de produção e estudos preditivos); estudos referentes à toxicidade aos organismos aquáticos: algas, microcrustáceos e peixes; estudos referentes ao transporte do produto no solo, como adsorção, dessorção e mobilidade, realizados em três tipos de solos-padrão nacionais; biodegradabilidade; bioconcentração; toxicidade a microrganismos do solo envolvidos nos processos de ciclagem de carbono e nitrogênio; toxicidade a organismos do solo (minhocas); toxicidade a aves e abelhas; toxicidade oral, dérmica e inalatória, irritação ocular e dérmica, e metabolismo em mamíferos; mutagênese (eucariotos e procariotos), teratogênese, reprodução em mamíferos e carcinogênese. Aos parâmetros são atribuídas classificações específicas, consideradas parciais, a partir de tabelas adotadas que representam quatro classes (gradações) e foram adaptações das tabelas da OCDE e da EPA/USA. Ao final, o produto agrotóxico avaliado é classificado quanto ao meio ambiente, para seu registro e posterior comercialização. Essa classificação ambiental obrigatoriamente deve constar no rótulo e bula do produto.

Outro exemplo é a utilização desse tipo de testes para avaliação de segurança de produtos cosméticos no país. Nesse caso, a Anvisa, realiza a avaliação com informações sobre a função e finalidade do produto, concentração de uso indicada pelo fornecedor, restrições regulamentares de uso, bem como os testes de toxicidade sistêmica aguda, corrosividade e irritação dérmica, sensibilização cutânea, absorção/penetração cutânea, doses repetidas, mutagenicidade/genotoxicidade, toxicidade subaguda e subcrônica, irritação ocular, irritação de mucosas, efeitos tóxicos induzidos pela radiação UV (fototoxicidade, genotoxicidade, fotoalergia), carcinogenicidade, toxicidade do desenvolvimento e reprodutiva (teratogenicidade), toxicocinética e toxicodinâmica.

## 6. CONCLUSÕES E PERSPECTIVAS

O Brasil representa o terceiro maior mercado de Higiene Pessoal, Perfumaria e Cosméticos, atrás somente dos Estados Unidos e do Japão, tendo o setor movimentado em 2012 US$ 42 bilhões. No que se refere aos produtos agrotóxicos, dados publicados em 2010 pelo Ibama, revela que o Brasil assumiu o posto de maior mercado consumidor de agrotóxicos do mundo em 2008, segundo dados do Sindicato Nacional da Indústria de Produtos para Defesa Agrícola (Sindag).

Considerando os aspectos éticos e humanitários, a segurança da população, a competitividade da indústria nacional frente a barreiras técnicas, o avanço científico no desenvolvimento e validação de métodos alternativos e seu potencial preditivo, bem como os custos financeiros relacionados aos estudos para avaliação do risco de produtos a serem registrados e comercializados no Brasil, é imperativo a consolidação das iniciativas nacionais, como a Renama e o BraCVAM.

Representantes das diversas partes interessadas no tema, como academia, instituições de ciência, tecnologia e inovação, órgãos regulamentadores, governo e setor produtivo devem atuar de modo proativo na determinação das prioridades e estratégias de implementação de métodos alternativos, desenvolvidos e validados segundo o guia 34 da OCDE e realizados por instalações-teste reconhecidas em BPL. Devem ser garantidos ao sistema os recursos humanos e financeiros, bem como o arcabouço legal que permita ao Brasil a capacidade de desenvolver, validar e utilizar métodos alternativos robustos que garantam à população o consumo de produtos seguros, assim como exportar produtos aqui manufaturados com garantia e confiabilidade de terem tido sua segurança avaliada por métodos *in vitro*.

## 7. BIBLIOGRAFIA

AGÊNCIA NACIONAL DE VIGILÂNCIA SANITÁRIA. *Guia para avaliação de segurança de produtos cosméticos*. 2 ed. Brasília, 2012.

ASSOCIAÇÃO BRASILEIRA DA INDÚSTRIA DE HIGIENE PESSOAL, PERFUMARIA E COSMÉTICOS (ABIHPEC). *Panorama do setor*. Disponível em: <http://www.abihpec.org.br>. Acesso em: 18 jul. 2013.

BALLS, M. *et al*. Practical aspects of the validation of toxicity test procedures. The report and recommendations of ECVAM workshop 5. *ATLA*, n.23, p.129-147, 1995.

BALLS, M. Defined structural and performance criteria would facilitate the validation and acceptance of alternative test procedures. *ATLA*, n.25, p.483-484, 1997.

BEAUTY AND PERSONAL CARE IN BRAZIL, EUROMONITOR INTERNACIONAL, jun. 2012. Disponível em: <http://www.euromonitor.com/beauty-and-personal-care-in-brazil/report>. Acesso em: 30 jul. 2013.

BENIGNI, R. *et al*. The new ISSMIC database on in vivomicronucleus and its role in assessing genotoxicity testing strategies. *Mutagenesis*, v.27, n., p.87-92, 2011.

BENIGNI, R. *et al*. The new ISSMIC database on in vivomicronucleus and its role in assessing genotoxicity testing, *Mutagenesis*, v.27, n.1, p.87-92, 2012.

BENIGNI, R.; BOSSA, C. Alternative strategies for carcinogenicity assessment: an efficient and simplified approach based on in vitro mutagenicity and cell transformation assays. *Mutagenesis*, v.26, n.3, p.4454-60, 2011.

BRUNER, L.H. *et al*. Validation of alternative methods for toxicity testing. *Toxicol In Vitro*, v.10, n.4, p.479-501, 1996.

FENTEM, J.H. *et al*. The ECVAM international validation study on in vitro tests for skin corrosivity. 2. Results and evaluation by the management team. *Toxicol In Vitro*, v.12, n.4, p.483-524, 1998.

HOFFMANN, S.; EDLER, L.; GARDNER, I.; GRIBALDO, L. Points of reference in the validation process. *ATLA*, v.36, n.3, p.343-352, 2008.

EURL ECVAM – *Progress report on the development, validation and regulatory acceptance of alternative methods (2010 -2013)*. Disponível em: <http://ec.europa.eu/environment/chemicals/lab_animals/pdf/EURL_ECVAM_progress_report_ cosmetics_2013.pdf>. Acesso em 30 jul. 2013.

INSTITUTO BRASILEIRO DO MEIO AMBIENTE E DOS RECURSOS NATURAIS RENOVÁVEIS. *Manual para requerimento de avaliação ambiental*: agrotóxico e afins. 1 ed. Brasília, 2009.

INSTITUTO NACIONAL DE METROLOGIA, QUALIDADE E TECNOLOGIA (INMETRO). DOC-CGCRE-023, rev. 05. *Orientações para a atividade de reconhecimento da conformidade aos princípios das boas práticas de laboratório*. Rio de Janeiro: CGCRE, jul/2011.

INSTITUTO NACIONAL DE METROLOGIA, QUALIDADE E TECNOLOGIA (INMETRO). NIT-DICLA-035, rev. 02. *Princípios das boas práticas de laboratório (BPL)*. Rio de Janeiro: CGCRE, set/2011.

JAWORSKA, J. *et al*. Integrating non-animal test information into an adaptive testing strategy – skin sensitization proof of concept case. *ALTEX*, v.28, n.3, p.211-25, 2011.

LIEBSCH, M. *et al*. The ECVAM pre validation study on the use of EpiDerm® for skin corrosivity testing. *ATLA*, v.28, n.3, p.371-401, 2000.

MILAN, C. *et al*. Comparison and possible use of in silico tools for carcinogenicity within REACH legislation. *J Environ Sci Health C Environ Carcinog Ecotoxicol Rev*, v.29, n.4, p.300-23, 2011.

NEVES, B.M. *et al*. Signal transduction profile of chemical sensitisers in dendritic cells: an endpoint to be included in a cell-based in vitro alternative approach to hazard identification? *Toxicol Appl Pharmacol.*, v.250, n.2, p.87-95, 2011.

ORGANIZATION FOR ECONOMIC CO-OPERATION AND DEVELOPMENT (OECD). Guidance document on the validation and international acceptance of new or updated test methods for hazard assessment. *Environmental Health and Safety Monograph Series on Testing and Assessment*, n.34, 2005.

ORGANIZATION FOR ECONOMIC CO-OPERATION AND DEVELOPMENT (OECD). *Detailed review paper on cell transformation assays for detection of chemical carcinogens*. OECD Series on Testing and Assessment. OECD, Paris, France, 2007.

ORGANIZATION FOR ECONOMIC CO-OPERATION AND DEVELOPMENT (OECD). OECD series on principles of good laboratory practice and compliance monitoring, number 1, *OECD principles on good laboratory practice* (as revised in 1997), ENV/MC/CHEM (98)17. Paris: OECD, 1998.

PFUHLER, S. *et al*. A tiered approach to the use of alternatives to animal testing for the safety assessment of cosmetics: Genotoxicity. A COLIPA analysis. *Regulatory Toxicology and Pharmacology*, v.57, n.2-3, p.315-324, 2010.

REBELO, R.M. *et al*. *Produtos agrotóxicos e afins comercializados em 2009 no Brasil*: uma abordagem ambiental. Instituto Brasileiro do Meio Ambiente e dos Recursos Naturais Renováveis. Brasília: Ibama, 2010.

RINGEISSEN, S. *et al*. Development of a mechanistic SAR model for the detection of phototoxic chemicals and use in an integrated testing strategy. *Toxicol In Vitro*, v.25, n.1, p.324-34, 2011.

SCHINDLER, S. *et al*. Development, validation and applications of the monocyte activation test for pyrogens based on human whole blood. *ALTEX*, v.26, n.4, p.265-77, 2009.

ZUANG, V. *et al*. (2010) ECVAM technical report on the status of alternative methods for cosmetics testing. *JRC Scientific and Technical Reports*. Disponível em: <http://ec.europa.eu/consumers/sectors/cosmetics/files/pdf/animal_testing/at_ecvam_2008-2009_en.pdf>. Acesso em 20 jul. 2013.

# 1.7.

# RADICAIS LIVRES E ANTIOXIDANTES

*Dulcineia Saes Parra Abdalla*

*Luciane Aparecida Faine*

*Ana Paula de Melo Loureiro*

## CONTEÚDO DESTE CAPÍTULO

## 1. INTRODUÇÃO

Espécies reativas de oxigênio (ERO) e nitrogênio (ERN) são produtos normais do metabolismo celular e essenciais para que células, tecidos e órgãos exerçam adequadamente suas funções. Atualmente, é reconhecido o papel de algumas dessas espécies na sinalização celular, regulando vias de transdução de sinal que alteram a expressão gênica e contribuem, em última instância, para o crescimento, a autofagia, a apoptose ou a senescência celular. Contudo, sabe-se também que a geração excessiva de ERO/ERN leva a danos em lipídios, proteínas e ácidos nucleicos, que, em acúmulo, prejudicam as funções celulares e contribuem para a indução ou progressão de mecanismos fisiopatológicos que resultam em doenças, como aterosclerose, complicações do diabetes e câncer. Dessa forma, tanto o excesso quanto a falta de ERO/ERN no organismo são prejudiciais, sendo essencial que o equilíbrio entre a formação e a remoção dessas espécies seja finamente regulado de modo que as reações e os processos metabólicos delas dependentes possam ocorrer em um nível adequado para a manutenção da fisiologia das células.

A manutenção desse equilíbrio é possível tanto por meio do controle de fatores fisiológicos e ambientais que propiciam a geração de ERO/ERN quanto por meio do incremento das defesas antioxidantes em situações em que a geração excessiva de ERO/ERN seja inevitável. O planejamento adequado de fármacos com propriedades antioxidantes e de estratégias terapêuticas depende de diversos fatores, como: entendimento dos processos dependentes de ERO/ERN envolvidos na fisiopatologia das doenças; identificação das fontes celulares geradoras das espécies reativas; e identificação dos compostos que possam atuar como antioxidantes, bem como a sua distribuição tecidual, localização subcelular e mecanismo de ação. Quanto maior o conhecimento desses fatores, melhores serão as condições de planejamento e utilização das estratégias de intervenção que poderão suprimir ou reverter os efeitos lesivos dos radicais livres no organismo.

## 2. ESPÉCIES REATIVAS DE OXIGÊNIO E NITROGÊNIO

### 2.1. Fundamentos

O termo *espécies reativas* inclui, no caso, os radicais livres e os derivados não radicalares de oxigênio e nitrogênio. Radical livre é qualquer espécie química capaz de existir de maneira independente, que contenha um ou mais elétrons não pareados ocupando orbitais atômicos ou moleculares. Em geral, essas espécies são instáveis, têm uma meia-vida muito curta (podendo variar desde nanossegundos a alguns minutos) e reagem rapidamente com diversos compostos e alvos celulares. Os radicais livres podem ser formados pela perda ou adição de um único elétron a um composto não radicalar – como na fissão homolítica de uma ligação química covalente, se cada um dos elétrons compartilhados na ligação (representados por ••) permanecer em cada um dos átomos que participam da ligação, por exemplo,

$$A \bullet\bullet B \rightarrow A\bullet + B\bullet$$

assim, formam-se dois radicais livres, ou seja, os radicais A• e B• (o ponto é utilizado para representar um radical livre). Na radiólise da água, por exemplo, formam-se espécies radicalares, como o radical hidroxila (•OH):

$$H_2O \rightarrow H_3O^+, e^-_{aq}, H\bullet, \bullet OH, H_2O_2, H_2$$

No entanto, na fissão heterolítica não são formados radicais livres, pois um dos átomos recebe ambos os elétrons quando do ocorre a cisão da ligação covalente:

$$A \bullet\bullet B \rightarrow A^- \bullet\bullet + B^+$$

O elétron extra confere a A uma carga negativa, ficando o átomo B com uma carga positiva, os quais são, respectivamente, ânion e cátion. Assim, na fissão heterolítica da água, formam-se o ânion hidroxila (OH⁻) e o íon hidrogênio (H⁺).

O elétron não pareado, que caracteriza o radical livre, pode estar centrado em um átomo de oxigênio, nitrogênio, carbono

ou enxofre. Na natureza, existem substâncias radicais livres, como o oxigênio no estado fundamental ($O_2$) e o óxido nítrico (•NO), que se manifesta como poluente atmosférico, mas também é sintetizado em diversas células do organismo, sendo, atualmente, identificado como fator de relaxamento derivado do endotélio (EDRF).

Pelo fato de a molécula de oxigênio ser um birradical (possuir dois elétrons livres nos orbitais π antiligantes), o oxigênio só pode reagir com moléculas com configuração eletrônica semelhante. Como a maioria das biomoléculas não é birradical, o oxigênio fica impedido (por restrição de *spin*) de reagir com elas, evitando, assim, que alvos celulares importantes sejam lesados. No entanto, o oxigênio pode dar origem a diversas espécies reativas, seja por absorção de energia ou por transferência de elétrons. Assim, quando o oxigênio no estado fundamental absorve energia, formam-se as espécies eletronicamente excitadas, denominadas oxigênio singlete ($^1O_2$) delta e sigma, respectivamente, 22,4 Kcal e 37,5 Kcal a mais do que o oxigênio no estado fundamental. Nessas formas de oxigênio singlete, a restrição de *spin* desaparece, o que lhes confere um maior poder oxidante. Outra via de formação de espécies reativas de oxigênio (ERO) consiste na redução monoeletrônica do oxigênio à água, na qual a entrada de quatro elétrons na molécula de oxigênio (em quatro etapas de um elétron) leva à formação do radical superóxido ($O_2\bullet^-$), do peróxido de hidrogênio ($H_2O_2$) e do radical hidroxila (•OH), conforme o esquema:

$$O_2 \xrightarrow[H^+]{e^-} O_2\bullet^- \xrightarrow[H^+]{e^-} H_2O_2 \xrightarrow[H^+]{e^-} \bullet OH \xrightarrow[H^+]{e^-} H_2O$$

Portanto, a toxicidade do oxigênio decorre da formação dessas espécies reativas que podem interagir com diversas biomoléculas e lesar diferentes estruturas celulares.

### 2.2. Geração de espécies reativas em sistemas biológicos

As espécies reativas de oxigênio são geradas no citoplasma, nas mitocôndrias, no retículo endoplasmático, na membrana celular e no núcleo de todas as células aeróbicas. A seguir, serão descritos alguns processos responsáveis pela geração das diferentes espécies reativas de oxigênio e nitrogênio.

**Oxigênio singlete ($^1O_2$)** A excitação do oxigênio do estado fundamental triplete ($^3O_2$) ao seu estado singlete ($^1O_2$) requer energia térmica ou fotoquímica e pode ocorrer quando vários pigmentos (sensibilizadores) são iluminados na presença de $^3O_2$. Os sensibilizadores no estado excitado triplete podem decair ao estado fundamental por interações vibracionais com o solvente, eliminação de calor ou transferência de energia. Quando algumas substâncias sensibilizadoras, como clorofila, bilirrubina, retinal e porfirinas, são irradiadas com luz de comprimento de onda adequado, são excitadas ao estado triplete e, posteriormente, transferem essa energia de excitação ao oxigênio fundamental triplete, convertendo-o a oxigênio singlete (reação tipo II). Os sensibilizadores eletronicamente excitados também podem participar de reações de transferência de elétrons, gerando radicais livres (reações tipo I).

Os sensibilizadores no estado excitado triplete, assim como o oxigênio singlete, podem reagir com outras moléculas produzindo efeitos fotodinâmicos. Essas reações de fotossensibilização são importantes em diversas situações biológicas. A fotossensibilidade observada em pacientes com porfirias cutâneas decorre da ação fotossensibilizadora das porfirinas, sendo a severidade desse efeito dependente da estrutura da porfirina acumulada, que difere nos diversos tipos de porfirias. Alguns efeitos fotoquímicos são utilizados em Medicina na terapia fotodinâmica, como no tratamento de lesões cutâneas causadas por herpes *simplex* e da psoríase com psoralenos, bem como na fototerapia de neonatos ictéricos. Neste último caso, a irradiação promove uma fotoisomerização da molécula de bilirrubina, formando derivados (fotoisômeros) mais hidrossolúveis que são facilmente excretados. O fato de o oxigênio singlete participar desse mecanismo de destruição da bilirrubina tem preocupado os neonatologistas, que vêm procurando utilizar luz com comprimentos de onda mais adequados no sentido de minimizar a formação de fotoisômeros que possam apresentar efeitos tóxicos. O oxigênio singlete também está envolvido na destruição das células tumorais por derivados de hematoporfirina e na fototoxicidade de algumas fenotiazinas, tetraciclinas e do benoxaprofeno.

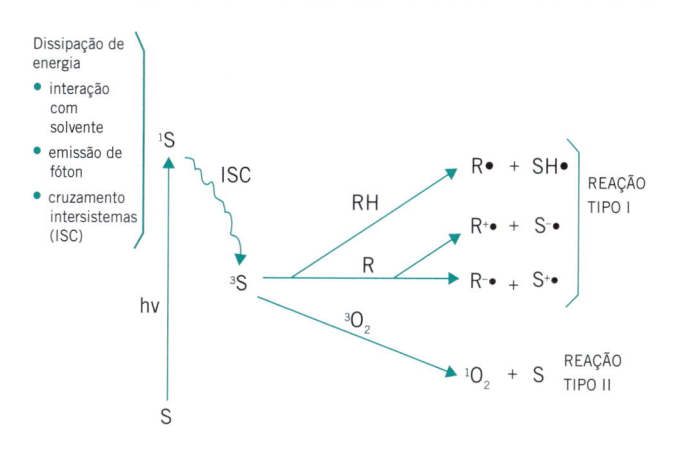

**Figura 1.** Representação esquemática das reações envolvidas nas oxidações fotossensibilizadas dos tipos I e II. A espécie excitada singlete ($^1$S) pode dissipar energia por interação com o solvente, emissão de fótons ou pelo processo de cruzamento intersistemas (ISC), formando a espécie excitada triplete ($^3$S), que poderá interagir com diversas substâncias (R ou RH), por meio da transferência de elétrons (reação do tipo I), ou com o oxigênio no estado fundamental triplete ($^3O_2$), formando o oxigênio singlete ($^1O_2$) e a substância S no estado fundamental (reação do tipo II).

As perspectivas são de que o oxigênio singlete também possa atuar nas vias de sinalização celular, uma vez que promove a oxidação de outras moléculas sinalizadoras. Produtos de oxidação formados no ambiente de geração de oxigênio singlete se difundem e também podem reagir com moléculas sinalizadoras. A alteração do balanço redox da célula para um estado mais oxidado leva à oxidação da maior parte dos componentes de algumas vias de sinalização.

### Ânion-radical superóxido ($O_2\bullet^-$)

Esse radical pode ser gerado por reações de autoxidação e enzimáticas em diversas organelas celulares. Algumas biomoléculas que autoxidam gerando o radical superóxido são a hemoglobina, a mioglobina e as catecolaminas. Essas autoxidações são, geralmente, reações em cadeia nas quais o radical superóxido pode atuar como iniciador e propagador das cadeias radicalares. Várias enzimas, como a xantina oxidase, NADPH oxidase e diversas flavina desidrogenases, geram radical superóxido. Nos microssomas, o sistema NADPH-citocromo P-450 redutase/citocromo P-450 gera superóxido durante o metabolismo de diversos xenobióticos. As células fagocíticas produzem quantidades significativas de radical superóxido durante o *burst* oxidativo e a fagocitose, devido à ativação da enzima NADPH oxidase presente na membrana dessas células. O radical superóxido e outras espécies reativas geradas são importantes na destruição dos microrganismos invasores.

No processo da respiração celular, o oxigênio é reduzido à água por transferência de quatro elétrons através do complexo da citocromo oxidase. No entanto, cerca de 1 a 2% do oxigênio nas mitocôndrias é reduzido a radical superóxido pela transferência direta de um elétron da ubiquinona ou do complexo da NADH desidrogenase. Assim, o aumento da tensão ou da pressão parcial de oxigênio ao qual o organismo é submetido, seja por aumento da porcentagem de oxigênio no ar inspirado ou pelo aumento da pressão total de oxigênio, pode resultar em maior geração de espécies reativas de oxigênio e causar lesões em diversos órgãos, como pulmões, cérebro, retina, fígado, coração, rins, medula óssea e testículos. É importante mencionar que o ânion-radical superóxido é um oxidante fraco, atuando na maioria das reações como um agente redutor. Esse radical também não atravessa as membranas biológicas diretamente, penetrando nas células por meio de canais aniônicos.

### Peróxido de hidrogênio

Qualquer sistema gerador de radical superóxido produzirá peróxido de hidrogênio, pela reação de dismutação, a não ser que o radical superóxido seja interceptado por outras substâncias. A produção de peróxido de hidrogênio nas mitocôndrias e microssomas geralmente ocorre por dismutação do superóxido.

$$O_2\bullet^- + O_2\bullet^- \to H_2O_2 + O_2$$

Enzimas citoplasmáticas (xantina oxidase), mitocondriais (succinato desidrogenase e ácido graxo desidrogenase) e peroxissomais (lactato oxidase, urato oxidase, D-aminoácido oxidase) geram peróxido de hidrogênio diretamente. Algumas bactérias e micoplasmas também liberam peróxido de hidrogênio, que pode lesar células do hospedeiro, visto que o $H_2O_2$ consegue atravessar membranas biológicas. O peróxido de hidrogênio é um agente oxidante fraco, porém oxida grupos tióis e alguns aminoácidos, podendo inativar diversas enzimas.

### Radical hidroxila

Existem duas principais vias de produção de radical hidroxila em sistemas biológicos: radiações ionizantes; e interações de metais de transição com radical superóxido e peróxido de hidrogênio. Em decorrência do alto teor de água das células, a exposição delas às radiações ionizantes, como raios X e raios gama, resulta na formação do radical hidroxila pelo processo da radiólise da água. A ultrassonicação de soluções aquosas e as ondas de alta energia utilizadas nos processos de litotripsia também produzem radicais hidroxila, *in vitro*. A reação do radical superóxido com o peróxido de hidrogênio forma o radical hidroxila, demonstrada por meio da reação de Haber-Weiss:

$$O_2\bullet^- + H_2O_2 \to \bullet OH + OH^- + O_2$$

No entanto, em sistemas biológicos (meio aquoso), essa reação ocorre com velocidade extremamente baixa, o que indica que a produção de radicais hidroxila *in vivo* deve ser catalisada diretamente por metais de transição, como o ferro (reação de Fenton), que precisa ser mantido na forma reduzida por agentes redutores como o radical superóxido (reação de Haber-Weiss catalisada por metais de transição).

Reação de Fenton:

$$Fe^{2+} + H_2O_2 \rightarrow Fe^{3+} + \bullet OH + OH^-$$

Reação de Haber-Weiss catalisada por metais de transição:

$$M^{n+} + O_2^{\bullet-} \rightarrow M^{(n-1)+} + O_2$$

$$\frac{M^{(n-1)+} + H_2O_2 \rightarrow M^{n+} + \bullet OH + OH^-}{O_2^{\bullet-} + H_2O_2 \rightarrow O_2 + \bullet OH + OH^-}$$

Os metais de transição presentes no organismo em maior abundância são o ferro e o cobre. Complexos de ferro com ADP, ATP e citrato podem catalisar a formação de radical hidroxila. O ferro ligado à transferrina e à lactoferrina, em pH fisiológico, não participa da geração do radical hidroxila. No entanto, o ferro contido na ferritina (proteína de armazenamento intracelular de ferro) pode ser mobilizado por agentes redutores, como o radical superóxido ou o ascorbato e catalisar a formação de radical hidroxila. O radical hidroxila é extremamente reativo, ou seja, uma vez formado, tem uma meia-vida extremamente curta, reagindo rápida e inespecificamente com os alvos celulares mais próximos, podendo lesar DNA, proteínas, açúcares e lipídios. O radical hidroxila também pode ser formado na ozonização da água e na dissociação do peroxinitrito (espécie altamente reativa formada pela interação do radical superóxido com o óxido nítrico).

### Óxido nítrico e peroxinitrito

As células endoteliais produzem uma espécie radicalar importante, o óxido nítrico (–NO), reconhecido atualmente como o fator de relaxamento derivado do endotélio (EDRF). Em condições normais, o óxido nítrico atua como um segundo mensageiro importante para o relaxamento dos vasos sanguíneos, na regulação da função imune e como mensageiro intercelular no sistema nervoso. No entanto, o óxido nítrico também pode causar lesões quando produzido em excesso, como durante a isquemia.

O óxido nítrico é sintetizado por uma família de enzimas denominadas óxido nítrico sintase (•NO sintase), que catalisam a oxidação de um nitrogênio guanidínico da L-arginina para formar óxido nítrico e citrulina. As •NO sintase constitutivas (NOS I e III), presentes nas células do sistema nervoso e nas células endoteliais, requerem cálcio e calmodulina como cofatores. As •NO sintetase indutíveis (NOS II) não exigem cálcio como cofator e catalisam a geração rápida de grandes quantidades ($\mu$M) de óxido nítrico, sendo expressas em resposta a citocinas ou endotoxinas em macrófagos, células endoteliais vasculares, células musculares lisas vasculares, neutrófilos e miócitos cardíacos. Substâncias vasorrelaxantes como acetilcolina, serotonina, ATP e bradicinina iniciam um influxo de cálcio mediado por receptor, inaugurando a produção e a liberação extracelular de óxido nítrico. Após sua liberação, o óxido nítrico interage com o grupo *heme* da guanilato ciclase, levando à produção de GMPc e ao relaxamento das células musculares lisas vasculares. Além de ser um potente vasorrelaxante, o óxido nítrico inibe a agregação plaquetária e a proliferação de células do músculo liso, além de modular a proliferação de células endoteliais microvasculares.

A decomposição do óxido nítrico resulta na formação de nitrito e nitrato, frequentemente utilizados como indicadores da produção de óxido nítrico pelas células. A meia-vida do óxido nítrico varia de 4 a 50 segundos, sendo praticamente o dobro na presença de superóxido dismutase. Esse efeito da superóxido dismutase ocorre pela remoção do ânion radical superóxido, evitando a reação deste com o óxido nítrico para formar peroxinitrito ($ONOO^-$).

O radical superóxido e o óxido nítrico reagem rapidamente em soluções aquosas ($k = 6,7 \times 10^9$ $M^{-1}$. $s^{-1}$) para formar o ânion peroxinitrito. Esse ânion e sua forma protonada têm meia-vida muito curta ($t_{1/2} < 1$ segundo) em pH fisiológico. O ácido peroxinitroso (ONOOH) pode decompor-se homoliticamente em radical hidroxila (•OH) e radical dióxido de nitrogênio (•$NO_2$), ou reagir com $CO_2$ e gerar ânion radical carbonato ($CO_3^{\bullet-}$) e radical dióxido de nitrogênio (•$NO_2$), radicais livres com meia-vida da ordem de nano (•OH) a microssegundos ($CO_3^{\bullet-}$, •$NO_2$).

O peroxinitrito e sua forma protonada, via geração de radicais livres, podem oxidar e nitrar lipoproteínas e lípides de membranas. Os nitrolípides compreendem uma classe de derivados lipídicos contendo ácidos graxos insaturados nitrados, mediadores da sinalização celular. Nitrolípides derivados dos principais ácidos graxos insaturados foram detectados em plasma e lipoproteínas humanos, como o nitrolinoleato ($LNO_2$), produto da nitração do ácido linoleico. Além de serem possíveis marcadores de estresse redox, tais produtos podem ter implicações nos processos inflamatório e aterogênico.

Na reação com proteínas, há a formação de nitrotirosina, resultante da adição de um grupo nitro à tirosina na posição orto. Essa reação ocorre espontaneamente, podendo ser catalisada por metais de transição e superóxido dismutase. A nitrotirosina e seus metabólitos (ácidos 3-nitro-4-hidroxifenilacético e 3-nitro-4-hidroxifenilpropiônico) foram detectados na urina de humanos, e a presença de nitrotirosina foi demonstrada no endotélio, nas células espumosas (macrófagos) e nas células inflamatórias associadas às lesões ateroscleróticas de artérias coronárias humanas.

Na reação com o DNA, são gerados produtos de oxidação e nitração das bases, além da indução de fragmentação. Os produtos são gerados principalmente pelo ataque dos radicais •OH, •$NO_2$ e $CO_3^{\bullet-}$ à base guanina, levando à formação de 8-oxo-2'-desoxiguanosina e 8-nitro-2'-desoxiguanosina, apesar de mais de 20 produtos de oxidação de bases do DNA já terem sido descritos. Alguns desses produtos são conhecidamente mutagênicos, podendo estar envolvidos na iniciação da carcinogênese relacionada à inflamação crônica.

## 3. SISTEMAS DE DEFESA ANTIOXIDANTE

As reações radicalares ocorrem em três etapas, denominadas iniciação, propagação e término, podendo ser exemplificadas no processo de peroxidação lipídica (Figura 2).

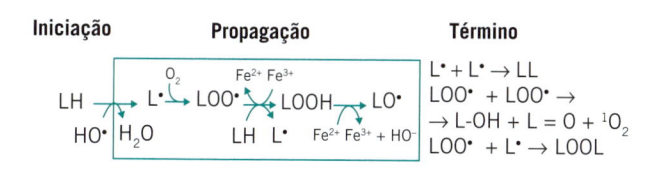

**Figura 2.** Reações envolvidas no processo de peroxidação lipídica. O ácido graxo (LH) é oxidado ao radical lipídico L• pela interação com uma espécie iniciadora (radical hidroxila, complexos ferro-oxigênio etc.). A etapa de propagação decorre da reação do radical L• com o oxigênio, formando o radical peroxil (LOO•), que pode interagir com uma nova molécula de ácido graxo, gerando mais um radical L•. A decomposição do hidroperóxido lipídico (LOOH) pode ser catalisada por metais de transição, como o cobre e o ferro, ocorrendo a formação de LOO• e de radical alcoxil (LO•), que participam da propagação da cadeia radicalar. A interrupção do processo radicalar pode ocorrer pela interação entre duas espécies radicalares, formando compostos carbonílicos no estado fundamental (L=O) ou no estado excitado triplete ($^3$L=O), os álcoois correspondentes (LOH), o oxigênio singlete ($^1O_2$) e as ligações cruzadas.

Uma substância antioxidante pode ser definida como qualquer substância que, quando presente em baixa concentração, comparada à do substrato oxidável, diminui ou inibe significativamente a oxidação daquele substrato. Os antioxidantes protegem sistemas biológicos contra danos decorrentes da geração de ROS e RNS. O sistema de defesa antioxidante do organismo compreende uma gama variada de moléculas que atuam em diferentes níveis. Fazem parte desse sistema as enzimas antioxidantes; as proteínas quelantes de metais, como a transferrina e a ceruloplasmina, que transportam ferro e cobre, impedindo que esses metais sejam liberados e catalisem a formação de espécies reativas; as moléculas como urato, ascorbato, albumina, bilirrubina, carotenoides, tocoferóis (vitamina E), tocotrienóis, flavonoides e vários antioxidantes sintéticos, que sequestram radicais superóxido, alcoxil, peroxil e hidroxila, ou suprimem oxigênio singlete; e os sistemas de reparo de oxidações do DNA, proteínas e lipídios.

## 3.1. Enzimas antioxidantes

As espécies reativas de oxigênio produzidas pelo metabolismo celular são mantidas em baixas concentrações intracelulares ($O_2\bullet^- \sim 10^{-11}$ M e $H_2O_2 \sim 10^{-8}$ M) pela ação das enzimas superóxido dismutase (SOD), glutationa peroxidase (GPx), catalase e peroxirredoxinas:

$$\overset{\text{SOD}}{2\,O_2\bullet^- + H^+ \rightarrow O_2 + H_2O_2}$$

$$\overset{\text{GPx}}{2\,GSH + H_2O_2\left(\text{ou ROOH}\right) \rightarrow GSSG + 2\,H_2O\left(\text{ou ROH} + H_2O\right)}$$

$$\overset{\text{catalase}}{2\,H_2O_2 \rightarrow 2\,H_2O + O_2}$$

$$\overset{\text{peroxirredoxina}}{\text{Tiorredoxina-}(SH)_2 + H_2O_2\left(\text{ou ROOH}\right) \rightarrow}$$

$$\text{Tiorredoxina-}S_2 + 2\,H_2O\left(\text{ou ROH} + H_2O\right)$$

A função da superóxido dismutase foi descoberta em 1969 por McCord & Fridovich, o que propiciou grande avanço das pesquisas relacionadas à toxicidade do oxigênio. Essa enzima está presente em todos os organismos aeróbicos e catalisa a dismutação do radical superóxido. Existem três classes de superóxido dismutases: Fe-SOD; CuZn-SOD; e Mn-SOD. A CuZn-SOD e a Mn-SOD encontram-se em eucariotos, e a Fe-SOD apenas em procariotos. A SOD dependente de cobre e zinco está no citoplasma celular (enzima com duas subunidades, cada uma contendo um átomo de cobre e um átomo de zinco) e nos fluidos extracelulares (EC-SOD; enzima tetramérica com quatro átomos de cobre e quatro de zinco em cada molécula), sendo secretada pelas células endoteliais. A Mn-SOD é uma enzima mitocondrial tetramérica, apresentando um átomo de manganês por subunidade.

A glutationa peroxidase catalisa a redução de hidroperóxidos orgânicos e inorgânicos ($H_2O_2$) pela glutationa reduzida (GSH) para formar glutationa oxidada (GSSG) e água (ou álcoois). A continuidade do ciclo catalítico da GPx depende da redução da glutationa oxidada pela enzima glutationa redutase, que utiliza NADPH formado pela via das pentoses. A molécula de GPx é um tetrâmero, contendo um átomo de selênio por subunidade. Nas células, cerca de 2/3 de sua atividade encontram-se no citoplasma e 1/3 nas mitocôndrias.

A catalase, uma hemeproteína com quatro grupos *heme*, está preferencialmente localizada nos peroxissomos das células. Tem especificidade para o peróxido de hidrogênio, não atuando sobre peróxidos orgânicos. Pelo fato de estar compartimentalizada nos peroxissomos, exceto nos eritrócitos, e ter baixa afinidade pelo peróxido de hidrogênio, em comparação à GPx, a catalase atua melhor em condições nas quais são geradas altas concentrações de peróxido de hidrogênio.

A família das peroxirredoxinas catalisa a redução de $H_2O_2$ e de hidroperóxidos orgânicos a água e álcool, respectivamente, utilizando equivalentes redutores provenientes de polipeptídeos que contêm grupos tióis, como as tiorredoxinas. Todas as peroxirredoxinas são homodímeros e contêm uma cisteína em seu sítio ativo. Sua abundância nas células, constituindo 0,1 a 0,8% das proteínas solúveis totais, contribui significativamente para a remoção de baixos níveis de peróxidos resultantes do metabolismo celular normal. Estudos demonstraram que a expressão elevada de peroxirredoxinas diminui a concentração intracelular de $H_2O_2$ induzida por PGDF ou TNFα, e inibe a ativação de NFkB e a apoptose.

## 3.2. Ascorbato

As plantas e várias espécies de animais podem sintetizar o ácido ascórbico a partir da glicose, mas o homem, durante sua evolução, acabou perdendo uma das enzimas necessárias para a sua síntese, devendo obtê-lo a partir da dieta. O ácido ascórbico é necessário *in vivo* como cofator de enzimas, como as hidroxilases de prolina e lisina, envolvidas na biossíntese do colágeno, e a dopamina-β-hidroxilase, que converte dopamina à noradrenalina. Devido ao seu baixo potencial de redução, o ascorbato doa elétrons para os radicais livres mais reativos gerados nos sistemas biológicos. A oxidação monoeletrônica do ascorbato resulta na formação do radical ascorbil, que pode ser considerado um indicador do estresse oxidativo. Essa ação antioxidante do ascorbato é importante, por exemplo, para regenerar o radical tocoferil a alfatocoferol, preservando a capacidade antioxidante desse último nas membranas biológicas. O radical ascorbil é relativamente estável e atóxico, podendo reduzir outro radical ascorbil para ascorbato enquanto se oxida para deidroascorbato, o qual é instável e gera uma mistura de produtos. Adicionalmente, deidroascorbato pode ser reduzido a ascorbato por enzimas com atividade deidroascorbato redutase em diversos tecidos. Entretanto, na presença de metais de transição, o ascorbato pode levar à geração de radicais superóxido e hidroxila, associação que deve, assim, ser evitada.

## 3.3. Glutationa

A glutationa (GSH) é um tripeptídeo formado por resíduos de glicina, cisteína e ácido glutâmico. Pode sequestrar ROS e RNS, participar da redução de peróxidos orgânicos e $H_2O_2$ catalisada por GPx e ser conjugada a substâncias eletrofílicas de origem endógena e exógena pela ação de glutationa-S-transferases. Está envolvida, ainda, em muitos outros processos metabólicos e previne a oxidação de grupos tióis em proteínas e a formação de ligações cruzadas. A concentração intracelular está na ordem de mM (~10 mM), sendo o par GSH/GSSG o principal contribuinte para o estado redox da célula. Em condições normais, a glutationa citosólica encontra-se principalmente na forma reduzida (GSH), sendo que estudos recentes têm evidenciado uma razão GSH:GSSG nesse compartimento celular de 50.000:1. Situações que levem à alteração desse estado redox, como a exposição a altas doses de paracetamol, favorecem a oxidação de biomoléculas e a morte celular.

## 3.4. Tiorredoxinas

As tiorredoxinas são proteínas encontradas em procariontes e eucariontes, com ampla distribuição celular. São caracterizadas por sua capacidade de reduzir ligações dissulfeto (ligação S-S) para ditióis (dois grupos -SH). Nesse processo, as tiorredoxinas são oxidadas da forma ditiol para a forma dissulfeto, voltando a ser ativadas pela enzima tiorredoxina redutase, que utiliza NADPH como doador de elétrons. Dessa forma, o sistema da tiorredoxina e da GSH como antioxidantes redutores de dissulfetos são similares, embora operem independentemente e tenham papéis específicos na sinalização.

## 3.5. Melatonina

Em vertebrados, a melatonina é uma indolamina formada na glândula pineal, nos olhos e, possivelmente, em outros tecidos, que modula algumas funções dos sistemas endócrino e circadiano. Essas ações da melatonina são mediadas por receptores localizados nas membranas das células do cérebro (núcleo supraquiasmático e hipófise) e de tecidos não neurais. Foi descrita uma ação antioxidante da melatonina, independente de sua interação com receptores, decorrente de sua capacidade de sequestrar radicais hidroxila *in vitro*. Além disso, a melatonina modula a expressão de genes de enzimas antioxidantes como a superóxido dismutase, a glutationa peroxidase e a catalase, em condições fisiológicas e sob estresse oxidativo. Pelo fato de a melatonina ser lipofílica e altamente difusível, está distribuída no organismo, tanto nos fluidos extracelulares como no interior das células, podendo ser um componente importante do sistema de defesa antioxidante.

## 3.6. Metalotioneínas

As metalotioneínas são proteínas de baixo peso molecular encontradas no citoplasma e no núcleo celular, principalmente no fígado, nos rins e no intestino. Essas proteínas são ricas em cisteína e têm a capacidade de ligar íons metálicos como zinco ($Zn^{2+}$), cobre ($Cu^{2+}$), cádmio ($Cd^{2+}$), prata ($Ag^{2+}$) e mercúrio ($Hg^{2+}$), pela associação desses íons com os grupos tióis (-SH) da cisteína. A síntese das metalotioneínas pode ser estimulada por metais, como cádmio, zinco e cobre, e compostos não metálicos, como etanol, indometacina, agentes alquilantes, quelantes, interleucinas (IL1 e IL6) e interferon-alfa. As funções propostas para as metalotioneínas incluem o armazenamento de metais sob forma não tóxica, a regulação do metabolismo celular de cobre e zinco, assim como da absorção intestinal desses metais. As ações antioxidantes das metalotioneínas devem-se à quelação de íons cobre, impedindo a geração de ROS catalisada por esse metal, e ao alto conteúdo de grupos tióis que podem sequestrar peroxinitrito, oxigênio singlete e radical hidroxila. A indução das metalotioneínas em animais diminui a toxicidade de alguns compostos, como a adriamicina, aumenta a resistência aos efeitos da radiação ionizante e está relacionada à proteção antioxidante no músculo cardíaco em casos de isquemia/reperfusão.

## 3.7. Antioxidantes lipossolúveis

**Vitamina E** Substâncias com atividade de vitamina E compreendem duas séries de compostos com estruturas químicas diferentes, tocoferóis e tocotrienóis, que se distinguem pelo grau de saturação da cadeia lateral. Pelo fato de serem lipossolúveis, tais substâncias localizam-se nas biomembranas, protegendo-as contra o processo de lipoperoxidação. No plasma sanguíneo, os tocoferóis são transportados pelas lipoproteínas, principalmente pela lipoproteína de baixa densidade. As membranas mitocondriais contêm, em média, uma molécula de α-tocoferol por 2.100 moléculas de fosfolipídios. O α-tocoferol suprime e reage com oxigênio singlete e sequestra radicais hidroxila, podendo, portanto, bloquear o início da peroxidação lipídica. Entretanto, sua principal ação antioxidante nas membranas biológicas consiste em interromper a fase de propagação da lipoperoxidação, doando um átomo de hidrogênio para os radicais peroxil derivados da oxidação dos ácidos graxos e interrompendo a cadeia radicalar da peroxidação lipídica. O radical tocoferil é pouco reativo e não oxida os ácidos graxos das membranas. No entanto, em determinadas condições, o radical tocoferil pode interagir com ácidos graxos, regenerando o α-tocoferol e formando um radical peroxil, com a consequente propagação da cadeia radicalar da peroxidação lipídica. Se o processo de lipoperoxidação for muito intenso, o α-tocoferol da membrana será completamente convertido ao radical tocoferil, perdendo sua ação antioxidante. Portanto, o radical tocoferil deve ser regenerado por substâncias como ácido ascórbico, glutationa reduzida ou ubiquinol, que o reduzem novamente a α-tocoferol.

A alimentação de animais com ácidos graxos insaturados aumenta as necessidades de vitamina E. Tecidos de animais deficientes em vitamina E apresentam maior índice de peroxidação lipídica, e os animais tornam-se mais sensíveis à ação tóxica do oxigênio. A deficiência de α-tocoferol por períodos curtos na dieta de humanos adultos não promove sinais agudos de doença, provavelmente pela ação de outros mecanismos de proteção antioxidante ou pela regeneração do $\alpha$-tocoferol das membranas pelo ácido ascórbico. A depleção dos depósitos de vitamina E do organismo pode ocorrer, em adultos, em casos de anormalidades na absorção intestinal de gorduras e distúrbios do metabolismo lipídico. Como os níveis plasmáticos de $\alpha$-tocoferol em neonatos prematuros são frequentemente baixos, foram observados resultados positivos em virtude da suplementação desse composto na síndrome hemolítica da prematuridade, assim como na prevenção da retinopatia da prematuridade. A vitamina E é um constituinte importante da membrana do músculo cardíaco e tem mostrado efeitos benéficos na lesão oxidativa cardíaca induzida experimentalmente. Estudos epidemiológicos demonstraram uma relação entre a alta ingestão de vitamina E e o risco mais baixo para o desenvolvimento de doenças cardíacas coronarianas. Isso pode ser devido ao fato de a vitamina E e outros antioxidantes lipossolúveis inibirem a oxidação da lipoproteína de baixa densidade, o que atenuaria a aterogenicidade dessa lipoproteína. Não têm sido observados efeitos tóxicos decorrentes da ingestão de altas doses de vitamina E, provavelmente pelo fato de a maior parte ser eliminada pelas fezes.

**Ubiquinonas** As ubiquinonas são compostos lipofílicos, cuja principal função é atuar como componentes redox dos sistemas de transporte de elétrons, como na cadeia respiratória mitocondrial. Entretanto, as ubiquinonas nas suas formas reduzidas, ubiquinóis, podem atuar como antioxidantes *in vivo* e *in vitro*. Nas membranas biológicas, os ubiquinóis com cadeias isoprenoides curtas, $Q_1$-$Q_4$, são inibidores muito mais potentes da peroxidação lipídica do que os homólogos com cadeias mais longas, $Q_5$-$Q_{10}$. O ubiquinol 10, a forma reduzida da coenzima $Q_{10}$, encontra-se distribuído tanto na membrana plasmática como nas membranas intracelulares, sendo também um antioxidante importante para a proteção das lipoproteínas, inclusive da LDL, além de promover efeitos benéficos em doenças neurodegenerativas.

**Carotenoides** Os carotenoides são pigmentos amarelos, vermelhos ou alaranjados amplamente distribuídos nos tecidos dos vegetais, adquiridos pelo organismo humano a partir da dieta, principalmente pela ingestão de frutas e legumes. Cerca de 700 carotenoides já foram identificados, aproximadamente 50 deles com atividade provitamina A. Nesse sentido, o $\beta$-caroteno é o mais potente, ao passo que outros carotenoides, como o licopeno e a luteína, não apresentam essa atividade. A conversão do $\beta$--caroteno a retinal é catalisada pela enzima 15,15'-dioxigenase nas células intestinais e hepáticas. Subsequentemente, retinal é reduzido para retinol (vitamina A). Essa conversão é controlada por um mecanismo homeostático que limita a conversão a retinol quando este está presente em níveis suficientes no organismo. Assim, altas doses de $\beta$-caroteno não causam acúmulo de vitamina A no organismo. Os carotenoides mais hidrofóbicos, como o $\alpha$- e $\beta$-caroteno e licopeno, são transportados no plasma pelas lipoproteínas (LDL, VLDL e HDL), enquanto os carotenoides mais polares, como a luteína e a zeaxantina, por outras proteínas. Os carotenoides transportados pelas lipoproteínas concentram-se principalmente nos tecidos com maior número de receptores de LDL, como o fígado, as glândulas adrenais e os testículos. Os carotenoides polares concentram-se mais na retina, principalmente na mácula, onde têm como função suprimir espécies excitadas de oxigênio geradas pela luz, protegendo as células fotorreceptoras da retina.

Os carotenoides atuam como supressores de oxigênio singlete e sequestradores de radicais livres. Sua atividade antioxidante é relevante especialmente nas baixas tensões de oxigênio observadas em condições fisiológicas. O $\beta$-caroteno reage diretamente com radicais peroxil formados durante a peroxidação lipídica, podendo ter algum papel na proteção de membranas celulares e lipoproteínas contra oxidações em cadeia. Além do efeito antioxidante, carotenoides podem atuar por outros mecanismos, regulando a comunicação intercelular e a expressão gênica, o que pode inibir a proliferação e a transformação celular e ter efeito anticarcinogênico.

## 3.8. Antioxidantes dos fluidos extracelulares

Os fluidos extracelulares, como o plasma sanguíneo, o fluido cefalorraquidiano, o fluido sinovial e o plasma seminal, contêm baixas atividades de catalase, superóxido dismutase e glutationa peroxidase, assim como baixa concentração de glutationa reduzida (GSH). Os antioxidantes lipossolúveis mais hidrofóbicos presentes nas lipoproteínas plasmáticas não atuam sobre radicais livres presentes na fase aquosa do compartimento plasmático gerados por enzimas, pela autoxidação de diversos compostos e pelas células fagocíticas ativadas. No sangue, o radical superóxido e o peróxido de hidrogênio podem difundir-se para o interior dos eritrócitos (o radical superóxido atravessa a membrana eritocitária através de um canal iônico), onde são substratos para a superóxido dismutase, catalase ou glutationa peroxidase. No entanto, a formação do radical hidroxila a partir dessas duas espécies deve ser evitada, principalmente por substâncias que possam quelar metais de transição, evitando a ocorrência da reação de Fenton. Sob esse aspecto, as proteínas plasmáticas que têm sítios ligantes para metais, principalmente para o ferro e o cobre, podem ser consideradas antioxidantes. As mais importantes são a transferrina e a ceruloplasmina. A transferrina plasmática tem apenas 20 a 30% dos seus sítios ligantes ocupados pelo $Fe^{3+}$, ou seja, em condições normais, não está presente $Fe^{3+}$ livre no plasma. O ferro ligado à transferrina ou à lactoferrina, secretada pelas células fagocíticas, não catalisa a formação do radical hidroxila e não promove peroxidação lipídica. Entretanto, a hemoglobina, em algumas condições, pode estimular a peroxidação lipídica, seja por sua decomposição e liberação de ferro ou por interação direta de peróxidos com a proteína. O grupo *heme* também pode catalisar a peroxidação lipídica.

A ceruloplasmina, além de atuar como ligante de íons cobre, também é importante quanto a alguns aspectos do metabolismo do ferro. Essa proteína oxida o $Fe^{2+}$ a $Fe^{3+}$ sem liberar radicais de oxigênio. A atividade ferroxidásica da ceruloplasmina impede que o $Fe^{2+}$ catalise a formação do radical hidroxila, a partir do peróxido de hidrogênio. Além disso, a ceruloplasmina reage estequiometricamente com o radical superóxido e o peróxido de hidrogênio.

A albumina liga fortemente íons cobre e mais fracamente íons ferro e apresenta um grupo –SH de um resíduo de cisteína exposto, o que contribui para cerca de 500 $\mu$M dos tióis plasmáticos. O grupo –SH exposto reage com diversas ROS e RNS

($ONOO^-$, $NO_2^\cdot$, $CO_3^{\cdot-}$, HOCl, $RO_2^\cdot$, $RO^\cdot$, $H_2O_2$), colaborando para um efeito antioxidante. Apresenta um *turnover* relativamente rápido. A albumina é importante para o transporte dos ácidos graxos livres na circulação sanguínea e acredita-se que a bilirrubina ligada a ela seja importante para evitar a oxidação desses ácidos durante a exposição da proteína aos agentes iniciadores da peroxidação lipídica. Além disso, a albumina pode se ligar a flavonoides provenientes da dieta, contribuindo para a função antioxidante.

Produto final do metabolismo das purinas, o ácido úrico atua como antioxidante ao reagir com ROS e RNS, como $ONOO^-$, $NO_2^\cdot$, $RO_2^\cdot$, $^\cdot OH$ e $O_3$, e tem ainda a capacidade de quelar cobre e ferro. Como o ascorbato e a GSH, o ácido úrico forma radicais livres menos reativos ao reagir com o radical hidroxila.

Outros fluidos biológicos extracelulares possuem uma defesa antioxidante preventiva ainda menor do que a do plasma sanguíneo. O líquido cefalorraquidiano, por exemplo, contém pequenas quantidades de albumina, transferrina e ceruloplasmina, embora apresente níveis mais elevados de ácido ascórbico.

## 3.9. Sistemas de reparo

Apesar da presença dos vários componentes dos sistemas de defesa antioxidante descritos, as lesões induzidas por radicais livres ocorrem *in vivo*. Essas lesões devidas à ação de oxidantes devem ser removidas das macromoléculas pelos sistemas de reparo para evitar alterações das funções celulares. A seguir, serão descritos alguns desses sistemas.

### Reparo do ácido desoxirribonucleico (DNA)

No núcleo celular, o DNA interage com proteínas básicas denominadas histonas, que auxiliam na proteção do DNA contra lesões. Apesar disso, é estimado que ocorram cerca de 10.000 eventos lesivos, mediados por agentes oxidantes, no DNA de cada célula do organismo humano por dia. Sistemas de reparo por excisão de bases (BER) e reparo por excisão de nucleotídeos (NER) atuam sobre as lesões decorrentes da oxidação de bases do DNA e da reação das bases do DNA com substâncias eletrofílicas geradas no processo de peroxidação lipídica. Fragmentação do DNA pode ocorrer como resultado da oxidação da desoxirribose na cadeia açúcar-fosfato. Quebras de dupla-fita de DNA são reparadas pelos mecanismos de recombinação homóloga e junção de extremidades não homólogas. A importância da contribuição de lesões no DNA para a ocorrência de doenças e o envelhecimento pode ser evidenciada a partir do estudo de síndromes nas quais os sistemas de reparo dessas lesões são deficientes. Alguns exemplos são a síndrome de Bloom, na qual a deficiência em uma helicase que participa do reparo de quebra de dupla-fita leva a fotossensibilidade, retardo mental, aumento do risco de câncer e xeroderma *pigmentosum*, e a deficiência no reparo por excisão de nucleotídeos leva ao aumento do risco de câncer de pele, envelhecimento precoce e degeneração neurológica progressiva.

### Reparo e degradação de proteínas oxidadas

Oxidação e/ou nitração de proteínas ocorrem em resíduos de cisteína, metionina, histidina, prolina, arginina, lisina, triptofano, tirosina, fenilalanina e valina, assim como nas ligações peptídicas. Como resultado, são gerados compostos carbonílicos, produtos nitrados, pontes dissulfeto, ligações cruzadas, peróxi-

dos e outros produtos. Alguns desses produtos representam passos marcantes no *turnover* das proteínas, implicados também no acúmulo de proteínas alteradas durante o envelhecimento e em diferentes condições patológicas. Estudos mecanísticos demonstram que reações de Fenton sítio-específicas, ou seja, em pontos de ligação de metais às proteínas, geram espécies reativas de oxigênio (radical hidroxila, íon ferril, oxigênio singlete) que atacam as cadeias laterais dos aminoácidos no sítio de ligação do metal. Em contraste às reações sítio-específicas catalisadas por íons metálicos, a exposição de proteínas à radiação ionizante leva à modificação, virtualmente, de todos os resíduos de aminoácidos, embora a cisteína, a histidina, a tirosina, a metionina e o triptofano sejam os alvos preferenciais.

A ação do oxigênio singlete, ácido hipocloroso ou radical hidroxila sobre o aminoácido metionina promove sua oxidação à metionina sulfóxido. As proteínas presentes no cristalino de pacientes portadores de catarata contêm quantidades significativas de metionina sulfóxido, sugerindo o envolvimento de oxigênio singlete, produzido pelas reações de fotossensibilização, na lesão dessas proteínas. No cristalino, nos pulmões, no fígado, nos rins, no cerebelo, nos neurônios cerebrais e nos neutrófilos, existe a enzima metionina sulfóxido redutase que catalisa a redução de metionina sulfóxido, dependente de tiorredoxina, regenerando a metionina e reativando a proteína. Camundongos *knockout* para o gene de metionina sulfóxido redutase apresentaram sensibilidade elevada ao estresse oxidativo, diminuição no tempo de vida e disfunções neurológicas.

As proteínas irreversivelmente lesadas por oxidação são degradadas a uma velocidade maior do que as proteínas não modificadas, pela ação de enzimas proteolíticas presentes no citoplasma e no núcleo. Esses sistemas proteolíticos, os proteassomos, reconhecem especificamente as proteínas modificadas oxidativamente, devido às suas alterações conformacionais, degradando-as e fornecendo aminoácidos para a síntese de novas proteínas, impedindo o acúmulo de proteínas não funcionais nas células.

## 4. ESTRESSE OXIDATIVO

O estresse oxidativo ocorre em situações em que há desequilíbrio entre os sistemas de defesa antioxidante e a geração de ROS e RNS, havendo aumento dos níveis de espécies reativas que resulta em lesões em macromoléculas e diversas estruturas celulares que, se não forem reparadas, alterarão a funcionalidade de células, tecidos e órgãos.

Um grande número de condições clínicas tem sido relacionado ao estresse oxidativo, como aterosclerose, lesões por isquemia e reperfusão, doenças autoimunes, inflamação crônica, carcinogênese e complicações do diabetes. Em alguns casos, o estresse oxidativo é causa primária da doença. Por exemplo, na cardiomiopatia induzida pela deficiência de selênio, ou síndrome de Keshan, a diminuição da glutationa peroxidase resulta em menor remoção de peróxido de hidrogênio e peróxidos lipídicos, os quais podem lesar as fibras cardíacas. Em relação aos tumores, foi demonstrado que as lesões em DNA por radicais livres são importantes na fase de iniciação da carcinogênese, embora atualmente se considere que as espécies reativas de oxigênio possam ser importantes também na fase de promoção tumoral, devido à ação delas no controle da proliferação celular. No entanto, na maioria das doenças, o aumento da formação de espécies oxidantes, radicalares ou não, ocorre secundariamente, mas ainda assim com envolvimento na fisiopatologia dessas doenças. Por exemplo, a infiltração e a ativação de um grande número de neutrófilos em um sítio inflamatório geram grandes quantidades de radical superóxido e peróxido de hidrogênio, promovendo um estresse oxidativo localizado e contribuindo para a lesão tecidual, independentemente do que tenha causado essa resposta inflamatória. Muitas formas de lesão tecidual podem promover um aumento de reações radicalares como a peroxidação lipídica, em decorrência da inativação de antioxidantes teciduais e da descompartimentalização de metais dentro das células. As lesões traumáticas do cérebro e da coluna vertebral aumentam a disponibilidade de ferro para a catálise da formação de radicais livres iniciadores da peroxidação lipídica, que contribui para a degeneração dos tecidos. Por sua vez, o aumento da peroxidação lipídica nos músculos de pacientes com distrofia muscular pode ser apenas uma consequência da lesão tecidual promovida por outros mecanismos.

## 5. ESTRATÉGIAS DE INTERVENÇÃO TERAPÊUTICA

O planejamento adequado das estratégias de intervenção com substâncias antioxidantes implica em responder a diversas questões:

1. Qual é a natureza das espécies reativas envolvidas na fisiopatologia da doença?

2. Qual o mecanismo de ação do composto antioxidante? O antioxidante poderia atuar: (a) inibindo os processos de formação das espécies reativas, interceptando seus precursores; (b) inibindo a ação das espécies reativas, sequestrando-as e impedindo a indução das lesões; (c) suprimindo a amplificação da lesão inicial por meio do sequestro de espécies reativas secundárias e bloqueio da ação destas sobre outros componentes celulares?

3. A substância antioxidante, após exercer sua ação, transforma-se em radical potencialmente tóxico? Os produtos não radicalares derivados do antioxidante acumulam-se no organismo (quinona da vitamina E)?

4. Qual é o sítio de origem das espécies radicalares? É possível o acesso do agente antioxidante ao local de geração dessas espécies?

5. Se o antioxidante atuar extracelularmente, qual será sua meia-vida plasmática? Ficará na circulação tempo suficiente para exercer proteção antioxidante efetiva?

6. No caso de a substância antioxidante atuar intracelularmente, qual o seu mecanismo de entrada na célula e quais são seus sítios específicos de ação?

7. Desde que espécies reativas participem de processos fisiológicos da célula, como o antioxidante afetará esses eventos e quais as consequências para o metabolismo celular normal?

Diversas estratégias têm sido utilizadas para aumentar a eficiência terapêutica dos compostos antioxidantes, entre as quais o aumento dos níveis de antioxidantes plasmáticos ou intracelulares, a incorporação de antioxidantes lipofílicos em membranas e lipoproteínas e a administração de sequestradores de radicais livres.

### 5.1. Compostos sequestradores de radicais livres como potenciais agentes terapêuticos

Várias substâncias têm sido utilizadas como sequestradores de radicais livres em estudos *in vitro* e *in vivo*, com potencial aplicação no tratamento de diversas doenças.

**Compostos contendo grupos tióis** A N-acetilcisteína (NAC) e a 2-mercaptopropionil glicina atenuam as disfunções contráteis que ocorrem após períodos curtos de isquemia, quando administradas imediatamente antes da reperfusão. Ambas as substâncias têm sido usadas em humanos, sendo a *N*-acetilcisteína a terapia utilizada na intoxicação por paracetamol. Estudos clínicos duplos-cegos realizados no Japão e na Europa mostram que a N-(2-mercapto) propionilglicina, ou tiopronina, é benéfica no tratamento da hepatite crônica, da catarata senil e da artrite reumatoide. Esses compostos tiólicos atingem o meio intracelular e são fontes de equivalentes redutores. A NAC é um doador de grupo sulfidrila facilmente transportado para o interior das células, no qual é desacetilada e aumenta o *pool* de tióis, primariamente na forma de glutationa reduzida. Durante a isquemia, as defesas antioxidantes, particularmente as enzimas, ficam comprometidas e a maior produção de radical superóxido e peróxido de hidrogênio pode afetar os mecanismos de detoxificação de peróxidos. Como a atividade da catalase é muito baixa no miocárdio, a glutationa peroxidase é a principal enzima que atua na eliminação de peróxidos, e a manutenção de níveis adequados de glutationa reduzida torna-se essencial. Foi demonstrado que a NAC é capaz de reduzir a progressão do ateroma em modelos animais de aterosclerose por meio da diminuição do estresse oxidativo. Devido à sua atividade redutora, a NAC também pode modificar a atividade de diversas proteínas e interferir na expressão de vários genes. Em estudos preliminares em humanos submetidos à cirurgia em que ocorreu *bypass* cardiopulmonar, a NAC demonstrou efeito cardioprotetor, embora a verdadeira extensão da sua eficiência terapêutica ainda seja desconhecida. A NAC tem eficiência comprovada na intoxicação por paracetamol, reconhecida como uma condição secundária à lesão por espécies reativas de oxigênio. Também apresenta ampla janela toxicoterapêutica, é considerada bastante segura e atua tanto por seu grupo sulfidrila reduzido quanto por ser precursora da síntese de glutationa. A NAC sequestra peróxido de hidrogênio e ácido hipocloroso, protegendo alfa-antiproteases. A N-acetilcisteína na forma amídica (AD4) é um novo composto tiólico com atividade antioxidante por quelação de $Cu^{2+}$. O AD4 atravessa as membranas celulares e repõe os níveis de GSH com maior eficiência do que a NAC. Além disso, o AD4 se incorpora no sistema redox da célula, conferindo proteção contra a oxidação celular. O AD4 pode ser uma estratégia terapêutica em potencial para o tratamento de doenças neurodegenerativas e outras disfunções associadas ao estresse oxidativo.

A eficácia da N-2-mercaptopropionil glicina (MPG) na proteção da lesão por reperfusão foi demonstrada em alguns estudos com animais, em que atuou como sequestradora dos radicais superóxido e hidroxila. Em estudos-modelo, a MPG foi menos eficiente que a NAC em suprimir a peroxidação lipídica induzida por espécies ferril da mioglobina. A MPG apresenta leve toxicidade, provavelmente pela formação de radicais tiil (MPG-S•) ou peroxissulfenil (MPG-SOO•) que podem lesar constituintes celulares. Tanto a NAC como a MPG geram radicais tiil quando adicionadas aos miócitos cardíacos lesados em condições de estresse oxidativo (presença de peróxido de hidrogênio). A formação dessas espécies pode limitar os efeitos benéficos da utilização de tióis nas intervenções com antioxidantes. Enquanto o sistema da glutationa peroxidase é um importante sistema de defesa antioxidante celular, tentativas de incrementar ou substituir esses sistemas com fontes exógenas de tióis como equivalentes redutores podem não resultar em proteção eficiente.

O captopril, composto sufidrílico inibidor da enzima conversora da angiotensina, tem efeito cardioprotetor na isquemia miocárdica aguda, isquemia/reperfusão e infarto. Essa ação protetora seria devida à sua ação antioxidante em virtude da presença do grupo tiol, como demonstrado por estudos comparativos com um isômero do captopril, que é 100 vezes menos potente como inibidor da enzima conversora da angiotensina, mas equipotente em sequestrar radical superóxido via grupo tiol, e com enalaprilato, que não tem grupo tiol, mas inibe a enzima conversora. Recentemente, observou-se que o captopril inibe a oxidação da LDL, tendo, portanto, papel ateroprotetor. Estudos experimentais demonstram que o captopril reduz o tamanho do infarto, a incidência de arritmias na reperfusão e melhora a função contrátil do miocárdio. Devido à sua capacidade de reduzir a dilatação ventricular esquerda, quando administrado cronicamente após infarto do miocárdio, esse fármaco tem sido testado em estudos clínicos como terapia adjuvante à trombólise.

O ácido lipoico é um composto tiólico que, apesar de ser encontrado em baixas concentrações no organismo, possui diversas propriedades antioxidantes, incluindo ação direta contra os radicais livres, quelação de metais de transição e regeneração de outros antioxidantes endógenos, como a redução do radical α-tocoferil para α-tocoferol e de GSSG para GSH. Estudos demonstram que o ácido lipoico pode reverter a perda de GSH observada no envelhecimento. Suplementação com ácido lipoico tem sido relacionada a efeitos anti-inflamatórios e diminuição do estresse oxidativo induzido por diabetes experimental, sendo este composto recentemente apontado como um agente terapêutico em potencial para doenças crônicas que envolvam estresse oxidativo.

### Agentes complexantes de metais de transição

Um grande número de compostos naturais e sintéticos atua na quelação de metais, mediante coordenação do metal com átomos de nitrogênio, oxigênio ou enxofre, para formar um complexo. Os metais de transição formam complexos mais estáveis em comparação aos outros metais porque as suas camadas eletrônicas internas não estão completamente preenchidas e os elétrons estão disponíveis para participar da ligação entre o metal e o ligante.

Um grupo importante de quelantes é representado pela classe dos hidroxamatos, cujo composto mais conhecido é a desferroxamina, um quelante de ferro (tri-hidroxamato hexadentado) utilizado clinicamente para o tratamento da sobrecarga desse elemento: sua alta constante de ligação ao ferro permite a complexação equimolar dele, impedindo-o de catalisar a formação de radical hidroxila. Estudos experimentais com modelos de isquemia/reperfusão têm mostrado efeitos benéficos da administração da desferroxamina na proteção do miocárdio, atribuídos à diminuição da geração de radical hidroxila. Entretanto, a entrada da desferroxamina nas células é extremamente limitada e ocorre por pinocitose. Essa proteção pode ser devida a outros efeitos da desferroxamina. A porção tri-hidroxamato da desferroxamina, centro envolvido na ligação com o ferro, pode mediar a transferência de elétrons às hemeproteínas ativadas pelo peróxido de hidrogênio (ferril, mioglobina e peroxidase) e ao radical superóxido. A desferroxamina pode interceptar radicais na fase de propagação da peroxidação de lipídios, resultando na formação do radical nitróxido da desferroxamina, que é relativamente estável. Radicais peroxil e alcoxil também podem ser sequestrados pela desferroxamina, o que poderia contribuir para os seus efeitos na atenuação da lesão miocárdica pós-isquêmica. A baixa penetração da desferroxamina nas células limita sua ação ao meio extracelular. Compostos análogos, os mono-hidroxamatos, com propriedades farmacocinéticas mais favoráveis do que as da desferroxamina têm sido sintetizados e testados quanto à eficiência de proteção contra a lesão por reperfusão. Dados preliminares indicam que alguns desses compostos apresentam potencial terapêutico.

A toxicidade de alguns compostos antibacterianos também se dá em virtude de interações ligante-metal. O mecanismo antibacteriano da isoniazida está relacionado à sua capacidade de complexar cobre, o que aumenta sua lipofilicidade e sua captação pelo *M. tuberculosis*. Além disso, a isoniazida é capaz de reduzir $Cu^{2+}$ a $Cu^+$, favorecendo a formação de radicais livres catalisada pelo $Cu^+$.

Agentes anti-hipertensivos como hidralazina, prizidilol, captopril, 2,3-dimercaptoetanol, entre outros, também se complexam com metais de transição. Diversos agentes vasodilatadores contêm ligantes para metais de transição e inibem a peroxidação lipídica. A ação desses fármacos está relacionada à sua capacidade de ligar metais de transição presentes nas membranas celulares. Algumas membranas são ricas em grupos tióis que podem formar complexos lábeis com metais de transição, permitindo a complexação destes com os agentes vasodilatadores para formar complexos mais estáveis, o que diminui o poder redox dos metais, levando ao relaxamento do tônus vascular. Por esse mecanismo, o tônus vascular pode ser modulado por um constante fluxo de elétrons, mediado por um centro de metal de transição redox ativo.

### Compostos fenólicos de plantas

Os polifenóis de plantas são compostos aromáticos hidroxilados, comumente encontrados em verduras e frutas, constituindo grande parte da nossa dieta. Esses derivados fenólicos são sintetizados pelas plantas como defesa antioxidante. Estudos *in vivo* e *in vitro* têm revelado inúmeras atividades biológicas para os polifenóis, incluindo a antioxidante, a antiviral e a antibiótica. Entre os polifenóis, os flavonoides constituem a maior classe, com mais de 4.000 representantes identificados. A ação antioxidante dos flavonoides pode se dar por quelação de metais de transição, ação direta contra os radicais livres por meio da transferência de átomos de hidrogênio, além de interação com outros antioxidantes. Tem sido demonstrado que flavonoides do chá melhoram a função endotelial em pacientes com doença coronariana. Flavonoides encontrados no suco de uva diminuem a suscetibilidade de oxidação da LDL, a agregação plaquetária e a produção de superóxido pelas plaquetas.

**Inibidores da óxido nítrico sintase** O radical óxido nítrico é um vasodilatador e age ativando a forma solúvel da guanilato ciclase presente nas células musculares lisas, por meio da formação de um complexo com o grupo *heme* da enzima, havendo um relaxamento dessas células. Os agentes vasodilatores, como os nitratos, nitritos e nitroprussiato, ativam a guanilato ciclase devido à liberação de óxido nítrico. Entretanto, a produção exclusiva de óxido nítrico está relacionada à lesão causada por isquemia/reperfusão, provavelmente pela formação de peroxinitrito, podendo haver um efeito vasoconstritor paradoxal. A óxido nítrico sintase (NOS) está amplamente distribuída em diversos tecidos, inclusive no cérebro, que é bastante suscetível à lesão em virtude da isquemia/reperfusão. Durante a isquemia, a NOS é ativada pelo influxo de cálcio nas células ou por citocinas, havendo produção exacerbada de óxido nítrico, possível formação de peroxinitrito e posterior lesão oxidativa. A inibição da NOS é uma estratégia utilizada para prevenir lesões causadas pelo óxido nítrico/peroxinitrito. A N-nitro-L-arginina é um inibidor seletivo da NOS, que dificulta a neurotoxicidade induzida pelo glutamato. O éster metílico da nitro-L-arginina (L-NAME) também é um inibidor da NOS e reduz o volume do edema cerebral em animais em experimentação, assim como o efluxo de glutamato induzido pela lesão isquêmica.

**Captadores de *spin*** Originalmente utilizados para a detecção de radicais livres, os captadores de *spin* (*spin traps*) constituem uma classe de compostos com potencial antioxidante terapêutico. O *spin trap* fenil-terbutil-nitrona (PBN) tem papel protetor na isquemia-reperfusão, além de ser neuroprotetor. O PBN possui diversas atividades farmacológicas, incluindo a de sequestrar radicais alcoxila, superóxido e hidroxila. Entretanto, desde que estudos *in vitro* determinaram que a capacidade do PBN como inibidor da peroxidação lipídica era fraca, outros mecanismos foram atribuídos para a sua ação protetora. Portanto, mais do que um antioxidante direto, o PBN pode exercer seu efeito benéfico por meio da inibição da iNOS e mecanismos envolvidos na via de sinalização do NF-kB e consequente ação anti-inflamatória. Novos *spin traps* estão sendo desenvolvidos a partir de moléculas já conhecidas para facilitar a sua entrada nos microambientes celulares de maior produção de radicais livres. O NXY-059, um derivado do PBN, demonstrou ter efeito neuroprotetor em uma variedade de modelos animais.

## 5.2. Antioxidantes enzimáticos

**Superóxido dismutase** A terapia com a superóxido dismutase (SOD) é utilizada em situações em que o aumento da geração de radical superóxido deve ser controlado. Pelo fato de várias fontes geradoras de superóxido estarem envolvidas na lesão de reperfusão pós-isquêmica, esperar-se-ia que a administração de SOD e catalase antes da reperfusão arterial coronariana pudesse limitar as arritmias e reduzir a necrose tecidual. Estudos utilizando o modelo de oclusão da artéria coronária

em cães mostraram efeitos positivos da SOD em limitar a lesão do miocárdio. Outros estudos indicam que esse efeito é transiente, não havendo redução da necrose alguns dias após a reperfusão, em relação aos controles. A natureza transiente dos efeitos benéficos da SOD indica que os radicais de oxigênio podem ser gerados por períodos mais longos além do início da reperfusão, continuando durante a evolução do infarto. Foi demonstrado o efeito da SOD na prevenção do vasoespasmo coronariano após angioplastia em cães, o que pode ser importante para controlar os episódios oclusivos após a angioplastia coronariana. Uma das dificuldades de interpretação de resultados é que os estudos utilizam diferentes delineamentos experimentais. A eficácia da SOD nesses sistemas deve ser avaliada por comparações rigorosas do tipo, dosagem e duração do tratamento com sistemas experimentais semelhantes. Uma das maiores limitações da terapia com a SOD é sua curta meia-vida no plasma (< 10 minutos) devido à sua rápida excreção pelos rins. Várias estratégias são utilizadas para aumentar a permanência da SOD no plasma, como ligação com outras proteínas e síntese de derivados da SOD por técnicas de engenharia genética.

Uma SOD ligada à imunoglobulina A foi preparada por engenharia genética, por meio da ligação de duas unidades de CuZn-SOD humana à região de dobradiça da IgA, aumentando a meia-vida plasmática do complexo para 145 minutos e limitando a sua filtração glomerular. A ligação covalente da SOD aos polímeros de polietilenoglicol (PEG) aumenta sua meia-vida para 18 a 40 horas em ratos, tornando-a menos imunogênica e mais resistente à proteólise do que a SOD nativa, além de facilitar o transporte transmembrana da SOD ativa para o interior das células. A encapsulação da SOD em lipossomos sintéticos também aumenta a atividade intracelular da SOD e sua meia-vida plasmática para quatro horas. Complexos Cu-Dips (ácido cobre-(11)-3,5-di-isopropilsalicílico) e DF-Mn (manganês-desferroxamina) mimetizam a atividade da SOD em dismutar o radical superóxido, com a vantagem de poder atravessar as membranas celulares e ser menos imunogênicos do que a SOD. Entretanto, ambos são limitados porque podem sofrer dissociação, levando à toxicidade por liberação do cobre e do manganês. A associação da catalase com a SOD, ambas ligadas ao polietilenoglicol, tem sido utilizada em alguns estudos experimentais, mas os resultados ainda são discordantes. A utilização terapêutica da SOD e a eficácia clínica dessas diferentes preparações devem ser validadas mediante estudos mais amplos e rigorosamente controlados.

## 5.3. Outros fármacos

**Probucol** O probucol é conhecido como um potente agente antiaterosclerótico e antioxidante, redutor do colesterol, porém com o efeito indesejável de diminuir o HDL-colesterol. Embora o probucol tenha sido retirado do mercado há alguns anos, outros estudos subsequentes demonstraram sua eficácia em humanos, inibindo a aterosclerose na artéria carótida. O AGI-1067 é um derivado do probucol com atividade antioxidante, que inibe seletivamente a expressão gênica inflamatória redox sensível em monócitos e no endotélio *in vitro*, diminui o LDL-colesterol, diminui a expressão de moléculas de adesão *in vivo* e inibe a aterosclerose em camundongos ApoE -/-.

**Alopurinol** Atua inibindo a atividade da xantina oxidase. O alopurinol é oxidado pela enzima a oxipurinol, o qual se liga ao sítio ativo da enzima promovendo sua inibição ("substrato suicida"). É um fármaco amplamente utilizado na clínica médica para inibir o acúmulo de ácido úrico em condições como a gota. O alopurinol demonstrou efeito protetor na conservação de órgãos para transplante, especialmente os rins. A administração de alopurinol em humanos aumenta a concentração plasmática de oxipurinol, que pode sequestrar o radical hidroxila e o ácido hipocloroso, contribuindo indiretamente para os efeitos protetores atribuídos ao alopurinol. O alopurinol tem sido utilizado na clínica por meio século, entretanto novos inibidores de xantina oxidase mais potentes que o alopurinol estão em desenvolvimento, entre eles o febuxostato e o Y700, que é menos tóxico e tem alta biodisponibilidade.

## 6. BIBLIOGRAFIA

AGAMEY, A.; LOWE, G.M.; McGARVEY, D.J.; MORTENSEN, A.; PHILLIP, D.M.; TRUSCOT, T.G.; YOUNG, A.J. Carotenoid radical chemistry and oxidant/pro-oxidant properties. *Arch. Biochem. Biophys.*, v.430, p.37-48, 2004.

ALTINDAG, O.; KARAKOC, M.; KOCYIGIT, A.; CELIK, H.; SORAN, N. Increased DNA damage and oxidative stress in patients with rheumatoid arthritis. *Clin. Biochem.*, v.40, p.167-71, 2007.

AUGUSTO, O. Radicais livres: bons, maus e naturais. Oficina de Textos, 2006. 120p.

BOLISETTY, S.; JAIMES, E.A. Mitochondria and reactive oxygen species: physiology and pathophysiology. *Int. J. Mol. Sci.*, v.14, p.6306-6344, 2013.

CADET, J.; DOUKI, T.; RAVANAT, J.L. One-electron oxidation of DNA and inflammation processes. *Nat. Chem. Biol.*, v.2, p.348-349, 2006.

DAVIES, M.J. Singlet oxygen mediated damage to proteins and its consequences. *Biochem. Biophys. Res. Commun.*, v.305, p.761-70, 2003.

DIETRICH, M.; TRABER, M.G.; JACQUES, P.F.; CROSS, C.E.; HU, Y.; BLOCK, G. Does gamma-tocopherol play a role in the primary prevention of heart disease and cancer? A review. *J. Am. Coll. Nutr.*, v.25, p.292-9, 2006.

FINKEL, T. Oxidant signals and oxidative stress. *Curr. Opin. Cell Biol.*, v.15, p.247-254, 2003.

GRIENDLING, K.K.; FITZGERALD, G.A. Oxidative stress and cardiovascular injury: Part II: animal and human studies. *Circulation*, v.108, p.2034-40, 2003.

HALLIWELL B.; GUTTERIDGE, J.M.C. *Free radicals in Biology and Medicine*. Oxford: University Press, 2007. 851p.

HARMAN, D. Free radical theory of aging: an update. *Ann. N. Y. Acad. Sci.*, v.1067, p.10-21, 2006.

KLAUNIG, J.E.; KAMENDULIS, L.M.; HOCEVAR, B.A. Oxidative stress and oxidative damage in carcinogenesis. *Toxicol. Pathol.*, v.38, p.96-109, 2010.

LEE, C.K.; PUGH, T.D.; KLOPP, R.G.; EDWARDS, J.; ALLISON, D.B.; WEINDRUCH, R.; PROLLA, T.A. The impact of alpha-lipoic acid, coenzyme Q10, and caloric restriction on life span and gene expression patterns in mice. *Free Rad. Biol. Med.*, v.36, p.1043-57, 2004.

LEE, S.; KIM, S.M.; LEE, R.T. Thioredoxin and thioredoxin target proteins: from molecular mechanisms to functional significance. *Antioxid. Redox Signal.*, v.18, p.1165-1207, 2013.

LEONARDUZZI, G.; SOTTERO, B.; POLI, G. Targeting tissue oxidative damage by means of cell signaling modulators: the antioxidant concept revisited. *Pharmacol Ther.*, v.128, p.336-374, 2010.

MADAMANCHI, N.R.; VENDROV, A.; RUNGE, M.S. Oxidative stress and vascular disease. *Arteriosc. Thromb. Vasc. Biol.*, v.25, p.29-38, 2005.

MANACH, C.; MAZUR, A.; SCALBERT, A. Polyphenols and prevention of cardiovascular diseases. *Curr. Opin. Lipidol.*, v.16, p.77-84, 2005.

MARCZIN, N.; EL-HABASHI, N.; HOARE, G.S.; BUNDY, R.E.; YACOUB, M. Antioxidants in myocardial ischemia-reperfusion injury: therapeutic potential and basic mechanisms. *Arch. Biochem. Biophys.*, v.420, p.222-36, 2003.

MORGAN, B.; EZERINA, D.; AMOAKO, T.N.; RIEMER, J.; SEEDORF, M.; DICK, T.P. Multiple glutathione disulfide removal pathways mediate cytosolic redox homeostasis. *Nat. Chem. Biol.*, v.9, p.119-125, 2013.

PACHER, P.; NIVOROZKIN, A.; SZABO, C. Therapeutic effects of xanthine oxidase inhibitors: renaissance half a century after the discovery of allopurinol. *Pharmacol. Rev.*, v.58, p.87-114, 2006.

PATWARI, P.; LEE, R. Thioredoxins, mitochondria, and hypertension. *Am J. Pathol.*, v.170, p.805-8, 2007.

RHEE, S.G.; CHAE, H.Z.; KIM, K. Peroxiredoxins: an historical overview and speculative preview of novel mechanisms and emerging concepts in cell signaling. *Free Rad. Biol. Med.*, v.38, p.1543-52, 2005.

RUSH, J.W.E.; DENNIS, S.G.; GRAHAM, D.A. Vascular nitric oxide and oxidative stress: determinants of endothelial adaptations to cardiovascular disease and to physical activity. *Can. J. Appl. Physiol.*, v.30, p.442-74, 2005.

SALDEEN, K.; SALDEEN, T. Importance of tocopherols beyond α-tocopherol: evidence from animal and human studies. *Nutr. Res.*, v.25, p.877-889, 2005.

ZELKO, N.I.; MARIANI, T.J.; FOLZ, R.J. Superoxide dismutase multigene family: a comparison of the Cu-Zn (SOD1), Mn-(SOD2), and EC-(SOD3) gene structures, evolution and expression. *Free Rad. Biol. Med.*, v.33, p.337-349, 2002.

# 1.8.

# MUTAGÊNESE E CARCINOGÊNESE

*Gláucia Maria Machado-Santelli*
*Fábio Siviero*

## CONTEÚDO DESTE CAPÍTULO

## 1. INTRODUÇÃO

A distribuição exata do material genético às células-filhas durante a divisão mitótica envolve muitos eventos coordenados, que vão desde a replicação do DNA propriamente dita até a se-gregação cromossômica. A manutenção da normalidade da célula somática, isto é, de seu estado diploide e perfeito equilíbrio gênico, depende da exatidão do processo em todos os níveis. Na linhagem germinativa, ocorre também a meiose, que é responsável pela redução dos cromossomos ao seu estado haploide, e dela depende a integridade informacional dos gametas, essencial à sobrevivência da espécie a curto prazo. Entretanto, a longo prazo, a sobrevivência da espécie depende da variabilidade gênica que é decorrente de modificações no material genético. Todos os organismos sofrem certo número de mutações como resultado do funcionamento normal de suas células e de sua interação com o ambiente. A maioria das mutações é deletéria e normalmente eliminada, mas, eventualmente, pode ocorrer alguma que confira vantagens adaptativas à espécie. Esta irá substituir o gene selvagem na população pelo processo de seleção natural.

## 1.1. Mutagênese

Mutação é, portanto, uma alteração súbita do material genético que é transmitida à descendência. Dependendo da linhagem celular em que ocorra, germinativa ou somática, a mutação passará, respectivamente, às novas gerações ou às células-filhas.

A partir dos estudos iniciais que enfocavam apenas as mutações que determinam o aparecimento de um novo fenótipo, foi possível estabelecer que elas sejam eventos raros, que ocorrem ao acaso, podendo ser recorrentes.

A taxa de mutação é definida nos organismos assexuados como o número de mutações por célula, por geração; nos sexuados, como o número de mutações por gameta, por geração.

Nos procariontes, a frequência média de mutações espontâneas por *loco* foi calculada como sendo $10^{-5}$ a $10^{-6}$. Na espécie humana, a determinação da frequência de mutações tem sido feita a partir do aparecimento "de novo" de genes patológicos, sendo viável nas doenças dominantes e nas recessivas ligadas ao sexo. É, entretanto, impraticável quando os heterozigotos não são reconhecidos fenotipicamente e no caso dos autossômicos recessivos. De acordo com as estimativas, as taxas de neomutações no homem variam de $10^{-4}$ a $10^{-6}$ por gameta por geração, dependendo do *loco*. Para a neurofibromatose (doença autossômica) e para a distrofia muscular de Duchenne (ligada ao X) essas frequências variam de $1 \times 10^{-4}$ a $5 \times 10^{-5}$.

A análise genética das mutações no homem é baseada em heredogramas e, nos animais de laboratório, em esquemas específicos de cruzamentos entre animais com diferentes fenótipos. De um modo geral, é possível estabelecer se a mutação é dominante ou recessiva e se está localizada em cromossomos autossômicos ou sexuais. Há exemplos clássicos de heredogramas de famílias em que foi possível identificar, além do tipo de herança, o indivíduo em que ocorreu a mutação. É o caso da hemofilia na família real da Inglaterra, uma mutação ligada ao X que deve ter se originado na rainha Vitória.

Dentre os animais, a *Drosophila* (mosca-das-frutas) e o camundongo foram os que mais contribuíram ao estudo das mutações. A detecção de mutações espontâneas por um teste clássico em *Drosophila*, o chamado *método CIB*, foi proposta no início do século passado por H. J. Mueller. As moscas utilizadas nesse teste têm características genéticas especiais em heterozigose: uma inversão (C) de uma região do cromossomo X que impede a ocorrência de *crossing-over*, mantendo o cromossomo CIB intacto; I é um alelo letal quando expresso em homozigose nas fêmeas e em hemizigose nos machos; B é um alelo dominante para olho. De acordo com esse teste, as mutações espontâneas foram classificadas em letais, morfológicas e deletérias. Estas últimas, embora não se saiba exatamente seu alvo, levam à redução do tempo de vida dos machos e são mais frequentes do que os outros dois tipos.

Posteriormente foram definidas outras classes de mutações, por exemplo, as mutações bioquímicas ou fisiológicas, que modificam o fenótipo em consequência de um defeito metabólico que não interfere com as características morfológicas visíveis do indivíduo. Outras mutações dependem das condições ambientais para se expressarem, sendo, por isso, denominadas condicionais. Por exemplo, mutantes sensíveis à temperatura desenvolvem-se normalmente à temperatura dita permissiva, sendo anormais em temperaturas não permissivas.

Além da abordagem genética, as mutações passaram a ser analisadas também por métodos citogenéticos e moleculares. Os dados indicam que, embora a replicação do DNA seja um processo extremamente rígido em relação aos mecanismos de controle de sua fidelidade (normalmente uma molécula de DNA é copiada com menos de um erro em $10^9$ nucleotídeos), o nível de erros pode ser aumentado por características específicas de certas sequências de DNA. Mutações pontuais são favorecidas, por exemplo, pela presença de citosinas metiladas e a existência de domínios instáveis (sequências repetitivas, sequências reconhecidas por recombinases e regiões hipervariáveis de imunoglobulinas) favorecem outros tipos de mutações. A análise direta do DNA genômico através de sequenciamento acabou por revelar a existência de regiões com diferentes suscetibilidades às mutações, dependendo do tipo de informação/sequência contida nesta (heterocromatina, eucromatina, regiões intergênicas etc.), inclusive que genes de manutenção, essenciais ao funcionamento celular, sofrem mutações muito mais lentamente que outros.

A extensão do genoma afetado pode ir desde um único par de bases até cromossomos inteiros, o que define as alterações em micro e macrolesões. As microlesões incluem basicamente as mutações pontuais e as macrolesões englobam as translocações e deleções cromossômicas e a amplificação de grandes extensões de DNA.

## 1.2. Mutações pontuais

As mutações pontuais afetam um único par de bases e são consideradas as principais causas das doenças genéticas. Esse grupo de mutações inclui as substituições, perdas e adições de bases. As mutações pontuais por substituição de base podem ser classificadas em dois grupos:

Transição, a classe mais comum, é aquela em que uma purina é substituída por outra, ou uma pirimidina, por outra.

Transversão, menos frequente, implica a substituição de uma purina por uma pirimidina ou vice-versa.

| **Transição** | **Transversão** |
|---|---|
| AT ⟶ CG | AT ⟶ TA |
| CG ⟶ AT | AT ⟶ CG |
| TA ⟶ CG | CG ⟶ AT |
| CG ⟶ TA | CG ⟶ GC |

De modo geral, as mutações pontuais podem resultar de dois tipos de eventos. Erros bioquímicos endógenos, consequentes do mau funcionamento dos sistemas celulares que replicam ou reparam o DNA, podem determinar a inserção de uma base errada na cadeia polinucleotídica durante sua síntese, ou ainda, como um mecanismo alternativo, pode ocorrer a interferência química direta em uma das bases do DNA.

A existência de bases modificadas parece ser a maior causa de mutações espontâneas.

Despurinações podem ocorrer nas bases purínicas (adenina e guanina) em decorrência de flutuações térmicas que quebram as suas ligações N-glicosila com a desoxirribose. Estima-se que em uma célula humana ocorram $10^4$ despurinações por dia a 37°C. Do mesmo modo, desaminações ocorrem também no DNA, embora com menor frequência, levando à transição da adenina para hipoxantina e da citosina para uracila. Essas formas são anômalas no DNA, sendo reconhecidas e eliminadas pelos sistemas de reparo. Entretanto, se desaminação ocorrer em uma citosina metilada, o produto será uma timina, que, por não ser estranha ao DNA, será fixada no ciclo seguinte de replicação, levando à substituição de G por A. Sítios contendo citosinas metiladas são muito suscetíveis às mutações, sendo considerados como *hot-spots*. Diversas porções do genoma sofrem metilações de forma dinâmica, em processos de regulação da transcrição/replicação.

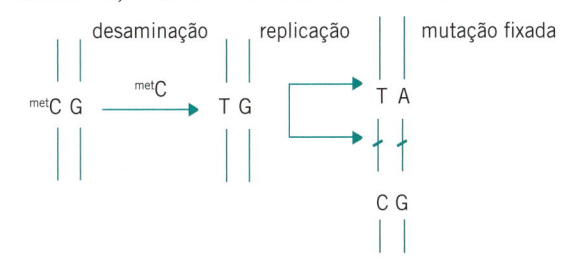

Adenina → Hipoxantina

Citosina → Uracila

5-Metilcitosina → Timina

Tautomerismo é uma classe de isomeria química caracterizada pelo equilíbrio rápido entre formas de uma molécula caracterizadas pelo deslocamento de átomos e ligações químicas. Um exemplo de tautomerismo cetoenólico está presente nas bases timina e guanina. Em condições fisiológicas, o equilíbrio cetoenólico está muito mais deslocado para as formas cetônicas, tornando as formas enólicas raras no DNA. Porém, quando estas ocorrem durante um processo replicativo, podem levar a um pareamento incorreto de bases. Efeito análogo também ocorre com o tautomerismo aminoimínico das bases citosina e adenina.

Guanina ⇌ Forma Enólica Guanina

Timina ⇌ Forma Enólica Timina

Imino Adenina — Citosina

Forma Enólica Guanina — Timina

Adenina — Imino Citosina

Guanina — Forma Enólica Timina

a) desaminação de sítio com citosina não metilada

```
   desaminação      excisão         restauração
      C              U                  G    C
C G  ──→  U G   ──→  G   ──→  C G
```

b) desaminação de sítio com citosina metilada

```
        desaminação       replicação        mutação fixada
         metC                              T  A
metC G  ──→   T G   ──→
                                          C  G
```

Desaminação, despurinação e tautomerismo são exemplos de modificações espontâneas que podem ocorrer no DNA, consequentes de sua estrutura. As bases do DNA estão também sujeitas às modificações induzidas por metabólitos reativos, incluindo espécies reativas de oxigênio, que podem alterar suas características de pareamento, através de danos oxidativos, ou até mesmo induzir quebras ou o surgimento de ligações covalentes entre as fitas de DNA *cross-linking*, por meio de reações radicalares. A mutação mais frequente que resulta de danos induzidos no DNA de bactérias por espécies reativas de oxigênio é a transição de C para T. Pode ocorrer ainda a dupla substituição de CC por TT, característica da ação de espécies reativas de oxigênio geradas por diferentes sistemas. Em mamíferos, entretanto, as mutações diferem das de *Escherichia coli*.

As mutações pontuais podem, portanto, ser resultantes de um erro na replicação ou no reparo, apesar da eficiência dos mecanismos de checagem da fidelidade da cópia do DNA, existentes no organismo. Dessas alterações, apenas algumas escapam acidentalmente a esses mecanismos, resultando em modificações estáveis (mutações) na cadeia de DNA. Assim se explica a deleção e inserção de um ou poucos pares de base. A estabilidade do genoma depende dos mecanismos de reparo que são catalisados por conjuntos diferentes de enzimas, cujo funcionamento depende da existência de duas fitas de DNA; quando uma delas é lesada, a informação contida na outra será utilizada para sua recuperação.

## 1.3. Mutação induzida

A ocorrência de mutações pode ser aumentada pela exposição do organismo aos agentes denominados mutagênicos. Muitos deles agem diretamente em virtude de sua capacidade de ação sobre uma base específica do DNA ou de ser incorporado ao ácido nucleico, ou ainda pela sua capacidade de formar complexos, chamados adutos, que dificultam a replicação. O potencial ou eficiência de um agente mutagênico é avaliado pelo aumento da frequência de mutações em relação ao nível basal, quando se analisa um organismo a ele exposto.

### 1.3.1. Agentes químicos

Os mutagênicos químicos podem ser reunidos em diferentes grupos:

1 – Análogos de base: moléculas que mimetizam a estrutura das bases que ocorrem naturalmente no DNA e que, quando incorporadas durante um ciclo de replicação, levam ao pareamento errado no ciclo seguinte. A 5-bromouracila (5BU) é semelhante à timina (forma tautomérica), podendo ser incorporada em seu lugar num par T-A, que passará a 5BU-A. A eletronegatividade do bromo ligado ao carbono 5 favorece a forma tautomérica que pareia com a guanina; no ciclo seguinte teremos 5BU-G e depois C-G. Como exemplo de outros análogos, temos a 5-bromodesoxiuridina, a timidina e a 2-aminopurina, da adenina. A 2-aminopurina dá origem a transições AT → CG e GC → AT.

2-aminopurina

2 – Agentes de ação direta sobre as bases do DNA: o ácido nitroso ($HNO_2$), por exemplo, causa desaminação oxidativa da adenina, citosina e guanina. Quando o oxigênio substitui o grupo amino no carbono 6, modificações nas propriedades das pontes de H levam a transições: G-C → A-T e A-T → G-C.

A timina e a uracila não são afetadas pelo ácido nitroso porque não têm grupo amino na molécula.

Outra substância de ação direta é a hidroxilamina, que também induz transições GC → AT, reagindo especificamente com a citosina, de modo que ela passa a parear com a adenina.

3 – Agentes alquilantes: compostos muito reativos que adicionam grupos alquila (etila ou metila) em várias posições das bases do DNA. O etiletanossulfonato (EES) e o etilmetanossulfonato (EMS) agem diretamente sobre a guanina, adicionando grupos etila ou metila, respectivamente, ao oxigênio ligado ao carbono 6, modificando seu pareamento normal. As bases alquiladas também podem ser perdidas por enfraquecimento de sua ligação com a desoxirribose e, desse modo, origina-se um sítio apurínico ou apirimidínico na cadeia de DNA. Dependendo de qual das quatro bases é envolvida no preenchimento dessa falha, há uma transversão ou transição. Esses agentes modificam o DNA independentemente da replicação, podendo inclusive alquilar as bases antes de serem incorporadas, mas seu efeito é dependente dela para se manifestar.

Etilmetanosulfonato          Etiletanosulfonato

Nitrosoguanidina

Nitrogênio Mostarda          N-Etil-N-Nitrosoureia

4 – Agentes intercalantes: posicionam-se entre as bases nitrogenadas no interior da hélice de DNA, intercalando-se e distorcendo a molécula no lugar da inserção. A compensação dessa alteração é feita pela adição ou eliminação de bases que, por sua vez, podem acarretar modificação do quadro de leitura. Dentre eles, pode-se citar a acridina, o brometo de etídio e a proflavina. Um agente intercalante muito comum na fumaça de cigarros e de óleo diesel é o benzopireno, seu potencial mutagênico foi ligado diretamente às transformações malignas em diferentes tipos de câncer de pulmão. São muito sensíveis a este tipo de agentes os fagos e o DNA mitocondrial de levedura.

Benzopireno          Proflavina

Brometo de Etídio

A avaliação do potencial mutagênico de agentes químicos é feita mediante testes bem padronizados que utilizam diferentes sistemas biológicos. O teste em procariontes, teste de Ames, é baseado na reversão da mutação para dependência de histidina para crescimento de cepas de *Salmonella*. Embora seja um ensaio simples e de custo relativamente baixo, seus resultados não são diretamente aplicáveis a outros sistemas. Foram, por isso, desenvolvidos outros tipos de testes, em sistemas eucariônticos. A *Drosophila* é utilizada pelo fato de ser um sistema geneticamente muito bem conhecido e que possibilita o estudo de mutações pontuais, deleções, translocações, perda cromossômica e não disjunção. A abordagem mais viável em mamíferos é a citogenética (análise cromossômica ou micronúcleos), e os linfócitos são o grande alvo desses estudos. Células diploides em cultura também são utilizadas, tanto em testes citogenéticos quanto para avaliação da reversão de mutantes auxotróficos. Os compostos avaliados citogeneticamente podem ser clastogênicos, quando induzem aberrações cromossômicas estruturais devido a quebras, ou aneugênicos, quando estão relacionados às aberrações cromossômicas numéricas. A correlação entre os diferentes resultados é complexa, dificultando a avaliação de seu significado. Os agentes alquilantes polifuncionais, por exemplo, são mais clastogênicos do que os monofuncionais, mas são igualmente mutagênicos. A metilação é mais efetiva na indução de quebras e menos na de mutações que a etilação.

Com base em testes *in vitro*, podemos citar alguns exemplos de agentes químicos mutagênicos. Dentre os compostos nitro e nitroso, temos N-metil-N'-nitro-N-nitrosoguanidina, dimetilnitrosamina, N-metil-N-nitrosoureia e dietilnitrosamina; dentre os ésteres do ácido sulfônico, podem-se citar o metilmetanossulfonato e o etilmetanossulfonato; entre os hidrocarbonetos aromáticos policíclicos, tem-se o benzo[a]antraceno, o benzo[a]pireno e seus derivados.

### 1.3.2. *Agentes físicos*

São representados pelos diferentes tipos de radiação a que os organismos vivos estão expostos; dois tipos se destacam, por apresentarem a capacidade de lesar o DNA: as radiações ionizantes (raios X, γ e partículas atômicas) e a ultravioleta (UV).

As radiações ionizantes provocam o aparecimento de átomos, moléculas e radicais ionizados (pela ejeção de elétrons) altamente reativos. O raio X foi um dos primeiros mutagênicos a ser identificado, sendo responsável pela indução de quebras e rearranjos cromossômicos. Este agente é responsável também pela indução de mutações pontuais. A interpretação mais aceita é que estas representariam minúsculas deleções, cujo efeito fenotípico seria similar ao de troca de bases.

Estudos em diferentes sistemas, dentre os quais se podem destacar linfócitos humanos, camundongos e *Drosophila*, demonstram que a relação entre a dose de raio X e o seu efeito é diretamente proporcional. Em algumas espécies, como a *Drosophila melanogaster*, observa-se o mesmo nível de indução de mutações letais ligadas ao cromossomo X para uma determinada dose de radiação, independentemente de a exposição ter sido aguda ou crônica (em pequenas doses), mostrando o efeito cumulativo desse agente. Em outros animais, como o camundongo, essa característica parece ser diluída pela existência de sistemas de reparo capazes de eliminar a lesão, se houver intervalos adequados entre as várias exposições.

A radiação UV de comprimento de onda adequado (250 a 400 nm) pode causar transições eletrônicas em orbitais moleculares, levando a modificações químicas nas bases do DNA quando absorvida por elas. A mais frequente é a produção de dímeros entre duas pirimidinas adjacentes numa mesma cadeia de DNA (C-C, C-T, T-T); esses dímeros são normalmente removidos pelo sistema de reparo de DNA. Em bactérias, foi demonstrada a existência de mutantes para os genes envolvidos no sistema de reparo (por exemplo, recA) que as tornam grandemente sensíveis ao efeito letal da radiação UV. As sobreviventes, entretanto, não são mutantes. Os dímeros interferem tanto com a transcrição quanto com a replicação, mas o efeito mutacional da radiação UV é causado durante o reparo, não sendo consequência primária da radiação. O efeito letal da radiação UV é causado, aparentemente, pela interferência de *crosslinks* que se formam após dimerização com a síntese de DNA.

### 1.4. Efeitos da mutação

As mutações podem ter diferentes efeitos sobre a expressão dos genes por elas afetados, dependendo do tipo de alteração e da região gênica específica em que ocorreram. A substituição de bases, na região codificadora, pode determinar três diferentes tipos de mutação:

### 1.4.1. *Mutação com troca de sentido* (missense)

Há modificação da proteína codificada pelo gene mutante, pois a substituição de um par de bases altera o sentido de um códon, levando à substituição de um aminoácido. A proteína mutante poderá reter maior ou menor grau de suas estabilidade e atividade funcional. Um exemplo clássico é a hemoglobina mutante (HbS) da anemia falciforme, em que um resíduo valina da proteína original foi substituído por um glutamato.

### 1.4.2. *Mutação sem sentido* (nonsense)

A mutação gera o aparecimento de um códon sinalizador de finalização de transcrição (códons UAA, UAG ou UGA) e aborta o RNA mensageiro precocemente, resultando no aparecimento de fragmentos não funcionais do polipeptídio.

### 1.4.3. *Mutação silenciosa ("isossemântica")*

A mutação pode alterar o códon para um sinônimo, de modo que o mesmo aminoácido será codificado.

**Mutação por substituição de base**

a) com troca de sentido

| UAC | UAC | CCG | ACG | UGC | UGC | tipo selvagem |
|-----|-----|-----|-----|-----|-----|---------------|
| tirosina | tirosina | prolina | treonina | cisteína | cisteína | |

↓

| UAC | UAC | CUG | ACG | UGC | UGC | |
|-----|-----|-----|-----|-----|-----|---|
| tirosina | tirosina | leucina | treonina | cisteína | cisteína | |

b) sem sentido

↓

| UAC | UAC | CCG | ACG | UGC | UGC |
|-----|-----|-----|-----|-----|-----|
| tirosina | finalização | | | | |

A adição ou deleção de bases constitui outra classe de alterações hereditárias que podem resultar na modificação do quadro de leitura do DNA.

**Mutação com deslocamento do quadro de leitura, mostrando que o código genético é lido em trincas de bases a partir de um ponto fixo.**

| UAC | UAC | CCG | ACG | UGC | UGC | tipo selvagem |
|-----|-----|-----|-----|-----|-----|---------------|
| tirosina | tirosina | prolina | treonina | cisteína | cisteína | |

↑
U

| ACU | ACC | CGA | CGU | GCU | GC | delegação de |
|-----|-----|-----|-----|-----|-----|-------------|
| treonina | treonina | arginina | arginina | alanina | | uma base |

↓

| CUA | UAC | AAG | ACG | UGC | UGC | inserção de |
|-----|-----|-----|-----|-----|-----|-------------|
| leucina | tirosina | lisina | treonina | cisteína | cisteína | uma base |

Além das sequências codificadoras, os genes contêm regiões que não são traduzidas em proteínas. Quando ocorrem nessas regiões, as mutações são potencialmente neutras. Podem, entretanto, afetar quantitativamente a transcrição do RNA mensageiro primário ou o seu processamento, dependendo de ter ocorrido na região promotora, códon de iniciação ou em sítios proteicos de consenso de *splicing* ou no de poliadenilação do gene. A estabilidade do mensageiro pode também ser afetada em consequência de modificações da estrutura secundária do gene. Todas essas alterações genotípicas resultam em modificações fenotípicas. As talassemias constituem uma síndrome em que mais de 50 mutantes já foram caracterizados. Seus portadores têm níveis muito baixos de hemoglobina em consequência de mutações no gene de globina. Grande parte das mutações afeta o padrão de *splicing* do transcrito primário deste gene, gerando proteínas anormais.

Mutações podem também ser detectadas pela análise do polimorfismo de tamanho dos fragmentos de restrição de DNA intra e extragênico, após tratamento com endonucleases que reconhecem sequências específicas de bases. Essa metodologia permite a detecção de mutação ao nível molecular, mesmo quando seu efeito é ainda desconhecido.

Em todos os casos, o fenótipo selvagem pode ser restaurado por mutações reversas ou supressoras. As mutações reversas restauram o códon alterado, recuperando seu sentido original. A supressão, entretanto, pode ocorrer em consequência de uma segunda mutação em outra posição. Pode ser intragênica, quando no mesmo gene, ou intergênica, em outro gene, e, normalmente, a proteína restaurada difere da selvagem verdadeira; por isso, o fenótipo é denominado de pseudosselvagem. A supressão intergênica pode ainda ser direta quando, por exemplo, a 2ª mutação afeta o anticódon no tRNA e assim corrige o produto codificado pelo mutante, ou indireta, quando a 2ª mutação afeta um gene diferente, por exemplo, altera a via metabólica de modo a cancelar o efeito da 1ª.

mutação sem sentido → reversão do códon de parada.
mutação com troca de sentido → 2ª mutação.
modificação do quadro de leitura → adição ou deleção.

## 2. MACROLESÕES DO DNA

Outros tipos de mutação que englobam porções maiores do DNA podem ser chamadas de macrolesões, podendo consistir da perda, duplicação, inversão ou translocação de poucas bases até longas extensões cromossômicas. Essas alterações são frequentemente observadas em associação com a carcinogênese, principalmente na fase de progressão tumoral.

A deleção afeta um segmento de DNA de tamanho muito variável, que pode ir de poucas bases, detectável apenas por técnicas mais sofisticadas, como a hibridização por Southern, até extensões grandes como 2 a 5 milhões de pares de bases ou mesmo cromossomos inteiros, demonstráveis por técnicas citogenéticas.

A amplificação consiste na multiplicação de um segmento de DNA (amplicon) geralmente em tandem (isto é, enfileirados), podendo chegar a milhares de cópias. Citogeneticamente pode resultar em estruturas como os *double minutes* (pares de pequenos segmentos cromossômicos acêntricos) ou "regiões homogeneamente coradas" em preparações cromossômicas coradas por bandamento por Giemsa. Podem ainda ser induzidas como no caso da resistência múltipla às drogas em que a amplificação surge em resposta à exposição a determinados agentes químicos, constituindo uma complicação em quimioterapia.

A duplicação ou inversão de segmentos de DNA mais ou menos longos podem também ocorrer, levando à modificação do genoma.

As translocações entre cromossomos diferentes podem determinar o aparecimento de cromossomos aberrantes detectáveis citogeneticamente e ao nível molecular e dar origem a genes anômalos pela fusão de dois outros. Como exemplo, pode-se citar o cromossomo Philadelphia, marcador da leucemia mielocítica crônica, resultante da translocação entre os cromossomos 9 e 22, em que os genes *bcr* e *abl* estão fundidos.

## 3. TRANSPOSIÇÃO

A existência de elementos móveis no genoma, sugerida por Barbara McClintock, na década de 1950, como responsáveis pela variação da expressão fenotípica em milho, somente foi aceita muitos anos mais tarde quando esses elementos foram também descritos em *Escherichia coli*. Elementos móveis ou *transposons* são comuns em procariontes e eucariontes e são responsáveis por uma baixa taxa de recombinação no genoma ($10^4$ a $10^7$ eventos por geração), que independe de homologia entre as regiões de DNA envolvidas. A transposição é um importante mecanismo na evolução de cromossomos e plasmídios. Esses elementos mediam rearranjos que podem favorecer a organização mais eficiente de genes originalmente distantes, em *operons* coordenados pelos mesmos elementos reguladores, de modo que as proteínas originalmente expressas separadamente passam a sê-lo conjuntamente. A resistência aos antibióticos conferida por plasmídios às bactérias resultou do acúmulo de *transposons* de resistência nesses plasmídios, gerando um processo de rápida evolução.

O processo de transposição envolve enzimas integrases denominadas de transposases, que são codificadas pelo próprio *transposon*. Uma das famílias de *transposons*, retrotransposons, utiliza mecanismos semelhantes aos dos retrovírus para sua integração em determinados sítios do genoma e está presente em leveduras, moscas e mamíferos. O elemento Tyl de levedura é um exemplo cujo mecanismo é bem conhecido. Inicialmente ocorre a transcrição de um DNA por ele codificado, com cerca de 5.000 nucleotídeos, que têm atividade de transcriptase reversa. Essa enzima sintetiza um DNA de fita dupla a partir de uma molécula de RNA, mimetizando os estágios precoces da infecção viral. Posteriormente, a molécula de DNA linear usa uma integrase para ser integrada ao acaso no DNA genômico. Entretanto, apesar das semelhanças, o elemento Tyl pode se locomover apenas dentro da célula por não apresentar uma capa proteica funcional.

**Tabela 1.** Alguns conceitos importantes em mutagenicidade.

| Termos | Significado |
|---|---|
| Gene | unidade funcional da herança. |
| Genoma | conjunto haploide de genes de um organismo. |
| Loco | sítio do gene no genoma. |
| Alelos | formas alternativas do gene, em homozigose, quando ambos são iguais. |
| Genótipo | conjunto específico de genes que formam o genoma de um indivíduo. |
| Fenótipo | características visíveis do indivíduo. |
| Mutação pontual | afeta usualmente um par de nucleotídeos dentro de um gene. |
| Mutação letal | causa morte precoce. |
| Mutação condicional | produz efeito fenotípico somente em condições permissivas. |
| Mutação supressora | suprime o efeito fenotípico de outra mutação. |

Ao contrário desses, muitos outros *transposons* raramente existem livres na célula. As transposases, que catalisam seus

movimentos, podem agir quando eles estão ainda integrados no genoma, ligando-se a curtas sequências repetitivas em orientação reversa em cada extremidade do elemento, mantendo essas extremidades juntas, durante as etapas seguintes do processo. Outros ainda apresentam mecanismos diferentes, cortando segmentos de DNA maiores que o *transposon* ou, ainda, replicam o elemento durante a transposição. Dessa forma, as mutações são geradas tanto no sítio original de localização do elemento como no novo sítio de inserção.

## 4. REPARO DO DNA

Mecanismos de reparo estão presentes em todos os organismos conhecidos, e provavelmente sejam tão antigos quanto a própria vida como a conhecemos, tornando-se mais complexos e eficientes quanto mais complexo for o organismo em estudo. Podem ser classificados em mecanismos de reversão direta, excisão do dano ou recombinação.

De uma forma geral, e bem simplista, um dano no genoma de uma célula em proliferação promove a parada do ciclo celular e a tentativa de reparo da lesão. Tendo o reparo obtido sucesso, o ciclo celular prossegue; no caso de sua falha, a célula pode ser levada à senescência, à apoptose ou a um quadro de instabilidade genômica que poderá resultar em carcinogênese.

### 4.1. Reversão direta

Consiste em um mecanismo baseado em processos enzimáticos simples, onde o dano no DNA é remediado em um único passo, sem necessidade de uma fita molde para guiar o reparo. Esse mecanismo é comum em procariotos e eucariotos inferiores, sendo muito raros em eucariotos superiores. Um exemplo comum é o processo de fotorreativação, em que uma classe de enzimas chamadas de fotoliases repara os dímeros de bases pirimidínicas gerados pela radiação ultravioleta, fazendo uso de luz visível e transferência de elétrons de um grupo FADH em seu sítio catalítico. Esse tipo de reparo nunca foi encontrado em humanos.

Outro modelo de reparo de ação direta ocorre na retirada enzimática de grupos alquila inapropriadamente ligados às bases do DNA. Um exemplo é a ação da $O^6$-metilguaninametiltransferase em mamíferos, que remove grupos metila de guaninas metiladas na posição $O^6$. Em procariotos essa proteína é chamada de *ogt*.

### 4.2. Reparo por excisão
#### 4.2.1. *BER – Reparo por excisão de bases*

*Base Excision Repair* (BER) é um mecanismo de reparo multienzimático baseado na retirada de algumas bases da fita danificada em um trecho que envolva o erro, com subsequente preenchimento e ligação da fita corrigida. Esse mecanismo faz uso de uma parte da maquinaria de replicação e usa a fita não danificada como molde. Acredita-se que o reconhecimento da fita danificada ocorra pela detecção de distorções estéricas na hélice de DNA. Geralmente o segmento de DNA retirado da fita danificada contém de 5 a 8 bases; o primeiro passo da via BER é a retirada da(s) base(s) modificada(s), mediada pelas N-glicosilases, as quais hidrolisam a ligação β-N-glicosídica entre a base adulterada e a desoxirribose, gerando um sítio apurínico ou apirimidínico, chamado de sítio AP. O passo seguinte é a retirada do trecho abásico pela ação de endonucleases AP, as quais cortam a fita danificada na posição 5' do dano, de modo a gerar um 3'-OH livre, que é utilizado por uma DNA polimerase I para preencher o trecho a ser reparado. A atividade de editorial de exonuclease desta enzima pode levá-la a avançar algumas bases à frente do dano repondo-as, a porção recém-sintetizada é então ligada pela DNA ligase. Assim, para um mecanismo BER ser viável, um organismo deve possuir DNA glicosilases específicas para cada dano, como 3-metiladenina DNA glicosilase, hipoxantina DNA glicosilase e uracil DNA glicosilase; além de AP endonucleases (p. ex., *E. coli* endonuclease III) ou uma enzima que possua as atividades destas duas enzimas (p. ex., T4 endonuclease V). Esse mecanismo repara danos ocasionados por desaminações, desidratações, alquilações e oxidações de bases.

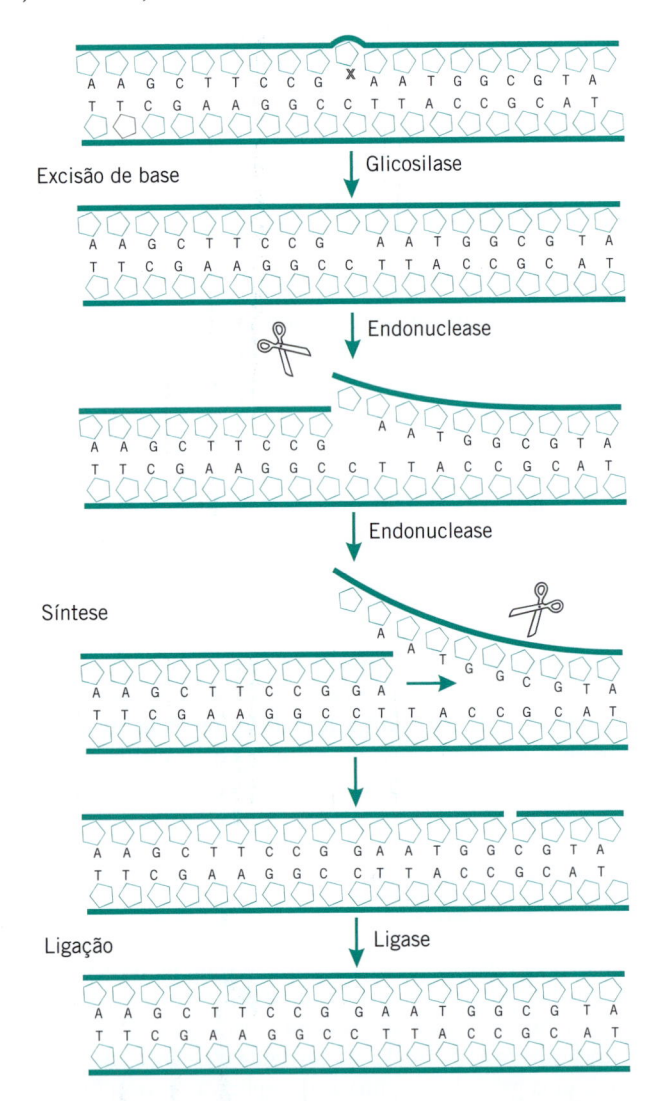

**4.2.2. NER – Reparo por excisão de nucleotídeos**

Mecanismo capaz de corrigir lesões causadas por UV, adutos de grande volume, desaminações/depurinações, além de quebras em fitas simples. Envolve a retirada de um fragmento de DNA em torno da lesão que elimina oligômeros com 25 a 32 nucleotídeos de comprimento em eucariotos. Esse processo atua mais comumente em danos que causam grandes distorções na hélice de DNA.

Esse mecanismo é bem estudado e caracterizado em bactérias, onde as enzimas UVrA, UVrB, UVrC e UVrD são responsáveis pelo processo. O heterotrímero UVrA2B liga-se ao DNA desnaturando um trecho em torno da lesão, UVrB cliva a porção 3' da fita lesada e UVrC, a porção 5', a 8 nucleotídeos de distância da lesão no sentido 5' e a quatro no sentido 3'. UVrD possui atividade de helicase e retira o fragmento de 12 nucleotídeos gerados; a falha é então preenchida pela DNA polimerase I e ligada pela DNA ligase.

Muito do que se conhece sobre NER em eucariotos é resultado de estudos de complementação entre diferentes células de pacientes portadores de *xeroderma pigmentosum* (XP), doença causada pela deficiência no reparo de DNA, ocasionando uma sensibilidade maior à luz UV.

Em eucariotos, esse mecanismo é muito mais complexo, envolvendo mais de 20 enzimas, porém, de um modo geral, também envolve o reconhecimento do dano, a clivagem da fita danificada, a retirada do oligonucleotídeo e a ressíntese da fita extraída. Dentre os principais genes estão os genes identificados nos estudos sobre *xeroderma pigmentosum* (XPA até XPG), os genes CSA e CSB, identificados em estudos sobre a Síndrome de Cockayne, além de elementos participantes da maquinaria de replicação.

Esse mecanismo de reparo pode ocorrer pela via de Reparo Global do Genoma ou pela de Reparo Acoplado à Transcrição. Basicamente elas diferem na forma de detecção dos danos; na via de reparo global do genoma, complexos proteicos contendo XPA ou XPC e Rad23 ou XPE e DDB1 ligam-se às deformações no DNA. No reparo acoplado à transcrição, a RNA Polimerase II interrompe a transcrição e recruta as proteínas de reparo, bem como sinaliza a parada do avanço do ciclo celular. As proteínas CSA e CSB são as responsáveis por ligarem-se à distorção no DNA. Os passos seguintes são comuns a ambas as vias, sendo que XPB e XPD possuem atividade de helicase e relaxam a estrutura da hélice no local do dano; XPF e XPG clivam as porções 5'e 3', respectivamente. Após a retirada do trecho danificado da fita de DNA, a DNA Polimerase δ ou ε preenchem a porção ausente usando a fita restante como molde, auxiliadas por PCNA e RPA, que são membros normais da maquinaria de replicação, e o processo é terminado pela DNA ligase. Enquanto no reparo global do genoma deve haver mecanismos de verificação constante da integridade do DNA, utilizando proteínas que se ligam especificamente às regiões danificadas (p. ex., DDB – DNA *Damaged Binding Protein*), a via acoplada ao reparo faz uso da própria maquinaria de transcrição como sensores, no entanto esta via deixa de lado regiões que não estejam transcricionalmente ativas ou porções intergênicas, bem como genes do rDNA e de tRNAs.

*Xeroderma pigmentosum* é uma doença hereditária que envolve mutações nos genes envolvidos no reparo via NER (XPA até XPG e Polimerase η), diminuindo a capacidade ou até inabilitando as células de reparar seu genoma por essa via, principalmente danos causados por UV. Os pacientes portadores sofrem de diferentes graus de intolerância à luz solar, diversas complicações dermatológicas, inclusive o envelhecimento precoce da pele, e uma suscetibilidade aumentada a alguns tipos de câncer.

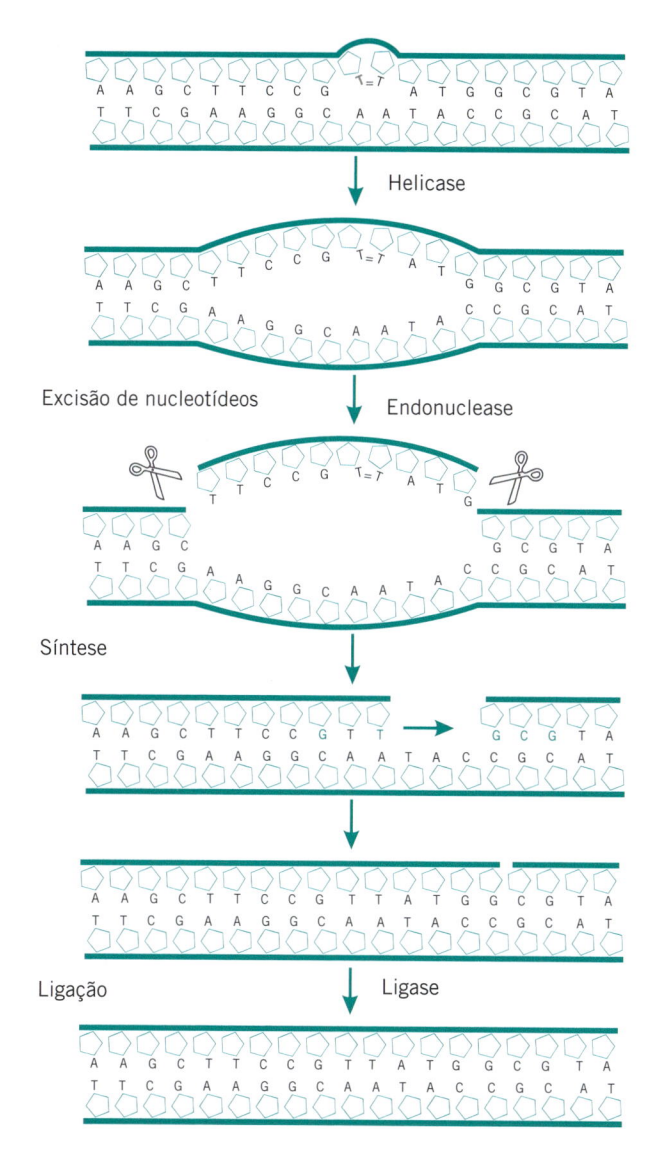

### 4.2.3. Mismatch Repair – *Reparo de pareamento incorreto*

Outro mecanismo de reparo que faz uso de excisão de nucleotídeos é o Reparo de Pareamento Incorreto (*Mismatch Repair*). Esse mecanismo reconhece distorções na hélice de DNA decorrentes do pareamento incorreto de bases, inserções e deleções, que eventualmente tenham escapado da atividade editorial das DNA polimerases durante eventos de síntese de DNA, tais como replicação ou recombinação. A fita recém-sintetizada é então reconhecida e reparada via excisão de aproximadamente 8 nucleotídeos em torno da lesão. Esse mecanismo é muito conservado desde procariotos até eucariotos superiores. Em bactérias, o processo de reparo é executado por três proteínas: MutS, a qual reconhece a deformação no DNA, MutL, responsável pela determinação da fita-filha com base na metilação de bases e MutH, que cliva a fita danificada em torno da lesão. Em eucariotos, esse processo envolve complexos multienzimáticos homólogos às proteínas procarióticas e segue basicamente os mesmos passos. Em humanos, mutações nos genes homólogos a MutL e MutS levam à instabilidade de minissatélites, característicos em diversos cânceres.

Vale salientar que diversos aspectos dessas vias de reparo que se utilizam de excisão ainda não são bem compreendidos.

## 4.3. Recombinação homóloga

Uma das lesões mais graves em uma fita de DNA é a quebra da dupla-fita; seu não reparo ou reparo incorreto pode acarretar em deleções, inversões, translocações e inserções de diferentes amplitudes. A célula pode lidar com esse dano de duas formas: reparo por ligação ou por recombinação homóloga. Quando ocorre a quebra da dupla-fita, formam-se complexos proteicos nas extremidades expostas, cuja função é proteger o DNA de exonucleases e auxiliar no reparo. No caso da ligação, as extremidades são unidas sem o auxílio de nenhuma informação baseada em sequência (homologia), o que frequentemente resulta no surgimento de macrolesões.

Recombinação homóloga faz uso de informação sobre a homologia das extremidades para guiar corretamente o reparo, por meio de um intrincado mecanismo que utiliza como molde a mesma porção do DNA no cromossomo irmão. Os detalhes moleculares do processo de recombinação em si são atualmente pouco conhecidos; sabe-se que contam com a participação de diversos tipos enzimáticos, tais como DNA helicases, nucleases e recombinases (p. ex., RecA em *E. coli* ou seu homólogo Rad51 em eucariotos).

No início da recombinação homóloga, as extremidades são desnaturadas e as fitas simples de DNA são protegidas por complexos proteicos específicos, que guiarão no processo de identificar uma região homóloga. Uma vez formado esse complexo nucleoproteico, inicia-se o processo chamado de "invasão" da fita não danificada homóloga à região lesionada. Essa fita homóloga é desnaturada, formando uma junção chamada de D-loop, e a porção 3' de uma extremidade do complexo nucleoproteico servirá de *primer* para uma extensão mediada por DNA polimerase. Em seguida deve ocorrer a separação das fitas e a determinação dos pares, para a posterior ligação entre as fitas corretas. Para tal a fita recém-sintetizada pode ser ejetada da porção invadida ou pode formar-se junções de Holliday, contendo a união de quatro duplas-hélices (formando uma "cruz"), e por meio da atividade de endonucleases as fitas são separadas, e a seleção das fitas a serem ligadas ocorre pelo pareamento das bases sintetizadas com a outra extremidade da quebra.

Apesar de este mecanismo ser guiado por homologia e regulado em diferentes níveis, durante o processo pode ocorrer a transferência de regiões entre os cromossomos (*crossing-over*), ou, se o pareamento da fita a ser reparada ocorrer em uma região não totalmente homóloga, pode haver inserção de sequências no local do reparo.

Os genes *BRCA1* e *BRCA2* codificam proteínas reguladoras desse mecanismo em humanos, sendo essenciais na manutenção da estabilidade genômica. Portadores de mutações nesses genes possuem uma propensão elevada ao câncer de mama. Esse é um exemplo da importância desse mecanismo de reparo.

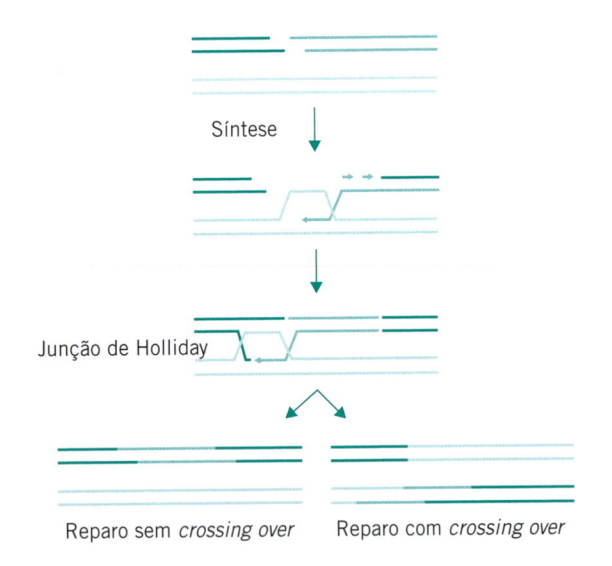

Reparo sem *crossing over*    Reparo com *crossing over*

## 4.4. Síntese translesão

Durante eventos de replicação, um dano no DNA é capaz de bloquear a síntese, porém em determinadas situações uma célula necessita continuar a replicação a qualquer custo. Nesses casos, onde não há tempo para ocorrer o reparo por suas vias normais ou quando, por algum motivo, uma via de reparo não é possível (p. ex., *Xeroderma pigmentosum*), a maquinaria de replicação sofre modificações que relaxam os mecanismos de fidelidade da replicação, e a forquilha de replicação prossegue através do dano, incorporando bases de maneira independente da fita molde, introduzindo mutações na fita sintetizada; passada a região do dano, volta a atuar a replicação "fiel" à fita molde. Esse processo biológico é chamado de Síntese Translesão ou Síntese Permissiva. Essa troca de "fidelidade" por "processividade" envolve o uso de polimerases permissivas a erros nos complexos replicativos, como a DNA polimerase η em humanos, e sua atividade sofre rígida regulação celular, ainda pouco compreendida; no entanto, esse controle parece ter participação de p53 e p21, conhecidas proteínas envolvidas na supressão de tumores, disparo da apoptose e parada do ciclo celular.

## 5.  CARCINOGÊNESE

O processo de carcinogênese envolve interações complexas entre vários fatores, tanto exógenos (ambientais) quanto endógenos (genéticos, hormonais etc.). A análise estatística das curvas de incidência de tumores humanos em função da idade sugere que 3 a 4 alterações genéticas "tipo mutação" são necessárias para desencadear leucemias e 6 a 7 para carcinomas. Por sua vez, as observações histopatológicas e citogenéticas confirmam ser a história natural dos tumores espontâneos um processo de múltiplos eventos sucessivos, que determinam a subversão dos mecanismos usuais de controle da proliferação, garantindo vantagens seletivas à célula transformada.

As alterações que ocorrem em uma célula durante o processo de transformação maligna são de natureza genética (mutação) ou epigenética (alteração no padrão de expressão gênica decorrente de outros fatores que não mutação). Embora os teratocarcinomas (tumores de células germinativas) tenham origem epigenética, a maioria dos tumores tem origem genética

envolvendo, portanto, mutações, frequentemente em interação com fatores epigenéticos.

Considerando a carcinogênese como um processo de múltiplas etapas, envolvendo várias alterações tipo mutação, esses erros teriam efeito cumulativo durante a vida do indivíduo até a expressão do fenótipo final.

## 5.1. Agentes carcinogênicos

Agentes mutagênicos são frequentemente carcinogênicos. Algumas substâncias agem de tal modo que é praticamente certo que a pessoa exposta a uma determinada dose venha a desenvolver câncer. É o caso do composto 2-naftilamina, usado na indústria química. Na Inglaterra, no início do século, todos os homens de uma fábrica que a destilavam desenvolveram câncer de bexiga. Do mesmo modo, o câncer de pulmão frequentemente se desenvolve após pelo menos dez anos de intensa exposição ao fumo.

A incidência de leucemias em Hiroshima e Nagasaki aumentou cinco anos após a explosão da bomba atômica, atingindo o pico após oito anos.

Indivíduos portadores do vírus da hepatite B apresentam risco 200 vezes maior do que os não portadores de desenvolver hepatocarcinomas. Do mesmo modo, o vírus Epstein-Barr tem sido associado à etiologia do linfoma de Burkitt.

Os carcinógenos podem, portanto, ser de três tipos: químicos, radiações e vírus. O presente capítulo enfocará principalmente os carcinógenos químicos. As radiações induzem lesões no DNA e são relacionadas à transformação celular *in vivo* e ao aumento da frequência de certos tipos de cânceres humanos (câncer de pele pela radiação ultravioleta, leucemias e outros tumores pelas radiações ionizantes).

O papel do vírus no processo de carcinogênese não é bem conhecido, uma vez que decorre um tempo longo entre a infecção viral e o desenvolvimento do câncer. O vírus da hepatite B (vírus de DNA) teria também efeito promotor, pois induz resposta inflamatória crônica, levando ao aumento da atividade mitótica no fígado. Tanto os vírus de DNA como de RNA podem participar diretamente da transformação neoplásica.

Os agentes químicos de atuação direta são normalmente compostos eletrofílicos, isto é, reagem com regiões carregadas negativamente de outros compostos. A maioria, entretanto, age indiretamente, necessitando ser metabolizada para adquirir potencial carcinogênico. Nesse caso, a conversão em carcinógeno ocorre pela introdução de centros eletrolíticos na molécula inativa. Essa ativação ocorre paradoxalmente em consequência da ação do sistema de desintoxicação do organismo, que tem por função tornar os elementos nocivos solúveis em água para que sejam excretados pela urina. O processo começa com uma série de reações oxidativas catalisadas por um conjunto de enzimas ligadas às membranas do retículo endoplasmático, pertencentes ao sistema citocromo P-450. Essas enzimas são capazes de oxidar compostos não reativos como hidrocarbonetos aromáticos policíclicos, produzindo epóxidos que são grupos muito reativos. Estes, em geral, são rapidamente hidrolisados em seus grupos hidroxilas que se ligam com ácido glicurônico ou outros grupos, produzindo compostos muito solúveis em água, que são excretados. Eventualmente essa reação é retardada e o composto intermediário age no organismo como carcinógeno. A ativação pode ocorrer por diferentes vias oxidativas que também envolvem o sistema citocromo P-450.

Os precursores são denominados carcinógenos e pertencem a três principais classes de substâncias: hidrocarbonetos aromáticos policíclicos, N-nitrosaminas e aminas aromáticas.

Os hidrocarbonetos aromáticos policíclicos estão presentes na exaustão de motores de automóveis a gasolina e fumaça de cigarro, podendo estar associados ao câncer de pulmão. A exposição a N-nitrosaminas pode resultar da inalação ou ingestão de compostos pré-formados no ambiente ou da nitrosação de aminas precursoras no organismo, estando relacionada ao câncer de esôfago. Aminas aromáticas estão também presentes na fumaça do cigarro.

O metabolismo do benzo[a]pireno e outros hidrocarbonetos aromáticos policíclicos tem sido muito estudado em ensaios *in vitro* e *in vivo*. O produto carcinogênico foi identificado como hidrocarboneto aromático policíclico diolepóxido. O benzo[a]pireno liga-se ao DNA e com maior eficiência em células epiteliais do que em fibroblastos. Entretanto, não foi observada correlação qualitativa entre o seu metabolismo em tecidos humanos e animais experimentais, apesar de apresentar níveis mais altos de ligação com DNA humano.

As aminas aromáticas podem ser hidrolisadas tanto na posição C do anel como em N exocíclico. As formas N-hidroxi são ativadas a metabólitos com capacidade de se ligar ao DNA por uma enzima dependente de acetilcoenzima A, enquanto os compostos hidrolisados na posição C são considerados produtos de biotransformação. As aminas aromáticas são associadas ao câncer de bexiga urinária, embora seus níveis de ligação com o DNA nesse órgão sejam insignificantes.

## 6. SEQUÊNCIAS DE DNA POTENCIALMENTE ONCOGÊNICAS

A identificação de sequências de DNA potencialmente oncogênicas somente foi possível a partir da década de 80, graças à contribuição básica de duas linhas de pesquisa: a) o desenvolvimento de técnicas eficientes para a introdução de DNA exógeno em células de mamíferos, isto é, a transfecção mediada por DNA; b) o estudo de retrovírus, que permitiu a caracterização de vírus como o do sarcoma de Rous de galinha, cujo potencial oncogênico é conferido pela inserção de genes homólogos aos celulares no genoma viral. Estes genes são homólogos aos oncogenes celulares ou proto-oncogenes que, presentes no genoma normal, estariam relacionados com a proliferação e diferenciação celular durante o desenvolvimento ontogenético. Portanto, o potencial oncogênico somente seria conferido a estes genes em consequência de alterações quantitativas ou qualitativas de sua expressão, determinadas por mutações pontuais, amplificação, rearranjo gênico ou deleções espontâneas ou induzidas por agentes ambientais. Os proto-oncogenes, quando ativados a oncogenes, agiriam de modo dominante, em contrapartida aos genes supressores de tumores, também chamados de antioncogenes recessivos. De modo geral, a ativação de proto-oncogenes estaria mais intimamente associada aos eventos do tipo mutações pontuais, translocações e inserções, enquanto perdas de regiões ou mesmo de cromossomos inteiros levariam à oncogênese pela perda de genes supressores de tumores.

Os experimentos de transfecção de DNA demonstraram que existem pelo menos dois grupos de complementação entre os oncogenes quanto ao seu papel na transformação celular. A introdução de um único oncogene mostrou-se suficiente para transformar células de linhagens imortalizadas *in vitro*. Entretanto, para obtenção de resultado semelhante com células primárias, foi necessária a ação conjunta de, no mínimo, dois oncogenes, um responsável pela imortalização celular e outro pela transformação propriamente dita. O oncogene pode ainda transformar células previamente tratadas com agentes químicos e virais, evidenciando o envolvimento de diferentes agentes no processo de oncogênese.

A manipulação de oncogenes por técnicas de DNA recombinante permitiu a caracterização da diferença entre a forma ativa e a inativa do gene do carcinoma de bexiga urinária (*Ha-ras*) como sendo a substituição de uma guanina por uma timina no códon 12 do primeiro éxon. De modo geral, os oncogenes da família *ras* parecem adquirir propriedade transformante por um mecanismo comum, que envolve mutações somáticas.

Em outras linhagens celulares estabelecidas a partir de sarcomas, glioblastomas, carcinomas e linfomas, foi observado aumento do nível de transcrição de oncogenes como *c-myc* e *N-myc*. Um dos mecanismos que pode determinar alterações desse tipo é o observado no linfoma de Burkitt, em que três tipos de translocações cromossômicas são observadas: t(2;8), t(8;14) e t(8;14), todas elas justapondo o gene *c-myc* a *locos* de imunoglobulinas.

A exacerbação da expressão de oncogenes poderia ocorrer como consequência da inserção de um retrovírus (não portador de oncogenes) no genoma da célula hospedeira, modificando sua regulação. As translocações e inserções cromossômicas podem desencadear a expressão exacerbada ou ectópica de determinados genes, em consequência de sua justaposição às sequências promotoras ou *enhancers* (estimuladoras de transcrição) ativas no tipo celular do qual o tumor se origina. Mais de dez oncogenes foram descritos em associação com mecanismos de desregulação desse tipo, principalmente em cânceres hematológicos, envolvendo sequências *enhancers* de imunoglobulinas e de receptores de linfócitos T.

Poucos são os casos descritos envolvendo outros tipos de sequências reguladoras. Um rearranjo cromossômico observado em adenomas de paratireoide, provavelmente uma inversão entre o braço longo e o curto do cromossomo 11, que leva à justaposição dos elementos reguladores da transcrição do hormônio da paratireoide ao oncogene PRAD1 (que codifica uma proteína tipo ciclina, portanto relacionada à regulação do ciclo celular).

Outra possível consequência de rearranjos cromossômicos seria a fusão de genes diferentes determinando a síntese de proteínas quiméricas. A translocação t(15;17) (q22; q11.2-12), observada na leucemia pró-mielocítica, funde a região $NH_2$-terminal de uma proteína tipo *zinc finger* à região COOH-terminal do alfa receptor para ácido retinoico (ARAR). O fator de transcrição quimérico retém os *zinc fingers* de ambas as moléculas, assim como o domínio ligante de ARAR, resultando na regulação aberrante dos genes envolvidos na diferenciação mielocítica.

Diversos genes associados às leucemias e linfomas já foram clonados a partir de pontos de quebra envolvidos em rearranjos cromossômicos. De um modo geral, eles estariam ligados a diferentes níveis de regulação de ativação da transcrição que são críticos para o controle do ciclo e da diferenciação celulares, podendo ser agrupados em: fatores de crescimento e seus receptores; fatores de transcrição; reguladores do ciclo celular, determinantes de diferenciação celular e da morte programada da célula (apoptose).

A outra classe de genes considerada importante na carcinogênese é a dos supressores de tumores. Tumores de origem embrionária como o de Wilms e o retinoblastoma (Rb) contribuíram grandemente para a caracterização de genes supressores. O gene Rb, mapeado no sítio da deleção do cromossomo 13 descrito nos retinoblastomas, codifica uma proteína que bloqueia a divisão celular quando presente em sua forma desfosforilada. Dentre outras candidatas a supressores destacou-se a p53, encontrada mutada em alta frequência em tumores humanos, e que inibe a divisão celular pela indução da síntese de outra proteína (p21) que contribui para o bloqueio do ciclo em G1.

## 7. CARCINOGÊNESE EXPERIMENTAL: iniciação e promoção tumoral

O estabelecimento de modelos experimentais para o estudo da carcinogênese utilizando roedores permitiu a definição de duas fases distintas do processo de carcinogênese: iniciação e promoção.

A iniciação, assim denominada por constituir a 1ª etapa do processo, é geralmente induzida por um potente agente mutagênico e é irreversível. Pode ser considerada como uma fase crítica, uma vez que a célula com a mutação permaneceria dormente até que um evento epigenético a revelasse. Promoção é a fase seguinte, com duração variável e representada por uma série de eventos reversíveis. No modelo experimental de tumorigênese epidérmica em camundongos, os animais são normalmente expostos a um carcinógeno, como o dibenzo[a,h]antraceno seguido por exposições sucessivas a um promotor (um éster de forbol com o PMA, por exemplo). Após algum tempo, surgem papilomas (lesões benignas) na pele do animal e alguns deles desenvolvem carcinomas (lesão maligna). A iniciação tem sido correlacionada à ativação principalmente do oncogene *Ha-ras*. No camundongo, o agente mutagênico pode ser substituído pela presença do oncogene *v-Ha-ras* (forma ativada do oncogene). 7,12-dimetilbenzantraceno (DMBA) e nitrosometilureia (NMU) induzem tumores mamários em roedores. No caso específico do DMBA, foi demonstrado que a droga ativa o gene *c-Ha-ras* pela indução, uma transversão de A → T no códon 61, tanto em ratos quanto em camundongos. Entretanto, o DMBA pode também provocar o aparecimento de hiperplasias mamárias não associadas à ativação daquele oncogene. Outros mutágenos também atuam como iniciadores sem a indução de mutação nesse oncogene. As etapas iniciais da carcinogênese, em certos sistemas experimentais, podem ocorrer em frequências mais altas do que seria esperado para mutações pontuais.

O papel do promotor é menos conhecido. Um dos efeitos do PMA é a ativação da proteína quinase C que, entre outras coisas, ativa a transcrição de uma série de genes, incluindo os proto-oncogenes *c-myc*, *c-fos* e *c-sis*. A correlação de *v-fos* e *v-Ha-ras* com o processo de transformação já foi demonstrada. A promoção pode ser também obtida sem a presença de ésteres de forbol. Em camundongos, a lesão da pele previamente tratada com carcinógenos induz o aparecimento de carcinomas.

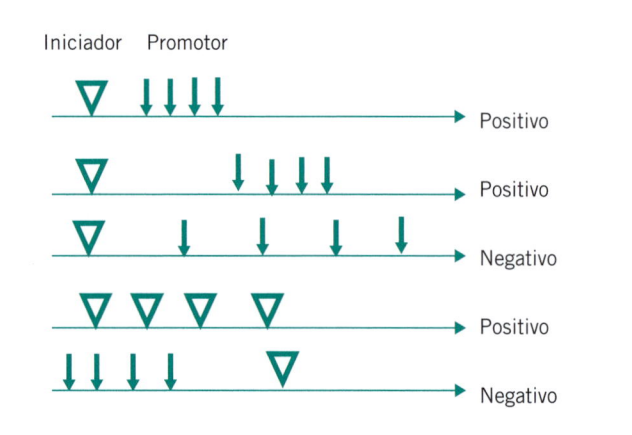

Iniciador   Promotor

Positivo

Positivo

Negativo

Positivo

Negativo

**Figura 1.** Possíveis esquemas de exposição a agentes iniciadores e promotores de câncer e seus resultados.

A promoção compreenderia, pelo menos, dois mecanismos independentes: a) ativação gênica e b) atividade mitótica. Alguns compostos químicos não mutagênicos que atuam como carcinógenos em animais são indutores de proliferação celular. A indução de proliferação celular acelera a expansão clonal de uma célula que tenha eventualmente sofrido mutação, aumentando o número de células alteradas e, portanto, a probabilidade de que outros eventos deem sequência ao processo de carcinogênese.

No modelo de duas etapas da carcinogênese, pode-se concluir que o carcinógeno iniciador ativaria proto-oncogenes, enquanto o promotor de tumor estaria relacionado à indução da expressão destes genes, crescimento das células alteradas e aumento da expressão de outros genes que complementam a função do oncogene ativado.

## 8. PROGRESSÃO TUMORAL

A maioria dos tumores tem origem unicelular e a expansão clonal desta célula inicial dá origem a uma população que apresenta vantagens quanto a sua capacidade proliferativa em relação às demais. Essa população celular exibe baixa estabilidade genética, e novos mutantes são produzidos com maior frequência do que em uma população normal. A maioria desses será eliminada, mas alguns, com vantagens seletivas adicionais, serão mantidos, dando origem a novas subpopulações de células tumorais. A progressão tumoral envolve ciclos sucessivos de mutação e seleção. Em tumores endócrinos, por exemplo, inicialmente pode haver dependência de estímulos hormonais para o crescimento, que desaparece com a progressão. É comum que o tumor, à medida que se torna mais maligno, mostre alterações metabólicas e morfológicas interpretadas como perda de diferenciação.

Segundo o conceito de progressão tumoral, durante seu desenvolvimento, o tumor sofre modificações em suas características fenotípicas, adquirindo comportamento cada vez mais agressivo. Além da expansão da massa tumoral, há invasão dos tecidos adjacentes e, posteriormente, estabelecimento de metástases distantes. As etapas individuais da progressão ocorrem ao acaso, assim, o tempo e a sequência dos eventos podem variar de um tumor para outro.

## 9. POTENCIAL CARCINOGÊNICO DE COMPOSTOS QUÍMICOS

Vários testes foram criados para avaliar o potencial mutagênico de agentes químicos e físicos, utilizando diferentes sistemas biológicos, desde bactérias até células humanas, *in vivo*. Do mesmo modo, é importante a avaliação do potencial carcinogênico desses agentes, embora os testes específicos para isso sejam limitados. Os roedores têm sido grandemente empregados, principalmente na avaliação de compostos fabricados pelo homem. Esses testes são demorados, caros e fornecem dados nem sempre válidos para a espécie humana. Um dos problemas é a dificuldade em se estabelecer a equivalência entre as doses de testes e aquelas a que estão expostos os humanos, ou, ainda, a interpretação das respostas em relação às diferenças biológicas entre as espécies. Os estudos epidemiológicos contribuem para a avaliação da carcinogenicidade em humanos. A estimativa do risco para o homem pode ser feita por um índice denominado HERP (*human exposure/rodent potency*), ou seja, exposição humana/potência em roedores, que combina os dois tipos de resultados.

Deve-se considerar ainda que, além dos poluentes, introduzidos artificialmente no ambiente, os seres vivos estão expostos aos carcinógenos naturais, provavelmente em grau muito mais elevado. Como exemplo podem-se citar pesticidas sintetizados espontaneamente pelas plantas ingeridas pelo homem, presentes em concentrações elevadíssimas e que são tão ou mais carcinogênicos quanto os artificiais.

## 10. PREDISPOSIÇÃO AO CÂNCER

A incidência de tumores reflete as condições ambientais e as deficiências intracelulares nos mecanismos de replicação, recombinação e reparo de DNA. Algumas condições genéticas determinam maior suscetibilidade ao desenvolvimento de tumores. Fibroblastos de pele de indivíduos com *xeroderma pigmentosum* mostraram-se hipersensíveis à mutação e à toxicidade induzidas por radiação ultravioleta, e não pelo raio X. Essas observações deram suporte à correlação da doença com deficiência no sistema enzimático de reparo por excisão de nucleotídeos, processo que requer, pelo menos, sete diferentes produtos gênicos. As células desses indivíduos acumulam dímeros de pirimidina em seu DNA, e o alto índice de mutações leva-os a desenvolverem severas lesões na pele, que incluem o câncer. Outras síndromes, que também afetam o reparo do DNA ou a sua replicação, como a anemia de Falconi, ataxia-telangiectasia e a síndrome de Bloom, predispõem seus portadores aos vários tipos de câncer.

Essas situações, de um modo geral, favorecem aumentos na taxa de mutação somática, gerando alterações sequenciais do genoma que levam à transformação maligna. Outras, cujos mecanismos são menos conhecidos, são associadas a tumores

específicos. A síndrome de Li-Fraumeni predispõe seus portadores aos tumores endócrinos e estaria relacionada a mutações germinativas do gene supressor de tumor p53. No caso dos tumores de mama, observa-se que um pequeno grupo de mulheres apresenta grande predisposição ao seu desenvolvimento. Esses casos são denominados hereditários e estariam associados às mutações no gene BRCA 1 ou 2.

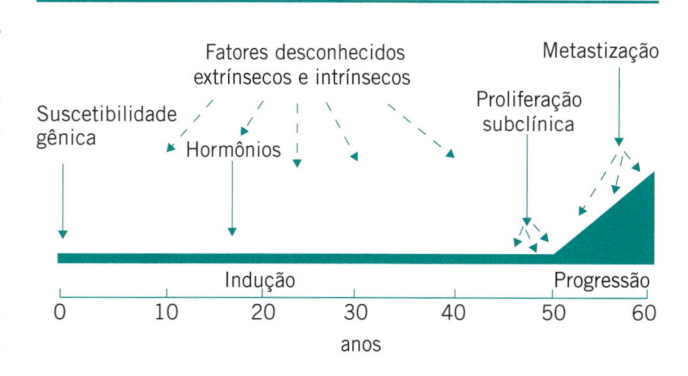

**Figura 2.** Prováveis eventos na biologia do câncer.

## 11. BIBLIOGRAFIA

AHMED M.; RAHMAN, N. ATM and breast cancer susceptibility. *Oncogene*, v.25, n.43, p.5906-5911, 2006.

ALBERTS, B.; BRAY, D.; LEWIS, J.; RAFF, M.; ROBERTS, K.; WATSON, J.D. *Biologia molecular da célula*. 5.ed. New York & London: Garland Publishing Inc., 2008.

AMES, B.N.; GOLD, L.S. Too many rodent carcinogens: mitogenesis increases mutagenesis. *Science*, v.249, p.970-971, 1990.

AUTRUP, H. Carcinogen metabolism in cultured human tissues and cells. *Carcinogenesis*, v.11, p.707-712, 1990.

AVERS, C. J. *Genetics*. 2.ed. D. Van Nostrand Co., 1980.

BARNES, D.E.; LINDAHL, T.; SEDGWICK, B. DNA repair. *Curr. Opin. Cell Biol*, v.5, p.424-33, 1993.

DRAKE, J.W. Spontaneous mutation. *Annu. Rev. Genet.*, v.25, p.125-46, 1991.

EPPINK, B.; WYMAN, C.; KANAAR, R. Multiple interlinked mechanisms to circumvent DNA replication roadblocks. *Experimental Cell Research*, v.312, p.2660-2665, 2006.

Essers J.; Vermeulen W.; Houtsmuller A.B. DNA damage repair: anytime, anywhere? *Curr Opin Cell Biol.*, v.18, n.3, p.240-246, 2006.

GIERL, A.; FREI, M. Eukaryotic transposable elements with short terminal inverted repeats. *Curr Opin. Genet. Develop.*, v.1, p.494-497, 1991.

HANAWALT, P.; SARASIN, A. *Cancer-prone hereditary diseases with DNA processing abnormalities*. Trends in Genetics, v.2, p.124-126, 1986.

HOEIJMAKERS, J. H. *Nucleotide excision repair I*: from E. coli to yeast. Trends in Genetics, v.9, p.173-177, 1993.

HOEIJMAKERS, J. H. *Nucleotide excision repair II*: from yeast to mammals. Trends in Genetics, v.9, p.211-217, 1993.

KAPLAN, J. C.; DELPECH, M. *Biologie moléculaire et médicine*. Flammarion Médicine-Sciences, France, 1989.

KARP, G. *Biologia celular e molecular*: conceitos e experimentos. São Paulo: Editora Manole, 2005.

LAND, H.; PARADA, L.F.; WEINBERG, R.A. Cellular oncogenes and multistep carcinogenesis. *Science*, v.222, p.771-7, 1983.

LEWIN, B. *Genes V Oxford*. NY: Oxford University Press, 1990.

LODISH, H.; BALTIMORE, D.; BERK, A.; MATSUDAIRA, P.; ZIPURSKY, S.L.; DARNELL, J. *Molecular cell biology*. Oxford: Scientific American Books Inc., 2012.

Modrich P. Mechanisms in eukaryotic mismatch repair. *J Biol Chem.*, v.281, n.41, p.30305-30309, 2006.

NAKABEPPU,Y.; SAKUMI, K.; SAKAMOTO, K.; TSUCHIMOTO, D.; TSUZUKI, T.; NAKATSU, Y. Mutagenesis and carcinogenesis caused by the oxidation of nucleic acids. *Biol Chem.*; v.387, n.4, p.373-379, 2006.

NOWELL, P.C. The clonal evolution of tumor cell populations. *Science*, v.194, p.23-28, 1976.

REDDY, A.L.; FIALKOW, P.J. Influence of dose of initiator on two-stage skin carcinogenesis in Balb/c mice with cellular mosaicism. *Carcinogenesis*, v.9, p.751-754, 1988.

REED S.H.; GILLETTE T.G. Nucleotide excision repair and the ubiquitin proteasome pathway – do all roads lead to Rome? *DNA Repair*, v.4/6, n.2, p.149-156, 2007.

SOUISSI, T. Advances in carcinogenesis: a historical perspective from observational studies to tumor sequencing and TP53 mutation spectrum analysis. *Biochim Biophys Acta.*, v.1816, n.2, p.199-208, 2011.

VARMUS, H. *Genes and the biology of cancer*. New York: Cientific American Library, 1993.

VOET, D.; VOET, J.G. *Biochemisty*. NY: John Wiley & Sons, 2010.

VOLGENSTEIN, B.; KINZLER, K.W. *The multistep nature of cancer*. Trends in Genetics., v.9, p.138-141, 1993.

WEINSTEIN, I.B. Current concepts and controversies in chemical carcinogenesis. *J. Supramolec. Struct. Cell. Biochem.*, v.17, p.99-112, 1981.

ZUR HAUSEN, H. Viruses in human cancer. *Science*, v.254, p.1167-1173, 1991.

# 1.9.

# TOXICOLOGIA DA REPRODUÇÃO

*Ione Pellegatti Lemonica*

## CONTEÚDO DESTE CAPÍTULO

## 1. INTRODUÇÃO

Entre os mamíferos, a reprodução constitui um processo complexo, prolongado e que envolve várias etapas, tornando-se, dessa forma, vulnerável a interferências ambientais ou à influência de vários agentes externos, incluindo substâncias químicas.

A reprodução dos mamíferos, entre eles o homem, é um processo cíclico constituído de várias fases, as quais se dividem em quatro estágios diferenciados que correspondem às etapas do desenvolvimento pré e pós-natal, o amadurecimento sexual e o acasalamento. Assim, pode-se considerar que um ciclo completo de reprodução inicia-se com a produção de gametas e só é considerado satisfatoriamente concluído após avaliação da capacidade do indivíduo em gerar novos indivíduos.

Diversos estágios do ciclo reprodutivo podem ser observados na Figura 1, devendo-se destacar que são similares em indivíduos machos e fêmeas, exceto na produção de gametas que ocorre na fase pós-natal para os indivíduos do sexo masculino e durante o desenvolvimento intrauterino para os do sexo feminino. Nas fêmeas, os oócitos primários são formados no período pré-natal, assim permanecendo até sua maturação final, ou seja, antes de serem liberados.

No ciclo reprodutivo dos mamíferos, pode-se verificar que a cada fase estão relacionados vários eventos e que cada uma das diferentes fases pode ser modificada pela exposição a agentes químicos.

Podem-se agrupar os agentes químicos quanto aos seus efeitos adversos sobre o ciclo reprodutivo em duas principais categorias:

Substâncias que atuam sobre o desenvolvimento da prole, interferindo com seu desenvolvimento intrauterino.

Substâncias que alteram a capacidade ou a habilidade reprodutiva de indivíduos do sexo masculino e/ou feminino.

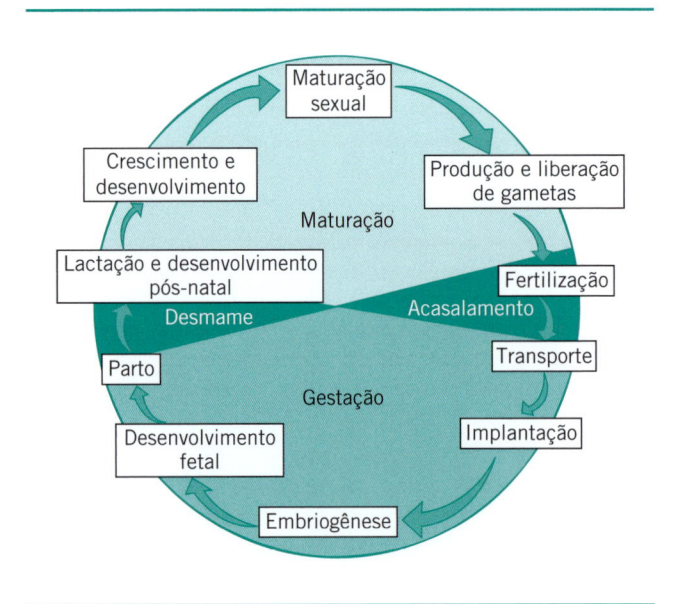

**Figura 1.** Ciclo reprodutivo de mamíferos.

**Tabela 1.** Eventos relacionados a cada fase do ciclo reprodutivo – *ECETOC, 2002*.

| Fase | Eventos |
|---|---|
| Maturação sexual | Libido<br>Comportamento sexual e acasalamento<br>Função endócrina |
| Produção e liberação de gameta | A produção pós-natal de gametas ocorre apenas em machos<br>Nas fêmeas, os oócitos primários são formados no período pré-natal, assim permanecendo até sua maturação final antes de serem liberados |
| Fertilização e desenvolvimento embrionário inicial (pré-implantação) | Manutenção do espermatozoide após a cópula<br>Fertilização<br>    Clivagem<br>    Blastômeros → Mórula |
| Transporte do zigoto | Zigoto → mórula → blastocisto |
| Implantação | Implantação do blastocisto no 6º dia de gestação<br>Estado hormonal materno (progesterona, estrógeno)<br>Desenvolvimento da placenta<br>Sobrevivência das implantações |
| Embriogênese | Sobrevivência do embrião<br>Crescimento e diferenciação<br>Desenvolvimento dos órgãos |
| Desenvolvimento fetal | Sobrevivência dos fetos<br>Crescimento e diferenciação<br>Função de órgãos e sistemas |
| Parto | Comportamento maternal<br>Duração do parto, distocia<br>Cuidados com a prole |
| Desenvolvimento pós-natal (antes e após o desmame) | Sobrevivência<br>Peso ao nascimento, crescimento<br>Função de órgãos e sistemas<br>Função hormonal<br>Função imunológica<br>Função dos sistemas nervosos central e periférico<br>Distância anogenital (em animais)<br>Desenvolvimento (normalidade da genitália externa, abertura vaginal, citologia de esfregaço vaginal)<br>Descida de testículo, separação de prepúcio, produção de espermatozoides |

## 2. TOXICIDADE PRÉ-NATAL (EMBRIOFETOTOXICIDADE)

Após a fecundação, para que o concepto tenha um desenvolvimento normal, são necessários dois fatores: o meio ambiente intrauterino; e a herança genética adequada. É por meio da harmonia entre esses dois fatores que seu desenvolvimento se processa. Embora a humanidade tenha sempre se preocupado com o nascimento de indivíduos malformados, esse fato vem sendo relatado ao longo da História sempre associado às lendas, às intervenções ora satânicas ora divinas ou à hibridização de espécies. O concepto era considerado um ser protegido pelo útero materno e a placenta, barreira inviolável a qualquer agente externo.

O primeiro relato experimental, de caráter científico, visando correlacionar fatores externos ao aparecimento de malformações, data da segunda metade do século XVIII, quando Etienne e Isidore Geoffroy St. Hylaire, submetendo ovos embrionados a aumentos ou diminuições de temperatura, obtiveram embriões de galinha com diversos graus de malformações. Entretanto, somente nos anos 1930 a 1940, quando as escolas de Giroud, na França, e Warkany, nos Estados Unidos, realizaram os primeiros experimentos com embriões de mamíferos, foi demonstrado que substâncias químicas exógenas administradas a fêmeas durante o período da gestação podiam levar a importantes alterações no desenvolvimento embrionário.

Nos anos 1960, a tragédia da talidomida, introduzida no mercado como sedativa e hipnótica e utilizada para diminuir a náusea e o vômito durante a gestação, levou ao nascimento de crianças malformadas na Alemanha e na Inglaterra e impôs a Teratologia como uma ciência de absoluta importância, seja teórica ou prática, diante da opinião pública. Pela primeira vez, foi possível associar, de maneira inequívoca, a malformação no homem com um fator exógeno determinante, pois as malformações produzidas pela talidomida eram severas e puderam ser reconhecidas imediatamente. A talidomida é hoje uma das drogas mais estudadas no campo da Teratologia, sendo as alterações dos membros, características da exposição embrionária a essa substância.

Embora recente como ciência, a Teratologia possui hoje ramos diferentes de pesquisa que se inter-relacionam e fornecem subsídios que permitem avaliar de maneira mais segura a exposição embriofetal aos agentes exógenos, sejam eles químicos, físicos ou biológicos.

Apesar do avanço das pesquisas nas últimas décadas, apenas 30 a 35% das causas das malformações humanas podem ser esclarecidas, em face da grande dificuldade de se recuperar a história pregressa do paciente e também do fato de a grande maioria dos casos de malformações estarem relacionadas a vários fatores intercorrentes. Atualmente, as anomalias congênitas são classificadas como:

» malformações, anormalidade anatômica persistente, fora dos limites biológicos, que pode afetar a sobrevida ou capaz de induzir alterações no crescimento, fertilidade ou longevidade de um indivíduo;

» variações, quando a alteração do processo normal do desenvolvimento não leva ao comprometimento de função geral ou específica, do desenvolvimento pós-natal ou à letalidade do indivíduo.

Entre os agentes que apresentam grande periculosidade para o concepto, devido à facilidade de serem introduzidos no organismo materno e à maneira diversa e múltipla com que podem entrar em contato com a gestante, encontram-se os agentes químicos, como os fármacos, os agroquímicos, os contaminantes ambientais e os aditivos alimentares. Entretanto, diante da imensa gama de substâncias químicas conhecidas, apenas poucas dezenas são, comprovadamente, teratógenas para o homem.

## 3. EXPOSIÇÃO A AGENTES QUÍMICOS

O efeito tóxico de uma substância química pode se manifestar durante todo o ciclo reprodutivo de um mamífero, inclusive da espécie humana e, dependendo da fase em que ocorrer essa exposição, as consequências serão diversas.

Para se avaliar o real efeito tóxico da exposição pré-natal a determinado agente químico, deve-se levar em consideração não somente os efeitos sobre o organismo materno, como também sobre uma nova unidade, denominada unidade materno-placentária-fetal.

### 3.1. Organismo materno

O organismo materno, durante o período de gestação, apresenta características cinéticas diferenciadas. Sua volemia aumentada em até 35% modifica a distribuição de substâncias químicas. Dependendo da via de administração, a própria absorção pode estar modificada; nas substâncias administradas via oral, por exemplo, a absorção pode estar alterada com a diminuição da mobilidade do trato gastrintestinal. As alterações da distribuição e absorção podem levar também a uma eliminação diferente dos padrões normais para a substância.

Durante o período de gestação, os níveis aumentados de progesterona podem, uma vez que causam proliferação do retículo endoplasmático de superfície lisa dos hepatócitos, estimular enzimas celulares e, consequentemente, aumentar a metabolização de substâncias químicas que, por sua vez, altera sua toxicidade, aumentando-a ou diminuindo-a, dependendo do metabólito formado.

### 3.2. Placenta

As trocas de substâncias entre o organismo materno e o concepto se fazem através da placenta, que se forma logo após a nidação do embrião, por invasão e proliferação das células do trofoblasto. À medida que o concepto se desenvolve e, portanto, requer maiores trocas de substâncias com o organismo materno, a placenta sofre modificações, como diminuição da espessura e aumento da área de suas vilosidades, funcionando não somente como pulmão, rins e fígado do concepto, como também armazenando e metabolizando substâncias importantes para o seu desenvolvimento.

Os agentes químicos que apresentam características necessárias para transpor outras membranas atravessam também a barreira placentária. Assim, substâncias com peso molecular até 600 transpõem facilmente a placenta e as com peso molecular entre 600 e 1.000 o fazem também, porém com maior dificuldade. Portanto, a maioria das substâncias químicas passa pela placenta através de simples gradiente de concentração.

Pode-se avaliar a passagem de uma substância, da circulação materna para o concepto, utilizando-se a seguinte expressão:

$$R = \frac{K \cdot A \,(Cm - Cf)}{X}$$

onde R representa o grau de transferência da substância; K, a constante de difusão da substância; A, a área de superfície da membrana placentária; Cm, a concentração da substância no sangue materno; Cf, a concentração da substância no sangue fetal; e X, a espessura da placenta. Além do peso molecular, interferem na passagem, entre outras propriedades, a lipossolubilidade, o grau de ionização e a ligação com proteínas plasmáticas.

A passagem das substâncias pela placenta se faz principalmente por difusão lipídica, mas, em alguns casos, por difusão facilitada, transporte ativo ou pinocitose.

### 3.3. Organismo embriofetal

Quando uma gestante é exposta a um agente químico, o organismo embriofetal não é o alvo primário, e sim secundário, da substância em questão, e seu efeito sobre esse organismo dependerá de uma série de fatores discutidos a seguir.

## 4. PERÍODOS DE SENSIBILIDADE AOS TERATÓGENOS

Durante o período de gestação, a exposição materna a um agente químico tóxico pode levar a respostas diversas e seu efeito final variar desde a morte até o nascimento de um indivíduo normal (Figura 1). Essa variação de resposta se deve ao fato de que o efeito embriofetotóxico de uma substância química está diretamente regulado por alguns princípios básicos:

1. A resposta ao agente teratógeno é amplamente dependente do genótipo do embrião. A cortisona, por exemplo, quando administrada a camundongos e ratos, durante o período de prenhez, pode causar 100% de palatosquese na prole de camundongos e nenhum efeito em ratos. A talidomida, que induziu malformações tão drásticas no homem, em coelhos e em macacos, não apresentou o mesmo efeito quando administrada a ratos e camundongos.

Na mesma espécie, pode-se encontrar sensibilidade diversa a um mesmo teratógeno. Essa diferença de sensibilidade intra e interespécies faz com que, apesar das inúmeras pesquisas na área, poucas substâncias tenham sido reconhecidas até o momento como teratógenas para o homem (Tabela 2).

**Tabela 2.** Principais agentes tóxicos para o desenvolvimento intrauterino para a espécie humana.

| Agente | Uso | Dose tóxica para o desenvolvimento | Efeitos adversos |
| --- | --- | --- | --- |
| 13-*sex* ácido retinoico | Tratamento de acne cística | 0,4-1,5 mg/kg/dia | Malformações craniofaciais e cardiovasculares, déficit intelectual. |
| Aminopterina | Folato antagonista | 1-2 mg/kg/dia | Aborto, defeitos craniofaciais e do sistema nervoso central, retardo de crescimento. |
| Inibidores da enzima conversora de angiotensina | Anti-hipertensivo | Doses terapêuticas (difere a cada indivíduo) | Morte fetal, prematuridade, oligo-hidrâmnios, retardo de crescimento, hipotensão, falência renal. |
| Fumo (cigarros) | Estimulante | > 20/dia | Retardo de crescimento, defeitos faciais. |
| Derivados cumarínicos | Anticoagulante | Doses terapêuticas (difere para cada indivíduo) | Defeitos faciais, anomalias de membros, retardo de crescimento, alterações respiratórias neonatais. |
| Ciclofosfamida | Antineoplásico | 4 mg/kg/dia | Defeitos de membros e faciais. |
| Dietilestilbestrol | Estrógeno sintético | 0,1-3 mg/kg/dia | Malformações do trato reprodutivo, câncer vaginal. |
| Difenil-hidantoína | Anticonvulsivante | 8 mg/kg/dia | Defeitos craniofaciais, retardo de crescimento, perda fetal, déficit intelectual. |
| Etretinato | Tratamento da psoríase | 0,5-1 mg/kg/dia | Defeitos nos membros, ouvidos, coração e timo. |
| Chumbo | Contaminante ambiental | 10-15 μg/dL de sangue[a] | Aborto, retardo de crescimento, déficit neurocomportamental. |
| Lítio | Transtorno bipolar | 3-5 mg/kg/dia | Defeitos cardíacos. |
| Metilmercúrio | Contaminante ambiental | 10 μg/kg/dia[b] | Defeitos do sistema nervoso central. |
| Penicilamina | Quelante | 20 mg/kg/dia | Defeitos de tecido conjuntivo |
| Bifenilpoliclorados | Contaminante ambiental | — | Retardo de crescimento, hiperpigmentação, déficit neurocomportamental[b]. |
| Talidomida | Sedativo/hipnótico | 0,7-3 mg/kg/dia | Malformações estruturais (particularmente redução e defeitos de membros e orelhas). |
| Ácido valproico | Anticonvulsivante | 5-10 mg/kg/dia | Defeitos de fechamento de tubo neural. |

[a] A dose de chumbo necessária para alcançar esses níveis no sangue depende da via de exposição. Geralmente, humanos são expostos ao chumbo por meio de uma combinação de exposições inalatória e oral.

[b] A dose associada aos efeitos adversos não é ainda bem estabelecida.

2. A resposta ao agente teratógeno varia de acordo com o estágio de desenvolvimento atingido pelo concepto. A exposição a um mesmo agente teratógeno pode levar a respostas diferentes para o lado do concepto, no que diz respeito à frequência ou mesmo à anomalia produzida. Assim, a exposição materna ao vírus da rubéola nos dois primeiros meses de gestação leva ao nascimento de indivíduos com malformações ópticas e cardíacas, ao passo que, quando no terceiro mês de gestação, leva à gênese de malformações ópticas.

O período de gestação pode ser dividido, com relação à sensibilidade a agentes teratógenos, em três estágios diferentes.

O primeiro compreende o período desde a fecundação até a implantação do blastocisto e é também chamado de período do "tudo ou nada". Nesse período, que no homem vai até o 17º dia de gestação e, no rato, no coelho e em camundongos, até o 5º dia, aproximadamente, encontraremos o embrião com células totipotentes, em divisão, sem que haja acréscimo citoplasmático. É nesse momento que, dependendo do número de células atingidas pelo agente teratógeno, ocorre a reposição das células atingidas por células normais e, como produto final da exposição, um indivíduo normal ou, se atingido em grande número de células, a embrioletalidade.

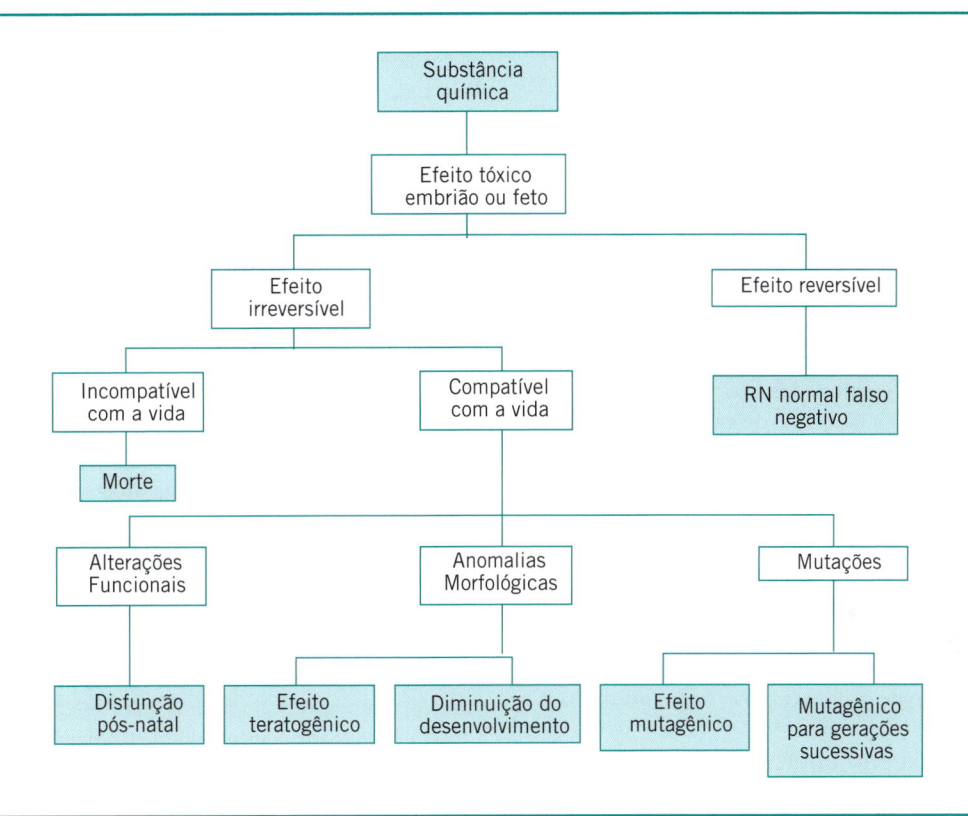

**Figura 2.** Resultados finais da exposição materna aos agentes químicos durante o período de gestação.

Depois de implantado, o embrião entra em uma fase delicada, com intensa proliferação celular, movimento e deslocamento de massa celular e complicados sistemas de interação núcleo/citoplasma e intercelulares. Inicia-se, então, o chamado período organogênico, fase mais suscetível à ação de agentes teratógenos e único período teratogênico da gestação. Nesse tempo, da 2ª a 8ª semana de gestação, na espécie humana, a exposição materna aos agentes teratógenos leva ao aparecimento de malformações na prole. A sensibilidade do organismo varia dependendo da espécie e, na mesma espécie, encontram-se diferenças conforme o agente teratógeno. O tipo de malformação depende, ainda, da fase evolutiva do embrião e da afinidade do agente químico pelo tecido embrionário, sendo que, para cada espécie, existem períodos diferentes de sensibilidade.

Cessado o período embrionário, inicia-se o período fetal, caracterizado pela diferenciação histológica e funcional dos diferentes órgãos e aparelhos, além de um notável crescimento

ponderal do concepto. Agentes teratógenos administrados à mãe, nesse momento da gestação, não levam ao aparecimento de malformações, mas podem indubitavelmente interferir nos processos de proliferação celular que resultam em alterações funcionais de importantes sistemas, como o nervoso central, o imunitário ou o endócrino, além de causar retardo geral de desenvolvimento.

3. A terceira lei da Teratologia diz que os efeitos finais de um agente nocivo podem aparecer na forma de malformações, déficit funcional, retardo de desenvolvimento geral ou específico, ou letalidade, dependendo do estágio de desenvolvimento no qual se encontra o concepto no momento da exposição.

Todas essas considerações são de grande importância para a determinação do efeito teratogênico de uma substância química. Dos numerosos dados experimentais acumulados até o momento sobre agentes teratógenos de várias naturezas, pode-se inferir um conceito válido para todos os testes de teratogenicidade, ou seja, o de dose-limite e de dose-dependência. Geralmente, para cada agente teratógeno, existe uma dose-limite abaixo da qual não se manifesta nenhum efeito embriotóxico ou dismorfogênico e a partir da qual o percentual de indivíduos malformados aumenta em função da dose. Além do efeito dismorfogênico, pode-se manifestar também efeito letal, cuja incidência cresce com o aumento da dose até tornar-se o resultado mais importante, mascarando, inclusive, o efeito teratogênico.

Naturalmente, nem sempre se atinge o nível teratogênico da substância. Existem substâncias dotadas de baixo poder embriofetotóxico, que podem afetar a mãe causando-lhe a morte, sem qualquer efeito para o concepto. No entanto, há substâncias altamente embriofetotóxicas que, com mínima elevação da dose teratogênica, levam à letalidade do concepto.

Outro fato que determina o aparecimento de efeito embriofetotóxico de uma substância química é a interação entre essa substância e outros fatores que incidem sobre o organismo materno, como estado nutricional, fatores ambientais, idade materna, estresse, tabagismo, alcoolismo etc.

## 5. ESTUDOS DE TOXICIDADE PRÉ-NATAL OU SOBRE O DESENVOLVIMENTO INTRAUTERINO

Visto que um dos principais objetivos dos estudos de toxicidade pré-natal, também denominados toxicidade sobre o desenvolvimento ou teratogenicidade, é o de evidenciar possível risco de substâncias químicas para o homem, esses testes são realizados prevalentemente em mamíferos e devem ser conduzidos seguindo protocolos de agências normativas internacionais. Dessa forma, é de fundamental importância uma cuidadosa escolha do animal em estudo quanto a sua embriologia e metabolismo, pois a eleição inadequada pode incorrer em erros graves de interpretação dos resultados. Além disso, é importante a escolha da via de administração da substância-teste, da dose a ser testada e do período de exposição dos animais.

### 5.1. Animais de experimentação

A escolha dos animais de experimentação é muito importante, pois os resultados podem variar dependendo da espécie utilizada. São preferidos os animais que possuem período de gestação curto e prole numerosa.

O coelho (*Lagomorpha*), o rato e o camundongo (*Rodentia*) são as espécies mais utilizadas. A legislação vigente prevê que os testes de teratogenicidade devem ser realizados em duas espécies diferentes de animais, sendo que o coelho, por sua elevada sensibilidade aos agentes teratogênicos para o homem, é praticamente imposto como obrigatório, restando ao pesquisador escolher outra espécie no âmbito dos roedores.

Os macacos, em face de sua proximidade filogenética com o homem, são considerados os animais mais apropriados para o teste de teratogenicidade; porém, seu uso é muito limitado devido às dificuldades de repetição de experimentos com uma população homogênea e de reprodução em cativeiro, além do custo elevado.

O rato, o camundongo e o coelho possuem em comum características anatômicas e embriológicas, quais sejam: útero bicórnio, no qual os sítios de implantação se distribuem regularmente; número de filhotes elevado (cerca de 11 por gestação para

o rato e o camundongo e 7 a 8 para o coelho); a placenta do tipo hemocorial, como na espécie humana; e a possibilidade da realização de controle adequado da população em laboratórios. Existem, entretanto, algumas diferenças em seus anexos embrionários que devem ser consideradas, pois podem vir a desempenhar um papel importante na gênese das malformações congênitas. Esses animais caracterizam-se por apresentar o saco vitelino não somente como uma estrutura transitória, como na espécie humana e nos primatas, mas como uma estrutura que participa ativamente da nutrição embrionária formando a chamada "placenta vitelina", cuja funcionalidade pode ser alterada por substâncias (p. ex., azul de Trypan) e estar relacionada com a gênese de graves malformações congênitas.

Além da escolha da espécie, deve-se levar em consideração a linhagem dos animais utilizados nos estudos, tendo-se em vista a possibilidade de variação de sensibilidade na mesma espécie, conforme referido anteriormente. Quando há possibilidade de escolha em uma mesma espécie de cepas *imbred* ou *random bred*, é preferível optar-se pela *random bred*, devido à maior heterogeneidade genética, sobretudo em provas de teratogenicidade, nas quais o produto é totalmente desconhecido. O uso de linhagens *imbred* é preferido quando se deseja estudar um tipo particular de malformação, observado com alta frequência naquela linhagem.

Para a realização dos estudos de toxicidade pré-natal, os grupos experimentais devem conter número suficiente de animais que permita uma análise estatística eficiente dos resultados, pois considera-se, para essa análise, o número de mães que apresentaram alterações em sua prole, ou seja, a unidade experimental são as mães expostas. O número de animais ao início do experimento deve ser suficiente para a obtenção de 20 fêmeas com implantações por ocasião da necrópsia.

O desempenho reprodutivo das mães deve ser avaliado em dois momentos diferentes: antes da exposição ao agente químico, nos estudos que seguem os protocolos-padrão, avaliando as condições reprodutivas do animal para integrar o experimento; e após a exposição ao agente químico, analisando o possível efeito do tratamento sobre o desempenho reprodutivo da mãe exposta.

Como o estresse materno pode de *per se* resultar em alterações no desenvolvimento intrauterino de mamíferos, as condições experimentais, como ciclo de luz, temperatura, umidade, ruídos e outros, devem ser padronizadas e adequadas para o bom desenvolvimento do experimento.

Os animais devem ser mantidos em gaiolas de tamanho padronizado e sua manipulação e alimentação, realizada em períodos determinados. A ração e a água fornecidas precisam ser de boa qualidade e de origem certificada.

### 5.2. Doses de exposição

A escolha de doses de exposição adequadas reveste-se de grande importância, já que a eleição inadequada pode comprometer a validade dos dados obtidos. Como o homem é, em alguns casos, mais sensível aos agentes químicos do que as outras espécies animais e, como existe uma dose-limite a partir da qual começam a aparecer os efeitos tóxicos de uma substância química sobre o organismo embriofetal, é importante que se estabeleça uma faixa adequada de doses a serem testadas, que compreenda um nível plasmático materno suficiente para que se possa extrapolar, com segurança, os dados experimentais para o homem.

**Maior dose experimental** Dose com a qual começam a ser observados sintomas clínicos não severos de intoxicação materna. O uso de doses que levam ao aparecimento de sintomas acentuados de intoxicação não é recomendado, pois não permitiria ao pesquisador concluir se as possíveis alterações apresentadas pelos conceptos seriam devidas à ação embriofetotóxica da substância em estudo ou às alterações na homeostase materna causadas pela intoxicação, o que viria a comprometer as trocas materno/fetais.

Assim, níveis de dose que produzam toxicidade excessiva (morte, abortos, perda total de ninhadas) e que resultem em número inadequado de ninhadas para avaliação não devem ser aceitos.

**Menor dose experimental** Dose com a qual não sejam observados efeitos tóxicos na mãe ou no concepto e que, na medida do possível, corresponda à dose de exposição ou de ingestão diária ou, ainda, à dose terapêutica, para o homem, dependendo do produto químico estudado. Sua determinação possibilita o estabelecimento de índices de segurança na extrapolação dos dados experimentais para o homem.

**Dose intermediária** Terceira dose intermediária, situada entre as anteriores, que permite mais informações a respeito da relação dose-resposta.

## 5.3. Vias de exposição

A via de exposição a ser adotada deve permitir o estabelecimento de níveis plasmáticos maternos adequados para o estudo, visto haver uma dose-limite para a teratogenicidade.

De maneira geral, a via preferida para os estudos de toxicidade pré-natal é a oral, por meio de gavagem, via esta que nos permite estabelecer com segurança a quantidade de substância administrada e a que mais se assemelha à exposição humana.

Alternativamente, quando se fizerem necessárias, devido às características da substância-teste, podem ser adotadas a via dérmica, a exposição por meio da dieta ou mesmo a inalação, sempre tendo em conta o estabelecimento de níveis plasmáticos adequados. Nesses casos, devem-se considerar as condições cinéticas e físico-químicas da substância em estudo. Ainda nesse item, é preciso destacar a importância da escolha de um veículo adequado que permita a fácil absorção da substância.

## 5.4. Períodos de exposição

As agências normativas internacionais estabelecem, de acordo com o produto a ser testado, protocolos a serem elaborados que resumem testes, chamados de três segmentos, e que abrangem todos os períodos do ciclo evolutivo (Figura 3).

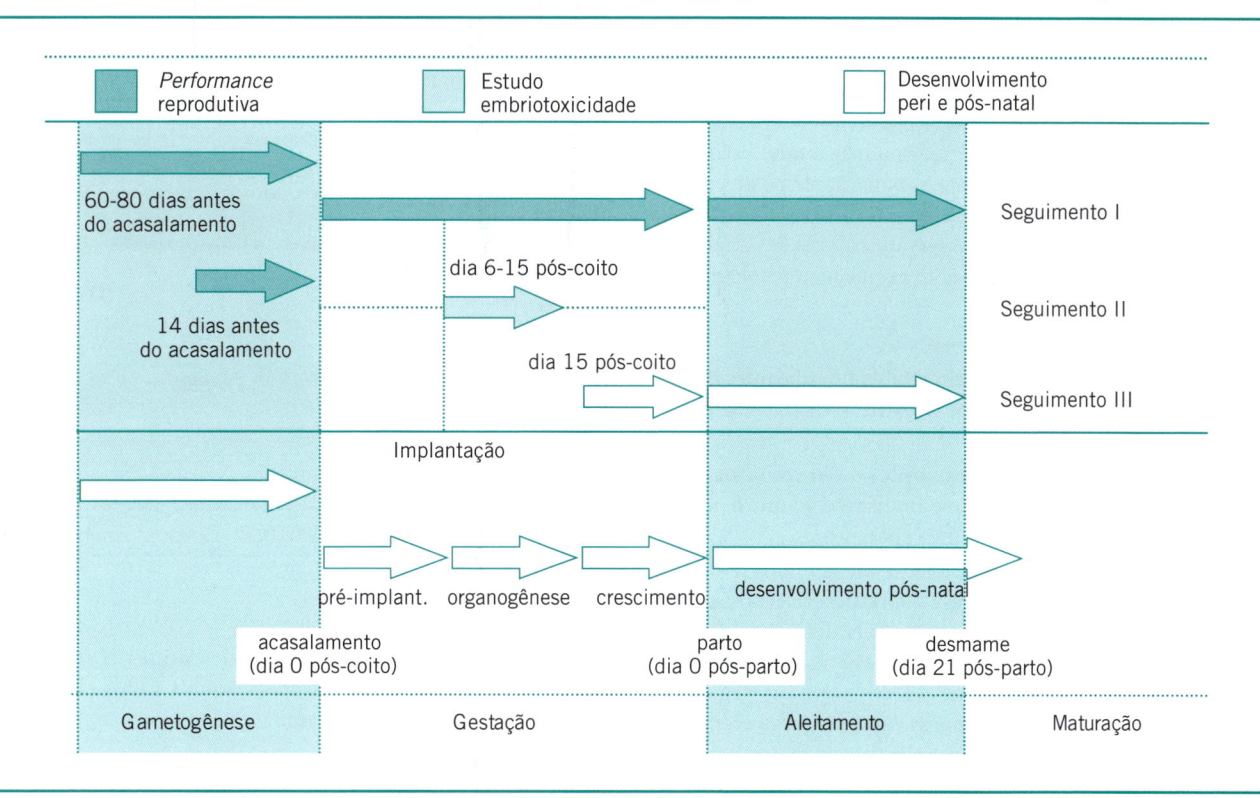

**Figura 3.** Períodos de tratamento em testes de toxicidade reprodutiva em ratos.

Nos estudos de toxicidade pré-natal, a exposição à substância-teste deve abranger, no mínimo, o período de maior organogênese da espécie em estudo, que se estende da implantação do embrião até o final do período embrionário. Nos protocolos mais atuais, o período de exposição se estende até o final da gestação, abrangendo também, dessa forma, o período fetal.

Em casos específicos, nos quais se objetiva esclarecer uma possível ação do agente químico sobre a implantação embrionária ou mesmo efeitos específicos sobre as células do embrião, o período de exposição pode se iniciar no primeiro dia da gestação.

## 5.5. Avaliação dos resultados

A avaliação dos estudos de exposição intrauterina a agentes químicos, tanto naqueles visando a utilização de novas moléculas como nos acadêmicos, requer um conhecimento acurado do pesquisador devido ao fato de possuírem características únicas que os fazem diferir dos demais testes de toxicidade.

Em primeiro lugar, ao administrar uma substância química a animais em gestação, encontram-se condições fisiológicas e de metabolismo diferentes das apresentadas por fêmeas não prenhes. Em segundo, devido às condições cinéticas diferenciadas, deve-se analisar não mais a toxicidade ao animal exposto, e sim a ação tóxica da substância-teste na unidade materno-placentária-fetal, com todas as características cinéticas pertinentes a essa nova unidade experimental. Finalmente, outra característica diferente nesse tipo de estudo é a de que o efeito tóxico da substância em questão pode se estender à prole.

Assim, o que avaliar ao final de um estudo e quais os dados de maior importância para que se possa estabelecer o real perigo à exposição a esse agente químico?

### Avaliação da toxicidade materna

Como a mãe constitui a unidade experimental a ser considerada para análise da exposição pré-natal, suas condições fisiológicas são importantes para permitir uma interpretação correta dos efeitos observados.

Dessa forma, a avaliação de possíveis sintomas clínicos de toxicidade materna, como salivação, piloereção, alterações de comportamento, midríase ou miose, concomitantemente a outros parâmetros de avaliação indireta, como alterações de ingestão hídrica ou de ração e alterações ponderais, é importante para que os dados sejam avaliados em conjunto.

Além disso, como as trocas entre a mãe e o feto são feitas através da placenta, é importante a avaliação de possíveis alterações do peso, do tamanho ou estruturais desse anexo. Em casos especiais, nos quais são observadas alterações importantes da placenta, deve-se proceder ao exame histopatológico.

### Avaliação do produto gestacional

Ao final da gestação, mais precisamente, um dia antes da previsão do nascimento natural, os fetos são retirados e submetidos a minucioso exame.

Depois de retirados do útero, os fetos são contados, pesados, distribuídos quanto ao sexo e analisados quanto à possível incidência de alterações estruturais aparentes.

Na sequência, uma parte (cerca de metade) dos fetos deve ser analisada quanto a possíveis alterações viscerais e, para isso, várias metodologias são aceitas. Os demais fetos serão avaliados quanto à presença de alterações e ao grau de amadurecimento ósseo. Para o estudo do esqueleto, os protocolos mais recentes propõem metodologia que emprega técnica de dupla coloração que permite a visualização da matriz cartilaginosa das estruturas ósseas e uma melhor classificação das possíveis alterações observadas.

Depois de avaliados esses parâmetros, os achados são classificados em malformações, variações, retardo de desenvolvimento e outros, organizados em tabelas, e sua incidência comparada à apresentada pelo grupo-controle.

Outros testes, como estudos em ovos embrionados de aves, cultura de embriões inteiros ou de partes de embriões de roedores, são também utilizados para avaliar o possível efeito tóxico de substâncias químicas sobre o desenvolvimento embriofetal, porém não substituem os testes *in vivo* realizados em mamíferos. Os métodos *in vitro* são mais utilizados com o objetivo de conhecer os mecanismos pelos quais os agentes atuam sobre o embrião ou como um pré-ensaio, para identificar, em tempo rápido e utilizando poucos animais, a ação de uma substância ou a relação estrutura química/atividade teratogênica de compostos, constituindo-se em uma ferramenta importante na pesquisa de novas substâncias ou de mecanismos de ação teratogênica de moléculas conhecidas.

### Interpretação e extrapolação dos dados para o homem

Em testes dessa natureza, é importante o conhecimento amplo das condições experimentais, dos efeitos observados, dos animais-controle e da frequência com que as malformações ocorrem espontaneamente na população. A extrapolação dos dados obtidos experimentalmente para o homem requer extrema cautela, pois, como se sabe, existem diferenças de sensibilidade entre espécies a serem consideradas, e um erro na interpretação de resultados poderá levar a graves prejuízos para a comercialização do produto. Para se ter uma ideia, a talidomida requer doses cinco vezes maiores do que as que causaram a síndrome no homem para produzi-la em coelhos; o nível de metilmercúrio deve ser cerca de 50 vezes maior no sangue de ratas prenhes para reproduzir os efeitos teratogênicos que causa na mulher (Tabela 3).

**Tabela 3.** Comparação da potência de agentes químicos em humanos e animais.

| Agentes químicos | Menor dose efetiva (mg/kg/dia) | | Espécies | Animal/ dose humana |
|---|---|---|---|---|
| | Humanos | Animais | | |
| Metilmercúrio | 0,005 | 0,250 | Gato, rato | 50,0 |
| DES* | 0,020 | 0,200 | Macaco | 10,0 |
| Metotrexato | 0,042 | 0,200 | Rato | 4,8 |
| Aminopterina | 0,050 | 0,100 | Rato | 2,0 |
| PCBs** | 0,070 | 0,125 | Macaco | 1,8 |
| Talidomida | 0,500 | 2,500 | Coelho | 5,0 |
| Fenitoína | 2,000 | 50,000 | Camundongo | 25,0 |
| Etanol | 400,000 | 1.500,000 | Rato | 3,8 |

*\* Dietilestilbestrol. \*\* Difenilpoliclorados.*

Esse fato faz com que sejam adotados fatores de segurança, discutidos adiante, para a extrapolação dos dados obtidos experimentalmente para o homem.

### Limitação do estudo

Esse tipo de estudo não permite que sejam avaliadas as possíveis alterações funcionais da prole exposta *intraútero*, limitação que deverá ser contemplada em outros tipos de estudos.

## 6. TESTES DE TOXICIDADE SOBRE A REPRODUÇÃO

Os testes de Toxicologia Reprodutiva consistem na exposição de animais sexualmente maduros antes da concepção, durante o desenvolvimento pré-natal de sua prole, que após o nascimento serão expostos continuamente até a maturação sexual, acasalamento e produção de nova geração. Devido à complexidade dos processos que envolvem cada uma das etapas do ciclo reprodutivo de mamíferos, é inevitável que distúrbios fisiológicos advindos da exposição a agentes químicos possam exercer efeito tóxico direto ou indireto sobre esses processos.

O tipo de teste mais utilizado para essa avaliação é o chamado *teste de duas gerações*, que engloba os testes de segmento I e III propostos pela Food and Drug Administration (FDA).

Esse estudo vem acrescentar a possibilidade de avaliação de alguns parâmetros não contemplados nos testes de toxicidade pré-natal, como morbidade neonatal, mortalidade, possíveis órgãos-alvo e desenvolvimento físico e neurocomportamental das ninhadas expostas.

Outra informação importante considerada nesse tipo de estudo é a possível avaliação do efeito da substância química no organismo animal nas diferentes fases de seu desenvolvimento, contemplando, pois, diferentes estados de metabolismo, o que pode modificar seu efeito tóxico.

## 6.1. Animais utilizados

Esse tipo de estudo requer a utilização de apenas uma espécie animal, sendo mais empregados os ratos. Se outra espécie de mamíferos for utilizada, o protocolo de estudo deve conter uma justificativa razoável para seu uso, assim como as modificações técnicas que se façam necessárias. São utilizados machos e fêmeas que precisam ter de 5 a 9 semanas de idade ao início do experimento em que as fêmeas devem ser nulíparas e não prenhes. O número de animais em todos os grupos experimentais das gerações testadas deve ser de ao menos 20 animais de cada sexo/grupo. As condições experimentais precisam ser padronizadas.

## 6.2. Doses de exposição

As doses devem ser escolhidas respeitando um intervalo suficiente para que se produza graduação dos efeitos tóxicos.

**Maior dose**   Deve ser escolhida para produzir algum efeito tóxico e/ou sistêmico nos animais expostos, mas não morte ou toxicidade excessiva. No caso de letalidade paterna, essa dose não deve ultrapassar 10%.

**Dose intermediária**   Deve produzir efeitos tóxicos mínimos.

**Menor dose**   Não deve produzir evidências de efeitos tóxicos sistêmicos ou sobre a reprodução.

## 6.3. Vias de exposição

São utilizadas doses crescentes da substância química escolhidas seguindo as mesmas considerações descritas para os testes de toxicidade pré-natal. Alternativamente, a substância-teste pode ser acrescida à água dos animais.

A substância-teste é usualmente administrada via oral (dieta, água ou gavagem), com a exposição por meio da dieta mais utilizada. Alternativamente, e quando necessário, devido às características da molécula testada, a via dérmica pode ser utilizada.

Se a administração for por meio de gavagem ou de aplicação dérmica, a dose deve ser ajustada ao peso do animal e reajustada ao menos semanalmente.

A utilização de outras vias de exposição deve ser devidamente justificada.

## 6.4. Períodos de tratamento

De maneira geral, nesses estudos, os animais da primeira geração testada são expostos à substância química antes do acasalamento. Os machos deverão ser expostos à substância durante pelo menos um ciclo espermático completo. As fêmeas, por sua vez, deverão ser expostas durante pelo menos três ciclos estrais completos. Para que sejam garantidas essas condições, os animais (machos e fêmeas) são expostos durante um período de 8 a 10 semanas e, depois, acasalados. Os animais das gerações sucessivas serão expostos à substância continuadamente durante toda a vida (Figura 4).

A substância-teste é usualmente administrada à geração parental (P), em três níveis de doses, antes e durante seu acasalamento, durante a gestação das fêmeas e após o nascimento, durante todo o período pós-natal da 1ª geração de filhotes F1, que serão observados até a idade adulta, o acasalamento e a produção de filhotes da geração F2 (P → F1 → F2).

Para a produção das gerações filiais, são selecionados aleatoriamente um filhote de cada sexo de cada ninhada e de cada grupo que constituirão as gerações paternas para as gerações sucessivas. Não é aceito o acasalamento entre machos e fêmeas provenientes da mesma ninhada.

Os animais das diferentes gerações recebem a substância-teste, continuadamente, pela via de exposição escolhida, com exceção do período perinatal, quando a exposição da prole se faz por meio do aleitamento.

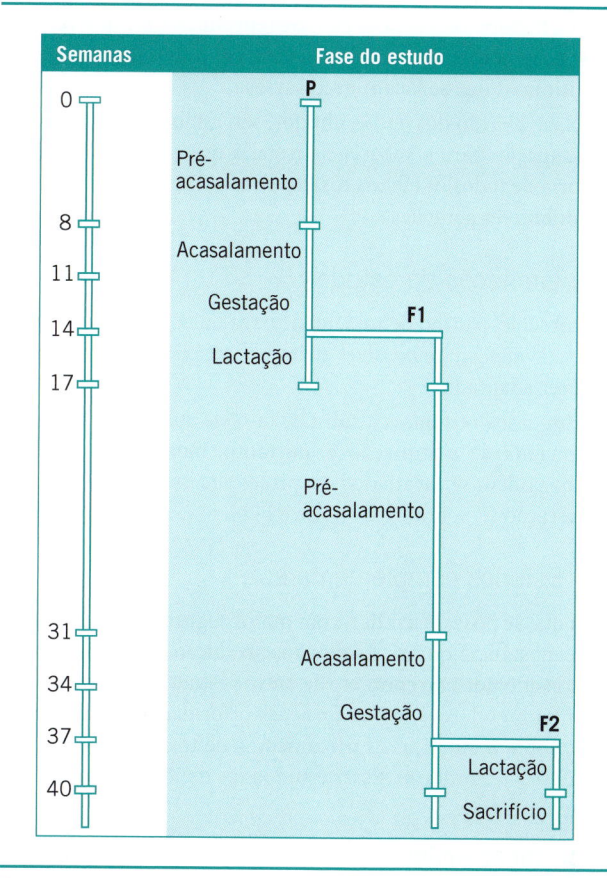

**Figura 4.**   Esquema experimental – teste de duas gerações.

## 6.5. Avaliação dos resultados

O estudo de duas gerações nos permite avaliar a toxicidade da substância química sobre gerações sucessivas expostas ao agente químico e, para seu entendimento, deve-se avaliar os efeitos da substância-teste sobre as gerações paternas e filiais.

**Toxicidade paterna**   Consiste na avaliação contínua e sistemática de sintomas diretos e indiretos de intoxicação, como peso corporal, consumo de água e de ração, sintomas clínicos de intoxicação e/ou letalidade e comportamento, entre outros. O desempenho reprodutivo de machos é também avaliado, quando são estabelecidos índices de fertilidade e de acasalamento, entre outros. Nas fêmeas, são avaliados os índices de fertilidade e de fecundidade, a ciclicidade, a duração do ciclo estral e da gestação, entre outros.

O estudo permite ainda avaliações anátomo-histológicas, que nos dão informações sobre o peso relativo e absoluto dos órgãos, dando ênfase aos órgãos-alvo, histopatologia, com foco no peso e na histopatologia de órgãos de reprodução e seus acessórios, e coleta de material para exames bioquímicos.

**Toxicidade sobre as gerações filiais**   As ninhadas provenientes de mães e pais expostos são analisadas ao nascimento quanto a número, peso e índices de sobrevida dos recém-nascidos, presença de malformações ou variações externas, mortalidade, proporção machos-fêmeas, desenvolvimento físico, desempenho e maturação sexual, desenvolvimento pós-natal e presença de sintomas clínicos e/ou comportamentais de intoxicação.

Após a necrópsia, são avaliadas quanto a alterações viscerais e à histopatologia de órgãos de reprodução, sempre relacionada ao gênero, e submetidas à coleta de material para exames bioquímicos que se façam necessários.

Na avaliação dos dados obtidos, são estabelecidos níveis de preocupação para a substância testada que contemplam a somatória de todos os efeitos tóxicos sobre os machos e as fêmeas das diferentes gerações.

## 6.6. Limitação do estudo

O protocolo-padrão de toxicidade para duas gerações não permite a avaliação de possível efeito neurotóxico, devendo, para isso, ser adaptado.

Em casos nos quais a substância-teste apresente meia-vida prolongada de eliminação e, portanto, bioacumulação, seus efeitos podem ser avaliados em proles sucessivas de uma mesma geração (P → F1a e F1b → F2a e F2b).

## 6.7. Estudos complementares

Para que se possam avaliar, com maior segurança, os efeitos de uma substância química sobre a reprodução, os efeitos devem ser considerados no contexto de outros estudos disponíveis que permitam esclarecê-los ou fornecer informações complementares sobre a cinética, os mecanismos de toxicidade sistêmica ou sobre a reprodução. Esses estudos são denominados estudos complementares.

**Interrupção endócrina**   Os estudos baseiam-se na evidência de que substâncias químicas podem comprometer a repro-

dução de machos e fêmeas por meio de vários mecanismos, incluindo a desestabilização da homeostase endócrina por meio de mecanismos como interação agonista/antagonista com receptores hormonais, alteração no metabolismo ou na distribuição de hormônios.

Embora muitos desses efeitos possam ser detectados com a incorporação de *end points* mais sensíveis aos protocolos existentes, é importante considerar que muitos deles não são de *per se* indicativos de mecanismo de toxicidade endócrino mediada, mas podem ser influenciados por outros achados gerais, pelo estado de saúde do animal ou por alterações homeostásicas resultantes de outros mecanismos não endócrinos.

**Estudos de neurotoxicidade sobre o desenvolvimento**   Desenhados para coletar dados sobre os efeitos funcionais e/ou morfológicos sobre o sistema nervoso advindos da exposição de recém-nascidos expostos durante o período de gestação e lactação.

**Estudos para o estabelecimento do modo de ação**   Podem esclarecer muitos aspectos referentes aos efeitos observados e devem ser realizados e/ou solicitados levando-se em consideração uma avaliação caso a caso. Sua realização vem esclarecer vários aspectos relacionados aos achados nos testes realizados com os protocolos convencionais, servindo para estabelecer a relevância de determinado achado frente aos efeitos observados. Quando realizados anteriormente aos estudos convencionais, fornecem subsídios para o estabelecimento de órgãos-alvo, de doses de exposição e de efeitos esperados, permitindo o estabelecimento de *end points* mais adequados ao estudo.

## 7. CLASSIFICAÇÃO DAS SUBSTÂNCIAS QUÍMICAS

A avaliação dos resultados dos testes em animais fornece uma ideia clara dos efeitos tóxicos das substâncias químicas sobre o organismo em desenvolvimento pré-natal e sobre todo o ciclo reprodutivo de mamíferos. Assim, para que se possa ter acesso mais facilitado a essas informações e, principalmente, para se utilizar esse tipo de informação no que concerne à avaliação do risco de exposição humana, os agentes químicos são classificados segundo sua ação tóxica pré-natal e sobre a reprodução.

Várias classificações foram propostas nos diferentes países, seguindo sempre a avaliação e os critérios básicos discutidos.

| Classificação das substâncias químicas quanto à toxicidade sobre a reprodução. OECD, 1999. |
| --- |
| **Categoria 1** |
| Substâncias que sabidamente prejudicam a fertilidade humana. Existe evidência suficiente para estabelecer uma relação causal entre a exposição humana e o efeito prejudicial sobre a fertilidade. |
| Substâncias que sabidamente causam toxicidade pré-natal (embriofetotoxicidade) em humanos. Existe evidência suficiente para estabelecer uma relação causal entre a exposição à substância e o subsequente efeito tóxico sobre o desenvolvimento da prole em humanos. |

**Categoria 2**

Substâncias que podem ser consideradas causadoras de efeitos adversos sobre a fertilidade em humanos.

Existem evidências suficientes para se pressupor que a exposição humana à substância pode resultar em prejuízo da fertilidade com base em:

- Claras evidências, em estudos em animais, de efeitos adversos sobre a fertilidade que ocorrem na ausência de outros efeitos tóxicos. O prejuízo na fertilidade não deve ser uma consequência secundária não específica de outros efeitos tóxicos.
- Outras informações relevantes.

Substâncias que podem ser consideradas causadoras de toxicidade do desenvolvimento (embriofetal) em humanos.

Existem evidências suficientes para se pressupor que a exposição humana à substância pode resultar em toxicidade do desenvolvimento com base em:

- Claros resultados, em estudos apropriados em animais, nos quais os efeitos foram observados na ausência de toxicidade materna. O efeito adverso sobre o desenvolvimento embriofetal não deve ser uma consequência secundária não específica de outros efeitos tóxicos.
- Outras informações relevantes.

**Categoria 3**

Substâncias que causam preocupação para a fertilidade humana. Geralmente, com base em:

- Resultados em estudos apropriados em animais que fornecem suficiente evidência dos efeitos adversos sobre a fertilidade, na ausência de outros efeitos tóxicos, mas cujas evidências são insuficientes para classificar a substância na categoria 2. O prejuízo na fertilidade não deve, entretanto, ser uma consequência secundária não específica de outros efeitos tóxicos.
- Outras informações relevantes.

Substâncias que causam preocupação para humanos devido a possíveis efeitos tóxicos sobre o desenvolvimento (embriofetal).

- Resultados, em estudos apropriados em animais, que permitem uma forte suspeita de efeito tóxico para o desenvolvimento na ausência de toxicidade materna, mas cuja evidência é insuficiente para colocar a substância na categoria 2. O efeito adverso sobre o desenvolvimento não deve ser uma consequência secundária não específica de outros efeitos tóxicos.
- Outras informações relevantes.

**Classificação das substâncias químicas de uso terapêutico de acordo com o seu potencial teratogênico, FDA.**

| Categoria | Descrição |
| --- | --- |
| A | **Estudos controlados demonstram não haver risco.** Estudos adequados, bem controlados, em gestantes não mostraram risco para o feto. |
| B | **Sem evidência de risco humano.** Estudos em animais mostram risco, mas estudos em humanos não o mostram, ou, se não há estudos adequados em humanos, os estudos animais são negativos. |
| C | **O risco não pode ser afastado.** Faltam estudos em humanos, e os estudos em animais ou são positivos para o risco fetal ou igualmente faltam. Entretanto, os benefícios potenciais podem justificar o possível risco. |
| D | **Evidência positiva de risco.** Dados de investigação preliminar ou pós-comercialização mostram risco para o feto. Entretanto, os benefícios potenciais podem ser maiores do que o risco potencial. |
| X | **Contraindicada na gravidez.** Estudos em animais ou humanos, ou relatos de investigação preliminar ou pós-comercialização, mostraram risco fetal que claramente se sobrepõe a qualquer possível benefício para a paciente. |

## 8. EXTRAPOLAÇÃO DOS RESULTADOS EXPERIMENTAIS PARA O HOMEM

A avaliação do risco de exposição para a espécie humana dos efeitos tóxicos de substâncias químicas sobre o desenvolvimento intrauterino envolve três etapas: (1) a condução de estudos em animais e, se possível no homem; (2) a avaliação dos dados obtidos nesses estudos; e (3) o uso desses dados na avaliação de risco para a reprodução humana.

A avaliação adequada que possibilite a extrapolação dos dados obtidos experimentalmente requer a geração de dados suficientes e o conhecimento amplo e familiaridade com os estudos, muitas vezes complexos, por parte do toxicologista. Dessa forma, para uma avaliação segura, devem ser feitas várias considerações, não somente referentes às diferenças, como também sobre as similaridades dos processos reprodutivos do homem e das espécies testadas.

Assim, a avaliação de risco de exposição a novas moléculas ou a moléculas suspeitas de causar danos à reprodução baseia-se na importância dos testes *in vivo* e *in vitro*. Devido a inúmeras dificuldades encontradas em muitos casos para se considerarem os resultados experimentais como válidos para a população humana, dados referentes a estudos epidemiológicos são, quando disponíveis, extremamente importantes para se estabelecer essa correlação.

Desse modo, na avaliação de periculosidade de uma substância química, deve-se levar em consideração os efeitos da exposição pré-natal em ambos os organismos, materno e fetal, respeitando a complexidade farmacológica existente interespécies. Fatores que podem alterar o nível plasmático das substâncias, como via de exposição, duração de exposição, metabolização, distribuição e excreção em animais gestantes, devem ser igualmente conhecidos e considerados.

Com exceção dos casos nos quais a substância é ativada de maneira diversa por diferentes espécies animais, os agentes químicos que apresentam efeitos adversos no homem também o fazem nos animais. Dessa forma, os efeitos estruturais ou de desenvolvimento observados em um teste de teratogenicidade são similares aos encontrados na exposição humana ao mesmo agente. Em alguns casos, o embrião humano mostrou-se mais sensível a agentes químicos que o de animais, portanto, como discutido anteriormente, fatores de segurança devem ser aplicados para a extrapolação dos resultados experimentais para o homem.

A base para a aplicação de fatores de segurança vem sendo considerada diferentemente por vários autores. Porém, em geral, a forma mais aceita para essa determinação leva em consideração a seguinte relação: considera-se a menor dose na qual não foram observados efeitos adversos na prole, na ausência de efeitos tóxicos maternos (NOAEL – *Non Observed Adverse Effect Level*) para a espécie animal mais sensível à substância. A dose estabelecida é, então, dividida por um fator de segurança 10 (considerando as variações interespécies) e, uma segunda vez, por fator de segurança 10 (considerando a diferença de sensibilidade intraespécie). Vale lembrar que fatores de segurança adicionais, aos quais denominamos fatores de incerteza, podem ser aplicados de acordo com os dados disponíveis sobre a severidade dos efeitos tóxicos observados para a substância.

Na avaliação de risco de substâncias químicas, deve-se, portanto, à luz dos conhecimentos relativos à fisiologia dos animais-teste e à complexidade farmacológica existente interespécies, proceder à análise competente dos dados disponíveis que permita estabelecer, com segurança, os níveis de exposição permitidos para a espécie humana.

## 9. BIBLIOGRAFIA

ALIVERTI, V.; BONANOMI, L.; GIAVINI, E. *et al.* The extent of fetal ossification as an index of delayed development in teratogenic studies on the rat. *Teratology*, v.20, n.2, p.237-242, 1979.

BARROW, M; TAYLOR, W.J. A rapid method for detecting malformations in rat fetuses. *Journal of Morphology*, v.127, n.3, p.291-305, 1969.

CHAHOUD, I.; LIGENSA, A.; DIETZEL, L.; FAQI, A.S. Correlation between maternal toxicity and embryo-fetal effects. *Reprod. Toxicol.*, v.13, n.5, p.375-381, 1999.

CHAOUD, I.; BUSCHMANN, J.; CLARCK, R. *et al.* Classification terms in development toxicology: need for harmonization. *Reproductive Toxicology*, v.13, n.1, p.77-82, 1999.

CHAOUD, I.; PAUMGARTTEN, F.J.R. Relationships between feta body weight of wistar rats at term and the extent of skeletal ossification. *Brazilian Journal of Medical and Biological Research*, v.38, n.4, p.565-575, 2005.

COMMITTEE ON DEVELOPMENTAL TOXICOLOGY BOARD ON ENVIRONMENTAL STUDIES AND TOXICOLOGY COMMISSION ON LIFE SCIENCES. (2000). Scientific Frontiers in Developmental Toxicology and Risk Assessment. National Academy Press, Washington, DC.

EUROPEAN CENTRE FOR ECOTOXICOLOGY AND TOXICOLOGY OF CHEMICALS (ECETOC) 2002. *Guidance on Evaluation of Reproductive Toxicity Data*, 31.

FAUSTMAN, E.M. Short-term tests for teratogens. *Mutation Research*, v.205, n.1-4, p.355-84, 1988.

FRITZ, H; GIESE, K. Evaluation of the teratogenic potential of chemicals in the rat. *Pharmacology*, v.40, p.1-27, 1990.

GAYLOR, D.W.; CHEN, J.J. Dose-response models for developmental malformations. *Teratology*, v.47, p.291-7, 1993.

HORTA, M.L.; LEMONICA, I.P. Passagem transplacentária e efeitos embriofetais de drogas usadas em anestesia. *Revista Brasileira de Anestesiologia*, v.52, n.1, p.101-113, 2002.

HOWVE, A.M.; WEBSTER, W.S. The warfarin embryopathy. A rat model showing maxilinasal hypoplasia and other skeletal disturbances. *Teratology*, v.46, n.4, p.379-390, 1992.

JOHSON, E.M. Cross-species extrapolation and the biologic basis for safety factor determinations in developmental toxicology. *Regul. Toxic. and Pharmacol.*, v.8, n.1, p.22-36, 1988.

KAUFMANN, W. Developmental neurotoxicity. Chapter 12. In: KRINKE, GD, ed, *The laboratory rat.* Academic Press, 2000.

KHERA, K.S. Maternal toxicity: a possible etiological factor in embryo-fetal deaths and fetal malformations in rodent and rabbit species. *Teratology*, v.31, n.1, p.129-153, 1985.

KIMMEL, C.A.; TRAMMELL, C. A Rapid procedure for routine double staining of cartilage and bone in fetal and adult animals. *Stain Technology*, v.56, n.5, p.271-273, 1981.

LEMONICA, I.P. Embriofetotoxicidade. In: OGA, S. *Fundamentos de toxicologia.* 2.ed. São Paulo: Atheneu, p.91-99, 2003.

LEMONICA, I.P. Teratogênese experimental e sua aplicação em humanos. In: SANSEVERINO, M.T.V.; SPRITZER, D.T.; SCHÜLER-FACCINI, L. *Manual de teratogênese.* Ed. Universidade/UFRGS, 1.ed., p.19-39, 2001.

LEMONICA, I.P. Toxicologia da reprodução. In: CORRÊA, C.L., et al. *Bases científicas para a avaliação da toxicidade de agrotóxicos.* 1.ed. São Paulo, Brasil: International Life Sciences Institute do Brasil (ILSI Brasil), Cap.6, p.173-208, 2009.

LEMONICA, I.P. Toxicidade pré-natal: avaliação, interpretação e extrapolação de dados. In: DAMASCENO, D.C. *et al. Anomalias congênitas: estudos experimentais.* 1.ed. Belo Horizonte: Coopmed, Cap.5, p.83-91, 2008b.

MANSON, J.M.; WISE, D. Teratogens. In: AMDUR, M.O.; DOUUL, J.; KLAASSEN, C.D. *Casarett and Doull's Toxicology. The basic science of poisons.* 5.ed. New York: Macmillan Publishing Co., p.226-253, 1991.

MONT, R.J.; FAUSTMAN-WATS, E. Pharmacokinetics considerations in the maternal-placental-fetal unit. *Clinical Obstet. and Gynecol.*, v.26, n.2, p.370-389, 1983.

NAU, H. Species differences in pharmacokinetics and drug teratogenesis. *Environmental Health Perspectives*, v.70, p.113-129, 1986.

NISHIMURA, H.; TANIMURA, T. *Clinical aspects of teratogenicity of drugs.* Amsterdam: Excepta Medica, 1976.

ORGANIZATION FOR ECONOMIC CO-OPERATION AND DEVELOPMENT (OECD) (2001a) *Guideline for testing of Chemicals.* 414. Prenatal Developmental Toxicity Study, OECD.

SCHWETZ, B.A. Criteria for judging the relative toxicity of chemicals from developmental toxicity data: a workshop summary. *Teratology*, v.45, n.4, p.337-339, 1992.

SOLECKI, R.; BERGMANN, B.; BÜRGIN, H. *et al.* Harmonization of rat fetal external and visceral terminology and classification. *Reproductive Toxicology*, v.17, n.5, p.625-637, 2003.

STAPLES, R.E.; SCHENELL, V.L. Refinements in rapid clearing technic in the KOH-Alizarin red S Method for fetal bone. *Stain Technol.*, v.39, p.61-63, 1964.

UNITED STATES ENVIRONMENTAL PROTECTION AGENCY (EPA) 1998d. *Health Effects Test Guidelines.* OPPTS 870.3700. Prenatal development toxicity study.

WILSON, J.G. Embryological considerations in Teratology. In: *Teratology: Principles and Techniques.* Chicago, University of Chicago Press, 1965.

WILSON, J.G. *Handbook of Teratology.* 1.ed. New York: Plenum, v.1/2/3, 1973.

# 1.10.

# CONTROLE TERAPÊUTICO

*Silvia Regina Cavani Jorge Santos*
*Vera Lucia Lanchote*
*Cristina Sanches Giraud*

## CONTEÚDO DESTE CAPÍTULO

## 1. INTRODUÇÃO

O controle terapêutico é uma disciplina da farmacocinética clínica que trata do monitoramento das concentrações de um fármaco no sangue total, soro ou plasma com a finalidade de individualização da terapia farmacológica pela alteração do regime de dose com vistas à maximização da eficácia e minimização de eventos adversos para o paciente. Contudo, a utilidade da concentração plasmática de um fármaco no decurso do tempo está baseada no princípio da homogeneidade cinética, em que a resposta farmacológica está estreitamente relacionada à concentração desse fármaco no sítio receptor (Figura 1).

Espera-se, portanto, que a alteração das concentrações plasmáticas no decurso do tempo ($\tau$: intervalo entre doses) se reflita em alteração proporcional da concentração do fármaco nos tecidos. Entretanto, as concentrações plasmáticas de um fármaco não são numericamente iguais às dos tecidos, mas indicam com boa aproximação como se modificam em função do tempo após administração da dose que obedece a um regime posológico. De forma geral, com base no princípio da homogeneidade cinética, registra-se, após administração de uma dose intravascular, decaimento exponencial da concentração do fármaco no plasma em função do tempo. As concentrações desse fármaco nos tecidos e no receptor farmacológico, bem como em fluidos de excreção, urina e bile, também obedecem a essa mesma função matemática.

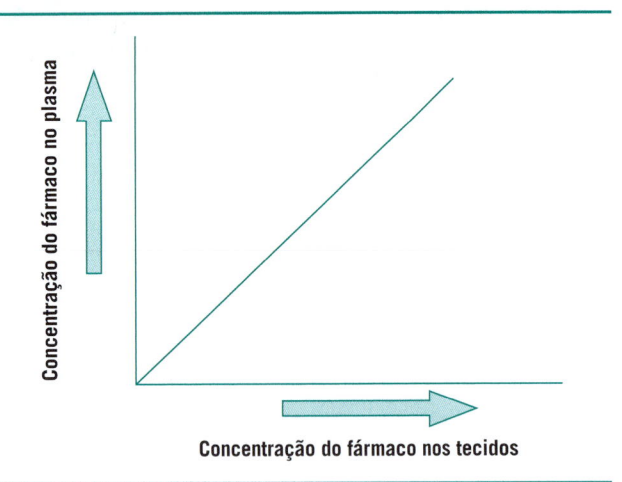

**Figura 1.** Princípio da homogeneidade cinética correlaciona a concentração do fármaco no plasma e nos tecidos, incluindo o sítio receptor.

Adicionalmente, registra-se, após administração da dose extravascular, aumento das concentrações durante determinado período ($T_{max}$) de tempo para atingir o valor máximo de concentração ($C_{max}$) que é proporcional ao tamanho da dose; subsequentemente, observa-se o decaimento exponencial da concentração no decurso do tempo. Portanto, após administração extravascular, registra-se uma exponencial crescente, expressa pelos parâmetros $C_{max}$ e $T_{max}$ na fase absortiva, seguida de uma exponencial decrescente ou curva de decaimento plasmático, que caracteriza o desaparecimento do fármaco da corrente circulatória.

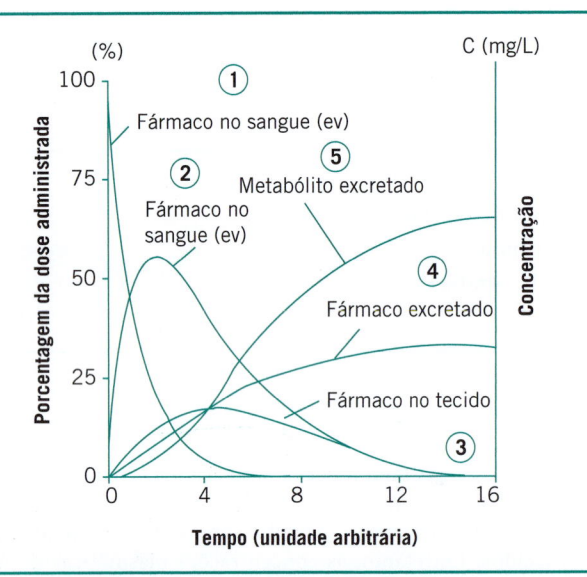

**Figura 2.** Caminhos do fármaco no organismo após administração da dose ao paciente. Variação da concentração no decurso do tempo após administração de uma dose para o fármaco nos fluidos e tecidos. Curva: **(1)** Concentração do fármaco no sangue no decurso do tempo após dose intravascular; **(2)** Concentração do fármaco no sangue no decurso do tempo após dose extravascular; **(3)** Curva de impregnação do fármaco no tecido no decurso do tempo; **(4)** Curva de excreção acumulada para o fármaco inalterado na urina ou bile; **(5)** Curva de excreção acumulada para o fármaco biotransformado na urina ou bile.

Então, após administração intra (*bolus*) ou extravascular de doses múltiplas de um agente terapêutico em um regime de dose definido, ocorrerá, no intervalo de dose (τ), o acúmulo de dose sobre dose até atingir o estado de equilíbrio ou platô, como ilustrado na Figura 3, na qual se verifica que as concentrações máximas ou mínimas se sobrepõem no intervalo entre doses, uma vez que a dose subsequente reporá apenas a perda da dose anteriormente administrada.

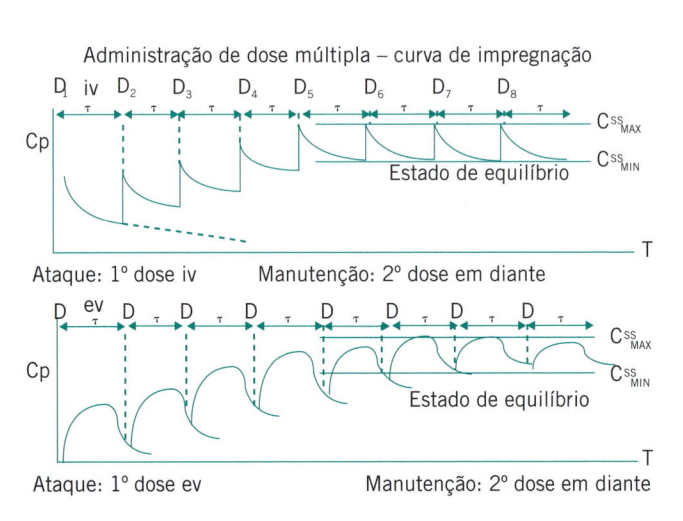

**Figura 3.** Administração de dose múltipla, dose de ataque seguida de doses de manutenção até chegada ao estado de equilíbrio ou platô. Curva de impregnação após administração de dose (D) intravascular (IV) ou extravascular (EV). Parâmetros que caracterizam o platô: ($C^{ss}$) concentração do fármaco no platô; concentração máxima ($C^{ss}_{max}$); concentração mínima ($C^{ss}_{min}$); tempo para atingir o platô ($T^{ss}$).

Adicionalmente, após administração de doses múltiplas do fármaco, ativo do medicamento, pode-se correlacionar sua concentração plasmática no estado de equilíbrio ao efeito farmacológico. O estudo da variação das concentrações do fármaco no intervalo de dose e a probabilidade de ocorrência dos eventos de eficácia ou toxicidade definem a janela terapêutica para esse agente farmacológico, conforme ilustrado na Figura 4. A importância da definição dessa faixa de concentração do fármaco circulante está relacionada à garantia da efetividade e à segurança desse agente terapêutico. Essa faixa está definida por duas concentrações limítrofes: o limite inferior é definido pela concentração mínima registrada antes da dose subsequente ou concentração de vale; e ao limite superior está a concentração máxima ou de pico registrada após administração da dose intra ou extravascular prevista no regime de doses múltiplas.

**Abreviaturas:** ($C^{ss}_{max}$) concentração máxima ou pico do fármaco no platô; ($C^{ss}_{min}$) concentração mínima ou de vale do fármaco no platô; ($T^{ss}$) tempo para atingir o platô é da ordem de cinco meias-vidas; (D): doses múltiplas D1 a D9; (τ): intervalo entre doses consecutivas. Janela terapêutica é delimitada pelas concentrações máxima e mínima no platô.

Conceitualmente, se não se registra a eficácia pelo regime de dose prescrita pelo médico ao paciente, então provavelmente as concentrações plasmáticas do fármaco se encontram abaixo do vale recomendado na faixa de referência ou janela terapêutica; portanto, se nesse regime a dose é insuficiente para promover o efeito desejado, o regime de dose deverá ser alterado na prescrição médica. Por sua vez, se no regime de dose prescrito pelo médico a concentração máxima excede o pico recomendado na janela terapêutica e se registram, ainda, eventos adversos importantes, então a toxicidade excede a efetividade, e o regime de dose deverá ser alterado ou a formulação, substituída. Ressalte-se que a janela terapêutica para cada fármaco é estabelecida de acordo com suas propriedades farmacocinéticas e farmacodinâmicas e definida pelas curvas de efetividade e de toxicidade (Figura 5).

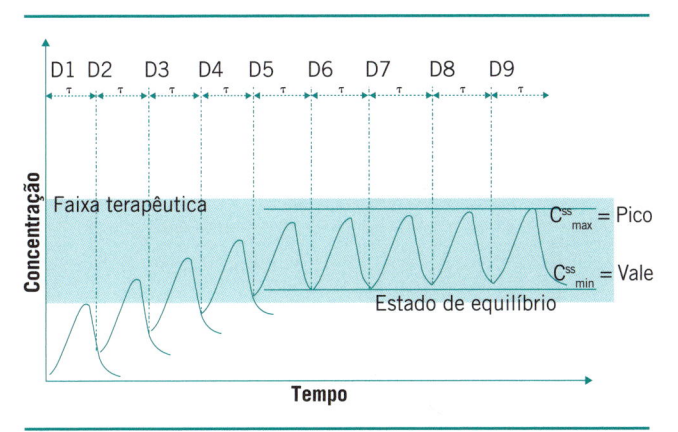

**Figura 4.** Curva de impregnação após administração de doses múltiplas, o objetivo é atingir o platô ou estado de equilíbrio.

Assim, para fármacos de pequena margem de segurança ou baixo índice, a janela terapêutica é definida pela faixa de concentração (plasmática, sanguínea ou sérica) do fármaco no estado de equilíbrio ($C^{ss}$) que se correlaciona com a curva de eficácia, ou seja, com o efeito farmacológico desejado ilustrado na Figura 4 para a teofilina. Esse fármaco é um derivado da trimetilxantina com atividade broncodilatadora, prescrito para melhoria da capacidade respiratória reduzida em determinado paciente e apresenta a janela terapêutica definida pela faixa de concentração que varia entre 10 e 20 mg/L. A concentração de 10 mg/L é a concentração mínima ($C^{ss}_{min}$) a ser mantida durante o tratamento para se obter eficácia; abaixo dessa concentração, a eficácia não se manifesta e o paciente se encontra em subterapia; portanto, o regime de dose deverá ser alterado. Por sua vez, o valor de 20 mg/L se refere a concentração máxima ($C^{ss}_{max}$) a ser atingida pela farmacoterapia com esse agente, já que concentrações acima de 20 mg/L estão relacionadas a eventos adversos graves de toxicidade desse fármaco, representados pela curva de toxicidade (Figura 5).

Na janela terapêutica, os eventos adversos do fármaco podem também ser registrados, mas geralmente são considerados insignificantes. Entretanto, quando as concentrações plasmáticas estão abaixo do limite inferior dessa janela, não se registra o efeito terapêutico. Por sua vez, quando as concentrações plasmáticas estão acima do limite superior, há grande probabilidade de

que os efeitos terapêuticos sejam superados pelos efeitos indesejáveis ou adversos, momento em que o paciente manifesta toxicidade pelo fármaco; os tipos de sinais e sintomas da toxicidade manifestada pelo paciente bem como a intensidade são proporcionais ao aumento das concentrações plasmáticas. Dessa forma, o regime de dose deverá se alterado e adequado individualmente ao paciente. A resposta individual de cada paciente ao agente terapêutico desempenha papel muito importante no estabelecimento do regime de dose ajustada e alteração da prescrição médica; no gráfico ilustrado na Figura 5, evidencia-se uma zona onde essas concentrações se sobrepõem, ou seja, o ajuste de dose dependerá da resposta individual de cada paciente ao regime de dose anterior prescrito pelo médico.

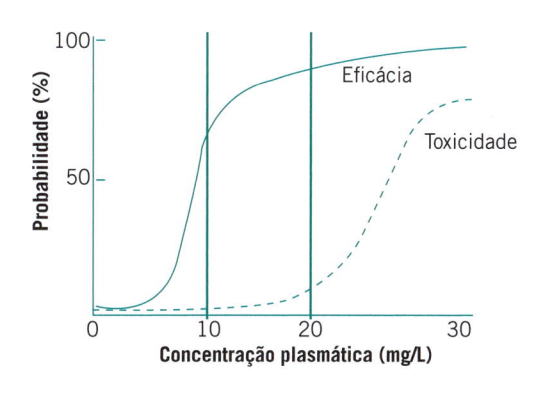

**Figura 5.** Probabilidade de ocorrência do evento farmacológico varia de acordo com a concentração plasmática do fármaco (p. ex., teofilina representada pelas curvas de eficácia e toxicidade do fármaco em função de concentração plasmática no estado de equilíbrio no decurso do tempo). (––): Eficácia na concentração plasmática entre 10 e 20 mg/L; (- -): Toxicidade a partir da concentração plasmática 20 mg/L.

Contudo, a variabilidade na resposta do paciente a determinado agente terapêutico é influenciada por fatores farmacocinéticos e farmacodinâmicos. Como não há uma linha definitiva e absoluta que delimita as concentrações subterapêuticas, das terapêuticas e das tóxicas para determinado fármaco, tornam-se fundamentais tanto a interpretação dos resultados laboratoriais de acordo com a resposta do paciente ao regime de dose prescrito inicialmente quanto a conduta médica de alteração ou não do regime de dose para benefício do paciente. Embora esse assunto esteja relacionado, na maioria dos casos, a alterações da farmacocinética, deve-se sempre ter em mente a importância da correlação entre a farmacocinética e a resposta farmacológica do paciente a determinado agente terapêutico.

É possível, ainda, se prever, para fármacos que obedecem à farmacocinética linear, a concentração plasmática mínima atingida e, portanto, estimar se o acúmulo desse fármaco para determinado regime de dose. Portanto, após administração de várias doses em intervalos de tempo regulares (intervalo entre doses), o estado de equilíbrio será atingido pela farmacoterapia de doses múltiplas, e a concentração do fármaco no plasma refletirá a concentração do fármaco no sítio receptor. Consequentemente, as características da resposta farmacológica de um agente terapêutico e a farmacocinética, bem como a correlação de ambas, devem ser compreendidas antes de uma predição da resposta do paciente ao agente de baixo índice terapêutico administrado no regime empírico inicial. Portanto, tornam-se mais efetivos, previamente à alteração do regime de dose, o monitoramento das concentrações do fármaco circulante e o estudo farmacocinético, de forma a garantir eficácia e baixo risco relacionados à farmacoterapia a longo prazo.

A teofilina, descrita anteriormente, é um exemplo clássico de fármaco com disposição cinética linear, cuja farmacocinética e farmacodinâmica estão bem estabelecidas. Quando esse fármaco é administrado em um regime de dose inicial ou empírica a pacientes adultos, por exemplo, a concentração plasmática evidencia alta variabilidade, consequência da biotransformação mais rápida ou mais lenta dessa trimetilxantina. As concentrações plasmáticas da teofilina inferiores a 10 mg/L são geralmente insuficientes para promover a melhora clínica, exigindo ao médico modificar o regime de dose no sentido de aumentar a dose diária; isso geralmente é obtido pelo aumento na frequência de administração da mesma formulação prescrita anteriormente, ou seja, elevando-se a frequência de dose, a dose diária aumentará em função do acúmulo de doses administradas em intervalos de tempo reduzidos. Contudo, os eventos adversos relacionados à toxicidade, como náusea e vômitos, taquicardia e nervosismo, estão ligados à concentração da teofilina plasmática da ordem de 25 a 30 mg/L, ao passo que arritmias cardíacas, convulsões e hipertermia, à concentração acima de 40 mg/L. Portanto, com base na prática clínica e nos dados laboratoriais obtidos pelo monitoramento plasmático de grande número de pacientes, definiu-se a janela terapêutica da teofilina na faixa de concentração compreendida entre 10 e 20 mg/L, ilustrada na Figura 5.

A janela terapêutica tem sido definida para os fármacos que apresentam pequena margem de segurança; a faixa de concentração recomendada para alguns deles, com indicação de controle terapêutico para ajuste de dose e individualização de farmacoterapia, encontra-se descrita na Tabela 1.

**Tabela 1.** Janela terapêutica para alguns fármacos de pequena margem de segurança.

| Fármaco | Janela terapêutica |
|---|---|
| Digoxina | 0,9-2,0 ng/mL |
| Fenitoína | 10-20 mg/L |
| Fenobarbital | 15-40 mg/L |
| Gentamicina | < 2 mg/L (vale), 5-10 mg/L (pico) |
| Lidocaína | 1,5-5,0 mg/L |
| Lítio | 0,6-1,4 mEq/L |
| Quinidina | 2-5 mg/L |
| Procainamida | 4-8 mg/L |
| Teofilina | 10-20 mg/L |
| Vancomicina | 10-20 mg/L (vale)<br>35-70 mg/L (pico/dose-dependente) |

De forma complementar, a modelagem farmacocinética-farmacodinâmica (PK/PD) correlaciona as características cinéticas do fármaco ao efeito farmacológico; a janela terapêutica definida a partir da aplicação da modelagem PK/PD modelo temporal farmacodinâmico *log linear* evidenciou correlação linear entre a transformação logarítmica das concentrações

plasmáticas da teofilina e a efetividade expressa pelo aumento da capacidade respiratória em relação ao valor basal. A Figura 6 ilustra essa correlação PK/PD expressa por meio da média obtida pela avaliação de seis pacientes portadores de insuficiência respiratória decorrente de asma brônquica.

Se o estudo farmacocinético explica, na maioria dos casos, problemas relacionados à subterapia ou toxicidade de um fármaco, torna-se fundamental conhecer os fatores responsáveis pela alteração da farmacocinética que justificam a variabilidade na concentração de fármacos no decurso do tempo e, que consequentemente, alteram a resposta farmacológica no regime de dose inicial ou empírico; esses fatores estão relacionados a diferenças individuais (genéticos), estados de doença e de alteração temporária de estados fisiológicos (desidratação, hipervolemia, redução de perfusão, entre outros) ou ainda pelo registro de interação importante de um fármaco sobre a farmacocinética de outro, alterando de forma expressiva um ou mais processos farmacocinéticos, conforme referido a seguir:

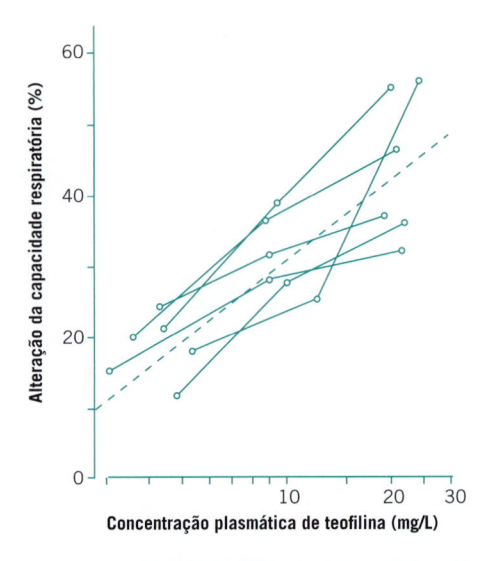

**Figura 6.** Modelagem PK/PD recomenda o modelo temporal farmacodinâmico log linear representada em eixos cartesianos pela alteração da capacidade respiratória relativa ao basal (%) em pacientes asmáticos *versus* a transformação logarítmica das concentrações plasmáticas da teofilina: **(- - -)** curva das médias, n = 6; **(——)**: dados dos pacientes individuais.

- capacidade maior ou menor de absorver fármacos por mecanismos que exigem a presença de transportadores (influxo e efluxo);
- capacidade de distribuir o fármaco relacionado à sua maior ou menor afinidade às proteínas plasmáticas ou ligantes no tecido (intra e extracelulares);
- capacidade maior ou menor de biotransformar o fármaco por meio da oxidação, redução ou hidrólise (reações de fase 1) e da conjugação (reações de fase 2) e promover a sua excreção urinária ou biliar;
- presença de estado de doença e alteração fisiológica relacionada aos extremos de idade (recém-nascidos e idosos) e à gestação;

interação entre fármacos ao nível de absorção, de distribuição, de biotransformação e de excreção urinária ou biliar.

Considera-se que a concentração plasmática mínima ($C^{ss}_{min}$) ou concentração de vale seja o melhor parâmetro para estimativa do acúmulo do fármaco resultante da farmacoterapia de doses múltiplas. Esse parâmetro pode variar muito ou pouco em função da maior ou menor variabilidade disposicional desse fármaco para um mesmo regime de dose, considerando-se, ainda, a mesma prescrição a uma população constituída por grande número de pacientes, adultos, por exemplo. Assim, para um fármaco, a alta variabilidade interindivíduos resulta da grande diferença registrada para as concentrações plasmáticas no decurso do tempo, a partir da prescrição de um mesmo regime posológico. Essa variabilidade é primeiramente atribuída a fatores que influenciam o sistema LADME (liberação, absorção, distribuição, metabolização e excreção), mas outros fatores podem ainda estar relacionados a estados de doença como alterações de perfusão, insuficiência cardíaca, disfunção hepática ou insuficiência renal, que podem comprometer substancialmente a distribuição ou a eliminação de fármacos ou ambos. Outras condições, como obesidade, gestação, extremos de idade (recém-nascidos de termo ou de pré-termo e idade avançada) e hábitos, também podem alterar esses processos e devem ser considerados na individualização dos regimes de dose constantes na posologia e na bula do fabricante.

Assim, o controle terapêutico de um fármaco contribui para a manutenção de concentrações (plasmáticas, séricas ou sanguíneas) dentro da janela terapêutica, garantindo maximização da eficácia e a minimização de eventos adversos pela farmacoterapia dose ajustada. Entretanto, os resultados laboratoriais por si só não contribuem de forma definitiva e devem ser sempre interpretados em relação ao estado clínico do paciente e ao atendimento à prescrição médica.

Por sua vez, o controle terapêutico não é indicado no ajuste de dose para fármacos cuja eficácia pode ser rapidamente avaliada pela simples medida, por exemplo, da pressão arterial durante a terapia anti-hipertensiva, ou pela glicemia/fita dextro no controle da farmacoterapia hipoglicemiante, ou ainda no monitoramento da farmacoterapia anticoagulante com a varfarina por meio do tempo de protrombina (TP) e do tempo de tromboplastina parcial ativado (TTPA) para a heparina.

O controle terapêutico deve ser ponderado, pois representa um ônus a mais no tratamento; portanto, deve estar reservado apenas para o ajuste de dose de fármacos de baixo índice terapêutico. Dessa forma, sua realização requer a utilização de ensaios laboratoriais e operacionais de simples a mais complexos para a determinação da concentração do fármaco, de forma geral, no plasma ou soro do paciente. A interpretação dos resultados se faz pela comparação entre o dado obtido pelo regime de dose prescrito e a faixa de referência (janela terapêutica definida entre $C^{ss}_{min}$ e $C^{ss}_{max}$). A alteração da prescrição de regime posológico com base no suporte laboratorial envolve o processo de tomada de decisão da equipe médica que assiste o paciente. Consequentemente, a maior vantagem do controle terapêutico é o fornecimento de suporte laboratorial ao clínico, alteração do regime de dose, atingindo o sucesso terapêutico, pela farmacoterapia eficaz e segura.

Considerando-se ainda as características farmacocinéticas, alguns fármacos mostram boa correlação entre as concentra-

ções plasmáticas e a resposta farmacológica, como ilustrado anteriormente nas Figuras 5 e 6, e, com relação aos fármacos de baixo índice exemplificados na Tabela 1, o controle terapêutico está indicado nas situações referidas a seguir:

- há boa correlação entre resposta farmacológica e concentração plasmática, permitindo predizer os efeitos farmacológicos com base na alteração das concentrações plasmáticas no intervalo entre a administração de doses consecutivas;
- registra-se alta variabilidade interindivíduos para as concentrações plasmáticas do fármaco após a mesma dose ou regime de dose;
- o fármaco possui baixa margem de segurança, isto é, as concentrações efetivas estão muito próximas das concentrações em que se registram eventos adversos importantes;
- o fármaco possui janela terapêutica estreita para o regime de dose usual contido na prescrição médica;
- os efeitos farmacológicos desejados não podem ser obtidos rápida e facilmente como ocorre para os anti-hipertensivos, hipoglicemiantes e anticoagulantes.

O controle terapêutico, contudo, está limitado nas seguintes situações:

- janela terapêutica não está bem definida;
- formação de metabólitos ativos dificulta o ajuste de dose;
- presença de efeitos tóxicos tanto para baixas quanto para altas concentrações sanguíneas do fármaco.

O controle terapêutico também será de grande aplicabilidade quando as concentrações do fármaco no pico e no vale podem estar relacionadas a alterações da farmacocinética. Assim, a farmacoterapia dose ajustada demandará de conhecimento adicional e da estimativa de alguns parâmetros, como a meia-vida biológica, a área sob a curva, a depuração plasmática e o volume aparente de distribuição. Os conceitos fundamentais desses parâmetros e as respectivas unidades bem como equações para sua estimativa se encontram referidos no Apêndice deste Capítulo.

Adicionalmente, o fármaco é administrado na forma de medicamento e obedece a um regime de dose ou posologia contido na prescrição médica; a duração do tratamento e o regime de dose dependem do alvo terapêutico, do seguimento do tratamento e do desfecho clínico, com o objetivo de cura ou do controle da doença. Dada a complexidade do gerenciamento terapêutico do paciente, devem-se considerar os fatores relacionados à administração do medicamento, ao regime de dose contido na posologia (dose e o respectivo intervalo entre doses), às transferências do fármaco no organismo, incluindo a perda por eliminação, e ao efeito farmacológico, ressaltando-se a necessidade de um balanço desses elementos para a manutenção eficaz e segura da farmacoterapia.

## 2. CONTROLE TERAPÊUTICO PELA COLETA DE AMOSTRAS SANGUÍNEAS

O monitoramento das concentrações plasmáticas prevê a coleta de amostras sanguíneas em momentos estratégicos; verifica-se que o período requerido para atingir o estado de equilíbrio na farmacoterapia de doses múltiplas é da ordem de sete meias-vidas (Tabela 2). Entretanto, considera-se aceitável a coleta de sangue para o controle terapêutico e o ajuste de dose a partir do intervalo de tempo compreendido entre 4 e 6 meias-vidas biológicas, que já representa a quase totalidade do estado de equilíbrio atingido.

Na prática, exige-se o tempo de tratamento de no mínimo cinco meias-vidas biológicas para se proceder a coleta de sangue do paciente que necessita de terapia dose ajustada por meio do controle terapêutico, considerando-se estreita faixa e baixo índice terapêutico para o fármaco a ser monitorado. Excetuam-se aqueles casos específicos de suspeita de intoxicação pelo medicamento, quando a amostra pode ser colhida em qualquer horário do intervalo de dose.

Na Tabela 2, a percentagem do estado de equilíbrio atingido se encontra relacionado ao número de meias-vidas biológicas ou tempo requerido na farmacoterapia de doses múltiplas com vistas a se atingir o estado de equilíbrio.

**Tabela 2.** Porcentagem do estado do equilíbrio atingido em função do tempo de duração da farmacoterapia de doses múltiplas expresso pela meia-vida biológica do fármaco.

| Número de meias-vidas biológicas | Porcentagem do estado de equilíbrio atingido |
| --- | --- |
| 0,5 | 29 |
| 1 | 50 |
| 2 | 75 |
| 3 | 88 |
| 4 | 94 |
| 5 | 97 |
| 6 | 98 |
| 7 | 99 |

O estado de equilíbrio é atingido pela administração de doses múltiplas, sendo que administração da dose subsequente do tratamento deverá apenas repor a fração da dose anterior perdida naquele intervalo entre doses consecutivas; dessa forma, os picos e os vales se sobrepõem no intervalo de doses e o equilíbrio é atingido.

No controle terapêutico de forma geral, prevê-se a coleta de amostras sanguíneas no pico (concentração máxima após administração da medicação) e no vale (concentração mínima após administração da medicação ou imediatamente antes da dose subsequente). O pico de concentração do fármaco é proporcional à dose administrada, enquanto que o vale é proporcional ao seu acúmulo no organismo. O vale depende fundamentalmente do intervalo entre doses e da constante de velocidade de eliminação que varia de forma inversa à meia-vida biológica. Contudo, o gerenciamento terapêutico do paciente pelo clínico pode ser realizado com base no resultado do controle terapêutico anterior para fármacos que obedece à farmacocinética linear. Assim, conhecendo-se os parâmetros cinéticos (volume aparente de distribuição e a constante de velocidade de eliminação), estimados anteriormente para esse paciente, e o novo regime posológico (dose e intervalo entre doses), podem-se estimar o pico e o vale em função da nova dose administrada por meio das Equações 1 e 2, considerando-se sempre o mesmo paciente, nas mesmas condições clínicas em que foi realizado o controle anterior.

$$C_{pico} = \frac{D}{V} \cdot \frac{1}{(1 - e^{-kel.\tau})} \qquad (1)$$

$$C_{vale} = C_{pico} e^{-kel.\tau} \qquad (2)$$

Onde: D é a dose; C é a concentração no pico ou no vale; V é o volume aparente de distribuição; Kel é a constante de velocidade de eliminação; e $\tau$ é o intervalo entre duas doses consecutivas.

Na prática clínica, o controle terapêutico é realizado no laboratório pela quantificação das concentrações plasmáticas do fármaco, utilizando-se de métodos previamente desenvolvidos e validados.

Destacam-se para fins de atendimento à demanda de solicitações de exames laboratoriais de determinação de fármacos em matrizes biológicas, sendo economicamente viáveis no laboratório de rotina, os métodos cromatográficos e os não cromatográficos com aplicação da espectrofluorimetria, da espectrometria de absorção e emissão atômica e de imunoensaios utilizando anticorpos policlonal e monoclonal específico.

A escolha do método analítico pela equipe de gerenciamento e supervisão do laboratório dependerá da urgência maior ou menor do médico na obtenção do resultado para a tomada de decisão com relação ao seguimento da farmacoterapia. De forma geral, nas unidades hospitalares, o monitoramento sanguíneo do fármaco é realizado no laboratório central por meio dos *kits* de imunoensaios, pela facilidade de processamento das análises, instrumento de automação que pode operacionalizar as demais dosagens bioquímicas realizadas de rotina.

Os métodos que utilizam a cromatografia líquida de alta eficiência com detectores ultravioleta, visível e de fluorescência são preferidos no monitoramento plasmático pela seletividade, sensibilidade e versatilidade, ao passo que os métodos não cromatográficos de imunoensaio, apesar da limitação relacionada à seletividade, são os escolhidos pela rapidez, facilidade técnico-operacional, custeio de reagentes e de manutenção facilitados pelo tipo de contrato em comodato estabelecido entre a instituição e a empresa autorizada pela venda dos *kits* comerciais e prestação de serviços especializados para a instrumentação analítica de automação destinada aos grandes laboratórios clínicos.

Com relação ao monitoramento do lítio plasmático para o controle de pacientes psiquiátricos portadores de síndrome maníaco-depressiva na farmacoterapia a longo prazo, destaca-se ainda a necessidade de aplicação da técnica de espectrometria de absorção atômica, altamente específica e de alta sensibilidade.

No caso dos métodos cromatográficos, deve-se desenvolver o método e validar previamente o procedimento pela determinação de parâmetros exigidos na legislação nacional e internacional, para a quantificação de fármacos em matrizes biológicas:

- especificidade;
- linearidade (7-10 calibradores, equação de regressão e coeficiente de correlação linear);
- curva de calibração diária será utilizada pela aceitação dos controles internos de qualidade realizada na mesma corrida analítica;
- limites de quantificação e detecção;
- precisão e exatidão (intra e interdias);
- recuperação da extração (absoluta e relativa);

- estudos de robustez (variações nas condições analíticas).

Adicionalmente, é fundamental ainda a determinação da estabilidade do fármaco por meio de estudos de curta, média e longa duração:

- estabilidade das soluções-padrão;
- estabilidade pós-processamento;
- ciclos de congelamento/descongelamento da matriz biológica;
- estudos do fármaco adicionado às matrizes biológicas de curta (4 a 24 horas) e longa duração (1 até 18 meses).

Destacam-se, ainda, alguns fatores de erro na determinação das concentrações plasmáticas relacionados às seguintes situações:

- coleta das amostras sanguíneas (engano do horário da dose ou anticoagulantes ou estabilizantes);
- erro de medicação (tomada);
- diferente biodisponibilidade de formulações (paciente recebia a referência e, pela falta desta, passou a receber um genérico ou similar);
- cronofarmacocinética (alterações da disposição cinética nos períodos dia/noite);
- método analítico não validado (desvio de protocolo);
- armazenamento inadequado de matrizes biológicas (desvio de protocolo);
- variáveis relacionadas ao paciente com alteração importante (perfusão cardíaca, renal, hepática);
- variáveis relacionadas à formulação farmacêutica (diferença na velocidade de absorção com consequência cinética na absorção e na eliminação para as formulações de liberação prolongada).

O controle terapêutico realizado por meio da cromatografia líquida, pela alta versatilidade, possibilita a análise simultânea de uma série de fármacos e, ainda, a análise simultânea do fármaco inalterado e de seus produtos de biotransformação na mesma matriz biológica em uma única corrida analítica. Além disso, essa técnica representa 95% da demanda relativa ao monitoramento plasmático de fármacos, ao passo que o imunoensaio é aplicado a cerca de 4% dos casos pela limitação de *kits* comerciais no mercado. O controle terapêutico possibilita a individualização de dose, a melhoria da aderência ao tratamento, a diferenciação entre refratariedade e ineficácia, e o controle da toxicidade, bem como contribui no estabelecimento de esquema terapêutico não convencional para pacientes de risco, garantindo terapia dose ajustada, com a maximização dos efeitos terapêuticos e minimização de eventos adversos e toxicidade.

Os fatores que contribuem para a baixa aderência do paciente ao tratamento são o grande número de doses/dia, sabor ou odor desagradável, tamanho ou forma inadequada, falsa sensação de cura, presença de eventos adversos, polifarmácia, falta de colaboração do paciente e tratamento irregular. Os resultados obtidos por meio do controle terapêutico são emitidos em laudo de exame, devendo ser sempre interpretados com as condições clínicas do paciente e as características farmacocinéticas e farmacodinâmicas do fármaco e do regime posológico empregado, bem como deve-se conhecer toda medicação associada.

Finalmente, os requisitos básicos que justificam e viabilizam o controle terapêutico de fármacos podem ser sumarizados por: avaliação difícil da resposta clínica, quando existe ótima correlação entre eficácia e as concentrações plasmáticas do fármaco; os sinais de toxicidade do fármaco são muito semelhantes aos da doença; presença de alta variabilidade interindividual; o fármaco possui baixa margem de segurança e estreita janela terapêutica; permite avaliação de aderência; mostra rapidez na obtenção dos resultados; e tem custo instrumental e operacional aceitáveis.

## 3. LIGAÇÃO DE FÁRMACOS ÀS PROTEÍNAS PLASMÁTICAS

O controle terapêutico, de maneira geral, é realizado com dados da concentração plasmática do fármaco total (fração livre + fração ligada às proteínas plasmáticas). No entanto, na ocorrência de alterações na ligação do fármaco às proteínas plasmáticas, a concentração do fármaco total não mais reflete a concentração livre ou farmacologicamente ativa no plasma. Os fármacos de ligação à proteína plasmática inferior a 80% não são candidatos para o controle da concentração livre no plasma, considerando que a variação na ligação do fármaco à proteína plasmática não resulta em alteração clinicamente significativa na concentração livre do fármaco. Adicionalmente, a importância da fração livre está relacionada, ainda, à natureza do ligante plasmático.

O controle da concentração do fármaco livre no plasma é recomendado para a fenitoína, o ácido valproico e a carbamazepina em pacientes urêmicos ou com doença hepática crônica, nos portadores de hipoalbuminemia (pacientes com queimaduras, idosos, gestantes) e naqueles tratados concomitantemente com fármacos conhecidamente competidores (salicilatos, ibuprofeno, naproxeno, ácido mefenâmico, fenoprofeno e varfarina), que podem atuar como agentes deslocadores dos anticonvulsivantes dos sítios de ligação do fármaco às proteínas plasmáticas.

O controle terapêutico da fração livre de agentes imunossupressores (ciclosporina A, tacrolimus, sirolimus, ácido micofenólico) e de inibidores da protease também apresenta relevância clínica; no entanto, devido à dificuldade técnica e indisponibilidade no mercado de *kits* comerciais, o monitoramento da fração livre desses agentes se encontra ainda em fase de pesquisa. Adicionalmente, a determinação da fração livre plasmática da lidocaína e da quinidina é importante para os pacientes com insuficiência renal ou após infarto do miocárdio, uma vez que outros ligantes podem estar disponíveis nessas situações.

**Tabela 3.** Proteínas plasmáticas ligantes para fármacos de alta extensão de ligação na circulação sistêmica.

| Proteína | Concentração no plasma mg% | Tipo de ligação | Fármaco |
|---|---|---|---|
| Albumina | 3,5-4,5 | Aniônica Catiônica | Fenitoína |
| $\alpha_1$-Glicoproteína ácida | 0,04-0,10 | Catiônica | Lidocaína |
| Lipoproteína | Variável | Lipofílica | Ciclosporina A |

A individualização da dose de fenitoína com base nas concentrações plasmáticas representa um processo complexo em razão da alta ligação às proteínas plasmáticas e da farmacocinética não linear que ocorrem nas doses terapêuticas. A ligação da fenitoína às proteínas plasmáticas se encontra reduzida nos pacientes com hipoalbuminemia, situação em que ocorre redução da concentração plasmática total, uma vez que a fração livre se torna disponível para distribuição, metabolismo e eliminação. As possíveis consequências clínicas são apenas transitórias, no entanto o conhecimento de que a concentração plasmática de fenitoína total se encontra reduzida na hipoalbuminemia contribui para a redução do risco em decisões terapêuticas inapropriadas.

A ligação da fenitoína à albumina plasmática é de 90%, nas situações em que o paciente apresenta albuminemia dentro dos valores de normalidade; entretanto, nos casos de redução da albumina, ligante proteico principal do fármaco plasmático, recomenda-se a utilização da normalização dos resultados obtidos para a concentração plasmática da fenitoína do paciente com hipoalbuminemia por meio das Equações 3 e 4, a partir da razão entre a albuminemia do paciente e a albuminemia de 4,4 g/dL (valor de normalidade tomado como referência).

$$C_N = \frac{C'}{(1-fu)\left[P'/P_N\right] + fu} \tag{3}$$

Onde: $C_N$ é a concentração do fármaco após a correção da albumina plasmática; $C_{DPH}$ é a concentração obtida no laboratório para a fenitoína (paciente com hipoalbuminemia); fu é a fração livre do fármaco (valor tabelado 0,1 para albuminemia normal); P': albuminemia do paciente em g/dL; $P_N$: 4,4 g/dL valor de referência para albumina plasmática. Substituindo fu na equação tem-se a equação da fenitoína plasmática no paciente normalizada com albuminemia reduzida (Equação 4):

$$C_N = \frac{C_{DPH}}{(0,9)\left[P'/P_N\right] + 0,1} \tag{4}$$

Nos casos de maior complexidade de pacientes com hipoalbuminemia e insuficiência renal grave (*clearance* da creatinina > 25 mL/min), utiliza-se a correção da janela terapêutica recomendada entre 10 e 20 mg/L, como referido nas Equações 5 e 6, considerando-se a normalização da albuminemia.

Limite inferior da janela terapêutica eq. 10 mg/L =
10 mg/L × (0,9) [P' / $P_N$] + 0,1 **(5)**

Limite superior da janela terapêutica eq. 20 mg/L =
20 mg/mL × (0,9) [P' / $P_N$] + 0,1 **(6)**

Nos pacientes com hipoalbuminemia e hemodiálise (*clearance* da creatinina <10 mL/min), utiliza-se a correção da janela terapêutica recomendada entre 10 e 20 mg/L (Equações 7 e 8), considerando-se, ainda, a redução da afinidade da fenitoína ao ligante plasmático decorrente do aumento de lixo celular no plasma presente no paciente dialítico; nesses casos, aceita-se que, além da normalização da albuminemia, a afinidade se encontre reduzida em 52%; consequentemente, a afinidade absoluta (1,0) fica reduzida (0,48).

Limite inferior da janela terapêutica eq. 10 mg/L =
10 mg/L × (0,9 x 0,48) [P' / $P_N$] + 0,1 **(7)**

Limite superior da janela terapêutica eq. 20 mg/L =
20 mg/L × (0,9 x 0,48) [P' / $P_N$] +0,1 **(8)**

Adicionalmente, a fenitoína sofre ainda deslocamento do sítio de ligação proteico por outros fármacos anticonvulsivantes como no caso do ácido valproico, cuja janela terapêutica estabelecida varia de 50 a 100 mg/L. Em concentrações plasmáticas abaixo de 30 mg/L, esse fármaco não atua como agente deslocador; entretanto, em concentrações acima de 70 mg/L, desloca em 60% a fenitoína dos sítios de ligação às proteínas plasmáticas, aumentando a fração livre de fenitoína em mais de duas vezes; então, por meio da Equação 9, é possível estimar a concentração de fenitoína com ligação plasmática normalizada pela ocorrência de deslocamento desse fármaco dos sítios de ligação da albumina pelo ácido valproico que ocorre em altas concentrações na circulação sistêmica. Nesse caso, considera-se que a concentração plasmática de ambos os fármacos estão sendo medidas pela coleta de sangue no mesmo período.

$$C_N = \frac{\left[0,095 + (0,001)(C_{VPA})\right](C_{DPH})}{0,1} \tag{9}$$

Onde: $C_N$ é a concentração da fenitoína corrigida para ligação ao ligante plasmático; $C_{DPH}$ é a concentração obtida no laboratório para a fenitoína (paciente com interação VPA sobre a DPH); 0,1: fu é a fração livre do fármaco (valor tabelado 0,1 para albuminemia normal).

Contudo, a situação se torna ainda mais complexa uma vez que o ácido valproico atua como inibidor do metabolismo da fenitoína com consequente redução de seu *clearance* intrínseco. Assim, após o processo de redistribuição, a concentração livre de fenitoína não retorna aos valores basais e permanece aumentada. A magnitude do aumento da concentração plasmática livre de fenitoína é variável e depende das concentrações plasmáticas de ácido valproico. A concentração plasmática total de fenitoína pode estar inalterada, reduzida ou até aumentada na situação de interação com o ácido valproico. Conhecer a concentração plasmática total de fenitoína pode ser útil na farmacoterapia dose ajustada para os pacientes com coadministração de ácido valproico, no entanto o aumento da fração livre de fenitoína não pode ser desconsiderado.

## 4. CINÉTICA NÃO LINEAR

Em razão do metabolismo saturável da fenitoína, pequenas alterações na dose podem resultar em alterações desproporcionais nas concentrações plasmáticas e também prejudicar o uso de meia-vida de eliminação na estimativa do tempo para atingir as concentrações plasmáticas no estado de equilíbrio. A depuração plasmática da fenitoína é dependente principalmente do metabolismo e, em doses terapêuticas, pode seguir cinética de ordem zero, de acordo com a equação:

$$CL = V_{max} / (Km + C^{ss}),$$

Onde: $V_{max}$ representa a velocidade máxima do metabolismo; Km, a concentração plasmática de fenitoína na qual a velocidade do metabolismo é metade da $V_{max}$; e C, a concentração plasmática média de fenitoína no estado de equilíbrio.

O metabolismo da fenitoína segue cinética de ordem zero quando a concentração plasmática média no estado de equilíbrio aproxima-se ou excede o Km. Os valores de Km para a maioria dos pacientes variam de 1 a 20 mg/L e os valores de $V_{max}$ de 5 a 15 mg/kg/dia.

A meia-vida de eliminação da fenitoína descrita é de aproximadamente 22 horas, embora a meia-vida não seja um valor constante em função de a depuração plasmática variar de acordo com a concentração plasmática de fenitoína. O metabolismo da fenitoína é dependente das enzimas polimórficas CYP2C9 (80-90%) e CYP2C19. A razão $V_{max}$: Km é denominado *clearance* intrínseco; nos pacientes genotipados como CYP2C9*1/*1 e CYP2C19*2/*2, esse parâmetro é reduzido em 20% e, naqueles como CYP2C9*1/*3 e CYP2C19*1/*1, em 50%, quando comparados aos pacientes com genótipo CYP2C9*1/*1 e CYP2C19*1/*1, sugerindo que a presença de variantes alélicas, principalmente do CYP2C9, resulta em saturação do metabolismo com menores doses de fenitoína.

A meia-vida de eliminação da fenitoína não apresenta um valor constante em função da variação de depuração, de acordo com a concentração plasmática. Em razão do metabolismo saturável da fenitoína, o tempo para atingir concentrações plasmáticas no estado de equilíbrio é geralmente mais prolongado do que o usual. O tempo requerido para atingir 90% das concentrações plasmáticas no estado de equilíbrio, para determinado regime de dosagem, pode ser estimado com base na equação a seguir, na qual o Km é expresso em mg/L, o V em litros (L) e o $V_{max}$ e é a capacidade máxima de metabolismo, ou seja, a dose em mg/L da fenitoína metabolizada ao dia.

$$t_{90\%} = \frac{(Km)(Vd)}{[Vm-(S)(F)(Dose/dia)]^2}[(2{,}3Vm)-(0{,}9)(S)(F)(Dose/dia)]$$

Onde: S é o fator do sal; F é a biodisponibilidade; e V é o volume aparente de distribuição.

A obtenção de amostra de plasma no vale é geralmente recomendada, embora o tempo de amostragem no intervalo de dose não seja relevante, já que a absorção lenta da fenitoína minimiza as flutuações entre as concentrações de pico e de vale.

Então, a relação entre os parâmetros da equação de Michaelis-Menten resulta em uma correlação linear entre a dose diária administrada e a razão, dose/concentração no estado de equilíbrio (D/$C^{ss}$).

Considerando-se dois tratamentos independentes para um mesmo paciente nas doses $D_1$ e $D_2$, é possível estabelecer uma correlação linear negativa e estimar os parâmetros Vm e Km, a partir das respectivas concentrações obtidas no estado de equilíbrio $C_1^{ss}$ e $C_2^{ss}$ e das razões $R_1$ ($D_1/C_1^{ss}$) e $R_2$ ($D_2/C_2^{ss}$). Portanto, a partir de apenas dois pares de dados, estimam-se o $V_{max}$, pela extrapolação da reta para o eixo de dose (eixo Y), e o Km, pela inclinação da referida reta (Figura 7).

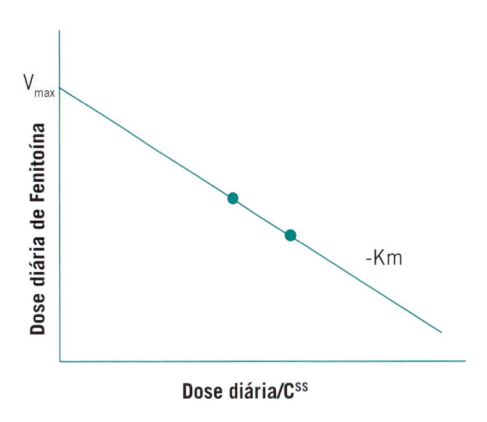

**Figura 7.** Cinética de ordem zero. Determinação gráfica dos parâmetros $V_{max}$ e Km por meio de dois pares de dados (Y,X), a partir de dois tratamentos independentes, onde Y é o eixo de dose diária e X a razão dose/$C^{ss}$.

## 5. MODELAGEM PK/PD PARA TERAPIA DOSE AJUSTADA DE ANTIMICROBIANOS E ANTIFÚNGICOS

Os pacientes em estado crítico, sob situação de estresse, estado hiperdinâmico ou em sepse, internados nas unidades de terapia intensiva (UTIs), apresentam farmacocinética imprevisível, ou seja, o volume aparente de distribuição, a meia-vida biológica e a depuração plasmática se encontram alterados, tanto para fármacos hidrofílicos quanto lipofílicos, incluindo-se os agentes antimicrobianos e antifúngicos.

Então, qual a forma mais adequada para se combater as infecções graves em pacientes das UTIs? O clínico deve iniciar o tratamento atendendo a recomendação de prescrição dos agentes anti-infecciosos contida nos manuais elaborados pela comissão de controle de infecção hospitalar (CCIH) de cada hospital, que se conhece por farmacoterapia inicial ou empírica. Uma vez que, na fase precoce, não se dispõe ainda de diagnóstico relativo ao possível foco da infecção, e nenhum resultado de isolamento para identificação do patógeno, a terapia inicial segura é sempre a empírica; contudo, a farmacocinética é imprevisível nesses pacientes. Reporta-se na literatura que o aumento da resistência microbiana e fúngica aos agentes anti-infecciosos de administração hospitalar são consequência dos níveis circulantes desses agentes terapêuticos abaixo da concentração plasmática requerida para o controle das infecções graves nos pacientes críticos. Sabe-se ainda que, nesses casos, é fundamental atender às normas internacionais e às recomendações das CCIH criadas em cada hospital, bem como seguir as medidas de prevenção e controle das infecções pelas equipes que cuidam dos pacientes críticos nas UTIs e promover a integração de conhecimento entre todas as partes que participam do processo na solução dos problemas.

No caso da sepse, por exemplo, sua ocorrência mundial chega a 20 a 30 milhões de casos ao ano, com registro de 6 milhões de sepse neonatal e na 1ª infância e 100 mil de sepse materna. No Brasil, tem-se registrado também alta incidência, com 400 mil casos novos registrados a cada ano e cerca de 220 mil óbitos anuais, principalmente infantis. A prevalência é nas populações de risco, como idosos, crianças (neonatos e com idade inferior a 1 ano), portadores de câncer em uso de quimioterapia e pacientes em farmacoterapia com medicamentos que alteram as defesas contra infecções, além de pacientes imunossuprimidos, usuários de álcool e de drogas de uso ilícito. As estratégias de prevenção de infecções graves e sepse estão relacionadas a tratamento adequado, promoção de práticas de higiene e lavagem das mãos, limpeza e melhoria sanitária, fornecimento de água potável e saneamento básico, programas de vacinação para população de pacientes de risco disponibilizada em áreas pobres e sem recursos e prioridade para melhoria de cuidado de saúde das pessoas. Então, considera-se que a introdução do suporte laboratorial como medida complementar adotada em caráter de rotina na unidade durante todo o seguimento farmacoterapêutico dos pacientes, recebendo os antimicrobianos e antifúngicos sistêmicos, seria uma medida útil e muito efetiva no controle das infecções graves hospitalares.

Tratamentos adequados com os agentes anti-infecciosos disponíveis, seguidos de monitoramento plasmático desses agentes, contribuirão de forma definitiva para o controle das infecções graves de pacientes críticos e, consequentemente, na manutenção do agente anti-infeccioso no arsenal terapêutico pela redução do desenvolvimento de resistência dos patógenos.

A estratégia da utilização das ferramentas de modelagem farmacocinética (PK) e farmacocinética-farmacodinâmica (PK/PD) tem fornecido ótimos resultados e permitirá a alteração do regime de dose pelo médico, de forma segura e efetiva, conforme:

◆ seguimento farmacoterapêutico do paciente durante todo tratamento realizado com antimicrobianos e antifúngicos na UTI;

◆ seguimento laboratorial realizado na microbiologia clínica e pelo controle terapêutico dos agentes; isolamento do agente/cultura/antibiograma em fluidos coletados (paciente, sondas, cateteres); dosagem de agentes anti-infecciosos nos fluidos do paciente (plasma/soro/líquor);

◆ aplicação da farmacocinética e da modelagem PK/PD pela correlação *in vivo-in vitro*;

◆ ajuste de dose e individualização da farmacoterapia com base em índices de predição de eficácia.

Atualmente, é fundamental a relação entre a farmacocinética e a farmacodinâmica (PK/PD) na prescrição dos agentes antimicrobianos e antifúngicos, uma vez que o uso dessa ferramenta leva a minimização da toxicidade, aumento da efetividade, melhoria do desfecho do tratamento e redução de cepas resistentes. Tal fato depende ainda do conhecimento da atividade microbiológica do agente, da sensibilidade do patógeno ao fármaco e das características farmacocinéticas de cada agente prescrito. Dessa forma, ao se correlacionar o perfil farmacocinético do agente antimicrobiano ou antifúngico com a suscetibilidade do microrganismo ao agente, pode se estimar a habilidade do fármaco em alcançar, permanecer no local de ação e desempenhar a atividade biológica contra o patógeno.

A concentração inibitória mínima (CIM) é uma medida *in vitro* do efeito do agente antimicrobiano ou antifúngico contra determinado agente infeccioso, seus valores são preditivos de seu efeito *in vivo*, permitindo a correlação PK/PD. A CIM é o denominador da razão PK/PD e define a necessidade de exposição da PK para alcançar a razão PK/PD requerida. Pode-se exemplificar tal fato quando a CIM de determinado patógeno

aumenta de 1 mg/L para 2 mg/L; nesse caso, será necessário aumentar o acúmulo do agente anti-infeccioso para manter a relação PK/PD e, consequentemente, atingir a eficácia do antimicrobiano ou antifúngico. Por meio desse exemplo, pode-se verificar que fixar uma janela terapêutica para as concentrações de determinado agente, antimicrobiano ou antifúngico, não é adequado, pois a CIM é variável; em decorrência dessa redução na sensibilidade do microrganismo ao agente anti-infeccioso, será necessário alterar o regime de dose de forma a alcançar o novo alvo PK/PD desejado. Dessa maneira, a terapia antimicrobiana ou antifúngica torna-se efetiva quando o alvo PK/PD é atingido; ressalta-se ainda como fundamental que a coleta de sangue para monitoramento plasmático seja realizada no platô. Atualmente, na literatura específica, descrevem-se os melhores parâmetros-alvo a serem atingidos para cada agente prescrito no combate às infecções causadas pelos patógenos sensíveis a esse ou àquele agente anti-infeccioso.

De acordo com o parâmetro PK/PD-alvo a ser atingido, os antimicrobianos e antifúngicos podem ser classificados por meio de vários índices:

◆ tempo-dependente – quando a eficácia do agente está relacionada ao tempo em que suas concentrações permanecem acima da CIM, ou seja, está relacionado a fração do intervalo entre doses em que as concentrações plasmáticas do agente permanecem acima da CIM; o índice ($f\%T > CIM$) é expresso em porcentagem desse período de tempo;

◆ concentração-dependente – quando a eficácia do agente está relacionada à razão da concentração máxima atingida durante o intervalo de dose e a CIM ($C^{ss}_{max}/CIM$);

◆ concentração e tempo-dependentes – quando a eficácia do agente está relacionada à razão entre a área sobre a curva de concentração no decurso do intervalo de tempo entre 0 e 24 horas e a CIM ($ASC^{ss}_{0-24}/CIM$).

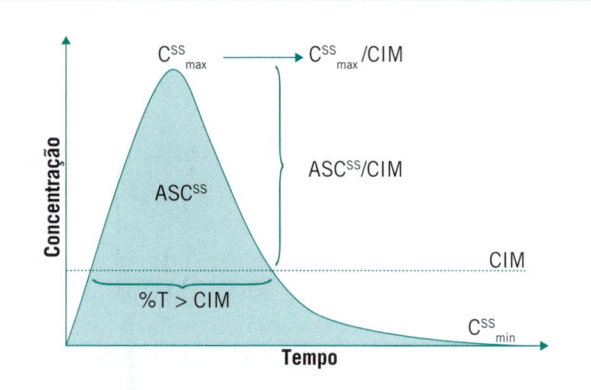

**Figura 8.** Curva de concentração plasmática *versus* tempo no estado de equilíbrio: parâmetros PK/PD obtidos pela correlação *in vivo-in vitro*.

**Abreviaturas**: $f\%T > CIM$: período de tempo em que a concentração plasmática (medida *in vivo*) permanece acima da concentração inibitória mínima (medida *in vitro*); $C^{ss}_{max}/CIM$: razão concentração plasmática máxima (medida *in vivo*) e concentração inibitória mínima (medida *in vitro*); $ASC^{ss}_{0-24}/CIM$: razão da Área Sob a Curva de concentração plasmática *versus* tempo de 0 a 24 horas (medida *in vivo*) e a concentração inibitória mínima (medida *in vitro*).

**Tabela 4.** Parâmetro PK/PD-alvo a ser atingido para garantia da eficácia na terapia dose ajustada.

| Farmacodinâmica | Tempo-dependente | Concentração-dependente | Concentração e tempo-dependentes |
|---|---|---|---|
| Parâmetro PK/PD *in vivo/in vitro* | $\%\Delta T > CIM$ | $C^{ss}_{max}/CIM$ | $AUC^{ss}_{0-24}/CIM$ |
| Antimicrobianos | β-lactâmicos<br>carbapenêmicos<br>linezolida<br>eritromicina<br>claritromicina<br>lincosamida | fluoroquinolonas<br>aminoglicosídeos<br>metronidazol<br>telitromicina<br>daptomicina | fluoroquinolonas<br>aminoglicosídeos<br>azitromicina<br>tetraciclina<br>vancomicina<br>tigeciclina |
| Antifúngicos | | | anfotericina B<br>fluconazol |

**Abreviaturas:** $f\%T > CIM$: período de tempo em que a concentração plasmática (medida *in vivo*) permanece acima da concentração inibitória mínima (medida *in vitro*); $C^{ss}_{max}/CIM$: razão concentração plasmática máxima (medida *in vivo*) e concentração inibitória mínima (medida *in vitro*); $ASC^{ss}_{0-24}/CIM$: razão da Área Sob a Curva de concentração plasmática *versus* tempo de 0 a 24 horas (medida *in vivo*) e a concentração inibitória mínima (medida *in vitro*).

Ressalta-se ainda que o alvo farmacodinâmico baseado na farmacoterapia se encontra no patógeno com todas as suas características individuais, de agressividade e capacidade de adaptação e sobrevivência no organismo do hospedeiro em função do desenvolvimento de mecanismos de defesa e resistência em curto período contra o agente anti-infeccioso.

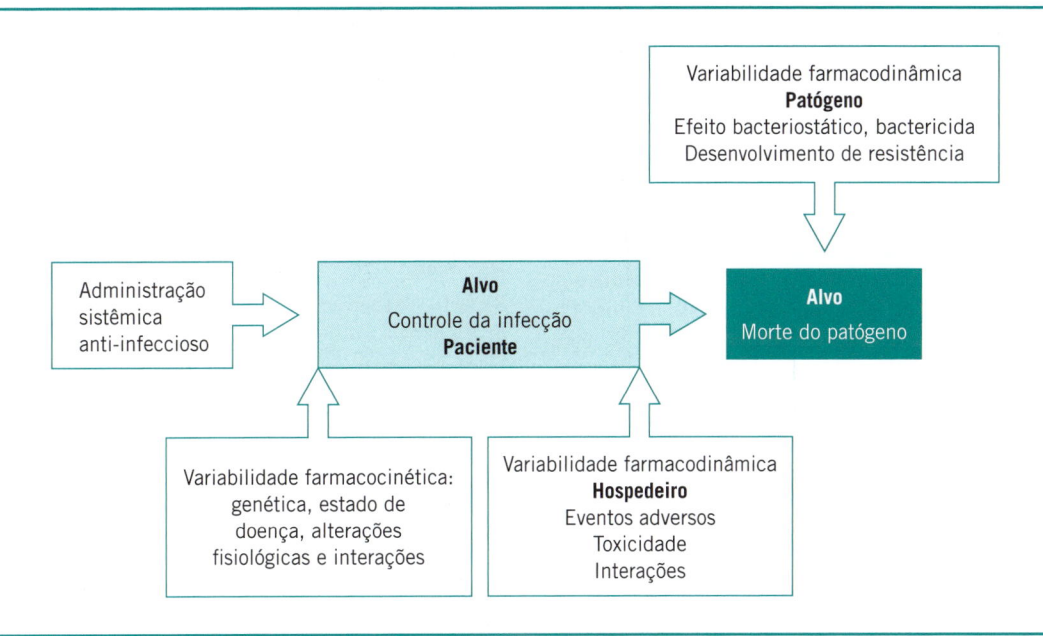

**Figura 9.** Diagrama com as características de variabilidade farmacocinética e farmacodinâmica pela administração sistêmica de agentes anti-infecciosos ao hospedeiro e variabilidade farmacodinâmica no patógeno. Alvos: controle da infecção no paciente e morte do patógeno.

Apesar de atualmente se poder contar com essas ferramentas que permitem a alteração segura da prescrição para os agentes anti-infecciosos, o dilema do médico se inicia na UTI quando há suspeita de infecção no paciente crítico internado (p. ex., sepse); então, com base na evolução clínica do paciente, parte-se em busca do foco da infecção pela coleta dos possíveis fluidos e secreções do paciente, além de investigação criteriosa dos cateteres, sondas e tubos destinados a ventilação. Assim, o intensivista opta pelo agente de amplo espectro mais apropriado à situação clínica do paciente e prescreve o antimicrobiano no regime de dose inicial recomendado no manual da CCIH. Se o problema persistir, o próximo alvo será encontrar o foco

da infecção pelo isolamento do patógeno durante o seguimento do paciente na UTI.

Os dados *in vitro* são obtidos na microbiologia clínica pela realização de testes de suscetibilidade do patógeno isolado aos agentes anti-infecciosos indicados e disponíveis no hospital; os dados *in vivo* são fornecidos pela unidade de controle terapêutico e de investigação farmacocinética que realizará o tratamento dos dados obtidos (*in vivo* e *in vitro*) pela modelagem PK/PD e aplicação dos índices de predição de eficácia que possibilitará a interpretação dos resultados pela equipe clínica e alteração de conduta, se for o caso. Quando se faz o ajuste do regime de dose, deve ser sempre acompanhado pelas culturas e antibiogramas até o controle completo da infecção. Se o alvo PK/PD não foi atingido, a dose diária será aumentada por meio de regime de dose mais adequado ao paciente, de forma a garantir maximização de eficácia. Contudo, se o parâmetro PK/PK excedeu o alvo requerido em decorrência de alterações volêmicas e de perfusão tecidual, ou na vigência de disfunção renal, a dose diária será reduzida e o regime de dose ajustado até o restabelecimento das funções alteradas, de forma a minimizar eventos adversos relacionados à neurotoxicidade ou à nefrotoxicidade do antimicrobiano ou antifúngico.

O monitoramento plasmático de agentes anti-infecciosos é importante no controle da infecção, uma vez que, durante todo o seguimento da farmacoterapia na UTI, prevê-se o ajuste de dose para mais ou para menos em função de:

- capacidade do agente anti-infeccioso chegar ao foco da infecção;
- situação clínica do paciente durante a permanência na UTI;
- agente infeccioso isolado com o perfil de sensibilidade definido numericamente por meio da CIM;
- regime de dose inicial é empírico e segundo a CCIH;
- a farmacocinética dos agentes anti-infecciosos é variável e imprevisível.

Com relação à farmacoterapia anti-infecciosa em UTIs, é reportado que pacientes críticos apresentam alteração da cinética dos anti-infecciosos e, até o momento, a escolha do antimicrobiano é empírica, com base no perfil de sensibilidade dos agentes infecciosos de cada hospital; a farmacoterapia antimicrobiana inicial também é empírica e o regime de dose inicial segue a recomendação da CCIH. Então, a alteração do regime de dose ou mesmo a substituição do antimicrobiano está baseada na evolução clínica e no seguimento farmacoterapêutico do paciente crítico. Assim, para se realizar o ajuste de dose dos agentes anti-infecciosos com base na ferramenta PK/PD, é necessário fazer-se o controle terapêutico desses agentes, por estimativa dos parâmetros farmacocinéticos e determinação da concentração inibitória mínima do agente anti-infeccioso.

## 6. APÊNDICE

### Definições

- Vale: concentração plasmática mínima ($C^{ss}_{min}$ ou $C^{ss}_{vale}$).
- Pico: concentração plasmática máxima ($C^{ss}_{Max}$ ou $C^{ss}_{pico}$).
- $T_{max}$: tempo para atingir o pico de concentração.
- Flutuação ($C^{ss}_{max}$-$C^{ss}_{min}$).
- Acúmulo: $1/(1-e^{-kel \cdot \tau})$.
- Janela terapêutica: faixa de concentração plasmática do fármaco relacionada à eficácia ou ao sucesso terapêutico.
- Esquema terapêutico ou regime de dose ou posologia: dose fracionada e intervalo de dose ($\tau$).
- Meia-vida biológica: tempo requerido para a concentração plasmática ser reduzida em 50% na fase de eliminação ($t_{(1/2)\beta}$).
- Constante de velocidade de eliminação: velocidade de transferência do fármaco do compartimento circulatório para fora do sistema biológico (kel).
- Depuração plasmática: ou *clearance* total corporal, é por definição o volume hipotético de plasma depurado do fármaco na unidade de tempo ($CL_T$).

- Volume de distribuição aparente: volume de fluido extravasal capaz de sequestrar o fármaco do compartimento circulatório de forma a igualar as concentrações do fármaco no plasma e nos tecidos (V).
- Concentração plasmática do fármaco no platô ou estado de equilíbrio ($C^{ss}$).
- Tempo para atingir o platô ($T^{ss}$).

**Tabela 5.** Parâmetros farmacocinéticos.

| Parâmetro | Definição | Unidade | Equação |
|---|---|---|---|
| $t_{(1/2)\beta}$ | Meia-vida biológica | h | 0,693/Kel |
| Kel | Constante de velocidade de eliminação rápida | $h^{-1}$ | $(lnC_1-lnC_2)/\Delta t$, onde: $\Delta t= (T_2-T_1)$ |
| $AUC_\tau^{ss}$ | Área sob a curva total, integração ponto a ponto no intervalo de dose | mg/L.h | Trapezoides ($\tau$) |
| $Cl_T$ | Depuração plasmática | mL/min.kg | Dose/$AUC_T$ |
| V | Volume aparente de distribuição | L/kg | $Cl_T$/kel |

$AUC^{ss}_\tau$: a área sob a curva de concentração plasmática no decurso do tempo ($\tau$) após administração do fármaco é estimada pela integração ponto a ponto no intervalo entre doses.

## 7. BIBLIOGRAFIA

BIRKETT, D.J. *Pharmacokinetics made easy.* Sidney: McGraw Hill, 1998.

BRASIL. Resolução da Diretoria Colegiada da Agência Nacional de Vigilância Sanitária (Anvisa) RE n. 899 de 29 de maio de 2003.

DASGUPTA, A. Usefulness of monitoring free (unbound) concentrations of therapeutic drugs in patient management. *Clin. Chim. Acta*, v.377, n.1-32 p.1-13, 2007.

DIPIRO, J.T.; SPRUILL, W.J.; WADE, W.E.; BLOUIN, R.A.; PRUEMER, J.M. *Concepts in Clinical Pharmacology.* 5.ed. Bethesda: American Society of Health-System Pharmacists, Inc., 2005.

DIPIRO, J.T.; TALBERT, R.L.; YEE, G.C.; MATZKE, G.R.; WELLS, B.G.; MICHAEL POSEY, L. *Pharmacotherapy: a pathophysiologic approach.* 8.ed. New York: McGraw-Hill, Medical Publishing Division, 2011.

EADIE, M.J. Therapeutic Drug Monitoring-antiepileptic drugs. *Br. J. Clin. Pharmacol.*, v.52, p.11S-20S, 2001.

FRIMODT-MOLLER, N. How predictive is PK/PD for antibacterial agents? *Int. J. Antim. Agents*, v.19, n.4, p.333-339, 2002.

FRY, D.E. The importance of antibiotic pharmacokinetics in critical illness. *Am. J. Surg.*, v.1, n.72 (supl. 6A), p.20S-5S. 1996.

GOODMAN & GILMAN. *The Pharmacological basis of therapeutics.* 12.ed. McGraw-Hill, 2011.

HALLWORTH, M.; CAPPS, N. *Therapeutic drug monitoring & Clinical Biochemistry.* ACB Venture publications, 1993.

HIDEAKI, N.; KOHSUKET, M.; SHIN-ICHIRO, M.; ICHIRO, I.; SHUN, H.; NOBUTADA, T. Genetic polymorphism of the CYP2C subfamily and excessive serum phenytoin concentration with central nervous system intoxication. *Ther. Drug Monit.*, v.22, n.2, p.230-2, 2000.

HIRAMATSU, K. Vancomycin resistance in Staphylococci. *Drug Resist Updates*; v.1, n.3, p.135-50, 1998.

HUNG, C.C.; LIN, C.J.; CHEN, C.C.; CHANG, C.J.; LIOU, H.H. Dosage recommendation of phenytoin for patients with epilepsy with different CYP2C9/CYP2C19 polymorphisms. *Ther. Drug Monit.*, v.26, n.5, p.534-40, 2004.

KERRICK, J.M.; WOLF, D.L., GRAVES, N.M. Predicting unbound phenytoin concentration in patients receiving valproic acid: a comparison of two prediction methods. *Ann. Pharmacother.*, v.29, n.5, p.470-474, 1995.

LIPSCOMB, J.C.; OHANIAN, E.V. *Toxicokinetics and risk assessment.* Informa Healthcare USA, Inc. New York, 2007.

LAURENCE, D.R.; BENNETT, P.N.; BROWN, M.J. *Clinical Pharmacology.* 8.ed., New York: Churchill Livingstone, 1997.

RITSCHEL, W.A.; KEARNS, G.L. *Handbook of Basic Pharmacokinetics, including Clinical Applications.* 7.ed., American Pharmacists Association, 2009.

RIVA R.; ALBANI F.; CONTIN M.; BARUZZI, A. Pharmacokinetic interactions between antiepileptic drugs. *Clin. Pharmacokinet.*, v.31, n.6, p.470-93, 1996.

ROBERTS, J.A.; LIPMAN, J. Pharmacokinetic issues for antibiotics in the critically ill patient. *Crit. Care Med.*, vol.37, n.3, p.840-851, 2009.

ROBERTS, J.A.; NORRIS, R.; PATERSON, D.L.; MARTIN, J.H. Therapeutic drug monitoring of antimicrobials. *Br. J. Clin. Pharmacol.*, v.73, n.1, p.27-36, 2011.

ROWLAND, M.; TOZER, T.N. *Clinical pharmacokinetics. Concepts and applications.* 3.ed., Willians & Wilkins, USA, 1995.

RYBAK, M.J. Pharmacodynamics: relation to antimicrobial resistance. *The American Journal of Medicine*, v.119, n.6A, p.S37-S44, 2006.

SHARGEL, L.; YU, A.B.C. *Applied biopharmaceutics & pharmacokinetics.* 4.ed., Stamford: Appleton & Lange, Connecticut, 1999.

TAGUCHI, M.; HONGOU, K.; YAGI, S.; MIYAWAKI, T.; TAKIZAWA, M.; AIBA, T.; HASHIMOTO, Y. Evaluation of phenytoin dosage regimens based on genotyping of CYP2C. Subfamily in routinely treated Japanese patients. *Drug Metab. Pharmacokinet.*, v.20, n.2, p.107-12, 2005.

TATE, S.K.; DEPONDT, C.; SISODIYA, S.M.; CAVALLERI, G.L.; SCHORGE, S.; SORANZO, N.; THOM, M.; SEN, A.; SHORVON, S.D.; SANDER, J.W.; WOOD, N.W.; GOLDSTEIN, D.B. Genetic predictors of the maximum doses patients receive during clinical use of the anti-epileptic drugs carbamazepine and phenytoin. *Proc. Natl. Acad. Sci. USA*, v.102, n.15, p.5507-12, 2005.

WINTER, M.E. *Basic clinical pharmacokinetics.* 4.ed. Philadelphia: Lippincott Williams & Wilkins, 2003.

YUKAWA, E.; MAMIYA, K. Effect of CYP2C19 genetic polymorphism on pharmacokinetics of phenytoin and phenobarbital in Japanese epileptic patients using non-linear mixed effects model approach. *J. Clin. Pharm. Ther.*, v.31, n.3, p.275-82, 2006.

# 1.11.

# EPIDEMIOLOGIA APLICADA À TOXICOLOGIA

*Gabriela Arantes Wagner*

## CONTEÚDO DESTE CAPÍTULO

## 1. INTRODUÇÃO

Historicamente, a Toxicologia tem desempenhado um papel importante na verificação de conclusões tiradas com base em achados epidemiológicos. Ambas as ciências procuram contribuir com dados relativos às doenças humanas propondo uma relação de causalidade para a ocorrência dos eventos. No entanto, enquanto a Toxicologia assume um papel preditivo em relação aos efeitos tóxicos (ou carcinogênicos) em seres humanos, baseada em dados que provêm de estudos de experimentação animal (exposição a doses muitas vezes não presentes na natureza) a Epidemiologia fornece informações acerca das relações causais com base na observação e documenta a ocorrência dos eventos em populações humanas.

Entre os exemplos mais importantes para o entendimento dessa relação estão os estudos sobre a exposição ao tabaco e a incidência de câncer de pulmão. Os achados observacionais sobre a incidência de câncer de pulmão na coorte de médicos fumantes ingleses acompanhados por Doll & Hill a partir da década de 1950, foram comprovados com estudos toxicológicos realizados em animais em 1984. Como não há atualmente nenhuma sistemática que proporcione uma visão unificada na relação causal entre um agente e um desfecho, a associação das ciências ficou mais evidente, especialmente na aplicação da Epidemiologia nas diretrizes de avaliação de risco e protocolos toxicológicos ambientais. Portanto, o conhecimento da Epidemiologia por toxicologistas é fundamental, conforme ilustrado pela Figura 1.

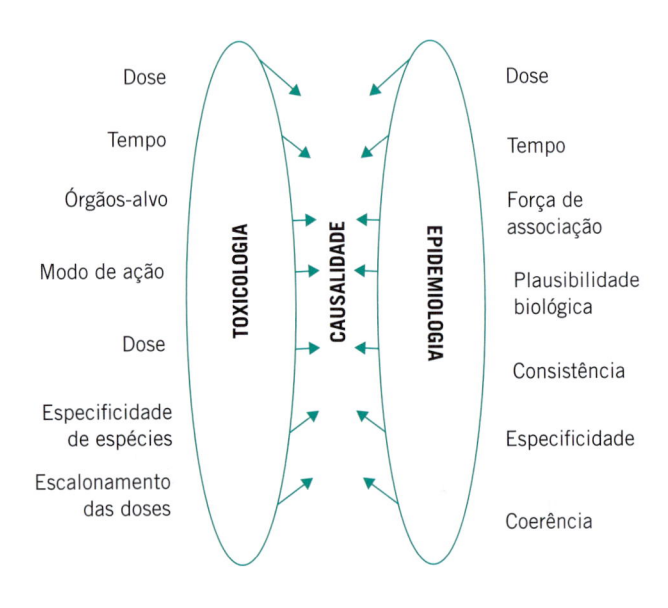

**Figura 1.** Contribuição da Toxicologia e da Epidemiologia na inferência causal *(adaptado de Adami et al., 2011)*.

## 2. DEFINIÇÕES E OBJETIVOS

Epidemiologia é o estudo da distribuição e dos determinantes dos eventos ou padrões de saúde em populações definidas e a aplicação desses estudos para controlar problemas de saúde. Como premissa epidemiológica fundamental, tem-se que a distribuição de determinadas condições de saúde não ocorre por acaso nas populações, uma vez que cada um dos indivíduos possui características, fatores genéticos e exposições próprias. Embora o nível primário de interesse seja o indivíduo, o objetivo final é melhorar as condições de saúde das populações utilizando como metodologia a realização de inferências estatísticas sobre as relações entre fatores e doenças (desfechos).

Os objetivos da Epidemiologia voltam-se especialmente à identificação dos fatores de risco para doenças (etiologia ou causa da doença), predizer ou descrever a frequência de doenças e padrões de saúde em populações específicas, estudar a história natural das doenças, avaliar medidas preventivas ou terapêuticas (intervenção) e principalmente proporcionar bases para o desenvolvimento de políticas públicas relacionadas à prevenção e promoção de saúde das populações.

## 3. MEDIDAS DE OCORRÊNCIA DE DOENÇAS

### 3.1. Prevalência

A prevalência é uma medida definida como a frequência de casos existentes de uma determinada doença, em uma determinada população em um dado momento, ou seja, é o número de pessoas afetadas em um determinado momento, dividido pelo número de pessoas existentes nessa população.

$$Prevalência = \frac{\text{n. de casos PRESENTES em uma população em um determinado momento}}{\text{n. TOTAL de pessoas dessa população}}$$

A prevalência pode ser vista como um corte na população estudada em um determinado momento. É uma medida estática em relação ao processo dinâmico do adoecimento. Assim, a prevalência é uma medida de frequência, e não uma medida de risco.

A prevalência é uma medida importante para avaliar o peso que determinadas doenças têm na sociedade e valiosa para o planejamento de serviços de saúde, para fazer projeções e antecipar mudanças que têm ocorrido na magnitude da doença.

### 3.2. Incidência

A incidência é a frequência de casos novos de uma determinada doença ou problema de saúde num determinado período de tempo de uma determinada doença ou evento em um determinado período de tempo em uma população sob o risco para desenvolver esta doença. Para que ela tenha sentido, qualquer indivíduo incluído no denominador deve ter o potencial para se tornar parte do grupo contido no numerador. Nesse contexto, a medida de incidência é uma medida de risco.

$$Incidência = \frac{\text{n. de casos NOVOS de doença ocorrendo numa população em um determinado tempo}}{\text{n. de pessoas SOB O RISCO de desenvolver a doença durante esse tempo}}$$

As medidas de incidência estão necessariamente relacionadas à dimensão do tempo, o qual, em estudos epidemiológicos, tem como referência diferentes eventos ou acontecimentos ocorridos na vida de cada indivíduo observado. O momento de ocorrência do evento é determinado como tempo "0" ($t_0$) e representa o início do período de observação de ocorrência de casos novos, como o início da exposição a um agente tóxico. A incidência avalia a causa ou etiologia da doença, explorando a relação entre a exposição e o risco da doença.

A relação entre incidência e prevalência pode ser observada na Figura 2. O recipiente representa uma comunidade e as bolhas dentro dele representam a prevalência de casos de pessoas doentes nessa comunidade. O aumento da prevalência de casos poderia ocorrer aumentando-se a incidência da doença, porém, sem casos de mortes e curas. A diminuição da prevalência poderia ocorrer aumentando-se número de mortes e curas, porém, sem a ocorrência de casos novos. Ambas as situações não representam a dinâmica de doenças em situações normais, porém, auxiliam no entendimento dessas medidas.

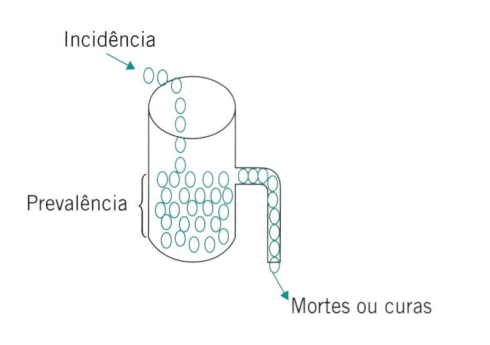

**Figura 2.** Relação entre incidência e prevalência (adaptado de Gordis, 2009).

## 4. MEDIDAS DE ASSOCIAÇÃO

As medidas de associação podem ser relativas do tipo razão, ou absolutas, do tipo diferença. Quando medimos a magnitude da associação entre um determinado fator de exposição e a ocorrência do evento, utilizam-se medidas do tipo relativas (razão). Quando há opção em estudar o quanto a frequência da doença em um grupo exposto excede o grupo não exposto, há interesse em se conhecer o quanto dos casos é atribuível à exposição. A incidência de uma doença em uma determinada população é chamada de *risco absoluto*, o que considera especialmente a magnitude do risco em um grupo de pessoas com certa exposição, quando não se considera o risco da doença em indivíduos não expostos. Medidas relativas são muito utilizadas na Toxicologia.

### 4.1. Risco relativo

É, por definição, a probabilidade de um evento ocorrer nas pessoas expostas comparada com a probabilidade de ocorrer em pessoas não expostas ou como a razão de duas probabilidades. A sua interpretação se dá da seguinte forma:

- se RR=1, o risco em expostos é o mesmo encontrado para não expostos, logo não há associação entre a exposição e a ocorrência da doença;
- se RR>1, o risco em expostos é maior que o encontrado para não expostos, logo há uma associação positiva, possivelmente causal entre a exposição e a doença;
- se RR<1, o risco em expostos é menor que o encontrado para não expostos, logo há uma associação negativa, possivelmente protetora entre a exposição e a doença.

$$\text{Risco Relativo} = \frac{\text{Incidência expostos}}{\text{Incidência não expostos}}$$

### 4.2. Risco atribuível

É uma medida interessante para responder o quanto da frequência do adoecimento pode ser evitada e se existem meios efetivos de eliminação da exposição em questão. Pode ser definido como a parte do risco a que está exposto um grupo da população, atribuível ao fator estudado, e não a outros fatores.

Risco Atribuível = Incidência em expostos – Incidência em não expostos

### 4.3. *Odds Ratio* (Razão de *Odds* ou Razão de produtos cruzados)

É uma medida de associação para responder se a chance de se desenvolver uma doença no grupo de expostos é maior ou menor do que no grupo de não expostos. Nesse contexto, não estamos mais avaliando a probabilidade de ocorrência de um evento (risco), e sim a chance da ocorrência dele. É uma medida que tem interpretação própria, independente da frequência da doença.

A medida de OR é o quociente entre a razão de probabilidade de adoecer, dado que é exposto ($p_E$), dividido pelo seu complemento ($1-p_E$), e a razão da probabilidade de adoecer, dado que não é exposto ($p_{\acute{E}}$), dividido pelo seu complemento ($1-p_{\acute{E}}$). A interpretação da OR é similar ao RR, porém, em vez do risco, avaliam-se as chances.

$$Odds\ Ratio = \frac{\left(p_E / 1 - p_E\right)}{\left(p_{\acute{E}} / 1 - p_{\acute{E}}\right)}$$

## 5. DELINEAMENTO DE ESTUDOS EPIDEMIOLÓGICOS

Os estudos epidemiológicos são delineados com o intuito de transformar hipóteses conceituais em operacionais. Utilizam-se como ferramentas a observação sistemática de fenômenos de interesse, uso de teoria e métodos estatísticos para análise e interpretação dos dados. Para tal, diferem-se diretamente no modo pelo qual se selecionam as unidades de observação, medem-se fatores de risco ou de prognóstico para identificação das variáveis entre os grupos mediante comparação.

### 5.1. Estudos observacionais

São aqueles nos quais não há um controle do investigador em relação à exposição e alocação dos indivíduos submetidos à pesquisa. Eles são importantes para alocação de recursos financeiros, para descrever as características gerais da distribuição de uma doença e gerar hipóteses que posteriormente podem ser testadas em estudos analíticos. Na Toxicologia, estudos observacionais são utilizados para avaliação de exposição a agentes tóxicos ambientais em uma determinada população, avaliação de uso de drogas entre uma determinada população investigada na Toxicologia Forense e Social e no relato de algum tipo de exposição aguda a um determinado agente tóxico ainda não relatado na literatura.

### 5.1.1. *Relato de casos*

É a descrição detalhada de um caso que levanta algum tipo de hipótese na literatura, o qual pode ser estendido a outros casos, sendo frequentemente utilizado em programas de vigilância. Um dos exemplos mais clássicos de relatos de casos é a talidomida. No final da década de 1950 e início da década de 1960, a talidomida foi prescrita como sedativo leve e para eliminar as náuseas em mulheres grávidas em muitos países, principalmente na Europa, onde foi lançado. No entanto, as gestantes que utilizaram esse medicamento tiveram filhos sem determinados membros ou com membros deformados, como mãos, braços e pernas atrofiadas. Isso se deu porque a talidomida é um composto quiral. A forma dextrógira ou (enantiômero R) possui mesmo as atividades analgésicas e sedativas, sendo inofensivo o seu consumo, porém a talidomida levogira (enantiômero S) é teratogênica.

Relatos de casos são extremamente comuns na Toxicologia Clínica. Centros de Controle de Intoxicações, geralmente, relatam casos de intoxicações em seus serviços por diferentes compostos para que eles fiquem disponíveis em rede, com o intuito de colaborar com os demais serviços. Há geralmente uma interface das diferentes áreas da Toxicologia em relatos de casos. Um exemplo interessante se deu na Argentina, em 2011, no qual se relatou pela primeira vez na literatura um caso de intoxicação aguda por cianobactérias produtoras de microcistinas hepatotóxicas (MC) em águas de piscinas, demonstrando a importância da interface entre a Toxicologia Clínica, Ambiental e o relato da ocorrência desses eventos para outras populações. Cianobactérias são responsáveis por graves problemas ambientais, uma vez que são capazes de produzir várias toxinas naturais, entre elas as MC, frequentemente relatadas em corpos de água doce eutróficos. A toxicidade aguda de MC é dada pela inibição da fosfatase que conduz a um excesso de fosforilação de proteínas e às alterações no citoesqueleto e perda da forma da célula com a subsequente destruição das células do fígado, causando hemorragia intra-hepática ou insuficiência hepática. Esse tipo de exposição aguda pode ocorrer via dérmica, oral, inalatória ou intravenosa. No entanto, as exposições mais comuns são as que ocorrem durante o contato com cianobactérias em lagos, lagoas e rios.

### 5.1.2. Transversais

São estudos de prevalência, nos quais a exposição e o desfecho são determinados simultaneamente, não podendo ser distinguida a temporalidade dos eventos, o que impossibilita a determinação da causalidade. São estudos baratos, simples e muito utilizados para sugerir a presença de associações e gerar hipóteses. Estudos transversais dependem diretamente da amostra avaliada. Geralmente as unidades de observação são selecionadas aleatoriamente, como populações (conjunto completo de indivíduos que pode ser descrito de acordo com uma característica comum a todos). Embora esses estudos sejam muito sugestivos para a possibilidade de um fator ou outros fatores de risco para uma doença quando uma associação é encontrada estatisticamente, dadas as suas limitações de temporalidade, é necessária a realização de outros estudos (como coortes e casos-controle) para estabelecer algum tipo de relação.

Estudos transversais são utilizados em Toxicologia para avaliar exposições ocupacionais, ambientais, uso de drogas de abuso, ocorrências de suicídios em determinadas épocas do ano, faixas etárias, sexo, entre outros. Para exemplificar, 1.167 moradores de Tainan – Tailândia, que viviam próximos a uma indústria produtora de praguicidas, foram avaliados quanto às possíveis alterações bioquímicas causadas pela exposição ao pentaclorofenol de acordo com a dieta que provinha de águas residuais dessa indústria, como peixes contaminados. Surgiu então a hipótese de que a exposição às dioxinas entre esses indivíduos foi responsável pela ocorrência de anormalidades bioquímicas.

Outro estudo com dados secundários de necrópsias no Estado de São Paulo demonstrou maior prevalência de alcoolemia entre homens suicidas, sugerindo que os homens consomem mais álcool que as mulheres antes de cometerem suicídio.

### 5.1.3. Ecológicos

São estudos onde a unidade de análise é uma população ou um grupo de pessoas, que geralmente pertence a uma área geográfica definida, como um país, uma cidade, um município ou um setor censitário. Eles geralmente mostram como os contextos sociais e ambientais podem interferir na saúde das pessoas. Nesse caso, as medidas não são coletadas em nível individual, e sim no coletivo, ou seja, as medidas são agrupadas, o que não discrimina quais os indivíduos expostos que adoeceram. São estudos que geram e testam hipóteses etiológicas a respeito da ocorrência de uma determinada doença e avaliam a efetividade de intervenções em populações. Em Toxicologia Ambiental, esses estudos são os mais utilizados, especialmente na avaliação do risco toxicológico na exposição às substâncias carcinogênicas no meio ambiente.

### 5.1.4. Coortes

São estudos que ocorrem sempre na direção dos eventos, podendo ser retrospectivos ou prospectivos. Nesse delineamento, uma coorte de pessoas sadias é selecionada ou classificada com base na exposição e acompanhada ao longo do tempo para avaliar a morbidade relativa à exposição. Nesses estudos, o pesquisador define as datas de início e final do segmento dos participantes, e nesse período são colhidas informações sobre as exposições de interesse. Esse é um tipo de estudo que monitora a incidência de doenças, sobrevida de indivíduos e identifica fatores associados à progressão de determinadas doenças. As coortes são estudos que permitem estabelecer uma relação temporal com eventos; por esse motivo, geralmente são estudos de longa duração que necessitam de investimento a longo prazo e acompanhamento até o desfecho. O delineamento de coortes é fundamental para comparação de indivíduos expostos e não expostos.

Em Toxicologia, estudos de coortes têm sido conduzidos em todo mundo para avaliação de doenças neurodegenerativas em indivíduos expostos a pesticidas. Em uma coorte de 1.507 idosos acompanhados por sete anos na França, foi observado um desempenho cognitivo inferior em indivíduos que haviam sido expostos a pesticidas. O interessante foi que entre os homens com exposição ocupacional, o risco relativo de se desenvolver a doença de Parkinson foi cerca de cinco vezes quando comparados a indivíduos não expostos e de duas vezes para o desenvolvimento de doença de Alzheimer.

### 5.1.5. Caso-Controle

É um estudo de investigação de dois grupos de pessoas selecionadas com base na frequência ou ausência de uma determinada doença, para avaliar a frequência relativa de expostos e não expostos. O seu propósito é avaliar e identificar características que ocorrem em maior ou menor frequência entre casos e controles. A proporção de expostos a um único fator de risco é medida nos dois grupos e comparada. Esse é um delineamento capaz de estudar doenças raras, com longo período de latência, porém, é um estudo ineficiente para exposições raras.

Um fator importante para definição do estudo é a seleção de casos e controles. Para os casos, é importante definir-se adequadamente critérios para o diagnóstico e o objetivo do estudo. A definição dos controles é a parte mais difícil e crítica do estudo. É errado procurar controles que representem a população inteira de não doentes, sendo importante encontrar pessoas que representem a mesma população que originou os casos. Tradicionalmente, em estudos de caso-controle, os casos são comparados aos controles por meio de medidas de *Odds Ratio*.

Como exemplo, um estudo conduzido na Tunísia com 124 casos e 220 controles avaliados por meio de biomarcadores para exposição ao arsênio, verificou que a concentração de arsênio no sangue foi duas a três vezes mais elevada em casos de cancro da bexiga, especialmente entre fumantes e trabalhadores da construção. Outro estudo conduzido nos Estados Unidos avaliou, em um serviço de emergência psiquiátrica, as características sociodemográficas e clínicas de pacientes usuários de metanfetaminas confirmados por testes toxicológicos e aqueles não usuários. Verificou-se que entre os usuários houve maior chance do surgimento de disforia, psicose e propensão à esquizofrenia, quando comparados ao grupo-controle. A Figura 3 ilustra as diferenças entre estudos de coortes prospectivos e casos-controle.

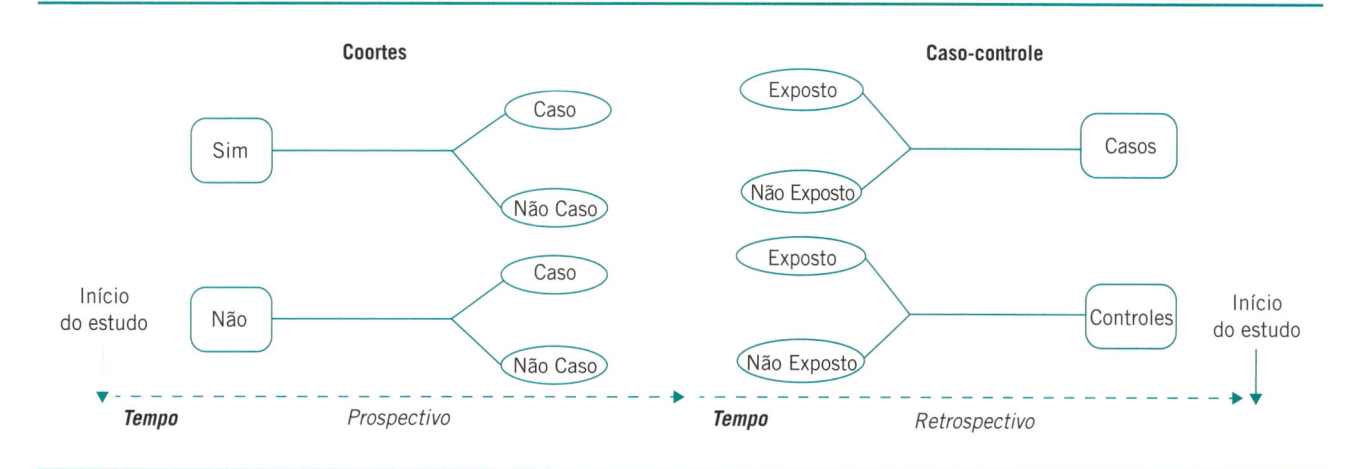

**Figura 3.** Diferenças entre estudos de coortes prospectivos e caso-controle.

## 5.2. Estudos experimentais

São estudos nos quais o investigador controla a exposição de interesse, em que os indivíduos são alocados de modo aleatório em diferentes grupos de exposição, ou seja, provoca uma modificação intencional em algum aspecto do estado de saúde, por meio da introdução de um esquema profilático ou terapêutico. Esse processo de seleção aleatória garante aos indivíduos a mesma probabilidade de fazerem parte de um dos grupos. Em Epidemiologia, os estudos experimentais mais comuns são os ensaios clínicos randomizados e os estudos de intervenção. Nos ensaios clínicos, a intervenção se dá em indivíduos não doentes. Em estudos de intervenção, isso ocorre para toda uma comunidade para ser avaliada posteriormente.

## 6. VIÉS E FATOR DE CONFUSÃO

Para serem considerados válidos, os estudos epidemiológicos devem ser monitorados em todas as suas etapas para que não se tirem conclusões espúrias acerca dos dados encontrados. Quando válidos, eles apresentam ausência de erros sistemáticos (erros no planejamento, metodologia, concepção e análise dos dados). Essa validade pode ser interna (quando o uso das informações é válido apenas para a população escolhida) ou externa (quando é viável a generalização dos dados obtidos para uma população exterior ao universo do estudo). Porém, há no contexto epidemiológico outras questões que envolvem a variabilidade individual do universo amostral que refletem di-

retamente na ocorrência de erros aleatórios, os quais não são possíveis de serem controlados pelo pesquisador e interferem na precisão desses estudos.

A distorção dos resultados por erros sistemáticos é chamada de *viés*. Resumidamente, há vários tipos de vieses que podem direcioná-lo como sendo positivo (se o valor estimado for maior que o verdadeiro) ou negativo (se o valor estimado for menor que o verdadeiro). Entre os vieses mais importantes, estão:

- ▶ viés de seleção: resultante do modo com que os indivíduos são selecionados para compor a população de estudo (viés de Berkson, de incidência-prevalência, efeito Hawthorne);
- ▶ viés de informação: refere-se aos erros de mensuração/aferição da exposição e/ou desfechos de interesse (viés de lembrança, pelo entrevistador e perda de segmento).

O fator de confusão é um viés que resulta da presença de uma ou mais variáveis que estão relacionadas tanto com a doença quanto com a exposição, que pode levar à observação de diferenças aparentes, quando elas não existem, ou ausência de diferença, quando ela existe. Para ser caracterizado como confusão, o fator deve ser determinante para a doença e deve ser associado à exposição em estudo na população que originou os casos.

A criação de uma rede que agregue os conhecimentos toxicológicos e epidemiológicos auxiliaria no direcionamento de conclusões robustas sobre as relações causais entre substâncias tóxicas e seus desfechos na população. Isso permitiria o entendimento das doenças causadas por essas exposições não em situações experimentais, nas quais, muitas vezes, as concentrações de xenobióticos diferem em concentração, forma e tempo de exposição, mas nos diferentes contextos culturais e sociais nos quais as populações estão expostas.

## 7.    BIBLIOGRAFIA

ADAMI, H.O.; BERRY, C.L.; BRECKENRIDGE, C.B.; SMITH, L.L.; SWENBERG, J.A.; TRICHOPOULOS, D.; WEISS, N.S.; PASTOOR, T.P. Toxicology and Epidemiology: Improving the Science with a Framework for Combining Toxicological and Epidemiological Evidence to Establish Causal Inference. *Toxicological Sciences*, v.122, n.2, p.223-234, 2011.

BALDI, I.; LEBAILLY, P.; MOHAMMED-BRAHIM, B.; LETENNEUR, L.; DARTIGUES, J.F.; BROCHARD, P. Neurodegenerative Diseases and Exposure to Pesticides in the Elderly. *American Journal of Epidemiology*, v.157, n.5, p.409-414, 2003.

COOK, R.R. Epidemiology for Toxicologists. In: HAYES, W.J. (Ed.) *Principles and Methods of Toxicology.* 5.ed., New York: Raven Press, 2008.

FEKI-TOUNSI, M.; OLMEDO, P.; GIL, F.; KHLIFI, R.; MHIRI, M.N.; REBAI, A.; HAMZA-CHAFFAI, A. Low-Level Arsenic Exposure is Associated with Bladder Cancer Risk and Cigarette Smoking: a Case-Control Study Among Men in Tunisia. *Environmental Science Pollution Research*, v.20, p.3923-3931, 2013.

GORDIS, L. *Epidemiologia*. 4.ed., Rio de Janeiro: Revinter, 2009.

MEDRONHO, R.A.; BLOCH, K.V.; LUIZ, R.R.; WERENECK, G.L. *Epidemiologia*. 2.ed., São Paulo: Editora Atheneu, 2009.

ZERBINI, T.; PONCE, J.C.; MAYUMI SINAGAWA, D.; BARBOSA CINTRA, R.; MUÑOZ, D.R.; LEYTON, V. Blood Alcohol Levels in Suicide by Hanging Cases in the State of Sao Paulo, Brazil. *Journal Forensic Legal Medicine*, v.19, n.5, p.294-306, 2012.

# 1.12.

# IMUNOTOXICOLOGIA

*Carine Cristiane Drewes*
*Sandra Helena P. Farsky*

## CONTEÚDO DESTE CAPÍTULO

## 1. INTRODUÇÃO

Imunidade é uma condição de homeostasia, na qual o hospedeiro mantém a proteção contra as agressões de diferentes origens, entre as quais as infecções. Diferentes tipos celulares possuem mecanismos complexos que permitem um indivíduo distinguir um componente endógeno "próprio" de um agente "estranho" e neutralizá-lo e/ou eliminá-lo. A imunidade é caracterizada por um repertório específico de efetores altamente especializados e regulados pela capacidade de células e proteínas trafegarem pelos diferentes compartimentos do organismo.

A importância do sistema imune pode ser percebida em diferentes condições, como nas infecções por organismos potencialmente patogênicos, em condições de imunodeficiências, como a determinada geneticamente, na síndrome da imunodeficiência adquirida (Aids) ou, ainda, na identificação e rejeição de tumores (vigilância tumoral).

O sistema imune desempenha papel central na manutenção da saúde dos indivíduos e a interação de xenobióticos com os diferentes componentes desse sistema tem sido uma área de estudos intensos. Essa interação é complexa e, em muitos casos, o comprometimento do sistema imune ocorre antes mesmo ou na ausência da manifestação de toxicidade em outros sistemas orgânicos. As alterações no sistema imune podem ser observadas pela diminuição no número e nas funções celulares, levando à diminuição na resistência do hospedeiro e na alteração da especificidade das respostas.

Devido aos efeitos dos xenobióticos poderem ser potencialmente graves no delicado balanço do sistema imune, a compreensão dos mecanismos moleculares, bioquímicos e celulares das ações dos xenobióticos é primordial para avaliação do risco e para a implementação de medidas profiláticas e terapêuticas. Dessa forma, os componentes do sistema imune compreendem matrizes biológicas importantes para compreensão dos mecanismos da toxicidade.

## 2. O SISTEMA IMUNE

O sistema imune é uma complexa rede de órgãos, células e moléculas que compartilham um objetivo comum: detectar o próprio (*self*) do não próprio (*non-self*) para defender a integridade do corpo. A função primária desse sistema, crucial para a sobrevivência, é proteger o organismo contra invasão de patógenos microbianos, como bactérias, vírus, fungos, leveduras e contra doenças parasitárias ou células cancerosas.

A medula óssea é o local de origem de células-tronco pluripotentes, das quais todas as células hematopoiéticas são derivadas (Figuras 1 e 2). Durante a gestação, essas células, são formadas no saco vitelino embrionário e no fígado fetal e, posteriormente, migram para a medula óssea, onde se diferenciam para as linhagens linfoides ou mieloides.

As células da linhagem linfoide se diferenciam em células T ou B. Devido ao seu papel crucial na iniciação e regulação de respostas imunes, os precursores das células T são programados para migrarem da medula óssea para o timo, onde aprendem a identificar o próprio do não próprio, completando, assim, o seu desenvolvimento. A medula óssea e o timo são considerados órgãos linfáticos primários.

Os linfócitos maduros virgens ou *naïve* (células T e B que ainda não passaram por estimulação antigênica) entram, primeiramente, em contato com antígenos exógenos no microambiente altamente organizado do baço ou dos nódulos linfáticos, conhecidos como órgãos linfáticos secundários. Esses órgãos são considerados como "peneiras" biológicas, pois no baço são removidos antígenos estranhos, células mortas circulantes e *debris* celulares, e os nódulos linfáticos são parte da rede de vasos linfáticos que drenam antígenos presentes nos fluidos teciduais. Nos órgãos linfáticos secundários, ocorrem eventos como a expansão clonal de células antígeno-específicas, o reconhecimento de antígenos específicos de moléculas da classe II do *major histocompatibility complex* (MHC) e a diferenciação de linfócitos antígeno-estimulados em efetoras ou células de memória.

Os tecidos linfoides associados com a pele, lâmina própria da mucosa, superfícies de revestimento intestinais, bronquíolos e cavidade nasal são classificados como tecidos linfoides terciários. Esses sítios são basicamente locais efetores primários, nos quais as células efetoras e de memória exercem suas funções imunogênicas e imunorregulatórias.

A resposta do sistema imune aos diferentes agentes pode ser classificada em resposta inata ou inespecífica, e em adquirida ou específica ou adaptativa. Geralmente, os dois tipos de resposta ocorrem em conjunto para eliminar os patógenos. A imunidade inata é uma resposta de defesa imediata, inespecífica e não associada com a memória imunológica. A resposta imune inata para um organismo estranho é a mesma tanto na exposição primária quanto nas exposições subsequentes. Por outro lado, a imunidade adquirida é caracterizada por especificidade antigênica e formação de memória, resultando em uma resposta mais intensa e efetiva em uma exposição secundária.

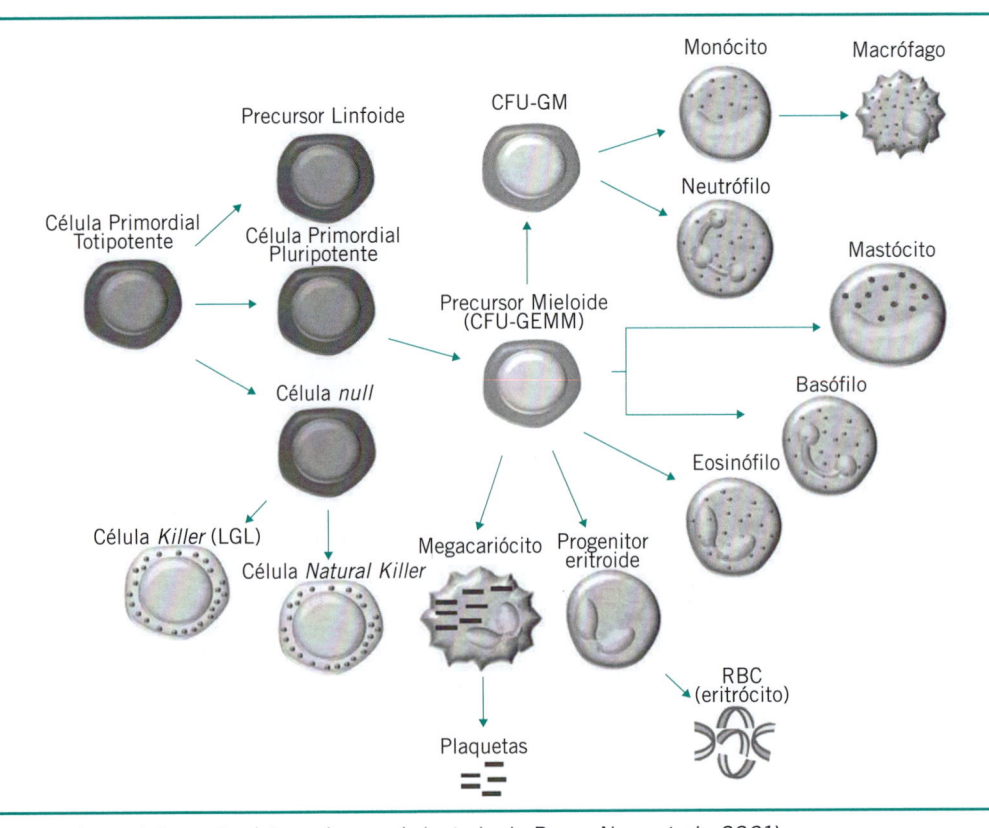

**Figura 1.** Componentes celulares do sistema imune (*adaptado de Burns-Naas et al., 2001*).

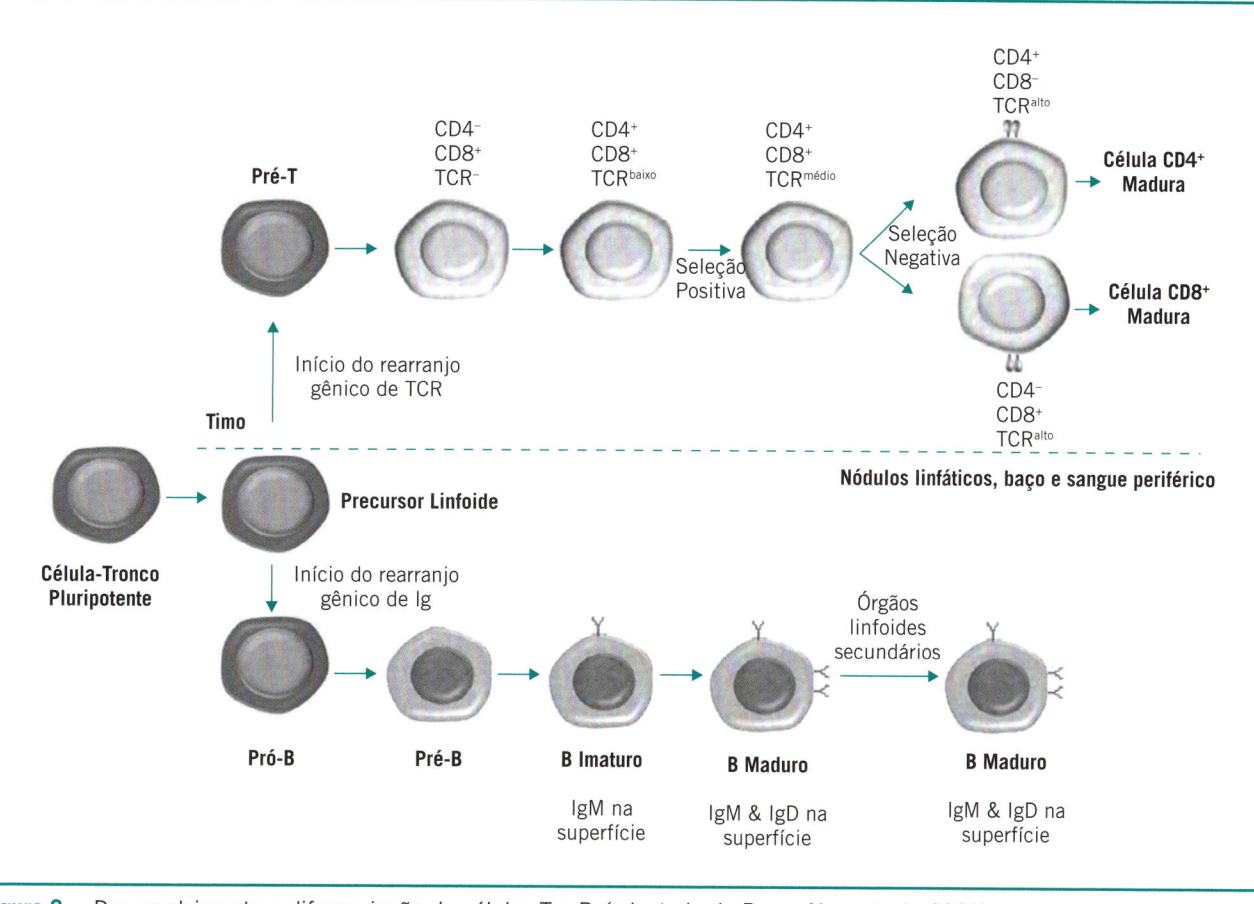

**Figura 2.** Desenvolvimento e diferenciação de células T e B *(adaptado de Burns-Naas et al., 2001).*

## 2.1. Imunidade inata

A imunidade inata atua como a primeira linha de defesa contra agentes infecciosos, eliminando a maioria dos patógenos potenciais antes que uma infecção significativa ocorra. Ela é caracterizada por não ser específica e inclui barreiras físicas e bioquímicas, ambas internas e externas ao organismo, bem como células designadas para respostas inespecíficas. A pele funciona como uma barreira física efetiva, pois muitos organismos não podem penetrar na pele intacta, assim, a maioria dos agentes infecciosos entra no organismo pelo sistema respiratório, pelo intestino e pelo trato geniturinário. A defesa inata inclui secreção de muco pela nasofaringe, presença de lisozima na maioria das secreções, revestimento ciliar na traqueia e nos brônquios. Adicionalmente, fazem parte da imunidade inata os reflexos como tosse, espirro e a elevação da temperatura corporal. Os patógenos que entram no corpo pelo sistema digestório entram em contato com diferentes valores de pH (ácido) e com variada flora microbiana intestinal.

### 2.1.1. *Componentes celulares e moleculares da resposta imune inata*

Na resposta imune inata, dois principais tipos de células estão envolvidos na defesa do hospedeiro: as células *natural Killers* (*natural killer* – NK e *natural killer* T – NKT) e os fagócitos profissionais (polimorfonucleares – PMN, e macrófagos).

As células NK são derivadas de células-tronco da medula óssea e têm, como principal característica, o reconhecimento de células infectadas por vírus, de células com alterações malignas na superfície e de células-alvo recobertas com anticorpos. Assim, este último tipo de reconhecimento é utilizado na imunidade mediada por células, sendo que as células NK medeiam a citotoxicidade celular dependente de anticorpos. Esse mecanismo depende da expressão de receptores de superfície nas células NK, e da ligação destes receptores a mediadores de morte expressos na superfície das células-alvo, levando a liberação de grânulos citolíticos e, consequente, indução de apoptose nas células-alvo.

As células NKT apresentam na sua superfície marcadores característicos de células NK e de células T. As células NKT são importantes para a resposta imune inata devido a sua ativação precoce e sua não formação de memória. Quanto a sua função, as células NKT, assim como as células NK, produzem citocinas e medeiam a citólise de células-alvo.

As células polimorfonucleares, em especial os neutrófilos, e os monócitos/macrófagos, todos originários de células-tronco pluripotentes na medula óssea são considerados os principais fagócitos da resposta inata (Figura 1). Adicionalmente, as células dendríticas também participam desse processo.

Os PMN representam a primeira linha de defesa celular contra agentes infecciosos, pois são capazes de atravessar vasos sanguíneos, induzir resposta inflamatória e são excelentes células fagocíticas, capazes de eliminar os microrganismos devido à produção de espécies reativas de oxigênio e nitrogênio, além de liberar agentes líticos dos grânulos intracelulares. Os macrófagos são monócitos diferenciados, pois após os monócitos alcançarem a circulação sanguínea e se distribuírem nos tecidos, diferenciam-se em macrófagos. Os macrófagos podem ser encontrados em todos os tecidos e podem apresentar características distintas em cada microambiente, com variação de receptores de superfície, metabolismo oxidativo e expressão de moléculas da classe II do complexo de histocompatibilidade maior (MHC). Além das funções fagocíticas e microbicidas, os macrófagos atuam como células apresentadoras de antígenos. As células dendríticas são encontradas no sangue e em diferentes tecidos onde realizam fagocitose, processam antígenos e atuam como células apresentadoras de antígenos profissionais.

A resposta imune inata conta com a participação de proteínas do sistema complemento e de fase aguda. O sistema complemento é representado por cerca de 30 proteínas com função inicial de destruição de membranas de agentes infecciosos e de promoção da resposta inflamatória. A ativação das proteínas do complemento ocorre em cascata, e algumas destas podem ligar-se especificamente à membrana da célula-alvo, rompendo a sua integridade, sem afetar as células vizinhas; outras proteínas ativas ligam-se a receptores de membrana dos leucócitos, facilitando seu recrutamento para os focos de inflamação.

As proteínas de fase aguda são representadas pelas proteínas amiloide sérica A, amiloide sérica P e proteína C reativa e estão aumentadas, principalmente, na resposta de fase aguda em infecções bacterianas. Nestes casos, proteínas de fase aguda podem ligar-se às bactérias pelo processo de opsonização, facilitando a ligação de proteínas ativas do sistema complemento e, consequentemente, facilitando a captura da bactéria pelo macrófago.

Adicionalmente, no processo de resposta inata, as células envolvidas no processo secretam mediadores químicos, como citocinas, interleucinas 1 e 6 (IL-1 e IL-6), fator de necrose tumoral (TNF-α), interferon do tipo 1 α e β (INF-1) e quimiocinas para a progressão da reação.

Em conjunto, a resposta inata é constituída de barreiras extrínsecas e intrínsecas do organismo, sendo que esta última é dependente de ações de leucócitos, mediados pela ativação de proteínas circulantes e pela secreção de mediadores inflamatórios.

## 2.2. Imunidade adquirida ou adaptativa

Se as defesas primárias (imunidade inata) contra infecções são insuficientes, a divisão adaptativa do sistema imune é ativada e produz uma resposta imune específica para cada agente infeccioso que, se eficiente e na ausência de presença crônica do estímulo, é capaz de eliminar a infecção. Como já salientado, duas características são chaves para a imunidade adquirida: a especificidade e a memória. Dessa forma, após a sensibilização a um antígeno, a segunda resposta ao mesmo agente agressor está montada.

O reconhecimento do antígeno e a geração de anticorpos contra ele são eventos fundamentais no desenvolvimento da especificidade imunológica. Um antígeno (imunógeno ou alérgeno) é definido essencialmente como uma substância estranha que pode desencadear a produção de anticorpos específicos (imunogenicidade) e ligar-se de forma específica a estes anticorpos (antigenicidade). Os antígenos geralmente são moléculas biológicas, com cerca de 10 kDa ou mais, que podem ser quebradas e rearranjadas para apresentação. Adicionalmente,

os antígenos podem ser proteínas, lipídios, carboidratos bacterianos, ácidos nucleicos, ou provenientes do meio externo, provenientes de fontes antropogênicas ou não. Pequenas moléculas, chamadas de *haptenos*, devem ser conjugadas previamente a moléculas e/ou células carreadoras para que possam induzir a sensibilização. Contudo, em uma segunda exposição à haptenos, a resposta imune ocorre independentemente da presença de carreadores.

Anticorpos, proteínas classificadas como imunoglobulinas (Igs), são produzidos por linfócitos B diferenciados (plasmócitos) e, também, são definidos funcionalmente pelo antígeno com o qual interagem (por exemplo, IgM anti-hemácias de carneiro). Há cinco tipos de Ig que são relacionadas estruturalmente: IgM, IgG (e subtipos), IgE, IgD e IgA. Todas as Igs são constituídas de cadeias pesadas (H – *heavy*) e de cadeias leves (L – *light*) e de regiões, uma constante (Fc) e duas variáveis (Fab). São as regiões variáveis que interagem com o antígeno (Fab – *antigen binding*), enquanto a região Fc medeia funções efetoras, tais como fixação do complemento e ligação a fagócitos via receptores Fc. Os anticorpos também podem ter outras funções na imunidade adquirida, como se ligarem a células estranhas e auxiliarem a opsonização, iniciarem a cascata do complemento e levarem a lise da célula-alvo, ligarem-se a partículas virais ou a antígenos em células-alvo auxiliando as células NK e linfócitos T citotóxicos (CTL) a destruí-las.

Durante uma resposta imune, todas as células do sistema imune se comunicam coordenadamente durante o reconhecimento e a eliminação de um antígeno estranho. A coordenação da resposta ocorre devido à ação de uma vasta rede de mediadores solúveis, as citocinas e quimiocinas, que são secretadas pelas células imunes e atuam de maneira autócrina, parácrina ou exócrina.

### 2.2.1. Componentes celulares da resposta adaptativa

Para estimular a resposta imune contra um antígeno específico, este antígeno deve ser capturado e processado por células apresentadoras de antígeno (APCs), que apresentam o peptídeo antigênico processado para os linfócitos. Elas compreendem as células dendríticas foliculares, as células dendríticas de Langerhans, os macrófagos, que são as principais células apresentadoras, e as células B, que, embora tenham mais habilidade na produção de Igs, também podem servir como APCs.

A interação das APCs com os linfócitos é crucial para o desenvolvimento de uma resposta imune. As APCs internalizam o antígeno pela fagocitose, pinocitose ou endocitose mediada por receptor, processam-no até fragmentos (peptídeos) e, então, apresentam-nos aos linfócitos em associação a moléculas do MHC de classe II na membrana celular.

Os linfócitos B, além de servirem como células APCs, são também células efetoras da imunidade humoral, produzindo os isotipos de Igs com variadas especificidades e afinidades. As células B maduras, que expressam em sua superfície IgM e IgD, são ativadas pela ligação do antígeno às Igs de superfície (BRC= receptor de antígeno de célula B) e, em seguida, proliferam e sofrem diferenciação, tornando-se células de memória ou células formadoras de anticorpos (plasmócitos), que secretam ativamente os anticorpos antígeno-específicos.

As células T sofrem um complexo processo de maturação no timo, no qual sobrevivem apenas as células que não reconhecem moléculas próprias e que expressam um receptor capaz de reconhecer o MHC de classe II ligado a antígenos das APCs. Essas células se tornam linfócitos T *helper* (linfócitos T auxiliadores), que expressam em sua superfície celular moléculas CD4+ e facilitam a resposta de linfócitos B, ou linfócitos T-citotóxicos, que expressam na superfície celular moléculas CD8+ e medeiam a citotoxicidade celular (Figura 2).

### 2.2.2. *Imunidade humoral e celular*

A imunidade adquirida pode ser classificada em imunidade humoral e imunidade mediada por células (CMI). A imunidade humoral é diretamente dependente da produção de anticorpos específicos para antígenos por células B, que, como já descrito anteriormente, envolvem a interação coordenada de células apresentadoras de antígenos, células T e células B. A imunidade mediada por células é mais ampla, incluindo toda a atividade imunológica na qual os anticorpos desempenham um papel mínimo.

A ativação de células T antígeno-específicas inicia-se com a interação do receptor de antígeno na célula T (TCR) com o peptídeo associado ao MHC classe II na APC. Essa interação e a presença de IL-1 secretada pelas APCs induzem a célula T a produzir fator de crescimento para a célula T e IL-2, bem como receptores para essas moléculas. As células T em proliferação secretam numerosas linfocinas (citocinas secretadas por linfócitos), que influenciam muitos aspectos da resposta imune, como na intensidade da resposta imune, no isotipo dos anticorpos secretados por plasmócitos, na ativação de células envolvidas na imunidade mediada por células e na modulação da atividade de células imunes e não imunes. A próxima fase na geração da resposta imune humoral é a interação das células T ativadas com as células B, diretamente entre T e B (antígeno-específico) ou, indiretamente, por linfocinas que induzem proliferação e diferenciação de células B em plasmócitos ou em células de memória.

### 3. ALTERAÇÕES DO SISTEMA IMUNE POR XENOBIÓTICOS

Os xenobióticos podem ter efeitos significativos no sistema imune, uma vez que este está presente no sangue circulante e em muitos tecidos e órgãos. Assim, há uma grande probabilidade de um xenobiótico entrar em contato com células do sistema imune, independentemente da via de exposição. De modo geral, a ação de xenobióticos pode ocasionar imunossupressão, imunoestimulação, hipersensibilidade e autoimunidade.

Os efeitos diretos de xenobióticos no sistema imune podem ser decorrentes de modificações nas funções imunes, em alterações estruturais nos órgãos linfoides ou nas membranas celulares, ou em variações de composição em órgãos linfoides ou no soro circulante. Os xenobióticos também podem exercer efeitos indiretos no sistema imune, atuando em órgãos ou tecidos associados, como o fígado, que produz uma variedade de proteínas efetivas da imunidade.

### 3.1. Imunossupressão

O termo imunossupressão se refere ao prejuízo de qualquer componente/função do sistema imune. As causas das falhas imunes estão associadas aos mecanismos de defesa não específicos (imunidade inata), mecanismos de defesa específicos (imunidade adaptativa) ou de ambos.

A imunossupressão por xenobióticos é complexa, pois pode ser decorrente de ações isoladas ou associadas nos mecanismos de produção, proliferação e/ou diferenciação dos leucócitos, na distribuição destes entre os diferentes compartimentos e nas funções dos leucócitos, que embora sejam específicas, são inúmeras. Assim, os indicadores de imunossupressão incluem os parâmetros da mielossupressão, como pancitopenia, leucopenia, linfopenia ou discrasias sanguíneas; alterações de peso e histologia de órgãos do sistema imune, como timo, baço, nódulos linfáticos e medula óssea; diminuição dos níveis séricos de globulinas; secreção de citocinas e fatores de crescimentos, entre outros. Dentre os efeitos decorrentes das ações tóxicas, pode-se mensurar a incidência de infecções e o aumento na incidência de tumores.

Têm sido descritos na literatura que xenobióticos, provenientes de exposições ocupacionais e ambientais, podem causar imunossupressão. Alguns exemplos são as bifenilas, os metais pesados, os pesticidas, compostos fenólicos oxidativos, solventes orgânicos e até mesmo a luz UV (Tabela 1). Ainda, a terapêutica com imunossupressores, indicada em casos de transplantes de órgãos, de inflamações sistêmicas crônicas e até mesmo de alguns tipos de câncer, pode levar ao desenvolvimento do câncer secundário, sendo que os mais comuns são leucemias agudas, linfomas não Hodgkins, carcinomas de pele, pulmão, mama, cólon e pâncreas.

### 3.2. Imunoestimulação

A imunoestimulação é caracterizada pelo aumento da atividade de células e/ou órgãos imunes que podem resultar em resposta inata ou adquirida exagerada.

A estimulação do sistema imune é comum e, na maioria das vezes, é um procedimento benéfico, como nos casos de vacinas, que são utilizadas para aumentar e prolongar a resposta imune e aperfeiçoar a resposta a antígenos fracamente antigênicos. Contudo, uma falha no controle da intensidade ou da duração da resposta imune, como consequência de defeitos hereditários, presença de doença, ou exposição química, pode causar dano tecidual do hospedeiro.

Efeitos adversos associados à estimulação do sistema imune por xenobióticos, ou seja, de forma não intencional, incluem estimulação inapropriada ou alteração de uma resposta imune protetora, alergenicidade direta do xenobiótico, indução ou agravamento de doença autoimune, e inflamação inespecífica. A estimulação inapropriada da resposta aos agentes infecciosos, que são normalmente protetoras, pode causar aumento na inflamação, resultando em excesso de dano tecidual ou na exposição de antígenos próprios do hospedeiro que normalmente estão ocultos, podendo desencadear doenças autoimunes.

A Tabela 1 apresenta alguns exemplos de xenobióticos que induzem estimulação do sistema imune.

### 3.3. Reações de hipersensibilidade

As reações de hipersensibilidade resultam da resposta imune específica inapropriada ou exagerada aos xenobióticos que levam ao dano tecidual. Todos os tipos de reações de hipersensibilidade requerem prévia exposição ao antígeno, que desencadeia a reação em um contato subsequente. Embora não seja completamente entendido, a regulação da produção de imunoglobulinas é dependente, pelo menos em parte, das características do antígeno, da genética individual e de fatores ambientais.

As reações de hipersensibilidade foram subdivididas por Coombs e Gell em quatro tipos. Esta separação não é somente conveniente para entender os mecanismos individuais de cada tipo de resposta que levam ao dano tecidual, mas, importante para compreender a gênese de doenças que podem ser resultantes da combinação desses mecanismos.

**Tipo I – Hipersensibilidade imediata ou anafilática** A sensibilização ocorre como resultado da exposição a determinados antígenos pelo trato respiratório, pela via intradérmica ou pelo trato gastrintestinal. Depois de os epítopos desses antígenos serem apresentados por APCs a linfócitos Th2, estes passam a produzir citocinas que estimulam os linfócitos B a se diferenciarem em plasmócitos e a produzirem IgE específicos. Os IgE ligam-se a receptores de mastócitos e basófilos, sensibilizando o organismo. A reexposição do indivíduo ao antígeno resulta em degranulação de mastócitos com a liberação de mediadores pré-formados e citocinas que promovem vasodilatação, broncoconstrição e inflamação dos tecidos. Os sinais clínicos podem variar de reações de urticária cutânea a sinais de febre do feno, incluindo rinite e conjuntivite, a doenças mais sérias, como asma e anafilaxia fatal. São exemplos de substâncias que causam reações de hipersensibilidade do tipo I pesticidas, partículas de baixo peso molecular, anidridos ácidos e enzimas como a subtilina e a papaína.

**Tipo II – Citotoxicidade mediada por anticorpos** A hipersensibilidade tipo II é mediada por IgG específica contra um antígeno associado a um tecido próprio. O dano tecidual pode ser resultante da ligação de antígenos estranhos à superfície de células normais, com posterior ligação de anticorpos específicos (IgG) direcionados a estes antígenos e ligação de células citotóxicas na porção Fc da IgG, estimulando a liberação de grânulos citotóxicos que lisam as duas células envolvidas no processo. Ainda, o dano tecidual pode ser decorrente, após a ligação de anticorpos específicos (IgG) direcionados aos antígenos, da ligação de proteínas do complemento aos seus receptores presentes na membrana da célula-alvo, induzindo a lise celular. Este tipo de reação de hipersensibilidade ocorre após a exposição do indivíduo a anidridos ácidos e a penicilina, que desencadeia a anemia hemolítica imunomediada.

**Tipo III – Hipersensibilidade mediada por imunocomplexos** A hipersensibilidade tipo III também envolve IgG, contra antígenos solúveis no soro. A ligação de IgG aos antígenos forma imunocomplexos que podem se depositar em vários tecidos, causando danos teciduais. As localizações mais comuns são o endotélio vascular do pulmão, as articulações e os rins. Adicionalmente pode haver ativação do sistema complemento, além da atração de macrófagos, neutrófilos e plaquetas para o local do depósito dos complexos, contribuindo ainda mais para as lesões teciduais. Este tipo de reação de hipersensibilidade ocorre após a exposição do indivíduo a anidridos ácidos e ao mercúrio.

**Tipo IV – Hipersensibilidade mediada por células** A hipersensibilidade tipo IV é uma resposta do tipo tardio e pode ser chamada de *delayed type hipersensitivity* (DTH). A hipersensibilidade por contato inicia-se pela exposição tópica e consiste em duas fases: sensibilização e desencadeamento. A sensibilização resulta no desenvolvimento de células T ativadas e de memória, como o oposto à produção de anticorpos. Quando haptenos penetram na epiderme e formam complexos com uma proteína carreadora, as APCs fagocitam e processam este material, apresentando-o aos linfócitos auxiliadores (Th) nos linfonodos locais.

Em contato posterior, células dendríticas apresentadoras de antígeno apresentam o hapteno processado e ligado a carreadores aos linfócitos T de memória. Estas células ativadas secretam, então, citocinas que induzem proliferação adicional das células T e facilitam a movimentação de células inflamatórias para dentro da pele, resultando em eritema com formação de pápulas e vesículas, chamado de dermatite de contato. Dentre os xenobióticos que induzem reação do tipo IV, estão os metais e substâncias metálicas, pesticidas, látex, produtos cosméticos e de higiene pessoal que contenham fenóis, formaldeído, entre outros.

### 3.4. Autoimunidade

A autoimunidade é um processo no qual o sistema imune responde aos antígenos próprios (*self*), perdendo a tolerância a antígenos próprios (tolerância imunológica). Vários xenobióticos induzem autoimunidade, ou por causarem modificações de células ou tecidos, expondo regiões que serão reconhecidas como antígeno, ou por ativarem as células imunes, ou por funcionarem como um antígeno/hapteno. Assim, independente da causa, os mecanismos de reconhecimento do *self* são inativados, e Igs e TCRs reagem com antígenos *self*, resultando em lesão tecidual e doença.

Três tipos de moléculas estão envolvidos no reconhecimento do *self*, as imunoglobulinas (Igs), os receptores de células T (TCRs) e produtos do complexo de histocompatibilidade maior (MHC). As Igs e TCRs são expressos clonalmente em células B e T, respectivamente, enquanto moléculas do MHC estão presentes em todas as células nucleadas.

As células T autorreativas sofrem um processo de seleção negativa no timo, o que é fundamental para manutenção da tolerância imunológica. As células T que expressam receptores que se ligam a antígenos *self* sofrem apoptose (seleção negativa), enquanto aquelas que não reconhecem antígenos *self* proliferam no timo (seleção positiva) e migram para os órgãos linfoides periféricos. Algumas células que reconhecem moléculas *self* não são eliminadas, mas sofrem anergia, ou seja, permanecem na circulação do organismo, mas são inativas, pois até são capazes de se ligarem a antígenos, mas não proliferam devido à falta de uma sinalização secundária.

Diversos mecanismos podem romper a autotolerância, ocasionando a autoimunidade. Primeiro, se a exposição ao antígeno não ocorrer no timo durante o desenvolvimento embrionário, como a exposição à mielina que é produzida tardiamente durante o desenvolvimento, as células reativas para estes antígenos não estão sujeitas a seleção negativa e podem induzir autoimunidade. A quebra da autotolerância a estes antígenos pode ser induzida pela exposição a adjuvantes, substâncias químicas usadas para aumentar a imunogenicidade, ou a outra proteína relacionada quimicamente com a molécula *self*. Segundo, a anergia de células T pode ser superada pela estimulação crônica de linfócitos. Terceiro, interferências com a imunorregulação dos linfócitos T CD8+ supressores podem criar um ambiente favorável para o desenvolvimento da autoimunidade.

À semelhança do que ocorre nas reações de hipersensibilidade, a doença autoimune costuma ser resultado de mais de um mecanismo adicional. Portanto, a doença pode resultar de citotoxicidade dependente de anticorpos, lise celular mediada por anticorpos dependentes de complemento ou efeitos diretos ou indiretos de células T citotóxicas.

As reações autoimunes podem ser causadas por agentes químicos, entre os quais medicamentos, como a metildopa (anti-hipertensivo) que reage com o antígeno Rh (*rhesus*) causando anemia hemolítica; a hidralazina (vasodilatador) e a isoniazida (antibacteriano) que reage com a enzima mieloperoxidase, causando a síndrome LES-*like* (síndrome semelhante à doença autoimune lúpus eritematoso sistêmico); e o halotano (anestésico) que reage com proteínas microssômicas do fígado, induzindo hepatite autoimune.

As reações autoimunes também podem ser relacionadas com a exposição de indivíduos aos agentes químicos não medicamentosos. Alguns exemplos são o cloreto de vinil (tipo de plástico) que induz a síntese anormal de proteínas pelo fígado causando a síndrome semelhante à esclerodermia; o mercúrio, que altera proteínas de membrana basal glomerular induzindo a nefropatia glomerular; e a sílica, que atua como adjuvante, induzindo a esclerodermia (Tabela 1).

**Tabela 1.** Agentes associados com imunotoxicidade.

| Agente | Alvo/Efeito | Classificação do efeito |
|---|---|---|
| Hidrocarbonetos aromáticos halogenados (TCDD, PCBs, PCDDs). | Atrofia de órgãos linfoides, pancitopenia, caquexia, diminuição da resistência do hospedeiro. | Imunossupressão, imunoestimulação, autoimunidade. |
| Hidrocarbonetos aromáticos policíclicos (DMBA, BaP). | Imunidade humoral, imunidade mediada por células, diminuição da resistência do hospedeiro, carcinogênico e mutagênico. | Imunossupressão. |
| Nitrosaminas (DMN, DEN, DPN, DBN). | Imunidade humoral, imunidade mediada por células. | Imunossupressão. |
| Pesticidas (malation, paration, aldrin, clordano, DDT, hexaclorobenzeno, óxido de tributilestanho, carbaril, supermetrin). | Imunidade humoral, imunidade mediada por células, atrofia tímica, número de células do sistema imune. | Imunossupressão, imunoestimulação, autoimunidade, hipersensibilidade. |
| Metais (Pb, As, Hg, Cd). | Imunidade humoral e imunidade mediada por células, sistemas enzimáticos, membranas e organelas celulares, produção de IgE específica. | Imunossupressão, imunoestimulação, autoimunidade, hipersensibilidade. |
| Asbesto. | Imunidade humoral, imunidade mediada por células. | Imunossupressão, autoimunidade. |
| Sílica. | Imunidade humoral e mediada por células, imunocomplexos em vasos da pele. | Imunossupressão, autoimunidade. |
| Gases oxidantes (ozônio, dióxido de nitrogênio, dióxido de enxofre). | Imunidade mediada por células, redução da resistência do hospedeiro. | Imunossupressão, imunoestimulação, hipersensibilidade. |
| Solventes (benzeno, tolueno, tetracloreto de carbono, tricloretileno, cloreto de vinila). | Imunidade humoral e mediada por células, anemia, linfocitopenia, mielotoxicidade, síntese de proteínas anormais no fígado. | Imunossupressão, imunoestimulação, hipersensibilidade, autoimunidade. |
| Fármacos (ciclosporina A, halotano, isoniazida, ciclofosfamida). | Inibição da proliferação células T, proteínas microssomais do fígado, mieloperoxidase, imunidade humoral e mediada por células. | Imunossupressão, imunoestimulação, autoimunidade. |
| Drogas recreacionais (cocaína, etanol, fumaça de cigarro). | Imunidade humoral e mediada por células, diminuição da resistência do hospedeiro, diminuição da produção de anticorpos, redução das funções dos macrófagos e células NK. | Imunossupressão, imunoestimulação, hipersensibilidade, autoimunidade. |
| Micotoxinas (aflatoxinas, ocratoxina, vomitoxina, tricotecenos). | Depleção de órgãos linfoides, alteração de função linfocitária. | Imunossupressão. |
| Radiação UV. | Supressão de células T ou *homing* do hospedeiro. | Imunossupressão. |

## 4. BIOMARCADORES DA IMUNOTOXICIDADE

Os biomarcadores são ferramentas essenciais para avaliação da exposição a xenobióticos, para determinar a magnitude das respostas tóxicas e/ou prever a probabilidade desta resposta. Três categorias de biomarcadores podem ser definidas, a saber: biomarcadores de exposição, biomarcadores de efeito e biomarcadores de suscetibilidade. Os biomarcadores podem ser simples ou complexos, específicos para mamíferos ou outras espécies.

Inicialmente imunologistas clínicos desenvolveram ensaios para auxiliar o diagnóstico laboratorial de doenças imunes em pacientes com imunodeficiências primárias ou secundárias, histórico de reações de hipersensibilidade ou de doença autoimune. Mas, devido a muitos *endpoints* terem sido propostos, e muitos destes terem sido desenvolvidos, não há um consenso em relação aos *endpoints* relevantes em cada caso. Aliado a este fato, há a variabilidade nos valores de referência para os parâmetros imunológicos. A variabilidade nos parâmetros de referência é dependente de características do hospedeiro, como idade, sexo, etnia, localização geográfica, nutrição, dos fatores de exposição (produtos químicos, bioaerossóis, estação do ano,

tabagismo, álcool), do estágio das doenças (leucemia, asma, infecções) além da variabilidade dos ensaios.

O desenvolvimento de biomarcadores em Imunotoxicologia está relacionado à identificação adequada de biomarcadores relevantes para as doenças decorrentes de exposição de interesse; com a solidez dos resultados obtidos com base no conhecimento dos mecanismos moleculares ou bases bioquímicas da fisiopatologia da doença; com a sensibilidade e especificidade do tratamento ou da doença; com a reprodutibilidade, precisão, exatidão e robustez dos ensaios; com a praticidade de coleta da amostra, de preferência não invasiva; com a simplicidade no uso e aplicação dos resultados obtidos.

A literatura descreve que os biomarcadores imunológicos em humanos sejam os componentes-chave da imunidade inata e adaptativa, por exemplo, ativação do sistema complemento, concentração de imunoglobulinas e respostas de funcionalidade e ativação celular (Tabela 2).

Dessa forma, é evidente que estudos experimentais que possuam potencial translacional, associados aos epidemiológicos, são necessários para a obtenção de biomarcadores confiáveis para detectar eventos imunotóxicos e, finalmente, predizer o possível risco à saúde que pode estar associado à exposição de agentes químicos que modulam o sistema imune.

**Tabela 2.**  Biomarcadores utilizados para investigar imunotoxicidade em estudos em humanos *(adaptado de Duramad & Holland, 2012).*

| Marcadores imunológicos | Exemplos de *endpoints* | Amostra biológica |
|---|---|---|
| Fenótipo imunológico; marcadores de ativação. | CD3, CD4, CD8, CD11c, CD19, CD25, CD56, CD14, basófilos, neutrófilos. Marcadores de ativação: CD69, CD45RO, CD45RA. | Sangue total, urina. |
| Anticorpos. | IgM, IgD, IgG, IgA, IgE. | Plasma, leite materno. |
| Citocinas. | IL-2, IL-4, IL-5, IL-10, IL-13, IFN-$\gamma$, TNF-$\alpha$, GM-CSF. | Soro, plasma, sangue periférico, urina, saliva. |
| Quimiocinas. | RANTES, IP-10, MIP-1$\alpha$, MIP-1$\beta$, MDC, TARC. | Soro, plasma. |
| Testes de proliferação. | Estimuladores de mitose (PHA, concanavalina A, antígenos específicos). | Sangue periférico. |

## 5. MODELOS EXPERIMENTAIS UTILIZADOS NA IMUNOTOXICOLOGIA

A integridade do sistema imune frente a diferentes xenobióticos pode ser avaliada para predizer a toxicidade ou investigar os mecanismos de ação moleculares, celulares ou bioquímicos destes xenobióticos.

O Programa Nacional de Toxicologia utiliza uma triagem dividida em etapas para avaliar a possível imunotoxicidade de diferentes agentes. As etapas consistem em (I) avaliação da toxicidade geral aliada aos ensaios funcionais; e (II) estudos adicionais para a confirmação da imunotoxicidade.

Na primeira etapa de avaliação da toxicidade geral e de ensaios funcionais, são avaliados a hematologia, o peso corpóreo, o peso de órgãos como timo, baço, rins e fígado, celularidade de órgãos, como baço e medula óssea, imunopatologia, resposta proliferativa, resposta de anticorpos (PFC) e a resposta de células NK.

Na segunda etapa de avaliação da toxicidade, são realizadas análises de marcadores de superfície, resposta secundária de anticorpos – PFC secundário (IgG), imunidade mediada por células – linfócitos T citotóxicos (CLT), resposta de hipersensibilidade tardia (DHR), contagem das populações leucocitárias específicas e modelos de resistência do hospedeiro.

Os efeitos de um xenobiótico na resposta imune podem ser avaliados utilizando diferentes estratégias *in vivo* e *in vitro*. *In vivo*, apesar de atualmente ocorrer uma conscientização para a redução da utilização de animais para testes toxicológicos, diversos modelos são empregados, sendo que os animais de escolha têm sido ratos e camundongos. Essa escolha se deve ao amplo conhecimento do sistema imune destes animais, devido ao reduzido custo de manutenção, à disponibilidade de uma ampla variedade de anticorpos e citocinas e à possibilidade da criação de camundongos transgênicos ou deficientes para genes específicos ligados à resposta imune. Mais recentemente o modelo de *Zebrafish*, um peixe tropical de água doce da família Cyprinidae, tem sido empregado em diferentes estudos toxicológicos devido a diferentes características, como fácil reprodução, baixo custo e fácil manutenção (pequeno 3 a 4 cm), possui genoma sequenciado e homologia com os mamíferos, e os resultados são reprodutíveis. A presença de componentes da imunidade inata e da adaptativa tem favorecido os estudos de imunotoxicidade. Reforçando essa afirmação, o *Zebrafish* responde a infecções por bactérias gram-negativas e gram-positivas, protozoários, vírus, fungos e microbactérias. As técnicas mais utilizadas *in vitro* são os ensaios de *enzyme-linked immunosorbent assay* (Elisa) para a avaliação dos níveis de citocinas e quimiocinas produzidos por diferentes células; de citometria de fluxo, para a avaliação de diferentes populações de células ou de marcadores intracelulares ou de superfície; de fagocitose, para avaliar a capacidade fagocítica e microbicida de macrófagos; a atividade das células NK, para avaliar a capacidade citotóxica destas; e ensaios de genômica e proteômica para avaliar alterações induzidas por xenobióticos na expressão funcional do genoma e dos genes codificados pelo DNA do organismo após a exposição.

## 6. CONSIDERAÇÕES FINAIS

A modulação química do sistema imune induzida por xenobióticos pode resultar em supressão, estimulação, hipersensibilidade ou autoimunidade. Assim, a imunotoxicidade está associada com morbidade e mortalidade de indivíduos expostos, salientando a importância dos estudos para elucidar a interação de xenobióticos com o sistema imune. Nesse sentido, a utilização de novas tecnologias e métodos validados é de suma importância para avaliação do risco dessas exposições e para atender aos desafios atuais da Imunotoxicologia. Dentre os desafios estão a interpretação do significado dos efeitos imunotóxicos em modelos animais na avaliação do risco humano, a melhor integração das causas da exposição a diversos agentes na avaliação imunotoxicológica, a identificação e estabelecimento de biomarcadores humanos sensíveis à imunotoxicidade e a compreensão do papel da genética nas imunointoxicações.

## 7. BIBLIOGRAFIA

BURNS-NAAS, L.A.; MEADE, B.J.; MUNSON, A.E. Toxic responses of the immune system. In: KLASSEN, C.D. (Ed), Casarett and Doull's Toxicology. *The basic of science of poisons*, 6 ed., New York: McGraw-Hill, 2001.

DE JONG, W.H.; LOVEREN, H.V. Screening of xenobiotics for direct immunotoxicity in an animal study. *Methods*, v.41, p.3-8, 2007.

DESCOTES J. Methods of evaluating immunotoxicity. *Expert Opin Drug Metab Toxicol*, v.2, n.2, p.249-259, 2006.

DESCOTES, J.; CHOQUET-KASTYLEVSKY, G.; VAN GANSE, E.; VIAL, T. Responses of the Immune System to Injury. *Toxicol. Pathol*, v.28, p.479-481, 2000.

DURAMAD, P.; HOLLAND, N.T. Biomarkers of Immunotoxicity for Environmental and Public Health Research. *Int. J. Environ. Res. Public Health*, v.8, p.1388-1401, 2011.

ENVIRONMENTAL PROTECTION AGENCY (EPA). Disponível em: <http://www.epa.gov/pesticides/science /biomarker.html> [online], 2013.

FOOD AND DRUG ADMINISTRATION (FDA). Guidance for industry: immunotoxicity evaluation of investigational new drugs. U.S. Department of health and human services. *Center for drug evaluation and research* (CDER). Disponível em: <http://www.fda.gov/downloads/Drugs/GuidanceComplianceRegulatoryInformation/Guidances/ucm079239.pdf> [online], 2002.

LESKO, L.J.; ATKINSON, A.J. Jr. Use of biomarkers and surrogate endpoints in drug development and regulatory decision making: Criteria, validation, strategies. *Annu. Rev. Pharmacol. Toxicol*, v.41, p.347–366, 2001.

METCALF, S.W.; ORLOFF, K.G. Biomarkers of exposure in community settings. J. Toxicol. Environ. Health, v.67, p.715-726, 2004.

ROONEY, A.A.; LUEBKE, R.W.; SELGRADE, M.J.K.; GERMOLEC, D.R. Immunotoxicology and Its Application in Risk Assessment. *EXS*, v.101, p.251-87, 2012.

SATPATHY, A.T.; WU, X.; ALBRING, J.C.; MURPHY, K.M. Re(de)fining the dendritic cell lineage. *Nat Immunol*, v.13, n.12, p.1145-1154, 2012.

# 1.13.

# METABOLÔMICA APLICADA À TOXICOLOGIA

*Mônica Siqueira Ferreira*
*Diogo Noin de Oliveira*
*Lívia Riberti Rodrigues*
*Sabrina de Bona Sartor*
*Rodrigo Ramos Catharino*

## CONTEÚDO DESTE CAPÍTULO

## 1. INTRODUÇÃO

Na investigação de um mecanismo de toxicidade, são levadas em conta todas as possíveis vias bioquímicas e seus metabólitos correlatos que possam estar relacionados à condição clínica em estudo. Entender e elucidar um mecanismo de intoxicação é extremamente relevante para que o tratamento certo seja realizado no momento certo, para a segurança e o bem-estar do paciente. Compreendendo essa premissa, torna-se bastante clara a necessidade de plataformas analíticas e de diagnóstico que contemplem toda a cadeia de compostos envolvida. Essas plataformas devem apresentar, preferencialmente, metodologias instrumentais robustas, com rápido e simplificado preparo de amostras e tempo de análise. Quando se trata de intoxicações, o conhecimento do tempo decorrido desde a ingestão ou exposição ao agente tóxico até o diagnóstico e posterior tratamento é de vital importância, pois quadros agudos, por exemplo, tendem a se agravar rapidamente em questão de horas.

A utilização da metabolômica como plataforma analítica na Toxicologia mostra-se alinhada às tendências de rapidez e efetividade em produzir resultados com alto índice de confiabilidade e exatidão. Caracterizando-se pelo estudo de todos os produtos de biossíntese, metabolismo e excreção de um sistema biológico, a metabolômica permite a determinação de perfis qualitativos e quantitativos de vias metabólicas e processos biológicos (p. ex., doenças, intoxicações etc.). Por meio desse estudo detalhado, é possível integrar e correlacionar diversas informações específicas dentro de um sistema complexo, lançando-se mão de moléculas-chave, os biomarcadores, que regem ou são imprescindíveis em uma ou mais etapas do processo corrente.

Os biomarcadores são moléculas de origem biológica e natureza diversa que podem ser experimentalmente mensuradas e/ou determinadas e que podem funcionar como a "impressão digital" de um processo bioquímico, auxiliando na caracterização dele e no consequente diagnóstico final.

No escopo da metabolômica aplicada à Toxicologia, existem algumas subdivisões que norteiam o analista na execução de um estudo. Quando já se tem o conhecimento do tipo de amostra e qual agente toxicológico pode estar presente, realiza-se um *target analysis*, no qual já se tem uma molécula-alvo a ser buscada. Por sua vez, *metabolic fingerprint* e *footprint* buscam caracterizar a amostra e trazer evidências que possam auxiliar na elucidação do mecanismo de toxicidade ao qual o indivíduo (ou seu sistema) foi exposto.

Para todos esses estudos, são empregadas técnicas analíticas versáteis e de alto poder de detecção e quantificação, como a Espectrometria de Massas (MS, do inglês *Mass Spectrometry*), a Cromatografia Líquida de Ultra-Alta Eficiência (UHPLC, do inglês *Ultra High-Performance Liquid Chromatography*), a Cromatografia Gasosa (GC, do inglês *Gas Chromatography*) e a Ressonância Magnética Nuclear (NMR, do inglês *Nuclear Magnetic Ressonance*). Técnicas complementares, como a Espectroscopia por Infravermelho com Transformada de Fourier (FT-IR, do inglês *Fourier Transform Infrared Spectroscopy*) e a Espectrofotometria, entre outras, também auxiliam na elucidação estrutural e quantificação de biomarcadores. Algumas dessas técnicas citadas são passíveis de acoplamento, o que as torna ainda mais robustas, como a Espectrometria de Massas em Tandem (LC/MS, do inglês *Liquid Chromatography Mass Spectrometry*), as quais são descritas a seguir.

## 2. FERRAMENTAS ANALÍTICAS

A análise de dados em metabolômica é realizada por meio de diferentes técnicas e ferramentas analíticas, além de ferramentas estatísticas para tratamento dos dados obtidos. A complexidade da análise se deve, principalmente, à diversidade química dos compostos-alvo e também à baixa concentração desses compostos nas amostras. Para caracterizar e quantificar esses compostos, é necessária a utilização de metodologias e equipamentos específicos, de acordo com as características de cada classe de compostos bioquímicos. Portanto, a metabolômica engloba diversas tecnologias analíticas que necessitam ser cuidadosamente selecionadas, de acordo com os compostos-alvo, com a via metabólica de interesse ou com a questão biológica a ser respondida. Em um estudo metabolômico, as seguintes etapas são fundamentais: o planejamento experimental; o preparo da amostra; a identificação e quantificação dos compostos de interesse; e, finalmente, a análise estatística dos dados obtidos.

### 2.1. Planejamento experimental

A variação bioquímica interindividual no metabolismo é geralmente maior em humanos do que em modelos animais, devido à sua maior diversidade em fatores genéticos e ambientais. A maior variabilidade interindividual deve-se também a maiores diferenças na alimentação, ao ciclo circadiano, ao gênero e ciclo menstrual, ao estado de saúde e a uma vasta gama de componentes do estilo de vida, como o tabagismo, o consumo de álcool ou a atividade física. Principalmente em metabolômica, esses fatores devem ser cuidadosamente estudados, e o número de participantes num estudo deve ser fixado de acordo com os requerimentos estatísticos, isto é, um número suficiente de indivíduos agrupados por classe, para originar modelos estatísticos robustos e com resultados interpretáveis.

### 2.2. Preparo da amostra

Os principais objetivos do preparo de amostra são realizar sua limpeza (*clean-up*), eliminando possíveis interferentes e sujidades presentes, e uma pré-concentração dos analitos-alvo. No preparo de amostra, destacam-se: uso de solventes orgânicos, como metanol, etanol, entre outros; uso de materiais adsorventes (técnicas de extração em fase sólida e microextração em fase sólida); e técnica de derivatização, em que os analitos se tornam compatíveis com a análise desejada, por meio de reações químicas. O preparo de amostra não é uma etapa obrigatória em metabolômica, sendo suprimida pelas técnicas de análise direta por espectrometria de massas.

### 2.3. Identificação e quantificação dos compostos de interesse

As principais técnicas de separação dos compostos utilizadas são a GC, a HPLC e a Cromatografia Líquida (LC, do inglês *Liquid Chromatography*). Já para a identificação e quantificação, são a MS, a NMR e a FT-IR. Em metabolômica, cujo principal objetivo é obter o maior número possível de compostos, utilizam-se combinações entre ferramentas de separação e detecção, como GC/MS, LC/MS, GC/MS/MS e LC/MS/MS.

### 2.3.1. *Cromatografia gasosa (CG)*

A técnica de CG é utilizada para a separação de compostos voláteis ou que podem tornar-se voláteis e que sejam termicamente estáveis. É um método físico de separação, no qual os componentes a serem separados são distribuídos entre duas fases: a estacionária (sólida ou líquida); e a móvel (gasosa). A amostra é introduzida no equipamento por um sistema de injeção e transportada por um fluxo de gás inerte (fase móvel), que não interage com a amostra, através de uma coluna cromatográfica cujas paredes são recobertas com uma camada microscópica de líquido ou de polímero (fase estacionária) sobre um suporte sólido inerte (sílica, aço ou vidro).

O uso de altas temperaturas no local de injeção permite a vaporização das amostras líquidas e dos compostos de interesse. O fluxo de gás inerte, normalmente hidrogênio, hélio, nitrogênio ou argônio, arrasta as moléculas para a coluna cromatográfica, por meio da qual os componentes da amostra se deslocam a velocidades influenciadas pelo grau de interação de cada componente com a fase estacionária utilizada. As substâncias que têm a maior interação com a fase estacionária são retidas por mais tempo e, portanto, separadas daquelas de menor interação. A coluna cromatográfica é mantida sob diferentes temperaturas, fator determinante na eficiência da separação cromatográfica. A variação de temperatura, ou programação de temperatura, que consiste em iniciar a análise com temperaturas mais baixas, aumentando gradualmente ao longo do tempo, faz com que os compostos com diferentes pontos de ebulição possam eluir (sair da coluna) como picos separados, além de ser bastante útil quando a amostra é formada por compostos com diferentes pontos de ebulição, aumentando a eficiência da separação cromatográfica.

À medida que as substâncias eluem da coluna, são detectadas e podem ser quantificadas por um detector e/ou recolhidas para outra análise. O uso de um detector adequado na saída da coluna cromatográfica torna possível a detecção e quantificação dos compostos-alvo. A cromatografia gasosa moderna geralmente é acoplada a um detector por espectrometria de massas (CG/MS), o que a torna capaz de separar e detectar um grande número de compostos orgânicos. A cromatografia gasosa apresenta alto poder de resolução, tornando possível a separação de vários compostos de uma mesma amostra. Porém, compostos não voláteis devem ser derivatizados antes da análise, isto é, tornar-se menos polares e mais voláteis antes de serem aplicados na coluna cromatográfica.

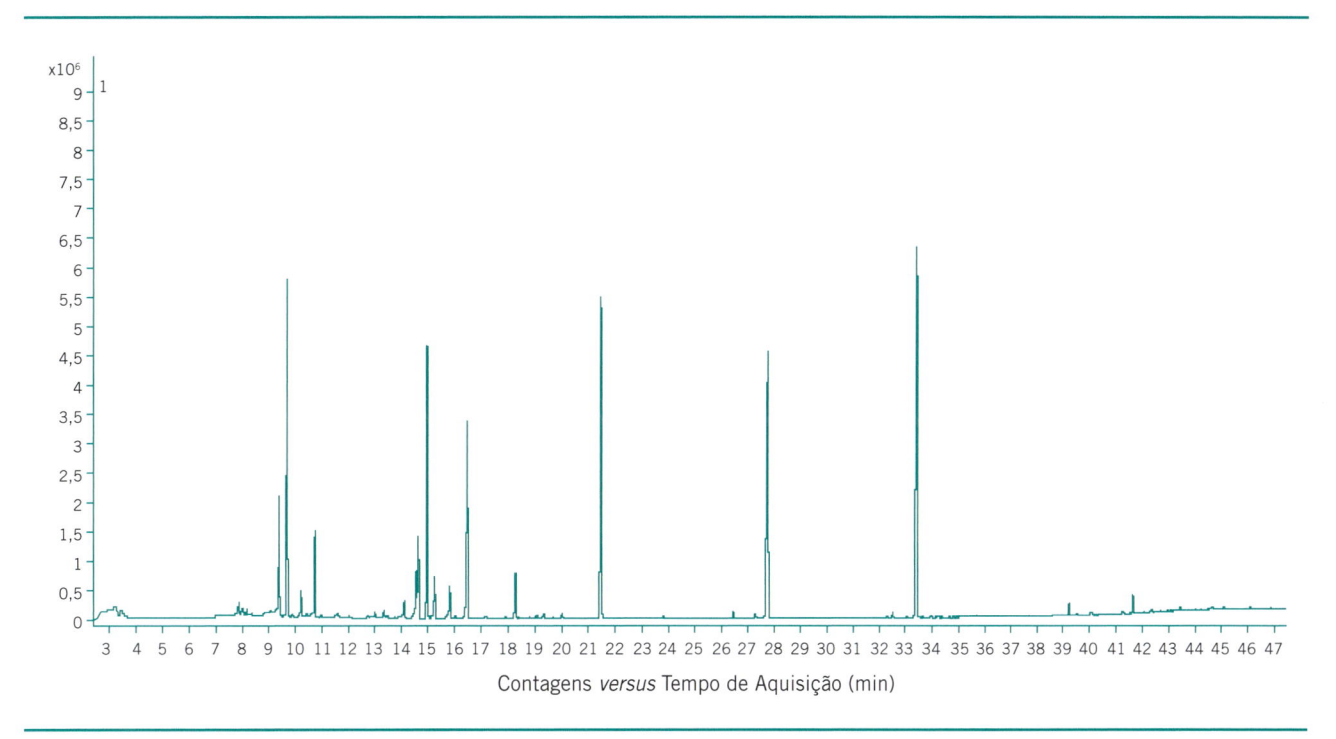

**Figura 1.** Cromatograma (CG) de ésteres etílicos de ácidos graxos em solução aquosa.

### 2.3.2. *Cromatografia líquida de alta eficiência (HPLC)*

A HPLC é amplamente utilizada para separar misturas com um grande número de compostos similares. A separação ocorre pelo uso de colunas cromatográficas recheadas com diferentes materiais (fase estacionária) e de uma fase móvel líquida eluída sob alta pressão. O uso de pressão em HPLC deve-se ao fato de a fase estacionária apresentar certa resistência à passagem da fase móvel. Assim, utilizam-se bombas de alta pressão para que a fase móvel migre pela coluna a uma velocidade razoável.

A fase móvel desempenha papel fundamental na separação por HPLC. Sua composição deve ser cuidadosamente estudada, de tal forma que solubilize e arraste a amostra sem causar sua decomposição. Aliás, esta é a principal característica do modelo. Também deve apresentar alto grau de pureza ou ser de fácil purificação, para uma separação com alta sensibilidade, pois as impurezas podem interferir na detecção do analito pelo detector, por exemplo, arranjo de diodos (DAD) ou ultravioleta (UV). A fase móvel deve ser compatível com o detector empregado e possuir polaridade adequada para permitir uma separação conveniente dos componentes da amostra.

A coluna cromatográfica é feita de um material inerte que deve resistir às altas temperaturas utilizadas. A capacidade da coluna é determinada pelo comprimento, pelo diâmetro e pelo material de recheio. As colunas geralmente utilizadas são: octadecil ($C_{18}$, $RP_{18}$, ODS); octil ($C_8$, $RP_8$); CN (cianopropil); e $NH_2$ (amina). Quanto aos detectores, não existe um que apresente todas as propriedades para que seja ideal para HPLC. A sensibilidade de um detector é determinada a partir da relação entre o sinal produzido e a quantidade de amostra que gera este sinal. A linearidade é a faixa linear do sistema, em que o sinal do detector é diretamente proporcional à concentração do soluto. Os detectores mais usados em HPLC são os fotométricos, baseados na absorvância no ultravioleta e no visível (UV-VIS). Os detectores de fluorescência, utilizados como métodos de detecção específica, são sensíveis para substâncias que fluorescem. Também são empregados detectores por índice de refração, os quais acompanham continuamente a diferença no índice de refração entre a fase móvel pura e o efluente que sai da coluna contendo os componentes da amostra.

A HPLC apresenta menor resolução cromatográfica quando comparada à CG, porém seu uso é mais amplo, contemplando uma grande gama de compostos que podem ser analisados, entre eles os não voláteis e/ou termicamente instáveis.

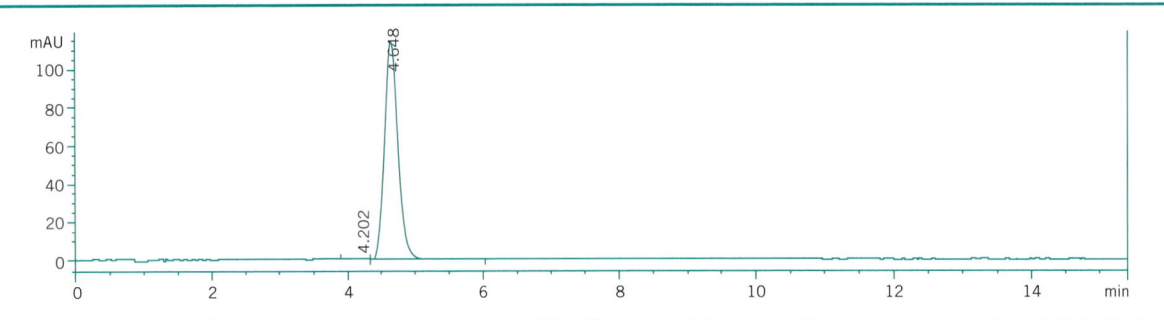

**Figura 2.** Cromatograma (HPLC) de padrão de NADH.

### 2.3.3. *Espectrometria de massas (MS)*

A análise por espectrometria de massas é utilizada para identificar e quantificar compostos pela sua alta sensibilidade. Pode ser empregada após a separação dos compostos por diferentes técnicas cromatográficas (CG, LC) ou, dependendo da fonte de ionização utilizada, a amostra pode ser diretamente injetada no equipamento sem o uso de técnicas de preparo. Essa técnica analisa compostos por meio de sua relação massa/carga e seu perfil de fragmentação, sendo amplamente utilizada na identificação e quantificação de compostos orgânicos em geral.

Na análise por espectrometria de massas, a amostra é introduzida no instrumento por inserção direta ou, mais comumente, após uma separação prévia por um sistema de cromatografia (líquida ou gasosa). Os componentes da amostra passam por uma fonte de ionização, que resulta na formação de partículas carregadas (íons). As fontes de ionização mais amplamente utilizadas são o impacto de elétrons (EI) e a ionização química (CI). Mais recentemente, outras técnicas foram desenvolvidas com utilização significativamente crescente nos últimos anos, entre elas a técnica de ionização por *spray* de elétrons (ESI), a técnica de ionização química à pressão atmosférica (APCI, do inglês *Atmospheric Pressure Chemical Ionization*) e a fotoionização à pressão atmosférica (APPI, do inglês *Atmospheric Pressure Photoionization*).

Os íons gerados na fonte de ionização são separados pelos analisadores de massas de acordo com a relação existente entre suas massas e cargas, ou seja, a razão *m/z*. Os analisadores de massas mais comuns são os baseados em setores elétricos e magnéticos, os do tipo quadrupolo, os do tipo *ion trap* e os do tipo tempo de voo ou TOF (*Time-of-Flight*). Após a passagem pelo analisador de massas, um detector registra a carga induzida ou a corrente produzida quando um íon atravessa ou atinge uma superfície e, assim, fornece dados para calcular a abundância de cada um dos íons presentes. Existe atualmente uma grande variedade de detectores, entre eles aqueles por chapas fotográficas, os de *Faraday*, os baseados na multiplicação de elétrons (EM). O uso de *softwares* adequados transforma esses dados em sinais, gerando, assim, um espectro de massas, ou seja, o registro dos íons detectados em função da razão massa/carga (*m/z*).

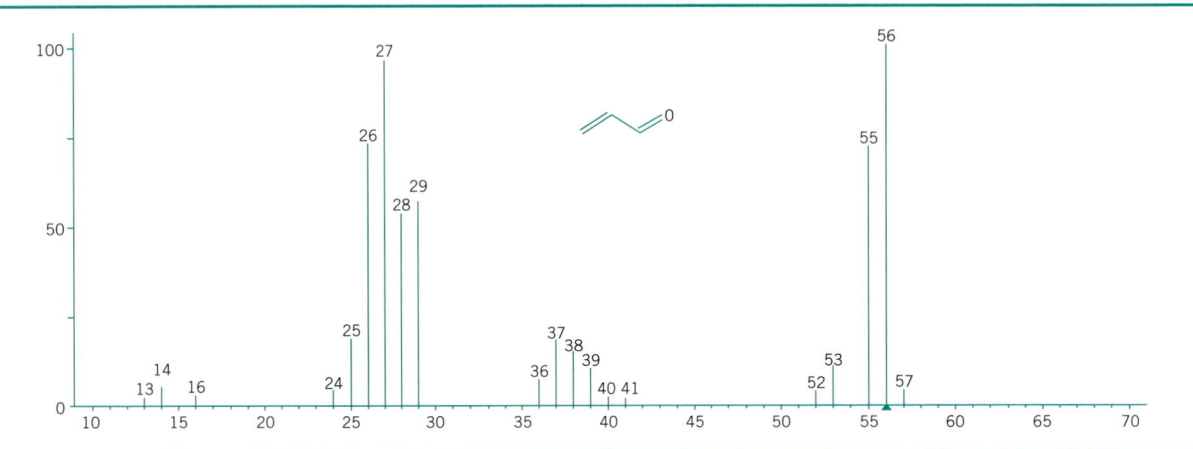

**Figura 3.** Espectro de massas do composto acroleína.

### 2.3.4. *Espectroscopia de ressonância magnética nuclear (NMR)*

A NMR pode ser utilizada para análise de vários compostos simultaneamente, sendo considerada um detector universal. Além disso, essa técnica não depende de uma separação prévia dos analitos, assim a amostra pode ser recuperada e direcionada para outras análises (técnica não destrutiva). Suas principais vantagens são a alta reprodutibilidade analítica e a simplicidade no preparo de amostras, sendo indicada para a análise de moléculas orgânicas em geral.

A técnica se baseia nas propriedades magnéticas de núcleos atômicos de alguns átomos. Na presença de um campo magnético, núcleos ativos à NMR (como $^1$H ou $^{13}$C) absorvem a radiação eletromagnética em determinada frequência e comportam-se como ímãs girando em torno de um eixo. A absorção dessa radiação pelos núcleos dos elementos é quantificada e origina um espectro característico.

A frequência de absorção é característica de cada isótopo e está relacionada com as transições induzidas pelas radiofrequências (rf) entre estados quantificados de energia dos núcleos orientados em um campo magnético. A frequência de ressonância, a energia de absorção e a intensidade do sinal são proporcionais à força do campo magnético.

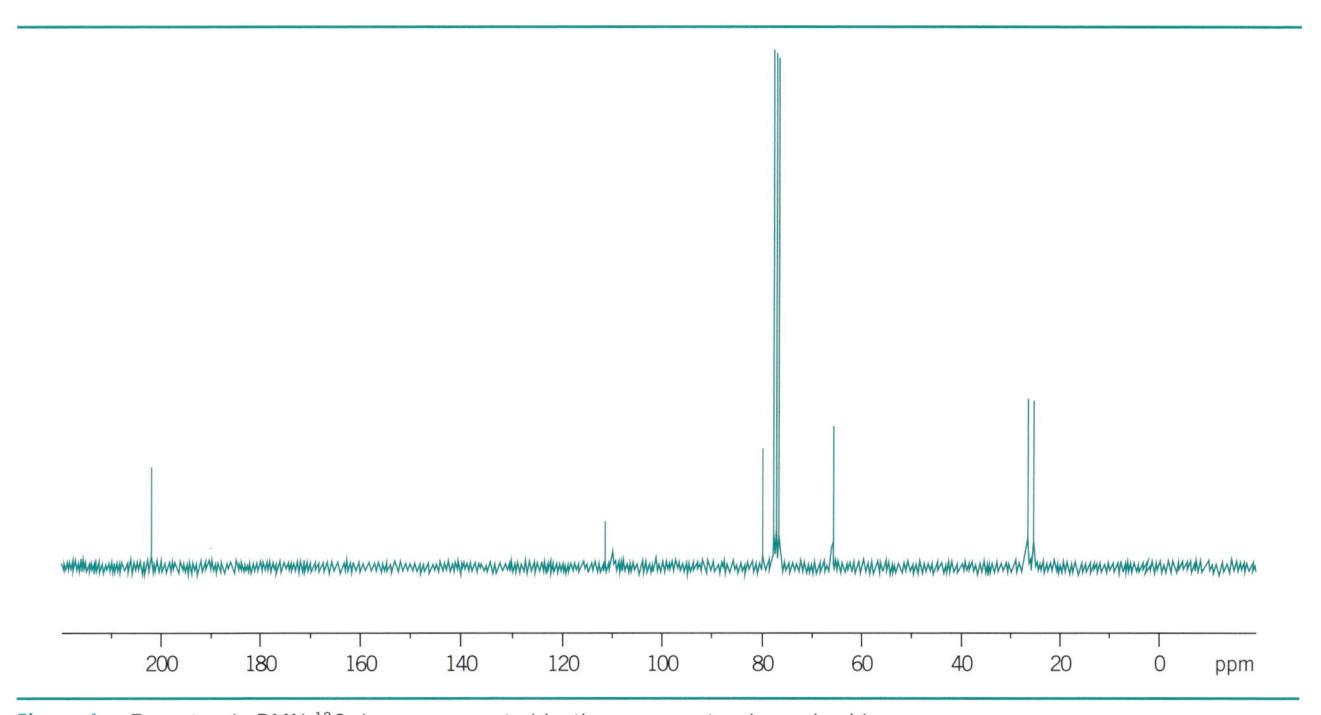

**Figura 4.** Espectro de RMN $^{13}$C de um composto bioativo em amostra desconhecida.

### 2.3.5. *Espectroscopia no infravermelho com transformada de Fourier (FT-IR)*

Técnica que atua como ferramenta complementar de grande auxílio na elucidação estrutural, por conta de sua característica intrínseca em apresentar grupos funcionais de diferentes moléculas químicas. É de suma importância, especialmente em metabolômica, devido à complexidade e diversidade da natureza química dos compostos a serem analisados.

A espectroscopia no infravermelho fornece evidências da presença de vários grupos funcionais na estrutura orgânica devido à interação das moléculas ou dos átomos com a radiação eletromagnética em um processo de vibração molecular. As ligações covalentes que constituem as moléculas orgânicas estão em constantes movimentos axiais e angulares. A radiação no infravermelho faz com que átomos e grupos de átomos de compostos orgânicos vibrem com amplitude aumentada ao redor das ligações covalentes que os ligam. A radiação infravermelha, quando absorvida por uma molécula orgânica, converte-se em energia de vibração molecular. O espectro reflete o movimento vibracional e costuma aparecer em forma de bandas. A localização de uma banda de absorção no infravermelho pode ser especificada em unidades relacionadas com a frequência ($\nu$) pelo seu comprimento de onda ($\lambda$), medidos em centímetro ou por meio de seu comprimento de onda ($\lambda$), medidos em micrômeros. A intensidade da banda é medida pela transmitância ou pela absorvância. A possibilidade de dois compostos diferentes terem o mesmo espectro no infravermelho é improvável; por esse motivo, cada função orgânica apresenta no espectro a região de impressão digital na faixa de 900 a 1.300 cm$^{-1}$.

O FT-IR apresenta alta sensibilidade, pois emprega um interferômetro de Michelson, cuja finalidade é dividir o feixe de radiação da fonte de infravermelho de tal forma que reflita simultaneamente a partir de um espelho em movimento e de um espelho fixo. Os feixes refletidos voltam a se combinar, passam através da amostra para o detector e são reproduzidos na forma de um gráfico de tempo contra a intensidade do sinal, denominado interferograma. O interferograma é, portanto, formado pela soma de todas as ondas de diferentes amplitudes e frequências que chegam ao interferômetro e possui todas as informações espectrais da amostra.

Entre as vantagens da espectroscopia FTIR, pode-se citar: apresenta poucos elementos ópticos; a potência da radiação que chega ao detector é maior do que nos instrumentos dispersivos; maiores relações sinal/ruído são observadas; melhores valores de precisão e exatidão em termos de comprimento de onda; e todos os sinais da fonte alcançam o detector simultaneamente, tornando possível a obtenção de todo o espectro de uma só vez, facilitando o aumento de varreduras (*scans*) para aumentar a razão sinal/ruído.

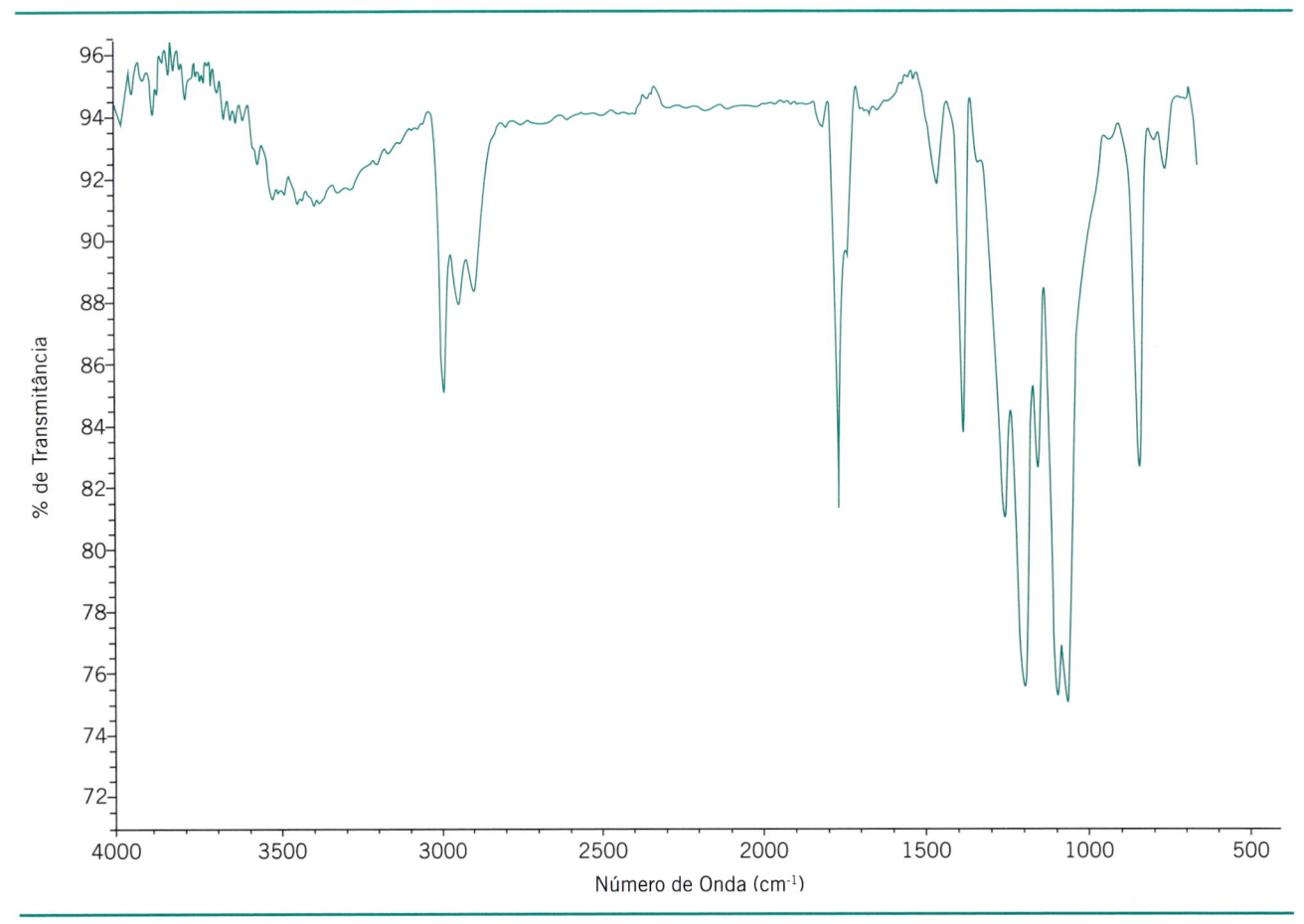

**Figura 5.** Espectro de infravermelho de um composto bioativo em amostra desconhecida.

## 2.4. Análise de dados

A análise dos dados é realizada por softwares estatísticos, cujas ferramentas são indispensáveis para melhor compreensão e entendimentos dos resultados obtidos. As estatísticas aplicadas na metabolômica e proteômica compreendem técnicas não supervisionadas e supervisionadas. As técnicas não supervisionadas, como a Análise dos Componentes Principais (ACP), são geralmente aplicadas para explorar a variância estatística global, com o objetivo de aglomerar perfis metabólicos semelhantes e detectar valores atípicos, permitindo a visualização de dados baseados nas semelhanças e diferenças inerentes à composição analisada. Entre as várias técnicas supervisionadas, as mais utilizadas na investigação em metabolômica e proteômica são baseadas no método de Regressão Multivariada dos Mínimos Quadrados Parciais (PLS) ou de Regressão Multivariada dos Componentes Principais (RCP). Essas técnicas utilizam o conhecimento obtido durante o desenho do estudo, o que permite separar as observações em pelo menos duas classes diferentes e, dessa forma, usar métodos multivariados mais avançados.

## 3. APLICAÇÕES PRÉ-CLÍNICAS E CLÍNICAS

Metabolômica é uma poderosa ferramenta para elucidação de sistemas biológicos, complementando a genômica, a transcriptômica e a proteômica. No entanto, possui vantagens potenciais sobre as outras "ômicas", como: (i) o conhecimento estrutural e funcional de metabólitos é maior que o de genes e proteínas; (ii) expressão de genes e proteínas resulta em alterações metabólicas – logo, a metabolômica fornece informações com maiores níveis de integração; (iii) alterações metabólicas podem ser detectadas em fluidos corporais como urina e sangue, o que torna a análise menos invasiva.

Metabolômica tem sido utilizada na caracterização e no diagnóstico de doenças por meio da identificação de biomarcadores. Na aplicação de técnicas convencionais, como imuno-histoquímica, muitas patologias possuem, como marcadores, compostos com baixa especificidade ou que não apresentam expressão detectável nos estágios iniciais da doença, quando a lesão é potencialmente curável. Em Toxicologia, a metabolômica tornou-se uma ferramenta importante para elucidar efeitos de fármacos, indicando processos metabólicos centrais e modificações no organismo causadas por respostas tóxicas, que raramente são avaliados por toxicologistas. Além disso, permite elucidar mecanismos não aparentes com o uso das ferramentas toxicológicas tradicionais, esclarecendo vias alteradas por compostos de interesse e identificando possíveis órgãos-alvo.

Análises toxicológicas utilizando ferramentas metabolômicas têm sido realizadas também ao nível celular. Usaram-se, por exemplo, células do carcinoma epitelial alveolar, cultivadas *in vitro* e expostas à fumaça de cigarros, para verificar alterações bioquímicas e encontrar possíveis biomarcadores de doenças pulmonares relacionadas ao cigarro. Entre as perturbações bioquímicas, foram encontradas alterações no metabolismo de lipídios, ciclo de Krebs, ciclo da ureia, bem como estresse oxidativo e danos celulares. Embora muitas dessas alterações sejam observadas com ferramentas para análises toxicológicas convencionais, a metabolômica permite que centenas dessas alterações sejam estudadas em um único experimento, além de permitir descobertas.

## 4. PERSPECTIVAS

Levando-se em conta todo o potencial da metabolômica em Toxicologia, levantam-se discussões que vêm desde o sequenciamento do genoma humano: um dos maiores objetivos na Toxicologia tem sido entender a predisposição genética de alguns indivíduos para a toxicidade. O ramo da farmacogenética já entende que os SNPs (do inglês, *Single Nucleotide Polymorphisms*) e a expressão de alguns genes podem influenciar na viabilidade de metabolização de um fármaco, sua eficiência nesse processo e até mesmo na origem de metabólitos tóxicos. Nesse contexto, esforços no desenvolvimento de doses e/ou formas farmacêuticas individuais têm sido realizados para reduzir o risco de toxicidade ocasionado por determinados medicamentos, de forma a iniciar uma terapêutica personalizada. Nesse cenário, a metabolômica pode ser empregada como importante plataforma analítica de diagnóstico, permitindo a identificação desses metabólitos e, portanto, a identificação da via na qual o princípio ativo está sendo metabolizado. Tal nível de desenvolvimento poderia auxiliar na maior aceitação e adesão de pacientes a tratamentos farmacológicos, pela diminuição de riscos e efeitos adversos promovidos.

Outra vertente bastante explorada nas últimas décadas, a Toxicologia Ambiental, também pode se favorecer de estratégias metabolômicas para rápida identificação e quantificação de contaminantes xenobióticos tóxicos nas mais diversas matrizes naturais, como lençóis freáticos, mananciais, solo e vegetações. É sabida a necessidade de análises qualitativas e quantitativas nesse escopo, pois a determinação correta e confiável de marcadores tóxicos dentro de um ecossistema ou comunidade é a chave para a manutenção da saúde desse meio e para a prevenção de acidentes e intoxicações de seus habitantes.

Assim, o desenvolvimento de plataformas com alto nível de especificidade e metodologias simples rápidas e robustas são fatores que norteiam o caminho por onde a metabolômica deve seguir em conjunto com a Toxicologia nas próximas décadas, trazendo maior segurança, seja em terapêutica ou mesmo em avaliações ambientais.

## 5. BIBLIOGRAFIA

BREITMAIER, E.; VOELTER, W. Carbon-13 NMR Spectroscopy, 3nd Ed.; VCH, Weinheim, Germany, 1987.

COLLINS, C.H.; BRAGA, G.L.; BONATO, P.S. Fundamentos de cromatografia. Campinas: Editora da UNICAMP, p.452, 2006.

COLLINGS, F.B.; VAIDYA, V.S. Novel technologies for the discovery and quantitation of biomarkers of toxicity. *Toxicology*, v.245, p.167-174, 2008.

DEROME, A. E. Modern NMR Techniques for Chemistry Research. *Pergamon Press*, Oxford, England, 1988.

GO, E.P. Database resources in metabolomics: an overview. *J. Neuroimmune Pharmacol.*, v.5, p.18-30, 2010.

GOMASE, V.S.; CHANGBHALE, S.S.; PATIL, S.A.; KALE, K.V. Metabolomics. *Curr. Drug Metab.*, v.9, p.89-98, 2008.

GRIFFIN, J. L.; RUBTSOV, D.V. Analytical Methodology Standards for Metabolomics. In: Encyclopedia of Spectroscopy and Spectrometry (Second Edition). John Lindon (ed.), Academic Press, Oxford, 2010.

JONES, A.R.; MILLER, M.; AEBERSOLD, R.; APWEILER, R.; BALL, C.A.; BRAZMA, A.; DEGREEF, J.; HARDY, N.; HERMJAKOB, H.; HUBBARD, S.J.; et al. The Functional Genomics Experiment model (FuGE): an extensible framework for standards in functional genomics. *Nat. Biotechnol.*, v.25, p.1127-1133, 2007.

KANANI, H.; CHRYSANTHOPOULOS, P.K.; KLAPA, M.I. Standardizing GC-MS metabolomics. *J. Chromatogr.*, v.871, p.191-201, 2008.

LINDON, J.C.; HOLMES, E. A survey of metabonomics approaches for disease characterization. In: J.C. LINDON, J.K. NICHOLSON AND E. HOLMES (Eds.), *The handbook of metabonomics and metabolomics*, Elsevier, Amsterdam, 2007.

LINDON, J.C.; NICHOLSON, J.K. Analytical technologies for metabonomics and metabolomics, and multi-omic information recovery. *Trends Anal. Chem.*, v.27, p.194-204, 2008.

MILBURN, M.V.; RYALS, J.A.; GUO, L. Toxicometabolomics: technology and applications. *A comprehensive guide to toxicology in preclinical drug development*, Elsevier, North Carolina, cap.34, p.807-825, 2013.

NATH, A.K.; ROBERTS, L.D.; LIU, Y.; MAHON, S.B.; KIM, S.; RYU, J.H.; WERDICH, A.; JANUZZI, J.L.; BOSS, G.R.; ROCKWOOD, G.A.; MACRAE, C.A.; BRENNER, M.; GERSZTEN, R.E.; PETERSON, R.T. Chemical and metabolomic screens identify novel biomarkers and antidotes for cyanide exposure. *FASEB J.*, v.27, p.1-11, 2013.

RAVENZWAAY, B.V.; CUNHA, G.C.P.; LEIBOLD, E.; LOOSER, R.; MELLERT, W.; PROKOUDINE, A.; WALKB, T.; WIEMER, J. The use of metabolomics for the discovery of new biomarkers of effect. *Toxicology Letters*, v.172, p.21-28, 2007.

ROBERTSON, D.G.; WATKINS, P.B.; REILY, M.D. Metabolomics in Toxicology: Preclinical and clinical applications. *Toxicological Sciences*, v.120 (S1), p.S146-S170, 2011.

ROESSNER, U.; NAHID, A.; CHAPMAN, B.; HUNTER, A.; BELLGARD, M. Metabolomics – The Combination of Analytical Biochemistry, Biology and Informatics. In: Comprehensive Biotechnology (Second Edition). Murray Moo Young (ed), Academic Press, Burlington, 2011.

SILVERSTEIN, R.M.; BASSLER, G.C.; MORRILL, T.C. Identificação espectrométrica de compostos orgânicos, 1ª ed., LTC, 2006.

SUMNER, L.W.; AMBERG, A.; BARRETT, D.; BEALE, M.H.; BEGER, R.; DAYKIN, C.A.; FAN, T.W.M.; FIEHN, O.; GOODACRE, R.; GRIFFIN, J.L.; et al. Proposed minimum reporting standards for chemical analysis. *Metabolomics*, v.3, p.211-221, 2007.

VULIMIRI, S.V.; MISRA, M.; HAMM, J.T.; MITCHELL, M.; BER-GER, A. Effects of mainstream cigarette smoke on the global me-tabolome of human lung epithelial cells. *Chem. Res. Toxicol.*, v.22, p.492-503, 2009.

WANT, E.J.; WILSON, I.D.; GIKA, H.; THEODORIDIS, G.; PLUMB, R.S.; SHOCKCOR, J.; HOLMES, E.; NICHOLSON, J.K. Global metabolic profiling procedures for urine using UPLC-MS. *Nat. Protoc.*, v.5, p.1005-1018, 2010b.

YABUSHITA, S.; FUKAMACHI, K.; TANAKA, H.; FUKUDA, T.; SUMIDA,K.; DEGUCHI,Y.; MIKATA, K.; NISHIOKA, K.; KA-WAMURA, S.; UWAGAWA, S.; SUZUI, M.; ALEXANDER, D.; TSUDA, H. Metabolomic and transcriptomic profiling of human K-ras oncogene transgenic rats with pancreatic ductal adenocarci-nomas. *Carcinogenesis*, 2013.

# 2.1.

# ECOTOXICOLOGIA

*Fabiane Dörr*

*Thais Guaratini*

*Karina Helena Morais Cardozo*

*David Domingues Pavanelli*

*Pio Colepicolo*

*Ernani Pinto*

## CONTEÚDO DESTE CAPÍTULO

1. Introdução – conceitos básicos
2. Distribuição, bioacumulação e biomagnificação de poluentes no meio ambiente
3. Mecanismos de biotransformação e degradação molecular de poluentes
4. Respostas bioquímicas e fisiológicas de organismos expostos a poluentes e seus efeitos em populações, comunidades e ecossistemas
5. Avaliação de risco ecotoxicológico
6. Biomarcadores de ambientes poluídos
7. Gerenciamento de resíduos tóxicos
8. Bibliografia

## 1. INTRODUÇÃO – CONCEITOS BÁSICOS

Atualmente, quase todos os países reconhecem a necessidade do desenvolvimento sustentável e de práticas de produção de-nominadas *verdes*, que resultem em menos resíduos ou evitem o desperdício. Embora com iniciativas ainda tímidas para a gravidade do problema, algumas ações vêm sendo realizadas acerca da fabricação de produtos de maneira menos agressiva para o meio ambiente.

A Ecotoxicologia compreende a caracterização, a compreensão e o prognóstico dos efeitos deletérios de substâncias químicas de origem antropogênica (ou seja, produzidas pelo ser humano) no meio ambiente, assim como a avaliação das medidas necessárias para prever, conter ou tratar os danos causados (Figura 1). Nesse sentido, essa ciência pode ser definida como o estudo dos efeitos tóxicos de substâncias químicas em populações e comunidades de organismos vivos em ecossistemas.

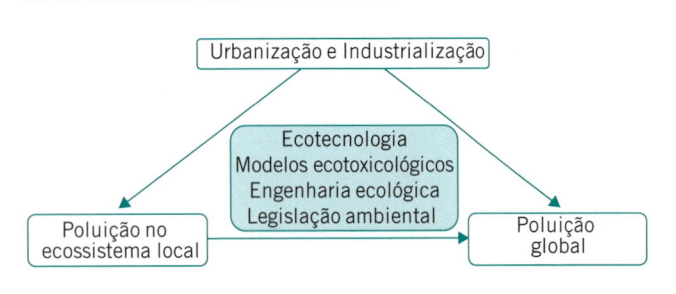

**Figura 1.** Efeitos antropogênicos no ambiente e ferramentas para caracterização, compreensão e prognóstico dos danos causados por poluentes.

Dentre as classes dos poluentes de origem antropogênica mais comuns, destacam-se os agrotóxicos (herbicidas, inseticidas e fungicidas), íons inorgânicos (metais), solventes orgânicos, substâncias radioativas, produtos farmacêuticos etc. Considerando-se a complexidade desses diversos tipos de poluentes, acerca de suas características físico-químicas e toxicidade, e da influência dos fatores bióticos e abióticos sobre a resposta a esses compostos, é necessária uma abordagem multidisciplinar em estudos ecotoxicológicos. O conhecimento das diversas disciplinas relacionadas à Ecotoxicologia (Figura 2) é fundamental para a análise e a compreensão dos efeitos de xenobióticos e a determinação de seus mecanismos de ação e do risco aos diferentes níveis organizacionais da Ecologia, além das medidas preventivas necessárias no gerenciamento desses poluentes.

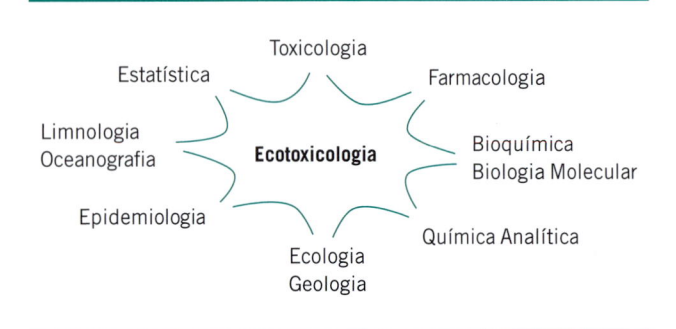

**Figura 2.** Interdisciplinaridade da Ecotoxicologia.

Conforme dito anteriormente, estudos ecotoxicológicos compreendem a avaliação da influência de fatores bióticos e abióticos sobre a resposta aos poluentes. Os fatores bióticos incluem os tipos de organismos vivos envolvidos e suas características intrínsecas (como tamanho, fase de desenvolvimento, sazonalidade, estado nutricional, entre outras) e as biotranfor-

mações decorrentes. Já os fatores abióticos correspondem, além das transformações físico-químicas, às características do ambiente (ar, água, solo/sedimentos), como temperatura, pH e oxigenação. Embora a Ecotoxicologia trate de sistemas muito complexos, sendo muito difícil conhecer todos os componentes e processos ecológicos envolvidos no problema causado por poluentes, alguns modelos podem ser utilizados para fornecer informações importantes sobre as relações desses compostos com o ambiente. Nesse sentido, muito se tem pesquisado, principalmente nas últimas décadas, a respeito de métodos que visam obter estimativas do problema causado pelas substâncias e pelos produtos de sua interação.

Este capítulo abordará aspectos gerais sobre Ecotoxicologia, incluindo:

- interação dos poluentes no ecossistema, ou seja, sua distribuição, bioacumulação e biomagnificação;
- alguns mecanismos de biotransformação;
- respostas bioquímicas e fisiológicas de organismos expostos a poluentes e seus efeitos em populações, comunidades e ecossistemas;
- avaliações de risco ecotoxicológico;
- uso de biomarcadores e sua importância em ambientes contaminados;
- gerenciamento de resíduos tóxicos e métodos de biorremediação.

## 2. DISTRIBUIÇÃO, BIOACUMULAÇÃO E BIOMAGNIFICAÇÃO DE POLUENTES NO MEIO AMBIENTE

A distribuição de um poluente e de seus derivados nos diferentes níveis de um ambiente natural é parte importante da Ecotoxicologia. O termo *distribuição*, nessa ciência, refere-se à concentração e à localização final de um determinado poluente, uma mistura de poluentes, bem como seus derivados e/ou produtos de transformação nos organismos e no ambiente externo (água, solo e ar) após sua dispersão no meio.

O termo *bioacumulação*, por sua vez, está relacionado ao maior acúmulo, em relação à eliminação, de substâncias químicas (como DDT ou metilmercúrio, por exemplo) em organismos vivos. O processo de acumulação está diretamente relacionado à via de absorção da substância pelo organismo exposto, que pode ser oral (pelo consumo de alimentos contaminados), dérmica, respiratória, entre outras. É esse processo de absorção que define se o organismo vai apresentar concentração mais alta do xenobiótico do que aquela no meio onde ele se encontra. Além da via de absorção, a bioacumulação depende da velocidade de absorção e de eliminação da substância pelo organismo, envolvendo processos de biotransformação, bem como da hidrofobicidade da substância química e de fatores ambientais, físicos e biológicos. Como regra geral, quanto maior a hidrofobicidade da substância, maior será a sua capacidade de se bioacumular nos organismos. Outra forma de correlacionar a bioacumulação de um composto é pelo seu valor de constante de partição octanol/água ($K_{ow}$) – um valor alto de $K_{ow}$ indica alta hidrofobicidade e normalmente também sugere alta capacidade de ser bioacumulado. No entanto, nem sempre essa regra é válida. Metilmercúrio, por exemplo, acumula-se em peixes em grau muito maior do que o valor de $K_{ow}$ apresentado por essa molécula.

Quando a bioacumulação ocorre de forma direta, ou seja, pelo ambiente que envolve os organismos, é também denominada *bioconcentração*. Quando a água passa, por exemplo, pelas brânquias de peixes, os compostos nela dissolvidos podem ter maior afinidade (lipofilicidade semelhante, de acordo com seu $K_{ow}$) ao organismo em questão do que à água, tendendo a se acumular nos tecidos. A razão de equilíbrio entre a concentração de um composto específico em um organismo em relação à concentração dissolvida no ambiente que o circunda é determinada pelo fator de concentração. Esse fator é válido exclusivamente quando a única fonte da substância para o organismo é a sua difusão, sendo variável de acordo não apenas com o tipo de organismo, mas com o tipo de substância analisada.

Quando há bioacumulação de forma indireta, ou seja, pela alimentação, pode ocorrer o fenômeno de biomagnificação, definido como o acúmulo de um xenobiótico e/ou de seus derivados nos diferentes níveis tróficos, pela sua transferência ao longo da cadeia alimentar. Pela sequência de etapas de bioacumulação, um organismo do topo do nível trófico pode apresentar concentrações muito maiores de uma substância do que normalmente são encontradas no ambiente ou nas espécies menores, que são sua fonte de alimento. Dessa maneira, a bioamplificação pode ser muito significativa se for considerado o mais elevado nível trófico e se a espécie em questão apresentar alta expectativa de vida. No caso de tubarões, por exemplo, estudos recentes mostram níveis elevados de vários compostos tóxicos em algumas espécies e correlacionam esses resultados com o aparecimento de malformações reprodutivas (hermafroditismo). Outro exemplo de biomagnificação é o acúmulo de diclorodifeniltricloroetano (DDT) e seus produtos de degradação, como diclorodifenildicloroetileno (DDE), pelo ser humano, que o adquire por meio de sua cadeia alimentar (pelo consumo de peixes, de outros animais e de água contaminada).

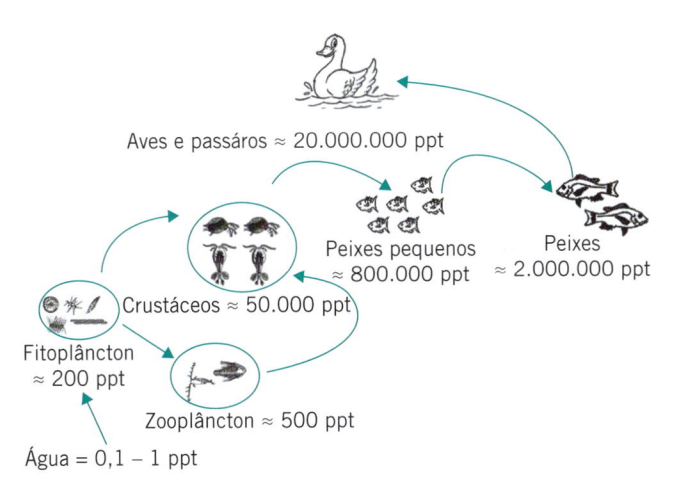

**Figura 3.** Bioacumulação de bifenilas policloradas (PCB) no ambiente aquático e em aves (ppt = partes por trilhão de PCB).

## 3. MECANISMOS DE BIOTRANSFORMAÇÃO E DEGRADAÇÃO MOLECULAR DE POLUENTES

Assim como ocorre no metabolismo humano, a biotransformação de xenobióticos em determinado ambiente também utiliza enzimas específicas, presentes nas mais variadas espécies (bactérias, algas, fungos, plantas, invertebrados, vertebrados, mamíferos, entre outras), para a conversão desses compostos em metabólitos.

A velocidade de metabolização de um composto em um ambiente específico é um parâmetro muito importante em Ecotoxicologia, pois, por meio dessa variável, pode-se estimar sua toxicidade, avaliando sua conversão em produtos de biotransformação. Novamente, uma analogia com o metabolismo humano é possível: se um composto tóxico é rapidamente metabolizado, resultando em molécula(s) não tóxica(s) no ambiente, provavelmente o composto não apresentará riscos expressivos ao ecossistema. No entanto, caso os metabólitos formados sejam mais tóxicos do que o precursor, a compreensão do processo metabólico de biotransformação, em seus vários estágios, é essencial para a avaliação de risco e para a remediação do ambiente.

A investigação dos produtos de biotransformação presentes no ambiente pode ser bastante difícil, principalmente porque envolve diferentes espécies, que vão de organismos simples (como bactérias, procariontes e eucariontes unicelulares e organismos fotossintetizantes), a espécies mais complexas (como invertebrados, peixes e mamíferos). Além disso, a toxicidade de um poluente e/ou seus produtos de biotransformação pode variar significativamente entre espécies. Contudo, o processo global de biotransformação num ambiente é relativamente simples: reações enzimáticas alteram moléculas e as convertem em produtos mais polares. Fundamentalmente, os mecanismos de biotransformação envolvem enzimas do metabolismo de Fase I (que apresentam citocromo P-450 e flavina) e de Fase II (glutationa-S-transferase e outras enzimas).

**Tabela 1.** Algumas enzimas envolvidas no metabolismo de xenobióticos.

| Fase I | Fase II |
|---|---|
| Álcool e aldeído desidrogenases | Glutationa transferase |
| Citocromo P-450 – mono-oxigenases | Metiltransferase |
| Flavina – mono-oxigenases | Sulfotransferases |
| Monoamino-oxidase | Tiol transferase |
| Xantina oxidase | UDP-glicuroniltransferase |
| Esterases | Acetiltransacetilase |

As enzimas da Fase I compreendem as mono-oxigenases, que possuem as subunidades citocromo P-450 (CYP-450) ou flavina (flavoproteínas), esterases, desidrogenases e oxidases. As mono-oxigenases necessitam de cofatores e de oxigênio molecular para realizar a oxidação, reação em que um dos átomos do $O_2$ é transferido para o substrato (poluente) e o outro átomo é reduzido a água.

A maior classe de mono-oxigenases é a que contém CYP-450, compondo perto de 500 variantes de enzimas. Cerca de 400 variantes são reportadas apenas em mamíferos e, as demais, em outros organismos (Figura 4).

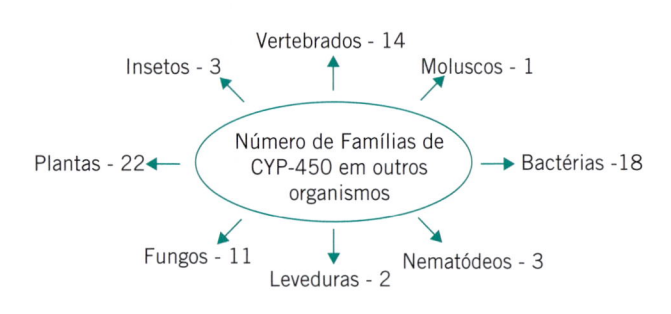

**Figura 4.** Número de isoformas de CYP-450 presentes em diversas espécies.

A atividade enzimática e a biossíntese de enzimas são induzidas pela exposição a poluentes. As reações envolvidas na biotransformação de poluentes são muito similares entre si e envolvem, fundamentalmente, oxigênio molecular e transporte de elétrons. Contudo, como os substratos e produtos podem ser de diferentes classes químicas, diversos tipos de reações enzimáticas podem ocorrer. A Figura 5 exemplifica os cinco principais tipos de reações.

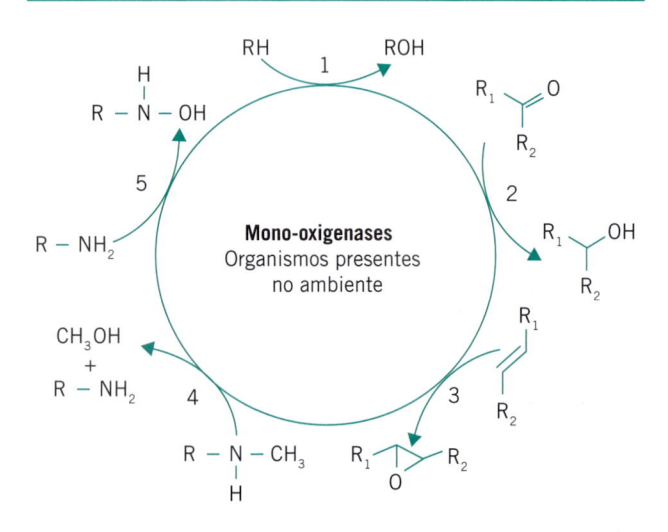

**Figura 5.** Representação das principais reações bioquímicas desempenhadas pelas mono-oxigenases: (1) hidroxilação; (2) redução de carbonila; (3) formação de epóxido; (4) desaminação; (5) desalquilação. As reações ocorrem à custa de NADPH e na presença de $O_2$ em meio ácido.

No processo de biotransformação, as mono-oxigenases que apresentam flavina (FMO) também estão envolvidas em reações de oxidação. A maior diferença entre esse sistema e o das CYP-450 é que as FMO não atuam como oxidantes de átomos de carbono. Ainda em comparação ao CYP-450, as FMO não são induzidas pela exposição a poluentes e não possuem o grupo prostético *heme*. No entanto, FMO e CYP-450 requerem a presença de NADPH e $O_2$, ambas apresentam isoenzimas (variantes) e estão localizadas no retículo endoplasmático (no caso de células eucariontes) ou livres no citoplasma (no caso de procariontes).

As reações enzimáticas da Fase II, que não necessariamente são precedidas por reações de Fase I, envolvem glicuronidação, sulfonação, acetilação, metilação, conjugação com glutationa (GSH) e conjugação com aminoácidos. A maioria dessas reações resulta em um aumento do peso molecular e da polaridade dos poluentes. A metilação e acetilação, no entanto, promovem a diminuição da solubilidade de poluentes na água.

Muita atenção vem sendo dispensada à conjugação de compostos eletrofílicos resultantes da Fase I de biotransformação com a glutationa (GSH). Essa reação, catalisada pelas glutationa S-transferases (GST), é observada em várias espécies expostas a poluentes orgânicos e metais pesados. Como consequência, a toxicidade desses compostos exógenos pode ser modulada por indução das GST. As GST também atuam no transporte intracelular, na manutenção do balanço oxidativo e no controle da peroxidação lipídica. O efeito de agentes indutores na atividade total dessa enzima tem sido observado em diversas espécies de peixes após exposição a hidrocarbonetos policíclicos aromáticos (PAH), PCB, praguicidas organofosforados e carbamatos, por exemplo. Em contrapartida, há estudos que indicam que não há efeito ou que há inibição das GST por esse tipo de compostos.

## 4. RESPOSTAS BIOQUÍMICAS E FISIOLÓGICAS DE ORGANISMOS EXPOSTOS A POLUENTES E SEUS EFEITOS SOBRE AS POPULAÇÕES, COMUNIDADES E ECOSSISTEMAS

Estudos em Biologia moderna têm se voltado à compreensão das estratégias adaptativas que conferem resistência aos organismos frente às adversidades do ambiente. A capacidade intrínseca de percepção, sinalização e resposta às variáveis ambientais é uma característica comum a todos os organismos, sendo fundamental na manutenção de seus processos vitais durante condições de estresse ambiental. Dessa maneira, os organismos respondem ao estresse induzido por poluentes para se protegerem, ou seja, prevenindo ou diminuindo a interação do poluente com os componentes celulares, ou ainda se recuperando de danos já causados.

As células constituem o sítio primário de interação entre os poluentes e os sistemas biológicos. Estudos bioquímicos podem, assim, fornecer informações relevantes: 1) para análises da relação entre exposição, efeitos primários e consequências ecológicas; 2) sobre mudanças provocadas quando acionados os mecanismos de proteção celular; 3) sobre o possível mecanismo de ação, que é fundamental para extrapolação e predição de outros efeitos.

Algumas respostas celulares facilitam a identificação de uma toxicidade específica, podendo ser utilizadas como sensores no diagnóstico ambiental. No contexto da Ecotoxicologia, a toxicidade avaliada em nível celular é muito importante, pois suas alterações podem provocar reações em cadeia, resultando em mudanças ecológicas (Figura 6).

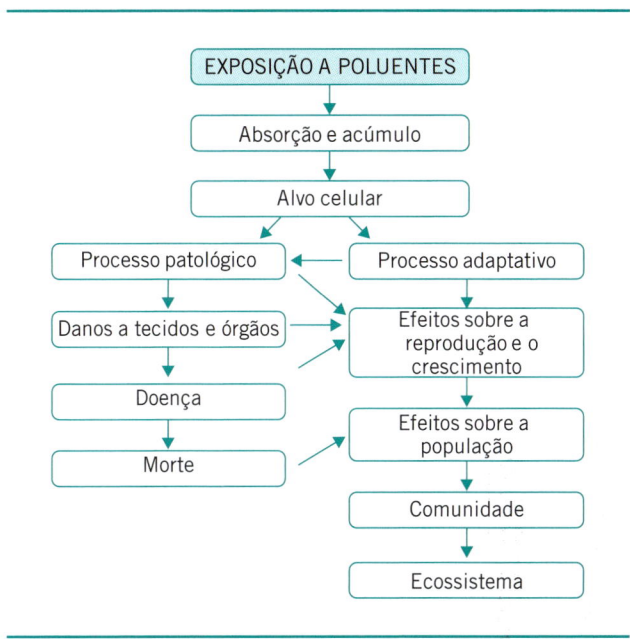

**Figura 6.** Reação desencadeada por poluentes, atingindo até os níveis mais complexos da natureza.

Exemplos marcantes de quais respostas celulares podem resultar em mudanças significativas do ecossistema são as alterações genéticas disparadas por poluentes ambientais que provocam um processo denominado *microevolução devido à poluição*. Essas mudanças evolutivas podem ser vistas no decorrer de algumas gerações e ocorrem devido a danos genéticos diretos ou indiretos, dependendo do grau de toxicidade dos poluentes. Os efeitos diretos estão relacionados ao dano que a substância exerce sobre o código genético, incluindo mutações pontuais, rearranjos nos cromossomos, inversões, depleções, adições, formações de adutos de DNA, quebra de bases do DNA e aberrações mitóticas. Essas alterações podem ser vistas em células somáticas e/ou em gametas de indivíduos expostos. Quando células somáticas são afetadas, uma série de mudanças fisiopatológicas pode ocorrer, podendo prejudicar as funções metabólicas e, consequentemente, reduzir a viabilidade populacional. Diferentemente de quando gametas são atingidos e as mudanças ocorridas transmitidas a seus descendentes, os danos em células somáticas não são passados a outras gerações, podendo, no entanto, provocar alterações imediatas no ecossistema. Os danos genéticos indiretos, por sua vez, são resultantes de alterações na variabilidade genética de uma população, induzidas por poluição. Porém, pelo fato de a composição genética ser constantemente alterada por eventos naturais, torna-se difícil determiná-la e correlacioná-la aos poluentes. Assim, todos esses processos de microevolução decorrentes da poluição poderão resultar em alterações, dependendo de como as espécies envolvidas interagem no ecossistema, sendo possível escalonar os efeitos adversos aos outros níveis organizacionais.

Para evitar danos maiores, as células possuem mecanismos de defesa e reparo. Os processos adaptativos incluem respostas celulares de curto e médio prazos, dentro de limites geneticamente estabelecidos, que envolvem reorganizações de vias bioquímicas e ativação de proteínas de defesa. Os organismos e as células respondem diferentemente a uma situação adversa, como à presença de poluentes. Essa capacidade de adaptação bioquímica é, portanto, uma importante propriedade encontrada em todos os seres vivos, sendo responsável pela ampliação dos seus limites de resistência às adversidades do meio. A longo prazo, a plasticidade e a eficácia de tais mecanismos moleculares de resistência parecem ser importantes no estabelecimento de características adaptativas que aumentem a aptidão dos organismos durante o processo evolutivo.

Uma das respostas preferenciais ao estresse ambiental envolve a indução de metalotioneínas, fitoquelatinas, proteínas de choque térmico e antioxidantes, entre outras. Ao contrário das metalotioneínas, das proteínas de choque térmico e dos antioxidantes enzimáticos ou de baixo peso molecular, as fitoquelatinas são encontradas exclusivamente em plantas, leveduras e algas. A abundância intracelular dessa classe de proteínas complexantes de metais, que podem ter tamanho e peso molecular diversos, está diretamente relacionada com a presença de metais bivalentes. São compostas pela repetição de três aminoácidos – ácido glutâmico (Glu), cisteína (Cys) e glicina (Gly) –, sendo que a repetição de dois deles (Glu e Cys) define o tamanho da proteína. Seu precursor inicial é a molécula de glutationa reduzida (GSH) e o seu gene não é codificado no núcleo, não sendo, portanto, biossintetizadas no ribossomo. Estudos realizados recentemente mostram que, embora sejam inespecíficas, as fitoquelatinas apresentam fundamental importância na complexação de metais como chumbo, zinco, antimônio, prata, níquel, mercúrio, cobre, estanho, ouro e bismuto.

O fato de alterações na estrutura celular e fisiologia resultarem ou não em efeitos tóxicos dependerá de vários parâmetros, como as respostas adaptativas envolvidas. Porém, as mudanças celulares provocadas certamente influenciam em parâmetros populacionais importantes, como seu crescimento, desenvolvimento, reprodução e saúde. Como dito anteriormente, enquanto a Toxicologia Clássica estuda os efeitos da toxicidade química sobre os indivíduos, a Ecotoxicologia está interessada nos efeitos causados pelos poluentes nas populações, nas comunidades e, por fim, em todo o ecossistema. Cabe aqui definir o conceito de ecossistema, que consiste no conjunto dos relacionamentos que os organismos vivos e o ambiente mantêm entre si, em harmonia. A alteração de um único elemento pode causar perda do equilíbrio existente, o que acontece quando um poluente passa a ser inserido em um determinado ecossistema.

Qualquer ecossistema pode ser influenciado pelo ser humano ao causar:

- poluição aquática, que chega aos rios pela descarga de efluentes, atividade agropecuária, residencial e industrial;
- poluição atmosférica;
- mudanças no relevo, que podem mudar o transporte de substância de uma região para outra, esteja ela suspensa em água, poeira ou no ar;
- mudanças quantitativas e qualitativas de espécies, pela exposição a determinado poluente;

⟩ mudanças quantitativas e qualitativas de espécies, pela exploração indiscriminada de uma delas, provocada, por exemplo, pelo extrativismo.

Uma das respostas populacionais mais frequentes frente à poluição é a mudança no balanço entre as espécies coexistentes, ou seja, enquanto algumas exibem tendência à extinção, outras apresentam aumento na taxa de crescimento, podendo alterar, portanto, a biodiversidade. Vale lembrar que mesmo o mais simples ecossistema contém uma quantidade considerável de espécies, o que dificulta muito predizer os efeitos dos poluentes, mesmo que os efeitos individuais em cada espécie sejam conhecidos. Desse modo, efeitos deletérios em um ecossistema são normalmente difíceis de serem detectados, uma vez que tendem a se manifestar longos períodos após a introdução do(s) poluente(s). Quando o efeito passa a ser visível, os processos destrutivos podem ter chegado a um ponto no qual não é mais possível revertê-los ou remediá-los.

A toxicidade dos poluentes varia em função do tempo e de suas concentrações, podendo ser dividida em efeitos agudos ou crônicos:

⟩ Os efeitos agudos são causados por rápidas exposições a altas concentrações de poluentes. São os efeitos mais perigosos, podendo causar graves desordens fisiológicas e até a morte dos organismos.

⟩ Os efeitos crônicos estão relacionados com a exposição prolongada de concentrações baixas, o que resulta em efeitos por acumulação. São os principais focos de estudos em Ecotoxicologia.

Além disso, a ação de substâncias tóxicas nos organismos vivos é condicionada a vários fatores ecológicos, intrínsecos e extrínsecos, peculiares a cada ecossistema. Os fatores intrínsecos referem-se às características da espécie a ser estudada, como sua genética, estado fisiológico, ciclo de vida, entre outros. Os fatores extrínsecos referem-se a fatores ambientais (temperatura, pH, salinidade, características físico-químicas do ambiente, entre outros), que podem modificar quimicamente o poluente, tornando-o menos ou mais tóxico, afetando sua disponibilidade e alterando a tolerância dos organismos a ele.

Um dos casos mais conhecidos de danos causados por poluentes ao ecossistema foi o da contaminação por mercúrio da baía de Minamata, no Japão, na década de 1950. Na ocasião, uma indústria química utilizava $Hg^{+2}$ na fabricação de cloreto de polivinila (PVC) e descarregou seus resíduos, que continham mercúrio, na baía. A contaminação da fauna marinha pelo metilmercúrio formado foi a causa direta da intoxicação humana, já que as comunidades vizinhas à baía tinham como principal dieta os peixes e os frutos do mar. Milhares de pessoas foram contaminadas, o que ocasionou a morte de centenas delas, e a enfermidade, por conta disso, ficou conhecida como "doença de Minamata". O principal alvo do metilmercúrio é o sistema nervoso central e, dentre os sintomas, pode-se citar fraqueza muscular, dormência dos membros, incoordenação motora e muscular, deficiências visuais, perda da audição, dificuldade de fala, letargia etc. O metilmercúrio também atinge os fetos durante a gestação e mesmo fetos de mães contaminadas levemente podem apresentar danos cerebrais profundos e até mesmo fatais. Um grande número de crianças com deformidades causadas pela doença foi registrado nos anos que se seguiram à catástrofe japonesa, que certamente está entre os principais desastres ambientais dos tempos modernos. No Brasil, um caso semelhante de intoxicação por mercúrio ocorreu na década de 1980, na região da Serra Pelada, no Estado do Pará. Este, porém, proveniente das minerações de ouro, provocou uma série de danos nos organismos expostos, aparecendo posteriormente em algumas gerações.

Recentemente, alguns desastres ambientais têm sido relatados pela contaminação e pelos efeitos biológicos de substâncias denominadas *desreguladores endócrinos* (DE), que são caracterizadas por interferir nas funções do sistema endócrino, afetando a saúde de animais e/ou de seus progênitos. Esses DE são encontrados no meio ambiente em concentrações da ordem de $\mu g\ L^{-1}$ e $ng\ L^{-1}$ e podem interferir na funcionalidade do sistema endócrino mediante pelo menos três mecanismos: mimetizando a ação de hormônios naturalmente encontrados nos organismos; bloqueando os receptores hormonais; ou afetando a síntese, o transporte, o metabolismo e a excreção dessas moléculas naturais. Esses disruptores do sistema endócrino abrangem grande faixa de compostos com estruturas distintas, incluindo hormônios sintéticos e naturais, outras substâncias naturais e grande quantidade de substâncias sintéticas. Como exemplo, podem-se citar hormônios naturais, como progesterona e testosterona biossintetizados por humanos e animais e fitoestrogênios encontrados em algumas plantas, além de substâncias sintéticas, destacando-se os inseticidas organoclorados como DDT, DDE, metoxiclor e dieldrinos, PCB, ftalatos e bisfenol-A, entre outras.

Grande parte da evidência em humanos dos prováveis efeitos dos DE foi o aparecimento de câncer no sistema reprodutivo de filhas de mulheres que usaram o estrogênio sintético DES (dietilestilbestrol) na gravidez para evitar aborto, entre os anos de 1940 e 1970. Os filhos homens dessas mulheres também apresentaram distúrbios, tendo-se maior incidência de anormalidades em seus órgãos sexuais, contagem média reduzida de espermatozoides, bem como maior risco de desenvolvimento de câncer de testículos.

Dentre importantes efeitos causados pelos DE, pode-se citar o estudo inicial realizado por um grupo dinamarquês que mostrou um declínio na qualidade do sêmen de homens num período de 50 anos e o aparecimento de anomalias no sistema reprodutivo de jacarés do lago Apopka, Flórida, contaminado com o praguicida DDT e seu metabólito, DDE. Este último exemplo é o mais famoso dos efeitos ambientais provocados pelos disruptores endócrinos e trouxe como consequência uma ameaça à população futura de jacarés daquela área, uma vez que um escasso número de ovos estava sendo incubado e, dos ovos incubados, poucos sobreviviam. Além disso, as anomalias presentes no sistema reprodutivo dos jacarés que nasciam poderiam prejudicar a sua função reprodutiva.

Diversos outros efeitos biológicos, como a diminuição da fertilidade em aves, peixes, crustáceos e mamíferos, a diminuição do sucesso da incubação em aves, peixes e tartarugas, a feminização de peixes, aves e mamíferos machos e as alterações no sistema imunológico de aves e mamíferos, vêm sendo associados aos DE. Em seres humanos esses efeitos incluem a redução da quantidade de esperma, o aumento da incidência de câncer de mama, de testículo e de próstata e a endometriose.

Vale ressaltar que, embora diversas evidências válidas mostrem que concentrações elevadas dos chamados DE causem problemas reprodutivos em animais de vida livre e de laboratório, muitos pesquisadores afirmam que não podem ocorrer danos comparáveis em humanos, considerando os baixos níveis aos quais estão expostos. De fato, alguns estudos, mostrando o declínio no número de espermatozoides humanos e o aumento no índice de câncer testicular, muitas vezes não indicam correlação com ambientes mais poluídos, sendo que esses efeitos variam significativamente entre regiões geográficas. Assim, embora pesquisas recentes indiquem que os DE afetem características sexuais em humanos, há controvérsias quanto às variações na contagem de espermatozoides em uma população e na correlação desta com a exposição química.

Com esses exemplos, é possível afirmar que prever exatamente os danos ocasionados por poluentes no ecossistema é geralmente complexo, porque a distribuição do poluente costuma ser desigual, o que afeta diretamente o grau de exposição. Além disso, há grande variação entre as diferentes espécies expostas (dependendo do ecossistema e da variação genética) e as interações entre populações e variáveis abióticas ainda são pouco conhecidas. Frequentemente, ainda, os poluentes envolvidos representam mais de uma substância, com a presença de outros poluentes, metabólitos ou produtos de degradação biologicamente ativos, que podem agir sinergisticamente. Assim, os estudos de Ecotoxicologia não poderão evitar as extrapolações, tendo em vista a magnitude das estruturas e funções ecológicas, a biodiversidade e o crescente número de poluentes descartados no ambiente. Por essa razão, o maior desafio dessa área é o desenvolvimento de bases científicas confiáveis para a fundamentação dessas previsões, sendo que conhecimentos dos mecanismos moleculares, bioquímicos e fisiológicos podem aumentar a probabilidade de exatidão nas extrapolações.

## 5. AVALIAÇÃO DE RISCO ECOTOXICOLÓGICO

A avaliação do risco ecotoxicológico tem atingido grandes proporções pela conscientização de que alguns poluentes podem afetar o ecossistema de maneira deletéria, apesar de, algumas vezes, não serem tóxicos aos humanos. O desenvolvimento de metodologias para avaliar o risco ecotoxicológico é assunto amplo e complexo. Um dos objetivos destes testes é fornecer dados científicos que possam ser utilizados para avaliação do risco de substâncias químicas ao meio ambiente e à dinâmica populacional, assim como estabelecer limites de segurança nos mais diversos ecossistemas, pela comparação entre substâncias e predição dos efeitos ambientais.

Os dados de toxicidade obtidos para cada poluente podem ser utilizados para avaliar o risco ou perigo que oferecem, sendo estes definidos como a probabilidade de ocorrência de um dano, sob condições específicas de uso, e o potencial em causar um dano, respectivamente. O processo de avaliação do risco

inclui etapas de formulação do problema, análises e caracterização do risco, que foram estabelecidas pela Agência de Proteção Ambiental dos Estados Unidos (EPA, do inglês Environmental Protection Agency), a fim de direcionar a organização e a análise de dados para predição dos efeitos ecológicos. A formulação do problema baseia-se no desenvolvimento de um modelo conceitual, avaliando-se todas as informações, como a fonte e as características de exposição e do ecossistema em risco, bem como os possíveis efeitos ecológicos. A análise envolve a avaliação da exposição e a relação do contaminante com os efeitos ecológicos provocados, enquanto a caracterização do risco é uma estimativa final do risco pela extrapolação da exposição sobre o ambiente, estabelecendo-se evidências e determinando-se os efeitos ecológicos.

A avaliação do risco de determinado poluente é geralmente baseada em mais de um modelo experimental. Isso se faz necessário para abranger os riscos de redução de tamanho e densidade populacionais, redução na biodiversidade, bem como efeitos na distribuição das diferentes espécies e na estrutura ecológica de ecossistema, principalmente em longo prazo. Com o risco devidamente avaliado, a próxima etapa é o seu gerenciamento. O gerenciamento do risco, por sua vez, estuda as soluções para o problema detectado e trata da elaboração de um plano de comunicação e das medidas regulatórias baseadas na avaliação do risco.

No Brasil, de acordo com os estudos sobre o possível impacto de poluentes, o Instituto Brasileiro do Meio Ambiente e dos Recursos Naturais Renováveis (Ibama) estabelece o seu Potencial de Periculosidade Ambiental (PPA). Esses estudos incluem avaliações como:

- ❱ características físico-químicas do poluente;
- ❱ comportamento ambiental, ou seja, as interações do poluente com o ambiente, como degradação, mobilidade, sorção etc.;
- ❱ toxicidade do poluente em organismos-modelo;
- ❱ genotoxicidade, embriofetotoxicidade, carcinogenicidade, entre outros ensaios que se aplicam a animais superiores.

Diferentes organismos podem ser afetados por poluentes, cujos efeitos são consequência não somente de sua toxicidade e exposição, como também da via de administração. Essa toxicidade está diretamente relacionada com o seu tempo de vida no ambiente, sendo que substâncias que são facilmente degradadas não representam perigo significativo se seu produto de degradação não apresentar a mesma atividade. Para avaliar a toxicidade de determinada substância no ambiente, frequentemente são realizados testes com organismos vivos, avaliando-se parâmetros como mudanças bioquímicas, fisiológicas, reprodutivas ou comportamentais. Porém, o fato de esses poluentes poderem atuar por diferentes mecanismos de ação torna difícil a extrapolação entre espécies. Mesmo assim, por razões práticas e éticas, esses testes são realizados em número limitado de espécies, sendo que os órgãos regulatórios decidem sobre as quantidades mínimas que podem ser encontradas no ecossistema, com base nesses resultados. Quando os mecanismos de toxicidade são conhecidos, torna-se mais fácil a extrapolação, ou até o desenvolvimento de métodos *in vitro* para predizer a toxicidade. Todavia, esses valores em Ecotoxicologia nunca são absolutos, nem mesmo os testes são rotineiros, podendo sofrer alterações de acordo com novos estudos.

Atualmente, a comunidade científica tem se esforçado para padronizar métodos confiáveis, a fim de avaliar e classificar a toxicidade de poluentes no meio ambiente e predizer os efeitos sobre os ecossistemas, possibilitando a diminuição do impacto ambiental. Ensaios de biotoxicidade são ferramentas úteis para determinar a viabilidade relacionada aos poluentes metálicos e orgânicos; e são importantes para avaliar o impacto do poluente nos diferentes ecossistemas, vislumbrando medidas políticas de prevenção com relação a danos à biota. Os testes de toxicidade podem ser realizados em espécies isoladas em laboratório, no próprio ambiente, ou em sistemas controlados que simulam as condições do ambiente, denominados *mesocosmos*. Em geral, esses testes consistem em submeter o organismo-teste a diferentes concentrações do poluente estudado, por um período de tempo preestabelecido, podendo ser avaliados efeitos agudos, crônicos, ou ainda subletais. Alguns desses testes estimam uma dose (ou concentração) que pode causar resposta tóxica a determinada porcentagem da população. Dessa maneira, termos como $CL_{50}$ e $CE_{50}$ são comumente empregados, representando, respectivamente, a concentração mínima para causar morte em 50% da população estudada, ou a concentração mínima para causar uma resposta em 50% da população estudada.

Alguns organismos, especificamente, vêm sendo utilizados nesses testes de ecotoxicidade. A sua escolha, entretanto, baseia-se em inúmeros parâmetros, como sua representatividade no ecossistema a ser avaliado, sensibilidade, facilidade de cultivo e conhecimento científico da espécie. Um exemplo de organismo amplamente utilizado para avaliar a toxicidade em ambientes aquáticos é o microcrustáceo *Daphnia magna* (Crustacea, Cladocera), que compõe o zooplâncton. Seu uso em testes para avaliação de efeitos agudos está normatizado pela Associação Brasileira de Normas Técnicas (ABNT) na NBR 12.713. Outro crustáceo também utilizado para avaliar o efeito de poluentes aquáticos é a *Ceriodaphnia ssp.* (Crustacea, Cladocera), cujos testes visando os estudos de toxicidade crônica estão descritos na NBR 13.373. Também para análise de ambientes aquáticos, são utilizados algas e peixes, que atuam como bioconcentradores de determinadas substâncias presentes em concentrações muito reduzidas na água. Para avaliação dos efeitos de poluentes no solo, é comum o uso de bactérias heterotróficas ou das espécies de minhocas *Eisenia fetida* (Sav.) e *Lumbricus terrestris* L. No caso dos estudos para análise dos poluentes no ar, algumas plantas têm sido utilizadas. Porém, os resultados encontrados nos testes para avaliar a poluição atmosférica em campo não podem ser exclusivamente relacionados aos poluentes do ar, pois a composição do solo também pode exercer influência.

Esses testes com organismos vivos permitem, além da detecção de concentrações muito baixas de poluentes (que não seriam detectadas em análises químicas), a avaliação dos efeitos que podem causar de forma integrada a todos os fatores perturbadores. Dessa maneira, os bioensaios representam ferramentas fundamentais na conclusão do risco dos poluentes para o meio ambiente.

## 6. BIOMARCADORES DE AMBIENTES POLUÍDOS

Nos últimos anos, o uso de biomarcadores para a avaliação do potencial efeito tóxico de compostos químicos no meio ambiente vem ganhando bastante interesse. Nesse sentido, cada vez mais biomarcadores têm sido desenvolvidos, a fim de fornecer dados mais confiáveis para a estimativa de efeitos, principalmente de exposição subletal a poluentes, sobre espécies relevantes.

Biomarcadores são definidos como uma resposta biológica a um ou vários compostos químicos que fornecem dados sobre exposição e, algumas vezes, sobre efeitos tóxicos em nível de suborganismos ou organismos. A escolha de um potencial biomarcador para o monitoramento de ambientes poluídos deve considerar alguns fatores, como o organismo a ser utilizado, a correlação das respostas em função da concentração dos poluentes, a facilidade de medida e a especificidade das respostas, entre outros. Quanto ao organismo a ser selecionado, em ambientes aquáticos, por exemplo, moluscos bivalves são boas opções de espécies, porque são sésseis, sedentários, amplamente distribuídos em diferentes habitats, além de excelentes filtradores, o que favorece a bioacumulação de compostos tóxicos.

Em termos de especificidade, um biomarcador pode ser classificado desde altamente específico a não específico. Biomarcadores altamente específicos são excelentes alternativas na detecção da exposição e do possível efeito adverso de um determinado componente químico, embora não forneçam informações sobre quaisquer outros poluentes presentes no meio. Como exemplo, pode-se citar a enzima ácido delta-aminolevulínico desidratase (ALA-D), que participa na via de biossíntese do grupo *heme* e cuja inibição ocorre exclusivamente por chumbo. O uso desse biomarcador permite quantificar os danos causados por chumbo, exclusivamente, em um ambiente poluído, não sendo viável obter informações acerca de outros possíveis poluentes. Já os biomarcadores não específicos mostram que o ambiente em questão foi exposto a poluentes, sem, entretanto, identificar os compostos responsáveis. A indução de mono-oxigenases, por exemplo, é causada por uma variedade enorme de compostos químicos e é frequentemente empregada como uma indicação da presença de poluentes em geral.

Estudos de biomarcadores em pássaros e em outras espécies terrestres vêm sendo menos explorados quando comparados aos realizados em espécies aquáticas (Tabela 2). Nas espécies terrestres, as respostas mais frequentemente utilizadas são a inibição de esterases por inseticidas organofosforados e carbamatos, a indução hepática do citocromo P-450 por vários poluentes, a inibição da ALA-D por chumbo, entre outras. Em plantas, biomarcadores específicos vêm sendo identificados em espécies sensíveis e encontram-se em fase de estudos. Por exemplo, algumas espécies sintetizam fitoquelatinas em resposta à exposição a diferentes metais livres e alguns ensaios em laboratório já mostraram relações dose-resposta para os metais cádmio, cobre e zinco. A atividade de peroxidases tem sido empregada como biomarcador no monitoramento de poluentes atmosféricos como o dióxido de enxofre ($SO_2$).

**Tabela 2.** Alguns biomarcadores utilizados em ambientes aquáticos.

| Biomarcador | Organismo | Poluente |
|---|---|---|
| Inibição da AChE | Peixes, moluscos e crustáceos | Praguicidas organofosforados e carbamatos |
| Indução de metalotioninas | Peixes | Metais como Zn, Cu, Cd, Hg |
| Indução da EROD ou CYP-450 1A | Peixes | PAH, PCB planares, dioxinas |
| Inibição da ALA-D | Peixes | Chumbo |
| Indução de vitelogenina | Peixes jovens e machos | Substâncias estrogênicas |
| Formação de adutos de DNA | Peixes, moluscos | PAHs, praguicidas amino triazinas |

AChE: acetilcolinesterase; EROD: etoxiresorufina O-desetilase.

O uso de biomarcadores em programas de biomonitoramento é uma técnica moderna na avaliação de danos ecológicos sofridos por ambientes poluídos e pode ser empregado por órgãos governamentais na composição de regulamentos que venham a ser aplicados no intuito de evitar danos ambientais. Embora algumas respostas bioquímicas não forneçam informações diretas dos efeitos de poluentes em níveis mais altos da organização biológica, podem antecipar prováveis impactos biológicos e fornecer uma resposta ampla e integrada da exposição da espécie estudada a uma grande quantidade de compostos químicos.

Apesar das vantagens do uso de biomarcadores, um problema corrente é encontrar uma relação entre a resposta e o possível efeito ecológico ao longo do tempo, sendo importante salientar que as propriedades de um ecossistema não correspondem à soma dos efeitos sobre cada espécie. Entretanto, esse fato não invalida o uso do biomarcadores, uma vez que é possível solucionar o problema pela coleta de um grande número de dados de diferentes populações, que podem então ser utilizados para avaliar variações naturais que não estão relacionadas à exposição a um poluente, mas sim às condições fisiológicas e ambientais.

## 7. GERENCIAMENTO DE RESÍDUOS TÓXICOS

Os resíduos tóxicos podem ser considerados como um subgrupo de resíduos perigosos.

Segundo a ABNT, os resíduos são analisados quanto aos seus riscos potenciais à saúde pública e ao meio ambiente, para que possam ser gerenciados adequadamente. São classificados em dois grupos: perigosos e não perigosos, sendo este último subdividido em não inerte e inerte. Essa classificação se dá de acordo com sua origem e características, como inflamabilidade, corrosividade, reatividade, toxicidade e patogenicidade, incluindo ensaios de lixiviação e solubilização.

A classificação de um resíduo como tóxico, segundo a norma ABNT NBR 10.004, dá-se em função de parâmetros como:

❯❯ ensaios de lixiviação;

❯❯ natureza e concentração do constituinte tóxico;

❯❯ potencial de migração para o meio ambiente;

❯❯ persistência e potencial de degradação para constituintes não perigosos;

❯❯ potencial de bioacumulação do constituinte ou do produto de degradação;

❯❯ efeitos nocivos pela presença de agente teratogênico, mutagênico, carcinogênico ou ecotóxico; e

❯❯ parâmetros de dose e/ou concentrações letais ($DL_{50}$ e/ou $CL_{50}$) em cobaias.

Alguns compostos tóxicos de interesse especial para o gerenciamento, presentes no solo e/ou na água subterrânea em muitas áreas consideradas contaminadas, encontram-se descritos abaixo.

**Inseticidas organoclorados** São amplamente utilizados devido a propriedades como estabilidade contra decomposição ou degradação ambiental, baixa solubilidade em água e alta toxicidade para os insetos. Em geral, esses compostos têm probabilidade muito maior de encontrarem-se ligados à superfície do material particulado orgânico em suspensão na água, bem como aos sedimentos nas regiões mais profundas, do que dissolvidos na água.

Os organoclorados podem ser introduzidos em organismos vivos (como peixes) por meio de processos de bioacumulação, e estes podem apresentar concentrações milhões de vezes maiores do que a da água poluída. Como resultado de uma sequência de etapas de bioacumulação, podem, ainda, sofrer biomagnificação ao longo da cadeia alimentar, podendo alcançar níveis perigosos. A quantidade de organoclorados ingerida por um ser humano ao alimentar-se de um simples peixe da região dos Grandes Lagos, por exemplo, é geralmente maior que o teor total de organoclorados contido na ingestão de água dos mesmos Grandes Lagos consumida durante toda a sua vida.

Muitos dos compostos organoclorados são reconhecidos como poluentes orgânicos persistentes, apresentando propriedades tóxicas, resistência à degradação, possibilidade de bioacumulação, possibilidade de transporte pelo ar, pela água e pelas espécies migratórias através das fronteiras internacionais e possibilidade de serem depositados em locais distantes de sua liberação original, podendo se acumular em ecossistemas terrestres e aquáticos. Dessa forma, foram adotadas medidas internacionais para a eliminação da produção, utilização e comércio de compostos como aldrin, clordano, dieldrin, endrin, heptacloro, hexaclorobenzeno, mirex e toxafeno, além de restrição para a produção e utilização de compostos como o DDT. Por essa razão, uma ampla classe de inseticidas modernos é baseada em estruturas de organofosforados e carbamatos. Em geral, esses compostos diminuem o problema de persistência e bioacumulação associado aos organoclorados, porém com aumento significativo na toxicidade aguda para seres humanos e mamíferos.

**Bifenilas policloradas (PCB)** São compostos aromáticos formados de tal maneira que os átomos de hidrogênio da molécula de bifenila (dois anéis de benzeno unidos por uma ligação simples carbono-carbono) possam ser substituídos por até 10 átomos de cloro:

PCB

PCB são atrativos por serem líquidos, quimicamente inertes, difíceis de queimar, possuírem baixas pressões de vapor e baixo custo de produção. Além disso, são excelentes isolantes elétricos, praticamente insolúveis em água e solúveis em meios hidrofóbicos. Esses compostos, amplamente usados, no passado, como fluidos refrigerantes em transformadores e condensadores elétricos, são extremamente resistentes à decomposição por agentes químicos e biológicos, indicando que quantidades mínimas são volatilizadas e redepositadas constantemente na superfície terrestre.

O aquecimento de PCB produz pequenas quantidades de benzofuranos, compostos de estrutura similar às dioxinas. Os benzofuranos policlorados e dioxinas policloradas são conhecidos como PCDF e PCDD, respectivamente. São compostos aromáticos tricíclicos, formados por dois anéis de benzeno ligados por dois átomos de oxigênio nas dibenzo-p-dioxinas policloradas e por um átomo de oxigênio e uma ligação carbono-carbono nos dibenzofuranos policlorados e cujos átomos de hidrogênio possam ser substituídos por até 8 átomos de cloro:

PCDF          PCDD

Devido à sua persistência e hidrofobicidade, os PCB apresentam bioacumulação e biomagnificação nas cadeias alimentares e são reconhecidos como poluentes orgânicos persistentes, tendo sido adotadas medidas internacionais para a eliminação de sua produção, utilização e comércio. Entretanto, os PCB, assim como os PCDD, PCDF e hexaclorobenzeno (HCB), são formados não intencionalmente e liberados a partir de processos térmicos envolvendo matéria orgânica e cloro como resultado de combustão incompleta ou reações químicas. As seguintes categorias de fontes industriais têm potencial de formação e liberação comparativamente altas dessas substâncias químicas no meio ambiente:

1. incineradores de resíduos, incluindo coincineradores de resíduos urbanos perigosos ou dos serviços de saúde ou de lodo de esgoto;
2. queima de resíduos perigosos em fornos de cimento;
3. produção de celulose com utilização de cloro elementar, ou de substâncias químicas que gerem cloro elementar, em processos de branqueamento;
4. processos térmicos na indústria metalúrgica.

Essas substâncias podem também ser formadas e liberadas não intencionalmente a partir de processos de combustão de fontes residenciais e instalações baseadas na queima de combustível fóssil e de biomassa, incluindo queima de lixo a céu aberto, queima em aterros sanitários, crematórios, processos de tingimento têxtil e de couro e processamento de óleo usado.

### Hidrocarbonetos policíclicos aromáticos (PAH)
São compostos formados por combustão incompleta, especialmen-

te de madeira e carvão, sendo também emitidos para o ambiente pelos depósitos de lixo de plantas industriais que convertem carvão em combustível gasoso, pelas refinarias de petróleo e xisto. Além disso, são gerados em quantidade substancial na produção de derivados do alcatrão de hulha, o creosoto (um preservante de madeira), e introduzidos também a partir de numerosas fontes, como motores de combustão a gasolina e diesel, alcatrão da fumaça de cigarro, superfície de alimentos chamuscados ou queimados, fumaça da queima de madeira ou carvão e outros processos de combustão.

Os PAH possuem estrutura de anéis benzênicos condensados, grande estabilidade e geometria planar. As estruturas de alguns PAH estão apresentadas abaixo:

antraceno     fenantreno     pireno     benzo[a]pireno

Em contraste com seus análogos menores, os PAH com mais de quatro anéis benzênicos não permanecem no ar durante um longo tempo como moléculas gasosas. Devido à baixa pressão de vapor, condensam-se e são adsorvidos às superfícies de partículas de fuligem e cinzas, sendo uma das vias de contato partículas respiráveis de tamanho submicrométrico.

Em razão da presença dos PAH em derivados de petróleo, são poluentes da água em função de derramamentos de óleo e combustíveis. Em rios e lagos, encontram-se principalmente ligados a sedimentos. Muitos PAH são conhecidos carcinógenos, como o benzo[a]pireno e o benzo[a]antraceno, sendo que PAH com alguns átomos de H substituídos por outros grupamentos (como $-NO_2$ e $-CH_3$) são carcinógenos ainda mais potentes.

### Metais pesados
Diferenciam-se dos compostos orgânicos tóxicos por serem absolutamente não degradáveis. A toxicidade dos elementos Hg, Pb, Cd e As (semimetal) depende, especialmente, da forma química do elemento, isto é, de sua especiação. A toxicidade dos elementos difere substancialmente, dependendo de se encontrarem em suas formas metálica, catiônica ou ligados covalentemente a cadeias carbônicas. Bioquimicamente, o mecanismo de sua ação tóxica deriva da forte afinidade dos cátions pelo enxofre presente nos grupamentos sulfidrila (–SH) de enzimas, por exemplo.

O destino dos diferentes tipos de resíduos lançados no ambiente por atividades urbanas e/ou industriais varia muito em função de sua composição, podendo ser enviados a diferentes tipos de aterros, incinerados, reciclados, submetidos a tratamentos térmicos, entre outros.

Os aterros de resíduos sólidos são diferenciados em aterros para resíduos perigosos, inertes e não inertes, com projetos de construção e instalação normatizados pela ABNT. Os aterros sanitários também são os principais pontos para armazenamento do lixo sólido municipal (LSM). Enquanto os resíduos municipais se decompõem, a água das chuvas e o líquido proveniente do próprio lixo podem percolar através dele, produzindo um líquido chamado chorume. O chorume comumente contém ácidos orgânicos voláteis, como ácido acético e vários ácidos graxos, bactérias, metais pesados e sais de íons inorgânicos comuns, como $Ca^{2+}$. Entre os micropoluentes presentes no chorume do LSM, incluem-se alguns compostos orgânicos voláteis, como tolueno e diclorometano. O dióxido de carbono, gerado pela decomposição da matéria orgânica, pode tornar o chorume ácido, aumentando ainda mais sua capacidade de lixiviar metais presentes no próprio LSM. Dado, ainda, que geralmente o chorume de um aterro tem alta demanda de oxigênio e concentrações altas de metais pesados, seu controle é de importância prioritária, pela possibilidade de contaminação de águas subterrâneas e superficiais por percolação através do solo ou vazamentos do aterro.

A decomposição anaeróbica em aterros produz ácidos carboxílicos e ésteres voláteis. O cheiro doce e enjoativo que emana dos aterros é provavelmente devido a esses ésteres e a tioésteres. Além disso, são liberadas para a atmosfera quantidades significativas de gás metano e dióxido de carbono à medida que os ácidos são decompostos. Em alguns aterros, o gás metano é queimado à medida que é liberado para os respiros do aterro, o que é desejável em virtude do potencial efeito estufa desse gás, podendo o calor dessa combustão ser usado para geração de energia.

Outro destino possível para os diferentes tipos de resíduos é a sua incineração, que possui como principal vantagem a redução substancial de volume dos resíduos. No caso de resíduos tóxicos ou perigosos, o objetivo é a eliminação do perigo tóxico. Os produtos resultantes dos incineradores são gases e resíduos de sólidos. Os resíduos de sólidos se dividem em cinzas de fundo (material não combustível coletado no fundo do incinerador) e cinzas volantes (matéria sólida finamente dividida, correspondente a constituintes inorgânicos). Em alguns casos, esses resíduos demandam tratamento posterior, para a detoxificação ou imobilização dos componentes perigosos. A lixiviação de metais pesados contidos nas cinzas dispostas inadequadamente constitui um exemplo de preocupação ambiental.

Os controles típicos dos sistemas de incineração são constituídos por filtros (para retenção de cinzas), lavadores (para retenção de cinzas e gases), utilização de chamas muito quentes, com oxigênio suficiente na zona de combustão, e retenção dos compostos residuais pelo tempo necessário na zona de combustão, para a garantia da máxima eficiência na destruição e remoção dos resíduos.

O risco de possíveis emissões de substâncias tóxicas é uma preocupação constante nas unidades incineradoras, uma vez que compostos orgânicos de combustão incompleta e produtos orgânicos persistentes têm sido encontrados adsorvidos sobre partículas e nos gases emitidos pelos incineradores. Entre os produtos perigosos possivelmente formados nos incineradores, encontram-se metano, benzeno, PAH, dioxinas, furanos e produtos orgânicos persistentes, como os PCB, PCDD, PCDF e HCB. Os incineradores apresentam uma preocupação adicional com o aumento de emissões durante a finalização de suas atividades, acidentes ou falhas de energia, quando temperaturas mais baixas produzem quantidades muito maiores de substâncias tóxicas.

Outro possível destino para alguns tipos de resíduos é a sua reciclagem, que colabora para a diminuição do lixo gerado, reduzindo, assim, o impacto ambiental. Os materiais mais coletados para reciclagem são papel, alumínio, aço e vidro, entre outros. Resíduos orgânicos também podem ser reciclados pela compostagem, um processo biológico que transforma esse material para a utilização na agricultura.

A disposição inadequada de resíduos domésticos e industriais, principalmente resíduos perigosos, implica na contaminação do solo, do ar e dos recursos hídricos superficiais e subterrâneos, sendo necessárias, assim, medidas de remediação na tentativa de minimizar o efeito dos contaminantes ao meio ambiente e à saúde humana.

As tecnologias de remediação de áreas contaminadas atualmente pertencem a três categorias: retenção e imobilização, mobilização e destruição. Em geral, essas tecnologias podem ser aplicadas *in situ*, ou seja, no lugar da contaminação, ou *ex situ*, removendo a matéria contaminada para outro local. Entre as técnicas associadas com retenção *in situ*, está a cobertura do local contaminado, especialmente com argila, e/ou a colocação de muros de retenção de baixa permeabilidade que impeçam o espalhamento dos contaminantes. Um exemplo da retenção *ex situ* seria a colocação do solo escavado em um aterro especial. As técnicas de imobilização incluem solidificação e estabilização, especialmente úteis para resíduos inorgânicos. Resíduos concentrados podem ser solidificados por reações com cimento ou por vitrificação, diminuindo, dessa forma, a solubilidade e a mobilidade dos contaminantes. As técnicas de mobilização são em geral efetuadas *in situ* e incluem lavagem do solo e extração de vapores contaminantes dele, no caso em que sejam insolúveis em água e de alta volatilidade, como é a gasolina. O aquecimento do solo com o objetivo de aumentar a taxa de evaporação e a abertura de poços para a injeção de ar são, às vezes, empregados em conjunto na extração de vapor do solo. A lavagem de solo *in situ* é efetuada pela injeção de fluidos por cavidades situadas no subsolo, sendo coletado em outros pontos. As técnicas de retenção, imobilização e mobilização não promovem a eliminação dos contaminantes. Por essa razão, de maneira geral, procuram-se processos que permitam não somente a remoção das substâncias contaminantes, mas sua completa mineralização, ou seja, a degradação da matéria orgânica até dióxido de carbono e água. A destruição de poluentes pode ser obtida por meio de tratamentos químicos ou biológicos (biorremediação), nos quais os contaminantes são transformados por vias químicas ou bioquímicas, respectivamente.

A presença de poluentes no meio ambiente levou ao desenvolvimento de várias técnicas físicas, químicas e biológicas para sua remoção. Entre elas, em virtude da potencial eficiência na remediação de áreas contaminadas, a atenuação natural apresenta-se como uma ótima alternativa de tratamento. Entre os processos de atenuação natural, que incluem biorremediação, diluição, dispersão, adsorção e volatilização, o primeiro é o único que resulta na degradação dos compostos, com consequente redução de sua massa. Além do baixo custo, as vantagens relacionadas à biorremediação incluem, ainda, a possibilidade de tratamento *in situ*, reduzindo assim os riscos de contaminação de outras áreas, e a degradação permanente do resíduo (ou, pelo menos, a sua transformação em produtos de menor toxicidade).

A biorremediação pode ser definida como a degradação biológica natural ou controlada de poluição ambiental. É normalmente realizada por microrganismos naturalmente encontrados no local afetado, capazes de detoxificar ou degradar poluentes orgânicos até níveis indetectáveis ou abaixo dos limites de tolerância estipulados pelas agências regulatórias. Essa tecnologia utiliza o potencial fisiológico de bactérias e/ou fungos, que transformam o poluente em biomassa, água, dióxido de carbono e outros compostos. Além disso, os produtos do metabolismo de um microrganismo podem ser substrato para outros. Esse sinergismo metabólico entre microrganismos, praticamente ausente nos organismos mais complexos, é de fundamental importância na biodegradação de xenobióticos. A eficácia dessa técnica é testada em laboratório, entre outros fatores, pela determinação das taxas de degradação do composto.

O maior projeto de biorremediação da história foi o tratamento do petróleo derramado pelo navio *Exxon Valdez* no Alasca em 1999. Esse tratamento consistiu na adição de fertilizantes contendo nitrogênio no litoral afetado, estimulando, assim, o crescimento de microrganismos nativos, inclusive os capazes de degradar hidrocarbonetos. Alguns exemplos de microrganismos utilizados de acordo com a substância poluidora estão descritos na Tabela 3.

**Tabela 3.** Exemplo de gêneros utilizados como biorremediadores, em função do contaminante.

| Contaminante | Gêneros de microrganismos utilizados |
|---|---|
| Anéis aromáticos | *Pseudomonas, Achromobacter, Bacillus, Arthrobacter, Penicillum, Aspergillus, Fusarium, Phanerocheate* |
| Cádmio | *Staphylococcus, Bacillus, Pseudomonas, Citrobacter, Klebsiella, Rhodococcus* |
| Cobre | *Escherichia, Pseudomonas* |
| Cromo | *Alcaligenes, Pseudomonas* |
| Enxofre | *Thiobacillus* |
| Petróleo | *Pseudomonas, Proteus, Bacillus, Penicillum, Cunninghamella* |

A maioria das biodegradações é constituída de processos que utilizam microrganismos aeróbios, sendo mais rápidas e completas. Entretanto, existem muitos resíduos que podem ser degradados por microrganismos anaeróbios. Uma das vantagens da biodegradação anaeróbia é a produção de sulfeto de hidrogênio, que precipita *in situ* íons de metais pesados na forma de sulfetos.

Além dos microrganismos, as plantas também podem ser utilizadas na descontaminação *in situ* de solos e sedimentos, em um processo denominado *fitorremediação*. Os vegetais podem remediar poluentes por meio de três mecanismos:

➡ absorção direta dos contaminantes e acúmulo no tecido da planta (fitoextração);

➡ liberação, no solo, de oxigênio e substâncias que estimulam a biodegradação de poluentes;

➡ intensificação da degradação por fungos e bactérias localizados na interface raiz-solo.

Exemplos de fitorremediação incluem plantas hiperacumuladoras de metais (sendo posteriormente cortadas e incineradas, e suas cinzas tratadas para a extração dos metais); plantas que absorvem substâncias orgânicas moderadamente hidrofóbicas (que incluem compostos como BTEX – benzeno, tolueno, etilbenzeno e xileno) e plantas que liberam no solo compostos, como enzimas e/ou quelantes, que diminuem a toxicidade ou degradam contaminantes.

Processos biológicos, no entanto, apresentam algumas limitações, por não serem uma solução imediata à remediação do local impactado e por exigirem que o local suporte a ação dos microrganismos. Além disso, cada tipo de contaminante requer diferentes organismos, sendo que algumas substâncias, denominadas *recalcitrantes* ou *bioimunes*, são resistentes à biodegradação. Outras substâncias são parcialmente biodegradadas, podendo ser transformadas em compostos bioimunes ou compostos mais tóxicos que os originais, como a conversão do solvente 1,1,1-tricloroetano, mediante etapas abióticas e microbianas, no carcinógeno cloreto de vinila.

# 8. BIBLIOGRAFIA

ASSOCIAÇÃO BRASILEIRA DE NORMAS TÉCNICAS (ABNT). NBR 10.004: Resíduos sólidos – Classificação. Rio de Janeiro, 2004, 63p.

ASSOCIAÇÃO BRASILEIRA DE NORMAS TÉCNICAS (ABNT). NBR 10.005: Procedimento para obtenção de extrato lixiviado de resíduos sólidos. Rio de Janeiro, 2004, 16p.

ASSOCIAÇÃO BRASILEIRA DE NORMAS TÉCNICAS (ABNT). NBR 10.006: Procedimento para obtenção de extrato solubilizado de resíduos sólidos. Rio de Janeiro, 2004, 3p.

ASSOCIAÇÃO BRASILEIRA DE NORMAS TÉCNICAS (ABNT). NBR 10.007: Amostragem de resíduos sólidos. Rio de Janeiro, 2004, 21p.

ASSOCIAÇÃO BRASILEIRA DE NORMAS TÉCNICAS (ABNT). NBR 12.713: Ecotoxicologia aquática – Toxicidade aguda – Método de ensaio com *Daphnia* spp. (Cladocera, Crustacea). Rio de Janeiro, 2009, 23p.

ASSOCIAÇÃO BRASILEIRA DE NORMAS TÉCNICAS (ABNT). NBR 13.373: Ecotoxicologia aquática – Toxicidade crônica – Método de ensaio com *Ceriodaphnia* spp. (Crustacea, Cladocera). Rio de Janeiro, 2010, 18p.

ALEXANDER, M. *Biodegradation and bioremediation*. 2.ed. New York: Academic Press, 1999. 424p.

ANDERSSON, T.; FORLIN, L. Regulation of the Cytochrome-P450 enzyme-system in fish. *Aquat. Toxicol.*, v.24, n.1-2, p.1-19, 1992.

BAIRD, C. *Química ambiental*. 2.ed. Porto Alegre: Bookman, 2002. 622p.

CHAPMAN, P.M.; WANG, F.Y.; JANSSEN, C.; PERSOONE, G.; ALLEN, H.E. Ecotoxicology of metals in aquatic sediments: binding and release, bioavailability, risk assessment, and remediation. *Can. J. Fish. Aquat. Sci.*, v.55, n.10, p.2221-2243, 1998.

Decreto n. 5.472, de 20 de junho de 2005. Promulga o texto da Convenção de Estocolmo sobre Poluentes Orgânicos Persistentes, adotada, naquela cidade, em 22 de maio de 2001. Disponível em: <http://www.planalto.gov.br/ccivil_03/_Ato2004-2006/2005/Decreto/D5472.htm>. Acesso em: 9 jul. 2013.

FENT, K. Ecotoxicological problems associated with contaminated sites. *Toxicol. Lett.*, v.140-141, p.353-365, 2003.

INTERNATIONAL UNION OF PURE AND APPLIED CHEMISTRY (IUPAC). Glossary for chemists of terms used in Toxicology. 2.ed. *Pure and Applied Chemistry*, v.79, n.7, p.1153-1344, 2007.

MEDINA, M.H.; CORREA, J.A.; BARATA, C. Micro-evolution due to pollution: Possible consequences for ecosystem responses to toxic stress. *Chemosphere*, v.67, n.11, p.2105-2114, 2007.

NELSON, D.R.; KOYMANS, L.; KAMATAKI, T.; STEGEMAN, J.J.; FEYEREISEN, R.; WAXMAN, D.J.; WATERMAN, M.R.; GOTOH, O.; COON, M.J.; ESTABROOK, R.W.; GUNSALUS, I.C.; NEBERT, D.W. P450 superfamily: Update on new sequences, gene mapping, accession numbers and nomenclature. *Pharmacogenetics*, v.6, n.1, p.1-42, 1996.

PRETTI, C.; COGNETTI-VARRIALE, A.M. The use of biomarkers in aquatic biomonitoring: the example of esterases. *Aquat. Conservat. Mar. Freshwat. Ecosyst.*, v.11, n.4, p.299-303, 2001.

SCHÜÜRMANN, G.; MARKERT, B. *Ecotoxicology:* ecological fundamentals, chemical exposure and biological effects. Berlin: Wiley, 1998. 936p.

SCRAGG, A. *Environmental biotechnology*. Singapura: Longman, 1999. 264 p.

UNITED STATE GEOLOGICAL SURVEY. *The toxic substances hydrology program*. Disponível em: <http://toxics.usgs.gov/>. Acesso em: 5 jul. 2013.

WALKER, C.H.; HOPKIN, S.P.; SIBLY, R.M.; PEAKALL, D.B. *Principles of ecotoxicology*. 2.ed. New York: Taylor & Francis, 2001. 309p.

YING, G.G.; WILLIAMS, B.; KOOKANA, R. Environmental fate of alkylphenols and alkylphenol ethoxylates – a review. *Environm. Internat.*, v.28, n.3, p.215-226, 2002.

# 2.2.

# POLUENTES DA ATMOSFERA

*Danielle Palma de Oliveira*
*Fábio Kummrow*

## CONTEÚDO DESTE CAPÍTULO

## 1. INTRODUÇÃO

*"If we are going to live so intimately with these chemicals – eating and drinking them, taking them into the very marrow of our bones – we had better know something about their nature and their power"*[1].

[1] "Se vamos conviver tão intimamente com esses produtos químicos – comendo-os, bebendo-os e levando-os a nossa medula óssea –, é melhor que conheçamos algo sobre sua natureza e seu poder" (tradução livre).

Esse trecho foi extraído do livro *Silent Spring*, escrito por Rachel Carson em 1962. A publicação da obra é um marco para a Toxicologia Ambiental, pois a partir dessa data os movimentos ambientalistas foram iniciados. Em seu livro, Rachel Carson mostrou o impacto do lançamento indiscriminado de substâncias químicas no ambiente, considerando principalmente os efeitos de praguicidas sobre os pássaros.

A Toxicologia Ambiental é uma das grandes áreas da Toxicologia e é de caráter multidisciplinar, abrangendo conhecimentos da Biologia, Química (orgânica, analítica e bioquímica), Anatomia, Genética, Fisiologia, Hidrologia, Microbiologia, Ecologia, Geologia, Botânica, Epidemiologia, Estatística, Direito, entre outros. Essa área estuda os efeitos tóxicos de contaminantes ambientais sobre os organismos vivos e, embora seja comum relacionar efeitos tóxicos com saúde humana, todos os organismos vivos são relevantes para o equilíbrio dos ecossistemas. Assim, a Toxicologia Ambiental se fundamenta em dois princípios básicos:

- a sobrevivência da espécie humana depende do bem-estar dos outros organismos e da disponibilidade de ar, água e alimentos de qualidade;
- tanto os agentes tóxicos de fontes antropogênicas como os de origem natural podem causar danos aos organismos.

Considerando o estilo de vida moderno e as tecnologias atuais, é utópico imaginar um mundo livre de substâncias químicas. Dessa forma, o objetivo da Toxicologia Ambiental é estudar os agentes tóxicos ambientais para que um controle eficaz possa ser realizado, visando prevenir ou minimizar danos às populações expostas aos poluentes ambientais.

A poluição ambiental abrange uma série de aspectos, que vão desde a contaminação do ar, da água e do solo até a desfiguração da paisagem, erosão de monumentos e edificações, além da contaminação de alimentos. É importante destacar que os compartimentos ambientais são intimamente relacionados entre si; assim, dependendo de suas características físico-químicas, uma substância lançada na atmosfera pode, por exemplo, sedimentar-se no solo e ser lixiviada para um corpo d'água ou atingir um aquífero. Ou pode, ainda, ser transportada por longas distâncias através dos ventos. De forma análoga, compostos químicos presentes em efluentes industriais lançados em um rio podem volatilizar e contaminar a atmosfera ou depositar-se nos sedimentos. Outro dado importante é que as substâncias químicas são lançadas sob a forma de misturas complexas e, ao atingirem o meio ambiente, podem sofrer diversos processos de transformação, formando inúmeros produtos, que podem ser mais ou menos tóxicos do que os originais. Estudos têm mostrado que os produtos de transformação são mais comumente encontrados no ambiente do que seus originais. Assim, as populações estão expostas a incontáveis compostos, muitos deles com estrutura química e efeitos desconhecidos. Nesse contexto, a contaminação atmosférica se difere dos outros tipos de poluição, pois, além dos problemas citados, ainda afeta todos os segmentos de uma população. Por exemplo, quando uma fonte de água está contaminada é possível buscar água de outra fonte ou, ainda, tratar a contaminação, porém, no caso da poluição atmosférica, isso não é possível.

## 1.1. Principais fontes de contaminação ambiental

As fontes de poluição ambiental podem ser de origem natural ou antropogênica:

a) Naturais – provenientes de fenômenos da natureza:
- atividade vulcânica;
- incêndios florestais, não causados pelo homem;
- maré vermelha.

b) Antropogênicas – decorrentes das atividades humanas:
- doméstica e urbana: esgoto doméstico, lixo doméstico, veículos automotores;
- industrial: efluente industrial, lixo industrial, queima de combustível;
- agropecuária: queimadas, fertilizantes, praguicidas.

## 2. POLUIÇÃO ATMOSFÉRICA

Uma fina camada de gases chamada atmosfera envolve o nosso planeta e permanece em contato com a superfície da Terra por gravidade. Essa camada é dividida em troposfera, estratosfera, mesosfera, termosfera, ionosfera e exosfera.

A troposfera é responsável pelo clima e na qual o efeito estufa ocorre. Representa a maior parte da massa da atmosfera e se estende por 20 km a partir do solo. Nessa camada, o ar é mais denso do que nas demais, sendo formado por nitrogênio (78,08%), oxigênio (20,95%), argônio (0,93%), dióxido de carbono (0,035%) e outros gases, como neônio, hélio, metano e monóxido de carbono. O vapor de água também é um dos constituintes do ar, mas sua concentração varia muito (0 a 4%), dependendo da localidade e da hora do dia. Porém, devido a fenômenos naturais ou processos antropogênicos, os níveis desses gases no ar estão sendo constantemente alterados, pela liberação de $SO_2$, $H_2S$, $CO$ e outros. Essa alteração qualitativa ou quantitativa na composição dos gases da troposfera é conhecida como poluição atmosférica.

De acordo com a Companhia Ambiental do Estado de São Paulo (Cetesb), "poluente atmosférico é toda forma de matéria ou energia com intensidade e em quantidade, concentração, tempo ou características, em desacordo com os níveis estabelecidos em legislação, e que tornem ou possam tornar o ar impróprio, nocivo ou ofensivo à saúde, inconveniente ao bem-estar público, danoso aos materiais, à fauna e à flora ou prejudicial à segurança, ao uso e gozo da propriedade e às atividades normais da comunidade".

Ao longo dos anos, diversos episódios agudos de poluição atmosférica foram relatados, sendo um dos mais dramáticos em Londres, em 1952. As temperaturas baixas, associadas à emissão dos veículos movidos a diesel, à queima de carvão nas lareiras domésticas e às condições meteorológicas desfavoráveis à dispersão da poluição, fizeram com que a cidade ficasse envolta por uma densa nuvem de fumaça. Como consequência, as concentrações de $SO_2$ e material particulado atingiram níveis elevados, chegando a até 10 vezes acima dos limites máximos usualmente detectados na época, o que levou a um aumento de cerca de 3.500 óbitos em relação ao número médio registrado. Além desses casos relacionados à exposição aguda, estimou-se que cerca de 12.000 pessoas morreram em decorrência de agravos à saúde relacionados ao episódio de 1952. Outros casos semelhantes, porém menos graves, ocorreram no Vale Meuse, na Bélgica, em 1930, e em Donora, Pensilvânia, Estados Unidos, em 1948. Esses eventos claramente evidenciam a relação entre os níveis de poluentes atmosféricos e os efeitos deletérios causados nas populações expostas. Tais efeitos podem induzir tanto à mortalidade quanto à morbidade, como doenças cardiovasculares e respiratórias. Atualmente, diversos estudos vêm usando o número de internações hospitalares como um indicador dos efeitos da poluição na saúde da população.

No Brasil, devido aos registros de episódios agudos de poluição do ar no Estado de São Paulo que desencadearam não só pânico, como também efeitos agudos na população, na década de 1960 foi criada a Comissão Intermunicipal de Controle da Poluição das Águas e do Ar (CICPAA), que abrangia os municípios de Santo André, São Bernardo do Campo, São Caetano do Sul e Mauá. As atividades da CICPAA, no início da década de 1970, foram incorporadas pela Superintendência de Sanea-mento Ambiental (Susam), vinculada à Secretaria de Saúde do Estado de São Paulo e, em 1975, a atribuição do controle da poluição foi transferida à Cetesb.

## 2.1. Classificação dos poluentes do ar

O nível de poluição do ar é medido pela quantidade de substâncias poluentes existentes na troposfera. A variedade de substâncias que podem alterar a qualidade do ar é enorme, por isso os poluentes foram agrupados de acordo com o grupo químico que os originou, como pode ser observado na Tabela 1:

**Tabela 1.** Principais poluentes da atmosfera agrupados de acordo com o grupo químico de origem *(Cetesb, 2013)*.

| Compostos de enxofre | Compostos de nitrogênio | Compostos orgânicos | Monóxido de carbono | Compostos halogenados | Material particulado | Ozônio |
|---|---|---|---|---|---|---|
| $SO_2$ | NO | hidrocarbonetos | CO | HCl | mistura de compostos no estado sólido ou líquido | $O_3$ |
| $SO_3$ | $NO_2$ | álcoois | | HF | | formaldeído |
| $H_2S$ | $NH_3$ | aldeídos | | cloretos | | acroleína |
| mercaptanas | $HNO_3$ | cetonas | | fluoretos | | PAN* |
| sulfatos | nitratos | ácidos orgânicos | | | | |

* PAN = nitratos de peroxiacila.

Além da divisão citada, os poluentes da atmosfera podem ser classificados em *primários* e *secundários*:

- poluentes primários: lançados diretamente da fonte de emissão. São responsáveis por mais de 98% da poluição do ar dos principais centros urbanos do mundo. Como exemplos, podem ser citados: monóxido de carbono; óxidos de enxofre ($SO_x$); hidrocarbonetos (HC); material particulado (MP); e óxidos de nitrogênio ($NO_x$). O CO é lançado em maior quantidade, seguido do $SO_x$ e do HC. Porém, em termos de risco, o CO representa apenas 1,2% (considerando-se a probabilidade de ocasionar um efeito nocivo); sendo o $SO_x$ o mais nocivo, com risco estimado de 34,6% em relação aos outros poluentes primários, seguido por MP, $NO_x$ e HC e, depois, CO (nas concentrações que ele consegue atingir no meio ambiente);

- poluentes secundários: aqueles formados na atmosfera pela reação química entre poluentes primários e componentes naturais da atmosfera, como o ozônio, presente em baixas altitudes, ácido sulfúrico, nitratos de peroxiacila (PAN) etc.

## 2.2. Fontes emissoras

A maior parte da poluição do ar nos grandes centros urbanos é produzida pelas indústrias e pelos veículos automotores. As fontes emissoras dividem-se em *estacionárias* (fixas), como as indústrias, e *móveis*, como os veículos automotores. As fontes estacionárias contribuem com o lançamento, em maior porcentagem, de $SO_x$ e MP, e as móveis, com a maior emissão de CO, HC e $NO_x$.

Com relação à poluição do ar, a região metropolitana de São Paulo merece especial destaque, pois ocupa aproximadamente 0,1% do território brasileiro e é o terceiro maior conglomerado urbano do mundo, responsável por 1/6 do PIB nacional. A deterioração na qualidade do ar dessa região é devida a emissões atmosféricas de cerca de 2.000 indústrias de alto potencial poluidor e por uma frota registrada de aproximada-mente 6,7 milhões que representa cerca de 1/5 do total nacional. Segundo o Relatório da Qualidade do Ar da Cetesb de 2012, publicado em 2013, as fontes móveis e fixas são responsáveis pela emissão de 138 mil t/ano de monóxido de carbono (CO), 35 mil t/ano de hidrocarbonetos (HC), 77 mil t/ano de óxidos de nitrogênio ($NO_x$), 5 mil t/ano de material particulado total (MP) e 9 mil t/ano de óxidos de enxofre ($SO_x$). Os veículos são responsáveis por 97% das emissões de CO, 77% de HC, 80% $NO_x$, 40% de MP e 37% de $SO_x$ das emissões citadas. Considerando os combustíveis utilizados nos veículos, o diesel é o de maior potencial poluidor, seguido da gasolina. O etanol é o menos danoso ao meio ambiente, pois os veículos que utilizam esse combustível emitem 3 a 4 vezes menos CO, HC e $NO_x$, além de não emitirem $SO_x$ e MP. A redução na taxa de emissão de $NO_x$ é também importante para a diminuição dos níveis de ozônio em baixas altitudes, pois esses compostos de nitrogênio são os principais precursores de $O_3$, como será discutido mais adiante neste capítulo. Vale lembrar que o Brasil é o único país no mundo que conta com uma frota veicular que utiliza etanol em larga escala como combustível.

Se, por um lado, o aumento do uso de etanol como combustível é importante para a redução da emissão veicular de compostos tóxicos, por outro, estimula o aumento no plantio da cana-de-açúcar. Como consequência, ocorre um aumento na intensidade da queima da palha da cana que, da mesma forma que outros tipos de queima de biomassa, lança na atmosfera altas concentrações de MP, aldeídos, CO, HC e hidrocarbonetos policíclicos aromáticos (HPA). O Estado de São Paulo concentra a maior produção de cana-de-açúcar do país, com área plantada de aproximadamente 2.500.000 hectares, representando cerca de 50% da área plantada no Brasil. Na época da colheita da cana-de-açúcar, é comum a queima da palha por motivos de produtividade, como: redução do esforço físico despendido pelo trabalhador braçal; aumento da capacidade diária de corte; redução no número de acidentes ocupacionais decorrentes do uso de facão, bem como redução de acidentes com animais peçonhentos; diminuição significativa da quantidade de matéria estranha (folhas, pontas, ervas daninhas); aumento da densidade de transporte de matéria-prima; entre outros. Para reduzir os impactos ambientais relacionados à produção de etanol, ações de entidades ambientais deram origem à Lei da Queima da Cana (Lei n. 11.241/2002), que estabelece a queima controlada da palha da cana-de-açúcar, além da eliminação gradual dessa atividade até a total eliminação em 2021 em áreas mecanizadas e em 2031 nas não mecanizadas. No entanto, visando colaborar com as ações relacionadas a mudanças climáticas (discutidas mais adiante neste capítulo), foi estabelecido o Protocolo Agroambiental do setor Canavieiro Paulista. De acordo com o protocolo, após a adesão voluntária, os produtores de cana-de-açúcar se comprometem a antecipar a eliminação total da prática da queima de 2021 para 2014 e 2031 para 2017, em áreas mecanizadas e não mecanizadas, respectivamente.

## 2.3. Efeitos tóxicos causados pelos poluentes do ar

A qualidade do ar é um dos principais determinantes da saúde humana. Recentes estimativas indicam que anualmente dezenas de milhares de mortes prematuras podem estar relacionadas à exposição a poluentes atmosféricos. Por isso, a Organização Mundial da Saúde (OMS) considera o ar limpo um importante requisito para a manutenção da saúde humana. Concentrações elevadas de poluentes atmosféricos podem também causar degradação da flora e da fauna e deterioração de monumentos históricos e construções modernas.

Os efeitos nocivos para o homem causados pelos contaminantes do ar são difíceis de ser estabelecidos, pois as condições de exposição e as respostas individuais são muito variadas. Podem ocorrer episódios de intoxicação aguda em casos acidentais ou em situações desfavoráveis à dispersão dos poluentes, como a inversão térmica. Mas, geralmente, os efeitos observados são decorrentes da exposição por longos períodos.

Os principais tipos de efeitos tóxicos apresentados pela população exposta são:

- ▶ agudos: lacrimejamento, dificuldade de respiração e diminuição da capacidade física;
- ▶ crônicos: alteração da acuidade visual, alteração da ventilação pulmonar, asma, bronquite, doenças cardiovasculares, enfisema pulmonar e câncer pulmonar.

O grupo de maior risco, entre a população, é aquele mais suscetível a ação dos poluentes, como os idosos, as crianças, as gestantes e os portadores de deficiência respiratória ou cardíaca. Muitos estudos mostram uma associação positiva entre mortalidade e morbidade por problemas respiratórios em crianças. A poluição atmosférica tem sido associada a decréscimo na função pulmonar, faltas à escola, redução da capacidade respiratória em crianças normais e aumento no uso de medicamentos por crianças ou adultos com asma; além disso, já foram relatadas alterações no sistema imunológico em não fumantes, com redução do *clearance* mucociliar.

Em relação aos idosos, os maiores índices de doenças, relacionadas à poluição do ar, são cardiovasculares. No caso de gestantes, estudos epidemiológicos realizados em vários países relacionam elevados níveis de poluentes a efeitos sobre a gestação e sobre os neonatos, como nascimento prematuro, baixo peso ao nascer e retardo intrauterino.

## 2.4. Avaliação da poluição do ar

A qualidade do ar tem sido um tema extensivamente pesquisado nas últimas décadas e caracteriza-se como um fator de grande importância na busca da preservação do meio ambiente e na implementação de um modelo de desenvolvimento sustentável, pois seus efeitos afetam de diversas formas a saúde humana, os ecossistemas e os materiais. Os efeitos deletérios da poluição atmosférica para os organismos podem ser estudados por diversos métodos, incluindo os epidemiológicos, os de avaliação da exposição e os de avaliação de toxicidade, como os testes com animais e ensaios *in vitro*.

A poluição atmosférica constitui um problema de saúde que acompanha o homem desde a Antiguidade, quando a queima de madeira era utilizada como fonte de energia para várias atividades domésticas. A partir do século XVIII, as cidades iniciaram a utilização de grandes quantidades de carvão vegetal, o que lançava grande volume de fumaça na atmosfera. Nessa época, iniciou-se o desenvolvimento de legislações para redução da emissão de poluentes. Porém, a monitorização da qualidade ambiental é relativamente recente, iniciada na década de 1970, com a criação das agências de controle ambiental, como a Environmental Protection Agency (EPA), dos Estados Unidos, e a Cetesb.

A avaliação da qualidade do ar pode ser realizada em nível local, regional, nacional e internacional por meio de estimativas das emissões de poluentes, do uso de modelos matemáticos e de medidas das concentrações ambientais dos principais poluentes. A monitorização ambiental das concentrações de poluentes é um dos procedimentos utilizados para o controle da qualidade do ar. Ao se determinar a concentração de um poluente nesse compartimento, estima-se o grau de exposição de receptores, como o homem. Contudo, o resultado dessas medidas não permite conclusões imediatas sobre os impactos das concentrações atuais de poluentes em seres vivos. Na verdade, os possíveis efeitos dependem não somente da toxicidade, da concentração e da duração da exposição ao poluente, como também de outros fatores, como o clima, o estado nutricional, a predisposição de certos grupos, a idade e a exposição simultânea à mistura complexa de poluentes.

Normas nacionais e internacionais definem padrões de qualidade do ar e estabelecem valores-limite para concentrações de poluentes considerados prioritários, visando evitar ou minimizar os efeitos tóxicos e os prejuízos ambientais e econômicos desses agentes dispersos na atmosfera. No Brasil, em 1976, foram regulamentados alguns parâmetros de qualidade do ar por meio do Decreto Estadual n. 8.468, do Governo de São Paulo. Esses parâmetros foram ampliados em âmbito nacional e transformados na Resolução n. 003 do Conselho Nacional do Meio Ambiente, Conama, em 28 de junho de 1990. Essa legislação estabelece os padrões primários e secundários para partículas totais em suspensão (PTS), fumaça, partículas inaláveis ($MP_{10}$), dióxido de enxofre ($SO_2$), monóxido de carbono (CO), ozônio ($O_3$) e dióxido de nitrogênio ($NO_2$). Os padrões primários e secundários dos poluentes legislados no Brasil são apresentados na Tabela 2. Complementando a Legislação Federal, o Estado de São Paulo publicou recentemente o Decreto n. 59.113, de 23 de abril de 2013, no qual foram incluídos os padrões para o material particulado fino, com diâmetro aerodinâmico equivalente a 2,5 µm, e para o chumbo, que deverá ser aplicado apenas no monitoramento de áreas específicas, definidas a critério da Cetesb.

Segundo a Resolução Conama n. 003/90, são padrões primários de qualidade do ar as concentrações de poluentes que, se ultrapassadas, poderão afetar a saúde da população. Esses padrões podem ser entendidos como níveis máximos toleráveis de concentração de poluentes atmosféricos, constituindo-se em metas de curto e médio prazo. Padrões secundários são as concentrações de poluentes atmosféricos abaixo das quais se prevê o mínimo efeito adverso sobre o bem-estar da população, assim como o mínimo dano à fauna e à flora, aos materiais e ao meio ambiente em geral. Esses padrões podem ser entendidos como níveis desejados de concentrações de poluentes, constituindo-se em meta de longo prazo. O objetivo do estabelecimento dos padrões secundários é criar uma base para políticas de prevenção da degradação da qualidade do ar, devendo ser aplicados às áreas de preservação, como parques nacionais, e não, pelo menos a curto prazo, a áreas de desenvolvimento, onde devem ser aplicados os padrões primários.

**Tabela 2.** Padrões nacionais primários e secundários de qualidade do ar e métodos analíticos de medição estabelecidos pela Resolução Conama n. 003 de 28/06/1990.

| Poluente | Tempo de amostragem | Padrão primário ($\mu g/m^3$) | Padrão secundário ($\mu g/m^3$) | Métodos de análise |
|---|---|---|---|---|
| PTS | 24 horas* MGA** | 240 80 | 150 60 | amostrador de grandes volumes+ |
| $MP_{10}$ | 24 horas* MAA*** | 150 50 | 150 50 | separação inercial/filtração+ |
| Fumaça | 24 horas* MAA*** | 150 60 | 100 40 | refletância+ |
| $SO_2$ | 24 horas* MAA*** | 365 80 | 100 40 | pararosanilina+ |
| $NO_2$ | 1 hora* MAA*** | 320 100 | 190 100 | quimiluminescência+ |
| CO | 1 hora* 8 horas* | 40.000; 35 ppm 10.000; 9 ppm | 40.000; 35 ppm 10.000; 9 ppm | infravermelho não dispersivo+ |
| $O_3$ | 1 hora* | 160 | 160 | quimiluminescência+ |

* Não deve ser excedida mais que uma vez ao ano. ** Média geométrica anual. *** Média aritmética anual. + Ou método equivalente.

A Resolução Conama n. 003/90 estabelece também critérios para episódios agudos de poluição do ar. Esses critérios são os níveis de atenção, alerta e emergência que devem ser observados para elaboração do Plano de Emergência para Episódios Críticos de Poluição do Ar (Tabela 3). Segundo a Conama n. 003, os níveis de atenção, alerta e emergência serão declarados quando, prevendo-se a manutenção das emissões e das condições meteorológicas desfavoráveis à dispersão dos poluentes nas 24 horas subsequentes, um ou mais parâmetros descritos na Tabela 3 forem ultrapassados. Cabe aos Estados a competência para indicar as autoridades responsáveis pela declaração desses níveis e, durante a permanência dos níveis, as fontes poluidoras do ar ficarão sujeitas às restrições previamente estabelecidas pelo órgão ambiental.

Em 2005, a OMS publicou a atualização dos valores orientadores de qualidade do ar com o objetivo de reduzir os impactos causados pela poluição do ar sobre a saúde humana. Essa atualização foi motivada por evidências epidemiológicas que indicaram a possibilidade de efeitos adversos à saúde de poluentes ($MP$, $O_3$, $NO_2$ e $SO_2$) mesmo quando os valores orientadores não foram atingidos. A Tabela 4 apresenta os novos valores orientadores propostos pela OMS.

**Tabela 3.** Critérios para episódios agudos de poluição do ar estabelecidos pela Resolução Conama n. 003 de 28/06/1990.

| Parâmetro | Atenção | Alerta | Emergência |
|---|---|---|---|
| PTS ($\mu g/m^3$ – 24 h) | 375 | 625 | 875 |
| $MP_{10}$ ($\mu g/m^3$ – 24 h) | 250 | 420 | 500 |
| Fumaça ($\mu g/m^3$ – 24 h) | 250 | 420 | 500 |
| $SO_2$ ($\mu g/m^3$ – 24 h) | 800 | 1.600 | 2.100 |
| $SO_2$ X PTS ($\mu g/m^3$ – 24 h) | 65.000 | 261.000 | 393.000 |
| $NO_2$ ($\mu g/m^3$ – 1 h) | 1.130 | 2.260 | 3.000 |
| CO (ppm – 8 h) | 15 | 30 | 40 |
| $O_3$ ($\mu g/m^3$ – 1 h) | 400 | 800 | 1.000 |

**Tabela 4.** Valores orientadores para MP, $O_3$, $NO_2$ e $SO_2$ propostos pela OMS em 2005 (WHO, 2005).

| Poluente | Média por período | Valores orientadores de qualidade do ar |
|---|---|---|
| $MP_{10}$ | 1 ano 24 horas | 10 $\mu g/m^3$ 25 $\mu g/m^3$ |
| $MP_{2,5}$ | 1 ano 24 horas | 20 $\mu g/m^3$ 50 $\mu g/m^3$ |
| $O_3$ | 8 horas | 100 $\mu g/m^3$ |
| $NO_2$ | 1 ano 1 hora | 40 $\mu g/m^3$ 200 $\mu g/m^3$ |
| $SO_2$ | 24 horas 10 minutos | 20 $\mu g/m^3$ 500 $\mu g/m^3$ |

Há diversos fatores que dificultam o estabelecimento desses padrões de qualidade, sendo os principais: suscetibilidades individuais; heterogeneidade da população; dificuldade em reproduzir condições ambientais em experimentos laboratoriais com animais; e avaliação da toxicidade após exposição a múltiplos agentes químicos. Em geral, cada país estabelece na legislação os padrões de qualidade do ar para os diferentes poluentes.

O monitoramento da qualidade do ar, segundo a Resolução Conama n. 003/90, é atribuição dos Estados e seus principais objetivos são: a) avaliar a qualidade do ar em relação aos limites legais, visando garantir a saúde e o bem-estar das populações; b) fornecer subsídios para ações de controle, durante períodos em que os níveis de poluentes na atmosfera possam representar riscos a saúde pública; c) fornecer informações que possam indicar impactos sobre a fauna, a flora e o meio ambiente; d) acompanhar as alterações e as tendências da qualidade do ar no decorrer do tempo; e) auxiliar no planejamento de ações de controle da poluição; e f) manter a população, os órgãos públicos e a sociedade informados sobre os níveis da contaminação do ar.

### 2.4.1. Padrões de qualidade do ar utilizados no Estado de São Paulo

A Cetesb é o órgão de controle ambiental do Estado de São Paulo, sendo o mais ativo no Brasil no que diz respeito ao controle da poluição. Por esse motivo, neste capítulo será dada maior ênfase aos padrões de qualidade adotados nesse Estado. Com base na atualização de 2005 dos valores-guia para poluentes atmosféricos da OMS, o Estado de São Paulo publicou em 2013 seus novos padrões de qualidade do ar (Tabela 5). O Decreto Estadual n. 59.113/2013 estabelece que a administração da qualidade do ar no território do Estado de São Paulo será efetuada observando os critérios a seguir.

**Metas Intermediárias (MI)** Estabelecidas como valores a serem cumpridos em etapas, visando a melhoria gradativa da qualidade do ar no Estado de São Paulo, com base na busca pela redução das emissões de fontes fixas e móveis, em linha com os princípios do desenvolvimento sustentável.

**Padrões Finais (PF)** Padrões determinados pelo melhor conhecimento científico para que a saúde da população seja preservada ao máximo em relação aos danos causados pela poluição atmosférica.

As metas intermediárias devem implementadas em três etapas:

**Meta Intermediária 1 (MI1)** Valores de concentração de poluentes atmosféricos que devem ser respeitados a partir de 24/04/2013.

**Meta Intermediária 2 (MI2)** Valores de concentração de poluentes atmosféricos que devem ser respeitados subsequentemente à MI1, que entrará em vigor após avaliações realizadas na Etapa 1, reveladas por estudos técnicos apresentados pelo órgão ambiental estadual, convalidados pelo Conselho Estadual do Meio Ambiente (Consema);

**Meta Intermediária 3 (MI3)** Valores de concentração de poluentes atmosféricos que devem ser respeitados nos anos subsequentes à MI2, sendo que o início de sua vigência e seu prazo de duração serão definidos pelo Consema, com base nas avaliações realizadas na Etapa 2.

Os padrões finais (PF) são aplicados sem etapas intermediárias quando não forem estabelecidas metas intermediárias, como no caso do monóxido de carbono, das partículas totais em suspensão e do chumbo. Para os demais poluentes, os pa-

drões finais passam a valer a partir do final do prazo de duração do MI3.

**Tabela 5.** Padrões de qualidade do ar válidos no território do Estado de São Paulo, estabelecidos no Decreto n. 59.113/2013 *(adaptado de Cetesb, 2013).*

| Poluente | Tempo de amostragem | MI1 ($\mu g/m^3$) | MI2 ($\mu g/m^3$) | MI3 ($\mu g/m^3$) | PF ($\mu g/m^3$) |
|---|---|---|---|---|---|
| Partículas inaláveis ($MP_{10}$) | 24 horas<br>$MAA^1$ | 120<br>40 | 100<br>35 | 75<br>30 | 50<br>20 |
| Partículas inaláveis finas ($MP_{2,5}$) | 24 horas<br>$MAA^1$ | 60<br>20 | 50<br>17 | 37<br>15 | 25<br>10 |
| Dióxido de enxofre ($SO_2$) | 24 horas<br>$MAA^1$ | 60<br>40 | 40<br>30 | 30<br>20 | 20<br>– |
| Dióxido de nitrogênio ($NO_2$) | 1 hora<br>$MAA^1$ | 260<br>60 | 240<br>50 | 220<br>45 | 200<br>40 |
| Ozônio ($O_3$) | 8 horas | 140 | 130 | | 100 |
| Monóxido de carbono (CO) | 8 horas | – | – | – | 9 ppm |
| Fumaça* (FMC) | 24 horas<br>$MAA^1$ | 120<br>40 | 100<br>35 | 75<br>30 | 50<br>20 |
| Partículas totais em suspensão* (PTS) | 24 horas<br>$MGA^2$ | –<br>– | –<br>– | –<br>– | 240<br>80 |
| Chumbo** (Pb) | $MAA^1$ | – | – | – | 0,5 |

1 – Média aritmética anual.

2 – Média geométrica anual.

* Fumaça e Partículas Totais em Suspensão – parâmetros auxiliares a serem utilizados apenas em situações específicas, a critério da Cetesb.

** Chumbo – a ser monitorado apenas em áreas específicas, a critério da Cetesb.

– Padrão não estabelecido.

### 2.4.1.1. Índices de qualidade do ar utilizados no Estado de São Paulo

No Estado de São Paulo, a Cetesb utiliza os dados de qualidade do ar gerados pelo sistema de monitoramento ambiental e os dados meteorológicos para classificar a qualidade do ar e produzir o Boletim de Qualidade do ar com os índices das várias estações de monitoramento. A classificação é baseada nos cálculos de um índice de qualidade do ar, uma ferramenta matemática desenvolvida para simplificar o processo de divulgação das condições da atmosfera em relação aos poluentes legislados e associada aos efeitos sobre a saúde humana.

O índice é obtido por meio de uma função linear segmentada, em que os pontos de inflexão são os padrões de qualidade do ar. Dessa função, que relaciona a concentração do poluente com o valor índice, resulta um número adimensional referido a uma escala com base nos padrões de qualidade do ar. Para efeito de divulgação, é utilizado o índice mais elevado dos poluentes medidos em cada estação, portanto a qualidade do ar de cada estação é determinada pelo pior caso. Para facilitar a divulgação, foram introduzidas cores às classes. Após o cálculo do índice, o ar recebe uma qualificação de acordo com a Tabela 6.

**Tabela 6.** Classificação e cor atribuída à qualidade do ar (para fins de divulgação), índices de qualidade do ar e seu significado para a saúde da população *(adaptado de Cetesb, 2013)*.

| Qualidade | Cor | Índice | Significado |
|---|---|---|---|
| N1 – Boa | Verde | 0-40 | Praticamente não há riscos à saúde. |
| N2 – Moderada | Amarelo | 41-80 | Pessoas de grupos sensíveis (crianças, idosos e pessoas com doenças respiratórias e cardíacas) podem apresentar sintomas como tosse seca e cansaço. A população, em geral, não é afetada. |
| N3 – Ruim | Laranja | 81-120 | Toda a população pode apresentar sintomas como tosse seca, cansaço, ardor nos olhos, nariz e garganta. Pessoas de grupos sensíveis (crianças, idosos e pessoas com doenças respiratórias e cardíacas) podem apresentar efeitos mais sérios na saúde. |
| N4 – Muito ruim | Vermelho | 120-200 | Toda a população pode apresentar agravamento dos sintomas, como tosse seca, cansaço, ardor nos olhos, nariz e garganta e, ainda, falta de ar e respiração ofegante. Há efeitos ainda mais graves à saúde de grupos sensíveis (crianças, idosos e pessoas com doenças respiratórias e cardíacas). |
| N5 – Péssima | Violeta | > 200 | Toda a população pode apresentar sérios riscos de manifestações de doenças respiratórias e cardiovasculares. Há aumento de mortes prematuras em pessoas de grupos sensíveis. |

Além de realizar a monitorização ambiental e divulgar as condições de qualidade do ar, a Cetesb controla as fontes poluidoras, principalmente as estacionárias, exigindo a instalação de equipamentos antipoluição e outras medidas de redução das emissões.

### 2.4.2. Bioindicadores e biomonitoramento da qualidade do ar

A utilização de bioindicadores como método de detecção de mudanças no ambiente é uma ferramenta eficaz e relativamente rápida, pois apresenta menores custos e não requer instalações prévias, não usa energia elétrica e pode ser distribuída em diversos pontos em uma área de estudo. O uso de bioindicadores é uma metodologia adequada para a detecção de efeitos de poluentes atmosféricos sobre organismos (que podem ser utilizados como biomonitores) e, quando associado aos sistemas de monitoramento mecânicos, pode fornecer informações de grande valor.

Qualquer ser vivo pode ser utilizado como bioindicador, no entanto espécies menos sensíveis respondem mais lentamente e com menor eficácia em comparação às mais suscetíveis aos poluentes. Assim, o biomonitoramento pode ser definido, de maneira geral, como o uso de organismos ou materiais biológicos para obter informações qualitativas ou quantitativas sobre certas características da biosfera, como a presença de certos poluentes atmosféricos, ou ainda, como o uso sistemático das respostas de organismos vivos para avaliar mudanças ocorridas no ambiente.

As informações mais relevantes no biomonitoramento (utilizando, por exemplo, animais ou plantas) são obtidas pela mudança no comportamento do organismo usado como monitor (impactos sobre composição e/ou abundância da espécie, desempenho fisiológico e/ou ecológico ou na morfologia) ou pela determinação de substâncias específicas nos tecidos do organismo monitor. Para um indicador biológico ser considerado "ideal", deve apresentar as seguintes características: ser taxonomicamente bem definido e facilmente reconhecível por não especialistas; apresentar distribuição geográfica ampla; ser bem abundante ou de fácil coleta; ter baixa variabilidade genética e ecológica; e ser passível de uso em experimentos de laboratório. A seleção dos organismos para utilização em biomonitoramento está normalmente associada à ocorrência comum e permanente dos organismos na área de estudo e/ou em áreas remotas. Além da facilidade de medida, que permite a quantificação de múltiplos indivíduos, resposta-dose ou tempo-dependente (a fim de avaliar a magnitude da exposição ou efeitos), compreensão e especificação de limites de variabilidade como idade e sexo dos organismos e significância biológica.

Líquens, musgos e folhas de vegetais superiores que respondem de forma precisa aos experimentos de detecção de poluentes são frequentemente empregados na avaliação de poluentes atmosféricos. No biomonitoramento, a coleta sistemática de dados relativos aos efeitos observados sobre os biomonitores permite a criação de um inventário de respostas à poluição, o que representa o terceiro sistema de informação no controle da qualidade do ar adicionalmente aos inventários de emissões e de concentrações ambientais de poluentes.

### 2.4.3. Biomonitoramento humano

A determinação de substâncias químicas em fluidos corporais humanos foi feita inicialmente em Toxicologia Ocupacional visando a proteção de trabalhadores expostos a toxicantes. A partir da década de 1960, surgiram novas técnicas analíticas capazes de determinar concentrações muito baixas de compostos químicos em matrizes biológicas, possibilitando a determinação de toxicantes em indivíduos expostos apenas a níveis ambientas de contaminação.

O biomonitoramento humano, um dos métodos utilizados, visa a proteção da saúde humana em caso de exposição às substâncias químicas e deve ser uma atividade sistemática, contínua ou repetitiva, de coleta de amostras biológicas para análises das concentrações dos poluentes, ou de seus produtos de biotransformação ou, ainda, a avaliação de seus efeitos específicos e não adversos. Esse monitoramento tem como objetivo analisar a exposição ou o risco à saúde de indivíduos expostos, comparando os dados obtidos com valores de referência e, se necessário, aplicando ações corretivas. Outro método é o monitoramento ambiental, que determina as concentrações dos poluentes em matrizes ambientais como ar, água, solo, entre outras.

Atualmente, o biomonitoramento humano pode ser dividido em monitoramento de dose interna, de efeito bioquímico e de efeito biológico:

» monitoramento de dose interna – determinação do próprio poluente ou dos seus produtos de biotransformação ou, ainda, de parâmetros bioquímicos e/ou hematológicos relacionados à exposição em amostras biológicas;

» monitoramento de efeito bioquímico – quantificação dos produtos de reação de substâncias ativas com biomoléculas como o DNA ou proteínas;

» monitoramento de efeito biológico – está relacionado à avaliação de efeitos biológicos precoces causados por poluentes, por exemplo, níveis de atividade enzimática ou indução de micronúcleos. Para isso, é necessário o estabelecimento de bioindicadores ou biomarcadores.

O biomonitoramento humano de dose e de efeitos bioquímicos atualmente tem grande importância na avaliação da exposição humana a poluentes, pois considera todas as rotas de ingresso e todas as fontes relevantes de introdução do agente tóxico, tornando-se um instrumento muito importante para avaliação e gerenciamento de risco, além de identificar exposição a novos poluentes, tendências e mudanças na exposição, estabelecer a distribuição da exposição em uma população, auxiliar a identificação de grupos mais vulneráveis e populações expostas a altos níveis de exposição e, ainda, identificar riscos ambientais específicos em áreas contaminadas.

## 3. AVALIAÇÃO DOS EFEITOS DA POLUIÇÃO DO AR NA SAÚDE HUMANA

A poluição do ar é atualmente um dos maiores problemas de saúde pública, afetando a saúde dos seres humanos, de outros animais e das plantas. Estudos recentes mostram que, em muitos casos, não existem níveis seguros de concentração de poluentes para a saúde humana, questionando a segurança dos padrões de qualidade do ar estabelecidos. Os efeitos dos poluentes nos organismos normalmente são avaliados levando-se em conta os dados de toxicidade dos poluentes, fatores ligados à exposição dos organismos, e da relação de dose-dependência entre os efeitos e os níveis de exposição dos organismos aos poluentes. O conjunto de dados sobre os efeitos à saúde compreende os estudos de toxicidade sobre a exposição humana, utilizando testes com animais e dados epidemiológicos.

Estudos epidemiológicos com distintas abordagens têm sido amplamente utilizados com o objetivo de examinar a associação entre a exposição em condições reais à poluição do ar

e seus efeitos sobre a saúde de grandes grupos populacionais. As estratégias básicas empregadas nesses estudos podem ser divididas entre as observacionais e as experimentais ou de intervenção. A grande vantagem dos estudos epidemiológicos utilizados para avaliação dos efeitos da poluição sobre a saúde humana é que avaliam a exposição ambiental total a que os indivíduos estão expostos, além de investigar os efeitos dessa exposição em populações representativas. Assim, os resultados obtidos podem ser generalizados para a população como um todo. Como desvantagens desses estudos, podemos destacar a possibilidade de erros de mensuração, principalmente em relação à exposição dos indivíduos, pois esta, via de regra, é medida de forma indireta e de maneira agregada, por meio de uma abordagem ecológica, ou seja, pelos níveis de poluição da área de residência dos indivíduos objetos do estudo. É importante considerar que não é possível extrapolar a medida ecológica para o indivíduo (falácia ecológica). Contudo, a epidemiologia ambiental está passando por grandes mudanças, já que a cada ano surgem novos modelos de avaliação da exposição e novas técnicas estatísticas e de monitoramento biológico.

Os estudos ecológicos são aqueles em que a unidade de análise não é o indivíduo, mas sim um grupo de indivíduos; assim, as informações sobre a exposição bem como sobre os indicadores de doenças ou eventos de interesse estão somente disponíveis para o grupo. A maioria desses estudos é baseada em informações coletadas rotineiramente e, portanto, pode ser realizada de forma muito rápida e com baixo custo. Porém, a possibilidade de erros ou vieses é muito grande devido à dificuldade de se controlar adequadamente as variáveis de confusão do estudo.

Nos estudos longitudinais ou de coorte, os indivíduos são definidos com base na exposição ou na poluição do ar e são seguidos por determinado período de tempo, observando-se a ocorrência de alterações no seu *status* atual de saúde. Nesse caso, dispõe-se de informações individuais para o estudo das possíveis variáveis de confusão e para o desfecho (morte ou adoecimento). Entretanto, normalmente, as informações sobre a exposição continuam no âmbito do grupo, baseando-se nos índices de poluição da área de residência dos indivíduos. Outras abordagens são utilizadas com menor frequência.

De maneira geral, os estudos epidemiológicos têm demonstrado correlação entre os níveis dos poluentes do ar e os efeitos agudos e crônicos à saúde. Esses dados são úteis tanto para o estabelecimento dos padrões de qualidade do ar quanto para a avaliação dos impactos da poluição, pois foram gerados sob condições reais de exposição e envolvem um grande número de seres humanos. Para isso, modelos estatísticos apropriados devem ser utilizados, já que constituem uma ferramenta extremamente útil para resumir e interpretar os dados obtidos em estudos epidemiológicos. A Tabela 7 apresenta características selecionadas dos estudos epidemiológicos sobre poluentes ambientais.

**Tabela 7.** Características selecionadas dos estudos epidemiológicos sobre poluentes ambientais *(Câmara & Tambellini, 2003).*

| Tipos | Exemplos de desenho do estudo | Facilidade |
|---|---|---|
| **Observacionais/Descritivos** | | |
| Incidência | Identificação de uma população exposta a um poluente e seu acompanhamento durante um período em que são registrados novos casos de intoxicação. | Pouco factível. Estudos de longa duração não indicados para efeitos crônicos. Ideal para efeitos agudos. |
| Prevalência | Identificação de uma população exposta a um poluente e cálculo imediato de todos os casos existentes de intoxicação. | Muito factível. Estudo rápido e indicado para efeitos crônicos. |

continua

continuação

| Observacionais/Associação entre variáveis | | |
|---|---|---|
| Ecológicos | Correlação entre registros de determinada patologia com os registros dos níveis de exposição a um poluente por período de tempo. | Muito pouco factível pela ausência de registros. |
| Seccionais | Formar um grupo de pessoas expostas ao fator ambiental (Grupo Estudo) e outro de pessoas não expostas (Grupo Comparação). Comparar a prevalência dos efeitos entre os dois grupos. | Muito factível. Pode ser de curta duração e é indicado para efeitos crônicos. |
| **Observacionais/Comparativos/Evidências de Casualidade** | | |
| Coorte | Inicialmente, formar dois grupos, Estudo e Comparação, e, depois, comparar a incidência/mortalidade dos efeitos entre ambos em determinado período. | Pouco factível. Longa duração e é indicado para efeitos agudos e populações estáveis. |
| Coorte Histórico | Por meio de dados de registros, os grupos Estudo e Comparação são formados em determinado momento do passado. Logo após, compara-se a incidência/mortalidade do efeito a ser estudado entre os dois grupos desde o passado até o momento atual. | Muito pouco factível pela ausência de registros. |
| Caso-controle | Forma-se um grupo de pessoas que apresenta o efeito que se quer estudar e outro grupo semelhante que não apresenta esse efeito. O segundo passo é comparar, em seguida, a proporção de pessoas expostas no passado entre os grupos. | Factível por ser de curta duração. Ideal para doenças de baixa prevalência. Necessita de registros confiáveis. |
| **Intervencional** | | |
| Experimental | Selecionar grupo de pessoas que sofrerão determinada intervenção e um grupo semelhante sem a intervenção. Acompanhá-los por um período de tempo para comparar a incidência dos efeitos entre os dois grupos. | Pouco factível devido a questões éticas. |

## 4. PRINCIPAIS POLUENTES ATMOSFÉRICOS

Os poluentes do ar podem ser divididos em dois grupos. Os poluentes prioritários tradicionais, que compreendem $SO_2$, $NO_2$, CO, MP, chumbo (Pb) e o poluente secundário $O_3$, legislados na maioria dos países, e os poluentes perigosos do ar, que abrangem compostos químicos e os agentes físicos e biológicos de diferentes tipos. Os poluentes perigosos geralmente estão presentes na atmosfera em concentrações muito menores do que os poluentes prioritários tradicionais e, normalmente, encontram-se localizados em determinadas áreas, porém esse grupo apresenta alta toxicidade.

### 4.1. Poluentes legislados pela Resolução Conama n. 003/90

#### 4.1.1. *Dióxido de enxofre ($SO_2$) e outros compostos de enxofre*

O dióxido de enxofre ($SO_2$) é um gás incolor ou amarelo, com odor característico de enxofre, e muito irritante quando em contato com superfícies úmidas, pois se transforma em $SO_3$ e passa rapidamente a ácido sulfúrico ($H_2SO_4$). O $SO_2$ é um poluente primário clássico associado à presença de enxofre nos combustíveis fósseis, como carvão e petróleo. Suas principais fontes são automóveis, usinas termoelétricas, fundições, produção de ácido sulfúrico e de papel. As principais fontes naturais são as erupções vulcânicas e a oxidação de gases de enxofre produzidos principalmente pela decomposição de plantas. A emissão desse poluente pode ser reduzida com sucesso pela utilização de combustíveis com baixo conteúdo de enxofre, como o gás natural. Uma vez lançado na atmosfera, o $SO_2$ pode ser transportado para regiões distantes das fontes primárias de emissão, o que aumenta sua área de ação.

Uma vez inalado, o $SO_2$ dissolve-se na camada de muco que reveste o epitélio das vias aéreas e se transforma em ácido sulfúrico, sulfitos, bissulfitos e sulfatos. Dessa forma, a maior parte do dióxido de enxofre inalado por uma pessoa em repouso é retida nas vias aéreas superiores. A atividade física leva a um aumento da ventilação alveolar, com consequente aumento da sua penetração nas regiões mais distais do pulmão. Suas concentrações estão habitualmente relacionadas com as de material particulado e com maior mortalidade e morbidade por doenças respiratórias, particularmente a asma brônquica, a bronquite crônica e agravamento de doenças cardiovasculares. A exposição humana a altas concentrações pode acarretar irritação da mucosa respiratória, desde a nasofaringe e a orofaringe até os alvéolos, levando à inflamação, hemorragia e necrose. A liberação de mediadores da inflamação induz a hipersecreção de muco e estimulação das terminações nervosas. A resposta primária à inalação do $SO_2$ é uma broncoconstrição reflexa e reversível, levando ao aumento da resistência ao fluxo respiratório por causa do estreitamento das vias aéreas. Indivíduos com asma, doenças crônicas de coração e pulmão são mais sensíveis ao $SO_2$.

Algumas plantas são muito sensíveis ao $SO_2$, tendo suas folhas amareladas ou mesmo morrendo quando expostas a concentrações inferiores às que afetam a saúde humana. O $SO_2$ presente na atmosfera pode levar a formação de chuva ácida e é precursor dos sulfatos, um dos principais componentes das partículas inaláveis ($MP_{10}$). Os sulfatos incorporados aos aerossóis são associados à acidificação de corpos d'água, redução da visibilidade, corrosão de edificações, monumentos, estruturas metálicas e condutores elétricos.

Os aerossóis ácidos mais comuns são o sulfato ($SO_4^-$), o bissulfato ($HSO_4^-$) e o ácido sulfúrico ($H_2SO_4$), os quais podem causar inflamação do trato respiratório superior. O $H_2SO_4$, contaminante secundário, além de irritar as vias aéreas superiores (nasofaringe), pode causar bronquite crônica. Por se tratarem de substâncias irritantes, não se têm indicadores biológicos de exposição utilizados na biomonitorização. Em indivíduos expostos, podem ser feitas provas de função respiratória.

### 4.1.2. *Material particulado (MP), partículas inaláveis (MP$_{10}$) e partículas finas (MP$_{2,5}$)*

O material particulado é uma mistura variada de partículas sólidas e líquidas em suspensão no ar. Inicialmente, foi classificado como fuligem ou fumaça preta e, posteriormente, conceituado como "partículas totais em suspensão" (PTS). A partir de 1990, o tamanho das partículas foi fracionado, com especial atenção para o MP$_{10}$. Atualmente, o material particulado é classificado em MP$_{10}$ (partículas inaláveis com diâmetro aerodinâmico menor que 10 μm), MP$_{2,5}$ (partículas finas com diâmetro aerodinâmico menor que 2,5 μm) e MP$_{0,1}$ (partículas ultrafinas com diâmetro aerodinâmico menor do que 0,1 μm). Esses tamanhos de corte geralmente representam diferentes fontes e características, porém as propriedades físico-químicas responsáveis pela toxicidade não estão completamente elucidadas. Estudos mostram que a exposição a MP está relacionada à redução na expectativa de vida, estimando que, em todo o mundo, cerca de 3% dos óbitos por doenças cardiopulmonares, 5% dos cânceres de pulmão e 3% de óbitos em crianças até cinco anos de idade, totalizando aproximadamente 800 mil óbitos, estejam diretamente relacionados às concentrações atmosféricas de MP$_{2,5}$.

Os tipos de material particulado são poeiras, fumos, fumaças, névoas e neblinas e estão descritos abaixo.

**Poeiras** Dispersoides sólidos gerados por desagregação mecânica, ou seja, poeira tem a constituição química do material que lhe dá origem. O diâmetro é variável, desde 0,01 a 100 μm. Exemplos: talco, asbesto (amianto), óxido de ferro, algodão, linho, cânhamo etc.

**Fumos** Aerodispersoides sólidos gerados em processos de combustão, sublimação, fundição etc., ou seja, as partículas sólidas resultantes são diferentes do material que lhes dá origem. O diâmetro é muito pequeno, menor que 0,1 μm, como os fumos de metais. É interessante lembrar que a poeira impressiona e suja mais que o fumo, mas o risco de intoxicação por fumo é maior.

**Fumaça** Aerodispersoides formados pela combustão de matéria orgânica. O diâmetro é menor que 0,5 μm, podendo atingir alvéolos pulmonares.

**Névoas** Partículas líquidas, obtidas por processos mecânicos quaisquer. O diâmetro é muito variável, dependendo do sistema, por exemplo, *spray*.

**Neblina** Partículas líquidas obtidas por condensação de vapores. Tem-se como exemplo a neblina de ácido sulfúrico proveniente do aquecimento de cubas eletrolíticas contendo o ácido.

As fontes de material particulado são muitas e incluem aerossóis marinhos, poeira do solo, das ruas e rodovias, emissões veiculares (principalmente dos movidos a diesel), emissões de combustão e de processos industriais, construção e demolição, pulverização de praguicidas, bioaerossóis (como o pólen) e cinzas vulcânicas. Em muitos países localizados em regiões tropicais, a queima de biomassa, como a madeira, as folhas, os alimentos e as florestas, é a principal fonte de partículas atmosféricas.

A toxicidade das partículas depende do seu tamanho e da sua composição química. O MP$_{10}$ e o MP$_{2,5}$ são considerados especialmente perigosos, pois atingem diferentes níveis do trato respiratório, além da variação em sua composição química. Partículas maiores do que 10 μm são efetivamente retidas pelo nariz e pela nasofaringe, sendo removidas com o muco, através de expectoração ou da saliva. Aquelas que possuem diâmetro aproximadamente de 2,5 podem ser depositadas na árvore traqueobrônquica. As partículas menores do que 1μm se depositam na porção terminal dos brônquios e nos alvéolos, podendo ser absorvidas e atingir a circulação sistêmica. À medida que se depositam no trato respiratório, essas partículas passam a ser removidas pelos mecanismos de defesa, como o espirro desencadeado por grandes partículas que, devido ao seu tamanho, não conseguem ir além das narinas, nas quais se depositam. Outro mecanismo importante é o movimento ascendente realizado pelo aparelho mucociliar, localizado principalmente na traqueia e nos brônquios, que promove a eliminação eficaz de partículas, com auxílio do reflexo da tosse e do espirro, que aumentam muito a velocidade do movimento ciliar. As partículas que atingem porções mais distais das vias aéreas são fagocitadas pelos macrófagos alveolares, sendo, então, removidas. As partículas depositadas na árvore traqueobrônquica são eliminadas entre 1 e 20 dias após a exposição, ao passo que as depositadas nos bronquíolos não ciliados e alvéolos são eliminadas muito mais lentamente.

Com relação à composição química, as partículas contendo metais pesados (principalmente chumbo e mercúrio), hidrocarbonetos policíclicos aromáticos (HPA) e poluentes orgânicos persistentes (POP) como as dioxinas têm recebido maior atenção. Componentes inorgânicos das partículas como metais ou silicato podem ser citotóxicos para as células pulmonares e vários componentes orgânicos podem induzir toxicidade diretamente ou por meio de bioativação, gerando produtos genotóxicos.

Partículas menores causam maiores prejuízos à saúde e os efeitos à saúde estão relacionados à presença de metais, compostos orgânicos, acidez, atividade oxidativa ou redutiva e, ainda, aos potenciais tóxicos, alérgicos e biológicos dos seus componentes. De maneira geral, o MP contribui para o aumento da incidência de doenças respiratórias, como a bronquite e a asma, na população exposta. O principal risco associado à emissão de partículas é a capacidade de adsorção de gases tóxicos, como SO$_x$ e NO$_x$, que podem ser carreados até os alvéolos e causar danos significativos. O SO$_2$ normalmente é retido e eliminado nas vias aéreas superiores, porém, quando é adsorvido em partículas muito pequenas, atinge áreas de maior suscetibilidade. As partículas inaláveis (MP$_{10}$) estão associadas ao aumento de atendimentos hospitalares e mortes prematuras. As maiores causam efeitos significativos em pessoas com doenças pulmonares, asma e bronquite.

As partículas podem viajar por milhares de quilômetros na atmosfera, atravessar oceanos e se depositar em outros países, conseguindo causar danos à vegetação, diminuição da visibilidade e contaminação do solo. São removidas da atmosfera por sedimentação (deposição seca) ou arrastadas pela chuva na forma de deposição úmida.

A redução da emissão de MP de origem antropogênica pode se dar por meio do uso de combustíveis mais limpos (p.

**Tabela 9.** Relação entre teor de CO no ar, de COHb no sangue e sinais e sintomas de intoxicação *(Passarelli, 2003)*.

| [ ] de CO (ppm) | % de COHb | Sinais e sintomas |
|---|---|---|
| 60 | 10% | Dificuldade visual, cefaleia. |
| 130 | 20% | Dores abdominais, cefaleia, desmaios. |
| 200 | 30% | Desmaios, paralisia, distúrbios respiratórios, colapso circulatório. |
| 600 | 50% | Bloqueio das funções respiratórias, paralisia, coma, morte. |

### 4.1.4. *Dióxido de nitrogênio (NO$_2$) e outros compostos de nitrogênio (NO$_x$)*

O dióxido de nitrogênio (NO$_2$) é um gás marrom-avermelhado, com forte odor e muito irritante. Os óxidos de nitrogênio (NO$_x$) são formados por reações de oxidação atmosféricas do nitrogênio durante a combustão. Suas principais fontes estão relacionadas a processos de combustão envolvendo veículos automotores, processos industriais, usinas térmicas a base de óleo ou gás, incineração e também pela oxidação de fertilizantes a base de nitrogênio. Como fontes naturais, merecem destaque que certas bactérias que emitem grande quantidade de óxido nítrico na atmosfera. A maior parte dos compostos de nitrogênio é emitida na forma não tóxica de óxido nítrico (NO) que, na sequência, sofre oxidação na atmosfera, formando o real poluente NO$_2$.

A presença do NO$_2$ na atmosfera pode levar à formação de ácido nítrico, nitratos (os quais contribuem para o aumento das partículas inaláveis na atmosfera), ozônio (O$_3$) e outros compostos orgânicos tóxicos e genotóxicos (p. ex., 3-nitrobenzantrona). Suas emissões podem ser reduzidas por meio da otimização dos processos de combustão ou pelo uso de conversores catalíticos de emissões.

O NO$_2$, quando inalado, atinge porções periféricas dos pulmões devido ao seu caráter lipofílico, e seus efeitos tóxicos estão relacionados ao seu poder oxidante. Os principais efeitos tóxicos do NO$_2$ são irritação das vias aéreas, enfisema pulmonar a longo prazo e, em intoxicações agudas, edema pulmonar. Está relacionado às infecções respiratórias (principalmente causadas por vírus), ao aumento da sensibilidade à asma e à bronquite, e à formação de nitrosaminas carcinogênicas nos pulmões. É capaz de oxidar componentes teciduais (p. ex., proteínas, lipídios) e de suprimir sistemas antioxidantes, protetores dos organismos.

Os efeitos tóxicos são mais acentuados em crianças, nas quais o NO$_2$ prolonga as queixas respiratórias e prejudica a função pulmonar. A exposição materna durante a gravidez pode aumentar o risco de complicações gestacionais por danos celulares causados por peroxidação lipídica ou por diminuição materna das reservas de antioxidantes. Asmáticos têm resposta aumentada à histamina, à metilcolina e aos alérgenos após a inalação de NO$_2$.

O NO$_2$ pode ser transformado em ácido nítrico (HNO$_3$), que também é irritante e um dos componentes da chuva ácida responsável por danos à vegetação e às colheitas.

### 4.1.5. *Ozônio (O$_3$)*

A molécula de ozônio (O$_3$) contém três átomos de oxigênio, diferentemente das moléculas usuais de oxigênio (O$_2$). É um gás

ex., álcool), de melhores técnicas de combustão ou, ainda, do uso de separadores mecânicos, por gravidade ou centrifugação (p. ex., câmaras de poeira), precipitadores eletrostáticos, lavadores na saída das chaminés e filtros de tela ou carvão ativado.

### 4.1.3. *Monóxido de carbono (CO)*

O monóxido de carbono (CO) é um gás inodoro e incolor, classificado toxicologicamente como asfixiante químico por agir na formação de carboxiemoglobina (COHb). Produto da combustão incompleta, suas principais fontes são os veículos automotores, sistemas de aquecimento, usinas termoelétricas a carvão, queima de biomassa, queima de tabaco e churrasqueiras. É produzido em grandes quantidades durante a combustão com baixa eficiência, em baixas temperaturas ou em regiões altas. Há, também, as fontes naturais, como atividade vulcânica, descargas elétricas durante tempestades e emissão de gás natural, que levam a uma concentração média mundial de 0,09 ppm.

O CO apresenta meia-vida na atmosfera de 1 a 2 meses e pode ser transportado por milhares de quilômetros. Suas emissões podem ser reduzidas pelo aumento da relação ar/combustível durante a combustão, porém com o risco de aumento da formação de óxidos de nitrogênio (NO$_x$). A forma mais efetiva de redução das emissões é o uso de catalisadores nos automóveis.

A concentração normal de COHb no sangue de indivíduos não fumantes é aproximadamente 0,5% (valor de referência para população não fumante), devido à produção endógena de CO durante o catabolismo do *heme*. A avaliação percentual de COHb no sangue da população é utilizada como indicador biológico de exposição ao CO na monitorização biológica. O limite biológico de exposição (LBE) proposto pela EPA é de 2% de COHb; a OMS recomenda o limite de 2,5 a 3% de COHb para a população exposta não fumante.

Intoxicações agudas podem ser fatais. Em grande parte, a toxicidade do CO se deve à sua elevada afinidade (entre 240 e 300 vezes maior que a do oxigênio) pela hemoglobina e mioglobina com formação de COHb que não transporta o O$_2$ para as células, causando anóxia tecidual. Por isso, a exposição ao CO está também associada a prejuízos na acuidade visual, no aprendizado, na capacidade de trabalho e no aumento na mortalidade por infarto cardíaco agudo entre idosos. As Tabelas 8 e 9 apresentam a relação entre a porcentagem de COHb e os efeitos nocivos para o homem e entre as concentrações de CO no ambiente, concentrações de COHb e sinais e sintomas da intoxicação.

**Tabela 8.** Relação entre a porcentagem de carboxiemoglobina (COHb) no sangue e efeitos nocivos *(Passarelli, 2003)*.

| [COHb] | Efeitos nocivos ao homem |
|---|---|
| < 1% | Nada observável. |
| 1-2% | Leve alteração no comportamento. |
| 2-5% | Efeitos sobre o sistema nervoso central (SNC): diminuição da capacidade de distinguir espaço/tempo; falhas na acuidade visual; alterações nas funções motoras. |
| > 5% | Alterações cardiovasculares. |

incolor e inodoro nas concentrações identificadas ambientalmente e se encontra em duas camadas distintas da atmosfera: na estratosfera, naturalmente presente devido à fotólise do $O_2$, onde protege os organismos vivos por meio da absorção da radiação ultravioleta emitida pelo sol; e na troposfera, presente devido às atividades humanas principalmente em áreas urbanas, onde possui potencial tóxico reconhecido.

O $O_3$ presente na troposfera é um poluente secundário formado por uma série de reações catalisadas pela radiação ultravioleta, envolvendo principalmente os óxidos de nitrogênio ($NO_x$) e os compostos orgânicos voláteis (COV). Outras fontes de emissão de $O_3$ são os purificadores de ar e fotocopiadoras. Como o MP, o $O_3$ pode viajar por milhares de quilômetros. Os seus níveis são maiores no verão, elevam-se no período da manhã, têm o seu pico durante a tarde e decaem durante o início da noite, devido às variações da intensidade da luz UV. Seu tempo de meia-vida atmosférica é de 1 a 2 semanas durante o verão e 1 a 2 meses no inverno.

É um potente agente oxidante e citotóxico, que pode afetar a saúde da população, irritando os olhos e o sistema respiratório, levando à perda da função pulmonar. Torna as pessoas mais suscetíveis a infecções respiratórias e agrava doenças preexistentes como a asma. Devido a sua baixa solubilidade em água, o $O_3$ costuma atingir facilmente os alvéolos, produzindo seus efeitos tóxicos nessa região com mudanças irreversíveis na estrutura dos pulmões e levando a doenças crônicas como enfisema e bronquite. A reação inflamatória provocada pelo $O_3$ em idosos e em outros grupos sensíveis torna-os mais suscetíveis aos efeitos adversos de outros poluentes como o MP. Os picos nas concentrações de $O_3$ estão relacionados ao aumento no número de mortes em várias cidades.

Com relação aos impactos ambientais, o $O_3$ causa danos à vegetação natural e à agricultura, pois age como inibidor da fotossíntese, produzindo também lesões nas folhas das plantas. Contribui para o aquecimento global e, devido ao seu poder oxidante, é capaz de danificar materiais como borracha e couro.

## 4.2. Poluentes não legislados pela Resolução Conama n. 003/90

### 4.2.1. Chumbo (Pb)

Embora o chumbo (Pb) não esteja presente na Resolução Conama n. 003, em 2013 o Estado de São Paulo incluiu esse poluente no Decreto n. 59.113, conforme o qual o chumbo no material particulado deverá ser monitorado apenas em áreas específicas determinadas pela Cetesb, sendo estabelecido como padrão final, para concentrações médias aritméticas anuais, de 0,5 µg/m³.

O Pb é lançado na atmosfera principalmente na forma de MP por inúmeras fontes industriais, como siderurgias, incineradores (p. ex., queima de lixo doméstico), produção de energia (p. ex., usinas termoelétricas a carvão) e operações de fabricação e reciclagem de materiais metálicos, e naturais, destacando-se as erupções vulcânicas. A exemplo do Brasil, nos países que diminuíram ou eliminaram o chumbo tetraetila, usado como aditivo antidetonante na gasolina, seus níveis atmosféricos diminuíram significativamente.

Como consequência direta da retirada do Pb da gasolina, observou-se a diminuição dos níveis sanguíneos desse metal na população em geral, contudo níveis sanguíneos de Pb relativamente elevados ainda são observados em populações que residem nas proximidades de incineradores e áreas industrializadas quando comparados àquelas de áreas isoladas, refletindo o impacto da poluição ambiental desse metal. Recentes estudos em diversos países têm associado a exposição ambiental ao Pb a efeitos adversos em diferentes sistemas do organismo, incluindo alterações nos sistemas neurológico, hematológico, metabólico, reprodutivo e cardiovascular. Esses estudos demonstram que os efeitos adversos ocorrem em níveis de exposição antes considerados seguros.

Depois de absorvido pelo organismo, o Pb tende a ser transportado por diversas vias, dependendo da fonte e da extensão da exposição, e da sua biodisponibilidade. A fração do Pb absorvida depende principalmente das propriedades físico-químicas, como a solubilidade da forma a qual os organismos estão em contato, a exposição atmosférica e o tamanho das partículas contendo esse metal. Crianças e gestantes são particularmente vulneráveis ao Pb porque o sistema nervoso em desenvolvimento é um dos principais alvos da toxicidade desse metal.

Entre os efeitos tóxicos do Pb, estão as alterações hematológicas (decréscimo na síntese do *heme* e aumento na destruição dos eritrócitos); endócrinas (alterações na tireoide e na produção do hormônio do crescimento); neurológicas (encefalopatias, déficit de inteligência e distúrbios no aprendizado); reprodutivas (infertilidade masculina e maior probabilidade de abortos e natimortos); e imunológicas. Nas intoxicações, são observados efeitos cardiovasculares, renais e gastrintestinais. O Pb inorgânico é classificado como provável carcinógeno para humanos (grupo 2B) pela International Agency for Research on Cancer (IARC).

### 4.2.2. Compostos orgânicos voláteis (COV)

Os compostos orgânicos voláteis (COV) constituem uma classe de contaminantes com características diferenciadas dos demais poluentes atmosféricos e incluem uma longa lista de compostos químicos de uso industrial, bem como aqueles emitidos por veículos motorizados. Entre as classes que compõem os COV, estão os hidrocarbonetos alifáticos e aromáticos, hidrocarbonetos halogenados, alguns álcoois, ésteres e aldeídos.

Esses compostos estão presentes na atmosfera devido a sua volatilização ou a seu processo de combustão incompleta. Suas principais fontes são as refinarias de petróleo, indústrias petroquímicas, exaustões veiculares, produção e distribuição de gás natural, praguicidas, processos de combustão e emissões florestais.

Por definição, COV são substâncias com pressão de vapor a 20°C inferior à pressão atmosférica normal ($1,013 \times 10^5$ Pa) e maior que 130 Pa. O número de espécies orgânicas na atmosfera é muito elevado e as pressões de vapor de muitas delas fazem com que a transição entre as fases gasosa e particulada seja frequente. Assim, muitos desses COV estão presentes na atmosfera simultaneamente como vapores e MP. Frequentemente, o termo COV é aplicado aos poluentes semivoláteis e engloba não apenas os hidrocarbonetos, como também moléculas que contêm átomos de oxigênio, enxofre, cloro, entre outros. Em geral, essa classe de poluentes é estudada separadamente do metano.

Os COV desempenham um papel relevante na química atmosférica por atuarem como percussores do *smog* fotoquímico por meio da formação de radicais orgânicos que levam à produção de $O_3$ e à modificação da capacidade oxidante da própria atmosfera, onde podem ser transportados por distâncias relativamente grandes. Muitos compostos dessa classe de poluentes são tóxicos para humanos, contribuem para o aquecimento global, e os clorofluorcarbonos (CFC) destroem a camada de ozônio. A presença de compostos mutagênicos e carcinogênicos entre os COV tem despertado grande interesse sobre esses poluentes. COV comuns produzidos por motores a diesel incluem benzeno, tolueno, formaldeído e 1,3-butadieno, sendo o benzeno e o butadieno carcinógenos humanos bem conhecidos. O formaldeído é um potente irritante das vias aéreas e é um provável carcinógeno. Outros COV estão associados a problemas reprodutivos, asma e problemas neurológicos.

### 4.2.3. *Hidrocarbonetos policíclicos aromáticos (HPA)*

Os hidrocarbonetos policíclicos aromáticos (HPA) formam uma classe de poluentes ubiquitários caracterizados por possuírem dois ou mais anéis aromáticos condensados em suas moléculas. Essas substâncias, bem como seus derivados nitrados e oxigenados, formadas na atmosfera têm ampla distribuição e são encontradas como constituintes de misturas complexas em todos os compartimentos ambientais. De maneira geral, tanto os HPA quanto seus derivados estão associados ao aumento da incidência de diversos tipos de câncer no homem.

Esses compostos são gerados tanto por fontes naturais como antrópicas, sendo as atividades antrópicas as principais responsáveis pela presença dos HPA nos compartimentos ambientais. Os HPA são gerados por meio de síntese por bactérias, plantas e fungos ou durante a queima incompleta de matéria orgânica, naturalmente presente no meio ambiente (p. ex., incêndios florestais naturais) ou relacionados a uma série de atividades humanas, destacando-se a produção de carvão coque e gás, indústrias petroquímicas, produção e derramamentos de óleos combustíveis e emissões veiculares. Embora os HPA sejam emitidos na atmosfera principalmente na forma gasosa, uma porção significativa, principalmente os HPA mais pesados e mais mutagênicos, está associada principalmente às partículas finas.

Com relação à toxicidade, aqueles de menor massa molecular apresentam maior toxicidade aguda, ao passo que os com maior massa são mais genotóxicos, tanto para o homem como para outros organismos. Esses compostos somente se tornam genotóxicos após sua biotransformação, quando são produzidos intermediários reativos que se ligam covalentemente ao DNA. Os mecanismos das ações tóxicas não carcinogênicas desses compostos têm sido menos estudados, porém há trabalhos que demonstram a capacidade em causar estresse oxidativo, efeitos sobre o sistema imunológico, alterações na regulação endócrina e alterações no desenvolvimento de espécies aquáticas. Outro mecanismo de toxicidade dos HPA e dos compostos heterocíclicos é a fototoxicidade. Estudos com organismos aquáticos indicam que a exposição à radiação ultravioleta (UV) ou aos raios solares pode aumentar drasticamente a toxicidade dos HPA.

O primeiro indício de carcinogenicidade química de produtos de combustão orgânica foi publicado em 1775, quando se observou maior incidência de câncer em limpadores de chaminés. Muitos anos depois, essa atividade carcinogênica foi atribuída à presença de benzo[a]pireno (BaP) nas amostras. Posteriormente, foi comprovado experimentalmente que a presença do BaP, por si só, não justificava toda a atividade carcinogênica observada nessas amostras, sendo esse "excesso de carcinogenicidade" atribuído à presença conjunta de outros membros da família dos HPA e de alguns de seus derivados, principalmente nitroderivados. Porém, muitos trabalhos reconhecem que, apesar da presença de HPA carcinogênicos no ar, esses compostos podem não ser os maiores responsáveis pela atividade mutagênica detectada. Já foram identificados mais de 500 compostos mutagênicos de diversas classes químicas em extratos orgânicos obtidos de material particulado do ar.

## 5. FENÔMENOS ATMOSFÉRICOS E A POLUIÇÃO DO AR

Além de os problemas decorrentes da poluição terem uma importância localizada, principalmente em centros urbanos industrializados, a poluição assume um significado global quando se observam efeitos como: destruição da camada de ozônio; deposição ácida; efeito estufa; além do próprio transporte dos poluentes por grandes distâncias.

### 5.1. Chuva ácida

O termo chuva ácida foi empregado pela primeira vez por Robert Angus Smith, químico e climatologista inglês, que usou a expressão para descrever a precipitação ácida que ocorreu sobre a cidade de Manchester no início da Revolução Industrial. Atividades como a queima de carvão e de combustíveis fósseis, além de outras atividades industriais, lançam dióxido de enxofre e de nitrogênio na atmosfera. Como citado neste capítulo, ao se combinarem com moléculas de água presentes na atmosfera sob a forma de vapor, esses gases formam ácido sulfúrico ou ácido nítrico, tendo como resultado as chuvas ácidas. As águas da chuva, assim como a geada, neve e neblina carregadas de ácidos, ao caírem na superfície, alteram a composição química do solo e das águas, atingem as cadeias alimentares, destroem florestas e lavouras, atacam estruturas metálicas, monumentos e edificações. Essas precipitações ácidas apresentam valores de pH entre 4 e 5, mas podem atingir valores menores, em alguns casos até pH ao redor de 2.

É importante salientar que as precipitações ácidas podem ser carregadas pelo vento e se precipitarem em locais bem distantes do ponto de emissão dos gases. Por exemplo, emissões na cidade de Londres podem acabar se precipitando nas florestas da Escandinávia, resultando em problemas internacionais. Essa deposição ácida diminui o pH de lagos, de rios e do solo e tem um efeito acentuado em animais e plantas. Em pH 5,9, a população de animais aquáticos decresce e alguns deles desaparecem. Em pH 5,4, os peixes não se reproduzem.

Segundo o Fundo Mundial para a Natureza (WWF, do inglês World Wide Fund for Nature), cerca de 35% dos ecossistemas europeus já estão seriamente alterados e cerca de 50% das florestas da Alemanha e da Holanda estão destruídas pela acidez da chuva. Na costa do Atlântico Norte, a água do mar está entre 10 e 30% mais ácida do que nos últimos vinte anos. Nos Estados Unidos, onde as usinas termoelétricas são responsáveis por quase 65% do dióxido de enxofre lançado na atmosfera, o solo dos Montes Apalaches também está alterado, apresentando uma acidez dez vezes maior que a das áreas vizinhas, de menor altitude, e cem vezes maior que a das regiões onde não há esse tipo de poluição.

Já foi observado que monumentos históricos de grande importância para a humanidade também estão sendo corroídos, como a Acrópole (Atenas), o Coliseu (Roma), o Taj Mahal (Índia), as catedrais de Notre-Dame (Paris) e de Colônia (Alemanha). No Brasil, podemos citar como exemplo a cidade de Cubatão (SP), onde as chuvas ácidas contribuem para a destruição da Mata Atlântica e desabamentos de encostas. Ainda, a usina termoelétrica de Candiota, em Bagé, no Rio Grande do Sul, tem provocado a formação de chuvas ácidas no Uruguai.

Os efeitos nocivos diretos sobre o homem ainda não estão totalmente elucidados. Aparentemente, a chuva ácida pode causar irritação do trato respiratório e das membranas mucosas, além de liberar metais tóxicos que estavam adsorvidos ao solo, podendo contaminar rios e plantações.

## 5.2. Inversão térmica

Nos primeiros 10 km da atmosfera, o ar vai se resfriando com o aumento da altitude (Figura 1). Dessa forma, o ar nas camadas inferiores da atmosfera é mais quente e, portanto, menos denso e tende a subir para as camadas mais elevadas. Assim, ocorre um movimento ascendente do ar quente e descendente do ar frio, que é mais denso (correntes de convecção). Esses movimentos ocorrem normalmente na troposfera e, graças a essa mobilidade, os poluentes podem subir juntamente com o ar e dispersar-se nas camadas superiores.

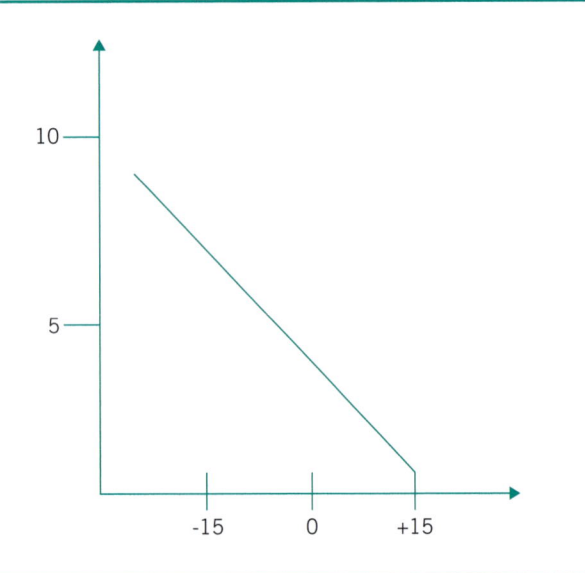

**Figura 1.** Redução da temperatura da superfície da Terra em função do aumento da altitude *(Cetesb, 2013)*.

A inversão térmica é uma condição meteorológica que ocorre quando uma camada de ar quente se sobrepõe a uma camada de ar frio, impedindo o movimento ascendente do ar.

Nesse caso, o ar abaixo dessa camada fica mais frio, portanto, mais denso, dificultando a dispersão de poluentes (Figura 2).

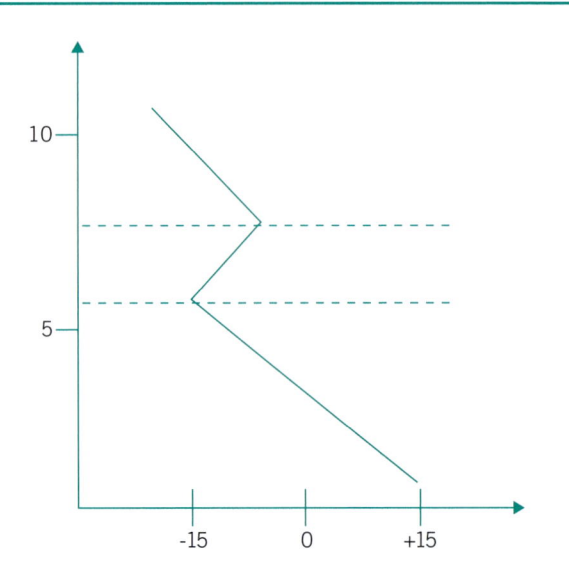

**Figura 2.** Camada de inversão térmica *(Cetesb, 2013)*.

Esse fenômeno ocorre durante praticamente todo o ano e em diferentes altitudes. No inverno, a formação de camadas de inversão térmica em baixas altitudes é mais comum, principalmente em cidades com grandes aglomerados de indústrias e alta circulação de veículos. Nesse caso, a terra, estando mais fria, resfria o ar próximo ao solo, ficando a camada de ar quente acima, impedindo o movimento de convecção, formando uma camada de inversão térmica, denominada inversão por radiação.

Além da inversão por radiação, pode ocorrer a inversão térmica por subsidência, que leva à formação de camadas de inversão a altitudes mais elevadas, pela entrada de um sistema com alta pressão, que comprime a camada de ar logo abaixo, aquecendo-a e impedindo a movimentação do ar. Porém, do ponto de vista da poluição, só interessam as camadas de inversão térmica que se formam até 1.000 m de altitude, que são aquelas que interferem na dispersão dos poluentes. É importante salientar que a inversão térmica é um fenômeno natural que não causa poluição, ou seja, não causa problemas, mas, quando ocorre na presença de poluentes, estes não se dispersam e se acumulam, dando origem à paisagem característica de grandes centros urbanos em dias secos de inverno. Durante esses dias, segundo a Cetesb, ocorre aumento sensível nos atendimentos e internações hospitalares, além do número de mortes causadas por agravamento de doenças preexistentes.

## 5.3. *Smog*

O termo *smog*, sem tradução para o português, surgiu da associação das palavras inglesas *smoke* (fumaça) + *fog* (neblina). O fenômeno significa um acúmulo de poluentes no ar, causado por inversão térmica, por condições topográficas, ou por persistência de sistemas atmosféricos de alta pressão. Os poluentes do ar, na forma de partículas líquidas ou sólidas, servem como núcleo para a formação de neblina, principalmente durante o inverno, causando o *smog*.

Há dois tipos característicos de *smog*, o redutor e o oxidante. Esses fenômenos apresentam características distintas, mostradas na Tabela 10.

O *smog* oxidante, também denominado *smog* tipo Los Angeles ou fotoquímico, é rico em óxidos de nitrogênio, aldeídos, ozônio e PAN, resultantes da ação da luz sobre o $NO_2$. Cidades com tráfego pesado, clima seco e ensolarado, são mais suscetíveis à formação do *smog* fotoquímico. O fenômeno recebeu o nome de *smog* tipo Los Angeles por ser comum na cidade, onde apresenta todas as características necessárias para a sua formação.

O *smog* redutor, também denominado *smog* tipo Londres, é rico em óxidos de enxofre e fuligem, provenientes principalmente da queima de carvão. O nome *smog* tipo Londres foi dado em função do já citado episódio de poluição aguda ocorrido em Londres, em 1952, ocasionado por uma forte inversão térmica e elevada concentração de poluentes.

**Tabela 10.** Principais características de *smog* tipo Londres e tipo Los Angeles.

| Características | *Smog* redutor Londres | *Smog* fotoquímico (Los Angeles) |
|---|---|---|
| Intensidade máxima | Pela manhã | Ao meio-dia |
| Temperatura | Fria (~ 5°C) | Quente (~ 25°C) |
| Umidade relativa | Alta (com neblina) | Baixa (seca e quente) |
| Tipo de inversão térmica | Radiação (próxima ao solo) | Subsidência |
| Componentes | $SO_x$, MP | $O_3$, PAN, aldeídos, $NO_x$ |
| Tipo de atmosfera | Redutora | Oxidante |

*Fonte: Albert, 1985 (modificado).*

Os efeitos nocivos do *smog* oxidante no homem são semelhantes aos causados pelas substâncias oxidantes, anteriormente descritos. Os efeitos tóxicos do *smog* redutor são semelhantes aos do $SO_2$ em associação com material particulado.

## 5.4. Efeito estufa e o aquecimento global

A troposfera permite a passagem das radiações solares que chegam a Terra, no entanto impede a saída da radiação refletida, conservando parte da energia recebida. Esse fenômeno natural, conhecido como efeito estufa ou efeito *greenhouse*, mantém a atmosfera cerca de 30°C mais aquecida em relação à sua ausência, possibilitando, com isso, a existência de vida no planeta. O vapor de água, o dióxido de carbono ($CO_2$), o metano ($CH_4$), o ozônio ($O_3$) e o óxido nitroso ($N_2O$) retêm parte dos raios infravermelhos irradiados da terra. Assim, a concentração desses gases, principalmente o $CO_2$, está estreitamente relacionada com o clima da Terra. Para se ter uma ideia do papel do $CO_2$ na temperatura, estudos na superfície de Vênus demonstram que sua temperatura é superior a 400°C, em virtu-

de da alta concentração de gás carbônico existente em sua atmosfera.

A produção industrial, a produção de energia e o transporte, atividades humanas fundamentais para a existência da vida em sociedade, são as maiores fontes de liberação de $CO_2$ na atmosfera terrestre, contribuindo para o fenômeno do aquecimento global. Os gases de efeito estufa são emitidos principalmente pela queima de carvão e derivados de petróleo, entre outras formas de emissão oriundas do sistema de produção no qual se baseiam as sociedades modernas. O seu aumento exponencial nos últimos 200 anos deveu-se, em grande parte, ao crescimento da população e ao processo de industrialização e urbanização.

A continuidade desse fenômeno poderá provocar sérios impactos para o meio ambiente e para a sociedade. Entre as consequências possíveis, estão o aumento na temperatura média da superfície da Terra e mudanças nos padrões climáticos mundiais, como aumento na ocorrência de furacões, tufões e ciclones, pois o aumento da temperatura faz com que ocorra maior evaporação das águas dos oceanos, potencializando esses tipos de catástrofes climáticas. Ainda, são previstas alterações dos padrões de chuva, o desaparecimento de ilhas tropicais e cidades litorâneas, derretimento de geleiras, aumento nas ocorrências de inundações, secas e eventos climáticos extremos. Além disso, ecossistemas completos poderão sofrer alterações irreparáveis, ao passo que a produtividade agrícola poderá diminuir.

A preocupação da comunidade científica e dos governantes com o aquecimento global gerou acordos internacionais para a redução da emissão de poluentes, principalmente de $CO_2$. A Convenção-Quadro das Nações Unidas para a Mudança do Clima, assinada em 1992 no Rio de Janeiro durante a ECO-92, por 175 países mais a União Europeia, entrou em vigor em março de 1994. Nesse documento, os países signatários demonstram a preocupação com o aquecimento global e estabelecem o compromisso de reduzir os gases de efeito estufa, reconhecendo a mudança do clima como "uma preocupação comum da humanidade". Durante a ECO-92, foi estabelecido um processo contínuo de avaliação das informações, possibilitando a adoção de compromissos com base nos resultados científicos publicados ao longo do tempo. Nesse contexto, a primeira revisão ocorreu na 1ª Sessão da Conferência das Partes (COP1), realizada em Berlim em 1995, quando foi sugerida a criação de um protocolo que seria apresentado em 1997 durante a COP3, realizada em Quioto (Japão). Assim, o Protocolo de Quioto foi aberto para assinaturas em 16 de março de 1998 e ratificado em 15 de março de 1999. Oficialmente, entrou em vigor em 16 de fevereiro de 2005, sem as assinaturas dos EUA e da Austrália, depois que a Rússia o ratificou em novembro de 2004. Inicialmente, foi proposto um calendário pelo qual os países desenvolvidos signatários tinham a obrigação de reduzir a quantidade de gases poluentes em, pelo menos, 5,2% até 2012, em relação aos níveis de 1990. Porém, durante a 18ª COP realizada em dezembro de 2012 em Doha (Qatar), o Protocolo de Quioto foi estendido até 2020. Infelizmente, Japão, Rússia, Canadá e Nova Zelândia não assinaram essa nova etapa do Protocolo e os EUA nunca chegaram a assinar. Assim, atualmente o grupo de países signatários do Protocolo de Quioto possui 36 países: Austrália, Noruega, Suíça, Ucrânia e todos os países da

Comunidade Europeia. Juntos, esse grupo é responsável por apenas 15% do total de emissão de gases do efeito estufa no mundo.

Em 1988, o Programa das Nações Unidas para o Meio Ambiente (UNEP, do inglês United Nations Environment Programme) e a Organização Mundial de Meteorologia (WMO, do inglês World Meteorological Organization) constituíram o Intergovernmental Panel on Climate Change (IPCC), encarregado de apoiar com trabalhos científicos as negociações da Organização das Nações Unidas (ONU). Em fevereiro de 2007, o IPCC publicou o quarto relatório sobre as mudanças climáticas no mundo. De acordo com o documento, as concentrações de $CO_2$, metano e óxido nitroso aumentaram notavelmente como resultado das atividades humanas desde 1750, e agora excedem, em muito, os valores anteriores. O aumento dessas concentrações se deve, sobretudo, ao uso de combustíveis fósseis e mudanças no manejo da terra, ao passo que o de metano e óxido nitroso se deve primordialmente à agricultura. De acordo com o relatório, se não forem implementadas políticas específicas para a redução de emissões, até o fim deste século, a temperatura da Terra pode ter uma elevação entre 1,8ºC e 4ºC, em relação à média atual, ao passo que o aumento observado no século XIX foi entre 0,3 e 0,6ºC. O quinto relatório do IPCC está em fase de preparação e está previsto para ser publicado em 2014, durante a 40ª Sessão do IPCC, que será realizada em Copenhagen (Dinamarca).

## 5.5. Redução da camada de ozônio

O ozônio ($O_3$) é uma espécie de oxigênio altamente reativa que compõe uma camada que envolve a Terra. Essa camada está localizada de 15 a 30 km de altitude, possui cerca de 20 km de espessura e concentração de $O_3$ relativamente constante. Protege a Terra contra a radiação ultravioleta entre 220 e 320 nm, pois o $O_3$ tem capacidade de absorção da radiação, de acordo com a reação:

$$O_3 \xrightarrow{UV} O_2 + O$$
$$O + O_3 \rightarrow 2 O_2$$

Em 1974, Molina e Bowland, pela primeira vez, previram que compostos como clorofluorcarbonos (CFC) podem causar diminuição do $O_3$ da estratosfera. A partir da década de 1930, esses compostos começaram a ser utilizados em diversas aplicações industriais, como propelentes de aerossóis, gases de refrigeração, fluidos de ar-condicionado, fabricação de embalagens de isopor etc. Os CFC são altamente estáveis, pouco reativos, não inflamáveis e não tóxicos, que, ao serem liberados na troposfera, atingem a estratosfera muito lentamente. O fréon $CFCl_3$ (F-11) e o $CF_2Cl_2$ (F-12) permanecem na atmosfera por 75 e 11 anos, respectivamente. Esses compostos sofrem a ação da radiação ultravioleta e liberam cloro altamente reativo, que reage com o $O_3$ presente na estratosfera, segundo as reações:

$$CF_2Cl_2(Fl_2) \rightarrow CF_2Cl + Cl$$
$$Cl + O_3 \rightarrow ClO + O_2$$
$$ClO \xrightarrow{[O]} Cl + O_2$$

Essas reações ocorrem em cadeia, de modo que uma molécula do CFC destrói muitas moléculas de $O_3$.

Os voos supersônicos que liberam toneladas de NO em grandes altitudes também são responsáveis pela destruição da camada de $O_3$ da estratosfera, de acordo com as seguintes reações:

$$NO \xrightarrow{O_3} NO_2$$
$$NO_2 \xrightarrow{O_3} NO + O_2$$

Essas reações também ocorrem em cadeia.

O ClO e o Cl podem ser inativados pela reação com o $NO_2$ e o metano, respectivamente.

Um enorme e crescente buraco na camada de ozônio sobre a Antártica foi descoberto na década de 1980, e medidas urgentes devem ser tomadas para tentar solucionar esse problema. A EPA estima que a redução de 10% da camada de ozônio, prevista para a metade deste século, causaria cerca de 2 milhões de casos de câncer de pele a mais do que o esperado por ano. Além disso, haveria prejuízos na agricultura e na vida aquática.

Um encontro realizado em Montreal, em outubro de 1986, resultou em um tratado que reduz a produção e o uso de CFC. Trinta e seis países, em 1989, ratificaram o acordo, entre eles o Brasil. Hoje, já existem alguns substitutos do CFC para alguns usos, como no caso dos propelentes de aerossóis.

## 6. BIBLIOGRAFIA

AITIO, A. Zero exposure – a goal for environmental and occupational health? *Toxicology Letters.*, v.134, p.3-8, 2002.

ALBERT, L.A. *Curso básico de Toxicologia Ambiental.* OPAS-OMS, México, 1985. 371p.

ALVES, C.; PIO, C. Secondary organic compounds in atmospheric aerosols: speciation and formation mechanisms. *Journal of Brazilian Chemical Society*, v.16, n.5, p.1017-1029, 2005.

ALVES, C.; PIO, C.; GOMES, P. Determinação de hidrocarbonetos voláteis e semi-voláteis na atmosfera. *Química Nova*, v.29, n.3, p. 477-488, 2006.

AMBIENTE BRASIL. *Chuva ácida.* Disponível em: <http://ambientes.ambientebrasil.com.br/urbano/artigos_urbano/chuva_acida.html>. Acesso em: 20 jun. 2013.

ANGERER, J.; EWERS, U.; WILHELM, M. Human biomonitoring: state of the art. *International Journal of Hygiene and Environmental Health*, v.210, p. 201-228, 2007.

ARBEX, M.A.; CANÇADO, J.E.D.; PEREIRA, L.A.A.; BRAGA, A.L.F.; SALDIVA, P.H.N. Queima de biomassa e efeitos sobre a saúde. *Jornal Brasileiro de Pneumologia*, v.30, n.2, p.158-175, 2004.

ARBEX, M.A.; SALDIVA, P.H.N.; PEREIRA, L.A.A.P.; BRAGA, A.L.F. Impact of outdoor biomass air pollution on hypertension hospital admissions. *Journal of Epidemiology and Community Health*, v.64, p.573-579, 2010.

BAILEY, D.; SOLOMON, G. Pollution prevention at ports: clearing the air. *Environmental Impact Assessment Review*, v.24, p.749-74, 2004.

BARBOSA-Jr, F.; TANUS-SANTOS, J.E.; GERLACH, R.F.; PARSONS, P.J. A critical review of biomarkers used for monitoring human exposure to lead: advantages, limitations, and future needs. *Environmental Health Perspectives*, v.113, n.12, p.1669-1674, 2005.

BELL, M.L.; DAVIS, D.L. Reassessment of the lethal London fog of 1952: novel indicators of acute and chronic consequences of acute exposure to air pollution. *Environmental Health Perspectives*, v.109, s.3, p.389-394, 2001.

BELL, M.L.; SAMET, J.M. Air pollution in: Frumkin, H. *Environmental health: from global to local*. 2.ed. San Francisco: Jossey-Bass, 2010. p.387-415.

BOXALL, A.B.A.; SINCLAIR, C.J.; FENNER, K.; KOLPIN, D.; MAUND, S.J. When synthetic chemicals degrade in the environment – What are the absolute fate, effects and potential risks to humans and ecosystem. *Environmental Science and Technology*, v.38, p. 353A-376A, 2004.

BRASIL. *Resolução CONAMA/N 003 de 28 de junho de 1990, Diário Oficial da União* de 22/08/1990, Seção I, p.15.937-15.939, 1990.

BRASIL. Protocolo de Quioto: Editado e Traduzido pelo Ministério de Ciência e Tecnologia. Disponível em: <http://mudancasclimaticas.cptec.inpe.br/~rmclima/pdfs/Protocolo_Quioto.pdf>. Acesso em: 20 jun. 2013.

BRASIL. Histórico das COPs. Disponível em: <http://www.brasil.gov.br/cop/panorama/o-que-esta-em-jogo/historico-das-cops>. Acesso em: 20 jun. 2013.

BRUNEKREEF, B.; HOLGATE, S.T. Air pollution and health. *Lancet*, v.360, p.1233-1242, 2002.

BUSS, D.F.; BAPTISTA, D.F.; NESSIMIAN, J.L. Bases para aplicação de biomonitoramento em programas de avaliação da qualidade da água de rios. *Cadernos de Saúde Pública*, v.19, n.2, p.465-473, 2003.

CÂMARA, V.M.; TAMBELLINI, A.T. Considerações sobre o uso da epidemiologia nos estudos em saúde ambiental. *Revista Brasileira de Epidemiologia*, v.6, n.2, p.95-104, 2003.

CAMPOS, V.P.; CRUZ, L.P.S.; ALVES, E.M.; SANTOS, T.S.; SILVA, A.D.; SANTOS, A.C.C.; LIMA, A.M.V.; PAIXÃO, C.S.; SANTOS, D.C.M.B.; BRANDÃO, D.S.; ANDRADE, J.S.; MOREIRA Jr., J.I.; CONCEIÇÃO, K.C.S.; RAMOS, M.S.; PONTES, M.C.G.; AMARAL, M.F.; MATTOS R.R. Monitoramento atmosférico passivo de $SO_2$, $NO_2$ e $O_3$ em áreas urbanas de influência industrial como prática de química ambiental para alunos de graduação. *Química Nova*, v.29, n.4, p.872-875, 2006.

CANÇADO, J.E.D.; BRAGA, A.; PEREIRA, L.A.A.; ARBEX, M.A.; SALDIVA, P.H.N.; SANTOS, U.P. Repercussões clínicas da exposição à poluição atmosférica. *Jornal Brasileiro de Pneumologia*, v.32 (S1), p.S1-S11, 2006.

CARSON, R. *Silent spring*. Boston: Houghton Mifflin, 1962. 400p.

CASTRO, H.A.; GOLVEIA, N.; ESCAMILLA-CEJUDO, J.A. Questões metodológicas para investigação dos efeitos da poluição do ar na saúde. *Revista Brasileira de Epidemiologia*, v.6, n.2, p.135-149, 2003.

CETESB. *A cana de açúcar e o meio ambiente no Estado de São Paulo*. São Paulo: CETESB, 1993, p.45-51.

CETESB. *Avaliação dos compostos orgânicos provenientes da queima de palha de cana-de-açúcar na região de Araraquara e comparação com medições efetuadas em São Paulo e Cubatão*. Companhia de Tecnologia de Saneamento Ambiental, São Paulo, Relatório Técnico, Araraquara, 2002, 97p.

CETESB. *Inversão térmica*. Companhia de Tecnologia de Saneamento Ambiental, São Paulo. Disponível em: <http://www.cetesb.sp.gov.br/Ar/anexo/inversao.htm>. Acesso em: 20 jun. 2013.

CETESB. Poluentes. Companhia de Tecnologia de Saneamento Ambiental, São Paulo. Disponível em: <http://www.cetesb.sp.gov.br/ar/Informa??es-B?sicas/21-Poluentes>. Acesso em: 20 jun. 2013.

CETESB. Padrões de qualidade do ar. Companhia de Tecnologia de Saneamento Ambiental, São Paulo. Disponível em: <http://www.cetesb.sp.gov.br/ar/Informa??es-B?sicas/22-Padr?es-e--?ndices>. Acesso em: 30 mai. 2013.

CHRISTIE, M. *The Ozone layer: a philosophy of science perspective*. Cambridge University Press, 2000. 215p.

CLAXTON, L.D.; MATTHEWS, P.P.; WARREN, S.H. The genotoxicity of ambient outdoor air, a review: Salmonella mutagenicity. *Mutation Research*, v.567, p.347-399, 2004.

COSTA, D.L. Air pollution. In: KLAASSEN C.D. *Casarett and Poull's Toxicology the basic science of poisons*. 6.ed., New York: McGraw-Hill, p.979-1012, 2001.

CURTIS, L.; REA, W.; SMITH-WILLS, P.; FENYVES, E.; PAN, Y. Adverse health effects of outdoor air pollutants. *Environment International*, v.32, p.815-830, 2006.

DOZENA, E.C. *Poluição atmosférica: uma análise crítica da legislação ambiental aplicada à indústria*. Salvador: Universidade Federal da Bahia, 2000. 56p. Monografia – Curso de especialização em gerenciamento e tecnologias ambientais na indústria. Escola Politécnica, Salvador, 2000.

FENGER, J. Urban air quality. *Atmospheric Environment*, v.33, p.4877-4900, 1999.

GOMES, M.J.M. Ambiente e pulmão. *Jornal de Pneumologia*, v.28, n.5, p.261-265, 2002.

GOUVEIA, N.; MENDONÇA, G.A.S.; LEON, A.P.; CORREIA, J.E.M.; JUNGER, W.L.; FREITAS, C.U.; DAUMAS, R.P.; MARTINS, L.C.; GIUSSEPE, L.; CONCEIÇÃO, G.M.S.; MANERICH, A.; CUNHA-CRUZ, J. Poluição do ar e efeitos na saúde nas populações de duas grandes metrópoles brasileiras. *Epidemiologia e Serviços de Saúde*, v.12, n.1, p.29-40, 2003.

GREENPACE. Protocolo de Kyoto. Disponível em: <http://www.greenpeace.org.br/clima/pdf/protocolo_kyoto.pdf>. Acesso em: 07 jul. 2007.

IPCC. Climate change 2007: the physical science basis. Intergovernmental Panel on Climate Change. Disponível em: <http://www.ipcc.ch/pdf/assessment-report/ar4/wg1/ar4-wg1-frontmatter.pdf>. Acesso em: 20 jun. 2013.

IPCC. Keys dates in the AR5 Schedule. Intergovernmental Panel on Climate Change. Disponível em: <http://www.ipcc.ch/activities/key_dates_AR5_schedulepdf.pdf>. Acesso em: 20 jun. 2013.

KLUMPP, A.; ANSEL, W.; KLUMPP, G.; FOMIN, A. Um novo conceito de monitoramento e comunicação ambiental: a rede europeia para a avaliação da qualidade do ar usando plantas bioindicadoras (EuroBionet). *Revista Brasileira de Botânica*, v.24, n.4, p.511-518, 2001.

KNIE, J.L.W.; LOPES, E.W.B. *Testes ecotoxicológicos – métodos, técnicas e aplicações*. Florianópolis: FATMA/GTZ, 2004. 289p.

LEHMAN-McKEEMAN. Absorption, distribution, and excretion of toxicants. In: KLASSEN, C.D (ed.). *Casarett & Doull's: the Basic Science of Poisons*. New York: MacGraw Hill, 7th ed., 2008, p.131-159.

MAROZIENE, L.; GRAZULEVICIENE, R. Maternal exposure to low-level air pollution and pregnancy outcomes: a population-based study, *Environmental Health: A Global Access Science Source*, v.1, p.7, 2002.

MARTINS, L.C.; LATORRE, M.R.D.O.; CARDOSO, M.R.A.C.; GONÇALVES, F.L.T.; SALDIVA, P.H.N.; BRAGA, A.L.F. Poluição atmosférica e atendimentos por pneumonia e gripe em São Paulo, Brasil. *Rev. Saúde Pública*, v.36, n.1, p.88-94, 2002.

MOTA-FILHO, F.O.; PEREIRA, E.C.; LIMA, E.S.; SILVA, N.H.; FIGUEIREDO, R.C.B. Influência de poluentes atmosféricos em Belo Jardim (PE) utilizando *Cladonia verticillaris* (líquen) como biomonitor. *Química Nova*, v.30, p.1072-1076, 2007.

MUDANÇAS CLIMÁTICAS. In: *Fórum Brasileiro de Mudanças Climáticas*. CD-ROM interativo.

NASCIMENTO, I.A.; PEREIRA, S.A.; LEITE, M.B.N.L. Biomarcadores como instrumentos preventivos de poluição. In: ZAGATTO, P.A.; BERTOLETI, E. *Ecotoxicologia aquática – princípios e aplicações.* São Carlos: RiMa Editora, 2006. p.413-432

NETTO, A.D.P.; MOREIRA, J.C.; DIAS, A.E.X.O.; ARBILLA, G.; FERREIRA, L.F.V.; OLIVEIRAS, A.S.; BAREK, J. Avaliação da contaminação humana por hidrocarbonetos policíclicos aromáticos (HPAs) e seus derivados nitrados (NHPAs): uma revisão metodológica. *Química Nova*, v.23, n.6, p.765-773, 2000.

NIEUWENHUIJSEN, M.; PAUSTENBACH, D.; DUARTE-DAVIDSON, R. New developments in exposure assessment: the impact on the practice of health risk assessment and epidemiological studies. *Environment International*, v.32, p.996-1009, 2006.

PASSARELLI, M.M. Poluentes da atmosfera. In: OGA, S. *Fundamentos de Toxicologia.* 2.ed. São Paulo: Atheneu Editora, 2003. p.101-113.

PEREIRA, L.A.A.; ASSUNÇÃO, J.V.; SANTOS, U.P.; BRAGA, A.L.F.; ANDRADE, P.A.; GANDARA, M.; LIN, C.A.; ABRÃO, M.S. Ar da cidade, ruído e as desigualdades na saúde. In: SALDIVA, P.H.N. (Org.) *Meio ambiente e saúde: o desafio das metrópoles.* 1.ed. São Paulo: Ex-libris Comunicação Integrada, 2010. p.146-161.

POLI, A.C. Chuva ácida. Disponível em: <http://educar.sc.usp.br/licenciatura/2000/chuva/ChuvaAcida.htm>. Acesso em: 02 jun. 2013.

QUITERIO, S.L.; MOREIRE, R.F.; SILVA, C.R.F.; ARBILLA, G.; ARAÚJO, U.C.; MATTOS, R.C.O.C. Avaliação da poluição ambiental causada por particulado de chumbo emitido por uma reformadora de baterias na cidade do Rio de Janeiro. Brasil, *Cadernos de Saúde Pública*, v.22, n.9, p.1817-1823, 2006.

São Paulo. *Decreto Estadual n. 59.113, de 23 de abril de 2013, Diário Oficial do Estado de São Paulo* de 24/04/2013, Seção I, p.1-4, 2013.

São Paulo. Lei n. 11.241, de 19 de setembro de 2002. Dispõe sobre a eliminação gradativa da queima da palha da cana-de-açúcar e dá providências correlatas. *Diário Oficial do Estado de São Paulo* de 20/09/2002.

São Paulo. Protocolo Agroambiental do Setor Sucroalcooleiro Paulista. Protocolo de cooperação que celebram entre si, o governo do Estado de São Paulo, a Secretaria de Estado do Meio Ambiente, a Secretaria da Agricultura e Abastecimento e a União da Agroindústria Canavieira de São Paulo, para a adoção de ações destinadas a consolidar o desenvolvimento sustentável da indústria da cana-de-açúcar no Estado de São Paulo. São Paulo: GESP/SMA/SAA/ÚNICA, 04 jun. 2007. 3 p. Disponível em: <http://www.cetesb.sp.gov.br/userfiles/file/tecnologia-ambiental/10_protocolo.pdf>. Acesso em: 20 jun. 2013.

Van LEEUWEN, F.X.R. A European perspective on hazardous air pollutants. *Toxicology*, v.181-182, p.355-359, 2002.

VIENES, P.; HUSGAFEL-PURSIAINEN, K. Air pollution and cancer: biomarker studies in human populations. *Carcinogenesis*, v.26, n.11, p.1846-1855, 2005.

WARK, K.; WARNER, C.F.; DAVIS, W.T. *Air pollution: its origin and control.* 3.ed. California: Menlo Park, Addison-Wesley. 1998. 573p.

WHO air quality guidelines global update 2005, World Health Organization Regional Office for Europe, Copenhagen, 2005.

WOLTERBEEK, B. Biomonitoring of trace element air pollution: principles, possibilities and perspectives. *Environmental Pollution*, v.120, p.11-21, 2002.

YU, M.H.; TSUNODA, H.; TSUNODA, M. *Environmental Toxicology – biological and health effects of pollutants.* 3 ed. Boca Raton: CRC Press. 2012, 375p.

# 2.3.

# QUALIDADE DO AR EM AMBIENTES INTERNOS

*Maria Helena Roquetti*

*Simone Harue Kimura Takeda*

## CONTEÚDO DESTE CAPÍTULO

## 1. INTRODUÇÃO

A preocupação pelos efeitos potenciais da qualidade do ar de ambientes internos à saúde teve início a partir de 1973, devido à crise energética, quando os esforços para a conservação da energia concentraram-se na redução da entrada do ar externo aos espaços internos, com a finalidade de diminuir os custos de calefação e refrigeração nos edifícios. Ainda que nem todos os problemas relacionados com a qualidade do ar interior sejam consequência de medidas de economia de energia, é evidente que, conforme foi se generalizando esse princípio, aumentaram as queixas sobre a qualidade do ar interno e surgiram os problemas de saúde.

A construção de edifícios herméticos e com ventilação externa reduzida, além do uso de isolantes térmicos, multiplicou e diversificou o número de produtos químicos e sintéticos utilizados e gradualmente perdeu-se o controle individual do ambiente, tornando-o cada vez mais contaminado. Embora exista uma tendência para o uso de tipos similares de construção no mundo, especialmente para edifícios de escritório, os problemas de poluição do ar de ambientes internos são diferentes nos países desenvolvidos quando comparados com os menos desenvolvidos. Os principais problemas nos países desenvolvidos estão relacionados com baixa ventilação e uso de produtos e materiais que emitem vários compostos, já os habitantes de países emergentes estão sujeitos aos problemas gerados por atividades humanas, por exemplo, o uso de biomassa como combustível.

A qualidade do ar no ambiente interno de um edifício depende de uma série de variáveis, como a qualidade do ar externo, o desenho do sistema de ventilação e de ar-condicionado, as condições em que se opera e se mantém esse sistema, a divisão do edifício em compartimentos, as fontes internas de contaminação e a sua magnitude. Os problemas mais frequentes são consequência de uma ventilação inadequada, da contaminação gerada no interior e da oriunda do exterior.

O nível dos poluentes no ar do interior de residências, escritórios, escolas e outros edifícios pode ser igual ou maior que o do ar externo, uma vez que a poluição de ambientes fechados compreende uma mistura de contaminantes de fontes externas e dos gerados no ambiente interno, ou menor que no ambiente industrial, no qual são aplicadas normas para avaliar a qualidade do ar. Estima-se que as pessoas passam, em média, 87% do dia em ambientes fechados, 6% em veículos fechados e 7% ao ar livre. Idosos, crianças e enfermos são os que mais tempo estão expostos aos potenciais efeitos adversos da exposição crônica a baixas concentrações de poluentes do ar interno.

A contaminação do ar de ambientes internos tem diferentes origens: nos próprios ocupantes, nos materiais inadequados ou com defeitos técnicos utilizados na construção do edifício; no trabalho realizado no interior; no uso excessivo ou inadequado de produtos como praguicidas, desinfetantes e produtos de limpeza; nos gases de combustão originados do tabaco e das cozinhas; e nos contaminantes procedentes de zonas mal ventiladas que se difundem para as áreas vizinhas, afetando a qualidade destas. Com relação à contaminação biológica, sua origem deve-se fundamentalmente à presença de água estagnada, de materiais impregnados com água e à manutenção incorreta de umidificadores e torres de refrigeração.

A má qualidade do ar de ambientes internos também é atribuída a muitos outros fatores, além dos contaminantes químicos e biológicos. Alguns são físicos, como o calor, o ruído e a iluminação; outros são psicossociais, como a organização do trabalho, as relações laborais, o ritmo e a carga de trabalho.

## 2. QUALIDADE DO AR EM AMBIENTES INTERNOS

O termo "ar interno" se aplica a ambientes fechados não industriais, como: edifícios de escritórios, edifícios públicos, colégios, bibliotecas, hospitais, teatros, restaurantes e residências. A qualidade do ar nesses ambientes fechados pode se deteriorar quando da presença de substâncias químicas. Foram detectados mais de 900 compostos orgânicos no ar interno, além de partículas e material biológico. A concentração desses poluentes no ar interior depende de vários fatores, como taxa e tipo de emissão das fontes, taxa de ventilação, absorção/adsorção dos compostos nos materiais.

Existem muitas fontes de poluição do ar em qualquer residência, incluindo fontes de combustão, tais como óleo, gás, querosene, carvão, madeira e a fumaça da combustão do tabaco; materiais de construção e mobiliário deteriorado, material isolante contendo asbesto, carpete úmido ou molhado; mobílias feitas com madeira prensada; produtos para limpeza e manutenção, higiene pessoal ou *hobby*; sistema de aquecimento central e equipamentos de umidificação; agrotóxicos e outros agentes poluentes provenientes do ar externo.

### 2.1. Edifícios de escritórios

Milhares de pessoas trabalham em edifícios com sistemas de ventilação, aquecimento e ar-condicionado desenhados para fornecer ar em níveis adequados de umidade e temperatura. Um sistema corretamente desenhado, instalado, mantido e operado é essencial para um ambiente interno saudável. Em geral, as características da qualidade do ar nesses edifícios estão relacionadas com fatores físicos (temperatura e umidade); fatores mecânicos (ventilação e filtração inadequadas); e fatores químicos, como os materiais da construção, fumaça do tabaco e produtos de limpeza.

As principais fontes de contaminação do ar em ambientes internos são os painéis de madeira aglomerada que contêm resina à base de ureia-formaldeído, e os isolantes de parede com ureia-formaldeído. Os materiais de construção e as mobílias liberam outros compostos orgânicos voláteis, como hidrocarbonetos alifáticos e aromáticos, seus derivados oxidados e terpenos.

As três principais fontes de contaminação de ambientes internos pelo ar externo são a combustão em fontes estacionárias como centrais energéticas, a combustão em fontes móveis como os veículos e os processos industriais. Os contaminantes mais importantes emitidos por essas fontes são: monóxido de carbono (CO), óxidos de enxofre ($SO_x$), óxidos de nitrogênio ($NO_x$), compostos orgânicos voláteis (COVs), hidrocarbonetos aromáticos policíclicos (HAPs) e material particulado (MP). A composição do ar externo varia de um lugar a outro em função da presença e natureza das fontes de contaminação circundantes e da direção predominante do vento. A Tabela 1 apresenta um resumo das principais fontes e poluentes do ar no ambiente interno.

A filtração incorreta do ar por falta de manutenção ou desenho inadequado do sistema de filtração é particularmente grave quando o ar externo é de má qualidade ou o nível de recirculação é elevado. As causas de uma ventilação inadequada podem ser: entrada insuficiente de ar fresco devido a um alto nível de recirculação de ar ou baixo volume de entrada; colocação e orientação incorretas dos pontos de entrada do ar externo no edifício; distribuição deficiente e, em consequência, uma mistura incompleta do ar que ingressa com o ar do edifício, o que pode originar estratificação, zonas não ventiladas, diferenças de pressão não previstas que originam correntes de ar e mudanças contínuas nas características termo-higrométricas.

A distribuição percentual das causas mais frequentes da poluição do ar em ambientes internos é: ventilação insuficiente devido a falta de manutenção, distribuição deficiente e entrada insuficiente de ar fresco (50 a 52%); poluição gerada no interior do edifício, como a produzida pelas máquinas de escritório, a fumaça do tabaco e os produtos de limpeza (17 a 19%); poluição procedente do exterior do edifício devido a uma disposição inadequada das entradas de ar e dos respiradouros (11%); contaminação microbiológica da água estagnada nas tubulações do sistema de ventilação, umidificadores e torres de refrigeração (5%); formaldeído e outros compostos emitidos pelos materiais de construção e decoração (3 a 4%).

**Tabela 1.** Principais fontes e poluentes do ar no ambiente interno.

| Fontes | Poluentes |
|---|---|
| Sistema de ar-condicionado. | Partículas respiráveis, fumaça de tabaco ambiental, agentes biológicos*. |
| Ar externo. | Partículas respiráveis, CO, ozônio, chumbo, agentes biológicos*. |
| Materiais de construção. | Partículas respiráveis, radônio, asbesto, COVs, agrotóxicos, formaldeído. |
| Máquinas copiadoras. | COVs, ozônio, estireno. |
| Terra ou solo (gases e partículas). | Partículas respiráveis, radônio, COVs, agrotóxicos, HAPs, chumbo, agentes biológicos*. |
| Mobílias. | COVs, formaldeído, terpenos. |
| Aquecedores a querosene. | Partículas respiráveis, COVs, CO, $NO_2$, $SO_2$, HAPs. |
| Fogões a gás. | COVs, CO, $NO_2$. |
| Aquecedores a gás. | Partículas respiráveis, COVs, HAPs, CO, $NO_2$. |
| Carpetes. | Partículas respiráveis, COVs, agrotóxicos, formaldeído. |
| Isolantes. | Partículas respiráveis, asbesto, formaldeído. |
| Materiais úmidos. | Agentes biológicos*. |
| Fumaça de tabaco. | Partículas respiráveis, fumaça de tabaco ambiental, COVs, HAPs, CO, estireno, nicotina, acroleína. |
| Emissão veicular. | Partículas respiráveis, COVs, formaldeído, HAPs, CO, $NO_2$, chumbo. |
| Lareiras. | Partículas respiráveis, COVs, agrotóxicos, HAPs, CO. |
| Produtos de limpeza. | Amônia, COVs, agrotóxicos, limoneno. |
| Outras fontes domésticas. | Agrotóxicos, metais contidos na poeira doméstica, pólens, escamas da pele de animais domésticos, bactérias, fungos, cloro, solventes. |

*Fonte: Adaptado de Naugle; Plerson (1991).*

Nota: COVs = compostos orgânicos voláteis; HAPs = hidrocarbonetos aromáticos policíclicos; CO = monóxido de carbono; $NO_2$ = dióxido de nitrogênio; $SO_2$ = dióxido de enxofre; * = Agentes biológicos: fungos, esporos, ácaros etc.

A ventilação remove ou dilui os poluentes e controla a temperatura e umidade nos edifícios. O uso de ar externo para ventilação em dias frios pode resultar em umidade relativa do ar muito baixa no ambiente interno, levando ao desconforto por secura nas membranas nasais e oculares, e insatisfação com o clima interno. Em climas quentes, a alta umidade relativa do ar, a qual reduz a habilidade à perda de calor por evaporação (transpiração), pode aumentar o desconforto pelo superaquecimento.

A presença de umidade é um indicador de pouca ventilação e o excesso de água pode resultar no aumento da emissão de substâncias químicas dos materiais de construção e de revestimento de pisos. Ambientes internos úmidos, como solo e madeira podem atrair cupins, os quais podem provocar dano estrutural às residências e afetar, indiretamente, o ambiente interno pela indução ao uso de inseticidas. Além disso, a água estagnada pode atrair insetos e roedores.

### 2.1.1. *Síndrome do Edifício Doente*

A Síndrome do Edifício Doente (SED) ocorre quando os ocupantes de um edifício se queixam da qualidade do ar ou apresentam sintomas associados com desconforto agudo, como cefaleia e dor de garganta. A SED teve início na década de 1970 quando houve redução na quantidade de ar externo fornecido pela ventilação, nos edifícios de escritório, para economia de energia em razão da crise energética.

O termo SED geralmente se refere à alta prevalência, maior que a normal, de sintomas que afetam os olhos, cabeça, trato aéreo superior e pele. Os potenciais fatores causadores da síndrome são: material particulado, extremo desconforto térmico, redução na umidade, suplemento insuficiente de ar fresco, movimento excessivo do ar, pouca luminosidade, contaminação microbiológica, COVs e ruído. A alteração da qualidade do ar pode estar localizada em uma sala ou zona, em particular, ou ser difundida no edifício.

Alguns estudos associam a prevalência dos sintomas com as características do sistema de aquecimento, ventilação e ar-condicionado. Em média, a prevalência de tais sintomas foi maior em edifícios com ar-condicionado do que em edifícios com ventilação natural, independente da umidificação.

Os casos de SED podem ser acompanhados das seguintes características: as pessoas afetadas apresentam sintomas indeterminados, similares aos do resfriado comum ou às doenças respiratórias; os edifícios são eficientes na economia de energia e têm um desenho e uma construção modernos ou foram remodelados recentemente com materiais novos, e os ocupantes não podem controlar a temperatura, a umidade nem a iluminação do seu local de trabalho.

## 2.2. Agentes específicos

Vários compostos são liberados no ambiente interno por combustão, emissão de materiais de construção, equipamentos de escritórios e domésticos, produtos de consumo, além de esporos, células, fragmentos e COVs emitidos por microrganismos, como bactérias e fungos. O ar externo, usado para ventilação, também pode ser fonte de poluição, já que contém material particulado e vários gases, como óxidos nítricos e ozônio. As potenciais fontes de poluentes são: exaustão de veículos, pontos de coleta de lixo, sistemas e torres de resfriamento, queima de biomassa em fornos e caldeiras.

### 2.2.1. *Biomassa*

A queima de biomassa e do carvão é a fonte primária de energia em países emergentes. Cerca de 3 bilhões de pessoas no mundo usam os combustíveis sólidos, como lenha, esterco de animais, resíduos agrícolas (grãos e gramíneas) para cozinhar e aquecer ambientes, e aproximadamente 800 milhões de pessoas, a maioria da China, usam carvão. Na África, o uso de biomassa é comum na área rural e urbana, e 89% das famílias dependem de algum tipo de combustível sólido. A queima doméstica desses combustíveis, frequentemente em espaços pouco ventilados, é um processo que emite muitos poluentes, alguns dos quais causam câncer. O problema é agravado em regiões onde as pessoas passam a maior parte do tempo no interior da casa, pois a combinação de combustíveis sólidos, fogões e aquecedores ineficientes e pouca ventilação produz complexa mistura de poluentes prejudiciais à saúde.

A fumaça resultante da combustão da lenha é também fonte de muitos poluentes, como material particulado, monóxido de carbono, butadieno, formaldeído, benzeno e HAPs. Em algumas regiões da China, a ocorrência natural de arsênio e fluoreto no carvão expõe os indivíduos a esses contaminantes volatilizados para atmosfera, como vapor ou finas partículas respiráveis, durante a queima doméstica do carvão.

Outras fontes de emissão doméstica de produtos de combustão são os aquecedores a querosene ou a gás, usados em locais sem ventilação, as lareiras, os fogões a lenha e as estufas a gás. Os principais poluentes liberados são: monóxido de carbono, dióxido de nitrogênio e material particulado, além dos HAPs. Os aquecedores a querosene geram também aerossóis ácidos. Poluentes gasosos e material particulado também são emitidos por chaminés e seus canos de ventilação, instalados de forma inadequada ou sem manutenção.

Dados de 2004, da Organização Mundial da Saúde, mostram que cerca de 2 milhões de pessoas morrem prematuramente por ano devido ao uso de combustíveis sólidos, dos quais 44% por pneumonia, 54% por doença pulmonar obstrutiva crônica e 2% por câncer de pulmão. Estudos epidemiológicos sobre o uso doméstico de biomassa, que em muitos casos incluem o uso de carvão, demonstram associação entre a exposição à fumaça de biomassa e infecções do trato respiratório inferior em crianças, bronquite crônica e enfisema em mulheres que utilizaram por muitos anos os combustíveis sólidos para cozinhar. Existe evidência de que a poluição do ar interno está associada com baixo peso ao nascer, tuberculose, doença isquêmica do coração, câncer de laringe e nasofaringe.

A Agência Internacional para Pesquisa em Câncer (IARC) classifica as emissões da combustão de carvão em ambientes internos como carcinogênicas para o ser humano, e as emissões da queima doméstica de biomassa (principalmente madeira) como prováveis carcinógenos humanos. A IARC avaliou o potencial carcinogênico das formas de preparo de alimentos – *stir-frying*, *deep-frying* e *pan-frying* – que envolve o uso de óleo em alta temperatura, como praticado no mundo todo e em particular nos pratos de origem oriental, concluindo que as emissões das frituras com óleo em alta temperatura são provavelmente carcinogênicas para humanos. Essa classificação foi suportada por dados experimentais da mutagenicidade das emissões do óleo ao redor de 230°C, e a forma de fritura ou o tipo de óleo usado parece não ter grande influência nos resultados dos estudos epidemiológicos.

### 2.2.2. *Fumaça de tabaco*

A fumaça de tabaco ambiental, também denominada fumaça de segunda mão, é uma mistura de fumaça liberada durante a combustão dos produtos do tabaco (cigarro, cigarrilha, charuto, cachimbo) e diluída no ar ambiente. O indivíduo não fumante que inala involuntariamente a fumaça de derivados do tabaco é denominado fumante passivo, e a fumaça em ambientes fechados é denominada poluição tabagística ambiental (PTA).

A PTA é composta pela fumaça exalada pelo fumante, pela fumaça que sai da ponta ardente do cigarro, entre uma e outra baforada, por contaminantes liberados no ar durante a tragada e contaminantes que se difundem através do papel e da ponteira do cigarro, entre as tragadas. A composição química da fumaça, embora influenciada pelo padrão de fumar do indivíduo, é determinada principalmente pelo tipo de tabaco e do produto que se está fumando; no caso de cigarros, a presença ou não de filtro, além de outros fatores como ventilação, porosidade do papel e aditivos.

Na complexa combinação de cerca de 4.000 substâncias químicas presentes na fumaça, estão irritantes e tóxicos sistêmicos como amônia, óxidos de nitrogênio, dióxido de enxofre, aldeídos, monóxido de carbono e nicotina, além de mais de 40 compostos carcinogênicos e mutagênicos como 4-aminobifenila, 1,3-butadieno, 2-naftilamina, benzeno, benzo[a]pireno e *N*-nitrosaminas.

O Brasil restringe o uso de aditivos em produtos derivados do tabaco, adicionados intencionalmente para mascarar o gosto da nicotina, disfarçar o cheiro desagradável, reduzir a porção visível da fumaça e diminuir a irritabilidade da fumaça para os não fumantes.

A análise de cinco marcas de cigarros comercializadas no Brasil, na década de 1990, mostrou níveis 2 vezes maiores de alcatrão, 4,5 vezes maiores de nicotina e 3,7 vezes maiores de monóxido de carbono na fumaça que sai da ponta do cigarro do que na fumaça exalada pelo fumante.

O tabagismo passivo tem efeitos adversos no sistema cardiovascular e é causa de insuficiência cardíaca e câncer de pulmão. Os efeitos imediatos da exposição à PTA são: irritação nos olhos, manifestações nasais, tosse, cefaleia, e aumento de problemas alérgicos, principalmente das vias respiratórias, e cardíacos (elevação da pressão arterial e angina). Outros efeitos a médio e longo prazo são redução da capacidade funcional respiratória e aumento do risco de ter aterosclerose.

A vulnerabilidade das crianças à PTA é causa de particular preocupação. Os pulmões da criança são menores e o seu sistema imunológico é menos desenvolvido – fato que a torna mais sujeita a contrair infecções respiratórias e otite; além disso, como a frequência respiratória é maior que do adulto, as crianças inalam um volume maior de substâncias químicas por unidade de peso do que aconteceria com um adulto no mesmo período de tempo, tornando-as, assim, mais suscetíveis aos efeitos da fumaça. A exposição à PTA causa maior frequência de resfriados e infecções do ouvido médio, e maior risco de doenças respiratórias, como pneumonia, bronquite e exacerbação da asma em crianças.

A exposição de mulheres não fumantes durante a gravidez reduz o peso médio dos bebês ao nascer e aumenta consideravelmente o risco da síndrome da morte súbita na infância, também conhecida como morte no berço. Os recém-nascidos com baixo peso podem enfrentar um risco maior para problemas de saúde e dificuldades de aprendizagem.

O tabaco mata cerca de seis milhões de pessoas a cada ano, das quais mais de 5 milhões são fumantes e ex-fumantes e mais de 600.000 são não fumantes expostos a fumaça de segunda mão. As pessoas que não fumam, mas que estão expostas a fumaça do tabaco em suas casas ou nos locais de trabalho, têm um risco de 25 a 30% maior de desenvolver doenças cardíacas e de 20 a 30% maior de desenvolver câncer pulmonar. Os compostos ou misturas presentes no tabaco causam câncer no ser humano e não existe um nível seguro de exposição à fumaça de tabaco ambiental. A IARC classifica a fumaça de tabaco como "carcinógeno humano", com base na evidência suficiente da carcinogenicidade da fumaça de tabaco e condensados da fumaça em animais de experimentação, bem como evidência suficiente de que a fumaça de tabaco de segunda mão causa câncer de pulmão no ser humano.

O Brasil (Lei Federal 12.546, de 14 de dezembro de 2011) proíbe o uso de cigarros, cigarrilhas, charutos, cachimbos ou qualquer outro produto fumígeno, derivado ou não do tabaco, em recinto coletivo fechado, privado ou público. Vários estados e municípios brasileiros têm legislações próprias com a criação de ambientes públicos e privados 100% livres de tabaco. Além disso, o país é signatário da Convenção-Quadro para o Controle do Tabaco (CQCT) da Organização Mundial da Saúde, que tem por objetivo proteger as gerações presentes e futuras das consequências sanitárias, sociais, ambientais e econômicas geradas pelo consumo e pela exposição à fumaça do tabaco, com medidas eficazes para reduzir o consumo de tabaco, entre elas a elevação dos impostos sobre o tabaco.

### 2.2.3. *Agentes biológicos*

Os contaminantes biológicos compreendem os organismos vivos ou restos de organismos que afetam a qualidade do ar de ambientes internos, como bactérias, vírus, fungos e protozoários, além de pólens e esporos de plantas, detritos de animais e fragmentos de insetos e ácaros e seus produtos de excreção. Os compostos orgânicos voláteis (COVs) emanados de seres vivos, como plantas e microrganismos, e outras substâncias químicas também podem ser encontrados no ar interno.

A presença de alguns desses organismos e agentes no ar interno é devido principalmente à umidade em materiais e ventilação inadequada, que leva ao crescimento de microrganismos e liberação de esporos, células, fragmentos e COVs. A umidade inicia a degradação química e biológica dos materiais, contaminando o ar interno.

Uma fonte de alérgenos que pode causar crises de rinite ou asma em pessoas suscetíveis são os detritos constituídos por partículas finas de pele, pelo, pena, saliva, fezes e urina. As principais fontes desses detritos no ambiente interno são animais de estimação, como gatos, cães, *hamsters* e pássaros. Os insetos, como baratas, besouros e moscas, e seus produtos de excreção também podem causar alergia respiratória, porém não contribuem de forma significativa na presença de aerossóis no ar interno.

Evidências epidemiológicas, de estudos conduzidos em diferentes países e condições climáticas, mostram que os ocupantes de residências e edifícios com mofo e umidade têm um risco aumentado para sintomas respiratórios, como coriza e tosse, infecções respiratórias e exacerbação da asma. Outras evidências sugerem aumento do risco para rinite alérgica e asma.

Muitas reações alérgicas causadas por agentes biológicos ocorrem imediatamente após a exposição e outras são resultado de exposições anteriores. As pessoas com reações alérgicas leves, ou sem reação, podem, de forma repentina, sentirem-se

muito sensíveis a um determinado alérgeno. Alguns contaminantes biológicos causam processos alérgicos, como dermatite alérgica, rinite e asma, e outros transmitem doenças infecciosas, tais como gripe, sarampo e catapora. Os sinais e sintomas da exposição aos poluentes biológicos incluem espirros, olhos lacrimejantes, tosse, respiração ofegante, vertigens, letargia, febre e problemas digestórios.

Para reduzir a exposição a agentes biológicos contaminantes de ambientes domésticos, recomenda-se instalar exaustores para renovar o ar de cozinhas e banheiros, que reduzem também as concentrações de poluentes orgânicos que se vaporizam da água quente, usada para banho ou em lavadoras de roupas e pratos. Manter a umidade nestas áreas entre 30 e 50% ajuda a prevenir a condensação da água nos materiais de construção. Os umidificadores devem ser limpos com frequência e a água trocada diariamente. As bandejas de condensado e as serpentinas dos sistemas de ar-condicionado também devem ser limpas. Outra medida é manter a casa limpa pelo fato de que a limpeza periódica pode reduzir, ainda que não eliminar, os agentes que causam alergias. As pessoas alérgicas não devem usar o aspirador de pó ou, então, devem se ausentar durante a limpeza do local, pois o aspirador de pó aumenta a concentração de ácaros e outros agentes biológicos no ar interno.

A Tabela 2 mostra um esquema para a periodicidade dos procedimentos de limpeza e manutenção dos componentes de um sistema de climatização, considerados como reservatórios, amplificadores e disseminadores de poluentes, segundo a Resolução RE n. 9, de 16 de janeiro de 2003, da Agência Nacional de Vigilância Sanitária (Anvisa).

**Tabela 2.** Frequência para limpeza e manutenção dos componentes de um sistema de climatização.

| Componente | Periodicidade |
|---|---|
| Tomada de ar externo. | Limpeza mensal ou quando descartável até sua obliteração (máximo 3 meses). |
| Unidades filtrantes. | Limpeza mensal ou quando descartável até sua obliteração (máximo 3 meses). |
| Bandeja de condensado. | Mensal*. |
| Serpentina de aquecimento. | Desencrustação semestral e limpeza trimestral. |
| Serpentina de resfriamento. | Desencrustação semestral e limpeza trimestral. |
| Umidificador. | Desencrustação semestral e limpeza trimestral. |
| Ventilador. | Semestral. |
| *Plenum* de mistura/casa de máquinas. | Mensal. |

*Fonte: Brasil (2003).*

Nota: * Excetuando na vigência de tratamento químico contínuo que passa a respeitar a periocidade indicada pelo fabricante do produto utilizado.

### 2.2.3.1. Microrganismos (bactérias e ácaros)

As bactérias podem ser encontradas na poeira de superfícies e as principais fontes são o ar externo, as pessoas e o crescimento bacteriano no ambiente interno. As bactérias do ar externo e aquelas oriundas das pessoas são consideradas inofensivas, porém o crescimento ativo e o acúmulo no ambiente interno podem afetar a saúde.

Legionelose é a doença causada pela bactéria *Legionella* encontrada naturalmente no ambiente, geralmente na água. É uma doença associada à contaminação do ar interno e causa pneumonia principalmente em indivíduos com 50 anos ou mais, fumantes, indivíduos com doenças pulmonares crônicas (enfisema), indivíduos com sistema imunológico deprimido devido a doenças como câncer, diabetes e falência renal ou aqueles que recebem imunossupressores após transplante ou quimioterapia ou consomem bebidas alcoólicas abusivamente. A bactéria cresce melhor em água morna, como encontrada em torres de aquecimento, tanques de água quente, sistemas de encanamento e fontes decorativas, porém parece que não cresce em ar-condicionado instalado em veículos ou janelas.

Os ácaros são importante causa de alergia respiratória e estão associados principalmente a poeira doméstica. A fonte natural de alimento de ácaros na poeira doméstica inclui escamas de pele, e estas são abundantes em colchões, carpete ou tapetes. Os ácaros que vivem em áreas de armazenamento de alimentos ou de ração animal podem ser liberados ao ar, embora tais organismos provavelmente afetem mais agricultores e trabalhadores que manipulam alimentos a granel. Estudos experimentais mostram que a maioria dos ácaros de poeira necessita de umidade relativa entre 45-50% para sobreviver e desenvolver, mas eles se alimentam e multiplicam rapidamente em umidade relativa mais elevada, particularmente quando acompanhada por temperaturas quentes, e isso pode incentivar a presença de ácaros em tapetes e mobílias. As fezes dos ácaros são alérgenos que causam asma e outras doenças alérgicas.

### 2.2.4. Umidade e mofo

A presença de muitos microrganismos no ambiente interno é devida à umidade e ventilação inadequada. A umidade em materiais que estão no ambiente interno pode levar a degradação química e ao aumento da emissão de COVs, como o formaldeído.

A umidade relativa elevada (maior que 50%) pode também ser fator de crescimento de bolor ou mofo (colônias visíveis de fungos). Os fungos são organismos vivos que produzem esporos e podem ser encontrados em quase todos os lugares e crescer em qualquer substância orgânica na presença de umidade e oxigênio. Existem mofos que crescem na madeira, papel, carpete, alimentos e materiais isolantes. Os fungos podem ser transportados para as residências na superfície de materiais novos ou em roupas, e penetrar também por ventilação ativa ou passiva. Quando há acúmulo excessivo de umidade em edifícios ou materiais de construção, com frequência há o crescimento do mofo que destrói gradualmente os materiais em que ele cresce. É impossível eliminar completamente os esporos de mofo no ambiente interno, mas o crescimento do mofo pode ser reduzido por meio do controle da umidade interna.

Estudos epidemiológicos de diferentes países e condições climáticas mostram que pessoas que vivem em edifícios e residências úmidos ou mofados têm maior risco para sintomas respiratórios, como irritação na garganta, tosse e coriza, irritação nos olhos e exacerbação da asma. Além de problemas respiratórios, os mofos podem produzir micotoxinas, como aflatoxinas, fumonisinas, ocratoxinas e rubratoxinas e tricotecenos. Algumas dessas substâncias são neurotóxicas, citotóxicas, imunotóxicas, causam efeitos no sistema reprodutor e são carcinogênicas para animais e o ser humano quando inaladas ou ingeridas a doses elevadas, mas não está claro se essas substâncias causam efeitos adversos nos níveis encontrados em ambientes internos. Existem evidências de que as micotoxinas presentes em ambientes internos deteriorados por umidade contribuem para respostas inflamatórias.

### 2.2.5. Compostos orgânicos voláteis e semivoláteis

Os compostos orgânicos voláteis (COVs) e semivoláteis (COSVs) são substâncias químicas que podem ser encontradas em escritórios e residências e são fontes de odores agradáveis ou desagradáveis. A concentração de COVs no ar desses ambientes depende de vários fatores, como a taxa de ventilação, a adsorção em materiais e a emissão por outras fontes, incluindo a contribuição do ar externo. Estudos demonstram que os níveis de COVs no ambiente interno é de duas a 5 vezes mais elevados do que no ar externo.

A diversidade e o número de produtos de consumo e de uso doméstico variam constantemente, e suas emissões dependem do modo como são utilizados. Os produtos que podem influir nos níveis dos COVs no interior do edifício são os aerossóis, os artigos de higiene pessoal, os solventes, os adesivos e as tintas. Outros COVs podem ser introduzidos por aquecimento da água (clorofórmio), uso de copiadoras de processo líquido que liberam isodecanos e por inseticidas usados no combate a insetos domésticos (diazinona e malationa). Também são fontes de contaminação as pessoas que ocupam os escritórios (odores), os fungos, a terra contaminada, os depuradores elétricos de ar e os geradores de íons negativos (ozônio).

A emissão de COVs de produtos à base de madeira, tintas, pisos, outros materiais de construção e mobília ocorre principalmente nas primeiras semanas ou meses que o material está presente no ambiente interno. O formaldeído emitido por painéis de madeira pode elevar os níveis do composto nos edifícios, e isto foi associado a numerosos casos de má qualidade do ar em países desenvolvidos. Atualmente, devido às regulamentações e à demanda dos consumidores de alguns países, a emissão de formaldeído de materiais de madeira prensada reduziu de 80 a 90% dos níveis observados na década de 1980.

Vários fungos produzem metabólitos voláteis, os quais são misturas de compostos que variam em sua composição e odor. Os COVs produzidos por microrganismos frequentemente são similares às substâncias químicas. Foram identificados mais de 200 compostos derivados de diferentes fungos, incluindo vários álcoois, aldeídos, cetonas, terpenos, ésteres, compostos aromáticos, aminas e compostos contendo enxofre.

O álcool de champignon, 1-octen-3-ol, que possui um odor a champignons frescos, é produzido por vários fungos. Outros compostos voláteis menos frequentes são o 3,5-dimetil-1,2,4-tritiolona (descrito como fétido), o 6-pentil-α-pirona (mofado) e o 1,10-dimetil-trans-9-decalol (terroso). Entre as bactérias, as espécies de *Pseudomonas* produzem pirazinas com um odor de batata mofada.

Os efeitos da presença de compostos orgânicos no ar de ambientes internos podem ocorrer após curto período e vão desde a percepção até irritação das mucosas do nariz, olhos e garganta, que pode ser acompanhada de vermelhidão, coceira e espirros. Podem aparecer efeitos no sistema nervoso, como cefaleia, tontura e cansaço.

Os estudos sobre os COVs em ambientes internos iniciaram na década de 1980, já as pesquisas sobre os COSVs em ambientes internos são menos desenvolvidas. Uma característica dos COSVs é o potencial de persistência em ambientes internos, e a poeira doméstica é uma importante fonte de reposição para COSVs. Estudos com poeiras domésticas encontraram bifenilas policloradas, PAHs, plastificantes (ftalatos e fenóis), retardantes de chama (éteres de difenilas polibromadas) e outros compostos orgânicos e inorgânicos. A ingestão de poeira pode ser um meio importante de exposição aos COSVs, em especial para crianças que têm mais contato com pisos e levam a mão à boca com frequência. Estudos de biomonitoramento mostram níveis de éteres de difenilas polibromadas 2 a 5 vezes maiores em crianças do que em seus pais por causa da exposição maior em crianças e da ingestão de poeira da residência.

Várias substâncias químicas classificadas como COSVs e usadas em produtos encontrados em ambientes internos são desreguladores endócrinos. Estudos epidemiológicos demonstraram associação entre níveis de COSVs e efeitos à saúde como leucemia na infância, desordens neurológicas, linfoma não Hodgkin e sintomas respiratórios. Outros estudos também sugerem que a exposição pré-natal pode causar efeitos no neurodesenvolvimento. Crianças com altas concentrações de éteres de difenilas polibromadas em seus cordões umbilicais ao nascer apresentaram menor pontuação (*score*) em testes de neurodesenvolvimento nas idades de 1 a 6 anos.

## 3. EFEITOS NA SAÚDE RELACIONADOS COM O AR DE AMBIENTES INTERNOS

A exposição aos poluentes de ambientes internos pode causar vários efeitos, que vão desde a percepção de um odor desagradável até câncer. De modo geral, os efeitos podem ser classificados em duas categorias: aqueles que se manifestam imediatamente após a exposição (agudo) e aqueles que só aparecem depois de muitos anos.

A maioria dos poluentes do ar de ambientes internos afeta diretamente o sistema respiratório e cardiovascular. O efeito direto sobre o sistema respiratório varia com a intensidade, duração da exposição e estado de saúde do indivíduo exposto. O risco à saúde pode ser mais alto para determinado grupo de pessoas, como no caso de crianças, grávidas, idosos e pessoas que sofrem de doenças respiratórias.

### 3.1. Efeitos imediatos

Os efeitos imediatos que aparecem após a exposição ou exposições repetidas incluem: irritação dos olhos, nariz e garganta, cefaleia, vertigem e fadiga. Esses efeitos são geralmente de curta duração e respondem ao tratamento. Às vezes, o tratamento ou a solução é a eliminação da fonte de exposição, caso ela possa ser identificada. Alguns efeitos imediatos são similares ao resfriado ou outra infecção viral, sendo difícil de determinar se os sintomas são resultado da exposição aos poluentes do ar de ambientes internos.

No caso do uso de biomassa como combustível, o mecanismo preciso de como a exposição causa as doenças ainda não está claro, mas sabe-se que partículas pequenas e vários poluentes contidos na fumaça podem causar inflamação das vias aéreas e pulmões e prejudicar a resposta imunológica.

A probabilidade de um indivíduo apresentar reações imediatas aos poluentes do ar de ambientes internos depende de vários fatores, principalmente idade e condições clínicas preexistentes. Em outros casos, a suscetibilidade individual a um determinado poluente faz com que a pessoa reaja imediatamente, e esta condição varia de pessoa a pessoa. Outra situação é a sensibilização após exposição repetida a um agente biológico, pois parece que algumas pessoas podem ser sensibilizadas também a agentes químicos.

### 3.2. Efeitos a longo prazo

Embora os poluentes comuns encontrados no ambiente interno possam ser responsáveis por muitos efeitos nocivos, existe grande incerteza com relação às concentrações ou períodos de exposição necessários para produzir efeitos específicos na saúde. Entretanto, as pessoas reagem de forma diferente à exposição aos poluentes de ambientes internos. Alguns efeitos na saúde podem aparecer após vários anos da exposição ou após longos e repetidos períodos de exposição. Entre esses efeitos estão: enfisema e outras doenças respiratórias, doenças cardíacas e câncer.

**Tabela 3.** Fontes e potenciais efeitos dos principais poluentes do ar interno à saúde.

| Poluente | Fonte | Potenciais efeitos à saúde associados a um ou mais poluente |
|---|---|---|
| Agentes biológicos*. | Cortinas, roupas de cama, tapetes e outras áreas em que há acúmulo de poeira; áreas úmidas ou molhadas como serpentinas, umidificadores, bandejas de condensado. | Reações alérgicas como pneumonia por hipersensibilidade, rinite alérgica e algumas formas de asma; doenças infecciosas como gripe, sarampo e varicela; irritação do nariz, da garganta e dos olhos, dispneia. |
| Compostos orgânicos voláteis. | Tintas e vernizes; produtos usados em limpeza e domissanitários; materiais de construção e mobiliário; agrotóxicos, equipamentos de escritório, como copiadoras e impressoras, líquidos corretivos; materiais gráficos e de artesanato, como colas e adesivos, marcadores permanentes e soluções fotográficas. | Irritação do nariz, dos olhos e da garganta; cefaleia; perda de coordenação, náusea; danos no fígado, rins e sistema nervoso central; reações alérgicas; tontura; câncer. |

continua

continuação

| | | |
|---|---|---|
| Compostos orgânicos semivoláteis. | Plásticos, produtos para eliminar pragas domésticas (inseticidas, formicidas e desinfetantes), retardantes de chama. | Irritação do nariz, dos olhos e da garganta; cefaleia; danos no sistema nervoso central, fígado e rins; câncer; desregulação no sistema endócrino, mimetizando ou bloqueando os efeitos naturais de hormônios (estrogênios e outros); anormalidades de desenvolvimento. |
| Formaldeído. | Produtos de madeira como compensados, aglomerados e MDF; mobiliários feitos com esses produtos prensados; espuma de ureia-formaldeído; fumaça ambiental de tabaco; cortinas e outros têxteis, colas, produtos de limpeza domissanitários. | Câncer, irritação da garganta, nariz e olhos, sibilância e tosse, fadiga, erupções cutâneas reações alérgicas graves; asma. |
| Poluição tabagística ambiental. | Queima de cigarro, cachimbo, charuto etc. | Síndrome da morte súbita; agravamento da asma, bronquite, pneumonia, infecções de ouvido em crianças; câncer de pulmão; doenças cardiovasculares. |
| Monóxido de carbono. | Aquecedores a gás e a querosene em áreas não ventiladas; vazamento de chaminés e fornos; aquecedores de água a gás; fornos a lenha e lareiras, fogões a gás, geradores e outros equipamentos movidos a gasolina; gás de escapamento de automóvel em garagens; fumaça de tabaco. | Baixas concentrações de CO causam fadiga em indivíduos saudáveis e dores no peito em indivíduos com doenças cardiovasculares. Em concentrações mais elevadas o CO produz cefaleia, náusea, tontura, danos na visão e na coordenação; concentrações elevadas podem ser fatais. |
| Dióxido de nitrogênio. | Aquecedores a querosene, aquecedores e fornos a gás não ventilados; fumaça tabagística ambiental. | Agravamento da asma, diminuição da função pulmonar; irritação da garganta, nariz e olhos; aumento de infecções respiratórias em crianças. |
| Material particulado. | Tabaco, fogões a lenha, lareiras, velas, poeira doméstica. | Aumento de admissões hospitalares e mortalidade por doenças cardíacas e pulmonares; irritação; suscetibilidade a infecções respiratórias; bronquite aguda; agravamento da asma; diminuição da função pulmonar; desenvolvimento de bronquite crônica. |
| Hidrocarbonetos aromáticos policíclicos. | Infiltração ou intrusão do ar externo; fumaça de tabaco; combustíveis sólidos utilizados no cozimento e aquecimento, em especial fornos não ventilados, incensos e velas. | Câncer, mutação genética; aumento na probabilidade de baixo peso ao nascer. |

*Fonte: BRASIL (2003); Shimer; Phillips; Jenkins (2005).*

Nota: * bactérias, vírus, mofo, ácaros, pelos de animais, excrementos e partes do corpo de roedores e insetos.

## 4. VALORES ORIENTADORES PARA A QUALIDADE DO AR INTERIOR

A necessidade de se combater a SED no Brasil tornou-se evidente quando, em abril de 1998, o ex-ministro das Comunicações Sérgio Motta, internado por problemas cardiológicos, faleceu após ter seu quadro clínico agravado em função de fungos alojados em dutos do sistema de climatização do hospital. Nesse mesmo ano, o Ministério da Saúde aprovou um regulamento técnico contendo medidas básicas para procedimentos de limpeza e manutenção de todos os componentes dos sistemas de climatização (Portaria n. 3523/98), estabelecendo a obrigatoriedade de elaborar e manter um plano de manutenção, operação e controle dos sistemas de condicionamento de ar para todos os ambientes climatizados artificialmente de uso público e coletivo. Em 2003, a Anvisa publicou a Resolução RE n. 9 com orientação técnica sobre padrões referenciais de qualidade do ar interior, em ambientes climatizados artificialmente de uso público e coletivo, contendo valores máximos recomendáveis para contaminação biológica, química e parâmetros físicos do ar interior, a identificação das fontes poluentes de natureza biológica, química e física, métodos analíticos e as recomendações para controle.

A Alemanha estabelece valores orientadores para substâncias químicas presentes em ambientes internos, não industriais, divididos em 2 categorias: valor orientador I (RW I – valor de prevenção) e valor orientador II (RW II). O RW I representa a concentração de uma substância no ar interno para a qual, considerando a substância individualmente, não existe evidência de que a exposição durante toda a vida possa causar qualquer efeito adverso na saúde. O RW II é um valor orientador baseado no conhecimento atual dos estudos toxicológicos e epidemiológicos do umbral de efeito de uma substância considerando os fatores de incerteza. Ele representa a concentração de uma substância que, se atingida ou excedida, requer ação imediata, e essa concentração pode representar um perigo à saúde, especialmente para indivíduos suscetíveis que vivem nesses ambientes por longo tempo.

Na Holanda, os valores orientadores baseados na saúde são destinados às residências, mas podem também ser aplicados a outros locais onde as pessoas passam longos períodos, como escritórios e escolas.

## 5. BIBLIOGRAFIA

AMERICAN CANCER SOCIETY. *Humo de segunda mano.* Disponível em: <http://www.cancer.org/espanol/cancer/queesloquecausaelcancer/tabacoycancer/humo-de-segunda-mano>. Acesso em: 04 jun. 2013.

BRASIL. Ministério da Saúde. Portaria n. 3.523, de 28 de agosto de 1998. Disponível em: <http://bvsms.saude.gov.br/bvs/saudelegis/gm/1998/prt3523_28_08_1998.html>. Acesso em: 04 jun. 2013.

BRASIL. Anvisa. Resolução – RE n. 9, de 16 de janeiro de 2003. Disponível em: <http://portal.anvisa.gov.br/wps/wcm/connect/d094d3004e5f8dee981ddcd762e8a5ec/Resolucao_RE_n_09.pdf?MOD=AJPERES>. Acesso em: 04 jun. 2013.

DEGOBBI, C.M. Síndrome dos edifícios doentes: aspectos microbiológicos, qualidade do ar em ambientes interiores e legislação brasileira (parte 1). *Revista Abrava*, edição 206, setembro 2008 (Encarte Técnico).

DENNY, D.; LEME, I.L. *Síndrome do edifício doente*. Disponível em: <http://www.ambientelegal.com.br/doencas-e-alergias-relacionadas-aos-edificios-a-sindrome-do-edificio-doente/>. Acesso em: 29 mai. 2013.

DUFLO, E.; GREENSTONE, M.; HANNA, R. Indoor air pollution, health and economic well-being. *Surv. Perspect. Integr. Environ. Soc.,* v.1, n.1, 2008.

GUIJIAN, L.; LIUGEN, Z.; DUZGOREN-AYDIN, N.S. *et al.* Health effects of arsenic, fluorine, and selenium from indoor burning of chinese coal. *Reviews of Environmental Contamination and Toxicology*, v.189, p.89-106, 2007.

INTERNATIONAL AGENCY FOR RESEARCH ON CANCER. Tobacco smoke and involuntary smoking. Summary of data reported and evaluation. Lyon: IARC, 2002. 12p. Disponível em: <http://monographs.iarc.fr/ENG/Monographs/vol83/volume83.pdf>. Acesso em: 29 mai. 2013.

INTERNATIONAL AGENCY FOR RESEARCH ON CANCER. Household use of solid fuels and high-temperature frying. Lyon: IARC, 2010. 430p. (*IARC monographs on the evaluation of the carcinogenic risks of chemicals to humans*, v. 95).

INTERNATIONAL AGENCY FOR RESEARCH ON CANCER. Personal habits and indoor combustions. Lyon: IARC, 2012, 575p. (*IARC monographs on the evaluation of carcinogenic risks to humans*, v. 100E)

INSTITUTE OF MEDICINE. *Climate change, the indoor environment, and Health*. Washington, DC: The National Academies Press, 2011, p.287. Disponível em: <http://www.nap.edu/>. Acesso em: 20 mar. 2013.

INSTITUTO NACIONAL DO CÂNCER. *Tabagismo passivo. A importância de uma legislação que gere ambientes 100% livres de fumaça de tabaco*. Brasília: INCA, 2010 (Nota Técnica).

INSTITUTO NACIONAL DO CÂNCER. *Tabagismo passivo*. Disponível em: <http://www.inca.gov.br/tabagismo/frameset.asp?item=passivo&link=tabagismo.htm>. Acesso em: 04 jun. 2013.

INSTITUTO NACIONAL DO CÂNCER. *Nova lei proíbe fumar em recintos coletivos fechados em todo Brasil*. Disponível em: <http://www2.inca.gov.br/wps/wcm/connect/observatorio_controle_tabaco/site/status_politica/ambientes_livres_ tabaco>. Acesso em: 03 jun. 2013.

KLAASSEN, C.D.; WATKINS, J.B. *Casarett & Doull's Toxicology*: the basic science of poisons. Companion handbook. Fifth Edition. EUA, McGraw-Hill Companies, cap. 27, p.816, 1999.

LI, D.; AN, D.; ZHOU, Y.; LIU, J.; WAALKES, M.P. Current status and prevention strategy for coal-arsenic poisoning in Guizhou, China. *J Health Popul Nutr.*, v.24, n.3, p.273-6, 2006.

MANUEL, J. A healthy home environment? *Environmental Health Perspectives*, v.107, n.7, p.A353-A357, 1999.

NIVEN, R.; FLETCHER, A.; PICKERING, C. *et al.* Building sickness syndrome in healthy and unhealthy building; an epidemiological and environmental assessment cluster analysis. *Occup Environ Med*, v.57, p.627-634, 2000.

NAUGLE, D.F.; PLERSON, T.K. A framework for risk characterization of environmental pollutants. *J. Air Waste Manage Assoc..*, v.41, n.10, p.1298-1307, 1991.

ORGANIZACIÓN PANAMERICANA DE LA SALUD. *La salud y el ambiente en el desarrollo sostenible*. Washington: OPS, Publicación Científica n.572, p.283, 2000.

ORGANIZACIÓN PANAMERICANA DE LA SALUD. *Preguntas frequentes sobre o fumo passivo*. Disponível em: <http://www.ops-oms.org/Portuguese/AD/SDE/RA/wntd-factsheet1.doc>. Acesso em: 03 jun. 2013.

SCHIRMER, W.N.; PIAN, L.B.; SZYMANSKI, M.S.E.; GAUER, M.A. A poluição do ar em ambientes internos e a síndrome dos edifícios doentes. *Ciênc. Saúde coletiva*, v.16, n.8, 2011.

SEELIG, M.F. *A ventilação e a fumaça ambiental de cigarros* – um estudo sobre a influência das condições meteorológicas na qualidade do ar de ambientes fechados. Tese de Mestrado, Universidade Federal de Pelotas. Rio Grande do Sul, p.112, 2005.

SHIMER, D.; PHILLIPS, T.J.; JENKINS, P.L. *Indoor air pollution in California*. Sacramento: CalEPA, Air Resource Board, 2005, p.363. Disponível em: <http://www.arb.ca.gov/research/indoor/ab1173/ab1173.htm>. Acesso em: 27 fev. 2013.

SMITH, K.R. *Health impacts of household fuelwood use in developing countries*. Disponível em: <ftp://ftp.fao.org/docrep/FAO/009/a0789e/a0789e09.pdf>. Acesso em: 03 jun. 2013.

SOLÁ, X.G. (coord). Calidad del aire interior. In: OIT. *Enciclopedia de Salud y Seguridad en el Trabajo*. Madrid: Ministerio de Trabajo y Asuntos Sociales, vol. II, cap. 44, 2001.

STRAIF, K.; BAAN, R. GROSSE, Y. *et al. Carcinogenicity of household solid fuel combustion and of high-temperature frying.* Disponível em: <http://ehs.sph.berkeley.edu/krsmith/publications/2006%20pubs/Lancet-Oncology3.pdf>. Acesso em: 21 mai. 2013.

Sundell, J. On the history of indoor air quality and health. *Indoor Air*, v.14, suppl.7, p.51-58, 2004.

UMWELT BUNDES AMT GERMAN. *Guide values for indoor quality*. Disponível em: <http://www.umweltbundesamt.de/gesundheit-e/innenraumhygiene/richtwerte-irluft.htm>. Acesso em: 04 jun. 2013.

UNITED STATES ENVIRONMENTAL PROTECTION AGENCY. *Sick suilding syndrome*. Washington: EPA, Indoor Air Fact n. 4 (revised), Feb, p.4, 1991.

UNITED STATES ENVIRONMENTAL PROTECTION AGENCY. *An introduction to indoor air quality (IAQ)*. Biological pollutants. Disponível em: <http://www.epa.gov/iaq/biologic.html>. Acesso em: 29 mai. 2013.

UNITED STATES ENVIRONMENTAL PROTECTION AGENCY. *The inside story*: A Guide to Indoor Air Quality. Washington: EPA, Office of Air and Radiation, p.32, Sept. 1998.

WESCHLER, C.J.; SHIELDS, H.C. *Potential reactions among indoor pollutants. Atmospheric Environmet*, v.31, n.21, p.3487-3495, 1997.

WOLKOFF, P. *et al.* Short Notes: Photocopying blues. *Chemical Health & Safety*, May/June, 1995.

WORLD HEALTH ORGANIZATION. Air pollution. Geneva: *WHO*, Fact Sheet n. 187, p.5, Sept. 2000,

WORLD HEALTH ORGANIZATION. Guidelines for Air Quality. Geneva: *WHO*, p.142, 2000,

WORLD HEALTH ORGANIZATION. Indoor air pollution. Geneva: *WHO*, Fact Sheet n. 292, p.3, Jun. 2005, p.3

WORLD HEALTH ORGANIZATION. Guidelines for indoor air quality dampness and mould. Copenhagen: *WHO*, Regional Office for Europe, p.248, 2009,

WORLD HEALTH ORGANIZATION. New guidance for healthy indoor air. Geneva: *WHO*, News Letter, n. 47, 2011.

WORLD HEALTH ORGANIZATION. *Indoor air pollution and health*. Disponível em: <http://www.who.int/mediacentre/fact-sheets/fs292/en/index.html>. Acesso em: 28 mai. 2013.

WORLD HEALTH ORGANIZATION. Tobacco. Disponível em: <http://www.who.int/mediacentre/factsheets/fs339/en/index.html>. Acesso em: 29 mai. 2013.

WORLD HEALTH ORGANIZATION. *Investment in cleaner household energy yields major health and economic benefits*. New report calls attention to health threat from indoor air pollution. Disponível em: <http://www.who.int/mediacentre/news/releases/2006/pr22/en/index.html>. Acesso em: 03 jun. 2013.

WANG, Z.; GUO, X.; BAI, G.; LEI, Y.; WANG, Y.; FAN, Z.; ZHANG, Q.; DING, Y. Elevated levels of arsenic and fluoride, but not selenium, associated with endemic disease in the chinese village of Dazhuyuan, Shaanxi Province. *Research Report Fluoride*, v.42, n.1, p.34-38, 2009.

# 2.4.

# MATERIAIS RADIOATIVOS E RADIAÇÃO IONIZANTE

*Edmundo Garcia Agudo*

## CONTEÚDO DESTE CAPÍTULO

## 1. INTRODUÇÃO

Os organismos vivos, desde seu aparecimento na face da Terra, têm ficado sempre expostos a diferentes níveis de radiação ionizante, provenientes da desintegração espontânea de materiais radioativos, naturalmente presentes no meio ambiente e nos próprios organismos. Os raios cósmicos que, através do espaço, atingem a Terra formam parte também das radiações ionizantes.

Neste capítulo, serão apresentados conceitos básicos sobre as radiações ionizantes, sua origem, propriedades e seus efeitos tóxicos em seres humanos.

## 2. RADIAÇÃO IONIZANTE

Denomina-se radiação ionizante aquela que possui energia suficiente para produzir a ionização de átomos e moléculas num determinado meio. Pode ser produzida em determinados equipamentos, como os aparelhos geradores de raios X e os aceleradores de partículas. Nesses casos, tem-se completo controle sobre sua emissão, que ocorre somente quando o aparelho é ligado. A desintegração dos elementos radioativos produz também radiações ionizantes. Os tipos de emissões radioativas mais comuns são:

## 2.1. Partículas alfa (α)

Essa desintegração é característica de elementos com elevado número atômico, como é o caso do U (urânio), Th (tório), Pu (plutônio), Np (netúnio). Geralmente ela é acompanhada por emissão de radiação gama (γ). Sua energia é bastante elevada, da ordem de 5 a 10 MeV (megaelétron-volts). Essa partícula é formada por dois prótons e dois nêutrons, sendo semelhante a um núcleo de hélio e possui baixo poder de penetração, sendo freada por uma folha de papel ou poucos centímetros de ar.

## 2.2. Partículas beta (β)

Estas partículas são idênticas a um elétron, podendo ter carga negativa ou positiva, mas são originadas no núcleo do elemento radioativo. Seu poder de penetração é maior que o das partículas alfa. Sua emissão, em geral, está também associada à liberação de radiação γ.

## 2.3. Radiação eletromagnética (raios X e raios gama (γ))

A natureza dessas radiações é idêntica à da luz ou a das ondas de rádio, mas possuem energia muito maior. Não têm massa nem carga elétrica. A única diferença entre os raios X e os γ é a sua origem. Os primeiros são produzidos na acomodação dos elétrons nos orbitais de átomos ionizados e/ou excitados e os segundos são emitidos a partir do núcleo. Os raios X são, em geral, menos energéticos que os raios γ. O poder de penetração da radiação eletromagnética, especialmente da radiação γ, é muito maior que o das partículas carregadas anteriormente citadas, podendo atravessar vários centímetros de chumbo.

## 3. INTERAÇÃO DA RADIAÇÃO COM A MATÉRIA

Quando as radiações ionizantes atravessam a matéria, provocam ionização e excitação de átomos e moléculas, transferindo parte ou toda sua energia para a matéria. Assim, íons e radicais livres são formados como consequência dessa interação (etapa física). Em uma segunda etapa (etapa química), os íons e radicais livres produzem alterações químicas, modificando as características das moléculas. Se a matéria tem vida, essa alteração química produzirá, em uma terceira etapa, modificações bioquímicas e fisiológicas. Após um intervalo de tempo variável, podem aparecer lesões no plano celular e/ou do organismo.

As radiações podem interagir com as moléculas do organismo biológico por processos diretos e indiretos. Na ação direta, a radiação age diretamente sobre moléculas de aminoácidos, proteínas ou DNA, que têm funções biológicas definidas, danificando suas estruturas. No mecanismo indireto, moléculas como as de água (cerca de 55% da massa em humanos) são atingidas pelas radiações ionizantes, dando origem a radicais livres como: $OH^\bullet$, $H^\bullet$ e $HO_2^\bullet$, podendo ocorrer formação de $H_2O_2$ na presença de oxigênio. As espécies químicas formadas na radiólise da água são muito reativas e podem, por sua vez, atingir moléculas biológicas mais complexas, danificando-as.

Os danos produzidos pela radiação são uma consequência direta da quantidade de energia transferida aos tecidos. A quantidade de radiação absorvida pelos tecidos vivos denomina-se dose.

A dose de radiação total recebida por uma pessoa é a soma das energias transferidas pela radiação ionizante ao organismo. Essa radiação pode ser proveniente de qualquer radionuclídeo de origem natural ou artificial, que se encontre dentro ou fora do organismo, ou pode ter sido gerada em aparelhos de raios X ou em aceleradores de partículas. Dentro do termo genérico "dose", existem diferentes tipos que devem ser diferenciados. Os mais importantes são:

*Dose absorvida*: é a energia transferida pela radiação por unidade de massa nos tecidos. Sua unidade é o gray (Gy). Um gray equivale à absorção de um joule por quilograma (kg). A informação da energia transferida por grama de tecido não é suficiente para estimar seu dano potencial. Com igual dose, a radiação alfa produz efeitos muito mais intensos que a radiação β ou γ. Por esse motivo, para poder comparar seus efeitos, a dose absorvida deve ser ponderada por meio de um fator de qualidade, Q, cujos valores, para os tipos de radiação ionizante mais comuns, são mostrados na Tabela 1. Essa dose ponderada denomina-se *dose equivalente* e sua unidade é o sievert (Sv). A dose equivalente é calculada multiplicando a dose absorvida pelo fator de qualidade.

**Tabela 1.** Fatores de qualidade para diferentes tipos de radiação ionizante.

| Tipos de radiação | Q |
|---|---|
| Raios X, γ, elétrons e partículas β | 1 |
| Nêutrons, E < 10 keV | 5 |
| Nêutrons, E 10 keV a 100 keV | 10 |
| Nêutrons, E 100 keV a 2 MeV | 20 |
| Partículas α, fragmentos de fissão e íons pesados | 20 |

*Fonte: NCRP, 1993.*

Dose equivalente = Dose absorvida × Q

Assim, 1 (um) Gy de radiação alfa equivale a 20 Gy de radiação β ou γ, em termos de seus efeitos nos tecidos.

Existem outras unidades, como *dose equivalente efetiva*, introduzida pelo International Commission on Radiation Protection (ICRP), em 1977, com o objetivo de tornarem aditivos os riscos de câncer e alterações genéticas, levando-se em consideração as diferentes suscetibilidades de tecidos ou órgãos à radiação. O ICRP recomenda os fatores de ponderação de risco ($w_1$) listados na Tabela 2.

Dose equivalente efetiva = Dose equivalente × $w_1$

A *dose efetiva coletiva* é a dose equivalente procedente de uma única fonte de radiação que afeta um grupo de pessoas e se expressa como Sv homem.

Para cada substância radioativa, após sua incorporação no organismo, existe uma dose que o indivíduo receberá em consequência da cinética de eliminação desse composto (meia-vida biológica) e de sua meia-vida física. Essa dose denomina-se *dose efetiva comprometida* porque nada, em princípio, pode ser feito para evitá-la. Sua unidade é também o sievert. Esse mesmo conceito é utilizado para a liberação de radioatividade no meio ambiente. Uma vez liberada, nada

**Tabela 2.** Fatores de ponderação de risco para diferentes tecidos e órgãos.

| Tecido ou órgão | $w_1$ |
|---|---|
| Gônadas | 0,20 |
| Medula óssea | 0,12 |
| Cólon | 0,12 |
| Pulmões | 0,12 |
| Estômago | 0,12 |
| Bexiga | 0,05 |
| Seios | 0,05 |
| Fígado | 0,05 |
| Esôfago | 0,05 |
| Tireoides | 0,05 |
| Pele | 0,01 |
| Superfície óssea | 0,01 |
| Resto do corpo | 0,05 |

*Fonte: ICRP, 1991 e NCRP, 1993.*

pode ser feito para sua eliminação. Ela atingirá os diferentes compartimentos ambientais e se incorporará aos alimentos ou estará presente na forma de gases ou aerossóis atmosféricos radioativos, que acabam alcançando o homem, provocando uma dose comprometida para a população exposta, até o desaparecimento total por decaimento radioativo. Nesse caso, em que grande número de pessoas é exposto à radioatividade de uma fonte, a dose genérica total que será recebida pela população ao longo do tempo é denominada *dose equivalente coletiva comprometida*. Essa dose se expressa como Sv homem.

## 4. FONTES NATURAIS DE RADIAÇÃO

As fontes de radiação ionizantes naturais a que o homem está exposto podem ser classificadas em diferentes grupos.

### 4.1. Raios cósmicos

Os raios cósmicos são provenientes do espaço interestelar e do próprio Sol. Sua incidência no planeta não é uniformemente distribuída. Os polos recebem maior fluxo de raios cósmicos que as regiões equatoriais (por efeito do campo magnético terrestre), e sua intensidade aumenta notavelmente com a altitude. Seu efeito é apresentado na Tabela 3.

**Tabela 3.** Taxa de dose equivalente a diferentes altitudes.

| Localidade | Altitude (m) | Taxa de dose equivalente ($\mu$ Sv/h) |
|---|---|---|
| Nível do mar | 0 | 0,03 |
| Cidade do México | 2.240 | 0,09 |
| La Paz, Bolívia | 3.900 | 0,23 |
| Voos subsônicos | 8.000 | 2,8 |
| Voos supersônicos | 15.000 | 11,0 |

*Fonte: UNSCEAR, 1988 e 1993.*

### 4.2. Radiação terrestre

Nos minerais e, consequentemente, em muitos materiais de construção, existem traços de diferentes materiais radioativos.

Os mais importantes são o $^{40}$K, $^{87}$Rb, e as séries de desintegração iniciadas a partir de $^{238}$U e $^{232}$Th. As doses equivalentes produzidas a partir dessas fontes variam muito com a localização geográfica. No Brasil, existem dois lugares onde o solo é rico em minérios de tório, produzindo consequentemente maiores taxas de dose equivalente nas pessoas. Esses locais são as praias de Guarapari, no Estado do Espírito Santo, onde são registradas taxas de dose equivalente de até 175 mSv/ano, e o Morro Chapéu de Ferro, em Minas Gerais, onde essas taxas atingem 250 mSv/ano. Esses são valores extremos, mas estima-se que 95% da população mundial residem em regiões onde a taxa de dose média é de 0,3 a 0,6 mSv/ano.

### 4.3. Radiação interna

Aproximadamente 2/3 da dose equivalente efetiva recebida pelo homem, originada de fontes naturais, são provenientes de substâncias radioativas presentes no ar respirado, na água e nos alimentos ingeridos. Esses elementos radioativos são $^{14}$C e $^{3}$H, produzidos pela radiação cósmica ao interagir com as camadas superiores da atmosfera. O $^{40}$K está sempre presente nos compostos de potássio. A maior dose, entretanto, é decorrente de elementos radioativos, especialmente $^{210}$Pb e $^{210}$Po, produzidos na desintegração do $^{238}$U e $^{232}$Th. As quantidades desses elementos radioativos ingeridas pelo homem dependem de sua localização geográfica e de seus hábitos alimentares. O $^{210}$Po e o $^{210}$Pb estão presentes em maiores concentrações em peixes e mariscos.

A presença de minérios ricos em U e Th no solo aumenta também os níveis de seus produtos de desintegração nos alimentos consumidos pelas populações locais. No oeste da Austrália, os habitantes de uma região rica em urânio recebem doses 75 vezes superiores às normais, devido ao consumo de carne de ovelha e de canguru. No hemisfério norte, na área mais setentrional, é consumida grande quantidade de carne de rena e caribu, animais que no inverno se alimentam com líquens, bioconcentradores de $^{210}$Po. As doses equivalentes recebidas por essas pessoas são até 35 vezes superiores às normais.

### 4.4. Radônio

O radônio, gás nobre produzido na desintegração do urânio ($^{222}$Rn) e do tório ($^{220}$Rn), tem sido reconhecido nos últimos anos como a fração mais importante da radiação natural à qual o homem está exposto. O United Nations Scientific Committee on the Effects of Atomic Radiation (UNSCEAR) estimou que esses compostos e seus produtos de desintegração são responsáveis, em média, por 3/4 da dose equivalente efetiva anual recebida pelo homem, proveniente de fontes naturais. Essa contribuição é especialmente significativa nos países frios, onde, no inverno, para manter o balanço térmico dos ambientes aquecidos, não existe praticamente renovação do ar nas residências e locais fechados. Nesse caso, radônio proveniente do solo, dos materiais de construção e, muitas vezes, da água de abastecimento, quando de origem subterrânea, é liberado e acumulado no ar nos ambientes fechados.

A situação não é tão crítica em países quentes, onde os edifícios permanecem abertos muito mais tempo, permitindo uma melhor renovação do ar. Uma exceção a essa regra podem ser os edifícios com ar condicionado central, onde, para manter um melhor balanço térmico e energético, evita-se a renovação do ar.

As contribuições típicas das diferentes fontes naturais de radiação ionizante à exposição anual da população são mostradas na Tabela 4.

**Tabela 4.** Doses anuais efetivas naturais.

| Fonte de exposição | Dose anual efetiva (mSv) | |
| --- | --- | --- |
| | Típica | Elevada (*) |
| Raios cósmicos | 0,39 | 2,0 |
| Raios γ terrestres | 0,46 | 4,3 |
| Radioatividade no organismo (exceto radônio) | 0,23 | 0,6 |
| Radônio e seus produtos de decaimento | 1,30 | 10 |
| Total (arredondado) | 2,40 | – |

(*) Esses valores elevados são representativos de extensas regiões. Valores mais elevados podem ser encontrados localmente.

*Fonte: UNSCEAR, 1993.*

## 5. FONTES ARTIFICIAIS DE RADIAÇÃO

A descoberta da radioatividade por Antoine Henri Becquerel em 1896 e, posteriormente, a da fissão nuclear por Otto Hahn em 1939, e a construção do primeiro reator de fissão em 1943, por Enrico Fermi, permitiram a descoberta e a produção de centenas de novos radionuclídeos que, junto com a energia liberada na fissão do átomo, vêm sendo utilizados nos campos mais variados, desde a medicina e a indústria, até com fins bélicos.

O uso crescente de materiais que liberam radiações ionizantes tem aumentado as doses recebidas pela humanidade. Existe uma imensa variação nos níveis de exposição de diferentes indivíduos às fontes artificiais de radiação. Essa variação é muito maior que aquela verificada para as fontes naturais.

As fontes artificiais de radiações ionizantes podem ser agrupadas em diferentes categorias:

### 5.1. Fontes médicas

Esse tipo de aplicação das radiações ionizantes é, atualmente, a maior fonte de exposição à radiação artificial. Dentro dessa categoria, os raios X utilizados para diagnóstico são a forma mais frequente de exposição. O número de exames por raios X efetuados anualmente no mundo inteiro é extremamente elevado. O UNSCEAR estima que nos países com melhor nível de atendimento médico são tiradas anualmente 860 radiografias por 1.000 habitantes. Quando se considera a média mundial, este número cai para 300, o que em 1990 correspondeu a um total de 1.600 milhões de chapas radiográficas no mundo todo. Nesses valores, não estão incluídos os raios X dentários. As doses recebidas por indivíduo variam muito de país para país e, mesmo dentro de uma mesma cidade, como evidenciado em estudos comparativos realizados nos EUA, na Alemanha, na Inglaterra e mesmo no Brasil. A causa dessa variação é a obsolescência e a falta de otimização das condições operacionais dos aparelhos de raios X. No Brasil, a dose equivalente média de uma "chapa de pulmão" é de 0,39 mGy, mas pode variar entre 0,05 e 1,5 mGy. Esses valores devem ser comparados com os produzidos pela abreugrafia, hoje não mais utilizada: média de 6,5 mGy e faixa de variação entre 1,5 e 24 mGy.

A dose equivalente efetiva média para esse tipo de aplicação das radiações ionizantes é estimada, pelo UNSCEAR, em 1,1 mSv/ano nos países com melhor nível de atendimento médico, e 0,3 mSv/ano como média mundial. Os usos médicos das radiações ionizantes contribuem, em média, com um acréscimo da dose, que corresponde a 1/7 da recebida de fontes naturais.

### 5.2. Explosões nucleares

A partir da explosão das primeiras bombas atômicas em Hiroshima e Nagasaki em 1945, os testes nucleares realizados na atmosfera até 1980 introduziram grandes quantidades de radioatividade no meio ambiente. Nesse período, foram registrados dois picos na taxa de liberação. O primeiro, entre 1954 e 1958, quando foram detonados mais de 180 artefatos nucleares. O segundo, em 1961 e 1962, onde bombas de potência mais elevada foram explodidas (Figura 1). A soma de todas as bombas detonadas na atmosfera equivale a 545 megatons.

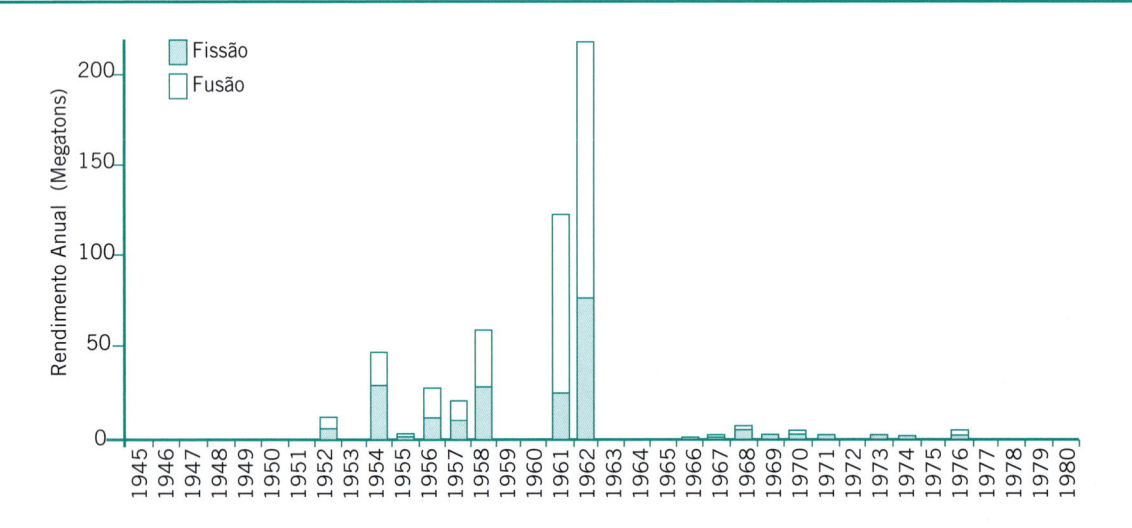

**Figura 1.** Distribuição no tempo das explosões nucleares atmosféricas.
*Fonte: UNSCEAR, 1993.*

Uma vez introduzida na atmosfera, pequena parte da radioatividade liberada nas explosões nucleares retorna à superfície em áreas próximas, mas a grande maioria é transferida para a troposfera, onde os ventos se encarregam de distribuí-la no planeta, e para a estratosfera. Essa fração da radioatividade retorna muito mais lentamente para a superfície, num processo que leva vários anos.

A maior parte da radioatividade liberada corresponde a nuclídeos de vida-média curta e desaparece por desintegração em dias ou meses. Os radionuclídeos que maior preocupação causam são o carbono 14 ($^{14}$C), com meia-vida de 5.400 anos, o estrôncio 90 ($^{90}$Sr), e o césio 137 ($^{137}$Cs), ambos com meia-vida de aproximadamente 30 anos. Estes radionuclídeos se incorporam na cadeia alimentar e acabam atingindo o homem. As concentrações de $^{137}$Cs e $^{90}$Sr em alimentos têm acompanhado as taxas de sua liberação atmosférica, como pode ser verificado na Figura 2. O pico observado nos anos de 1986 e 1987 corresponde ao acidente de Chernobyl. Os valores medidos foram bem inferiores aos esperados, porque os alimentos com maiores índices de contaminação foram descartados, como parte das medidas corretivas tomadas.

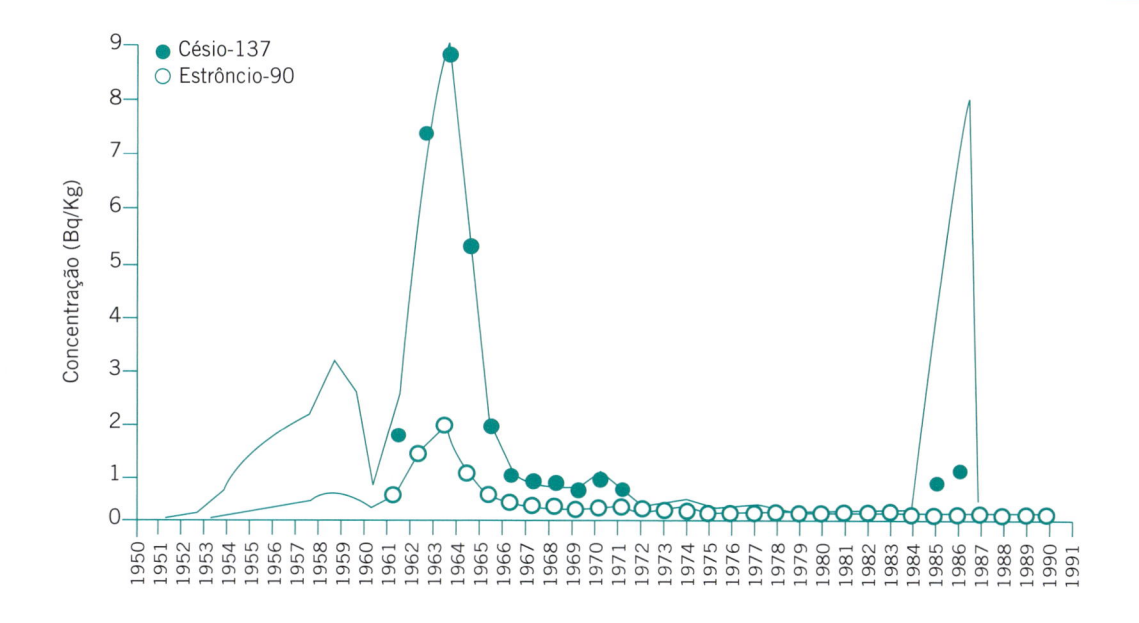

**Figura 2.** Níveis de $^{137}$Cs e $^{90}$Sr na dieta total na Dinamarca. Os pontos são valores experimentais e as linhas são o resultado de modelos matemáticos de transferência de radionuclídeos da atmosfera até os alimentos.
*Fonte: UNSCEAR, 1993.*

Como consequência dos padrões de circulação dos ventos no planeta, aproximadamente 90% do total da radioatividade liberada na atmosfera permanecem no hemisfério onde ela é liberada. A transferência para outro hemisfério é muito lenta. Por esse motivo, as concentrações desses radionuclídeos em alimentos do hemisfério sul é muito menor do que nos do hemisfério norte.

## 5.3. Centrais nucleoelétricas

A geração de energia elétrica a partir da fissão nuclear foi iniciada comercialmente na década de 50 e tem aumentado continuamente, embora de maneira mais lenta nos últimos anos, alcançando uma potência total instalada de 337.820 MW e com 424 unidades em funcionamento em dezembro de 1993. Alguns países obtêm mais da metade de sua demanda energética a partir desse tipo de fonte: Lituânia (87,2%), França (77,7%), Bélgica (58,9%) e República Eslovaca (53,6%).

A liberação de radioatividade e, por consequência, o risco de exposição da população às radiações ionizantes não ocorre apenas durante a operação das centrais. As usinas nucleoelétricas são apenas uma das etapas do denominado ciclo do combustível nuclear, que inclui, além delas, a exploração do minério de urânio, sua transformação, a fabricação do combustível, o reprocessamento de elementos combustíveis usados e a disposição final dos rejeitos radioativos (lixo atômico).

A operação das centrais nucleoelétricas e o reprocessamento de elementos combustíveis representam as etapas que maior exposição podem produzir ao público e aos próprios trabalhadores dessas instalações. Mas em termos absolutos, os dados compilados pelo UNSCEAR, nas últimas décadas, mostram que a soma de todas as fontes ligadas ao ciclo de energia nuclear contribui com uma dose equivalente média anual de 0,001 mSv por habitante, o que corresponde a 0,04% da dose decorrente de fontes naturais. Esse valor corresponde à média da população. As pessoas que moram perto de instalações nucleares recebem em geral doses superiores, mas, mesmo assim, os valores medidos para esse segmento da população é inferior a 1% da dose proveniente de fontes naturais.

## 5.4. Exposição decorrente de acidentes radiológicos e nucleares

Todas as atividades humanas estão sujeitas a acidentes. A área nuclear não é uma exceção, e acidentes graves têm ocorrido em todos os campos de aplicação de radioatividade e da energia nuclear, apesar de todas as precauções que se tomam para evitá-los.

Dois acidentes de grandes proporções ocorreram em instalações dedicadas à produção de armas nucleares, ambos em 1957. O primeiro foi em setembro, em Kysthym, nos montes Urais, na antiga União Soviética. Nesse local, ocorreu uma explosão de origem química em uma instalação de reprocessamento de elementos combustíveis irradiados para a separação de plutônio, material básico para produção de bombas nucleares. A explosão provocou uma falha no sistema de resfriamento de um depósito de rejeitos líquidos com altos índices de radioatividade. Houve uma liberação maciça de radioatividade para o meio ambiente, à qual foi exposta a população local. Na área mais atingida, foram evacuadas 10.000 pessoas, enquanto outras 260.000 permaneceram em áreas onde os níveis de contaminação eram menores. A dose coletiva para essa liberação de radioatividade, calculada para um período de exposição de 30 anos, resultou em 2.500 Sv homem. Mas, num segmento da população de 1.150 pessoas que demoraram mais tempo para serem evacuadas, a dose efetiva individual foi de 500 mSv, em média.

O segundo grande acidente em instalações nucleares com fins bélicos ocorreu em outubro de 1957, nas instalações de Windscale, em Sellafield, Reino Unido. A causa do acidente foi o incêndio do grafite usado como moderador de nêutrons em um reator nuclear refrigerado a ar e usado na fabricação de plutônio. Os principais radionuclídeos liberados no ambiente foram xenônio, iodo, césio e polônio. A via de exposição mais crítica para o homem foi por meio do leite. A dose efetiva coletiva para toda a Europa foi de 2.000 Sv homem e as doses individuais mais elevadas ocorreram na tireoide de pessoas que moravam próximo do local do acidente, com valores próximos a 100 mGy.

São bem conhecidos também os acidentes ocorridos em centrais nucleoelétricas; Three Mile Island, nos EUA, e Chernobyl, na antiga União Soviética. O primeiro, aconteceu em 28 de março de 1979 e, apesar de ter tido grande destaque na imprensa internacional, teve consequências ambientais mínimas. Ele ocorreu por uma combinação de falhas mecânicas e de erros dos operadores do reator, causando perda de água de refrigeração, deixando o núcleo parcialmente descoberto. Isso provocou sua fusão parcial, liberando grande quantidade de produtos de fissão, que em sua grande maioria ficaram retidos dentro do edifício do reator, escapando apenas uma pequena fração para o ambiente exterior. A dose efetiva coletiva decorrente do acidente foi de 40 Sv homem e a maior dose individual foi inferior a 1 mSv.

O acidente de Chernobyl, instalação nuclear localizada a 80 km ao norte da cidade de Kiev, ocorreu no dia 26 de abril de 1986, quando o reator da unidade 4 explodiu. O acidente ocorreu quando os operadores realizavam uma experiência para verificar quanta energia poderia ser retirada do gerador quando ocorresse um desligamento das instalações e a usina ficasse sem operar. Para poder atingir as condições operacionais desejadas, foi desligado o sistema de refrigeração de emergência e foram retiradas manualmente um número de barras de controle, superior ao permitido para operar o reator com segurança. Esse tipo de reator, refrigerado com água e moderado por grafite, apresenta um aumento de reatividade com o aumento da temperatura, ao contrário do que se observa nos reatores refrigerados e moderados com água, de uso comum no ocidente, nos quais, ao aumentar a temperatura do núcleo, diminui a reatividade do sistema, levando a uma queda na potência. No caso de Chernobyl, durante a experiência, houve aumento de temperatura na água de refrigeração por ter sido cortada manualmente a passagem do vapor pela turbina. Como o sistema de refrigeração de emergência estava desligado, esse aumento de temperatura não pode ser automaticamente compensado, como seria o usual. A potência do reator aumentou muito rapidamente, mas as barras de controle não foram capazes de neutralizar a excursão de potência e o vapor formado nos condutos do núcleo acabou provocando a explosão do reator, incendiando as instalações. O teto do reator foi destruído e imensa quantidade de radioatividade foi liberada para o meio ambiente. O acidente provocou a morte de 31 pessoas, todos eles operadores do reator ou bombeiros que trabalharam na extinção do incêndio. Outras 500 pessoas foram hospitalizadas. A população residente numa distância de até 30 km do reator foi evacuada. A nuvem radioativa liberada se espalhou pelo norte da Europa e, posteriormente, em todo o hemisfério norte, contaminando o meio ambiente e os alimentos. A dose efetiva coletiva decorrente desse acidente tem sido calculada em 600.000 Sv homem e as doses individuais, embora muito variáveis, foram da ordem de 0,5 Sv na população evacuada.

Fontes radioativas seladas, utilizadas em aplicações médicas e industriais, são eventualmente perdidas ou danificadas e acabam provocando danos à população em geral. Quatro graves acidentes desta natureza ocorreram desde 1982.

No México, em 1983, uma fonte de $^{60}$Co (meia-vida de 5 anos), para teleterapia, sem registro oficial, foi vendida a um ferro velho e processada junto com outros materiais ferrosos em um alto forno. Com o aço produzido foram fabricados diversos materiais, principalmente ferro para construção civil e bases para cadeiras e mesas. Grandes quantidades de ferro contaminado com radioatividade foram colocadas no mercado local e até exportadas para os EUA durante vários meses. Aproximadamente 1.000 pessoas foram expostas a níveis consideráveis de radiação, com doses efetivas de até 250 mSv. Oitenta pessoas receberam doses de até 3 Sv e sete atingiram entre 3 e 7 Sv. Não houve casos fatais entre as pessoas expostas.

Em Marrocos, no norte da África, morreram oito membros de uma mesma família, em 1984, após terem encontrado e guardado em sua residência uma fonte de $^{192}$Ir destinada a ensaios radiográficos industriais. As doses efetivas recebidas foram entre 8 e 25 Sv.

Na cidade de Goiânia, em 1987, ocorreu um acidente, quando uma fonte de $^{137}$Cs, com meia-vida de 30 anos, para uso médico (teleterapia), foi retirada de uma clínica abandonada, removida de sua blindagem e quebrada. O material radioativo foi espalhado no meio ambiente e, devido à sua elevada solubilidade aquosa (cloreto de césio), foi incorporado por diversas pessoas, por ingestão e por absorção dérmica. Extensas áreas da cidade foram contaminadas. A dose efetiva individual foi de até 5 Sv. Cinquenta e quatro pessoas foram hospitalizadas e quatro delas morreram.

Na China, na província de Shanxi, em 1992, uma fonte de $^{60}$Co foi extraviada e recolhida por uma pessoa, que, desconhecendo sua natureza e risco, levou-a para casa. Três pessoas morreram em consequência deste acidente.

## 5.5. Exposição ocupacional

As exposições ocupacionais à radiação ionizante acontecem em um amplo espectro de aplicações, onde, em geral, existe o monitoramento individual das doses recebidas. Por esse motivo, as doses médias decorrentes deste tipo de exposição são bem documentadas. Existe uma grande variação nas doses recebidas em função do tipo de atividade realizada. Nesse tipo de exposição, as doses são em sua grande maioria decorrentes de fontes de radiação externas ao organismo. As doses decorrentes da incorporação de materiais radioativos, por contaminação dos trabalhadores, são desprezíveis em virtude do controle estrito que existe para evitá-las, mas, mesmo assim, acidentes podem ocorrer. Na Tabela 5, são apresentados os resultados de um levantamento realizado em nível mundial entre 1985 e 1989, para trabalhadores expostos ocupacionalmente à radiação.

**Tabela 5.** Exposições médias anuais em trabalhadores monitorados, no período de 1985 a 1989.

| Categoria ocupacional | Dose anual efetiva coletiva (Sv homem) | Dose média efetiva anual por trabalhador (mSv) |
|---|---|---|
| **Ciclo do combustível nuclear** | | |
| Mineração | 1.200 | 4,4 |
| Beneficiamento | 120 | 6,3 |
| Enriquecimento | 0,4 | 0,08 |
| Fabricação do combustível | 22 | 0,8 |
| Operação de reatores | 1.100 | 2,5 |
| Reprocessamento | 36 | 3,0 |
| Pesquisa | 100 | 0,8 |
| Total (arredondado) | 2.500 | 2,9 |
| **Outras ocupações** | | |
| Aplicações industriais | 510 | 0,9 |
| Atividades de defesa | 250 | 0,7 |
| Aplicações médicas | 1.000 | 0,5 |
| Total (arredondado) | 1.800 | 0,6 |
| **Todas as categorias** | | |
| Total geral (arredondado) | 4.300 | 1,1 |

*Fonte: UNSCEAR, 1993.*

## 6. EFEITOS TÓXICOS NOS SERES HUMANOS

A radiação ionizante representa um risco à saúde independentemente da dose recebida. Mesmo em doses bem reduzidas, ela pode dar início a uma sequência de modificações, no plano celular, que pode levar ao desenvolvimento de câncer ou induzir alterações genéticas. Em doses elevadas, pode matar células, danificar tecidos e até provocar a morte do indivíduo em curto espaço de tempo.

O tempo transcorrido entre a exposição e o aparecimento das lesões é muito variável. Em doses elevadas, aparecem em questão de horas a dias. O câncer demora anos ou até décadas para se manifestar e as alterações genéticas só aparecem nas gerações futuras.

Denominam-se efeitos somáticos da radiação aqueles que afetam apenas o indivíduo irradiado e cessam com a morte dele, diferentes dos efeitos genéticos, que não se manifestam no indivíduo irradiado, mas só em seus descendentes. Outra maneira de classificar os efeitos das radiações é em efeitos estocásticos e determinísticos. No primeiro caso, a probabilidade da ocorrência do efeito é proporcional à dose recebida (câncer, mutações etc.). No segundo caso, a intensidade do efeito é proporcional à dose recebida (síndrome aguda da radiação).

É relativamente fácil identificar os efeitos imediatos decorrentes da exposição elevada às radiações ionizantes, mas estabelecer uma correlação causa-efeito para a indução de câncer ou para os efeitos genéticos é muito difícil para baixas doses, pois esses efeitos não são específicos da radiação e podem ser provocados por muitos outros fatores.

Os efeitos agudos da exposição às radiações ionizantes só se manifestam em doses superiores à denominada dose limiar (Figura 3).

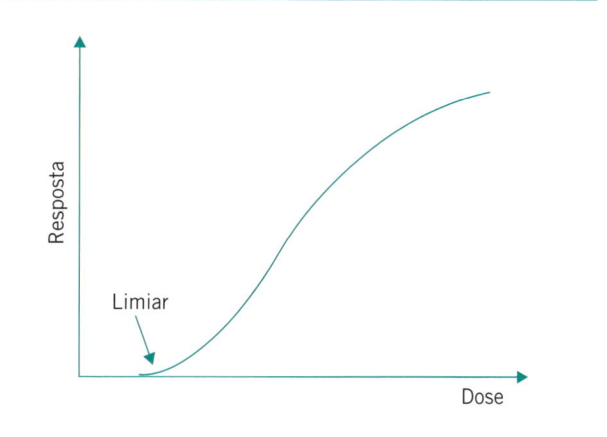

**Figura 3.** Curva dose-resposta para efeitos agudos da radiação ionizante.

O efeito decorrente de uma determinada dose dependerá não apenas do valor da dose, mas também de como esta é recebida, se de uma só vez ou fracionada em doses sucessivas. Isto é devido ao fato da maior parte dos órgãos e tecidos ser capaz de reparar danos produzidos pela radiação, portanto, o organismo tolera melhor uma mesma dose fracionada do que uma única dose.

Doses da ordem de 100 Gy afetam de tal forma o sistema nervoso central que o indivíduo exposto a essas doses morre em algumas horas ou, no máximo, em poucos dias. Com doses entre 10 e 50 Gy, o indivíduo morre geralmente em uma ou duas semanas, em decorrência de lesões gastrintestinais. Caso ele consiga vencer essa etapa, acaba morrendo em um ou dois meses devido às alterações produzidas na medula óssea. O sistema imunológico é severamente afetado e a vítima morre geralmente em consequência de infecções. Uma dose de 3 a 5 Gy provocará a morte em 50% das pessoas expostas ($DL_{50}$). Os órgãos hematopoiéticos são os mais sensíveis à radiação. Doses tão baixas quanto 0,5 a 1 Gy produzem alterações na composição sanguínea. Por sorte, esses tecidos apresentam uma boa capacidade de regeneração, existindo boa chance de recuperação do indivíduo.

Essa correlação dose-efeito é válida para aquelas irradiações que atingem o organismo todo (irradiação de corpo inteiro). Quando apenas uma parte do corpo é atingida, ainda resta no organismo medula óssea inalterada, que pode ser suficiente para cobrir as funções da parte afetada. Portanto, a primeira medida para o tratamento de indivíduos irradiados é o transplante de medula.

Os órgãos genitais e o cristalino dos olhos são também muito sensíveis à radiação ionizante. Doses de apenas 0,1 Gy podem causar esterilidade temporária e valores superiores a 2 Gy, esterilidade definitiva. O efeito da irradiação do cristalino é a indução de cataratas.

As crianças são especialmente sensíveis à radiação. Doses relativamente pequenas em cartilagens podem retardar ou até interromper o desenvolvimento ósseo e provocar malformações. O cérebro de crianças pode ser afetado em casos de aplicação de radioterapia, produzindo mudanças no caráter, perda de memória e, no caso de crianças muito novas, demência e retardamento mental.

Embriões humanos entre 8 e 15 semanas de vida são especialmente sensíveis. Sua exposição à radiação, mesmo de raios X, pode provocar sérios atrasos mentais.

Os efeitos estocásticos, como o câncer e as alterações genéticas, caracterizam-se por não apresentarem limiar em suas curvas dose-resposta.

Nos efeitos genéticos, o dano biológico da radiação é decorrente de alterações no DNA dos núcleos das células genéticas. O dano se expressa no número de mutações nos genes dos cromossomos. Existem mecanismos de reparação desses danos, especialmente quando apenas uma das duas cadeias helicoidais do DNA é afetada. Entretanto, esses mecanismos de reparo não são infalíveis e os erros produzidos podem ser transmitidos às gerações futuras.

Existe evidência experimental de que a incidência de mutações no DNA pode ser reduzida quando o organismo é condicionado por uma irradiação prévia, que estimularia os mecanismos celulares de reparo de danos, como demonstrado na irradiação de linfócitos humanos e de certas células de ratos (Figura 4).

As mutações no DNA são consequência da interação da radiação com as células que o contêm, e para baixas doses de radiação, há probabilidade das células sofrerem danos provocados por dois eventos independentes com radiação ionizante. Assim, a curva dose-efeito para alterações genéticas deverá ser linear, proporcional à dose e sem limiar. Para doses mais elevadas, a evidência epidemiológica mostra que a resposta é quadrática e a curva dose-resposta deverá ser do tipo linear-quadrática (Figura 6).

Um importante efeito estocástico das radiações ionizantes nos seres humanos é a carcinogênese. O desenvolvimento de um câncer pode ser dividido em três etapas sucessivas: indução, promoção e progressão. A radiação ionizante é considerada um indutor de câncer, e não um promotor. Para baixas doses de radiação, a probabilidade de induzir câncer é proporcional à dose.

Apesar de não ser possível determinar clinicamente se um determinado tumor foi causado por exposição à radiação ionizante, existe ampla evidência epidemiológica em populações expostas às doses de radiação relativamente elevadas, para permitir identificar e quantificar a incidência de câncer induzido por radiação.

Desde a indução inicial até a manifestação clínica do câncer, transcorre um tempo relativamente longo, denominado período de latência. Esse tempo é função do tipo de câncer, sendo em média, de 8 anos para leucemia e de 20 a 30 anos para outros tipos de câncer (Figura 5).

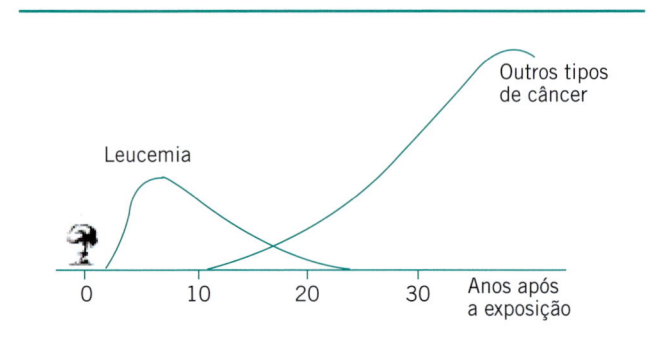

**Figura 5.** Período de latência para câncer induzido por radiação.
*Fonte: UNEP, 1985.*

A maior parte das informações existentes sobre câncer e radiação é proveniente do estudo epidemiológico realizado com os sobreviventes das explosões nucleares de Hiroshima e Nagasaki. Foi demonstrado, nesse estudo, que existe uma correlação positiva entre a dose da radiação recebida e o incremento de casos de câncer e do número de mortes por essa causa, para câncer de pulmão, estômago, cólon, fígado, mama, ovário e bexiga e para algumas formas de leucemia, mas não para linfoma ou mieloma múltiplo. Dos 86.300 indivíduos incluídos no estudo, 9.600 morreram de tumores no período de 1950 a 1987, mas apenas 300 destas mortes podem ser atribuídas à exposição a radiação. Os dados epidemiológicos para a incidência de leucemia na mesma população indicam que apenas 75 de um total de 230 mortes por essa causa podem ser associadas com radiação.

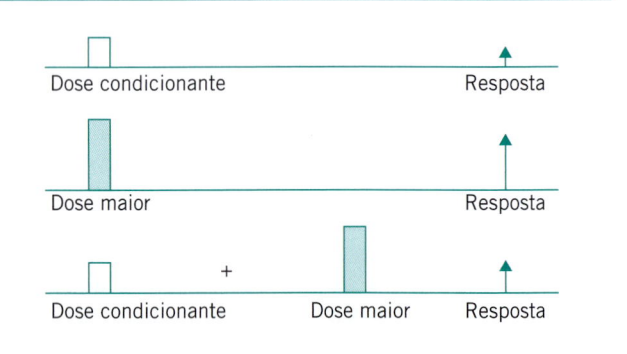

**Figura 4.** Representação esquemática da redução do número de mutações em DNA por pré-condicionamento.
*Fonte: Gonzáles, 1994.*

Estudos epidemiológicos realizados para tentar verificar os efeitos da exposição a baixos níveis de radiação, entre trabalhadores expostos ocupacionalmente, não tem apresentado resultados conclusivos. Outros estudos semelhantes realizados com populações que moram em zonas com elevados níveis de radiação natural não mostraram diferenças significativas com as populações de outras localidades.

Na falta de dados experimentais para baixas doses de radiação, as estimativas de risco para carcinogênese são obtidas por meio de modelos matemáticos a partir dos dados existentes para altas doses.

Considera-se que um modelo linear-quadrático reproduz melhor a curva real dose-resposta, com o termo linear prevalecendo a baixas doses e o quadrático para doses mais altas (Figura 6).

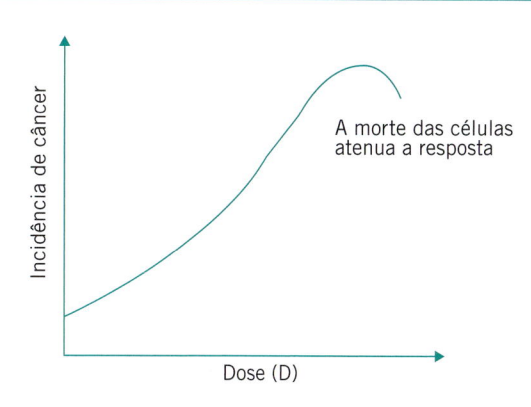

**Figura 7.** Efeito de um valor elevado de S(D) na curva dose-resposta para câncer induzido por radiação.
*Fonte: UNSCEAR, 1986.*

Para exposição crônica a baixas doses de radiação (1 mSv por ano):

▶ Probabilidade de excesso de tumores malignos é de $10^{-4}$ por ano.

▶ Probabilidade de aparecimento de câncer atribuível à radiação em algum momento da vida é de 0,5%.

Deve-se ressaltar aqui, para fins comparativos, que a probabilidade de aparecimento de câncer por outras causas na população (câncer espontâneo) é de 20%.

b) Risco de efeitos hereditários:

▶ Probabilidade de efeitos hereditários induzidos por radiação, para todas as gerações: 1,2% por 1.000 mSv.

▶ Probabilidade de efeitos hereditários induzidos por radiação, para as duas primeiras gerações: 0,3% por 1.000 mSv.

c) Risco de efeitos adversos em fetos irradiados no útero, no período entre 8 e 15 semanas após a concepção:

▶ Redução de 30 pontos no QI por 1.000 mSv.

▶ Dose requerida para deslocar um valor de QI que estaria na faixa normal, para valores correspondentes a retardamento mental: 1.000 mSv ou mais.

▶ Dose requerida para deslocar um valor baixo de QI a faixas que correspondem a retardamento mental severo: algumas centenas de mSv.

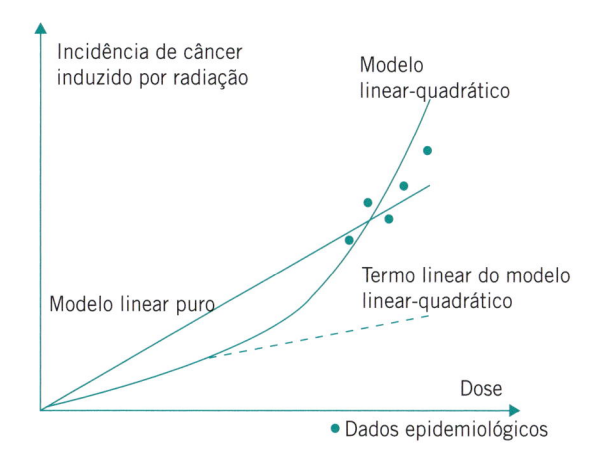

**Figura 6.** Modelo linear-quadrático que representa a curva dose-resposta para a indução de câncer por radiação.
*Fonte: IAEA, 1994.*

A equação que reproduz esta relação é do tipo:

$$I(D) = (\alpha_0 + \alpha_1 D + \alpha_2 D^2)\, S(D)$$

onde: $I(D)$ = incidência total de câncer

$D$ = dose

$\alpha_0$ = incidência espontânea de câncer

$\alpha_1$ e $\alpha_2$ = coeficientes para os termos linear e quadrático da fase de indução

$S(D)$ = probabilidade de sobrevivência das células alteradas.

O termo S(D) é o responsável pela saturação e eventual diminuição da resposta a níveis mais elevados de radiação, como é mostrado na Figura 7.

Em seu relatório de 1993, o UNSCEAR revisou todos os valores previamente publicados para as estimativas de incidência de diferentes tipos de câncer com a dose. Os valores atualmente aceitos são transcritos a seguir.

a) Probabilidade de aparecimento de câncer fatal induzido por radiação:

▶ 5% por 1.000 mSv na população toda.

▶ 4% por 1.000 mSv em uma população de trabalhadores.

Para compreender melhor o que esses níveis representam, deve ser lembrado que a dose produzida pela radiação ionizante proveniente de fontes naturais, é de 2,4 µSv por ano, em média, o que corresponde a 0,17 mSv acumulados ao longo de 70 anos de vida.

A dose efetiva limite recomendada pelo ICRP, em 1990, para os trabalhadores ocupacionalmente expostos às radiações ionizantes é de 20 mSv por ano para corpo inteiro, como média em qualquer período de 5 anos, não podendo ultrapassar 50 mSv em um ano. Para a população em geral, esse valor é de 1 mSv por ano (entende-se que esse valor é adicional à dose recebida de fontes naturais e de exposição médica).

O UNSCEAR conclui, em seu relatório de 1993, que as radiações ionizantes devem ser consideradas um carcinógeno fraco e que sua potencialidade para induzir efeitos hereditários é muito pequena.

## 7. BIBLIOGRAFIA

GOFMAN, J.W. *Radiation and Human Health*. San Francisco: Sierra Club Books, 1981, p.908.

GONZALEZ, A.J. Global Levels of Radiation Exposure: Latest International Findings. *IAEA Bulletin*, Vienna, v.35, n.4, p.49-51, 1993.

GONZALEZ, A.J. Biological Effects of Low Doses of Ionizing Radiation: A Fuller Picture. *IAEA Bulletin*, Vienna. v.36, n.4, p.37-45, 1994.

HARLEY, N.H. Toxic Effects of Radiation and Radioactive Materials. In Mary O. Amdur, John Doull, Curtis D. Klaassen Ed.: *Casaret and Doull's Toxicology: the Basic Science of Poisons*. 4.ed. cap. 21, New York: MacMillan, p.723-752, 1991.

ICRP. 1977 *Recommendations of the International Commission on Radiological Protection*, International Commission on Radiological Protection, Publ. n.26, Oxford: Pergamon Press, 1977, p.53.

ICRP. 1990 *Recommendations of the International Commission on Radiological Protection*. International Commission on Radiological Protection, Publ. n.60, Oxford: Pergamon Press, 1991, p.201.

KIEFER, J. *Biological Radiation Effects*, Berlin: Springer Verlag, 1990, p.44.

KONDO, S. *Health Effects of Low Level Radiation*. Osaka: Kinki University Press, 1993, p.213.

NCRP. *Limitation of Exposure to Ionizing Radiation*, National Council on Radiation Protection and Measurements, Report N. 116, Bethseda, NCRP, 1993, p.88.

SENDERS, C.L.; KATHREN, R.L. *Ionizing radiation: Tumorigenic and Tumoricidal Effects*. New York: Springer Verlag, 1983, p.335.

UNEP. United Nations Environmental Programme. *Radiation: Dose, Effects, Risks*, Nairobi, UNEP, p.63, 1985.

UNSCEAR. United Nations Scientific Committee on the Effects of Atomic Radiation, *Genetic and Somatic Effects of Ionizing Radiation*, New York, United Nations, p.366, 1986.

UNSCEAR. United Nations Scientific Committee on the Effects of Atomic Radiation, *Sources and Effects of Ionizing Radiation*, New York, United Nations, p.922, 1993.

# 2.5.

# DOMISSANITÁRIOS E PLANTAS ORNAMENTAIS

*Samuel Schvartsman*
*Sônia Aparecida Dantas Barcia*

## CONTEÚDO DESTE CAPÍTULO

## 1. INTRODUÇÃO

De acordo com a RDC 184, 22 de outubro de 2001, da Anvisa, produtos saneantes domissanitários são substâncias ou preparações destinadas a higienização, desinfecção, desinfestação, desodorização, odorização, de ambientes domiciliares, coletivos e/ou públicos; para utilização por qualquer pessoa, para fins domésticos; para aplicação ou manipulação por pessoas ou entidades especializadas, para fins profissionais.

Segundo esse conceito, os saneantes domissanitários podem incluir: 1) sabões e detergentes; 2) desinfetantes; 3) agentes de limpeza; 4) inseticidas domésticos; 5) raticidas domésticos; e 6) repelentes domésticos, entre outros.

Eventos tóxicos com produtos de todos os tipos comumente utilizados nos domicílios são relativamente comuns (Tabela 1). Ocorrem mais em crianças, nas adolescentes e nas mulheres adultas. Há certa coerência nesses dados, uma vez que é de se esperar maior convívio de pessoas com essas características com os produtos de uso doméstico. São problemas essencialmente urbanos, pouco referidos como acidentes ocupacionais e também pouco como tentativa de suicídio.

**Tabela 1.** Casos registrados de intoxicação humana por agente tóxico, Brasil, 2010 *(Sinitox, 18/09/2012).*

| Agente tóxico | Número de casos | Porcentagem |
|---|---|---|
| Medicamentos | 27.710 | 26,85 |
| Animais peçonhentos/ escorpiões | 11.867 | 11,50 |
| Domissanitários | 11.523 | 11,17 |
| Drogas de abuso | 7.015 | 6,80 |
| Outros animais peçonhentos | 5.632 | 5,46 |
| Agrotóxicos de uso agrícola | 5.463 | 5,29 |
| Total de casos | 103.184 | 100,00 |

Outra questão importante com relação aos saneantes domissanitários é abordada em material educativo pela Anvisa desde 2003, na Cartilha de Orientações para os Consumidores de Saneantes, são os produtos clandestinos que reutilizam embalagens pets, o que facilita a ocorrência de acidentes e dificulta o diagnóstico e tratamento devido à falta de rótulo adequado e controle de qualidade.

## 1.1. Intoxicações por sabões e detergentes

Sabões são sais de ácidos graxos produzidos pela ação de um álcali sobre óleos ou gorduras naturais ou sobre ácidos graxos deles obtidos. Detergente é o produto destinado a remover sujidades e gorduras, à higiene de recipientes e vasilhas e à aplicação de uso doméstico. Popularmente, o termo detergente significa um produto de limpeza doméstico baseado em surfactantes em combinação com diversos ingredientes inorgânicos. Surfactante é um agente capaz de baixar a tensão superficial da água, facilitando as atividades de limpeza.

Sabão de limpeza doméstica ou sabão em pedra podem conter, além de sais de ácidos graxos, uma quantidade extra de sais alcalinos (fosfatos, silicatos, carbonatos etc.) principalmente nos de fabricação caseira. Seus riscos toxicológicos são relativamente pequenos. Nos raros casos de ingestão acidental, podem ocorrer distúrbios digestivos com cólicas abdominais, vômitos e diarreia. Pode ter efeito irritante sobre pele e mucosas, particularmente quando sua composição é mais alcalina.

Surfactantes são geralmente classificados de acordo com sua carga elétrica em três categorias: aniônicos, catiônicos e não iônicos.

Surfactantes aniônicos incluem diversos tipos de agentes químicos, entre os quais os sulfonatos alquilbenzênicos de cadeia linear (LAS). Os de cadeia ramificada (ABS) foram restringidos em virtude de sua lenta degradação ambiental e consequente poluição das coleções líquidas, contribuindo para maior formação de espuma.

Apresentam uma toxicidade relativamente baixa. São irritantes moderados da pele e possuem ações desengordurante e irritante. Nos raros casos de ingestão, podem ter ação emetizante, o que dificulta a absorção de quantidades maiores.

Surfactantes catiônicos, como os cloretos de benzalcônio, de benzetônio e de cetilpiridínio, são mais usados como desinfetantes ou germicidas. São de um modo geral, mais tóxicos que os aniônicos. Soluções concentradas são irritantes cutâneos primários, mas a absorção percutânea é insignificante. Ingestão de soluções concentradas determina lesões intensas da mucosa digestiva, com sialorreia, disfagia, dor retroesternal, náuseas e vômitos.

Já foram descritos casos graves de intoxicação, geralmente consequentes do uso intravenoso, instilações vaginais ou ingestão de soluções muito concentradas. Nesses casos, além dos distúrbios digestivos, podem ocorrer hipotensão arterial, confusão mental, apreensão, fraqueza muscular, paresias, paralisias e dificuldade respiratória. O óbito é usualmente por asfixia, às vezes precedido por convulsões.

Surfactantes não iônicos, como os alquiletoxilados, os estearatos de sorbitan e de polioxietileno, são mais usados na formulação de cosméticos, medicamentos e como aditivos alimentares.

São menos tóxicos, mas também apresentam propriedades irritantes sobre pele e mucosas. Nos raros casos de ingestão, podem ocorrer náuseas, vômitos e cólicas abdominais.

## 1.2. Intoxicações por desinfetantes

Desinfetantes são produtos que se destinam a destruir, indiscriminada ou seletivamente, microrganismos, quando aplicados em objetos ou em ambientes.

Os principais produtos desinfetantes para uso domiciliar são baseados principalmente em agentes liberadores de cloro, compostos de amônia, óleo de pinho, compostos fenólicos e formaldeído.

### 1.2.1. *Compostos liberadores de cloro*

Os mais usados são formulações contendo até 5% de hipoclorito de sódio, cloreto de sódio e um agente alcalino tipo hidróxido ou carbonato de sódio. Sua atividade é estabelecida em termos de cloro disponível ou cloro ativo.

Seu principal efeito lesivo é a irritação ou corrosão da pele e mucosas, consequente a um mecanismo duplo: ação oxidante do cloro liberado e ação dos agentes alcalinos. Parece que as soluções ácidas são mais perigosas, por liberarem cloro livre e ácido hipocloroso. Este, pouco ionizável, pode penetrar mais profundamente nas mucosas. Misturado com produtos contendo amônia, pode liberar cloramina, poderoso irritante de mucosas.

Ingestão de soluções de hipoclorito, acidente infantil relativamente frequente, pode determinar: dores na boca, esôfago e estômago, disfagia, sialorreia e, nos casos mais graves, confusão mental, delírio, coma, hipotensão arterial e choque. Pode ocorrer edema de glote. Esofagite ulcerativa e estenose cicatricial de esôfago já foram descritas.

### 1.2.2. Compostos à base de amônia

Contêm geralmente água de amônia ou dióxido de amônia, líquidos muito voláteis, que liberam gás amônia (NH3). Tanto o líquido como o gás são poderosos irritantes. O contato com a pele determina queimaduras intensas ou dermatite de contato. Inalação do gás ocasiona processos irritativos de vias aéreas superiores, pneumonite química e até edema agudo de pulmão. Ingestão produz sintomatologia característica da ingestão de álcalis. Absorção de doses elevadas, que é excepcional, pode determinar hipotonia, convulsões e coma. Atualmente produtos com esta composição encontram-se proibidos para uso domiciliar, mas ainda podem ser encontrados em composições clandestinas. Os desinfetantes atuais apresentam compostos quaternários de amônio.

### 1.2.3. Produtos à base de óleo de pinho

Óleo de pinho é uma mistura de álcoois, hidrocarbonetos e éteres terpênicos. É encontrado em concentrações de até 40% nos produtos de limpeza genérica e até 80% quando é o componente principal de desinfetantes. Em grande número de produtos, o óleo de pinho está associado com outros compostos, como álcoois, derivados de petróleo, compostos fenólicos, surfactantes etc., o que torna a intoxicação mais complexa.

Quando o óleo de pinho é o ingrediente principal, pode-se observar após exposição excessiva, irritação da mucosa ocular, respiratória e/ou digestiva. Após ingestão podem ocorrer dor na boca, esôfago, estômago, disfagia, sialorreia e vômitos. Manifestações sistêmicas após absorção intensa incluem inicialmente irritabilidade, excitação, hiperreflexia e, a seguir, depressão do sistema nervoso central e distúrbios respiratórios.

### 1.2.4. Compostos fenólicos

Constituem extenso grupo de substâncias utilizadas para os mais variados fins medicinais e industriais, como desinfetantes, germicidas, vermífugos, agrotóxicos, anestésicos e preservativos. Atualmente são de uso restrito na desinfecção de pisos, esgotos e instalações sanitárias, mas podem estar presente em produtos clandestinos.

Fenol, impropriamente chamado de ácido fênico ou carbólico, é uma substância sólida, esbranquiçada, aromática e solúvel em água. É incluído no mesmo grupo – fenóis monoídricos – o fenilfenol ou ortofenilfenol. Cloro e bromofenóis também são usados como desinfetantes.

Entre as misturas fenólicas são ainda de uso comum a creolina, mistura com 10% de cresóis, 46% de hidrocarbonetos e sabões, e o lisol, mistura com 50% de cresóis (orto, meta e para) e sabão de potassa emulsionado com óleo de linhaça.

As soluções fenólicas são fortemente irritantes. Em contato com a pele determinam lesões corrosivas e, a seguir, anestesia por destruição das terminações nervosas. A absorção pelos ferimentos da pele ou mesmo pela pele íntegra é considerada tão ou mais intensa que a por via digestiva.

Após ingestão, podem-se observar lesões cáusticas da boca, faringe, esôfago e estômago, com sintomatologia caracterizada por dores intensas, náuseas, vômitos, hematêmese e também por hipotensão arterial e choque.

As manifestações sistêmicas são de aparecimento rápido, mas podem ocorrer até dois dias após a absorção. Os casos graves incluem intensa depressão do sistema nervoso central, distúrbios cardíacos e possível parada respiratória.

Nos casos menos graves, após a sintomatologia local de irritação, observam-se hiperexcitabilidade inicial, cefaleia, paralisias, tremores, convulsões e coma. Distúrbios respiratórios e renais são frequentes e a urina assume uma coloração escura.

Fenol e derivados são tóxicos protoplasmáticos, apresentando a propriedade de combinarem-se com proteínas teciduais.

### 1.2.5. Formaldeído

Apresenta-se em temperatura ambiente como um gás de odor pungente e irritante. Formol é a solução aquosa de formaldeído, usualmente a 35%, na qual é adicionado metanol para evitar polimerização.

Exposição aos vapores determina intensa irritação das vias aéreas superiores, irritação ocular e cefaleia. Podem ocorrer reações alérgicas como asma brônquica e dermatites. Contato direto com a pele determina irritação, dermatite, descoloração e necrose.

Ingestão pode ocasionar vômitos sanguinolentos, dores abdominais, disfagia, diarreia, sialorreia e também distúrbios respiratórios e lesões renais. Acidose metabólica é consequente à conversão do formaldeído em ácido fórmico. Nos casos graves, podem ocorrer coma, hipotensão arterial e insuficiência renal aguda.

## 1.3. Intoxicações por agentes de limpeza

Considerando suas finalidades bastante variadas, e que as formulações incluem um número grande e diversificado de ingredientes ativos, bem como de solventes ou veículos, serão estudados apenas os produtos cáusticos, não apenas por apresentarem significativo potencial de risco, como por seu largo uso domiciliar.

### 1.3.1. Ácidos

Entre os produtos domésticos que costumam apresentar concentrações elevadas de substâncias ácidas, alguns são descritos na Tabela 2.

**Tabela 2.** Produtos de uso doméstico que apresentam concentrações elevadas de substâncias ácidas.

| Produtos | Ingredientes ativos |
| --- | --- |
| Produtos para higiene de piscinas | Hipoclorito de cálcio ou de sódio. |
| Limpadores de pedras | Ácido sulfônico, clorídrico, fluorídrico, fosfórico. |
| Tira manchas | Ácidos fosfórico, oxálico. |

Ácidos produzem necrose de coagulação. O coágulo formado diminui a probabilidade de aprofundamento da lesão. Após ingestão ocorre dor intensa com espasmo reflexo da glote. A dor é referida na boca, garganta, região retroesternal e estômago. É seguida por vômitos com sangue precipitado e restos de mucosa ("borra de café"). Lesões esofágicas são moderadas, pois o trânsito é relativamente rápido. No estômago, as lesões costumam ser distais.

Ultrapassada a fase inicial, o aparecimento de febre pode indicar mediastinite ou peritonite. Após aparente recuperação, é possível o aparecimento de estenose cicatricial do esôfago em intervalos de dias a meses.

Inalação de fumos e vapores produz intensa irritação respiratória com tosse, dispneia, aumento das secreções brônquicas e, algum tempo depois, edema pulmonar. Os distúrbios podem se associar com cefaleia, tontura, fraqueza e hipotensão arterial.

Contato com a pele determina queimaduras extremamente dolorosas, com cicatrização por segunda intenção.

### 1.3.2. *Álcalis*

Entre os produtos de uso doméstico que costumam apresentar concentrações elevadas de substâncias alcalinas, alguns estão descritos na Tabela 3.

**Tabela 3.** Produtos de uso doméstico que apresentam concentrações elevadas de substâncias alcalinas.

| Produtos | Ingredientes ativos |
| --- | --- |
| Desentupidores | Hidróxido de sódio ou de potássio. |
| Detergentes de máquina de lavar | Tripolifosfato de sódio, metassilicato de sódio, carbonato de sódio, silicato de sódio. |
| Limpadores de fornos | Hidróxido de sódio. |
| Soluções de limpeza | Carbonatos, silicatos. |

Álcalis produzem uma necrose de liquefação, saponificando os lipídios e solubilizando as proteínas, favorecendo o aprofundamento das lesões, ao contrário do que acontece com os ácidos.

Após a ingestão aparece dor intensa, com espasmo reflexo da glote. A dor é referida na boca, garganta, região retroesternal e estômago.

Em virtude da destruição das terminações nervosas, pode não haver relação entre a dor referida e o local da lesão.

A lesão química apresenta uma característica pseudomembrana de coloração cinza. Presença de lesões na boca indica comprometimento esofágico na maioria dos casos. Ingestão de produtos líquidos pode produzir lesões esofágicas sem lesão da boca ou da faringe.

Edema e inflamação da boca, língua, faringe posterior e laringe diminuem o calibre das vias aéreas, facilitando o aparecimento de complicações pulmonares.

Aparecimento de febre, dor retroesternal e abdominal é indicativo de possível perfuração esofágica com mediastinite.

Esofagoscopia é exame indispensável em todos os pacientes que apresentam lesão de boca ou sintomatologia sugestiva. Deve ser realizada nas primeiras 48 horas.

Estenose cicatricial do esôfago é a sequela mais comum.

Inalação de fumos e de vapores produz intensa irritação respiratória, com tosse, dispneia, aumento das secreções brônquicas e até edema agudo pulmonar. Manifestações sistêmicas podem estar associadas, incluindo cefaleia, tontura, fraqueza e hipotensão arterial. Entrada na traqueia geralmente determina morte imediata por sufocação.

Contato com a pele produz queimadura muito dolorosa. Há um edema inicial com formação de vesículas, ocorrendo, a seguir, necrose de liquefação. A cicatrização é por segunda intenção.

### 1.4. Intoxicações por inseticidas domésticos

Inseticidas para uso doméstico e para plantas cultivadas em vasos ou jardins residenciais devem, de acordo com a legislação sanitária, ter ingredientes ativos ou formulações que apresentem potencial de risco relativamente baixo para o homem. Usualmente, são três os grupos químicos mais utilizados para essas finalidades: píretro e piretroides, organofosforados e carbamatos.

### 1.4.1. *Píretro e piretroides*

Píretros são preparados extraídos de algumas espécies de plantas da família *Asteraceae* antigamente conhecida como família *Compositae*. Seus extratos purificados, chamados comercialmente de piretrinas, são misturas de princípios ativos mais ou menos puros.

Piretroides são compostos sintéticos desenvolvidos particularmente a partir da piretrina natural. Entre seus ingredientes ativos, largamente utilizados como inseticidas domésticos, podem ser citados: aletrina, cipermetrina, deltametrina, resmetrina e bioresmetrina.

Os principais efeitos lesivos descritos, após exposição a esse grupo químico, são as reações alérgicas de frequência e intensidade variáveis conforme o princípio ativo. Foram relatadas dermatites de contato, com eritema, vesículas ou bolhas, bem como espirros, secreção nasal sérica, obstrução nasal e broncoespasmo. Também são possíveis reações anafiláticas graves.

Após absorção, podem ocorrer manifestações sistêmicas, principalmente neurológicas, incluindo hiperexcitabilidade, cefaleia, tontura, hiper-reflexia, distúrbios do equilíbrio e, algumas vezes, paresias. Este grupo de inseticidas é também utilizado nos aparelhos elétricos, em geral repelentes de insetos, bem como em medicamentos para pediculose e produtos para a higiene de animais domésticos.

### 1.4.2. *Compostos organofosforados*

Entre os organofosforados de uso domiciliar ou peridomiciliar permitido, são citados: bromofós, DDVP ou diclorvos, fenitrotion, malation, temefos e triclorfon.

Compostos organofosforados são agentes colinérgicos indiretos. Inibem a colinesterase, impedindo a inativação da acetilcolina. Consequentemente, esta atua de modo mais intenso e prolongado nas sinapses colinérgicas. Na presença de fosfatos orgânicos, a colinesterase se fosforila, fixa o átomo de fósforo no seu centro esterásico e hidrolisa o éster fosfórico.

Existem dois tipos de colinesterase: a verdadeira ou eritrocitária encontrada no tecido nervoso de todos os animais e nos eritrócitos da maioria, e a pseudocolinesterase ou colinesterase plasmática, encontrada em pequena quantidade no tecido nervoso de todos os animais e no plasma da maioria. Ambos possuem centros ativos e são inibidos pelos fosforados.

O acúmulo de acetilcolina produz um quadro clínico que esquematicamente compreende três grupos de sinais e sintomas: 1) Síndrome muscarínica, que inclui: distúrbios cardio-circulatórios (diminuição da contratilidade cardíaca, bradicardia e hipotensão arterial); distúrbios gastrintestinais (aumento dos movimentos peristálticos e do tônus intestinal, aumento das secreções digestivas, diarreia, vômitos e cólicas abdominais); distúrbios das glândulas exócrinas (sudorese, sialorreia e lacrimejamento) e outros distúrbios, como miose bilateral, broncoconstrição e hipersecreção brônquica. 2) Síndrome nicotínica: tremores da língua, lábios, olhos e pálpebras; espasmos e tremores da musculatura esquelética; flacidez e paralisia muscular, espasmos, fibrilações e fasciculações musculares. 3) Síndrome do sistema nervoso central: cefaleia, inquietude, insônia, tremores, ataxia, confusão mental, convulsões e coma.

A determinação da atividade da colinesterase é considerada importante exame laboratorial para confirmação do diagnóstico. Seus resultados devem ser interpretados com cautela em virtude dos numerosos fatores influenciadores.

Neurotoxicidade tardia e síndrome neurotóxica intermediária não foram relatadas, até o momento, com o uso domiciliar dos fosforados permitidos.

### 1.4.3. *Carbamatos*

Carbamatos são ésteres do ácido carbâmico. Entre os ingredientes, cujo uso domiciliar ou peridomiciliar é permitido, citam-se: carbaril, dioxacarb e propoxur.

Assim como os fosforados, os carbamatos são inibidores da colinesterase. A inibição que produzem não costuma ser irreversível e é de duração relativamente curta. A sintomatologia tóxica é semelhante à descrita com os fosforados, mas geralmente são menos intensos os distúrbios do sistema nervoso central e a síndrome nicotínica.

A determinação da atividade da colinesterase deve ser interpretada com maior cautela, pois a inibição da enzima é, de um modo geral, rapidamente reversível. Encontro de uma atividade normal, por si só, não exclui o diagnóstico.

### 1.5. Intoxicações por raticidas domésticos

Os raticidas podem ser classificados em dois grupos: 1) Raticidas legais ou de dose múltipla, que atuam após ingestão continuada durante vários dias. Seu potencial de risco para o homem é menor e, por essa razão, são padronizados para uso em residências. Seus compostos ativos são cumarínicos ou supervarfarinas. 2) Raticidas ilegais ou de dose única. Princípios ativos tais como o fluoroacetato de sódio e estricnina, têm toxicidade elevada para roedores e homem, sendo proibido seu uso domiciliar. Outros, como norbormida e Cila vermelha, são tóxicos seletivos para roedores. Apesar de permitidos, seu uso domiciliar é relativamente pequeno.

Pela legislação, os raticidas para uso domiciliar são usados geralmente sob a forma de iscas. Os derivados da cumarina são: cumacloro, cumafeno, cumafuril, cumatetralil e brodifacum, e derivados da indandiona, a clorfacinona, difacinona e pindona.

Sua ação tóxica é consequente à alteração dos mecanismos de coagulação sanguínea, por interferirem na síntese hepática da protrombina e dos fatores VII, IX e X. Aumentam também a fragilidade capilar. As manifestações hemorrágicas somente são observadas após ingestão de doses muito grandes (tentativas de suicídio) ou após ingestão continuada durante vários dias. Incluem hemorragia nasal e gástrica, hematúria, enterorragia, petéquias e, ocasionalmente, equimoses cutâneas.

### 1.6. Intoxicações por repelentes domésticos

Entre os repelentes, um dos principais, pelo seu largo uso domiciliar e por sua importância toxicológica, é a naftalina.

Naftalina ou naftaleno é um sólido de cor branca, odor característico, que pode ser moldado de várias formas. As bolas geralmente utilizadas na proteção de roupas são constituídas por naftaleno ou por naftaleno e paradiclorobenzeno.

A ingestão de pequenas quantidades não determina manifestações tóxicas ou apenas produz náuseas, vômitos e cólicas abdominais, a não ser que o paciente apresente deficiência em glicose-6-fosfato desidrogenase (G-6-PD).

Doses maiores podem produzir, além dos distúrbios gastrintestinais, alterações neurológicas caracterizadas por depressão do sistema nervoso central, bem como abalos musculares e convulsões.

Após intervalo de tempo variável, podem ocorrer, particularmente nos deficientes em G-6-PD, as alterações sanguíneas: anemia hemolítica e/ou metemoglobinemia. Insuficiência renal aguda é complicação possível.

## 2. INTOXICAÇÕES POR PLANTAS ORNAMENTAIS

Existem numerosas espécies vegetais tóxicas. Sua toxicidade é variada, incluindo desde vegetais que podem provocar intoxicação cianídrica (*Manihot* sp), até plantas alucinógenas (*Ipomea* sp). No entanto, as ornamentais, ou seja, as cultivadas em vasos ou jardins residenciais apresentam um potencial de risco relativamente pequeno, caracterizado em muitos casos por efeitos irritativos na pele e mucosas.

As espécies mais comuns ou de maior efeito lesivo, são as seguintes:

### 2.1. Aráceas irritantes

Todas as plantas da família Araceae podem levar a irritações. São exemplos de plantas ornamentais:

*Dieffenbacchia picta* Schott e *D. seguine* Schott. Nomes populares: aningá-do-pará, comigo-ninguém-pode. Apresentam folhas vistosas, oblongas, pecioladas, verde-escuras com manchas esbranquiçadas de vários aspectos.

*Caladium bicolor* (Ait) Venten. Nome popular: tinhorão. Apresenta folhas vistosas, sagitiformes com manchas avermelhadas e brancas.

*Monstera deliciosa* L. Nomes populares: banana-de-macaco, Inibé. Apresenta folhas grandes, vistosas e fenestradas. Flor com espata branca e espádice cilíndrico verde. Fruto maduro com odor adocicado.

*Philodendron bipinnatifidum* L. Nomes populares: banana-de-macaco, cipó-imbé, guaimbé, imbé, filodendro. São diversas variedades, algumas com folhas inteiras, outras com folhas partidas.

*Zantedeschia aethiopica* Spr. Nomes populares: copo-de-leite. Apresenta grandes folhas cordiformes, sagitadas, espata branca e espádice cilíndrico amarelado.

Intoxicações por *Dieffenbachia* são provavelmente os acidentes por plantas mais descritos. Suas propriedades tóxicas são devidas principalmente à existência em todas as suas partes, particularmente no caule, folhas e flores, de ráfides de oxalato de cálcio, que teriam uma ação mecânica irritativa. Admite-se, no entanto, a existência de outros princípios tóxicos, como o ácido oxálico, saponinas e uma ação induzindo a liberação de histamina.

Ingestão de qualquer parte da planta ou o simples ato de mastigá-la é seguida rapidamente por intensas manifestações de irritação de mucosas: edema de lábios, língua e palato, com dor, queimação, sialorreia e disfagia. Em virtude do grande edema, o paciente fica impossibilitado de falar. A afonia pode ser devida também ao edema de faringe ou de cordas vocais, para o qual contribuem também os fatores alergizantes.

## 2.2. Plantas que produzem gastrenterite

Existem vários princípios tóxicos capazes de provocar distúrbios gastrintestinais, distribuídos em várias espécies vegetais. Pode-se citar:

*Allamanda cathartica* L. Nomes populares: alamanda, dedal-de-dama, santa-maria. Apresenta flores campanuladas de coloração amarela ou alaranjada. Princípio tóxico: plumericina (derivado terpênico).

*Hippeastrum sp.* Nomes populares: açucena, açucena-dos-campos, açucena-dos-jardins, açucena-reticulada. As folhas nascem de um bulbo e as flores têm cores variadas: arroxeadas, avermelhadas, esverdeadas com estrias ou róseas. Princípios tóxicos: alcaloides amarilidáceos.

*Caesalpinia pulcherrima (L.) Sw.* ou *Poinciana pulcherrima* L. Nomes populares: flor-do-paraíso, flor-de-pavão. Pequeno arbusto de flores amareladas com estames vermelhos. Princípios tóxicos: antraquinonas, taninos.

*Ricinus comunis* L. Nomes populares: mamona, mamoneiro, carrapateiro, palma-cristi. Arbusto com cerca de 2 m de altura, folhas palmatiformes verdes. Fruto arredondado espinhoso, com 3 sementes brilhantes e acinzentadas. Princípio tóxico: ricina (toxalbumina)

*Hedera helix* L. Nomes populares: hera, heradeira, hera dos muros, hedra, hereira, trepadeira. Caule lenhoso pode atingir 30 m de comprimento e fixa-se a muros e outras plantas pelas raízes laterais aéreas. Folhas simples e verde-escuras. Princípios tóxicos: saponinas.

Essas plantas ornamentais apresentam em comum o fato de que, quando alguma de suas partes, bulbo, folha, resina ou semente, conforme a espécie, é ingerida, produzem intensos efeitos irritantes sobre a mucosa intestinal. O quadro tóxico é caracterizado por cólicas abdominais, náuseas, vômitos e diarreia. Os distúrbios podem ser tão intensos a ponto de determinarem graves alterações hidroeletrolíticas que, quando não tratadas, podem levar a óbito.

## 2.3. Plantas que produzem distúrbios sistêmicos
### 2.3.1. *Vegetais beladonados*

São várias espécies da família *Solanaceae,* exemplo de espécies ornamentais:

*Brugmansia suaveolens* (Humb. & Bonpl. ex Willd.) Bercht. & C. Presl = Datura suaveolens Humb. & Bonpl. ex Willd. Nomes populares: aguadeira, buzina, saia-branca, trombeta, trombeteira, zabumba. Arbusto de 2 a 3 m de altura, que apresenta vistosas flores pendentes, brancas, de até 30 cm de comprimento.

*Datura metel* L. Nomes populares: manto-de-cristo, rainha-da-noite, saia-de-noiva, saia-roxa, três-saias, trombeta-roxa, trombeteira-do-juízo, trombeteira-roxa, zabumba-roxa, zabunda-roxa. Arbusto de até 1,5 m de altura, com flores branco-arroxeadas.

*Datura strammonium* L. Nomes populares: aubaitinga, erva-do-diabo, erva-dos-feiticeiros, erva-dos-mágicos, figueira-do-inferno. Pode atingir até 1,5 m de altura. Flores estreitas, eretas, brancas, com até 10 cm de comprimento.

*Cestrum nocturnum* L. Nomes populares: dama-da-noite, jasmim-verde. Arbusto com flores pequenas esverdeadas, de aroma intenso e agradável.

*Solanum pseudocapsicum* L. Nomes populares: peloteira, tomatinho. Arbusto de até 1 m de altura com flores de cálice verde e corola branca.

As propriedades tóxicas desses vegetais decorrem da presença de vários alcaloides semelhantes à atropina, um dos quais, a daturina, parece ser uma mistura de hioscimina e escopolamina. O principal efeito é anticolinérgico, sendo o quadro clínico, após a ingestão, caracterizado por: pele seca, hipertermia, mucosas secas, rubor de face, pupilas dilatadas, taquicardia, retenção urinária, distúrbios do comportamento, agitação psicomotora, confusão mental e alucinações.

### 2.3.2. *Vegetais cardioativos*

São vegetais da flora brasileira presentes em terrenos baldios e nos jardins. Citam-se como exemplo:

*Nerium oleander* L. Nomes populares: espirradeira, loandro, loureiro-rosa, oleânder. Planta herbácea com inflorescências terminais, flores geralmente rosadas, corola grande e vistosa. Todas as suas partes são tóxicas, devido à presença de glicosídeos cardioativos como a oleandrina, neriósido e folineurina. Outros, como a rosagenina, demonstraram intensa ação tóxica em animais de laboratório.

*Thevetia neriifolia* Jussieu. Nomes populares: chapéu-de-napoleão, jorro-jorro, noz-de-cobra. Planta arbustiva, com flores vistosas amareladas e frutos de forma peculiar como a sugerida pelo seu nome popular. A ação tóxica pelos glicosídeos cardioativos como a tevetina, tevetoxina e neriifolina. Admite-se também a presença de outros princípios ativos, de ação preponderante sobre o sistema nervoso central.

*Asclepia curassavica* L. Nomes populares: paina de sapo, oficial-de-sala, cavalheiro-de-sala, cega-olhos, mané-mole-mar, falsa-erva-de-rato. Planta herbácea com aproximadamente 1 m de altura. Caule ereto, folhas lanceoladas verdes com flores com corolas vermelhas e lobos da corona amarelos. A ação tóxica deve-se a glicosídeos cardioativos cardienólidos.

O contato do látex com a mucosa digestiva produz dor com queimação na boca e região retroesternal, sialorreia, náuseas, vômitos, cólicas abdominais e diarreia muco-sanguinolenta. Posteriormente, quando a dose ingerida é maior, podem aparecer as manifestações cardíacas, que são semelhantes às observadas na intoxicação digitálica. Distúrbios do ritmo são comuns, incluindo bloqueios, principalmente atrioventricular e sinais de irritação ventricular, com contrações ventriculares prematuras ou taquicardia ventricular paroxística, extrassístoles, taquicardia, fibrilação atrial ou ventricular.

Podem ocorrer também distúrbios neurológicos, incluindo tontura, alterações do equilíbrio, midríase, torpor e coma. O contato com a mucosa ocular, mesmo dos dedos que manusearam o látex, pode produzir lacrimejamento, fotofobia e congestão conjuntival.

### 2.3.3. *Vegetais cianogênicos*

A principal representante deste grupo é a mandioca (*Manihot sp*). De acordo com a Embrapa não existe diferença entre espécies ou variedades, todas as mandiocas apresentam glicosídeos cianogênicos, a diferença encontra-se na quantidade presente: até 50 ppm de ácido cianídrico por 100 g de polpa, é considerada mandioca mansa, acima deste valor a mandioca é considerada brava e só poderá ser utilizada após industrialização. Outras espécies que apresentam glicosídeos cianogênicos são:

*Sambucus sp.* Nomes populares: sabugueiro ou sabugueirinhos. São arbustos de até 3 m de altura com troncos eretos e ramificados. Folhas pinadas e flores brancas em corima. Os frutos são bagas de cor negra, violeta, redondas.

*Hydrangea sp.* Nomes populares: hortências ou hortênsias. São arbustos de 1 a 3 m de altura com caules ramificados. Flores agrupadas em inflorescências terminais, flores pequenas com brácteas que variam de brancas a lilases, de acordo com o pH do solo.

O quadro clínico inicia-se com distúrbios gastrintestinais como náuseas, vômitos, cólicas abdominais e diarreia. Evolui com distúrbios neurológicos como torpor, opistótono, contratura dos masseteres, midríase e coma. As convulsões epileptiformes podem não estar presentes. Ocorrem também distúrbios respiratórios que se iniciam com dispneia e acúmulo de secreções, seguidos por bradpneia, apneia, cianose, distúrbios cardiovasculares que terminam em hipotensão e óbito. Os casos mais comuns ocorrem com famílias inteiras onde se observa o óbito de um de seus membros no local da ingestão.

### 2.3.4. *Vegetais com alcaloides pirrolizidínicos*

São vegetais que ocorrem principalmente na América do Sul, tendo como seu principal representante o gênero *Senecio*.

*Senecio brasiliensis* Less. Nomes populares: flor-das-almas, cardo-morto, cravo-do-campo, erva-lanceta, flor-de-finados, malmequer, maria-mole, tasneirinha. Arbusto com cerca de 1 m de altura, com caule ramificado, folhas pinatissectas, discolores, face adaxial verde-escura e abaxial cinérea, segmentos oblongos inteiros e com densas capitulescências corimbiformes com flores amarelas odoríferas.

A intoxicação aguda caracteriza-se por hepatoesplenomegalia, hemorragia, ascite e necrose hepática. A forma subaguda é caracterizada pela reincidência de hepatomegalia e ascite, oclusão das veias hepáticas e a toxicidade crônica com surgimento da doença veno-oclusiva hepática (DOV). Os casos mais graves levam a óbito.

### 2.4. Plantas que produzem distúrbios cutâneos

Plantas que são irritantes de mucosas, como as anteriormente descritas, também podem produzir distúrbios cutâneos. Além dessas, existem algumas que, em virtude de suas características, dificilmente entram em contato com mucosas, sendo que seus efeitos lesivos ocorrem quase que exclusivamente na pele.

*Euphorbia pulcherrima* Willd. Nomes populares: papagaio, rabo-de-arara. Arbusto com flores vistosas, vermelhas ou amarelas. Produz uma seiva abundante e leitosa.

*Euphorbia milii* L. Nomes populares: coroa-de-cristo, cristo-gigante. Planta com espátulas rígidas, pontiagudas e pequenas flores de coloração avermelhada. Produz uma seiva abundante e leitosa.

*Euphorbia tirucalli* L. Nomes populares: pau-pelado, cachorro-pelado, árvore-lápis, graveto-do-diabo. Árvore de até 9 m de altura, troncos cilíndricos e verdes, com folhas apenas no início do crescimento.

A ação tóxica deve-se a presença de ésteres diterpênicos, cujo principal representante é o euforbol. O contato do látex com a pele determina lesões irritativas, desde simples eritema até vesículas e pústulas. As lesões são pruriginosas e, às vezes, dolorosas.

O contato com a mucosa ocular pode levar a inchaço das pálpebras, ceratite, irite, diminuição da acuidade visual e conjuntivites. Nos casos mais graves, pode ocorrer ceratoconjuntivite e cegueira temporária.

## 3. BIBLIOGRAFIA

AGÊNCIA NACIONAL DE VIGILÂNCIA SANITÁRIA (ANVISA). *Conceitos Técnicos*. Disponível em: <http://www.anvisa.gov.br/saneantes/conceito.htm>. Acesso em: 29 jun. 2013.

AGÊNCIA NACIONAL DE VIGILÂNCIA SANITÁRIA (ANVISA). *Cartilha*: Orientações para os Consumidores de Saneantes. Disponível em: <http://www.anvisa.gov.br/saneantes/cartilha_saneantes.pdf>. Acesso em: 29 jun. 2013.

DOMINGUES, P.F. *Desinfecção e Desinfetantes*. Disciplina de Zootécnica Faculdade de Medicina Veterinária e Zootecnia. UNESP – Botucatu. Disponível em: <http://www.fmvz.unesp.br/paulodomingues/graduacao/aula5-texto.pdf>. Acesso em: 29 jun. 2013.

DYER S. Plant Exposures: Wilderness Medicine. *Emerg Med Clin N Amer.*, v.22, p.240, 2004.

ELLENHORN, M.J.; BARCELOUX, D.J. *Medical Toxicology*. New York: Elsevier, 1988.

FROHNE, D.; PFÄNDER, H.J. *Poisonous Plants*. 2.ed. Germany, Timber Press, 2005.

HOENE, F.C. *Plantas e Substâncias Vegetais Tóxicas*. São Paulo: Graphicars, 1939.

MCKELVEY, W.; KASS, D.; SORKIN, M. *et al. Early Reports from an Urban Pesticide Tracking Sytem*. New York: Department of Health and Mental Hygiene, 2005.

NELSON, L.S.; SHIH, R.D.; BALICK, M.J. *Handbook of Poisonous and Injurious Plants*. 2 ed. New York: Springer, 2007.

RESOLUÇÃO DA DIRETORIA COLEGIADA DA ANVISA. *RDC n. 13, de 28 de fevereiro de 2007*. Disponível em: <http://www.diariodasleis.com.br/busca/exibelink.php?numlink=1-9-34-2007-02-28-13>. Acesso em: 29 jun. 2013.

RESOLUÇÃO DA DIRETORIA COLEGIADA DA ANVISA. *RDC n. 14, de 28 de fevereiro de 2007*. Disponível em: <http://portal.anvisa.gov.br/wps/wcm/connect/a450e9004ba03d47b973bbaf8fded4db/RDC+14_2007.pdf?MOD=AJPERES>. Acesso em: 29 jun. 2013.

RESOLUÇÃO DA DIRETORIA COLEGIADA DA ANVISA. *RDC n. 184, de 2001*. Disponível em: <http://pnass.datasus.gov.br/documentos/normas/69.pdf>. Acesso em: 29 jun. 2013.

SANDINI, T.M.; BERTO, M.S.U.; SPINOSA, H.S. Senecio Brasiliensis e Alcaloides Pirrolizidínicos: Toxicidade em Animais e na Saúde Humana. *Biotemas*, v.26, n.2, p.83-92, junho de 2013.

SCHVARTSMAN, S. *Intoxicações Agudas*. 4.ed., São Paulo: Sarvier, 1991.

SCHVARTSMAN, S. *Plantas Venenosas e Animais Peçonhentos.* São Paulo: Sarvier, 1992.

SCHVARTSMAN, S. *Produtos Químicos de Uso Domiciliar.* 2.ed., São Paulo: Sarvier, 1988.

SINITOX. *Estatística Anual dos Casos de Intoxicações e Envenenamentos.* Brasil, 1999. Rio de Janeiro: FIOCRUZ/CICT, 2000.

SISTEMA NACIONAL DE INFORMAÇÃO TOXICOFARMACOLÓGICA. *Dados dos Atendimentos Realizados pelos Centros de Atendimento e Informação Toxicológica do Brasil.* Disponível em: <http://www.fiocruz.br/sinitox_novo/cgi/cgilua.exe/sys/start.htm?sid=379>. Acesso em: 29 jun. 2013.

TURNER, N.J.; ADERKAS, P.V. *The North American Guide to Common Poisonous Plants and Mushrooms* London: Timber Press, 2009.

WATSON, W.A.; LITOVITZ, T.L.; RODGERS JR, G.C. *et al. 2004 Annual Report of the American Association of Poison Control Centers Toxic Exposure Surveillance System.* New York: Elsevier, 2005.

WHO. *Environmental Health Criteria 63. Organophosphorus Insecticides.* Geneva: WHO, 1986.

WHO. *Environmental Health Criteria 64. Carbamate Insecticides.* Geneva: WHO, 1986.

WINK, M.; WYK, B.E.V. *Mind-Altering and Poisonous Plants of the World.* London: Timber Press, 2008.

# 2.6.

# CONTAMINANTES DA ÁGUA E DO SOLO

*Maria de Fátima Menezes Pedrozo*
*Rúbia Kuno*

## CONTEÚDO DESTE CAPÍTULO

## 1. INTRODUÇÃO

A presença de determinado toxicante no meio ambiente não é condição *sine qua non* para a promoção e a observação de um efeito nocivo. A expressão da toxicidade de uma substância química depende das características da exposição e de seu comportamento no meio e/ou no organismo, relacionados aos mecanismos de transporte e de interação com sítios ou organismos-alvo.

Além de suas propriedades físico-químicas, deve-se considerar a magnitude, duração e frequência da exposição, via de introdução e suscetibilidade dos sistemas biológicos – intra e interespécies, este último diretamente interligado aos processos toxicocinéticos e dinâmicos. Esses parâmetros, exceto a suscetibilidade individual, determinam a disponibilidade química[1] da substância (concentração disponível no ambiente para interagir com os sistemas biológicos) e devem ser considerados na avaliação do risco da exposição a determinado toxicante.

A disponibilidade química dos metais, por exemplo, depende de sua espécie e das características do meio, tais como o pH, do potencial de oxirredução do compartimento ambiental, da presença de cátions competidores ($Ca^{+2}$, $Fe^{+2}$, $Mg^{+2}$, por exemplo) e da concentração de ligantes orgânicos e inorgânicos aos quais o metal pode se complexar ou se adsorver. Quanto aos hidrocarbonetos do petróleo, as interações no meio ambiente são influenciadas pela quantidade e pela natureza da matéria orgânica, pelos constituintes inorgânicos (com particular referência ao tamanho do poro e estrutura), pela população de microrganismos e pela concentração do poluente. A adsorção aos constituintes do solo, sedimento ou água favorece a persistência do componente nessa matriz. Quanto maior a disponibilidade, maior o potencial tóxico ou a bioacumulação da substância.

A bioacumulação é um termo que descreve a absorção de substâncias pelos microrganismos, plantas ou animais a partir de seu entorno (água, ar, sedimento, solo e dieta). A extensão da bioacumulação é determinada pela espécie do metal, ou lipossolubilidade do hidrocarboneto em associação às diferenças na absorção e velocidade de excreção entre plantas e animais. Essas diferenças, como mencionado acima, estão relacionadas aos processos toxicocinéticos e toxicodinâmicos.

Como o objetivo da avaliação ecotoxicológica é reconhecer, predizer e analisar os efeitos de uma substância potencialmente tóxica presente no meio ambiente, faz-se necessário caracterizar essa exposição. A determinação da natureza e da extensão do contato entre o agente de interesse (estressor[2]) e certa população requer sua quantificação e sua distribuição nos diferentes compartimentos do meio ambiente, a caracterização das populações de elevado e baixo risco, das contribuições químicas e físicas das várias fontes de emissão, dos fatores intervenientes no transporte e distribuição desse agente no meio ambiente, bem como as vias de introdução no ser humano, a duração e a frequência dessa exposição. Por meio dessas inferências, podem-se estabelecer ou predizer as respostas de uma dada espécie ou do ecossistema à contaminação, como ilustrado na Figura 1, e a partir daí estabelecer os parâmetros regulatórios.

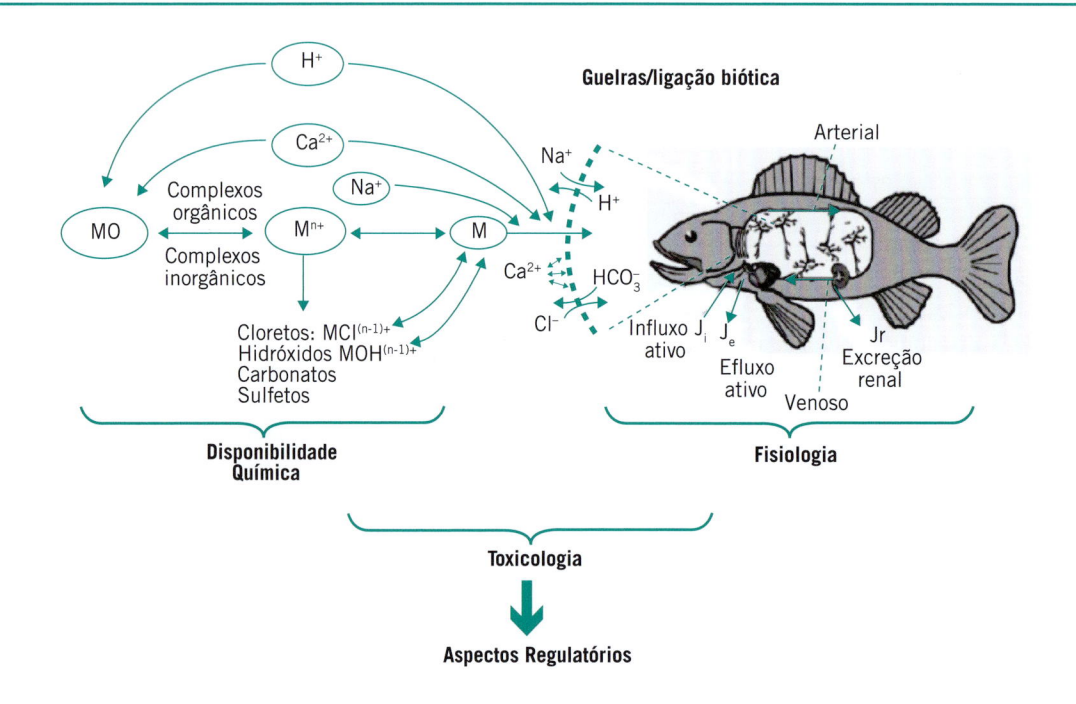

**Figura 1.** Representação esquemática da inter-relação entre a disponibilidade química, a Fisiologia, a Toxicologia e os aspectos regulatórios.

*Fonte: Paquin et al, 2002; modificado (MO = matéria orgânica; M = metal).*

---

[1] Disponibilidade química – segundo Rand & Petrocelli (1985) *apud* WHO (1998), entende-se por biodisponibilidade (*bioavailability*), a quantidade da substância presente no meio ambiente (água, sedimento, solo e alimentos) que pode ser absorvida pelos organismos vivos. Entretanto, em Toxicologia utiliza-se o termo disponibilidade para referir-se a quantidade da substância em condições de ser absorvida por qualquer organismo, dependendo das características da exposição. Neste tópico o termo *bioavailability* está sendo traduzido por disponibilidade.

[2] Estressor – qualquer entidade química, física ou biológica que possa induzir uma resposta adversa.

Alguns autores diferenciam poluentes de contaminantes. O termo *poluente* é utilizado quando a substância química causa um efeito nocivo sobre o meio ambiente, ou seja, encontra-se em concentrações acima das de referência (*background*) e disponível para interagir com o ecossistema; do contrário, trata-se de um *contaminante*. No entanto, uma dada substância pode, nas mesmas condições de exposição, ser tóxica para um organismo e não tóxica para outro. Desse modo, é poluente para uma espécie e contaminante para outra. Em função da dificuldade em se estabelecer os efeitos nocivos para dada substância em determinado cenário do ecossistema, os dois termos, *poluente* e *contaminante*, são aqui utilizados como sinônimos.

## 2. FONTES DE EXPOSIÇÃO

Diferentes atividades antropogênicas podem liberar substâncias nocivas para o meio ambiente. Essa liberação pode ser não intencional, como no caso de acidentes e derramamentos, ou intencional ou deliberada (aplicação de biocidas, efluentes industriais sem tratamento).

Processos naturais, como a degradação de rochas, atividades vulcânicas, incêndios florestais não provocados pelo homem, também podem favorecer a liberação de contaminantes para o meio ambiente. Uma vez liberados, esses contaminantes podem atingir as águas superficiais, o solo e a atmosfera.

Tanto os processos naturais como os antropogênicos, incluindo as atividades de mineração e fundição, liberam metais para o meio ambiente. O lançamento da rede de esgoto nas águas superficiais consiste na maior fonte de contaminação desse meio. No sistema de esgoto, são lançados tanto rejeitos domésticos como os de origem industrial. Portanto, urina, fezes, papel, sabão, detergentes – importantes constituintes do lixo doméstico –, bem como metais e várias substâncias orgânicas (solventes, praguicidas, medicamentos, dentre outras) utilizadas nos processos industriais, podem estar presentes.

Os efluentes industriais, agrícolas e de áreas de mineração podem ainda ser lançados diretamente nas águas superficiais. Além disso, contaminantes presentes na atmosfera podem, por deposição seca ou úmida, atingir os corpos d'água.

A liberação desses contaminantes nesse meio é seguida de diluição, degradação ou evaporação, sendo estes dois últimos condicionados às propriedades físico-químicas dessas substâncias.

O solo pode ser contaminado por lançamento direto de poluentes nesse meio, intencionalmente ou não, por deposição de materiais transportados por via área ou no alagamento de certas áreas por rios ou mar poluídos. Nesse meio, os contaminantes podem ser lixiviados, atingindo as águas subterrâneas, ser degradados ou complexar-se com constituintes do solo.

Quanto à atmosfera, os contaminantes que ali chegam se encontram no estado gasoso ou como partículas ou gotículas. Quando no estado gasoso, podem ser transportados por longas distâncias pela movimentação das massas de ar, ou formar contaminantes secundários devido à sua reação com constituintes da atmosfera ou com outros contaminantes. Partículas e gotículas, por outro lado, percorrem distâncias menores antes de serem removidas e atingirem o solo ou as águas superficiais.

Na última década, novas substâncias têm sido detectadas no meio aquático. Essas substâncias, denominadas *contaminantes emergentes*, incluem uma grande variedade de compostos, tais como produtos farmacêuticos e cosméticos, drogas de abuso, hormônios e esteroides, naftalenos policlorados, perfluorocompostos, alcanos policlorados, polidimetilsiloxanos, dentre outros. Os contaminantes emergentes, ainda que sejam contaminantes de água, são apresentados no próximo Capítulo.

## 3. TRANSPORTE E DISTRIBUIÇÃO DOS CONTAMINANTES

O transporte dos contaminantes entre os diferentes compartimentos do meio ambiente está condicionado a processos físicos abióticos, como a movimentação das massas de ar e água ou difusão, e a fatores bióticos. Por conveniência, o meio ambiente pode ser dividido em quatro compartimentos ou fases distintos, mas interligados: ar (atmosfera), água superficial (hidrosfera), superfície terrestre (principalmente solo ou litosfera) e organismos vivos (biosfera).

A movimentação dos contaminantes na água, no solo e no ar, bem como na interface entre diferentes compartimentos, é determinada por processos relacionados às propriedades químicas das substâncias e dos compartimentos ambientais.

### 3.1. Propriedades físico-químicas dos contaminantes

As propriedades físico-químicas de determinada substância descrevem sua forma química e seu comportamento nos diferentes compartimentos do meio ambiente. As seguintes propriedades são de interesse para que sejam previstos o comportamento e o transporte no meio ambiente e a consequente exposição humana: peso molecular, hidrossolubilidade, pressão de vapor e constante da Lei de Henry, coeficiente de partição octanol-água ($K_{ow}$), coeficiente de partição carbono-orgânico ($K_{oc}$), coeficiente de bioconcentração, dentre outros.

Algumas dessas propriedades apresentam pequenas variações, conforme a fonte da literatura utilizada (p. ex., peso molecular); outras, porém, são sujeitas a considerável variabilidade, devido às diferentes técnicas e condições experimentais, ou incertezas introduzidas na sua estimativa (p. ex., $K_{oc}$).

### 3.1.1. *Peso molecular*

O peso molecular é utilizado para predizer o movimento da substância através de membranas biológicas ou no cálculo da constante da Lei de Henry em associação à pressão de vapor e à solubilidade da substância quando essa constante não foi estimada experimentalmente.

### 3.1.2. *Ponto de ebulição, ponto de fusão e pressão de vapor*

O estado físico da substância pode ser predito com base nessas propriedades físico-químicas, o que permite inferir em qual(is) compartimento(s) a substância poderá ser encontrada quando liberada para o meio ambiente. Dependendo do estado físico da substância e dos compartimentos em que pode ser encontrada, podem-se prever as possíveis rotas de exposição para a população do entorno dessa contaminação.

Dessa forma, interpretam-se os resultados dessas propriedades da seguinte maneira:

- ponto de fusão < 25°C, substância no estado líquido;
- ponto de fusão > 25°C, substância no estado sólido;
- ponto de ebulição < 25°C, substância no estado gasoso;

▶ pressão de vapor $> 10^{-4}$, substância será encontrada preferentemente na fase de vapor;

▶ pressão de vapor entre $10^{-5}$ e $10^{-7}$, substância será encontrada tanto na fase de vapor como na fase particulada. Para substância com pressão de vapor $< 10^{-6}$, a via de exposição inalatória é irrelevante;

▶ pressão de vapor $< 10^{-8}$, substância será encontrada preferentemente na fase sólida.

### 3.1.3. Hidrossolubilidade

Em geral, quanto mais polar for a substância, maior a sua capacidade de ser distribuída no ciclo hidrológico. São mais facilmente dessorvidas do solo, dificilmente se volatilizam das águas superficiais e podem ser lixiviadas, atingindo águas subterrâneas e ampliando a extensão da contaminação.

Dentre os sais inorgânicos, aqueles formados por metais alcalinos e alcalino-terrosos rapidamente liberam seus íons, enquanto os sais metálicos (como os de chumbo, mercúrio e alumínio) tendem a formar ligações covalentes ao invés de iônicas, apresentando, portanto, menor hidrossolubilidade.

Quanto aos compostos orgânicos, aqueles que apresentam átomos polarizáveis, como oxigênio e nitrogênio, são mais polares.

A Tabela 1 apresenta a correlação entre a quantidade solubilizada em um litro de água (WS) e a classificação de sua hidrossolubilidade.

**Tabela 1.** Classificação da substância de acordo com a sua hidrossolubilidade.

| WS (mg/L) | Classificação |
|---|---|
| > 10.000 | muito solúvel |
| > 1.000 – 10.000 | solúvel |
| > 100 – 1.000 | moderadamente solúvel |
| > 0,1 – 100 | pouco solúvel |
| < 0,1 | solubilidade negligenciável |

### 3.1.4. Coeficiente de partição octanol/água ($K_{ow}$ ou P)

Líquidos não polares, como o octanol, o hexano e o óleo combustível, são imiscíveis com a água. Se um líquido não polar é acrescentado à água, formam-se duas fases. O coeficiente de partição octanol-água ($K_{ow}$) reflete a concentração da substância nas duas fases quando o equilíbrio é atingido, ou seja:

$$K_{ow} = \frac{\text{concentração da substância no octanol}}{\text{concentração da substância na água}}$$

O $K_{ow}$ será maior quanto menor a polaridade da substância. Como o valor de $K_{ow}$ pode ser grande (por exemplo, o $K_{ow}$ do diclorodifenildicloroetileno, DDE, é de cerca de 100.000), por conveniência é expresso em forma logarítmica decimal (para o DDE, o Log $K_{ow}$ = 5,0).

O $K_{ow}$ oferece informações sobre a partição da substância química entre a fração lipídica da biota (representada pelo octanol) e a água. Como os valores de $K_{ow}$ variam muito em ordem de grandeza, são relatados como Log. Esse coeficiente oferece informação sobre a afinidade da substância por água e lipídios, ou seja, sobre o seu potencial em se bioconcentrar na biota.

Segundo o Log de $K_{ow}$:
< 1 – substância hidrofílica.
> 4 – substância hidrófoba.
> 8 – a substância não está facilmente disponível.
> 10 – não disponível quimicamente.

Com relação à absorção e ao acúmulo na biota:
▶ líquidos com Log $K_{ow}$ de 2 a 4 são, em geral, bem absorvidos através da membrana celular;

▶ substâncias com Log $K_{ow}$ > 4 não são bem absorvidos;

▶ substâncias com Log $K_{ow}$ de 5 a 6 acumulam-se na fração lipídica da membrana celular da biota.

Assim, contaminantes com valores altos de $K_{ow}$ acumulam-se no solo, sedimentos e biotas e podem ser transferidos para o homem pela cadeia alimentar, como ocorre com a 2,3,7,8-tetraclorodibenzodioxina (TCDD) – Log $K_{ow}$ 6,8. Contaminantes com valor baixo de $K_{ow}$ tendem a se distribuir na água e no ar, como os compostos voláteis tricloretileno (Log $K_{ow}$ 2,2) e percloretileno (Log $K_{ow}$ 3,4). Nesses casos, a cadeia alimentar não é via de exposição relevante, mas sim a inalatória.

### 3.1.5. Propriedades relacionadas ao transporte entre os compartimentos ambientais

**Constante da Lei de Henry** Essa constante é a relação entre a concentração da substância na fase gasosa e na fase aquosa, no equilíbrio. É expressa em atm-m$^3$/mol ou Pa-m$^3$/mol e indica volatilidade da substância no meio aquoso, permitindo inferir sobre o potencial de remoção do contaminante em águas superficiais.

**Tabela 2.** Classificação da substância de acordo com a sua volatilidade.

| Constante da Lei de Henry (atm-m³/mol) | Volatilidade a partir do meio aquoso |
|---|---|
| > 10$^{-1}$ | muito volátil |
| 10$^{-1}$ – 10$^{-3}$ | volátil |
| < 10$^{-3}$ – 10$^{-5}$ | moderadamente volátil |
| < 10$^{-5}$ – 10$^{-7}$ | pouco volátil |
| < 10$^{-7}$ | não volátil |

Por exemplo, a TCDD apresenta o valor de $5 \times 10^{-5}$ atm-m$^3$/mol para a constante da Lei de Henry; e o percloretileno, de $1,8 \times 10^{-2}$ atm-m$^3$/mol.

**Coeficiente de partição carbono orgânico – água ($K_{oc}$)** Este coeficiente indica a habilidade da substância química em se adsorver à fração orgânica do solo, sedimento ou lodo de esgoto e/ou sua capacidade de se lixiviar através do solo e atingir as águas subterrâneas. Assim, como o $K_{ow}$, é expresso como Log devido à grande variabilidade dos valores.

Substâncias com valor de $K_{oc}$ baixo não se ligam em quantidades expressivas à fração orgânica do solo, lixiviam-se e contaminam as águas subterrâneas. São facilmente escoadas com as águas das chuvas e atingem as águas superficiais e, por esses motivos, apresentam suas concentrações aumentadas no meio aquoso superficial.

Ao contrário, as substâncias com $K_{oc}$ elevado tendem a se acumular no sedimento e podem apresentar a taxa de degradação reduzida por encontrarem-se menos disponíveis aos microrganismos.

**Tabela 3.** Classificação da substância de acordo com a sua mobilidade.

| Log de $K_{oc}$ | Adsorção e mobilidade |
|---|---|
| > 4,5 | adsorção muito forte ao solo e sedimento; lixiviação irrelevante |
| 3,5 – 4,4 | forte adsorção ao solo e sedimento; lixiviação muito baixa |
| 2,5 – 3,4 | moderada adsorção; baixa lixiviação |
| 1,5 – 2,4 | baixa adsorção; moderada lixiviação |
| < 1,5 | adsorção irrelevante; elevada lixiviação |

A TCDD apresenta Log $K_{oc}$ de 7,3; e o percloretileno, de 2,2 a 2,7.

## Fator de bioconcentração (BCF)

O fator de bioconcentração indica o potencial da substância química em se biocon-

centrar no tecido adiposo dos organismos e é utilizado como *indicador* da bioacumulação nos níveis tróficos mais elevados da cadeia alimentar.

O BCF está diretamente relacionado ao Log de $K_{ow}$ até o valor de 6. Acima desse valor (Log $K_{ow}$ > 6), a baixa solubilidade da substância na água limita a taxa de absorção do organismo biológico, o tempo necessário para se atingir o equilíbrio nos estudos de BCF é muito grande e a relação BCF/Log $K_{ow}$ não é mais linear.

Contaminantes com BCF elevado são menos solúveis em água e se bioconcentram nos organismos aquáticos.

**Tabela 4.** Classificação da substância de acordo com a sua bioconcentração.

| BCF | Log BCF | Bioconcentração em organismos aquáticos |
|---|---|---|
| > 5.000 | ≥ 3,7 | elevado potencial de bioconcentração |
| 1.000 – 5.000 | 3 | moderado potencial de bioconcentração |
| < 1.000 | < 3 | baixo potencial de bioconcentração |

**Tabela 5.** Propriedades físico-químicas de alguns contaminantes de água e solo.

| Substância | CAS | Ponto de ebulição (°C) | Peso Molecular (g/mol) | Solubilidade em água (mg/L) | Pressão de vapor (mm Hg) | BCF (L/kg) | Constante Lei de Henry | $K_{oc}$ (L/Kg) | Log $K_{oc}$ | Log $K_{ow}$ |
|---|---|---|---|---|---|---|---|---|---|---|
| Aldicarbe | 000116-06-3 | 2.51E+02 | 1.90E+02 | 6.03E+03 | 3.47E-05 | 2.59E+00 | 5.89E-08 | 2.46E+01 | 1,4 | 1.13E+00 |
| Benzo[a]pireno | 000050-32-8 | 4.95E+02 | 2.52E+02 | 1.62E-03 | 5.49E-09 | 5.15E+03 | 1.87E-05 | 5.87E+05 | 5,8 | 6.13E+00 |
| Cromo (VI) | 018540-29-9 | – | 5.20E+01 | 1.69E+06 | – | 2.00E+02 | – | – | – | – |
| DDT | 000050-29-3 | 2.60E+02 | 3.54E+02 | 5.50E-03 | 1.60E-07 | 1.96E+04 | 3.40E-04 | 1.69E+05 | 5,2 | 6.91E+00 |
| Glifosato | 001071-83-6 | 4.17E+02 | 1.69E+02 | 1.05E+04 | 9.80E-08 | 3.16E+00 | 8.59E-11 | 2.10E+03 | 3,3 | -3.40E+00 |
| Acetato de chumbo | 000301-04-2 | 1.74E+03 | 3.25E+02 | 4.43E+05 | 0.00E+00 | 3.16E+00 | – | 1.00E+00 | 0 | -8.00E-02 |
| Cloreto de mercúrio | 007487-94-7 | 3.04E+02 | 2.72E+02 | 6.90E+04 | – | 1.00E+03 | – | – | – | -2.20E-01 |
| Metilmercúrio | 022967-92-6 | | 2.16E+02 | | | 1.00E+03 | | | | |
| Dicloreto de paraquat | 001910-42-5 | 3.52E+02 | 2.57E+02 | 7.00E+05 | 1.01E-07 | – | 1.32E-11 | 6.78E+03 | 3,8 | -4.50E+00 |
| Paration | 000056-38-2 | 3.75E+02 | 2.91E+02 | 1.10E+01 | 6.68E-06 | 9.80E+01 | 1.22E-05 | 2.42E+03 | 3,4 | 3.83E+00 |
| 2,3,7,8-TCDD | 001746-01-6 | 3.79E+02 | 3.22E+02 | 2.00E-04 | 1.50E-09 | 9.70E+04 | 2.04E-03 | 2.49E+05 | 3,4 | 6.80E+00 |
| Tetracloretileno | 000127-18-4 | 1.21E+02 | 1.66E+02 | 2.06E+02 | 1.85E+01 | 5.20E+01 | 7.24E-01 | 9.49E+01 | 2,0 | 3.40E+00 |
| Tolueno | 000108-88-3 | 1.11E+02 | 9.21E+01 | 5.26E+02 | 2.84E+01 | 8.32E+00 | 2.71E-01 | 2.34E+02 | 2,4 | 2.73E+00 |
| Tricloretileno | 000079-01-6 | 8.72E+01 | 1.31E+02 | 1.28E+03 | 6.90E+01 | 1.60E+01 | 4.03E-01 | 6.07E+01 | 1,8 | 2.42E+00 |

*Fonte: Risk Assessment Information System.*

### 3.2. Propriedades do compartimento ambiental

As propriedades do compartimento ambiental também interferem na mobilidade dos contaminantes e nos seus processos de degradação (atenuação natural). Portanto, devem-se considerar o pH do meio, potencial de oxirredução, tipo e quantidade de compostos inorgânicos e orgânicos presentes no meio, tipo do solo e condição de umidade, concentração de matéria orgânica do solo (ácido fúlvico e húmico), temperatura, população de microrganismos, quantidade de oxigênio, velocidade e direção dos ventos, taxa de precipitação, intensidade luminosa, quantidade de radicais reativos e de radiação UV, entre outros.

Por exemplo, a distribuição e o transporte dos metais no ambiente dependem basicamente de sua espécie (valência e estado físico): metálica, inorgânica ou orgânica. Dependendo da espécie, encontram-se na forma solúvel, fixada aos minerais do solo, precipitada a outros componentes do meio, na biomassa ou complexada com matéria orgânica, o que interfere na disponibilidade do metal e na sua bioconcentração.

O comportamento dos compostos orgânicos no ambiente depende de sua estrutura molecular, tamanho da molécula, forma e presença de grupos funcionais como hidroxila, carboxila ou amina, que conferem polaridade à molécula. Moléculas polares sofrem reações químicas e bioquímicas mais prontamente do que as apolares. Os herbicidas paraquat e diquat, sais de amônio quaternários, adsorvem-se fortemente a solos argilosos.

Os compostos orgânicos não aromáticos como os alcanos são muito estáveis e não reativos. Os primeiros quatro membros dessa série são gases, aqueles com número de carbonos entre 5 e 17 são líquidos nas condições normais de temperatura e pressão (CNTP) e os demais são sólidos. Alcenos e alcinos, devido a dupla e tripla ligação, são mais reativos. Os hidrocarbonetos aromáticos são mais reativos do que os alcanos e suscetíveis a transformações químicas e bioquímicas.

Dentre os hidrocarbonetos presentes no meio ambiente, alguns compostos aromáticos, poliaromáticos e alicíclicos clorados – denominados poluentes orgânicos persistentes (POP) – apresentam mais relevância em função de suas características físico-químicas: alta lipossolubilidade e persistência. É a resistência a degradação biótica e abiótica que determina a permanência de agrotóxicos, produtos e subprodutos industriais, entre outros, por longo período no ambiente.

### 3.3. Transporte e distribuição no meio aquoso

Os contaminantes presentes nas águas superficiais podem se encontrar em solução ou em suspensão. O material em suspensão, por sua vez, pode se encontrar na forma de partícula ou de gotículas (como o óleo); e os contaminantes, dissolvidos ou adsorvidos a essas gotículas ou partículas sólidas. Essas formas podem ser transportadas pela água por longas distâncias.

As distâncias percorridas pelos contaminantes dependem da estabilidade e estado físico do contaminante e também do fluxo do corpo d'água. Compostos mais estáveis e em solução tendem a percorrer distâncias maiores, dependendo do fluxo do rio ou da corrente marítima. Tanto as partículas quanto as gotículas depositam-se no sedimento, dependendo de sua densidade. Por exemplo, na contaminação de um aquífero com petróleo, o óleo mais leve atinge ou permanece na superfície e a fração mais pesada se sedimenta.

Nos oceanos, as várias correntes superficiais favorecem o transporte de contaminantes. A densidade da água do mar também é um fator relevante que pode ser modificada como resultado da diminuição da temperatura ou pelo aumento na concentração de sal. Quando a massa de água aumenta em densidade, a dissolução, dispersão e/ou sedimentação do contaminante é modificada.

O destino de substâncias no meio aquoso depende, também, de suas propriedades físico-químicas, especialmente lipossolubilidade, pressão de vapor e estabilidade química. Compostos menos estáveis são facilmente hidrolisáveis, representando menor risco para o ecossistema aquático, a não ser que o produto de hidrólise seja mais tóxico do que o precursor.

Os contaminantes podem ser removidos do meio aquoso por volatilização. O potencial intrínseco de volatilização é determinado pela constante de Henry da substância. A volatilização é altamente dependente das condições ambientais do corpo d'água específico, tais como profundidade da água, coeficientes de trocas gasosas relacionados à velocidade dos ventos e fluxo d'água e estratificação desse corpo d'água.

A polaridade é importante na distribuição e persistência dos contaminantes nesse meio. Substâncias hidrofílicas tendem a se dissolver no meio e se distribuir pela superfície da água. As lipofílicas associam-se ao material particulado, especialmente do sedimento.

Os fatores que afetam o comportamento dos metais no meio aquoso são: (1) propriedades físico-químicas do meio (força iônica, estado de oxirredução, correntes de água, localização e atividade da biota); (2) tipo e concentração dos constituintes da coluna d'água; (3) tipo e densidade de sorventes sólidos e a cinética dessas reações associadas sob influência da temperatura e da atividade biológica.

Meios com elevada força iônica levam, em geral, a uma diminuição na interação entre a espécie metálica em solução e o grupo funcional da partícula sólida em suspensão na coluna d'água. O estado de oxidação do metal no meio aquoso determina a sua mobilidade, solubilidade, toxicidade e reatividade. Íons metálicos com número de oxidação elevado, como cromo hexavalente e arsênio pentavalente, tendem a existir como oxiânions em soluções com pH de moderado a elevado e formam ligações covalentes.

Devido a sua eletropositividade, esses íons têm grande afinidade por sítios eletronegativos presentes em ligantes biológicos, o que exacerba a toxicidade dessas espécies metálicas. As bactérias podem reduzir enzimaticamente esses metais, por exemplo $Hg^{2+}$ a $Hg^0$ ou oxi-hidróxidos de ferro e manganês. A significativa proporção de metal reduzido no sedimento parece ser resultado de processos enzimáticos. A biota influencia também no estado de oxirredução devido aos processos ligados à fotossíntese e à decomposição. Em períodos de intensa atividade biológica, alterações significativas no estado de oxirredução e no pH podem ocorrer em áreas localizadas, determinando uma modificação no ciclo biogeoquímico dos contaminantes metálicos ali presentes.

Nem todos os metais são igualmente reativos, tóxicos ou disponíveis para a biota. Além de minerais como os oxi-hidróxidos de ferro e manganês, os sistemas aquáticos naturais contêm uma variedade de sólidos que, geoquimicamente, funcionam como substratos para o transporte e a captura desses metais, tais como os ácidos fúlvicos e húmicos. Geralmente, a extensão de adsorção dos metais às superfícies dos minerais, na presença de matéria orgânica, aumenta em pH mais baixo e diminui em pH mais elevado. Em água doce ou salgada com baixos teores de matéria orgânica, os metais podem existir como uma variedade de complexos orgânicos e inorgânicos. Por exemplo, o $Cu^{++}$ (II) pode ser encontrado como carbonato ($CuCO_3$) e complexado a hidróxidos ($CuOH^+$). Na presença de matéria orgânica, complexos orgânicos de cobre se formam ou o cobre pode se ligar a partículas em suspensão. Somente uma pequena fração livre dissolvida existirá no meio aquoso e estará diretamente relacionada com a toxicidade desse metal a vários organismos aquáticos.

As propriedades químicas da água interferem na disponibilidade dos metais e, consequentemente, em sua toxicidade. Estudos realizados com *Pimephales promelas* (carpa) demonstraram a interferência da dureza da água (concentração de cálcio), pH e partículas sólidas em suspensão na CL50, 96h de cobre (concentração letal 50% em 96 horas de contato). A disponibilidade do metal diminui com a formação de complexos orgânicos, de carbonatos de cobre (águas duras) e de hidróxidos de cobre (pH elevado). Parece que a toxicidade do cobre está relacionada ao acúmulo de cobre em sítios fisiologicamente ativos, presente nas guelras dos peixes.

Portanto, a disponibilidade de um determinado metal no meio é dependente da salinidade do meio, pH, estado de oxirredução, presença de microrganismos e de compostos aos quais o metal possa se ligar (sulfetos, hidróxidos, carbonatos e tipo de matéria orgânica, como ácidos fúlvico e húmico), distribuição da matéria orgânica e proporção de argila e areia no solo. Grosseiramente, pode-se afirmar que a ligação dos metais pesados aos constituintes do solo cresce no seguinte sentido: Cd < Zn < Pb < Cu. Esse fato explica, por exemplo, porque o Cd é mais absorvido do que o chumbo pelos organismos terrestres. Solos com elevado teor de argila e de substâncias húmicas favorecem a complexação de metais. Os metais, cátions bivalentes, ligam-se aos grupamentos carregados negativamente presentes no cristal sílica-alumínio da partícula de argila ou aos grupamentos hidroxilas e carboxilas presentes na estrutura aromática dos ácidos fúlvicos e húmicos.

A acidificação do solo e da água também interfere na disponibilidade de metais, porém não de todos eles. Cádmio, chumbo e zinco tornam-se mais móveis em pH mais ácido, podendo ser lixiviados até as águas subterrâneas. Em pH ácido, ocorre o enfraquecimento das ligações dos metais com as partículas de argila ou material orgânico. As formas divalentes de cádmio, chumbo e zinco são mais facilmente absorvidas pela biota. A acidificação favorece a formação desses íons. O mercúrio comporta-se de modo diferente no ambiente. Sua ligação à matéria orgânica é tão forte que não é influenciada pela acidificação do solo. Formas voláteis, como mercúrio elementar, quando na água e no solo, facilmente atingem a atmosfera.

No meio aquático, os contaminantes orgânicos hidrofóbicos e pouco solúveis tendem a se adsorver a fase particulada, como ocorre com os hidrocarbonetos aromáticos policíclicos.

A concentração do material particulado em suspensão ou coloidal na coluna d'água interfere na transferência desses hidrocarbonetos para a atmosfera.

Nos sedimentos de rios, lagos e mares, os contaminantes orgânicos adsorvidos às partículas têm sua mobilidade e sua disponibilidade reduzidas. A natureza da substância, a força da ligação, a temperatura do meio, o pH e o teor de oxigênio determinam a disponibilidade química da substância. O teor de oxigênio na água determina a natureza e a velocidade das transformações químicas e bioquímicas; esse teor difere nos sedimentos. No fundo dos oceanos, as condições são anaeróbicas, enquanto nos cursos d'água de fluxo intenso, os níveis de oxigênio são relativamente elevados.

Os poluentes orgânicos persistentes depositam-se no leito dos rios e mares. A baixa hidrossolubilidade desses compostos faz com que os sedimentos tornem-se reservatórios primários desses praguicidas; somente a fração livre estará disponível para ser absorvida pela biota.

## 3.4. Transporte na atmosfera

O transporte de poluentes na atmosfera ocorre mais rápido do que na hidrosfera devido à baixa viscosidade do ar. Os principais processos envolvidos são difusão e advecção, sendo a difusão dominante na interface entre o ar e os demais compartimentos. Para um mesmo contaminante, a velocidade de difusão no ar é 100 vezes maior do que na água.

O transporte de poluentes presentes na atmosfera depende do estado físico deles e da movimentação das massas de ar. O tempo de residência na atmosfera é determinado por escalas temporais e espaciais de dispersão do contaminante, como ilustra a Tabela 6. Os processos de remoção dos contaminantes da atmosfera compreendem a deposição seca, úmida ou reações químicas.

Os gases solúveis e as partículas presentes na atmosfera podem ser incorporados às gotículas de chuva e atingir o solo ou as águas superficiais durante as precipitações ou nevascas. Podem, ainda, atingir o meio aquoso e o solo por deposição seca em locais distantes da fonte de emissão. Essa movimentação dos contaminantes entre os diferentes compartimentos do meio ambiente deve ser considerada na construção de modelos preditivos da distribuição ambiental.

**Tabela 6.** Correspondência entre as escalas temporal e espacial.

| Transporte horizontal | | Tempo | Transporte vertical |
|---|---|---|---|
| Local | 0 – 10 km 0 – 30 km | Minutos Horas | Camada intermediária |
| Mediano | > 1.000 km | Dia | |
| Continental | > 3.000 km | Muitos dias | Troposfera |
| Hemisférico | | Mês | |
| Global | | Ano | Estratosfera |

Obs.: A troposfera é a camada da atmosfera abaixo de 15 km de altitude; a estratosfera é a camada da atmosfera que se localiza a uma distância compreendida, aproximadamente, entre 15 e 50 km da superfície da Terra.

A velocidade de deposição seca depende, portanto, da partição do composto entre a fase de vapor e a particulada. Na fase sólida (aerossóis), o tamanho da partícula determina a taxa de deposição. Os compostos orgânicos com pressão de vapor superior a $10^{-4}$ Pa (pascal, unidade de pressão adotada pelo Sistema Internacional de Medidas) encontram-se preferencialmente na fase gasosa. Aqueles com baixa pressão de vapor tendem a se ligar a aerodispersoides.

A remoção úmida é muito eficiente para material particulado. Novamente, o tamanho da partícula determina a eficiência do processo de deposição úmida para aerossóis. Para compostos gasosos, a solubilidade é o fator determinante.

## 3.5. Transporte no solo

O solo representa uma das mais complexas matrizes no ambiente devido à sua heterogeneidade. É uma rede integrada de partículas de diferentes tamanhos, matéria orgânica de diversos tipos e quantidades, com poros contendo água, ar e biota. Os diversos tipos de solo apresentam grandes diferenças em relação ao tamanho das partículas e características ecofisiológicas; esses fatores determinam condições que variam de aeróbicas a anaeróbicas.

A porosidade do solo varia e, geralmente, os poros encontram-se preenchidos por gases ou fluidos. Os contaminantes que chegam à litosfera movimentam-se por difusão através desses fluidos ou por movimentação da água pelos espaços entre as partículas de solo. A velocidade de difusão dos contaminantes depende do peso molecular, da temperatura e pH do solo, do gradiente de concentração do contaminante, bem como dos constituintes do solo (matéria orgânica, cátions e ânions), dentre outros fatores. Se o contaminante apresenta elevada pressão de vapor e baixa afinidade pelos constituintes do solo, sofre rápida volatilização. A velocidade dos ventos e a umidade do solo podem afetar a volatilização. Se o contaminante for hidrossolúvel pode ser lixiviado facilmente, atingindo as águas subterrâneas ou aquíferos[3].

As interações entre a estrutura química, propriedades do solo e o modo de entrada no ambiente determinam se uma substância química específica é persistente e, por conseguinte, se é potencialmente perigosa para o compartimento do solo. Do mesmo modo, a interação com os constituintes do solo, em combinação com fatores específicos dele, é o que determina se um contaminante será incorporado ao material celular de plantas e animais ou se sofrerá processos de atenuação natural. De modo geral, dependendo de suas propriedades físico-químicas e das características do solo, um contaminante pode sofrer volatilização, difusão, diluição, adsorção, biodegradação, estabilização química e bioquímica. Esses processos alterarão a sua mobilidade, toxicidade e persistência no solo, como ilustrado nas Tabelas 7 e 8. A meia-vida mostrada na Tabela 8 deve ser vista com cautela, pois varia conforme as condições ambientais, como potencial redox, temperatura e pH.

**Tabela 7.** Processos que afetam a persistência dos principais contaminantes de solo.

| Processos | Metais pesados | Poluentes orgânicos persistentes | HAPs | Nutrientes |
|---|---|---|---|---|
| Adsorção | ++ | +++ | +++ | ++ |
| Difusão | + | + | + | ++ |
| Diluição | + | + | + | ++ |
| Volatilização | – | – | – | + |
| Transformação microbiana | + | + a ++++ | - a ++++ | ++++ |
| Estabilização: degradação química | +1 | +++ | +++ | + |
| Sequestração pelas plantas | ++ | – | – | ++++ |
| Sequestração pela biota do solo | ++ | ++ | ++ | ++ |

*Fonte: Doelman e Eijsackers, 2004.*

HAPs – Hidrocarbonetos aromáticos policíclicos.

++++ muito frequente; +++ frequente; ++ regular; + raramente; – não ocorre; 1 na presença de aceptor de elétrons (Mn, Fe etc.).

Os metais, em geral, são encontrados nas camadas superficiais do solo (5 a 10 cm). O pH do solo e o potencial redox afetam o processo de adsorção, precipitação, complexação e oxirredução de metais pesados e sua solubilidade. Dependendo do tipo de solo, pode-se concluir que a acidificação do meio aumenta a solubilidade e consequentemente a mobilidade de metais como Cd, Pb e Zn, dentre outros. O cromo, devido aos valores extremos de sua especiação VI e III, comporta-se de modo diferente. A especiação dos metais e sua adsorção à matéria orgânica modificam a disponibilidade química desses elementos. A adsorção de contaminantes orgânicos aos constituintes orgânicos do solo também diminui a mobilidade e a disponibilidade dessas substâncias.

O movimento dos metais do solo para águas profundas por lixiviação é muito lento na maioria das condições naturais, exceto para situações de elevada acidez. As condições que induzem o escoamento são a presença de metais no solo em concentrações: que se aproximem da capacidade de troca catiônica do solo, da presença de materiais que são capazes de formar quelatos solúveis com o metal e do decréscimo no pH da solução de lixívia (por exemplo, chuva ácida); ou que os excedam.

No ambiente, os metais podem ser transformados de uma espécie inorgânica para outra, ou de um tamanho de partícula para outro. Entretanto, como elementos, não estão, em geral, sujeitos à degradação. A transformação da espécie inorgânica para orgânica tem sido observada em sistemas aquáticos, particularmente nos sedimentos. A metilação é, segundo alguns autores, um processo independente da presença de bactérias. Não se sabe, por exemplo, se o chumbo tetrametilado formado é produzido abioticamente ou pela biota. Entretanto, é certo que as bactérias favorecem a redução das espécies metálicas.

---

[3]    Entende-se por água subterrânea aquela confinada a espaços pequenos entre rochas e solo. Os locais onde a água subterrânea se acumula em grande quantidade são chamados de aquíferos. Os aquíferos são camadas de solo ou rocha que podem armazenar ou suprir água para poços e fontes. A maior parte das águas subterrâneas move-se lentamente, em geral cerca de 30 cm por dia. Eventualmente, os aquíferos são repostos por fontes, rios, poços, águas de chuva, lagos, pântanos e oceanos como parte do ciclo hidrológico terrestre.

**Tabela 8.** Propriedades, meia-vida no solo e descrição geral das características do comportamento ambiental dos poluentes orgânicos persistentes (POPs) prioritários identificados pela Comissão Econômica das Nações Unidas para a Europa.

| POPs | Propriedades | | Meia-vida (horas) | Comportamento ambiental no solo | Persistência/ humificação |
|---|---|---|---|---|---|
| | $K_{ow}$ | $K_{oc}$ | | | |
| Aldrin | 6,5 | 7,65 | 10.000 – 30.000 | Persistente | + |
| Clordano | 5,8 | 4,5 | 10.000 – 30.000 | Persistente | + |
| Diclorodifeniltricloroetano (DDT) | 6,9 | 5,2 | 10.000 – 30.000 | Persistente | + |
| Hexaclorobenzeno | 5,7 | 6,1 | > 30.000 | Persistente | + |
| Mirex | 5,3 | 3,8 | > 30.000 | Persistente | + |
| Bifenilas policloradas (PCBs) | 5,3 | _ | > 10.000 | Persistente | + |
| Dioxinas policloradas | 6,8 | _ | 3.000 – 10.000 | 2,3,7,8-congêneres especialmente tóxicos Persistente | + |
| Furanos policlorados | 2,7 | _ | 10.000 – 30.000 | 2,3,7,8-congêneres especialmente tóxicos Persistente | + |
| Fenantreno | 4,5[5] | 4,4 | 2,5 – 4.400 | Mineralização | + |
| Fluorantreno | 4,9 | 4,6 | 2,5 – 4.400 | Persistente | + |
| Benzo(a)pireno | 6,1 | 6,6 | 1.368 – 13.000 | Persistente | + |

*Fonte: modificado de Mackay et al., 1999, apud Doelman & Eijsackers, 2004.*

Os poluentes orgânicos persistentes, devido às suas características químicas (baixa hidrossolubilidade, alta estabilidade), tanto no solo quanto nos corpos d'água, adsorvem-se fortemente às partículas. Quanto maior o teor de matéria orgânica presente no solo, maior a adsorção e menor a lixiviação para as águas subterrâneas. Uma vez no solo, podem ser transportados para as águas superficiais por meio de escoamento superficial provocado pela enxurrada de água de chuva ou águas de irrigação.

## 4. PROCESSOS DE DEGRADAÇÃO DOS CONTAMINANTES

Como mencionado anteriormente, uma substância lançada no meio ambiente sofre alterações durante seu transporte e sua distribuição entre as várias fases deste. A degradação é uma das propriedades intrínsecas à substância mais importantes na determinação do seu potencial de dano ao meio ambiente. Substâncias não degradáveis persistirão no meio, podendo, consequentemente, causar efeitos adversos crônicos sobre a biota.

A velocidade de degradação está relacionada não só à substância e sua estrutura molecular, mas também às condições do compartimento onde foi lançada, isto é, potencial redox, pH, presença de microrganismos, concentração de substratos e constituintes normais do referido compartimento.

Segundo a Organização para a Cooperação e Desenvolvimento Econômico (OECD, do inglês Organization for Economic Co-operation and Development) (2002), a degradação consiste na decomposição de moléculas orgânicas em moléculas menores e, eventualmente, dióxido de carbono, água e sais. Para compostos inorgânicos e metais, o conceito utilizado tem significado limitado ou não se aplica. Essas substâncias, no entanto, transformam-se por processos que normalmente ocorrem no meio ambiente, resultando em espécies tóxicas de

maior ou menor disponibilidade. A degradação pode ser abiótica ou biótica.

### 4.1. Degradação abiótica

A degradação abiótica compreende as transformações químicas e fotoquímicas. Geralmente, as transformações abióticas resultam em novos compostos orgânicos, mas não levam à mineralização.

As transformações químicas mais relevantes são a hidrólise, a fotólise e reações de oxirredução. A hidrólise é a reação entre os nucleófilos $H_2O$ e $OH^-$ com a substância química, ocorrendo a troca de um grupamento ligado à substância pelo grupo OH. Muitas substâncias, especialmente os ácidos orgânicos, são suscetíveis à hidrólise. A hidrólise é função do pH e da temperatura do meio.

A fotólise primária pode ser subdividida em direta e indireta. A direta consiste na absorção de luz pela substância química, resultando na sua transformação. A indireta, por sua vez, implica na transferência de energia, elétrons ou átomos H para a substância química a partir de espécies excitadas, o que induz a transformação. Denominam-se fotólise secundária as reações que ocorrem entre a substância química e espécies reativas de meia-vida curta, como radicais hidroxila, peroxila ou oxigênio singlet, espécies formadas na presença de luz.

### 4.1.1. Degradação abiótica dos poluentes da atmosfera

Os seguintes processos podem contribuir para a degradação atmosférica dos poluentes:

**Fotólise direta** Para materiais existentes na troposfera, a radiação UV-B e UV-A (comprimentos de onda de 290 a 450 nm) são importantes. A radiação solar com comprimento de onda menor que 290 nm dificilmente atinge a troposfera, porque é absorvida pelas camadas de ozônio e oxigênio na estratosfera. As radiações com comprimentos de onda maiores são, geralmente, muito fracas para quebrar uma ligação química.

Espécies que apresentam longo tempo de permanência (maior que um ano) podem ser transportadas para a atmosfera, onde as radiações de 200 a 290 nm são importantes. Como exemplos, podem-se mencionar os clorofluorcarbonos (CFCs) e o óxido nitroso ($N_2O$), que são praticamente inertes na troposfera, mas eficientemente fotolisados na estratosfera.

### Reações com radicais hidroxilas

A reação com radicais hidroxilas é a principal etapa de oxidação da maioria dos poluentes orgânicos.

### Reação com ozônio

A ozonólise é importante somente para compostos insaturados contendo duplas ou triplas ligações.

### Reação com radicais nitratos e outras espécies geradas fotoquimicamente

Há evidências de que alcenos, fenóis e cresóis reagem com radicais nitratos formados em *smogs* fotoquímicos. Conclui-se, portanto, que as reações com esse radical são de importância limitada e se aplicam somente a situações especiais, como à noite em atmosfera moderadamente poluída.

### 4.1.2. Degradação abiótica dos contaminantes de água e solo

A degradação abiótica dos contaminantes pode ocorrer tanto no solo quanto no meio aquoso.

### Degradação fotoquímica

Os contaminantes presentes na superfície dos corpos d'água e do solo sofrem fotólise direta, resultando em novos compostos, com propriedades diferentes dos precursores.

O solo e o meio aquoso não são matrizes tão boas quanto a atmosfera para as alterações fotoquímicas, devido à atenuação da luz incidente. No entanto, esse processo é relevante para algumas substâncias. Os hidrocarbonetos aromáticos policíclicos são candidatos à degradação fotoquímica por apresentarem elevada absortividade de luz UV. Estudos realizados com o benzo(a)pireno demonstraram uma meia-vida de oxidação de 7,5 horas.

### Hidrólise

É um processo relevante para substâncias químicas que apresentam grupos como ésteres, amidas, epóxidos, ésteres fosfóricos, haletos alquilados. As reações de hidrólise podem ser catalisadas por espécies acídicas e básicas, como $OH^-$ e $H_3O^+$. A hidrólise pode ser o processo inicial de transformação seguido pela biodegradação.

### Fotodissociação de íons nitrato

A excitação de íons nitrato em soluções aquosas induz a oxidação de substratos orgânicos. A fotodissociação de íons nitrato leva à formação de radical hidroxila e de oxigênio atômico. Essas reações ocorrem com irradiação solar, uma vez que a banda de absorção do $NO_3^-$ encontra-se em 302 nm. Os radicais hidroxilas são mais reativos do que o oxigênio atômico, tanto em fase gasosa quanto em fase aquosa. Os íons nitrato também induzem a formação de nitroderivados que podem ser mutagênicos.

### Adsorção/complexação com constituintes orgânicos

Nos sedimentos e no solo, os metais e outras substâncias inorgânicas encontram-se adsorvidos à superfície de óxidos ou a matéria orgânica (MO), como os ácidos húmicos e fúlvicos.

A MO dissolvida é constituída de duas partes: fração não húmica, que consiste em uma biomolécula de lipídio ou carboidrato, polissacarídeo, aminoácido, proteínas, resinas e uma fração húmica. A fração húmica é constituída por acido fúlvico, húmico ou humina, dependendo da composição química do solo e da água. O ácido húmico corresponde à fração solúvel em água em pH acima de 2, com peso molecular de 1.500 a 5.000 Da em água doce e de 50.000 a 500.000 Da no solo. O ácido fúlvico é a fração das substâncias húmicas solúveis em qualquer pH, de peso molecular entre 600 e 1.000 Da em água doce e entre 1.000 e 5.000 Da no solo. A humina não é hidrossolúvel. As substâncias húmicas são ubíquas em água, solo e sedimentos, representam cerca de 25% do total de carbono orgânico da terra e compreendem 50 a 70% da MO dissolvida no meio aquoso.

As substâncias húmicas do solo são preferencialmente derivadas da decomposição de plantas e animais e constituídas por componentes da parede celular das plantas, como lignina e polissacarídeos naturais, e de lipídios e material proteico. Em pântanos, as substâncias húmicas podem ser derivadas de fontes autóctones (organismos aquáticos, como fitoplancton) ou alóctones (plantas e solos do entorno). Por ação de microrganismos da biota dos pântanos, a composição da matéria orgânica é marcadamente alterada com reposição de muitos compostos lixiviados do solo.

Em geral, as substâncias húmicas de procedência variada apresentam composição química semelhante, mas estruturalmente diferente (Figuras 2 e 3). Essas diferenças sugerem que esses materiais foram submetidos a graus variáveis de biodegradação e humificação nos diversos ambientes onde se encontram. São principalmente caracterizadas por compostos nitrogenados, produtos alifáticos, lignina, carboidratos e substâncias aromáticas. As substâncias húmicas presentes na água e no solo pantanoso apresentam elevada quantidade de carboidrato e compostos derivados da lignina, enquanto as substâncias procedentes da turfa contêm elevada porcentagem de biopolímeros alifáticos e as procedentes da hulha são constituídas predominantemente por compostos aromáticos. Essas diferenças devem-se à sequência cronológica do processo de humificação.

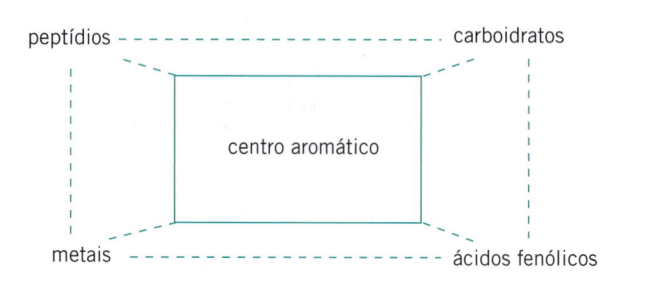

**Figura 2.** Estrutura diagramática do ácido húmico.

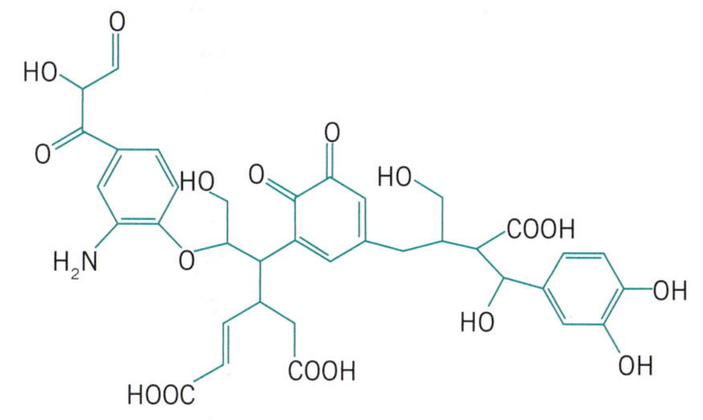

**Figura 3.** Monômero de ácido húmico.

## 4.2. Degradação biótica

A biodegradação é o mecanismo de degradação mais importante para os compostos orgânicos na natureza, em termos de massa de material transformada e extensão da degradação. Ao contrário de outros processos, a biodegradação elimina os contaminantes sem dispersá-los através dos meios. Os produtos finais dessa degradação são dióxido de carbono, água e biomassa microbiana.

A velocidade de biodegradação depende da composição química do produto e de fatores ambientais específicos. Esse processo pode ser aeróbico ou anaeróbico; dentre as variáveis ambientais que o afetam, encontram-se:

**Temperatura**  Todas as transformações biológicas são afetadas pela temperatura. Em geral, conforme a temperatura se eleva, a atividade biológica tende a aumentar até a temperatura em que ocorre desnaturação enzimática. A atividade microbiana é encontrada no ambiente em temperaturas que variam de abaixo de 0 a 100ºC. No entanto, a temperatura ótima para biodegradação varia de 10 a 30ºC; grosseiramente, pode-se afirmar que a velocidade de degradação dobra a cada 10ºC de elevação na temperatura.

**pH**  O pH ideal para a biodegradação é próximo do neutro (6 a 8). Para a maioria das espécies, o pH ótimo é ligeiramente alcalino, ou seja, maior que 7. Para as bactérias, em pH menor que 5, a atividade bacteriana encontra-se significativamente diminuída. Para os fungos, condições ligeiramente acídicas favorecem a atividade, estando o pH ótimo entre 5 e 6.

**Potencial Redox**  Na biodegradação aeróbica, a presença de oxigênio é fundamental, uma vez que as etapas iniciais do catabolismo envolvem a oxidação dos substratos por oxigenases. O teor de oxigênio e o potencial redox relacionado determinam a presença de diferentes tipos de microrganismos, aeróbios e anaeróbios. A decomposição anaeróbica de hidrocarbonetos ocorre muito lentamente em alguns casos, como para os constituintes do petróleo. Alguns compostos, como benzoato, hidrocarbonetos clorados, benzeno, tolueno, xileno, naftaleno e acenafteno, são degradados na ausência de oxigênio.

Na maior parte do ambiente aquático e na parte superior dos sedimentos, as condições aeróbias prevalecem. Entretanto, em algumas partes do meio aquático, a concentração de oxigênio é muito baixa em alguns períodos do ano, devido à eutrofização e consequente decaimento na produção de matéria orgânica.

Os parâmetros convencionais de oxidação medidos são demanda bioquímica de oxigênio ($BOD_5$), demanda química de oxigênio (COD), carbono orgânico total (TOC), demanda total de oxigênio (TOD) e demanda teórica de oxigênio (ThOD).

A BOD é um bioensaio que mede o oxigênio dissolvido e consumido pela microbiota durante a oxidação da matéria orgânica presente. Uma amostra de resíduo é incubada no escuro durante 5 dias, a 20ºC, e a redução da concentração de $O_2$ dissolvido durante o período de incubação resulta na BOD. Os valores de BOD apresentam, algumas vezes, grande variação. Isso se deve à capacidade de adaptação dos microrganismos.

Como a determinação da BOD leva cinco dias, outros métodos foram propostos. O COD é um método popular que consiste no consumo de oxigênio por uma solução fervente de dicromato de potássio.

**Concentração do contaminante**  Em geral, o crescimento de microrganismos competentes não ocorre quando a concentração do substrato (contaminante) encontra-se abaixo do valor-limite, em torno de 10 µg/L. Em concentrações abaixo do valor-limite, provavelmente, não há estímulo suficiente para iniciar a resposta enzimática e o contaminante não é utilizado como substrato primário da microbiota.

No ambiente aquático, a maioria dos contaminantes orgânicos está presente em concentrações baixas e serão degradados como substratos secundários.

**Concentração de microrganismos viáveis**  A biodegradação no ambiente aquático e terrestre depende da presença de microrganismos competentes em número suficiente. A comunidade microbiana natural consiste em uma biomassa diversa e, quando uma nova substância é introduzida em concentração suficientemente elevada, a biomassa deve se adaptar para degradar essa substância. Frequentemente, a adaptação da população microbiana é causada pelo crescimento de espécies capazes de degradar a substância. Outros processos ocorrem durante a adaptação, como indução enzimática, troca de material genético e desenvolvimento de tolerância à toxicidade do contaminante em questão.

**Tempo de adaptação**  A adaptação consiste no intervalo decorrido entre a exposição e o início da efetiva degradação. É óbvio que esse intervalo depende da presença de espécies competentes, ou seja, da comunidade de microrganismos. Dessa forma, quanto maior a ubiquidade do contaminante, maior a probabilidade de se encontrarem espécies competentes e menor o tempo de adaptação.

**Quantidade e qualidade de nutrientes, vitaminas e traços de metais**  Há pelo menos onze macro e micronutrientes essenciais que devem estar presentes no solo em quantidades, forma e relações adequadas para manter o crescimento microbiano. São eles: nitrogênio, fósforo, potássio, sódio, enxofre, cálcio, magnésio, ferro, manganês, zinco e cobre.

O nitrogênio é o principal nutriente limitante, determinando a velocidade de decomposição dos hidrocarbonetos do petróleo. Não obstante, pequenas quantidades de fósforo fertilizante podem ser necessárias para estimular a biodegradação.

No solo, o ajuste do balanço C/N/P pode ser facilmente efetuado pela adição de fertilizantes. Entretanto, no ambiente aquático, o ajuste desse balanço oferece mais problemas, devendo ser efetuado de forma a não ser dissipado da interface óleo-água.

Duas estratégias têm sido utilizadas: o encapsulamento do fertilizante numa matriz que permita a flutuação e a liberação lenta; ou o uso de componentes oleofílicos que permaneçam na interface. Entre os fertilizantes oleofílicos, podem ser empregados ureias parafinadas, octilfosfato, octoato férrico, fosfato duplo de amônia e magnésio parafinado, que estimulam a biodegradação em ecossistemas aquáticos.

### Teor de água

O teor de água do solo contaminado afeta a biodegradação dos óleos devido à dissolução de componentes residuais, à ação dispersora da água e pelo fato de ser necessária para o metabolismo microbiano. Esse teor afeta, também, a locomoção microbiana, a difusão do soluto, o suprimento do substrato e a remoção dos produtos do metabolismo. A umidade excessiva limita o suprimento de oxigênio. A maioria dos estudos indica que os teores ótimos de umidade encontram-se entre 50 e 70% da capacidade retentora de água.

### Espécies microbianas

As bactérias são os agentes primários das alterações geoquímicas, devido à relação entre área superficial e volume, distribuição abundante, velocidade de crescimento e metabolismo elevado, capacidade de adaptação, possibilidades nutricionais e enzimáticas. Essas características asseguram o seu papel dominante como catalisador na transferência de elementos entre os vários compartimentos e o ciclo biogeoquímico desses elementos na biosfera (C, S, Fe, P).

O potencial de biorremediação das bactérias para contaminantes orgânicos é bem compreendido. No entanto, as bactérias apresentam potencial como redutoras de metais, por exemplo Cr (VI) a Cr (III), menos tóxico e solúvel. As superfícies bacterianas, como os minerais, apresentam grupos funcionais que se ligam a espécies catiônicas como os metais. Esses grupos variam em tipo e densidade conforme a espécie.

A capacidade adsortiva e a afinidade aos metais estão associadas aos tipos de grupos funcionais e, portanto, à composição da parede bacteriana (Gram positiva ou negativa) e atividade metabólica. A natureza aniônica das células bacterianas na maioria dos ambientes é resultado dos grupos carboxila (4 a 6) e fosforila (~7). A superfície bacteriana também possui grupos amino que, em pH neutro, estão mais ou menos carregados (pKa~9). A abundância relativa desses três grupos na parede celular e a natureza de cada grupo ligante determinarão a capacidade de ligação do metal à superfície celular em dado pH. Diferentes sítios da superfície bacteriana desempenharão papéis mais relevantes no meio aquático em pH mais baixo e outros em pH mais elevado.

No meio aquático, as bactérias encontram-se na forma planctônica, biofilmes ou flocos de agregados em suspensão. A existência, a dominância e a importância de cada uma dessas formas variam de acordo com o sistema aquático, os vários compartimentos (coluna d'água, sedimento, mar aberto[4] ou litoral) e a influência das condições ambientais em dada linha-gem bacteriana. Tipicamente, a densidade de células na zona pelágica é da ordem de $10^6$/mL e nos biofilmes de $10^9$ a $10^{11}$/mL. As bactérias fotossintéticas (algas azuis) permanecem na zona eufótica[5] dos lagos, associadas aos sedimentos no litoral ou flutuando livre na zona epilimínica[6].

As bactérias que decompõem matéria orgânica, ligadas à redução de sulfatos ou oxi-hidróxidos de Fe (III) ou Mn (III/IV), são mais comumente encontradas em sedimentos anóxicos. Os biofilmes bacterianos podem se estender por alguns metros[7] e funcionam como biorreatores, criando microambientes geoquímicos que podem diferir substancialmente da coluna d'água.

## 5. ACUMULAÇÃO DOS CONTAMINANTES PELA BIOTA

A concentração das substâncias na biota é determinada pelo equilíbrio entre absorção, biotransformação e excreção, o que depende da substância e do organismo. Algumas substâncias tendem a se acumular bastante na biota, outras não; alguns organismos acumulam muitas substâncias, enquanto outros não.

Bioconcentração (BCF) é o fenômeno em que, no equilíbrio, a concentração da substância no organismo é maior que sua concentração no compartimento de seu entorno (água, sedimento ou solo). A BCF é determinada experimentalmente, e para ocorrer, em geral, a substância precisa ser lipossolúvel, estar presente no meio e ser absorvida. Propriedades que alteram a disponibilidade da substância no meio alterarão a bioconcentração da substância. Por exemplo, substâncias rapidamente biodegradáveis permanecem por curto período no meio aquático ou no solo. Igualmente, os processos de volatilização, adsorção e hidrólise reduzirão o tempo de contato entre a substância e o organismo. Usualmente, afirma-se que substâncias com Log $K_{ow} \geq 4$ e BCFs $\geq 500$ apresentam potencial para se bioconcentrar. Para substâncias químicas altamente lipossolúveis, isto é, com Log $K_{ow} > 6$, os valores experimentais de BCF tendem a decrescer com o aumento do Log de $K_{ow}$. As explicações conceituais dessa não linearidade referem-se principalmente a uma redução na permeabilidade da membrana ou na lipossolubilidade para moléculas grandes.

O termo bioacumulação é utilizado para se referir à concentração da substância no organismo, considerando todas as vias e rotas de exposição (ar, água, sedimento, solo e alimento), como ilustra a Figura 4.

Fatores externos e internos interferem no potencial de bioconcentração e de bioacumulação de substâncias orgânicas. A absorção ou a velocidade de excreção são importantes nesse processo.

---

[4]    Zona pelágica.

[5]    Zona eufótica – região de grande luminosidade, que vai até aproximadamente 80 a 100 metros de profundidade.

[6]    Zona epilimínica – zona superior da massa aquática de lago, caracterizada por temperatura (uniforme) mais alta que a das zonas inferiores e por grande capacidade de mistura (troca) devida ao vento.

[7]    O tamanho médio de uma bactéria é de aproximadamente 1 a 2 mm de comprimento; portanto, 1.000 células enfileiradas cobririam a distância de 1 mm.

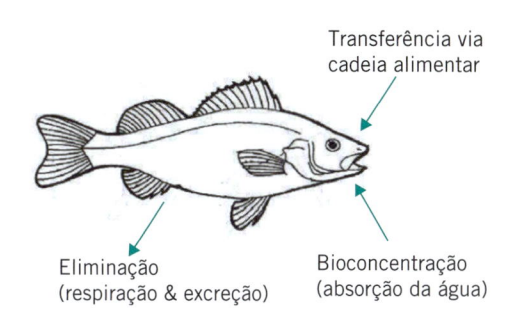

Transferência via cadeia alimentar

Eliminação (respiração & excreção)

Bioconcentração (absorção da água)

Bioacumulação = bioconcentração + transferência via cadeia alimentar − (eliminação + diluição devido ao crescimento do organismo).

**Figura 4.** Exemplo ilustrativo dos conceitos de bioconcentração e bioacumulação.

Dentre os fatores que interferem na absorção, temos:

**Tamanho do organismo** A absorção de substâncias em peixes é controlada pelo fluxo de água através das guelras, pela difusão através do epitélio, pelo fluxo de sangue e pela capacidade de ligação do contaminante com constituintes do sangue. Como peixes grandes apresentam a superfície das guelras relativamente menor em relação ao seu peso, a velocidade de absorção é menor quando comparada aos peixes pequenos.

**Tamanho da molécula** Quanto maior a molécula, menor é o seu coeficiente de difusão e, portanto, menor a absorção. Substâncias ionizadas não são absorvidas prontamente, e o pH do meio influencia na absorção.

**Disponibilidade** A adsorção a partículas orgânicas, a complexação com cátions e ânions presentes no meio ou a diminuição da solubilidade em determinada faixa de pH reduzem a disponibilidade da substância e sua absorção pelo organismo.

**Fatores ambientais** Parâmetros ambientais interferem na fisiologia do organismo e afetam a absorção. Por exemplo, quando a concentração de oxigênio na água fica diminuída, os peixes devem filtrar mais água pelas guelras para atingir a demanda respiratória. Dessa forma, se maior quantidade de água contaminada passar pelas guelras, maior será a oferta e a absorção do contaminante.

Dentre os fatores que afetam a velocidade de excreção, temos:

**Tamanho do organismo** O tempo necessário para se atingir o equilíbrio é função do tamanho do organismo; esse fator deve ser considerado na determinação do BCF. Por exemplo, os organismos aquáticos menores apresentam maior superfície das guelras em relação ao peso; o estado de equilíbrio nas larvas é atingido mais rapidamente do que nas fases juvenil e adulta.

**Teor lipídico** Organismos com elevado teor lipídico tendem a acumular mais substâncias lipossolúveis.

**Metabolismo** Em geral, o metabolismo ou a biotransformação de contaminante determina a formação de produtos mais hidrossolúveis, que podem ser facilmente excretados. A biotransformação pode, também, alterar a toxicidade do composto. O produto de biotransformação formado pode ser mais tóxico que o precursor, como é o caso do benzo(a)pireno.

Os organismos terrestres apresentam um sistema de biotransformação, geralmente, melhor do que o dos organismos aquáticos. Essa diferença se deve à menor necessidade de biotransformação nos organismos aquáticos pela presença das guelras, que permitem a excreção de substâncias para a água. A capacidade de biotransformação de xenobióticos em organismos aquáticos cresce no seguinte sentido: molusco < crustáceo < peixe.

A biomagnificação é definida como o acúmulo e transferência das substâncias via cadeia alimentar, resultando em cargas corpóreas tanto maiores quanto mais elevado for o nível trófico do organismo. O DDT é um exemplo típico de contaminante que sofre biomagnificação. Durante anos, o DDT foi utilizado como praguicida. Devido ao escoamento superficial das áreas agrícolas onde esse inseticida foi aplicado, houve contaminação das águas superficiais no entorno dessas localidades. As concentrações de DDT no meio aquoso eram baixas, no entanto, devido a sua elevada persistência no meio ambiente, foi se biomagnificando na cadeia alimentar. Nos níveis tróficos inferiores, as concentrações de DDT eram baixas e nenhum efeito adverso foi observado. As aves que se alimentavam de peixes, no entanto, apresentaram diminuição da espessura das cascas de seus ovos, redução da reprodução e declínio dessas espécies na América do Norte.

**Tabela 9.** Diferença entre bioconcentração, bioacumulação e biomagnificação.

| Bioconcentração | Bioacumulação | Biomagnificação |
|---|---|---|
| Concentração da substância no organismo é maior do que no compartimento do entorno. | Termo mais geral. Inclui todas as rotas de exposição. | Aumento da concentração da substância ao longo da cadeia alimentar. |
| Ocorre dentro do Organismo. | | Ocorre ao longo da cadeia alimentar. |

## 6. ALGUNS CONTAMINANTES DE ÁGUA E SOLO

### 6.1. Contaminantes da água de consumo

As substâncias químicas podem estar presentes na água de beber advinda da fonte de origem (mananciais) que pode ter recebido as cargas poluidoras descritas acima, do processo de tratamento ou do sistema de distribuição. Na fonte, podem ser encontradas também substâncias de origem natural, como sódio, arsênio, mercúrio, substâncias radioativas naturais e artificiais (como urânio e radônio) e produtos químicos fabricados pelo homem, como os praguicidas. Essas substâncias podem atingir a fonte de água superficial por meio da chuva ou pela infiltração no solo. Alguns produtos químicos, como o cloro, são adicionados à água para destruir microrganismos, como bactérias e vírus, e podem dar origem a outras substâncias, como os tri-halometanos.

A presença de altas concentrações de algumas substâncias químicas na água para beber tem sido motivo de preocupação das autoridades sanitárias há muitos anos. Em muitos países existem especificações apropriadas para o controle dessas substâncias que podem estar presentes na água. Atualmente, é usada uma ampla variedade de polieletrólitos como auxiliares do processo de coagulação. A presença de resíduos de monômeros desses produtos é um assunto de grande preocupação. Muitos polieletrólitos são polímeros ou copolímeros derivados da acrilamida, e em ambos os casos o monômero, a própria acrilamida, está presente como impureza. Outro exemplo é a presença do tetracloreto de carbono detectado no cloro usado no processo de desinfecção da água.

As soluções de hipoclorito utilizadas nos processos de desinfecção da água de abastecimento podem conter contaminantes, como perclorato, clorato e bromato, os quais podem ser formados durante ou após a produção do hipoclorito. Essas espécies de oxi-halogenetos contaminam a água tratada se não forem adotadas medidas de controle adequadas para minimizar a sua formação durante a manufatura, o transporte e o armazenamento das soluções de hipoclorito. Alguns desses contaminantes não são regulados e a sua presença na água de consumo é extremamente preocupante, como a do perclorato, que é um interferente endócrino que afeta o funcionamento da tireoide humana.

Os compostos emergentes, entre eles interferentes endócrinos, são atualmente motivo de preocupação das autoridades de saúde e ambiente; trata-se de substâncias não legisladas, que incluem fármacos, agrotóxicos, hormônios (naturais e sintéticos), produtos de higiene pessoal e produtos químicos industriais liberados no ambiente, principalmente por efluentes, estações de tratamento de esgoto e esgoto *in natura*. Esses compostos não serão aqui incluídos, pois há um capítulo específico para os contaminantes emergentes.

A concentração de contaminantes na água potável é bem controlada, por meio da aplicação de regulamentações dirigidas à qualidade dos produtos para a água produzida. No Brasil, a Portaria n. 2.914/2011, do Ministério da Saúde, estabelece os valores máximos permitidos da presença de contaminantes na água para o consumo humano. De forma similar, a existência de regulamentações nacionais estritas sobre a qualidade do material das tubulações evita a possível contaminação da água de consumo pelos constituintes das tubulações de plástico.

As diretrizes para a qualidade da água potável publicadas pela Organização Mundial da Saúde (OMS) podem ser de utilidade aos serviços nacionais competentes para avaliar a inocuidade da água ou elaborar as normas ou leis nacionais. Os valores orientadores para praguicidas na água para consumo humano são estabelecidos visando a proteção da saúde humana e não estão destinados à proteção do ambiente ou da vida aquática. Sabe-se que a degradação no ambiente de produtos usados para o combate de pragas pode ser um problema para a água potável. Porém, na maioria dos casos, a toxicidade desses produtos de degradação não tem sido considerada nos valores orientadores, devido à inadequação dos dados disponíveis sobre a sua identidade, presença e atividade biológica.

Na Tabela 10, encontra-se a lista dos valores máximos permitidos (VMP) e valores orientadores (VO) para praguicidas na água, segundo a Portaria n. 2.914/2011, do Ministério da Saúde do Brasil, e segundo a OMS, respectivamente.

**Tabela 10.** Valores máximos permitidos pela Portaria n. 2.914 (2011) e valores orientadores para praguicidas na água destinada ao consumo humano segundo a OMS (2011).

| Praguicida | Portaria n. 2.914 – VMP (ug/L) | OMS – VO (ug/L) |
|---|---|---|
| Alaclor | 20 | 20 |
| Aldicarbe + aldicarbesulfona + aldicarbesulfóxido | 10 | 10 (aplicável para o aldicarbe sulfóxido e sulfona) |
| Aldrin + dieldrin | 0,03 | 0,03 |
| Atrazina | 2 | 2 (atrazina e seus metabólitos cloro-s-triazina) |
| Carbendazim + benomil | 120 | – |
| Carbofurano | 7 | 7 |
| Clordano | 0,2 | 0,2 |
| Cianazina | – | 0,6 |
| 2,4-D + 2,4,5 T | 30 | 30 (somente 2,4-D e aplicável para o ácido livre) 9 (Somente 2,4,5-T) |
| Dimetoato | – | 6 |
| DDT + DDD + DDE | 1 | – |
| Diuron | 90 | – |
| Endossulfan (α β e sais) | 20 (somatório dos isômeros alfa, beta e os sais de endossulfan) | – |
| Endrin | 0,6 | 0,6 |
| Glifosato + AMPA | 500 | – |
| Lindano (gama HCH) | 2 | 2 |
| Mancozebe | 180 | – |
| MCPA | – | 2 |
| Metamidofós | 12 | – |
| Metolacloro | 10 | 10 |
| Metoxicloro | – | 20 |
| Molinato | 6 | 6 |
| Parationa metílica | 9 | – |
| Pendimetalina | 20 | 20 |
| Pentaclorofenol | 9 | 9 (provisório) |
| Permetrina | 20 | – |
| Profenofós | 60 | – |
| Simazina | 2 | 2 |
| Tebuconazol | 180 | – |
| Terbufós | 1,2 | – |
| Terbutilazina | – | 7 |
| Trifluralina | 20 | 20 |

### 6.1.1. *Tri-halometanos*

São evidentes os benefícios decorrentes do tratamento de desinfecção da água de consumo nos países desenvolvidos e em desenvolvimento, constatados no rápido declínio de muitas doenças de veiculação hídrica (tifo, cólera, gastrenterites) no século XX. A cloração direta foi o primeiro e ainda é um dos métodos mais comuns de desinfecção utilizados no mundo. Nos Estados Unidos, são usados, além da cloração, tratamentos com cloramina, dióxido de cloro, ou ozônio. A desinfecção com ozônio é mais comum na Europa.

Durante a cloração, processo de desinfecção de água para consumo humano mais utilizado no Brasil, alguns compostos e classes de compostos são identificados como subprodutos orgânicos. O cloro reage com a matéria orgânica presente naturalmente na água (substâncias húmicas), formando um grupo de subprodutos orgânicos. Os padrões para água de consumo foram estabelecidos principalmente para aquelas substâncias que apresentaram potencial mutagênico ou carcinogênico. Embora tenham sido identificadas centenas de substâncias halorgânicas em águas cloradas, apenas poucas contribuem para os compostos halogênicos totais (TOX) nessas águas.

Os tri-halometanos (THM) são os mais conhecidos e de maior ocorrência em subprodutos da cloração. Os THM são compostos por um carbono ligado a halogênios e possuem a fórmula geral $CHX_3$, onde X pode ser cloro, bromo, iodo, ou combinações a partir deles, como mostra a Tabela 11. Aparecem principalmente na água potável, como produtos resultantes da reação entre substâncias químicas utilizadas no tratamento oxidativo (cloro livre) e matérias orgânicas (ácidos húmicos e fúlvicos) naturalmente presentes na água.

Os níveis de THM na água de abastecimento podem aumentar à medida que a água clorada percorre o sistema de distribuição, devido à presença contínua do cloro residual. Sua formação está, portanto, relacionada ao uso do cloro. Os ácidos húmicos e fúlvicos, também denominados de precursores dos THM, são resultantes da decomposição da vegetação. A maioria desses ácidos contém radicais cetona, que podem produzir halofórmios após a reação com o cloro. Vários fatores, como a temperatura ambiente, pH do meio, concentração e tipo de cloro, características dos seus precursores, entre outros, podem influenciar essa reação. A formação dos THM pode ser esquematizada da seguinte forma:

Espécies halogenadas + Cloro livre + Precursores =
THM + Subprodutos

**Tabela 11.** Fórmulas químicas e denominações dos tri-halometanos, valores máximos permitidos (VMP) pela Portaria n. 2.914 (2011) e valores orientadores (VO) na água destinada ao consumo humano segundo a OMS (2011).

| Fórmula química | Denominações | Portaria n. 2.914 – VMP (mg/L) | OMS – VO (mg/L) |
|---|---|---|---|
| – | tri-halometanos totais: triclorometano ou clorofórmio (TCM), bromodiclorometano (BDCM), dibromoclorometano (DBCM), tribromometano ou bromofórmio (TBM) | 0,1 | (*) |

continua

continuação

| | | | |
|---|---|---|---|
| $CHCl_3$ | triclorometano, clorofórmio | – | 0,3 |
| $CHBrCl_2$ | bromodiclorometano | – | 0,06 |
| $CHBr_2Cl$ | dibromoclorometano | – | 0,1 |
| $CHBr_3$ | tribromometano, bromofórmio | – | 0,1 |
| $CHCl_2I$ | dicloroiodometano | – | – |
| $CHClBrI$ | bromocloroiodometano | – | – |
| $CHClI_2$ | clorodi-iodometano | – | – |
| $CHBr_2I$ | dibromoiodometano | – | – |
| $CHBrI_2$ | bromodi-iodometano | – | – |
| $CHI_3$ | tri-iodometano, iodofórmio | – | – |

*Fonte: Adaptado de Tominaga & Midio, 1999.*

$$\text{THM total*}: \frac{\text{C bromofórmio}}{\text{VO bromofórmio}} + \frac{\text{C DCM}}{\text{VO DCM}} + \frac{\text{C BDCM}}{\text{VO BDCM}} + \frac{\text{C clorofórmio}}{\text{VO clorofórmio}} \leq 1$$

\* Recomendação da OMS para THM total, onde **C** = concentração e **VO** = valor orientador.

Normalmente, os THM encontrados na água de abastecimento clorada são as espécies cloradas e bromadas (Tabela 11). O triclorometano (clorofórmio) e o bromodiclorometano são predominantes; o dibromoclorometano e o tribromometano (bromofórmio) são frequentemente encontrados; e o dicloroiodometano e o bromocloroiodometano são menos comuns. Portanto, quando se faz referência aos THM, na realidade estão sendo mencionados apenas os quatro primeiros compostos. Os THM são normalmente encontrados juntos na água tratada, e a soma das concentrações desses compostos, definida como tri-halometanos totais, tem sido utilizada na legislação de muitos países para o controle de águas de abastecimento público. Com relação à sua toxicidade, esta se refere principalmente ao clorofórmio (CF), por ser o composto mais estudado e encontrado em maior concentração que os demais. É provável que os outros compostos halogenados do mesmo grupo tenham efeitos similares.

Os quatro compostos aqui considerados são líquidos à temperatura ambiente. A sua volatilidade varia de relativa a extremamente volátil, com pressões de vapor a 25°C, variando de 0,80 kPa para o bromofórmio a 23,33 kPa para o clorofórmio. Os THM são pouco solúveis em água, com solubilidades menores que 1 mg/mL a 25°C. Os coeficientes de partição desses compostos variam de 1,97 (clorofórmio) a 2,38 (bromofórmio).

**Toxicocinética** A exposição humana aos THM não está restrita à ingestão da água contaminada, devido à alta volatilidade e lipossolubilidade desses compostos. A utilização da água para atividades como lavagem de roupas e banho constitui uma via importante de exposição. Os THM são rapidamente absorvidos pelo trato gastrintestinal. O CF, após administração pela via oral, é rapidamente e quase completamente absorvido e transportado para os tecidos. A concentração sanguínea máxima de CF é atingida dentro de 1 a 1,5 hora após a ingestão. Os níveis mais altos são encontrados na gordura, sangue, fígado, rins, pulmões e sistema nervoso. O CF parece ser capaz de atravessar a barreira placentária, uma vez que já foi detectado no cordão umbilical em concentrações maiores do que no sangue materno, e também já foi identificado no leite materno.

Estudos indicam que a toxicidade do clorofórmio é atribuível a seus metabólitos. O sistema P-450 (CYP2E1) é o responsável pela catálise nos processos de biotransformação hepática e possivelmente extra-hepática (rins e pulmões) do clorofórmio. O principal órgão de biotransformação do CF é o fígado, levando à formação de fosgênio. O fosgênio pode reagir diretamente com a água, levando à formação de $CO_2$ e $HCl$. Outra via de biotransformação é a reação com a cisteína ou glutationa, dando produtos secundários, ou com macromoléculas intracelulares, induzindo dano celular.

### Espectro dos efeitos tóxicos

A exposição aos THM através da água de abastecimento tratada por cloração pode levar ao aparecimento de efeitos tóxicos sistêmicos decorrentes da alta frequência, tempo prolongado e baixas concentrações (ug/L). Os efeitos crônicos observados são caracteristicamente retardados, admitindo período de latência para a carcinogenicidade.

A hepatotoxicidade e a nefrotoxicidade, características desses compostos, são exacerbadas, mesmo para exposições a baixas concentrações, em interação, principalmente com etanol; podem ser também importantes dentro dos efeitos tóxicos. Todavia, é nos efeitos mutagênicos, carcinogênicos e teratogênicos que reside a importância maior desses compostos.

O CF parece não ser um mutágeno forte, porém águas que passaram pelo processo de cloração apresentaram resultados positivos para o teste de Ames, o que indica que o efeito mutagênico é atribuível a outros subprodutos formados na cloração. A United States Environmental Protection Agency (EPA) classifica o CF como provável carcinógeno humano, por todas as vias de exposição em altas doses, que levam à citotoxicidade e à hiperplasia regenerativa em tecidos suscetíveis. Porém, o CF não é um provável carcinógeno humano por qualquer via de exposição a doses que não produzem citotoxicidade e regeneração celular. Essa conclusão é baseada nas observações de que o CF é absorvido por todas as vias de exposição. Estudos com animais expostos, tanto pela via oral como pela inalatória, indicaram que citotoxicidade com hiperplasia regenerativa secundária precede e provavelmente é a causa para neoplasia hepática e renal. Essa conclusão é corroborada pelos achados que mostram que o CF não é um mutágeno forte e provavelmente não causa câncer por meio de um modo de ação genotóxico. Os estudos epidemiológicos existentes não são específicos para o CF e a maioria relata dados epidemiológicos equivocados, relacionando os efeitos à exposição pela água de beber, que contém múltiplos subprodutos de desinfecção.

Em ensaio realizado pela National Toxicology Program (NTP) – US Department of Health and Human Services, o bromofórmio induziu um pequeno aumento em tumores relativamente raros no intestino de ratos de ambos os sexos, mas não induziu tumores em camundongos. Dados de vários ensaios de genotoxicidade com bromofórmio mostraram-se equivocados.

A International Agency for Reseach on Cancer (IARC) classifica o bromofórmio no Grupo 3, não classificável como carcinógeno humano.

O dibromoclorometano (DBCM), em bioensaio realizado pela NTP, induziu a formação de tumores hepáticos em fêmeas e possivelmente em machos de camundongos, mas não em ratos. A genotoxicidade do DBCM foi estudada em diversos ensaios, mas os dados disponíveis são considerados inconclusivos. A IARC também classifica o DBCM no Grupo 3, não classificável como carcinógeno humano.

O bromodiclorometano (BDCM) é classificado pela IARC no Grupo 2B, possível carcinógeno para humanos. O BDCM apresentou tanto resultados positivos quanto negativos em vários ensaios de genotoxicidade *in vitro* e *in vivo*. Em ensaio do NTP, o BDCM induziu a formação de adenomas e adenocarcinomas renais em ambos os sexos de ratos e em camundongos machos, de tumores raros do intestino grosso em ambos os sexos de ratos e de adenomas e adenocarcinomas hepatocelulares em fêmeas de camundongos.

Apesar de incompletos, os dados de estudos epidemiológicos são consistentes para hipótese de que a ingestão de água clorada, não especificamente relacionada a THM, pode estar associada com câncer de bexiga e de cólon. Estudos realizados a partir de 1993 apresentam dados epidemiológicos que associam efeitos adversos na reprodução com exposição a THM, especialmente os bromados, entretanto sem determinar concentração-limite para o aparecimento do efeito nem estabelecer uma relação dose-resposta. Entretanto, tendo em vista uma possível relação entre esses efeitos adversos e THM, particularmente os bromados, recomenda-se que os níveis de THM na água de consumo sejam mantidos o mais baixo possível.

Em geral, o conteúdo de THM na água de beber varia de 0,01 a 0,1 mg/L. No Brasil, a Portaria n. 2.914/2011 do Ministério da Saúde estabelece um valor máximo permitido de 0,1 mg/L de THM totais em água para consumo humano; já a OMS estabelece valores orientadores individualmente para os quatro principais, clorofórmio, bromofórmio, DBCM e BDCM, e recomenda um cálculo para THM total (Tabela 11).

Além dos THM, outros subprodutos são formados durante o processo de cloração. Entre eles, estão os ácidos haloacéticos, principalmente os ácidos dicloro e tricloroacéticos, que ocupam o segundo lugar na prevalência de classe de halorgânicos encontrados em água de consumo clorada. Os níveis de ácido haloacético encontrados são praticamente os mesmos que os de THM. Outros subprodutos da cloração são os haloaldeídos, principalmente o tricloroacetaldeído (que existe na água como cloridrato) e as halocetonas; além das haloacetonitrilas, especialmente as dialocetonitrilas, todos esses compostos são encontrados em concentrações que variam de 1 a 10 µg/L. Em níveis inferiores a 1 µg/L, são encontrados cloretos cianogênicos e cloropicrina, subprodutos nitrogenados. Vários haloácidos de 3 a 10 carbonos foram isolados como subprodutos de cloração. O ácido diclorosuccínico é um dos mais prevalentes subprodutos halogenados que contêm mais de 3 átomos de carbono.

## 6.1.2. *Fluoretos*

O fluoreto é um elemento natural e ocorre em concentrações próximas de 0,3 g/kg da crosta terrestre, na composição de vários minerais. Os compostos de flúor são abundantes na natureza e amplamente distribuídos na biosfera. Por ser muito reativo, o fluoreto raramente, ou quase nunca, ocorre no estado elementar, existindo na forma iônica ou como uma variedade de fluoretos orgânicos e inorgânicos. Rochas, solo, água, ar, plantas e todos os animais contêm fluoreto em concentrações variadas. Como resultado dessa variação, as fontes e suas relativas importâncias para o ser humano também variam.

A ocorrência dos fluoretos no ambiente pode ser provocada por fontes naturais e antropogênicas. São encontrados na atmosfera de áreas rurais e urbanas. As fontes são variadas e incluem: lavas de vulcões, poeiras de diferentes origens de solos que contenham fluoretos, fumaça da queima de carvão e atividades industriais. É um constituinte normal da água, sendo que a concentração depende da quantidade de precipitações recebidas na região, as quais produzem a lixiviação dos depósitos naturais. Alguns compostos de fluoreto na camada mais elevada da crosta terrestre são solúveis em água. O fluoreto está presente nas águas superficiais e subterrâneas, dependendo de fatores geológicos, químicos e características físicas da área, como consistência do solo, porosidade das rochas, pH e temperatura, entre outros.

A fonte mais importante de fluoreto na água de beber é natural. O fluoreto inorgânico presente nos minerais é largamente utilizado na indústria, inclusive na produção de alumínio. Os fluoretos podem ser liberados no ambiente a partir da rocha fosfática usada na produção de fertilizantes; esses depósitos fosfáticos contêm cerca de 4% de flúor. O fluoreto também pode ser adicionado intencionalmente à água de abastecimento, onde o ácido fluorsilícico, o hexafluorosilicato de sódio e o fluoreto de sódio são usados na fluoretação. A exposição diária ao fluoreto depende principalmente da área geográfica. Em geral, a principal fonte de ingresso de fluoreto no organismo humano parece ser o alimento, com contribuições menores da água de beber e do uso de dentifrício. Em áreas com ocorrência natural de fluoreto em concentrações elevadas, particularmente em água subterrânea, a água de beber torna-se uma importante fonte de exposição ao fluoreto. As concentrações de fluoreto nas águas subterrâneas variam com o tipo de rocha em que o aquífero está em contato, mas normalmente não ultrapassam 10 mg/L; o nível natural mais alto relatado é 2.800 mg/L.

A concentração média de fluoreto contida nas rochas está entre 0,1 a 1 g/kg. Os fluoretos são encontrados no solo e sua concentração aumenta com a profundidade. O fluoreto encontrado nas plantas varia de acordo com o conteúdo no solo, na água e no ar da localidade, e sua quantidade depende da existência ou não de atividades industriais emissoras. A concentração média de fluoreto nos solos minerais varia de 0,2 a 0,3 g/kg; já nos solos orgânicos, normalmente é mais baixa. A concentração de fluoreto em outros tipos de solos pode variar de 7 a 38 g/kg. A quantidade de fluoreto na superfície do solo pode aumentar pela adição de fertilizantes à base de fosfato que contenham fluoreto, por praguicidas, água de irrigação ou pela deposição de gases e emissão de material particulado.

### Toxicocinética

O fluoreto ingressa no organismo pela via digestiva e respiratória e, em algumas ocasiões, também por via dérmica. O ingresso do fluoreto no organismo ocorre por meio dos alimentos, da água de beber, de dentifrícios contendo fluoretos e do ar. A exposição ao fluoreto por inalação é insignificante, exceto na exposição ocupacional.

A principal via de absorção do fluoreto é a gastrintestinal. Cerca de 96% do fluoreto ingerido como composto solúvel são absorvidos. Uma proporção muito menor ocorre quando o composto é insolúvel. Desconsiderando-se a água, cerca de 80% do fluoreto presente na dieta são absorvidos. O fluoreto é depositado principalmente nos ossos, sendo eliminado do organismo pela urina, pelas fezes, pelo suor e pela saliva. Pode ser eliminado também nas secreções (como lágrima e leite) e nos tecidos inertes (pelos e unhas).

### Efeitos tóxicos

O efeito tóxico mais importante do fluoreto para a saúde humana é a fluorose óssea, sendo endêmica em áreas que contêm altas concentrações de fluoreto na água e no solo. Vários estudos epidemiológicos foram feitos para se avaliar possíveis efeitos adversos da ingestão a longo prazo de fluoreto pela água de beber. Esses estudos demonstraram claramente que o fluoreto produz efeitos nos tecidos esqueléticos (ossos e dentes). Em regiões com alta exposição a fluoretos, estes aparecem como causa significativa de morbidade. Os efeitos da fluorose óssea incluem mudanças histológicas (aumento na densidade óssea) e morfométricas nos ossos, entre outras. Em geral, essas condições são restritas a áreas tropicais e subtropicais; e frequentemente são agravadas por outros fatores, como deficiência de cálcio e má nutrição. Em áreas não endêmicas, a fluorose óssea é resultante de exposição industrial. Essa condição, seja de origem industrial ou endêmica, é normalmente reversível com a redução do ingresso de fluoreto.

Outros efeitos decorrentes da exposição crônica ao fluoreto são as alterações nos dentes, em áreas de fluorose endêmica, que variam desde mudança na coloração do esmalte a graves hipoplasias do esmalte e da dentina. Também pacientes com disfunção dos rins são particularmente suscetíveis à intoxicação pelo fluoreto.

Porém, o fluoreto tem também efeito benéfico, que é a prevenção da cárie. Concentrações baixas de fluoreto, até cerca de 2 mg/L, protegem contra cárie dental, especialmente em crianças, porém a concentração mínima de fluoreto em água de beber necessária para produzir esse efeito protetor é 0,5 mg/L. Esses níveis são benéficos por promoverem a redução da dissolução dos cristais de hidroxiapatita dos dentes e dos ossos devido à formação de um composto menos solúvel. Entretanto, o fluoreto também pode causar efeito adverso no esmalte do dente e provocar fluorose dentária em concentrações na água de beber entre 0,9 e 1,2 mg/L, dependendo da ingestão. A ingestão de grandes quantidades de fluoreto pode também causar sérios efeitos nos tecidos esqueléticos. Concluiu-se que há claramente um excesso de risco de efeitos adversos no tecido esquelético em ingestão total diária de fluoreto de 14 mg e indicações de que há um aumento de risco em ingestão total de fluoreto acima de 6 mg/dia.

Os primeiros relatos de fluorose óssea vieram da indústria, onde trabalhadores haviam sido expostos a concentrações no ar entre 100 e 500 $ug/m^3$, durante 8 horas diárias, por mais de 4 anos, que conduziram a graves mudanças ósseas. Não há evidência suficiente de que a deposição de fluoreto da atmosfera resulte em exposição significativa através de outras fontes, tais como a contaminação do solo e consequentemente da água subterrânea. A fluorose óssea é também diagnosticada em pessoas que residem em áreas com excesso de fluoreto no solo, água, poeira ou plantas.

A OMS sugere um valor orientador para a água de consumo humano de 1,5 mg/L, e a Portaria n. 2.914/2011, do Ministério da Saúde, estabelece o mesmo valor como padrão.

### 6.1.3. Nitrato e nitrito

Nitrato e nitrito são íons de ocorrência natural que fazem parte do ciclo do nitrogênio. O íon nitrato ($NO_3^-$) é a forma estável do nitrogênio combinado para sistemas oxigenados. Embora seja quimicamente não reativo, pode ser reduzido pela ação microbiana. O íon nitrito ($NO_2^-$) contém nitrogênio em estado relativamente instável. O nitrito pode ser formado por redução microbiana do nitrato e *in vivo* pela redução do nitrato ingerido. O nitrato é usado principalmente em fertilizantes inorgânicos; e o nitrito de sódio é usado na preservação de alimentos, especialmente em carnes curadas.

No solo, os fertilizantes contendo nitrogênio inorgânico e os resíduos contendo nitrogênio orgânico são decompostos e formam amônia, que é depois oxidada a nitrito e nitrato. O nitrato é absorvido pelas plantas durante o crescimento e usado na síntese de compostos orgânicos nitrogenados. O restante do nitrato move-se para a água subterrânea.

Sob condições aeróbicas, grande quantidade de nitrato percola para o aquífero, devido a pouca degradação ou desnitrificação. No entanto, sob condições anaeróbicas, o nitrato pode ser desnitrificado ou degradado quase completamente a nitrogênio. O comportamento do nitrato no solo depende de vários fatores, como nível do lençol freático, quantidade de água de chuva, presença de outros materiais orgânicos e propriedades físico-químicas do solo. Em águas superficiais, a nitrificação e a desnitrificação também ocorrem, dependendo da temperatura e do pH, porém a diminuição de nitrato na água superficial é devida em grande parte à absorção pelas plantas.

Os compostos de nitrogênio são formados no ar pelo efeito da luz solar ou são liberados no ambiente a partir de processos industriais, motores de veículos e agricultura intensiva. O nitrato está presente no ar principalmente como ácido nítrico e aerossóis inorgânicos, e também como radicais nitrato e gases orgânicos ou aerossóis. Estes são removidos pela deposição úmida e seca.

Em áreas industriais foram observadas concentrações de nitrato em água de chuva de até 5 mg/L, mas as concentrações são mais baixas em áreas rurais. A concentração de nitrato em água superficial é normalmente baixa (0 a 18 mg/L) mas pode atingir níveis altos pela lixiviação em áreas agrícolas, lixiviação de resíduos, ou contaminação com dejetos humanos e animais. A concentração varia de acordo com a época do ano e pode aumentar quando o rio recebe água de aquíferos ricos em nitrato. Em muitos países europeus, houve um aumento gradual nas concentrações de nitrato nas últimas décadas e em alguns casos até dobrou nos últimos 20 anos.

A concentração natural de nitrato na água subterrânea sob condições aeróbicas é de alguns miligramas por litro e depende muito do tipo de solo e da situação geológica. Nos EUA, os níveis de ocorrência natural não excedem 4 a 9 mg/L para nitrato e 0,3 mg/L para nitrito. Em regiões agrícolas, as concentrações de nitrato chegam facilmente a centenas de miligramas por litro; concentrações de até 1.500 mg/L foram encontradas na água subterrânea em uma área agrícola da Índia.

O aumento do uso de fertilizantes artificiais, a disposição de resíduos (particularmente de criação de animais) e mudanças no uso do solo são os principais fatores responsáveis para o aumento progressivo dos níveis de nitrato nas águas de abastecimento subterrâneas nos últimos 20 anos. Uma vez que o nitrato atinge esses aquíferos, eles permanecerão contaminados por décadas, mesmo que haja uma redução substancial no conteúdo de nitrato da superfície.

**Toxicocinética** O nitrato ingerido é absorvido rápida e completamente na porção superior do intestino delgado. O nitrito pode ser absorvido diretamente no estômago e no intestino e uma parte reage com o conteúdo gástrico antes da absorção. O nitrato é rapidamente distribuído para os tecidos. Aproximadamente 25% do nitrato ingerido são secretados na saliva, onde são parcialmente (20%) reduzidos a nitrito pela microflora oral; nitrato e nitrito são depois engolidos e reentram no estômago. A redução bacteriana do nitrato pode também acontecer em outras partes do trato gastrintestinal humano, mas normalmente não no estômago; exceção foi relatada em humanos com baixa acidez gástrica e em crianças que recebem alimentação industrializada. Em ratos, a redução do nitrato total é provavelmente menor do que em humanos, já que a secreção ativa e a redução do nitrato na saliva não acontecem nesses animais.

O nitrito absorvido é rapidamente oxidado a nitrato no sangue. O nitrito na corrente sanguínea está envolvido na oxidação da hemoglobina (Hb) para metemoglobina (MHb): o $Fe^{2+}$ presente no grupo *heme* é oxidado para sua forma $Fe^{3+}$ e o nitrito restante se liga fortemente a essa forma oxidada do *heme*. A forma $Fe^{3+}$ não consegue transportar oxigênio devido à sua ligação forte com o oxigênio. Dessa maneira, a metemoglobinemia pode levar à cianose.

Estudos com ratos mostraram que o nitrito atravessa a placenta e causa a formação de metemoglobina fetal. No estômago, ele reage com compostos nitrosilados (p. ex., aminas secundárias e terciárias ou amidas no alimento) para formar compostos N-nitrosos. A nitrosação endógena ocorre no suco gástrico de humanos e animais, ambos *in vivo* e *in vitro*, principalmente em valores mais altos de pH, quando ambos os compostos, nitrito e nitrosilados, estão presentes simultaneamente. A maior parte do nitrato ingerido é excretada na urina como nitrato, amônia ou ureia, sendo a excreção fecal insignificante. Um pouco de nitrito é excretado.

**Efeitos tóxicos** O efeito à saúde mais preocupante de nitrato e nitrito é o desenvolvimento da metemoglobinemia, chamada de "síndrome do bebê azul". O nitrato é reduzido a nitrito no estômago de lactentes e o nitrito tem a capacidade de oxidar a hemoglobina (Hb) para metemoglobina (MHb), que é incapaz de transportar o oxigênio para os tecidos. A redução do transporte de oxigênio é manifestada clinicamente quando as concentrações de MHb atingem 10% ou mais das concentrações da Hb normal; essa condição, chamada de metemoglobinemia, causa cianose e, a altas concentrações, asfixia. Os níveis normais de MHb em crianças menores de 3 meses de idade são inferiores a 3%.

A Hb das crianças recém-nascidas é mais suscetível à formação de MHb do que a de adultos e acredita-se que esse fato é devido à grande proporção de Hb fetal, ainda presente no sangue dos lactentes, que é mais facilmente oxidada a MHb. Além disso, há uma deficiência nos lactentes da MHb redutase, enzima responsável pela redução de MHb para Hb. A redução de nitrato para nitrito pelas bactérias gástricas é também mais alta em lactentes devido à baixa acidez gástrica. O nível de nitrato no leite materno é relativamente baixo; entretanto, quando as crianças são alimentadas com leite não materno, estão sob risco devido ao potencial de exposição ao nitrato e ao nitrito presentes na água de consumo e a quantidade relativamente alta em relação ao peso corpóreo. A redução de nitrato para nitrito nas crianças mais jovens não está muito bem quantificada, mas parece que infecções gastrintestinais exacerbam essa conversão. Outros grupos suscetíveis à formação de MHb são gestantes e indivíduos com deficiência das enzimas glicose-6-fosfato desidrogenase ou MHb redutase.

Estudos mostram que o nitrito reage com compostos nitrosilados, formando compostos N-nitrosos no estômago humano. Muitos desses compostos N-nitrosos apresentaram carcinogenicidade em animais e provavelmente são também carcinogênicos para humanos. Porém, grande parte dos estudos epidemiológicos apenas sugere a carcinogenicidade para humanos. Foram publicadas muitas revisões desses estudos epidemiológicos, sendo a maioria deles estudos de correlação geográfica relacionando ingestão estimada de nitrato e risco de câncer gástrico. Não foi encontrada evidência de associação entre câncer gástrico e o consumo de água com concentrações de até 45 mg/L. Também não foi encontrada evidência em níveis mais altos, mas não se pode descartar uma possível associação devido à falta de dados adequados.

No Brasil, a Portaria n. 2.914/2011, do Ministério da Saúde, estabelece os valores máximos permitidos na água de consumo humano para nitrato (expresso como N) de 10 mg/L e para o nitrito (expresso como N) de 1 mg/L. Na 4ª edição de 2011 do *Guidelines for Drinking-water Quality*, a OMS sugere um valor máximo de 50 mg/L para o nitrato (expresso como íon nitrato ou 11 mg/L como N) e 3 mg/L para o nitrito (expresso como íon nitrito ou 0,9 mg/L como N), para proteção de lactentes contra a metemoglobinemia.

## 6.2. Contaminantes de água e solo e o risco para a saúde humana

Entre as dez substâncias mais frequentemente encontradas em locais de disposição e liberadas para o meio ambiente têm-se os metais, como chumbo, arsênio, mercúrio e cádmio, e os solventes clorados, como o clorofórmio. Esses contaminantes não serão discutidos individualmente neste item, uma vez que os mecanismos gerais de transporte e mobilidade foram abordados nos itens 3 e 4; e outros capítulos deste livro discutem a toxicidade de diversos desses compostos.

A presença de substâncias perigosas contaminando vários locais do meio ambiente tem sido fonte de preocupação mundial. A comunidade do entorno e populações mais distantes encontram-se expostas, em geral, a baixas concentrações desses contaminantes, através da inalação de partículas ou vapores, pela ingestão de alimentos e água contaminados. Do ponto de vista da Saúde Pública, a contaminação da água é a principal fonte de exposição para a população. Os locais contaminados podem conter um grande número de agentes químicos capazes de promover câncer, desordens no sistema nervoso central (SNC) e alterações do aparelho reprodutor, entre outros.

A relação entre a exposição aos contaminantes químicos estudados e seus possíveis efeitos (clínicos e subclínicos) sobre a saúde humana requer estudos epidemiológicos. É difícil, no entanto, estabelecer o binômio causa-efeito. Em geral, os efeitos não são agudos; na maioria das vezes, os efeitos crônicos são subliminares e de difícil detecção.

No ambiente ocupacional, é mais fácil se estabelecer o binômio causa-efeito e a sintomatologia decorrente da exposição aguda e crônica às substâncias químicas. Na exposição ambiental, esse binômio, consequente da avaliação de risco, é difícil de ser determinado, em decorrência da complexidade dessa exposição pela concomitância de toxicantes presentes no ar, na água, no solo e nos alimentos e dos fatores de confusão: hábito de fumar, uso de álcool, uso médico ou não médico de fármacos e drogas de abuso.

O dano resultante da presença de substâncias perigosas em determinado local do meio ambiente depende da extensão da contaminação, da possibilidade de contato com a população, das vias de introdução, do número de suscetíveis no entorno (crianças e grávidas), da toxicidade e da persistência das substâncias ali presentes. Substâncias de elevada persistência podem provocar efeitos nocivos mesmo quando presentes em baixas concentrações.

Pode haver discrepância entre os achados decorrentes de estudos ocupacionais dos observados na população em geral. Por exemplo, o cromo hexavalente é responsável pela perfuração de septo nasal, ulcerações da pele e câncer pulmonar em trabalhadores expostos. Contrariamente, essas doenças não foram observadas na população residente nas imediações de áreas contaminadas. A forma química, a via de introdução e a concentração podem variar dependendo das condições do local de disposição e do comportamento da população do entorno, dificultando o estabelecimento do risco nessa exposição.

A população do entorno dos locais de disposição, apesar das limitações dos estudos epidemiológicos ali realizados, apresentou maior prevalência de anomalias cardíacas, cefaleia, fadiga, distúrbios neurológicos, câncer de esôfago, estômago, cólon, reto e bexiga, além de malformações congênitas – de pequenas a moderadas.

Não é só a população do entorno de locais contaminados que se encontra exposta a substâncias perigosas. Os funcionários dos aterros sanitários e industriais também constituem população de risco. Associações positivas foram determinadas entre a exposição no local de trabalho e sérios problemas de saúde, incluindo alterações do humor (ansiedade, depressão e irritabilidade), neurológicas (cefaleia, tontura e letargia), respiratórias (irritação de garganta, tosse e bronquite crônica), dermatológicas e problemas auditivos.

## 7. BIBLIOGRAFIA

AGENCY FOR TOXIC SUBSTANCES AND DISEASE REGISTRY. *Toxicological profile for fluorides, hydrogen fluoride, and fluorine*. September, 2003.

BARKAY, T.; MILLER, S.M.; SUMMER, A.O. Bacterial mercury resistance from atoms to ecosystems. *FEMS Microbiol. Rev.*, v.27, p.355-384, 2003.

BAYEN, S. Occurrence, bioavailability and toxic effects of trace metals and organic contaminants in mangrove ecosystems: a review. *Environ. Intern.*, v.48, p.84-101, 2012.

BOYD, R.S. Heavy metal pollutants and chemical ecology: exploring new frontiers. *J Chem Ecol,* v.36, p.46-58, 2010.

BRADLEY, P.M. Current perspectives in contaminant hydrology and water resources sustainability. *InTech,* 2013. 333p. Disponível em: <http://www.intechopen.com/books/subject/environmental--sciences>. Acesso em: 30 jul. 2013.

BRASIL. Ministério da Saúde. Portaria n. 518, de 25 de março de 2004. Estabelece os procedimentos e responsabilidades relativos ao controle e vigilância da qualidade da água para consumo humano e seu padrão de potabilidade, e dá outras providências. *Diário Oficial da União*, Brasília, 14 dez. 2011.

BRASIL. Portaria n. 2.914, de 12 de dezembro de 2011. Estabelece os procedimentos e responsabilidades relativos ao controle e vigilância da qualidade da água para consumo humano e seu padrão de potabilidade. Disponível em: <http://bvsms.saude.gov.br/bvs/saudelegis/gm/2011/prt2914_12_12_2011.html>. Acesso em: 04 set. 2013.

CAMARGO, M.C.R.; TOLEDO, M.C.F. Avaliação da ingestão de hidrocarbonetos policíclicos aromáticos (HPAS) através da dieta, em diferentes regiões do Brasil. *Revista Brasileira de Toxicologia*, v.14, n.2, p.23-30, 2001.

CARDOSO, L.M.N.; CHASIN, A.A.M. *Ecotoxicologia do cádmio e seus compostos.* Salvador: CRA, 2001. (Série Cadernos de Referência Ambiental, v.6).

DEPARTMENT OF HEALTH AND HUMAN SERVICES. Centers for disease control and prevention. *Fourth National Report on Human Exposure to Environmental Chemicals.* 2009. Disponível em: <www.cdc.gov/exposurereport/pdf/fourthreport.pdf>. Acesso em: 30 jul. 2013.

DOELMAN, P.; EIJSACKERS, H.J.P. *Vital soils.* Burlington: Elsevier Science & Technology, 2004.

EUROPEAN ENVIRONMENTAL AGENCY. *Hazardous substances in Europe's fresh and marine waters:* an overview. Luxembourg: Publications Office of the European Union, 2011; EEA Technical report No 8/2011.

FERNÍCOLA, N.A.G.G.; OLIVEIRA, S.S. (Coords.). *Poluentes orgânicos persistentes:* POPs. Salvador: CRA, 2002. (Série Cadernos de Referência Ambiental, v.13).

JURADO, E.; ZALDÝVAR, J.; MARINOV, D.; DACHS, J. Fate of persistent organic pollutants in the water column: does turbulent mixing matter? *Marine Poll. Bull.*, v.54, p.441-451, 2007.

KABIR, E. Current status of trace metal pollution in soils affected by industrial activities. *The Scientific World Journal,* Article ID 916705, 2012. Disponível em: <http://dx.doi.org/10.1100/2012/916705>. Acesso em: 30 jul. 2013.

KATAGI, T. Bioconcentration, bioaccumulation, and metabolism of pesticides in aquatic organisms. *I.J.A.B.R.*, v. 2, n.1, p. 9-15, 2012.

LANCASTER, C.D.; BEUTEL, M.W. Fate and transport of metals and particulates within the roadside environment: a review. *Water Res. Manag.*, v. 1, n. 3, p. 37-46, 2011.

LAPWORTH, D.J.; BARAN, N.; STUART M.E.; WARD; R.S. Emerging organic contaminants in groundwater: a review of sources, fate and occurrence. *Environ. Pollution,* v.163, p.287-303, 2012.

MCDONALD, S.; BISHOP, A.G.; PRENZLER, P.D.; ROBARDS, K. Analytical chemistry of freshwater humic substances. *Analytica Chimica Acta*, v.527, p.105-124, 2004.

NAGEEB RASHED, M. *Organic pollutants:* monitoring, risk and treatment. *InTech,* 2013. 433p. Disponível em: <http://www.intechopen.com/books/subject/environmental-sciences>. Acesso em: 30 jul. 2013.

OLIN, S. ed. *Exposure to contaminants in drinking water:* estimating uptake through the skin and by inhalation. International Life Sciences Institute, Risk Science Institute Working Group (ILSI). Washington, D.C. ILSI Risk Science Institute/ILSI Press. 1998. 232p.

OSMAN, R.; SAIM, N.; ABDULLAH, P. Organic contaminants in soil/sediment as a tracer for pollution sources. *Chemical Sciences Journal*, CSJ-4, 2010. Disponível em: <http://astonjournals.com/csj>. Acesso em: 30 jul. 2013.

OULTON, R.L.; KOHN, T.; CWIERTNY, D.M. Pharmaceuticals and personal care products in effluent matrices: a survey of transformation and removal during wastewater treatment and implications for wastewater management, *J. Environ. Monit.*, v.12, p.1956-1978, 2010.

PAL, A.; GIN, K.Y.; LIN, A.Y.; REINHARD, M. Impacts of emerging organic contaminants on freshwater resources: review of recent occurrences, sources, fate and effects. *Sci. Tot. Environ.*, v.408, p.6062-6069, 2010.

PAOLIELLO, M.M.B.; CHASIN, A.A.M. *Ecotoxicologia do chumbo e seus compostos.* Salvador: CRA, 2001. (Série Cadernos de Referência Ambiental, v.3).

PAQUIN, P.R.; SANTORE, R.C; WU, K.B.; KAVVADAS, C.D.; DI TORO, D.M. The biotic ligand model: a model of the acute toxicity of metals to aquatic life. *Environ. Sc.Pol.*, v.3, n.1, p.175-182, 2000.

PAQUIN, P.R; GORSUCH, J.W.; APTE, S.; BATLEY, G.E.; BOWLES, K.C. *et al.* The biotic ligand model: an historical overview. *Comp. Biochem. Physiol. C.*, v.133, p.3-35, 2002.

PEDROZO, M.F.M.; LIMA, I.V. *Ecotoxicologia do cobre e seus compostos.* Salvador: CRA, 2001. (Série Cadernos de Referência Ambiental, v.2).

PEREIRA NETTO, A.D.; MOREIRA, J.C.; DIAS, A.E.; FERREIRA, L.F.V.; OLIVEIRA, A; BAREK, J. Avaliação da contaminação humana por hidrocarbonetos policíclicos aromáticos (Hpas) e seus derivados nitrados (Nhpas): uma revisão metodológica. *Química Nova*, v.23, n.6, p.765-773, 2000.

REIF, R.; SANTOS, A.; JUDD, S.J.; LEMA, J.M.; OMIL, F. Occurrence and fate of pharmaceutical and personal care products in a sewage treatment works, *J. Environ. Monit.*, v.13, p.137-144, 2011.

RICHARDSON, S.D.; TERNES, T.A. Water analysis: emerging contaminants and current issues. *Anal. Chem.*, v.83, p.4614-4648, 2011.

RUUS, A. *et al.* In vivo bioaccumulation of contaminants from historically polluted sediments: relation to bioavailability estimates *Sci. Tot. Environ*, v.442, p.336-343, 2013.

SARKAR, S.K.; BHATTACHARYA, B.D.; BHATTACHARYA, A.; CHATTERJEE, M.; ALAM, A.; SATPATHY, K.K.; JONATHAN, M.P. Occurrence, distribution and possible sources of organochlorine pesticide residues in tropical coastal environment of India: an overview. *Rev Environ Contam Toxicol.*, v.204, p.1-132, 2010.

SILVA, C.S.; PEDROZO, M.F.M. *Ecotoxicologia do cromo e seus compostos.* Salvador: CRA, 2001. (Série Cadernos de Referência Ambiental, v.5).

SORIANO, M.C.H. *Soil processes and current trends in quality assessment.* InTech, 2013. 433p. Disponível em: <http://www.intechopen.com/books/subject/environmental-sciences>. Acesso em: 30 jul. 2013.

TOMINAGA, M.Y.; MIDIO, A.F. Exposição humana a trialometanos presentes em água tratada. *Rev. Saúde Pública*, v.33, n.4, p.413-421, 1999.

UNITED NATIONS ENVIRONMENT PROGRAMME (UNEP). *Global mercury assessment 2013:* sources, emissions, releases and environmental transport. Geneva: UNEP Chemicals Branch, 2013.

UNITED STATES ENVIRONMENTAL PROTECTION AGENCY (EPA). Toxicological review of chloroform. In *Support of summary information on the integrated risk information system (IRIS)*. October 2001. Washington, DC. Disponível em: <http://www.epa.gov/iris/toxreviews/0025.tr.pdf>. Acesso em: 05 ago. 2013.

WORLD HEALTH ORGANIZATION (WHO). Nitrate and nitrite in drinking-water: background document for development of *WHO Guidelines for drinking-water quality*. Geneva: World Health Organization (WHO/SDE/WSH/07.01/16/Rev/1). 2011. Disponível em: <http://www.who.int/water_sanitation_health/dwq/chemicals/nitratenitrite2ndadd.pdf>. Acesso em: 05 ago. 2013.

WORLD HEALTH ORGANIZATION (WHO). Trihalomethanes in drinking-water: background document for development of *WHO Guidelines for drinking-water quality*. Geneva: World Health Organization (WHO/SDE/WSH/05.08/64). 2005. Disponível em: <http://www.who.int/water_sanitation_health/dwq/chemicals/THM200605.pdf>. Acesso em: 05 ago. 2013.

WORLD HEALTH ORGANIZATION (WHO). *Guidelines for drinking-water quality*. 4th ed. Geneva: World Health Organization, 2011.

XIA, X.H.; YU, H.; YANG, Z.F.; HUANG, G.H. Biodegradation of polycyclic aromatic hydrocarbons in the natural waters of the Yellow River: effects of high sediment content on biodegradation. *Chemosph.*, v.65, p.457-466, 2006.

ZUYKOV, M.; PELLETIER, E.; HARPER, D.A.T. Bivalve mollusks in metal pollution studies: from bioaccumulation to biomonitoring. *Chemosphere*, v.93, n.2, p.201-208, 2013.

# 2.7.

# CONTAMINANTES EMERGENTES DA ÁGUA

*Daniel Junqueira Dorta*
*Danielle Palma de Oliveira*

## CONTEÚDO DESTE CAPÍTULO

## 1.  INTRODUÇÃO

Nas últimas décadas, avanços tecnológicos em diversas áreas como agricultura, medicina, farmacêutica, eletroeletrônicos e cosméticos proporcionaram uma melhor qualidade de vida à população. No entanto, esses avanços são também responsáveis pelo surgimento de novos problemas que afetam o ambiente e comprometem o futuro das próximas gerações. Isso acontece pelo uso diário de milhares de produtos químicos (a maioria deles orgânicos) pela sociedade, e esse número cresce vertiginosamente, principalmente devido às exigências do mercado consumidor em relação a tecnologias cada vez mais modernas, levando à obsolescência programada de diversos bens de consumo produzidos atualmente. Assim, dependendo das propriedades físico-químicas, o modo e o grau de utilização, grande quantidade de compostos diversos podem induzir a efeitos imprevisíveis sobre o ambiente e a saúde humana a longo prazo.

Até alguns anos atrás, a grande preocupação da Toxicologia Ambiental era com os compostos sabidamente tóxicos presentes no meio ambiente em quantidade elevada. As ações tomadas pelos órgãos de controle fizeram com que os níveis de uso dessas substâncias reduzissem muito em várias áreas. Entretanto, problemas ambientais novos ou recorrentes têm surgido e são denominados como "contaminantes ambientais emergentes". Esses contaminantes devem ser estudados com cautela, pois englobam uma infinidade de substâncias diferentes e provenientes de fontes de emissão difusa. Além disso, artigos publicados recentemente mostram que os níveis de uso dessas substâncias têm aumentado em diversos compartimentos ambientais, compondo, muitas vezes, misturas muito complexas. A carência de dados toxicológicos, principalmente relacionados aos efeitos danosos e aos biomarcadores de exposição, e o potencial de danos ao meio ambiente também são preocupações relacionadas a esses compostos.

"Contaminantes emergentes" são definidos como produtos químicos ou materiais caracterizados por apresentar uma ameaça real ou potencial para a saúde humana ou para o ambiente, para os quais não existem normas para proteção a saúde ou para o seu monitoramento ambiental definidas, e por isso não são comumente monitorados. É bom, no entanto, salientar que o termo "contaminante emergente" não significa necessariamente substâncias de origem antrópica, mas também inclui compostos naturais com efeitos adversos previamente não reconhecidos nos ecossistemas, como as toxinas de algas (que serão abordadas no Capítulo 2.8. Cianobactérias e Microalgas Tóxicas em Ambientes Aquáticos), uma classe que ocorre naturalmente, mas pode ter impactos ecológicos adversos.

Dessa maneira, esses compostos fazem parte de uma longa lista de substâncias que cresce anualmente e que inclui, entre outros, produtos farmacêuticos e cosméticos, plastificantes, praguicidas, retardantes de chama, surfactantes, drogas ilícitas, produtos de desinfecção de água, além de seus produtos de biotransformação. Embora muitas dessas substâncias sejam amplamente estudadas na Toxicologia, como abordado em outros capítulos deste livro, muitas delas estão presentes em águas superficiais, subterrâneas e água para consumo na forma de micropoluentes, ou seja, em concentrações na ordem de micro a nanogramas por litro. Dessa forma, os efeitos tóxicos induzidos por baixas concentrações são diversos, embora muitas vezes sutis e de difícil correlação com a poluição ambiental, podendo variar desde alergias, alterações de comportamento até a desregulação endócrina, um dos efeitos de maior destaque atualmente.

## 2. DESREGULAÇÃO ENDÓCRINA

Alguns contaminantes ambientais interagem com o sistema hormonal (endócrino) de humanos e animais e, com isso, afetam a saúde, o crescimento e a reprodução, sendo por isso considerados como interferentes endócrinos.

A Organização Mundial da Saúde (OMS) define como desregulador ou interferente endócrino uma substância exógena ou mistura de substâncias que alteram as funções do sistema endócrino e, consequentemente, provocam efeitos adversos para a saúde de um organismo, de sua descendência, ou de populações.

Há muito tempo sabe-se que a interação de substâncias químicas com o organismo pode desencadear diversos efeitos adversos, e, dentre os casos famosos da Toxicologia recente, pode-se citar a ação do praguicida organoclorado DDT e seus subprodutos sobre o sistema endócrino. O efeito estrogênico do DDT já foi comprovado por diversos estudos, mas, em 1962, quando a utilização mundial desse praguicida estava em seu ápice, Rachel Carson, uma bióloga e conhecida escritora de história natural da época, publicou o livro *Silent Spring*, que foi

um dos primeiros relatos sobre a relação entre a presença desse organoclorado no ambiente e o declínio na população de algumas espécies animais, especialmente pássaros. Essa obra é até hoje reconhecida como um dos marcos importantes da Toxicologia Ambiental.

Muitas substâncias já foram identificadas com essa atividade, entre as quais outros praguicidas, plastificantes, surfactantes, organometais, hidrocarbonetos aromáticos halogenados e fitoestrógenos. Uma característica importante dentre estas substâncias é que, embora muitas vezes seja observada a similaridade estrutural entre o contaminante e o hormônio endógeno relacionado, ela não é obrigatória para que este efeito ocorra. A clordecona, por exemplo, um composto organoclorado sintético empregado como inseticida causa efeito semelhante ao $\beta$-estradiol, embora não possua estrutura química semelhante (Figura 1).

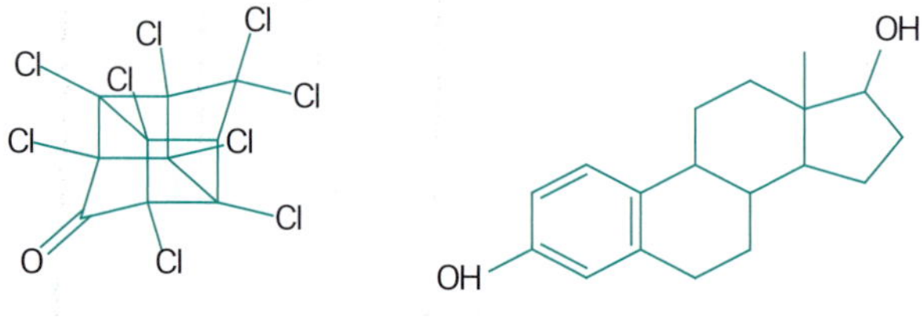

**Figura 1.** Fórmula estrutural do praguicida organoclorado clordecano, que apresenta atividade estrogênica e do hormônio endógeno 17β-estradiol.

A desregulação endócrina pode se manifestar mimetizando, antagonizando ou modificando os níveis de hormônios endógenos, seja por alteração na síntese, metabolismo, expressão, transporte ou ação. Três características são, no entanto, associadas ao efeito tóxico dos desreguladores endócrinos: a) a alta lipofilicidade, b) a capacidade de se ligarem de forma estável a macromoléculas como o DNA; e c) a capacidade de reagirem com sítios específicos de receptores e enzimas, sendo a toxicidade final o resultado da combinação desses fatores.

Entre os diversos efeitos observados em animais, pode-se destacar o funcionamento anormal da glândula tiroide, diminuição da fertilidade e da eclosão dos ovos de peixes e pássaros, alteração do sistema imune, feminização de peixes e répteis machos e indução ao hermafroditismo em diferentes espécies. Em humanos, já foi comprovado câncer de testículo, de mama e de próstata, declínio das taxas e qualidade de espermatozoides, deformidades dos órgãos reprodutivos e disfunção da tiroide. Além disto, uma disfunção no sistema endócrino feminino pode resultar em irregularidades no ciclo menstrual, prejuízos na fertilidade, menarca e menopausa precoce, endometriose e ovários policísticos. No entanto, são os fetos e os recém-nascidos os mais suscetíveis aos efeitos dos desreguladores endócrinos, já que podem resultar em danos permanentes pelo controle, diferenciação e desenvolvimento de órgãos.

# 3. CLASSES DE CONTAMINANTES EMERGENTES

Os contaminantes emergentes englobam uma gama de poluentes que vão de compostos inorgânicos, como percloratos, antimônio e cobalto, a compostos orgânicos, como benzotriazóis, almíscares, organofosforados, compostos alquílicos polifluorados e dioxinas, além de incluírem também nanopartículas e contaminantes microbianos (por exemplo, adenovírus e calicivírus). Neste capítulo, serão abordadas as principais classes excetuando aquelas que já serão contempladas em outros capítulos deste livro, como praguicidas, medicamentos e drogas de abuso.

## 3.1. Retardantes de chama bromados

Os retardantes de chama são substâncias adicionadas a diversos bens de consumo tanto para evitar a combustão quanto para retardar a propagação da chama após a ignição, tendo a clara vantagem de aumentar as chances de escape e reduzir a intensidade de queimaduras em casos de incêndios. Eles têm sido utilizados desde a década de 1960 e são classificados de acordo com sua estrutura química em: fosforados, inorgânicos, óxidos inorgânicos e orgânicos halogenados (clorados e bromados). Dentre esses, os retardantes de chama bromados (RCBs) dominam o mercado devido ao seu baixo custo e alto desempenho, representando 34% do consumo mundial, o que equivale a uma produção de 200.000 toneladas a cada ano. No Brasil, os RCBs são responsáveis por 90% do consumo de retardantes de chama.

Esses compostos têm sido utilizados numa variedade de produtos comerciais incluindo plásticos, produtos têxteis, dispositivos eletroeletrônicos, espumas de isolamento acústico, além de revestimentos domésticos (como sofás e colchões) e automobilísticos (bancos e peças de acabamento interno).

A estabilidade química dessas substâncias e a intensa utilização são as principais razões pelas quais os RCBs têm recebido destaque nos debates ambientais no cenário internacional. Além disso, devido à alta lipofilicidade, muitos desses compostos são persistentes e apresentam alto potencial de bioacumulação e biomagnificação. Outra grande questão ambiental é que alguns RCBs são usados como aditivos aos bens de consumo, sendo misturados com os polímeros, porém nem sempre se ligam quimicamente com o produto final. Dessa maneira, a liberação dos RCBs pode ocorrer facilmente pela deposição inadequada em lixões de produtos que os contenham, durante o aquecimento que ocorre normalmente com a utilização de eletroeletrônicos (televisões e computadores) ou ainda enquanto desempenham sua principal função, ou seja, durante os incêndios. Sendo assim, é impossível evitar a sua dispersão no ambiente apenas por meio do tratamento de fontes pontuais, como nas águas residuais ou emissões atmosféricas.

Desde o ano 2000, os RCBs foram responsáveis por 38% da demanda global por bromo, e do volume total de RCBs produzido cerca de um terço é composto pelos éteres difenílicos polibromados (PBDEs), um terço consiste de tetrabromobisfenol-A (TBBPA) e seus derivados, e o terço final inclui vários outros compostos bromados, tais como o hexabromociclododecano (HBCD).

Atualmente, a produção e o uso de RCBs estão se tornando cada vez mais restritos pela União Europeia e foram voluntariamente retirados nos EUA depois de ter sido comprovada sua persistência no ambiente, com bioacumulação e toxicidade para a saúde humana e ecossistemas.

**Toxicidade**

Já foi demonstrado que o TBBPA afeta o sistema endócrino pela interferência com os hormônios da tireoide, ligando-se à transtirretina, proteína que participa do transporte do hormônio da tireoide 3,3,5,5-tetraiodotironina (tiroxina, T4). Adicionalmente, foi comprovada a capacidade do TBBPA em levar a desregulação endócrina e estresse oxidativo em espécies aquáticas e a efeito teratogênico na espécie de rã *Xenopus tropicalis*.

Já a toxicidade do HBCD está relacionada com os efeitos sobre a função da tireoide, o desenvolvimento do cérebro, função neuronal, reprodução e desenvolvimento. Apesar de mostrar baixa toxicidade em diferentes espécies animais, pode levar a hepatotoxicidade.

Além disso, a principal classe de retardantes de chama bromados utilizados no Brasil e em outros países, os PBDEs apresentam efeitos tóxicos, tanto em animais quanto em humanos. Entre os efeitos observados, podem-se citar hepatotoxicidade, alterações imunológicas, neurotoxicidade, desregulação endócrina e desenvolvimento de câncer. Estudos recentes demonstraram que alguns PBDEs induzem à disfunção mitocondrial, alterando a cadeia respiratória de células hepáticas, além de induzir a apoptose destas células. Além disso, foram classificadas pela Agência Internacional de Pesquisa em Câncer (IARC) como pertencentes ao grupo 2A, ou seja, prováveis carcinógenos humanos.

A toxicidade reprodutiva desses compostos tem sido correlacionada com a indução do crescimento anormal dos órgãos reprodutivos femininos, mama e fígado provavelmente devido à ação dos PBDEs sobre os receptores de hormônios tireoidianos, estrogênio, progesterona e andrógenos, podendo atuar como agonistas ou antagonistas. Esses efeitos sobre os receptores provavelmente ocorrem porque alguns PBDEs e seus metabólitos apresentam semelhanças estruturais com os hormônios da tireoide 3,5-di-iodotironina (T2), 3,3,5-tri-iodotironina (T3) e 3,3,5,5-tetraiodotironina (T4).

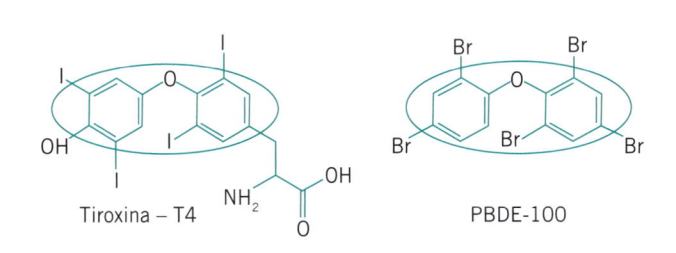

Tiroxina – T4

PBDE-100

**Figura 2.** Fórmula estrutural do hormônio T4 e do congênere PBDE-100. Em destaque, pode ser observada a semelhança entre as estruturas do hormônio e do retardante de chama.

## 3.2. Plastificantes

Os plastificantes são compostos orgânicos de baixo peso molecular, adicionados aos materiais poliméricos para um processamento eficiente durante a produção de uma grande variedade de plásticos, sendo amplamente utilizados pelas indústrias, desde a automobilística até a de produtos médicos.

Existem vários tipos de plastificantes, entre os quais podem ser citados os ftalatos, fosfatos, benzoatos, ésteres de ácidos sulfônicos, sulfonamidas e elastômeros. Dentre esses, os ésteres de ácido ftálico são os plastificantes mais utilizados, com destaque para o di(2-etil-hexil)ftalato (DEHP) e o ftalato de dibutila (DBP). Este último pode ser utilizado também como fixador de perfumes, na moagem de pigmentos, como lubrificante têxtil, na produção de couro artificial e cobertura de papel.

Outro plastificante amplamente conhecido é o bisfenol A (BPA), utilizado principalmente na fabricação de plásticos de policarbonato, encontrados em equipamentos eletrônicos, automotivos, embalagens de alimentos e garrafas de água, e para síntese de resinas epóxi utilizadas em embalagens para produtos farmacêuticos, adesivos e selantes dentários. Pelo fato do bisfenol A ser bastante empregado nos processos industriais e também por participar das formulações de produtos de uso doméstico, suas principais fontes no meio ambiente são os efluentes industriais, os esgotos domésticos, bem como os lodos provenientes das estações de tratamento de esgoto.

De acordo com a Agência de Proteção Ambiental dos Estados Unidos (EPA, do inglês United States Environmental Protection Agency), a maioria dos plastificantes é classificada como poluentes orgânicos persistentes (POPs) e podem também atuar como desreguladores endócrinos.

### Toxicidade

Entre os efeitos comprovados dos plastificantes, foi demonstrado que o BPA possui um potencial estrogênico de 4 a 6 ordens de magnitude menor que o 17β-estradiol, ligando-se, no entanto, tanto ao receptor estrogênico α quanto ao β e aumentando a expressão de proto-oncogenes como o *c-fos* e a secreção de prolactina em ratas. Adicionalmente, apresentam atividade antiandrogênica e induzem a abertura vaginal precoce e aumento nos níveis do receptor de progesterona, também em ratas. No entanto, os efeitos do BPA em humanos ainda não foram totalmente elucidados, principalmente nas condições atuais de exposição. Porém, o Brasil, seguindo outros países, proibiu a importação e fabricação de mamadeiras e chupetas que contenham BPA, considerando a maior exposição e suscetibilidade dos indivíduos usuários desses produto. Essa proibição está vigente desde janeiro de 2012, por meio da Resolução RDC n. 41/2011 da Anvisa.

Em ratos e camundongos, tanto o DEHP quanto o mono-(2-etillhexil)ftalato (MEHP) produzem efeitos tóxicos no fígado, rins e testículos. Adicionalmente, o DEHP altera o desenvolvimento reprodutivo em mulheres e suprime a síntese de estradiol e a ovulação em ratas com tamanho reduzido de folículos pré-ovulatórios.

## 3.3. Surfactantes

Os surfactantes são considerados contaminantes emergentes que pertencem a um grupo de produtos químicos que têm propriedades tensoativas, ou seja, diminuem a tensão superficial de líquidos e possuem alta capacidade emulsificante. Esses produtos são utilizados em diversos setores industriais como na produção de detergentes de limpeza, produtos de higiene pessoal, têxteis, tintas, formulações de praguicidas, produtos farmacêuticos, mineração e indústrias de papel e celulose.

Os surfactantes são geralmente classificados de acordo com sua característica iônica em: (1) aniônicos como o alquilbenzeno linear sulfonado, dodecilsulfato de sódio e lauril sulfato de sódio; 2) catiônicos como o amônio quaternário e cloreto de benzalcônio; 3) não iônicos como alquilfenóis etoxilados e álcool etoxilado e 4) anfotéricos como o óxido de amina.

Dentre os surfactantes do tipo alquilfenóis, o 4-nonilfenol e 4-octilfenol são os compostos mais importantes para Toxicologia Ambiental devido à sua alta incidência de formação a partir de processos de biodegradação dos alquilfenóis etoxilados. A maioria dos subprodutos formados após o tratamento comumente aplicado nas estações de tratamento de esgoto (ETEs) são tóxicos, mais lipofílicos que os compostos originais, persistentes no ambiente e capazes de bioacumularem em organismos aquáticos.

### Toxicidade

Os surfactantes podem ligar-se a macromoléculas bioativas, como peptídeos, enzimas e DNA, modificando suas funções biológicas por meio da alteração da estrutura terciária da cadeia peptídica e da carga da superfície de uma molécula. Além de alterarem a atividade de várias enzimas, os surfactantes ligam-se às proteínas e fosfolipídios de membrana, aumentando a permeabilidade e induzindo à morte celular por perdas de íons e/ou aminoácidos.

Além disso, os compostos 4-nonilfenol e 4-octilfenol induzem à feminilização de peixes machos, caracterizada pela produção de vitelogenina, proteína produzida por fêmeas adultas pela ação dos hormônios estrogênicos, classificando-os também como desreguladores endócrinos.

## 3.4. Estrogênios naturais e sintéticos

Apesar de não ser objetivo deste capítulo relatar os efeitos de medicamentos encontrados como contaminantes emergentes, já que as principais classes serão abordadas em outros capítulos deste livro, não poderiam deixar de citados os estrogênios naturais ou sintéticos, utilizados principalmente na pílula para a anticoncepção, na reposição terapêutica durante a menopausa ou na prevenção do aborto, como o 17α-etinilestradiol utilizado nas pílulas contraceptivas e o dietilestilbestrol que foi muito usado na prevenção do aborto na década de 70 e de utilização proibida em muitos países na atualidade.

Os estrogênios naturais são secretados pelos ovários e promovem o desenvolvimento das características femininas que aparecem no início da puberdade, além de estimular o desenvolvimento das glândulas mamárias durante a gravidez e induzir o cio dos animais. Os estrogênios naturais são o 17β-estradiol, a estrona e o estriol, sendo o 17β-estradiol o mais ativo destes e os outros dois são seus derivados. O estriol é o principal estrogênio encontrado na urina de mulheres grávidas, porém todos eles são excretados pela urina para o ambiente. Já os sintéticos são basicamente obtidos a partir de reações de alquilação ou esterificação dos hormônios naturais, prevenindo-os da metabolização rápida e possibilitando seu efeito prolongado.

Tanto os estrogênios naturais quanto os sintéticos são excretados na forma conjugada, ou seja, na forma inativa, no entanto, sob condições ambientais ou após o tratamento nas ETEs, estes conjugados são hidrolisados, liberando os hormônios na sua forma livre e ativa novamente.

Outra forma importante pela qual estas substâncias chegam ao ambiente é mediante descarte inadequado de medicamentos.

Os estrogênios como o 17β-estradiol e 17α-etinilestradiol são lançados diariamente ao ambiente, não são totalmente eliminados nas estações de tratamento de esgotos pelo tratamento convencional; acabam muitas vezes sendo encontrados na água superficial que é por vezes usada como suprimento de água potável para a população e animais.

### Toxicidade

Diversos estudos, principalmente após o ano 2000, demonstraram que a presença desses compostos em corpos d'água induz à interferência endócrina em peixes. O 17β-estradiol, por exemplo, induz a feminilização de peixes machos, caracterizada pela inibição do crescimento testicular, indução da síntese de vitelogenina, além de hermafroditismo. Como consequência, foi observado declínio na reprodução e mortalidade elevada dos descendentes.

Efeitos semelhantes já foram demonstrados em peixes expostos tanto à estrona, outro hormônio natural, quanto ao hormônio sintético, 17α-etinilestradiol, em concentrações frequentemente observadas no ambiente aquático.

Outro efeito importante em relação aos estrogênios é a sua relação com a formação de alguns tipos de câncer, como o de mama. Além disso, foram verificadas anomalias induzidas no sistema reprodutivo feminino de meninas nascidas de mães que fizeram uso do dietiestilbestrol (DES) na gravidez, como câncer vaginal e redução na fertilidade.

## 3.5. Nanomateriais

Os nanomateriais são partículas que apresentam geralmente tamanho de até 100 nm, e o termo se aplica apenas a partículas sintéticas, como óxidos metálicos, nanotubos de carbono e fulerenos, não sendo aplicado às partículas que ocorrem naturalmente ou que são subprodutos de outros processos, como fumos de solda e fumaça de incêndio.

Os nanomateriais são utilizados em diversas aplicações nas áreas da medicina, tecnologia e ciência. Assim, desde a década de 1990 houve um rápido aumento na aplicação das nanotecnologias e muitos outros produtos em nanoescala deverão aparecer nos próximos anos. No entanto, um dos efeitos colaterais do uso em larga escala da nanotecnologia é a liberação de nanomateriais para o ambiente, pois, uma vez que esses compostos são empregados em diversos ramos industriais, é esperado o aparecimento dos nanomateriais em seus efluentes. Portanto, estratégias para a sua remoção devem ser implementadas.

Em termos de dimensão, os nanocompostos se assemelham a grandes complexos de moléculas proteicas; no entanto, elas diferem das proteínas, devido à sua composição química, forma, densidade, agregação, superfície, além das propriedades físico-químicas distintas.

Por ser um assunto novo e com grande variedade de características para cada produto, surgiu uma nova área da Toxicologia para estudar estes compostos, chamada de Nanotoxicologia.

A Nanotoxicologia avalia as características físico-químicas, vias de exposição, biodistribuição, toxicidade e aspectos regulatórios dos nanocompostos, além de propor protocolos de testes confiáveis e robustos para a garantia da proteção à saúde humana e ambiental.

### Toxicidade

Devido a grande diversidade de compostos produzidos em nanoescala e suas diferentes características físico-químicas, os efeitos observados variam muito de acordo com as características do composto. Existem, por exemplo, diversos estudos demonstrando que os nanotubos de carbono induzem a apoptose em diversas linhagens celulares, como em células A549 de carcinoma do pulmão. Efeito semelhante também foi observado para nanopartículas de dióxido de titânio ($TiO_2$) que induziram apoptose por meio da desestabilização da membrana lisossômica e liberação de catepsina B. Os estudos também mostram que a via ativadora do processo de apoptose varia dependendo da natureza química das nanopartículas.

Além disso, vários trabalhos sugerem que as nanopartículas como fulerenos, nanopartículas de ouro e de óxido de ferro podem induzir à morte celular por indução do processo de autofagia *in vitro*. Alguns nanomateriais tem ainda a capacidade de levar ao acúmulo de espécies reativas de oxigênio e consequente citotoxicidade *in vitro*.

Em humanos, as preparações em escala nanométrica de dióxido de silício ($SiO_2$) foram capazes de aumentar o metabolismo do ácido araquidônico, levando à inflamação do pulmão e doença pulmonar, bem como a expressão de genes diretamente relacionada ao processo inflamatório.

Há ainda relatos da ação das nanopartículas sobre a resposta imune, além do potencial de induzir a um aumento significativo na frequência de micronúcleos. Esses estudos demonstraram que as nanopartículas têm a capacidade de atravessar barreiras biológicas, como a barreira hematoencefálica.

## 3.6. Compostos perfluorados

Os compostos perfluorados são compostos orgânicos sintéticos polifluorados que apresentam propriedades como alta estabilidade e tensões superficiais extremamente baixas. Devido a essas características, por mais de 60 anos, esses compostos têm sido utilizados como surfactantes industriais e comerciais, além de serem utilizados como repelente de água e óleos, por exemplo, na produção de fluoropolímeros como o Teflon®. São utilizados ainda em tintas e para impregnação em produtos têxteis, azulejos, calçados, móveis e tapetes e em lubrificantes e ceras para pisos e carros.

Uma vez que atingem o ambiente são de difícil degradação, pois não degradam por hidrólise ou fotólise, sendo, por isso, extremamente persistentes. Podem ainda ser transportados por longas distâncias, sendo encontrados no solo, ar e água subterrânea.

Os principais representantes dessa classe são o ácido perfluoroctano sulfonado (PFOS), um produto de degradação ou metabólito estável de muitos compostos perfluorados e o ácido perfluoroctanoico (PFOA). A presença desses compostos em altas concentrações no ambiente, bem como em amostras de sangue e leite materno, tem sido frequentemente registrada na literatura. São capazes de se acumularem na cadeia alimentar, são bem absorvidos por via oral e, lentamente eliminados do organismo, com um tempo de meia-vida de mais de 4 anos na espécie humana.

### Toxicidade

A exposição ao PFOS é conhecida por causar diversos efeitos à saúde humana e de animais, incluindo toxicidade no desenvolvimento, imunotoxicidade e hepatotoxicidade, podendo também agir como um desregulador endócrino.

Além disso, tanto o PFOS quanto outros compostos perfluorados já demonstraram capacidade de induzir à produção de vitelogenina dependente de estrogênio em culturas primárias de hepatócitos de tilápia. Os níveis dos hormônios testosterona e estradiol foram afetados em ratos machos adultos expostos ao PFOS, com diminuição da testosterona e aumento do estradiol no plasma sanguíneo. De forma similar, os hormônios tiroidianos T3 e T4 foram também alterados em animais expostos aos compostos perfluorados.

A exposição crônica aos PFOS e PFOA pode ainda levar ao aparecimento de tumores em fígados de ratos, e estudos epidemiológicos demonstraram uma associação entre o câncer de bexiga e a exposição ao PFOS.

## 3.7. Protetor solar / filtros UV

Os filtros UV utilizados como protetores contra os efeitos danosos provenientes da exposição ao sol têm sido encontrados em amostras de águas superficiais, e o interesse por essas substâncias se deve à potencial ação desreguladora endócrina e à sua toxicidade.

Existem dois tipos de filtros UV: orgânicos, que desempenham seu papel por absorver a luz UV; e inorgânicos ($TiO_2$, ZnO), que agem refletindo e dispersando a luz UV. Os filtros orgânicos são muito utilizados em produtos de cuidados pessoais, tais como protetores solares, cosméticos, cremes, loções para a pele, batons, *sprays* de cabelo, tinturas de cabelo e xampus. Entre esses compostos, destacam-se a benzofenona-3 (BP-3), octil dimetil-p-aminobenzoato (ODPABA), 4-metilbenzilideno cânfora (4-MBC), metoxicinamato de etila (EHMC), octocrileno (OC), isoamil metoxicinamato (IAMC) e fenilbenzimidazol sulfônico (PBSA). A maioria destes são compostos lipofílicos com sistemas aromáticos conjugados que absorvem a luz UV na faixa de comprimento de onda de 280 a 315 nm (UVB) e/ou 315 a 400 nm (UVA). A maioria dos produtos de proteção solar contém compostos que atuam como filtros UV, muitas vezes em combinação com pigmentos inorgânicos.

Devido à sua utilização numa ampla variedade de produtos de cuidados pessoais, esses compostos podem chegar ao ambiente aquático indiretamente pelo ato de tomar banho ou lavar roupas, e também através das estações de tratamento de águas residuais ou ainda diretamente, pelas atividades recreativas, como natação e banhos em lagos e rios.

### Toxicidade

Já foi demonstrado na literatura que alguns filtros UV apresentam efeitos estrogênicos similares ao estrogênio natural, além do potencial de induzir a efeitos tóxicos sobre o desenvolvimento de animais. Às vezes, são detectados níveis ambientais muito próximos aos que são capazes de causar efeitos deletérios em animais.

Alguns dos filtros UV são considerados tóxicos para as algas, porém alguns como o EHMC, IAMC e ODPABA são degradados rapidamente pela radiação UV, assim a fitotoxicidade correspondente às misturas destes compostos é baixa. Por outro lado, as substâncias OC, BP-3, e 4-MBC são estáveis à radiação, apresentando maior potencial tóxico.

Adicionalmente, já foi demonstrado na literatura que os compostos OMC e ODPABA podem reagir com o cloro livre encontrado em piscinas com pH 7,0. O ODPABA reage mais rápido do que o OMC. Ambos produzem subprodutos clorados como produtos intermediários que apresentam efeito mutagênico detectado no ensaio de mutagenicidade com *Salmonella*, empregando a linhagem TA 100.

## 3.8. Bifenilas policloradas

As bifenilas policloradas (BPCs) constituem uma classe de compostos clorados sintéticos que são amplamente utilizados em transformadores, capacitores e outros equipamentos elétricos por agirem como isolante, além de apresentarem estabilidade a altas temperaturas e pressão, não flamabilidade e baixa volatilidade. As BPCs têm ainda utilidade em um grande número de aplicações, tais como na preparação de fluido dielétrico, fluido hidráulico, fluido em sistemas de transferência de calor, pigmentos e no resfriamento de motores elétricos, dentre outros.

Devido à grande utilização de BPCs mundialmente, houve propagação não intencional para o ambiente, onde são altamente persistentes por serem pouco reativas e não sofrerem degradação pela ação de ácidos, bases ou calor.

A molécula básica das BPCs possui dois anéis fenólicos que podem ter até 10 átomos de cloro substituintes em sua estrutura, possibilitando um total de 209 congêneres. As propriedades físico-químicas desses congêneres dependem muito do número de átomos de cloro, bem como da posição que ocupam na estrutura química, e essas características determinam seu grau de solubilidade. No entanto, são todos lipossolúveis e, por isso, têm a capacidade de bioacumulação e biomagnificação, sendo por isso o peixe contaminado uma das principais fontes de contaminação para o ser humano. No ambiente, sua maior concentração é encontrada no solo, onde tendem a se ligar à matéria orgânica, podendo permanecer neste compartimento por anos, sendo lentamente liberados para a água ou para o ar. No ambiente aquático é encontrado principalmente no sedimento e em partículas suspensas.

Devido à elevada persistência no ambiente e à toxicidade induzida por esses compostos, sua fabricação é proibida em países como EUA desde 1977. No Brasil, a Portaria Interministerial n. 19, de 2 de janeiro de 1981 proibiu a produção e comercialização desses compostos em território nacional, mas permite que os equipamentos já instalados continuem em operação até a substituição do fluido dielétrico.

### Toxicidade

A toxicidade dos BPCs depende principalmente da posição dos átomos de cloro substituintes em sua molécula. Um alto número de átomos de cloro nas posições *orto* do composto confere alta toxicidade em relação à promoção de tumores e neurotoxicidade. Já aqueles que possuem os átomos de cloro na posição *meta* ou *para* apresentam maior afinidade pelos receptores de aril hidrocarbonetos que podem ocasionar uma interferência com a transcrição gênica.

A exposição aguda de animais aos BPCs produz efeitos hepáticos, hematológicos e endócrinos, danos renais e eventualmente a morte. Já estudos epidemiológicos demonstram que a exposição crônica de humanos causa alterações hepáticas, imunológicas, oculares, dérmicas e na tireoide, além de induzir a efeitos neurocomportamentais, redução do peso ao nascer e toxicidade reprodutiva. Adicionalmente, estudos mostram que as BPCs aumentam a incidência de tumores e, por isso, foram classificadas pela Iarc como pertencentes ao grupo 1, ou seja, carcinógenos humanos.

# 4. BIBLIOGRAFIA

AGÊNCIA NACIONAL DE VIGILÂNCIA SANITÁRIA (ANVISA). Resolução RDC 41/2011. *Diário Oficial da União*, Seção 1, n. 180, p.54, 2011.

ARORA, S.; RAJWADE, J.M.; PAKNIKAR, K.M. Nanotoxicology and *in vitro* studies: the need of the hour. *Toxicology and Applied Pharmacology*, v.258, p.151-165, 2012.

BILA, D.M.; DEZOTTI, M. Desreguladores endócrinos no meio ambiente: efeitos e consequências. *Química Nova*, v.30, n.3, p.651-666, 2007.

CSERHATI, T. Alkyl ethoxilated and alkylphenol ethoxylated nonionic surfactants: interaction with bioactive compounds and biological effects. *Environmental Health Perspectives*, v.103, n.4, p.358-364, 1995.

FOSTER, P.M.D.; GRAY Jr, L.E. Toxic responses of reproductive system. In: KLASSEN, C.D. (Ed.), *Casarett and Doull's toxicology*. The Basic Science of Poisons. 7.ed., New York: McGraw-Hill, 2008.

FRYE, C.A.; BO, E.; CALAMANDREI, G.; CALZA, L.; DESSI-FULGHERI, F.; FERNANDEZ, M.; FUSANI, L.; KAH, O.; KAJTA, K.M.; LE PAGE, Y.; PATISAUL, H.B.; VENEROSI, A.; WOJTOWICS, A.K.; PANZICA, G.C. Endocrine disrupters: a review of some sources, effects and mechanisms of actions on behavior and neuroendocrine systems. *Journal of Neuroendocrinology*, v.24, p.144-158, 2011.

GOLOUBKOVA, T.; SPRITZER, P.M. Xenoestrogênios: o exemplo do bisfenol-A. *Arquivos Brasileiros de Endocrinologia e Metabologia*, v.44, n.4, p.323-330, 2000.

JIANG, J-Q.; ZHOU, Z.; SHARMA, V.K. Occurrence, transportation, monitoring and treatment of emerging micro-pollutants in waste water – A review from global views. *Microchemical Journal*, v.110, p.292-300, 2013.

NITSCHKE, M.; PASTORE, G.M. Biossurfactantes: propriedades e aplicações. *Química Nova*, v.25, n.5, p.772-776, 2002.

ORGANIZATION FOR ECONOMIC CO-OPERATION AND DEVELOPMENT (OECD). *Detailed review paper on the state of the science on novel in vitro and in vivo screening and testing methods and endpoints for evaluating endocrine disruptors*. Mono(2012) 23, 2012.

PESTANA, C.R.; BORGES, K.B.; FONSECA, P.; OLIVEIRA, D.P. Retardantes de chama bromados – uma revisão sobre éteres de difenilas polibromadas. *Revista Brasileira de Toxicologia*, v.21, n.2, p.41-48, 2008.

RICHARDSON, S.D.; TERNES, T.A. Water Analysis: Emerging Contaminants and Current Issues. *Analytical Chemistry*, v.83, n.12, p.4614-4648, 2011.

SCHRIKS, M.; HERINGA, M.B.; VAN DER KOOI, M.M.E.; de VOOGT, P.; VAN WEZEL, A.P. Toxicological relevance of emerging contaminants for drinking water quality. *Water Research*, v.44, p.461-476, 2010.

STUART, M.; LAPWORTH, D.; CRANE, E.; HART, A. Review of risks from potential emerging contaminants in UK groundwater. *Science of the Total Environment*, v.416, p.1-21, 2012.

YU, M-H. Endocrine disruption. In: YU, M-H. *Environmental Toxicology. Biological and Health effects of pollutants*. 2.ed. Boca Raton: CRC Press, 2005.

# 2.8.

# CIANOBACTÉRIAS E MICROALGAS TÓXICAS EM AMBIENTES AQUÁTICOS

*Paula Kujbida*

*Vania Rodríguez*

*Ernani Pinto*

## CONTEÚDO DESTE CAPÍTULO

## 1. INTRODUÇÃO

As cianobactérias, também conhecidas como "algas azuis", são os organismos produtores de oxigênio mais antigos da Terra (existem há cerca de 3,5 bilhões de anos). Amplamente distribuídos em ambientes de água doce, salobra e marinha, no solo e em superfícies úmidas, esses microrganismos procariontes fotossintetizantes gram-negativos compreendem mais de 150 gêneros e 2.000 espécies e são importantes ecologicamente como constituintes do fitoplâncton, ocupando a posição de produtores primários nas cadeias alimentares. Tiveram grande contribuição na formação da nossa atmosfera, porém, atualmente, perturbações ambientais na biosfera, incluindo a poluição presente nos recursos hídricos (decorrente dos impactos antrópicos) e alterações climáticas globais (como aquecimento, mudanças hidrológicas, o aumento da frequência e persistentes períodos de secas mais intensas), afetam fortemente o crescimento de cianobactérias e microalgas em ecossistemas de água doce e marinhos. O grande aumento desses microrganismos está relacionado ao surgimento do fenômeno de eutrofização artificial e pode representar significativa ameaça à saúde pública e ao meio ambiente.

A eutrofização de cursos d'água é o processo que consiste no aumento de nutrientes essenciais para o fitoplâncton e plantas aquáticas superiores, principalmente nitrogênio, fósforo, potássio, carbono e ferro. Em condições normais, esse processo permite a depuração natural do ambiente aquático. Como desencadeadores da eutrofização natural, podem ser citados os nutrientes trazidos pelas chuvas e águas superficiais, que erodem e lavam a superfície terrestre.

No entanto, a atividade antropogênica promove a chamada eutrofização artificial, também nomeada de eutrofização acelerada ou antrópica, como excessivas descargas de esgotos domésticos e industriais, abusiva utilização de adubos químicos, estrume e rejeitos de efluentes de agroindústrias, além da aquicultura. À medida que o tempo passa, esses nutrientes se acumulam em ambientes aquáticos, havendo, então, o desenvolvimento cada vez maior das populações de fitoplâncton, fenômeno conhecido como floração. As florações podem ser causadas pela complexa interação entre altas concentrações de nutrientes, temperatura entre 15 e 30ºC, turbidez, meio neutro-alcalino, condutividade, salinidade, disponibilidade de carbono e fluxo lento ou estagnamento de água. As florações de cianobactérias e microalgas podem causar gosto e odor desagradáveis na água em razão da presença de geosmina e 2-metilisoborneol, além de alterar o equilíbrio ecológico do ecossistema aquático. Outro problema, entretanto, está no fato de algumas espécies serem produtoras de toxinas extremamente potentes, atingindo um conjunto de organismos muito além daqueles presentes nas comunidades aquáticas. A ocorrência dessas florações tóxicas não se restringe a locais específicos, prova disso é a diversidade de países nos quais sua presença tem sido documentada. No Brasil, reservatórios artificiais, várias lagoas costeiras, lagos, rios e estuários também já foram afetados.

Entre os principais gêneros de cianobactérias produtoras de toxinas em reservatórios de água doce, estão: *Anabaena*, *Aphanizomenon*, *Cylindrospermopsis*, *Microcystis*, *Nodularia*, *Nostoc* e *Oscillatoria* (conhecida também como *Planktothrix*). Em ambiente marinho, as principais microalgas tóxicas são de algumas espécies dos gêneros de dinoflagelados (*Akashiro*, *Alexandrium*, *Dinophysis*, *Gambierdiscus*, *Gonyaulax*, *Gymnodinium*, *Karenia* e *Noctiluca*) e de diatomáceas (*Pseudo-nitzschia*, *Amphora*), além de cianobactérias (*Lyngbya* e *Tricodesmium*).

As microalgas marinhas têm uma importância essencial no funcionamento dos ecossistemas dos oceanos. Como as cianobactérias em água doce, elas são seres fotossintéticos e produtores primários e assim servem de base à cadeia trófica marinha. A eutrofização dos ecossistemas costeiros pode resultar em florações de espécies de fitoplâncton que mudam a cor da superfície da água do mar. As primeiras florações reportadas foram de dinoflagelados marinhos ricos no pigmento vermelho carotenoídico peridinina, por isso o fenômeno foi denominado "maré vermelha". Apesar do nome, a coloração da água se difere dependendo da espécie causadora. A cianobactéria *Tricodesmium erythraeum* e o dinoflagelado *Noctiluca scintillans* são espécies que realmente deixam manchas vermelhas na superfície da água. Mas a mudança de cor pode ser para marrom, marrom-escuro ou verde, dependendo do pigmento da espécie. A maré vermelha causa formação de espuma, lodo e morte maciça de peixes e invertebrados por depleção de oxigênio. Esse impacto ao ecossistema prejudica o turismo e as atividades recreacionais e pesqueiras. Além disso, aproximadamente 27% dos microrganismos causadores de maré vermelha são capazes de produzir toxinas, as quais podem ser bioacumuladas por moluscos bivalves sem estes manifestarem sinais visíveis, mas na quantidade suficiente para causar graves danos à saúde humana, até mesmo a morte, ao serem consumidos. Portanto, as microalgas marinhas, em especial as produtoras de ficotoxina, como várias espécies de dinoflagelados e de diatomáceas, são um dos principais problemas da exploração dos recursos marinhos ao redor do mundo. As ficotoxinas entram na cadeia alimentar como componentes do fitoplâncton. Os mariscos e algumas espécies de peixes e de caranguejos ingerem essas toxinas e atuam como vetores bioacumuladores, transmitindo-as para os seres humanos.

## 2. TOXINAS

As toxinas produzidas por cianobactérias e microalgas são consideradas produtos do metabolismo secundário (não participam da divisão celular nem da produção de energia) e podem permanecer no interior da célula ou ser liberadas para o meio. A importância das cianotoxinas para as cianobactérias ainda não foi elucidada. Existe uma hipótese de que teriam a finalidade de conferir vantagens na competição (alelopatia) com outras cianobactérias e microalgas (o que explicaria o domínio das espécies tóxicas em ambientes eutrofizados), ou na defesa, já que essas toxinas inibem a predação desses microrganismos pelo zooplâncton. Essas toxinas podem também causar efeito deletério em tecidos e células de animais superiores e, portanto, impacto para a saúde humana.

Esses metabólitos secundários tóxicos a mamíferos incluem: microcistinas (MCs); cilindrospermopsinas (CYNs); saxitoxina (SAX) e seus análogos; nodularinas (NODs); anatoxina-*a* (ANA-*a*); homoanatoxina-*a* (homoANA-*a*); anatoxina-*a*(S) (ANA-*a*(S)); aplisiatoxina; lingbiatoxina; iessotoxinas (YTXs); pectenotoxinas (PTXs); azaspirácidos (AZAs); ciguatoxinas (CTXs); bambierol; maitotoxinas (MTXs); brevetoxinas (BTXs); ácido domoico (AD); e dinofisistoxinas. Os mecanismos de ação das toxinas produzidas por cianobactérias e microalgas são diversos, podendo ser hepatotóxicos, neurotóxicos, dermatotóxicos, irritantes do sistema gastrintestinal (GTI), inibidores de síntese de proteínas e promotores de tumor, além de algumas dessas substâncias poderem afetar o sistema imunológico.

O primeiro relato de morte de animais causada por floração de cianobactérias ocorreu em 1878, no sul da Austrália, onde ovelhas, cavalos e cães foram intoxicados após beberem água de um lago eutrofizado. Existem alguns exemplos na literatura que demonstram efeitos adversos à saúde pública pela ingestão de cianotoxinas. A maioria desses casos foi observada após a aplicação de sulfato de cobre em águas com elevada densidade fitoplanctônica. O emprego constante do sulfato de cobre para controlar o desenvolvimento das algas e cianobactérias não é recomendada, pois, quando morrem, as cianobactérias liberam toxinas para o meio aquoso.

Uma epidemia de hepato e gastrenterite ocorreu nos Estados Unidos em 1975, cuja investigação havia demonstrado que a água distribuída à população estava isenta de bactérias, vírus patogênicos ou qualquer anormalidade química. Contudo, as análises biológicas realizadas demonstraram que o manancial continha elevada densidade de cianobactérias flutuando na superfície do corpo d'água e no interior da massa líquida após a aplicação do sulfato de cobre. Outra epidemia de hepatoenterite provocada por cianotoxinas foi constatada na Austrália em 1979. Os sintomas clínicos observados em 140 crianças e 10 adultos foram danos no fígado, nos rins e nos intestinos além de vômitos, dor de cabeça, cólica abdominal, perda de sangue, diminuição dos níveis de glicose, perda de proteínas e cetonas na urina e desequilíbrio eletrolítico. Essa epidemia foi associada com o consumo de água potável de uma reserva contendo floração de *Cylindrospermopsis raciborskii*. No Brasil, uma epidemia severa de gastrenterite na região de Paulo Afonso, no Estado da Bahia, foi relacionada com a construção da Represa de Itaparica em 1988. De 2.000 casos, restritos a áreas com fornecimento de água dessa represa, 88 resultaram em morte. Na água, foram encontradas quase 10.000 unidades de cianobactérias/mL dos gêneros *Anabaena* e *Microcystis*. Outro desastroso incidente com cianotoxinas, que também ocorreu no Brasil, relacionou 76 mortes com o uso de água contaminada com MCs e CYNs em equipamento de diálise.

Trabalhos atuais mostram que toxinas produzidas por cianobactérias e microalgas podem ser bioacumuladas em vários organismos aquáticos e plantas, até mesmo em concentrações maiores do que a sua respectiva dose diária tolerável (TDI) prevista à exposição de seres humanos que consomem tais alimentos. Nenhum processo de bioamplificação tem sido descrito, provavelmente devido à natureza hidrofílica das toxinas e a presença de mecanismos de desintoxicação. Em relação ao efeito do cozimento no conteúdo de toxinas nos alimentos, não existem dados disponíveis para a maioria das toxinas. Testes mostraram que as concentrações de MCs foram reduzidas depois de ferver ou cozinhar alimentos em fornos de micro-ondas, porém não há informações de que processos tradicionais como assar, fritar ou grelhar o alimento contaminado sejam eficazes.

Nos últimos anos, florações de cianobactérias têm se tornado um fenômeno recorrente em vários países e o seu risco potencial para a saúde continua em grande parte desconhecido devido à falta de capacidade analítica. Muitos países desenvolvidos têm adotado estratégias para monitorar e controlar a proliferação de cianobactérias e microalgas, bem como monitorar algumas toxinas produzidas por esses microrganismos em água potável e em alimentos. No entanto, em muitos países

em desenvolvimento, em que o problema também está presente, há dificuldades na execução de programas de monitoramento e medidas preventivas.

## 3. TOXINAS FREQUENTES EM ÁGUA DOCE

### 3.1. Hepatotoxinas

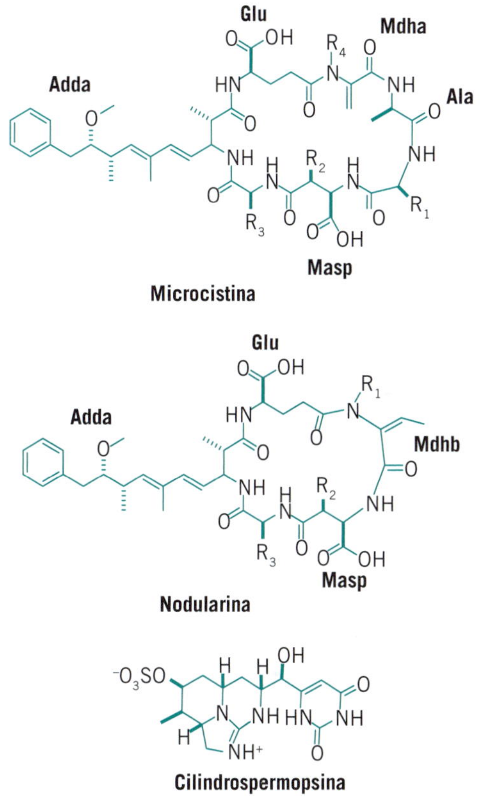

**Figura 1.** Estruturas químicas gerais das principais hepatotoxinas produzidas por cianobactérias. A MC-LR, a microcistina mais estudada, contém os aminoácidos leucina (L) e arginina (R) nas posições $R_1$ e $R_3$, respectivamente, e $CH_3$ nas posições $R_2$ e $R_4$. A nodularina mais comum apresenta na posição $R_1$ e $R_2$ o grupamento $CH_3$ e o aminoácido arginina na posição $R_3$.

### 3.1.1. *Microcistinas*

As microcistinas (MCs) pertencem a um grupo de no mínimo 70 variantes baseadas na estrutura de um heptapeptídeo monocíclico, com peso molecular entre 900 e 1.100 dáltons. Suas estruturas químicas são formadas por cinco aminoácidos (aa) praticamente invariáveis: D-alanina (posição 1); ácido D-metilaspártico (posição 3); ADDA (ácido 3-amino-9-metoxi-2,6,8--trimetil-10-fenil-4,6-dienoico) (posição 5); ácido D-glutâmico (Glu) (posição 6); e N-metildehidroalanina (Mdha) (posição 7) (Figura 1). Todas as variantes estruturais tóxicas das MCs contêm um aa hidrofóbico, o ADDA. A MC-LR é a MC mais estudada e tem uma leucina (Leu) e uma arginina (Arg) nas duas posições hipervariáveis na estrutura do anel ($R_1$ e $R_3$, respectivamente, na Figura 1). A substituição de outros aminoácidos nesses sítios, ou a desmetilação de resíduos em outros sítios, leva à vasta variabilidade estrutural.

As MCs são toxinas produzidas por espécies de vários gêneros de cianobactérias, incluindo *Microcystis*, *Oscillatoria* (*Planktothrix*), *Anabaena*, *Nostoc*, *Snowella*, *Anabaenopsis* e *Hapalosiphon*.

A intoxicação por MCs envolve principalmente as seguintes rotas de exposição: (i) pelo consumo de água, alimento ou suplemento alimentar contaminados pelas MCs; (ii) durante o uso recreacional de corpos d'água, no qual pode haver um grande desenvolvimento de cianobactérias; (iii) por hemodiálise se a água usada no preparo da solução de diálise não for purificada adequadamente.

A distribuição de MCs é limitada devido à baixa capacidade dessas toxinas de atravessar membranas celulares. Estudos realizados com camundongos, por administração de MC-LR via intravenosa (IV) ou intraperitoneal (IP), demonstraram que o fígado é o órgão-alvo primário para toxicidade das MCs. Essas toxinas chegam ao fígado por um sistema de transporte ativo, o que requer a captação da MC por meio da membrana plasmática dos sinusoides de hepatócitos. Foi identificado que os polipeptídeos transportadores de ânions biológicos (OATPs) são transportadores de MC-LR em hepatócitos de ratos e de seres humanos. Esses OATPs compreendem uma família de transportadores com ampla distribuição e vários substratos, além de exibirem uma função importante na distribuição e toxicidade de fármacos. Uma vez dentro da célula, as MCs se ligam covalentemente a proteínas citosólicas (proteínas fosfatases, PPs 1 e 2A), resultando em retenção no fígado. Camundongos tratados via IP com $[^3H]$-MC-LR mostraram que o tempo de meia-vida ($T_{1/2}$) no plasma foi de 29 minutos e de 42 minutos por administração via IV. Da dose injetada (101 µg/kg de peso corpóreo), 56% foram encontradas no fígado, 7% no intestino e 0,9% nos rins, ao passo que o coração, o baço, os pulmões e o músculo esquelético tiveram menos de 1% da MC-LR radiomarcada. O metabolismo hepático da MC-LR foi estudado após injeção via IP em camundongos e ratos, em que se mostrou que essa MC e seus metabólitos são excretados tanto como conjugados com glutationa como com cisteína ou como um dieno do a.a. ADDA oxidado, os quais são eliminados rapidamente do corpo por excreção biliar.

Muitos estudos de mecanismos de ação têm sido conduzidos para caracterizar os aspectos toxicológicos das MCs, mas ainda não estão totalmente elucidados. Esses trabalhos, que incluem investigações *in vivo* em animais, estudos *in situ* em sistemas de órgão isolados e ensaios *in vitro* com preparações de células isoladas, sugerem que a inibição de PPs e o estresse oxidativo são importantes eventos moleculares de toxicidade por MCs. A inibição de PPs tem efeitos dualistas nas células expostas às MCs, resultando tanto em aumento de apoptose quanto em proliferação celular. A apoptose observada em altas doses (≥ 32 µg/kg *in vivo*; ≥ 10 nM *in vitro*) é um resultado de hipóxia causada por obstrução do fluxo sanguíneo para os tecidos hepáticos. Já em baixas doses (≤ 20 µg/kg *in vivo*; ≤ 1 nM *in vitro*), é possível que a promoção de tumor observada seja pela ativação da via de sinalização de proteínas quinases ativadas por mitógenos (MAPKs), a qual estimula o aumento da fosforilação de proteínas-alvo, como proteínas supressoras de tumor, podendo levar à proliferação celular e a processos carcinogênicos. Porém, não está comprovado se, na exposição crônica a baixas concentrações de MCs, as PPs sejam inibidas em seres humanos.

Evidências sugerem que além da inibição de PPs, o estresse oxidativo também tem importância na patogênese das MCs. Essas cianotoxinas podem induzir a formação de espécies reativas de oxigênio (ERO), as quais incluem radicais superóxido, hidroxila e radicais de compostos orgânicos celulares, causando peroxidação de lipídios e oxidação de proteínas e DNA. Estudos mostraram que a geração dessas ERO está relacionada ao dano hepático induzido por MCs, as quais aumentam o estresse oxidativo levando à morte celular. Além de essas hepatotoxinas exaurirem a glutationa, levando ao dano oxidativo e à morte celular, podem aumentar a produção de ERO pela ruptura da cadeia de transporte de elétrons mitocondrial. A ruptura leva à transição de permeabilidade de membrana e, consequentemente, à ativação de calpaína e proteína quinase II dependente de calmodulina/$Ca^{2+}$, resultando, assim, em apoptose de hepatócitos.

O aspecto de intoxicação aguda pela exposição às MCs foi estudado tanto *in vitro* quanto *in vivo*. Observou-se que a $DL_{50}$ via IP em camundongos varia de 50 a 60 µg de MC-LR/kg de peso corpóreo (p.c.), e é semelhante à das MC-LA, MC-YR e MC-YM. Já a da MC-RR é aproximadamente dez vezes maior. Entretanto, devido às diferenças de lipofilicidade e polaridade entre as variantes de MCs, a $DL_{50}$ via IP não pode predizer a toxicidade após administração oral. Como exemplo, um estudo de toxicidade aguda oral mostrou que a $DL_{50}$ da MC-LR por essa via em ratos é maior do que 5.000 µg/kg de p.c., mas não há evidência de hidrólise de MC por peptidases estomacais.

A probabilidade de intoxicação humana por MCs aumenta com a alta densidade de proliferação e lise de cianobactérias produtoras dessa toxina. O caso de intoxicação fatal mais conhecido foi o de pacientes contaminados em uma clínica de hemodiálise, tragédia que ocorreu no Brasil em 1996, em Caruaru, no Estado de Pernambuco, e foi nomeada "Síndrome de Caruaru". Os pacientes sofreram dano hepático e GTI, sendo que 76 dos 131 intoxicados morreram em até 20 meses. As MCs e a cilindroespermopsina foram detectadas em amostras de fígado dos pacientes que morreram. As análises histológicas dessas amostras revelaram intensa infiltração de neutrófilos no foco inflamatório. Estudos posteriores mostraram que as MC-LA, MC-YR e MC-LR induzem migração de neutrófilos *in vivo* e *in vitro* e que esses leucócitos podem representar uma fonte a mais de dano tecidual. Essa sugestão está embasada na ativação de neutrófilos por essas MCs, gerando citocinas e ERO, que são compostos pró-inflamatórios que danificam tecidos, sugerindo a presença de neutrófilos no fígado como um possível mecanismo adicional de hepatotoxicidade das MCs.

As consequências da exposição crônica a baixas concentrações de MCs são discutíveis, pois os mecanismos envolvidos na acumulação, biotransformação e eliminação dessas toxinas ainda não foram totalmente elucidados. Porém, o principal problema levantado é a capacidade de promoção de tumor desses heptapeptídeos cíclicos. Estudos epidemiológicos encontraram correlação entre a alta incidência de câncer de fígado primário na China e o consumo de água superficial não tratada (contaminada por MCs), em combinação com o consumo de cereais contaminados por um hepatocarcinogênio, a micotoxina aflatoxina B$_1$. Em estudo similar, na Flórida, foi encontrado elevado risco de carcinoma hepatocelular primário em consumidores de água proveniente de estações de tratamento de água superficial, em comparação às áreas em que a água tratada para consumo era de origem subterrânea.

### 3.1.2. *Nodularinas*

As nodularinas (NODs) são pentapeptídeos monocíclicos (Figura 1), com peso molecular médio de 834 Da. Suas estruturas químicas são formadas por dois aminoácidos praticamente invariáveis: *D*-glutamato (posição 4) e ácido 2-metilamino-2--deidrobutírico (posição 5); e também por três aminoácidos variantes nas posições 1, 2 e 3; os quais normalmente são *D*--ácido eritro-βmetilaspártico (posição 1), *L*-arginina (posição 2) e ADDA (posição 3). As duas variantes de NODs encontradas na natureza são provenientes de desmetilações dos aminoácidos das posições 1 e 3, a NOD-Har (a qual possui homoarginina ao invés de arginina), além da NOD atóxica, que possui 6Z-estereoisômero do ADDA. Moturina, uma toxina análoga da NOD encontrada na esponja marinha *Theonella swinhoei*, se difere da NOD somente pela troca do aminoácido polar *L*--arginina pelo hidrofóbico *L*-valina. Acredita-se que a moturina seja também uma cianotoxina, visto que essa esponja tem relação de simbiose com cianobactérias.

As NODs são produzidas somente pela cianobactéria de água salobra *Nodularia spumigena*. Exceto a NOD-Har, a qual foi isolada da *Nodularia* PCC7804.

O mecanismo de hepatotoxicidade das NODs é muito similar ao das MCs. Porém, na inibição de PPs há somente a interação não covalente inicial (ADDA da NOD com triptofano da enzima). Indução de danos oxidativos (*in vitro* e *in vivo*) também foi observada em experimentos com roedores. Sabe-se também que as NODs são imunotóxicas, pois inibem linfoproliferação (*in vitro*) e diminuem a resposta imune humoral (*in vivo*).

Há evidências de que as NODs são tóxicas agudamente para animais, após injeção IP, com DL$_{50}$ entre 30 e 50 μg. kg$^{-1}$ de p.c. (e de 70 μg. kg$^{-1}$ de p.c. para NOD-Har). Foi observado também, em experimentação animal, que após exposição crônica a baixas doses, NODs podem promover tumor hepático. Porém, não há relatos de intoxicação de humanos após consumo de *N. spumigena*.

### 3.1.3. *Cilindrospermopsinas*

As cilindrospermopsinas (CYNs) são alcaloides tricíclicos (Figura 1), com peso molecular médio de 415 Da, os quais são formados pela ligação de uma guanidina tricíclica com hidroximetiluracil. As variantes de CYNs conhecidas são: demetoxi-CYN; deoxi-CYN; e 7-epi-CYN.

As cianobactérias produtoras de CYNs são as *Cylindrospermopsis rasciborsckii, Aphanizomenon flos-aquae, Aphanizome-*

*non ovalisporum, Anabaena bergii, Anabaena lapponica, Raphidiopsis curvata, Lyngbya wollei* e *Umezaka natans*. No Brasil, detectou-se a produção da neurotoxina saxitoxina, ao invés de CYN, pela *C. rasciborsckii*. Sabe-se que essa cianobactéria pode produzir também um análogo atóxico da CYN, a deoxi-CYN.

Após ingestão, a CYN é transferida a partir do trato gastrintestinal para a circulação sistêmica e é transportada principalmente para o fígado. No entanto, como já demonstrado em experiências com roedores, outros órgãos (rins, pulmões, timo, baço, glândulas adrenais, coração) também podem ser um alvo dessa toxina. O mecanismo de ação mais bem elucidado das CYNs é a inibição de síntese proteica, que é dependente do metabolismo do citocromo P-450. A exposição via oral (VO) a CYN pode levar a gastrenterite por essa toxina lesionar o revestimento do intestino e também causar hepatite pelas lesões de células do fígado. As alterações patomorfológicas induzidas pela CYN em hepatócitos podem ser divididas em quatro fases. A fase inicial é representada pela redução do tamanho núcleo e desprendimento de ribossomos das membranas, bem como da sua acumulação no citoplasma. A segunda fase pode ser caracterizada por uma proliferação acentuada de membranas agranulares devida à peroxidação lipídica induzida por diminuição da quantidade do citocromo P-450. A terceira fase se manifesta por uma acumulação de gotículas de gordura na porção central de lóbulos hepáticos (provavelmente induzida por radicais livres). Na última fase, uma severa necrose hepática pode ser observada. Existe um conhecimento limitado sobre o potencial dessa toxina em causar neuro, imuno, dermato, citotoxicidade e toxicidade fetal em humanos. Recentemente, estudos envolvendo linhas de células humanas foram realizados e revelaram efeitos cito e genotóxico de CYNs.

Há evidências de que as CYiNs são tóxicas agudamente para animais, com DL$_{50}$ entre 2.100 μg. kg$^{-1}$ de p.c., após injeção IP em camundongos. Para 7-epi-CYN, é de 200 μg. kg$^{-1}$ de p.c. Na Austrália, em 1979, 140 crianças e 10 adultos receberam tratamento hospitalar por terem adquirido uma gastrenterite rara, após beberem água de um reservatório com floração de *C. rasciborsckii*. As modificações celulares dessas vítimas foram muito semelhantes às obtidas nos estudos com animais de laboratório intoxicados por CYN. O segundo caso documentado de toxicidade de CYN em humanos aconteceu no Brasil em 1996, a já comentada "Síndrome de Caruaru".

### 3.2. Neurotoxinas

As anatoxinas são o primeiro grupo de neurotoxinas alcaloídicas produzidas por cianobactérias descritas na literatura.

### 3.2.1. *Anatoxina-a e homoanatoxina-a*

A anatoxina-*a* (ANA-*a*), um alcaloide de baixo peso molecular (165 Da), apresenta um anel heterocíclico nitrogenado (2-acetil-9-azabiciclo[4.2.1]non-2-eno), pk$_a$ de 9,4 e estrutura química semelhante a da cocaína. Essa toxina se decompõe em condições alcalinas e na presença de bactérias do gênero *Pseudomonas* sp., sendo sua destruição acelerada pela luz solar. O seu homólogo (179 Da), homoanatoxina-*a* (homoANA-*a*), tem um grupo propionil na cadeia lateral no lugar do grupo acetil da anatoxina-*a*, mas a toxicidade de ambas é similar (DL50 da ANA-*a* e homoANA-*a* 200 – 250 μg.kg$^{-1}$).

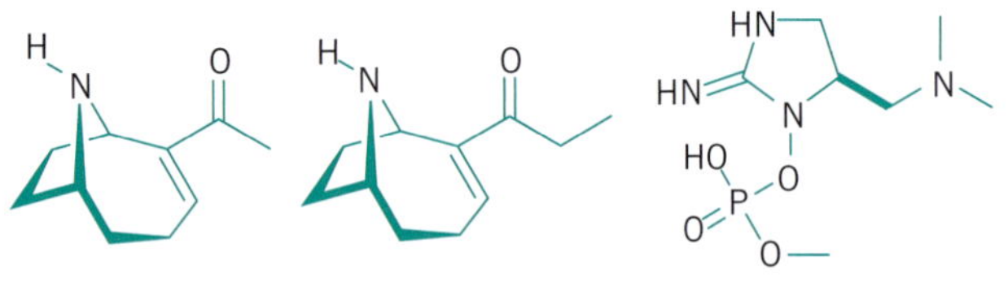

**Figura 2.** Estruturas químicas das toxinas: anatoxina-*a*, homoanatoxina-*a* e anatoxina-*a*(S).

A primeira ocorrência documentada da anatoxina-*a* foi na década de 1950 nos Estados Unidos. A ANA-*a* é produzida principalmente pelas cianobactérias dos gêneros *Anabaena* sp. (*A. flos-aquae, A. spiroides, A. circinalis, A. planktonica*), *Aphanizomenon* sp., *Cylindrospermum* sp., *Microcystis* sp., *Planktothrix* sp., *Raphidiopsis* sp. e *Oscillatoria* sp. Já a homoANA-*a*, pelas cianobactérias *Anabaena* sp., *Planktothrix formosa*, *Raphidiopsis mediterrânea*, *Oscillatoria* sp. e *Phormidium* sp. A produção concomitante de ambas as toxinas por uma mesma cepa também já foi reportada.

A ANA-*a* e a homoANA-*a* são agentes bloqueadores neuromusculares. Ambas são agonistas nicotínicos, pois se ligam irreversivelmente ao receptor nicotínico da acetilcolina na membrana pós-sináptica da junção neuromuscular, resultando em um influxo de $Na^+$ e produzindo despolarização local suficiente para abrir canais de $Na^+$ e $Ca^{2+}$. Como resultado dessa despolarização prolongada, o neurônio entra em um estado de esgotamento que produz bloqueio da transmissão elétrica. Estudos referentes à afinidade da ANA-*a* pelos receptores colinérgicos demonstraram que ela possui uma afinidade 100 vezes maior pelo receptor nicotínico do que pelo receptor muscarínico. Assim, doses altas de ANA-*a* podem levar à paralisia muscular e, no caso dos músculos respiratórios serem comprometidos, há possibilidade de asfixia, pois o abastecimento de oxigênio é interrompido e as funções cerebrais são afetadas, causando, principalmente, convulsões seguidas de sufocação.

O tempo de a ANA-*a* causar a morte varia de minutos a poucas horas, dependendo da espécie, da quantidade de toxina ingerida e da quantidade de alimento no estômago. Por esse motivo, antes de ser isolada e caracterizada, a ANA-*a* era chamada de "Fator de Morte Muito Rápida" (VFDF, do inglês *Very Fast Death Factor*). Alguns autores comprovaram em animais que a ANA-*a* é absorvida VO e atravessa rapidamente a barreira hematoencefálica, o que contribuiria para o seu rápido efeito letal. Os sinais clínicos de intoxicação por ANA-*a* seguem uma progressão de fasciculações musculares, movimentos diminuídos, cianose, convulsões e morte por parada respiratória. Como outras cianotoxinas, a ANA-*a* também demonstrou ter capacidade de promover estresse oxidativo em diversos organismos.

### 3.2.2. *Anatoxina-a(S)*

A anatoxina-*a*(S) (ANA-*a*(S)), química e fisiologicamente diferente das anatoxinas descritas, é um éster metilfosfato de uma *N*-hidroxiguanidina cíclica (Figura 2), de massa molecular de 252 Da. Ainda não foram encontradas variações estruturais da ANA-*a*(S). Com relação a sua estabilidade, durante o armazenamento (a 3°C ou até mesmo a –20°C), e especialmente em solução alcalina (meia-vida de aproximadamente uma hora em pH > 8,5), a ANA-*a*(S) perde facilmente o grupo monometilfosfato assim como quando é submetida a temperaturas acima de 40°C. Portanto, a ANA-a(S) é mais estável em condições neutras e ácidas.

As cianobactérias do gênero *Anabaena* sp. (*A. flos-aquae, A. lemmermannii, Anabaena spiroides* e *Anabaena crassa*) são as principais produtoras de ANA-*a*(S). Das três anatoxinas, a ANA-*a*(S) é a única já reportada no Brasil, nos Estados de Pernambuco e do Rio Grande do Sul.

A ANA-*a*(S) é o único inibidor irreversível de acetilcolinesterase conhecido, produzido por cianobactérias. O seu mecanismo de toxicidade é igual ao dos inseticidas organofosforados e a sua capacidade inibitória é comparável à do paráoxon. A inibição da colinesterase impede a hidrólise da acetilcolina, induzindo excessiva estimulação na sinapse colinérgica até provocar a exaustão do músculo. A ANA-*a*(S) demonstrou inibir somente as colinesterases periféricas (plasmática, eritrocitária e diafragmática), mas não a acetilcolinesterase cerebral, concluindo-se, portanto, que essa cianotoxina não atravessa a barreira hematoencefálica, além de apresentar baixas bioacumulação e permanência em células adiposas e membranas celulares. A DL50 da ANA-*a*(S) via IP em camundongos é de 20 µg.kg$^{-1}$.

O "S" do nome da ANA-*a*(S) deriva da excessiva salivação viscosa observada em camundongos estudados com essa cianotoxina. Os sinais clínicos após intoxicação aguda com ANA-*a*(S) são os característicos de uma síndrome colinérgica devida ao excesso de acetilcolina na junção neuromuscular. Entre os sinais clínicos, estão: lacrimejamento; incontinência urinária; diarreia; tremores; fraqueza muscular; fasciculação; dificuldade para respirar (dispneia); e convulsões antes da morte, que geralmente acontece por parada respiratória. A ANA-*a*(S) demonstrou não produzir nenhuma lesão tecidual em camundongos sacrificados após 24 horas de tratamento com a toxina e ser não mutagênica pelo teste de Ames. Um fato muito importante do ponto de vista clínico é que a inibição da acetilcolinesterase produzida pela ANA-*a*(S) não pode ser revertida por oximas. Contudo, embora alguns autores sugiram o uso de atropina como parte do tratamento, ela ainda não é aceita.

Recentemente, a capacidade da ANA-*a*(S) de promover estresse oxidativo em camundongos foi comprovada. Semelhante aos inseticidas organofosforados, a ANA-*a*(S) teria uma atividade cíclica redox ocasionando a geração de radicais livres, o que promoveria mudanças na homeostase do sistema antioxidante.

Como para outras cianotoxinas, uma das principais limitações para a realização de estudos de toxicocinética e toxicodinâmica com a ANA-*a*(S) é a indisponibilidade de quantidades suficientes de toxina e a inexistência de padrão comercial.

### 3.2.3. *Saxitoxina*

A saxitoxina (STX) e seus análogos (Figura 3), tetraidropurinas hidrossolúveis, são um grupo de toxinas alcaloídicas, divididas em quatro grupos: (i) carbamato (STX, neoSTX e goniautoxinas (GNTX1-4)); (ii) N-sulfocarbamoil (GNTX5-6, C1-4);

(iii) decarbamoil (dc-) (dcSTX, dcneoSTX, dcGNTX1-4); e (iv) deoxicarbamoil (do-) (doSTX, doneoSTX, doGNTX1-4). O grupo cetona diidróxi ou hidratado no anel 5 é essencial para a toxicidade dessas toxinas, a qual pode ser eliminada por uma redução catalítica desse grupo com hidrogênio, formando um grupo mono-hidróxi. Com exceção dos componentes do N-sulfocarbamoil, essas toxinas são termoestáveis em pH ácido, mas instáveis e facilmente oxidadas em pH alcalino.

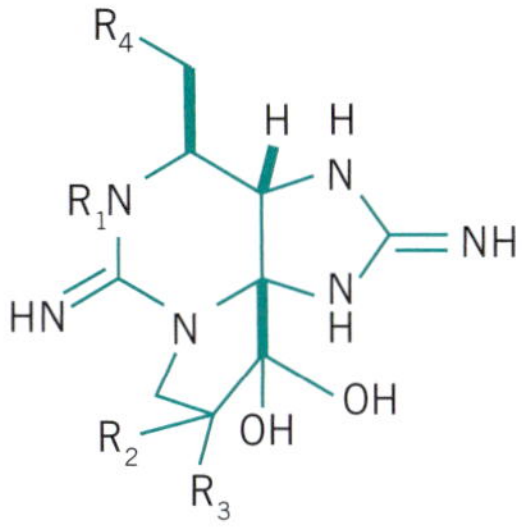

| | R$_1$ | R$_2$ | R$_3$ | O↗NH$_2$ (O) | O↗NHSO$_3$ (O) | —OH |
|---|---|---|---|---|---|---|
| | H | H | H | STX | GTX$_5$ | dcSTX |
| | H | H | OSO$_3^-$ | GTX$_2$ | C$_1$ | dcGTX$_2$ |
| | H | OSO$_3^-$ | H | GTX$_3$ | C$_2$ | dcGTX$_3$ |
| | OH | H | H | NEO | GTX$_6$ | dcNEO |
| | OH | H | OSO$_3^-$ | GTX$_1$ | C$_3$ | dcGTX$_1$ |
| | OH | OSO$_3^-$ | H | GTX$_4$ | C$_4$ | dcGTX$_4$ |

**Figura 3.** Estrutura química da saxitoxina e de seus análogos.

A STX e seus análogos, em ambiente de água doce, são produzidos principalmente pelas cianobactérias *Aphanizomenon flos-aquae*, *Anabaena circinalis*, *Lyngbya wollei* e *Cylindrospermopsis raciborskii*.

Essas toxinas apresentam o mesmo mecanismo de ação da tetrodotoxina (produzida pelo peixe-balão ou baiacu) e se ligam seletivamente e com alta afinidade ao sítio 1 dos canais de sódio voltagem-dependente de muitas membranas excitáveis e, consequentemente, bloqueiam a geração e propagação de potenciais de ação em neurônios e fibras dos músculos esquelético e cardíaco. Esse bloqueio da transmissão nervosa induz paralisia muscular.

Nos bivalves, podem ser encontrados vários tipos de toxinas, dependendo da espécie de alga ingerida por esses moluscos. O grupo carbamato é o que apresenta toxicidade mais elevada, sendo a STX a toxina mais potente (a dose oral fatal para humanos é de 1 a 4 mg), seguido pelo grupo decarbamoil e o grupo N-sulfocarbamoil. As toxinas pertencentes a esse último grupo, que apresentam baixa toxicidade, são largamente convertidas em carbamatos por biotransformações que os bivalves realizam.

A STX e seus análogos são responsáveis pela intoxicação paralisante por consumo de mariscos (PSP, do inglês *Paralytic Shellfish Poisoning*). Os sintomas iniciais dessa intoxicação usualmente ocorrem de 30 minutos a 3 horas após ingestão de alimentos contaminados e se caracterizam por dormência nos lábios, gengivas e língua. Depois, os mesmos sintomas ocorrem também nas extremidades dos dedos das mãos e dos pés. Em intoxicações mais severas, há fraqueza muscular pela progressão da dormência para os braços, as pernas e o pescoço, além de dificuldade respiratória acentuada. Pode ocorrer morte por paralisia respiratória em poucos minutos ou até em algumas horas. Portanto, para ser efetivo, o tratamento de intoxicação aguda tem que ser rápido (a meia-vida dessas toxinas é curta; cerca de 90 minutos), com hospitalização e suporte ventilatório. Além dos sintomas neurológicos, algumas vítimas também têm náuseas, vômitos e diarreia.

Em 1987, na Guatemala, ocorreram 187 casos de PSP e 26 mortes após consumo de sopa de mariscos (*Amphichaena kindermani*). O número de óbitos foi maior entre crianças (50%) do que entre adultos (7%). Essas toxinas também já foram isoladas de peixes de água doce (tilápia).

## 4. TOXINAS FREQUENTES EM ÁGUA MARINHA

### 4.1. Saxitoxina e seus análogos

Devido à sua incidência em todo o mundo, as STX e seus análogos representam uma séria ameaça para a saúde pública e causam um incomensurável dano econômico.

Os principais organismos produtores de STX e seus análogos em água marinha são os dinoflagelados *Alexandrium catenella*, *A. cohorticula*, *A. fundyense*, *A. fraterculus*, *A. leei*, *A. minutum*, *A. tamarense*, *Gymnodinium catenatum* e *Pyrodinium bahamense* var. *compressum*.

A estrutura química (Figura 3), as propriedades, o mecanismo de ação e os estudos toxicológicos dessas toxinas foram descritos anteriormente.

### 4.2. Dinofisistoxinas

As dinofisistoxinas (DTXs) são poliéteres lipofílicos (Figura 4), com peso molecular de 818,5 para DTX1 e 804,5 para DTX2. Possuem estrutura química semelhante ao do ácido ocadaico (AO), uma toxina isolada das esponjas marinhas *Halichondria okadai* e *H. melanodocia*. A DTX1 é a 35(S)-metil AO.

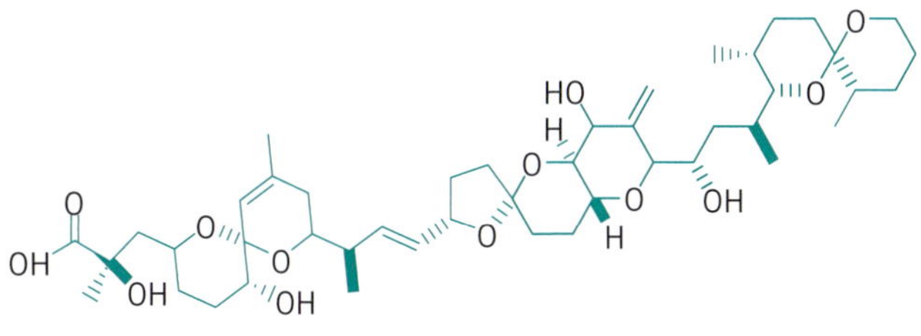

**Dinofisistoxina (DTX1)**

**Figura 4.** Estrutura química da dinofisistoxina (DTX1).

As DTXs são produzidas pelas espécies de dinoflagelados *Dinophysis acuta, D. acuminata, D. caudata, D. fortii, D. norvegica, D. mitra, D. rotundata, D. sacculus* e *Prorocentrum lima.*

O AO e as DTXs causam diarreia por ativarem a contração do músculo liso, pela inibição das PP1 e PP2A – duas das maiores proteínas (fosfatases) presentes no citosol de células de mamíferos que desfosforilizam resíduos de serina e treonina. Como consequência, a hiperfosforilação das proteínas que controlam a secreção de sódio por células intestinais e do citoesqueleto ou partes juncionais que regulam a permeabilidade do soluto é favorecida, causando liberação de sódio e subsequente perda passiva de fluidos, responsável pelo episódio de diarreia. Sabe-se que o grupo carboxila livre da molécula dessas toxinas é essencial para essa atividade; assim, ésteres de metila e de dióis não inibem PP.

Essas toxinas são responsáveis pela intoxicação diarreica por consumo de mariscos (DSP, do inglês *Diarrhetic Shellfish Poisoning*). O primeiro surto de intoxicações ocorreu em 1976, quando foi afastada definitivamente a hipótese de contaminação bacteriana nos mariscos consumidos. A Europa é uma das regiões mundialmente mais afetadas pela DSP, sendo o AO a principal toxina implicada, seguida da DTX1 e da DTX2. O AO e as DTX são acumuladas em tecido adiposo de moluscos bivalves, principalmente no hepatopâncreas. A dose letal ($LD_{50}$) de toxinas causadoras de DSP após IP em camundongos é de 200 mg/kg p.c. Em intoxicações agudas, os sintomas gastrintestinais (diarreia, náusea, vômitos e dor abdominal) podem surgir entre 30 minutos e 3 horas até as 24 horas seguintes à ingestão de alimentos contaminados com as toxinas, e a frequência pode ser de 10 a 20 vezes por dia nos casos graves. Os sintomas cessam ao fim de três dias. A dose mínima estimada para causar diarreia em adultos é de 40 µg para AO e 36 µg para DTX1. Existem evidências de que animais e humanos expostos cronicamente a toxinas causadoras de DSP podem desenvolver câncer, pois essas toxinas são potentes agentes causadores de tumor.

## 4.3. Ácido domoico

Ácido domoico (AD) é um ácido tricarboxílico (Figura 5) cristalino solúvel em água, com peso molecular de 311,14 Da. Embora o AD seja o principal congênere presente na natureza, há também o 5'epi-AD e três isômeros geométricos (ácidos isodomoicos D, E e F).

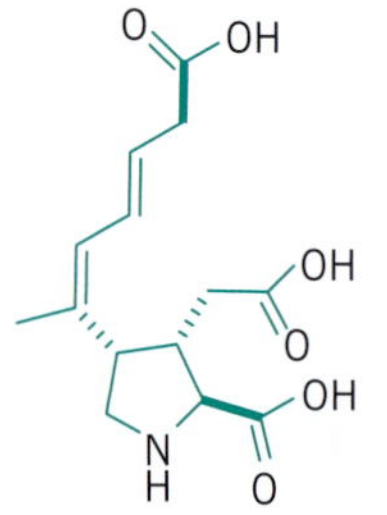

**Ácido Domoico**

**Figura 5.** Estrutura química do ácido domoico.

O AD e seus congêneres são produzidos pelas espécies de diatomácea *Pseudo-nitzschia australis, P. delicatissima, P. multiseries, P. pseudodelicatissima, P. pungens* e *P. sericata.* AD é produzido também por algumas macroalgas vermelhas, como a *Chondria armata.*

Essa toxina é um neurotransmissor excitatório que potencializa o efeito de aminoácidos excitatórios naturais, como o glutamato. O AD age no sistema nervoso central por possuir alta afinidade aos receptores do glutamato, causando despolarização de membrana pós-sináptica de células neuronais, por abrir canais de membranas permeáveis ao $Na^+$ e levar ao influxo desse íon, com subsequentes rupturas celulares.

O AD é responsável pela intoxicação amnésica por consumo de mariscos (ASP, do inglês *Amnesic Shellfish Poisoning*). O primeiro incidente humano de ASP ocorreu em 1987, quando no mínimo 107 pessoas foram intoxicadas após consumirem mariscos oriundos da costa nordeste do Canadá, tendo sido registrada a morte de três idosos. Em intoxicação aguda, as vítimas de ASP, 15 minutos após o consumo de mariscos contaminados com AD, apresentam sintomas GTI (náuseas, vômitos, cólicas abdominais e diarreia) e neurológicos (perda de memória temporária, da qual advém o nome dessa intoxicação). Em casos de intoxicações severas, é descrita a ocorrência de confusão, mudez, disfunção autonômica, perda de respostas a estímulos de dor e choro descontrolado ou agressividade; às vezes, levando ao coma e à morte, como mostrado por casos com pacientes idosos. Em 1991, na Califórnia, pelicanos e cormorões foram mortos pela ingestão de peixes herbívoros contaminados por essa toxina, como a anchova, que, aparentemente, não foram afetados pelo AD.

## 4.4. Brevetoxinas

Brevetoxinas (BTXs) são poliésteres cíclicos metilados (Figura 6), formados por 10 ou 11 anéis poliésteres, com peso molecular médio de 900 Da. Há dois tipos de BTX: tipo A (PbTx-1), formado por uma cadeia flexível de 10 anéis fundidos (de cinco a nove ligações cada); e tipo B (PbTx-2), formada por uma cadeia rígida de 11 anéis fundidos (oito anéis hexaméricos, dois heptaméricos e um octamérico). A PbTx-2 é a BTX mais prevalente na natureza. Todos os outros análogos conhecidos são baseados em alterações de cadeia lateral, epoxidação pela ligação dupla no H do anel de PbTx-2 ou derivação na hidroxila do C-37 em PbTx-2.

As BTXs são produzidas por espécies do dinoflagelado *Karenia* (antigamente conhecido como *Ptychodiscus* e *Gymnodinium*): *Karenia brevis, K. papilionacea, K. selliformis* e *K. bicuneiformis brevis.*

Essas toxinas são neurotóxicas por ativarem persistentemente canais de sódio voltagem-dependente, originando uma descarga elétrica contínua. As BTX mantêm esses canais abertos, levando a um influxo permanente de íons $Na^+$ pela membrana celular e causando despolarização prolongada. A série de eventos tipicamente registrados em animais sofrendo envenenamento por BTX inclui hiperexcitabilidade de tecidos excitáveis, seguida por convulsões, paralisias e morte.

As BTXs, responsáveis pela intoxicação neurotóxica por consumo de mariscos (NSP, do inglês *Neurotoxic Shellfish Poisoning*), são conhecidas desde o início dos anos 1990 no sudeste

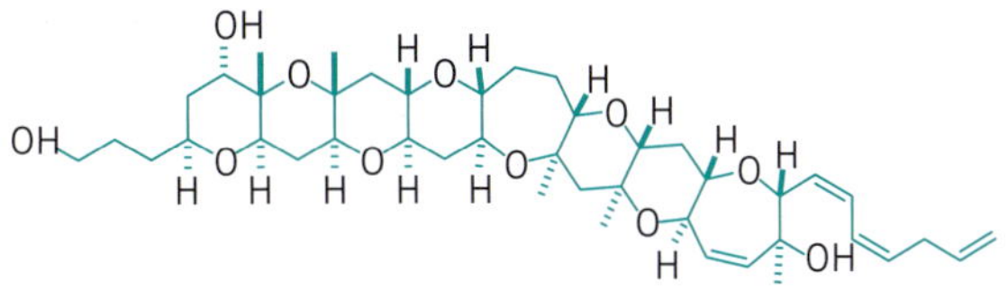

**Gambierol**

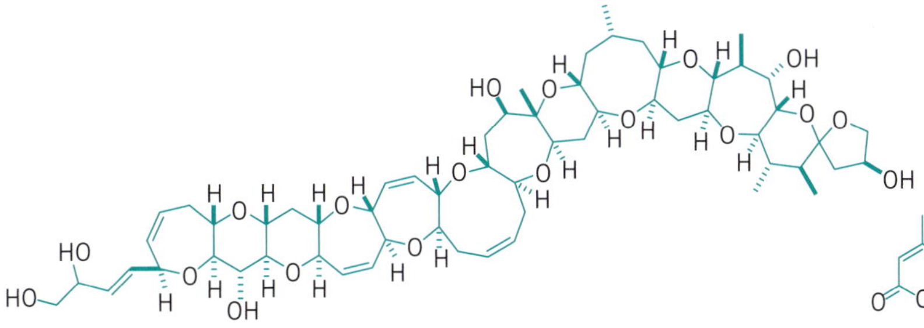

**Ciguatoxina (CTX-1)**

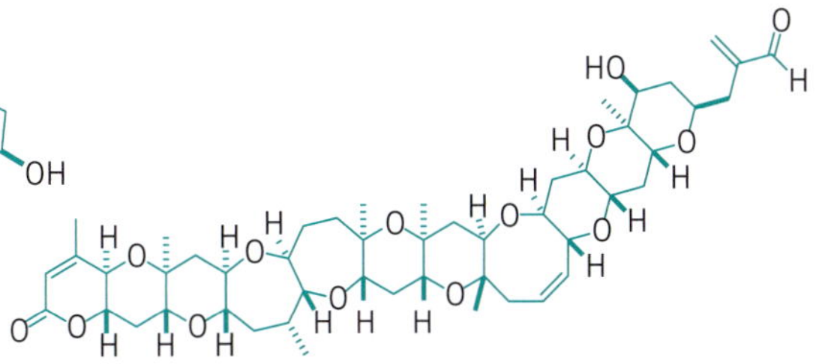

**Brevetoxina (PbTx-2)**

**Figura 6.** Estruturas químicas da brevetoxina (PbTx-2), da ciguatoxina (CTX-1) e do gambierol.

dos EUA e oeste do México. Houve também evidências de eventos similares na Nova Zelândia. O surto de NSP envolve moluscos bivalves contaminados com BTXs bioacumuladas durante eventos de maré vermelha. Os sintomas de intoxicação aguda são muito semelhantes aos da PSP, exceto pelo fato de não ocorrer a paralisia. Esses sintomas ocorrem cerca de 3 horas após a ingestão e incluem dor abdominal e de cabeça, náuseas, vômitos, diarreia, bradicardia, percepção calor/frio invertida, dilatação da pupila, vertigens, mialgia e ataxia. Em aerossóis de água do mar, as BTXs provocam tosse, corrimento nasal, irritação ocular e espirros. Raramente é fatal.

## 4.5. Ciguatoxinas, gambierol e maitotoxina

As toxinas lipossolúveis ciguatoxinas (CTXs, peso molécula de 1.112 Da) e gambierol (peso molecular de 756 Da) e as hidrossolúveis maitotoxinas (MTXs, peso molécula de 3.422 Da) são poliéteres e termoestáveis (Figuras 6 e 7). Essas toxinas são produzidas pelo dinoflagelado *Gambierdiscus toxicus*.

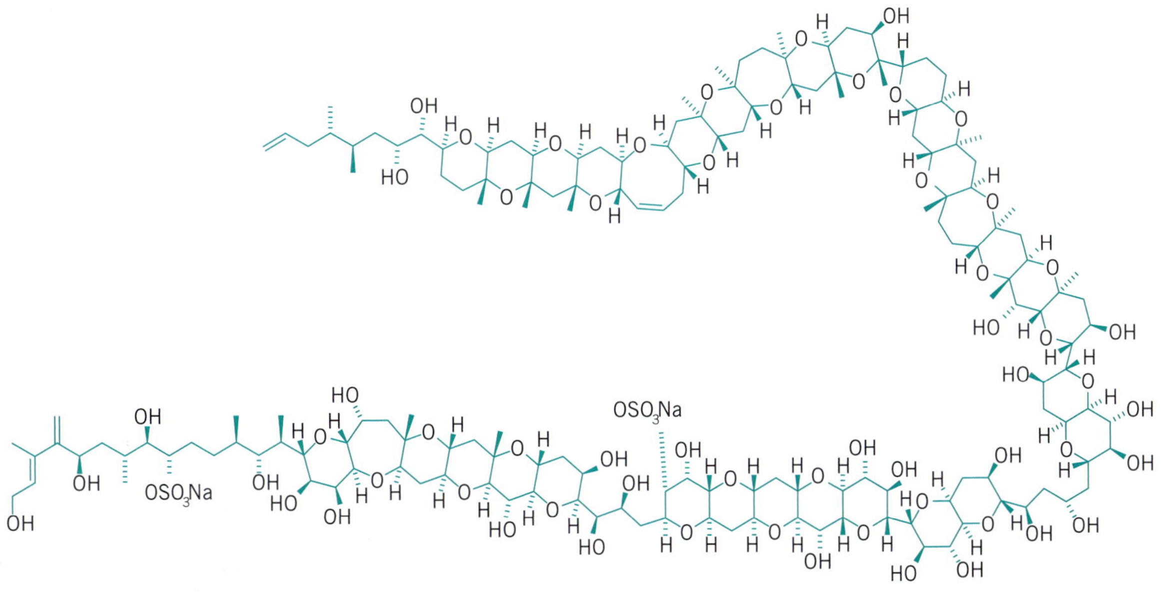

**Maitotoxina**

**Figura 7.** Estrutura química da maitotoxina.

As CTXs e o gambierol são agentes neurotóxicos por ativarem persistentemente os canais de sódio, isto é, possuem o mesmo alvo molecular das BTX. O mecanismo de ação das CTX envolve a ativação de canais de $Na^+$ voltagem-dependente. Os efeitos cardiovasculares das CTX são resultados de um efeito inotrópico positivo no miocárdio. As CTX agem no mesmo sítio do receptor de canais de $Na^+$ que as BTX, mas a afinidade da CTX-1 pelos canais de $Na^+$ voltagem-dependente é em torno de 30 vezes mais alta do que a das BTX. Já o gambierol possui afinidade de ligação significativamente menor do que BTX e CTX.

A MTX causa problemas GTI, neurológicos e cardiovasculares, por ativar os canais de cálcio voltagem-dependente, aumentando as concentrações de $Ca^{++}$ e todos os eventos subsequentes.

As toxinas CTXs, o gambierol e a MTX, responsáveis pela intoxicação por ingestão de peixes contaminados (CFP, do inglês *Ciguatera Fish Poisoning*), possuem baixa toxicidade, porém são oxidadas à medida que são transferidas ao longo da cadeia alimentar, adquirindo maior toxicidade. Assim, além da bioacumulação, existe um fenômeno de bioamplificação da toxicidade, o que aumenta o risco. As CTXs contaminam grande diversidade de peixes de recifes de coral geralmente confinados a regiões do Oceano Pacífico, Oceano Índico ocidental e Mar do Caribe. Essas toxinas são transferidas da cadeia alimentar dos recifes de coral para peixes maiores. Os peixes mais associados à CFP são garoupa (*Cephalopholis argus*), barracuda (*Sphyraena barracuda*), pargo-de-mancha (*Lutjanus bohar*) e cangulo-real (*Balistes vetula*). Quando capturado, o peixe apresenta aparência saudável e sabor normal.

A MTX é a mais potente ($LD_{50}$ de 0,05 mg/kg p.c., via IP, para camundongos) e maior toxina marinha não peptídica já isolada (peso molecular 3.422 Da), sendo mais tóxica, via IP, do que a CTX. Porém, VO, a MTX possui toxicidade 100 vezes menor do que pela rota IP, o que a torna menos tóxica do que as CTXs, já que estas são equipotentes. A CTX-1, a toxina mais encontrada em peixes carnívoros, contribui aproximadamente por 90% da letalidade total e possui um risco à saúde em concentrações maiores do que 0,1 ppb ($\mu g.kg^{-1}$). As MTXs também se bioacumulam nas vísceras de peixes herbívoros, mas não em doses suficientemente altas em peixes carnívoros a ponto de causar problemas no consumo humano.

A CFP é caracterizada clinicamente por efeitos GTI (diarreia, vômitos, náuseas e dores abdominais), que se iniciam entre 30 minutos e 24 a 48 horas após ingestão do peixe contaminado, duram alguns dias e podem ser acompanhados ou seguidos por efeitos neurológicos (dormência nos lábios, nas mãos e nos pés; percepção inversa da temperatura; prurido generalizado na pele; fadiga; dores musculares e nas articulações) e, ocasionalmente, por sintomas cardiovasculares. Os sintomas neurológicos são mais característicos e podem persistir por várias semanas. A administração intravenosa de manitol alivia os sintomas. Raramente ocorrem casos fatais.

## 4.6. Azaspirácidos

Azaspirácidos (AZAs) são poliéteres ácidos contendo um anel azáspiro incomum, do qual deriva o seu nome (Figura 8). Dessas toxinas, a AZA1 é a principal encontrada no plâncton, seguida pelos seus análogos (AZA2 e AZA3) e formas hidroxiladas dos três (AZA4 a AZA11), as quais, provavelmente, surgem pela biotransformação nos bivalves.

Essas toxinas são produzidas pelo dinoflagelado *Protoceratum crassipes*.

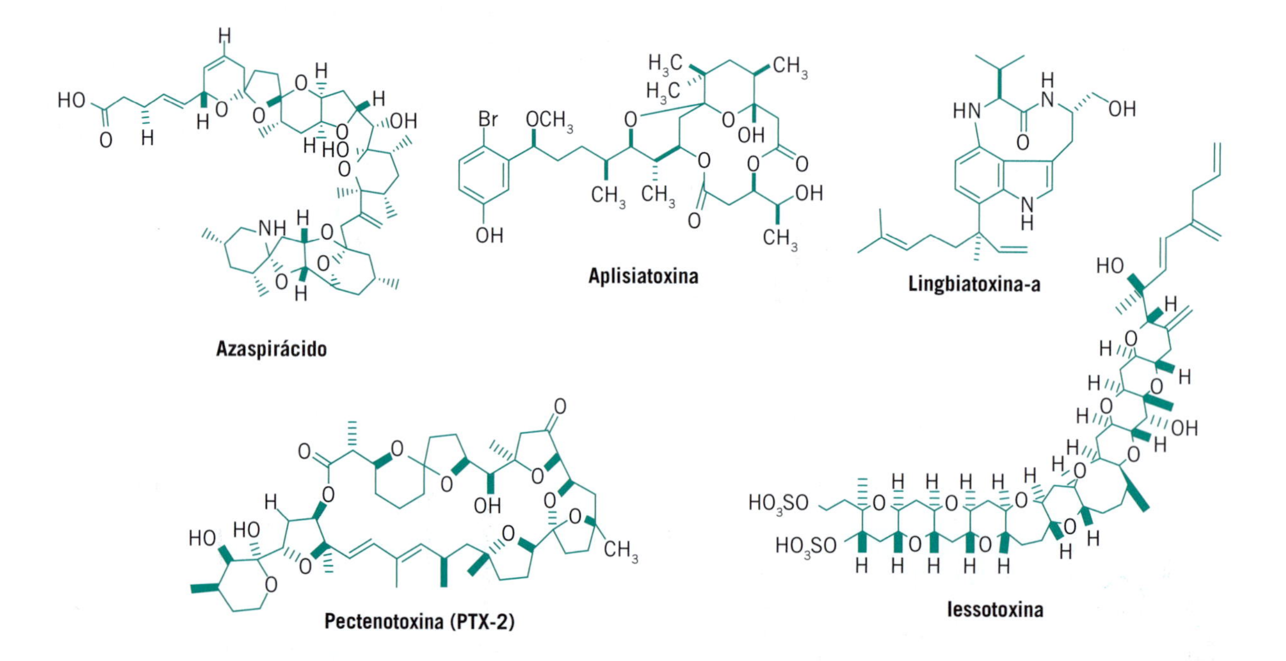

**Figura 8.** Estruturas químicas da lingbiatoxina-a, da aplisiatoxina, da pectenotoxina (PTX-2), da iessotoxina e do azaspirácido.

Ainda não se conhece o mecanismo de ação exato dos AZA, mas sabe-se que essas toxinas se diferenciam das DTXs por não alterarem o potencial de membrana celular (não sendo neurotóxicas) e não inibirem PP, como o AO. Vários estudos sugerem o envolvimento dos AZAs na regulação de microfilamentos do citoesqueleto, por alterarem a concentração de F-actina.

Em 1995, na Holanda, ocorreu o primeiro episódio de intoxicação por azaspirácidos (AZP, do inglês *Azaspiracid Poisoning*), e, em 1997, os AZAs foram isolados de mariscos provenientes da Irlanda. Em AZP agudas, os sintomas aparecem de 3 a 18 horas após ingestão de mariscos contaminados com AZA (náuseas, vômitos, diarreia abundante e dores abdominais), sendo que a recuperação completa ocorre de 2 a 5 dias.

### 4.7. Lingbiatoxinas

As lingbiatoxinas, alcaloides indólicos lipofílicos (Figura 8), são produzidas pela cianobactéria *Lyngbya majuscula*. Lingbiatoxina-a, uma dermatotoxina, possui estrutura química idêntica à da teleocidina A encontrada no micélio de várias espécies de *Streptomyces*. As lingbiatoxinas-b e -c ligam-se fracamente aos receptores de forbol ésteres, portanto são promotoras de tumor menos potentes do que a lingbiatoxina-a. Foram relatados efeitos tóxicos em humanos, como dermatite e severa inflamação GTI. Lingbiatoxina-a foi identificada como a causa da intoxicação fatal de homens que se alimentaram de carne da tartaruga marinha *Chelonia mydas* que estava contaminada por *Lyngbya*.

### 4.8. Aplisiatoxinas

Aplisiatoxina (Figura 8) e debromoaplisiatoxina são bilactonas fenólicas, produzidas pelas cianobactérias *Lyngbya majuscula*, *Schizotrix calcicola* e *O. nigroviridis*. Essas toxinas são potentes promotoras de tumor e ativadoras da proteína quinase C. Uma mistura de aplisiatoxina e debromoaplisiatoxina foi encontrada em amostras de *L. majuscula* provenientes do Japão, que foi implicada em casos de brotoejas e bolhas na pele de pessoas expostas a essa cianobactéria.

### 4.9. Pectenotoxinas

As pectenotoxinas (PTX) são poliéteres lipofílicos hepatotóxicos (Figura 8). Somente a PTX-2 é encontrada em algumas espécies do dinoflagelado *Dinophysis*. Acredita-se que as outras PTX são formadas por oxidação no hepatopâncreas de mariscos e ostras. Não há relatos de intoxicação humana atribuída à PTX, embora muitas sejam mais tóxicas a camundongos via IP do que VO. Estudos toxicológicos precisam ser realizados com as PTX, porém há dificuldade na obtenção dessas toxinas, já que não são produzidas em culturas de microalga em laboratório.

### 4.10. Iessotoxinas

A iessotoxina (YTX), um poliéter dissulfatado hepatotóxico (Figura 8), e seu análogo, a 45-hidroxiiessotoxina (OH-YTX), um composto cardiotóxico, são produzidas pelo dinoflagelado *Protoceratium reticulatum*. O mecanismo de ação das toxinas YTX e OH-YTX não está completamente claro, mas sabe-se que inibem PP. Comparando com a inibição do AO, este reduz quatro vezes mais a atividade da PP2A. Nenhum episódio de intoxicação humana com essas toxinas foi registrado.

## 5. REGULAÇÕES E MONITORAMENTO

Embora existam outras vias de exposição, como inalação, contato com a pele e hemodiálise, a forma de exposição mais comum é pelo consumo de água e de alimentos contaminados.

Por essa razão, há grande interesse na regulamentação dessas toxinas na água e em alimentos para o consumo humano.

Algumas toxinas produzidas por cianobactérias não são facilmente removidas por processos convencionais de tratamento de água. No Brasil, por meio da Portaria n. 2.914 (12/12/2011), o Ministério da Saúde (MS) dispõe sobre os procedimentos de controle e vigilância da qualidade de água para consumo humano e seu padrão de potabilidade, instituindo como a água potável deve estar em conformidade com o padrão de substâncias que representam risco à saúde, obrigando o monitoramento de cianobactérias e cianotoxinas.

Para minimizar os riscos de contaminação da água para consumo humano com cianotoxinas, são exigidas análises de amostras de água bruta coletadas no ponto de captação do manancial superficial, com frequência mensal quando a densidade de cianobactérias for menor ou igual a 10.000 células/mL e semanalmente se for maior do que 10.000 células/mL. Em complementação, recomenda-se a análise de clorofila-a no manancial como indicador de potencial aumento da densidade de cianobactérias, o que permite maior agilidade no controle da qualidade da água captada. Se a concentração de clorofila-a em duas semanas consecutivas tiver seu valor duplicado ou mais, deve-se proceder nova coleta de amostra para quantificação de cianobactérias no ponto de captação do manancial, para reavaliação da frequência de amostragem de cianobactérias. Quando a densidade de cianobactérias exceder 20.000 células/mL, deve-se realizar análise de cianotoxinas na água do manancial, no ponto de captação, semanalmente. A análise de cianotoxinas na saída do tratamento será dispensada quando as concentrações dessas toxinas no manancial forem menores do que seus respectivos valores máximos permitidos (VMPs) para água tratada (Tabela 1).

Há a obrigatoriedade da avaliação de MCs no Brasil, desde 2004, por meio da Portaria n. 518 (25/03/2004) do MS, sendo o VMP em água potável de 1,0 µg/L. A partir da publicação da Portaria n. 2.914 (12/12/2011), houve a inclusão da obrigatoriedade da avaliação de SAX (VMP = 3,0 µg/L) e também da recomendação das análises de CYNs e ANA-a(s), quando for detectada a presença de gêneros de cianobactérias potencialmente produtores dessas cianotoxinas no monitoramento do ponto de captação, sendo o valor máximo aceitável para CYNs de 1,0 µg/L.

**Tabela 1.** Valores máximos permitidos para toxinas de cianobactérias em água potável.

| Toxinas | Valor máximo permitido |
|---|---|
| Microcistinas | 1 µg/L*[a] |
| Saxitoxinas | 3 µg equivalente STX/L* |
| Cilindrospermopsinas | 1 µg/L** |

*Valor máximo permitido estabelecido pela Portaria n. 2.914 (12/12/2011) do MS para padrão de potabilidade da água para consumo humano.

**Há apenas uma recomendação pela Portaria n. 2.914 (12/12/2011) para a determinação de cilindrospermopsinas, observando o valor-limite.

[a] O valor representa a somatória das concentrações de todas as variantes de microcistinas.

Outra fonte de exposição a toxinas produzidas por cianobactérias e microalgas é a ingestão de alimentos contaminados. Muitos animais aquáticos são resistentes à presença desses compostos e podem acumulá-los em seus corpos, como os moluscos, os crustáceos e os peixes, sendo uma reserva de toxinas para animais superiores na cadeia trófica, incluindo os humanos. Além disso, plantas irrigadas com água contaminada também podem acumular cianotoxinas, aumentando os riscos de exposição.

Para proteger consumidores de efeitos adversos de toxinas marinhas e dulcícolas acumuladas em moluscos bivalves, crustáceos e peixes, quando ocorrem florações de microalgas e cianobactérias tóxicas onde esses animais estejam tradicionalmente reunidos ou sendo cultivados, é imprescindível o monitoramento dessas toxinas na água e nos produtos de aquicultura.

Alguns países implantaram programas de monitorização de água do mar e moluscos bivalves, de acordo com legislações específicas estabelecidas e como ferramentas preventivas primárias. No Brasil, apesar de pesquisas científicas mostrarem que há acumulação de toxinas em moluscos e peixes cultivados no país, ainda não há legislação para controle e vigilância da qualidade de alimentos em relação às toxinas produzidas por cianobactérias e microalgas. A Tabela 2 mostra os limites máximos permitidos de toxinas marinhas na carne de mariscos pelo programa de monitorização da Nova Zelândia e da Comissão Europeia.

**Tabela 2.** Valores da concentração máxima permitida de toxinas marinhas na carne de mariscos pelo programa de monitorização da Nova Zelândia e (*) da Comissão Europeia.

| Toxinas | Limite máximo permitido |
|---|---|
| Saxitoxina e seus análogos | 80 µg STX eq./100 g de carne |
| Ácido domoico | 2 mg/100 g de carne |
| Brevetoxina | 80 µg/100 g de carne |
| Dinofisistoxina-1 | 20 µg/100 g de carne |
| Iessotoxina | 1 mg YTX eq./100 g de carne |
| Azaspirácido | *16 µg/100 g de carne |

## 6.  BIBLIOGRAFIA

APELDOORN, M.E.V.; EGMOND, H.P.V.; SPEIJERS, G.J.A.; BAKKER, G.J.I. Toxins of cyanobacteria. *Mol. Nutr. Food Res.*, v.51, p.7-60, 2007.

ARÁOZ, R.; MOLGÓ, J.; TANDEAU DE MARSAC, N. Neurotoxic cyanobacterial toxins. *Toxicon.*, v.56, p.813-825, 2010.

AZEVEDO, S.M.F.O.; CARMICHAEL, W.W.; JOCHIMSEN, E.M.; RINEHART, K.L.; SHAW, G.R.; EAGLESHAM, G.K. Human intoxication by microcystins during renal dialysis treatment in Caruaru-Brasil. *Toxicology*, v.181, p.441-446, 2002.

BARROS, L.P.C.; MONSERRAT, J.M.; YUNES, J.S. Determination of optimized protocols for the extraction of anticholinesterasic compounds in environmental samples containing cyanobacteria species. *Environ. Toxicol. Chem.*, v.23, n.4, p.883-889, 2004.

BECKER, V.; IHARA, P.; YUNES, J.; HUSZAR, V. Occurrence of anatoxin-a(s) during a bloom of *Anabaena crassa* in a water-supply reservoir in southern Brazil. *J. Appl. Phycol.*, v.22, n.3, p.235-241, 2010.

BITTENCOURT-OLIVEIRA, M.C.; KUJBIDA, P.; CARDOZO, K.H.M.; CARVALHO, V.M.; MOURA, A.N.; COLEPICOLO, P.;

PINTO, E. A novel rhythm of microcystin biosynthesis is described in the cyanobacterium *Microcystis panniformis* Komárek *et al. Biochem Bioph Res Comm*, v.326, n.3, p.687-694, 2005.

BITTENCOURT-OLIVEIRA, M.C.; PICCIN-SANTOS, V.; KUJBIDA, P.; MOURA, A.N. Cylindrospermopsin in water supply reservoirs in Brazil determined by immunochemical and molecular methods. *J. Water Resource and Protection*, v.3, n.6, p.349-355, 2011.

BITTENCOURT-OLIVEIRA, M.C.; MOLICA, R. Cianobactéria invasora: aspectos moleculares e toxicológicos de *Cylindrospermopsis raciborskii* no Brasil. *Biotecnologia Ciência e Desenvolvimento*, n.30, p.82-90, 2003.

BOTANA, L.M., ed. *Phycotoxins: Chemistry and biochemistry.* Estados Unidos: Blackwell, 2007. 345p.

BOTHA, N.; VENTER, M.V.; DOWNING, T.G.; SHEPHARD, E.G.; GEHRINGERC, M.M. The effect of intraperitoneally administered microcystin-LR on the gastrointestinal tract of Balb/c mice. *Toxicon*, v.43, n.3, p.251-254, 2004.

BOUAÏCHA, N.; VIA-ORDORIKA, L.; VANDEVELDE, T.; FAUCHON, N.; PUISEUX-DAO, S. *Toxic Cyanoprokaryotes in resource waters: monitoring of their occurrence and toxin detection.* Paris: OECD, p.1-9, 1999.

BRIAND, J.; JACQUET, S.; BERNARD, C.; HUMBERT, J.F. Health hazards for terrestrial vertebrates from toxic cyanobacteria in surface water ecosystems. *Vet Res*, v.34, n.4, p.361-367, 2003.

CAMPAS, M.; PRIETO-SIMÓN, B.; MARTY, J. Biosensors to detect marine toxins: Assessing seafood safety. *Talanta*, v.72, v.3, p.884–895, 2007.

CARMICHAEL, W.W. Cyanobacterial secundary metabolites – the cyanotoxins. *J. App. Bacteriol.*, v.72, n.6, p.445-459, 1992.

CARMICHAEL, W.W.; AZEVEDO, S.M.F.O.; AN, J.S.; MOLICA, R.J.R.; JOCHIMSEN, E.M.; LAU, S.; RINEHART, K.L.; SHAW, G.R.; EAGLESHAM, G.K. Human fatalities from cyanobacteria: chemical and biological evidence for cyanotoxins. *Environ. Health Persp.*, v.109, v.7, p.663-668, 2001.

CARMICHAEL, W.W.; GORHAM, P.R. Anatoxins from clones of Anabaena flos-aquae isolated from lakes of western Canada. *Mitt Interna. Verein Limmol.*, v.21, p.285-295, 1978.

CARMICHAEL, W.W.; GORHAM, P.R., BIGGS, D.F. Two laboratory case studies on the oral toxicity to calves of the freshwater cyanophyte (blue-green alga) Anabaena flos-aquae NRC-44-1. *Can. Vet. J.*, v.18, n.3, p.71-75, 1977.

CARMICHAEL, W.W.; OWNBY, C.L.; ODELL, G.V. In: *Freshwater Cyanobacteria (blue-green algae) toxins, natural toxins, pharmacology and therapeutics.* Oxford: Pergamon Press, 1989, p.3.

CHORUS, I.; BARTRAM, J., eds. *Toxic cyanobacteria in water – a guide to their public health consequences, monitoring and management.* London: Spon Press, 2003. 416 p.

CODD, G.A.; BELL, S.G.; KAYA, K.; WARD, C.J.; BEATTIE, K.A.; METCALF, J.S. Cyanobacterial toxins, exposure routes and human health. *Eur. J. Phycol.*, v.34, n.4, p.405-415, 1999.

CODD, G.A.; MORRISON, L.F.; METCALF, J.S. Cyanobacterial toxins: management for health protection. *Toxicol. App. Pharm.*, v.203, n.3, p.264-272, 2005.

COOK, W.O.; BEASLEY, V.R.; DAHLEM, A.M.; DELLINGER, J.A.; HARLIN, K.S.; CARMICHAEL, W.W. Comparison of effects of anatoxin-a(s) and paraoxon, physostigmine and pyridostigmine on mouse brain cholinesterase activity. *Toxicon.*, v.26, n.8, p.750-753, 1988.

COOK, W.O.; DAHLEM, A.M.; HARLIN, K.S.; BEASLEY, V.R.; HOOSER, S.B.; HASCHEK, W.M.; CARMICHEAL, W.W. Reversal of cholinesterase inhibition and clinical signs and the postmortem findings in mice after intraperitoneal administration of anatoxin-a(s), paraoxon or pyridostigmine. *Vet. Hum. Toxicol.*, v.33, n.1, p.1-4, 1991.

COOK, W.O.; DELLINGER, J.A.; SINGH, S.S.; DAHLEM, A.M.; CARMICHAEL, W.W.; BEASLEY, V.R. Regional brain cholinesterase activity in rats injected intraperitoneally with anatoxin-a(s) or paraoxon. *Toxicol. Lett.*, v.49, n.1, p.29-34, 1989.

DAWSON, R.M. The toxicology of microcystins. *Toxicon.*, v.36, n.7, p.953-962, 1998.

DITTMANN, E.; WIEGAND, C. Cyanobacterial toxins – occurrence, biosynthesis and impact and human affairs. *Mol. Nutr. Food Res.*, v.50, n.1, p.7-17, 2006.

DÖRR, F.A.; PINTO, E.; SOARES, R.M.; AZEVEDO, S.M.F. Microcystins in South American aquatic ecosystems: occurrence, toxicity and toxicological assays. *Toxicon.*, v.56, n.7, p.1247-1256, 2010.

EPA. Toxicological reviews of cyanobacterial toxins: cylindrospermopsin (external review draft). U.S. Environmental Protection Agency, Washington, DC, EPA/600/R-06/138, 2006.

EPA. Toxicological reviews of cyanobacterial toxins: microcystins LR, RR, YR and LA (external review draft). U.S. Environmental Protection Agency, Washington, DC, EPA/600/R-06/139, 2006.

FAWELL, J.K.; MITCHELL, R.E.; EVERETT, D.J.; HILL, R.E. The toxicity of cyanobacterial toxins in the mouse: Microcystin-LR. *Hum. Exp. Toxicol.*, v.18, n.3, p.162-167, 1999.

FERRÃO-FILHO, A.S.; KOZLOWSKY-SUZUKI, B. Cyanotoxins: bioaccumulation and effects on aquatic animals. *Mar Drugs*, v.9, n.12, p.2729-2772, 2011.

FRIAS, H.V.; MENDES, M.A., CARDOZO, K.H.M., CARVALHO, V.M., TOMAZELI, D., COLEPICOLO, P., PINTO, E. Use of electrospray tandem mass spectrometry for identification of microcystins during a cyanobacterial bloom event. *Bioch. Bioph. Res. Comm.*, v.344, n.3, p.741-746, 2006.

GALVÃO, J.A.; OETTERER, M.; BITTENCOURT-OLIVEIRA, M.C.; BARROS, S.G.; HILLER, S.; ERLER, K.; PINTO, E.; LUCKAS, B.; KUJBIDA, P. Saxitoxins accumulation by freshwater tilapia (*Oreochromis niloticus*) for human consumption. *Toxicon.*, v.54, n.6, p.891-894, 2009.

GORHAM, P.R.; MCLACHLAN, J.; HAMMER, U.T.; KIM, W.K. Isolation and culture of toxic strains of Anabaena flos-aquae (Lyngb.) de Bréd. *Verh. Internat. Verein. Limnol.*, v.15, p.796-804, 1964.

GUPTA, V.; RATHA, S.K.; SOOD, A.; CHAUDHARY, V.; PRASANNA, R. New insights into the biodiversity and applications of cyanobacteria (blue-green algae) – prospects and challenges. *Algal. Res.*, v.2, n.2, p.79-97, 2013.

GUTIERREZ-PRAENA, D.; JOS, A.; PICHARDO, S.; MORENO, I.M.; CAMEAN, A.M. Presence and bioaccumulation of microcystins and cylindrospermopsin in food and the effectiveness of some cooking techniques at decreasing their concentrations: A review. *Food and Chem. Toxicol.*, v.53, p.139-152, 2013.

HALLEGRAEFF, G.M.; ANDERSON, D.M.; CEMBELLA, A.D. (Eds.). *Manual on harmful Marine microalgae.* França: UNESCO Publishing, 2004, 793p.

HENRIKSEN, P.; CARMICHAEL, W.W.; AN, J.; MOESTRUP, O. Detection of an anatoxin-a(s)-like anticholinesterase in natural blooms and cultures of cyanobacteria/blue-green algae from Danish lakes and in the stomach contents of poisoned birds. *Toxicon.*, v.35, n.6, p.901-913, 1997.

ITO, E.; KONDO, I.F.; TERAO, K.; HARADA K.I. Neoplastic nodular formation in mouse liver induced by repeated intraperitoneal injections of microcystin-LR. *Toxicon.*, v.35, n.9, p.1453-1457, 1997.

JOCHIMSEN, E.M.; CARMICHAEL, W.W.; AN, J.S.; CARDO, D.M.; COOKSON, S.T.; HOLMES, C.E.M.; de C ANTUNES, M.B.; de MELO FILHO, D.A.; LYRA, T.M.; BARRETO, V.S.T.; AZEVEDO, S.M.F.O.; JARVIS, W.R. Liver failure and death after exposure to microcystins at a hemodialysis center in Brazil. *New Engl. J. Med.*, v.338, n.13, p.873-878, 1998.

KUJBIDA, P.; HATANAKA, E.; CAMPA, A.; COLEPICOLO, P.; PINTO, E. Effects of microcystins on human polymorphonuclear leukocytes. *Biochem. Bioph. Res. Comm.*, v.341, n.1, p.273-277, 2006.

KUJBIDA, P.; HATANAKA, E.; CAMPA, A.; CURI, R.; POLI-SELLIFARSKY, S.; PINTO, E. Analysis of chemokines and reactive oxygen species formation by rat and human neutrophils induced by microcystin-LA, -YR and -LR. *Toxicon.*, v.51, n.7, p.1274-1280, 2008.

KUJBIDA, P.; HATANAKA, E.; VINOLO, M.; WIAISMAN, K.; CAVALCANTI, D.M.H.; CURI, R.; FARSKY, S.H.P.; PINTO, E. Microcystins -LA, -YR, and -LR action on neutrophil migration. *Biochem. Bioph. Res. Comm.*, v.382, n.1, p.9-14, 2009.

LAGOS, N.; ANDRINOLO, D. Paralytic Shellfish Poisoning (PSP): Toxicology and Kinetics. In: Seafood and freshwater toxins: pharmacology, physiology, and detection. Lugo: Luis Botana, 2000. p.203-256.

LEE, R.E. *Phycology,* Cambridge: Cambridge University Press, 1991. p.44-5.

LU, H.; CHOUDHURI, S.; OGURA, K.; CSANAKY, I.L.; LEI, X.; CHENG, X.; SONG, P.; KLAASSEN, C.D. Characterization of organic anion transporting polypeptide 1b2-null mice: essential role in hepatic uptake/toxicity of phalloidin and microcystin-LR. *Toxicol. Sci.*, v.103, n.1, p.35-45, 2008.

MACKINTOSH, C.; BEATTIE, K.A.; KLMPP, S.; COHEN, P.; CODD, G.A. Cyanobacterial microcystin-LR is a potent and specific inhibitor of protein phosphatases 1 and 2A from both mammals and higher plants. *Fed. Eur. Biochem. Soc. Lett.*, v.264, n.2, p.187-192, 1990.

MATSUNAGA, S.; MOORE, R.E.; NIEMCZURA, W.P.; CARMICHAEL, W.W. Anatoxin-a(s), a potent anticholinesterase from Anabaena flos-aquae. *J. Am. Chem. Soc.*, v.111, n.20, p.8021-8023, 1989.

MOLICA, R.J.R.; OLIVEIRA, E.J.A.; CARVALHO, P.V.V.C.; COSTA, A.N.S.F.; CUNHA, M.C.C.; MELO, G.L.; AZEVEDO, S.M.F.O. Occurrence of saxitoxins and an anatoxin-a(s)-like anticholinesterase in a Brazilian drinking water supply. *Harmful Algae*, v.4, n.4, p.743-753, 2005.

MS. Portaria n. 2.914, de 12 de dezembro de 2011. Disponível em: <http://bvsms.saude.gov.br/bvs/saudelegis/gm/2011/prt2914_12_12_2011.html>. Acesso em: 17 mai. 2013.

OLSON, TA. *Toxic plankton*. In: Proceedings of Inservice Training Course in Water Works Problems. Michigan, U.S.A: University of Michigan, School of Public Health, Ann Arbor; 1951. p.86-96.

OSSWALD, J.; RELLÁN, S.; GAGO, A., VASCONCELOS, V. Toxicology and detection methods of the alkaloid neurotoxin produced by cyanobacteria anatoxin-a. *Environ. Inter.*, v.33, n.8, p.1070-1089, 2007.

PAERL, H.W.; PAUL, V.J. Climate change: links to global expansion of harmful cyanobacteria. *Water Res.*, v.46, n.5, p.1349-1363, 2012.

PÍREZ, M.; GONZALEZ-SAPIENZA, G.; SIENRA, D.; FERRARI, G.; LAST, M.; LAST, J.A.; BRENA, B.M. Limited analytical capacity for cyanotoxins in developing countries may hide serious environmental health problems: simple and affordable methods may be the answer. *J. Environ. Management*, v.114, p.63-71, 2013.

PONIEDZIALEKA, B.; RZYMSKI, P.; KOKOCINSKI, M. Cylindrospermopsin: water-linked potential threat to human health in Europe. *Environ. Toxicol. Pharmacol.*, v.34, n.3, p.651-660, 2012.

POURIA, S.; DE ANDRADE, A.; BARBOSA, J.; CAVALCANTI, R.L.; BARRETO, V.T.S; WARD, C.J.; PREISER, W.; POON, G.K.; NEILD, G.H.; CODD, G.A. Fatal microcystin intoxication in haemodialysis unit in Caruaru, Brasil. *Lancet*, v.352, n.9121, p.21-26, 1998.

PRASANNA, R.; SOOD, A.; JAISWAL, P.; NAYAK, S.; GUPTA, V.; CHAUDHARY, V.; JOSHI, M.; NATARAJAN, C. Rediscovering cyanobacteria as valuable sources of bioactive compounds. *Appl. Biochem. Micro.*, v.46, n.2, p.119-134, 2010.

QUILLIAM, M. A. Phycotoxins. *J. AOAC Int.*, v.82, n.3, p.773-781, 1999.

RAO, P.V.L.; BHATTACHARYA, R.; GUPTA, N.; PARIDA, M.M.; BHASKAR, B.; DUBEY, R. Involvement of caspase and reactive oxygen species in cyanobacterial toxin anatoxin-a-induced cytotoxicity and apoptosis in rat thymocytes and Vero cells. *Arch. Toxicol.*, v.76, n.4, p.227-235, 2002.

REPAVICH, W.M.; SONZOGNI, W.C.; STANDRIDGE, J.H.; WEDEPOHL, R.E.; MEISNER, L.F. Cyanobacteria (blue-green algae). In: Wisconsin waters: acute and chronic toxicity. *Water Res.*, v.24, n.2, p.225-231, 1990.

RODRÍGUEZ, S.V.C.; MOURA, S.; PINTO, E.; PEREIRA, C.; BRAGA, R. Aspectos toxicológicos e químicos da anatoxina-*a* e seus análogos. *Química Nova*, v.29, n.6, p.1365-1371, 2006.

RODRÍGUEZ, S.V.C.; YONAMINE, M.; PINTO, E. Determination of anatoxin-*a* in environmental water samples by solid phase microextraction and gas chromatography-mass spectrometry. *J. Sep. Sci.*, v.29, n.13, p.2085-2090, 2006.

RODRÍGUEZ, V. *Desenvolvimento de métodos analíticos por cromatografia gasosa acoplada à espectrometria de massas para identificação e quantificação de anatoxina-a em amostras de água e florações algais.* São Paulo, 2007. 103 p. Dissertação (Mestrado em Toxicologia e Análises Toxicológicas) – Universidade de São Paulo.

RODRÍGUEZ, V. *Investigação de mecanismos bioquímicos e fisiológicos em organismos expostos a anatoxina-a(s).* 2011. 187 p. Tese (Doutorado em Toxicologia e Análises Toxicológicas) – Universidade de São Paulo.

RUNNEGAR, M.; BERNDT, N.; KONG, S.M.; LEE, E.Y.C.; ZHANG, L.F. In-vivo and in-vitro binding of microcystin to protein phosphatase-1 and phosphatase-2A. *Biochem. Bioph. Res. Comm.*, v.216, n.1, p.162-169, 1995.

SANT'ANA C.L.; AZEVEDO M.T.D. Contribution to the knowledge of potentially toxic cyanobacteria from Brazil. *Nova Hedwigia*, v.71, n.3-4, p.359-385, 2000.

SINCLAIR, J.L.; HALL, S.; BERKMAN, J.A.H.; BOYER, G.; BURKHOLDER; J.; BURNS, J.; CARMICHAEL, W.; DUFOUR, A.; FRAZIER, W.; MORTON S.L.; O'BRIEN, E.; WALKER, S. Occurrence of cyanobacterial harmful algal blooms workgroup report. *Adv. Exp. Med. Biol.*, v.619, p.45-103, 2008.

SOLIAKOV, L.; GALLEGHER, T.; WONNACOT, S. Anatoxin-a-evoked [³H]dopamine release from rat striatal synaptosomes. *Neuropharmacology*, v.34, n.11, p.1535-1541, 1975.

TAKANAKA, S.; OTSU, R. Effects of L-cysteine and reduced glutathione on the toxicities of microcystin LR: the effect for acute liver failure and inhibition of protein phosphatase 2A activity. *Aquat. Toxicol.*, v.48, n.1, p.65-68, 1999.

TURNER, P.C.; GAMIE, A.J.; HULLINRAKE, K.; CODD, G.A. Pneumonia associated with contact with cyanobacteria. *Br. Med. J.*, v.300, n.6737, p.1440, 1990.

UENO, Y.; NAGATA, S.; TSUTSUMI, T.; HASEGAWA, A.; WATANABE, M.F.; PARK, H.D.; CHEN, G.C.; CHEN, G.; YU, S.Z. Detection of microcystins, a blue-green algal hepatotoxin, in drinking water sampled in Haimen and Fusui, endemic areas of primary liver cancer in China, by highly sensitive immunoassay. *Carcinogenesis*, v.17, n.6, p.1317-1321, 1996.

VAN APELDOORN, M.E.; VAN EGMOND, H.P.; SPEIJERS, G.J.A.; BAKKER, G.J.I. Toxins of cyanobacteria. *Mol. Nutr. Food Res.*, v.51, p.7-60, 2007.

VAN EGMOND, H.; SPEIJERS, G.; VAN DEN TOP, H. Current situation on world-wide regulations for marine phycotoxins. *J. Nat. Toxins*, v.1, p.67-85, 1992.

WIEGAND, C.; PLUGMACHER, S. Ecotoxicological effects of selected cyanobacterial secondary metabolites a short review. *Toxicol. Applied Pharmacol.*, v.203, n.3, p.201-218, 2005.

ZAJAC, M.P. *Investigação da presença de cilindrospermopsina e saxitoxinas em águas superficiais no Estado de São Paulo.* 2006. 76 p. Dissertação (Mestrado em Toxicologia e Análises Toxicológicas) – Universidade de São Paulo.

ZEGURA, B.; LAH, T.T.; FILIPIC, M. The role of reactive oxygen species in microcystin-LR-induced DNA damage. *Toxicology*, v.200, n.1, p.59-68, 2004.

ZHAN, L.; SAKAMOTO, H.; SAKURABA, M.; WU, D.; ZHANG, L.; SUZUKI, T.; HAYASHI, M.; HONMA, M. Genotoxicity of microcystin-LR in human lymphoblastoid TK6 cells. *Mutation Res.*, v.557, n.1, p.1-6, 2004.

# 2.9.

# TOXINAS DE ANIMAIS PEÇONHENTOS

*Ísis Machado Hueza*

## CONTEÚDO DESTE CAPÍTULO

# 1.  INTRODUÇÃO

A Toxinologia é por definição a ciência que estuda as toxinas, que por sua vez são aquelas substâncias produzidas por seres vivos e que causam efeitos nocivos ou tóxicos sobre outros seres vivos. Dessa forma, são toxinas aqueles princípios ativos presentes em plantas com atividade tóxica, metabólitos produzidos por microrganismos, como a toxina botulínica e também aquelas substâncias produzidas de forma especializada por insetos e animais superiores, como as aranhas e as serpentes.

Ainda, outro ponto a ser considerado quanto às definições de termos que serão aqui extensivamente utilizados está relacionado à diferença existente entre veneno e peçonha. É muito comum encontrarmos na literatura, inclusive aquela científica, o uso do termo "animais venenosos" para serpentes e aranhas, em detrimento do uso correto de "animais peçonhentos". Enquanto a peçonha é a toxina produzida por órgãos glandulares especializados, o veneno é aquele existente de forma constitutiva no tecido animal, como a tetrodotoxina existente em peixes da classe Tetraodontiformes, como o baiacu, que no Japão é consumido com o nome de "Fugu" e, segundo o *Tokyo Bureau of Social Welfare and Public Health,* vitima entre 30 e 60 apreciadores de seu sushi ao ano.

Isso posto, o presente capítulo atentará apenas aos efeitos tóxicos de peçonhas produzidas por animais, uma vez que outros capítulos deste livro abrangerão as toxinas presentes em plantas de importância na saúde humana e também aquelas produzidas por microrganismos, como as micotoxinas e outras toxinas que podem estar presentes de forma indesejada nos alimentos.

# 2.  ACIDENTES OFÍDICOS

Acidentes ocasionados por cobras e serpentes são comuns em todo o mundo. Com exceção de poucas ilhas e regiões muito frias e de grandes altitudes, esses répteis se encontram distribuídos nos mais diversos e adversos tipos de ambientes, como florestas, desertos e inclusive oceanos. Dessa forma, não é de se estranhar que os acidentes ofídicos ocorram praticamente em todo o mundo.

Estudos indicam que existem no mundo aproximadamente 3.000 espécies de serpentes, sendo que aquelas peçonhentas perfazem cerca de 400 espécies apenas. No Brasil, estão classificadas 256 espécies de serpentes, sendo apenas 62 delas sabidamente perigosas aos seres humanos e aos animais. Ainda, destas 62 espécies, 32 são do gênero *Bothrops* (jararacas, jararacuços, cotiaras e urutus), 6 do gênero *Crotalus* (cascavel, cascavel de quatro ventas, boicinunga, boiquira, maracá), 22 do gênero *Micrurus* (coral verdadeira) e 2 do gênero *Lachesis* (surucucu, pico-de-jaca).

Acredita-se que no mundo ocorram 421.000 acidentes ofídicos com serpentes peçonhentas, com cerca de 20.000 mortes ao ano. No entanto, este número pode ser ainda maior, pois não é em todos os países e regiões do mundo que a notificação dos acidentes aos órgãos nacionais competentes em vigilância sanitária seja obrigatória ou ocorra de forma eficiente. No Brasil, a obrigatoriedade para a notificação de acidentes por animais peçonhentos só foi instaurada depois de portaria do Ministério da Saúde em 1986, e desde então o número de ocorrências desses tipos de acidentes só aumentou, apresentan-

do um decréscimo de incidência de 13,8 casos por 100.000 habitantes a partir de 2008 (Figura 1).

Com as notificações compulsórias, alguns aspectos quanto às ocorrências de acidentes ofídicos puderam ser confirmados. Sabe-se que répteis são seres pecilotérmicos, logo, são mais ativos em períodos de calor. No Brasil, os períodos de calor estão associados àqueles das chuvas, possibilitando condições perfeitas para plantio e colheita, e, consequentemente, maior oferta de alimentos para animais furtivos como os roedores, que estão na cadeia alimentar das serpentes. Assim, os dados epidemiológicos confirmaram que os períodos em que os acidentes ofídicos são mais frequentes, independente da região do país, concentram-se entre o final de outubro e início de abril, coincidentemente, os períodos em que há mais atividade humana nos campos.

Como dito anteriormente, as principais serpentes de importância clínica do Brasil são aquelas dos gêneros *Bothrops,* cujos acidentes notificados no país chegam a 73,5% dos casos; *Crotalus,* com 7,5% de incidência; *Lachesis,* que soma 3% das notificações e finalmente as serpentes do gênero *Micrurus,* com a menor das incidências: 0,7% dos acidentes.

## 2.1. Acidente botrópico

Sem sombras de dúvidas, as principais serpentes peçonhentas do Brasil são do gênero *Bothrops.* Pertencem à família Viparidae, possuem fosseta loreal e são portadoras de presas solenóglifas. Até o presente momento, são classificadas cerca de 60 espécies deste gênero no território nacional, sendo algumas de suas representantes a *B. alternatus,* que habita desde o Rio Grande do Sul até o sul de Minas Gerais, as *B. jararacuçu* e *B. jararaca,* as mais comuns da região Sudeste e também encontradas no Paraná e Santa Catarina, *B. moojeni* e *B. neuwiedi,* que habitam a região central e todo o Brasil, com exceção da região amazônica, respectivamente, e a *B. atrox,* que habita a região amazônica.

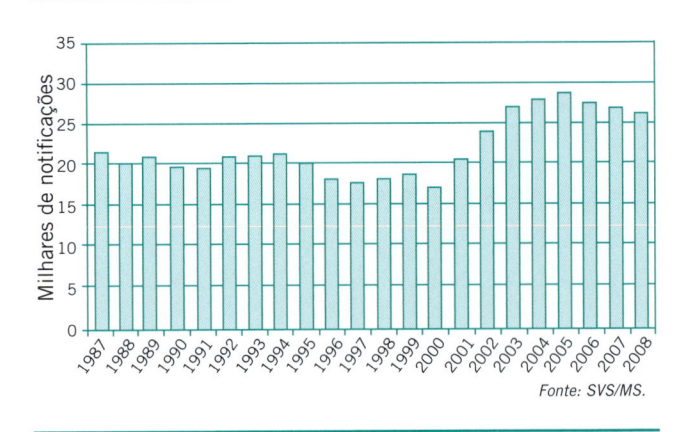

Fonte: SVS/MS.

**Figura 1.**  Acidentes ofídicos ocorridos no Brasil entre 1997 e 2008.

De forma geral, este gênero de serpente possui hábito noturno e tem preferência por ambientes úmidos e sombreados, como florestas primárias, capoeiras, mata ciliar, e também no interior de tulhas e celeiros, onde, além de abrigo, podem também encontrar suas presas, roedores principalmente. É uma serpente de comportamento agressivo quando se sente ameaçada e geralmente, em humanos, as picadas ocorrem nas regiões distais dos membros, como pés, tornozelos, pernas, mãos e região de antebraço. Há casos de acidentes em regiões mais craniais, como cabeça e pescoço, já que algumas espécies de *Bothrops* têm o hábito de ficar em galhos para caçar pássaros. Em animais domésticos, os acidentes ocorrem geralmente na região de face, no caso de cães devido ao comportamento de farejar e equinos, bovinos e outros ruminantes, devido ao pastejo para se alimentar.

### 2.1.1. *Peçonha*

A peçonha da *Bothrops* é constituída por uma mistura complexa de proteínas com atividade proteolítica, podendo perfazer, dependendo da espécie, até 95% de seu peso seco. Ainda, possui como constituintes: aminoácidos livres, peptídeos, carboidratos, lipídios, aminas biogênicas e também alguns componentes inorgânicos. Dentre essas proteínas, tem-se:

**Fatores hemorrágicos** Metaloproteinases ácidas e metaloendopeptidases com atividade lítica sobre colágeno, principalmente aquele presente nas membranas basais dos tecidos, inclusive dos endotélios, permitindo assim, maior absorção e distribuição sistêmica da peçonha, favorecendo também processos hemorrágicos.

**Proteases** Botropasina, uma metaloproteína ácida com atividade lítica sobre caseína e outros substratos; hemotoxina, ativa sobre eritrócitos e com atividade hemolítica; outras proteases com atividade pró-inflamatória e necrótica.

**Hialuronidases** Enzimas com atividade lítica sobre ácido hialurônico presente no colágeno.

**Enzimas com atividade coagulante** A peçonha da *Bothrops*, dependendo da espécie, pode apresentar 4 tipos de atividade sobre a coagulação sanguínea: a) conversão da protrombina em trombina na presença do fator V da coagulação (ativação indireta) e b) sem a presença deste fator de coagulação (ação direta); c) indução da conversão do fator X em sua forma ativa; d) atividade tipo trombina com a conversão do fibrinogênio em fibrina (botrojararacina, botrombina e jararagina C). Todos esses mecanismos levam à coagulação disseminada e esgotamento dos fatores de coagulação sistêmico, o que resulta em processos hemorrágicos.

**Fosfolipases e esterases** Enzimas indutoras de processo inflamatório via ácido araquidônico e consequentemente liberação de aminas vasoativas mastocitárias, a histamina, a serotonina e a bradicinina.

### 2.1.2. *Patogenia*

Tendo sido expostos os constituintes da peçonha da *Bothrops*, fica de melhor entendimento a patogenia do acidente botrópico. Após a inoculação da peçonha, esta promove atividade lítica sobre as proteínas e sobre os vasos sanguíneos presentes na área, com liberação maciça de fatores pró-inflamatórios e consequente inflamação e necrose. Gera, no local da picada, dor intensa e processo edematoso exacerbado, o que pode ocasionar isquemia de vasos e feixes nervosos próximos, agravando a irrigação de tecidos adjacentes ao local da picada e intensifi-

cando o processo necrótico e inflamatório, o que é clinicamente denominado síndrome compartimental.

Concomitantemente, a presença de lesão tecidual facilita a absorção da peçonha permitindo que seus fatores coagulantes atuem, levando à coagulação intravascular disseminada (CID). Os trombos formados podem provocar isquemia de outros órgãos, inclusive podendo ocasionar nefropatia.

Há relatos de que a peçonha promove nefrotoxicidade direta decorrente de necrose tubular e endotelial, levando à insuficiência renal aguda (IRA). O consumo dos fatores de coagulação tem como principal consequência a indução de processos hemorrágicos, tanto no local da picada quanto à distância, manifestada por equimoses e, também, epistaxes e gengivorragias.

Outro ponto que deve ser ressaltado na patogenia do acidente botrópico é a liberação maciça de metabólitos de ácido araquidônico e de TNF-$\alpha$, o que promove hipotensão agravada pela hemorragia decorrente da CID (hipovolemia). Essas ocorrências podem resultar em choque e morte do indivíduo, caso não seja tratado.

### 2.1.3. *Sinais clínicos*

Alguns fatores influenciam na gravidade do acidente botrópico e também das outras serpentes ou mesmo de outros animais peçonhentos, como aranhas e escorpiões que serão aqui descritos como a quantidade de peçonha injetada, a qual só pode ser estimada no decorrer das manifestações clínicas.

A idade da vítima ou ainda a relação peso corpóreo e a quantidade de peçonha injetada é de grande relevância. Por esse fato, acidentes ofídicos com crianças são sempre de grande apreensão médica. A idade da serpente pode interferir na patogenia, pois há estudos com filhotes de *Bothrops*, com comprimentos de até 35 cm, em que a peçonha é constituída principalmente por fatores coagulantes, logo as manifestações clássicas de dor e edema na região da picada podem não ser evidenciadas; no entanto, exames laboratoriais, principalmente o do tempo de coagulação (TC), podem se mostrar alterados.

Sem dúvidas, o local da picada, bem como o tempo transcorrido entre o acidente e os primeiros socorros com soroterapia são determinantes para a evolução do quadro clínico.

Assim, segundo a Secretaria da Vigilância em Saúde do Ministério da Saúde, as manifestações clínicas podem ser classificadas como:

**Leve** Dor local, edema, equimoses, manifestações hemorrágicas discretas ou ausentes com aumento no TC.

**Moderado** Dor intensa, edema e equimoses que podem ultrapassar a área afetada. Hemorragias locais ou sistêmicas com gengivorragia, epistaxe, hematúria e aumento no TC.

**Grave** Dor, edema endurado de outros segmentos, presença de equimoses e bolhas, isquemia e compressão de feixes vasculonervosos. Manifestações sistêmicas, como hipotensão arterial, oligúria (IRA), hemorragia e choque.

### 2.1.4. *Exames laboratoriais*

Tão logo seja descrito o histórico de acidente botrópico, realiza-se a punção venosa para a realização dos seguintes exames laboratoriais: hemograma completo com contagem de plaquetas, atividade de protrombina, tempo de tromboplastina parcial (PTT), função renal (ureia e creatinina) e urina tipo I.

As principais alterações observadas são: redução no número de eritrócitos decorrente da perda sanguínea, leucocitose com desvio à esquerda (inflamação), plaquetopenia (coagulação disseminada), aumento no tempo de protrombina e do PTT, alteração na função renal, a qual pode vir acompanhada de proteinúria, glicosúria e hematúria, evidenciando a lesão renal que pode evoluir para IRA.

### 2.1.5. Tratamento

A soroterapia com antiofídico é o tratamento indicado. Quando a serpente é identificada, é possível fazer o uso de soro antiofídico específico que é o antibotrópico (SAB). No entanto, nem sempre a serpente é identificada, como ocorre nos casos em que crianças se acidentam e não sabem descrever o animal agressor, ou ainda, quando a serpente é morta e muitas vezes com a destruição da cabeça, tornando muitas vezes difícil a identificação da espécie, e para estes casos é possível fazer uso de soros com anticorpos contra a peçonha de *Bothrops* associados com anticorpos antilaquético (SABL) ou anticrotálico (SABC).

A quantidade de ampolas a ser administrada está relacionada ao grau de gravidade da exposição à peçonha. Geralmente, quando o quadro é classificado como leve, empregam-se de 2 a 4 ampolas de soro por via intravenosa (IV). Quando se tem um quadro moderado, utilizam-se pela mesma via, de 4 a 8 ampolas e finalmente em casos graves, até 12 ampolas por via IV.

Outras medidas realizadas são a hidratação IV, drenagem postural do segmento, tratamento sintomático dependendo do grau da dor, com analgésicos como dipirona, tramadol e outros. Antibioticoterapia pode ser necessária tendo em vista que serpentes possuem em sua cavidade oral microbiota patogênica ao ser humano. E quando da ocorrência da síndrome compartimental, que é raro, procede-se a fasciotomia e debridamento das áreas necrosadas.

### 2.1.6. Prognóstico

Quando a hospitalização e o tratamento específico ocorrem de forma satisfatória, os riscos referentes às sequelas da atividade da peçonha são amplamente minimizados. Estudos têm revelado que nos casos graves, mesmo sob terapia adequada, resultam em insucesso, ou seja, no óbito do paciente, 0,3% dos casos.

### 2.2. Acidente crotálico

Serpentes do gênero *Crotalus*, pertencentes à família Viperidae e subfamília *Crotalidae*, são de ampla distribuição nas Américas, habitando desde o sudoeste do Canadá até a região central da Argentina. Esta serpente possui 6 subespécies que são encontradas em território nacional, a *Crotalus durissus terrificus*, *Crotalus durissus marajoensis*, *Crotalus durissus ruruima*, *Crotalus durissus cascavella*, *Crotalus durissus collilineatus* e *Crotalus durissus trigonicus*. Diferentes das serpentes do gênero *Bothrops*, as popularmente denominadas cascavéis apreciam regiões secas ou semiáridas, com terrenos rochosos. As regiões de cerrado são também habitat para essas serpentes.

Elas têm como característica marcante, além da fosseta loreal e presas solenóglifas, a presença de um acessório córneo na ponta da cauda, que se acumula nas mudas de pele, cujo som é muito parecido com um chocalho ou guizo quando agitado. As cascavéis não possuem comportamento agressivo, no entanto, quando se sentem ameaçadas, se enrolam em torno de si próprias, elevando a cabeça e agitando o guizo em sua cauda como forma de alerta.

### 2.2.1. Peçonha

A peçonha da cascavel é constituída por componentes inorgânicos, como alguns íons ($Mg^{+2}$, $Ca^{+2}$, $Cu^{+2}$) que funcionam como cofatores de uma série de enzimas presentes na peçonha. Também são encontrados carboidratos, toxinas e proteínas com atividade enzimática. As proteínas perfazem 90% do peso seco da peçonha.

As proteínas com atividade enzimática são várias e muitas delas coincidentes com aquelas presentes em peçonhas do gênero *Bothrops*, como a fosfolipase A2 e esterases, enzimas proteolíticas, como endopeptidases, colagenases, elastases e hialuronidases, entre outras. No entanto, diferente da *Bothrops*, a peçonha das cascavéis possuem toxinas com importante atividade biológica, que são:

**Crotoxina** Principal toxina da peçonha, que compõe 50% das proteínas presentes. Essa toxina é na verdade constituída por duas frações, a crotoxina A, também conhecida como crotapotina ou fração ácida, a qual sozinha não possui qualquer atividade enzimática, e a crotoxina B ou fração básica, que sozinha possui atividade hidrolítica semelhante à fosfolipase A2. No entanto, a crotoxina como um todo possui importante ação neurotóxica, impedindo a liberação pré-sináptica de acetilcolina. A crotoxina também parece participar no efeito tóxico sobre a musculatura esquelética.

**Crotamina** Polipeptídio constituído por 42 aminoácidos e com 5 kDa, que possui uma ampla variedade de efeitos biológicos, como a fácil penetração em diferentes tipos celulares, citotoxicidade sobre linhagens celulares tumorais. Como constituinte tóxico da peçonha crotálica, possui ação despolarizante de fibras musculares, levando à contração e paralisia da musculatura esquelética. Ainda, sugere-se que possui atividade miotóxica juntamente com a crotoxina, induzindo necrose de fibras musculares esqueléticas, caracterizada por dilatação do retículo sarcoplasmático, perda de função e morte celular necrótica.

**Convulxina** Como o próprio nome sugere, esta proteína promove alterações neurológicas que levam a perda do equilíbrio, alterações visuais e convulsões.

**Giroxina** Enzima tipo trombina com atividade sobre fibrinogênio e formação de fibrina.

### 2.2.2. Patogenia

Diferentemente de acidente botrópico, a picada pela cascavel não é referida pelas vítimas como muito dolorosa, muitas vezes o local da picada apresenta apenas as perfurações das presas da serpente com eritema e pequeno edema circunvizinho. A parestesia também é uma queixa comum.

As manifestações clínicas da peçonha se iniciam dentro de 3 a 6 horas após o acidente e um dos primeiros sinais que se observa está relacionado à ação da crotoxina sobre a atividade colinérgica, principalmente da região da face, onde a inibição na liberação da acetilcolina na sinapse das junções neuromusculares promove paralisia flácida, o que dá ao paciente um aspecto de sonolência, o qual é denominado de fácies miastênica caracterizada por ptose palpebral, que pode ser bilateral ou não, flacidez da musculatura da face, inclusive para manter a boca fechada. Ainda é relatada pelos pacientes a ocorrência de visão turva e diplopia. Em casos graves, pode ser observada fraqueza muscular e dificuldade em respirar, devido à paralisia da musculatura respiratória: diafragma e músculos intercostais.

Já a ação conjunta da crotoxina e da crotamina sobre a musculatura esquelética inicia sua manifestação tóxica depois de 12 horas do acidente, com o surgimento de urina de cor vermelho-escura e queixa do paciente de dores musculares (mialgia) por todo o corpo. Antes de 1980, acreditava-se que esta coloração da urina era devido à presença de hemoglobina decorrente de hematúria, sendo que, na verdade, é resultante da mioglobina liberada pelas fibras musculares em necrose, caracterizando assim a miotoxicidade ou rabdomiólise provocada pela peçonha da *Crotalus*. Deve-se salientar neste momento que mioglobina possui atividade tóxica sobre os rins, e sua presença maciça na circulação pode levar ao desenvolvimento da insuficiência renal aguda (IRA), a qual é a maior preocupação clínica dos acidentes crotálicos e a principal causa dos óbitos.

Apesar da presença de proteínas tipo trombina, a ocorrência de coagulação sistêmica e de quadros hemorrágicos se dá apenas em 40% dos casos e com menor gravidade, diferente daquele observado no acidente botrópico.

### 2.2.3. Sinais clínicos

Como dito anteriormente, os sinais clínicos do acidente crotálico estão relacionados à atividade anticolinérgica da peçonha, com presença de fácies miastênica, a qual pode permanecer por até 4 dias após o início do tratamento específico; mioglobinúria, dores musculares, aumento no tempo de coagulação (TC) e dificuldade respiratória também podem ocorrer. Os sinais clínicos são classificados em:

**Leve** Fácies miastênica e a visão turva podem estar ausentes ou aparecer tardiamente, não ocorre mialgia, não há presença de mioglobinúria e tão pouco oligúria ou anúria.

**Moderado** Fácies miastênica discreta ou evidente, presença de visão turva, discreta mialgia, mioglobinúria pouco evidente ou discreta sem ocasionar oligúria ou anúria.

**Grave** Fácies miastênica e visão turva bem evidente, relato de mialgia, mioglobinúria e a oligúria/anúria que podem estar presentes ou não.

### 2.2.4. Exames laboratoriais

Após o relato e identificação do acidente crotálico, procede-se a realização de hemograma completo, atividade de protrombina e TPP, bioquímica sérica para função renal, função hepática e eletrólitos ($Ca^{+2}$ e $K^+$), pesquisa para creatinina quinase (CK), gasometria, eletrocardiograma e urina tipo 1.

As alterações sanguíneas observadas são: ocorrência de leucocitose com desvio à esquerda e aumento no TC. O aumento de fosfatase alcalina, o de aspartato aminòtransferase (AST) e o de lactato desidrogenase (LDH), que em conjunto com os altos valores de CK, direcionam o diagnóstico para lesão muscular; ainda, presença de hipocalcemia e de hipercalemia, prejuízo da função renal com aumento da ureia; mioglobinúria e, em algumas situações, é possível ver miocardiotoxicidade com alterações na onda ST do eletrocardiograma.

### 2.2.5. Tratamento

Feito o diagnóstico do acidente crotálico, o tratamento específico e imediato com soro anticrotálico (SAC) é imprescindível, uma vez que a precocidade no tratamento resulta em melhor prognóstico de cura. A quantidade de ampolas a serem administradas por via IV dependerá da evolução da sintomatologia. Utilizam-se nos casos de sintomatologia leve cinco ampolas, nos casos moderados 10 ampolas e nos casos graves até 20 ampolas.

Ainda, devido à possível ocorrência da IRA decorrente da ação nefrotóxica da mioglobina, a hidratação do paciente é fundamental. Em muitos casos em que a mioglobinúria é evidente, é comum fazer uso de bicarbonato de sódio via IV com o objetivo de manter o pH urinário em torno de 8,0, impedindo dessa forma a deposição tubular da mioglobina e a evolução para IRA. No entanto, deve-se tomar cuidado quanto aos parâmetros clínicos que podem se mostrar alterados quando do uso dessa estratégia terapêutica, como a alcalemia e a consequente hipocalemia, que podem provocar pHs sanguíneos superiores a 7,0.

Apesar de raros os casos em que ocorre a paralisia da musculatura respiratória diafragmática e intercostal, a presença de suporte ventilatório artificial é sempre desejável.

### 2.2.6. Prognóstico

Segundo a Secretaria de Vigilância Sanitária do Ministério da Saúde (SVS/MS), a letalidade ocasionada pelo acidente crotálico, quando as vítimas não são submetidas ao tratamento adequado, pode alcançar índices superiores a 70% com essas serpentes, enquanto complicações decorrentes da evolução da intoxicação e suscetibilidade do indivíduo, mesmo quando tratado de forma correta, podem levar a um índice de letalidade de quase 2% dos casos notificados.

### 2.3. Acidente laquético

As serpentes do gênero *Lachesis* têm como particularidade possuir apenas uma espécie, a *L. muta* e 4 subespécies, a *L. m. melanocephala*, presente na Costa Rica, a *L. m. stenophryis*, também da Costa Rica e Panamá, e a *L. m. rhombeata* e *L. m. muta*, presentes no Brasil, em regiões de floresta amazônica, de mata atlântica e zona da mata, que se estende desde o norte do Rio de Janeiro até a região do Nordeste do Brasil (*L. m. rhombeata*), sendo também encontradas na Colômbia, no Peru, nas Guianas e na Bolívia. As representantes deste gênero no Brasil são popularmente denominadas de surucucu, pico-de-jaca, surucutinga e malha-de-fogo.

Estas serpentes são as maiores da família Viperidae existente na América Latina, podendo alcançar até 3,0 metros de comprimento. São habitantes de regiões úmidas e de florestas com baixa densidade populacional. Ainda, em 1989, o Instituto Brasileiro de Meio Ambiente (Ibama), listou a *L. m. rhombeata* como vulnerável à extinção. São serpentes de hábitos noturnos, e, por existirem em regiões de mata fechada, os acidentes com essas serpentes são raros; porém, são de gravidade e devem ser encarados como urgência médica, uma vez que, por serem avantajadas em seu porte, podem promover o bote e injetar grande quantidade de peçonha.

### 2.3.1. Peçonha

A peçonha da *Lachesis muta* spp apresenta características muito semelhantes àquelas da peçonha do gênero *Bothrops,* apresentando efeito proteolítico, pró-inflamatório, necrótico, coagulante e hemorrágico. No entanto, apresenta uma característica diferenciada daquelas da *Bothrops,* que é o efeito neurotóxico, com sintomatologia vagal.

**Serinoproteases** Enzima isolada da peçonha da *L. muta* com estrutura e atividade muito semelhante à giroxina encontrada na peçonha do gênero *Crotalus.*

**Fosfolipase A2 (LmTX-I)** Esta enzima isolada da peçonha da *L. muta* mostrou potente ação inibitória sobre plaquetas (antitrombótica) e atividade anticoagulante. Sugere-se que essa enzima possua efeito miotóxico significante e seja responsável pela neurotoxicidade da peçonha.

**L-aminoácido oxidases** Flavoenzimas entre 50 e 70 kDa de massa molecular. Estudos sugerem que essas enzimas atuem induzindo a apoptose de uma série de tipos celulares, inclusive endoteliais.

**Serinoproteases** Caracterizadas por possuírem ação catalítica sobre resíduos reativos de serina. Seu principal efeito está no envolvimento de desordens coagulativas, são ativadoras da proteína C, e consequentemente ocorre a inibição dos fatores V e VIII e das vias intrínsecas e comuns da cascata de coagulação.

**Metaloproteinases dependentes de Zn$^{+2}$ (LHF-I e LHF--II)** Enzimas que fisiologicamente participam no remodelamento cicatricial, mas, como constituintes da peçonha, contribuem para o processo hemorrágico (por esta razão são denominadas de hemorraginas) e maior absorção da peçonha, uma vez que lesionam células endoteliais e contribuem para a ocorrência da mionecrose, dermonecrose e formação de bolhas.

**Peptídeos potenciadores da bradicinina** Oligopeptídeos com ação inibitória sobre a metabolização da bradicinina e principalmente sobre a conversão da angiotensina I em II.

**Cininogenases** Atuam sobre o cininogênio liberando peptídeos vasoativos, como a bradicinina e as calicreínas, participantes da queda da pressão arterial.

### 2.3.2. Patogenia

A quantidade de peçonha injetada, sua rápida absorção decorrente da ação lítica sobre os tecidos e o endotélio próximos ao local da picada podem determinar o grau de severidade da patogenia do envenenamento com a peçonha da *L. muta.*

Verifica-se um rápido desenvolvimento do processo inflamatório com dor e edema nas primeiras horas após o acidente; esses efeitos inflamatórios e necróticos e a possível evolução para a síndrome compartimental já foram citados anteriormente.

No entanto, a hipotensão desencadeada pelos constituintes neurotóxicos da peçonha é a maior preocupação, uma vez que a liberação massiva de aminas vasoativas e a inibição da conversão da angiotensina I em angiotensina II podem levar a vítima a desenvolver uma hipotensão bastante preocupante, que, se não tratada de forma adequada, pode levar o indivíduo a óbito devido ao choque.

O efeito anticoagulante desencadeado pelas enzimas anteriormente citadas pode promover hemorragias e equimoses apenas no membro afetado ou, em alguns casos, é possível averiguar gengivorragias e epistaxes.

### 2.3.3. Sinais clínicos

Os sinais clínicos são muito semelhantes àqueles manifestados por pacientes vítimas de acidente botrópico. No entanto, a manifestação do tipo vagal, o que pode inferir em algum componente parassimpatomimético da peçonha, chama bastante atenção, sendo este sinal clínico muitas vezes suficiente para fechar o diagnóstico diferencial para acidente laquético em detrimento do botrópico, principalmente em regiões onde ambas as espécies podem ser encontradas. Estes sinais clínicos são: hipotensão arterial franca, bradicardia, sudorese, aumento do peristaltismo gástrico e relaxamento de esfíncteres, com manifestações de cólica abdominal, vômitos e diarreia. O Ministério da Saúde classifica os sinais em:

**Leve** Alterações neuroparalíticas discretas sem mialgia, escurecimento da urina ou oligúria.

**Moderado** Quadro local presente, pode haver sangramentos, sem manifestações vagais.

**Grave** Quadro local intenso, hemorragia intensa, com manifestações vagais.

### 2.3.4. Exames laboratoriais

Os exames laboratoriais complementares são semelhantes àqueles aplicados para o acidente botrópico, com testes de coagulação sanguínea, hemograma, funções hepáticas e renais e a gasometria arterial.

### 2.3.5. Tratamento

O tratamento específico é o de eleição, com soro antilaquético (SAL) em doses intravenosas de 5, 10 e 20 ampolas, para manifestações leves, moderadas e graves da intoxicação, respectivamente. É descrito na literatura que, em alguns casos, quando da ausência de SAL, fazer uso de SAB. Ainda, para os efeitos colinérgicos, o sulfato de atropina pode ser administrado para reverter a bradicardia e outros sinais vagais.

### 2.3.6. Prognóstico

Geralmente, quando o tratamento é realizado de forma adequada e em tempo hábil, o prognóstico é bom. No entanto, em muitos locais, o socorro e o tratamento específico ficam prejudicados, já que muitos dos acidentes notificados ocorrem principalmente na região amazônica. Acredita-se, ainda, que muitos desses acidentes nessas regiões de difícil acesso não são notificados. O índice de letalidade do acidente laquético está em torno de 0,9% daqueles oficialmente notificados.

## 2.4. Acidente elapídico

As cobras-corais, também denominadas de ibiboca ou boicorá são pertencentes ao gênero *Micrurus* da família Elapidae. São serpentes de porte médio, alcançando até 1,20 m, havendo em nosso território 18 espécies, sendo as corais-verdadeiras mais comuns a *M. corallinus,* encontrada nas regiões sul e sudeste; a *M. frontalis,* também encontrada nas regiões sul, sudeste e na região centro-oeste, e a *M. lemniscatus,* mais encontrada nas regiões centro-oeste, nordeste e norte do país. Possuem coloração bastante característica, constituída de anéis circulares em torno do corpo de cores preta, vermelha e branca e/ou amarela, que, dependendo da espécie, dispõem-se das mais diferentes formas, sendo difícil identificá-las por este único parâmetro, inclusive, se são ou não peçonhentas (falsas-corais). Diferentes das outras serpentes peçonhentas do Brasil, as do gênero *Micrurus* não possuem fosseta loreal, as pupilas são redondas e as presas são do tipo proteróglifas (dispostas mais caudalmente na arcada dentária), e a cauda se afina de forma proporcional até sua porção terminal, e não de forma abrupta como as serpentes peçonhentas de outros gêneros.

### 2.4.1. A peçonha e sua patogenia

Diferente do que se sabe de outras toxinas produzidas por serpentes da família Viperidae, poucos estudos bioquímicos foram realizados até o momento para investigar de forma mais verticalizada os efeitos biológicos e farmacológicos dos constituintes da peçonha elapídica. No entanto, devido à neurotoxicidade observada nas vítimas pelo acidente elapídico, os estudos concentraram-se de forma mais acentuada sobre esta.

Existem dois tipos de neurotoxinas (NTXs) presentes na peçonha das corais, que dependendo da espécie envolvida atuam com mecanismos de ação diferenciados para promover a paralisia muscular resultante.

**NTXs pré-sinápticas**   Peso molecular entre 12 e 60 kDa, atividade fosfolipásica, atuam sobre o influxo de $Ca^{+2}$ para o interior da terminação axonal pré-sináptica colinérgica presente nas junções neuromusculares, impedindo que ocorra a migração das vesículas contendo acetilcolina para a terminação axonal e sua liberação na fenda sináptica, não ocorrendo a estimulação para a contração muscular. Esse efeito foi encontrado, até o momento, apenas na peçonha produzida por serpentes da espécie *M. corallinus.*

**NTXs pós-sinápticas**   Encontradas na peçonha das *M. frontalis* e *M. lemniscatus,* são proteínas de baixo peso molecular (até 14 kDa) que atuam como antagonistas competitivos colinérgicos sobre receptores nicotínicos pós-sinápticos da junção neuromuscular.

Outros efeitos como a necrose de fibras musculares e hemorragia foram descritos apenas em estudos experimentais, sendo relatadas alterações no sarcolema das miofibrilas e hemorragias viscerais em ratos.

Vale ressaltar que, apesar da ineficiência para injetar a peçonha, devido às suas presas serem proteróglifas e à menor quantidade de peçonha inoculada, o acidente é sempre de urgência para socorro e tratamento específico, pois sua peçonha é a de maior atividade tóxica para o ser humano.

Após a picada, a absorção da peçonha ocorre rapidamente, e os sintomas aparecem minutos ou até poucas horas após o acidente. A ação das NTXs, tanto as pré quanto as pós-sinápticas, causará paralisia aguda do tipo miastênica no sentido crânio-caudal, com flacidez e paralisia da musculatura da face, de músculos orofaríngeos, intercostais e diafragmático.

### 2.4.2. Sinais clínicos

É relatada dor discreta no local da picada com a parestesia surgindo logo nos primeiros minutos após o acidente. Não há ocorrência de edema exacerbado nem processos hemorrágicos. Náuseas e vômitos podem ocorrer seguidos de fraqueza muscular progressiva, oftalmoplegia com visão turva e de difícil acomodação, ptose palpebral (fácies miastênica), paralisia da musculatura velopalatina e mandibular, resultando em dificuldade em deglutir e seguida de dificuldade respiratória que, se não assistida, pode levar a parada respiratória e morte.

### 2.4.3. Exames laboratoriais

Não existem exames laboratoriais específicos para o acidente elapídico; no entanto, devido à dificuldade respiratória, a gasometria arterial é sempre necessária para a avaliação do grau de oxigenação sanguínea e possível acidose metabólica.

### 2.4.4. Tratamento

Como foi dito anteriormente, todo acidente elapídico é considerado de gravidade, assim o uso de soroterapia específica com soro antielapídico (SAE) é necessário, sendo utilizadas 10 ampolas por via IV.

Ainda, é possível fazer uso de neostigmina, um anticolinesterásico, que, ao inibir reversivelmente a enzima acetilcolinesterase, faz com que haja aumento da acetilcolina na fenda simpática, aumentando assim a competição com as NTXs pós-sinápticas pelo sítio de ligação nos receptores nicotínicos da junção neuromuscular. A fisostigmina não é fármaco de escolha para o tratamento, pois pode desencadear *per se* efeitos centrais, já que passa a barreira hematoencefálica. Ainda, ao fazer uso da neostigmina, preceder com a administração IV de 0,6 mg de sulfato de atropina para reverter os efeitos muscarínicos causados por esse anticolinesterásico.

### 2.4.5. Prognóstico

De maneira geral, quando o atendimento médico é realizado em tempo satisfatório e sem intervenções "caseiras", com uso de torniquete, cortes circunvizinhos à picada e outras metodologias folclóricas, o prognóstico é geralmente bom. Os acidentes com as corais são raros e a taxa de mortalidade daqueles indivíduos sob tratamento é de 0,4% dos acidentes notificados ao Ministério da Saúde.

## 3.   ESCORPIONISMO

Dentre os acidentes com animais peçonhentos, aqueles envolvendo escorpiões são os que mais vêm crescendo no Brasil. Segundo o Ministério da Saúde, entre os anos de 2003 e 2009, o aumento de acidentes com escorpiões foi de quase 87% em todo o território nacional, com o registro de 24.486 casos em

2003 e 45.721 em 2009 (Tabela 1). Em 2011, o Nordeste foi a região que mais concentrou o número de acidentes com escorpiões no país, com 30.282 casos, enquanto só na Bahia foram registrados 13.428 casos.

Entre os motivos apontados pelo Ministério da Saúde para o aumento dos casos de escorpionismo, estão o desequilíbrio ecológico, a falta de saneamento básico próximo às residências localizadas nas periferias de grandes centros urbanos, o que atrai insetos – principais presas de escorpiões, e, principalmente, a presença de grande quantidade de entulhos que oferecem a estes animais o ambiente perfeito para se alojarem.

Escorpiões pertencem ao filo Arthropoda, classe Arachnidae e ordem Scorpiones. No Brasil, as principais espécies de escorpiões pertencem à família *Buthidae,* sendo as espécies do gênero *Tityus* aquelas de importância médica, a saber: *T. serrulatus, T. bahiensis, T. stigmurus, T. trivitatus, T. cambridgei* e *T. metuendus.*

Anatomicamente o corpo do escorpião é constituído por uma carapaça (prossoma) onde estão inseridos: as quelíceras (aparelho bucal triturador), os pedipalpos caracterizados pelo formato de pinça para a apreensão de insetos e ainda, longitudinalmente à carapaça, os quatro pares de patas. O abdome (opistossoma) é formado pelo tronco (mesossoma) e pela cauda (metassoma), a qual é segmentada e possui na sua porção final o télson ou vesícula de onde se eleva o aguilhão ou ponta do ferrão.

**Tabela 1.** Casos de acidentes com escorpiões (2003 a 2009).

| Região | 2003 | 2004 | 2005 | 2006 | 2007 | 2008 | 2009 |
|---|---|---|---|---|---|---|---|
| Norte | 1.380 | 1.603 | 1.917 | 2.047 | 2.013 | 2.110 | 2.485 |
| Nordeste | 10.478 | 13.132 | 16.143 | 19.063 | 19.415 | 18.161 | 21.238 |
| Sudeste | 11.276 | 13.546 | 15.836 | 14.418 | 13.884 | 16.138 | 19.184 |
| Sul | 479 | 540 | 677 | 768 | 985 | 996 | 964 |
| Centro-oeste | 873 | 1.245 | 1.366 | 1.355 | 1.134 | 1.451 | 1.850 |
| Brasil | 24.486 | 30.066 | 35.939 | 37.651 | 37.431 | 38.856 | 45.721 |

*SVS/MS.*

## 3.1. A peçonha e sua patogenia

A peçonha dos escorpiões da espécie *Tityus* (tityustoxina) é constituída por um complexo de substâncias com atividade biológica, sendo muitas delas com propriedades farmacológicas bastante complexas e heterogêneas. Além da presença de fosfolipases, hialuronidases e outras proteínas com atividade inflamatória, as neurotoxinas são de grande importância na manifestação sintomática desenvolvida pelas vítimas.

Apesar de haver diferenças na constituição das peçonhas entre as diferentes espécies de *Tityus*, as neurotoxinas atuam principalmente sobre canais iônicos presentes nas membranas de células excitáveis. Estudos evidenciam que as neurotoxinas dos escorpiões podem atuar de forma seletiva sobre canais de potássio, cloreto e cálcio. No entanto, sua ação sobre os canais de sódio é a de maior destaque para a patogenia do acidente escorpiônico. A ação da peçonha sobre os canais de sódio promove no indivíduo a despolarização das membranas excitáveis e, consequentemente, a liberação maciça de neurotransmissores pós-ganglionares, como catecolaminas e acetilcolina, e decorrente estimulação simpática e parassimpática, levando ao desenvolvimento de sintomatologia complexa.

Essa complexidade de sinais se deve aos efeitos farmacológicos das neurotoxinas sobre os diferentes sistemas, como alterações gástricas decorrentes da maior contratilidade gastrintestinal com cólicas, dor abdominal, vômitos, sialorreia e eventualmente diarreia. Tem efeito cardiotóxico, caracterizado por ação direta das toxinas sobre o tecido cardíaco levando a um cronotropismo positivo, com alteração da contratilidade cardíaca, o que pode resultar, de forma somatória aos efeitos das catecolaminas, em arritmias e extrassístoles, taquicardias e alterações nos traçados T e ST do tipo isquêmicas. Ainda, a hipertensão arterial, que somada aos efeitos cardíacos, pode levar ao desenvolvimento de edema agudo de pulmão, a principal *causa mortis* do acidente com escorpiões. A ação parassimpática promove, sobre o sistema respiratório, taquipneia e hiperpneia espaçadas com período de apneia (respiração de *Cheyne-Stokes*), a qual pode ser agravada pelo aumento das secreções brônquicas e pulmonares. Os efeitos da peçonha sobre o sistema nervoso central leva à ocorrência de tremores, espasmos musculares e mioclonias. Agitação, confusão mental, prostração, cefaleia e convulsões também podem se desenvolver.

## 3.2. Sinais clínicos e tratamento

A dor imediata no local da picada é referenciada como intensa em 100% dos casos. O tratamento será instaurado de acordo com a classificação do grau de severidade do acidente escorpiônico.

**Leve** Principalmente dor com parestesia local. Vômitos ocasionais, ansiedade e agitação, que muitas vezes é decorrente do estresse do acidente, podem surgir. Geralmente nesses casos o tratamento é sintomático, com uso de analgésicos e anestésicos locais (sem uso de vasoconstrictor). É aconselhado que o paciente permaneça no hospital por pelo menos 6 horas para prevenir a evolução de uma sintomatologia com maior gravidade.

**Moderada** Além dos sintomas já citados anteriormente, podem ocorrer sialorreia discreta, sudorese, náuseas e vômitos. A agitação, com aumento da pressão arterial, taquicardia e taquipneia também são frequentes. Frente a esse quadro sintomático, o uso de soro específico é mandatório, mediante aplicação IV de 2 a 3 ampolas de soro antiescorpiônico (SAEsc) ou soro antiaracnídeo (SAA).

**Grave** Nas intoxicações graves, os sintomas já citados são acrescidos de vômitos profusos e frequentes, sialorreia, sudorese intensa, hipotermia, taqui e bradicardia com presença de arritmias, aumento da pressão arterial, ocorrência de tremores e espasmos musculares intensos cuja evolução pode levar à insuficiência cardíaca e edema agudo de pulmão. Nesses casos, o tratamento se faz com 4 a 6 ampolas de SAEsc ou SAA por via IV. O paciente deve ser monitorado de forma intensiva para observação da evolução do quadro.

Quando as alterações cardíacas surgem, com bradicardia e diminuição do débito cardíaco com bloqueio AV, o uso de atropina 0,01 a 0,02 mg/kg tem sido preconizado. Nos casos de hipertensão com ou sem edema pulmonar, a nifedipina (bloqueador dos canais de $Ca^{+2}$), 0,5 mg/kg, por via sublingual pode ser de escolha.

A maioria dos acidentes (95 a 97% dos casos) é classificada como leve, no entanto casos envolvendo crianças são sempre de maior preocupação, pois a tendência do quadro sintomático é evoluir para moderado ou grave, sendo essas vítimas as mais propensas ao óbito por acidentes escorpiônicos.

## 3.3. Prognóstico

O prognóstico da intoxicação por escorpiões é influenciado por alguns fatores, principalmente aquele relacionado à idade da vítima. Crianças menores de 8 anos são muito mais sensíveis em desenvolver as formas mais graves do escorpionismo que um indivíduo adulto. Alguns relatos ainda indicam que o tamanho do escorpião possa estar diretamente associado à evolução da sintomatologia, pois quanto maior o animal maior é a quantidade de peçonha injetada. Ainda, o transcorrer do tempo entre o acidente e o tratamento específico também é fator que contribuirá para o êxito do tratamento.

## 4. ARANEÍSMO

As aranhas pertencem ao filo dos Arthropoda, subfilo Chelicerata, classe Arachnida, ordem Araneae. São descritas no mundo aproximadamente 40.000 espécies de aranhas, e há muitas ainda a serem identificadas e classificadas. Morfologicamente as aranhas possuem corpo dividido em cefalotórax e abdome, 4 pares de patas inseridas na porção cefalotorácica, quelíceras – que podem se projetar à frente enquanto as presas se insinuam para baixo (aranhas migalomorfas) ou podem ser posicionadas de forma vertical em paralelo às presas que se movem lateralmente como pinça (aranhas araneomorfas) –, pedipalpos, até 8 olhos na porção cranial superior, e a fiandeira, aparelho especializado na confecção da seda.

As aranhas são encontradas em praticamente todo o mundo, com exceção da Antártida, nos mais diversificados habitats, inclusive a água. Geralmente, as aranhas abrigam-se em árvores ou locais altos onde podem tecer suas teias (teias geométricas ou irregulares), em tocas e buracos no solo, nas fendas de árvores e reentrâncias de plantas – como nas bromélias ou nas bananeiras –, sob pedras e entulhos, e em locais peridomiciliares e domiciliares, de preferência aqueles com poucos cuidados, já que são nesses locais que as aranhas encontram suas presas, como borboletas, gafanhotos, baratas entre outros.

Os principais gêneros de aranha responsáveis em causar lesões de importância médica segundo a Organização Mundial da Saúde (OMS) são *Phoneutria* (aranha-armadeira, aranha-das-bananas), *Loxosceles* (aranha-marrom), *Lactrodectus* (viúva-negra) e *Atrax* (aranha-teia-de-funil), sendo esta última encontrada na Austrália. No Brasil, segundo o Sistema de Informação de Agravos de Notificação (Sinan/MS), em 2011 foram notificados 26.143 casos envolvendo aranhas em um total de 136.000 notificações de acidentes por animais peçonhentos, perfazendo aproximadamente 20% desse tipo de acidente. A região Sul registra o maior número de acidentes com aranhas do país, com 18.052 casos, sendo que somente o estado do Paraná colaborou com o registro de 9.326 casos de acidente com aranhas. Geralmente o acidente com aranhas não causa óbito, mas dependendo da gravidade, pode promover morbidade severa e trazer sequelas importantes à vítima. Mais uma vez, deve-se ressaltar que a relação peso corpóreo e a quantidade de peçonha injetada é de grande relevância, principalmente quando os acidentes envolvem crianças.

## 4.1. Gênero *Phoneutria*

As aranhas do gênero *Phoneutria*, da família Ctenidae, são aranhas com corpo de dimensões de até 3 cm, e com envergadura de suas patas alcançando até 15 cm. Possuem comportamento agressivo quando se sentem ameaçadas, colocando-se em posição de ataque, apoiam-se nos dois pares de patas posteriores e erguem as anteriores, exibindo suas presas na tentativa de picar ou "armando o bote", daí a origem de seu nome, "aranha-armadeira". Não fazem teia e possuem hábitos noturnos, buscando, no período diurno, locais escuros, como reentrâncias de plantas, buracos, e também em domicílios, como em sapatos, entre roupas, dentro de móveis etc.

Os acidentes com a *Phoneutria* ocorrem principalmente entre os meses de abril e maio, período de acasalamento. No interior das residências, os acidentes ocorrem mais durante o manuseio de objetos em locais ermos, limpeza da residência, nas fruteiras e ao calçar sapatos. Já no campo, os acidentes ocorrem durante a colheita de frutas e verduras. Dessa forma, os principais locais onde ocorre o acidente são nas extremidades dos membros.

### 4.1.1. *A peçonha e sua patogenia*

A peçonha da *Phoneutria* é constituída de frações neurotóxicas (PhTx1, PhTx2 e PhTx3). Estudos têm revelado que a PhTx3 interfere em canais de $Ca^{+2}$, enquanto as duas primeiras possuem atividade sobre canais de $Na^{+2}$ agindo de diferentes formas sobre o tecido neuronal. Mas de forma geral, essas neurotoxinas promovem ativação nos canais de $Na^{+2}$, induzindo a despolarização de fibras nervosas e terminações neuromusculares e autonômicas. Interferem também na liberação de catecolaminas ao interferir nesses canais de $Na^{+2}$, promovendo cronotropismo e inotropismo positivo que podem evoluir para taquicardias e arritmias, podendo também ser consideradas, dessa forma, como cardiotóxicas.

### 4.1.2. *Sinais clínicos e tratamento*

As alterações locais são mais comuns do que as sistêmicas, perfazendo 90 a 95% dos casos. Cuidado sempre deve ser tomado com crianças acidentadas. Os sinais locais iniciam-se logo e são caraterizados por dor intensa, edema e eritema circunvizinho ao local da picada, eventualmente alguma agitação pode ser observada; esses sinais são classificados como sintomatologia leve, instaurando-se apenas tratamento sintomático. Quando a dor é muito intensa, com início das alterações gástricas, como náuseas e vômito, sialorreia, dor abdominal, sudorese e alterações cardiovasculares manifestadas por hipertensão e taquicardia, essa sintomatologia é classificada como moderada já sendo indicado o uso de soro antiaracnídeo (SAA) de 2 a 4 ampolas (IV). No quadro classificado como grave, os sinais indicativos são, além desses descritos acima, vômitos profusos, priapismo, arritmias cardíacas, insuficiência cardíaca e consequente edema pulmonar agudo, sendo necessário o uso de 5 a 10 ampolas de SAA.

### 4.1.3. Prognóstico

Geralmente o prognóstico é bom e, mesmo ciente de que os óbitos são raros, deve-se sempre assistir com preocupação acidentes com crianças, pessoas de baixo peso corpóreo e idosos.

### 4.2. Gênero Loxosceles

Aranhas do gênero *Loxosceles* são encontradas principalmente nas regiões sul e sudeste do Brasil, sendo caracterizadas pela presença de pelos no corpo, dimensões pequenas (medem entre 1 e 3 cm de comprimento total) e cor marrom, daí a origem de seu nome, "aranha-marrom". São aranhas que constroem teias irregulares e são de hábitos noturnos. São encontradas em terrenos não muito úmidos nem muito secos, escondendo-se entre plantas, fendas, sob entulhos, junto a árvores e suas folhas e flores. Habitam também terrenos peridomiciliares e intradomiciliares, em cantos de armários e gaveteiros. Não possuem comportamento agressivo e somente causam acidente quando são pressionadas contra o corpo ao manipular utensílios ou vestimentas onde elas se encontram abrigadas. Por isso, em regiões onde essas aranhas são prevalecentes (sul e sudeste), é sempre aconselhável verificar roupas, toalhas e outras vestimentas antes de sua utilização.

### 4.2.1. A peçonha e sua patogenia

Essa aranha produz uma peçonha constituída de uma série de peptídeos e proteínas com atividade enzimática caracterizada pela sua ação proteolítica, hemolítica e coagulante, que resulta em dermonecrose no local da picada e eventualmente hemólise intravascular. Sua peçonha é constituída por proteases, hidrolases, peptidases, hialuronidases, colagenases e também por um componente de atividade em destaque, a enzima denominada de esfingomielinase-D, a qual atua sobre constituintes das membranas celulares e matriz extracelular. Consequente à cascata de seu efeito proteolítico, a peçonha acaba desencadeando a ativação do sistema complemento e, consequentemente, a migração de neutrófilos. A atividade lítica dessas enzimas e ainda as atividades citotóxicas de leucócitos ativados pelo complemento sobre tecidos adjacentes à lesão, com liberação de quimiocinas e indução da agregação plaquetária, promovem isquemia local que resulta em necrose seca, característica da peçonha loxoscélica. Há estudos que evidenciam que o acesso da peçonha à corrente sanguínea pode levar à formação de trombos em vênulas de órgãos nobres, como pulmões, fígado e rins. Ainda, devido à ativação do sistema do complemento pela via alternativa, esta pode levar à lise de eritrócitos, cuja hemoglobina liberada pode vir a ocasionar lesão tubular renal.

### 4.2.2. Sinais clínicos e tratamento

Os acidentes loxoscélicos são geralmente indolores nas primeiras horas após a picada, cuja evolução pode se manifestar de duas formas, a forma cutânea e a forma cutâneo-visceral.

**Loxoscelismo cutâneo** O paciente geralmente não se queixa de dor no local do acidente; porém após 4 a 6 horas surgem edema e eritema circunvizinho ao local. Entre 8 e 12 horas após o acidente, aparece a dor no local, com sensação de queimação. No local da picada, a área eritematosa se expande e apresenta uma característica de mesclas pálidas ao redor do tecido eritematoso, denominada de "placa marmórea". Entre 36 e 48 horas após a picada, é possível observar no local da inserção das presas a presença de conteúdo sero-hemorrágico e o início do processo necrótico, que avança pelo espaço circunvizinho (fasceíte necrosante). Aos 7 dias do acidente, a placa necrótica se limita e pode se desprender do tecido, exibindo abaixo, lesão ulcerativa com aspecto muito semelhante a da leishmaniose cutânea. A cicatrização completa dependerá da extensão da lesão e da presença ou ausência de infecções secundárias na área acometida. Cerca de 98% dos casos de acidente com a aranha marrom evoluem para a forma cutânea.

**Loxoscelismo cutâneo-visceral** Esta forma de evolução do acidente loxoscélico é pouco frequente e é considerada a mais grave. Sua sintomatologia já se inicia após 24 horas do acidente, havendo, além das alterações já citadas anteriormente, alterações sistêmicas sugestivas de hemólise, surgindo anemia, icterícia e hemoglobinúria que pode evoluir para IRA.

Devido ao surgimento sempre tardio da notificação do acidente por *Loxosceles*, o tratamento específico com soro antiaracnídeo acaba sendo ineficaz, sendo instaurado, geralmente, o tratamento sintomático. No entanto, quando verificados os sintomas moderados caracterizados pela dor intensa e início de sintomas sistêmicos, com febre, mal-estar, exantema e surgimento de petéquias, faz-se o uso de soro antiaracnídeo ou antiloxoscélico, empregando-se cinco ampolas do soro, por via IV, e, ainda, uso de anti-inflamatórios esteroides (prednisona) e analgésicos.

A sintomatologia da forma cutâneo-visceral é referenciada como, além das acima destacadas, ocorrência de oligúria que pode evoluir para anúria (IRA), icterícia e alterações indicativas de hemólise. Nestes casos, considerados os mais graves do loxoscelismo, recomenda-se, além do uso de soroterapia específica (10 ampolas por via IV), anti-inflamatórios esteroides e, sobretudo, hidratação parenteral com correção de possíveis distúrbios eletrolíticos.

### 4.2.3. Prognóstico

O prognóstico da forma cutânea é geralmente bom, podendo, muitas vezes, conforme o local e a extensão da área necrótica, haver comprometimento funcional. Já no caso da forma cutâneo-visceral, caso a evolução da sintomatologia se agrave para hemólise intravascular e IRA, o prognóstico é sempre reservado.

### 4.3. Gênero Lactrodectus

Aranhas do gênero *Lactrodectus* são popularmente conhecidas por viúvas-negras e, no caso das *L. curacaviensis*, por serem de cor preta e vermelha, também são denominadas de "flamenguinhas", enquanto as aranhas das espécies *L. geometricus* são chamadas de "viúvas-marrons". São aranhas pequenas, sendo as fêmeas muito maiores que os machos e as principais responsáveis pelos acidentes que raramente ocorrem no Brasil. Alcançam cerca de 1 a 1,5 cm e têm como característica da espécie o desenho de uma ampulheta na face ventral do abdome. Encontram-se distribuídas em todo o território nacional, principalmente nas faixas litorâneas do país.

### 4.3.1. *A peçonha*

A peçonha da *Lactrodectus* é constituída por uma série de proteínas e peptídeos com atividade biológica, como hialuronidases, fosfodiesterases entre outras, sendo a α-latradoxina a porção mais tóxica da peçonha dessa aranha. Esta toxina possui atividade neurotóxica bastante potente, caracterizada por atuar nas fibras sensitivas próximas ao local da picada e também em fibras pré-sinápticas, levando a um aumento do $Ca^{+2}$ intracelular na terminação nervosa e à liberação de neurotransmissores adrenérgicos e colinérgicos e também promovendo alterações nos canais de sódio e potássio.

### 4.3.2. *Sinais clínicos e tratamento*

A dor é característica do acidente lactrodéctico, surgindo logo nos primeiros minutos após a picada. Os sintomas são: sudorese, dores musculares, hipertermia, abdome agudo, opistótono, ptose e edema palpebral, trismo dos masseteres e contratura facial, priapismo, hipertensão arterial, arritmias e taquicardias decorrentes das alterações nos níveis de sódio e potássio. O tratamento é sintomático conforme a classificação:

**Leve** Dor intensa no local da picada com edema circunvizinho, sudorese e parestesia de membros. O tratamento é feito com analgésicos e observação para possível evolução grave dos sintomas.

**Moderado** Além dos sintomas anteriores, dor abdominal, dores musculares, dificuldade em locomover-se e febre. O tratamento é específico com soro antilatrodéctico (uma ampola por via intramuscular) e analgésicos.

**Grave** Todos os sintomas relatados anteriormente, adicionados das alterações cardíacas e hipertensivas, priapismo, contratura facial e trismo. O tratamento é feito com uso de soroterapia específica (1 a 2 ampolas por via intramuscular) e ainda analgésicos e sedativos.

### 4.3.3. *Prognóstico*

O prognóstico é geralmente bom, sendo raros os relatos de sintomatologia grave.

## 5. ERUCISMO

Erucismo é o termo utilizado para acidentes causados por lagartas, que nada mais são do que a forma larval de insetos da ordem Lepidoptera, ou seja, as borboletas e mariposas. Os principais gêneros de importância médica são a *Premolis* e a *Lonomia*, sendo os relatos de acidentes com estas últimas mais frequentes, principalmente no estado de Minas Gerais.

Dependendo da região onde se encontram, as lagartas são popularmente conhecidas como: taturana, mandrová, orunga, ruga, lagarta-de-fogo entre outros nomes. As lagartas do gênero *Lonomia* são caracterizadas por serem de coloração marrom-esverdeada, com listras longitudinais de tom marrom-escuro e amarelo-ocre, com cabeça de cor âmbar e espinhos ramificados e pontiagudos no formato de "pinheirinhos".

São encontradas principalmente nas regiões sul e sudeste do país, e os casos de intoxicação se acumulam nos períodos quentes do ano, quando há abundância de vegetação decorrente do período das águas. As lagartas do gênero *Lonomia* se alimentam de folhas e têm como hábito se agregar, ou seja, as lagartas quando em repouso, aglomeram-se umas às outras, fazendo com que ocorra a superexposição à peçonha quando do contato com estes animais. A peçonha é inoculada na pele da pessoa por meio dessas cerdas, podendo, dependendo da gravidade, causar alterações sistêmicas ou apenas efeitos locais.

### 5.1. A peçonha

Os constituintes farmacológicos presentes na peçonha da *Lonomia* ainda não são totalmente conhecidos, no entanto estudos com a espécie *Lonomia achelous* da Venezuela revelaram que o contato com a peçonha promove intensa ação fibrinolítica e, consequentemente, eventos de coagulação intravascular disseminada e quadros hemorrágicos decorrentes do esgotamento do fibrinogênio. Bioquimicamente, verificou-se que essa espécie de *Lonomia* apresentava peçonha com atividade tipo uroquinase, fator Xa-*like*, ativadora de plasminogênio.

### 5.2. Sinais clínicos e tratamento

As manifestações clínicas podem ser apenas locais, sendo relatadas dor local, "queimação" e a ocorrência de eritema e edema com formações de bolhas (raro); podem vir acompanhadas de prurido local ou não. Dependendo da extensão do contato, esses sintomas podem regredir no intervalo de 24 horas. Quanto às manifestações sistêmicas, além da referida dor, o paciente queixa-se de cefaleia, apresenta mal-estar, náuseas e dor abdominal. As manifestações hemorrágicas estão presentes, sendo geralmente observadas gengivorragias, equimoses espontâneas ou por traumas, epistaxe; pode ocorrer hematúria, hematêmese e hemoptise, que pode levar a um quadro de IRA, principal complicação por acidentes com *Lonomia*. Ainda, relata-se que alguns óbitos foram resultantes de hemorragias intracranianas. O tratamento é instaurado conforme quadro sintomático, sendo:

**Leve** Apenas manifestação dolorosa local, sendo realizados nestes casos a higienização do local, o uso de compressas frias ou geladas, a analgesia ou anestesia local e também o uso de anti-histamínicos devido ao prurido.

**Moderado** Diagnosticados o acidente, o surgimento de distúrbio na coagulação e as alterações no TC, com presença de sangramentos (gengivorragia), empregam-se 5 ampolas de soro específico antilonômico (SALon).

**Grave** Ocorrendo complicações decorrentes das alterações de coagulação, alterações no TC, com sangramentos em vísceras (sinais clínicos), utilizar SALon, 10 ampolas, e tratamento sintomático e de suporte para evitar a evolução para IRA.

## 6. BIBLIOGRAFIA

ANDRADE FILHO, A.; CAMPOLINA, D.; DIAS, M.B. *Toxicologia na prática clínica*. Belo Horizonte: Folium, 2001.

ARANTES, E.C.; SAMPAIO, S.V.; VIEIRA, C.A.; GIGLIO, J.R. What is tityustoxin? *Toxicon*, v.30, n.7, p.786-789, 1992.

BARHANIN, J.; GIGLIO, J.R.; LÉOPOLD, P.; SCHIMD, A.; SAMPAIO, S.V. *Tityus serrulatus* venom contains two classes of toxins. *J. Biol. Chem.*, v.57, n.21, p.12553-12558, 1982.

BARRAVIERA, B. Estudo clínico dos acidentes ofídicos. *J. Bras. Med.*, v.65, p.209-250, 1993.

BERTAZZI, D.T.; ASSIS-PANDOCHI, A.I.; AZZOLINI, A.E.; TALHAFERRO, V.L.; LAZZARINI, M.; ARANTES, E.C. Effect of *Tityus serrulatus* scorpion venom and its major toxin, TsTX-I, on the complement system *in vivo. Toxicon*, v.41, n.4, p.501-508, 2003.

BRASIL. MINISTÉRIO DA SAÚDE. Secretaria de Vigilância em Saúde. *Guia de Vigilância Epidemiológica* 7. ed. Brasília: Ministério da Saúde, Brasil, 2009.

CAMPBELL, J.A.; LAMAR, W.W. *The venomous reptiles of Latin America*. New York: Cornell University Press, 1989.

CARDOSO, J.L.C.; FRANCA, F.O.S.; WEN, F.H.; MÁLAQUE, C.M.S.; HADDAD Jr, V. *Animais peçonhentos no Brasil*: biologia, clínica e terapêutica dos acidentes. São Paulo: Sarvier, 2003.

CARRIJO-CARVALHO, L.C.; CHUDZINSKI-TAVASSI, A.M. The venom of the *Lonomia caterpillar*: An overview. *Toxicon*, v.49, n.6, p.741-757, 2007.

DO NASCIMENTO CORDEIRO, M.; RICHARDSON, M.; GILROY, J.; GOMES DE FIGUEIREDO, S.; BEIRAO, P.S.L.; DINIZ, C.R. Properties of the venom from the South American 'armed' spider *Phoneutria nigriventer* (Keyserling, 1891). *Journal of Toxicology – Toxin Reviews*, v.14, n.3, p.309-326, 1995.

GENDRON, B.P. *Loxosceles reclusa* envenomation. *Am. J. Emerg. Med.*, v.8, n.1, p.51-54, 1990.

GUTIÉRREZ, J.M.; WILLIAMS, D.; FAN, H.W.; WARRELL, D.A. Snakebite envenoming from a global perspective: towards an integrated approach. *Toxicon*, v.56, n.7, p.1223-1235, 2010.

JORGE, M.T.; RIBEIRO, L.A. Acidentes por animais peçonhentos. *Rev. Ass. Med. Bras.*, v.36, p. 66-77, 1990.

LUCAS, S. Spiders in Brazil. *Toxicon*, v.26, n.9, p.759-772, 1988.

MAGALHÃES, A.; MONTEIRO, M.R.; MAGALHÃES, H.P.B.; MARES-GUIA, M.; ROGANA, E. Thrombin-like enzyme from *Lachesis muta muta* venom: isolation and topographical analysis of its active site structure by means of the binding of amidines and guanidines as competitive inhibitors. *Toxicon*, v.35, n.10, p.1549-1559, 1997.

MARETIC, Z. Latrodectism: variations in clinical manifestations provoked by *Latrodectus* species of spiders. *Toxicon*, v.21, n.4, p.457-466, 1983.

MARSH, N.A. Snake venoms affecting the haemostatic mechanism – a consideration of their mechanisms, practical applications and biological significance. *Blood Coagulat. Fribrin*, v.5, n.3, p.399-410, 1994.

MOTA, I.; BARBARO, K.C. Biological and biochemical properties of venoms from medically important *Loxosceles* (araneae) species in Brazil. *Journal of Toxicology – Toxin Reviews*, v.14, p.401-421, 1995.

NENCIONI, A.L.A.; CARVALHO, F.F.; LEBRUN, I.; DORCE, V.A.C.; SANDOVAL, M.R.L. Neurotoxic effects of three fractions isolated from *Tityus serrulatus* scorpion venom. *Pharmacol. Toxicol.*, v.86, n.4, p.149-155, 2000.

PACE, L.B.; VETTER, R.S. Brown recluse spider (*Loxosceles reclusa*) envenomation in small animals. *J. Vet. Emerg. Crit. Care*, v.19, n.4, p.329-336, 2009.

PINHO, F.M.O.; PEREIRA, I.D. Ofidismo. *Rev. Ass. Med. Brasil*, v.47, n.1, p.24-29, 2001.

PINTO, A.F.M.; BERGER, M.; RECK JR., J.; TERRA, R.M.S.; GUIMARÃES, J.A. *Lonomia obliqua* venom: *in vivo* effects and molecular aspects associated with the hemorrhagic syndrome. *Toxicon*, v.56, n.7, p.1103-1112, 2010.

PRADO-FRANCESCHI, J.; VITAL BRAZIL, O. Convulxin, a new toxin from the venom of South American rattlesnake *Critalus durissus terrificus. Toxicon*, v.19, n.6, p.875-877, 1981.

QUEIROZ, L.S.; NETO, H.S.; ASSAKURA, M.T. Pathological changes in muscle caused by haemorrhagic and proteolytic factors from Bothrops jararaca snake venom. *Toxicon*, v.23, n.2, p.341-345, 1985.

RAW, I.; ROCHA, M.C.; ESTEVES, M.I.; KAMIGUTI, A.S. Isolation and characterization of a thrombin-like enzyme from the venom of *Crotalus durissus terrificus. Braz. J. Med. Biol. Res.*, v.19, n.3, p.333-338, 1986.

REZENDE JR., L.; CORDEIRO, M.N.; OLIVEIRA, E.B.; DINIZ, C.R. Isolation of neurotoxic peptides from the venom of the 'armed' spider *Phoneutria nigriventer. Toxicon*, v.29, n.10, p.1225-1233, 1991.

SAMS, H.H.; DUNNICK, C.A.; SMITH, M.L.; KING JR., L.E. Necrotic arachnidism. *J. Am. Acad. Dermatol.*, v.44, n.4, p.561-573, 2001.

SANCHEZ, E.F.; FREITAS, T.V.; FERREIRA-ALVES, D.L.; VELARDE, D.T.; DINIZ, M.R.; CORDEIRO, M.N.; AGOSTINI-COTTA, G.; DINIZ, C.R. Biological activities of venoms from South American snakes. *Toxicon*, v.30, n.1, p.95-103, 1992.

SCHVARTSMAN, S. *Plantas venenosas e animais peçonhentos*. São Paulo: Sarvier, 1992.

WARRELL, D.A. Snake bite. *The Lancet*, v.375, p.77-88, 2010.

WHITE, J. Bites and stings from venomous animals: a global overview. *Ther. Drug Monit.*, v.22, p.65-68, 2000.

# 3.1.

# MONITORAMENTO AMBIENTAL E BIOLÓGICO

*Henrique V. Della Rosa*

*Isarita Martins*

*Maria Elisa Pereira Bastos de Siqueira*

*Sérgio Colacioppo*

## CONTEÚDO DESTE CAPÍTULO

# 1. INTRODUÇÃO

As alterações do estado de saúde relacionadas com o trabalho e o ambiente podem ser prevenidas por meio de medidas que incluem a substituição da substância nociva responsável pelo efeito tóxico. Entretanto, nem sempre é possível remover por completo a causa potencialmente responsável pelas alterações do estado de saúde. É fundamental que se monitorize a exposição mediante monitoramento ambiental (MA) e monitoramento biológico (MB). A utilização deste é particularmente recomendada para o controle de fatores de risco para os quais existem conhecimentos fundamentados em valores-limite e níveis de ação. Vale recordar nos conceitos os seguintes termos:

- ◗ *Monitoramento* – atividade sistemática, contínua ou repetitiva relacionada com o estado de saúde, finalizando, quando necessário, com a adoção de medidas corretivas;
- ◗ *Monitoramento ambiental* – determinação, habitualmente ao nível da atmosfera do ambiente de trabalho, dos agentes presentes para avaliar o risco à saúde, comparando-se os resultados obtidos com as referências apropriadas;
- ◗ *Monitoramento biológico* – determinação dos agentes presentes no ambiente de trabalho e/ou dos seus metabólitos nos tecidos, nas secreções, no ar expirado dos indivíduos expostos, para avaliar a exposição e o risco à saúde, comparando-se os resultados obtidos com as referências apropriadas. Os parâmetros utilizados nesses estudos são definidos como "indicadores biológicos, bioindicadores ou, ainda, biomarcadores".

# 2. MONITORAMENTO AMBIENTAL

## 2.1. Introdução

A Higiene Ocupacional, ciência e arte, é devotada ao reconhecimento, à avaliação e ao controle dos riscos ocupacionais e do estresse, originados no local de trabalho, que podem causar doença, comprometimento da saúde e do bem-estar, ou significante desconforto entre os trabalhadores ou membros de uma comunidade.

Por tal definição, observa-se que a Higiene Ocupacional é uma ciência muito ampla, quando se considera que temos uma grande diversidade de riscos presentes em um local de trabalho. Os agentes químicos representam a maioria dos riscos usualmente encontrados, tanto pela frequência de uso quanto pela diversidade de substâncias. Hoje, conhecemos mais de 70 milhões de substâncias químicas diferentes, das quais cerca de 300.000 possuem utilização industrial.

Além dos agentes químicos, a Higiene Ocupacional lida com os agentes físicos, como o ruído que afeta grande número de trabalhadores, calor, radiações ionizantes, além de outros agentes, como os mecânicos (p. ex., esforço físico) e os biológicos (p. ex., microrganismos). A Higiene Ocupacional lida ainda com os efeitos combinados de diferentes estressores, como exposição simultânea a solventes, ruído ou o trabalho em turnos em diferentes horas do dia e da noite.

Entre as diversas atividades da Higiene Ocupacional, há um importante capítulo de íntimo relacionamento com a Toxicologia Ocupacional que trata das substâncias químicas, agentes químicos ou simplesmente xenobióticos presentes em um processo produtivo e que podem oferecer risco à saúde do trabalhador.

O monitoramento da exposição ocupacional é parte integrante e fundamental dos programas destinados à prevenção dos riscos à saúde do trabalhador, sendo preconizada e exigida pela Norma Regulamentadora n. 9, do Ministério do Trabalho, que estabelece os princípios básicos para a avaliação e o monitoramento da exposição ocupacional a agentes químicos, físicos e biológicos. Não se trata de uma atividade isolada e deve estar adequadamente articulada com as outras formas de monitoramento, conforme o esquema abaixo:

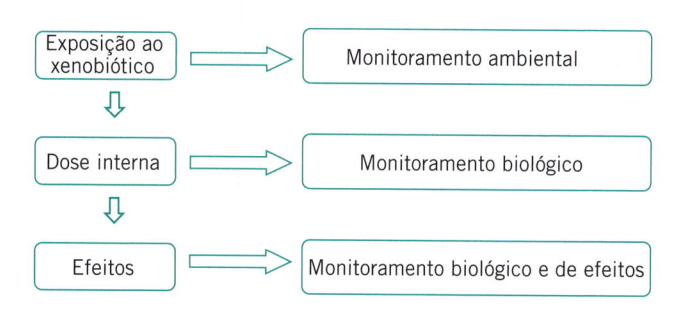

O monitoramento da exposição ocupacional a agentes químicos, denominado simplesmente monitoramento ambiental (MA), diferencia-se do biológico por ocupar-se do xenobiótico fora do organismo. Não deve, contudo, ser confundido com o monitoramento do ambiente geral, como o ar de uma comunidade. No presente capítulo, trata-se da exposição ocupacional, ou seja, decorrente de uma atividade profissional.

O monitoramento biológico pode avaliar todos os trabalhadores expostos, uma vez que o efeito ou mesmo a doença não "desaparece" rapidamente. No entanto, a exposição que originou os efeitos ou a doença não mais existe no momento em que se detecta alguma alteração no monitoramento biológico. Assim, o monitoramento ambiental deve ser realizado sistematicamente, ao longo do tempo.

Pode-se desejar ter o registro de todas as exposições passadas. Contudo, isso significa avaliar a exposição de todos os trabalhadores, durante toda a jornada de trabalho, enquanto a empresa existir. Além da impossibilidade prática e econômica de tais medidas, a enorme quantidade de dados assim gerados teria um valor discutível, pois haveria com certeza uma repetição enfadonha de valores semelhantes.

Da mesma forma que em uma fábrica de fósforos não se testam todos os palitos, mas apenas uma alíquota baseada em critérios estatísticos de amostragem, procedimentos semelhantes são aplicados à Higiene Ocupacional. Nela, avaliam-se apenas alguns trabalhadores durante o tempo suficiente para que se estime a exposição com uma confiança predeterminada.

Uma vez que o MA se baseia em amostragem obtida no tempo e no espaço, não é absoluto e, embora seja possível fazer uma estimativa bastante próxima da realidade, é impossível afirmar que todos os trabalhadores estão nas mesmas condições de exposição durante todo o tempo. Assim, o monitoramento biológico e a vigilância da saúde, realizados *em todos os trabalhadores*, são fundamentais para a mais completa proteção da saúde.

## 2.2. A origem da doença provocada por um agente químico

Uma doença ocupacional provocada por um agente químico pode ter início a partir do momento em que há aproximação ou contato do trabalhador com o agente. Contudo, apenas isso não é suficiente, deve haver também a possibilidade de agressão à pele ou de penetração, absorção e chegada aos sítios de ação na qualidade, quantidade e tempo suficientes para que se produza o efeito.

Tão importante quanto a toxicidade de uma substância química é o risco por ela oferecido. Toxicidade é a capacidade de uma substância produzir um efeito *quando no sítio de ação.* Risco é a capacidade, ou probabilidade, de a substância sair de onde se encontra, penetrar no organismo e *atingir o sítio de ação* numa concentração suficiente para produzir um efeito.

Mesmo tratando-se de uma substância de elevada toxicidade, pode apresentar pequeno risco, como no caso do ozônio, que é instável. Contudo, uma substância de toxicidade moderada pode oferecer risco elevado, como no caso do gás cianídrico, que atinge, com facilidade, os sítios de ação em quantidades muito superiores às doses mínimas e frequentemente leva ao óbito.

Exposição ocupacional a um agente químico é a situação decorrente de uma atividade profissional em que o trabalhador tem contato com um agente químico de forma tal que há possibilidade de produção de efeitos sobre a superfície do organismo (pele e mucosas). Desse contato, pode resultar uma ação tóxica local, ou de penetração e absorção, com a produção de efeitos sistêmicos de curto, médio ou longo prazo.

A forma de manuseio da substância e as condições de trabalho e ambientais são determinantes da exposição ocupacional. Assim, devem-se considerar todos os fatores intervenientes quando da avaliação ou monitoramento ambiental, como:

- atividades, tarefas ou funções exercidas pelos trabalhadores;
- área ou local de trabalho;
- número de trabalhadores presentes e possivelmente expostos;
- movimentação dos trabalhadores pelo(s) local(is) de trabalho;
- movimentação dos materiais (fontes de gases, vapores, poeiras etc.);
- condições de ventilação ou movimentação do ar, da temperatura e da pressão atmosférica;
- ritmo de produção;
- outros agentes químicos ou físicos possivelmente presentes que possam interferir nas avaliações ou na exposição.

Com as informações citadas, passa-se à fase seguinte, na qual se estabelece a estratégia de amostragem, definindo:

- equipamentos a serem utilizados na coleta e análise da substância. Podem-se utilizar equipamentos de coleta de curta ou longa duração, um método qualitativo simples como a gravimetria ou análises laboratoriais qualitativas e quantitativas muito sensíveis, mas complexas e caras;
- pessoal para coleta e acompanhamento. É fundamental o acompanhamento para interpretar adequadamente os resultados;
- critérios estatísticos para dividir grupos homogêneos em relação ao risco, amostrando número adequado de trabalhadores;
- número de amostras a serem coletadas em cada trabalhador ou ponto fixo e tempo de coleta de cada uma. O tempo de coleta depende do método analítico, da substância, da toxicidade, do tipo de limite de exposição ocupacional existente e do processo produtivo, entre outros fatores.

Tanto os fatores intervenientes na exposição ocupacional quanto a estratégia de amostragem devem ser adequadamente estudados e registrados de forma a haver possibilidade de reproduzir as avaliações no futuro, pois, de acordo com os preceitos de monitoramento, deve-se criar uma série histórica de dados que reflita a exposição ocupacional dos trabalhadores durante todo o período de existência de uma empresa e os dados devem ser comparáveis ao longo do tempo e dentro de um programa de MA.

Uma vez coletadas e analisadas as amostras, os resultados devem ser comparados com os Limites de Exposição Ocupacional. Para tanto, deve-se conhecer um pouco desse importante tema que envolve a Higiene e a Toxicologia Ocupacionais.

## 2.3. Limites de exposição ocupacional

A legislação brasileira preconiza os *Limites de Tolerância*, que constam da Portaria Ministerial 3.214, do Ministério do Trabalho e Previdência, de dezembro de 1978. A Norma Regulamentadora n. 15 (NR-15), anexo 11, fixa as substâncias cuja insalubridade é caracterizada por Limites de Tolerância e fornece uma tabela de valores que, se ultrapassados, caracterizam a insalubridade, um adicional ao salário do trabalhador exposto e correspondente a 10, 20 ou 40% do salário-mínimo. Esse adicional não visa necessariamente proteger sua saúde, embora a norma, em seu início, cita que o Limite de Tolerância refere-se à proteção da saúde do trabalhador durante sua vida laboral.

A NR-15 basicamente utilizou os limites da American Conference of Governmental Industrial Hygienists (ACGIH) dos Estados Unidos, de 1977, com uma discutível redução proporcional de todos os valores a 78% como forma de adaptação de 40 para 48 horas semanais de exposição. Desde sua criação em 1978, pouquíssimas atualizações foram feitas, apresentando, assim, pouco valor do ponto de vista técnico.

Entre as referências estrangeiras mais atualizadas, atualmente a melhor alternativa são os *Threshold Limit Values* (TLV), editados anualmente pela ACGIH, uma entidade que congrega especialistas em Higiene e Toxicologia Ocupacionais. Não sendo um órgão do governo, sofre menos com as pressões político-sociais e publica anualmente sua lista de TLV para agentes químicos e físicos, considerando as melhores informações científicas disponíveis mundialmente. A Associação Brasileira de Higienistas Ocupacionais (ABHO) traduz e edita anualmente o livreto dos TLV e distribui pelo Brasil e por outros países de língua portuguesa.

Para os agentes químicos, os TLV referem-se a concentrações de substâncias químicas dispersas no ar e representam condições sob as quais se supõe que quase todos os trabalhadores possam estar expostos dia após dia sem efeitos adversos à saúde.

Observa-se que os TLV:

- referem-se a substâncias dispersas no ar, e não a líquidos ou sólidos;
- não há garantia absoluta, pois *se supõe;*
- trata-se de *quase* todos os trabalhadores. Os mais sensíveis ou hipersuscetíveis não estão protegidos;
- referem-se a *trabalhadores*, ou seja, indivíduos adultos e com condição de saúde compatível com o trabalho, excluindo-se, portanto, idosos, crianças, doentes, entre outros;

➤ embora se possa cogitar alguma possível diferença de sensibilidade ou resistência entre homens e mulheres, os TLV não fazem distinção quanto ao gênero;

➤ no caso da mulher grávida, são aplicados à mulher, e não à criança ou ao feto, que não estão "protegidos" pelos TLV.

Dependendo do tipo de efeito e da toxicidade da substância, os TLV podem ser:

### TLV-TWA (Time Weighted Average – Média Ponderada pelo Tempo)

Aplicado às substâncias que produzem efeito a médio e longo prazo, a maioria, podendo a exposição ser ligeiramente acima do TLV por um curto período, com o correspondente período abaixo, e, na média, o limite deve ser obedecido. Curtos períodos um pouco acima do limite não oferecem risco de aparecimento de efeitos, como no exemplo: TLV-TWA do benzeno = 0,5 ppm; TLV-TWA do chumbo = 0,05 mg/m³.

### TLV-STEL (Short Term Exposure Limit – Limites de Exposição de Curto Período)

Referem-se a concentrações a que os trabalhadores podem estar expostos continuamente por um curto período, sem sofrerem: 1) irritação; 2) lesão tecidual crônica ou irreversível; 3) narcose que comprometa a segurança.

Complemento do TLV-TWA, não o substitui e não deve ser ultrapassado.

Pode ser atingido por 15 minutos, 4 vezes ao dia, com intervalos de 60 minutos.

Para algumas substâncias, existem TLV-STEL específicos e indicados na tabela na coluna respectiva. Grande número de substâncias, porém, não possuem TLV-STEL definido na tabela. Para estas, utiliza-se uma regra geral de variação de até 3 vezes o TLV-TWA. Por exemplo: benzeno = 2,5 ppm (valor indicado na tabela); chumbo = 0,15 mg/m³ (não possui TLV-STEL definido, portanto utiliza-se o TLV-TWA de 0,05 multiplicado por 3).

### TLV-C (Ceiling – Teto)

Substâncias de elevada toxicidade ou risco que produzam efeitos a curto prazo, possuem teto-limite, ou seja, a concentração não pode ser ultrapassada em momento algum da jornada de trabalho. Por exemplo: TLV-C do acetaldeído = 25 ppm; TLV-C da acroleína = 0,1 ppm.

## 2.4. Nível de ação

O nível de ação (NA), do ponto de vista técnico e conforme definido na legislação brasileira, deve ser considerado o nível de concentração ambiental, representativo da zona respiratória de um trabalhador, a partir do qual é identificado exposto ao agente químico em questão. No NA, ações de Monitoramento do Ambiente de Trabalho, Monitoramento Biológico e de Vigilância da Saúde devem ser iniciadas, conforme a legislação brasileira (NR 9 e 7).

De forma geral, esse nível é, por convenção, 50% do Limite de Exposição Ocupacional (LEO). Porém, em trabalhos mais aprofundados, a partir de avaliações ambientais completas, pode ser calculado experimentalmente e é função do desvio-padrão geométrico das concentrações, ou seja, quanto mais variável for a exposição ambiental, menor será o NA.

Ao se encontrar um valor acima do NA em uma avaliação, há probabilidade de, pelo menos, 5% dos valores reais estarem acima do próprio LEO em um dia não avaliado.

No caso específico de operações de solda, constata-se que o nível de ação é de 0,15, ou seja, são considerados expostos todos os soldadores com resultados acima de 15% do LEO, pois há grande variabilidade nas exposições.

## 2.5. Índice de exposição

Para cada substância, existem um LEO específico e centenas de substâncias presentes nos locais de trabalho, sendo difícil, apenas observando os valores encontrados, avaliar se a concentração encontrada é excessiva ou não.

Por exemplo, em um ambiente, encontram-se dois éteres com concentrações diferentes, éter etílico = 180 ppm e éter fenílico = 5 ppm. Aparentemente, o éter fenílico encontra-se em concentração mais baixa, oferecendo, portanto, menor risco. Porém, ao se considerar os respectivos Limites de Exposição Ocupacional, a situação torna-se inversa, pois o limite para o primeiro é de 400 ppm e para o segundo, de apenas 1 ppm. Para melhor entendimento e apresentação dos resultados, é frequente a utilização do Índice de Exposição (IE).

Na avaliação de um agente químico isolado, o IE é definido como a razão entre o resultado obtido e o correspondente LEO. Assim, o índice de exposição facilita a interpretação dos resultados quando não se tem em mente todos os limites envolvidos e, na prática, representa a porcentagem que determinado resultado está em relação ao respectivo limite de exposição.

No exemplo apresentado:

IE para o éter etílico = 180 / 400 = 0,45, abaixo do NA (metade do limite).

IE para o éter fenílico = 5 / 1 = 5 (5 vezes o limite).

## 2.6. Substâncias com efeitos aditivos

Diversas substâncias têm seus respectivos limites estabelecidos em função dos mesmos efeitos sobre o organismo que podem ser adicionados, por exemplo:

➤ irritantes do tipo ácidos e aldeídos, dióxido de enxofre e cloro;

➤ ação sobre os pulmões – fumos metálicos de ferro, manganês e cobre originados em operações de solda;

➤ febre dos fumos – óxido de diversos metais e de plásticos;

➤ depressores do sistema nervoso central – hidrocarbonetos aromáticos, álcoois, éteres e diversos outros solventes orgânicos.

Embora a presença de substâncias com efeitos aditivos seja comum, este fato não é considerado na legislação brasileira. Contudo, não é tecnicamente correta a simples comparação direta da concentração de cada substância apenas com o respectivo limite de exposição.

Nesses casos, deve-se considerar a exposição de forma global a todos os componentes, que pode ser estimada por intermédio do IE calculado como somatório dos índices de exposição de cada substância, a partir da seguinte fórmula:

$$IE = C1 / L1 + C2 / L2 + ... + Cn / Ln$$

Onde:

IE = índice de exposição

C = concentração medida do componente

L = limite de exposição do componente

Quando o índice de exposição (individual ou somatório) for superior a 0,5, tem-se uma exposição acima do nível de ação e consideram-se os trabalhadores expostos, conforme indicado anteriormente. Se superior a 1, há exposição excessiva etc.

## 2.7. A fixação de um Limite de Exposição Ocupacional (LEO) e adaptação a situações particulares

Os LEO têm sido estabelecidos como guias de orientação, com base nas estimativas de exposições ocupacionais. Tanto a fixação dos limites quanto as estimativas da exposição em que estes têm se baseado são estimativas que, na maioria das vezes, não permitem estabelecer uma correlação dose-efeito e dose-resposta adequada. Isso equivale a dizer que os limites têm sido estabelecidos segundo um critério mais especulativo e político-social do que técnico e científico, conforme afirmou Torkelson em 1983, mas, até hoje, poucas alterações ocorreram.

Esse fato nos leva a admitir que, por exemplo, um LEO de 100 ppm não significa exatamente 100 ppm, mas algo entre 90 e 110 ppm ou mesmo um intervalo ainda maior. Assim, 100 seria o valor central de uma faixa da qual não se sabe exatamente a amplitude.

Essa linha de pensamento induz a crença de que os valores estimados como LEO possuem uma faixa de variação suficientemente ampla para englobar pequenas variações que podem ser observadas no organismo humano, como gênero, raça e idade, ou ainda fatores relativos ao ambiente ou à ocupação, como clima, organização do trabalho, turnos de trabalho e duração das jornadas, ou seja, essas variações podem ser relativamente pequenas e mascaradas pelas incertezas que se têm na fixação do LEO.

Com o avanço das pesquisas, a Higiene Ocupacional, cada vez mais técnica e científica, gradualmente pode fornecer estimativas mais precisas da exposição real dos trabalhadores. Essa situação tem se modificado ao longo dos anos e os LEO têm se atualizado sistematicamente, com base em observações de alterações da saúde cada vez mais precoces, com tendência geral de redução dos valores e raras exceções de aumento.

Embora lentamente, caminha-se para uma diminuição da amplitude de variação ou da faixa de variação do LEO, aumentando gradativamente sua precisão e exatidão, não chegando a uma concentração única, precisa e exata, mas tendendo a isso. Assim, as incertezas oriundas de avaliações inadequadas ou incompletas vão desaparecendo e o LEO se aproximando mais de um valor exato e preciso.

Paralelamente, com o desenvolvimento do conhecimento da cronotoxicologia e as modificações nas jornadas de trabalho que originam *exposições não usuais*, ou seja, diferentes das 8 horas diárias e 40 horas semanais, cada vez mais se observa a influência desses fatores no efeito observado em exposições a concentrações próximas ao LEO.

A adaptação dos LEO às jornadas não usuais tem sido estudada há algum tempo, sendo o trabalho clássico de Brief e Scala em 1975 um dos primeiros a considerar a extensão da jornada de trabalho como determinante para a redução proporcional do LEO, com uma fórmula relativamente simples para cálculo do fator de redução $f$:

$$f = \frac{8}{h} \times \frac{24\text{-}h}{16}$$

Onde: h é o número de horas da jornada e poderia ser aplicado a um LEO média ponderada pelo tempo ou teto, com exceção dos agentes que produzem irritação apenas.

Na Portaria Ministerial n. 3.214, de 1978, em sua Norma Regulamentadora n. 15, anexo 11, tem-se uma edição reduzida e simplificada dos TLV de 1977, apresentando Limites de Tolerância apenas para substâncias que na época possuíam tubos indicadores (colorimétricos) para avaliação instantânea e redução dos valores com um fator de 0,78, que teria sido calculado em virtude da diferença na jornada de 40 para 48 horas semanais.

A partir desse estudo pioneiro de Brief e Scala, diversos outros trabalhos têm sido realizados no sentido de completar ou melhorar a adaptação, introduzindo conceitos como a meia-vida biológica da substância envolvida. Um aprofundamento nesse assunto e considerações mais detalhadas sobre a proteção oferecida pelos TLV atuais podem ser observados em diversos trabalhos.

## 2.8. A extrapolação de valores para a população brasileira

Além das dificuldades das pesquisas em laboratório com animais, na expectativa de reproduzir todas as condições enfrentadas por um trabalhador, a extrapolação dos resultados para o homem, mesmo com auxílio da epidemiologia e da estatística, ainda é bastante difícil. Pode haver variações em função das condições de vida, levando a crer na necessidade de criação de LEO genuinamente brasileiros e, ainda mais, regionais, pois seria lícito aceitar que um valor único não possa ser aplicado da mesma forma no norte e no sul do país.

Contudo, a realidade brasileira é rica em contrastes, pois é possível encontrar um trabalhador que execute trabalho braçal, possivelmente classificado como um dos mais agressivos à saúde ou até como escravo, bem como trabalhadores extremamente qualificados, atuando em indústrias sofisticadas com características de primeiro mundo, com salários e nível socioeconômico bastante elevados.

Assim, para os trabalhadores do primeiro grupo, a Higiene Ocupacional ou mesmo a Segurança do Trabalho é menos prioritária, pois assuntos como alimentação, segurança pública ou saneamento básico se tornam fundamentais para que a sobrevivência e a continuação do trabalho. Para esse grupo, apenas uma atuação básica da equipe de Saúde do Trabalhador e ações de Higiene e Toxicologia Ocupacional que aproximem a exposição ocupacional dos LEO já serão de grande valia.

Para os trabalhadores do segundo grupo, a adaptação do LEO a uma condição de trabalho não usual e o conhecimento da cronotoxicologia são fatores importantíssimos para reduzir o risco do aparecimento de uma doença ocupacional.

## 2.9. Cronotoxicologia e ritmicidade biológica

O conceito de homeostase que prevalece em Biologia infere que as funções fisiológicas e bioquímicas sejam relativamente constantes ao longo das 24 horas do dia ou mesmo em outros períodos, como mês ou ano. Essa definição derivou de pesquisa realizada por Claude Bernard, na França, e Walter Cannon, nos Estados Unidos, no final do século XIX e início do século XX. Porém, naquela época, a pesquisa humana era conduzida num simples horário do dia, geralmente durante o dia, e não à noite, e raramente os estudos eram feitos em horários adicionais durante as 24 horas ou, intencionalmente, durante vários horários diferentes, com o intuito de acessar as possíveis variações temporais em organismos vivos.

Os métodos de pesquisa utilizados na época também eram precários. Por exemplo, eram necessárias grandes quantidades de sangue para a realização de análises laboratoriais, como nas de glicose no soro, para as quais era preciso aproximadamente um litro de sangue. Além disso, não existia tecnologia para avaliar funções biológicas selecionadas, em animais de laboratório ou em humanos, continuamente por 24 horas ou mais, bem como computadores e softwares que fizessem sofisticadas análises estatísticas de séries temporais e de ritmos.

Hoje, a situação é muito diferente. A tecnologia atual permite a coleta de dados com grande número de variáveis biológicas em animais de laboratórios e seres humanos durante 24 horas, e os modernos métodos analíticos requerem somente quantidades diminutas de sangue, urina, saliva ou tecidos. Os resultados de numerosas, na realidade milhares, investigações cronobiológicas (do ritmo biológico) revelam que o conceito de homeostase está incompleto.

Os mecanismos homeostáticos são responsáveis pela regulação de distúrbios momentâneos nas funções biológicas, ao passo que os ritmos e relógios biológicos que nos dirigem preparam o organismo previamente para a realização das necessidades previsíveis no tempo, relativas ao ambiente externo. Entre essas, o padrão de 24 horas, que influencia as atividades e o trabalho durante o dia e o sono à noite; a reprodução, com referência ao ciclo menstrual de mulheres jovens; e as mudanças climáticas durante as estações do ano que interferem na nutrição ao longo do ano.

Atualmente, os cientistas estão cientes de que as funções biológicas têm uma organização temporal definida – isto é, uma estrutura no tempo – que influencia cada aspecto da vida, incluindo a resposta das pessoas às substâncias potencialmente nocivas encontradas no ambiente de trabalho, um assunto fundamental para a Higiene e a Toxicologia Ocupacionais.

A importância dos ritmos na Medicina Clínica está sendo cada vez mais considerada. Os ritmos circadianos frequentemente determinam quando os sintomas de uma condição patológica emergem e a resposta dos pacientes aos testes de diagnóstico e às medicações, de acordo com a hora do dia, o período do ciclo menstrual e a época do ano.

A estrutura do tempo biológico do organismo afeta a capacidade de trabalhadores em turnos de se adaptarem ao horário noturno e pode ter um papel importante na suscetibilidade e resistência dos trabalhadores a contaminantes potencialmente nocivos no ambiente de trabalho. Essa é uma questão importante e que geralmente não é muito considerada quando se estabelecem padrões de exposição do ambiente de trabalho. Em muitas indústrias, o tradicional turno de 8 horas tem sido substituído por turnos estendidos com duração de 10 ou 12 horas e, em alguns casos, até de 24 horas.

Uma vez que os Limites de Exposição Ocupacional do ponto de vista técnico e legal são usados pela Higiene e pela Toxicologia Ocupacionais para assegurar segurança na exposição a agentes químicos, os horários de turnos de trabalho estendidos deveriam também ser considerados. Entretanto, o ajustamento desses valores com base somente no aumento da duração da jornada de trabalho além das 8 horas pode não ser suficientemente protetor. O aumento da duração da jornada de trabalho assim como o trabalho noturno possibilitam exposições a substâncias potencialmente perigosas em horários do ciclo circadiano diferentes do usual, quando a capacidade de biotransformação e de excreção de um xenobiótico pode estar reduzida, aumentando a possibilidade de aparecimento de efeito.

A ritmicidade biológica influencia a resposta dos trabalhadores aos vários tipos de substâncias químicas em função do tempo biológico em que ocorrem as exposições. Uma revisão desse assunto e as características dos ritmos e relógios biológicos e da estrutura do tempo biológico, bem como os conceitos de cronofarmacologia (ritmo-dependência da cinética e dos efeitos de medicação e outras substâncias químicas), cronotoxicidade (ritmo-dependência da suscetibilidade e resistência a agentes químicos, físicos e biológicos) e o relacionamento com a prática da Higiene e da Toxicologia Ocupacionais, podem ser encontrados em Colacioppo e Smolensky, 2003.

## 2.10. Hábito de fumar e limites de exposição ocupacional

O tabagismo é também um problema de Higiene e Toxicologia Ocupacionais, pois, apesar de proibido em locais de trabalho, é possível ainda haver "fumante passivo" ou, ainda, o próprio fumante reclamar de alguma contaminação química de seu local de trabalho.

**Tabela 1.** Concentrações em ppm encontradas em fumaça de cigarro e os limites de exposição ocupacional da ACGIH e da NR-15.

| Substância | Fumaça de um cigarro | TLV | NR-15 |
|---|---|---|---|
| $CO_2$ | 92.000 | 5.000 | 3.900 |
| CO | 42.000 | 25 | 39 |
| Acetileno | 31.000 | 18 % $O_2$ | 19 % $O_2$ |
| Formol | 30 | 0,3 C | 1,6 T |
| Acetaldeído | 3.200 | 25 C | 78 |
| Acroleína | 150 | 0,1 C | – |
| Metanol | 700 | 200 | 156 |
| Acetona | 1.100 | 200 | 780 |
| Amônia | 300 | 25 | 20 |
| $NO_2$ | 250 | 0,2 | 4 T |
| $H_2S$ | 40 | 10 | 8 |
| HCN | 1.600 | 4,7 C | 8 |

ACGIH, *American Conference of Governmental Industrial Hygienists*; TLV, *Threshold Limit Values*; NR-15, Norma Regulamentadora n. 15; C, *Ceiling*; T, Teto.

Como se observa pela enorme diferença dos valores, é fácil concluir que o trabalhador simplesmente "apaga" todos os esforços do monitoramento ambiental e biológico da equipe de saúde quando acende um cigarro.

## 2.11. Frequência da monitorização

De acordo com os resultados obtidos na avaliação ambiental e dentro de um Programa de Prevenção de Riscos Ambientais (PPRA), são recomendadas novas avaliações com periodicidade bienal em todos os setores ou atividades com valores abaixo do nível de ação.

Quando há concentrações entre o nível de ação e o LEO, recomenda-se uma frequência semestral ou anual, dependendo da toxicidade do agente químico envolvido e da variabilidade encontrada nos resultados.

Dessa forma, pode-se ter uma série histórica de dados da exposição ocupacional, que permitirá introduzir medidas de controle sempre que necessárias e, no futuro, estabelecer ou refutar o nexo causal entre trabalho e agravos à saúde dos trabalhadores.

Nas situações com resultados acima do nível de ação e principalmente sobre o LEO, recomenda-se uma reavaliação somente após a implantação de medidas de controle. Esses resultados fornecerão dados para estimar a periodicidade ideal, a fim de se obter um controle ambiental adequado desses locais de trabalho.

As frequências de avaliação anteriormente descritas podem variar, ainda, de acordo com a toxicidade de uma substância e das condições de trabalho. Por exemplo, o cloro liquefeito em uma estação de tratamento de água, deve ter avaliação instantânea e contínua, 24 horas por dia, pois um pequeno vazamento pode significar a morte de um operador, não havendo tempo para coleta de amostras, análises ou cálculos. Em outro exemplo, num local de trabalho confinado com um sistema de ventilação não muito confiável, a avaliação deve ser mais frequente do que em outro, usando os mesmos processos e substâncias, porém mais aberto e com ventilação mais confiável.

Independentemente do controle periódico, novas avaliações devem ser realizadas sempre que surja algum fator interveniente na exposição, como mudança de processo, rotina de trabalho, matéria-prima, fornecedores, equipamentos, entre outros.

## 2.12. Comparação entre a avaliação ambiental e a avaliação biológica

Concluída a avaliação ambiental, os resultados devem ser discutidos e, antes de divulgados, é conveniente compará-los com a avaliação biológica. Deve-se observar que não se trata de estabelecer uma correlação dose-efeito ou dose-resposta, já que isso é feito em institutos de pesquisa e se sabe que, para uma dada substância, ao se aumentar a exposição ocupacional, elevam-se os efeitos individuais e a resposta da população.

Na prática, deve-se verificar se há casos de aumento de sinais e sintomas ou dos níveis dos indicadores e procurar explicá-los pela avaliação ambiental, da exposição via cutânea, do modo de operação característico de um dado trabalhador ou mesmo da exposição extraprofissional.

A avaliação ambiental e a biológica podem ser contemporâneas, não havendo, porém, necessidade de serem simultâneas, ou seja, realizadas no mesmo dia. Se a avaliação ambiental é feita de forma correta, representará qualquer dia ou semana do ano, inclusive nos dias em que a avaliação biológica tenha sido feita.

A avaliação ambiental é realizada por amostragem, necessitando da avaliação biológica para complementar a vigilância da saúde do trabalhador, pois alguma particularidade em seu trabalho que possa aumentar ou diminuir sua exposição pode não ser detectada na avaliação ambiental.

Deve-se considerar ainda que a avaliação biológica refere-se à exposição pretérita, horas, dias ou semanas, dependendo do agente, e a ambiental, basicamente à exposição ocupacional no dia em que foi feita, podendo ser extrapolada para os demais dias de exposição dependendo de se ter contornado todos os fatores intervenientes na exposição, indicados no *Item 2.2*.

Outro fato a ser considerado é que a avaliação ambiental limita-se à penetração da substância via respiratória e, como se sabe, é possível haver penetração por outras vias para algumas substâncias. Finalmente, têm-se as diferenças individuais quanto ao metabolismo, à fisiologia ou mesmo a algum estado patológico particular do trabalhador. Essas variáveis somente podem ser avaliadas e contornadas com um exame médico periódico *sem amostragem*, ou seja, de todos os expostos.

## 3. MONITORAMENTO BIOLÓGICO

### 3.1. Aspectos gerais

A Toxicologia Ocupacional estuda os efeitos nocivos, sobre o homem, das substâncias químicas utilizadas ou produzidas em processos industriais. Seu principal objetivo é a prevenção das alterações da saúde dos trabalhadores expostos a essas substâncias, o qual não pode ser atingido se os níveis de exposição são mantidos em valores que possam constituir-se em risco inaceitável para a saúde ou a vida. Para assumir que um risco seja aceitável, deve-se identificá-lo, quantificá-lo. Assim, a presença de substâncias potencialmente tóxicas no ambiente de trabalho impõe que a exposição à qual os trabalhadores estão sujeitos seja sistematicamente avaliada.

As alterações do estado de saúde que podem originar formas clinicamente muito importantes das doenças relacionadas ao trabalho reconhecem causas precisas da sua etiologia. Tais alterações podem ser prevenidas por medidas que incluem a substituição da substância nociva responsável pelo efeito tóxico. Todavia, nem sempre é possível remover a causa potencialmente responsável pelas alterações e, dessa maneira, é necessário reduzir a exposição à substância. Ao mesmo tempo, é fundamental que se avalie a exposição por meio do monitoramento biológico, além do monitoramento ambiental. A correlação entre a exposição e a resposta apresentada pelos trabalhadores expostos aos toxicantes, no ambiente de trabalho é demonstrada na Figura 1. Há ainda que se considerar a relação concentração-resposta hormética, cuja ocorrência tem sido documentada por vários modelos biológicos e para diversos tipos de exposição, entre elas a ocupacional. Os efeitos em múltiplos pontos de uma curva podem ser interpretados como maléficos ou benéficos, dependendo do contexto biológico em que ocorram. A hormese parece ser um fenômeno relativamente comum, mas ainda não foi incorporado em práticas regulatórias.

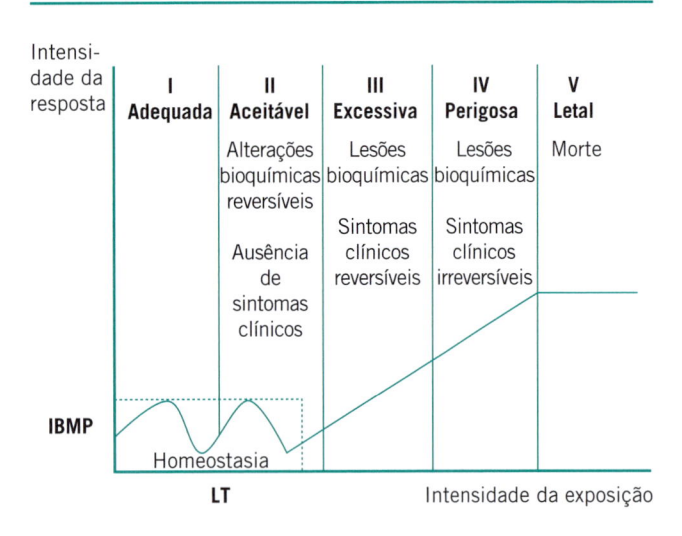

**Figura 1.** Correlação exposição/absorção/efeito nocivo.

O Monitoramento Biológico (MB) consiste na determinação dos agentes presentes no ambiente de trabalho e/ou seus produtos de biotransformação nos tecidos, nas secreções, no ar expirado dos indivíduos expostos. Tais determinações são definidas como indicadores biológicos ou bioindicadores e visam avaliar a exposição e o risco à saúde dos trabalhadores, comparando-se os resultados obtidos com referências apropriadas que, no Brasil, são definidos como Valor de Referência (VR) e Índice Biológico Máximo Permitido (IBMP). O MB é uma ferramenta fundamental na avaliação do risco na exposição ocupacional às substâncias químicas.

A vigilância da saúde do trabalhador deve ser considerada separadamente do biomonitoramento, uma vez que seu objetivo é identificar alterações do estado de saúde na fase pré-clínica, e não as alterações biológicas precoces.

O monitoramento ambiental e biológico, bem como a vigilância da saúde, são atividades complementares destinadas a um único objetivo: a prevenção de doenças produzidas pela exposição ocupacional a agentes químicos. Pela aplicação regular desses procedimentos, podem-se conseguir informações acerca das seguintes relações:

- ⮞ entre a exposição externa e a concentração da substância nas amostras biológicas;
- ⮞ entre a concentração da substância nas amostras biológicas e os efeitos, com as alterações do estado de saúde.

### 3.2. Vantagens do MB

A prática do MB oferece diversas vantagens em relação ao MA na avaliação da dose e do risco à saúde. A principal vantagem consiste no fato de que os parâmetros medidos, os indicadores biológicos, estão mais diretamente associados com os efeitos nocivos à saúde e oferecem melhor estimativa do risco para a saúde em relação aos parâmetros estudados por meio da prática do monitoramento ambiental.

O MB considera a quantidade do xenobiótico absorvida não apenas pela via respiratória, mas também pela pele e via gastrintestinal. Por exemplo: (i) a dimetilformamida é absorvida principalmente através da pele – dessa forma, a determi-

nação da concentração ambiental conduzirá a uma subestimação da exposição, mais corretamente avaliada através da determinação nos fluidos biológicos; (ii) a determinação do chumbo no ar do ambiente de trabalho constitui uma subestimação da real exposição toda vez que não se leva em consideração que este metal pode contaminar a mão dos trabalhadores, podendo ser inalado com o fumo do cigarro. Contudo, toda vez que existe uma correlação entre níveis ambientais de uma substância e a quantidade dessa substância absorvida por qualquer via de absorção possível, a única determinação da concentração ambiental da substância pode não expressar a exposição.

Dessa forma, depende não apenas dos diversos comportamentos pessoais dos indivíduos, como também de sua higiene pessoal e das diferenças que cada um pode apresentar quanto à capacidade de absorção, das variações ligadas à atividade física e daquelas ligadas ao sexo, à idade e às características genéticas.

Em razão da capacidade de exprimir a absorção, independentemente da via através da qual se verifica, o MB oferece a vantagem de poder explorar a eficiência das medidas de proteção pessoal, como máscaras e luvas. Finalmente, o MB leva em conta a exposição total ao xenobiótico, que pode se encontrar no ambiente de trabalho ou de vida, além de ser a expressão dos hábitos pessoais e alimentares. O que não é possível exprimir por meio apenas da determinação dos níveis ambientais da substância.

### 3.3. Desvantagens do MB

São diversos os fatores que limitam a prática do MB. Um deles é representado pela existência de um número relativamente limitado de indicadores disponíveis frente ao número sempre crescente na utilização do processo produtivo. O conhecimento necessário para o emprego corrente de um indicador considera múltiplos aspectos relativos, sobretudo, às características toxicocinéticas e toxicodinâmicas do xenobiótico que ainda são escassas para elevado número de substâncias de uso industrial comum. Além disso, não são notadas, se não de forma limitada, possíveis interferências na biotransformação de algumas substâncias presentes, ao mesmo tempo, no ambiente de trabalho.

Normalmente, não é possível realizar o MB de substâncias dotadas de efeito irritante ao nível do sítio de absorção ou que demonstrem pequena possibilidade de absorção. Nesse caso, a dose interna não pode expressar o risco para a saúde e a única relação quantitativa utilizável é aquela entre os níveis ambientais e a intensidade de manifestações locais. Igualmente problemática é a utilização dos indicadores na vigência da exposição às substâncias com ação sensibilizante, mutagênica e carcinogênica devido ao insuficiente conhecimento da relação dose-efeito.

O melhoramento progressivo das condições do ambiente de trabalho determina uma progressiva diminuição dos níveis de exposição. Como consequência, há necessidade de se dispor de técnicas e instrumentos de análise sempre mais sensíveis para a determinação de concentrações decrescentes que, em alguns casos, podem se somar ou se confundir com os níveis de poluição ambiental presentes no ambiente doméstico ou nos assentamentos urbanos.

## 3.4. Vigilância da saúde

A manutenção do estado de saúde dos trabalhadores expostos a substâncias químicas – e, de forma ainda mais abrangente, na população exposta a substâncias de natureza variada e estranhas ao organismo – requer uma abordagem multidisciplinar aplicada para prevenir qualquer alteração biológica que possa ser decorrente de uma exposição excessiva a tais substâncias.

O conceito de vigilância da saúde (*health surveillance*) pode assumir vários significados de acordo com as diferentes situações na qual ela atua. No âmbito do seminário *Assessment of Toxic Agents at the Workplace*, organizado pela Commission of the European Communities, pelo US National Institute for Occupational Safety and Health (NIOSH) e pela Occupational Safety and Health Administration (OSHA), realizado em 1980 em Luxemburgo, a vigilância da saúde foi conceituada como: *realização de exames médicos – fisiológicos – periódicos dos trabalhadores expostos, efetuados com a intenção de proteger a saúde e prevenir a doença ligada com a atividade de trabalho, ao passo que a patologia ocupacional está fora do escopo dessa definição.* Em outras palavras, o conceito de vigilância da saúde (vigilância médica) assume validade diferente desde que realizada com a finalidade de prevenir, individualizar e intervir sobre a moléstia ocupacional e, dessa forma, incluir o diagnóstico da moléstia. Assim, a vigilância da saúde pode ser conceituada como uma *atividade sanitária desenvolvida pelo médico do trabalho com o objetivo de evidenciar precocemente as alterações do estado da saúde que podem ser consequência da exposição a uma substância química e que podem contraindicar a exposição a essa substância.*

Enquanto o MB planeja individualizar condições de exposição inseguras para a saúde (exposição excessiva), a vigilância da saúde tem como escopo avaliar o estado de saúde e identificar os indivíduos que apresentam alterações precoces dela. Por esse motivo, é necessário conhecer os resultados de exames de outros parâmetros que poderão levar à descoberta de efeitos pré-clínicos e de alterações funcionais, que necessitam de intervenções preventivas apropriadas. A vigilância da saúde deve ser, portanto, distinguida do diagnóstico da doença que ocorre habitualmente pela inadequação das medidas preventivas.

A Organização Internacional do Trabalho (OIT, em inglês International Labour Office) publicou o *Technical and Ethical Guidelines for Worker´s Health Surveillance*, no qual se verifica um conceito articulado com o objetivo da vigilância da saúde, especificando que os programas deverão ser utilizados com finalidades preventivas e com os seguintes objetivos:

- descrever as condições de saúde da população de trabalhadores e dos grupos socioeconômicos por meio da estimativa da ocorrência de doenças e infortúnios;
- estimular os estudos de epidemiologia ocupacional com o objetivo de identificar os fatores de risco relativos;
- prever a ocorrência de infortúnios e doenças com o objetivo de focalizar intervenções preventivas específicas;
- predispor pesquisas que permitam finalizar com a eliminação das causas de infortúnio e doença e melhorar o prognóstico por meio da cura e da reabilitação;
- avaliar a eficiência das medidas preventivas planejadas.

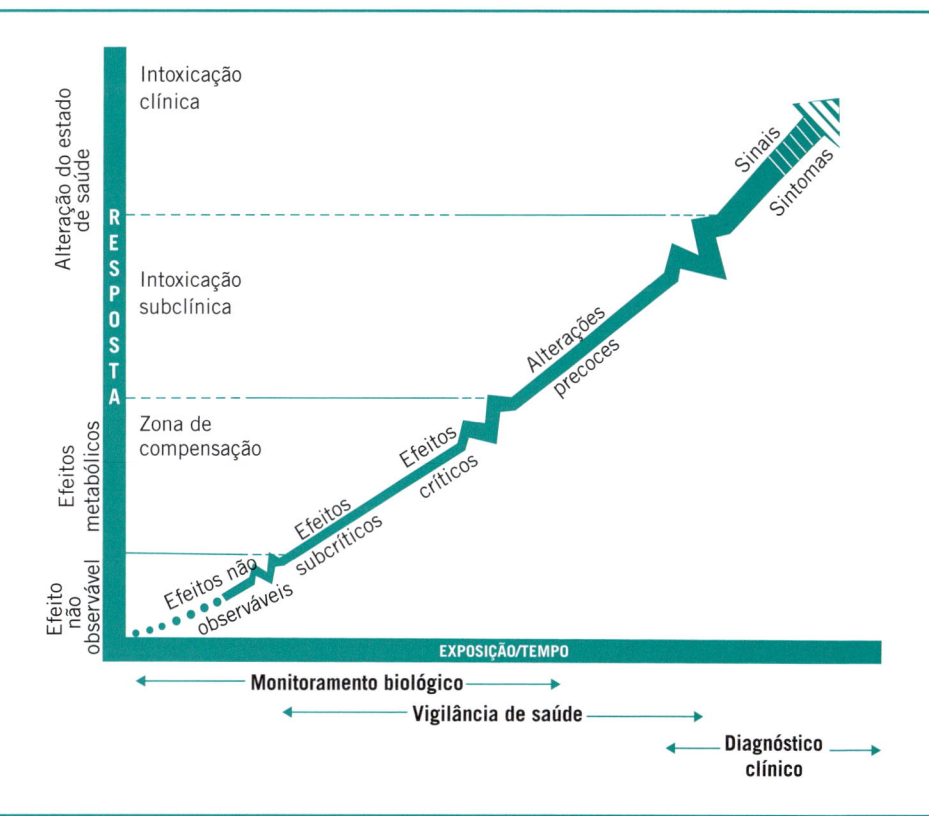

**Figura 2.** Campos de aplicação do monitoramento biológico. Extraído de Franco G, Alessio L. Il monitoraggio biologico: concetti generali. In: *Advances in occupational medicine*, v.1, p.1-15, 2000 (com autorização dos autores).

No monitoramento biológico, é importante notar que, uma vez implantado, não deverá ser interrompido, mas sim aprimorado em função dos novos conhecimentos científicos adquiridos. Assim, para essa implantação, serão necessários e importantes:

- ▶ conhecer detalhadamente o metabolismo da substância tóxica no organismo humano e as alterações que causam no órgão crítico;
- ▶ a existência de indicadores biológicos e de métodos de análises adequados;
- ▶ a possibilidade de se obter prontamente o material biológico mais adequado;
- ▶ o conhecimento da relação dose-efeito e dose-resposta.

Não se dispõe dos requisitos enumerados para numerosos agentes químicos em uso; além disso, não se pode aplicar o monitoramento para a prevenção dos efeitos de substâncias carcinogênicas, mutagênicas e alergênicas por não se conhecerem as doses para as quais não se observam esses efeitos. Nesses casos, só se pode avaliar a exposição.

Por meio do monitoramento biológico, é possível avaliar a exposição relativa a um período prolongado, como resultado da movimentação do trabalhador no ambiente de trabalho e da absorção de uma substância através de várias vias, e não somente pelo trato respiratório, e em função dos diversos fatores de exposição, como carga física de trabalho, fatores climáticos etc. Demonstra, ainda, a exposição global decorrente de exposição profissional e extraprofissional.

É importante ressaltar que a quantidade da substância absorvida pelo trabalhador pode variar em decorrência dos fatores individuais que influenciam a toxicocinética do agente químico no organismo. Esses fatores dependem, por exemplo, da idade, do sexo, das características genéticas e das condições de funcionalidade dos órgãos envolvidos com a biotransformação e a excreção dos agentes tóxicos, entre outros.

Vários são os parâmetros biológicos que podem estar alterados como consequência da interação entre o agente químico e o organismo. Esses parâmetros são conhecidos como indicadores biológicos da exposição, ou seja, relacionam-se proporcionalmente à intensidade da exposição e/ou à intensidade de efeitos.

## 3.5. Indicadores biológicos

O indicador biológico constitui um parâmetro que permite explorar a evolução de eventos e o comportamento da substância no organismo, em relação à exposição ao toxicante. Há três tipos de indicadores biológicos: de exposição; de efeito; e de suscetibilidade, de acordo com o os conceitos do *National Research Council* em 1987. Um mesmo indicador pode ser classificado em 2 tipos, como exemplo a carboxiemoglobina em relação à exposição ao monóxido de carbono, um indicador tanto de exposição quanto de efeito. Por sua vez, um bioindicador pode ser útil na detecção precoce da doença, uma vez que seus níveis vão aumentando proporcionalmente à intensidade da exposição e, por consequência, pode haver a ocorrência do efeito tóxico. Todavia, isoladamente, o indicador não deve ser usado para fins de diagnóstico de intoxicação, que só deve ser feito pelo médico do trabalho, a partir dos dados do bioindicador e dos sinais e sintomas apresentados pelo indivíduo.

O "ensaio do cometa" e a avaliação de troca de cromátides-irmãs são testes que têm sido utilizados, no monitoramento biológico, para avaliar o risco decorrente da exposição às substâncias químicas genotóxicas e podem ser ferramentas úteis na aplicação de medidas preventivas contra o risco carcinogênico no ambiente de trabalho.

### 3.5.1. *Indicadores biológicos de dose interna*

Em Toxicologia Ocupacional, a dose refere-se à concentração de determinada substância ao nível dos sítios do organismo onde ocorre o efeito. Como não se pode medir a dose diretamente, esta será medida indiretamente, por meio dos indicadores de dose interna, que podem ser expressão de uma simples exposição a uma substância química, do seu acúmulo ou da dose interna "real". Todavia, a maioria dos bioindicadores reflete a quantidade de xenobiótico absorvida pelo organismo. Esses bioindicadores não se correlacionam com a intensidade dos efeitos biológicos observados nos indivíduos expostos, o que, possivelmente, se deve à impossibilidade de se realizarem análises em matrizes biológicas em que os bioindicadores refletiriam melhor os efeitos, como vísceras, tecidos, entre outros.

O bioindicador de dose interna correlaciona-se com a concentração da substância química presente no ambiente de trabalho, como o ácido fenilmercaptúrico na urina, um dos produtos de biotransformação do benzeno. Para a proposição e aplicação de indicadores dessa categoria, é necessário conhecer previamente a toxicocinética da substância, uma vez que muitos desses indicadores são os produtos de biotransformação excretados na urina dos trabalhadores expostos. Assim, muitos deles não são seletivos, isto é, não representam apenas a exposição a determinada substância, o que torna complexa a interpretação dos resultados. Para tanto, visando a especificidade, tem sido recomendada a avaliação da exposição utilizando-se a substância química inalterada.

De acordo com seu significado, é possível distinguir três subtipos de bioindicadores de dose interna.

- ▶ *Indicador de dose usual* – correlaciona-se com a concentração da substância química no ambiente de trabalho, como o cádmio na urina.
- ▶ *Indicador de exposição acumulativa* – representa o acúmulo progressivo do xenobiótico no organismo, como as bifenilas policloradas (PCB), que se acumulam em tecido adiposo. Todavia, esses bioindicadores não são comumente utilizados para o monitoramento biológico pela dificuldade na obtenção de amostras, como tecido adiposo e tecido ósseo, não havendo, até o presente momento, técnicas não invasivas disponíveis para as práticas rotineiras de biomonitoramento.
- ▶ *Indicador de dose interna "real"* – permite avaliar a concentração do xenobiótico biologicamente ativa, como o chumbo plasmático, na forma livre, que é difusível e está em equilíbrio com a quantidade do metal absorvido, eliminado e acumulado nos tecidos. Por limitações de ordem analítica, esse chumbo plasmático livre não é determinado rotineiramente.

### 3.5.2. *Indicadores biológicos de efeito*

Outro aspecto do monitoramento biológico está baseado no conhecimento dos efeitos biológicos precoces que se instalam em decorrência da exposição a um agente tóxico. Nesse caso, o monitoramento de efeitos pode ser considerado como um instrumento utilizado na avaliação de risco ao estado de saúde do trabalhador. Para serem utilizados na prevenção de intoxicações, advindas da exposição ocupacional, esses tipos de bioindicadores devem servir para mostrar efeitos ainda considerados não nocivos, ou seja, não associados a alterações funcionais das células. A proposição e a utilização são feitas com base no conhecimento de toxicodinâmica, isto é, do mecanismo de ação tóxica do xenobiótico no órgão crítico, frequentemente incerto, razão do número limitado desses bioindicadores.

De acordo com seu significado, é possível distinguir dois subtipos de bioindicadores de efeito.

> *Indicadores de efeito crítico* – demonstram as alterações que se instalam no órgão crítico, onde se atinge a concentração crítica do toxicante, isto é, a concentração na qual as células mais sensíveis do órgão sofrem alterações reversíveis ou irreversíveis. A determinação da atividade enzimática da colinesterase eritrocitária (colinesterase "verdadeira") na avaliação da exposição aos praguicidas organofosforados seria um tipo deste bioindicador.

> *Indicadores de efeito pré-clínico* – permitem identificar as alterações no órgão-alvo, geralmente ainda reversíveis e que precedem o aparecimento do quadro clínico. Determinam proteínas de baixo peso molecular, como a proteína ligada ao retinol (RBP, do inglês *retinol binding protein*) e a $\beta_2$-microglobulina, que expressam alteração nos túbulos renais, principalmente nos proximais, decorrente da exposição ao cádmio.

### 3.5.3. *Indicadores biológicos de suscetibilidade*

O termo bioindicador de suscetibilidade exprime uma condição congênita ou adquirida. Essa categoria pode evidenciar alterações na absorção, na distribuição e nas interações com macromoléculas, assim como a capacidade de produzir modificações no organismo. Permite, assim, identificar previamente os trabalhadores que sejam suscetíveis à substância química. A determinação da capacidade de acetilação de moléculas, como os metabólitos de algumas aminas aromáticas (4-aminobifenilas), que resulta na probabilidade do desenvolvimento de câncer de bexiga, é um exemplo desse indicador. Outros exemplos são a determinação da atividade de glicose 6-fosfato desidrogenase no sangue (na avaliação de suscetibilidade aos agentes metemoglobinizantes) e a determinação da $\alpha_1$-antitripsina sérica (na avaliação de suscetibilidade aos gases e vapores irritantes). Apesar de promissores na prevenção de intoxicações ocupacionais, o uso desses bioindicadores em exames pré-admissionais poderia limitar o direito ao trabalho e sua implicação quanto à conduta ética do médico responsável.

### 3.6. Interpretação dos resultados do MB

Os indicadores de exposição podem ser utilizados com vários escopos, como:

> controle periódico individual de trabalhadores;
> avaliação da exposição de grupos de trabalhadores;
> avaliação epidemiológica.

O controle periódico individual de trabalhadores se impõe quando os níveis da substância tóxica no ambiente de trabalho estão próximos do limite de exposição. Em condições ideais, deve-se controlar, ao mesmo tempo, um indicador de exposição e um de efeito. Os dados obtidos devem ser confrontados com os valores-limite fixados para essa substância.

A interpretação dos resultados do programa de biomonitoramento pode ser feita com base individual quando os bioindicadores são suficientemente específicos e seus níveis apresentam baixa variabilidade individual.

A interpretação com base de grupo é mais usual e, geralmente, expressa resultados mais fidedignos. Nesse caso, se todos os trabalhadores do grupo apresentam valores abaixo dos valores-limite, a situação de exposição é aceitável. Todavia, se a maioria dos resultados estiver acima dos valores-limite, há necessidade de intervenção e melhoria das condições de exposição, permitindo a individualização dos trabalhadores que exercem uma atividade com maior exposição ou absorvem maior quantidade do toxicante. Por meio da análise de grupo de trabalhadores, será possível também estimar as condições de higiene do ambiente de trabalho. Para que a avaliação do grupo possa fornecer resultados úteis, é necessário que ele seja suficientemente numeroso e homogêneo em relação à exposição, ao sexo e para um dado agente tóxico. As informações serão mais efetivas quando os níveis de exposição são mais constantes no tempo. Valores pouco significativos poderão ocorrer nas avaliações em locais onde os trabalhadores mudam frequentemente de cargo e seção. Para uma correta avaliação de grupo, não será suficiente exprimir os dados só como valores médios ou faixas, mas deve-se considerar também a distribuição de frequência dos valores do indicador biológico.

A análise de grupo de trabalhadores com enfoque epidemiológico torna-se essencial quando se utilizam indicadores biológicos cujos resultados podem ser influenciados por fatores não ligados à exposição, como os alimentares, concentração ou diluição da urina, entre outros, e para os quais existe ampla faixa dos valores de normalidade.

### 3.6.1. *Limites biológicos de exposição*

Os limites biológicos de exposição consideram as concentrações do indicador biológico que não representam risco à saúde da maioria dos trabalhadores. Esses limites devem ser vistos como níveis de advertência, propostos com base no conhecimento da relação dose-resposta, portanto, com correlação direta aos limites do agente químico no ambiente de trabalho. Não são valores que separam exposição segura de exposição de risco, ou seja, não garantem que cada trabalhador que apresente periodicamente valores do bioindicador abaixo do limite venha a ter alterações em seu estado de saúde.

Esses limites podem ser derivados matematicamente dos limites de exposição ambiental, por verificação da concentração do agente químico, ou seu produto de biotransformação, na matriz biológica do trabalhador, após 8 horas de exposição média ponderada pelo tempo ao nível do limite ambiental da substância química. A proteção para a saúde representada por esses limites depende da adequação dos limites ambientais e da possibilidade de se estimarem correlações entre os dois. Tais valores são estabelecidos com base na relação entre os níveis de exposição ao agente químico e o teor do bioindicador, ou naquela entre a concentração do bioindicador e os efeitos biológicos.

Os limites podem, também, ser estabelecidos com base em estudos epidemiológicos, clínicos e toxicológicos, ou seja, na relação entre a concentração de uma substância química nos fluidos biológicos e as consequências para a saúde. São idealmente derivados do estudo do acompanhamento, por um prazo longo, dos trabalhadores expostos 8 horas por dia, 5 dias na semana, por toda a vida profissional, abaixo dos quais não se observa nenhum efeito adverso à saúde. Esses valores são difíceis de serem obtidos com confiança.

Para alguns agentes químicos absorvidos exclusivamente pela pele, a única maneira de se fixar limites biológicos é pela determinação da concentração de agentes químicos, ou de seus produtos de biotransformação, em trabalhadores expostos em condições adequadas de trabalho, chamadas "boas práticas".

Na maioria dos países, os limites biológicos de exposição constituem recomendações que devem ser utilizadas por profissionais capacitados para a tomada de decisões relativas à proteção à saúde dos trabalhadores. No Brasil, o limite biológico de exposição é chamado Índice Biológico Máximo Permitido (IBMP) e consta da Norma Regulamentadora n. 7, do Ministério do Trabalho e Emprego, atualizada em 2011 (http://portal.mte.gov.br/data/files/8A7C812D308E21660130E0819FC102ED/nr_07.pdf).

No Quadro 1 dessa norma, atualizado em 1994, podem ser observados os parâmetros para o monitoramento biológico de 26 substâncias químicas, entre tantas outras a que os trabalhadores estão ocupacionalmente expostos. Para cada agente químico, consta nesse quadro o bioindicador que deve ser usado, o IBMP, o método analítico recomendado para sua determinação e os dados para sua interpretação.

### 3.6.2. *Valores de referência*

Os valores de referência (VR) são quesitos indispensáveis ao monitoramento biológico de substâncias químicas cujo bioindicador está presente no material biológico independentemente da exposição ocupacional. Os níveis nos indivíduos expostos que permitem o estabelecimento de estratégias de controle devem ser confrontados com os níveis desse mesmo bioindicador, determinados em uma população de indivíduos saudáveis, semelhante à exposta, cuja característica principal é a de não estar exposta, ocupacional ou ambientalmente, por nenhuma situação particular, à substância química considerada. Idealmente, os VR devem ser determinados em populações que não difiram daquelas expostas ocupacionalmente em características que afetam o indicador biológico.

As características da população de referência devem ser bem definidas, por meio de aplicação de questionário, exames bioquímicos, hematológicos, que permitam reconhecer os fatores ambientais, fisiológicos, patológicos, hábitos pessoais, alimentares, entre outros, que possam influenciar os VR dos bioindicadores. O número de indivíduos deve ser suficiente para representar a população de determinada região e proporcionar a obtenção de valores fidedignos. Esses estudos devem ser refeitos periodicamente, uma vez que as condições ambientais podem sofrer variações.

### 3.7. Fatores independentes da exposição ocupacional que podem influenciar os indicadores biológicos

O monitoramento toxicológico pode ser realizado para um número reduzido de substâncias químicas, por falta de bioindicadores adequados. Além disso, para a implementação do biomonitoramento, são quesitos indispensáveis a presença do bioindicador em material biológico adequado, sendo o sangue, a urina e o ar expirado as amostras utilizadas com maior frequência. A urina, considerada amostra não invasiva, quando colhida em um período de 24 horas, fornece dados bastante compatíveis com a exposição ao toxicante.

Além disso, ao analisar os resultados do monitoramento biológico, é necessário levar em conta o fato de que numerosos fatores fisiológicos, patológicos e hábitos individuais podem influenciar os níveis dos indicadores, independentemente da exposição ocupacional. Entre esses fatores, destacam-se dieta, sexo, idade, hábito de fumar, consumo de bebidas alcoólicas e uso de fármacos. Por exemplo, a alimentação e o consumo de fármacos podem influenciar de maneira notável os teores de ácido hipúrico urinário, produto de biotransformação do tolueno cujos teores, na urina de indivíduos não ocupacionalmente expostos ao solvente, podem ser tão elevados que não permitam avaliar de forma adequada a exposição, individual ou em grupo.

O comportamento dos indicadores biológicos pode também diferir entre homens e mulheres. Como exemplo, na determinação de protoporfirina eritrocitária em trabalhadores expostos ao chumbo inorgânico, mulheres, submetidas à mesma exposição dos homens, apresentam valores de protoporfirina mais elevados.

Entre os hábitos individuais que podem interferir nos níveis dos indicadores, destacam-se, sem dúvida, o tabagismo e o consumo de bebidas alcoólicas. Nos fumantes, os níveis de cádmio no sangue e na urina, e de carboxiemoglobina e de benzeno no ar exalado, são mais elevados em relação aos identificados em indivíduos não fumantes, dada a introdução direta no organismo dessas substâncias oriundas da combustão do tabaco. O álcool, por um mecanismo direto, pode inibir a enzima $\delta$-aminolevulínico desidratase (ALA-D) independentemente de exposição ao chumbo. Acrescente-se que o álcool pode interferir no metabolismo dos solventes, alterando o significado dos correspondentes indicadores biológicos. Verificou-se em voluntários que a ingestão de álcool altera notavelmente o metabolismo do xileno, determinando um aumento de sua concentração no sangue e uma redução nos níveis de ácido metil-hipúrico na urina. Em indivíduos expostos ao tricloretileno, a ingestão de álcool, mesmo que em pequenas quantidades, provoca um aumento de eliminação do solvente com o ar expirado.

Alguns fatores patológicos também podem levar a falsas interpretações no biomonitoramento. Como exemplo, elevada protoporfirina eritrocitária em indivíduos sideropênicos sem exposição ao chumbo. Alterações renais e do aparelho respiratório podem influenciar os valores dos indicadores determinados, respectivamente, na urina e no ar expirado.

### 4.  BIBLIOGRAFIA

AMERICAN CONFERENCE OF GOVERNMENTAL INDUSTRIAL HYGIENISTS (ACGIH). *Limites de exposição (TLVs) para substâncias químicas e agentes físicos e limites biológicos de exposição.* Cincinnati (OH); 2012. Tradução da Associação Brasileira de Higienistas Ocupacionais: São Paulo (SP); 2012.

AITIO, A.; KALLIO, A. Exposure and effect monitoring: a critical appraisal of their practical application. *Toxicology Letters*, v.108, p.137-147, 1999.

ALDRIDGE, W.N. Defining thresholds in occupational and environmental toxicology. *Toxicology Letters*, v.77, p.109-118, 1995.

ALESSIO, L.; BURATTI, M.; BERTELLI, G; DEL'ORTO, A. In: BERTAZZI, P.A.; ALESSIO, L.; DUCA, P.G.; MARUBINI, E. (Eds.). *Monitoraggio biologico negli ambienti di lavoro. Principi – Metodi – Applicazioni.* Milano: Collana Franco Angeli, 1984. p.23-56

APOSTOLI, P. Elements in environmental and occupational medicine. *Journal of Chromatography B.*, v.778, p.63-97, 2002.

APOSTOLI, P.; BARTOLI, D.; ALESSIO, L.; BUCHET, J.P. Biological monitoring of occupational exposure to inorganic arsenic. *Occupational Environmental Medicine*, v.12, p.825-832, 1998.

APOSTOLI, P.; BUIZZA, P.; GILBERTI, M.E. *et al. Il monitoraggio biologico in medicina del lavoro. Trattato Italiano di Medicina di Laboratorio*, vol. II, Padova: Piccin, 1993, pp.1-64.

APOSTOLI, P.; CORTESI, I. *Quadro sulle criticità ambientali delle acciaierie elettriche. Atti del Convegno Nazionale su "Quadro di riferimento sull'impatto ambientale dell'industria metallurgica"*, Brescia, 12 giugno 2003.

APOSTOLI, P.; GIUSTI, S.; BARTOLI, D.; PERICO, A.; BAVAZZANO, P.; ALESSIO, L. Multiple exposure to arsenic, antimony and other elements in art glass manufacturing. *American Journal of Industrial Medicine*, v.34, p.65-72, 1998.

APOSTOLI, P.; MINOIA, C.; GILBERTI, M.E. *Determination of beryllium in urine by Zeeman graphite furnace atomic adsorption spectrometry in chemical laboratory and toxicology.* London: Pergamon Press, 1992. p.495-516.

APOSTOLI, P. Rischi correlati all'esposizione lavorativa a metalli. Linee Guida SIMLII per i medici del lavoro, Pavia 19-20 maggio 2003.

BERGDAHL, I.A.; SCHUTZ, A.; GERHARDSSON, L.; JENSEN, A.; SKEFERING, S. Lead concentration in human plasma, urine, and whole blood. *Scandinavian Journal of Work Environmental Health*, v.23, p.289-293, 1997.

BOCCA. B.; FORTE, G.; PETRUCCI, F.; SENOFONTE, O.; VIOLANTE, N.; ALIMONTI, A. Development of methods for the quantification of essential and toxic elements in human biomonitoring. *Annali dell'Istituto Superiore di Sanità*, v.41, p.165-70, 2005.

BRASIL, Ministério do Trabalho e Emprego. *Portaria Interministerial n. 3.214, Norma Regulamentadora n. 7 e anexos.* Programa de Controle Médico de Saúde Ocupacional. Brasília, *DOU*, de 13 de junho de 2011.

BRASIL, Ministério do Trabalho. *Portaria ministerial n. 3.214, Normas Regulamentadoras ns. 1 a 28 e anexos.* Brasília (DF): *Diário Oficial da União*, 28/12/1978.

BRASIL. Secretaria de Segurança e Saúde no Trabalho, *Portaria 24, de 29 de dezembro de 1994, Diário Oficial*, Brasília, 1994, p.21278-21282.

BRIEF, R.; SCALA, R.A. Occupational exposure limits for novel work schedules. *American Industrial Hygiene Association Journal*, v.6, p.467-469, 1965.

BRODEUR, J. *et al.* Adjustment of permissible exposure values to unusual work schedules. *American Industrial Hygiene Association Journal*, v.62, p.584-594, 2001.

BURTAN, R.C.; HAIMES, S.C. Occupational medical surveillance. In: CLAYTON, G.D.; CLAYTON, F.E. (Eds.). *PATTY´s Industrial Hygiene and Toxicology*, v.2, part D. New York: Wiley & Sons, p.31-3197, 1994.

BUSCHINELLI, J.T.P.; KATO, M. *Monitoramento biológico de exposição a agentes químicos.* São Paulo, Fundacentro, 1989.

COLACIOPPO, S. Avaliação da exposição profissional a fumos metálicos em operações de solda. *Revista Brasileira de Saúde Ocupacional*, v.49, n.13,1985.

COLACIOPPO, S.; SMOLENSKY, M.H. A importância do estudo da ritmicidade biológica para a Higiene e Toxicologia Ocupacional. In: FISCHER, F.M.; MORENO, C.R.; ROTEMBERG, L. (Eds.). *Trabalho em turnos e noturno na sociedade 24 horas.* São Paulo: Atheneu, 2003.

COLACIOPPO, S. Limites de exposição. In: FISCHER, F.M.; GOMES, J.R.; COLACIOPPO, S. (Orgs.). *Tópicos de saúde do trabalhador.* São Paulo: Hucitec, 1989.

COOK, R.; CALABRESE, E.J. A importância da hormese para a saúde pública. *Ciência e Saúde Coletiva*, v.12, p.955-963, 2007.

DE BOER, J.L.; RITSEMA, R.; PISO, S.; VAN STADEN, H.; VAN DEN BELD, W. Practical and quality-control aspects of multi-element analysis with quadrupole ICP-MS with special attention to urine and whole blood. *Analytical and Bioanalytical Chemistry*, v.379, p.872-80, 2004.

DEEDWANIA, P.C. (Ed.). *Circadian rhythms of cardiovascular disorders.* Armonk, NY: Futura Press Inc., 1997.

DELLA ROSA, H.V.; SIQUEIRA, M.E.P.B.; FERNICOLA, N.A.G.G. *Monitorização biológica da exposição humana a agentes químicos.* São Paulo, Fundacentro: México, ECO/OPS, 1991. 67p.

DELLA ROSA, H.V.; SIQUEIRA, M.E.P.B.; COLACIOPPO, S. Monitoramento ambiental e biológico. In: OGA, S.; CAMARGO, M.M.A.; BATISTUZZO, J.A.O. (Eds.). Fundamentos de Toxicologia. São Paulo: Atheneu, 3ª ed., 2008, p.241-260.

FISCHER, F.M. *et al.* Toluene-induced hearing loss among rotogravure printing workers. *Scandinavian Journal of Work Environmental Health*, v.23, n.4, p.289-298, 1997.

FISHBEIN, L. Exposure from occupational *versus* other sources. *Scandinavian Journal of Work Environmental Health*, v.18, p.5-16, 1992.

FOÀ, V.; ALESSIO, L. Biological monitoring. General principles. In: STELLMANN, L. (Ed.). *Encyclopaedia of occupational health and safety.* 4th ed. Vol. I. Geneva: ILO, 1998. p. 27.2-27.6.

FOÀ, V.; COLOMBI, A. Tossicologia professionale. In: AMBROSI, L.; FOÀ, V. (Eds.). *Trattato di Medicina del Lavoro.* Torino: Utet, 1996. p.149-170.

FRANCO, G.; ALESSIO, L. Il monitoraggio biologico: concetti generali In: *Advances in occupational medicine*, v.1, p.1-15, 2000.

FUKUI, Y.; MIKI, M.; UKAI, H.; OKAMOTO, S.; TAKADA, S.; IKEDA, M. Comparison of colorimetric and HPLC methods for determination of delta-aminolevulinic acid in urine with reference to dose-response relationship in occupational exposure to lead. *Industrial Health*, v.43, p.691-698, 2005.

GOLDONI, M.; CATALANI, S.; DE PALMA, G.; MANINI, P.; ACAMPA, O.; CORRADI, M.; BERGONZI, R.; APOSTOLI, P.; MUTTI, A. Exhaled breath condensate as a suitable matrix to assess lung dose and effects in workers exposed to cobalt and tungsten. *Environmental Health Perspectives*, v.112, p.1293-1298, 2004.

GREGUS, Z.; KLAASSEN, C.D. Mechanisms of toxicity. In: KLAASSEN,C.D. (Ed.). *CASARETT and DOULL´s Toxicology: the basic science of poisons.* New York: McGraw-Hill, 1996. p.35-74.

HAUS, E.; TOUITOU, Y. (Eds.). *Biologic rhythms in clinical and laboratory medicine.* Heidelberg: Springer-Verlag; 1992.

INTERNATIONAL LABOUR OFFICE (OIT). *Technical and ethical guidelines for worker´s health surveillance.* Geneva: ILO, 1998.

JAYJOCK, M.A.; LEWIS, P.G.; LYNCH, J.R. Quantitative level of protection offered to workers by ACGIH threshold limit values occupational exposure limits. *American Industrial Hygiene Association Journal*, v.62, p.4-11, 2001.

KLASSEN, C.D. Principles of Toxicology. In: KLASSEN, C.D.; AMDUR, M.O.; DOULL, J. (Eds.). – Casaret and Doull's Toxicology. The basic science of poisons. 3rd ed., N.Y.: MacMillan, 1986. p.11-32.

LAUWERYS, R.R; PERRINE, H. *Industrial chemical exposure: guidelines for biological monitoring.* 2nd ed., Boca Raton: Lewis Publishers, 1993.

LAUWERYS, R.R.; HOET, P. Industrial chemical exposure: guidelines for biological monitoring. 3 ed. CRC Press, 664p., 2001.

LIEDEL, N.A. *et al. Occupational exposure sampling strategy manual.* NIOSH National Institute for Occupational Safety and Health. Cincinnati (OH): DHEW (NIOSH) publication 77-173; 1977.

MANNO, M.; VIAU, C.; COCKER, J.; COLOSIO, C.; LOWRY, L.; MUTTI, A.; NORDBERG, M.; WANG, S. Biomonitoring for occupational health risk assessment (BOHRA). *Toxicology Letters*, v.192, p.3-16, 2010.

MARTIN, RJ (Ed.). *Nocturnal asthma. Mechanisms and treatment.* Mt. Kisco, New York: Futura Press Inc.; 1993.

MUTTI, A. Biological monitoring in occupational and environmental toxicology. *Toxicology Letters*, v.108, p.77-89, 1999.

NATIONAL RESEARCH COUNCIL (NRC) – COMMITTEE ON BIOLOGICAL MARKERS. Biological markers in environmental health. *Environmental Health Perspectives*, v.74, p.3-9, 1987.

NERI, G.; APOSTOLI, P. Risultati della ricerca cofinanziata MIUR – Esposizione ambientale ed occupazionale a piombo inorganico: studio degli effetti tossici conseguenti alle dosi correnti e delle relative misure preventive. Indicatori di effetto sull'eme. *Atti del congresso nazionale*, pp. 6-7, Brescia, 2004.

ONG, C.N. Reference values and action levels of biological monitoring in occupational exposure. *Toxicology Letters,* v.108, p.127-135, 1999.

SARDAS, S. Genotoxicity tests and their use in occupational toxicology as biomarkers. *Indoor and Built Environment*, v.14, p.521-525, 2005.

SCHMIDT, C.W. Sign of the time. Biomarkers in perspective. *Environmental Health Perspectives,* v.114, p.A701-A705, 2006.

SCHRAMEL, P.; WENDLER, I.; ANGERER, J. The determination of metals (antimony, bismuth, lead, cadmium, mercury, palladium, platinum, tellurium, tin and tungsten) in urine samples by inductively coupled plasma-mass spectrometry. *International Archives of Occupational and Environmental Health*, v.69, p.219-223, 1997.

SCHULTE, P.A. Biomarkers. In: BROOKS, S.M. (Ed.). *Environmental medicine.* St. Louis: Mosby, 1995. p.698-704.

SMITH, D.; HERNANDEZ-AVILA, M.; TELLEZ-ROJO, M.M.; MERCADO, A.; HU, H. The relationship between lead in plasma and whole blood in women. *Environmental Health Perspectives*, v.110, p.263-265, 2002.

SMOLENSKY, M.H. Circadian rhythms in medicine with applications to hypertension. *American Journal of Hypertension,* v.14, p.280S-290S, 2001.

TORKELSON, T.R. Redirection of industrial health. *American Industrial Hygiene Association Journal,* v.44, p.9-13, 1983.

UNITED STATES ENVIRONMENTAL PROTECTION AGENCY (USEPA). *The total exposure assessment methodology (TEAM) study: summary and analysis.* Washington, DC, EPA 1987, pp 1-3.

VERMA, D.K. Adjustment of occupational exposure limits for unusual work schedules. *American Industrial Hygiene Association Journal,* v.61, p.367-374, 2000.

VIAU, C. Biomonitoring in occupational health: scientific, socio-ethical, and regulatory issues. *Toxicology Appllied Pharmacology,* v.207, n.2, p.S347-S353, 2005.

WHITE, W.B. (Ed.). *Blood pressure monitoring in cardiovascular medicine and therapeutics,* Totowa NJ: Humana Press; Inc. 2001.

WORLD HEALTH ORGANIZATION (WHO). General Principles. In: *Biological monitoring of chemical exposure in workplace.* WHO: Geneve, 1996. p.1-19.

# 3.2.

# AGENTES METEMOGLOBINIZANTES

*José Salvador Lepera*
*Natália Valadares de Moraes*

## CONTEÚDO DESTE CAPÍTULO

## 1. INTRODUÇÃO

Agentes metemoglobinizantes são substâncias capazes de induzir a oxidação de um dos átomos de ferro da do grupamento *heme* presente na hemoglobina, do estado ferroso ($Fe^{++}$) para o férrico ($Fe^{+++}$), o que resulta em um pigmento chamado metemoglobina (MHb). A MHb não consegue se ligar ao oxigênio, ao gás carbônico ou ao monóxido de carbono devido à carga positiva do ferro, porém tem grande afinidade por ânions como fluoreto, cloreto e cianeto, e liga-se também à hidroxila em meio alcalino e com a água em meio ácido. A presença de MHb em um tetrâmero de hemoglobina apresenta efeito alostérico com aumento da afinidade da oxiemoglobina pelo oxigênio, diminuindo o transporte de oxigênio para os tecidos. A carga positiva do ferro altera também a absorção espectral das hemoproteínas, além de permitir a separação eletroforética entre hemoglobina e MHb. A metemoglobinemia é produzida mais frequentemente por agentes químicos oxidantes, mas pode ter etiologia genética, alimentar e idiopática.

Entre os agentes químicos metemoglobinizantes, embora alguns sejam específicos em reagir com a hemoglobina, a maioria oxida também outros componentes celulares, danificando enzimas e organelas. Por essa razão, a metemoglobinemia é normalmente acompanhada de algum grau de hemólise.

Os eritrócitos têm risco aumentado de estresse oxidativo, e isso ocorre por várias razões:

a)  os eritrócitos carregam oxigênio em alta concentração e estão continuamente expostos a radicais livres;

b)  a hemoglobina é suscetível a autoxidação e pode funcionar como oxidase e como peroxidase;

c)  o sangue transporta todos os xenobióticos oxidantes que o organismo absorve. Os eritrócitos são também mais suscetíveis aos agentes oxidantes por serem incapazes de reparar os danos por ressíntese e por terem a membrana mais vulnerável à peroxidação, devido à presença de cadeias laterais de ácidos graxos poli-insaturados e de grupos aminoacil.

A ligação do oxigênio à hemoglobina, que se dá em ambiente altamente hidrofóbico, envolve uma substancial transferência de carga do ferro hêmico ao $O_2$, formando efetivamente um ânion superóxido. Usualmente, o elétron deslocado retorna ao ferro quando o $O_2$ é liberado.

A complexação do ferro às cadeias laterais imidazólicas do *heme* estabiliza a forma funcional da hemoglobina e diminui a tendência do ferro de sofrer autoxidação. Além disso, a histidina distal protege o $Fe^{+2}$ por agir como um coletor de prótons, evitando a oxidação que estes poderiam catalisar.

Quando há um distúrbio na região hidrofóbica, ligeiras modificações do *heme* podem permitir o acesso de pequenos ânions ou de água, com a consequente oxidação do ferro, formando MHb e liberando um radical superóxido.

No eritrócito, há um equilíbrio entre a produção espontânea de MHb e ânions superóxido resultantes da oxidação da hemoglobina e a restauração da hemoglobina ao seu estado funcional normal, controlado pelas defesas antioxidantes.

Qualquer situação patológica que influencie esse equilíbrio, quer aumentando o estresse oxidativo, quer impedindo as defesas antioxidantes, aumentará a produção de MHb e a geração de espécies ativas de oxigênio.

## 2. MECANISMOS DE REDUÇÃO DA METEMOGLOBINA

O eritrócito dispõe de sistemas redutores capazes de restaurar eficientemente a função da hemoglobina, mantendo os níveis de MHb ao redor de 1%. A forma predominante de redução endógena é realizada pelo sistema bienzimático citocromo-b5/citocromo-b5 redutase (cit-b5/cit-b5 redutase). Pequenas quantidades podem ser reduzidas também pelo ácido ascórbico e pela glutationa. Outros agentes redutores endógenos incluem a flavina reduzida, a cisteamina e a cistina reduzida nas moléculas proteicas. Embora essas moléculas tenham papel secundário na redução, indivíduos com completa deficiência congênita

de cit-b5 redutase são capazes de manter os níveis de MHb até menores que 10%. Isso indica que essas vias secundárias podem reduzir apreciáveis quantidades de MHb quando a via cit-b5 redutase está comprometida.

## 2.1. Sistema redutase NADH-dependente

A capacidade dos sistemas redutores intraeritrocitários foi primeiramente demonstrada em 1891, e estudos posteriores verificaram que os elétrons necessários à redução derivam do NADH gerado durante a glicólise. Subsequentemente, foi isolada a metemoglobina redutase NADH-dependente (cit-b5 redutase), também chamada diaforase I. A redução da MHb é mediada pelo citocromo b5, que é reduzido pela citocromo-b5 redutase e, em sua forma ferrosa, reduz a MHb (Figura 1).

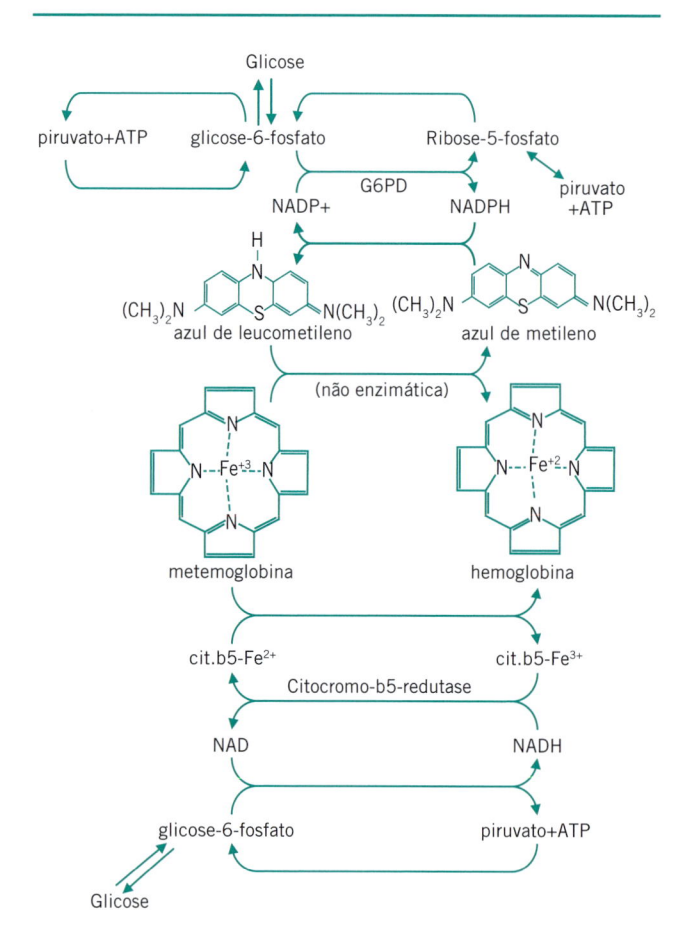

**Figura 1.** Redução da metemoglobina.
ATP = trifosfato de adenosina, G6PD = glicose-6-fosfato desidrogenase, MHb = metemoglobina, NAD = nicotinamida adenina dinucleotídeo, NADP = nicotinamida adenina dinucleotídeo fosfato.

Indivíduos com deficiência na atividade NADH-citocromo b5 redutase apresentam sensibilidade anormal a nitritos e outras substâncias metemoglobinizantes. Tais indivíduos podem apresentar sérios prejuízos na oxigenação de tecidos quando expostos a doses de agentes metemoglobinizantes que seriam inofensivas a indivíduos com atividade de NADH-citocromo b5 redutase normal.

## 2.2. Sistema redutase NADPH-dependente

O sistema MHb redutase NADPH-dependente foi detectado a partir de sua capacidade de promover a redução da MHb pelo azul de metileno. É conhecido também como sistema NADPH-flavina redutase e diaforase II (Figura 1). A importância fisiológica desse sistema para a redução da MHb é insignificante. Sua função primária parece ser a de biotransformar xenobióticos oxidantes; e se caracteriza como uma redutase genérica com afinidade por corantes, como o azul de metileno e a divicina.

Face à excepcional afinidade do azul de metileno reduzido pela MHb, do ponto de vista terapêutico, a administração de 1 a 2 mg/kg por via intravenosa é o tratamento de escolha para a metemoglobinemia. Entretanto, indivíduos com deficiência de glicose-6-fosfato desidrogenase (G6PD) apresentam capacidade reduzida de formação de NADPH e, portanto, são refratários ao tratamento com azul de metileno.

## 2.3. Mecanismos indiretos de proteção

Os mecanismos protetores contra o estresse oxidativo agem sobre agentes oxidantes e, portanto, previnem indiretamente a metemoglobinemia. Quantitativamente, o mais importante antioxidante celular é a glutationa, que tem papel-chave para todas as células, na preservação de grupamentos sulfidril das proteínas e para prevenir dano oxidativo em geral. Outras enzimas envolvidas no metabolismo de radicais livres incluem a superóxido dismutase, a catalase e a glutationa peroxidase.

A despeito do papel dessas enzimas diante de agentes potencialmente metemoglobinizantes, a deficiência congênita de todas elas é conhecida e não há associação, em nenhum caso, à metemoglobinemia. Isso provavelmente se deve à extraordinária eficiência do sistema cit-b5/cit-b5 redutase na redução da MHb.

## 3. METEMOGLOBINEMIAS

Pode-se caracterizar metemoglobinemia quando uma concentração superior a 1,5% da hemoglobina encontra-se na sua forma oxidada. Além de agentes químicos, as metemoglobinemias podem ter causa idiopática, podem ser produzidas pela dieta ou ainda por causa genética. A metemoglobinemia mais frequente decorre da exposição ocupacional a agentes metemoglobinizantes, que serão tratados a seguir, no item 6.

A segunda causa em frequência é a chamada idiopática, embora tenha associação com acidose sistêmica. Pode desenvolver-se em crianças menores de seis meses, por acidose metabólica que, mais comumente, é resultante de diarreia e desidratação. Diversos fatores podem predispor crianças pequenas a desenvolver metemoglobinemia: níveis eritrocitários de cit-b5/cit-b5 redutase de apenas 50 a 60% em relação ao adulto, mais facilidade de oxidação da hemoglobina fetal, bem como maior pH intestinal, que pode promover o crescimento de microrganismos gram-negativos conversores de nitratos da dieta em nitritos, que são potentes metemoglobinizantes. O modo como cada fator contribui não está esclarecido, e está excluída a associação com exposição a agentes oxidantes. Além disso, como a metemoglobinemia resolve-se com o tempo, acredita-se que a etiologia não seja hereditária.

A terceira causa é a dieta e está associada com a presença de nitratos na água de poços da zona rural, provavelmente originados de fertilizantes. Essa exposição afeta particularmente as crianças e, em geral, o diagnóstico é retardado e a sintomatologia é recorrente.

A forma hereditária é rara, tem distribuição mundial e pode ocorrer com moléculas normais de hemoglobina, com hemoglobinas M ou formas instáveis. Em todos os casos, há diminuição da capacidade redutora da hemácia. Hemoglobinas M são variantes em que há substituição de aminoácidos de uma das subunidades ($\alpha$ ou $\beta$), propiciando condições de ligação covalente com o ferro, estabilizando-o na forma oxidada. Pode ocorrer com substituição da histidina proximal ou distal por tirosina, cuja porção fenólica reage com o ferro. Similarmente, as hemoglobinas instáveis são variantes com grande suscetibilidade a agentes oxidantes. O componente dominante no quadro dessas metemoglobinemias é a hemólise.

As metemoglobinemias com molécula normal de hemoglobina ocorrem por deficiência enzimática, e duas deficiências diferentes podem estar presentes: da citocromo-b5 redutase ou de citocromo-b5. Os portadores têm níveis moderadamente elevados de MHb, que são bem tolerados.

A deficiência da MHb-redutase NADPH-dependente também é descrita, porém não é responsável por metemoglobinemia endógena. Quando portadores dessa disfunção desenvolvem metemoglobinemia induzida, não respondem à terapia convencional com azul de metileno.

## 4. SÍNDROME TÓXICA

A manifestação clínica das metemoglobinemias elevadas é a cianose refratária à oxigenoterapia. A curva de dissociação da oxiemoglobina é deslocada para a esquerda quando um dos átomos de ferro do grupo *heme* é oxidado, devido ao aumento de afinidade dos átomos remanescentes para com o oxigênio. A hipóxia por metemoglobinemia é, portanto, mais pronunciada do que a provocada pela perda equivalente de hemoglobina.

A cianose, que pode ser aparente com metemoglobinemias inferiores a 10%, geralmente é evidente com níveis de 30%, embora possa ser ainda assintomática. Acima de 30% de MHb, aparecem sintomas; e níveis de 60 a 70% são considerados fatais (Tabela 1).

**Tabela 1.** Sintomas associados com os níveis de metemoglobina.

| Concentração de MHb (g/dL) | % MHb* | Sintomas |
|---|---|---|
| < 1,5 | < 10 | Nenhum. |
| 1,5-3,0 | 10-20 | Cianose perceptível na pele. |
| 3,0-4,5 | 20-30 | Ansiedade, tontura, cefaleia, taquicardia. |
| 4,5-7,5 | 30-50 | Fadiga, confusão, vertigem, taquipneia, taquicardia elevada. |
| 7,5-10,5 | 50-70 | Coma, convulsões, arritmias, acidose. |
| > 10,5 | > 70 | Morte. |

* 15 g/dL de hemoglobina como referência; teores menores podem exacerbar os sintomas.

Deve-se considerar que os agentes metemoglobinizantes têm outras ações sobre o organismo, que podem agravar a síndrome tóxica. Como exemplo, substâncias que podem produzir óxido nítrico no organismo, como nitritos e ésteres dos ácidos nítrico e nitroso, são potentes vasodilatadores e produzem hipotensão, taquicardia reflexa e outras disfunções circulatórias.

Em indivíduos normais, a taxa de conversão de MHb a hemoglobina é da ordem de 15% a cada hora, assumindo que não há produção concomitante de MHb, em uma reação com cinética de primeira ordem. Assim, espera-se que um indivíduo com 20% de MHb venha a apresentar 17% uma hora mais tarde.

Laboratorialmente, os níveis de MHb podem ser analisados por espectrofotometria visível, permitindo confirmar o diagnóstico e instituir a terapia. Em meio ácido, há um pico de absorção característico entre 630 e 635 nm, que é negligível na oxiemoglobina e desaparece por adição de cianeto. Deve ser lembrado que na metemoglobinemia a gasometria arterial pode mostrar saturação de oxigênio falsamente normal e que a cianose pode ser sinal de doença cardiopulmonar. Nesses casos, uma amostra de sangue, com a cor escura característica, retomará rapidamente a cor normal por simples agitação no ar, o que não ocorre com a MHb.

A maioria das metemoglobinemias não tem consequência clínica adversa e requer apenas terapia de suporte. Casos graves, como a exposição excessiva a agentes metemoglobinizantes ou em crianças pequenas, podem resultar em hipóxia e necessitar de tratamento rápido.

A literatura mostra que uma metemoglobinemia de 20% acompanhada de sintomas, ou de 30%, mesmo assintomática, tem indicação de terapia. Independentemente do agente causal, a metemoglobinemia pode ser revertida pela administração de azul de metileno a 1%, por via intravenosa, na dose de 1 a 2 mg/kg de peso. Doses cumulativas de azul de metileno excedendo 7 mg/kg podem provocar sintomas como dispneia, dor torácica, tremores, cianose e anemia hemolítica. O azul de metileno em excesso tem ação metemoglobinizante. Alternativamente, o ácido ascórbico e a riboflavina podem ser usados no tratamento. Posto que a eficácia do azul de metileno depende da disponibilidade de NADPH (Figura 1), exige-se cuidado em excluir a deficiência de glicose-6-fosfato desidrogenase (G-6-PD), o que poderá agravar a metemoglobinemia.

Portadores de metemoglobinemia hereditária por deficiência de cit-b5/cit-b5 redutase são geralmente assintomáticos. Nesses casos, a reversão da cianose aparente pode ser feita com 200 a 300 mg de azul de metileno, diariamente, por via oral. Essa dose não apresenta toxicidade e é geralmente suficiente para reduzir a metemoglobinemia a níveis não cianóticos. As metemoglobinemias devidas à hemoglobina M não têm tratamento disponível.

É aconselhável que um toxicologista clínico conduza o diagnóstico e o tratamento. Não sendo possível, deve-se buscar orientação adequada junto a um centro regional de controle de intoxicações.

## 5. METEMOGLOBINA COMO INDICADOR BIOLÓGICO NA EXPOSIÇÃO OCUPACIONAL

A metemoglobinemia pode ocorrer cronicamente, como resultado da exposição aos agentes metemoglobinizantes. A meia-vida da MHb nos eritrócitos varia com a proporção de MHb, com o agente causal e com as condições fisiológicas ou patológicas individuais.

A MHb é um indicador de efeito inespecífico da exposição a uma variedade de agentes químicos, para os quais há variações de natureza toxicocinética e toxicodinâmica. A formação de MHb pode não ser a consequência mais importante da exposição a um agente químico, ainda que ele seja metemoglobinizante e, portanto, a avaliação dos níveis de MHb pode não ser um indicador adequado para proteger a saúde das pessoas expostas.

A literatura apresenta valores de referência de MHb de até 2,7% da hemoglobina e há estudos que apontam uma distribuição com 1,28% para o percentil 95 da população. Essa variabilidade é característica em valores de referência para indicadores biológicos, quando são consideradas populações distintas. No Brasil, a norma vigente, que teve sua última revisão em 1994, adota o nível de MHb de até 2% da hemoglobina como valor de referência para fins de avaliação biológica da exposição ocupacional a anilina e nitrobenzeno, e 5% como Índice Biológico Máximo Permitido (IBMP) para tais exposições.

A American Conference of Governmental Industrial Hygienists (ACGIH) recomenda a determinação da metemoglobinemia como indicador biológico da exposição a agentes metemoglobinizantes. Ressalta que o indicador não é adequado para quantificar a exposição e propõe o *Biological Exposure Index* (BEI) de 1,5% de MHb como porcentagem da hemoglobina total.

## 6. AGENTES METEMOGLOBINIZANTES

A causa mais comum de metemoglobinemia é a exposição a agentes oxidantes, que podem ser divididos em grupos: os oxidantes diretos; os oxidantes indiretos; e aqueles que requerem biotransformação para se tornarem agentes metemoglobinizantes. Os oxidantes diretos reagem diretamente com a hemoglobina para formar MHb. Na oxidação indireta, os agentes metemoglobinizantes reagem com o oxigênio, formando o radical superóxido ($O_2^-$), ou com a água, produzindo o peróxido de hidrogênio ($H_2O_2$). Estes, por sua vez, acabam por oxidar a Hb ou instabilizam o *heme*, de modo a permitir a oxidação. Muitos agentes produzem MHb após serem biotransformados e, portanto, devido à variabilidade individual, nem todo indivíduo exposto a esses agentes vai desenvolver metemoglobinemia de modo equivalente. A Tabela 2 apresenta algumas fontes que podem resultar em exposição a agentes metemoglobinizantes.

**Tabela 2.** Algumas fontes de exposição e agentes metemoglobinizantes.

| Possível fonte | Agente ativo |
|---|---|
| Antimaláricos | cloroquina, primaquina |
| Anestésicos locais | benzocaína, lidocaína |
| Analgésicos/antipiréticos | fenacetina, paracetamol |
| Antibióticos | sulfonamidas |
| Vasodilatadores | nitrito de amila, nitroglicerina |
| Outros medicamentos | ácido p-aminosalicílico, fenazopiridina, resorcinol, fenitoína |
| Conservantes em alimentos | nitrato e nitrito de sódio |
| Tintas, corantes | anilinas, nitrobenzeno |
| Silos | dióxido de nitrogênio |
| Água, alimentos *in natura* | nitrato de fertilizantes |
| Poluição (ambiente) | gases de escapamentos de carros |

Entre os produtos químicos de uso industrial, encontram-se muitas substâncias para as quais, ao menos em parte, a toxicidade é devida à formação de MHb. A Tabela 3 não é uma lista completa e apenas ilustra a variedade de substâncias e alguns de seus usos. Considerada a exposição ocupacional, os mais importantes metemoglobinizantes são os compostos nitroaromáticos e aminoaromáticos, alguns dos quais serão apresentados de maneira mais detalhada.

**Tabela 3.** Alguns agentes metemoglobinizantes e seus usos industriais.

| Substâncias | Uso industrial |
| --- | --- |
| 2-Nitropropano | tintas vinílicas, nitrocelulósicas, borracha clorada, adesivos |
| Anilina | corantes, fármacos, praguicidas, borracha |
| Anisidina | azocorantes e guaiacol |
| Cicloexilamina | anticorrosivo em caldeiras, borracha, praguicidas |
| Cloratos | fogos de artifício |
| Dimetilanilina | fibras de vidro, antibióticos, vanilina, corantes |
| Dinitrobenzeno | corantes, celuloides, explosivos |
| Dinitrotolueno | TDI[1], TDA[2], munição e explosivos |
| MOCA[3] | espumas de poliuretano e resinas epóxi |
| N-Metilanilina | aceptor de ácidos em síntese |
| Nitroanilinas | corantes, antioxidantes, medicina veterinária |
| Nitrobenzeno | derivados da celulose, paracetamol |
| Nitroclorobenzeno | corantes, borracha, praguicidas |
| Nitrotolueno | borracha, corantes têxteis, praguicidas |
| Óxido nítrico | ácido nítrico, presente em gases de solda |
| Perclorilfluoreto | agente fluoretador em síntese |
| Propilenoglicol-dinitrato | propelente de torpedos |
| Tetranitrometano | explosivo, aditivo do diesel |
| Toluidinas | borracha, praguicidas, fármacos, corantes |
| Trifluoreto de nitrogênio | combustíveis especiais, sínteses orgânicas |
| Trinitrotolueno | explosivos |
| Xilidinas | fármacos e corantes |

1 = tolueno di-isocianato; 2 = tolueno diamina; 3 = 4,4'-metileno BIS (2-cloroanilina).

## 6.1. Anilina

### Propriedades físico-químicas

A anilina (PM 93,12) é um líquido oleoso e incolor que escurece rapidamente pela exposição à luz e ao ar. Os pontos de fusão e ebulição são, respectivamente, -6,2°C e 184,4°C, e a pressão de vapor é menor que 1 torr à temperatura ambiente. É solúvel em diversos solventes orgânicos, no álcool, e ligeiramente solúvel na água (34 g/L a 20°C).

### Usos e fontes de exposição

A anilina é utilizada como matéria-prima na síntese de muitos compostos, incluindo corantes, fármacos, produtos antioxidantes e aceleradores para a indústria da borracha, produtos químicos para fotografia, isocianatos, fungicidas e herbicidas.

### Toxicocinética

A anilina é absorvida por via gastrintestinal, dérmica e pulmonar. Em exposição ocupacional, é estimado que cerca de 25% da absorção ocorra pela via respiratória, 25% por penetração dos vapores pela pele e 50% por contato do líquido com a pele. A absorção cutânea aumenta com elevação da temperatura e da umidade relativa do ar, tendo sido demonstradas taxas entre 0,5 mg/cm²/h (contato de uma esponja embebida com a pele do antebraço) e 3,0 mg/cm²/h (imersão das mãos em anilina pura ou em solução).

A anilina é biotransformada no fígado por hidroxilação do anel aromático, resultando aminofenóis que se conjugam com sulfato e glicuronídeo. No homem, o principal produto de biotransformação encontrado na urina é o *p*-aminofenol, representando cerca de 30% da dose. Algumas espécies animais promovem hidroxilação das posições *orto* e *meta* e, ainda, N-acetilação. No fígado, ocorre também a N-oxidação, produzindo a fenilidroxilamina, que é captada pelos eritrócitos, onde é oxidada a nitrosobenzeno, com formação concomitante de MHb. O nitrosobenzeno pode formar ligações covalentes com proteínas do eritrócito e produzir dano celular.

A anilina é eliminada, inalterada e em pequenas quantidades, pelo ar exalado e pela urina.

### Mecanismo de ação tóxica

A toxicidade da anilina é atribuída ao produto de sua N-oxidação. No fígado, a fenilidroxilamina é produzida em pequenas quantidades, sendo captada pelos eritrócitos e extensivamente oxidada a nitrosobenzeno. Essa oxidação envolve a produção de radicais livres, que reagem com o oxigênio, produzindo espécies ativas que oxidam o ferro, gerando MHb.

No eritrócito, existe um mecanismo de redução da fenilidroxilamina a partir do nitrosobenzeno, restituindo a capacidade metemoglobinizante. A demanda por glicose desse sistema redutor aponta para o envolvimento da via pentose-fosfato, provavelmente utilizando NADPH.

### Toxicidade

A $DL_{50}$ oral da anilina para ratos é de 440 mg/kg. Na intoxicação aguda, a morte é atribuída à hipóxia decorrente da metemoglobinemia.

Nas exposições à anilina, podem aparecer cefaleia, fraqueza, tontura, ataxia, dispneia de esforço, vômito e irritação ocular. A atribuição dos efeitos da anilina apenas à formação de MHb é controversa. Há descrição de morte em que se identificou cirrose e atrofia hepática e, também, de depressão do sistema nervoso central em exposições crônicas.

Em diversas espécies de animais expostos à anilina, em concentrações de 19 mg/m³ de ar, diariamente, foram observados apenas ligeiros aumentos dos níveis de MHb. Não há evidência de teratogênese induzida pela anilina, porém ela atravessa a placenta e produz metemoglobinemia fetal.

A experimentação animal, conduzida com cloridrato de anilina, por via oral, não apresentou evidência de carcinogênese em camundongo. No rato, houve associação dose-dependente com sarcomas no baço e em outros órgãos.

Em trabalhadores expostos a uma combinação de anilina e *o*-toluidina, em indústria de borracha, foi observada associação da exposição com câncer de bexiga.

**Possíveis exposições não ocupacionais** A anilina está presente em alguns corantes de uso doméstico. Pode ser produzida pela biotransformação de diversas substâncias, como metilanilinas e etilanilinas, acetanilida, fenacetina e fenazopiridina. Também é produto de degradação de vários praguicidas, como *propan* e *fenuron*, e pode ser contaminante de águas e vegetais.

## Avaliação das exposições ocupacionais

**Avaliação ambiental** O Limite de Exposição Ocupacional (LEO) proposto pela ACGIH para a anilina é de 7,68 mg/m³, como média ponderada pelo tempo (*TLV-TWA*) para 8 horas diárias e 40 horas semanais de exposição, assinalando absorção cutânea. Esse valor objetiva a prevenção da metemoglobinemia.

No Brasil, consta da norma a concentração de 15 mg/m³ como Limite de Tolerância (LT, média aritmética das concentrações) para uma jornada de até 48 horas semanais, assinalando-se a absorção também pela pele.

**Avaliação biológica** A anilina tem extensiva absorção cutânea, o que recomenda a avaliação biológica frequente da exposição ocupacional, que pode ser realizada pela determinação dos níveis de *p*-aminofenol na urina, após hidrólise, em amostra coletada ao final da jornada de trabalho.

A MHb não é um indicador quantitativo da exposição, porque não há informação suficiente sobre as relações dose-efeito e dose-resposta em humanos, embora constitua a primeira manifestação da exposição excessiva. Também são propostos como indicadores de exposição a anilina liberada da hemoglobina e a anilina total na urina (após hidrólise), embora também para estes não haja valor-limite proposto atualmente.

O Brasil adota 2% de MHb como valor de referência e 5% como IBMP. O teor de MHb pode sofrer variação com os procedimentos de obtenção, transporte e conservação da amostra, e a não observância dessas influências pode invalidar os resultados para a biomonitorização. O momento da coleta da amostra para análise não é crítico, mas recomenda-se efetuá-la após a jornada de trabalho.

O *p*-aminofenol é produto de biotransformação de diversos compostos, incluindo fármacos, corantes, isocianatos e alguns praguicidas. É, portanto, inespecífico, e a sua utilização como indicador biológico deverá considerar a exposição simultânea a outros agentes químicos. Uma dose oral de acetaminofeno de 650 mg produz concentração urinária de *p*-aminofenol de até 400 mg/L e não retorna ao nível anterior até 24 horas após a ingestão. A formação e excreção de *p*-aminofenol a partir da anilina absorvida são rápidas, com 90% da eliminação no dia da exposição. Essa cinética não varia com a via de introdução do agente. A excreção de *p*-aminofenol em indivíduos não expostos a substâncias que o originem por biotransformação situa-se abaixo de 5 mg/L de urina.

Estudos experimentais em modelos animais e humanos, com diferentes concentrações de anilina, indicam que a eficácia de biotransformação a *p*-aminofenol aumenta com a quantidade absorvida.

Para a exposição à anilina, a ACGIH propõe 50 mg de *p*-aminofenol por grama de creatinina como BEI, para amostras coletadas ao final da jornada de trabalho. No Brasil, é adotado o mesmo valor como IBMP.

## 6.2. Nitrobenzeno

**Propriedades físico-químicas** O nitrobenzeno (PM 123,11) é um líquido oleoso, incolor a amarelado, com odor característico que é detectável em concentrações de 5 ppb no ar.

O ponto de ebulição é de 211°C, e a pressão de vapor é de 0,28 torr a 25°C. É miscível em óleo e em solventes orgânicos e ligeiramente solúvel na água (2 g/L a 20°C).

**Usos e fontes de exposição** O nitrobenzeno é utilizado na produção de ésteres e acetatos de celulose, é intermediário na síntese do paracetamol, além de servir como essência em perfumaria.

**Toxicocinética** O nitrobenzeno é absorvido principalmente pelas vias respiratória e dérmica. Estudos com voluntários expostos a 6 ppm, por 6 horas, apontam retenção pulmonar de 73 a 87%.

Os vapores podem ser absorvidos pela pele em quantidades variáveis com a concentração no ar, atingindo 9 mg/h quando da exposição a 20 mg/m³. A via não é afetada pela temperatura, porém o aumento da umidade relativa do ar facilita a absorção. No estado líquido, a absorção varia de 0,2 a 3 mg/cm²/h.

As principais reações de biotransformação do nitrobenzeno são a hidroxilação aromática direta, com produção de dinitrofenóis e, após redução à anilina, com produção de aminofenóis. A redução à anilina ocorre primariamente no fígado, por meio de nitrorredutases, com a formação de intermediários instáveis, inclusive a fenilidroxilamina. A hidroxilação aromática é catalisada por uma peroxidase em presença de oxigênio.

Os produtos de biotransformação são excretados pela urina, como conjugados glicuronídeos, sulfatos ou mercapturatos. Todos, exceto a fenilidroxilamina, são detectáveis na urina de humanos expostos. O *p*-nitrofenol é o principal produto e representa em média 15% da quantidade absorvida, enquanto o *p*-aminofenol representa menos de 10%.

O nitrobenzeno acumula-se no organismo em exposições repetidas, tendo sido observada a meia-vida biológica de 86 horas em tratamentos de intoxicações agudas ou subcrônicas.

Cerca de 70% do nitrobenzeno absorvido tem destino ignorado no organismo. A excreção da substância inalterada pelo ar exalado e pela urina é desprezível, e os produtos de biotransformação urinários representam cerca de 30% da quantidade absorvida.

**Mecanismo de ação tóxica** A produção de MHb pelo nitrobenzeno é associada a formação de intermediários reativos quando da sua redução à anilina, inclusive da fenilidroxilamina, pela biotransformação hepática.

**Toxicidade**    A $DL_{50}$ oral para o rato é de 600 mg/kg. Exposições a concentrações de 15 a 30 mg/m³ provocam metemoglobinemia em humanos e alguns autores indicam que, abaixo de 5 mg/m³, os sintomas são raros.

As exposições elevadas produzem franca metemoglobinemia e, se prolongadas, produzem dano hepático. Na exposição ocupacional, a anemia tem sido descrita como componente principal do quadro, associada a sintomas neurotóxicos (vertigens, cefaleia e náuseas), hepatotóxicos (bilirrubinemia, redução de atividade da protrombina e hepatomegalia), irritação ocular e dermatites de contato, além de metemoglobinemia.

Embora não haja relação dose-efeito estabelecida em humanos, o nitrobenzeno é considerado mais potente que a anilina, para produzir metemoglobinemia e anemia.

## 6.2.1. *Avaliação das exposições ocupacionais*

**Avaliação ambiental**    A ACGIH propõe 5 mg/m³ como limite de exposição ocupacional (TLV-TWA), com indicação de absorção também pela pele, objetivando prevenir a ocorrência de metemoglobinemia.

**Avaliação biológica**    Pode ser realizada pela determinação dos níveis sanguíneos de MHb e urinários de *p*-nitrofenol.

A metemoglobinemia, embora inespecífica, representa a primeira manifestação de toxicidade do nitrobenzeno. A ACGIH recomenda 1,5% de MHb como BEI, e o Brasil adota 2% como Valor de Referência e 5% como IBMP.

O *p*-nitrofenol urinário é considerado um indicador da exposição recente, embora seja afetado por exposições anteriores e por exposição simultânea a outros precursores. A correlação da excreção com as concentrações de nitrobenzeno no ar é prejudicada pela absorção dérmica e pela retenção corpórea de nitrobenzeno.

A ACGIH propõe 5 mg/g de creatinina como BEI e indica que a coleta da amostra de urina deve ser realizada ao final da última jornada semanal de trabalho.

## 6.3. Dimetilanilina

**Propriedades físico-químicas**    A dimetilanilina (PM 121,18) é um líquido oleoso, com cor que varia do amarelado ao castanho. Tem densidade de 0,956 g/cm³ a 20°C, funde a 2,5°C e entra em ebulição a 192,8°C. É imiscível com a água e miscível com álcool e solventes orgânicos. Reage violentamente com ácidos fortes e explosivamente com oxidantes fortes.

**Usos e fontes de exposição**    A dimetilanilina é intermediária na fabricação da vanilina e de corantes. É catalisadora do endurecimento de resinas sintéticas e utilizada como aceptor ou removedor de ácidos na síntese de penicilinas semissintéticas e cefalosporinas.

**Toxicocinética**    A dimetilanilina é absorvida principalmente por via pulmonar e dérmica. Experimentos com várias espécies animais indicam que a biotransformação ocorre por N-desmetilação, N-oxidação e hidroxilação aromática. A administração da substância a cães e coelhos promove a excreção urinária de 4-aminofenol, 4-dimetilaminofenol, 2-aminofenol e n-metilanilina.

**Toxicidade**    É relatada $DL_{50}$ oral de 1.300 mg/kg para ratos e de 1.375 mg/kg para camundongos. Por via dérmica, é relatada a $DL_{50}$ de 1.770 mg/kg em coelhos.

Em um estudo com exposição de ratos por 100 dias a 0,3 mg/m³, ocorreu anemia, metemoglobinemia, leucopenia e hipofunção da glândula adrenal e do fígado. Sua ação metemoglobinizante é similar à da anilina e a exposição a curto prazo induz irritação dos olhos e da pele. A exposição a longo prazo está associada com ocorrência de lesões hepáticas, renais e pulmonares.

O LEO proposto pela ACGIH é de 25 mg/m³ (TLV-TWA).

## 6.4. Dinitrobenzeno

**Propriedades físico-químicas**    O dinitrobenzeno (PM 168,11) é geralmente uma mistura dos isômeros *orto*, *meta* e *para*. As formas *orto* e *para* apresentam-se como cristais brancos, e a forma *meta* é amarela. A densidade é de 1,57 g/cm³ para as formas *orto* e *meta* e de 1,63 g/cm³ na forma *para*. Fundem acima de 90°C e entram em ebulição acima dos 300°C; são solúveis em solventes orgânicos e pouco solúveis na água.

**Usos e fontes de exposição**    O dinitrobenzeno é utilizado na produção de corantes e de explosivos, como substituto da cânfora na produção de celuloides e em síntese orgânica.

**Toxicidade**    O dinitrobenzeno é classificado como uma substância altamente tóxica, é bem absorvido pela pele e tem capacidade metemoglobinizante muito superior à da anilina. Para o isômero *meta*, a $DL_{50}$ oral para ratos é de 83 mg/kg e a menor $DL_{50}$ oral para o homem é estimada em 28 mg/kg. Em exposições ocupacionais, têm sido descritas metemoglobinemia, anemia, dano hepático, redução da acuidade visual com descoramento e esclerose da conjuntiva. A ACGIH propõe 1 mg/m³ como LEO para o dinitrobenzeno (TLV-TWA), visando proteger os trabalhadores da metemoglobinemia.

## 6.5. Dinitrotolueno (DNT)

**Propriedades físico-químicas**    O DNT (PM 182,15) é uma mistura de isômeros composta geralmente de 76% de 2,4-DNT, 19% de 2,6-DNT e 5% de outros isômeros. Os isômeros puros são cristais amarelos e a mistura, quando aquecida, forma um líquido oleoso e combustível.

A densidade da mistura é de 1,52 g/cm³, funde no intervalo de 54 a 70°C e se decompõe a 300°C em monóxido e dióxido de carbono e em óxidos de nitrogênio.

A pressão de vapor é 0,018 torr a 20°C, e a densidade dos vapores é 6 vezes maior do que a do ar. É solúvel em acetona, éter, álcool, e pouco solúvel na água. Reage explosivamente com oxidantes enérgicos.

**Usos e fontes de exposição**    O principal uso do DNT comercial é a produção de TDI e TDA, matérias-primas para a fabricação de espumas de poliuretano. O isômero 2,4 DNT é usado na formulação de corantes, na indústria de munições e de explosivos de uso comercial e militar.

**Toxicocinética**    O DNT pode ser absorvido pelas vias gastrintestinal, dérmica e respiratória. Estudos em exposições ocupacionais apontam que a absorção do DNT é rápida e que a via cutânea é muito significativa, inclusive em concentrações atmosféricas abaixo do limite de exposição recomendado.

Em humanos, a biotransformação é rápida e promove o aparecimento do ácido 2,4-dinitrobenzoico como principal produto na urina (cerca de 52% do total), seguido do ácido 2-aminobenzoico (cerca de 37%) e do glicuronato de dinitrobenzol (cerca de 9,5%). A principal via de excreção, indicada por estudos com animais, é a urinária.

**Toxicidade** A exposição ao DNT produz metemoglobinemia com cianose, acompanhada de cefaleia, fraqueza, náusea, tontura e dispneia, podendo haver inconsciência e morte. A metemoglobinemia é sinal precoce da toxicidade.

Em humanos, a exposição prolongada produz anemia e está associada à redução da contagem e a alterações da morfologia de espermatozoides.

O DNT é considerado suspeito de induzir carcinogênese em humanos, no fígado e na bexiga urinária, e está associado de maneira dose-dependente com aumento de mortalidade por doença cardíaca isquêmica.

A intoxicação aguda manifesta depressão do sistema nervoso central, com incoordenação, depressão respiratória e cianose.

A $DL_{50}$ oral varia de acordo com o isômero considerado, sendo o 3,5-DNT o de maior toxicidade (216 mg/kg, oral, em ratas). O 2,4-DNT tem $DL_{50}$ oral em camundongos de 1.954 mg/kg.

**Avaliação das exposições** A ACGIH propõe 0,2 mg/m³ como TLV-TWA, com indicação da absorção cutânea e com classificação A3 (carcinogênese confirmada em animais).

## 6.6. 2,4,6-Trinitrotolueno (TNT)

**Propriedades físico-químicas** O TNT (PM 227,13) é um sólido inflamável, sem odor, de cor amarelada, com densidade de 1,654 g/cm³ a 20°C, tem ponto de fusão de 80°C e é explosivo a 240°C. O risco de explosão é considerado moderado, ocorrendo por queima, aquecimento ou concussão. A pressão de vapor é de 0,046 torr a 20°C; é solúvel em acetona, benzeno, éter, e insolúvel na água.

**Usos e fontes de exposição** O TNT é usado como explosivo.

**Toxicidade** O TNT tem $DL_{50}$ oral de 1.320 mg/kg para o rato e de 660 mg/kg para cães. A exposição humana a concentrações superiores a 1,5 mg/m³ produz sintomas decorrentes de alterações vasomotoras e metemoglobinemia.

Sinais e sintomas como dermatite, cianose, gastrite, atrofia hepática e anemia aplástica são descritos em trabalhadores expostos, com ocorrência ocasional de leucopenia, depressão variável do sistema nervoso central, neurites periféricas, irregularidades cardíacas e irritação do trato urinário. Trabalhadores jovens, com menos de 30 anos, tendem a apresentar hepatite tóxica, enquanto os mais velhos tendem a mostrar franca anemia aplástica.

O TNT pode ser absorvido pela pele. Há descrição de 43% de metemoglobinemia, desenvolvida em 24 horas, por exposição simultânea pelas vias respiratória e dérmica.

**Monitorização das exposições ocupacionais** A ACGIH propõe a limitação da exposição ao máximo de 0,1 mg/m³ (TLV-TWA), com indicação de absorção pela pele. Considera-se que essa concentração protege os trabalhadores da hepatotoxicidade e da hematotoxicidade, incorporando uma margem de segurança, em face de estes efeitos terem sido observados em concentrações de 7 mg/m³.

## 6.7. MOCA [4,4-Metileno BIS (2-Cloroanilina)]

**Propriedades físico-químicas** O MOCA (PM 267) é um sólido cristalino castanho claro ou incolor, com odor de anilina. Tem densidade de 1,44 g/cm³ a 4°C, funde a 110°C, é pouco volátil à temperatura ambiente e é solúvel em diversos solventes orgânicos.

**Usos e fontes de exposição** O MOCA é usado como agente de cura em resinas epóxi e poliuretanas, utilizadas na fabricação de espumas para aplicações especiais. A sua adição permite variar a dureza, flexibilidade e a resistência ao impacto desses produtos.

**Toxicocinética** A absorção por via dérmica é preponderante no ambiente ocupacional, por contato direto com a pele.

A biotransformação não é completamente conhecida, mas sabe-se que ocorre extensivamente e que apenas pequena quantidade é excretada inalterada, principalmente pela urina. Estudos com animais indicam a ocorrência de N-oxidação, N-acetilação e C-oxidação, seguidas de conjugação com glicuronídeo e sulfato. As informações disponíveis sobre a biotransformação indicam que a substância comporta-se como substrato da N-acetiltransferase, Acetil CoA-dependente, no fígado humano. Há evidências de que a N-hidroxilação é a reação predominante nos retículos endoplasmáticos do fígado humano e de ratos.

Em humanos, está demonstrada a excreção urinária dos derivados N-acetil e N,N'-acetil, além da excreção do MOCA inalterado. Em um trabalhador acidentalmente exposto em derramamento de MOCA, os estudos cinéticos indicaram meia-vida de 23 horas, na urina.

**Toxicidade** Em animais, a intoxicação aguda manifesta-se por prostração, cianose, hipotermia, hematúria e lacrimejamento, em doses superiores a 750 mg/kg. As referências à $DL_{50}$ oral para ratos situam-na entre 750 e 2.100 mg/kg.

Trabalhadores expostos a concentrações não determinadas de MOCA, TDI e resinas de poliéster apresentam hematúria, que se reverte em uma semana.

A associação da exposição ao MOCA com neoplasia na bexiga humana, obtida em estudo com trabalhadores expostos, ainda é controversa. Ressalta-se que, para muitos carcinógenos para a bexiga humana, a latência média é de 20 anos ou mais.

Ensaios de carcinogênese mostram que a substância é claramente carcinogênica para ratos, camundongos e cães, após administração oral.

**Avaliação das exposições ocupacionais** A ACGIH propõe 0,11 mg/m$^3$ como TLV-TWA, com indicação de absorção também pela pele, e classifica-o como suspeito de carcinogênese humana (grupo A2).

Dada a importância da via cutânea para a absorção nas exposições ocupacionais, é recomendada a vigilância da excreção do MOCA inalterado. Há proposição de que a excreção de 1 µg/L serve como guia para evitar a exposição excessiva do trabalhador.

## 6.8. Medicamentos

O uso de medicamentos em doses terapêuticas pode estar associado a quadros de metemoglobinemia, sendo que os casos mais frequentes na clínica são decorrentes do uso dos anestésicos locais benzocaína, prilocaína e lidocaína; medicamentos empregados no tratamento da malária (primaquina e cloroquina); e do uso da dapsona, utilizada no tratamento da hanseníase. Outros medicamentos associados à formação de metemoglobina são: probenecida, metoclopramida, fenitoína, fenacetina, sulfonamidas, entre outros. A metemoglobinemia induzida por medicamentos pode ocorrer cronicamente ou agudamente nos casos de intoxicação aguda intencional ou acidental.

### 6.8.1. *Prilocaína*

**Uso terapêutico** A prilocaína é um anestésico local do tipo amida de ação intermediária. Bloqueia a condução da dor porque diminui a permeabilidade de membranas excitáveis ao Na$^+$. A prilocaína pode ser usada sem vasoconstritor, pois causa pouca vasodilatação. A metemoglobinemia induzida pela prilocaína é um efeito adverso dose-dependente e em geral ocorre após doses de 8 mg/kg.

**Farmacocinética** A concentração plasmática máxima de aproximadamente 1,0 µg/mL é atingida entre 10 e 20 minutos após a administração de 200 mg de prilocaína. Estudos mostram que ambos os enantiômeros da prilocaína contribuem para o efeito terapêutico. A meia-vida de eliminação da (R)-prilocaína (87 minutos) é menor que a da (S)-prilocaína (124 minutos), devido ao maior *clearance* da (R)-prilocaína (2,6 L/min) se comparado ao da (S)-prilocaína (1,9 L/min).

Em geral, os anestésicos locais do tipo amida são altamente ligados às proteínas plasmáticas. Considerando a importância do metabolismo hepático para a toxicidade dos anestésicos locais desse tipo, alterações na ligação às proteínas plasmáticas decorrentes de doenças (doença hepática), interações medicamentosas ou estados fisiológicos (idade, gestação) podem resultar em alteração da fração do fármaco que chega aos hepatócitos e consequentemente na toxicidade do anestésico local.

A metemoglobinemia induzida pela prilocaína tem sido atribuída à formação hepática do metabólito hidrolisado por carboxilesterases *o*-toluidina. A formação do metabólito metemoglobinizante é mais rápida para a (R)-prilocaína do que para a (S)-prilocaína. Estudos recentes revelam que a *o*-toluidina é posteriormente biotransformada pelo CYP2E1, com formação de 6-hidróxi-toluidina, e este metabólito é indutor da formação de MHb mais potente que o fármaco inalterado.

**Toxicidade** A formação de metemoglobina não é um efeito adverso limitante em indivíduos saudáveis, entretanto o uso da prilocaína na anestesia obstétrica é limitado, devido à formação de metemoglobina no recém-nascido. Relatos de casos mostram a ocorrência de cianose central em neonatos, acompanhada ou não de dificuldades respiratórias no período de 2 a 6 horas após o nascimento. Esses neonatos apresentam níveis de metemoglobina de 28 a 42%, resultantes da administração de prilocaína à mãe durante o trabalho de parto. Os clínicos que desenvolvem procedimentos envolvendo o emprego de anestésicos locais devem estar cientes desse efeito adverso, para prevenir morbidade e mortalidade.

### 6.8.2. *Benzocaína*

**Uso terapêutico** A benzocaína é um anestésico local, cuja estrutura corresponde a um éster do ácido paraminobenzoico. Apresenta baixa solubilidade e geralmente é encontrado na forma de preparações de uso tópico, como géis, cremes, pomadas e *sprays*. É frequentemente utilizado em tratamentos dentários, durante a intubação endotraqueal, ou para o alívio da dor resultante de queimaduras, coceiras e picadas de insetos. A benzocaína pode ser aplicada diretamente sobre a lesão e, devido à lenta absorção, apresenta efeito anestésico prolongado.

**Farmacocinética** A benzocaína é bem absorvida pelas membranas mucosas. É metabolizada principalmente por hidrólise. Outra via importante do metabolismo é mediada pelo sistema citocromo P-450.

O mecanismo de formação da MHb induzida pelo uso de benzocaína não é muito claro. Acredita-se que a formação de metemoglobina induzida pela benzocaína está relacionada ao estresse oxidativo provocado pelo próprio fármaco e seus metabólitos ou pela indução da formação de peróxido de hidrogênio ($H_2O_2$) e ânion superóxido ($O_2^-$), que promovem a conversão dos átomos de ferro da hemoglobina do estado ferroso para o estado férrico.

**Toxicidade** A metemoglobinemia induzida pela benzocaína geralmente se desenvolve entre 20 e 60 minutos após a administração e os seus sintomas estão diretamente relacionados à capacidade reduzida de transporte de oxigênio pela hemoglobina. A metemoglobinemia induzida pela benzocaína pode ocorrer em indivíduos de qualquer idade, mas aproximadamente 50% dos casos se referem a crianças e idosos. Os principais fatores de risco para neonatos e crianças de até 1 ano incluem a maior razão de superfície corpórea em função da massa corpórea em relação aos adultos e a imaturidade no sistema metemoglobina redutase NADH-dependente. Portanto, neonatos e crianças apresentam maior risco para o desenvolvimento de metemoglobinemia induzida por benzocaína, mesmo quando o ajuste de dose dos anestésicos locais é realizado apropriadamente.

As concentrações fisiológicas de MHb não costumam ultrapassar 1%. Geralmente, os pacientes tornam-se sintomáticos com níveis de MHb entre 8 e 15%. O tratamento com azul de metileno reverte a metemoglobinemia induzida pela benzocaína, mas não é indicado para indivíduos com deficiência na atividade do sistema metemoglobina redutase NADPH-dependente.

### 6.8.3. *Primaquina*

**Uso terapêutico** A primaquina é eficaz na profilaxia e no tratamento da malária causada pelo *Plasmodium vivax* e *P. ovale*.

**Farmacocinética** A primaquina é um fármaco quiral administrado na clínica na forma de racemato. Porém, não há dados relativos à farmacocinética estereosseletiva da primaquina em humanos. A primaquina é bem absorvida após administração oral e a concentração plasmática máxima é alcançada aproximadamente 3 horas após a administração. É metabolizada por monoamino-oxides principalmente ao metabólito não tóxico carboxiprimaquina. Apenas uma pequena fração da dose é metabolizada pelo sistema citocromo P-450 (CYPs 3A4, 2D6, 2B6 e 2E1) e contribui para os efeitos tóxicos hematológicos da primaquina.

**Toxicidade** Devido a sua propriedade oxidante, os metabólitos da primaquina promovem oxidação da hemoglobina, formação de espécies reativas de oxigênio e depleção de agentes redutores, como os tióis, e finalmente resultam em metemoglobinemia e anemia hemolítica, dependendo da deficiência de G6PD e das condições fisiológicas do paciente.

Quando administrada em doses terapêuticas, a primaquina não oferece riscos aos pacientes. Entretanto, doses elevadas ou o uso prolongado podem resultar em cianose, anemia e metemoglobinemia. Pacientes com deficiência na atividade NADH metemoglobina redutase ou pacientes com deficiência de G6PD podem apresentar metemoglobinemia grave.

### 6.8.4. *Dapsona (DDS, Diaminodifenilsulfona)*

**Uso terapêutico** O uso da dapsona na profilaxia e tratamento da hanseníase tem sido associado a efeitos adversos dose-dependentes, como a anemia hemolítica e a metemoglobinemia, principalmente em indivíduos com deficiência na atividade de G6PD.

**Farmacocinética** Em doses terapêuticas, a dapsona apresenta biodisponibilidade de aproximadamente 93%. A dapsona é intensamente biotransformada por acetilação dependente de N-acetiltransferases, com formação de monoacetildapsona. O metabolismo mediado pelo sistema citocromo P-450, com formação dos derivados N-hidroxilamina (dapsona hidroxilamina e monoacetildapsona hidroxilamina), é considerado o responsável pelos efeitos tóxicos no sistema hematológico, como a metemoglobinemia e a anemia hemolítica. O *clearance* da dapsona é de 0,6 mL/min/kg e seu volume de distribuição é de 1,0 L/kg, em doses terapêuticas. Sua meia-vida é de aproximadamente 22 horas.

**Toxicidade** A hemotoxicidade está diretamente relacionada à N-hidroxilação da dapsona, que resulta na formação de metabólitos reativos, as N-hidroxilaminas. Os metabólitos dapsona-hidroxilamina e monoacetildapsona-hidroxilamina são equipotentes na capacidade de formação de MHb induzida pela DDS. A anemia hemolítica e a metemoglobinemia associadas ao uso da dapsona são decorrentes de processos oxidativos que aumentam a rigidez das membranas das hemácias, favorecem a recaptação esplênica e os processos de hemólise. A metemoglobinemia induzida pelo uso crônico da dapsona pode ser reduzida por meio da coadministração de cimetidina, devido à inibição do metabolismo oxidativo da dapsona ao metabólito tóxico N-hidroxilamina.

Clinicamente, a toxicidade da metemoglobina é relacionada aos seus teores no sangue. A redução da formação de mete-

moglobina induzida por fármacos e os mecanismos envolvidos nesse processo têm sido frequentemente investigados. As diversas tentativas incluem: a inibição do metabolismo oxidativo mediado pelo CYP aos derivados metemoglobinizantes; a atenuação bioquímica da formação de metemoglobina pela administração de antioxidantes (vitamina E, L-arginina, ácido ascórbico); e a redução da MHb a hemoglobina pelo estímulo da metemoglobina redutase NADH-dependente ou metemoglobina redutase NADPH-dependente.

Relatos de casos mostram que pacientes transplantados submetidos à hemodiálise desenvolveram dispneia, acompanhada de elevação dos níveis de metemoglobina, após nove dias de tratamento com dapsona. Um paciente HIV positivo tratado com dapsona apresentou cefaleia, náusea, taquicardia, cianose e concentração de metemoglobina de 23,9%, seis dias após o início do tratamento. O tratamento foi interrompido e a redução da concentração de metemoglobina ocorreu dentro de 24 horas.

## 6.9. Nitrito e nitrato

**Usos e fontes de exposição** O nitrato, empregado principalmente em fertilizantes inorgânicos, é absorvido pelas plantas durante o crescimento e usado na síntese de compostos orgânicos nitrogenados. O excesso de nitrato é lixiviado do solo e move-se para a água subterrânea. Outras fontes de nitrato são o esgoto e a erosão de depósitos naturais. O nitrato e/ou nitrito são empregados ainda como aditivos alimentares, com o objetivo de fixar a cor de carnes, prevenir o crescimento de microrganismos e realçar o sabor dos alimentos.

**Toxicocinética** O nitrato presente na água de beber é reduzido a nitrito *in vivo* por ação de bactérias como a *Escherichia coli*, no trato gastrintestinal. A conversão de nitrato a nitrito (aproximadamente 5 a 10% da dose) aumenta significativamente a toxicidade do nitrato. O nitrito entra nos eritrócitos rapidamente em uma taxa constante de 0,256 $min^{-1}$ e interage prontamente com a hemoglobina dentro dos eritrócitos, formando MHb e óxido nítrico. O nitrito pode ainda reagir com a oxiemoglobina para formar MHb e nitrato.

Outra via metabólica de importância toxicológica é a reação entre o nitrito com moléculas endógenas (aminas secundárias e terciárias) com formação de nitrosaminas estáveis que podem apresentar efeitos tóxicos carcinogênicos.

Aproximadamente 60 a 70% da dose de nitrato ingerida são eliminados na urina dentro de 24 horas. A meia-vida do nitrato inalterado é de menos de 1 hora, mas a meia-vida dos seus metabólitos pode variar de 1 a 8 horas.

**Toxicidade** Os casos de metemoglobinemia resultantes da ingestão de água contaminada por altas concentrações de nitrato são mais frequentes em neonatos e crianças do que em adultos. O consumo de água contaminada por nitrato é fator de risco para o quadro de metemoglobinemia conhecido como "síndrome do bebê azul". As crianças de até um ano são mais suscetíveis à toxicidade aguda do nitrato, devido à imaturidade do sistema metemoglobina redutase, mas também em razão do maior pH no trato gastrintestinal, que permite o crescimento de bactérias que convertem o nitrato em nitrito. A síndrome é caracterizada por coloração da pele azul-acinzentada, irritação, letargia, e pode evoluir rapidamente para coma e morte quando não é diagnosticada e tratada adequadamente.

A nitrosação de aminas secundárias e terciárias pode ocorrer no estômago e resulta na formação de nitrosaminas estáveis. Após ativação metabólica, as nitrosaminas podem formar metabólitos eletrofílicos que se ligam ao DNA. A atividade carcinogênica das nitrosaminas foi demonstrada em pelo menos um animal para aproximadamente 80 de 100 diferentes substâncias testadas.

Concentrações de nitrato de 10 mg/L ou maiores podem causar hipóxia. Os níveis naturais de nitrato na água de superfície geralmente são baixos (menos de 1 mg/L), mas em efluentes de algumas plantações podem chegar a 30 mg/L. A Agência de Proteção Ambiental dos Estados Unidos (EPA) recomenda o nível máximo de contaminantes de 10 mg/L para o nitrato (como N) e de 1 mg/L para o nitrito (como N). No Brasil, a Portaria n. 2.914, de 12 de dezembro de 2011, estabelece o padrão de potabilidade da água e recomenda, como valor máximo permitido, 10 mg/L para o nitrato (como N) e 1 mg/mL para o nitrito (como N).

## 7. BIBLIOGRAFIA

AGENCY FOR TOXIC SUBSTANCES AND DISEASE REGISTRY (ATSDR). *Case studies in environmental medicine:* nitrate/nitrite toxicity. Atlanta, 2007.

AMERICAN CONFERENCE OF GOVERNMENTAL INDUSTRIAL HYGIENISTS (ACGIH) 2011 & TLVs® and BEIs®. Based on the documentation of the threshold limit values for chemical substances and physical agents and biological exposure indices. Cincinnati, 2011. CD-ROM.

BHUTANI, A.; BHUTANI, M.S.; PATEL, R. Methemoglobinemia in a patient undergoing gastrointestinal endoscopy. *Ann. Pharmacoth.,* v.26, n.10, p.1.239-40, 1992.

COLEMAN, M.D.; COLEMAN, N.A. Drug-induced methaemoglobinaemia. Treatment sigues. *Drug Saf.,* v.14, n.6, p.394-405, 1996.

CURRY, S. Methemoglobinemia. *Ann. Emerg. Med.,* v.11, n.4, p.214-21, 1982.

GANESAN, S.; TEKWANI, B.L.; SAHU, R.; TRIPATHI, L.M.; WALKER, L.A. Cytochrome P450-dependent toxic effects of primaquine on human erythrocytes. *Toxicol. Appl. Pharmacol.,* v.241, n.2, p.14-22, 2009.

GORINA, A.B. *La clinica y el laboratório.* 12.ed. Barcelona, Editorial Marin, 1981.

GOSSEL, T.A.; BRICKER, J.D. *Principles of clinical toxicology.* 2.ed. New York, Raven Press, 1990.

GUAY, J. Methemoglobinemia related to local anesthetics: a summary of 242 epidoses. *Anesth. Analg.,* v.108, n.3, p.837-45, 2009.

HIGUCHI, R.; FUKAMI, T.; NAKAJIMA, M.; YOKOI, T. Prilocaine and lidocaine-induced methemoglobinemia is caused by human carboxylesterase-, CYP2E1-, and CYP3A-mediated metabolic activation. *Drug Metab. Dispos.* 41(6): p.1220-30.

HON, Y.Y.; SUN, H.; DEJAM, A.; GLADWIN, M.T. Characterization of erythrocytic uptake and release and disposition pathways of nitrite, nitrate, methemoglobin, and iron-nitrosyl hemoglobin in the human circulation. *Drug Metab. Dispos.,* v.38, n.10, p.1707-13, 2010.

JAMES, R.C. Hematotoxicity: toxic effects in the blood. In WILLIANS, P.L. & BURSON, J.L. (eds). *Industrial Toxicology-Safety and health applications in the workplace.* New York: Van Nostrand Reinhold, p. 59-77, 1985.

KROSS, B.C.; AYEBO, A.D.; FUORTES, L.J. Methemoglobinemias: nitrate toxicity in rural America. *Am. Farm. Physician,* v.46, n.1, p.183-8, 1992.

LANEY, R.F.; HOFFMAN, R.S. Methemoglobinemia secondary to automobile exhaust fumes. *Am. J. Emerg. Med.,* v.10, n.5, p.426-8, 1992.

LAWERYS, R.R.; HOFFMAN, R.S. *Industrial chemical exposure:* guidelines for biological monitoring. 2.ed. London: Lewis Publishers, 1993.

LEHR, J.; MASTERS, A.; POLLACK, B. Benzocaine-induced methemoglobinemia in the pediatric population. *J. Pediatr. Nurs.,* v.27, n.5, p.583-588, 2012.

MANSOURI, A., LURIE, A.A. Concise review: methemoglobinemia. *Am. J. Hematol.,* v.42, p.7-12, 1993.

REITER, W.M.; CIMOCH, P.J. Dapsone-induced methaemoglobinaemia in a patient with P. carinii pneumonia and AIDS. *N. Engl. J. Med.,* v.317, n.27, p.1740-1, 1987.

STETTLER, L.E. *et al.* Biological monitoring of occupational exposures to ortho-toluidine and anilin. *Scand. J. Work Environ. Health,* v.18 (suppl.2), p.78-81, 1992.

U.S. ENVIRONMENTAL PROTECTION AGENCY (EPA). 2012 Edition of the Drinking Water Standards and Health Advisories, Office of Water, Washington DC. 2012. Disponível em: <http://water.epa.gov/action/advisories>. Acesso em 13 ago. 2013.

USLU, S.; COMERT, S. Transient neonatal methemoglobinemia caused by maternal pudental anesthesia in delivery with prilocaine: report of two cases. *Minerva Pediatr.,* v.65, n.2, p.213-7, 2013.

VAN DER MEER, A.D.; BURM, A.G.; STIENSTRA, R.; VAN KLEEF, J.W.; VLETTER, A.A.; OLIEMAN, W. Pharmacokinetics of prilocaine after intravenous administration in volunteers: enantioselectivity. *Anesthesiology,* v.90, n.4, p.988-92, 1999.

WARD, K.E.; MCCARTHY, M.W. Dapsone: induced methemoglobinemia. *Ann. Pharmacother.,* v.32, n.5, p.549-53, 1998.

WRIGHT, R.O; LEWANDER, W.J.; WOOLF, A.D. Methemoglobinemia: etiology, pharmacology, and clinical management. *Ann. Emerg. Med.,* v.34, n.5, p.646-56, 1999.

# 3.3.

# SOLVENTES ORGÂNICOS

*Edna Maria Alvarez Leite*

## CONTEÚDO DESTE CAPÍTULO

## 1. INTRODUÇÃO

Solvente orgânico é a designação genérica dada a um grupo de substâncias químicas orgânicas que têm a propriedade de solubilizar, dispersar ou diluir outras substâncias em seu meio. São geralmente líquidos à temperatura ambiente e apresentam diferentes graus de volatilidade e lipossolubilidade.

Os solventes orgânicos fazem parte do grupo denominado *Volatil Organic Compound* (VOC), que englobam aqueles compostos orgânicos cuja composição química permite sua evaporação em condições normais de temperatura e pressão (CNTP).

Alguns organismos internacionais classificam os VOCs em função de sua volatilidade e outros, como a União Europeia (UE) e a Organização Mundial da Saúde (OMS), fazem-no em função de seus pontos de ebulição. A UE, por exemplo, classifica como VOC qualquer composto orgânico que possua ponto de ebulição menor ou igual a 250ºC, medido em pressão atmosférica padrão de 101,3 kPa.

A Tabela 1 mostra a classificação dos VOCs, entre eles os solventes, realizada em 1989 pelo Escritório Regional para a Europa da Organização Mundial da Saúde e ainda utilizada.

**Tabela 1.** Classificação dos Compostos Orgânicos Voláteis.

| Classe | Abreviação | Ponto de ebulição (ºC) | Exemplos de solventes |
|---|---|---|---|
| Muito voláteis | VVOC | < 0 a 50-100 | Formaldeído, cloreto de metila. |
| Voláteis | VOC | 50-100 a 240-260 | Tolueno, acetona, estireno, percloretileno, etanol. |
| Semivoláteis | SVOC | 240-260 a 380-400 | Nitrobenzeno, hexaclorobenzeno. |

*Adaptado de EPA, 2012.*

O uso de solventes orgânicos no meio ocupacional representa significativo risco à saúde do trabalhador, uma vez que o espectro de utilização desses compostos é bastante amplo (diferentes processos industriais em pequenas, médias e grandes empresas; meio rural; laboratórios químicos etc.).

Podem ser empregados como substâncias puras ou na forma de misturas e, para facilitar seu estudo toxicológico, são, geralmente, subdivididas em classes químicas, como apresentado na Tabela 2.

**Tabela 2.** Classificação química dos solventes orgânicos.

| Classe Química | Exemplos |
| --- | --- |
| Hidrocarbonetos alifáticos | n-hexano, benzina. |
| Hidrocarbonetos aromáticos | benzeno, tolueno, xileno. |
| Hidrocarbonetos halogenados (alifáticos ou aromáticos) | dicloretileno, tricloretileno, tetracloretileno, monoclorobenzeno, cloreto de metileno. |
| Álcoois | metanol, etanol, isopropanol, butanol, álcool amílico. |
| Cetonas | metilisobutilcetona, ciclo-hexanona, acetona. |
| Éteres | éter isopropílico, éter etílico. |

*Adaptado de McFree & Zavon, 1988.*

O risco tóxico advindo do uso dos solventes orgânicos é bastante variável, em função de suas propriedades físico-químicas e de fatores diversos que podem alterar as fases da intoxicação, que são, segundo a Organização Pan-Americana de Saúde (Opas), as fases de exposição, toxicocinética, toxicodinâmica e clínica.

## 2. FATORES E CARACTERÍSTICAS GERAIS DE IMPORTÂNCIA NO ESTUDO TOXICOLÓGICO DOS SOLVENTES ORGÂNICOS

### 2.1. Fase de exposição

A intensidade da exposição aos solventes orgânicos é influenciada por suas propriedades físico-químicas. Algumas dessas propriedades, tais como lipossolubilidade, coeficiente de partição óleo/água e grau de ionização, que influenciam também a fase toxicocinética dos solventes, já foram enfocadas em outros capítulos desse livro, razão pela qual não serão detalhadas aqui. Outras características dos solventes que desempenham papel importante na fase de exposição são:

a) Pressão de vapor corresponde à pressão exercida por um vapor quando está em equilíbrio termodinâmico com o líquido que o originou. Ela varia com a temperatura, é expressa normalmente como milímetros de mercúrio (mm Hg) e caracteriza, em termos quantitativos, a volatilidade do solvente. Quanto maior a pressão de vapor, maior a volatilidade do solvente e, por isso, essa pressão representa um fator essencial no conhecimento e controle da potencial exposição ocupacional a um dado solvente.

b) Ponto de ebulição corresponde à temperatura na qual a pressão de vapor de um solvente atinge a pressão externa, levando-o à ebulição. Expresso, geralmente, em graus centígrados (ºC) numa atmosfera de 760 mm de Hg, o ponto de ebulição se correlaciona inversamente com a pressão de vapor.

c) Densidade é a relação entre o peso de um dado volume de substância e igual volume de água a 4ºC, ou em outra temperatura estabelecida. Os solventes que possuem densidade menor do que 1,0 são menos densos do que a água e, caso não sejam miscíveis com ela, estarão na camada superior da mistura água-solvente. Características opostas apresentam os solventes que possuem gravidade específica maior do que 1,0.

d) Velocidade de evaporação é a velocidade com a qual um solvente se volatiliza e, geralmente, é mais elevada para aqueles solventes que apresentam ponto de ebulição mais baixo. Representa uma das propriedades físico-químicas mais importantes a ser considerada, quando da seleção de um solvente para um dado processo industrial. Essa velocidade pode ser expressa em grama do solvente/m² de superfície exposta/hora, mas ela não é estabelecida em números absolutos, uma vez que pode ser afetada por uma série de fatores, tais como grau de umidade do ar atmosférico, temperatura do ambiente próximo ao solvente, tensão superficial, densidade de vapor, entre outros. Assim, a velocidade mais utilizada não é a absoluta, mas sim a velocidade de evaporação relativa, calculada em função da velocidade de evaporação de um determinado solvente, geralmente o *n*-acetato de butila ou o éter etílico.

e) Densidade de vapor corresponde ao peso de um volume de vapor comparado com o peso de igual volume de ar seco, medidos nas mesmas condições de temperatura e pressão. Considerando que a densidade do ar é estabelecida como sendo igual a 1, os vapores de solventes que possuem densidade maior do que a unidade, ou seja, vapores mais densos do que o ar, tenderão a se concentrar no fundo dos recipientes de armazenamento ou nas camadas inferiores do ambiente ocupacional. Esse é um fator importante a ser considerado quando se pensa em instalar exaustores nos ambientes de trabalho.

### 2.2. Fase toxicocinética

O comportamento toxicocinético dos solventes orgânicos pode ser influenciado por uma série de fatores, e com isso poderão ocorrer alterações na absorção, distribuição, eliminação química (biotransformação) e eliminação física dos solventes orgânicos no organismo dos indivíduos expostos.

#### 2.2.1. *Absorção e distribuição dos solventes orgânicos*

Do ponto de vista ocupacional, as principais vias de introdução dos solventes orgânicos são a pulmonar e a cutânea, destacando-se a primeira. No entanto, a ingestão acidental, a alimentação no local de trabalho e hábitos higiênicos inadequados podem resultar na absorção oral (trato gastrintestinal) dos solventes.

**Absorção pulmonar** Os solventes orgânicos, ao se volatilizarem, poderão ser inalados pelos trabalhadores expostos e, consequentemente, atingir os alvéolos pulmonares. Nos alvéolos, as duas fases que estão em contato, quais sejam o ar alveolar e o sangue capilar, estão separadas por uma dupla barreira representada pelo epitélio alveolar e o endotélio capilar. Essa barreira, devido a sua pequena espessura e elevada área superficial é pouco efetiva, do ponto de vista de proteção contra a penetração de xenobióticos, permitindo que o solvente presente nos alvéolos entre em contato quase que direto com o sangue capilar. A extensão e a velocidade da absorção são influenciadas pelo comportamento do sangue frente ao toxicante: se inerte – o solvente orgânico se solubiliza no sangue, se reativo – há ligação química entre o solvente e os componentes sanguíneos.

Para os solventes que não se ligam quimicamente ao sangue, dois fatores são primordiais para a velocidade e a intensidade da absorção pulmonar:

» a pressão parcial (concentração) do solvente no ar alveolar e sangue;

» a solubilidade do composto no sangue.

A pressão parcial do solvente no ar alveolar e no sangue determina a direção da difusão entre esses dois meios. Assim, se a pressão parcial de um dado solvente X é maior no ar alveolar do que no sangue, a tendência é ocorrer a absorção. Se ao contrário a pressão parcial de X for maior no sangue do que no ar alveolar, deverá ocorrer a eliminação.

Relembrando a composição mista do sangue (3/4 de água e 1/4 de compostos orgânicos) é fácil deduzir que os xenobióticos, para apresentarem boa absorção pulmonar, mais do que a elevada lipossolubilidade ou hidrossolubilidade, deverão apresentar boa solubilidade no sangue. Esta característica pode ser avaliada pelo coeficiente de distribuição ou de partição ar alveolar/ sangue (K). Quanto menor este coeficiente, maior a solubilidade do composto no sangue. Assim, os solventes que possuem K baixo poderão ser facilmente absorvidos, terão sua concentração sanguínea rapidamente aumentada e o equilíbrio entre esta concentração e a tecidual será lentamente obtido. Em contrapartida, os solventes poucos solúveis no sangue (K alto) apresentarão características opostas. É importante lembrar que, caso a relação de partição analisada seja a distribuição sangue/ ar alveolar, a interpretação da solubilidade e do comportamento dos solventes que não se ligam quimicamente ao sangue deverão ser analisados de maneira inversa a descrita acima.

A maior ou menor solubilidade no sangue é essencial, quando se analisa a influência de fatores fisiológicos, tais como frequência cardíaca e frequência respiratória sobre a absorção pulmonar dos solventes que não se ligam quimicamente ao sangue. Esses fatores são importantes para a Toxicologia Ocupacional, posto que algumas atividades desenvolvidas pelo trabalhador possam resultar na alteração desses parâmetros fisiológicos. Assim, nos casos de exposição a solventes que não se ligam quimicamente ao sangue, o aumento da frequência respiratória terá uma maior influência na absorção dos compostos muito solúveis no sangue (K baixo), enquanto a frequência cardíaca terá maior influencia na absorção dos solventes pouco solúveis no sangue (K elevado).

### Absorção cutânea

Muito embora a pele humana represente uma barreira efetiva contra a penetração de xenobióticos, é sabido que os solventes orgânicos têm capacidade de penetrar através dela. Essa capacidade de transpor as células da epiderme é dependente de uma série de fatores, tais como: a espessura da camada exposta, o gradiente de concentração dos solventes nos dois lados da camada epidérmica, a constante de difusão, o coeficiente de partição óleo/água e a constante de permeabilidade. A presença de folículos pilosos na área exposta pode facilitar a absorção cutânea dos solventes. Outro fator a considerar é o conteúdo hídrico do extrato córneo. Uma maior hidratação desse extrato pode aumentar a permeabilidade da pele e, consequentemente, a difusão de substâncias químicas através dela.

De maneira geral, a intensidade da absorção cutânea, quando ocorre pelo processo de difusão passiva, é diretamente proporcional ao coeficiente de partição óleo/água e inversamente proporcional ao peso molecular dos compostos. Os solventes hidrossolúveis e de pequeno peso molecular podem penetrar pela pele íntegra por meio do processo de filtração. Aqueles que têm a capacidade de lesar a camada epidérmica da pele, removendo lípides dela, causam irritação, hiperplasia celular e dilatação dos poros. Essas lesões cutâneas permitirão uma maior absorção dos próprios solventes e de outras substâncias químicas que entrem em contato com a pele lesada.

Estudos experimentais demonstram que a absorção cutânea dos solventes pode seguir um dos três padrões abaixo:

a) pico de concentração plasmática alcançado em 60, ou menos, minutos após a exposição, seguido de um rápido declínio dos níveis sanguíneos no período restante da exposição. Esse padrão é característico de solventes que apresentam maior lipossolubilidade;

b) pico de concentração plasmática obtido em 60, ou menos, minutos, permanecendo em equilíbrio durante algumas horas seguintes à exposição;

c) a concentração plasmática aumenta ao longo do período de exposição. É o caso dos solventes mais hidrossolúveis.

### Fatores que interferem na absorção e distribuição dos solventes orgânicos

Além dos fatores já citados anteriormente, podem alterar esses processos os fatores ambientais, por exemplo, a temperatura e os fatores individuais, como dieta e ingestão de bebidas alcoólicas. O aumento da temperatura ambiental tende a aumentar a taxa de respiração do indivíduo, sua frequência cardíaca e o fluxo sanguíneo para os tecidos. Essas alterações orgânicas podem modificar os níveis da absorção e da distribuição dos solventes pelo organismo. A dieta alimentar do indivíduo influencia a distribuição dos solventes orgânicos ao aumentar o conteúdo lipídico do soro e o fluxo sanguíneo hepático.

## 2.2.2. Biotransformação e excreção

A toxicidade de vários solventes orgânicos está diretamente relacionada à sua biotransformação. A ação mielotóxica do benzeno, a neurotoxicidade do *n*-hexano e a nefrotoxicidade do etilenoglicol têm sido atribuídas aos produtos ativos formados pela biotransformação desses solventes, como será visto posteriormente. Os solventes são, na grande maioria, biotransformados no fígado, embora possam ocorrer transformações em outros locais como pulmões, rins, medula óssea e outros. O principal sistema enzimático envolvido na biotransformação dos solventes é o sistema citocromo P-450 (Cit P-450 ou CYP), já estudado em detalhes nos capítulos iniciais desse livro.

Os solventes podem ser excretados pela urina, na forma inalterada (geralmente em pequenas proporções), ou como metabólitos que podem estar, ou não, conjugados com compostos endógenos como ácido glicurônico, sulfato, aminoácidos, entre outros. A maior parte dos solventes inalterados é excretada pelo ar expirado.

Vários fatores podem alterar os processos metabólicos constituintes da fase toxicocinética influenciando, assim, a toxicidade dos solventes. Os principais são:

### Fatores ambientais

A temperatura ambiente elevada tende a aumentar a sudorese do indivíduo e, consequentemente, diminuir o fluxo urinário normal, o que pode resultar em menor excreção de metabólitos dos solventes por essa via. Por outro lado, alguns medicamentos podem modificar a disponibilidade dos produtos de biotransformação desses compostos. Por exemplo, a administração de salicilatos e sulfonamidas, que apresentam elevada porcentagem de ligação à albumina plasmática pode influenciar a eliminação do ácido tricloroacético (TCA), um dos metabólitos urinários do tricloretileno. Este metabólito, que está normalmente ligado à albumina, na presença dos medicamentos acima citados apresentará menor ligação proteica aumentando, assim, sua disponibilidade à excreção renal. Medicamentos como fenobarbital e propranolol que apresentam, respectivamente, ação indutora e inibidora de enzimas se mostraram, em estudos experimentais, efetivos na alteração do metabolismo de solventes orgânicos. Doses não tóxicas de bromobenzeno, por exemplo, desenvolvem, em animais pré-tratados com fenobarbital, efeitos adversos graves como a necrose hepática maciça. Do ponto de vista prático, no entanto, a ação indutora e/ou inibidora exercida pelos medicamentos não é observada de maneira significativa em indivíduos expostos ocupacionalmente aos solventes orgânicos, exceto quando a quantidade deles inalada é elevada.

### Fatores individuais

A dieta alimentar pode alterar a atividade do sistema enzimático microssômico, especialmente o CYP. Por exemplo, as proteínas participam da síntese de enzimas, assim, dietas proteicas pobres diminuem a atividade enzimática e, consequentemente, as reações de biotransformação. Essa ação poderá aumentar a toxicidade dos solventes, salvo naqueles casos em que a biotransformação é efetivada por meio do mecanismo de ativação.

Os componentes da dieta que têm papel importante na biotransformação de solventes são teor proteico, minerais e as vitaminas. Dietas deficientes em minerais, especialmente aqueles que funcionam como cofatores de enzimas (ferro, zinco, cobre etc.), podem provocar uma menor biotransformação dos solventes, em função da inativação ou diminuição da atividade enzimática. A deficiência em vitaminas, especialmente as do complexo B, vitamina C e A, pode reduzir a energia celular e dificultar a fase de conjugação da biotransformação. Uma dieta rica em lípides tenderá a diminuir a biotransformação dos xenobióticos em geral e dos solventes em particular. O excesso lipídico pode aumentar a suscetibilidade à peroxidação lipídica que, estendendo-se aos lípides das membranas biológicas, alterar-lhes-á a permeabilidade, provocando o extravasamento e a destruição de sistemas enzimáticos intracelulares, levando ao aumento da toxicidade das substâncias.

A composição do cigarro é bastante variada e contém uma série de produtos tóxicos, como os hidrocarbonetos policíclicos aromáticos e outros, que podem induzir sistemas enzimáticos principais ou induzir vias metabólicas secundárias. Isso sugere que o hábito de fumar pode levar a um aumento na capacidade dos fumantes em biotransformar os solventes orgânicos, e estudos experimentais confirmam tal possibilidade.

O consumo de bebidas alcoólicas pode ser o fator de maior importância dentre aqueles que alteram a biotransformação dos solventes orgânicos. Isso porque o etanol é geralmente consumido, em concentração e frequência significativas, pelos trabalhadores no meio ocupacional. Dependendo de algumas condições, o álcool etílico pode desenvolver uma ação de indução ou inibição enzimática e assim alterar de maneira distinta a biotransformação dos diferentes solventes. O tempo decorrido entre a ingestão alcoólica e a exposição ao solvente é um dos fatores determinantes no tipo de ação a ser desenvolvida pelo etanol sobre as enzimas. Quando a ingestão da bebida ocorre durante, ou logo após a exposição, ou seja, quando a concentração alcoólica sanguínea é elevada, a ação predominante é a inibição. O álcool, em elevadas concentrações, inibe não só o sistema CYP, mas também outras enzimas, tais como a álcool e a aldeído desidrogenase. Já estão comprovadas as ações inibitórias do etanol sobre o metabolismo do tricloretileno, tolueno,

xilenos, estireno e metiletilcetona. Se, porém, a exposição ocupacional ocorrer muito antes ou muito após a ingestão alcoólica, implicando em baixos teores sanguíneos de etanol, a ação predominante é a indução enzimática. A isoenzima mais sensível à indução etanólica é a CYP2E1, mas a ação indutora do etanol é menos pronunciada do que a inibitória na biotransformação de solventes orgânicos.

### Interação entre solventes

Indivíduos que trabalham expostos a um solvente orgânico são, frequentemente, expostos de maneira simultânea ou sequencial aos vapores de outros solventes orgânicos. Essa exposição mista pode resultar em inibição ou indução de etapas da biotransformação deles. As inibições resultantes de exposições mistas a solventes são mais frequentes quando os compostos são biotransformados por um mesmo sistema enzimático. Como as enzimas, em geral, e as oxidases de função mista, em particular, possuem pequena especificidade, não é surpreendente que um solvente possa competir com outro pelo sítio de biotransformação disponível e, até mesmo, que ocorra saturação enzimática. Um exemplo de inibição decorrente de exposição mista é obtido pela associação do tolueno e benzeno. Nesse caso, é observada inibição competitiva no nível da biotransformação de ambos os solventes, sendo a intensidade dessa inibição dependente da concentração absorvida dos compostos. Quanto maior a concentração do benzeno menor será a biotransformação do tolueno e vice--versa. A exposição conjunta ao *m*-xileno e ao etilbenzeno também resulta em inibição competitiva das biotransfomações, enquanto exposição à metiletilcetona e ao *m*-xileno tende a inibir somente a biotransformação do primeiro solvente.

### Fatores genéticos

Em decorrência de alterações genéticas, alguns indivíduos podem apresentar deficiências enzimáticas importantes para a biotransformação dos solventes. Esses indivíduos terão maior ou menor resposta biológica a um dado solvente, dependendo do tipo de mecanismo desenvolvido na biotransformação, se de ativação ou desativação. Um exemplo clássico dessa influência genética é a biotransformação do etanol. Alguns indivíduos possuem menor capacidade de biotransformar o acetaldeído proveniente da oxidação etanólica, devido à deficiência genética na concentração da acetaldeído desidrogenase. Nesses casos, os indivíduos poderão apresentar efeitos tóxicos decorrentes do acúmulo desse aldeído após a exposição ao álcool etílico.

### Fatores fisiopatológicos

Fatores como idade, peso, estado hormonal, estado patológico e gênero desempenham papel importante na biotransformação dos xenobióticos. No caso dos solventes orgânicos, destacam-se os dois últimos. A insuficiência hepática é, geralmente, acompanhada pela diminuição na capacidade do organismo em biotransformar xenobióticos. O hipertireoidismo estimula a atividade de enzimas microssômicas e, consequentemente, a biotransformação de solventes que necessitam dessas enzimas durante o processo de sua eliminação química. As diferenças observadas na biotransformação de xenobióticos, de acordo com o gênero, são bastante marcantes em animais de laboratório e existem alguns estudos que indicam, também, diferença na biotransformação entre homens e mulheres. Esses estudos relatam uma meia-vida biológica ($t_{1/2}$) do benzeno mais longa nas mulheres do que nos homens, indicando uma menor capacidade de mulheres em biotransformar esse solvente. O gênero pode influenciar também as vias preferenciais de biotransformação de alguns solventes. Por exemplo, os homens quando expostos ao dinitrotolueno ou a seus isômeros excretariam, proporcionalmente, mais ácido nitrobenzoico e menos conjugado glicurônico do ácido dinitrobenzílico do que as mulheres.

# 3. ASPECTOS TOXICOLÓGICOS

## 3.1. Benzeno

O benzeno é um líquido incolor, volátil, inflamável, menos denso do que a água, de elevada lipossolubilidade e ponto de ebulição igual a 80,1°C. É praticamente insolúvel em água e solúvel em vários solventes orgânicos como éter, clorofórmio, álcool, bissulfeto de carbono, entre outros. Tem sido utilizado, há muitos anos, em diversos processos ocupacionais, mas seu emprego no Brasil vem diminuindo progressivamente, em virtude da proibição do seu uso como solvente industrial estabelecido na Portaria n. 3 do Ministério de Trabalho, publicada em março de 1982. Apesar disso, o hidrocarboneto ainda pode representar risco ocupacional para milhares de indivíduos. As principais fontes de exposição ocupacionais ao benzeno são:

a) Indústria petroquímica utiliza atualmente a maior parte da produção brasileira de benzeno. Durante a produção e transformação petroquímica os trabalhadores se expõem, principalmente, nas etapas de transferência e estocagem dos produtos, amostragem para o controle de qualidade e paradas para manutenção das unidades de refinaria. É utilizado como matéria-prima para a produção de etilbenzeno, estireno, poliestireno, polipropileno, prolactanas, náilon, cumeno, entre outros.

b) Siderurgias que utilizam carvão mineral.

c) Transporte, estocagem, manuseio da gasolina. No Brasil, o teor máximo de benzeno na gasolina, permitido na Resolução ANP n. 57/2011 é de 1% v/v e 1,5% v/v (gasolina comum e Premium, respectivamente). A partir de 2014, a concentração máxima de benzeno em qualquer tipo de gasolina deverá ser igual a 1%, conforme deliberação do Ministério do Trabalho e Emprego (MTE).

### 3.1.1. *Toxicocinética*

O benzeno pode ser absorvido pelas vias cutânea, pulmonar e oral. Pela via pulmonar, o benzeno é rapidamente absorvido sendo que cerca de 50 a 90 % do benzeno inalado poderá ser absorvido por essa via. A absorção é maior nos primeiros minutos após exposição (70 a 80% da concentração inalada) diminuindo gradativamente com o passar do tempo (1 hora após a exposição, a quantidade de benzeno absorvida decai para cerca de 50%). A absorção cutânea do benzeno é pequena e a significância dessa absorção nas intoxicações ocupacionais ainda é discutida. Estudos têm demonstrado que mais de 95% do benzeno que entra em contato com a pele pode ser volatilizado. É importante ressaltar, entretanto, que nos casos de exposição cutânea a elevadas concentrações do solvente em sua forma líquida, essa via de absorção pode ganhar importância substancial aumentando o risco de intoxicação.

A absorção pelo trato gastrintestinal, nos casos de ingestão do solvente, é elevada, especialmente se o benzeno estiver veiculado com água. Sua concentração sanguínea atinge um pico máximo em alguns minutos, mas decai com a saída rápida do composto para os tecidos ricos em lípides.

Apenas cerca de 12% do benzeno absorvido é eliminado inalterado pelo ar expirado e somente 0,1 a 0,2% pela urina. A maior parte da fração absorvida, portanto, aproximadamente 84 a 89%, é biotransformada no fígado e, em menor proporção, na medula óssea dos indivíduos expostos. Embora bastante estudada, uma vez que a ação tóxica benzênica é resultante da ação de seus metabólitos, a biotransformação desse composto ainda não é totalmente esclarecida.

O principal metabólito benzênico, do ponto de vista quantitativo, é o fenol. Segundo alguns autores, a formação fenólica resultaria de um rearranjo, não enzimático, do benzeno epóxido formado pela ação do citocromo P-4502E1 (CYP2E1) e que se encontra em equilíbrio com outra forma instável do composto, o benzeno oxepina. Uma segunda hipótese para a formação do fenol seria a hidroxilação do anel aromático por um radical hidroxila, formado a partir do peróxido de hidrogênio gerado pela ação do CYP2E1 e NADPH no organismo. Existe, ainda, a possibilidade de o fenol ser formado por meio dos dois mecanismos. Estudos recentes têm mostrado que o CYP2E1, responsável pela formação do epóxido, é capaz de funcionar como uma oxidase dependente de NADPH, produzindo $H_2O_2$ e, consequentemente, radicais hidroxilas.

Após a formação do complexo instável benzeno epóxido/benzeno oxepina e do fenol, várias reações metabólicas são mencionadas nos trabalhos publicados sobre o assunto. Uma cuidadosa revisão da literatura referente à biotransformação benzênica foi realizada por Paula em 2001, cuja compilação é apresentada a seguir.

- Hidroxilação do fenol a hidroquinona e catecol. A hidroquinona pode ser oxidada à p-benzoquinona, precursora do ácido 2,5-di-hidroxi-fenilmercaptúrico e o catecol a 1,2,4-tri-hidroxibenzeno. Os metabólitos hidroxilados são excretados livres ou conjugados com glicuronídeos ou sulfatos na urina. Alternativamente, a p-benzoquinona pode se ligar covalentemente às bases guanina, adenina e citosina do DNA.

- Hidrólise do complexo instável benzeno epóxido/benzeno oxepina, por ação da enzima epóxido hidrolase, gerando benzeno di-hidrodiol, também chamado benzeno glicol, que pode ser enzimaticamente desidrogenado a catecol ou sofrer abertura do anel para formar o *trans, trans*-muconaldeído.

- O *trans, trans*-muconaldeído poderia ser formado, também, diretamente, pela reação do benzeno inalterado com radicais hidroxila, com subsequente peroxidação e abertura do anel, ou a partir do benzeno dioxetano, pela reação do benzeno com oxigênio simples. Estudos sugerem que espécies de oxigênio reativas podem exercer importante função na abertura do anel benzênico, reação que, provavelmente, ocorre no fígado. Esse aldeído mucônico pode ser reduzido a álcoois, pela ação da enzima álcool desidrogenase, ou oxidado, pela ação da aldeído desidrogenase a ácidos carboxílicos dentre os quais o ácido *trans, trans*-mucônico (ATTM), principal metabólito de cadeia aberta do benzeno.

- O benzeno epóxido pode ser conjugado com a glutationa produzindo o metabólito urinário ácido fenil mercaptúrico (AFM).

Em outra revisão publicada pela ATSDR em 2007, são esclarecidas algumas etapas da biotransformação do benzeno. Assim, o metabólito fenólico hidroquinona será transformado em p-benzoquinona pela ação da mieloperoxidase (MPO), e esse último poderá ser revertido novamente a hidroquinona pela ação da NA(P)H quinona oxidorredutase (NQO1). A exemplo da oxidação do benzeno ao benzeno epóxido, também as etapas de formação da hidroquinona, catecol e 1,2,4 tri-hidroxibenzeno são catalisadas pela CYP2E1.

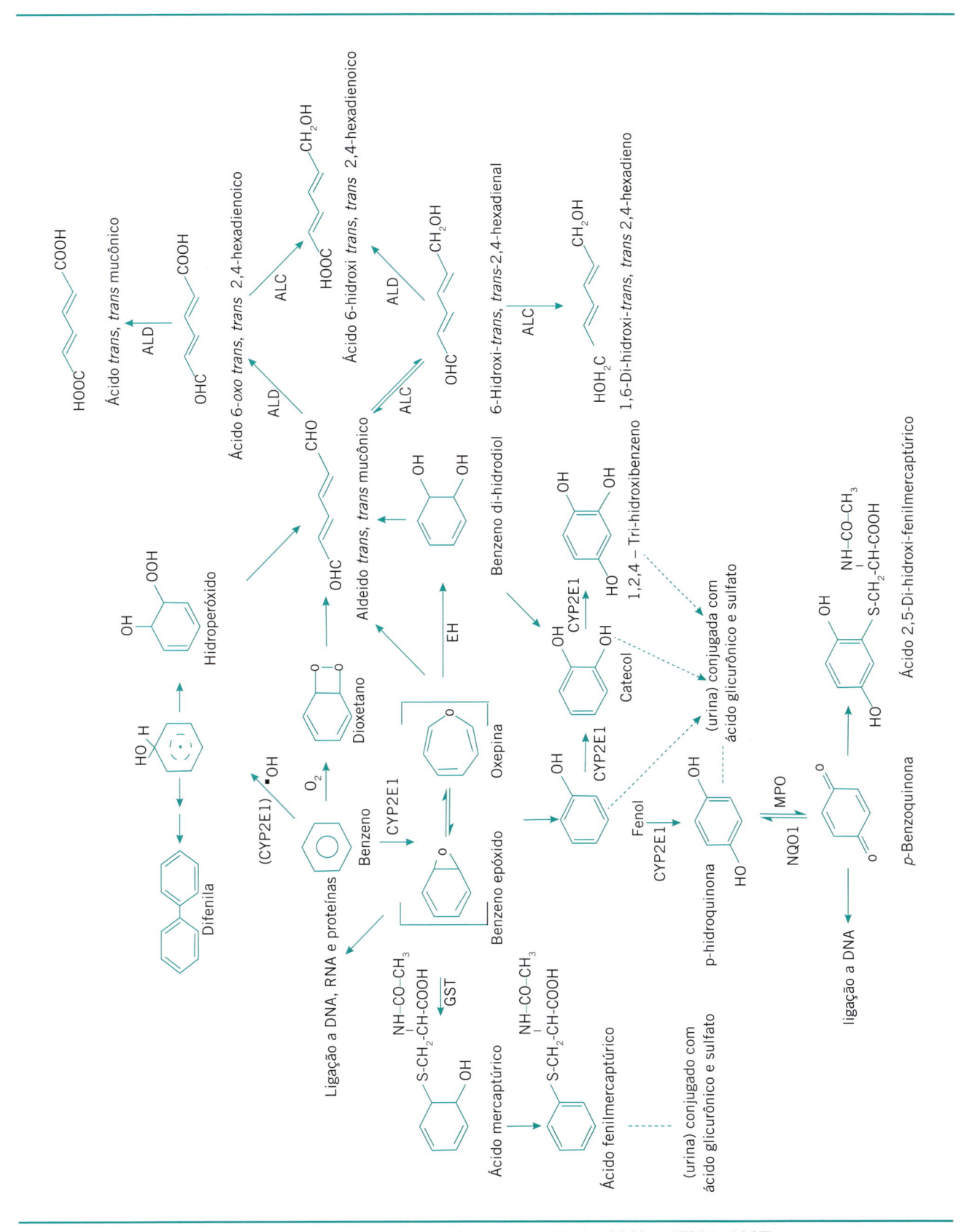

**Figura 1.** Principais vias de biotransformação do benzeno *(adaptado de Paula, 2001, e ATSDR, 2007).*

Abreviações: CYP2E1 – citocromo P-4502E1; GST – glutationa-*S*-transferase; EH – epóxido hidrolase; ALD – aldeído desidrogenase; ALC – álcool desidrogenase; MPO-mieloperoxidase; NQO1- NA(P)H quinona oxidorredutase.

Embora a formação dos metabólitos não fenólicos seja menos significativa do ponto de vista quantitativo, essa via metabólica ganhou importância toxicológica em função das evidências de possível ação tóxica provocadas por esses metabólitos e da necessidade de serem avaliados novos indicadores biológicos para a monitorização da exposição ocupacional ao solvente.

Estudos experimentais demonstram existir inibição competitiva entre o benzeno e o tolueno, ou seja, a presença de um solvente diminui a biotransformação do outro.

Cerca de 12% do benzeno absorvido pelo organismo pode ser excretado inalterado pelo ar expirado. Após exposição única ao solvente, acredita-se que sua eliminação pulmonar gradual ocorra em três ou até mesmo quatro fases distintas, caracterizando um modelo tri ou multicompartimental. No modelo cinético de três compartimentos, a primeira fase de eliminação pulmonar representaria a saída do solvente presente nos pulmões e sangue ($t_{1/2} = 90$ minutos). A segunda fase corresponderia à eliminação do benzeno presente nos tecidos moles e ocorreria no período de 3 a 7 horas após a exposição. A terceira fase da eliminação pulmonar representa principalmente a saída do solvente presente no tecido adiposo ($t_{1/2}$ de cerca de 25 horas).

A maior parte do benzeno absorvido, no entanto, sofre biotransformação e é excretada conjugada com sulfatos e ácido glicurônico pela urina. A proporção dos metabólitos urinários depende de fatores individuais e do tipo de exposição. Em exposições ocupacionais, observa-se, em média, a excreção de 13 a 50% de fenol urinário, 5% de hidroquinona, 1,3 a 1,6% de catecol, 0,1 a 0,5% de ácido fenilmercaptúrico e 1,3 a 4% de ácido *trans, trans*-mucônico. Apenas traços de 1,2,3-tri-hidroxibenzeno são excretados pela urina.

A excreção do fenol, principal metabólito urinário do solvente, ocorre em duas fases: a primeira, cerca de 4 horas e meia após o final da exposição, correspondente à excreção da maior parte do solvente absorvido e biotransformado, e a segunda fase, bem mais lenta, cerca de 24 horas após o final da exposição. A meia-vida do fenol urinário corresponde, em média, a 12 horas.

### 3.1.2. *Toxicodinâmica*

O benzeno é irritante de pele e mucosas e, em exposições agudas, é também depressor do SNC. Apresenta potencial para gerar radical oxigênio livre, o que explicaria várias de suas ações tóxicas. Em exposições crônicas destaca-se a ação mielotóxica que resulta em lesões graves como a progressiva degeneração da medula óssea e aplasia medular. Essa ação do benzeno está associada ao aparecimento de trombocitopenia (com bloqueio megacariocítico), leucopenia (com maior frequência granulopênica) e anemia aplástica. A extensão dessas alterações é dependente de fatores individuais, intensidade e duração da exposição. Em casos graves, quando se instala a pancitopenia, podem ocorrer a aplasia medular, com infiltração gordurosa e necrose da medula. Essas alterações hematológicas aparecem, geralmente, meses ou anos após a exposição ocupacional.

As evidências epidemiológicas demonstram que a exposição crônica a elevadas concentrações benzênicas pode desencadear episódios de leucemia, até mesmo anos após o término da exposição ocupacional. O benzeno está classificado, pela International Agency for Research on Cancer (IARC), no Grupo 1, ou seja, substância carcinogênica para humanos, e a leucemia associada a ele é a mielogênica aguda, ou seja, caracterizada pelo aumento de células morfologicamente semelhante aos mieloblastos.

Os estudos têm demonstrado que a hematotoxicidade e carcinogenicidade do benzeno são mediadas por metabólitos hidroxilados e metabólitos de cadeia aberta, mas os eventos celulares e bioquímicos que levam ao desenvolvimento de anemia aplástica e leucemia mieloide aguda não estão ainda totalmente definidos. Segundo alguns estudos, os metabólitos do tipo quinônicos (catecol e hidroquinol) seriam os compostos responsáveis pela ação mielotóxica do solvente, ao reagirem com os cromossomas, resultando em alterações morfológicas e, consequentemente, interferência na mitose. A benzoquinona, sendo um agente alquilante tóxico, poderia reagir com grupos tióis (SH) inibindo a formação e organização dos microtúbulos por meio de um mecanismo dependente de sulfidrila. Dados obtidos *in vivo* têm revelado que a benzoquinona, por meio de ligações covalentes, pode inibir a replicação do DNA, contribuindo para anormalidades no citoesqueleto de células expostas ao benzeno. As espécies oxigênio-reativas, geradas durante a etapa de oxidação dos metabólitos poli-hidroxilados a quinonas, parecem contribuir com a toxicidade do benzeno, uma vez que estudos experimentais relataram aumento nos níveis de DNA oxidado a 8-hidroxi-deoxiguanosina (8-OhdG), em células da medula óssea expostas ao benzeno. O aldeído mucônico tem sido, também, indicado como um possível agente causador da mielotoxicidade benzênica. Esse composto, em virtude de sua estrutura química, é um agente alquilante reativo multifuncional com habilidade para produzir ligação cruzada entre componentes celulares como proteína e DNA. Espécies animais hipersensíveis à ação mielotóxica do benzeno, como os camundongos, apresentam concentrações urinárias de ATTM bem maiores do que aquela observada na espécie humana. Comparando-se diferentes cepas de camundongos, detecta-se também maior excreção desse metabólito naquelas cepas mais sensíveis à mielotoxicidade do solvente. Esses estudos corroboram a hipótese de toxicidade do *trans, trans*-muconaldeído. É importante, entretanto, ressaltar que o ácido *trans, trans*-mucônico (ATTM) tem-se mostrado inativo nos vários estudos realizados em animais de laboratório. Uma possibilidade aceita atualmente é que a ação carcinogênica do benzeno seria mediada pelo seu metabólito reativo benzeno epóxido, que teria estabilidade suficiente ($t_{1/2}$ de 7 a 9 min.) para ser distribuído pelo organismo. Outros estudos mostram que o aldeído mucônico, possuindo ação genotóxica, poderia desenvolver papel significativo também na ação carcinogênica do benzeno. Dentre as hipóteses existentes para explicar a ação tóxica do benzeno, é aceito que duas enzimas envolvidas na biotransformação do solvente desempenhariam papel significativo na toxicidade benzênica: a CYP2E1 e a NQO1. Estudos experimentais demonstram que a ausência de CYP2E1 reduz a ação citotóxica e genotóxica do benzeno, enquanto a ausência da NQO1 aumenta a suscetibilidade à ação tóxica do solvente.

O benzeno é capaz de transpor a placenta e provocar ação tóxica no feto, embora não seja considerado um agente teratogênico. Não existem também, evidências de que o solvente interfira com a reprodução humana.

### 3.1.3. *Sintomatologia e tratamento da intoxicação*

Em casos de exposições agudas, o benzeno inalado em altas concentrações poderá provocar depressão do SNC com aparecimento de sonolência, tontura, dor de cabeça, tremores, delírios, ataxia, convulsões, perda da consciência, parada respiratória e morte. Tem sido relatado o aparecimento de fibrilações ventriculares nas exposições ao benzeno e a elevadas concentrações de catecolaminas. A ação irritante do benzeno pode provocar o desenvolvimento de edema pulmonar e hemorragias locais.

Os sintomas iniciais da intoxicação a longo prazo provocada pelo solvente não são característicos de uma ação mielotóxica. São relatadas fadiga, palidez que progride ao longo da intoxicação, cefaleia, perda do apetite e irritabilidade. Em etapas mais adiantadas da intoxicação, entretanto, o desenvolvimento de trombocitopenia é traduzido em hemorragias diversas como epistaxes, menorragia e hemorragia gengival. Com a leucopenia instalada, são frequentes os casos de infecções bacterianas e lesões necróticas de mucosas.

Não existe um tratamento específico para as intoxicações agudas ou crônicas com o solvente. As medidas terapêuticas são apenas sintomáticas. Nos casos de ingestão acidental, deve-se promover a lavagem gástrica, sem provocar o vômito, e administrar laxantes. Havendo depressão respiratória, promover a respiração artificial e oxigenoterapia. O intoxicado deve ser mantido em repouso até a normalização respiratória. Pode ser administrada cafeína e benzoato de sódio para estimulação dos centros respiratórios. No caso de contato cutâneo, lavar o local contaminado com água em abundância, no mínimo por 15 minutos.

Em intoxicações crônicas, são indicadas as transfusões de sangue, a administração de anti-hemorrágicos, como o ácido aminocaproico, e de antibióticos caso ocorram infecções bacterianas. Uma vez instalada a aplasia medular, irreversível, é indicado o transplante de medula. Embora a incidência de intoxicações crônicas graves com o benzeno tenha diminuído significativamente nos últimos anos, a incidência de morte quando de sua ocorrência pode ser de 10 a 50%.

### 3.1.4. *Monitorização da exposição ocupacional*

#### Monitorização ambiental – concentrações permitidas
Apesar dos vários estudos existentes na literatura especializada, relacionados à exposição benzênica e suas consequências tóxicas, algumas questões continuam sem resolução. Uma delas refere-se ao nível de exposição ao benzeno que poderia ser considerado seguro, em termos da saúde do trabalhador exposto. No Brasil, as concentrações permitidas de substâncias químicas no ambiente de trabalho são estabelecidas pelo chamado Limite de Tolerância (LT). Esse parâmetro estabelece a concentração média do agente químico sob a qual *acredita-se que a maioria dos trabalhadores pode ficar exposta, sem sofrer efeitos à saúde, durante sua vida laboral.* Considerando que o benzeno é uma substância comprovadamente carcinogênica, não existiria uma concentração abaixo da qual não se esperaria efeitos tóxicos nos expostos, ou seja, o LT deveria ser zero. Embora seja nessa direção que os países desenvolvidos estejam caminhando, ainda é inviável, do ponto de vista ocupacional e econômico, que nenhuma concentração de benzeno seja permitida no ar. Assim, observa-se ao longo das últimas décadas, que as concentrações permitidas de benzeno no ambiente ocupacional vêm diminuindo gradativamente nos países desenvolvidos ou em desenvolvimento.

No Brasil, a partir de 1995, foi criado o chamado Valor de Referência Tecnológica (VRT), um novo conceito de concentração permitida no ar ocupacional especificamente para o benzeno. O VRT refere-se à concentração de benzeno no ar considerada exequível do ponto de vista técnico, mas que não exclui o risco à saúde dos expostos. Os valores adotados para o VRT são de 1,0 ppm para as indústrias químicas e petroquímicas e 2,5 ppm para as indústrias siderúrgicas.

Nos Estados Unidos, em 2013, a American Conference of Governmental Industrial Hygienists (ACGIH) indica como *Threshold Limit Value-Time Weighted Average* (TVL-TWA) para o benzeno no ar um valor de 0,5 ppm. Esse comitê americano indica, ainda, um valor *Short-Term Exposure Limit* (STEL) de 2,5 ppm para o solvente no ar.

#### Monitorização biológica
Em dezembro de 2001, por recomendação da Comissão Nacional Permanente do Benzeno (CNP-Bz), o governo brasileiro decidiu indicar a determinação do ácido *trans, trans*-mucônico urinário como biomarcador a ser utilizado no país, quando da realização da monitorização biológica da exposição ocupacional ao benzeno.

Esse metabólito representa um biomarcador de exposição, não existindo estudos que o associe à ação tóxica do benzeno no organismo, muito embora esse composto seja formado a partir do aldeído *trans, trans*-mucônico, um dos produtos de biotransformação do benzeno indicado como um possível responsável pela ação tóxica do solvente.

A utilização do ácido *trans, trans*-mucônico urinário como biomarcador de exposição ao benzeno apresenta vantagens e desvantagens inerentes. Dentre as maiores vantagens, destacam-se a sensibilidade e a simplicidade analítica de sua determinação urinária e a sua boa correlação com os níveis do solvente no ar. O ATTM apresenta correlação com o benzeno presente no ar ocupacional quando o nível ambiental do composto é igual ou mesmo inferior a 1,0 ppm. Considerando que, no Brasil, o VRT do solvente no ar varia de 1,0 a 2,5 ppm, o ATTM-u apresenta-se como um biomarcador com sensibilidade suficiente para ser indicado na monitorização biológica da exposição ao benzeno. Existem, entretanto, algumas desvantagens que devem ser consideradas quando do uso desse metabólito como biomarcador de exposição ao solvente. A principal delas é o fato do ATTM estar presente na urina de indivíduos não expostos ao benzeno e ter sua concentração urinária influenciada por fatores e características individuais, como o hábito de fumar e a dieta. Os indivíduos fumantes, expostos ao benzeno, excretam maior quantidade de ATTM do que os não fumantes. Em relação à dieta, é importante considerar que o ácido sórbico, utilizado como preservante em alguns alimentos é também biotransformado a ATTM. Esse aditivo e seus sais podem ser utilizados na preservação de pães e massas, óleos e gorduras, queijos, extratos de tomate, sucos de frutas, geleias, entre outros, assim a ingestão desses alimentos influenciará a concentração urinária do ATTM. O tolueno, em altas concentrações, pode inibir a biotransformação do benzeno levando a uma menor formação do ATTM. Esse fato deve ser considerado nos casos em que ocorra uma exposição conjunta aos dois solventes.

**Valor de referência** O Brasil não adotou, em sua legislação ocupacional, um valor basal médio para o ATTM urinário na população brasileira. São citados, na Portaria n. 34, de 2001, apenas alguns valores relatados na literatura. Em estudo realizado na região metropolitana de Belo Horizonte, Paula encontrou em indivíduos não fumantes, como valor de referência médio de 0,09±0,01 mg/g de creatinina, enquanto estudos realizados em outras regiões do país relatam valor basal de ATTM variando entre 0,03 e 0,26 mg/g de creatinina.

**Índice Biológico Máximo Permitido (IBMP)** Considerando que o benzeno é uma substância carcinogênica, a legislação brasileira não estabelece seu IBMP, uma vez que esse parâmetro está associado a um valor máximo do indicador biológico para o qual se supõe que a maioria das pessoas ocupacionalmente expostas *não corra risco de dano à saúde*. Para se fazer a correlação dos resultados das análises de ATTM urinário com a exposição ocupacional ao benzeno, a Portaria n. 34/2001 do MTE editou uma tabela de correlação extraída da legislação alemã de 1996 (*Deutsche Forschungsgmeinschaft – DFG*), alterando-se apenas a expressão dos resultados de mg/L para mg/g de creatinina, admitindo-se uma concentração média de creatinina igual a 1,2 g/L de urina (Tabela 3).

**Tabela 3.** Correlação das concentrações de ácido *trans, trans*-mucônico urinário (ATTM-u) com benzeno no ar, adotada pela legislação brasileira.

| Benzeno no ar (ppm) | Benzeno no ar (mg/m³) | ATTM-urinário (mg/L) | ATTM-urinário (mg/g de creatinina) |
|---|---|---|---|
| 0,6 | 2,0 | 1,6 | 1,3 |
| 1,0 | 3,3 | 2 | 1,6 |
| 2 | 6,5 | 3 | 2,5 |
| 4 | 13 | 5 | 4,2 |
| 6 | 19,5 | 7 | 5,8 |

*(Adaptado da Portaria n. 34/2001 do MTE).*

A amostra de urina deve ser coletada de preferência ao final da jornada de trabalho, mas obrigatoriamente no mínimo após três dias seguidos de exposição (jornada de trabalho de 8 ou 6 horas diárias). As amostras coletadas devem ser enviadas ao laboratório, armazenadas a 4ºC dentro de no máximo sete dias, condições nas quais o ATTM permanece estável quimicamente. Caso as amostras não possam ser enviadas ao laboratório dentro desse prazo, elas devem ser congeladas a -20ºC até o momento do envio, desde que esse envio não ultrapasse 30 dias após a coleta do material.

A ACGIH, em 2013, propõe como biomarcador de exposição ao benzeno, a determinação do ácido *trans, trans*-mucônico na urina coletada ao final da jornada de trabalho e indica um *BEI* de 500 μg/g de creatinina.

A determinação do ácido fenilmercaptúrico urinário (SPMA-u) é outro biomarcador indicado para monitorização biológica da exposição ao benzeno. É um biomarcador sensível e específico. Apresenta meia-vida biológica de 9,1 horas, o que permite sua correlação com o solvente no ar durante jornadas de 12 horas de trabalho. Alguns estudos têm demonstrado que o SPMA é excretado em uma única fase e as concentrações mais elevadas foram detectadas em amostras colhidas ao final da jornada de trabalho. Como vantagens do uso desse biomarcador podem ser citadas a forte correlação existente entre sua concentração urinária e baixos níveis de benzeno no ar (≤ 0,3 ppm), sua correlação com o ATTM-u, seu pequeno valor basal e a pequena ou nenhuma interferência do hábito de fumar. A principal limitação do uso do SPMA-u como biomarcador de exposição ao benzeno, especialmente nos países em desenvolvimento, está na sua determinação analítica. Os resultados mais confiáveis de SPMA-u são obtidos por cromatografia gasosa acoplada a detector de espectrometria de massas (CG/MS) precedida, geralmente, por uma etapa de derivação analítica. A necessidade do emprego da CG/MS eleva o custo da análise e pode inviabilizar, em alguns países, a determinação desse biomarcador de exposição. Talvez essa seja uma explicação para o fato de a legislação brasileira não adotar o SPMA-u como biomarcador de exposição ao benzeno. A ACGIH adota esse biomarcador, indica que a coleta da urina deve ser realizada ao final da jornada de trabalho e propões um *BEI* de 25 μg/g de creatinina.

## 3.2. Tolueno

É também conhecido como Toluol®, fenilmetano, metilbenzeno, monometilbenzeno e Metacide®. É um líquido incolor ou de coloração âmbar clara, odor forte semelhante ao do benzeno, volátil (pressão de vapor a 25ºC = 28,4 mmHg) e significativa lipossolubilidade. Embora apresente ponto de ebulição igual a 110,6ºC, o tolueno pode se inflamar em temperaturas bem mais baixas (ponto de inflamação igual a 4,4ºC). É altamente reativo com várias substâncias, especialmente aquelas que contêm nitrogênio em suas fórmulas químicas. O composto puro apresenta traços de benzeno como impureza (< 0,01%), e o comercial, utilizado em alguns processos industriais, pode conter até 25% de benzeno. O tolueno ocorre naturalmente no petróleo e pode ser liberado durante a refinação do óleo em gasolina e outros combustíveis. É um subproduto do processo de fabricação do coque a partir do carvão. Outras fontes de exposição ocupacional ao tolueno decorrem do seu uso como solvente para óleos, borracha natural e sintética, resinas, carvão, piche, betume e acetilcelulose. É utilizado, também, como diluente para tintas de impressão (como as empregadas em fotogravuras) e vernizes. Na indústria química, o tolueno é matéria-prima para a síntese do cloreto de benzila, ácido benzoico, sacarina, cloramina T, trinitrotolueno, tolueno di-isocianato, entre outros.

### 3.2.1. *Toxicocinética*

A absorção ocorre principalmente por via pulmonar. O coeficiente de distribuição sangue/ar está em torno de 11,2 a 15,6 indicando solubilidade não muito grande no sangue. O solvente é rapidamente absorvido nos primeiros 10 a 15 minutos de exposição, observando-se acelerada elevação em sua concentração sanguínea. Em seguida, a absorção torna-se mais lenta até atingir o equilíbrio em torno de 25 minutos após o início da exposição. Nesse momento, a absorção do tolueno corresponde a cerca de 40 a 60% da quantidade inalada e permanece praticamente constante ao longo do restante da exposição. A proporção de solvente absorvida aumenta, significativamente, quando os trabalhadores estão exercendo atividades que exigem esforço físico. Estudos feitos em voluntários demonstram que o tolueno líquido, mas não os seus vapores, pode ser absorvido pela pele íntegra. Essa absorção é pequena, em função da volatilidade do tolueno, mas é bastante rápida, devido a lipossolubilidade (velocidade de absorção estimada em 14 a 23 mg/cm²/hora). No caso de ingestão do benzeno em acidentes de trabalho, por exemplo, pode ocorrer absorção pelo trato gastrintestinal.

A distribuição do tolueno no organismo é bastante rápida. Estudos experimentais demonstram a presença do solvente em vários tecidos como medula óssea, tecido adiposo, fígado, rins, cérebro e sangue. Na espécie humana, estudos sugerem que o tolueno se concentra especialmente no cérebro após absorção pulmonar e no fígado após absorção oral do solvente. O tolueno é capaz de transpor a placenta atingindo a corrente sanguínea fetal e pode ser encontrado no leite materno. A saída do tolueno da corrente sanguínea ocorre em três fases. A fase inicial ou fase α, corresponde à saída do solvente para os tecidos ricamente vascularizados e apresenta uma $t_{1/2}$ igual a 3 minutos. A segunda fase, denominada fase rápida ou β, corresponde à passagem do solvente para os tecidos moles (músculos, por exemplo) e possui $t_{1/2}$ em torno de 40 minutos. A última fase, chamada fase lenta ou γ, corresponde à distribuição do tolueno para o tecido adiposo e medula óssea ($t_{1/2}$ de 738 minutos).

Aproximadamente 80% do tolueno absorvido sofrerá biotransformação no nível dos microssomas hepáticos. A principal via de biotransformação é a oxidação do grupamento metila do solvente. O primeiro passo corresponde à formação do álcool benzílico, mediado pelo sistema Cit P-450. Segue-se oxidação pela ação da álcool desidrogenase e aldeído desidrogenase com a formação do ácido benzoico. Este ácido se conjuga, principalmente com a glicina, formando o ácido hipúrico e em menor proporção com o ácido glicurônico, produzindo benzoilglicuro-

natos. Uma via secundária da biotransformação do tolueno é a hidroxilação em seu anel aromático, também pela ação do CYP, originando os epóxidos intermediários 2,3-tolueno epóxido e 3,4-tolueno epóxido. Esses epóxidos, por sua vez, originam o *orto* e *para*-cresol, que são, do ponto de vista quantitativo, menos importantes do que o ácido hipúrico (menos de 1% da quantidade de tolueno absorvido sofrerá biotransformação por essa via). Os cresóis podem ser biotransformados por meio de reações de conjugação com sulfatos e ácido glicurônico.

A etapa de conjugação dos metabólitos do tolueno com a glutationa tem sido bastante estudada nos últimos anos. A formação do ácido S-benzilmercaptúrico, resultante da conjugação do álcool benzílico com a glutationa, e a do ácido S-*p*-toluilmercaptúrico, proveniente da conjugação do 3,4-tolueno epóxido com a glutationa, embora excretados na urina em pequena proporção, representam potenciais biomarcadores a serem utilizados na monitorização biológica da exposição ocupacional ao tolueno.

A excreção do tolueno e seus metabólitos do organismo é rápida. Entre 18 e 24 horas após a exposição, todo composto absorvido é, praticamente, eliminado do organismo. Aproximadamente 7 a 20% do tolueno absorvido é eliminado inalterado pelo ar expirado, enquanto a proporção de ácido hipúrico excretado pela urina é grande e bastante variável (de 31 a 80%). Os metabólitos fenólicos e os mercaptúricos são excretados pela urina em pequenas proporções. Cerca de 1% de *p*-cresol, 0,1% de *o*-cresol e não mais do que 2% dos ácidos S-benzilmercaptúrico e S-*p*-toluilmercaptúrico são encontrados na urina de indivíduos expostos ao solvente, conforme figura abaixo.

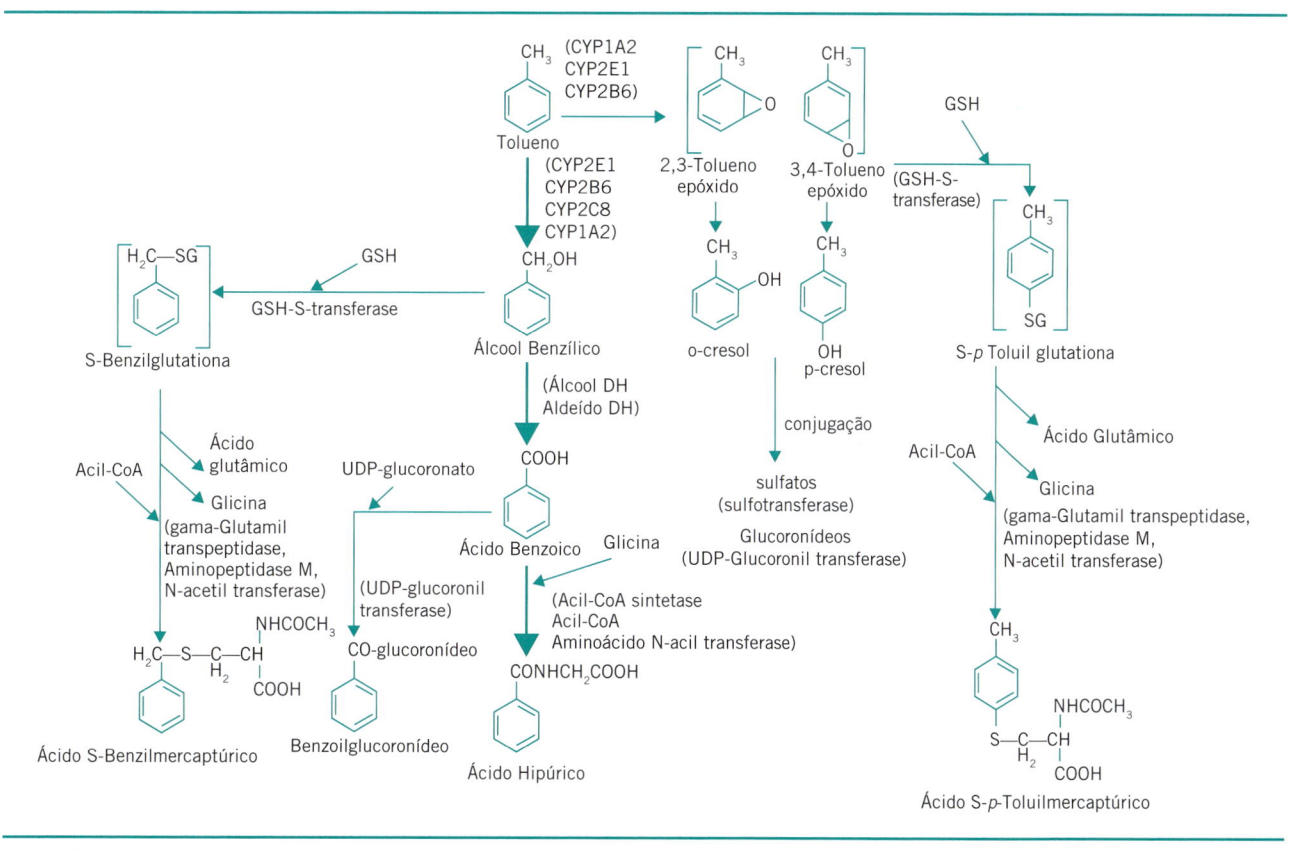

**Figura 2.** Principais vias de biotransformação do tolueno no organismo *(extraído de EPA, 2005)*.

(prováveis enzimas envolvidas: CoA = coenzima A, CYP = citocromo P-450, DH = desidrogenase, GSH = glutationa, UDP = uridina 5′-difosfato).

Estudos realizados em humanos demonstram que o etanol inibe a biotransformação do tolueno e aumenta o tempo de eliminação do solvente do organismo. Isso implicará em maior concentração sanguínea do tolueno e aumento de sua toxicidade.

A administração de fenobarbital, em estudos experimentais, mostrou-se capaz de induzir a biotransformação do solvente. Foi observada menor concentração sanguínea de tolueno e maior formação do ácido benzoico, mas nenhuma alteração significativa nos níveis urinários de ácido hipúrico e benzoilglicuronatos foi detectada. Esses dados podem indicar que o fenobarbital não possui influência importante na fase sintética da biotransformação do solvente.

A interação com outros solventes, como *n*-hexano, benzeno, xileno, metiletilcetona e álcool isopropílico, pode resultar em alterações significativas na toxicocinética do tolueno. Por exemplo, a coexposição crônica e simultânea do tolueno e benzeno relata uma inibição mútua na biotransformação dos dois solventes, resultando em menor excreção dos metabolitos urinários fenol e ácido hipúrico, respectivamente. Em elevadas concentrações, a metiletilcetona e o álcool isopropílico podem interferir na biotransformação do tolueno, especialmente se este hidrocarboneto aromático estiver, também, em altas concentrações.

Importante ressaltar que as enzimas que participam da biotransformação do tolueno apresentam menor atividade durante o período escuro do ciclo de 24 horas, ou seja, durante a noite, o que pode implicar em maior risco neurotóxico para as pessoas que se expõem ao solvente durante o período noturno.

### 3.2.2. *Toxicodinâmica*

O tolueno apresenta-se como um agente neurotóxico e irritante de pele e mucosas. Em concentrações mais elevadas pode apresentar ação nefrotóxica e hepatotóxica. A sua ação sobre o SNC corresponde à principal ação tóxica do solvente desenvolvida em duas fases. Em baixa concentração, ocorre estimulação do SNC, com aparecimento de euforia e excitação, mas em alta concentração o tolueno atua deprimindo o SNC levando à depressão, desorientação, tremores, alucinações, ataxia, convulsão e coma.

O mecanismo de ação neurotóxica do tolueno é matéria ainda pouco conhecida. No entanto, a exposição ao tolueno foi associada ao aumento significativo da concentração dos neurotransmissores norepinefrina, dopamina, indolamina, serotonina e de seus metabólitos em várias regiões do cérebro de animais. A ação depressora desse solvente decorrente de uma exposição aguda parece estar relacionada à interação física ou química com membranas ou neurotransmissores, e a diminuição da função cognitiva potencialmente irreversível pode estar associada à alteração estrutural do tecido neural.

O cerebelo parece ser a área do cérebro mais afetada pelo tolueno. O solvente pode produzir danos neurológicos reversíveis ou irreversíveis, incluindo degeneração cerebelar e cortical, além de surdez, neuropatia periférica e atrofia ótica com evidência de disfunção do hipotálamo. Em casos mais severos, evidências radiológicas revelaram atrofia cerebelar irreversível.

Estudos realizados em trabalhadores expostos ao tolueno revelam um menor desempenho desses indivíduos em alguns testes neurocomportamentais efetuados, especialmente aqueles dependentes da agilidade manual, da memória verbal e da habilidade visual. É relatada, ainda, alteração em outras funções neurológicas como a perda auditiva e de visão de cores. Estudos encontrados na literatura não são concordantes com relação à possível ação genotóxica do tolueno. Enquanto alguns pesquisadores não classificam o solvente como genotóxico por não terem encontrado relação entre a incidência de quebras/aberrações cromossômicas e exposição ao solvente, outros relatam o aparecimento de alterações cromossômicas, especialmente de linfócitos, em trabalhadores expostos cronicamente a concentrações elevadas de tolueno. Tem sido relatada a ação fetotóxica desse solvente que, por mecanismo ainda desconhecido, pode provocar diminuição no desenvolvimento de fetos expostos ao tolueno. O solvente é classificado pelo Institute for Health and Consumer Protection (IHACP) da Comissão Europeia, como um toxicante que apresenta *possíveis riscos durante a gravidez com efeitos adversos na descendência* (*Risk Phrase* R63 do Anexo VI da Regulamentação n. 1272/2008). A International Agency for Research on Cancer (IARC) classifica o solvente em seu Grupo 3, ou seja, como não carcinogênico para humanos.

Em exposições crônicas a elevadas concentrações do tolueno, pode ser observado aumento da concentração sérica de enzimas hepáticas e, segundo alguns estudos, o solvente poderia também induzir a atividade do Cit P-450. Ainda, em exposições elevadas ao tolueno, podem aparecer alterações nos túbulos renais especialmente no túbulo distal e o desenvolvimento de acidose metabólica. Esse solvente possui significativa ação irritante sobre a pele e mucosas. O contato com o solvente pode resultar na remoção de lípides naturais que fazem parte da constituição da epiderme, produzindo dermatites irritativas de contato. O tolueno provocará irritação nas mucosas das vias aéreas superiores se inalado e do trato gastrintestinal se ingerido. O mecanismo da ação tóxica do tolueno no sistema óptico ainda não é totalmente conhecido. Além da ação tóxica central, a ação irritante sobre a conjuntiva, a interferência com o mecanismo dopaminérgico das células da retina ou a desmielinização das fibras do nervo óptico seriam os mecanismos capazes de provocar perda da visão de cores, observada em trabalhadores expostos a elevadas concentrações do solvente.

### 3.2.3. *Sintomatologia e tratamento da intoxicação*

Em situações de exposição aguda, os efeitos decorrentes da ação tóxica do tolueno no SNC são, inicialmente, semelhantes aos desenvolvidos pelo etanol e incluem euforia, dor de cabeça, pressão forte no peito, fraqueza, fadiga e náusea. Sintomas de exposição mais severa incluem distúrbio da visão, tremores, confusão mental, andar cambaleante, paralisias e convulsões. Os sintomas da intoxicação aguda pelo tolueno são reversíveis ao final da exposição, mas tornam-se muito mais severos e persistentes com o aumento da concentração e/ou duração da exposição. Em casos mais graves, a morte pode ser devida a arritmias cardíacas, depressão do SNC, asfixia, insuficiência renal e hepática.

A narcose é considerada um efeito agudo do tolueno em exposições a altas concentrações. Alterações possivelmente irreversíveis no SNC, como demência, encefalopatia crônica (refletindo distúrbios intelectual e emocional) e alteração das funções neurovegetativas, são mencionadas como resultado de exposição a longo prazo e à alta concentração de tolueno. Embora existam evidências sugerindo que esses efeitos possam também resultar da exposição ocupacional, há controvérsias em relação à extensão e severidade dessas debilidades neurológicas.

Muitos sintomas neurológicos relacionados à exposição ao tolueno e aos solventes em geral são inespecíficos, uma vez que podem ocorrer na população em geral, causados por diversos fatores. De uma maneira geral, os sintomas tóxicos decorrentes da ação do tolueno no SNC são dependentes das concentrações de exposição.

A intoxicação crônica com o tolueno pode produzir ainda, anorexia, astenia, hematúria, albuminúria e uremia.

O tratamento da intoxicação é sintomático. No caso de ingestão, promover lavagem gástrica sem provocar vômito. Ocorrendo contato com a pele, lavar o local com água em abundância por no mínimo 15 minutos, sem utilizar sabão, evitando assim aumentar a irritação local.

### 3.2.4. *Monitorização da exposição ocupacional*

**Monitorização ambiental – concentrações permitidas** LT = 78 ppm (290 mg/m³). O solvente é classificado com o grau de insalubridade médio (Anexo 11, NR-15, MTE/Br). A ACGIH, em 2013, propõe um *TLV-TWA* de 20 ppm.

**Monitorização biológica** São propostos vários indicadores biológicos para a avaliação da exposição ocupacional ao tolueno, tais como as determinações de tolueno no sangue, tolueno no ar expirado, tolueno na urina, *orto*-cresol urinário e ácido hipúrico urinário. Estudos recentes têm sido desenvolvidos objetivando validar outros biomarcadores de exposição ao tolueno, mais específicos ou mais expressivos quantitativamente do que os já mencionados. A validação dos metabólitos ácido *S*-benzilmercaptúrico e ácido *S-p*-toluilmercaptúrico, em amostras de urina, são dois exemplos dessa busca nos últimos anos.

Não existem ainda indicadores biológicos estabelecidos que se correlacionem com a ação do solvente no sítio de ação, ou seja, biomarcadores de efeito. Alguns testes de função hepática, tais como a concentração urinária de ácidos biliares e do β-hidroxicortisol, correlacionam-se com a ação hepatotóxica crônica de misturas de alguns solventes, entre eles o tolueno. Estudos continuam sendo feitos, objetivando avaliar a utilidade dessas determinações na monitorização biológica de efeito do solvente.

O ácido hipúrico urinário (AH-u), apesar de todas as suas limitações, é, ainda, o biomarcador de exposição adotado pela legislação brasileira. A concentração do AH na urina coletada ao final da jornada de trabalho correlaciona-se com a exposição média ao tolueno no dia, quando avaliada em termos coletivos, ou seja, em grupos de trabalhadores. O ácido hipúrico é um metabólito encontrado na urina de indivíduos não expostos ao tolueno, decorrente de dietas ricas em alimentos que contenham ácido benzoico e/ou seus precursores. Dentre esses alimentos, destacam-se as frutas como ameixa seca, uvas passas, pêssegos e grãos verdes de café que apresentam substâncias precursoras do ácido benzoico e os alimentos e bebidas conser-

vadas com benzoatos. A ingestão de sucos de frutas, alguns tipos de pães e derivados, *ketchup*, mostarda e refrigerantes irão aumentar significativamente a formação e excreção do ácido hipúrico. Os refrigerantes, por exemplo, podem produzir uma concentração de ácido hipúrico igual àquela excretada após exposição ocupacional a 200 mg/m³ de tolueno. Outro fator a ser considerado quando se realiza a monitorização biológica da exposição por meio do AH-u é o uso de medicamentos pelos indivíduos. A isocarboxazida (antidepressivo, inibidor da monoamino-oxidase), dietilpropiona, medicamentos que contenham femprobamato (alguns miorrelaxantes e ansiolíticos), assim como outros fármacos (cocaína) poderão aumentar a excreção fisiológica desse metabólito urinário. Além disso, há dados que demonstram que o AH em urina de indivíduos expostos só se distingue significativamente do valor basal, quando a exposição ocupacional ocorre em concentrações iguais ou superiores a 30 ppm de tolueno no ar. Assim, devido ao elevado e variável valor de referência do ácido hipúrico urinário, este indicador perde sua validade em termos da monitorização de exposições individuais leves. Na interpretação dos resultados de AH-u encontrados, é importante considerar a capacidade do etanol e da exposição concomitante ao benzeno de inibir a biotransformação do tolueno, alterando assim a excreção urinária deste e de outros metabólitos do solvente. A coleta da urina deverá ser feita ao final da jornada de trabalho e a amostra enviada ao laboratório no máximo dois dias após a coleta, mantendo-se uma temperatura máxima de 4ºC. Caso a amostra não possa ser enviada ao laboratório nesse prazo, ela deverá ser mantida a 20ºC por um período de até 6 dias após a coleta. O transporte das amostras deverá ser feito nas mesmas condições de temperatura do armazenamento.

Como a maior parte do metabólito é excretada nas 4 horas seguintes ao final da jornada de trabalho, pode-se recomendar, quando possível, a coleta da urina durante esse período pós--exposição. Devido à influência da dieta sobre o valor do ácido hipúrico urinário, recomenda-se que os trabalhadores evitem ingerir alimentos ou medicamentos interferentes, no mínimo um dia antes da coleta da amostra.

*Valor de referência*: até 1,5 g/g de creatinina (Quadro I, Anexo I, NR-7,MTE/Br).

*IBMP*: 2,5 g/g de creatinina (Quadro I, Anexo I, NR-7, MTE/Br).

Em decorrência da inespecificidade e variação do ácido hipúrico urinário, a ACGIH deixou de indicá-lo como biomarcador de exposição ao tolueno.

*Orto*-cresol urinário: o metabólito está presente em pequenas quantidades ou mesmo ausente na urina de indivíduos não fumantes e não expostos ao tolueno. Essa característica pode representar uma vantagem em relação à grande variação individual detectada no caso do ácido hipúrico. Uma limitação para o uso do *o*-cresol urinário como biomarcador de exposição ao solvente pode ser a sua quantidade excretada pela urina, no entanto, com o advento de equipamentos de maior sensibilidade analítica, esse composto vem sendo estudado como um substituto do ácido hipúrico na monitorização biológica da exposição ao tolueno. Não estão bem estabelecidas, ainda, as correlações existentes entre o *orto*-cresol urinário e as concentrações de tolueno no ar ocupacional e de ácido hipúrico na urina; no entanto, existem dados que relatam uma boa correlação entre os dois metabólitos urinários e uma pequena correlação entre *o*-cresol e a concentração do solvente no ar, inferior inclusive àquela encontrada entre o AH-u e o tolueno ambiental. Devido a sua pequena formação durante a biotransformação do tolueno, existe a possibilidade de não detecção desse metabólito em exposições leves ao solvente. A grande desvantagem desse biomarcador, entretanto, é o fato de a excreção desse metabólito estar aumentada em até três vezes na urina de fumantes, provavelmente devido à concentração do *o*-cresol no próprio cigarro. A coleta de urina deve ser feita no final da jornada de trabalho, mantendo-a armazenada em temperatura não superior a 4ºC. Enviar a amostra para o laboratório, no máximo 3 dias após a coleta, mantendo-se a temperatura de armazenamento.

*Valor de referência*: não está totalmente estabelecido, uma vez que fatores individuais, especialmente o hábito de fumar, alteram significativamente a concentração urinária desse metabólito. Alguns autores propõem como valor de referência uma concentração de até 0,3 mg/L.

A ACGIH, em 2013, indica essa determinação urinária como um dos biomarcadores a ser utilizado na monitorização biológica da exposição ao tolueno. A urina coletada ao final da jornada de trabalho deve ser analisada por meio de métodos que realizem a hidrólise da amostra e, nessas condições, o *BEI* proposto é de 0,3 mg/g de creatinina.

Tolueno no ar expirado (TOL-a): embora não totalmente aprovado, tem sido proposto por alguns autores como biomarcador de exposição ao solvente. Segundo os estudos realizados, existe uma boa correlação entre o TOL-a e a intensidade da exposição ocupacional, uma vez que a concentração do tolueno no ar expirado representaria cerca de 15 a 20% da concentração ambiental do solvente. Devem ser consideradas a influência do etanol sobre a biotransformação do tolueno e a absorção cutânea que ocorreria, por exemplo, quando os trabalhadores desengraxam as mãos com o solvente. Estudos continuam sendo feitos, objetivando estabelecer o melhor horário para a coleta do ar expirado. Segundo alguns autores, deve ser feita durante a jornada de trabalho, enquanto outros defendem a coleta 8 a 16 horas após o final da exposição. Em 1999, a ACGIH suspendeu a indicação do tolueno no ar expirado como biomarcador de exposição, objetivando cuidadosa reavaliação do uso desse indicador, suspensão ainda mantida em 2013. A legislação brasileira tampouco indica a utilização desse biomarcador.

Tolueno no sangue (TOL-sg): várias vantagens podem ser citadas para o uso desse biomarcador, como a especificidade, a não interferência do hábito de fumar e a correlação com baixas concentrações do solvente no ar (1 ppm). Uma desvantagem do uso do TOL-sg poderia ser a rápida saída do tolueno da corrente circulatória, o que dificultaria a tomada de amostras biológicas. De fato, vários dados revelam que o tolueno determinado no sangue, coletado ao final da jornada de trabalho, tem pequena correlação com a exposição ocupacional ao solvente em função, basicamente, das pequenas $t_{1/2}\alpha$ e $\beta$ de distribuição do tolueno.

O TOL-sg, determinado em diversas amostras coletadas ao longo da jornada diária de trabalho, apresenta boa correlação com a concentração do solvente no ambiente ocupacional do momento, mas essa amostragem é inviável do ponto de vista prático, frente às medidas de cuidado e higiene exigidas em uma coleta de sangue e a interferência que essa coleta poderia trazer ao bom desenvolvimento do processo ocupacional.

Considerando a redistribuição do solvente dos tecidos ricos em lípides para o sangue e a existência da $t_{1/2}\gamma$ de distribuição, tem sido proposta a determinação do TOL-sg em amostra coletada ao final de um intervalo de tempo de exposição, como no último dia da jornada semanal de trabalho. Nessas condições, vários autores indicam o TOL-sg como sendo o biomarcador mais adequado para exposições a baixa concentração do solvente no ar ocupacional. A legislação brasileira não menciona esse biomarcador em sua NR-7, mas a ACGIH continua indicando, em 2013, o TOL-sg como um dos três biomarcadores de exposição proposto para o tolueno. É mencionado que a amostra deve ser coletada antes da exposição do último dia da jornada de trabalho semanal e, nessas condições, o valor *BEI* proposto por esse Comitê é de 0,02 mg/L.

Tolueno na urina (TOL-u): esse biomarcador vem sendo indicado, nos últimos anos, como o mais adequado para a monitorização biológica de exposição ao solvente. Dados encontrados na literatura especializada sobre o assunto indicam que esse biomarcador reflete uma exposição recente, é seletivo e apresenta uma boa correlação com a concentração do solvente no ar ambiental, mesmo quando essa última está abaixo do limite de tolerância. Esse dado é importante, uma vez que os dois metabólitos urinários propostos como biomarcador (ácido hipúrico e *orto*-cresol) apresentam uma menor correlação com os níveis do solvente no ar. Outra vantagem do uso do TOL-u como biomarcador é o fato de não ser necessária a correção dos resultados obtidos pela concentração de creatinina ou densidade da amostra. Uma das dificuldades encontradas na utilização desse biomarcador, qual seja, a pequena quantidade do solvente inalterado excretada na urina, tem sido contornada com o advento de métodos e equipamentos analíticos que apresentam elevada sensibilidade. Em decorrência da elevada volatilidade do solvente, é importante manter atenção redobrada durante a coleta, transporte e manuseio da amostra, de modo a evitar que eventuais perdas ocorridas durante essas etapas determinem um resultado analítico irreal.

A ACGIH indica o TOL-u como biomarcador de exposição ao solvente, devendo ser utilizada a urina colhida ao final da jornada de trabalho. O valor *BEI* proposto é 0,03 mg/L.

### 3.3. Xilenos

Os xilenos ou dimetilbenzenos (isômeros *orto, meta* e *para*) são líquidos incolores, de elevada lipossolubilidade, ponto de ebulição entre 139 e 144ºC (variando de acordo com o isômero), praticamente insolúveis em água e bastante solúveis em álcool, acetona, éter, clorofórmio, benzeno, entre outros. São utilizados em vários processos industriais, tais como na indústria química, de plásticos, fibras sintéticas, couro, tecidos e papéis. Têm utilidade como agente de limpeza e desengordurante. Esse solvente tem sido empregado como *thinner* para tintas e lacas. A proporção dos isômeros *orto, meta* e *para*-xileno na composição do solvente é, aproximadamente, de 10 a 20%, 70% e 20%, respectivamente. Do ponto de vista ocupacional, o isômero de maior importância é o *para*-xileno que possui pressão de vapor a 25°C igual a 8,9 mmHg, ponto de ebulição de 138°C e vapores mais densos do que o ar.

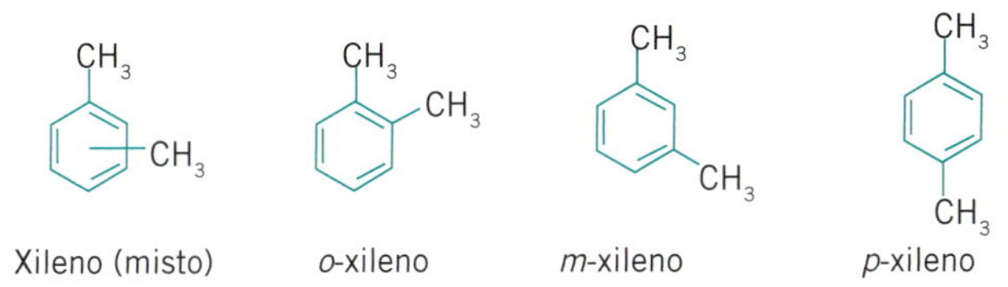

**Figura 3.** Estrutura química do xileno e seus isômeros *(extraído de ATSDR, 2007).*

### 3.3.1. Toxicocinética

O xileno pode sofrer absorção através das vias cutânea e pulmonar, sendo essa última a de maior importância sob o ponto de vista ocupacional. A absorção pulmonar é rápida e influenciada pela atividade física. Dados obtidos em indivíduos em repouso, expostos ao solvente, revelam que a concentração no ar alveolar atinge o equilíbrio cerca de 10 minutos após o início da exposição. Não tem sido encontrada diferença na velocidade de absorção entre os isômeros do xileno.

O xileno pode ser absorvido por via cutânea numa velocidade e extensão menores do que as observadas na absorção pulmonar. Tanto os vapores de xileno quanto o composto em sua forma líquida podem ser absorvidos quando em contato com a pele íntegra. Essa absorção pode aumentar em cerca de três vezes, se a pele estiver lesada.

Estudos realizados com indivíduos que imergiram ambas as mãos no solvente líquido por 15 minutos indicam uma velocidade de absorção na pele íntegra variando entre 3 e 4 $\mu g/cm^2$/minuto. A absorção cutânea dos vapores de xileno (estudo realizado especificamente com o *meta*-xileno) é estimada como 0,1 a 2% da quantidade inalada pelo indivíduo exposto. São esparsos os dados referentes à possível absorção oral do solvente. Alguns estudos experimentais realizados em animais e outros dados provenientes da ingestão acidental do solvente pelo homem relatam a detecção dos metabólitos do solvente em amostras de urina.

O xileno é distribuído rapidamente para os tecidos, concentrando-se naqueles que apresentam maiores teores de lípides, como o cérebro e o tecido adiposo (4 a 10% do solvente absorvido pode se concentrar neste último), e nos órgãos ricamente irrigados, como o fígado e rins. O xileno pode transpor a barreira placentária e estar, também, presente no leite materno. Vários fatores podem influenciar a distribuição do solvente no organismo e consequentemente a sua eliminação, entre eles, o peso corpóreo (teor de gordura), ventilação pulmonar, coeficiente de partição sangue/ar, taxa de extração hepática, entre outros.

É biotransformado na fração microssômica do fígado, mediante oxidação dos grupamentos metilas e/ou oxidação aromática. A principal reação de biotransformação é a oxidação dos grupamentos metila dos isômeros, pela ação do CYP (provavelmente o CYP2E1), originando os respectivos álcoois metilbenzílicos e, posteriormente, os ácidos *orto, meta e para*-metilbenzoicos também denominados ácidos *orto, meta e para*-toluicos. Esses ácidos conjugam-se com a glicina originando, respectivamente, os ácidos *orto, meta e para*- metil-hipúrico, principais metabólitos urinários dos respectivos isômeros. Uma parte do ácido *orto*-toluico pode ser excretada pelos rins na forma inalterada ou conjugada com o ácido glicurônico e/ou sulfatos. A excreção urinária dos ácidos *orto, meta e para*-metil-hipúricos representa 95% do total da concentração de xileno absorvida. Estudos farmacocinéticos indicam que a excreção dos ácidos metil-hipúricos é menor em organismos com maior conteúdo lipídico, como os das mulheres.

A segunda via de biotransformação do xileno é a oxidação do anel aromático também pela ação do CYP (provavelmente o CYP1A2), produzindo os metabólitos fenólicos, denominados xilenóis, que são excretados pela urina conjugados com sulfato e/ou ácido glicurônico. Essa via de biotransformação é menos significativa; apenas cerca de 2% da quantidade de xileno absorvida pelo organismo é excretada na urina sob a forma de xilenóis. O composto inalterado pode ainda ser eliminado pelo ar expirado e urina; a porcentagem de solvente que deixa o organismo por essas vias é em torno de 5 a 10% do total absorvido com a predominância da eliminação pelo ar expirado (menos de 1% é excretado como xileno pela urina). Admite-se que a eliminação do xileno ocorra no mínimo em duas fases distintas, caracterizadas por diferentes $t_{1/2}$. A primeira fase, rápida, com $t_{1/2}$ em torno de 1 hora; e a segunda, mais lenta, com $t_{1/2}$ de 20 ou mais horas. A cinética de eliminação do xileno estaria concordante com a distribuição do solvente; a fase rápida corresponderia à saída dos órgãos parenquimatosos, e a mais lenta decorreria da saída do solvente dos músculos e tecido adiposo. A eliminação total dos metabólitos do xileno ocorre, em média, em 35 horas, mas vários fatores individuais podem alterar esse parâmetro.

Estudos têm demonstrado que a coexposição ao xileno e a outros solventes representa um fator importante na alteração de sua biotransformação. A exposição concomitante ao xileno e à metiletilcetona pode resultar em inibição de enzimas envolvidas na biotransformação do hidrocarboneto. Voluntários expostos aos dois solventes apresentaram níveis do hidrocarboneto aumentado no sangue e menor excreção urinária do ácido metil-hipúrico, quando comparados com aqueles obtidos nos indivíduos expostos apenas ao xileno. A coexposição aos xilenos e ao etilbenzeno pode resultar em inibição na biotransformação de ambos os solventes.

A ingestão de bebidas alcoólicas influencia a biotransformação do xileno induzindo-a ou inibindo-a, dependendo de diferentes fatores, como as concentrações dos dois compostos, a duração da exposição e o momento da ingestão alcoólica, ou seja, se ocorreu antes ou durante a exposição ao xileno.

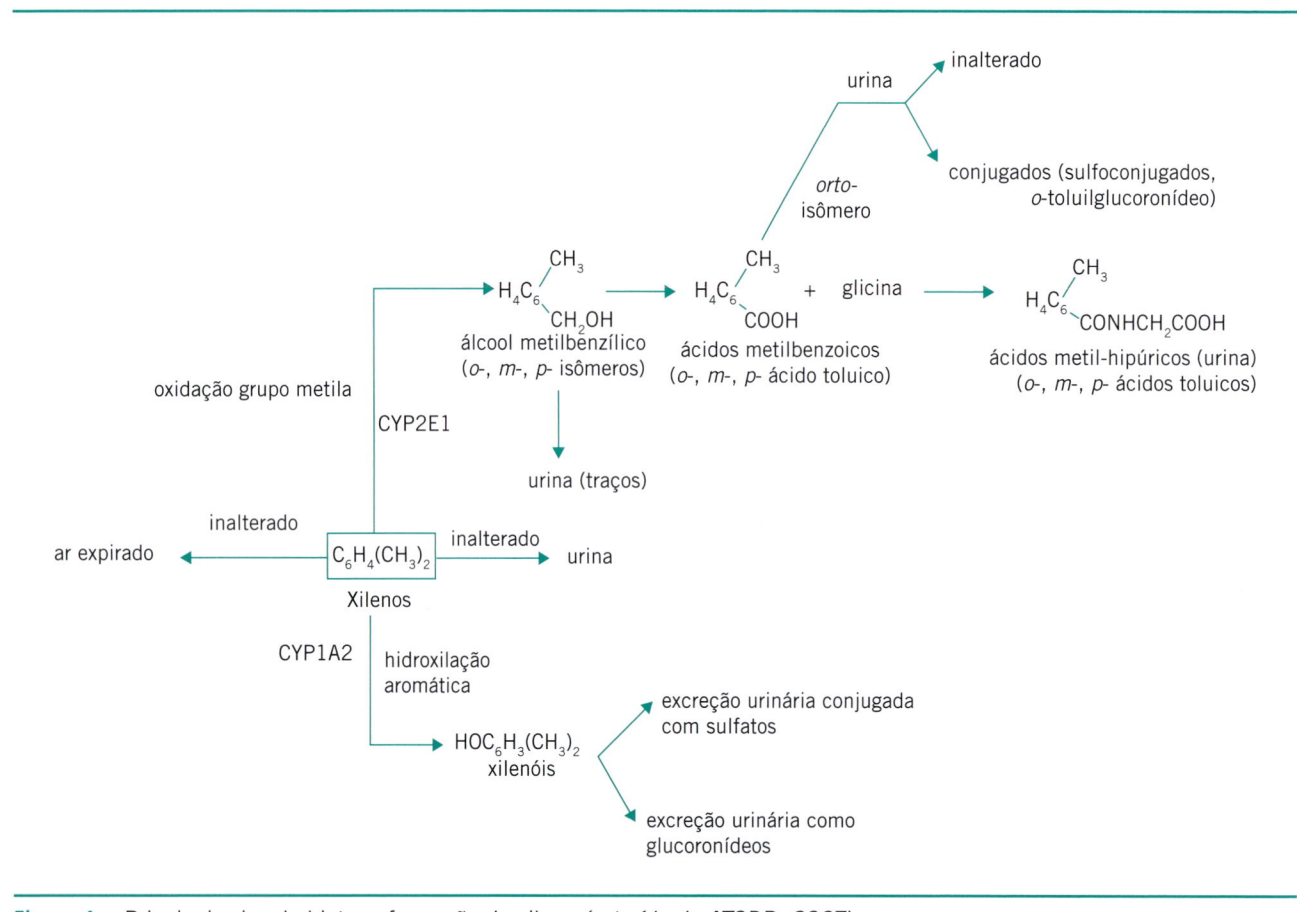

**Figura 4.** Principais vias de biotransformação do xileno *(extraído de ATSDR, 2007).*

### 3.3.2. *Toxicodinâmica*

O xileno apresenta ação irritante sobre os olhos, pele e mucosas, entre elas a das vias aéreas superiores. Possui também ação neurotóxica sendo essa ação sobre o SNC a principal ação do xileno nas exposições agudas e crônicas. O mecanismo da ação neurotóxica desse composto não é ainda bem esclarecido, mas algumas hipóteses são apresentadas, tais como:

» interferência com a membrana das células nervosas alterando suas propriedades e, consequentemente, a transmissão do impulso nervoso;

» alteração nos níveis de vários neurotransmissores e da composição lipídica de várias regiões do cérebro;

» inibição da transmissão gabaminérgica no cerebelo.

Em elevadas concentrações, o solvente pode apresentar tanto uma ação hepatotóxica, com aparecimento de vacuolização hepatocelular e elevação das transaminases séricas, quanto nefrotóxica. A ação do xileno sobre os rins ocorre nos túbulos distais, mas vários autores questionam se essa ação não seria decorrente da exposição concomitante a outros xenobióticos. O solvente puro não apresenta ação mielotóxica, mas o produto comercial (xilol) pode levar ao aparecimento de efeitos hematotóxicos em função da significativa concentração de benzeno existente como impureza nele. O xileno não é classificado como carcinogênico humano pela IARC, tampouco pela EPA.

### 3.3.3. *Sintomatologia e tratamento da intoxicação*

Os principais sintomas observados na intoxicação crônica pelos xilenos são cefaleia, fadiga, sonolência, vertigens, distúrbios cardiovasculares, dispneia, náuseas, vômitos, desconforto epigástrico, conjuntivite, fotofobia e hemorragias nasais. Em casos graves, a depressão do SNC pode levar ao aparecimento de confusão mental, narcose, coma e morte. O contato prolongado com a pele pode provocar dermatites ocupacionais e eczemas.

O tratamento das intoxicações é sintomático. Quando ocorre contato cutâneo com o solvente, o local contaminado deve ser lavado com água e sabão, uma vez que, devido à elevada lipossolubilidade do xileno, a lavagem apenas com água em abundância é insuficiente para retirar todo o solvente da pele. No caso de ingestão, promover lavagem gástrica sem provocar o vômito. O uso de laxantes oleosos não são, geralmente, recomendados.

### 3.3.4. *Monitorização da exposição ocupacional*

**Monitorização ambiental – concentrações permitidas** A legislação brasileira estabelece no Anexo 11 da NR-15 do MTE, 1 LT para o xileno de 78 ppm ou 340 mg/m³. O valor *TLV-TWA* proposto pela ACGIH em 2013 é de100 ppm e o valor *STEL* = 150 ppm.

**Monitorização biológica** O principal biomarcador adotado para a monitorização biológica da exposição ao xileno é a determinação urinária do metabólito ácido metil-hipúrico. A proposta da determinação do xileno inalterado no sangue como biomarcador de exposição é limitada pela rápida saída do solvente da corrente circulatória.

Ácido metil-hipúrico urinário (AMH-u): é o biomarcador proposto pela legislação brasileira. Esse metabólito está ausente na urina de indivíduos não expostos ao xileno e se correlaciona bem, tanto com o nível de xileno no ar ocupacional quanto com a concentração total do solvente absorvida pelo indivíduo exposto. Uma vez que o ácido metil-hipúrico é totalmente eliminado pela urina em 24 a 48 horas, a determinação desse biomarcador expressa sempre uma exposição muito recente, como aquela ocorrida no dia da coleta da amostra. É recomendado que a coleta da urina seja realizada ao final da jornada de trabalho, embora o ideal fosse coletá-la durante as últimas 4 horas dessa jornada, considerando a rápida excreção do metabólito pela urina. A amostra deve ser armazenada em temperatura de no máximo 4ºC e enviada ao laboratório até 6 dias após a coleta, mantendo-se a temperatura de armazenamento.

*Valor de referência*: o AMH-u não é detectado na urina de indivíduos não expostos ao xileno.

*IBMP*: 1,5 g/g de creatinina (Quadro I, Anexo I, NR-7, MTE/Br).

A ACGIH, em 2013, também indica a determinação do ácido metil-hipúrico como o biomarcador a ser utilizado na monitorização biológica da exposição aos xilenos. A amostra deve ser coletada ao final da jornada de trabalho e o *BEI* proposto é de 1,5 g/g de creatinina.

## 3.4. Estireno

O estireno, também denominado feniletileno, vinilbenzeno ou etinilbenzeno, é um líquido viscoso, incolor em temperatura ambiente, com odor forte, aromático e doce. Apresenta moderada volatilidade (pressão de vapor a 25ºC de 6,54 mmHg), ponto de ebulição igual a 145,2ºC e pequena solubilidade em água (0,029 g/100 g de água a 20ºC). É solúvel em álcool, éter, acetona e bissulfeto de carbono.

O estireno apresenta grande poder reativo, polimeriza-se e oxida facilmente e é, também, um produto presente na fumaça de cigarro e exaustão do automóvel.

Ocupacionalmente o estireno é utilizado na produção de polímeros plásticos (poliestireno) e de resinas empregadas, principalmente, para o isolamento ou para a fabricação de barcos de fibra de vidro. Participa da síntese de copolímeros, tais como estireno-acrilonitrilo e acrilonitrilo-butadieno-estireno, que são utilizados para a fabricação de tubos, componentes de automóveis e copos plásticos. É empregado também na fabricação da borracha estireno-butadieno que é usada na fabricação de pneus, mangueiras para fins industriais e sapatos. Os copolímeros de estireno são frequentemente usados em toner líquido para fotocopiadoras e impressoras. A reação de polimerização do estireno, lenta à temperatura ambiente, é acelerada por ação direta da luz e do calor (especialmente acima de 66ºC).

### 3.4.1. *Toxicocinética*

O estireno pode ser absorvido por vias pulmonar e cutânea. Mais da metade da concentração de estireno inalado será absorvida pelo trato pulmonar, e essa absorção é aumentada quando o indivíduo exposto realiza algum esforço físico durante a exposição. O coeficiente de partição sangue/ar do estireno na espécie humana, calculado no momento do equilíbrio, é em torno de 69.

A velocidade de absorção cutânea do estireno na espécie humana é mais lenta do que em animais de laboratórios. No homem, essa velocidade foi calculada como sendo $1 \pm 0,5$ µg/cm²/minuto quando da imersão de uma das mãos no estireno líquido; nos animais de laboratório, essa velocidade é estimada em 9 a 15 mg/m²/hora. A quantidade de solvente absorvida pela pele íntegra corresponde apenas a cerca de 0,1 a 2% da concentração absorvida pela via pulmonar.

Uma vez absorvido, o estireno é rapidamente distribuído pelo organismo, concentrando-se nos tecidos ricos em lípides, principalmente o adiposo. O solvente se concentra também no fígado, cérebro e rins. A saída do estireno da corrente circulatória ocorre em duas fases: a primeira, rápida, com $t_{1/2}$ igual a 1 minuto, e a segunda, mais lenta, com $t_{1/2}$ em torno de 40 minutos.

O principal órgão de biotransformação do solvente é o fígado, embora possa ocorrer também nos pulmões e cavidade nasal em casos de uma exposição pulmonar.

Estudos realizados em humanos indicam que a biotransformação do estireno é dependente da concentração absorvida e pode ser inibida pela coexposição ao tolueno, triclorometileno e etilbenzeno. O etanol tem também a capacidade de inibir, significativamente, a biotransformação desse solvente. É aceito que, em altas concentrações do solvente, o sistema enzimático envolvido em sua biotransformação pode ser gradativamente saturado, diminuindo a concentração de metabólitos excretados e aumentando a fração do composto inalterado eliminado do organismo.

Existem várias vias de biotransformação do estireno, mas a principal delas é a oxidação da cadeia lateral do composto, pela ação do Cit P-450, originando o estireno 7,8-óxido. Este, pela ação da epóxido hidrolase, forma o estireno glicol, convertido a seguir em ácido mandélico e ácido fenilglioxílico, os principais metabólitos urinários do solvente. Em menor proporção, pela ação da álcool desidrogenase e conjugação com a glicina, esse óxido poderá originar o ácido hipúrico. Uma via secundária de biotransformação do solvente envolve a conjugação do estireno 7,8-óxido com a glutationa, originando os ácidos 2-fenil-2-hidroxietilmercaptúrico e 1-fenil-2-hidroxietilmercaptúrico. O solvente pode também ser convertido, pela ação do Cit P-450, a feniletanol e, em seguida, a fenilacetaldeído, pela ação da aldeído desidrogenase. É possível a transformação do fenilacetaldeído em ácido fenilacético, e este, conjugando-se com a glicina, originar o ácido fenilacetúrico. Outra via secundária de biotransformação do solvente pode ocorrer com a oxidação do anel aromático, resultando na formação dos 3,4 e 1,2 óxidos de estireno subsequentemente transformados em 4-vinilfenol e 2-vinilfenol, respectivamente.

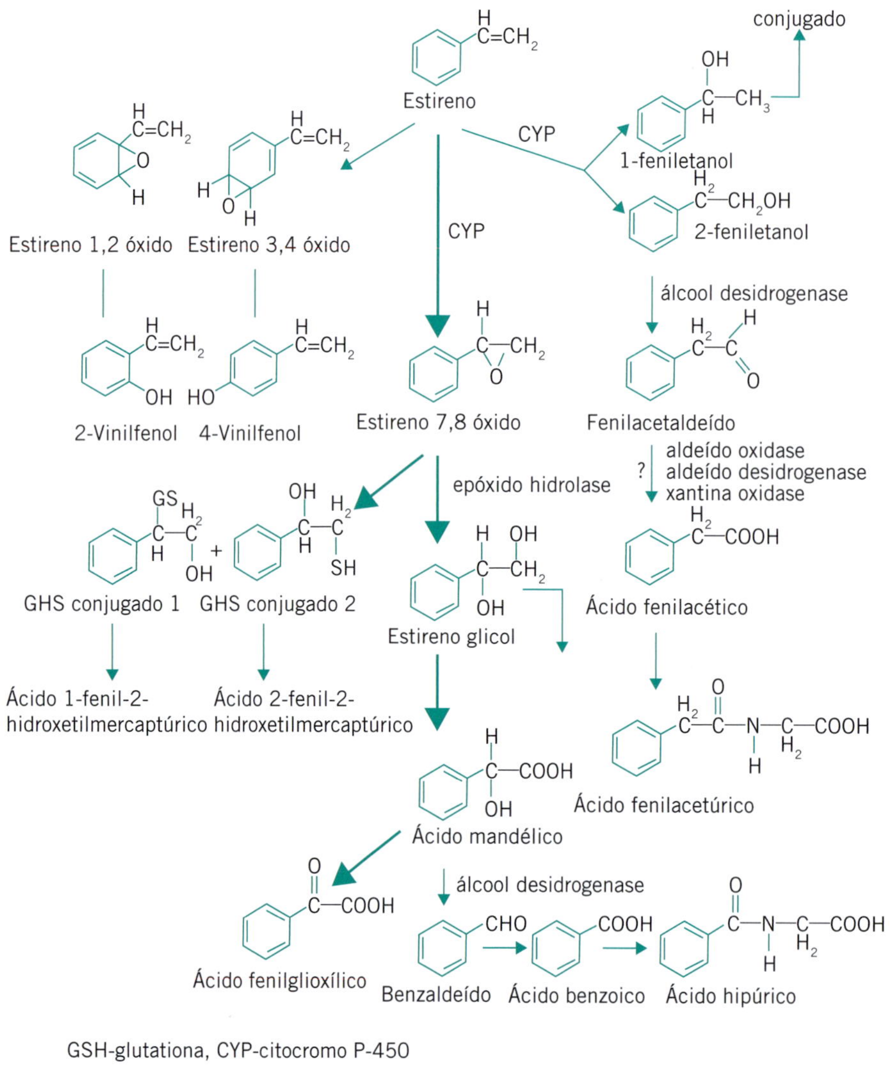

**Figura 5.** Principais vias de biotransformação do estireno *(adaptado de ATSDR, 2010).*

A maior parte do estireno absorvido será eliminada, após sofrer biotransformação, por via renal como os metabólitos ácido mandélico e fenilglioxílico. Cerca de 2 a 3% do total de estireno absorvido pode ser eliminado inalterado pelo ar expirado, enquanto 85% do total absorvido será excretado como ácido mandélico e 10% como ácido fenilglioxílico, ambos pela via renal. Traços do ácido mercaptúrico e 4-vinilfenol podem ser encontrados no organismo dos indivíduos expostos (menos de 1% do total de metabólitos formados).

Cerca de 80% do estireno absorvido é eliminado do organismo nas primeiras 24 horas após a exposição. A excreção urinária dos metabólitos do estireno ocorre em duas fases distintas, a primeira dentro das primeiras 6 ou 7 horas após a exposição, e a segunda 16 horas após o término desta. As taxas de excreção urinária do ácido mandélico e fenilglioxílico não variam significativamente em função da concentração de estireno inalado, mas suas concentrações urinárias, sim. Acredita-se que características da exposição (p. ex., a realização de esforço físico) e o conteúdo lipídico do organismo do trabalhador possam explicar as variações individuais nas concentrações dos metabólitos urinários do solvente. Menos de 2% do composto absorvido pode ser excretado pelas fezes.

### 3.4.2. *Toxicodinâmica*

O estireno possui ação irritante de pele e mucosas. Apresenta neurotoxicidade central e periférica. Acredita-se que os efeitos centrais predominam em exposições agudas recentes, enquanto os periféricos em exposições crônicas ocorridas em semanas anteriores. O mecanismo da ação neurotóxica do solvente não está totalmente esclarecido, embora alguns estudos indiquem que a alteração na atividade dopaminérgica cerebral, provavelmente mediada pela diminuição na modulação desse neurotransmissor realizada pela pituitária, possa ser um mecanismo viável. Esse mecanismo tem sido embasado por dados experimentais obtidos em animais, tais como a depleção de dopamina no cérebro de coelhos expostos ao estireno e o aumento de receptores dopaminérgicos no cérebro de ratos. Evidências encontradas em indivíduos expostos ao solvente também apontam para este mecanismo de ação.

O aumento dose-dependente da prolactina sérica e do hormônio estimulante da tireoide, detectados nos trabalhadores expostos foi interpretado como evidência de uma depleção da dopamina túbero-infundibular. Existem controvérsias sobre a capacidade do estireno em alterar a velocidade de condução motora dos nervos periféricos, mas aceita-se que esse solvente, em concentrações em torno de 100 ppm, possa diminuir a velocidade de condução nervosa sensorial.

A ação tóxica do estireno no sistema óptico é caracterizada por alterações semelhantes àquelas desenvolvidas pelo bissulfeto de carbono. Observa-se deficiência na capacidade de discriminação de cores, especialmente entre o vermelho e verde, e o azul e amarelo.

O estireno é hepatotóxico para animais de laboratório, mas o desenvolvimento dessa ação tóxica no homem ainda é discutido. A possível ação hepatotóxica do solvente estaria relacionada à depleção da glutationa reduzida (GSH), uma vez que as lesões hepáticas são experimentalmente diminuídas, quando se administra substâncias precursoras do GSH, como a metionina.

Outra ação tóxica desenvolvida pelo solvente ocorre no trato pulmonar, como demonstrado em indivíduos expostos no meio ocupacional. O mecanismo mais aceito para essa ação tóxica consiste no estresse oxidativo provocado pelo solvente no tecido pulmonar, incluindo a redução do nível de glutationa. Estudos experimentais realizados *in vitro* indicam que as células Clara (células exócrinas bronquiolares) seriam os principais sítios de ação do solvente no pulmão de humanos e que os metabólitos 7,8-óxido estireno e 4-vinilfenol seriam os compostos responsáveis pela ação tóxica pulmonar.

A International Agency for Research on Cancer (IARC) tem indicado o estireno como "possivelmente carcinogênico para humanos" (Grupo 2B). Em 2011, a Agency for Toxic Substances and Disease Registry (ATSDR) acata a decisão do *National Toxicology Program* (NTP) e passa a classificar o estireno como um composto que apresenta razoáveis evidências de ser um carcinogênico para humanos.

A classificação do solvente como possível carcinogênico para homem, no entanto, vem sendo contestada por diferentes autores e organizações. A ACGIH, por exemplo, classifica o composto em seu Grupo A4, como não classificável como carcinogênico humano. Segundo esse comitê americano, embora exista preocupação quanto à possível ação carcinogênica do estireno para o homem, esta não pode ser confirmada em função da ausência de dados conclusivos.

### 3.4.3. *Sintomatologia e tratamento da intoxicação*

A exposição cutânea aguda ao solvente resulta em eritema, dermatite e remoção lipídica da epiderme. A inalação de elevada quantidade pode levar ao aparecimento de vertigens, astenia, hemorragias, irritação das mucosas oculares (vermelhidão, edema, dor no local) e das vias respiratórias, neste caso podendo, inclusive, resultar no aparecimento de edema pulmonar. Na exposição crônica, observam-se cefaleia, tonturas, fadiga, irritabilidade, perda de memória, anorexia, astenia, sensação

de embriaguez, diminuição da capacidade de discriminar as cores, entre outros; sintomas que são acentuados com o aumento da concentração sanguínea do solvente. Os sintomas respiratórios observados em decorrência da ação tóxica pulmonar do estireno foram, entre outros, resposta inflamatória, diminuição da função pulmonar, asma e hipersensibilidade induzida. Em alguns casos, são detectadas alterações hematológicas reversíveis, tais como ligeira anemia, leucopenia e linfocitose significativamente aumentada. Alterações gastrintestinais foram também relatadas.

Não existe tratamento específico para as intoxicações causadas pelo estireno. As medidas a serem tomadas, no caso de exposição excessiva, são as de suporte ou as sintomáticas, sendo a primeira delas a retirada imediata do indivíduo do local de exposição e de suas roupas contaminadas. Ocorrendo contato cutâneo com o solvente, deve-se lavar o local com água corrente em abundância por, no mínimo, 15 minutos. Essa mesma medida é indicada em eventuais projeções do estireno nos olhos. Caso o solvente tenha sido ingerido, não provocar o vômito, uma vez que, no caso de êmese, o solvente pode ser aspirado e provocar efeitos tóxicos agudos no nível pulmonar, como edema e hemorragias. No caso de inalação, tratar os sintomas decorrentes da irritação respiratória; e em casos agudos a oxigenoterapia é recomendada. Alguns autores sugerem a administração de aminofilina e a inalação de broncodilatadores para minimizar o espasmo brônquico.

### 3.4.4. *Monitorização da exposição ocupacional*

**Monitorização ambiental – concentrações permitidas**    LT = 78 ou 328 mg/m³ (Anexo 11, NR-15, MTE/Br). O valor *TLV-TWA* proposto pela ACGIH em 2013, para o estireno (monômero), é 20 ppm, e o valor *STEL* = 40 ppm.

**Monitorização biológica**    Têm sido propostos como indicadores biológicos, para a monitorização da exposição ocupacional ao estireno, a determinação isolada ou conjunta do ácido mandélico e fenilglioxílico na urina, a concentração do estireno inalterado no sangue venoso ou no ar expirado. A legislação brasileira propõe, como indicadores biológicos, a determinação urinária isolada dos metabólitos ácido mandélico e ácido fenilglioxílico.

Pesquisas têm sido realizadas na busca por um biomarcador de efeito para o estireno. A determinação da atividade da monoamino-oxidase tipo B (MAO-B) mostra-se adequada como biomarcador de efeito neurotóxico do solvente. A atividade dessa enzima decresce com o aumento da concentração de estireno no sangue, entretanto estudos mais aprofundados são necessários para se estabelecer a real correlação existente entre este indicador e a exposição ao estireno.

Ácido mandélico urinário: sendo, quantitativamente, o principal metabólito do estireno e correlacionando-se melhor com os níveis de exposição ao solvente, essa determinação tem sido apontada como o biomarcador de escolha na monitorização biológica da exposição ocupacional ao solvente. Sua concentração na urina coletada ao final da jornada de trabalho correlaciona-se com níveis de 25 ppm ou menos do solvente no ar. A estabilidade química do composto, em temperaturas ambientes, é pequena. A ingestão de bebidas alcoólicas tem papel fundamental na quantidade de metabólito excretado. A urina deve ser coletada ao final da jornada de trabalho, desde que essa não seja a do primeiro dia da jornada semanal de trabalho. A amostra deve ser acondicionada em recipiente escuro e armazenada imediatamente, em refrigerador a 4ºC; nessas condições, o envio da amostra ao laboratório deverá ocorrer no máximo em 3 dias.

A NR-7 brasileira não indica valores de referência para esse indicador. Trabalhos realizados nos EUA apontam para um valor basal médio de 0,3 g/L ( 0,07 a 0,55 g/L).

*IBMP*: 0,8 g/g de creatinina (Quadro I, Anexo I, NR-7, MTE/Br).

Ácido fenilglioxílico urinário: é excretado pela urina em concentrações significativamente menores do que a do ácido mandélico, mas em contrapartida sua excreção urinária diminui mais lentamente após a exposição. O composto é muito instável quimicamente, podendo ocorrer perdas se a amostra for deixada em temperatura ambiente, mesmo por pouco tempo. Sua correlação com a concentração do estireno no ar é menor do que a observada para o ácido mandélico e diminui mais em exposições leves. A ingestão alcoólica interfere significativamente na excreção deste metabólito. A coleta da urina deve ser efetuada no final da jornada de trabalho, embora alguns autores recomendem que a amostragem seja realizada antes do início da jornada de trabalho seguinte à daquele dia. A amostra deve ser armazenada imediatamente em freezer (-20ºC) ou geladeira (4ºC), e o envio ao laboratório deverá ser feito na temperatura de armazenamento, no máximo 3 dias após a coleta.

*Valor de referência*: A NR-7 não indica valor de referência para este indicador.

*IBMP*: 240 mg/g de creatinina (Quadro 1, Anexo I, NR-7, MTE/Br).

Determinação conjunta de ácido mandélico e ácido fenilglioxílico na urina: a somatória desses dois metabólitos, em amostra de urina coletada ao final da jornada de trabalho, é um dos biomarcadores indicado pela ACGIH em 2013, mas não constante na legislação brasileira. O índice biológico de exposição (*BEI*) proposto pela ACGIH é de 400 mg/g de creatinina. Esse biomarcador é considerado "não específico", uma vez que a exposição a outros compostos como ao etilbenzeno, por exemplo, pode resultar também na excreção de ácido mandélico pela urina.

Determinação do estireno inalterado no sangue venoso: é outro biomarcador proposto pela ACGIH em 2013 e que não consta da NR-7 brasileira. Esse biomarcador é considerado "semiquantitativo", ou seja, de interpretação quantitativa imprecisa. Segundo a ACGIH, os testes semiquantitativos devem ser usados apenas como teste de triagem, se o teste quantitativo for impraticável ou então, como teste de confirmação, se a análise quantitativa não for específica. O sangue deve ser colhido ao final da jornada de trabalho, e o *BEI* proposto é de 0,2 mg/L.

## 3.5. *n*-Hexano

O *n*-hexano é um hidrocarboneto alifático saturado produzido durante o craqueamento catalítico ou térmico seguido de destilação fracionada do petróleo. É um líquido incolor, de odor característico, muito volátil, inflamável, pouco solúvel na água (9,5 mg/L a 25ºC) e solúvel na maioria dos solventes orgânicos. Apresenta ponto de ebulição igual a 68,8ºC e ponto de fusão de -95ºC. O produto comercial é formado por cerca de 50% de *n*-hexano e contém ainda os isômeros do *n*-hexano (2-metilpentano; 3-metilpentano; 2,2-dimetilbutano; 2,3-dimetilbutano), ciclohexano, metilciclopentano, pequenas quantidades de pentano, isômeros do heptano, acetona, diclorometano, tricloretano e 1 a 6% de benzeno. O produto purificado contém de 95 a 99,5% de *n*-hexano com aproximadamente 0,0005% de material não volátil e traços de seus isômeros e de benzeno.

Tanto o *n*-hexano puro quanto o produto comercial possuem grande espectro de utilização ocupacional sendo empregado na fabricação de calçados (como cola), na industrialização da borracha (fabricação de borrachas, pneus, plásticos), em processos de laminação de materiais plásticos (polietileno e polipropileno), em tintas e seus solventes, na extração de óleos vegetais (indústria de alimentos), fabricação de móveis e na indústria têxtil (como agente de limpeza), na indústria química e petroquímica. É utilizado, também, em artes gráficas.

O *n*-hexano é o representante mais tóxico dentre os solventes alifáticos da classe dos alcanos e é importante ressaltar o seu uso por adolescentes e crianças denominados *cheiradores de cola*. Esse é um sério problema social presente no Brasil e em outros países. Os *cheiradores de cola* se expõem agudamente ao *n*-hexano utilizado como diluente de colas e vernizes, em busca dos efeitos moderadamente estimulantes provocados pelo solvente. Não são raros os casos de intoxicações decorrentes desse uso do hexano.

### 3.5.1. *Toxicocinética*

A principal via de absorção do *n*-hexano, do ponto de vista ocupacional, é a pulmonar. Cerca de 17 a 25% do total inalado é rapidamente absorvido pelo trato pulmonar, atingindo um pico de concentração sanguínea em torno de 60 a 120 minutos após o início da exposição; a partir daí, estabelece-se o equilíbrio. A absorção pulmonar do solvente é aumentada quando a atividade física dos indivíduos expostos também aumenta. A real significância da absorção cutânea do *n*-hexano, nos casos de exposições crônicas, não é ainda bem conhecida. Estudos realizados *in vitro* com pele humana revelam que a absorção cutânea do *n*-hexano é baixa, (cerca de 0,83 μg/cm$^2$/hora), mas é provável que ocorra mais rapidamente nos primeiros 30 minutos de exposição. Não existem dados específicos referentes à absorção de *n*-hexano pelo trato gastrintestinal humano, mas essa absorção pode ser inferida a partir da presença de metabólitos do solvente identificados em urina de animais que receberam *n*-hexano pela via oral.

Após a absorção, o *n*-hexano é largamente distribuído para os tecidos, apresentando afinidade por tecidos com elevado conteúdo lipídico (cérebro, rins, baço, fígado). Estudos matemáticos indicam que a concentração do solvente no tecido adiposo é bastante próxima da capacidade tecidual máxima em solubilizar o *n*-hexano. O modelo cinético capaz de caracterizar a distribuição do *n*-hexano é ainda discutido. Alguns autores afirmam que essa distribuição ocorreria segundo um modelo bicompartimental, enquanto outros propõem um modelo multicompartimental. No modelo bicompartimental, o *n*-hexano, por ser muito lipossolúvel, deixaria rapidamente a corrente sanguínea (fase $\alpha$ da distribuição) e, à medida que o equilíbrio nos tecidos é alcançado, a saída do solvente da corrente sanguínea torna-se mais lenta (fase $\beta$ da distribuição). Num dos modelos multicompartimetais propostos, o *n*-hexano se distribuiria em 8 compartimentos distintos, a saber: local de absorção (pulmões); tecidos ricamente vascularizados (cérebro, coração); músculos; tecidos gordurosos (especialmente o tecido adiposo); órgão de biotransformação representado por dois compartimentos (fígado); compartimento aquoso; e urina. Nesse modelo, considera-se que a biotransformação do solvente seja apenas hepática e que o principal metabólito formado (2,5-hexanodiona) é excretado somente pela urina.

O *n*-hexano atravessa facilmente a placenta, determinando no sangue fetal concentrações semelhantes às encontradas no sangue materno.

O solvente é rapidamente biotransformado nos microssomas hepáticos, pela ação de sistemas enzimáticos (Cit P-450 e álcool desidrogenase), produzindo metabólitos hidroxilados inativos e cetocompostos que são, provavelmente, os responsáveis pela ação neurotóxica do solvente.

No primeiro passo da biotransformação hepática, o *n*-hexano é oxidado por um mecanismo de desativação, a 1 e 3-hexanol e, por um mecanismo de ativação, a 2-hexanol. O 2-hexanol, por sua vez, pode ser biotransformado dando origem a hexanodiol, hexanona e ácido amino-hexanoico. Os dois primeiros serão, posteriormente, oxidados a 5-hidroxi-2-hexanona que, por sua vez, formará a 2,5-hexanodiona (2,5-HD) e a 4,5-di-hidroxi-2-hexanona. Não está claro, ainda, se no organismo humano a 4,5-di-hidroxi-2-hexanona poderá ser convertida novamente a 2,5-HD. O que tem sido demonstrado, em diversas pesquisas, é a ocorrência artificial dessa conversão quando são utilizados, na análise de amostras de urina provenientes de indivíduos expostos ao *n*-hexano, métodos de extração com hidrólise ácida.

Mostra-se não haver diferenças qualitativas, mas sim quantitativas entre a biotransformação do *n*-hexano em animais experimentais e no homem. As principais diferenças observadas, no caso, referem-se às quantidades de 2,5-HD e de 2-hexanol eliminados na urina; na espécie humana, a quantidade de 2,5-HD excretada chega a ser 20 a 30 vezes maior que a do 2-hexa-

nol, enquanto ratos e cobaias eliminam uma concentração de 2-hexanol cerca de três vezes maior que a da 2,5-HD. A 2,5-HD é considerada, do ponto de vista toxicológico, o principal metabólito urinário do *n*-hexano na espécie humana, em função de atividade tóxica.

Os metabólitos do *n*-hexano são excretados preferencialmente pela urina, conjugados ou não com sulfatos e ácido glicurônico, sendo a velocidade de excreção variável. Apesar da importância toxicológica de 2,5-HD, estima-se que sua concentração urinária varie entre 1 e 8% do total do solvente absorvido. A excreção desse metabólito tende a aumentar ao longo de exposições crônicas, mas, apesar disso, vários autores relatam uma correlação linear entre a concentração urinária do metabólito e a concentração de *n*-hexano no ar ambiental. Esse metabólito pode ser formado também durante a biotransformação de outros solventes alifáticos, como a metil-*n*-butilcetona (2-hexanona). Esse fato provoca uma exacerbação dos efeitos neurotóxicos, quando ocorre exposição concomitante aos dois solventes alifáticos.

Alguns metabólitos intermediários do *n*-hexano podem ser incorporados a metabolismos essenciais, sendo excretados na forma de $CO_2$. O 1-hexanol, por exemplo, após sofrer oxidação formando o ácido hexanoico, pode ser incorporado ao metabolismo lipídico provocando $\beta$-oxidação de ácidos graxos.

Cerca de 10 a 20% do *n*-hexano absorvido não sofre biotransformação, sendo excretado inalterado pelo ar expirado. Acredita-se que a eliminação do solvente pelos pulmões ocorra em duas fases distintas: uma rápida ($t_{1/2}$ em terno de 10 minutos.) e outra lenta ($t_{1/2}$ em torno de 100 minutos). A excreção dos metabólitos urinários do solvente, entre eles a 2,5-HD, é inicialmente lenta fato que determina uma baixa concentração urinária deles no início da exposição; a excreção urinária, no entanto, aumenta gradativamente ao longo da exposição. Ao final da exposição, a concentração dos metabólitos encontrada na urina é a mais elevada de toda a jornada de trabalho e ainda permanece elevada na manhã seguinte à jornada em questão. Alguns estudos indicam que a meia-vida de excreção dos metabólitos urinários do *n*-hexano está em torno de 13 a 14 horas; essa excreção urinária estaria concluída em cerca de 40 horas após o final da exposição.

A influência na biotransformação e a neurotoxicidade do *n*-hexano em coexposição com tolueno, metiletilcetona e outros solventes têm sido bastante estudadas nos últimos anos, mas os dados não são sempre concordantes. A maior parte dos estudos relacionados à exposição concomitante com a metiletilcetona, por exemplo, indica a inibição da biotransformação do *n*-hexano, mas existem outros que, contrariamente, relatam um aumento nesse processo metabólico. Em relação à coexposição com o tolueno, tem sido demonstrada a inibição da biotransformação do *n*-hexano por meio de mecanismo não competitivo, especialmente nas etapas de formação dos metabólitos ativos desse solvente alifático.

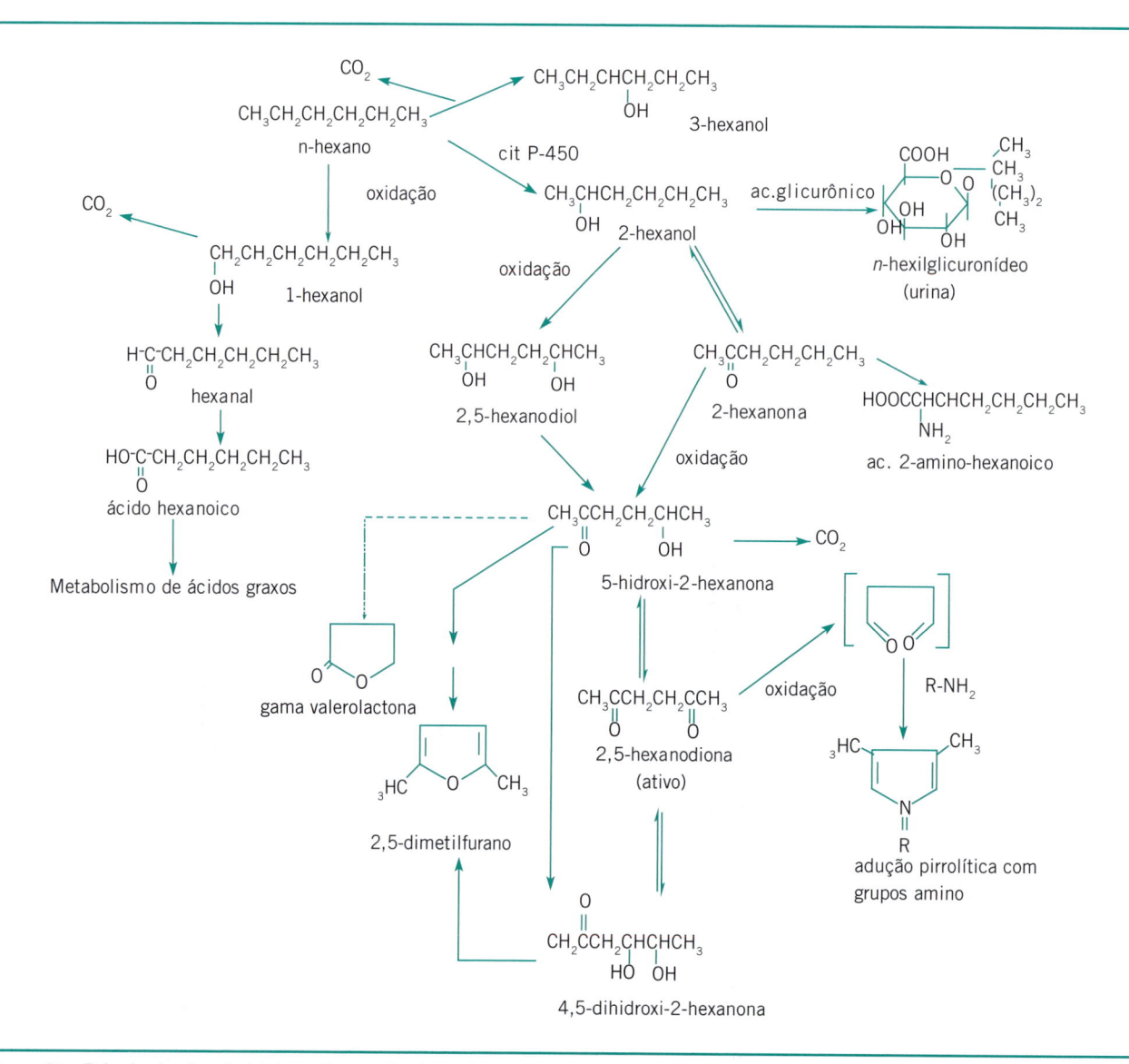

**Figura 6.** Principais vias de biotransformação dos *n*-hexanos *(adaptado de Barroca, 1999, e EPA, 2005)*.

## 3.5.2. *Toxicodinâmica*

Estudos realizados em humanos e animais de laboratório indicam que o *n*-hexano apresenta uma baixa toxicidade aguda. O contato prolongado e intenso do solvente com a pele pode resultar em perda de ácidos graxos da camada epidérmica e evoluir para lesões e eritemas. Também em elevadas concentrações o *n*-hexano pode desenvolver ação irritante nas mucosas nasal, bucal, do trato respiratório e da córnea. O potencial de irritação do solvente não é considerado elevado em exposições crônicas. A principal ação tóxica do *n*-hexano, em exposição crônica, ocorre no sistema nervoso. O *n*-hexano e alguns de seus produtos de biotransformação como a 2-hexanona (metil-*n*-butilcetona), 2-hexanol, 2,5-hexanodiol e 2,5-hexanodiona são capazes de desenvolver neurotoxicidade periférica de instalação subaguda ou crônica, caracterizada por neuropatia progressiva motora e sensomotora. É a denominada polineurite periférica causada pelo solvente. Um aspecto interessante, referente à neurotoxicidade do *n*-hexano e baseado na identificação de seus metabólitos ativos, é a indicação de que somente

esse hidrocarboneto de cadeia normal, e não os seus isômeros, desenvolvem este tipo de neuropatia.

Dentre os metabólitos neurotóxicos do *n*-hexano, o mais ativo é a 2,5-hexanodiona. As lesões desenvolvidas incluem degeneração inicial das terminações distais dos axônios longos e largos, que evoluem em direção ao corpo celular e resultam na desmielinização e posterior destruição axonial. É a chamada degeneração retrógrada. O mecanismo por meio do qual se desenvolve a neuropatia periférica não está totalmente esclarecido, mas a hipótese mais aceita é o acúmulo distal de neurofilamentos de cerca de 10 nm, em fibras nervosas centrais e periféricas de grande diâmetro. Histologicamente, são identificadas nestas fibras, dilatações axoniais extremamente grandes, onde estão acumulados os neurofilamentos. Essas massas de neurofilamentos provocam desorganização dos nódulos de Ranvier, células de Schawn e/ou células gliais, com alteração de organelas como as mitocôndrias, desmielinização segmentar e desenvolvimento de vacúolos. Essas alterações resultam na diminuição da velocidade de condução do transporte axônico e outros efeitos neurológicos. Os nervos mais longos e de maior diâmetro são os mais afetados, pois apresentam grande demanda energética e necessitam de um maior tempo para se regenerarem.

Acredita-se que o acúmulo distal de neurofilamentos seja provocado por um múltiplo mecanismo de ação:

a) inibição de enzimas como a gliceraldeído-3-fosfato-desidrogenase resultando em menor produção energética axonial, levando à interrupção ou alteração no transporte axônico, alteração da estrutura proteica e insuficiente proteólise dos neurofilamentos axônicos nos nervos terminais;

b) formação de pirrol em proteínas do citoesqueleto axônico, devido à reação dos metabólitos tóxicos, especialmente a 2,5-HD. Os adutos são oxidados a eletrófilos que reagindo com os nucleófilos das proteínas provocam a reticulação covalente e a formação de agregados proteicos de elevado peso molecular que, oxidados, levam à reticulação de proteínas;

c) neutralização de carga positiva de proteínas dos neurofilamentos, seguida da ligação dos metabólitos neurotóxicos com grupamento lisil proteico.

Outras explicações para o desenvolvimento da polineurite seriam a alteração dos vasos nutritivos dos nervos, alterações no metabolismo lipídico, mecanismos imunoalérgicos e fatores genéticos.

O *n*-hexano em concentrações elevadas pode produzir leve ação tóxica nos sistemas hematopoiético e hepático. Os efeitos hematotóxicos (anemia e trombocitopenia) desaparecem quando cessa a exposição e, segundo alguns autores, seriam decorrentes da presença de outras substâncias que poderiam estar presentes como impurezas, por exemplo, o benzeno. No fígado, observam-se necrose de hepatócitos e aumento da atividade da fosfatase alcalina sérica. Embora não existam dados epidemiológicos que relacionem a neuropatia causada pelo *n*-hexano com a doença de Parkinson, alguns estudos realizados nos anos 1990 têm indicado essa associação. Efeitos adversos foram observados no sistema imunológico de animais expostos ao *n*-hexano, provavelmente produzidos pela 2,5-HD, mas não existem ainda informações concretas que comprovem essa ação tóxica nos homens.

Da mesma maneira, também não são encontrados dados que demonstrem a ação tóxica do solvente sobre a reprodução, tampouco que o classifique como mutagênico ou teratogênico. A United States Environmental Protection Agency (EPA), em 2005, classificou o solvente como pertencente ao Grupo D (*não classificado como carcinógeno humano, baseado na ausência de dados relacionados à carcinogenicidade em humanos e animais*).

### 3.5.3. *Sintomatologia*

**Intoxicações agudas** A ingestão acidental do solvente pode provocar náuseas, irritação gastrintestinal e efeitos característicos de leve depressão do sistema nervoso central. A inalação dos vapores do *n*-hexano produzirá tonturas, euforia e parestesias das extremidades. Em concentrações elevadas, o *n*-hexano desenvolve vertigem e marcada anestesia.

**Intoxicações crônicas** A neuropatia periférica desenvolvida pelo solvente instala-se de maneira lenta e progressiva. O quadro neurotóxico periférico é caracterizado por alterações sensoriais simétricas nas mãos e pés, evoluindo para parestesia muscular distal e perda de reflexos tendinosos profundos. Os primeiros sintomas aparecem meses ou anos após o início da exposição, correspondendo, geralmente, às alterações sensoriais, com aparecimento de câimbras e dormência nos dedos das mãos (distribuição "em luvas") e dos pés ("em meias"). Continuando a exposição, ocorre perda sensorial tátil, dolorosa e térmica, envolvendo novamente os pés e as mãos, podendo ser acompanhada pela abolição do reflexo aquiliano. A fraqueza muscular observada nos músculos intrínsecos das mãos e extensores longos ou flexores dos dedos pode alcançar braços, antebraços e coxas, evoluindo para paralisia. São relatadas também perda e atrofia muscular. Casos mais graves de intoxicação podem resultar em alterações visuais e perda de memória, em função da degeneração de estruturas do hipotálamo, anorexia e perda de peso. Em exposições excessivas, como no caso dos *cheiradores de colas*, a neuropatia é subaguda podendo resultar em tetraplegia que se instala cerca de dois meses após o início dos sintomas. Foram descritas alterações visuais na distinção de cores secundárias e, mais raramente, alterações visuais com estreitamento do campo de visão, atrofia óptica e neurite óptica.

Mesmo após o término da exposição ao *n*-hexano, a neuropatia periférica desenvolvida continua em progressão, geralmente por mais 1 a 4 meses. A recuperação é lenta e dependente da extensão das lesões, com sintomas que demoram meses ou mesmo anos para desaparecerem. Uma alteração sensorial-motora leve ou moderada pode ser recuperada em 1 a 2 anos, e mesmo lesões mais graves como a tetraparalisia pode ser recuperada cerca de quatro anos após o final da exposição. No entanto, outras alterações, como menor desenvolvimento motor, câimbras musculares e percepção visual anormal de cores, podem permanecer como sequelas irreversíveis.

### 3.5.4. *Monitorização da exposição ocupacional*

**Monitorização ambiental – concentrações permitidas** A legislação brasileira não cita o *n*-hexano no Anexo 11 da NR-15. A ACGIH adota, em 2013, um valor *TLV-TWA* de 50 ppm.

**Monitorização biológica** São encontradas na literatura especializada diferentes propostas de biomarcadores para monitorização biológica da exposição ao *n*-hexano. Podem ser citadas a determinação urinária da 2,5-hexanodiona ou do 2-hexanol (amostra coletada ao final da jornada de trabalho), e a determinação do *n*-hexano inalterado no ar expirado (coleta da amostra durante a exposição) e do *n*-hexano no sangue (amostragem colhida ao final da jornada de trabalho). Destes, o indicador biológico mais utilizado é a 2,5-hexanodiona urinária, apesar de essa determinação não ser específica, uma vez que na exposição à metil-*n*-butilcetona esse metabólito é também excretado na urina.

Determinação urinária da 2,5-hexanodiona (2,5-HD-u): esse biomarcador não é específico do *n*-hexano, uma vez que a 2,5-hexanodiona pode ser formada também na biotransformação da metil-*n*-butilcetona e da metiletilcetona. A excreção urinária desse metabólito ativo atinge seu pico máximo 16 a 24 horas após exposição única e sua determinação correlaciona-se com a concentração do *n*-hexano. Essa correlação *n*-hexano no ar/2,5-HD na urina é bastante variável em função de fatores como variação na metodologia de amostragem do ar ocupacional; variação no dia, hora e técnica da coleta da urina; variação da concentração de *n*-hexano e outros solventes nas misturas comerciais utilizadas ocupacionalmente; absorção cutânea que está relacionada ao uso ou não de luvas protetoras, principalmente em exposições agudas; transporte e armazenamento das amostras biológicas; exposição simultânea a outros solventes (principalmente tolueno, metil-*n*-butilcetona, metiletilcetona e acetona).

A excreção urinária da 2,5-HD aumenta com a intensidade da exposição e, em função disso, observa-se acúmulo progressivo desse metabólito na amostra biológica. Assim, a melhor avaliação da exposição ocupacional ocorrerá em amostras coletadas ao final da jornada de trabalho. A urina coletada ao final da jornada de trabalho deve ser mantida a 4ºC e enviada ao laboratório no máximo três dias após a coleta, mantendo-se sempre essa temperatura. No laboratório, as amostras que não forem analisadas imediatamente devem ser armazenadas em baixas temperaturas (4ºC a -20ºC). Nessas condições, a 2,5-HD apresenta estabilidade química por cerca de 30 dias, entretanto, quando as amostras são deixadas em temperatura ambiente (25ºC), poderão ocorrer perdas já no primeiro dia de armazenamento. A interpretação do resultado analítico deve ser realizada cuidadosamente, levando-se em consideração a interferência da coexposição ao tolueno na biotransformação do *n*-hexano, e as variáveis analíticas que podem ocorrer durante a análise. Algumas variáveis analíticas são importantes na determinação desse biomarcador. Quando a análise do metabólito é realizada por cromatografia gasosa é essencial saber se a quantificação envolveu a 2,5-HD livre ou total. Sabe-se que a utilização de métodos que propõem a realização prévia de hidrólise ácida na amostra biológica resultará em concentrações de 2,5-HD 3 a 10 vezes maiores do que aquelas obtidas nas análises realizadas sem o tratamento prévio. Isso porque, quando da hidrólise ácida, não só a 2,5-HD conjugada se tornará livre para a quantificação, mas também outros metabólitos do *n*-hexano presentes na urina, especificamente a 4,5-di-hidroxi-2-hexanona, que será convertida e determinada como 2,5-HD. Vários países que adotam a determinação da 2,5-HD como biomarcador de exposição ao solvente estabelecem com os valores dos limites biológicos de exposição o tipo de análise (com ou sem hidrólise ácida) com o qual o limite foi estabelecido.

*Valor de referência*: a legislação brasileira não indica valor de referência para a 2,5-HD urinária. Organismos internacionais mencionam valores basais na faixa de 0,12 a 0,98 mg/L, resultante provavelmente da micropoluição ambiental ou da produção endógena de *n*-hexano, por exemplo em processos de peroxidação lipídica.

*IBMP*: 5,0 mg/g de creatinina. Não é mencionado na NR-7 brasileira, o tipo de tratamento analítico a ser aplicado às amostras biológicas, ou seja, se a amostra deve ou não ser hidrolisada durante o processo (Quadro I, Anexo I, NR-7, MTE/Br).

A ACGIH indica o uso desse mesmo metabólito urinário como biomarcador de exposição ao *n*-hexano, mas especifica que a amostra biológica não deve ser hidrolisada. Nessas condições, é indicado um *BEI* de 0,4 mg/L.

## 3.6. Cetonas

### 3.6.1. *Metil-n-butilcetona (MBK)*

A metil-*n*-butilcetona é denominada, também, de 2-hexanona, 2-oxohexano ou propilacetona. A MBK (*methyl n-butyl ketone*) é um líquido incolor, volátil (pressão de vapor a 25ºC = 3,8 mmHg), com ponto de ebulição igual a 127ºC. Foi muito utilizado como solvente para resinas a base de nitrocelulose, vernizes e tintas, mas esse uso industrial tem diminuído muito nos últimos anos em função de sua toxicidade; nos Estados Unidos, por exemplo, o emprego da MBK como solvente industrial está proibido desde os anos 1980. É formado como produto residual resultante de algumas atividades industriais, tais como a fabricação de pasta de madeira (polpação da madeira), produção de gás de carvão e em operações/processamento de óleo de xisto betuminoso. A metil-*n*-butilcetona é, também, um metabólito formado durante a biotransformação do *n*-hexano.

### 3.6.1.1. Toxicocinética

A MBK pode ser absorvida pelas vias pulmonar, cutânea e gastrintestinal, sendo a primeira a mais significativa do ponto de vista ocupacional. Estudos relatam que 72 a 95% do solvente inalado poderá ser absorvido pelos pulmões. Embora menos significativas do que a pulmonar, as absorções cutânea e pelo trato gastrintestinal também podem ocorrer. Dados experimentais indicam que a MBK pode penetrar na pele íntegra em velocidade aproximada de 4,8 a 8,0 pg/minuto/cm$^2$, podendo aumentar com o prolongamento do contato com o solvente.

A distribuição da metil-*n*-butilcetona pelo organismo é ampla, ocorrendo maior concentração no tecido hepático e no sangue. É biotransformada no fígado por meio do sistema de oxidase de função mista, originando, inicialmente, o 2-hexanol e 5-hidroxi-2-hexanona. Este segundo composto dá origem ao metabólito ativo 2,5-hexanodiona. Os principais metabólitos séricos são o 2-hexanol, a 5-hidroxi-2-hexanona e a 2,5-hexanodiona, sendo todos eles detectados, também, na urina. A excreção urinária do 2-hexanol é pequena e pode ocorrer na forma livre ou conjugada com o ácido glicurônico. A 5-hidroxi-2-hexanona e a 2,5 hexanodiona são excretadas na urina conjugadas com o ácido glicurônico ou com sulfatos. A excreção do metabólito ativo (2,5-hexanodiona) ocorre de maneira lenta pela urina e pequena proporção do solvente inalterado pode ser eliminada pelo ar expirado. A ingestão de bebidas alcoólicas inibe a biotransformação de solventes do grupo cetona, entre elas a metiletilcetona e, provavelmente, a MBK.

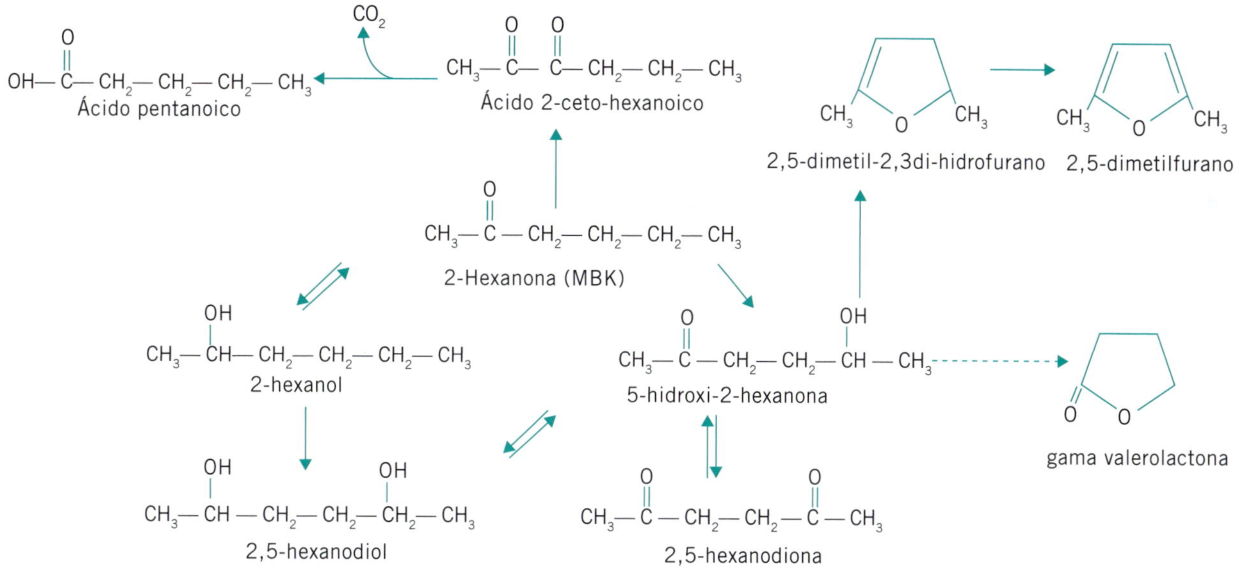

**Figura 7.** Principais vias de biotransformação da metil-*n*-butilcetona *(adaptado de ATSDR, 1992, e EPA, 2008).*

### 3.6.1.2. Toxicodinâmica e sintomatologia

A ação tóxica da metil-*n*-butilcetona é exercida sobre o sistema nervoso periférico causando parestesias dos pés e das mãos, além de fraqueza muscular. Essa neurotoxicidade é, provavelmente, provocada pelo metabólito 2,5-hexanodiona que se desenvolveria por meio do mesmo mecanismo de ação neurotóxica do *n*-hexano, ou seja, destruição axonial por alterações resultantes do acúmulo de neurofilamentos nas fibras nervosas. Aceita-se que a atrofia axonial é distal, tanto no sistema nervoso central quanto periférico. Análises histológicas de nervos afetados pelo MBK mostram múltiplas dilatações na fibra nervosa (edema), nos nódulos de Ranvier. Nesta área, a bainha de mielina mostra-se fina. Aparecem áreas de alargamento axonial que, ao microscópio eletrônico, apresentam-se com acúmulo de neurofilamentos.

Ao contrário de dados encontrados em pesquisas concluídas nos anos 1970 a 1980, estudos experimentais realizados na década de 1990 demonstraram que a MBK pode desenvolver ação hepatotóxica (inibição de enzimas do sistema Cit P-450) e gastrintestinal (colestase causada, provavelmente, pelo metabólito tóxico 2,5-HD). A capacidade desse solvente em provocar danos testiculares tem sido relatada em estudos mais recentes. Embora a MBK não conste da classificação de carcinogenicidade elaborada pela IARC, alguns trabalhos realizados, no final dos anos 2000, fazem menção a ocorrência de hiperplasia dos túbulos renais e maior incidência de adenomas e carcinomas em animais expostos a elevadas concentrações de MBK.

Os efeitos tóxicos causados pela MBK desenvolvem-se vários meses após o início da exposição crônica ao solvente. A sintomatologia inicia-se com uma inexplicável perda de peso.

Seguem-se sintomas próprios de uma neuropatia sensorial distal como a parestesia dos pés e mãos. A fraqueza muscular inicia-se também nos membros inferiores e em casos mais graves pode migrar para pernas e coxas. Observam-se perda sensorial com o mesmo padrão simétrico e moderada redução na velocidade de condução nervosa nos nervos periféricos. Ao terminar a exposição, os sinais neurológicos começam a desaparecer, mas, em casos graves, pode persistir uma moderada neuropatia caracterizada por perda sensorial distal e fraqueza muscular.

### 3.6.1.3. Monitorização da exposição ocupacional

**Monitorização ambiental – concentrações permitidas** A MBK não está citada na legislação brasileira. O Quadro 1 do Anexo 11 da NR-15 do MTE não se refere às concentrações limites permitidas (LT) para esse solvente.

A ACGIH, em 2013, adota como *TLV-TWA* o valor de 5 ppm, e como valor *STEL* 10 ppm.

**Monitorização biológica** A legislação brasileira, em sua NR-7, não menciona nenhum biomarcador para a realização da monitorização biológica da exposição ocupacional à MBK. A ACGIH, por sua vez, indica a determinação da 2,5-hexanodiona em urina coletada ao final da exposição do último dia da jornada semanal de trabalho. A amostra não deve sofre hidrólise durante a análise e, nessas condições, o *BEI* proposto é de 0,4 mg/L.

### 3.6.2. *Metiletilcetona (MEK)*

A MEK (*methyl ethyl ketone*), também denominada 2-butanona, é um líquido incolor, com odor pungente e adocicado semelhante ao da acetona, volátil (pressão de vapor a 25°C = 95,1 mmHg), solúvel em água, álcool, éter e benzeno. Seus vapores são irritantes e explosivos. É utilizado principalmente como solvente de resinas, filmes vinílicos e de nitrocelulose. Empregado também como removedor de tintas para impressão, cimentos e adesivos, fluidos de limpeza e na fabricação de pólvora sem fumaça.

### 3.6.2.1. Toxicocinética

A MEK pode ser absorvida por via oral, pulmonar e cutânea. No caso da inalação, cerca de 50 a 55% do solvente pode ser absorvido. Essa absorção é rápida, e a execução de atividades físicas ou de trabalhos pesados, situações em que ocorre aumento da ventilação pulmonar, podem influenciar na captação da MEK pelos pulmões. A absorção cutânea do solvente também é rápida, sendo maior na pele úmida do que na seca. Estudos indicam que cerca de 3 minutos após o contato da MEK com a pele seca já pode ser encontrado solvente no ar expirado.

A MEK é distribuída rapidamente para vários tecidos, como rins, fígado, cérebro, coração e tecido adiposo, mas não se acumula nos tecidos orgânicos. A biotransformação da MEK ocorre principalmente no fígado, por ação do Cit P-450, originando o metabólito 3-hidroxi-2-butanona, que, sofrendo redução, é transformado em 2,3-butanodiol ambos excretados pela urina. Uma pequena fração da MEK absorvida pode sofrer redução, originando o metabólito 2-butanol que é rapidamente oxidado novamente à metiletilcetona. O solvente absorvido pode também ser incluído no metabolismo intermediário normal transformando-se em compostos simples, tais como $CO_2$ e água. A ingestão diária de bebida alcoólica aumenta a concentração da MEK inalterada no sangue. A metiletilcetona inalterada e os metabólitos 3-hidroxi-2-butanona e 2,3-butanodiol podem ser excretados pela urina, em pequenas quantidades (0,1 a 3%). Observa-se uma estreita correlação entre a concentração da MEK inalterada na urina e os níveis do solvente no ar. A maior parte do solvente absorvida seria transformada em $CO_2$ e água, sendo eliminado como tal do organismo.

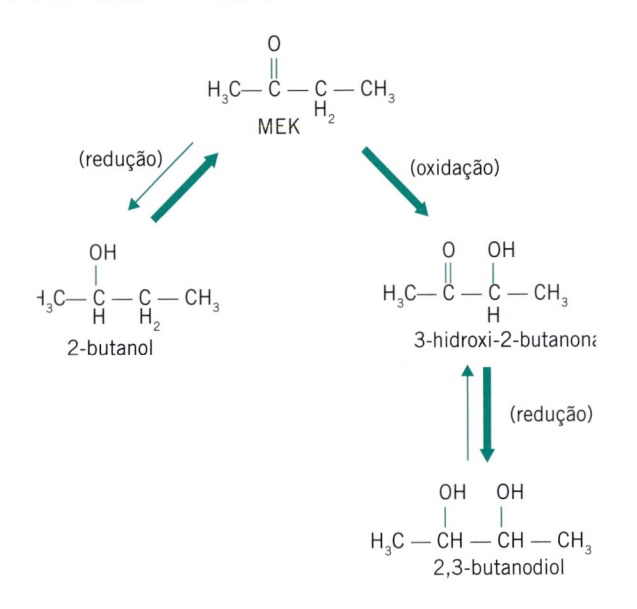

**Figura 8.** Vias de biotransformação da metiletilcetona (extraído de EPA, 2003).

### 3.6.2.2. Toxicodinâmica, sintomatologia e tratamento da intoxicação

A metiletilcetona é irritante de pele e mucosas. Em exposições agudas pode provocar depressão do SNC e, em exposições crônicas, causar ações hepatotóxica, nefrotóxica e neurotóxica leves. A EPA classifica o solvente em seu Grupo D (não carcinogênico para humanos), baseada na ausência de dados relacionados à carcinogenicidade em humanos e animais.

Exposição a elevadas concentrações da MEK pode resultar em irritação de olhos, garganta, ouvidos e também dermatite. Alguns sintomas resultantes da ação depressora do SNC são dor de cabeça e náuseas, narcose e até mesmo coma. A ingestão da MEK também provoca náuseas e vômitos.

O tratamento da intoxicação por MEK é apenas sintomático. É recomendada a retirada imediata dos indivíduos do local de exposição, assim como as suas roupas contaminadas. Ocorrendo contato com o solvente, deve-se lavar o local com água corrente por no mínimo 15 minutos, medida que também deve ser tomada no caso de respingo do solvente nos olhos do exposto. Não é recomendado provocar êmese, caso tenha ocorrido ingestão do solvente, evitando, assim, uma possível aspiração e aparecimento de efeitos adversos pulmonares.

### 3.6.2.3. Monitorização da exposição ocupacional

**Monitorização ambiental – concentrações permitidas** A legislação brasileira cita a MEK no Anexo 11 da NR-15 brasileira estabelecendo um LT = 155 ppm. A ACGIH 2013 estabelece um valor *TLV-TWA* de 200 ppm e um valor STEL de 300 ppm.

**Monitorização biológica** A NR-7 brasileira estabelece a determinação da metiletilcetona inalterada na urina, como biomarcador de exposição ao solvente. A determinação deve ser realizada na amostra coletada ao final da jornada de trabalho, e o biomarcador é classificado como EE, ou seja, um biomarcador *capaz de indicar uma exposição ambiental acima do limite de tolerância, mas não possui, isoladamente, significado clínico ou toxicológico próprio, ou seja, não indica doença, nem está associado a um efeito ou disfunção do sistema biológico avaliado.*

O IBMP estabelecido para esse biomarcador é de 2 mg/L.

A determinação da MEK inalterada urinária é, também, o biomarcador adotado pela ACGIH em 2013, para a realização da monitorização biológica da exposição ocupacional ao solvente. A amostra deve ser coletada ao final da jornada de trabalho, o biomarcador é classificado como inespecífico e o *BEI* indicado é de 2 mg/L.

### 3.6.3. *Metilisobutilcetona (MIBK)*

Dentre os vários sinônimos da MIBK (*methyl isobuthyl ketone*), destacam-se hexanona, isopropilacetona, metil-2-oxopentano, 2-metil-4-pentanona. É um líquido incolor, com odor adocicado, ponto de ebulição de 117°C, que se apresenta, enquanto líquido, menos denso do que a água (d = 0,8 a 20°C) e, enquanto vapor, mais denso do que o ar (pressão de vapor a 25°C = 19,9 mmHg).

A MIBK é solúvel em água e clorofórmio, e miscível com outros solventes orgânicos. É utilizada industrialmente, em concentrações estabelecidas, como agente desnaturante e solvente em produtos cosméticos, componente de flavorizantes sintéticos, adesivos presentes em embalagens utilizadas no empacotamento, armazenamento e transporte de alimentos. É excelente solvente para resinas, borrachas e tintas. Tem sido utilizada, ainda, como um agente de separação de metais de suas soluções salinas e em minas, como componente da mistura utilizada na extração de impurezas do urânio, como o plutônio presente em pequena quantidade nos minerais do urânio.

A metilisobutilcetona pode estar presente, naturalmente, em vários produtos alimentícios como suco de laranja e limão, uvas, vinagre, mamão, ameixas, gengibre, sementes de gergelim, pão de trigo, queijos, leite, carne assada e cozida, frango, fígado de porco, caranguejos, moluscos, cerveja, conhaque, café, chá, entre outros.

### 3.6.3.1. Toxicocinética

A MIBK pode ser absorvida pelas vias pulmonar, cutânea e oral, sendo a primeira a importante do ponto de vista ocupacional. Dados farmacocinéticos provenientes de indivíduos expostos ao solvente indicam que a absorção pulmonar da MIBK é rápida, com a retenção pulmonar aumentando linearmente com a concentração da cetona no ar. Esse perfil de absorção determina uma concentração de MIBK no sangue que se eleva rapidamente no início da exposição (pico de concentração obtido em torno de 1 hora após o início da exposição), mas decai também rapidamente, quando cessa a exposição. Os estudos realizados indicam que a concentração sanguínea da cetona só atingirá o equilíbrio mais de 2 horas após o início da exposição.

A velocidade da absorção cutânea da MIBK foi estudada em animais de laboratório e estabelecida em torno de 1,0 µmol/cm$^2$/minuto. A absorção pelo trato gastrintestinal é rápida e poderá, no caso de ingestão do solvente, desempenhar um papel importante na intoxicação do indivíduo exposto.

A metilisobutilcetona é rápida e amplamente distribuída pelo organismo, mais ligada às proteínas do que solubilizada no sangue, alcançando órgãos ricos em lípides (cérebro) e de eliminação (fígado e rins), mas não existem indícios da concentração do solvente no organismo. A MIBK pode transpor a placenta atingindo a corrente circulatória fetal.

Não existem, ainda, estudos confiáveis referentes à biotransformação da metilisobutilcetona no homem, mas dados experimentais indicam que essa cetona seria biotransformada no fígado, por meio dos sistemas enzimáticos Cit P-450 e álcool desidrogenase, originando dois metabólitos principais, a 4-hidroxi-4-metil-2-pentanona e o 4-metil-2-pentanol (metilisobutilcarbinol). Este último poderia se conjugar com sulfatos e/ou ácido glicurônico ou então ser incorporado ao metabolismo intermediário, sendo eliminado como $CO_2$ pelo ar expirado. Alguns estudos indicam que a 4-hidroxi-4-metil-2-pentanona também poderia ser biotransformada a $CO_2$.

A principal via de eliminação da MIBK é a pulmonar. Menos de 1% da quantidade absorvida pode ser excretada inalterada pela urina. O principal metabólito do solvente, o 4-hidroxi-2-metil-2-pentanol, é excretado em torno de 16 horas após o final da exposição, e o metabólito secundário 4-metil-2-pentanol pode ser detectado sempre em quantidade traço no organismo. É aceito que a eliminação da MIBK da corrente circulatória ocorre em duas fases: a primeira é rápida com $t_{1/2}$ entre 11 e 13 minutos após o início da exposição, e a segunda mais lenta, com $t_{1/2}$ entre 60 e 75 minutos, dependendo da concentração da MIBK presente no ar (nível de exposição dos indivíduos).

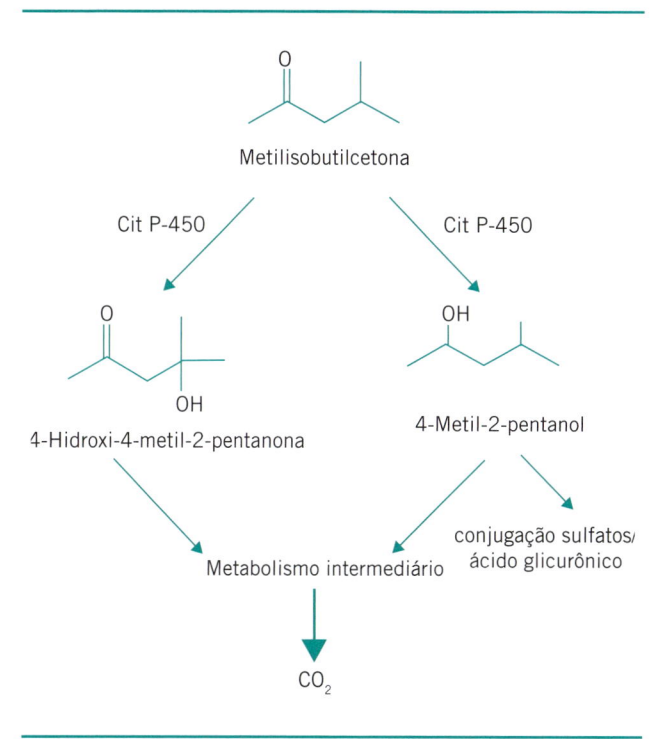

**Figura 9.** Prováveis vias de biotransformação da metilisobutilcetona *(elaborado a partir de EPA, 2003)*.

### 3.6.3.2. Toxicodinâmica e sintomatologia

A metilisobutilcetona e seus principais metabólitos têm se mostrado capazes de induzir enzimas do sistema Cit P-450 tanto no fígado quanto nos rins. Essa capacidade indutora poderá resultar no aumento da hepatotoxicidade de xenobióticos em geral e de solventes em particular que são biotransformados, por mecanismo de ativação, pela CYP e que estejam presentes em exposição múltipla com a MIBK.

Esse solvente apresenta ação neurotóxica e irritante das vias aéreas superiores e pulmão, quando inalado em elevadas concentrações. O possível mecanismo neurotóxico da MIBK estaria associado à alteração na integridade das membranas dos nervos, aumentando a permeabilidade delas e interferindo com a função de receptores proteicos e enzimas neurológicas.

Dados experimentais relatam uma ação hepatotóxica e nefrotóxica dessa cetona, mas não está claro se essas ações seriam realmente causadas pela MIBK ou por outras substâncias que estariam presentes, com solvente, nos estudos realizados.

Não existem dados que indiquem uma ação genotóxica ou mutagênica da MIBK, assim como não são encontradas evidências de desenvolvimento de câncer em humanos expostos a ela. Em contrapartida, pesquisas realizadas com animais de laboratório demonstram a capacidade da cetona em desenvolver lesões carcinogênicas nos animais. Frente a esses dados, a IARC classifica a metilisobutilcetona em seu Grupo 2B – possivelmente carcinogênico para o homem.

São poucas as informações referentes aos efeitos tóxicos provocados pela MIBK nos indivíduos expostos. Têm sido relatados sensação de irritação e outros sintomas neurológicos passageiros como dor de cabeça, tonturas e náuseas. Os efeitos neurológicos são mais evidentes quando os indivíduos exercem atividade física durante a exposição. Segundo vários estudos, nenhuma alteração neurocomportamental estaria associada à exposição ao solvente. A ação irritante da MIBK é intensificada com o aumento da concentração de exposição e sintomas como irritação dos olhos, nariz e garganta, que desaparecem quando cessa a exposição, conforme relatam os indivíduos expostos.

### 3.6.3.3. Monitorização da exposição ocupacional

**Monitorização ambiental – concentrações permitidas** A legislação brasileira não inclui a metilisobutilcetona em sua NR-15, ou seja, não existe estabelecido um LT para a exposição ocupacional a esse solvente. A ACGIH, em 2013, propõe um valor *TLV-TWA* de 20 ppm e uma concentração *STEL* de 75 ppm.

**Monitorização biológica** A legislação brasileira que rege a monitorização biológica das exposições ocupacionais aos agentes químicos não indica nenhum biomarcador, de exposição ou efeito, para a MIBK.

O indicador biológico adotado pela ACGIH em 2013 é a determinação do solvente inalterado em amostras urinárias que devem ser coletadas ao final da jornada de trabalho. Nessas condições, o *BEI* indicado é de 1,0 mg/L.

Considerando a pequena quantidade de MIBK que é excretada pela urina, os métodos de determinação selecionados deverão apresentar elevada sensibilidade.

### 3.7. Metanol

Também denominado álcool metílico, carbinol ou álcool da madeira, o metanol é o representante quimicamente mais simples dentre os solventes alcoólicos. É um líquido claro, incolor, inflamável (possui chama invisível), volátil (pressão de vapor a 20°C = 96 mmHg), densidade de vapor = 1,11 (seus vapores podem ser explosivos). É solúvel em água e em quase todos os solventes orgânicos.

O estudo toxicológico do metanol é importante não só em função do seu uso ocupacional, mas também por seu uso fraudulento em bebidas alcoólicas, pela ingestão acidental ou pela alimentação. O homem pode se expor ao álcool metílico ao ingerir algumas bebidas dietéticas tais como suco de frutas, refrigerantes e bebidas fermentadas que contenham aspartame, uma vez que esse adoçante, quando em temperaturas de 30°C, libera em torno de 10% de metanol.

A exposição ocupacional a esse solvente decorre de suas variadas utilizações, tais como combustível de veículos automotores e antidetonante para a aviação; produção de biodiesel (para a esterificação da gordura); síntese de substâncias químicas como etilenoglicol, formaldeído e metacrilatos; indústrias de tintas, lacas, resinas e corantes, onde é utilizado como solvente; fabricação de vernizes, esmaltes e removedores (participa da composição dessas substâncias); produção de plásticos, celuloides, impermeabilizantes e filmes para fotografias.

### 3.7.1. *Toxicocinética*

O metanol pode ser absorvido pelas vias oral, respiratória e cutânea. Nos pulmões, cerca de 60 a 80% do solvente inalado poderá sofrer absorção atingindo rapidamente a corrente circulatória. A absorção do metanol pelo trato gastrintestinal é muito rápida, e as concentrações sanguíneas máximas são alcançadas em torno de 30 a 120 minutos; a ingestão de 15 a 30 mL de metanol já pode resultar em quadros tóxicos graves.

O metanol pode ser absorvido pela pele, tanto na forma líquida quanto na de vapores, principalmente quando o contato ocorre com elevadas concentrações do solvente. A velocidade dessa absorção cutânea na pele humana é estimada em 0,19 mg/cm²/minuto.

O metanol não se liga às proteínas plasmáticas e, solubilizado no sangue, é distribuído rapidamente para os tecidos que apresentam elevado conteúdo hídrico; em contrapartida, a concentração do solvente em tecidos ricos em lípides, como o adiposo, é muito pequena.

Cerca de 90% do metanol absorvido é biotransformado no fígado. Após reações de oxidação, o metanol se transforma em formaldeído (metanal) pela ação da álcool desidrogenase. Segue-se a oxidação a ácido metanoico (mais citado como ácido fórmico) pela ação da aldeído desidrogenase; dependendo do pH do meio, pode ocorrer a formação de formatos. Após reações folato-dependentes, ocorre a detoxificação formando $CO_2$. A formação do ácido fórmico representa uma via de ativação da biotransformação, uma vez que a ação tóxica do metanol é atribuída a esse metabólito.

A biotransformação do álcool metílico ocorre mais lentamente na presença do álcool etílico, uma vez que a afinidade da enzima álcool desidrogenase é cerca de 10 vezes maior pelo etanol do que pelo metanol.

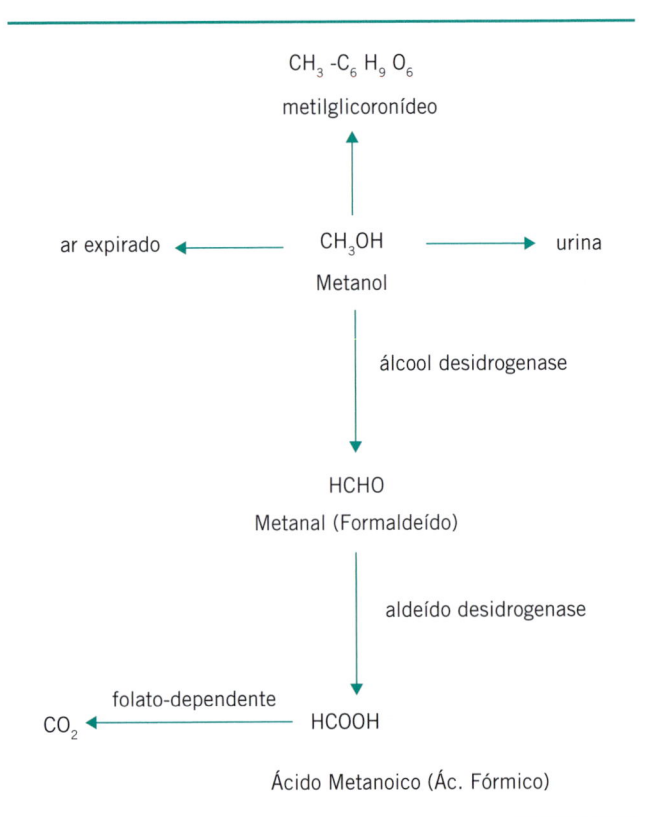

**Figura 10.** Biotransformação do metanol no organismo humano *(elaborado a partir de HPA, 2007)*.

A etapa de oxidação que leva à formação de ácido fórmico é muito rápida na espécie humana e, por isso, mesmo após exposições elevadas ao metanol, é difícil demonstrar a presença do formaldeído no organismo exposto. O ácido fórmico, por sua vez, é lentamente oxidado a $CO_2$ e água, por um processo enzimático dependente do ácido fólico, e, como consequência, ocorrerá o acúmulo do ácido fórmico em tecidos do organismo, como o tecido óptico.

O metanol inalterado é eliminado do organismo pelo ar expirado (2 a 20% da quantidade absorvida) e pela urina (2 a 5%). A eliminação do ácido fórmico é basicamente urinária sendo que a sua excreção máxima ocorrerá em torno de 1 a 2 dias depois da exposição.

### 3.7.2. *Toxicodinâmica*

A principal ação tóxica do metanol, após exposição oral, pulmonar ou cutânea, ocorre no SNC. O quadro tóxico metanólico é caracterizado por uma moderada depressão inicial do SNC, seguida por um período de latência assintomático e posterior quadro de acidose metabólica que poderá desencadear efeitos neurotóxicos tardios.

Estudos que relacionaram a biotransformação do solvente com a sua toxicidade indicam que as manifestações tóxicas iniciais (depressão do SNC) podem estar relacionadas à ação do próprio metanol, enquanto a ação neurotóxica tardia, como a observada no sistema óptico, seria decorrente da acidose desenvolvida pelos metabólitos do álcool metílico, mais especificamente, o ácido fórmico. Assim, hoje, é aceito que a toxicidade do metanol na espécie humana é mais dependente do grau de acidose desenvolvido pelos metabólitos do que pela concentração do solvente inalterado no sangue.

**Tabela 4.** Principais fases da toxicidade metanólica *(adaptado de HSA, 2007)*.

| Fase | Características |
|---|---|
| Depressão do SNC. | Iniciada 30 minutos a 2 horas após exposição. Aparecem cefaleia, náuseas, vômitos e leve embriaguez. Os sintomas são menos intensos e duradouros do que os desenvolvidos pela ingestão de etanol. |
| Período de latência após depressão do SNC. | Duração variada, 12 a 24 horas após exposição ou até mesmo 48 horas. Não há relato de sinais e sintomas tóxicos. |
| Acidose metabólica severa, após período de latência. | Náuseas, vômitos, dor de cabeça, sintomas iniciais do quadro de toxicidade óptica desenvolvido pelo solvente. |
| Toxicidade ocular que pode ser seguida de cegueira, coma e, em casos extremos, morte. | Distúrbios visuais desenvolvidos de 12 a 48 horas após exposição podem variar de moderada fotofobia com visão borrada e desfocada, até marcada redução da acuidade visual e cegueira (distúrbios podem tomar a forma de um escotoma central ou de completa cegueira após atrofia do nervo óptico). |

O mecanismo proposto para explicar a acidose metabólica desencadeada na intoxicação metanólica está centrado na ação do ácido fórmico. Esse metabólito pode interferir com a cadeia oxidativa mitocondrial, inibindo o sistema citocromo oxidase, provocando respiração mitocondrial anaeróbica e desencadeando um quadro de acidose metabólica hiperlactocidêmica que poderá resultar em uma neurotoxicidade tardia. A ação neurotóxica tardia observada na intoxicação metanólica ocorre principalmente no sistema óptico, com degeneração ou atrofia do nervo óptico. Os casos graves de acidose metabólica, em que o pH do sangue alcança valores inferiores a 7, têm sido, via de regra, mortais.

Não existem registros referentes à ação carcinogênica do metanol, mas estudos experimentais apontam para a ação embriotóxica e teratogênica desse solvente, quando em altas concentrações. Em decorrência da ação tóxica sobre o embrião/feto, têm sido relatadas reabsorção embrionária, diminuição do peso e malformações fetais. Os efeitos teratogênicos encontrados, tais como defeitos oculares e neuronais, abertura do palato e hidronefrose, dependem da frequência da exposição metanólica, do nível de absorção do solvente e do período da gestação.

### 3.7.3. *Sintomatologia e tratamento da intoxicação*

**Intoxicação aguda** A maioria dos casos de intoxicação metanólica ocorre após exposição aguda, geralmente decorrente da ingestão acidental ou fraudulenta do solvente. Os sintomas iniciais decorrentes da moderada depressão do SNC são cefaleia, náuseas, vômitos e leve embriaguez semelhante à provocada pelo etanol. Após um período de latência assintomático, há o aparecimento de sintomas decorrentes da acidose metabólica. Dentre esses, incluem-se embaçamento da visão, dor ocular, fotofobia, percepção de pontos luminosos, diminuição do campo visual, edema de retina e cegueira parcial ou, em casos mais graves, irreversível. Nas intoxicações graves, esses sintomas se intensificam e aparecem ainda fraqueza, confusão mental, convulsões e coma provocado por edema cerebral. No sistema digestivo, o metanol pode provocar irritação gástrica, náuseas, vômitos, dor abdominal e sinais de pancreatite.

**Intoxicação crônica** São poucos os estudos relacionados à sintomatologia tóxica decorrente da exposição ocupacional ao metanol, provavelmente porque os níveis sanguíneos do solvente obtidos nesses casos são, em média, quase 20 vezes menores do que aqueles observados nas intoxicações agudas. Nas exposições crônicas aos vapores do metanol, pode ser observada leve irritação da pele, conjuntivite, distúrbios estomacais, dores de cabeça recorrentes, vertigens, insônia além de um largo espectro de distúrbios ópticos.

Algumas medidas iniciais podem ser tomadas, buscando evitar a intoxicação metanólica grave, no caso de exposição excessiva ao solvente. É importante a retirada imediata do exposto do local contaminado, e, se tiver ocorrido o contato do solvente com os olhos, eles devem ser lavados com água em abundância durante, no mínimo, 15 minutos. Igual medida deverá ser tomada se tiver ocorrido contato com a pele.

Ocorrendo a ingestão, deve-se efetuar a lavagem gástrica, no máximo até 2 horas após a exposição, com o cuidado de não provocar vômitos. Embora a administração de carvão ativado não seja eficaz na diminuição da absorção, a ingestão de bicarbonato de sódio em grandes quantidades, também nas primeiras horas após a absorção do metanol, poderá minimizar a acidose desenvolvida no organismo. A administração de soluções alcalinas via perfusão venosa pode ajudar na manutenção do equilíbrio eletrolítico do organismo.

No caso da intoxicação metanólica já presente, com aparecimento de sintomas tóxicos, o tratamento deverá ser sintomático e antidotal. A hiperventilação auxilia a eliminação do metanol inalterado pelo ar expirado, mas, ocorrendo dificuldade ou diminuição da respiração, é essencial realizar a oxigenoterapia e, caso ocorra parada respiratória, deve-se proceder à respiração artificial.

A administração de soluções etanólicas tem se mostrado eficiente na diminuição da biotransformação do metanol, uma vez que ocorrerá competição entre os dois álcoois pela enzima álcool desidrogenase e, consequentemente, diminuição da biotransformação do álcool metílico. Podem ser utilizadas soluções glicossalinas contendo 5% de etanol ou o etanol diluído em dextrose, até concentração de 10%, administrado por via intravenosa. Essa ação antagônica do etanol será eficiente se os seus níveis forem mantidos entre 100 e 125 mg/dL.

Outro antídoto eficiente no tratamento da intoxicação metanólica é o 4-metilpirazol (Fomepizol®), um potente inibidor da álcool desidrogenase (ALC), administrado intravenosamente. Ao inibir a ALC, o 4-metilpirazol diminui a biotransfomação do metanol, a formação de ácido fórmico e, consequentemente, a acidose metabólica. O 4-metilpirazol possui ação terapêutica mais prolongada e eficiente do que a observada após o tratamento com as soluções etanólicas. É importante ressaltar, entretanto, que o tratamento, tanto com etanol quanto com o 4-metilpirazol, só será eficiente se administrados no início da intoxicação. Se a acidose metabólica já estiver instalada e a administração do 4-metilpirazol ou do etanol não for mais eficaz, o tratamento mais efetivo passa a ser a hemodiálise.

Pode ser administrado, intravenosamente, o ácido fólico (Leucovorina®) que aumenta a velocidade de formação de compostos menos tóxicos a partir do ácido fórmico.

### 3.7.4. *Monitorização da exposição ocupacional*

**Monitorização ambiental – concentrações permitidas** LT = 156 ppm ou 200 mg/m³ (Anexo 11, NR-15, MTE/Br). A AGCIH estabelece, em 2013, um valor *TLV-TWA* de 200 ppm e um *STEL* de 250 ppm.

**Monitorização biológica** A determinação do metanol inalterado na urina é o biomarcador adotado pela legislação brasileira e pela maioria dos organismos internacionais.

O metanol urinário apresenta boa correlação com a concentração do solvente no sangue, mas apresenta como desvantagem o fato de a sua excreção não ser constante ao longo da jornada de trabalho. A concentração e a velocidade de excreção do metanol inalterado pela urina aumentam ao longo da jornada de trabalho atingindo um máximo ao final desta; por esse motivo, é recomendado que a determinação desse biomarcador seja realizada em amostras coletadas ao final da jornada de trabalho. Existem alguns casos, entretanto, especialmente quando a exposição inicial ao metanol é elevada, em que o pico de excreção urinária pode ocorrer ao longo da jornada de trabalho. Esse fato, junto à variação da excreção urinária do solvente, indica que o mais confiável seria coletar a urina de 2 em 2 horas durante a jornada, calculando-se, após as análises, o valor médio do metanol urinário.

Cuidados especiais devem ser tomados com a amostra biológica, especialmente durante a sua coleta, transporte e manuseio, buscando evitar a perda de metanol em decorrência de sua volatilidade. É recomendado que o recipiente de coleta seja totalmente preenchido com a urina e não deva ser aberto até o momento da análise.

As amostras devem ser imediatamente colocadas sob refrigeração (temperatura máxima de 4ºC) e, nessa condição, ser enviadas ao laboratório no máximo 24 horas após a coleta.

*Valor de referência*: até 5 mg/L (Quadro I, Anexo I, NR-7, MTE/Br).

*IBMP*: 15 mg/L (Quadro I, Anexo I, NR-7, MTE/Br).

A ACGIH, em 2013, também indica a determinação do metanol inalterado na urina como biomarcador de exposição ao solvente. Esse biomarcador é considerado inespecífico e recomenda-se a coleta da amostra ao final da jornada de trabalho. O valor *BEI* proposto é de 15 mg/L.

## 3.8. Etilenoglicol

O etilenoglicol, também conhecido como monoetilglicol (MEG) ou simplesmente glicol, é um poliálcool de cadeia alifática saturada. É um líquido incolor, inodoro, com sabor agridoce, mais denso do que a água (d = 1,16), pouco volátil em temperatura ambiente. Quando aquecido, pode se decompor emitindo fumaça ácida e fumos irritantes que são perigosos para a saúde humana.

É miscível em todas as proporções com água, glicerol, etanol, metanol e acetona, mas imiscível com éter, clorofórmio, bissulfeto de carbono e benzeno.

Devido a sua pequena volatilidade, o risco tóxico não é muito grande, quando utilizado em operações ocupacionais realizadas à temperatura ambiente, mas esse risco aumenta significativamente quando ocorre elevação da temperatura.

O etilenoglicol pode ser utilizado na fabricação de plásticos, filmes para embalagens, resinas poliéster insaturadas, capacitadores eletrolíticos, agentes secantes e na composição de formulações de óleos para usinagem. É o principal constituinte de anticongelantes e fluidos hidráulicos. É empregado ainda como solvente para nitrocelulose, acetato de celulose, cosméticos, tintas e laquês.

Pode ocorrer exposição não ocupacional ao MEG, especialmente em casos de ingestões acidentais decorrentes da utilização do glicol como adulterante de bebidas alcoólicas.

### 3.8.1. *Toxicocinética*

A absorção pulmonar do etilenoglicol não é muito significativa à temperatura ambiente, devido a sua baixa volatilidade. A absorção cutânea é também pequena, embora mais significativa que a pulmonar. Em casos de ingestão, esse solvente pode ser rapidamente absorvido por difusão passiva.

No sangue, o etilenoglicol não se liga às proteínas plasmáticas. Sua distribuição pelo organismo é rápida, especialmente após absorção pelo trato gastrintestinal, mas a quantidade do solvente que sofre distribuição não é muito grande.

Os tecidos mais hidratados, como o renal, por exemplo, recebem maiores concentrações de MEG, mas esse solvente pode ser encontrado também no SNC e fígado. A meia-vida sérica do etilenoglicol é estimada em 3 a 8,4 horas.

Esse glicol tem a capacidade de transpor a placenta e atingir a corrente circulatória fetal.

A biotransformação desse solvente ocorre por meio de um mecanismo de ativação, e a proporção de metabólitos formados varia de acordo com a espécie e a concentração do glicol. Não está totalmente esclarecido, ainda, o sítio de biotransformação do composto, mas alguns autores afirmam que ela ocorreria principalmente no fígado e rins.

O etilenoglicol é biotransformado pela ação da álcool desidrogenase, originando o glicoaldeído, e este, pela ação da aldeído desidrogenase, formará o ácido glicólico. As etapas seguintes da biotransformação resultarão na formação de ácido glioxílico e ácido oxálico. O ácido glioxílico poderá dar origem ao $CO_2$, metabólito excretado pelo ar expirado, ou, então, pela ação da glicolato oxidase, formar o ácido oxálico. O ácido oxálico formado a partir do ácido glicólico e do ácido glioxílico origina o oxalato de cálcio que é excretado pela urina. Cerca de 2% da dose absorvida é excretada na forma de oxalato de cálcio monoidratado. Cerca de 1/4 da quantidade absorvida do etilenoglicol pode ser excretada inalterada pela via urinária; essa excreção aumenta com o ampliação da absorção. Algumas espécies animais mostram-se mais resistentes à ação tóxica do etilenoglicol do que o homem, e nelas observa-se uma eliminação pulmonar do $CO_2$ bastante significativa.

A velocidade de biotransformação do etilenoglicol é limitada por duas etapas que são saturáveis; a primeira, durante a formação inicial do glicoaldeído, e a segunda, ainda mais limitante, correspondendo à conversão do ácido glicólico a ácido glioxílico. Em exposições a altas concentrações do composto, ocorrendo saturação especialmente nessas etapas, observa-se uma alteração no padrão de eliminação do MEG, com aumento da excreção urinária do composto inalterado e diminuição da eliminação deste pela via pulmonar.

A biotransformação do etilenoglicol é diminuída pela ingestão etanólica. Como os dois compostos são metabolizados pelo mesmo sistema enzimático, existe eficiente mecanismo de inibição competitiva entre eles.

Fármacos como o 4-metilpirazol, potente inibidor da álcool desidrogenase, podem também reduzir a biotransformação do solvente.

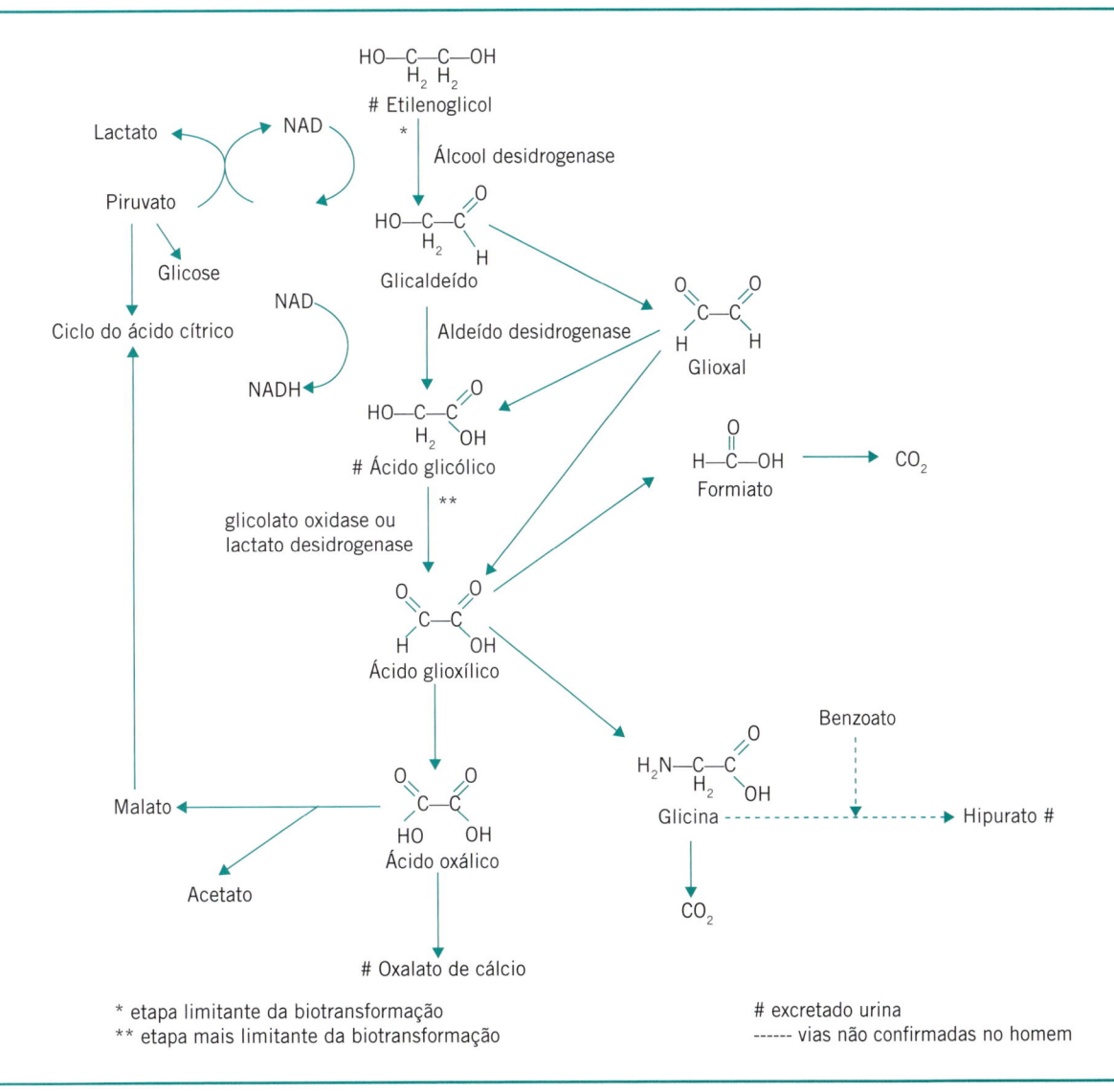

* etapa limitante da biotransformação
** etapa mais limitante da biotransformação

# excretado urina
------ vias não confirmadas no homem

**Figura 11.** Vias de biotransformação do etilenoglicol *(adaptado de Klassen & Watkins, 2012, e ATSDR, 2010).*

### 3.8.2. *Toxicodinâmica*

Admite-se, hoje, que as ações tóxicas desse glicol são desenvolvidas por seus metabólitos, e não pelo composto inalterado. Algumas características da intoxicação provocada pelo MEG confirmam essa hipótese: a existência de um período de latência entre a exposição e o aparecimento dos sintomas tóxicos; a ausência de correlação entre a concentração sanguínea do composto e sua toxicidade; a inibição da oxidação do etilenoglicol é capaz de prevenir o aparecimento de efeitos tóxicos.

As principais ações tóxicas do etilenoglicol ocorrem na pele (irritação), rins, SNC e sangue. Acredita-se que o desenvolvimento da toxicidade do MEG está centrado em três parâmetros, a saber, o aumento do hiato osmolar (*osmolal gap*), o desenvolvimento de acidose metabólica e a formação de cristais de oxalato de cálcio.

A acidose metabólica decorrente da exposição ao etilenoglicol é provocada pelo acúmulo dos metabólitos ácidos do composto, especialmente dos ácidos glicólico e láctico. O acúmulo do ácido glicólico é atribuído à sua lenta passagem para ácido glioxílico, enquanto o acúmulo de ácido láctico decorre do aumento na relação NADH/NAD, detectada durante a biotransformação do etilenoglicol. Com o aumento dessa relação, há formação acelerada do lactato a partir do piruvato e o consequente acúmulo do primeiro composto.

Outra ação tóxica do MEG pode ser explicada pela formação e precipitação de cristais monoidratados de oxalato de cálcio. A deposição dos cristais de oxalato de cálcio nos túbulos renais e em pequenos vasos sanguíneos no cérebro é aceita como a causa da ação nefro e neurotóxica do etilenoglicol.

No caso da nefrotoxicidade, a precipitação dos cristais causaria uma obstrução mecânica dos túbulos renais levando à intensa necrose das células epiteliais tubulares, refletida pela diminuição no transporte ativo da água. Outro mecanismo proposto para a nefrotoxicidade do etilenoglicol baseia-se na ação do glicolato ou glicoaldeído.

Estudos *in vitro* demonstram que elevadas concentrações do etilenoglicol são capazes de produzir metemoglobinemia, seguida da desnaturação total da hemoglobina. Segundo alguns autores, o MEG seria capaz de inibir a curva de dissociação da oxiemoglobina.

O etilenoglicol não é classificado como um carcinogênico ou mutagênico para os homens. Não existem dados científicos que associem o MEG com ações tóxicas na reprodução ou no desenvolvimento humano.

### 3.8.3. *Sintomatologia e tratamento da intoxicação*

**Intoxicação aguda**  A intoxicação aguda causada pelo etilenoglicol pode produzir sintomas iniciais leves como sede, salivação, anorexia, vômitos e sonolência. Pode produzir depressão do SNC semelhante à causada pelo etanol (embriaguez), ataxia e distúrbios na fala.

Os sintomas tóxicos resultantes da ação dos metabólitos se iniciam de 4 a 12 horas após a absorção. O desenvolvimento de acidose metabólica pode resultar em dispneia, hiperventilação, taquicardia, cianose e hipertensão. A precipitação de oxalato de cálcio em diferentes tecidos e sua excreção pela urina podem provocar o aparecimento de efeitos tóxicos tardios (24 a 72 horas após a exposição aguda), como a hipocalcemia com consequente arritmia, contrações tetânicas e câimbras generalizadas; necrose tubular aguda; cristalúria; hipercalemia entre outros. Alguns expostos podem apresentar relaxamento muscular, provavelmente em função de miosite. Essa inflamação muscular parece ser a causa da falha cardíaca observada em alguns intoxicados graves.

Em quadros neurológicos severos, o paciente torna-se comatoso em decorrência, provavelmente, do desenvolvimento de edema cerebral. Não ocorrendo tratamento adequado do intoxicado, há o agravamento do estado clínico do indivíduo com aparecimento de falha cardiopulmonar e necrose tubular aguda.

Manifestações tóxicas oculares tais como nistagmo, oftalmoplegia, edema palpebral e atrofia óptica, embora menos frequentes, também podem ocorrer.

**Intoxicação crônica**  São poucos os sintomas tóxicos relacionados à exposição crônica ao etilenoglicol. São relatados, geralmente, cefaleia, dores nas costas e irritação ocular. O contato prolongado com o MEG pode resultar em ressecamento da pele e desenvolvimento de dermatites. Quando ocorre exposição à concentração mais elevada do solvente, pode ocorrer irritação do trato respiratório com sensação de queima na garganta e traqueia, especialmente ao tossir. Essa ação irritante no trato pulmonar, no entanto, pode ser uma explicação para a pequena incidência de efeitos sistêmicos significativos durante a exposição ocupacional ao glicol, uma vez que os expostos, ao sentirem os sintomas irritantes, tendem a se afastar do local rapidamente.

As medidas propostas para o tratamento da intoxicação por etilenoglicol são tão variadas quanto os sintomas tóxicos observados. Estando o paciente consciente e sendo o tempo decorrido desde a exposição inferior a 5 a 6 horas, é recomendada a realização de repetidas lavagens gástricas utilizando-se, no mínimo, 5 litros de água. Em casos mais graves, devem-se administrar doses maciças de bicarbonato de sódio (concentrações acima de 400 a 600 mmol), a fim de reverter a acidose metabólica.

Se o indivíduo apresentar hipocalcemia, é adequado administrar sais de cálcio por via intravenosa. Essa administração deverá ser feita cuidadosamente, de modo a evitar-se posterior precipitação tecidual de oxalato de cálcio.

O uso de soluções etanólicas por via intravenosa, semelhantemente ao realizado nas intoxicações metanólicas, pode ser útil também no tratamento do quadro tóxico provocado pelo MEG.

### 3.8.4. *Monitorização da exposição ocupacional*

**Monitorização ambiental – concentrações permitidas**  O etilenoglicol não é citado no Anexo 11 da NR-15 brasileira. A ACGIH (2013), embora não estabeleça um valor *TLV-TWA* para o etilenoglicol, propõe como concentração-teto (*TLV-C*), para os aerossóis do solvente, um valor igual a 100 mg/m³.

**Monitorização biológica**  O etilenoglicol não consta do Quadro I do Anexo I da NR-7 brasileira, ou seja, nenhum biomarcador é adotado no Brasil para a monitorização dos indivíduos expostos a esse solvente. Assim como a legislação brasileira, a ACGIH, em 2013, também não especifica biomarcadores e concentrações permitidas para a realização da monitorização biológica da exposição ao MEG.

## 3.9. Solventes clorados

Os efeitos tóxicos dos solventes clorados variam em função do número de átomos de cloro presente na molécula. Produzem, de uma maneira geral, depressão do SNC, ação hepatotóxica e nefrotóxica. Alguns, como o clorofórmio, desenvolvem ação tóxica sobre o miocárdio e outros, como tetracloreto de carbono e tricloretileno, apresentam potencial carcinogênico.

### 3.9.1. *Diclorometano ou cloreto de metileno*

O cloreto de metileno ou diclorometano é um líquido incolor, não inflamável, volátil (pressão de vapor a 25°C = 440 mmHg), com um ponto de ebulição igual 40,1°C, densidade de 1,32 e densidade de vapor aproximadamente 3 vezes maior do que a do ar. Seu odor é semelhante ao do éter e apresenta solubilidade em água, álcool, éter etílico e cetonas.

É utilizado industrialmente como solvente na produção de fibras sintéticas, filmes para fotografias e uma série de processos de extração que necessitem de solventes muito voláteis como na extração de óleos e gorduras. É empregado como agente desengordurante e removedor de tintas.

Embora ainda seja empregado como propelente, o uso do diclorometano em aerossóis para uso pessoal, como nos *sprays* para cabelos, está proibido.

A partir dos anos 1980, o uso ocupacional desse solvente vem sofrendo acentuada diminuição, em função de legislações mais rígidas, do aparecimento de outros agentes propelentes em *sprays* e de sua possível ação carcinogênica.

Um dado importante a ser considerado é a formação do diclorometano durante o processo de cloração da água, o que resulta na sua presença como contaminante ambiental.

### 3.9.1.1. Toxicocinética

A principal via de absorção do cloreto de metileno é a pulmonar, que ocorre rapidamente com o equilíbrio sanguíneo, sendo atingido em torno de 15 a 30 minutos em exposições agudas e de 1 a 8 horas em exposições crônicas. A absorção pulmonar está diretamente correlacionada à concentração do solvente no ar inalado, ao conteúdo lipídico do organismo exposto e à existência, ou não, de atividade física durante a exposição.

Estudos experimentais demonstraram que o solvente pode ser também absorvido pelo trato gastrintestinal, por meio de difusão passiva. O veículo ao qual o diclorometano está associado pode influenciar na velocidade dessa absorção, sendo que os veículos aquosos proporcionam uma absorção mais rápida do que os oleosos.

Não foram encontrados dados que confirmem a absorção cutânea do solvente na espécie humana, mas em animais de laboratório foi indicada uma constante de permeabilidade média em torno de 0,28 mg/cm$^2$/hora.

O diclorometano é distribuído rapidamente para os tecidos, podendo ser detectado no fígado, pulmões, rins, cérebro, músculos e tecido adiposo, onde se concentra após exposições repetidas. O solvente é capaz de transpor a barreira hematoencefálica e também a placenta.

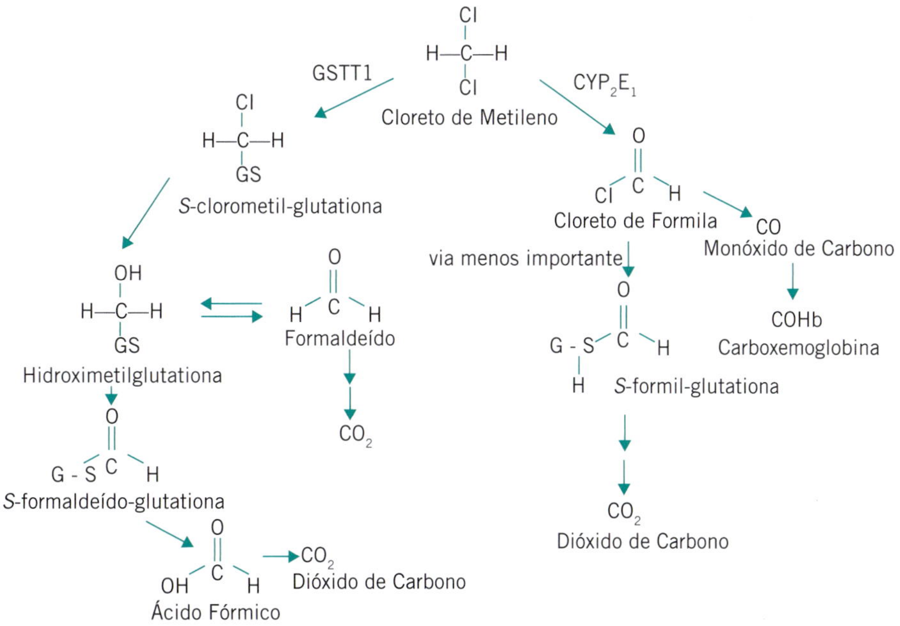

**Figura 12.** Principais vias de biotransformação do diclorometano (cloreto de metileno) *(extraído de EPA, 2011).*

A biotransformação do cloreto de metileno é realizada por meio de duas vias distintas: a oxidativa pela ação do sistema Cit P-450 (CYP) e a conjugação com a glutationa (GHS). Observa-se que, em exposições a baixas concentrações do solvente, a princi-

pal via de biotransformação é a oxidativa, mas, ocorrendo aumento da concentração do solvente, o sistema CYP poderá ser saturado e a biotransformação desviada para a via de conjugação com a glutationa. As isoenzimas envolvidas nessas duas vias de biotransformação são respectivamente a Cit P-4502E1 (CYP2E1) e a Θ (teta) glutationa transferase (GSTT1-1).

O metabólito ativo, monóxido de carbono, é o principal produto formado quando o cloreto de metileno é biotransformado pela via oxidativa; 97% do solvente oxidado pelo CYP é excretado pelo ar expirado como CO. A biotransformação pela via oxidativa acontece principalmente no fígado, órgão com grande concentração de CYP, mas pode ocorrer também, em menor escala, no cérebro, pulmões, rins, pâncreas. A biotransformação do solvente via CYP pode ser diminuída na presença do álcool e do dissulfiram e aumentada na coexposição com benzeno, tolueno, xilenos, metanol.

A segunda via de biotransformação do solvente, envolvendo a conjugação com a glutationa, origina como metabólito final o dióxido de carbono. Dois metabólitos intermediários são formados nessa conjugação, ambos reativos e propostos como envolvidos na toxicidade do diclorometano: a S-clorometil--glutationa e o formaldeído.

A via de biotransformação por meio da conjugação com a glutationa possui, aproximadamente, 10 vezes menos afinidade pelo diclorometano do que a via CYP, mas também ocorre, principalmente no fígado e em menor escala nos rins.

A eliminação do diclorometano é rápida e se dá, basicamente, pelos pulmões, seja na forma inalterada ou como metabólitos, CO e $CO_2$.

Cerca de 25% a 30% do solvente absorvido é eliminado no ar expirado como CO, metabólito ativo, responsável pela ação tóxica do solvente. Pequena quantidade do solvente (5 a 8%) pode ser excretada inalterada pela urina e pelas fezes (2%). A concentração urinária do diclorometano se correlaciona diretamente com os níveis de exposição ao solvente.

### 3.9.1.2. Toxicodinâmica

Os pulmões, sangue, SNC e fígado são os principais locais de ação tóxica do cloreto de metileno, destacando-se a neurotoxicidade em exposições agudas e a hepatotoxicidade nas exposições crônicas. Se ingerido, o solvente pode causar irritação gástrica e, em casos mais severos, ação nefrotóxica.

Como mencionado anteriormente, a exposição ao cloreto de metileno produz, como principal metabólito resultante da via oxidativa de sua biotransformação, o monóxido de carbono. Esse metabólito ativo é capaz de se associar à hemoglobina produzindo o pigmento anormal carboxiemoglobina (HbCO), responsável por uma das ações tóxicas do solvente. A $t_{1/2}$ deste pigmento formado em função da biotransformação do solvente é cerca de 10 a 12 horas, ou seja, o dobro da observada quando da exposição direta ao CO. Isto é explicado pelo fato de a biotransformação do diclorometano continuar a ser realizada mesmo após o final da exposição; a formação do CO pode continuar por 2 a 4 horas após a exposição.

Em alguns casos registrados de óbitos, decorrentes da exposição excessiva ao diclorometano, a concentração de HbCO encontrada foi em torno de 30%; em casos menos graves, a concentração sanguínea desse pigmento variava de 4 a 15%. Os trabalhadores que realizam esforço físico durante a exposição podem apresentar maior porcentagem de HbCO do que aqueles que trabalham em ocupações com menos atividade física. Da mesma maneira, o trabalhador fumante apresentará maior porcentagem de HbCO do que o não fumante.

O mecanismo da ação neurotóxica do diclorometano ainda não está bem esclarecido. Acredita-se que essa ação esteja ligada às propriedades lipofílicas do solvente que possibilita sua passagem por membranas celulares, entre elas as neuronais. No interior dos neurônios, o diclorometano poderia atuar interferindo com a transmissão nervosa ou então agir diretamente sobre os receptores neurológicos. Vários estudos indicam, também, que a ação neurotóxica do cloreto de metila estaria associada à hipóxia causada pela presença da HbCO.

A ação tóxica sobre os pulmões, que pode, inclusive, levar a óbito indivíduos expostos a elevadas concentrações do cloreto de metileno, não tem seu mecanismo de ação totalmente estabelecido. Estudos em animais têm demonstrado interferência com as células Clara.

Embora o diclorometano seja classificado pela IARC (Grupo 2A) e pela EPA como "provável carcinogênico em humanos", existem controvérsias sobre essa classificação. A ACGIH, por exemplo, classifica esse solvente em seu Grupo A3 – *confirmed animal carcinogen with unknown relevance to humans*. Segundo esse comitê americano, o diclorometano, em doses relativamente elevadas, é carcinogênico para animais experimentais, mas não existiriam estudos epidemiológicos disponíveis que confirmassem risco carcinogênico aumentado em trabalhadores expostos, exceto quando introduzido por vias e doses excepcionais.

A ação carcinogênica do diclorometano, observada em roedores, tem sido atribuída ao metabolismo do solvente via GSTT1-1. Considerando a existência de polimorfismo da enzima em humanos, alguns autores propõem a existência de grupos com maior ou menor risco de desenvolverem câncer, após exposição ao cloreto de metileno.

### 3.9.1.3. Sintomatologia

Observam-se tosse, hipóxia, sensação de compressão torácica, cefaleia, náuseas, vômitos, apatia e tonturas. Pode ocorrer irritação ocular em decorrência da exposição direta dos olhos ao solvente. Alguns efeitos neurológicos têm sido detectados em trabalhadores expostos a elevadas concentrações do cloreto de metileno. Podem ser observadas dor de cabeça, tonturas, confusão, incoordenação e parestesia. Casos mais severos resultam em inconsciência. Reduções nas *performances* psicomotora e auditiva também são relatadas. Os efeitos neurológicos são menos intensos em exposições crônicas, mas tonturas, vertigens, perda de memória, alterações de personalidade e depressão são sintomas relatados por indivíduos expostos ocupacionalmente ao diclorometano.

### 3.9.1.4. Monitorização da exposição ocupacional

**Monitorização ambiental – concentrações permitidas** LT = 156 ppm ou 560 mg/m³ (Anexo 11, NR-15, MTE/Br). O valor-limite *TLV-TWA* estabelecido pela ACGIH em 2013 é de 50 ppm.

**Monitorização biológica** São indicados como indicadores biológicos para a monitorização biológica da exposição ao diclorometano a porcentagem de carboxiemoglobina e o cloreto de metileno no ar expirado ou na urina. O biomarcador adotado pela legislação brasileira é a porcentagem de carboxiemoglobinemia.

A carboxiemoglobinemia apresenta boa correlação com a exposição ao solvente, em indivíduos não fumantes. Alterações nas condições de exposição, como esforço físico, variação nas concentrações ocupacionais, hábito de fumar e presença de CO no ambiente não ocupacional em concentrações superiores a 9 ppm, são algumas das desvantagens do uso desse biomarcador.

O sangue deve ser coletado 3 horas após o final da exposição ou então ao final da jornada de trabalho, utilizando heparina ou EDTA como anticoagulante. Caso as amostras não possam ser enviadas imediatamente ao laboratório, armazená-las ao abrigo da luz em temperatura máxima de 4ºC. Nessas condições, as amostras devem ser encaminhadas ao laboratório dentro do período de 2 dias após a coleta do sangue.

*Valor de referência*: até 1% para não fumantes (Quadro I, Anexo I, NR-7, MTE/Br).

*IBPM*: 3,5%. Este valor refere-se à exposição de operários não fumantes (Quadro I, Anexo I, NR-7, MTE/Br).

Cloreto de metileno urinário: esse indicador tem demonstrado boa correlação com exposições leves e moderadas ao diclorometano, mas não com exposições muito elevadas ao solvente. A possível explicação para o fato seria a saturação do sistema enzimático que biotransforma o solvente, resultando em uma excreção aumentada do composto inalterado na urina e, consequentemente, a não correlação com a exposição ocupacional.

A ACGIH indica a utilização desse biomarcador para a monitorização biológica da exposição ocupacional ao solvente, mas o classifica como "semiquantitativo", ou seja, de interpretação quantitativa imprecisa. A urina deve ser coletada ao final da jornada de trabalho, e o *BEI* estabelecido é igual a 0,3 mg/L.

### 3.9.2. *Tricloretileno*

Também denominado tricloreto de etileno ou tricloreteno, o tricloretileno (TRI) é um líquido incolor, não corrosivo, de odor adocicado e sabor adocicado e abrasivo. É volátil (pressão de vapor igual a 77 mmHg a 25ºC) e possui ponto de fusão igual a -73ºC, ponto de ebulição de 87ºC e densidade de vapor 4,5 vezes maior do que a do ar. É miscível com a água, acetona, etanol, éter dietílico e clorofórmio. O solvente é considerado não inflamável, somente poderão ocorrer explosões em situações de calor extremo (faíscas, soldas) ou em ambientes que apresentam aumento de $O_2$. Em temperaturas elevadas, entretanto, o TRI se decompõe produzindo HCl, cloreto de acetileno, ácido dicloroacético e fosgênio.

A exposição ambiental não ocupacional, mas de origem antropogênica ao solvente, decorre de sua evaporação em atividades de limpeza de peças, durante o tratamento de esgotos e em aterros sanitários. Pode ser liberado em mananciais de água com rejeitos industriais, assim como migrar para as águas subterrâneas existentes abaixo de aterros sanitários por exemplo. O TRI é o contaminante orgânico mais frequentemente encontrado nas águas subterrâneas. Esse dado é importante uma vez que grande parte do sistema público de águas advém do subsolo (nos Estados Unidos essa proporção chega a ser de 98%).

A contaminação ambiental não antropogênica é pouco significativa, embora o TRI possa ser produzido por um tipo de microalga vermelha e outras algas de clima subtropical. O uso industrial do TRI como solvente vem sendo diminuído ao longo dos anos, mas ainda pode representar risco ocupacional para os trabalhadores. O TRI pode ser utilizado como solvente de borrachas, óleos, resinas, limpeza de lentes e filmes/chapas fotográficas; na fabricação de produtos de limpeza (removedores, fluidos para carpetes); produção de praguicidas, ácido cloracético e colas para PVC. Atualmente o risco industrial do TRI advém, principalmente, da sua utilização como desengraxante industrial na limpeza de peças metálicas.

#### 3.9.2.1. Toxicocinética

É absorvido pelos pulmões, trato gastrintestinal (ingestão acidental ou de água contaminada) e pele. O TRI não se liga quimicamente ao sangue e apresenta elevado coeficiente de distribuição ar alveolar/sangue, ou seja, possui baixa solubilidade no sangue. Essas características determinam uma absorção pulmonar inicialmente rápida, que diminui ao longo da exposição.

A absorção cutânea do TRI ocorre rapidamente, após o contato da pele com o solvente líquido ou com seus vapores, embora exista para o homem, uma grande variedade interindividual na velocidade dessa absorção. Estudos realizados no início dos anos 2000, com voluntários expostos ao solvente líquido, registraram uma absorção de $430 \pm 295$ nmol/cm$^2$/hora.

É distribuído preferencialmente para o tecido adiposo, músculos, fígado e rins. Atravessa a placenta e pode alcançar níveis sanguíneos fetais mais elevados do que os maternos.

Estudos realizados, empregando-se modelos de simulação fisiológica computadorizados, permitiram avaliar a influência de fatores individuais, tais como gênero, peso e conteúdo lipídico corpóreo, sobre a toxicocinética do solvente. Foi observado que as mulheres absorvem menor quantidade de vapores de TRI do que os homens, o que pode ser explicado pela menor ventilação alveolar feminina. No entanto, devido a maior massa lipídica existente nas mulheres, o solvente é mais rapidamente distribuído e concentrado no tecido adiposo. Em consequência, durante o período da exposição, a concentração de TRI no sangue é menor na mulher do que no homem. Essa proporção é invertida ao longo do período pós-exposição, uma vez que o TRI concentrado no tecido adiposo é progressivamente liberado para a corrente sanguínea, explicando a maior concentração sanguínea do solvente no sexo feminino do que no sexo masculino neste período. A concentração do TRI no organismo feminino, 16 horas após cessada a exposição, é cerca de 30% maior do que a encontrada no homem.

A porcentagem de lípides corpóreos é também a explicação para a maior concentração sanguínea do solvente no indivíduo magro do que no obeso, uma vez que nos primeiros existirá menor quantidade de lípides que possam extrair o solvente da corrente circulatória. O menor conteúdo lipídico é também a explicação para a maior excreção e concentração urinária dos produtos de biotransformação observada nos indivíduos magros (o solvente estará mais disponível para ser biotransformado no organismo).

A biotransformação do TRI pode ocorrer por duas vias principais, a saber, a conjugação com a glutationa e a oxidação pelo sistema Cit P-450. A conjugação com a glutationa é uma via, em média, 7 vezes mais lenta do que aquela catalisada pelo Cit P-450, mas, segundo alguns estudos, estaria relacionada à nefrotoxicidade do solvente.

A biotransformação do TRI via conjugação com a glutationa inicia-se pela ação da glutationa *S*-transferase formando a *S*-(1,2-diclorovinil)glutationa (DCVG), que, em seguida, pela ação da cisteína-glicina dipeptidase (CGDP) e γ-glutamil transpeptidase (GGTP) conjuga-se com a cisteína, produzindo a S-(1,2-diclorovinil)-L-cisteína (DCVC). Esse derivado é considerado um metabólito crítico na direção a ser tomada por essa via de biotransformação, uma vez que pode ser desativado ou ativado no organismo. No primeiro caso, o DCVC sofre uma N-acetilação, pela ação da NAT (N-acetil transferase) produzindo o mercapturato, N-acetil-S-(1,2-diclorovinil)-l-cisteí-

na (NAcDCVC), mais polar e, portanto, mais facilmente excretado pela urina. Paralelamente, uma via de ativação do DCVC pode ocorrer por meio da ação de enzimas renais que formam espécies reativas que desenvolvem ação tóxica sobre os rins. A enzima β-liase tem sido apontada como uma provável catalisadora dessa reação, mas a participação de flavinas monoxigena-

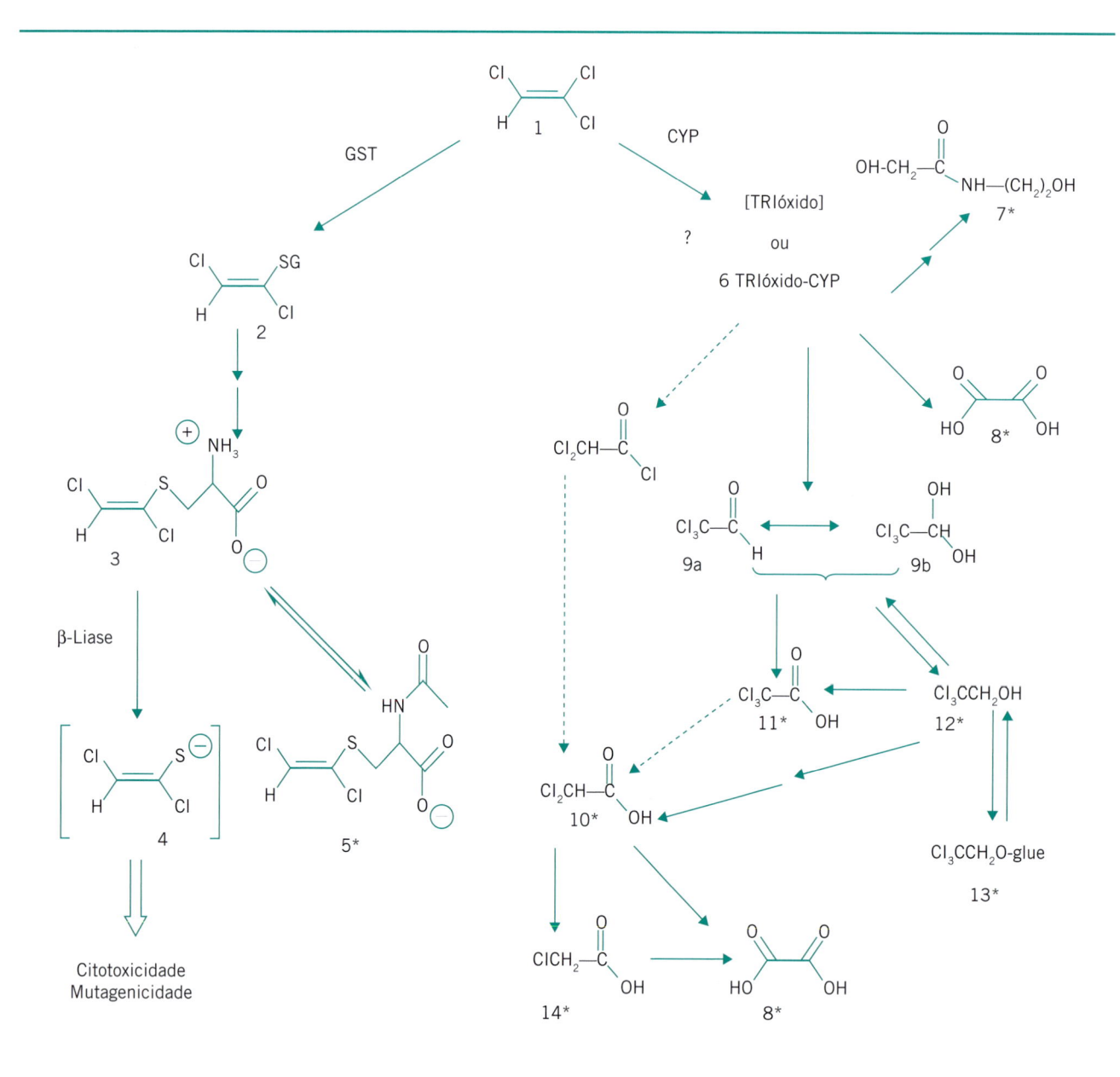

Metabólicos marcados com asteriscos são conhecidos na urina.

-------- etapas ainda não totalmente confirmadas.

1: tricloretileno
2: S-(1,2-diclorovinil)-glutationa (DCVG)
3: S-(1,2-diclorovinil)-L-cisteína (DCVC)
4: diclorovinil tiol
5: N-acetil-S-(1,2-diclorovinil)-1-cisteína (NacDCVC)
6: intermediário TRIóxido
7: N-(hidroxiacetil)-aminoetanol

8: ácido oxálico
9a: cloral    9b: cloral hidratado
10: ácido dicloroacético
11: ácido tricloroacético (TCA)
12: tricloretanol (TCE)
13: tricloetanol glicoronídeo
14: ácido monocloracético

**Figura 13.** Vias de biotransformação do tricloretileno *(adaptado de Lash* et al.*, 2000, e Chiu* et al.*, 2006).*

ses (FMO) na bioativação do DCVC tem sido proposta também, especialmente, na espécie humana. Essas monoxidases, atuando sobre o DCVC, dariam origem a *S*-(1,2-diclorovinil)--*L*-cisteína sulfóxido (DCVCS), e esta às espécies reativas.

A via oxidativa da biotransformação do solvente ocorre no fígado, basicamente pela ação do sistema CYP. Várias enzimas desse sistema, tais como a CYP1A1/2, CYP2B1/2 e a CYP2E1, têm sido associadas a essa via de biotransformação do TRI, mas as maiores evidências indicam que a CYP2E1 é a isoenzima, predominantemente, responsável pela bioativação do tricloretileno.

A biotransformação via Cit P-450 inicia-se com a formação do tricloretileno epóxido, composto intermediário instável, rapidamente convertido em cloreto de dicloracetil, ou então com a produção do cloral, que também é rapidamente convertido, formando o hidrato de cloral. O cloral hidratado sofrerá reações de redução e oxidação originando, respectivamente, o tricloretanol (TCE) e o ácido tricloroacético (TCA), que representam os principais metabólitos urinários do solvente. A perda de moléculas de cloro pelo TCA originará o ácido dicloroacético (DCA), metabólito que também pode ser originário do cloreto de dicloracetil, e o ácido monocloroacético (MCA). O TCE, por sua vez, pode ser conjugado com o ácido glicurônico dando origem ao ácido uroclorálico, excretado pela urina.

O etanol tem significativa participação na biotransformação do TRI. A ingestão de doses moderadas de álcool antes do início da exposição ou no horário do almoço resulta em uma concentração sanguínea de TRI inalterado até 70% mais elevada do que a normal, assim como a diminuição da taxa de excreção urinária dos metabólitos triclorados. Esse efeito do etanol persiste até o início da próxima jornada de trabalho. Quando, no entanto, a ingestão etanólica ocorre no final da exposição, essa interferência sobre a biotransformação do TRI é pouco significativa. O uso continuado de bebidas alcoólicas (alcoolismo) pode produzir efeito indutor sobre a biotransformação desse solvente clorado, especialmente quando a exposição a ele é elevada.

Estudos experimentais demonstram que concentrações elevadas de TRI podem inibir sua própria biotransformação por meio de saturação enzimática.

A principal via de excreção do tricloretileno do organismo é a renal. O TRI é excretado pela urina, na forma de TCE conjugado ou não com ácido glicurônico (de 30 a 50% da concentração biotransformada), TCA (10 a 30%) e MCA (3 a 4%). Apenas 1% do composto absorvido será excretado, inalterado, pelo ar expirado, e essa concentração decresce, rapidamente, 1 hora após a exposição. Uma pequena fração de TCE pode também ser eliminada pelos pulmões.

Estudos recentes têm mostrado que cerca de 0,05% do TRI absorvido é excretado pela urina como derivados da glutationa, 48 horas após a exposição.

A velocidade de excreção renal do TCE e TCA é influenciada pela intensidade e duração da exposição. Em exposições repetidas, a excreção do TCE pela urina cresce diariamente até o 3º dia da exposição, quando a velocidade de excreção atinge o equilíbrio. A excreção do TCA é mais lenta do que a do TCE. Por se ligar às proteínas plasmáticas e teciduais, o TCA é acumulado no organismo ao longo da semana, atingindo um pico de concentração somente no 5º dia de exposição. Pequenas concentrações de TCA podem ser excretadas pelo suor e fezes a partir do 3º dia após a exposição. Os fatores individuais como sexo e conteúdo lipídico do indivíduo exposto influem, também, na excreção dos metabólitos TCE e TCA.

### 3.9.2.2. Toxicodinâmica

A atividade tóxica mais significativa do tricloretileno é a ação depressora sobre o SNC e o desenvolvimento de neuropatias periféricas leves. O mecanismo de ação tóxica, embora não totalmente conhecido, pode envolver a diminuição da transmissão sináptica em decorrência da redução da concentração dos neurotransmissores liberados ou da menor sensibilidade dos receptores pós-sinápticos. A ação hepatotóxica do TRI pode ser explicada pelo aumento do estresse oxidativo nesse órgão. Estudos experimentais demonstraram a diminuição da concentração de NADPH e o aumento nos níveis de malonildialdeído nas células microssômicas hepáticas, indicando maior consumo celular de $O_2$. Essa ação tóxica hepática do TRI tem sido atribuída aos seus metabólitos hidrato de cloral, TCA e DCA. Não existem relatos referentes ao desenvolvimento de peroxidação lipídica, mesmo em indivíduos expostos a elevadas concentrações do solvente.

O tricloretileno pode apresentar ação tóxica sobre rins, geralmente atribuída ao metabólito DCVC, e sobre o sistema cardiovascular. O TRI, embora menos intensamente que o clorofórmio, mostra-se capaz de sensibilizar o músculo cardíaco à ação das catecolaminas endógenas podendo causar taquicardia ou mesmo sintomas mais graves como fibrilações.

Na pele, o TRI pode agir como irritante primário ou como agente sensibilizante, desenvolvendo dermatite generalizada. O potencial irritante desse solvente clorado, no entanto, é menor do que aquele observado para os outros componentes do grupo.

Estudos experimentais demonstram carcinogenicidade do TRI e o National Institute for Occupational Safety and Health (Niosh) considera o solvente como um *potencial carcinogênico ocupacional*. A IARC classifica o TRI em seu Grupo 2A (*Probably carcinogenic to humans – There is strong evidence that it can cause cancer in humans, but at present it is not conclusive*). A exposição ao tricloretileno tem sido associada ao desenvolvimento de câncer hepático, renal e linfático, na espécie humana. Existem, ainda, dados que relatam o aumento do risco de aparecimento de linfoma não Hodgkin nos indivíduos expostos.

A maior parte das ações tóxicas do TRI, entre elas a carcinogênica, é atribuída ao mecanismo de ativação de sua biotransformação, embora ainda não esteja totalmente esclarecido qual metabólito seria o responsável pela toxicidade do solvente. Com relação à ação carcinogênica, alguns autores afirmam que os metabólitos ativos seriam os epóxidos intermediários formados, embora, mais recentemente, os ácidos dicloroacético (DCA) e tricloroacético (TCA) tenham sido indicados como os desencadeadores da ação genotóxica do solvente. O TCA, por exemplo, é capaz de aumentar a síntese de DNA, o que provocaria um aumento acelerado da mitose e justificaria seu potencial carcinogênico. Existem dúvidas, no entanto, se as concentrações desses metabólitos encontradas no organismo dos expostos seriam suficientes para desenvolver a ação carcinogênica.

Vários dados indicam ação tóxica do TRI sobre a função reprodutiva de trabalhadores expostos ao solvente. A diminuição da densidade e o aumento de anormalidades no esperma de indivíduos normais expostos ao solvente foram demonstrados por vários autores. Pesquisas mais recentes revelam, ainda, a diminuição na concentração e mobilidade dos espermatozoides. Todos esses dados indicam que o TRI produz efeitos adversos na produção e na qualidade do esperma de indivíduos expostos. A ação tóxica do solvente é mencionada, também, sobre a reprodução feminina. Algumas pesquisas relatam o aumento no risco relativo de abortos espontâneos e a diminuição da taxa de sucesso de implantações depois de fertilização realizadas *in vitro*. As ações tóxicas do TRI, especialmente sobre o sistema reprodutor masculino, são atribuídas ao hidrato de cloral, tricloretanol e ácido tricloroacético; esses metabólitos alterariam o epitélio epididimal podendo levar, inclusive, ao aparecimento de necrose celular. É provável que o TRI desenvolva, ainda, ação tóxica sobre o sistema imunológico.

### 3.9.2.3. Sintomatologia e tratamento da intoxicação

**Intoxicação aguda** Os sintomas decorrentes da exposição aguda, no caso de ingestão acidental de pequenas quantidades do solvente, ainda não são bem conhecidos, mas, nos casos mais graves, pode ocorrer o aparecimento de efeitos neurotóxicos centrais, como sonolência, incoordenação motora e até morte por colapso cardiovascular.

No caso de inalação do solvente, além da irritação de nariz e garganta, efeitos neurotóxicos centrais são relatados, como cefaleia, tontura, cansaço, sonolência e confusão. As exposições mais intensas aumentam o risco de perda da memória recente e de parada respiratória e cardíaca que levam ao óbito.

O contato da pele com o solvente, na forma de líquido ou vapor, resulta em irritação cutânea de moderada a severa, com aparecimento de dor, vermelhidão e inchaço.

**Intoxicação crônica** A sintomatologia tóxica é bastante variada em função da duração e intensidade da exposição e de fatores individuais (gênero, idade, ingestão de álcool etc.).

Os sintomas mais comuns são tontura, cefaleia, fadiga, náusea, perda de memória, irritabilidade, depressão e redução da capacidade de pensar ou raciocinar. São detectadas alterações psicológicas, como dificuldade de compreensão, distúrbios da memória e alteração do estado afetivo. Alterações na visão e no sono, irritabilidade e perda de apetite também são relatadas. Os nervos da face e da cabeça podem ser afetados, causando paralisia facial e do pescoço. A ação irritante é moderada, com lacrimejamento, irritação ocular, conjuntivite, sinusite, tosse e bronquite.

O tratamento da intoxicação é apenas sintomático. Em casos agudos, deve-se retirar o indivíduo do local de exposição. Caso tenha havido contato cutâneo, lavar as partes expostas com água em abundância, retirando as roupas contaminadas. Se ocorrer ingestão, não induzir o vômito, mas sim administrar, o mais rápido possível, óleo mineral e solução diluída de sulfato de magnésio.

Ocorrendo inalação excessiva, recomenda-se respiração artificial e, em casos menos graves, manter o indivíduo deitado, aquecido e quieto. Não devem ser administrados epinefrina ou estimulantes vasculares. É recomendada atenção médica por, no mínimo, 48 horas, devido à possibilidade do aparecimento de edema pulmonar agudo.

### 3.9.2.4. Monitorização da exposição ocupacional

**Monitorização ambiental – concentrações permitidas** LT = 78 ppm ou 420 mg/m$^3$ (Anexo 11, NR-15, MTE/Br); *TLV-TWA*: 10 ppm (ACGIH, 2013).

**Monitorização biológica** São propostos como indicadores biológicos a determinação do TCE e TCA na urina, a somatória desses dois metabólitos urinários na forma de triclorocompostos totais (TCT), o TCE no sangue e TRI no ar expirado. O biomarcador indicado pela legislação brasileira é a determinação urinária do TCT.

Os triclorocompostos totais presentes na urina, após o 4º ou 5º dia da jornada de trabalho, correlacionam-se com a exposição ocupacional ao TRI nos dias anteriores. O TCT não é um biomarcador específico, uma vez que vários outros compostos clorados, tais como percloretileno e tricloretano, produzem os mesmos metabólitos no homem. Os valores de t$_{1/2}$ dos dois metabólitos são diferentes, tornando crítico o período da amostragem. Além disso, fatores individuais, como sexo, peso, conteúdo lipídico, ingestão de álcool, influenciam de maneira significativa a formação e excreção desses metabólitos.

A amostra deve ser coletada ao final da exposição do último dia da jornada de trabalho semanal, armazenada em temperatura de 4ºC e enviada ao laboratório até 6 dias após a coleta, cuidando-se para manter, durante o transporte, a mesma temperatura de armazenagem. Caso as amostras sejam mantidas congeladas (-20ºC), o envio ao laboratório poderá ocorrer até 10 dias após a coleta.

O TCE, mesmo quando pesquisado com métodos analíticos sensíveis, não é encontrado na urina de indivíduos não expostos.

*Valor de referência*: a legislação brasileira não indica um valor basal para o biomarcador. Esse fato pode ser resultado da baixa sensibilidade da técnica espectrofotométrica indicada na NR-7 como sendo a de escolha para a determinação do TCT.

*IBMP*: 300 mg/g de creatinina (Quadro I, Anexo I, NR-7, MTE/Br).

A ACGIH em 2013 propõe como biomarcadores:

a) determinação do TCA urinário – a amostra deve ser coletada ao final da exposição do último dia da jornada semanal. É classificado como biomarcador não específico, e o *BEI* estabelecido é igual a 15 mg/L.

b) determinação do TCE no sangue – a amostra deve ser tomada ao final da exposição da última jornada de trabalho semanal. Esse biomarcador também é considerado não específico e o método utilizado para sua determinação não deve empregar qualquer tipo de hidrólise. Nessas condições, o *BEI* adotado é de 0,5 mg/L.

c) TRI no ar exalado final – a amostra deve ser colhida ao final da última exposição da jornada de trabalho semanal. Esse biomarcador é classificado como semiquantitativo e não foi estabelecido qualquer valor *BEI* para ele. A ACGIH chama a atenção para a influência de fatores tais como a carga de trabalho, o gênero, a ingestão de álcool durante a exposição, o peso corpóreo, entre outros, na biotransformação do solvente. Esses fatores podem alterar a concentração do TRI inalterado no ar expirado.

d) TRI no sangue – o sangue deve ser coletado ao final da exposição do último dia da jornada semanal de trabalho. É indicado como sendo um biomarcador semiquantitativo, e nenhum *BEI* foi estabelecido.

### 3.9.3. *Percloretileno (PERC)*

O percloretileno, também denominado tetracloretileno ou PERC, é um líquido incolor, lipossolúvel, não inflamável, volátil (pressão de vapor a 25°C = 19 mmHg), mais denso do que a água (densidade a 20°C = 1,62 g/mL) com ponto de ebulição igual a 121°C. É miscível no etanol, éter etílico e óleos.

O PERC é utilizado industrialmente no desengraxamento de peças metálicas, em lavagens a seco e como produto intermediário na síntese dos fluorocarbonos. Na indústria têxtil, é empregado não apenas na lavagem a seco, mas também no processamento e acabamento dos tecidos. Alguns países, como a França, têm o propósito de acabar com o uso industrial desse solvente.

### 3.9.3.1. Toxicocinética

Pode ser absorvido pela pele intacta, pulmões e também pelo trato gastrintestinal, quando ingerido. A absorção pulmonar é influenciada pela taxa de ventilação, duração da exposição e concentração do solvente no ar inspirado. Essa absorção é rápida e o pico de concentração sanguínea é alcançado em torno de 6 horas após o início da exposição. O PERC apresenta um coeficiente de partição sangue/ar alveolar que varia entre 10 e 20, ou seja, o solvente se encontra de 10 a 20 vezes mais concentrado no sangue do que no ar alveolar quando o estado de equilíbrio é alcançado.

A absorção cutânea do PERC, embora possível, é muito pequena quando comparada com a absorção pelo trato pulmonar; aproximadamente 1% da concentração passível de ser absorvida pelos pulmões sofreria a absorção pela pele íntegra.

O PERC absorvido é distribuído para a maioria dos tecidos do organismo, especialmente aqueles ricos em lípides, concentrando-se no tecido adiposo, cérebro e fígado. Devido à sua lipossolubilidade, o solvente pode ser também concentrado no leite, inclusive o materno.

Em decorrência da longa permanência do PERC no tecido adiposo, exposições repetidas ao solvente resultam em acúmulo daquele no organismo, observando-se o aumento gradativo da concentração sanguínea do PERC ao longo das exposições continuadas. Mesmo após o final da exposição, o solvente continua presente na corrente sanguínea durante dias, em função de sua lenta liberação do tecido adiposo.

A biotransformação do solvente no organismo é pequena, apenas cerca de 3% do total absorvido. Embora ainda em discussões, admite-se atualmente que a biotransformação do solvente ocorreria por duas vias principais, a oxidação pelo Cit P-450 e a conjugação com a glutationa seguida de biotransformação pela β-liase (menos significativa no homem) ou Cit P-450.

A biotransformação do PERC por via oxidativa, independentemente da via de introdução, ocorre predominantemente no fígado. O solvente é biotransformado, inicialmente, a PERC epóxido que sofre rearranjo, originando o cloreto de cloracetila

e o cloral. O cloreto de cloracetila origina o ácido tricloroacético (TCA), e o cloral daria origem a pequenas quantidades de tricloretanol (TCE). É importante ressaltar que a formação do cloral por biotransformação do PERC, na espécie humana, ainda não é totalmente aceita.

A via de conjugação da biotransformação do PERC ocorre principalmente no fígado. Embora quantitativamente menos importantes do que a via oxidativa, as reações de conjugação são importantes do ponto de vista toxicológico, porque delas resultam metabólitos reativos tóxicos que atuam, em especial, no tecido renal (nefrotoxicidade). É interessante observar que as reações de conjugação, que são na maioria das vezes mecanismos de desativação, funcionam no caso específico do tetracloretileno como uma bioativação.

A conjugação do PERC com a glutationa (GSH) é catalisada pela GSH-S-transferase e resulta na formação do S-(1,2,2-triclorovinil)glutationa (TCVG). O TCVG, por ação das enzimas γ-glutamil transpeptidase (GGTP) e cisteinil-glicina dipeptidase (CGase), origina o S-(1,2,2-triclorovinil)-L-cisteína (TCVC). Este, sob a ação da β-liase ou do CYP, dará origem a compostos reativos tóxicos.

A quantidade de metabólitos urinários resultantes da biotransformação do PERC, pela via de conjugação, corresponde apenas a 0,3 a 1,0% do total de metabólitos formados na biotransformação do solvente. É importante lembrar, entretanto, que os metabólitos formados por essa via são ativos e só após exercerem suas ações tóxicas serão biotransformados nos produtos de excreção.

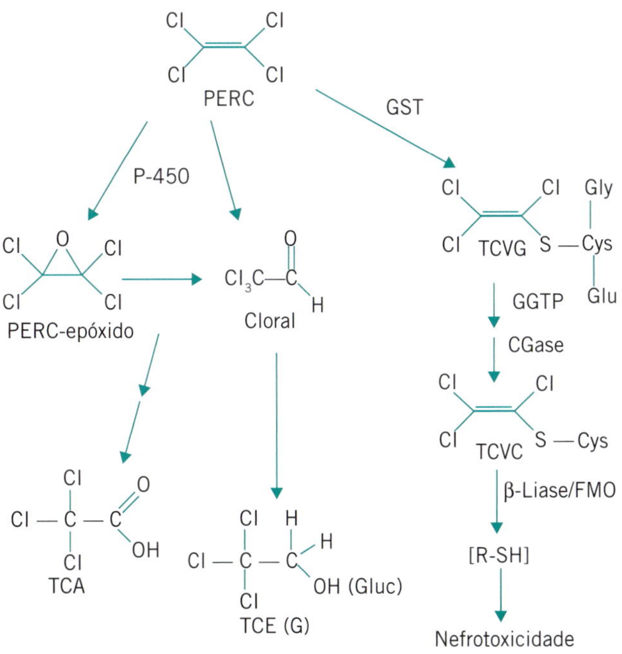

**Figura 14.** Principais vias de biotransformação do PERC *(adaptado LASH et al., 2007).*

A maior parte do solvente presente no organismo (90 a 95%) é eliminada inalterada pelo ar expirado. Essa eliminação ocorre principalmente nas primeiras 24 horas, mas continua por dias, após o final da exposição. A eliminação do solvente pelo leite materno é significativa. Estudos demonstram que crianças amamentadas por mães expostas ocupacionalmente ao PERC apresentam níveis sanguíneos elevados do composto.

A excreção de metabólitos urinários é pequena. Somente quantidade variável de 1 a 3% de TCA é detectada na urina dos indivíduos expostos. Segundo alguns autores, a pequena quantidade de TCE, quando encontrada na urina de indivíduos expostos, poderia ser decorrente de uma exposição simultânea a outro solvente clorado, o tricloretileno.

### 3.9.3.2. Toxicodinâmica

O PERC é irritante de mucosas e pele e apresenta ação nefrotóxica, hepatotóxica e depressora do SNC. Os mecanismos das ações tóxicas sistêmicas não são conhecidos totalmente. Em relação à neurotoxicidade, estudos realizados em trabalhadores mostram que o PERC altera o controle dopaminérgico da secreção de prolactina, aumentando a concentração desta no organismo.

O solvente afeta, negativamente, o rendimento neurocomportamental dos expostos, sugerindo uma alteração na velocidade de condução do impulso nervoso.

Acredita-se que ações hepatotóxica e nefrotóxica do PERC estejam bastante relacionadas aos seus produtos de biotransformação. Não está claro, no entanto, quais metabólitos ativos atuariam nos diferentes sítios de ação do solvente. É possível que os metabólitos formados durante a oxidação do PERC sejam responsáveis pela ação hepatotóxica, enquanto a via de conjugação com a glutationa, seguida das reações catalisadas pela β-liase e outras enzimas, formariam compostos responsáveis pela nefrotoxicidade do solvente.

A ação irritante local do PERC é atribuída ao seu elevado potencial desengordurante. Estudos em animais demonstram o potencial carcinogênico do solvente, embora não existam, até o momento, evidências de uma maior incidência de tumores nos indivíduos expostos. A IARC classifica o PERC no Grupo 2A *(Probably carcinogenic to humans – There is strong evidence that it can cause cancer in humans, but at present it is not conclusive).*

### 3.9.3.3. Sintomatologia e tratamento das intoxicações

**Intoxicação aguda** Os sintomas são, geralmente, correlacionados com a concentração do PERC no ambiente. Apresenta ação irritante especialmente sobre os olhos, pele e trato respiratório. O solvente líquido, se deglutido, poderá ser aspirado até os pulmões e, em consequência, desenvolver pneumonia química. Outra ação tóxica observada em exposições agudas ao PERC é a depressão do SNC que, em casos graves, pode resultar em inconsciência.

**Intoxicação crônica** Exposições cutâneas podem provocar dermatites. Podem ocorrer eritemas, queimaduras, ressecamento e rachaduras da pele, além de processos infecciosos. Se a via de absorção tiver sido a pulmonar, podem aparecer conjuntivites, náuseas, vertigens, cefaleia, confusão mental, anorexia, letargia, irritabilidade e efeitos hepatotóxicos e nefrotóxicos.

O tratamento das intoxicações é apenas sintomático. As medidas devem ser as mesmas citadas para o tricloretileno.

### 3.9.3.4. Monitorização da exposição ocupacional

**Monitorização ambiental – concentrações permitidas** LT = 78 ou 525 mg/m$^3$ (Anexo 11, NR-15, MT/Br). *TLV-TWA* (ACGIH, 2013) = 25 ppm.

**Monitorização biológica** A monitorização biológica da exposição ocupacional ao PERC pode ser realizada por meio da determinação do solvente inalterado no ar expirado ou no sangue e do TCA na urina ou no sangue. O fato de os trabalhadores expostos excretarem TCA e TCE levou alguns autores a proporem, como biomarcador de exposição, a determinação da concentração urinária dos dois metabólitos em conjunto (TCT). Estudos posteriores, no entanto, comprovam não haver correlação entre os níveis de TCT urinário e do PERC ambiental, assim essa determinação não é apropriada, no caso de exposição ocupacional ao PERC. A legislação brasileira indica, como biomarcador de exposição, a determinação do TCA urinário.

O TCA urinário apresenta boa correlação com a exposição ao PERC, embora não tenha correlação com a ação do solvente, ou seja, não apresenta validade como biomarcador de efeito. Estudos feitos em homens e animais de laboratório indicam que a concentração de TCA urinário pode deixar de correlacionar-se com a exposição ao solvente, quando esta é muito elevada. Esses estudos apontam para a saturação do sistema enzimático responsável pela biotransformação do PERC, quando elevadas concentrações são absorvidas. Além disso, o TCA não é um biomarcador específico, uma vez que vários outros compostos clorados, tais como tricloretileno, tricloretano e hidrato de cloral, ao serem biotransformados, originarão o TCA.

A urina deve ser coletada ao final da exposição do último dia de jornada de trabalho semanal, recomendando-se evitar a tomada de amostra na primeira jornada da semana. A urina coletada deve ser mantida em temperatura máxima de 4ºC e enviada ao laboratório nessa condição, em até três dias após a amostragem.

*Valor de referência*: não detectado em urina de indivíduos não expostos ao PERC

*IBMP*: 3,5 mg/L (Quadro I, Anexo I, NR-7, MTE/Br).

A ACGIH em 2013 indica como biomarcadores de exposição:

a) determinação do PERC inalterado no ar expirado final – a amostra deve ser coletada 16 horas após o final da exposição, ou seja, antes do início da jornada de trabalho subsequente. O *BEI* indicado é de 3 ppm;

b) determinação do PERC no sangue – a amostra também deve ser colhida 16 horas após o final da exposição, e o *BEI* estabelecido é de 0,5 mg/L.

### 3.9.4. *Tetracloreto de carbono (TETRA)*

É um líquido claro, inodoro, insolúvel na água, muito solúvel no álcool e no éter etílico, com elevada lipossolubilidade e volatilidade (pressão de vapor a 25ºC igual a 91 mmHg). Seus vapores são cinco vezes mais densos do que o ar. Apresenta estabilidade química e não é inflamável, mas em elevadas temperaturas pode ser decomposto, formando, entre outras substâncias, o fosgênio.

O CCl$_4$ foi largamente utilizado em processos industriais tais como limpeza de peças metálicas, lavagem a seco, composição de espuma extintora de incêndios, na fumigação em grãos e na indústria química. Esses usos foram finalizados gradativamente e substituídos por outros compostos de menor toxicidade como o tricloretileno e o 1,1,1-tricloroetano. O $CCl_4$ foi largamente empregado na produção dos fréons R11 (triclorofluormetano) e R12 (diclorodifluormetano), mas, em função do provável dano causado pelos CFCs na camada de ozônio e desde a assinatura do Protocolo de Montreal, os fréons deixaram de ser produzidos e, consequentemente, esse uso industrial do $CCl_4$ foi finalizado. Em alguns países, o $CCl_4$ continua sendo usado na produção de fréons menos destrutivos. O uso ocupacional desse solvente é ainda significativo no caso de operários que trabalham no tratamento de dejetos químicos.

### 3.9.4.1. Toxicocinética

A absorção do $CCl_4$ ocorre rapidamente pelo trato pulmonar (inalação de vapores) e trato gastrintestinal (em casos de ingestão acidental) e muito lentamente pela via cutânea.

Devido a sua elevada lipossolubilidade, a absorção pulmonar é rápida com o equilíbrio que se estabelece em 10 a 15 minutos. A velocidade da absorção oral depende de vários fatores, mas, via de regra, o pico de concentração sanguínea é alcançado entre 3 e 6 minutos após a ingestão.

Embora lenta, a absorção cutânea do $CCl_4$ é significativa. Alguns autores estimam que a imersão de ambas as mãos no solvente por cerca de 30 minutos resultaria em uma absorção equivalente a inalação de 100 a 150 ppm, pelo mesmo período de tempo.

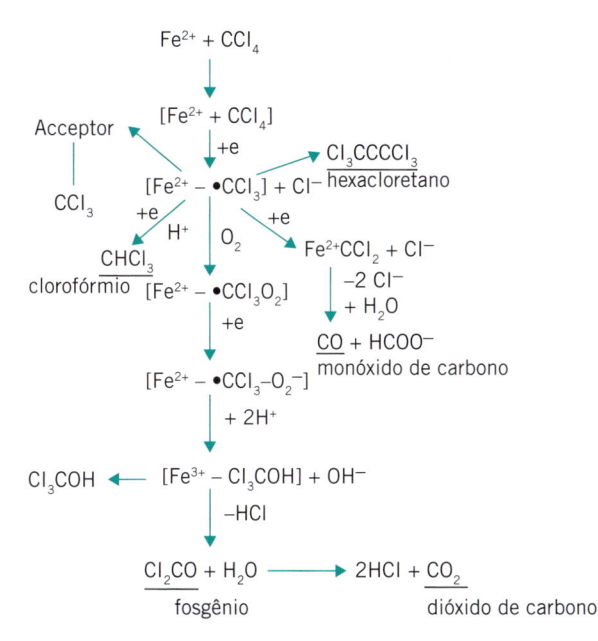

Fe$^{2+}$ e Fe$^{+3}$: representam, respectivamente, as formas reduzidas e oxidadas do Cit P-450.

Doadores de elétrons: NADPH e NAD.

Compostos grifados: metabólitos identificados.

**Figura 15.** Biotransformação do TETRA *(adaptado de ATSDR, 2005).*

Sua distribuição para os tecidos é rápida, apresentando tropismo pelos tecidos ricos em gorduras. Concentra-se no tecido adiposo, fígado, rins, medula óssea e em menor proporção no SNC.

A biotransformação do TETRA no organismo é pequena, mas, quando acontece, ocorre por mecanismo de ativação, geralmente por desalogenação pelo sistema microssômico Cit P-450.

As vias de biotransformação do tetracloreto de carbono não estão, ainda, completamente estudadas em humanos, mas há várias informações disponíveis obtidas de estudos com animais.

As principais vias de eliminação do $CCl_4$ são pelo ar expirado e com as fezes. Cerca de 32 a 62% da quantidade do composto absorvido pode ser excretado inalterado pela fezes, pelo mecanismo de secreção biliar ou transporte direto do sangue para o intestino. Aproximadamente 30 a 50% do total absorvido pode ser eliminado pelo ar expirado ($t_{1/2}$ inicial de eliminação entre 1 e 3 horas), principalmente como composto inalterado e, em pequena quantidade, como $CO_2$. A excreção urinária é muito pequena (cerca de 0,01% da quantidade absorvida).

### 3.9.4.2. Toxicodinâmica

A principal ação tóxica do $CCl_4$, independentemente da via de introdução, desenvolve-se no fígado. Entre os vários efeitos hepatotóxicos, destaca-se intensa fibrose cujo mecanismo não está totalmente esclarecido. Alguns autores acreditam que a hepatotoxicidade resultaria de uma ação do solvente sobre o metabolismo da vitamina A. O $CCl_4$ alteraria esse metabolismo, levando à diminuição da concentração de retinoides hepáticos (retinol e éster retinila). Estudos experimentais demonstram que a menor concentração de retinoides detectada em animais de laboratórios expostos resulta em uma maior incidência fibrótica em comparação com o grupo de animal-controle.

Mais recentemente, entretanto, tem sido aceito que a hepatotoxicidade desenvolvida pelo $CCl_4$ decorreria da ação de seus metabólitos ativos. O radical livre trimetila, resultante da bioativação do solvente, teria um amplo espectro de danos hepatocelulares envolvendo ligação direta com proteínas celulares, peroxidação de ácidos graxos enoicos das membranas do retículo endoplasmático e alteração no nível intracelular de cálcio. A liberação de enzimas proteolíticas das células lesadas resultaria em necrose do tecido hepático.

Indivíduos expostos ao $CCl_4$ na concentração de 1,1 a 12 ppm não apresentam sintomas clínicos hepatotóxicos. Em contrapartida, os indivíduos expostos a pequenas concentrações do solvente apresentam níveis mais elevados de enzimas séricas, tais como a alanina aminotransferase, aspartato aminotransferase e γ-glutamil transferase.

O consumo de bebidas alcoólicas é um importante fator de risco para o desenvolvimento de efeitos tóxicos severos após exposição ao $CCl_4$, uma vez que o álcool induz o Cit P-450 (CYP2E1), aumentando a formação de metabólitos ativos.

Estudos experimentais demonstram que nos casos em que a exposição ao $CCl_4$ está associada à ingestão de etanol, as concentrações do malonildialdeído (MDA) hepático estão significativamente aumentadas. Esta substância é utilizada, normalmente, para avaliar a peroxidação lipídica do fígado, e o seu aumento é um indício de que o etanol pode aumentar a hepatotoxicidade do solvente, por meio da peroxidação lipídica, mesmo quando a exposição ocupacional é baixa.

O $CCl_4$ pode desenvolver ação nefrotóxica, produzindo lesões glomerulares e, principalmente, tubulares (túbulo proximal).

Em exposições agudas, o composto inalterado pode apresentar ação depressora sobre o SNC. É também um irritante de pele e mucosas.

Não existem evidências conclusivas com relação à carcinogenicidade do composto para a espécie humana, embora seja classificado, por organismos internacionais, como carcinogênico para animais.

### 3.9.4.3. Sintomatologia e tratamento da intoxicação

Observam-se sintomas neurológicos decorrentes da depressão do SNC que, em casos graves, levam ao coma. Produz icterícia, hepatomegalia, esteatose hepática, não sendo rara a cirrose hepática. Podem ocorrer vômitos, diarreia, proteinúria, cilindrúria, hematúria e, em casos graves, oligúria ou anúria resultando em hipertensão e edema pulmonar.

Além do tratamento sintomático, tem sido proposta a utilização de compostos que promovem a manutenção dos níveis de glutationa reduzida, que, sendo um antioxidante celular, tende a diminuir a peroxidação lipídica provocada pelo $CCl_4$ no fígado. Dentre esses compostos, podem ser citados cisteína, taurina, constituintes do ácido gálico, γ-glutamilcisteína, etiléster, entre outros. A administração de N-acetilcisteína e de vitamina C, em dose de 2 g/kg de peso, também tem sido proposta como tratamento da intoxicação.

### 3.9.4.4. Monitorização da exposição ocupacional

**Monitorização ambiental – concentrações permitidas** LT = 8 ppm ou 50 mg/m³ (Anexo 11, NR-15, MTE/Br); *TLV-TWA* (ACGIH, 2013): 5 ppm, *STEL* = 10 ppm.

**Monitorização biológica** A legislação brasileira e a ACGIH não indicam biomarcadores que possam ser utilizados na monitorização biológica da exposição ocupacional ao CCl4, embora alguns autores proponham as determinações do composto inalterado no ar expirado e no sangue como possíveis indicadores biológicos.

Vários estudos têm sido desenvolvidos na tentativa de encontrar um biomarcador de efeito para avaliar a ação do $CCl_4$ no organismo. A medida da glutationa, fosfatase alcalina, γ-glutamil transferase e as enzimas envolvidas no ciclo da ureia, especialmente a arginase presente no fígado, foram propostas. No entanto, até o momento, nenhuma dessas proposições foi adotada pela legislação brasileira ou pela ACGIH.

### 3.10. Bissulfeto de carbono

O bissulfeto de carbono ($CS_2$), também denominado dissulfeto de carbono, sulfeto de carbono ou anidrido ditiocarbônico, é um líquido incolor ou ligeiramente amarelado, inflamável, muito volátil (pressão de vapor = 275 mmHg a 20°C), imiscível com a água e altamente lipossolúvel. O produto puro apresenta odor adocicado semelhante ao do clorofórmio, enquanto o produto menos refinado tem odor desagradável. É usado principalmente na produção do *rayon* obtido pelo método da viscose (chamado *rayon viscose*), do papel/filme de celofane, na produção de sulfito de sódio, agentes flotantes minerais, tioureia e hoje, em menor proporção, do $CCl_4$. Pode ser utilizado, também, como solvente de resinas, borracha (processo de vulcanização) e gorduras. A exposição mais significativa de trabalhadores a esse solvente, no entanto, ocorre durante a fabricação das fibras de *rayon viscose*.

### 3.10.1. Toxicocinética

A principal absorção do solvente ocorre por via pulmonar. A retenção pulmonar do solvente, apesar de considerável variação individual, é de aproximadamente 80% no início da exposição. Em seguida, essa retenção passa a diminuir de maneira constante até o equilíbrio, que é alcançado em torno de 1 a 2 horas após exposição.

O bissulfeto de carbono pode ser absorvido pela pele íntegra, numa velocidade que varia de 0,23 a 0,79 mg/cm²/hora, velocidade essa que se torna maior se o contato ocorrer com a pele lesada. Em casos de ingestão acidental, a absorção do $CS_2$ no trato gastrintestinal pode ocorrer, mas é pouco significativa.

Alguns estudos indicam que, no sangue, o bissulfeto de carbono encontra-se duas vezes mais concentrado nos eritrócitos do que no plasma. Sua distribuição pelo organismo é rápida e ampla, concentrando-se em órgãos ricos em lipídios, especialmente cérebro e tecido adiposo. A rápida saída do sangue é explicada pela sua elevada lipossolubilidade e afinidade por aminoácidos e proteínas; no entanto, traços do solvente ainda podem ser encontrados na corrente circulatória mesmo várias horas após o final da exposição.

Outros estudos, realizados em animais de laboratório, revelam que o $CS_2$ é redistribuído no organismo deixando, também rapidamente, os órgãos para os quais foi distribuído. As exceções são os rins e o fígado, onde podem ser detectados cerca de 25 a 30% do solvente absorvido, até 8 horas após a exposição.

Esse solvente atravessa facilmente a placenta, em qualquer estágio da gestação, podendo ser encontrado com alguns de seus metabólitos, em diferentes tecidos fetais. O $CS_2$ foi detectado, também, no leite de lactantes expostas ocupacionalmente ao solvente.

Cerca de 70 a 90% do solvente absorvido sofre biotransformação no organismo, mas o mecanismo completo dessa biotransformação não foi ainda esclarecido.

O $CS_2$ é biotransformado pelo complexo enzimático Cit P-450 em um intermediário oxigenado instável que pode ser degradado espontaneamente a enxofre atômico e sulfeto de carbonila (COS) ou hidrolisado a enxofre atômico e monotiocarbonato. O enxofre elementar reativo pode se ligar covalentemente a macromoléculas ou ser oxidado a sulfato, embora alguns autores afirmem que a formação de sulfatos seria insignificante na espécie humana. O sulfeto de carbonila pode também dar origem ao monotiocarbonato ou então ser incorporado ao ciclo da ureia, originando a tioureia. O monotiocarbonato pode ser hidrolisado, originando novamente o COS, ou então, provavelmente pela ação do Cit P-450, formar dióxido de carbono ($CO_2$) e íon HS⁻ que seriam oxidados a sulfatos.

Outras vias de biotransformação do $CS_2$ seriam: conjugação com aminoácidos endógenos, formando o ditiocarbamato, que, por sua vez, origina os metabólitos 2-tio-5-tiazolidinona e a tiocarbamida (tioureia), e a conjugação com a glutationa, originando os ácidos 4-carboxílico-2-tio-tiazolidina (TTCA) e 4-carboxílico-2-oxotiazolidina (OTCA).

Os metabólitos do solvente podem ser excretados pela urina, conjugados com sulfatos ou na forma livre, sendo que o TTCA é considerado o metabólito urinário mais importante do $CS_2$ utilizado, inclusive, na monitorização biológica da exposição ocupacional ao solvente.

O $CS_2$ inalterado pode ser eliminado pelo ar expirado, em proporções que dependem da via de absorção. Observa-se que nos casos em que a absorção tenha ocorrido pelo trato pulmonar, cerca de 10 a 30% do solvente inalterado poderão ser eliminados também pelos pulmões. Essa porcentagem de eliminação diminui para cerca de 3%, quando a absorção ocorre por via cutânea.

A excreção do $CS_2$ inalterado pela urina é mínima (cerca de 1%). Pode ocorrer, ainda, eliminação do metabólito $CO_2$ pelo ar expirado.

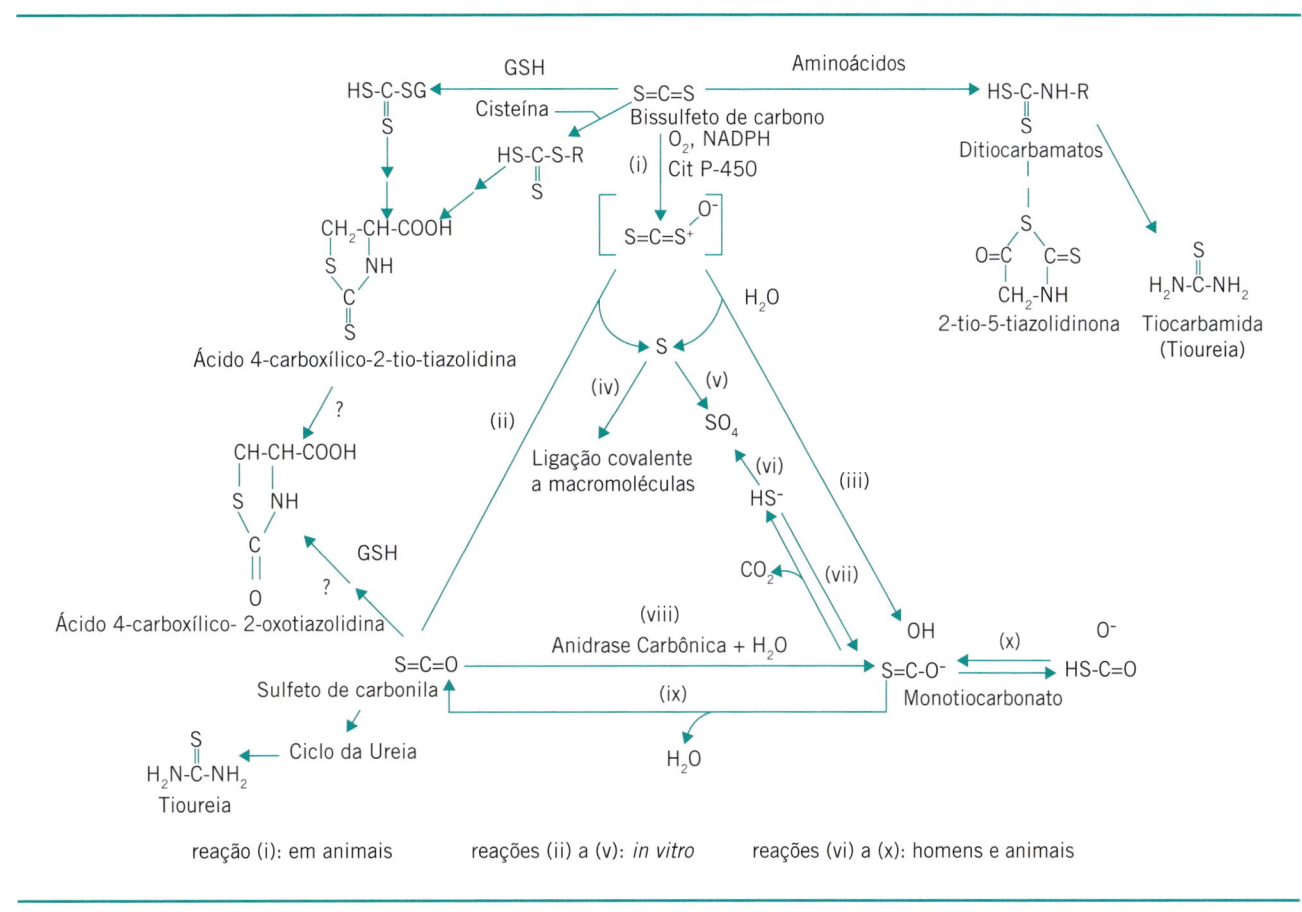

**Figura 16.** Principais vias de biotransformação do $CS_2$ *(extraído de ATSDR, 1996, com adaptações).*

## 3.10.2. *Toxicodinâmica*

O $CS_2$ pode provocar alterações endócrinas, cardiovasculares, gastrintestinais e renais, mas sua principal ação tóxica é exercida sobre o sistema nervoso central e periférico. No SNC, o $CS_2$ produz danos cerebrais geralmente caracterizados por encefalopatia com uma degeneração neuronal caracterizada por perda de células e vacuolização celular difusa.

A neuropatia periférica causada pelo solvente é do tipo axônica distal centro-periférica. Observa-se diminuição na velocidade de condução das fibras nervosas motoras lentas e rápidas. Há, também, redução na velocidade de condução sensorial nas mãos e braços. Essas alterações são lentamente reversíveis, mas podem, até mesmo, permanecer como sequelas irreversíveis.

A exposição ao solvente tem revelado, em alguns indivíduos expostos, o aparecimento de danos nos capilares da retina, alterações na mobilidade ocular, na sensibilidade da córnea e conjuntiva, distúrbios na visão de cores e na adaptação ao ambiente escuro, além da diminuição na acuidade visual. Essa ação do $CS_2$ sobre o sistema óptico, entretanto, não é ainda totalmente aceita, em função da grande variação de suscetibilidade encontrada entre os indivíduos expostos. O sistema ótico também pode ser afetado pelo solvente, com diminuição na capacidade de distinguir intensidades de sons (1,5 a 3,0 dB) e de escutar sons de alta frequência. Embora alguns autores tendam a não associar esses defeitos auditivos à toxicidade do $CS_2$, pesquisas realizadas no início dos anos 2000 confirmaram a existência de correlação entre perda de audição e concentração do solvente em exposições crônicas. Nesses estudos, fatores interferentes como ruídos externos próprios de algumas atividades ocupacionais, a faixa etária dos expostos, o uso de álcool e o tabagismo foram controlados.

Existem controvérsias também com relação à toxicidade cardiovascular do $CS_2$, embora estudos epidemiológicos tenham demonstrado ser a exposição crônica ao solvente um fator de risco para o desenvolvimento de doenças cardiocoronarianas.

A possibilidade de o $CS_2$ apresentar ação tóxica sobre a função reprodutora masculina e feminina vem sendo estudada há anos. Algumas pesquisas relatam o gradual declínio na libido e na capacidade sexual masculina, mas nenhuma diferença no número e forma dos espermatozoides foi encontrada quando se compara o sêmen de indivíduos expostos e não expostos. A possível ação do solvente sobre a reprodução feminina, embora bastante estudada, ainda é muito discutida, existindo pesquisas conflitantes com relação aos relatos de anormalidade no ciclo menstrual.

O Institute for Health and Consumer Protection (IHCP) classifica o $CS_2$ como um agente que apresenta *possíveis riscos de comprometer a fertilidade (Risk Phrase R62)* e também *possíveis riscos durante a gravidez com efeitos adversos na descendência (Risk Phrase R63)*.

Os mecanismos propostos para explicar o espectro de ação tóxica do solvente não estão totalmente esclarecidos. Dentre os mecanismos propostos podem ser citados:

- ➤ **Ação quelante apresentada pelos produtos de biotransformação do CS2.** Os metabólitos 2-tio-4-tiazolidinona e ditiocarbamato, formados durante a biotransformação do solvente, por possuírem radicais sulfidrilas em suas estruturas químicas, apresentariam a capacidade de inibir a atividade enzimática ao quelar metais que funcionam como cofatores, tais como magnésio, cobre e zinco. Um exemplo disso é a inibição da enzima dopamina β-hidroxilase, cobre-dependente, provocada pelo solvente no sistema dopaminérgico. O $CS_2$ pode inibir, também, a atividade da monoamino-oxidase (MAO) levando ao acúmulo de dopamina (DA) no organismo e diminuição da excreção urinária dos ácidos homovanílico e vanilmandélico, metabólitos deste neurotransmissor. A inibição da MAO resultará, também, na diminuição do metabolismo da serotonina (SE), e o acúmulo desses dois neurotransmissores com consequente aumento nos níveis de DA e SE. Esse fato pode explicar o surto psicótico observado em exposições agudas ao solvente.
- ➤ **Ação do solvente e/ou seus metabólitos sobre o metabolismo da vitamina $B_6$ quando na forma de piridoxamina.** Esses compostos, reagindo com a vitamina, dariam origem ao ácido ditiocarbâmico de piridoxamina, e, em decorrência, as enzimas que utilizam piridoxamina como cofator ficariam inibidas. Entre estas, destacam-se as transaminases envolvidas no metabolismo do triptofano, aminoácido metabolizado por duas vias principais, que levam, respectivamente, à formação da serotonina e da quinurenina. As enzimas envolvidas em ambas as vias são vitamina-$B_6$-dependentes e, consequentemente, estariam inibidas pela ação do $CS_2$. Esse mecanismo proposto tem sido contestado por estudos realizados em exposições crônicas ao solvente que não encontraram alteração no conteúdo tecidual de vitamina $B_6$.
- ➤ **Ação do CS2 sobre o metabolismo lipídico.** Nos indivíduos expostos ao solvente, pode ser observado um aumento na taxa das β-lipoproteínas, dos ácidos graxos livres, do colesterol sanguíneo, dos triglicérides e de fosfolipídios, embora esses aumentos não sejam sempre constantes. Segundo alguns estudos, essas alterações lipídicas diminuiriam o suprimento de energia essencial para o coração, além de resultarem no aparecimento de arteriosclerose e aumento do risco de doenças isquêmicas coronarianas. Outro mecanismo proposto para a ação tóxica do $CS_2$ no sistema cardiovascular é o estresse oxidativo. Dados indicam que na exposição crônica ao solvente pode ocorrer diminuição dos mecanismos de defesa antioxidante do organismo. São relatados, entre outros,

o decréscimo plasmático dos níveis da α-tocoferol e da atividade de enzimas oxidantes, como a catalase e a glutationa peroxidase, levando ao estresse oxidativo plasmático. Nesse quadro, podem ocorrer aumento da oxidação de lipoproteínas plasmáticas, aparecimento de arteriosclerose e aumento do risco de doenças cardiovasculares.

- ➤ **Provável interação do CS2 com o sistema enzimático Cit P-450.** Esse solvente, devido à possível dessulfuração oxidativa, que libera enxofre altamente reativo, poderia se ligar covalentemente às enzimas microssômicas, inibindo-as. Em contrapartida, outros estudos experimentais, utilizando elevadas concentrações do solvente, revelam uma indução na síntese proteica microssômica, com consequente efeito indutor na atividade do Cit P-450.
- ➤ **Interferência com diferentes hormônios.** Há estudos que demonstram uma diminuição nas concentrações de testosterona, cetoesteroides, hidroxicorticosteroides, hormônios tireoidianos, hormônio folículo-estimulante (FSH), hormônio luteinizante (LH) e prolactina (PRL).

### 3.10.3. *Sintomatologia*

Exposições menos severas ao $CS_2$ podem desencadear o aparecimento de parestesias, emagrecimento, excitação psíquico-maníaca, polineurites, dermatites, degeneração hepática e frigidez ou impotência. Os sintomas decorrentes da neuropatia periférica desenvolvida pelo solvente progridem de câimbras nas pernas até dores musculares, parestesias e fraqueza muscular nas extremidades. Alguns estudos clínicos em pacientes intoxicados mencionam a ocorrência de sinais e sintomas gastrintestinais como anorexia, dor estomacal e gastrite. Têm sido relatados hepatomegalia, aumento das transaminases e perda de peso.

Exposições prolongadas a elevadas concentrações do solvente podem desenvolver encefalopatias severas com sintomas como cefaleia, distúrbios do sono, fadiga generalizada, cianose, vertigens, hipotensão arterial, labilidade emocional, irritabilidade, alucinações, diminuição da memória recente e perda da libido. Pode ocorrer uma síndrome semelhante ao Parkinsonismo, caracterizada por imobilidade facial, alteração da fala e tremores acentuados quando o indivíduo está em repouso.

Indivíduos expostos cronicamente ao solvente podem apresentar ainda aumento na concentração sérica de colesterol HDL e plasmática de triglicérides, desenvolvimento de arteriosclerose e do risco de doenças coronarianas.

Há estudos que mostram também alterações neurocomportamentais em trabalhadores expostos a concentrações não superiores a 8 ppm de $CS_2$, ou seja, concentração igual à metade do LT adotado no Brasil. Esses indivíduos têm apresentado, entre outros sintomas, diminuição e dificuldade perceptiva, desatenção e abstração.

### 3.10.4. *Monitorização da exposição ocupacional*

#### Monitorização ambiental – concentrações permitidas

O LT estabelecido no Anexo 11 da NR-15 do MTE/Br é de 16 ppm (47 mg/m³). A ACGIH vem, ao longo dos anos, reduzindo gradativamente a concentração permitida desse composto no ar. Em 2013, esse comitê americano adota como *TLV-TWA* um valor igual a 1 ppm.

**Monitorização biológica** Estudos objetivando avaliar a determinação do metabólito urinário, ácido 4-carboxílico-tio-tiazolidina (TTCA) e do composto inalterado na urina têm sido realizado nos últimos anos. No Brasil, a partir de 1994, quando da reedição da NR-7, a determinação urinária do TTCA (denominado apenas como ácido 2-tio-tiazolidina) passou a ser o biomarcador de exposição indicado para a realização da monitorização biológica da exposição ocupacional ao $CS_2$.

O ácido 4-carboxílico-2-tio-tiazolidina urinário (TTCA-u) apresenta boa correlação com a exposição ocupacional ao bissulfeto de carbono, revelando-se, assim, um bom biomarcador de exposição ao $CS_2$. A desvantagem desse biomarcador é a sua pequena meia-vida biológica, determinando a rápida excreção urinária do TTCA. A urina deverá ser coletada ao final da jornada de trabalho, evitando coletar amostra no primeiro dia de trabalho semanal. Se o envio da amostra ao laboratório não puder ser imediato, deve-se manter a urina em temperatura de 4ºC e enviá-la, no máximo, três dias após a coleta.

Esse biomarcador é definido na legislação brasileira como sendo *capaz de indicar uma exposição ambiental acima do limite de tolerância, mas que não possui, isoladamente, significado clínico ou toxicológico próprio, ou seja, não indica doença, nem está associado a um efeito ou disfunção de qualquer sistema biológico.*

O TTCA é um biomarcador não específico uma vez que na exposição a outros compostos, como ao fungicida Captam® e ao dissulfiram, também ocorrerão formação e excreção urinária desse composto.

A NR-7 brasileira não indica um valor de referência para o TTCA, muito embora exista a possibilidade de esse metabólito ser excretado na urina de indivíduos não expostos ao $CS_2$ como na ingestão de vegetais da família Brassicaceae, entre eles o repolho.

*Valor de referência*: não estabelecido (Quadro I, Anexo I, NR-7, MTE/Br).

*IBMP*: 5 mg/g de creatinina (Quadro I, Anexo I, NR-7, MTE/Br).

A determinação do TTCA em urina coletada ao final da exposição é, também, o biomarcador indicado pela ACGIH em 2013. O *BEI* estabelecido é de 0,5mg/g de creatinina.

Em revisão realizada pela ASTDR, em 2012, é indicada ainda, como possível biomarcador de exposição ao $CS_2$, a determinação do composto inalterado na urina, coletada durante a jornada de trabalho. Os autores indicam que esse biomarcador teria uma boa correlação com o solvente no ambiente de trabalho, quando presente em concentração tão baixa quanto 31 mg/m$^3$.

Embora ainda não existam biomarcadores de efeito estabelecidos para o $CS_2$, a determinação de enzimas e produtos envolvidos no processo de estresse oxidativo têm sido estudados como possíveis indicadores de vigilância da saúde. A determinação da enzima cobre-zinco-superóxido dismutase e a do malonildialdeído no soro vêm se mostrando úteis na determinação dos estágios iniciais da diminuição da defesa antioxidante do organismo provocada pelo solvente.

## 4. BIBLIOGRAFIA

AGENCY FOR TOXIC SUBSTANCES AND DISEASE REGISTRY (ATSDR). *Toxicological profiles*. Disponível em: <http://www.atsdr.cdc.gov/toxprofiles/index.asp>. Acesso em: 27 ago. 2013.

ALVAREZ-LEITE, E.M.; SIQUEIRA, M.E.P.B.; COUTO, H.A. *Guia Prático*: monitorização biológica de trabalhadores expostos a substâncias químicas. Ergo Editora: 1992, 170 p.

AMERICAN CONFERENCE OF GOVERNMENTAL INDUSTRIAL HYGIENISTS (ACGIH). *Threshold limit values for chemical substances and physical agents and biological exposure indices*. Cincinnati: ACGIH, 2013.

BARROCA, M.M. *Validação analítica para a determinação de 2,5-hexanodiona em urina de indivíduos expostos ao n-hexano:* avaliação da hidrólise ácida. Dissertação de Mestrado. Faculdade de Farmácia, UFMG. 1999.

BARROCA, M.M.; SILVEIRA, J.N.; ALVAREZ LEITE, E.M. Influência da hidrólise ácida na quantificação de 2,5-hexanodiona em urina de indivíduos expostos ocupacionalmente ao *n*-hexano. *Rev. Bras. Ciênc. Farm./J.Pharm.Sci.*, v.36, n.2, p.253-258, 2000.

BERMOND II, D.M. *Ácido 2-tio-tiazolidina-4-carboxílico (TTCA), como biomarcador da exposição ao $CS_2$*: Aspectos e dificuldades analíticas. Dissertação de Mestrado. Faculdade de Ciências Farmacêuticas, USP. 2000.

BRASIL – AGÊNCIA NACIONAL DO PETRÓLEO, GÁS NATURAL E BIOCOMBUSTÍVEIS – *Resolução ANP n. 57, de 20.10.2011*. Disponível em: <http://nxt.anp.gov.br/nxt/gateway.dll/leg/resolucoes_anp/2011/outubro/ranp%2057%20-%202011.xml≥. Acesso em: 11 mai. 2013.

BRASIL – MINISTÉRIO DO TRABALHO E EMPREGO – SECRETARIA DE SEGURANÇA PÚBLICA. *Norma Regulamentadora n. 7*. Disponível em: <http://portal.mte.gov.br/data/files/8A7C812D308E21660130E0819FC102ED/nr_07.pdf≥. Acesso em: 26 mai. 2013.

BRASIL – MINISTÉRIO DO TRABALHO E EMPREGO – SECRETARIA DE SEGURANÇA PÚBLICA. *Norma Regulamentadora n. NR-15*. Disponível em: <http://portal.mte.gov.br/legislacao/norma-regulamentadora-n-15-1.htm≥. Acesso em: 1º jun. 2013.

BRASIL – MINISTÉRIO DO TRABALHO E EMPREGO – SECRETARIA DE SEGURANÇA E SAÚDE NO TRABALHO. *Portaria n. 14*, de 20 dezembro de 1995. *Diário Oficial da União*, 22 dez. 1995. Disponível em: <http://portal.mte.gov.br/data/files/FF8080812C12AA70012C12C576E3005C/p_19951220_14.pdf>. Acesso em: 20 mai. 2013.

BRASIL – MINISTÉRIO DO TRABALHO E EMPREGO. *Portaria n. 34, de 20 dezembro de 2001*. Disponível em: <http://portal.mte.gov.br/legislacao/portaria-n-34-de-20-12-2001-1.htm>. Acesso em: 23 jun. 2013.

CANADIAN CENTRE FOR OCCUPATIONAL HEALTH AND SAFETY (CCOHS). *Trichloroethylene, 2013*. Disponível em: <http://www.ccohs.ca/oshanswers/chemicals/chem_profiles/trichloroethylene.html>. Acesso em: 27 mai. 2013.

CENTRE FOR DISEASE CONTROL AND PREVENTION (CDC). *Methanol*: systemic agent. 2013. Disponível em: <http://www.cdc.gov/niosh/ershdb/EmergencyResponseCard_29750029.html. Acesso em: 16 jul. 2013.

CHIU, W.A.; OKINO, M.S.; LIPSCOMB, J.C. EVANS, M.A. Issues in the pharmacokinetics of trichloroethylene and its metabolites. *Environ Health Perspect.* v.114, n.9, p.1450-1456, 2006.

HEALTH PROTECTION AGENCY (HPA). *HPA Compendium of Chemical Hazards*. Disponível em: http://www.hpa.org.uk/HPAwebHome/. Acesso em: 27 ago. 2013.

INTERNATIONAL AGENCY FOR RESEARCH ON CANCER (IARC). *A review of human carcinogens*: some chemicals in industrial and consumer products, food contaminants and flavourings and water chlorination by-products – methyl isobutyl ketone. 2012. Disponível em <http://monographs.iarc.fr/ENG/Monographs/vol100F/mono100F.pdf>. Acesso em: 14 jul. 2013.

INTERNATIONAL AGENCY FOR RESEARCH ON CANCER (IARC). *Complete list of agents evaluated and their classification. 2013.* Disponível em: http://monographs.iarc.fr/ENG/Classification/>. Acesso em: 29 jun. 2013.

INSTITUTE FOR HEALTH AND CONSUMER PROTECTION (IHCP). *Details on substances classified in annex VI to regulation (EC) n. 1272/2008. 2008.* Disponível em: <http://esis.jrc.ec.europa.eu/index.php?PGM=cla>. Acesso em: 1º jul. 2013.

KLASSEN, C.D.; WATKINS, J.B. III. *Fundamentos em toxicologia de Casaret e Doull.* 2 ed. Tradução Adelaide Jose *et al.* Porto Alegre: AMGM, 2012.

LASH, L.H. *et al.* Modulation of hepatic and renal metabolism and toxicity of trichloroethylene and perchloroethylene by alterations in *status* of cytochrome P450 and glutathione. *Toxicology,* v. 235, n.1-2, p.11-26, 2007. Disponível em: <http://www.ncbi.nlm.nih.gov/pmc/articles/PMC1976278/#!po=13.8889>. Acesso em: 29 mai. 2013.

LASH, L.H.; FISHER J.W.; LIPSCOMB, J.C.; PARKER, J.C. Metabolism of trichloroethylene. *Environ. Health Perspect.,* v.108, suppl. 2, p.177-200, 2000.

McFREE, D.R.; ZAVON, P. Solvents IN: PLOG, B.A. *Fundamentals of Industrial Hygiene,* Chicago: National Safety Council, 1988, p.95.

PAULA, F.C.S.; SILVEIRA, J.N.; JUNQUEIRA, R.G.; ALVAREZ-LEITE, E.M. Avaliação do ácido *trans, trans*-mucônico urinário como biomarcador de exposição ao benzeno. *Rev. Saúde Pública,* v.37, n.6, p.780-785, 2003.

PAULA, F.C.S. *Validação do ácido trans, trans-mucônico urinário como biomarcador de exposição ao benzeno.* Dissertação de Mestrado. Faculdade de Farmácia, UFMG. 2001.

UNITED STATES ENVIRONMENTAL PROTECTION AGENCY (EPA). *A - Z list of toxicological reviews & support documents.* Disponível em: <http://cfpub.epa.gov/ncea/iris/index.cfm?fuseaction=iris.showToxDocs>. Acesso em: 27 ago. 2013.

UNITED STATES ENVIRONMETAL PROTECTION AGENCY (EPA). *Methyl ethyl ketone (2-Butanone). 2007.* Disponível em: <http://www.epa.gov/ttnatw01/hlthef/methylet.html>. Acesso em: 13 jul. 2013.

UNITED STATES ENVIRONMENTAL PROTECTION AGENCY (EPA). *Volatile organic compounds (VOCs)* – technical Overview. 2012. Disponível em: <http://www.epa.gov/iaq/voc2.html#1>. Acesso em: 26 mai. 2013.

WORLD HEALTH ORGANIZATION (WHO). *Concise International Chemical Assessment Document 46:* Carbon Disulfide. 2002. Disponível em: <http://www.inchem.org/documents/cicads/cicads/cicad46.htm#7.0>. Acesso em: 30 jun. 2013.

# 3.4.

# PRAGUICIDAS

*Herling Gregório Aguilar Alonzo*
*Cristiana Leslie Corrêa*

## CONTEÚDO DESTE CAPÍTULO

## 1. INTRODUÇÃO

Os praguicidas, segundo a Organização para Agricultura e Alimentação das Nações Unidas (FAO, do inglês Food and Agriculture Organization), são produtos químicos ou quaisquer substâncias ou mistura de substâncias destinadas à prevenção, à destruição ou ao controle de qualquer praga, incluindo os vetores de doenças humanas ou de animais, que causam prejuízo ou interferem de qualquer outra forma na produção, na elaboração, na armazenagem, no transporte ou na comercialização de alimentos, para os homens ou os animais, de produtos agrícolas e da madeira, ou que podem ser administrados aos animais para combater insetos, aracnídeos ou outras pragas dentro ou sobre seus corpos.

Esse termo inclui também as substâncias destinadas a regular o crescimento das plantas, desfolhantes, dessecantes, agentes para reduzir a densidade ou evitar a queda prematura dos frutos, e aquelas aplicadas nas culturas, antes ou após a colheita, para proteger o produto durante o depósito ou o transporte. São usados, sobretudo na agricultura, para combater pragas, ervas daninhas ou doenças nas plantas e como agentes de controle de vetores nos programas de saúde pública e, em menor quantidade, na pecuária e na silvicultura.

Definição semelhante à da FAO é usada na legislação brasileira, para agrotóxico, que substituiu o termo defensivo agrícola, para denominar os venenos agrícolas, colocando em evidência a toxicidade desses produtos ao meio ambiente e à saúde humana. Essa definição exclui os fertilizantes e os produtos químicos administrados a animais para estimular o crescimento ou modificar o comportamento reprodutivo.

Existem diferentes classes de praguicidas, baseadas no tipo de praga a ser controlada e na sua estrutura química, que incluem, entre outros: inseticidas (organoclorados, organofosforados, carbamatos, piretroides, neonicotinoides); herbicidas (cloroacetanilidas, ácidos ariloxialcanoicos, triazinas, ureia e glicina substituída); e fungicidas (triazol, ditiocarbamatos, benzimidazol, dicarboximidas). Para consultar a classificação completa, sugerimos consultar o *Compendium of Pesticide Common Names – Pesticide Classification*, no endereço http://www.alanwood.net/pesticides/index.html.

Quanto à toxicidade para a saúde humana, a classificação toxicológica adotada no Brasil considera os dados de toxicidade aguda pelas vias oral, dérmica e inalatória (baseados na DL 50), assim como os de irritação/corrosão dérmica e ocular. O efeito mais grave define a classificação, a modalidade de emprego, entre outros. Dessa forma, foram definidas quatro classes com a respectiva tarja colorida, a saber: Classe I (vermelha) – extremamente tóxica; Classe II (amarela) – altamente tóxica; Classe III (azul) – moderadamente tóxica; e Classe IV (verde) – pouco tóxica. Além disso, a classificação toxicológica de uma formulação deverá ser precedida pela avaliação toxicológica do ingrediente ativo, que analisará os potenciais carcinogênico, mutagênico, de toxicidade para a reprodução e para o desenvolvimento, neurotóxico e de desregulação endócrina, sendo grande parte deles impeditiva de registro, caso seja confirmado tal potencial.

A Agência de Proteção Ambiental dos Estados Unidos (EPA, do inglês Environmental Protection Agency) também agrupa os praguicidas em diferentes categorias: químicos (organofosforados, carbamatos, organoclorados, piretroides etc.); biológicos (microbianos – bactérias, protetores incorporados nas plantas por engenharia genética, bioquímicos – feromônios); e instrumentos/dispositivos para controle de pragas.

Por se tratar de substâncias químicas amplamente utilizadas no mundo e pelo fato de serem responsáveis por inúmeros casos de intoxicações e danos ambientais, os praguicidas constituem um importante tópico de estudo dentro da Toxicologia. No Brasil, as intoxicações agudas por praguicidas ocupam a terceira posição entre os agentes causais. Entre 2007 e 2012, o Sistema Nacional de Agravos de Notificação (Sinan) registrou 42.365 casos, 55% deles tentativas de suicídio, destas 66% com raticidas, que incluem o "chumbinho" (principalmente aldicarbe); em segundo lugar, aparecem os acidentes de trabalho com 20%, principalmente com praguicidas de uso agrícola (que representaram 86,7% dos casos); e, finalmente, 25% por outras causas, que incluem acidentes em geral, causa ambiental, violência, entre outras.

## 2. INSETICIDAS INIBIDORES DA COLINESTERASE

As propriedades inseticidas dos organofosforados foram descobertas em 1937 por Shrader, que, em 1941, desenvolveu o inseticida sistêmico OMPA (Shadran) e, em 1944, o primeiro praguicida organofosforado a ser comercializado, cujo princípio ativo era o tetraetilpirofosfato (TEPP). Posteriormente, foram sintetizados compostos com maior estabilidade, como o paration e o paraoxon, e de menor toxicidade, entre eles o fention, o clortion e o malation. Na década de 1950, foram sintetizados os compostos heterocíclicos, aromáticos e naftilcarbamatos, com potente ação anticolinesterase e maior seletividade contra os insetos. Entre eles, encontramos o 1-naftil N-metil carbamato (carbaril) e o propoxifenil N-metil carbamato.

Os compostos organofosforados e os carbamatos são largamente utilizados no controle e no combate a pragas, principalmente como inseticidas (agrícola, doméstico e veterinário) e como acaricidas, nematicidas, fungicidas e herbicidas, no controle de parasitas em fruticultura, horticultura, cultura do algodão, cereais, sementes e plantas ornamentais.

Atualmente, existem no mercado cerca de 29 princípios ativos de organofosforados, em 79 formulações, e 14 princípios ativos de carbamatos, em 50 formulações. A listagem dos praguicidas utilizados no Brasil, por monografias, princípio ativo e nomes comerciais, está disponível nos sites da Agência Nacional de Vigilância Sanitária (Anvisa) e do Ministério da Agricultura.

## 2.1. Classificação e propriedades físico-químicas

Os inseticidas organofosforados são ésteres amido ou tiol-derivados dos ácidos fosfórico, fosfônico (fosforoso), fosforotioico e fosfonotioico e podem ser representados pela fórmula geral apresentada na Figura 1. São rapidamente hidrolisados, tanto no meio ambiente como nos meios biológicos, e altamente lipossolúveis, com alto coeficiente de partição óleo/água.

INSETICIDAS ORGANOFOSFORADOS

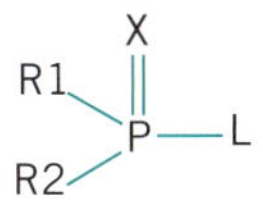

X – Oxigênio (O) ou Enxofre (S)
R1 e R2 – Substituintes químicos menos reativos
L – Substituinte químico mais reativo

INSETICIDAS CARBAMATOS

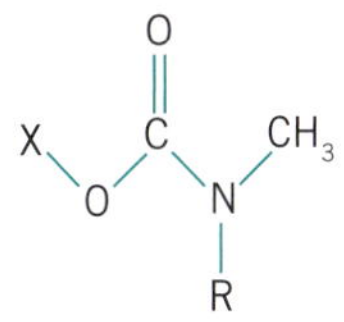

X – Substituinte químico mais reativo (oxima, grupamento aromático)
R – Substituinte químico menos reativo (H, $CH_3$)

**Figura 1.** Estrutura geral dos inseticidas organofosforados e carbamatos.

O grupo dos carbamatos é formado por derivados do ácido N-metilcarbâmico e dos ácidos tiocarbamatos e ditiocarbamatos. Como estes últimos não são inibidores das colinesterases, têm usos e toxicidade diferentes e, por isso, são discutidos à parte. Entre os derivados do ácido N-metilcarbâmico, incluem-se os N-substituídos ou metilcarbamatos (carbaril); carbamatos fenil-substituídos (propoxur); e os carbamatos cíclicos (carbofuran). São utilizados como inseticidas e nematicidas (agrícola e doméstico).

Os carbamatos têm baixa pressão de vapor e pouca solubilidade em água, são moderadamente solúveis em benzeno e tolueno, e altamente solúveis em metanol e acetona.

## 2.2. Toxicocinética

Os praguicidas organofosforados e os carbamatos são absorvidos através da pele, pelos tratos respiratório e gastrintestinal, processo muitas vezes favorecido pelos solventes presentes na formulação. Nas exposições durante os processos industriais de fabricação, na formulação, na aplicação agropecuária ou no controle de vetores em saúde pública, as principais vias de exposição são a respiratória e a cutânea. A absorção cutânea é maior em temperaturas elevadas ou quando existem lesões na pele. Há diferentes taxas de absorção entre os vários tipos de compostos, mas todos podem levar a quadros de intoxicação caso os trabalhadores não estejam suficientemente protegidos.

Nos casos de ingestão voluntária (tentativas de suicídio) e involuntária (acidentes, geralmente com crianças, contaminação de alimentos e/ou água, homicídios), o principal local de absorção é o trato digestivo. A absorção por essa via também ocorre em ambientes de trabalho com higiene precária ou quando os trabalhadores se alimentam em áreas contaminadas.

Depois de absorvidos, os organofosforados e seus produtos de biotransformação são rapidamente distribuídos por todos os tecidos. Os carbamatos são rapidamente distribuídos no organismo, e suas concentrações tendem a ser maiores nos órgãos e tecidos envolvidos na biotransformação dos xenobióticos. Não existem evidências de bioacumulação.

Os compostos sofrem biotransformação, principalmente no fígado, formando produtos menos tóxicos e mais polares, eliminados facilmente do organismo. Os organofosforados são objeto de várias rotas metabólicas mediadas por diversas enzimas, em diferentes pontos da molécula. Assim, com os organofosforados ou seus metabólitos, ocorrem reações de oxidação, redução, hidrólise e conjugação. Somente uma reação, a dessulfuração oxidativa mediada pelo citocromo P-450, ou seja, a oxidação de P=S (formas tions) para P=O (formas oxons) resulta na formação de metabólitos com maior toxicidade para insetos e mamíferos. Esses análogos oxidados podem ser rapidamente hidrolisados por hidrolases encontradas nos tecidos dos mamíferos. Os insetos são mais sensíveis a esses agentes porque frequentemente apresentam deficiência dessas enzimas.

Também ocorrem reações de dealquilação e dearilação oxidativa envolvendo a coenzima NADPH, o sistema citocromo P-450 e o sistema de regeneração-NADPH como provedores de elétrons e oxigênio para produzir metabólitos polares.

A hidrólise dos ésteres do ácido fosfórico e do fosforotioico ocorre por meio de várias hidrolases teciduais (carboxiesterases não específicas, arilesterases, fosforilfosfatases, fosfotriesterases e carboxiamidas) amplamente encontradas nos reinos animal e vegetal, sendo a atividade altamente dependente do tipo de radical. O exemplo disso é a reação que ocorre com o malation: quando uma enzima do grupo carboxilesterase hidrolisa um dos dois grupos carboxílico-éster-etilado, gera o malation ou o malaoxon monoácidos, que são biologicamente inativos.

Da mesma forma, os ésteres carbâmicos podem sofrer ataques em vários pontos da molécula, dependendo do tipo de radical acoplado na estrutura básica. Além da hidrólise do grupo éster-carbâmico – espontânea ou pelas carboxilesterases tissulares –, com liberação de fenol substituído, de dióxido de carbono e de metilamina, acontecem várias outras reações de oxidação e redução envolvendo o citocromo P-450.

A eliminação desses compostos ocorre principalmente pela urina e pelas fezes, sendo que 80 a 90% da dose absorvida é eliminada em 48 horas. Uma pequena proporção dessas substâncias e de suas formas ativas (oxons) é eliminada, sem modificação, na urina.

A meia-vida desses praguicidas, após administração única, varia de minutos a poucas horas, dependendo do composto e da via de entrada.

## 2.3. Toxicodinâmica

Os organofosforados e os carbamatos exercem sua ação principalmente por meio da inibição enzimática, o que determina a sua toxicidade. Entre as enzimas, as esterases e, mais especificamente, a acetilcolinesterase, são o principal alvo da toxicidade. A acetilcolinesterase é responsável pela hidrólise da acetilcolina, portanto sua inibição resulta no acúmulo de acetilcolina nas terminações nervosas.

A acetilcolina é o mediador químico necessário para a transmissão do impulso nervoso em todas as fibras pré-ganglionares do sistema nervoso autônomo, em todas as fibras parassimpáticas pós-ganglionares e em algumas fibras simpáticas pós-ganglionares. Além disso, é o transmissor neuro-humoral do nervo motor do músculo estriado (placa mioneural) e de algumas sinapses interneuronais no sistema nervoso central (SNC). A transmissão do impulso nervoso requer que a acetilcolina seja liberada no espaço intersináptico ou entre a fibra nervosa e a célula efetora. Depois, a acetilcolina se liga a um receptor colinérgico, gerando, dessa forma, um potencial pós-sináptico e a propagação do impulso nervoso. A acetilcolina é imediatamente liberada e hidrolisada pela acetilcolinesterase.

A colinesterase reage através do sítio aniônico, do sítio esteárico e pela força de van der Waals, com a acetilcolina dando lugar ao complexo enzima-substrato; em seguida, é liberada a colina, mas a enzima fica acetilada. A enzima acetilada reage com água para recuperar a enzima e libera ácido acético.

As colinesterases pertencem ao grupo das enzimas B-esterases, que reagem com os compostos organofosforados, ficando firmemente e, em alguns casos, irreversivelmente fosforiladas e, portanto, inibidas nesse processo. As duas enzimas descritas são:

- a acetilcolinesterase (AChE), também conhecida como colinesterase verdadeira, colinesterase específica, acetilidrolase, colinesterase eritrocitária etc., é encontrada no tecido nervoso, na junção neuromuscular e nos glóbulos vermelhos, sendo sintetizada na eritropoiese, com renovação de 90 a 120 dias. Sua função nos glóbulos vermelhos é ainda desconhecida;
- a butirilcolinesterase (Bu-ChE), chamada pseudocolinesterase, colinesterase inespecífica, colinesterase plasmática ou sérica, acilcolina, acilidrolase etc., tem a capacidade de hidrolisar uma grande variedade de ésteres, incluindo a acetilcolina. Está localizada principalmente no plasma, no fígado, no pâncreas, na mucosa intestinal e na substância branca do SNC. É sintetizada no fígado, com renovação de 30 a 60 dias.

A acetilcolinesterase tem dois sítios ativos: um aniônico; e outro esterásico. Os organofosforados se unem somente no sítio esterásico, onde o fósforo forma uma união covalente e estável, dando lugar ao ácido éster-fosfórico (enzima fosforilada). Na presença de alguns inibidores, esse ácido é hidrolisado lentamente, levando dias ou semanas, e, com outros compostos, a reação de esterificação é virtualmente irreversível, podendo durar meses, sendo determinada pelo tempo requerido para a síntese de novas moléculas de acetilcolinesterase.

Quando há inibição prolongada, ocorrem alterações nos grupos básicos, e a enzima fosforilada não pode ser recuperada com a ajuda de reativadores. Esse fenômeno de desnaturalização da enzima é conhecido como envelhecimento.

Os carbamatos reagem com e são hidrolisados pelas esterases. Existe inibição da enzima acetilcolinesterase, mas a reativação é rápida e espontânea. Esse processo ocorre primeiramente formando um complexo reversível carbamato-acetilcolinesterase, seguido da reação de carbamilação irreversível da enzima, e, finalmente, a decarbamilação, por hidrólise, sendo liberada a acetilcolinesterase original e o carbamato fica dividido e sem atividade anticolinesterase.

Alguns compostos têm a capacidade de reativar a enzima fosforilada, porque podem exercer uma atração nucleofílica para o centro ativo da enzima maior do que a dos organofosforados. Essas substâncias possuem na estrutura um grupo amônia-quaternário e um ácido nucleofílico (ácidos, hidroximas, oximas e compostos semelhantes). A reativação é uma reação de equilíbrio, na qual a oxima reage com a enzima fosforilada ou com o organofosforado livre, tendo como produto uma oxima fosforilada que, na presença de água, degrada-se rapidamente.

Alguns praguicidas organofosforados podem levar ao desenvolvimento de uma neuropatia tardia, independentemente da inibição da acetilcolinesterase. Trata-se da fosforilação de uma esterase específica do tecido nervoso, denominada esterase-alvo neuropática (NTE, do inglês *Neuropathy Target Esterase*). Após essa fosforilação, há um segundo passo, que é a transformação do alvo fosforilado em uma forma envelhecida, resultado da liberação de um grupo ligado ao fósforo, sendo que um grupo fosforil, com carga negativa, permanece unido à proteína.

A reação de envelhecimento é tempo-dependente e ocorre somente com certos organofosforados dos grupos dos fosfatos, dos fosfonatos e dos fosforamidatos.

Embora a função bioquímica da NTE seja de uma fosfolipase/lisofosfolipase, ainda não foram claramente definidas sua fisiologia e fisiopatologia. No homem, está presente no tecido nervoso, no fígado, no tecido linfático, nos linfócitos e nas plaquetas.

A maioria dos organofosforados não é teratogênica em animais, porém alguns são associados com baixo peso e/ou mortalidade neonatal elevada. Também, a grande maioria dos organofosforados utilizados não apresenta potencial carcinogênico.

## 2.4. Quadro clínico

Os sintomas podem aparecer em poucos minutos ou até 12 horas depois da exposição dependendo do agente químico, da via e da dose. Existem casos descritos de início mais demorado (24 até 48 horas) e/ou recaídas. A ingestão ou inalação conduzem a um início mais rápido de efeitos clínicos em comparação à exposição cutânea. A intensidade dos sintomas depende da toxicidade, da quantidade, da taxa de absorção, da taxa de biotransformação e de exposições prévias a inibidores da colinesterase. Os sinais e sintomas são característicos: inicialmente, há estimulação da transmissão colinérgica; seguida da depressão da transmissão; e finalmente paralisia das sinapses nervosas nas terminações motoras.

Os sinais e sintomas que resultam do acúmulo de acetilcolina nas terminações nervosas, decorrente da inibição da acetilcolinesterase, compõem a *síndrome colinérgica*, constituída por efeitos muscarínicos, nicotínicos e do SNC. As primeiras manifestações geralmente são muscarínicas. É comum encontrar miose intensa (pupila puntiforme ou cabeça de alfinete), sinal muscarínico que é típico e ajuda no diagnóstico. Todavia, nem sempre ela está presente, as pupilas podem estar normais, dilatadas ou anisocóricas. A midríase (pupilas dilatadas) pode ser encontrada em pacientes com intoxicação severa e/ou de longa evolução. Também ocorrem o lacrimejamento, a visão turva e a fotofobia. As duas últimas podem persistir durante vários meses.

Na exposição inalatória leve a vapores de organofosforados ou carbamatos, os sintomas aparecem rapidamente, inicialmente rinorreia e salivação excessiva, com irritação das membranas mucosas respiratórias superiores e broncoespasmo, seguidos de sintomas sistêmicos, se houver exposição a concentrações importantes.

Nos casos de intoxicações moderadas e graves, ocorrem, no trato respiratório, aumento das secreções bronquiais, laringoespasmo, broncoespasmo, opressão torácica e dispneia. Também, nos casos graves, são observados taquipneia, falha respiratória e edema pulmonar não cardiogênico. A causa principal de morte na intoxicação aguda por organofosforados é a insuficiência respiratória aguda, devido a uma ou à combinação das seguintes situações: depressão do SNC; paralisia respiratória; broncoespasmo; síndrome da angústia respiratória aguda (SARA); ou aumento de secreções bronquiais. Além disso, deve ser levada em conta a pneumonite química, que pode ocorrer pelo hidrocarboneto usado como veículo.

Nos casos de intoxicação moderada e grave, no sistema cardiovascular ocorrem bradicardia e hipotensão ou taquicardia e hipertensão dependendo do tempo de evolução. Outros efeitos menos comuns associados com a intoxicação são as arritmias e as alterações no eletrocardiograma (ECG), que incluem: bradicardia ou taquicardia sinusal; atraso na condução atrioventricular e/ou intraventricular; ritmo idioventricular; extrassístole ventricular multiforme prematura; taquicardia ou fibrilação ventricular; *torsades de pointes*; prolongamento dos intervalos PR, QRS e/ou QT; e mudanças na onda ST-T. As complicações cardíacas e a morte súbita podem acontecer depois do controle do quadro clínico inicial.

Os efeitos muscarínicos mais frequentes no trato gastrintestinal são náuseas, vômitos, cólicas abdominais e diarreia. A incontinência fecal ocorre nos casos graves. Além disso, foram descritos pancreatite hemorrágica aguda e íleo por intoxicação com organofosforados e carbamatos.

No trato genitourinário, na maioria dos casos de intoxicação, existe aumento da frequência urinária e/ou incontinência.

Em alguns casos de intoxicação com certos organofosforados, é possível a associação com a nefropatia de complexos imunes, insuficiência renal, proteinúria e cristalúria.

Em vários casos de intoxicação grave, foi registrada a acidose metabólica. Ocorrem também alterações do tempo de protrombina (diminuído ou aumentado) e aumento ou diminuição dos fatores de coagulação, mas raramente têm importância clínica.

Na pele e nos fâneros, ocorrem sudorese e palidez cutânea. Também foram descritas sensibilização e reações de hipersensibilidade, como urticária, angioedema e eritema, depois da exposição principalmente ao malation.

No sistema endócrino, foi registrada a hiperglicemia em casos graves de crianças intoxicadas com organofosforados e carbamatos, que pode ser resultado da pancreatite aguda. Também pode ser observada a hipoglicemia.

As manifestações iniciais de intoxicação, relacionadas com o SNC, incluem cefaleia, tonturas, desconforto, agitação, ansiedade, tremores, dificuldade para se concentrar e visão turva. Podem ser seguidos de torpor, ataxia, vertigem, confusão mental e dificuldade para se sentar ou parar. Além disso, podem aparecer fraqueza muscular, fadiga, fasciculações, câimbras, reflexos tendinosos profundos fracos ou ausentes, coma, hipotermia e depressão do centro respiratório, comuns nos casos de exposição moderada e grave, particularmente nas crianças. A depressão do SNC e as convulsões são mais frequentes em crianças do que em adultos.

A *síndrome intermediária* é caracterizada pelo aparecimento de fraqueza muscular proximal e de paralisia dos nervos cranianos, sem alterações sensitivas, que ocorrem de 12 horas a 7 dias depois da exposição, em alguns casos logo após a resolução dos sintomas muscarínicos iniciais ou, em outros, concomitante aos sinais muscarínicos e antes da aparição da polineuropatia tardia. A síndrome foi descrita por exposição a compostos dimetil, como: fention; dimetoato; monocrotofós; metamidofós; diazinon (composto dietil); o triclorfon; o malation; o sumition e o metil paration; entre outros.

O quadro clínico inclui dificuldade para respirar, movimentar o pescoço e levantar a cabeça, oftalmoparesia, movimentos oculares lentos, fraqueza dos músculos da face, dificuldade para deglutir, fraqueza nas extremidades (principalmente proximal), arreflexia, paralisia da musculatura respiratória e morte. Esse quadro não responde ao tratamento com atropina e pralidoxima, fato que pode ser atribuído ao excesso persistente de acetilcolina nos receptores nicotínicos. O mecanismo definitivo é desconhecido, mas a miopatia necrosante observada em alguns casos pode estar envolvida na patogênese.

A polineuropatia tardia é uma manifestação rara, mas sua incidência pode estar sendo subestimada. Os organofosforados associados com a polineuropatia tardia em humanos são: clorofos; clorpirifos; diclorvos; dipterex; EPN (fosfonotioato); fention; isofenfos; leptofos; malation; mecarbam; merfos; metamidofos; mipafox; triclorofon; tricloronato; TOCP (triortocresil fosfato). Entre os carbamatos: carbaryl; carbofuran; e m-tolilmetilcarbamato.

A maioria dos casos foi registrada em adultos, embora tenha sido descrito o caso de uma criança. Essa neuropatia é simétrica, sensitivo-motora distal e geralmente aparece de 6 a 21 dias depois da exposição por qualquer via, envolvendo as extremidades inferiores e eventualmente as superiores. Inicia-se com dores musculares, fraqueza distal progressiva, ataxia e diminuição dos reflexos tendinosos, seguidos de paralisia flácida, espasticidade e quadriplegia. Também pode haver perda da sensibilidade, sensação de queimação e formigamento. Os casos graves podem progredir para paralisia completa, problemas respiratórios e morte. O quadro patológico é típico de uma axonopatia distal com degeneração nervosa proximal progressiva. A recuperação pode ser lenta (semanas a meses) e incompleta.

Na evolução da intoxicação aguda por organofosforados, foram apontadas algumas manifestações tardias, meses depois da intoxicação aguda ou por exposições repetidas, caracterizadas por cefaleia persistente, perda da memória, confusão, fadiga e alterações psiquiátricas e neuropsicológicas, mas são necessários estudos prospectivos a respeito.

Outros sintomas decorrentes da exposição de longo prazo a organofosforados incluem cefaleia, fraqueza, sensação de peso na cabeça, diminuição da memória, alerta e atenção, alterações do sono, irritabilidade e perda do apetite. Além disso, alterações psíquicas, nistagmo, tremores nas mãos e outros distúrbios neurológicos, como neurites, paresia e paralisia, também têm sido descritos.

## 2.5. Tratamento

O tratamento das intoxicações agudas por organofosforados e carbamatos pode ser dividido em medidas de ordem geral e medidas específicas, que, segundo a gravidade do caso, deverão ser realizadas ao mesmo tempo.

**Medidas de ordem geral** Como primeira medida nos casos graves, deve-se desobstruir e aspirar as secreções, manter as funções respiratória e cardiovascular. Uma boa oxigenação é fundamental para evitar convulsões e atingir a atropinização. É necessária a proteção da via respiratória, e, nos pacientes torporosos ou em coma, deve-se realizar a intubação orotraqueal e a ventilação mecânica sempre que necessária.

Antes de qualquer manobra de descontaminação, é obrigatório controlar as convulsões, inicialmente usando diazepam. O esvaziamento gástrico exaustivo com soro fisiológico é o procedimento mais indicado até uma hora depois da ingestão. Mas, considerando que não se sabe quanto tempo esses produtos permanecem no estômago, nos casos de ingestão de grandes quantidades atendidos entre 1 e 2 horas, é consenso realizar a aspiração do conteúdo e lavagem gástrica com volumes menores por meio de sondagem nasogástrica com prévia intubação orotraqueal para proteção da via aérea. Não se deve provocar êmese, devido à evolução do quadro clínico, à toxicidade dos compostos e porque esses praguicidas frequentemente são formulados com solventes orgânicos, cujos vapores, ao serem inalados e/ou aspirados, podem levar ao desenvolvimento de pneumonite química. Deve-se administrar carvão ativado depois de terminada a lavagem, pois sabe-se que existe adsorção potencial desses compostos. Após uma hora da administração do carvão ativado, é preciso infundir catártico salino.

Nos casos de exposição ocular, respiratória e cutânea, depois das medidas de emergência e da descontaminação, e segundo o quadro clínico, deve-se efetivar os procedimentos específicos e o tratamento sintomático apresentado a seguir.

**Medidas específicas** A atropinização é feita imediatamente, ao mesmo tempo em que as medidas de descontaminação. A atropina é um fármaco de ação anticolinérgica (compete pelos mesmos sítios da acetilcolina), de efeito antimuscarínico e atua no tratamento sintomático da intoxicação por praguicidas inibidores da colinesterase. A atropina não reverte os efeitos nicotínicos, por isso deve ser administrada somente nos quadros em que os sintomas muscarínicos são evidentes. Sempre deve ser ministrada concomitantemente com as medidas de ordem geral. Tem papel fundamental no controle imediato do paciente intoxicado, principalmente no que tange ao suporte cardiorrespiratório. Os pacientes intoxicados são, em geral, tolerantes aos efeitos da atropina.

A dose total varia de caso para caso e sempre deve ser estabelecida de acordo com a necessidade de cada paciente. Inicialmente, a dose é de 2 a 5 mg (0,03 a 0,05 mg/kg para criança), aplicada via intravenosa, a cada 5 ou 10 minutos e, em alguns casos, pode-se optar por administração contínua em bomba de infusão, até conseguir manter a atropinização, indicada pela desaparição dos estertores e quando a maioria das secreções secar. Estes são considerados os melhores critérios de avaliação, em vez da frequência cardíaca e do tamanho das pupilas, pois a taquicardia e a midríase podem ser sinais nicotínicos em intoxicados graves.

Uma vez alcançada a atropinização e/ou a estabilização do paciente, as doses serão ajustadas lentamente (dose menor/intervalo de tempo maior) para evitar o efeito rebote dos sintomas, e a medicação deverá ser mantida pelo menos até 24 horas, após completa resolução dos sintomas.

A pralidoxima (Contrathion®) é a oxima disponível no Brasil. Esse fármaco reativa a acetilcolinesterase em muitos casos de intoxicação por organofosforados, liberando-a para a sua função normal. Preferencialmente, deve ser usada precocemente, pois é incapaz de reativar a acetilcolinesterase envelhecida. Estudos *in vitro* sugerem que deve ser usada nas 24 a 48 horas após a intoxicação. Todavia, esses estudos estão sendo reavaliados, pois foi encontrado que a pralidoxima pode ser efetiva em períodos mais longos.

A dose recomendada é de 1 a 2 gramas (20 a 40 mg/kg para crianças, dose máxima 1 grama), diluídos em 100 a 150 mL de soro (fisiológico ou glicosado 5%) e aplicada via endovenosa em 30 minutos. Essa dose pode ser repetida uma hora depois se a fraqueza muscular ou diafragmática e o coma não melhorarem. Depois, administra-se em intervalos de 6 a 12 horas durante 24 a 48 horas para garantir a distribuição para todos os locais afetados. Ocasionalmente, essa dosagem deve ser mantida por períodos mais longos dependendo da gravidade do caso.

As oximas são amplamente utilizadas no tratamento de intoxicações por organofosforados. Como as oximas não interagem com a acetilcolinesterase carbamilada da mesma forma que com a acetilcolinesterase fosforilada, são contraindicadas nos casos de intoxicação por carbamatos.

Esses fármacos não substituem a atropina, atuam sinergicamente e devem ser utilizados ao mesmo tempo no tratamento da intoxicação por organofosforados.

A terapia prolongada (vários dias) com oximas é indicada nos casos de exposição a compostos lipossolúveis, como fention e clorfention, e aos que são ativados após reações de biotransformação, como o paration.

A alta hospitalar é indicada quando o paciente persiste assintomático pelo menos por 24 horas depois da última dose de atropina e as colinesterases estão em elevação, ou quando existe resolução das manifestações tardias, de outras patologias e/ou complicações, segundo critério do médico responsável. Vale salientar que a primeira consulta ambulatorial deve acontecer em no máximo 10 dias, especialmente nos casos em que a intoxicação ocorreu com produtos associados com a polineuropatia tardia.

No ambulatório, além de avaliação clínica periódica (inicialmente a cada 1 ou 2 semanas) e determinações das colinesterases, o paciente deverá ficar afastado do contato com inibidores da colinesterase até que a atividade da enzima alcance um patamar estável e as várias determinações não apresentem diferenças maiores que 10%. As colinesterases voltam aos níveis basais em períodos diferentes. A acetilcolinesterase eritrocitária recupera-se em 90 a 120 dias. Em pacientes que não receberam tratamento, essa enzima aumenta em torno de 1% por dia. A colinesterase plasmática volta aos níveis basais em 4 a 6 semanas. É recomendável que esse acompanhamento seja realizado durante 3 ou 4 meses.

## 3. PIRETRINAS E PIRETROIDES

Os piretroides são um grupo de inseticidas sintéticos, introduzido no mercado na década de 1970, que surgiu de outra classe de praguicidas, as piretrinas naturais ou piretrum (mistura de seis ésteres: piretrinas I e II, cinerinas I e II, e jasmolinas I e II), inseticidas extraídos das flores de crisântemo (*Tanacetum cinerariaefolium*) após modificações feitas para melhorar sua estabilidade no ambiente. Atualmente, são utilizados na agricultura, na pecuária, nos domicílios, nas campanhas de saúde pública e no tratamento de ectoparasitoses, inclusive em seres humanos.

Os piretroides, de acordo com sua estrutura química, são divididos em dois tipos: Tipo I, aqueles que não têm um ciano substituto na posição alfa; e Tipo II, os que têm um ciano substituto na posição alfa.

### 3.1. Toxicocinética

Tanto as piretrinas como os piretroides são prontamente absorvidos via oral e, em pequena quantidade, via dérmica. No homem, a biodisponibilidade cutânea dos piretroides é de 1% contra 36% na absorção gástrica. De modo geral, a taxa de absorção desses compostos é aumentada pelos solventes orgânicos presentes nas formulações comerciais.

Após a absorção, distribuem-se rapidamente no organismo. A alta lipossolubilidade e a presença de uma glicoproteína transportadora favorecem a entrada dos piretroides no cérebro.

Estudos sobre biotransformação demonstraram que as piretrinas sofrem, principalmente, reações de oxidação, e os piretroides, de hidrólise. Essas reações acontecem tanto no fígado como no plasma e são seguidas por hidroxilação e conjugação com sulfatos, ácido glicurônico, aminoácidos e conjugação lipofílica com colesterol, bile e triglicérides. A presença de um grupo alfa-ciano nos piretroides tipo II diminui tanto a taxa de hidrólise quanto a de oxidação.

A maioria dos produtos de biotransformação dos piretroides é rapidamente excretada pelos rins.

### 3.2. Toxicodinâmica

As piretrinas e os piretroides são tóxicos seletivos e potentes do canal de sódio. É reconhecida a ação rápida das piretrinas e seus derivados, induzindo uma paralisia temporária (*knockdown*) principalmente nos insetos voadores. Os piretroides prolongam a corrente de sódio durante o potencial de ação. O tempo médio de abertura do canal de sódio fica aumentado, a amplitude e a duração dos potenciais de ação são pouco afetados, porém há um fluxo de inativação anormal. Em suma, são neurotóxicos para insetos e mamíferos. Os mecanismos de ação propostos para os dois tipos de piretroides são:

» tipo I – afetam os canais de sódio em membranas de células nervosas, causando descargas neuronais repetidas e um período maior de repolarização;

» tipo II – produzem maior atraso na inativação do canal de sódio, levando a uma persistente despolarização da membrana, sem descargas repetitivas.

A interação com os canais de sódio não é o único mecanismo de ação proposto para os piretroides. Outros mecanismos são: antagonismo ao ácido gama-aminobutírico (GABA); estimulação dos canais de cloro modulados pela proteína-quinase C; modulação da transmissão colinérgica nicotínica; aumento da liberação de noradrenalina; e ações no íon cálcio.

### 3.3. Quadro clínico

Para a maioria dos piretroides, os quadros de toxicidade aguda são leves a moderados em decorrência da absorção deficiente por algumas vias e da rápida biotransformação. Os sinais e sintomas ocasionados por intoxicação aguda pelos vários tipos de piretrinas e piretroides são bastante similares e cujo início depende da via e da dose. As manifestações mais comuns na exposição dérmica são: eritema; vesículas, parestesias e sensação de queimação; e prurido nas áreas atingidas, principalmente na pele do rosto, do pescoço, do antebraço e das mãos. Esses sintomas pioram com o suor ou água morna. Após a inalação, os achados clínicos mais comuns são coriza, congestão nasal e sensação de "garganta arranhada".

Pessoas sensíveis podem apresentar quadro de hipersensibilidade (cutânea e/ou respiratória) logo após adentrarem locais onde foram feitas aplicações. Reações de hipersensibilidade incluem espirros, respiração ofegante, broncoespamo, rinite, sinusite, faringite, bronquite e pneumonite. A intensidade geralmente é de leve a moderada, porém podem existir quadros graves.

Nas intoxicações pela via digestiva, geralmente ocorrem dor epigástrica, náuseas e vômitos, que se iniciam em um período de 10 a 60 minutos após a ingestão. Os sintomas sistêmicos mais importantes são sonolência, cefaleia, anorexia, fadiga e fraqueza. Fasciculações musculares intensas nas extremidades e alterações do nível de consciência, que variam de sonolência a torpor e coma, são observados nos casos mais graves. Pacientes que ingeriram entre 200 e 500 mL evoluíram para coma em um período de 15 a 20 minutos. Podem ocorrer convulsões tônico-clônicas, variando na frequência durante vários dias ou semanas.

Quadros de pneumonite podem advir da inalação e/ou aspiração dos solventes orgânicos presentes na formulação.

Na exposição de longo prazo, casos de sensibilização cutânea e respiratória têm sido descritos. Além disso, nos últimos 15 anos vem sendo levantado o potencial de efeitos neurotóxicos, reprodução, diabetes e risco aumentado para câncer de próstata, mas são necessários estudos adequados em grupos expostos a longo prazo.

### 3.4. Tratamento

Não há antídoto específico. Pacientes assintomáticos devem ser observados no mínimo durante 6 horas após a exposição. A primeira medida essencial é manter as funções vitais e o controle das convulsões com diazepam. Para o contato dérmico, deve-se lavar o local com água fria e sabonete. Os cremes à base de vitamina E e os hidratantes são indicados para o controle dos sintomas locais. As reações de hipersensibilidade devem ser tratadas com adrenalina, inibidores H1, inibidores H2 e corticoide, segundo a intensidade dos sintomas.

A descontaminação gástrica, por meio de lavagem, deve ser realizada preferencialmente até uma hora após a ingestão, em caso de doses maciças. É indicada a administração de uma dose de carvão ativado via oral ou sonda nasogástrica. O broncoespasmo deve ser tratado com broncodilatadores. Nos casos graves, deve-se associar corticoide sistêmico.

## 4. INSETICIDAS NEONICOTINOIDES

Os neonicotinoides (sinônimos: cloronicotinas, nitroguanidinas, clorotiazóis, nitroiminas) constituem uma nova classe de inseticidas e foram sintetizados a partir da nicotina natural. Alguns princípios ativos incluem imidacloprido, nitempiram, acetamiprido, tiacloprido, tiametoxam.

### 4.1. Toxicocinética

Apresentam absorção escassa pela via cutânea. No trato gastrintestinal, a absorção chega a 92%. Têm distribuição no organismo e alcançam pico plasmático em 2,5 horas. Ocorre biotransformação hepática por reações de oxidação, conjugação e hidroxilação. Os metabólitos, assim como o produto inalterado (em torno de 10 a 16%), são excretados preferencialmente pelos rins.

### 4.2. Toxicodinâmica

Os neonicotinoides imitam a acetilcolina e competem com ela pelos seus receptores nicotínicos na membrana pós-sináptica. A ativação dos receptores de acetilcolina é prolongada de modo anormal, causando hiperexcitabilidade do SNC devido à transmissão contínua e descontrolada de impulsos nervosos.

### 4.3. Quadro clínico

Neonicotinoides têm toxicidade baixa após contato dérmico, moderada após ingestão e variável após inalação. Os sintomas resultantes da intoxicação incluem tremores, convulsões (eventualmente, colapso do SNC) e morte. Casos de tentativas de suicídio evoluíram com sonolência, tonturas, vômitos, desorientação e febre. Uma mulher de 69 anos, após ingestão de imidacloprid 9,6%, apresentou desorientação, sudorese, vômitos, taquipneia, fibrilação ventricular e morte em 12 horas. Um homem de 24 anos, que acidentalmente inalou o produto contendo 17,8% imidacloprid enquanto trabalhava em sua fazenda, apresentou desorientação, agitação, incoordenação, sudorese e falta de ar após a exposição.

### 4.4. Tratamento

Não há antídoto específico. Pacientes assintomáticos devem ser observados no mínimo durante 6 horas após a exposição. A primeira medida essencial é manter as funções vitais e o controle das convulsões com diazepam e tratamentos de suporte e sintomático. É contraindicado o uso de oximas porque não têm nenhum efeito.

## 5. INSETICIDAS ORGANOCLORADOS

Os inseticidas organoclorados foram amplamente utilizados no mundo na agricultura, na silvicultura, na saúde pública e nos domicílios. A partir da década de 1970, a maioria deles foi proibida ou restringida em muitos países por apresentarem bioacumulação, biomagnificação e persistência por várias décadas, e consequentes danos aos seres vivos e ao ambiente em geral.

Esses compostos são estruturas cíclicas, com peso molecular entre 300 e 500, têm limitada volatilidade e podem ser agrupados nas seguintes categorias: 1. diclorodifeniltricloroetano (DDT) e análogos; 2. hexaclorociclohexano (lindano); 3. ciclodienos (aldrin, dieldrin, endrin, endossulfam, clordano, heptacloro e mirex); e 4. toxafeno e compostos relacionados. Esses compostos apresentam diferenças em relação à dose tóxica, à absorção cutânea, à acumulação no tecido adiposo, ao metabolismo e à eliminação. No entanto, os sinais e sintomas de toxicidade em humanos são similares.

### 5.1. Toxicocinética

Todos os compostos podem ser absorvidos através da pele, do trato digestivo e do respiratório. A absorção pode ser modificada pelo veículo (solventes), pela presença de gorduras e pelo estado físico do praguicida. O DDT é o menos absorvido pela pele; já o dieldrin é muito bem absorvido. A volatilidade desses compostos é limitada, mas partículas suspensas no ar podem ser inaladas e/ou ingeridas e absorvidas.

Esses agentes são altamente lipossolúveis, sendo distribuídos e depositados no tecido adiposo. O DDT, na sua forma inalterada ou na forma de diclorodifenildicloroetileno (DDE) e *p,p'*-DDE, deposita-se em todos os tecidos, como: medula óssea; fígado; rins; coração; SNC; e, em maiores proporções, no tecido adiposo. Alguns compostos podem permanecer acumulados no organismo indefinidamente. Concentram-se no leite materno e no tecido fetal.

A maioria dos organoclorados são indutores das enzimas do sistema microssomal hepático, interferindo em seu próprio metabolismo e no de outras substâncias químicas e medicamentos que utilizam o mesmo sistema enzimático, acarretando efeitos às vezes deletérios para o organismo.

A maioria dos organoclorados são declorinados, oxidados e posteriormente conjugados. A principal via de eliminação é a biliar, porém quase todos têm produtos de biotransformação quantificáveis na urina. O DDT, após a biotransformação para 2,2-bis (4-clorofenil) ácido acético (DDA), é eliminado na urina, e, nos casos de ingestão de grandes quantidades, é excretado sem alterações nas fezes. Vale ressaltar que muitos dos compostos não biotransformados são reabsorvidos no intestino (circulação entero-hepática), retardando, portanto, a excreção nas fezes.

## 5.2. Toxicodinâmica

Os inseticidas organoclorados são estimulantes do SNC. Atuam alterando as propriedades eletrofisiológicas da membrana dos neurônios e das enzimas relacionadas, como $Na^+$-ATPase e $K^+$-ATPase, modificando a cinética do fluxo dos íons $Na_+$ e $K^+$. Além disso, promovem distúrbios no transporte do cálcio ou na atividade da $Ca^{++}$, $Mg^{++}$-ATPase. O DDT atua particularmente na membrana axonal, prolongando a abertura dos canais de sódio. Os ciclodienos, o mirex e o lindano atuam nos terminais pré-sinápticos. O lindano, o toxafeno e os ciclodienos promovem inibição do fluxo nos canais de cloro regulados pelo ácido gama-aminobutírico (GABA), presente no SNC.

Além disso, vários organoclorados (DDT/DDE, clordano, toxafeno, mirex, lindano e endosulfan) são considerados desreguladores endócrinos, ou seja, têm a capacidade de interferir no desenvolvimento e na função dos tecidos e órgãos e, portanto, podem alterar a suscetibilidade a diferentes tipos de doenças ao longo da vida das populações expostas.

## 5.3. Quadro clínico

Os inseticidas organoclorados induzem a um estado de hiperexcitabilidade do SNC. A sintomatologia pode iniciar de 30 minutos a várias horas após a exposição. A intensidade do quadro clínico dependerá da natureza do composto, da via e do grau da exposição e do tipo de diluente utilizado na formulação. As convulsões podem ser a primeira manifestação de intoxicação, sem que sejam precedidas de outros sintomas de hiperexcitabilidade do SNC, como ocorre, principalmente, com os ciclodienos e o toxafeno. O paciente apresenta cefaleia, tremores difusos, ataxia, hiperestesia na boca e no rosto, parestesias (principalmente na língua, na face, no pescoço e nas extremidades), hiperreflexia, agitação psicomotora, vertigens, obnubilação, distúrbios de memória e, algumas vezes, só contraturas mioclônicas e outras convulsões tônico-clônicas generalizadas, violentas, repetidas e prolongadas. As convulsões causadas pelos ciclodienos podem se repetir durante vários dias.

Muitas vezes, os primeiros sintomas estão relacionados com o trato digestivo, como náuseas, vômitos, desconforto abdominal e diarreia. As manifestações neurológicas ocorrem a seguir e são as mais importantes, podendo evoluir para óbito, em virtude de sua interferência na troca pulmonar de gases ou da acidose metabólica grave. Também ocorrem arritmia pela sensibilização miocárdica e febre secundária ou de origem central, ou pelo aumento da atividade muscular, ou devido à pneumonite por aspiração.

A exposição a longo prazo ao DDT e análogos tem sido relacionada com perda de peso, anorexia, debilidade muscular, anemia leve, alterações no eletroencefalograma (EEG), hiperexcitabilidade, ansiedade e tensão nervosa. Os ciclodienos estão relacionados com cefaleia, tonturas, hiperexcitabilidade, tremores, fraqueza muscular, contraturas musculares, ataxia, incoordenação motora, insônia, ansiedade, nervosismo, irritabilidade, depressão, perda da memória recente, alterações no EEG, perda de consciência, convulsões epileptiformes, dor torácica, artralgia, lesões cutâneas, alterações hepáticas e alterações na espermatogênese, bem como outras doenças e alterações decorrentes da desregulação endócrina.

## 5.4. Tratamento

Não há antídoto específico. Pessoas expostas a quantidades importantes de organoclorados por qualquer via devem ser observadas no mínimo até 12 horas após a exposição. A primeira medida essencial é manter as funções vitais e o controle das convulsões, inicialmente com benzodiazepínicos, seguidos de fenobarbital, quando for necessário.

Depois, deve-se proceder à remoção do agente tóxico. A descontaminação cutânea é importante e sempre deve ser realizada (com remoção das roupas e banhos rigorosos e repetidos com água e sabonete). É contraindicado provocar o vômito, devido ao risco de convulsões e de depressão do SNC. A lavagem gástrica deve ser realizada até duas horas após a ingestão e ser seguida de doses repetidas de carvão ativado durante 12 horas. Catárticos à base de óleo não devem ser utilizados, já que aumentam a absorção. Outros cuidados precisam ser realizados quando necessários, como controle dos vômitos, das arritmias cardíacas e rabdomiólise ou da síndrome de aspiração, entre outros.

## 6. REPELENTE DE INSETOS DIETILTOLUAMIDA (DEET)

O DEET (N,N-dietil-m-toluamida), largamente usado como repelente de insetos, é formulado para ser aplicado diretamente na pele ou nas roupas. É comercializado em uma ampla gama de produtos, cujas concentrações variam entre 5 e 100%. As marcas disponíveis no Brasil variam entre 5 e 15% (Off® e Autan®) na forma de *spray*, aerossol e loção hidratante, sendo que alguns contêm etanol, álcool isopropílico e propelente.

### 6.1. Toxicocinética

Estudos em animais mostram que o DEET é absorvido através da pele e dos tratos gastrintestinal e respiratório, e uma hora depois alcança o pico máximo de concentração no sangue. Distribui-se amplamente no organismo, sendo encontrado nas glândulas lacrimais, na mucosa nasal, no fígado, na bile, no intestino, nos rins, na urina e, principalmente, na tireoide e no tecido adiposo. Também atravessa a barreira placentária. No homem, sofre biotransformação hepática por meio de oxidação e hidroxilação. Os produtos da biotransformação são eliminados principalmente pela urina e, em menor quantidade, nas fezes, em um período de 1 a 3 dias. Porém, foram detectados resíduos na pele, no músculo e no tecido adiposo até três meses depois do contato.

### 6.2. Quadro clínico

O mecanismo de ação ainda não foi esclarecido. O DEET é irritante primário da pele e das mucosas. Também foram registradas urticária de contato, erupção bolhosa, dor, necrose e cicatrizes principalmente na região antecubital, na poplítea e na inguinal, e reações anafiláticas após a aplicação do produto.

Após a aplicação cutânea excessiva ou ingestão de quantidades grandes, foram registrados vômitos, náuseas, dor abdominal, hepatite tóxica, hipotensão, bradicardia e encefalopatia tóxica caracterizada por sonolência, tonturas, irritabilidade, fraqueza, ataxia, tremores, confusão, agitação, cefaleia, atetose, contratura muscular e coma. Também há registro de convulsões tônico-clônicas generalizadas 30 minutos após a ingestão ou aplicação na pele.

Após a utilização de DEET por vários dias ou semanas, especialmente em crianças, foram observadas alterações comportamentais como desorientação, incoordenação, movimentos bruscos e alteração da fala.

### 6.3. Tratamento

Não existe antídoto. Cuidados básicos de manutenção das funções vitais são essenciais na abordagem inicial do paciente intoxicado. Devem-se controlar as convulsões com benzodiazepínicos e, no caso de reação anafilática, realizar tratamento de urgência convencional. A descontaminação das áreas deve ser rigorosa: retirar as roupas, dar banho ou lavar as áreas com água e sabonete. Em caso de contato ocular, é preciso realizar lavagem com soro fisiológico e providenciar uma avaliação especializada, se necessário. Ao persistirem a irritação ou outras lesões de pele, deve-se iniciar tratamento com anti-histamínicos e corticoides locais ou via oral.

É contraindicado o esvaziamento gástrico por indução de vômitos devido ao risco de convulsões. A lavagem gástrica deve ser realizada até duas horas depois da ingestão de quantidade razoável de DEET. Outros cuidados de suporte ou tratamento sintomático devem ser realizados quando necessários.

## 7. HERBICIDA PARAQUAT

O paraquat, pertencente ao grupo dos dipiridilos é um sal de amônio quaternário bastante solúvel em água e insolúvel em solventes orgânicos. É um herbicida de contato não seletivo amplamente usado na agricultura com vários nomes comerciais: Gramoxone®; Gramocil®; Agroquat®; Gramuron®; Paraquat®; Paraquol® etc.; e também em misturas com outros princípios ativos, como o Secamato®.

O produto é comercializado na forma líquida, com concentração de 20 a 40%, variando na cor desde o vermelho até o verde. Os fabricantes acrescentam substâncias com odor desagradável para evitar a ingestão acidental e também substâncias eméticas potentes, para que, tão logo o produto seja ingerido, induzam vômitos, reduzindo o tempo de permanência no trato gastrintestinal. Seu uso tem sido restringido pelo governo de vários países.

### 7.1. Toxicocinética

É pouco absorvido por via digestiva (menos que 30% da dose ingerida), inalatória ou através da pele íntegra. A absorção é maior quando o estômago está vazio e pode ser aumentada pela irritação ou lesão das mucosas causadas pelo próprio paraquat. Apesar da pequena taxa de absorção, atinge rapidamente altos níveis séricos.

Após a absorção, não se liga às proteínas plasmáticas e se distribui amplamente em todo o organismo, mas as maiores concentrações são encontradas principalmente nos rins, nos pulmões (pneumócitos I e II) e nos músculos. Os músculos atuam como reservatório, de onde o paraquat é liberado lentamente. Isso pode explicar, em parte, sua detecção no plasma e na urina várias semanas ou meses após a ingestão. Atravessa a barreira placentária e atinge concentrações mais elevadas no feto do que na própria mãe. Mais de 90% da dose absorvida é eliminada pelos rins nas primeiras 12 a 24 horas depois da ingestão, porém a meia-vida é prolongada, maior que 24 horas, quando a função renal fica comprometida.

### 7.2. Toxicodinâmica

As atividades cáusticas do paraquat produzem lesões locais após exposição oral, cutânea, respiratória, ocular e vaginal. O mecanismo de ação ainda não está completamente elucidado. As lesões nos rins, no coração, no fígado, no pâncreas e nos músculos parecem ser explicadas pela alta afinidade do paraquat com os processos de oxirredução, desencadeando a formação de radicais livres. Isto ocorre na presença de NADPH e do citocromo P-450 redutase. O radical formado é altamente instável e transfere um elétron para o oxigênio molecular, formando o radical ânion superóxido, que é uma espécie altamente reativa. Desta forma, o paraquat entra no ciclo continuo de oxirredução ou ciclo redox.

Os radicais ânion-superóxidos formados no ciclo redox do paraquat reagem com outros, formando o peróxido de hidrogênio e o oxigênio molecular, em uma reação que pode ocorrer espontaneamente ou na presença da enzima superóxido-dismutase. Em condições normais, o peróxido de hidrogênio é inativado pela catalase e pela glutationa peroxidase, mas, quando esses mecanismos estão sobrecarregados ou esgotados, fica livre e causa os efeitos tóxicos nas células. Na presença do ferro, o radical ânion-superóxido reage com peróxido de hidrogênio, gerando outro radical mais potente, o hidroxilo. Este radical interage com biomoléculas, como as proteínas ou as cadeias lipídicas das membranas biológicas, iniciando a lipoperoxidação, que danifica a membrana celular. A morte celular ocorre quando as funções são alteradas pela reação das espécies reativas de oxigênio com o DNA, as proteínas e as membranas celulares.

Em contraste com a rápida produção das espécies reativas de oxigênio, é limitada a capacidade dos sistemas antioxidantes, como as enzimas superóxido-dismutase, catalase e glutationa-peroxidase, e as vitaminas C e E. Além disso, esses sistemas requerem um período de tempo para sua adaptação ou para voltarem ao equilíbrio.

### 7.3. Quadro clínico

O paraquat é um praguicida extremamente tóxico para o ser humano, com a dose letal de 10 a 15 mL de solução a 20%. A maioria dos casos de intoxicação ocorre por ingestão proposital ou acidental do produto.

O quadro clínico inicial depende da via de exposição. Na exposição ocular, ocorre lesão corrosiva significativa da córnea (com opacificação) e conjuntiva, que pode alcançar seu grau máximo em até 24 horas. A severidade da corrosão e das lesões oculares depende da concentração do produto.

Em contato com a pele, as concentrações elevadas podem causar corrosão intensa e formação de bolhas; os sintomas progridem rapidamente em 24 horas. Toxicidade sistêmica com pele intacta é pouco comum. No entanto, a exposição prolongada a soluções concentradas pode conduzir a danos na pele e subsequente absorção sistêmica. Também, em trabalhadores agrícolas, são observados ressecamento, descamação, dermatite e lesões nas unhas depois do contato com o produto, especialmente se este local não é lavado imediatamente. As unhas apresentam deformações, linhas brancas horizontais, superfície irregular e alterações no crescimento.

Na exposição por inalação, não tem sido registrada toxicidade pulmonar significativa, em virtude, provavelmente, do fato de que as gotas de paraquat, quando pulverizado, são muito grandes, não chegando às vias aéreas inferiores. Os pacientes podem desenvolver a irritação das vias respiratórias superiores com manifestações como: hemorragia nasal; inflamação; ulceração; tosse; e dor torácica.

Os sinais e sintomas iniciais após ingestão de paraquat são dor e queimação na boca, na garganta e no abdome pelo efeito corrosivo nas mucosas. Também faz parte do quadro, diarreia, às vezes, sanguinolenta. Além disso, sintomas gerais como tonturas, cefaleia, febre, mialgias, letargia e coma são comuns. O coma pode ocorrer na fase final da intoxicação, em consequência da hipóxia.

O fígado é afetado na maioria dos casos moderados e graves. Ocorre a destruição de hepatócitos, levando a quadro de icterícia, que se instala nas primeiras 24 horas. Os rins são acometidos precocemente, apresentando hematúria, proteinúria, azotemia, piúria, oligúria, anúria e diminuição da eliminação do paraquat. Tanto as lesões hepáticas como as renais são autolimitadas. Quando o paciente recebe tratamento imediato, é possível a recuperação em 7 a 10 dias.

As alterações pulmonares manifestam-se 2 a 4 dias depois da ingestão, ou mais tardiamente, em torno do 7º ao 14º dia. Podem ser evidenciadas por tosse, dispneia, taquipneia, queda da curva de saturação da hemoglobina, crepitações nas bases pulmonares, diminuição da tolerância a esforço físico e, finalmente, cianose periférica. Esse quadro é progressivo e agrava-se à medida que a fibrose pulmonar torna-se intensa, comprometendo a troca gasosa pulmonar.

A morte sobrevém geralmente por insuficiência respiratória progressiva. Nos casos de intoxicação grave, a principal complicação precoce é o choque. A morte se deve à falência de múltiplos órgãos, resultado da ação tóxica direta do paraquat.

A experiência clínica permitiu estabelecer a seguinte escala, segundo a gravidade do quadro clínico, em indivíduos que ingeriram paraquat.

1. Ingestão de menos de 20 mg do íon paraquat por kg de peso (menos de 10 mL de paraquat 20% para uma pessoa de 70 kg) – os pacientes permanecem assintomáticos ou apresentam sintomas restritos ao trato gastrintestinal, como corrosão e úlceras na mucosa orofaríngea, náuseas, vômitos, dores abdominais, diarreia etc., com recuperação sem sequelas após o tratamento.

2. Ingestão de 20 a 40 mg do íon paraquat (10 a 20 mL de paraquat 20% para uma pessoa de 70 kg) – os pacientes geralmente vão a óbito em 5 dias ou semanas depois da ingestão. O quadro clínico inclui lesões corrosivas do trato gastrintestinal, necrose tubular aguda e fibrose pulmonar. Em geral, as lesões renais regridem. A morte é decorrência das lesões pulmonares.

3. Ingestão de mais de 40 mg de paraquat por kg de peso – na maioria das vezes, os pacientes morrem 1 a 5 dias depois da ingestão por falência de múltiplos órgãos ou pelas lesões corrosivas no trato gastrintestinal. A morte após perfuração esofágica ou mediastinite ocorre 2 a 3 dias após a ingestão.

## 7.4. Tratamento

O tratamento do paciente intoxicado por paraquat mostra muitas controvérsias, sobretudo porque ainda existem dúvidas em relação ao mecanismo de ação. No entanto, medidas de emergência devem ser tomadas após a suspeita de intoxicação, mesmo em pacientes assintomáticos, nos quais deve ser descartada a exposição e o acompanhamento não pode ser menor do que 24 horas.

O diagnóstico pode ser confirmado com a dosagem sérica de paraquat por meio de espectrofotometria, cromatografia gasosa ou radioimunensaio. O teste colorimétrico com ditionito de sódio pode ser utilizado para identificar de forma rápida a presença de paraquat no conteúdo gástrico ou na urina.

Não existe antídoto específico; cuidados básicos de manutenção das funções vitais são essenciais na abordagem inicial do paciente intoxicado. Não se deve administrar oxigênio complementar enquanto o paciente não apresentar hipoxemia. Altas concentrações de oxigênio no pulmão aumentam os danos induzidos pelo paraquat. Existe benefício em manter o paciente em locais com menor concentração de oxigênio ambiental (15 a 16%). Caso o paciente evolua para insuficiência respiratória, deve-se instituir ventilação mecânica.

A descontaminação da pele é feita com água e sabonete e as roupas contaminadas precisam ser retiradas. Em caso de contato ocular, os resíduos devem ser retirados com água limpa e o paciente, em seguida, avaliado e tratado por oftalmologista.

Antes da chegada ao hospital, caso não tenha ocorrido espontaneamente, a indução do vômito deve ser realizada até uma hora após a ingestão, mesmo em se tratando de uma substância cáustica. Isso porque a toxicidade sistêmica é mais prejudicial do que seu efeito local no trato digestivo. A lavagem gástrica deve ser realizada o mais precocemente possível, em até uma hora depois da ingestão e até que seja recuperado conteúdo límpido.

Um adsorvente, seguido de um laxativo (citrato de magnésio, manitol ou sulfato de magnésio), tem que ser administrado via oral ou pela sonda o mais rápido possível. A terra de Füller (1 a 2 g/kg), a bentonita (1 a 2 g/kg) e o carvão ativado (1 a 2 g/kg) em solução são efetivos para diminuir a absorção do paraquat presente no trato digestivo.

As funções renal, hepática, cardíaca e respiratória e o balanço hidroeletrolítico devem ser monitorados cuidadosamente. Os cuidados de suporte e paliativos são os mais importantes no manejo dos pacientes intoxicados por paraquat.

Está indicada a diurese forçada por meio de solução salina, manitol ou furosemida. Deve ser feito balanço hídrico rigoroso. Além disso, hemodiálise ou hemofiltração deve ser iniciada precocemente e mantida por 2 a 5 dias. A plasmaférese é outra medida de depuração esporadicamente utilizada. Também, altas doses de imunossupressores (ciclofosfamida e corticoides), que diminuiriam a produção de superóxido e outros radicais de oxigênio, prevenindo o edema do pulmão, têm sido utilizadas, assim como terapia antioxidante com deferoxamina, acetilcisteína e vitamina C.

O prognóstico, de modo geral, dependerá da quantidade de paraquat ingerida, da existência de alimentos no estômago e do tempo decorrido até a descontaminação gástrica. A quantificação do paraquat em plasma até 28 horas permite estimar o prognóstico. A grande maioria dos pacientes apresenta fibrose pulmonar irreversível.

## 8. HERBICIDA GLIFOSATO

O glifosato ou sal isopropilamina de N-(fosfonometil) glicina é um herbicida sistêmico não seletivo usado no controle de uma ampla variedade de ervas anuais, bienais e perenes. É utilizado nas culturas de frutas, vegetais, grãos, algodão, silvicultura, pastagens, ervas aquáticas etc. Alguns nomes comercias incluem: Glifosato®; Agrisato®; Glifogan®; Glifonox®; Rodeo®; Rondo®; Roundup®; Bronco®; Weedoff®; Pasor®; e Sting®.

Trata-se de substância viscosa, clara, solúvel em água e inodora, mas pode ter outras características, dependendo da formulação ou do fabricante. Em geral, a formulação comercial contém o surfactante polioxietilenamina.

### 8.1. Toxicocinética

A exposição cutânea é a mais frequente nos trabalhadores. A inalação é considerada mínima em decorrência da baixa pressão de vapor. Nos casos de acidentes e exposição intencional, a ingestão é mais frequente.

Em estudos *in vitro* com tecidos humanos, a absorção cutânea foi menor do que 2%. Em ratos, a absorção chegou a 35 a 40%, quando administrado via oral.

Após a absorção, é distribuído no organismo, sendo encontrado principalmente nos intestinos, nos ossos, no cólon e nos rins. Aparentemente, a biotransformação do glifosato em animais é mínima, em torno de 1% para o ácido aminometilfosfônico (AMPA), portanto quase 100% da quantidade encontrada nos tecidos corresponde ao produto original.

A maior proporção é eliminada nas fezes, e o glifosato absorvido é rapidamente eliminado sem alterações na urina.

### 8.2. Toxicodinâmica

A molécula do herbicida glifosato é um organofosfonato, que não reage com ou inibe a colinesterase, não existindo, portanto, o quadro clínico característico do acúmulo de acetilcolina no espaço intersináptico. Os sinais e sintomas são decorrentes do efeito irritante sobre a pele e as mucosas. O surfactante (polioxietilenamina) presente na formulação pode ter algum papel na toxicidade após a ingestão. Em testes *in vitro* com mitocôndrias isoladas de fígado de rato, o glifosato atua desacoplando a fosforilação oxidativa e interferindo na reação trans-hidrogenase energia-dependente.

### 8.3. Quadro clínico

Os sinais e sintomas são decorrentes do efeito irritante sobre a pele e as mucosas tanto do glifosato como do surfactante aniônico, a polioxietileneamina. Em seres humanos, foi observada toxicidade grave após a ingestão intencional de quantidades em torno de 100 mL da formulação a 41%.

Sintomas gerais como diminuição da temperatura e da atividade espontânea foram identificados, assim como hipertermia e hipotensão, principalmente em casos de ingestão de grandes quantidades do produto.

O glifosato é moderadamente irritante das mucosas. Podem ocorrer conjuntivite e edema periorbitário após exposição ocular. Após a inalação, surgem irritação e erosão das mucosas do trato respiratório, com dor e sensibilidade na garganta e na via respiratória superior. Raramente, há cianose e broncoespasmo.

A exposição cutânea ao produto comercial pode causar piloereção, eritema e dermatite de contato. Não foram observados sintomas sistêmicos após a exposição cutânea. A dermatite de contato foi registrada em trabalhadores agrícolas cronicamente expostos à formulação comercial.

Após a ingestão de quantidades grandes, podem ser observadas tardiamente alterações da consciência e do estado mental, provavelmente em consequência da hipóxia e da hipotensão. No trato gastrintestinal, os sinais e os sintomas mais frequentes são náuseas e vômitos, hiperemia da mucosa, odinofagia, disfonia, aumento da salivação, erosão e ulceração, esofagite e gastrite. Nos casos graves, podem ser observados hemorragia, íleo paralítico, diarreia, desidratação e distúrbios hidroeletrolíticos, necrose das membranas mucosas e melena. Também pode ocorrer elevação da amilase sérica, das bilirrubinas e da desidrogenase láctica.

Há ocorrência de hematúria e necrose tubular aguda, com oligúria e anúria, aparentemente secundárias e/ou exacerbadas pelo choque hipovolêmico, além disso, disritmias, incluindo taquicardia, palpitações, arritmia ventricular, bradicardia e parada cardíaca, e edema agudo de pulmão não cardiogênico, pneumonia e pneumonite por aspiração.

Foi registrada acidose metabólica em 78% dos casos de intoxicação grave ou fatal. Também foram registradas, poucas horas depois da ingestão, leucocitose e hiperpotassemia, que pode, também, ser consequência de insuficiência renal.

O prognóstico é ruim nos casos que evoluem com insuficiência respiratória, edema de pulmão, insuficiência renal ou acidoses que requerem hemodiálise e/ou hiperpotassemia.

Exposições a longo prazo estão relacionadas com irritação cutânea, ocular e cefaleia em trabalhadores agrícolas.

### 8.4. Tratamento

Não existe antídoto. Nos casos de exposição ocular, deve-se irrigar com água corrente ou solução fisiológica, durante 15 minutos. Na exposição cutânea, é preciso retirar as roupas contaminadas e dar banho. É necessário um exame minucioso, preferivelmente por especialista, se a dor e a irritação persistirem depois da descontaminação.

Nos casos ocasionais de inalação acidental da névoa, além do afastamento da área para um local arejado, raramente é necessário tratamento sintomático. Os sinais de comprometimento respiratório devem ser monitorados.

No caso da ingestão de preparações em concentrações baixas (< 10%), deve-se administrar um copo de água, em torno de 250 mL, para diluir o produto e tratamento sintomático. A descontaminação gástrica (êmese, aspiração ou lavagem) não é necessária, mesmo que a vítima não tenha vomitado espontaneamente.

A ingestão de produto com concentrações de glifosato entre 10 e 40% ou mais usualmente provoca êmese espontânea. Quando não ocorre, pode ser realizada a aspiração gástrica, logo após a ingestão, com o objetivo de remover o produto ainda não absorvido.

Em geral, os sinais e sintomas da intoxicação aguda por glifosato aparecem em um período de 24 horas e progridem rapidamente. O tratamento é sintomático e depende da quantidade ingerida e da gravidade do quadro clínico, podendo variar de observação mínima por 24 horas até internação na unidade de terapia intensiva. São importantes os monitoramentos hemodinâmico, do balanço hidroeletrolítico, dos gases arteriais e das funções respiratória, renal e hepática.

## 9. HERBICIDAS CLOROFENOXIACÉTICOS

Esses compostos ficaram conhecidos porque faziam parte do "agente laranja" utilizado como desfolhante durante a Guerra do Vietnã. Atualmente, são amplamente usados no controle de plantas de folhas largas em áreas de pastagem, cultura de cereais, ao longo de rodovias e terrenos públicos. Os clorofenoxiacéticos incluem ácidos, sais, aminas e ésteres. O herbicida mais comumente usado é o ácido 2,4 diclorofenoxiacético (2,4-D). Outros exemplos são o ácido 2,4,5 triclorofenoxiacético (2,4,5-T), o ácido 4-cloro-2-metilfenoxiacético (MCPA), o ácido 2-(2-metil-4-clorofenóxi) propiônico (Mecoprop®) e o ácido 2-(2,4-diclorofenóxi) propiônico. Vale ressaltar que alguns desses compostos podem conter dioxinas como contaminantes, ou seja, impurezas formadas no processo de fabricação e armazenagem. Entre as múltiplas marcas comerciais, estão 2,4-D®, Agroxone®, Tordon®, Agritox®, Butyrac®, Banvel® etc. Muitas vezes, são misturados com outros herbicidas ou fertilizantes para o controle das ervas nas culturas.

### 9.1. Toxicocinética

Esses compostos são bem absorvidos pela via digestiva e pela via inalatória, mas apresentam reduzida absorção pela pele. Não são acumulados em tecido adiposo e ligam-se amplamente a proteínas. Embora alguns ácidos sofram conjugação, a biotransformação no organismo é limitada e são excretados sem alterações pela urina. A meia-vida do 2,4-D no organismo humano é de 13 a 39 horas, ao passo que a do 2,4,5-T é de cerca de 24 horas. Em geral, a meia-vida diminui quando o pH é alcalino.

### 9.2. Toxicodinâmica

O mecanismo de ação não é conhecido exatamente, mas estudos experimentais apontam para: danos estruturais e no transporte na membrana plasmática; interferência nas rotas metabólicas celulares dependentes da acetilcoenzima A (acetil-CoA); desacoplamento da fosforilação oxidativa pela interferência no metabolismo celular ou pela disrupção das membranas intracelulares.

Como esses herbicidas são estruturalmente parecidos com o ácido acético, supõe-se que são capazes de formar análogos de acetil-CoA (p. ex., 2,4-D-CoA), podendo entrar na rota de síntese da acetilcolina e atuar como falsos mensageiros nas sinapses muscarínicas e nicotínicas que, em parte, explicam a miotonia, as contraturas musculares e as arritmias cardíacas ocasionadas pela exposição a esses agentes. Além disso, podem entrar na rota metabólica da acetil-CoA e interferir no metabolismo energético e na utilização do carbono no ciclo do ácido cítrico e, talvez, alterar os níveis do colesterol e a betaoxidação dos ácidos graxos.

A rápida depleção do ATP compromete uma variedade de funções celulares, como a manutenção dos gradientes iônicos por meio da função dependente de ATP-translocases (p. ex., $Na^+/K^+$ ATPase); a síntese de proteína de DNA; a polimerização de microtúbulos e microfilamentos, que compromete o citoesqueleto e o formato celular; que explica os efeitos neuromusculares, a miotonia e os distúrbios na regulação do $Ca^{++}$.

### 9.3. Quadro clínico

Os herbicidas clorofenoxiacéticos são irritantes da pele e mucosas, quadro que pode ser acentuado pelos adjuvantes presentes na formulação. A inalação da névoa causa sensação de queimação no trato respiratório, acompanhada, às vezes, de tosse, dispneia e tonturas. Exposições cutâneas e respiratórias curtas podem causar: náuseas; vômitos; dor abdominal; diarreia; cefaleia; mialgia; fraqueza muscular; e sintomas respiratórios semelhantes aos da crise asmática.

As manifestações sistêmicas foram descritas a partir de casos graves observados após a ingestão de grandes quantidades. Algumas horas depois da ingestão, o paciente apresenta odor característico (odor fenólico), cefaleia, vômitos, diarreia, hemorragia ocasional, alterações neuromusculares (astenia, rigidez e contrações musculares, fasciculações, ataxia, arreflexia e miotonia), alteração do comportamento, letargia, torpor e coma, nos casos graves. Em alguns casos, o comprometimento do SNC pode ser observado por meio de hipertonia, hiperreflexia, espasmos clônicos, miose, nistagmo, alucinações e convulsões.

Além disso, ocorrem taquicardia, hipotensão, sudorese, hipertermia e acidose metabólica grave. A perda de líquidos pelo trato gastrintestinal pode levar a choque hipovolêmico, mas também pode ser resultante da hipotensão decorrente da diminuição da resistência vascular periférica ou da toxicidade cardíaca direta.

Na fase aguda, não há depressão respiratória e a hiperventilação deve-se à acidose metabólica grave ou ao desacoplamento da fosforilação oxidativa causada pelo composto. Ocorre também o coma associado à insuficiência respiratória e, ocasionalmente, edema pulmonar. A hipóxia se dá pela hipoventilação decorrente da depressão do SNC e pelo comprometimento da musculatura respiratória, que faz parte da miopatia generalizada.

Pode-se observar insuficiência renal e aumento da atividade das enzimas hepáticas, trombocitopenia, anemia hemolítica, hipercalemia e hipocalcemia.

Na maioria dos óbitos, houve insuficiência renal, acidose, alteração dos eletrólitos e falência de múltiplos órgãos.

Estudos sugerem a associação entre 2,4-D e efeitos neurológicos, como: neuropatia periférica; desmielinização e degeneração ganglionar no SNC; diminuição da velocidade de condução; miotomia; e alterações neurocomportamentais.

## 9.4. Tratamento

O diagnóstico é feito pelo quadro clínico e pelo relato de exposição ao composto. Não existe antídoto. Deve-se realizar banho com água e sabonete e retirar as roupas contaminadas, no caso de exposição cutânea. Quando ingestão, é indicada a lavagem gástrica, até duas horas após a exposição, seguida da administração de carvão ativado.

Nos pacientes intoxicados com esses compostos, além dos cuidados gerais e de suporte, a diurese forçada pode ser indicada para aumentar a taxa de excreção, que é predominantemente renal, mantendo-se o débito urinário de 3 a 4 vezes o considerado adequado para o paciente. O monitoramento do balanço hidroeletrolítico é imprescindível para evitar complicações. Nos casos graves, tem sido utilizada com sucesso a alcalinização da urina, administrando-se bicarbonato de sódio.

A fisioterapia é importante no tratamento e no acompanhamento dos pacientes com polineuropatia periférica decorrente da exposição a esses compostos.

## 10. FUNGICIDAS

Os fungicidas são amplamente usados na indústria, na agricultura, na jardinagem e no ambiente doméstico com vários propósitos, incluindo: 1) proteção de sementes durante armazenagem, transporte e germinação; 2) proteção de culturas maduras, de mudas, de frutos, de flores, de culturas em geral e de pastagens; 3) proteção de paredes (adicionados à tinta), carpete e móveis.

Os fungicidas são derivados das mais variadas estruturas químicas. Encontramos compostos inorgânicos simples, como o enxofre e o sulfato de cobre, como também compostos aril ou alquil-mercuriais, organoestânicos, fenóis clorados e derivados ácido-tiocarbâmicos contendo metais. Aqui, serão abordados os ditiocarbamatos e os compostos do cobre, os mais frequentemente encontrados no mercado.

### 10.1. Ditiocarbamatos

Podem ser divididos em dois grupos: 1) dimetilditiocarbamato; e 2) etilenobisditiocarbamato (EBDC), dependendo do cátion metálico presente na substância química. Em sua maioria, são formulados em pó, pó molhável e suspensão aquosa. Aos dimetilditiocarbamatos pertencem o Ferbam®, o Metan-Sodium®, o Thiram® e o Ziram®. Um dos metabólitos da biotransformação desses produtos é o dissulfeto de carbono, que tem quadro clínico característico. Aos etilenobisditiocarbamatos pertencem o Maneb®, o Zineb®, o Mancozeb® etc. Seu metabólito da biotransformação é a etilenotioureia (ETU), que é carcinogênica em animais.

Esses fungicidas são irritantes da pele e das mucosas. São poucos os casos de intoxicação sistêmica em humanos, provavelmente porque sua absorção é limitada e variável entre os compostos.

No caso dos dimetilditiocarbamatos, especialmente o Thiram®, inibem a enzima acetaldeído desidrogenase, responsável pela conversão do acetaldeído em ácido acético, e promovem o aparecimento de um quadro clínico característico, semelhante ao efeito do dissulfiram (Antabuse®), o etil análogo do Thiram®: náuseas; vômitos; cefaleia intensa latejante; tonturas; fraqueza; confusão mental; dispneia; dor torácica e abdominal;

sudorese; e vermelhidão cutânea. Essa reação tem sido observada em trabalhadores que ingeriram bebidas alcoólicas após a exposição ao Thiram®. Após a ingestão de Thiram®, aparecem náuseas, cefaleia, tremores, encefalopatia, insuficiência renal e hepática e polineuropatia periférica.

O Ziran® e o Ferban® são irritantes, e hemólise já foi registrada em um caso de intoxicação com Ziran®. A inalação prolongada do Ferbam® e do Ziram® foi relacionada com distúrbios neurológicos e visuais. No caso do Metam-Sodium®, os efeitos registrados são decorrentes da formação do gás metilisocianato em contato com a água, extremamente irritante das mucosas, principalmente do trato respiratório, causando edema agudo de pulmão.

Os casos envolvendo a exposição humana ao grupo do etilenobisditiocarbamato são muito raros na literatura. Esses compostos não inibem as colinesterases nem a acetaldeído desidrogenase. Com a exposição ao Maneb®, foram descritas insuficiência renal e alteração neurocomportamental. Além disso, o Maneb® contém manganês na sua composição e é associado com manganismo, alterações psicológicas e motoras nas pessoas a ele expostas por um longo prazo.

Em caso de intoxicação, não existe antídoto para esses compostos, sendo contraindicado o uso de atropina. Em situação de exposição ocular, o tratamento inicial é de descontaminação, irrigação com água ou soro fisiológico. Devem-se retirar as roupas contaminadas e lavar com água e sabonete as partes do corpo atingidas pelo produto. Ao persistirem sintomas de irritação local ou lesões locais, deve-se iniciar o tratamento e o acompanhamento especializados. A lavagem gástrica e a administração de carvão ativado são indicadas em caso de ingestão. Além disso, é preciso evitar o uso de bebidas alcoólicas no mínimo durante três semanas.

### 10.2. Compostos de cobre

Existe um grande número de fungicidas à base de cobre no mercado. Os produtos comercializados podem ser pós, cristais, pó molhável e sais solúveis, quase sempre da cor azul ou verde. O sulfato de cobre, o cloreto e o oxicloreto de cobre são os sais mais usados como fungicidas na agricultura, entre outros múltiplos empregos. O íon cobre é o responsável pela toxicidade desses compostos.

O cobre é um elemento essencial (2 a 3 mg/dia adultos) nos organismos vivos, sendo necessário na formação da hemoglobina e para os ossos. Além disso, faz parte de várias enzimas, como a citocromo oxidase, a catalase, a peroxidase, entre outras.

Esses compostos são bem absorvidos pelo trato gastrintestinal, principalmente no estômago, pelo pH ácido. Na circulação, apresenta importante ligação com a albumina e é transportado para o fígado, os rins, o cérebro e a córnea, neles ficando armazenado. O cobre é incorporado a um grande número de enzimas. É excretado pela bile, consequentemente pelas fezes e, em menor proporção, pelos rins.

O efeito corrosivo nas mucosas do trato gastrintestinal pode levar a um choque hipovolêmico, considerado o dano mais importante no organismo. O mecanismo de ação bioquímico, após a ingestão de grandes doses, ainda não é conhecido.

O quadro clínico, após ingestão de uma dose elevada de algum derivado do cobre, envolve sintomas digestivos imediatos, sabor metálico, vômitos intensos verde-azulados, às vezes com sangue, epigastralgia, dor abdominal e diarreia. Algum tempo depois, observam-se hemólise, hemoglobinúria, anemia e icterícia, e posteriormente, insuficiência hepática e renal (necrose tubular aguda). A dose letal para um adulto pode estar em torno de 10 g ou 140 mg/kg. Em contato com a pele, causa dermatite irritativa de contato.

O tratamento inicial é de descontaminação das áreas de contato e promoção do vômito, se este não ocorrer espontaneamente. Deve-se manter boa hidratação e reposição hidroeletrolítica. Entre os antídotos, são utilizados o dimercaprol (BAL), o edetato cálcico dissódico e a D-penicilamina, utilizada via oral quando possível.

### 10.3. Triazóis

Os fungicidas pertencentes a esse grupo são sistêmicos em plantas, com ação protetora, curativa e erradicante, e incluem: propiconazol; tebuconazol; epoxiconazol; metconazol; entre outros. Esses compostos são esteroides que atuam como inibidores da desmetilação na via metabólica do ergosterol para a biossíntese do esterol. Esses fungicidas são muito ativos contra os fungos da ferrugem da soja. Também são muito efetivos contra várias doenças em uma ampla gama de culturas, inclusive milho, cereais, amendoim, frutos e ornamentais.

De forma geral, apresentam baixa toxicidade aguda para mamíferos, provavelmente porque são rapidamente excretados. São considerados potentes indutores do sistema enzimático hepático citocromo P-450. Em geral, não apresentam potencial genotóxico *in vitro* e *in vivo*. Podem causar alterações hormonais devido a sua ação inibidora da enzima aromatase, que é responsável pelo equilíbrio entre os hormônios sexuais masculinos e femininos, por meio da conversão hormonal de androgênios para estrogênios.

Os sinais e sintomas clínicos no homem não são conhecidos. O diagnóstico é estabelecido pela confirmação da exposição e do quadro clínico. Não existem exames laboratoriais específicos.

### 11. RATICIDAS

A variedade de compostos destinados para matar ratos e outros roedores é ampla, com grande diferença na composição química e na toxicidade. Os compostos inorgânicos incluem: arsênico; tálio; fósforo; carbonato de bário; fosfeto de alumínio; e fosfeto de zinco. Entre os orgânicos, estão: o fluoroacetato de sódio; a alfa-naftil-tiolureia (ANTU); os anticoagulantes de curta e longa duração; a cila (*red squill*); a estricnina; a norbormida; e o Vacor® (N-3-piridilmetil N'-p-nitrofenilureia – PNU). Muitas dessas substâncias tiveram seu uso proscrito devido à alta toxicidade ou à baixa especificidade, porém ainda podem ser encontradas em fabricações ilegais, contrabando ou estoques antigos.

Nas últimas três décadas, o "chumbinho" tornou-se um problema de saúde pública, responsável por grande número de casos de intoxicação e de óbitos no país. Trata-se de um produto ilegal usado como raticida à base de carbamatos e organofosforados (ver Item 2. Inseticidas Inibidores da Colinesterase), sendo que, em cerca de 50% das amostras analisadas, foi en-

contrado o aldicarbe (carbamato) e, em menor proporção, carbofurano (carbamato), terbufós (organofosforado), forato (organofosforado), monocrotofós (organofosforado) e metomil (carbamato).

O grupo dos anticoagulantes, representado pela varfarina e análogos (cumarinas e indandionas), é o mais utilizado na atualidade e o mais frequentemente envolvido nas exposições e intoxicações registradas nos Centros de Controle de Intoxicações.

A partir da descoberta da cumarina e do dicumarol, quase uma centena de compostos sintéticos foi estudada como medicamentos e/ou raticidas. A varfarina foi introduzida como raticida em 1948, mas foi descontinuada porque sua eficácia depende da ingestão repetida e algumas populações de ratos desenvolveram resistência. A partir da pesquisa de alternativas, duas novas classes foram introduzidas no mercado: as 4-hidroxicumarinas (antagonistas da vitamina K de segunda geração ou supervarfarínicos – brodifacum, bromadiolona, cumacloro e difenacum); e as indandionas (clorofacinona, difacinona e pindona), raticidas anticoagulantes de ação prolongada e maior potência, mas com maior risco para os humanos.

Os raticidas são utilizados na agropecuária, na indústria, no ambiente doméstico e em campanhas de saúde pública. Em geral, são comercializados em grãos, iscas, *pellets*, blocos etc., em cores diferentes como lilás, vermelho, laranja e verde-azulado. A concentração pode variar entre 0,005 e 2%. Alguns fabricantes têm adicionado substâncias amargas à formulação, como o Bitrex® (benzoato de denatônio), para diminuir os acidentes.

### 11.1 Toxicocinética

A intoxicação pode ocorrer após a ingestão, considerada a mais frequente, e por exposição inalatória e cutânea. Os derivados cumarínicos são bem absorvidos pelo trato gastrintestinal em 2 a 3 horas. Após a absorção, 99% da varfarina é ligada às proteínas, principalmente à albumina, e distribuída em todo o organismo.

A varfarina é biotransformada no fígado e nos rins. Existe conjugação com o ácido glicurônico, sendo que esses conjugados passam para a bile e logo são reabsorvidos na circulação êntero-hepática. Após essa passagem, os produtos da biotransformação inativos são eliminados (92% na urina e o restante, sem alteração, nas fezes). Vale ressaltar que existem vários medicamentos que podem aumentar ou diminuir os efeitos dos cumarínicos. Supõe-se que a cinética dos supervarfarínicos seja semelhante à da varfarina, porém com duração muito maior dos efeitos.

### 11.2. Toxicodinâmica

As cumarinas e indandionas atuam por meio da inibição da enzima $K_1$ epóxido-redutase e vitamina K redutase do ciclo da vitamina K no fígado, que leva à depleção da vitamina $KH_2$, forma ativa da vitamina K, e, consequentemente, à diminuição dos fatores de coagulação II, VII, IX e X ativos, levando à prolongação do tempo de protrombina. Além disso, agem diretamente nos vasos, aumentando a permeabilidade capilar no organismo.

O distúrbio hemorrágico tem início após a degradação dos fatores de coagulação já produzidos e circulantes, pois a falta de vitamina K só interfere na ativação de novos fatores de coagulação. O prolongamento do tempo de protrombina é esperável somente quando a meia-vida dos fatores de coagulação estiver em torno de 25% do seu valor. São os seguintes os valores: fator VII – de 4 a 7 horas; fator IX – 24 horas; fator X – de 36 a 48 horas; e fator II – 50 horas.

## 11.3. Quadro clínico

O paciente, após uma ingestão única de raticida, pode apresentar-se assintomático, principalmente se for acidental (ingestão de pequena quantidade). Doses de 5 a 10 mg/dia de varfarina em uma semana e menos de 1 mg de difenacum, em um adulto, ou 0,014 mg/kg, em uma criança, são capazes de desencadear sintomas. Ingestão a longo prazo, mesmo em pequenas doses, tem maior risco de provocar distúrbios hemorrágicos.

Os sintomas iniciam-se, em média, 1 a 2 dias depois da ingestão. Mais raramente, nos casos de grande ingestão, os sintomas ocorrem em 12 horas. Após a ingestão, podem ocorrer sintomas inespecíficos como náusea, vômitos e cólica abdominal; o mecanismo ainda é desconhecido. A coagulopatia é o quadro clínico mais frequente, caracterizado por: sangramentos espontâneos; sangramento gengival; equimoses e hematomas, principalmente nos joelhos, cotovelos e nádegas; hemorragia subconjuntival; macroematúria acompanhada de dor na região lombar; epistaxe; hemorragia vaginal e gastrintestinal. Além disso, aparecem sintomas de anemia, como fadiga e dispneia. Os casos mais graves apresentam hemorragia na cavidade abdominal ou intracraniana e podem evoluir para choque e óbito.

## 11.4. Tratamento

É indicada a indução do vômito ou a lavagem gástrica, até duas horas após a ingestão, seguida de administração de carvão ativado até 12 horas após a exposição. Se a dose ingerida for pequena, basta uma única dose de carvão ativado e podem ser dispensadas outras medidas de descontaminação gástrica. Nos casos de ingestão repetida ou de paciente com risco de sangramento, não é recomendada a indução de vômito devido à probabilidade de hemorragias, principalmente acidente vascular cerebral decorrente do aumento da pressão intracraniana.

Em caso de sangramento excessivo, pode ser necessária a transfusão de plasma fresco congelado ou de fatores de coagulação associados a cristaloides, para evitar choque hipovolêmico. Nesse caso, deve-se administrar paralelamente vitamina $K_1$ (Kanakion®). A administração da vitamina $K_1$ só é indicada quando houver prolongamento do tempo de protrombina e/ou sangramento ativo. O uso profilático da vitamina $K_1$ mascara o problema, pois o tempo de protrombina perde valor como parâmetro na avaliação da gravidade da intoxicação passadas 48 horas da ingestão, devendo o paciente ser monitorado por, no mínimo, cinco dias.

As doses de vitamina $K_1$ variam entre 5 e 10 mg para adultos e 1 e 5 mg para crianças, podendo ser repetidas a cada seis ou oito horas, se necessário. A duração do tratamento varia entre 40 e 300 dias. As vias de administração usadas geralmente são a intramuscular, nos casos de baixo risco de sangramento, e a intravenosa lenta (vitamina $K_1$ diluída em água destilada), nos pacientes com sangramento ativo.

Quanto aos exames, o tempo de protrombina é importante na avaliação do paciente. Quando estiver alterado, deve ser repetido de seis em seis horas até sua estabilização, podendo, a partir de então, ser realizado diariamente. A Razão Normalizada Internacional (RNI) pode ser o indicador mais fidedigno do estado de coagulação no paciente. Hemograma, plaquetas, tempo de sangramento, tempo parcial de tromboplastina, concentração de fibrinogênio e/ou tomografia computadorizada devem ser realizados para auxiliar o acompanhamento ou afastar outros diagnósticos.

Os pacientes que ingeriram grande quantidade ou que estejam sintomáticos devem permanecer em tratamento e observação até a melhora do coagulograma e/ou melhora clínica. A alta do paciente assintomático que ingeriu pequena quantidade do agente tóxico pode ocorrer após os cuidados básicos. Em ambos os casos, deve haver a prévia orientação do paciente e/ou responsável para fazer a observação domiciliar e retornar ao serviço em caso de novos sintomas, ou após 48 horas da ingestão, para nova avaliação clínica e laboratorial, se necessário.

## 12. OUTROS PRAGUICIDAS

Considerando que um grande número de praguicidas não foi abordado neste capítulo, sugere-se, quando necessário, consultar os Centros de Controle de Intoxicações e/ou os bancos de dados da Organização Mundial da Saúde (OMS), ATDR e o TOXNET (do inglês, TOXicology Data NETwork), na Biblioteca Nacional de Medicina dos Estados Unidos (PubMed).

Vale salientar que, devido aos avanços tecnológicos, principalmente a nanotecnologia, novos praguicidas estão sendo introduzidos no mercado. No caso dos nanopraguicidas, deve-se considerar que as características físico-químicas e toxicocinéticas das nanopartículas são diferentes e, na maioria dos casos, desconhecidas, portanto a toxicodinâmica e os efeitos tóxicos agudos e crônicos nas populações expostas e no ambiente merecem atenção especial das instituições de pesquisa e regulação.

## 13. MONITORAMENTO DE TRABALHADORES EXPOSTOS A PRAGUICIDAS

O monitoramento de populações expostas a praguicidas é uma atividade da Vigilância e Atenção à Saúde, que consiste da avaliação regular do estado de saúde dos expostos e inclui: a) triagem epidemiológica, clínica e laboratorial; e b) acompanhamento/seguimento clínico e monitorização biológica (biomarcadores de exposição e efeito/órgão-alvo). Dependendo da relação de trabalho, tradicionalmente, incluem-se: 1) exame pré-ocupacional; 2) exame periódico; e 3) exame de retorno.

A triagem é realizada com os trabalhadores que desenvolvem atividades com praguicidas, como os pequenos agricultores. Nesta, são levantados: 1) dados de identificação e contato, importante para realização de atividades de vigilância em saúde; 2) dados demográficos e sobre a caracterização da exposição; 3) dados clínicos (sintomas e doenças), principalmente os relacionados com o contato/manuseio e/ou durante a permanência em ambientes onde são usados praguicidas; e, finalmente, 4) dados sobre resultados de algum exame laboratorial de triagem (p. ex., a colinesterase plasmática nos expostos a inibidores da colinesterase). Os dados dos blocos 2 a 3 são considerados críticos para dar seguimento, sendo que um bloco positivo é suficiente para dar prosseguimento à investigação clínica.

O exame pré-ocupacional, voltado para as pessoas que serão contratadas para trabalhar em um ambiente com exposição a praguicidas (p. ex., candidatos para trabalhar no controle de vetores), e o acompanhamento/seguimento clínico são procedimentos realizados para estabelecer o estado de saúde basal do trabalhador e candidato, bem como identificar as pessoas com suscetibilidade aos praguicidas.

Além de registrar a anamnese completa, incluindo história reprodutiva (homens e mulheres), ocupacional e ambiental detalhadas, deverá ser feito um exame físico minucioso, incluindo exame neurológico. É recomendado realizar testes de função hepática, função renal e hemograma completo, quantificação das colinesterases plasmática e eritrocitária (expostos a inibidores da colinesterase) e outros exames laboratoriais podem ser considerados a partir dos achados na história e no exame físico.

O seguimento/exame periódico deverá ser realizado considerando as condições de saúde da população de risco e os padrões de exposição (p. ex., controle de vetores, antes, durante e depois da temporada; pequenos agricultores hortifrutigranjeiros, duas ou três vezes ao ano), sendo que a frequência e o que será avaliado dependerão de critérios técnicos estabelecidos. Sugere-se a realização do seguimento/exame periódico no mínimo 1 a 3 vezes por ano.

Além da avaliação geral, o seguimento/exame periódico deverá basear-se na história ocupacional detalhada com especial ênfase na possível ocorrência de sintomas e episódios de intoxicação aguda leve ou moderada. Para isso, pode ser considerada a classificação de casos como provável, possível ou improvável/desconhecido, recomendada pelo grupo de trabalho do Fórum Intergovernamental de Segurança Química da OMS, que define a intoxicação aguda por praguicidas como "qualquer agravo ou efeito na saúde resultado da exposição, suspeita ou confirmada, a um praguicida em até 48 horas, exceto as varfarinas, supervarfarinas e cumarinas, em que os achados laboratoriais ou aparecimento dos sintomas podem ser adiados por mais de 48 horas". Os efeitos na saúde podem ser locais (cutânea e ocular) e/ou sistêmico (respiratórios, neurotóxicos, cardiovasculares, endócrinos, gastrintestinais, reações alérgicas e nefrotóxicos).

O exame de retorno deve ser realizado depois de qualquer estado de saúde ou problema médico relevante, sendo indicada a avaliação médica completa para estabelecer novos valores basais.

Vale salientar que as atividades com praguicidas não podem ser realizadas por pessoas menores de 18 anos, gestantes ou lactantes e pessoas para quem o trabalho com substâncias químicas é contraindicado pelas condições de saúde, incluindo os alcoólatras. No caso de mulheres em idade reprodutiva, deve ser garantido o direito ao conhecimento dos riscos para a saúde e reprodução associados ao contato com praguicidas e acompanhamento cuidadoso para evitar a exposição aos produtos antes de acontecer a gravidez.

As contraindicações para trabalhar com praguicidas são: desnutrição; doenças do SNC; problemas mentais e epilepsia; problemas endócrinos; doenças infecciosas crônicas; asma; problemas respiratórios crônicos; doenças cardíacas; problemas circulatórios; problemas gastrintestinais (úlcera); gastrenterocolite; doenças hepáticas e renais; problemas oculares (conjuntivite crônica e ceratite); pessoas com atividade das colinesterases diminuída (congênita ou adquirida).

A disponibilidade de biomarcadores de exposição e efeito/órgão-alvo é restrita a algumas classes de praguicidas em virtude do não conhecimento detalhado da farmacocinética, nem do mecanismo de ação tóxica no organismo, dificultando, assim, o estabelecimento de indicadores biológicos adequados e a definição de valores de referência para essas substâncias.

Tradicionalmente, a monitorização biológica é realizada para os inseticidas inibidores da colinesterase. A inibição da atividade das colinesterases tem correlação com a intensidade e a duração da exposição aos inseticidas organofosforados e carbamatos. Assim, a determinação da atividade dessas enzimas serve de apoio no diagnóstico dos casos de intoxicações agudas e no seguimento dos trabalhadores expostos.

A colinesterase eritrocitária ou acetilcolinesterase geralmente constitui um indicador mais específico e sensível do que a colinesterase plasmática ou pseudocolinesterase, pois a molécula-alvo é a mesma responsável pela toxicidade aguda no SNC. Entretanto, compostos como o malation, o diazinon e o diclorvos inibem primeiramente a colinesterase plasmática, fazendo deste parâmetro o indicador mais sensível de exposição, todavia essa inibição pode não vir associada com sinais e sintomas de intoxicação.

A validade da utilização da atividade da colinesterase para a monitorização biológica na exposição a anticolinesterásicos é limitada devido a variações biológicas, intra e interindividuais, na população sadia. A eficácia do teste pode ser melhorada, adotando-se, como referência, valores de pré-exposição do mesmo indivíduo, para comparação com os valores após a exposição.

Podem-se encontrar valores baixos de atividade da colinesterase plasmática em pessoas portadoras de doenças hepáticas, como a hepatite, a cirrose ou outra forma de icterícia, uma vez que essa enzima é sintetizada no fígado, bem como uremia, câncer, insuficiência cardíaca ou reações alérgicas. Também são encontrados valores diminuídos nas mulheres durante a menstruação e a gravidez. Pode haver um aumento da atividade da colinesterase plasmática no hipertireoidismo ou em outras situações nas quais o metabolismo está aumentado.

Valores baixos da colinesterase eritrocitária são encontrados em indivíduos com leucemias e neoplasias; altos valores são encontrados em pessoas com policitemias, talassemias ou discrasias sanguíneas congênitas.

A Norma Regulamentadora n. 7 (NR-7) estabelece que o valor de referência para esse indicador biológico de efeito deve ser obtido por meio dos exames pré-ocupacionais, sendo os índices biológicos máximos permitidos iguais a 30, 50 e 25% de depressão da atividade inicial para os indicadores colinesterase eritrocitária, colinesterase plasmática e colinesterase total, respectivamente.

No caso dos carbamatos, outro método de monitorização biológica utilizado, porém de menor importância, é a determinação de produtos de biotransformação na urina. Como exemplo, tem-se a determinação do 1-naftol, para avaliar a exposição ao carbaryl. Todavia, a correlação entre a concentração dessa substância na urina e a sintomatologia clínica não pode ser feita com segurança.

Para as demais classes de praguicidas, ainda não foram estabelecidos indicadores biológicos de exposição que sejam técnica e economicamente factíveis e que proporcionem boa correlação entre a exposição externa, a dose interna e os efeitos nocivos, e, por isso, não serão descritos neste capítulo.

Em geral, tanto o acompanhamento médico quanto a monitorização biológica apresentam como objetivo principal a proteção à saúde do trabalhador exposto aos praguicidas, tendo em vista a ampla utilização e a toxicidade inerente às diversas substâncias químicas pertencentes a esse grupo.

## 14. BIBLIOGRAFIA

AARON, C.K.; HOWLAND, M.A. Insecticides: organophosphates and carbamates. In: GOLDFRANK, L.R.; FLOMENBAUM, N.E.; LEWIN, N.A.; WEISMAN, R.S.; HOWLAND, M.A.; HOFFMAN, R.S. *Goldfrank's Toxicologic emergencies*. 6th ed. Stamford, Connecticut: Appleton & Lange, 1998. p.1429-50.

ALONZO, H.G.A. Intoxicações agudas por praguicidas nos centros de toxicologia de seis hospitais universitários do Brasil em 1994. Campinas, 1995. [Tese mestrado – Unicamp.]

ANDRADE FILHO, A.; CHARNIZON, D.; AMARAL, M.S.G. Intoxicação por paraquat. In: ANDRADE FILHO, A.; CAMPOLINA, D.; DIAS, M.B. *Toxicologia na prática clínica*. 2ª ed. Belo Horizonte: Folium, 2013. p.533-42.

BARON, R.L. Carbamate insecticides. In: HAYES, W. J.; LAWS, E. R. *Handbook of pesticide toxicology*. San Diego: Academic Press, Inc., 1991. p.1125-1190. v.3.

BATEMAN, D.N. Management of pyrethroid exposure. *Clinical Toxicology*, v.38, n.2, p.107-9, 2000.

BRADBERRY, S.M.; WATT, B.E.; PROUDFOOT, A.T.; VALE, J.A. Mechanisms of toxicity, clinical features, and management of acute chlorophenoxy herbicide poisoning: a review. *Clinical Toxicology*, v.38, n.2, p.111-22, 2000.

BRASIL. MINISTÉRIO DA SAÚDE (SINAN). Sistema de Informação de Agravos de Notificação. [Atualizado em 2013.] Disponível em: <http://dtr2004.saude.gov.br/sinanweb/>. Acesso em: 02 jun. 2013.

CAMPOLINA, D.; ANDRADE, A.F.Z.B.; LIMA, S.P.P.; ANDRADE FILHO, A. Raticidas. In: ANDRADE FILHO, A.; CAMPOLINA, D.; DIAS, M.B. *Toxicologia na prática clínica*. 2ª ed. Belo Horizonte: Folium, 2013, p 609-26.

COSTA, L.G. Current issues in organophosphate toxicology. *Clin. Chim. Acta*, v.366, n.1-2, p.1-13, 2006.

COSTA, L.G. Toxic effects of pesticides. In: KLASSEN, C.D.; WATKINS, J.B. (Eds.). *Casarettt & Doull's Essentials of Toxicology*. 2nd ed. United States: McGraw Hill – Lange, 2010. p.309-22.

De BLEECKER, J.; van DEN NEUCKER, K.; WILLEMS, J. The intermediate syndrome in organophosphate poisoning: presentation of a case and review of the literature. *J. Toxicol. Clin. Toxicol.*, v.30, n.3, p.321-329, 1992.

De BLEECKER, J.L. Organophosphate and carbamate poisoning. In: ENGEL, A.G. (Ed.). *Handbook of clinical neurology, neuromuscular junction disorders*. Vol. 91 (3rd series).

DIAS, M.B.; PRATA, P.H.L.; SATO, A.S. Organoclorados, piretrinas e piretróides. In: ANDRADE FILHO, A.; CAMPOLINA, D.; DIAS, M.B. *Toxicologia na prática clínica*. 2ª ed. Belo Horizonte: Folium, 2013. p. 519-26.

DURKIN, P.R. Glyphosate Human Health and Ecological Risk Assessment. FINAL REPORT. 2011. USDA/Forest Service, Southern Region Atlanta, Georgia. Disponível em: <http://www.fs.fed.us/foresthealth/pesticide/pdfs/Glyphosate_SERA_TR-052-22-03b.pdf>. Acesso em: 02 jul. 2013.

ECHOBICON, D.J. Toxic effects of pesticides. In: KLASSEN, C.D. (Ed.). *Casarett and Doull's Toxicology: the basic science of poisons*. 5ª ed. New York: McGraw-Hill Inc., 1996. p.643-89.

ECHOBICON, D.J. Organophosphorus ester insecticides. In: ECHOBICON, D.J.; JOY, R.M. (Eds.). *Pesticides and neurological diseases*. Florida, CRC Inc., 1982. p.151-203.

EDWARDS, I.R.; FERRY, D.G.; TEMPLE, W.A. Fungicides and related compounds. In: HAYES, W.J.; LAWS, E.R. *Handbook of pesticide toxicology*. San Diego: Academic Press, Inc., 1991. p.1409-70. v.3.

ELLENHORN, M.J. SHONWALD, S.; ORDOG, G., WASSERBERGER, J. Pesticides. In: *Medical toxicology: diagnosis and treatment of human poisoning*. 2nd ed. Baltimore: Williams & Wilkins, 1997. p.1614-63.

FARMER, D. Inhibitor of aromatic acid biosynthesis (Glyphosate). In: KRIEGER, R; DOULL, J; van HEMMEN, J.; HODGSON, E.; MAIBACH, H.; REITER, L.; RITTER, L.; ROSS, J.; SLIKKER, W. (Eds.). *Hayes' Handbook of Pesticide Toxicology*. 3rd ed. United States: Elsevier, 2010. p.1967-72.

FLOMENBAUM, N.E. Rodenticides. In: GOLDFRANK, L.R.; FLOMENBAUM, N.E.; LEWIN, N.A.; WEISMAN, R.S.; HOWLAND, M.A.; HOFFMAN, R.S. *Goldfrank's Toxicologic emergencies*. 6th ed. Stamford, Connecticut: Appleton & Lange, 1996. p.1459-73.

GALLO, M.A.; LAWRYK, N.J. Organic phosphorus pesticides. In: HAYES, W.J.; LAWS, E.R. *Handbook of pesticide toxicology*. San Diego: Academic Press, Inc., 1991. p.917-1123. v.2.

HADDAD, L.M. Organophosphates and other insecticides. In: HADDAD, L.M; WINCHESTER, J.F. *Clinical management of poisoning and drug overdose*. 2nd ed., Philadelphia: Saunders Company, 1990, p.1076-87.

HE, F. Synthetic pyrethroids. *Toxicology*, v.91, p.43-50, 1994.

HOWLAND, M.A. Insecticides: chlorinated hydrocarbons, pyrethrins, and DEET. In: GOLDFRANK, L.R.; FLOMENBAUM, N.E.; LEWIN, N.A.; WEISMAN, R.S.; HOWLAND, M.A.; HOFFMAN, R.S. *Goldfrank's Toxicologic emergencies*. 6th. ed. Stamford, Connecticut: Appleton & Lange, 1998. p.1451-8.

HURT, S.; OLLINGER, J.; ARCE, G.; BUI, Q.; OBIA, A.J.; van RAVENSWAAY, B. Dialkyldithiocarbamates. In: KRIEGER, R; DOULL, J; van HEMMEN, J.; HODGSON, E.; MAIBACH, H.; REITER, L.; RITTER, L.; ROSS, J.; SLIKKER, W. (Eds.). *Hayes' Handbook of Pesticide Toxicology*. 3rd ed. United States: Elsevier, 2010. p.1689-710

INTERNATIONAL LABOUR OFFICE (OIT). Organophosphorus pesticides. *Encyclopedia of occupational health and safety*. 2nd ed, Vols. I &II. Geneva, Switzerland: International Labour Office, 1991.

JEYARATNAM, J.; MARONI, M. Organophosphorous compounds. *Toxicology*, v.91, p.15-27, 1994.

JOHNSON, M.K. Delayed neuropathy caused by some organophosphorus esters: mechanism and challenge. CRC Critical Care Reviews. *Toxicology*, v.3, p.289-316, 1975.

JONES, G.M.; VALE, J.A. Mechanisms of toxicity, clinical features, and management of diquat poisoning: a review. *Clinical Toxicology*, v.38, n.2, p.123-8, 2000.

KARALLIEDDE, L.; SENANAYAKE, N.; ARIARATNAM, A. Organophosphorus insecticide poisoning. *Br. J. Anaesth.*, v.63, p.736-50, 1989.

KEIFER, M.C.; WESSELING, K.; McCONNELL, R. Pesticides and related compounds. In: ROSENSTOCK, L.; CULLEN, M.R.; BRODKIN, C.A.; REDLICH, C.A. *Textbook of clinical occupational and environmental medicine*. 2nd ed. New York: Elsevier Saunders, 2005. p.1099-126.

KNOWLES, C.O. Miscellaneous pesticides: repellents, DEET. In: HAYES, W.J.; LAWS, E.R. *Handbook of pesticide toxicology*. San Diego: Academic Press, Inc., 1991. p.1499-505. v.3.

KOLMODIN-HEDMAN, B. Phenoxyacetates. *Toxicology*, v.91, p.87-91, 1994.

LIESIVUORI, J.; SAVOLAINEN, K. Dithiocarbamates. *Toxicology*, v.91, p.37-42, 1994.

LOTTI, M. Clinical Toxicology of anticholinesterase agents in humans. In: KRIEGER, R; DOULL, J; van HEMMEN, J.; HODGSON, E.; MAIBACH, H.; REITER, L.; RITTER, L.; ROSS, J.; SLIKKER, W. (Eds.). *Hayes' Handbook of Pesticide Toxicology*. 3rd ed. United States: Elsevier, 2010. p.1543-89.

LOTTI, M.; BECKER, C.E.; AMINOFF, M.J. Organophosphate polyneuropathy: pathogenesis and prevention. *Neurology*, v.34, p.658-62, 1984.

MACHEMER, L.H.; PICKEL, M. Carbamate insecticides. *Toxicology*, v.91, p. 29-36, 1994.

PELFRÈNE, A. Rodenticides. In: KRIEGER, R; DOULL, J; van HEMMEN, J.; HODGSON, E.; MAIBACH, H.; REITER, L.; RITTER, L.; ROSS, J.; SLIKKER, W. (Eds.). *Hayes' Handbook of Pesticide Toxicology*. 3rd ed. United States: Elsevier, 2010. p.2153-217.

PELFRENE, A.F. Synthetic organic rodenticides. In: HAYES, W.J.; LAWS, E.R. *Handbook of pesticide toxicology*. San Diego: Academic Press, Inc., 1991. p.1271-316. v.3.

POND, S.M. Herbicides: paraquat and diquat. In: GOLDFRANK, L.R.; FLOMENBAUM, N.E.; LEWIN, N.A.; WEISMAN, R.S.; HOWLAND, M.A.; HOFFMAN, R.S. Goldfrank's Toxicologic emergencies. 6th. ed. Stamford, Connecticut: Appleton & Lange, 1998. p.1475-84.

RAY, D.E.; FORSHAW, P.J. Pyrethroid insecticides: poisoning syndromes, synergies, and therapy. *J. Toxicol. Clin. Toxicol.*, v.38, n.2, p.95-101. 2000.

RAY, D.E.; FRY, J.R. A reassessment of the neurotoxicity of pyrethroid insecticides. *Pharmacol. Ther.*, v.111, n.1, p.174-93. 2006.

RAY, D. E. Pesticide derived from plants and other organisms. In: HAYES, W. J.; LAWS, E. R. *Handbook of pesticide toxicology*. San Diego: Academic Press, Inc., 1991. p.585-636. v.2.

RAY, D.E.; FORSHAW, P.J. Pyrethroid insecticides: poisoning syndromes, synergies, and therapy. *Clinical Toxicology*, v.38, n.2, p.95-101, 2000.

REIGART, J.R.; ROBERTS, J.R. *Recognition and management of pesticide poisonings*. 5th ed., Baltimore: United Book Press, MD, 1999. 236p.

SABAPATHY, N.N. Quaternary ammonium compounds. *Toxicology*, v.91, p.93-8, 1994.

SAVAGE, E.P.; KEEFE, T.J.; MOUNCE, L.M. *et al.* Chronic neurological sequelae of acute organophosphate pesticide poisoning. *Arch. Environ. Health*, v.43, p.38-45, 1988.

SHEETS, L. Imidacloprid: a neonicotinoid insecticide. In: KRIEGER, R; DOULL, J; van HEMMEN, J.; HODGSON, E.; MAIBACH, H.; REITER, L.; RITTER, L.; ROSS, J.; SLIKKER, W. (Eds.). *Hayes' Handbook of Pesticide Toxicology*. 3rd ed. United States: Elsevier, 2010. p.2055-64.

SMITH, A.G. Chlorinated hydrocarbon insecticides. In: HAYES, W.J; LAWS, E.R. *Handbook of pesticide toxicology*. San Diego: Academic Press, Inc., 1991. p.731-916. v.2.

SODERLUND, D. Toxicology and mode of action of pyrethroid insecticides. In: KRIEGER, R; DOULL, J; van HEMMEN, J.; HODGSON, E.; MAIBACH, H.; REITER, L.; RITTER, L.; ROSS, J.; SLIKKER, W. (Eds.). *Hayes' Handbook of Pesticide Toxicology*. 3rd ed. United States: Elsevier, 2010. p.1665-88

SUDAKIN, D.; OSIMITZ, T. DEET. In: KRIEGER, R; DOULL, J; van HEMMEN, J.; HODGSON, E.; MAIBACH, H.; REITER, L.; RITTER, L.; ROSS, J.; SLIKKER, W. (Eds.). *Hayes' Handbook of Pesticide Toxicology*. 3rd ed. United States: Elsevier, 2010. p.2111-26.

SUMNER, D.D.; STEVENS, J.T. Herbicides. In: HAYES, W.J.; LAWS, E.R. *Handbook of pesticide toxicology*. San Diego: Academic Press, Inc., 1991. p.1317-408. v.3.

TAYLOR, P. Anticholinesterase agents. In: HARDMAN, J.G.; LIMBIRD, E.L.; MOLINOFF, P.B.; RUDDON, R.W.; GOODMAN, A.G. (Eds.). *Goodman & Gilman's – The pharmacological basis of therapeutics*. 9th edition, New York: McGraw-Hill, 1996. p.161-176.

TORDOIR, W.F.; van SITTERT, N.J. Organochlorines. *Toxicology*, v.91, p.51-7, 1994.

UNITED NATIONS ENVIRONMENT PROGRAMME (UNEP) AND THE WORLD HEALTH ORGANIZATION (WHO). State of the science of endocrine disrupting chemicals 2012/edited by Ake Bergman, Jerrold J. Heindel, Susan Jobling, Karen A. Kidd and R. Thomas Zoeller. WHO Press. Geneva, Switzerland. 2013.

US ENVIRONMENTAL PROTECTION AGENCY (EPA) – Office of Pesticide Programs. A Review of the Relationship between Pyrethrins, Pyrethroid Exposure and Asthma and Allergies. September 2009; Disponível em: <http://www.epa.gov/oppsrrd1/reevaluation/pyrethrins-pyrethroids-asthma-allergy-9-18-09.pdf>. Acesso em: 02 jul. 2013.

VAN SITTERT, N.J.; TUINMAN, C.P. Coumarin derivatives (rodenticides). *Toxicology*, v.91, p.71-6, 1994.

VELOSO, M.V.P.; REIS, S.V.M.; CAMPOS, D.A.; SANT'ANA, L.F. Herbicidas. In: ANDRADE FILHO, A.; CAMPOLINA, D.; DIAS, M.B. *Toxicologia na prática clínica*. 2ª ed. Belo Horizonte: Folium, 2013, p.353-62.

# 4.1.

# DROGAS DE ABUSO

*Regina Lúcia de Moraes Moreau*
*Rosana Camarini*

## CONTEÚDO DESTE CAPÍTULO

## 1. INTRODUÇÃO

A Toxicologia Social é a área da Toxicologia que estuda os efeitos nocivos decorrentes do *uso não médico* nem terapêutico de fármacos ou drogas, causando danos não somente ao indivíduo, mas também à sociedade.

O *uso não médico* refere-se ao uso de um fármaco prescrito – seja obtido por prescrição ou por outra forma – de uma maneira e em período diferentes dos informados na prescrição ou para uma pessoa cujo fármaco não havia sido prescrito. É um termo genérico que engloba compostos lícitos e ilícitos e qualquer tipo de exposição, seja um uso ocasional, frequente, nocivo ou compulsivo.

Na terminologia farmacêutica, *fármaco* designa substância de estrutura química definida, dotada de propriedade farmacológica. Com relação ao termo *droga*, há mais polêmica. Em inglês, *drug* tanto pode significar fármaco como droga ilícita, por exemplo haxixe e maconha. Porém, no sentido corrente, o termo *fármaco* é adotado para designar qualquer substância com atividade endógena ou farmacológica; e *droga* refere-se, geralmente, às substâncias de abuso ou produtos capazes de causar dependência.

A Toxicologia Social abrange fármacos e drogas cujos efeitos são largamente variáveis e afetam pessoas de todas as idades. Além da possibilidade de desenvolvimento da dependência, o uso dessas substâncias pode acarretar graves problemas de saúde, incluindo Aids, câncer e problemas cardíacos. Além da saúde debilitada, essa situação gera um custo elevado tanto para o indivíduo como para a sociedade, sem mencionar a associação com a criminalidade, a violência, a marginalidade e sua vinculação com crimes econômicos.

## 2. CLASSIFICAÇÃO

As drogas de abuso são geralmente classificadas em diferentes categorias:

- opiáceos: heroína, morfina, codeína;
- estimulantes: cocaína, anfetamina, nicotina, cafeína;
- depressores do SNC: etanol, barbitúricos, benzodiazepínicos;
- inalantes (tolueno, n-hexano, acetato de etila);
- canabinoides: $\Delta^9$-THC;
- alucinógenos: LSD, psilocibina, mescalina.

Todas as drogas de abuso têm em comum a capacidade de agir no SNC, produzindo sentimentos de prazer e alívio de estados emocionais negativos. Portanto, a característica comum entre essas substâncias, ou seja, o que as diferencia de outras e justifica sua classificação em um grupo específico, é o fato de todas apresentarem um potencial para induzir dependência.

## 3. DEPENDÊNCIA E CRITÉRIOS DIAGNÓSTICOS

A dependência é uma doença crônica, incurável e sujeita a recaída, até mesmo anos após a abstinência, que tem sido caracterizada por:

a) comportamento compulsivo para busca e consumo da droga;

b) perda do controle em limitar o consumo;

c) ocorrência de um estado emocional negativo (p. ex., disforia, ansiedade, irritabilidade) quando o acesso à droga é negado.

De acordo com a Associação Psiquiátrica Americana (APA, do inglês American Psychiatric Association, 1994), a dependência é definida como um conjunto de sintomas, envolvidos principalmente com a incapacidade de reduzir ou controlar o uso da droga.

Para um indivíduo ser diagnosticado como dependente, deve apresentar três ou mais critérios, ocorrendo durante os últimos 12 meses, conforme descrito no *Diagnostic and statistical manual of mental disorder* (4ª edição; DSM-IV), publicado pela APA. Esses critérios são semelhantes aos descritos na *Classificação internacional de doenças* (10ª edição, CID-10), que é publicada pela Organização Mundial da Saúde (OMS).

Em 2013, foi lançada a quinta edição do DSM, na qual não há mais distinção entre abuso e dependência e esta é classificada em leve, moderada e grave, de acordo com o número de critérios presentes: 2 ou 3 para leve, 4 ou 5 para moderada e mais de 6 para grave. O desejo incontrolável de utilizar a substância ("*craving*" em inglês, traduzido por *compulsividade*) foi adicionado à lista.

---

**Critérios DSM-IV-TR (*Manual diagnóstico e estatístico de transtornos mentais* – 4ª ed. – texto revisado [APA, 2000]) para dependência de substância***

1. Tolerância, definida por qualquer um dos seguintes aspectos:
   a. necessidade de quantidades progressivamente maiores da substância para obter a intoxicação ou o efeito desejado;
   b. acentuada redução do efeito com o uso continuado da mesma quantidade de substância.
2. Abstinência, manifestada por qualquer dos seguintes aspectos:
   a. síndrome de abstinência característica da substância;
   b. a mesma substância (ou outra estreitamente relacionada) é consumida para aliviar ou evitar sintomas de abstinência.
3. Uso frequente de quantidades maiores ou por períodos mais prolongados do que o pretendido.
4. Desejo persistente ou esforços malsucedidos para controlar o uso.
5. Muito tempo é consumido em conseguir, usar ou recuperar-se do uso.
6. Abandono ou redução de atividades sociais, ocupacionais ou recreativas devido ao uso.
7. Uso mantido apesar do reconhecimento de problemas físicos ou psicológicos persistentes ou recorrentes, causados ou agravados pelo uso.

*três ou mais critérios ocorrendo durante os últimos 12 meses.

---

## 4. TEORIAS DA DEPENDÊNCIA A DROGAS

As primeiras teorias postulavam que o comportamento compulsivo se desenvolvia porque os efeitos gratificantes inicialmente produzidos por uma droga facilitaria a instalação da dependência, uma vez que atuariam como reforçadores, motivando a autoadministração desses produtos para a obtenção de uma recompensa. Essa ideia de reforço positivo das drogas de abuso foi amplamente vista como um fator primário por trás da dependência.

No entanto, embora o reforço positivo esteja inicialmente relacionado com o desenvolvimento da dependência, o consumo de drogas a longo prazo geralmente resulta na ocorrência de efeitos físicos e psíquicos aversivos quando o uso é interrompido. Como consequência, a droga é consumida de maneira contínua, como um meio de evitar as consequências aversivas da abstinência (ou seja, o reforço negativo). Assim, o comportamento compulsivo provavelmente inclui uma mudança gradual de reforço positivo (impulsividade) para reforço negativo (compulsividade). Embora ambas as teorias, de reforço positivo e reforço negativo, forneçam alguma base para explicar, respectivamente, o início e a manutenção do comportamento compulsivo, essas teorias não conseguem explicar totalmente muitos aspectos da dependência, como a retomada da busca e o consumo de drogas após um período prolongado de abstinência (ou seja, uma recaída), quando é evidente que os sintomas da retirada já se dissiparam há algum tempo. Dessa forma, outras teorias surgiram na tentativa de explicar de forma abrangente as complexidades da dependência, postulando que o uso prolongado de drogas conduz a uma série de neuroadaptações que contribuem para a natureza duradoura do estado compulsivo.

O cérebro e outros tecidos adaptam-se à presença continuada da droga, mobilizando progressivamente processos fisiológicos opostos às alterações causadas por elas, de forma a contrabalançar o efeito. É a chamada contra-adaptação às ações agonistas de drogas. Por exemplo, se o etanol, barbitúricos ou benzodiazepínicos causam uma depressão da excitabilidade neuronal e mudanças no fluxo de íons, a adaptação pode consistir de alterações na membrana celular que aumentem a excitabilidade do neurônio e alterem o fluxo ativo e passivo de íons na direção oposta ao que a droga induz. Essas alterações tendem a compensar o efeito da droga e produzir um estado funcional aparentemente normal durante a presença dele (tolerância farmacodinâmica). Quando a droga é retirada, as mesmas alterações dão origem a uma hiperexcitabilidade (de rebote), porque já não são mais equilibradas pelo efeito da droga. A excitabilidade constitui, portanto, uma síndrome de abstinência, que pode variar desde sonolência, tremores e irritabilidade até alucinações e convulsões tônico-clônicas. As características particulares da síndrome de abstinência dependem das mudanças adaptativas induzidas pela droga, que, por sua vez, dependem em parte de suas ações farmacológicas. Por exemplo, a morfina diminui a motilidade gastrintestinal e provoca miose; sua síndrome de abstinência provoca hipermotilidade intestinal, diarreia e midríase. A intensidade da reação de abstinência também guarda relação com o curso temporal da ação da droga. Por exemplo, uma droga que tenha ação relativamente lenta e por tempo relativamente longo, devido à sua distribuição vagarosa, alta ligação às proteínas plasmáticas e biotransformação ou excreção demorada, frequentemente dá origem a sintomas de abstinência menos intensos do que outra que age de maneira rápida, intensa e breve. Presumivelmente, a eliminação lenta da droga permite alguma medida de readaptação fisiológica enquanto sua concentração está decaindo.

Deve ser enfatizado que a tolerância e a síndrome de abstinência são fenômenos resultantes de adaptações fisiológicas reversíveis, que ocorrem como uma consequência natural da exposição a uma droga e que não implicam necessariamente em dependência. Podem ser produzidos em animais de experimentação e em seres humanos que tomam certos medicamentos repetidamente. Esses sintomas, por si sós, não implicam que o indivíduo esteja dependente. Até pacientes que tomam medicamentos por indicação médica apropriada e na dose correta podem mostrar tolerância ou síndrome de abstinência, quando a administração da droga é interrompida abruptamente.

A sensibilização também é um modelo de neuroadaptação associado às etapas que permeiam a dependência; é definida como um aumento da resposta às drogas e outros estímulos, após exposição repetida. Em estudos pré-clínicos, é comumente medida monitorando-se a atividade locomotora do animal, portanto a sensibilização comportamental é traduzida por um aumento da resposta estimulante motora diante da exposição repetida a determinada droga. Foi primeiramente descrita para drogas psicoestimulantes clássicas (anfetaminas e cocaína) e morfina. Em 1980, a demonstração da sensibilização comportamental ao etanol foi publicada, pela primeira vez, por duas pesquisadoras brasileiras, Jandira Masur e Roseli Boerngen.

O papel da sensibilização na dependência ganhou mais força com a teoria da sensibilização do incentivo, em 1993, por Robinson e Berridge. Os autores propuseram que esse fenômeno engloba uma "sensibilização aos efeitos motivacionais da droga e de estímulos associados à mesma". De acordo com essa teoria, a exposição repetida a drogas de abuso pode torná-las mais apetitivas, ou seja, mais atraentes para alguns indivíduos suscetíveis. Os autores cunharam o termo "saliência do incentivo" para um processo que significa "querer a droga", que envolve aumento da motivação para a procura. Esse atributo está relacionado com neuroadaptações críticas que levam os sistemas de recompensa cerebrais a se tornarem hipersensíveis aos efeitos das drogas, em geral efeitos euforizantes. Além disso, supõe-se que a sensibilização dos sistemas neurais leve a um padrão compulsivo de procura pela droga, a partir do qual o indivíduo passa a "querer" e "necessitar" a droga, independente de "gostar" dela. Uma característica interessante desse fenômeno é que é duradouro, podendo persistir por até um ano após interrupção do consumo. Embora os estudos comportamentais não tenham chegado a uma conclusão sobre a relação direta entre sensibilização e consumo de droga ou recaída, dados da literatura demonstram uma sobreposição na neurocircuitaria da sensibilização e da recaída.

Koob & Le Moal (1997, 2001) postularam que o uso continuado de uma droga acarreta um desvio patológico do ponto de ajuste de recompensa do usuário, como também a desregulação do sistema de recompensa do cérebro. Ou seja, o uso da droga produz um desequilíbrio no sistema de recompensa cerebral, e os processos alostáticos individuais (capacidade para restabelecer a estabilidade ou homeostase) não conseguem ser mantidos, resultando na perda de controle sobre o consumo da droga e no uso compulsivo. A sensibilização aumentada e a contra-adaptação do sistema de recompensa parecem constituir o centro desse desvio na regulação homeostática hedônica.

Outras teorias priorizam aprendizagens relacionadas com recompensa, o desenvolvimento de fortes hábitos de estímulo-resposta, memórias aberrantes e comportamentos mal-adaptativos como base do desenvolvimento e da persistência da dependência.

No entanto, nenhuma dessas teorias é totalmente responsável por todos os aspectos do ciclo da dependência.

## 5. ESTÁGIOS DA DEPENDÊNCIA

Nem todos os usuários de drogas de abuso se tornam dependentes. Há uma grande diferença entre o usuário e o dependente. Indivíduos escolhem começar a usar drogas pelos mais diferentes motivos e, no início, essa é uma decisão voluntária. Mas há um ponto em que o usuário se torna dependente; essa fronteira não é nítida e varia conforme o indivíduo. Nesse ponto, o usuário perde a capacidade voluntária de controlar o consumo. Assim, uma vez cruzada a linha invisível da dependência, a capacidade de retorno a um consumo ocasional ou controlado é definitivamente perdida pelo indivíduo.

Propõem-se teorias para explicar a transição do consumo controlado para a dependência, com base numa sequência de três fases:

### 1. Reforço agudo/uso da droga

A primeira fase, de contato esporádico e recreacional com a droga, em que o indivíduo gosta dos efeitos dela, representa um processo de aprendizagem da recompensa que a droga proporciona. Nesse estágio, a dopamina e os receptores opioides são determinantes nas ações reforçadoras agudas de psicoestimulantes e opiáceos, respectivamente. Da mesma maneira, o GABA e os peptídeos opioides contribuem para essas ações em relação ao etanol.

### 2. Escalação/dependência

Na segunda fase, mais intensa e com aumento na frequência de contato, o uso escalonado da droga ocorre em alguns indivíduos que apresentam alterações neuroquímicas e funcionais específicas. Essas alterações envolvem processos alostáticos que fazem com que o indivíduo passe a querer e necessitar a droga.

Conforme a dependência progride para outros estágios, surgem efeitos neuroadaptativos. A liberação excessiva de dopamina e peptídeos opioides ativa o sistema da dinorfina, o qual, por controle retroativo, diminui a atividade dopaminérgica. A dinorfina produz efeitos disfóricos responsáveis pelo estado emocional negativo. Esse estágio é caracterizado por sinais de abstinência, como irritabilidade, ansiedade, dor física e emocional, disforia e perda de motivação para recompensas naturais.

### 3. Abstinência/recaída

Na última etapa há perda do controle do uso, e a ausência da droga passa a ser deplorável e insustentável. Nas fases subsequentes da dependência, é recrutado o sistema norepinefrina (NE)-fator liberador de corticotrofina extra-hipotalâmico (CRF) na amídala estendida (amídala e núcleo do leito da estria terminal), agravando os sintomas desagradáveis da abstinência. A ativação do sistema do estresse no córtex pré-frontal exacerba as neuroadaptações e contribuem para o terceiro estágio da doença.

Esses estágios pioram com o tempo e envolvem mudanças alostáticas nos sistemas de recompensa e estresse. Estas fases não podem ser consideradas exclusivas, na medida em que interagem umas com as outras e culminam no comportamento persistente da dependência.

### 6. MODELOS ANIMAIS DE DEPENDÊNCIA

Uma variedade de modelos animais cada vez mais sofisticados tem proporcionado um meio inestimável para a compreensão da neurobiologia da dependência e da ação neurofarmacológica das drogas de abuso, bem como alimentam o desenvolvimento de novos tratamentos.

Os modelos ideais deveriam exibir validade aparente, validade preditiva e reprodutibilidade. Alguns são controlados pelo pesquisador e úteis na compreensão das mudanças adaptativas associadas com a administração prolongada das drogas, como o desenvolvimento de tolerância, sensibilização e síndrome de abstinência. Outros são propostos para estudar o uso compulsivo, recaídas e perda de controle, que são componentes específicos da dependência em humanos. As propriedades reforçadoras positivas das drogas podem ser avaliadas pela indução da autoadministração operante ou não operante, sendo a operante a mais aceitável como medida do comportamento de busca pela droga. Nessa abordagem, a droga pode ser obtida por via oral, intubação gástrica, injeção intravenosa ou injeção intracraniana. A autoadministração não operante mede comportamento de consumo.

O teste de preferência condicionada de lugar (que envolve condicionamento clássico Pavloviano) ou a autoestimulação elétrica intracraniana são também usados para medir as propriedades reforçadoras positivas das drogas. Por outro lado, suas propriedades reforçadoras negativas podem ser avaliadas em modelos de aversão condicionada de lugar, pelo teste da aversão condicionada ao sabor ou com a retirada de uma droga após uso crônico, medindo-se os sinais e sintomas de abstinência. Em relação ao álcool, algumas estratégias são usadas para aumentar o consumo da droga. Por exemplo, o modelo do "beber no escuro" ("*drink in the dark*") leva em consideração a natureza noturna dos roedores, permitindo que o animal consuma a droga em quantidades maiores. Outra estratégia para aumentar o consumo de álcool é a reexposição a soluções da droga após períodos de abstinência, o chamado "efeito da privação do álcool" ("*alcohol deprivation effect*").

Diferentes procedimentos têm sido propostos como "modelos de impulsividade em roedores". Para entender a perda de controle e comportamentos de dependência, um componente importante da impulsividade é a chamada "escolha impulsiva", que é definida operacionalmente como uma preferência anormal por recompensas pequenas, mas imediatas, em detrimento de recompensas maiores, porém de acesso mais demorado.

É preciso salientar que a utilidade e as limitações dos modelos animais são motivos de debate.

### 7. VARIÁVEIS QUE INFLUENCIAM O DESENVOLVIMENTO DA DEPENDÊNCIA

O desenvolvimento da dependência pode ser influenciado por diversas variáveis, que podem ser didaticamente divididas naquelas relacionadas à droga, ao usuário e ao ambiente (Figura 1).

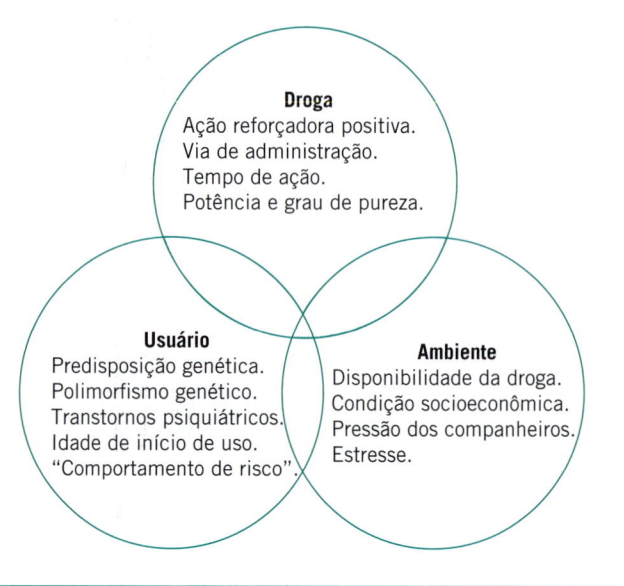

**Droga**
Ação reforçadora positiva.
Via de administração.
Tempo de ação.
Potência e grau de pureza.

**Usuário**
Predisposição genética.
Polimorfismo genético.
Transtornos psiquiátricos.
Idade de início de uso.
"Comportamento de risco".

**Ambiente**
Disponibilidade da droga.
Condição socioeconômica.
Pressão dos companheiros.
Estresse.

**Figura 1.** Variáveis que influenciam o desenvolvimento da dependência.

## 7.1. Relacionadas à droga

▷ Propriedades reforçadoras

A utilização dos modelos animais para estudo da dependência das drogas de abuso tem demonstrado claramente suas propriedades reforçadoras. Dessa forma, similar aos humanos, os animais prontamente autoadministram a maioria das drogas, incluindo opiáceos, canabinoides, álcool, nicotina, anfetaminas e cocaína. Essas drogas também induzem a preferência condicionada de lugar, mostrando que o animal prefere o ambiente previamente associado com a droga em estudo, tipicamente observado com os opiáceos, a nicotina e a cocaína. Além disso, devido às propriedades reforçadoras, as drogas de abuso reduzem o limiar da autoestimulação intracraniana.

Embora as drogas de abuso geralmente tenham efeitos comportamentais e perfis farmacológicos distintos, uma característica comum que compartilham é o aumento da atividade do sistema mesocorticolímbico dopaminérgico. Esse circuito tem sido extensivamente implicado por seu envolvimento nas propriedades de recompensa tanto por estímulos naturais (por exemplo, comida, bebida e sexo) quanto pelas drogas de abuso. Consiste em projeções dopaminérgicas de corpos celulares na área tegmental ventral (ATV) a estruturas límbicas (isto é, via mesolímbica, como a amídala, ventral *pallidum*, hipocampo e núcleo *accumbens* – NAcc) e áreas corticais (isto é, via mesocortical, incluindo o córtex pré-frontal, o córtex orbitofrontal e o cingulado anterior).

É postulado que a via mesolímbica está envolvida nos efeitos reforçadores agudos das drogas de abuso e nas várias respostas condicionadas, relacionadas ao desejo e à recaída, enquanto as alterações na via mesocortical medeiam a experiência consciente com as drogas, a "fissura" e a perda da inibição relacionada ao comportamento compulsivo de busca e consumo da droga.

Além do conhecido envolvimento do sistema dopaminérgico na dependência, várias evidências apontam para funções importantes do córtex pré-frontal, particularmente nas recaídas. A ativação do córtex pré-frontal ventromedial, uma sub-região do pré-frontal, inibe a recaída à cocaína, enquanto a inibição da maioria dos neurônios dessa sub-região promove a recaída.

Em relação à sensibilização comportamental, sabe-se que a via dopaminérgica na ATV – NAcc exerce um papel fundamental nesse fenômeno, sendo a ATV a responsável pelo início da sensibilização, enquanto o NAcc exerceria uma função na expressão. Os estudos mais recentes mostram que o córtex pré-frontal medial também influi na sensibilização. Essa estrutura fornece projeções excitatórias glutamatérgicas para a ATV e o NAcc. A sensibilização à cocaína, por exemplo, é associada a uma redução da transmissão dopaminérgica no córtex pré-frontal medial, com diminuição da função de receptores dopaminérgicos D2.

Em geral, todas as drogas de abuso produzam um aumento nos níveis extracelulares de dopamina no NAcc. A liberação de dopamina parece ser necessária para a recompensa, um efeito que se acredita fornecer um reforço positivo para a autoadministração de drogas e, dessa forma, iniciar o ciclo da dependência.

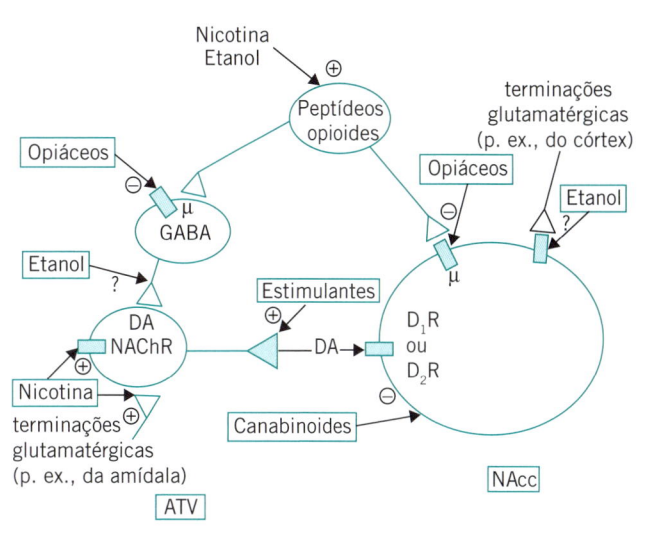

DA, dopamina; D1R, D2R, receptores da dopamina; NAChR, receptores colinérgicos nicotínicos; μ, receptor opioide.

**Figura 2.** Esquema simplificado das ações agudas das drogas de abuso convergindo sobre o circuito comum da Área Tegmental Ventral – Núcleo *Accumbens* (ATV-NAcc). *(Fonte: Adaptado de Nestler, 2005).*

Estimulantes aumentam diretamente a transmissão dopaminérgica no NAcc. A cocaína inibe a recaptura de DA, o que prolonga os efeitos da DA liberada. A anfetamina, além de inibir a recaptura de DA, também aumenta sua liberação no terminal sináptico. Opiáceos fazem o mesmo indiretamente: inibem os interneurônios GABAérgicos na ATV, que expressam receptores opioides μ, que, por sua vez, desinibem os neurônios dopaminérgicos na ATV; dessa forma, aumentam, indiretamente, a liberação de DA no NAcc. Os opiáceos também estimulam diretamente os receptores opioides expressos pelo NAcc, produzindo recompensa de uma maneira independente de dopamina. A nicotina parece ativar diretamente os receptores colinérgicos nicotínicos na ATV, causando a liberação de dopamina, e também indiretamente, pela estimulação de seus receptores nas terminações glutamatérgicas. O etanol, estimulando a função do receptor GABAA, pode inibir os terminais GABAérgicos na ATV e, assim, desinibir os neurônios dopaminérgicos na ATV. Pode similarmente inibir as terminações glutamatérgicas que inervam os neurônios no NAcc, liberando dopamina. Os mecanismos para os canabinoides parecem complexos e envolvem a ativação dos receptores CB1 nas terminações GABAérgicas e glutamatérgicas no NAcc (não ilustrado) e nos próprios neurônios do NAcc. Finalmente, há evidência de que a nicotina e o etanol podem ativar vias dos peptídeos opioides e que estas e outras drogas de abuso (como os opiáceos) podem ativar vias dos canabinoides endógenos (não ilustrado).

Embora reforçadores naturais também produzam um aumento na liberação de dopamina, o efeito não é tão significativo e, ao contrário das drogas, sofre habituação. Os alimentos aumentam em 45% os níveis de dopamina no NAcc, ao passo que a anfetamina e a cocaína elevam esses níveis em 500%. Essas diferenças indicam não só que drogas de abuso "sequestram" um sistema normalmente implicado na recompensa e nos efeitos reforçadores de estímulos envolvidos nas funções de sobrevivência, mas também que o efeito é persistente, o que se soma à consolidação de respostas a estímulos associados à droga, promovendo ainda mais a utilização repetida dela.

### ◆ Potencial de abuso

As propriedades farmacocinéticas da droga também influenciam a propensão à dependência. Quanto mais rapidamente uma droga produzir os seus efeitos reforçadores, maiores serão as chances de originar um comportamento de consumo repetido comparado a outra que apresente um início lento de ação. Desse modo, a cocaína e a heroína têm um potencial mais alto de gerar dependência do que outros, como a metadona e o fenobarbital, pois estes demoram mais tempo para produzir efeitos centrais. Também, em geral, as drogas de ação curta são mais prováveis de induzir dependência do que as de ação prolongada, porque a depuração de uma droga de ação prolongada resulta em lenta diminuição da concentração dela ao longo do tempo, evitando a abstinência aguda.

A via de administração também exerce um efeito importante sobre a velocidade de reforço. Uma droga administrada por via intravenosa atinge o cérebro com rapidez. Drogas administradas por via pulmonar, como a nicotina, o THC e o crack, são inaladas diretamente para os pulmões, alcançando facilmente a circulação e o cérebro. O efeito de drogas inaladas é apenas ligeiramente menos intenso do que o das administradas por via intravenosa, porque uma fração é perdida e exalada com o resto de componentes da fumaça. O efeito da droga quando administrada por via intranasal, ou seja, quando é aspirada pelas narinas, da forma como geralmente a cocaína é utilizada, é menos intenso do que por via intravenosa ou pulmonar, devido à etapa de absorção nas mucosas nasais antes de atingir a circulação. A via oral é a mais lenta de todas, porque a droga não somente demora para atingir a circulação, como também começa a ser biotransformada por enzimas no estômago, no intestino e no fígado antes de ser absorvida (efeito de primeira passagem). A metanfetamina, por exemplo, pode ser fumada, aspirada, ingerida ou injetada via intravenosa. Se a droga é fumada ou injetada, o usuário sente quase imediatamente um intenso "rush", que dura poucos minutos. Aspirar metanfetamina produz sensações de euforia dentro de 3 a 5 minutos, enquanto pela via oral esse tempo é de 15 a 20 minutos; além disso, esses efeitos não são tão intensos quanto por via intravenosa ou pulmonar.

## 7.2. Relacionadas ao usuário

A dependência tem um componente genético significativo. É estimado que 40 a 60% da vulnerabilidade à dependência podem ser atribuídos a fatores genéticos. Filhos de alcoólicos mostram uma probabilidade maior de desenvolver alcoolismo, mesmo quando adotados ao nascimento por pais não alcoólicos. No entanto, é apenas um risco aumentado, e não 100% de determinismo. Mesmo gêmeos idênticos que, obviamente, compartilham a mesma herança genética, não apresentam 100% de concordância quando um deles é alcoólico.

O tabagismo, geralmente, ocorre simultaneamente com o abuso de álcool. Uma metanálise de estudos com gêmeos mostram que fatores genéticos e ambientais afetam o comportamento de fumar.

A maioria dos estudos que investigam o papel de genes que codificam enzimas metabolizadoras do álcool, no risco de transtornos relacionados ao uso de álcool, têm focado em polimorfismos genéticos das enzimas álcool desidrogenase e aldeído desidrogenase: *ADH1B*, *ADH1C* e *ALDH2*. Existem três alelos diferentes do gene *ADH1B*, o qual apresenta 2SNPs (polimorfismos de nucleotídeo único) nas regiões codificantes que alteram a transcrição de 2 aminoácidos da proteína. O alelo de referência é o *ADH1B\*1*, que codifica a subunidade β1 com uma arginina nas posições 48 (Arg48) e 370 (Arg370). O *ADH1B\*2*, um alelo comum em asiáticos, codifica a subunidade β2 com uma histidina na posição 48 (His48). O alelo *ADH1B\*3*, que codifica a subunidade β3 com uma cisteína na posição 370 (Cys370), é encontrado principalmente em pessoas de ascendência africana. Substituições de aminoácidos nas posições 48 (*ADH1B\*2*) e 370 (*ADH1B\*3*) resultam em atividade enzimática 70 a 80 vezes superior à produzida pelo alelo *ADH1B\*1*. A rápida conversão de etanol em acetaldeído provoca o rubor e efeitos aversivos faciais (*flushing*) após o consumo de álcool e protege contra a dependência de álcool. Indivíduos asiáticos que são homozigotos para essa variante (His48/His48) da *ADH1B\*2* têm uma redução de cinco vezes no risco para a dependência do álcool em comparação com indivíduos que são heterozigotos para essa variante (Arg48/His48). Outro polimorfismo conhecido é no gene *ALDH2*, que codifica a família da aldeído desidrogenase 2 (mitocondrial). O alelo *ALDH2\*2*, com uma lisina na posição 504 (Lys504), resulta em uma proteína quase inativa, dificultando a metabolização do acetaldeído. Esse alelo é relativamente comum em asiáticos, mas quase ausente em pessoas de ascendência europeia ou africana, e está fortemente associada com um risco reduzido para a dependência do álcool.

Alguns traços de personalidade preexistentes distinguem aqueles que são propensos à dependência daqueles que não são. Há um alto grau de correlação entre traços de personalidade conhecidos como de "busca de novidade" e "busca de sensação impulsiva". São indivíduos que buscam novidade, sensações intensas e estão dispostos a correr riscos físicos, sociais, legais e financeiros por causa dessas experiências, combinados com impulsividade.

O adolescente tem maior propensão a se tornar dependente, e é justamente na adolescência que costuma ocorrer o primeiro contato com as drogas de abuso. Esse fato se deve, muito provavelmente, ao comportamento de "busca de novidade" tipicamente observado em adolescentes. Estudos pré-clínicos indicam que as neuroadaptações que ocorrem em adolescentes expostos à nicotina, canabinoides, heroína, álcool e psicoestimulantes são diferentes daquelas que ocorrem durante a fase adulta. As pesquisas mostram que esse fenômeno estaria envolvido com maior vulnerabilidade à dependência em indivíduos que se expõem a essas drogas precocemente.

Indivíduos que sofrem de uma variedade de transtornos, como depressão, ansiedade e esquizofrenia, têm probabilidade maior de se expor às drogas de abuso e desenvolver dependência. Similarmente, usuários de drogas de abuso e dependentes têm maior prevalência de doenças mentais do que o resto da população. Essas comorbidades provavelmente refletem a interação entre fatores ambientais, genéticos e neurobiológicos que influenciam a exposição a drogas de abuso e as doenças mentais. Comorbidades podem emergir, algumas vezes, quando indivíduos afligidos por um transtorno mental, como depressão e esquizofrenia, tentam se automedicar e usam nicotina e etanol. Uma interpretação mais controvertida, mas que tem ganhado mais força nos últimos anos, é a possibilidade de que uma exposição precoce a certas drogas de abuso pode aumentar a vulnerabilidade a outras doenças mentais, particularmente naqueles genótipos que confere suscetibilidade aumentada.

## 7.3. Relacionadas ao ambiente

Dentre os fatores ambientais que influenciam o desenvolvimento da dependência, a disponibilidade da droga de abuso é o mais evidente, pois é fato que, quanto maior a disponibilidade, maior o grau de dependência da população. A pressão dos companheiros ou grupo também exerce uma grande influência para o consumo. Classes socioeconômicas menos favorecidas e um precário suporte dos pais são outros dois fatores consistentes associados à propensão pela autoadministração. Um dos principais fatores conhecidos por contribuir nas recaídas é o estresse. Os estresses agudo e crônico contribuem com a liberação intensa de glicocorticoides, que são conhecidos por aumentar a sensibilidade do núcleo *accumbens* ao abuso de drogas, porque facilitam a liberação da dopamina nessa região. Eventos estressores e as drogas de abuso compartilham substratos comuns. Ambos induzem sensibilização comportamental e ativam o sistema dopaminérgico mesolímbico.

## 8. TOLERÂNCIA

Muitas drogas, quando consumidas repetidamente, dão origem ao fenômeno de tolerância, ou seja, ocorre diminuição no efeito, a despeito da dose ser mantida, ou torna-se necessário um aumento de dose para alcançar-se o mesmo grau de efeito. Existem vários tipos de tolerância:

**Tolerância inata ou natural** Refere-se à sensibilidade determinada geneticamente (ou falta de sensibilidade) a uma droga que é observada na primeira vez em que é administrada. Isso significa que o organismo já nasce com um potencial de tolerância predeterminado. Polimorfismo de genes que codificam enzimas envolvidas na absorção, metabolismo e excreção e respostas mediadas por receptor podem contribuir em graus diferentes de reforço ou euforia observados entre os indivíduos.

**Tolerância farmacodinâmica** Refere-se à necessidade de doses maiores de drogas no sítio de ação para obtenção de efeitos de mesma intensidade e duração que os obtidos originalmente devido às alterações adaptativas dos sistemas afetados por esses agentes. Por exemplo, alterações induzidas pela droga na densidade ou eficiência do receptor.

**Tolerância farmacodinâmica aguda ou taquifilaxia** É a tolerância farmacodinâmica que se desenvolve rapidamente com doses repetidas em uma única ocasião, como em um "binge" em que o usuário administra uma excessiva quantidade de droga em um período curto de tempo. Por exemplo, a cocaína geralmente é usada como em um "binge", com doses repetidas dentro de 1 a muitas horas. Há um decréscimo na resposta nas doses subsequentes durante o "binge".

**Tolerância metabólica, farmacocinética ou disposicional** Resulta de alterações nas propriedades farmacocinéticas do agente, no organismo, após administração repetida, de forma que apenas concentrações reduzidas estão presentes no sangue e, subsequentemente, nos sítios de ação. É consequência da indução de sistemas existentes no fígado, principalmente do citocromo P-450 (CYP). Como resultado, torna-se necessário administrar uma dose maior para manter a concentração eficaz da droga no sangue e no cérebro pelo mesmo período. Por exemplo, barbitúricos induzem a produção de maiores níveis de enzimas hepáticas, estimulando sua própria biotransformação, com menores níveis plasmáticos e redução de seus efeitos.

**Sensibilização ou tolerância reversa** Refere-se a um aumento da resposta ao efeito de uma droga após administração repetida dela. A maioria dos estudos de laboratório demonstra que a administração repetida de drogas de abuso pode produzir sensibilização do sistema mesolímbico dopaminérgico. Esses estudos estão relacionados com duas medidas: níveis de dopamina e seus metabólitos no NAcc e as medidas dos efeitos ativadores-psicomotores das drogas, como sua capacidade para aumentar a atividade de locomoção em animais de laboratório. Os estudos sobre os efeitos ativadores-psicomotores das drogas são relevantes na dependência, porque o sistema mesolímbico dopaminérgico controla a locomoção e o comportamento, e a locomoção é uma variável comportamental facilmente observável da função do NAcc. Existem consideráveis evidências de que a administração intermitente e repetida de substâncias estimulantes psicomotoras produz um incremento progressivo em seus efeitos ativadores psicomotores. A sensibilização psicomotora da anfetamina, cocaína, metilfenidato, fencanfamina, morfina, fenciclidina, *ecstasy*, nicotina e etanol já foi demonstrada. A sensibilização é marcadamente persistente e os animais sensibilizados podem permanecer hipersensíveis aos efeitos ativadores psicomotores das drogas durante meses e mesmo anos.

**Tolerância cruzada** Fenômeno em que um indivíduo tolerante a determinada droga exibe tolerância a outra. A tolerância cruzada pode ser farmacodinâmica ou metabólica. No primeiro caso, as propriedades farmacológicas são semelhantes entre as drogas. Se duas drogas causam efeitos farmacológicos devido a mecanismos similares, as possíveis alterações adaptativas que surgem do uso de uma delas também conferirão tolerância à outra. Desse modo, aqueles que desenvolvem tolerância para o etanol o fazem também para os barbitúricos e benzodiazepínicos (depressores do SNC). O LSD possui tolerância cruzada com a psilocibina e a mescalina, estando esse mesmo fenômeno presente entre a morfina e os opiáceos sintéticos (meperidina) e semissintéticos (heroína). Com relação à tolerância cruzada metabólica, como sistemas enzimáticos do citocromo P-450 que atuam sobre uma variedade de compostos, a indução causada por uma droga aumenta a velocidade de biotransformação de uma série de substâncias que nunca haviam sido administradas. Indivíduos tolerantes ao etanol biotransformam mais rapidamente os barbitúricos e, consequentemente, são mais tolerantes a eles. Indivíduos tolerantes ao etanol também são tolerantes aos anestésicos gerais inalados (éter, clorofórmio, halotano). Assim, no caso de etanol, barbitúricos e outros depressores, dois mecanismos independentes (tolerância metabólica e farmacodinâmica) contribuem para menor intensidade e menor duração da resposta a uma dada dose da droga.

### Tolerância condicionada (tolerância ambiental específica)

É um mecanismo aprendido que se desenvolve se a droga é sempre administrada na presença de um estímulo ambiental específico (odor da preparação da droga, visão da seringa etc.). Esses estímulos sinalizam a presença da droga e as adaptações fisiológicas no organismo do usuário começam a ocorrer mesmo antes de a substância alcançar o seu sítio de ação. Se a droga é sempre precedida do mesmo estímulo, a resposta adaptativa pode ser aprendida e esse fato previne a manifestação total dos efeitos da substância (tolerância). Esse mecanismo de tolerância condicionada segue o princípio de Pavlov e resulta em uma tolerância à droga nas circunstâncias em que a substância é "esperada". Quando é recebida em uma situação "inesperada", a tolerância é reduzida e os efeitos são aumentados. Dessa forma, os estímulos ambientais transformam-se em estímulos condicionados; produzem tolerância mais rapidamente como resposta condicionada.

### Tolerância comportamental

Tolerância que se desenvolve com experiências repetidas e descreve a capacidade de desenvolver uma tarefa sob a ação da droga, na tentativa de manter o nível funcional, apesar do estado de intoxicação.

## 9. MECANISMOS MOLECULARES DA DEPENDÊNCIA

As anormalidades comportamentais caracterizadas pela dependência, como perda de controle e compulsão, desenvolvem-se gradual e progressivamente durante o decurso de exposições repetidas a uma droga de abuso e podem persistir por meses ou anos após a descontinuação do uso. Como resultado, a dependência pode ser considerada uma forma de plasticidade neural induzida pela droga. A estabilidade das anormalidades comportamentais que caracterizam a dependência indica que a expressão gênica pode estar envolvida nesse processo. Assim, a exposição repetida de uma droga de abuso altera a quantidade e mesmo os tipos de genes expressos em determinadas regiões do cérebro, com consequentes mudanças nas proteínas sintetizadas. Uma vez que essas proteínas afetam a função dos neurônios, tais modificações se manifestam, em última instância, em alterações de comportamento de um indivíduo.

Dentre os muitos mecanismos pelos quais uma exposição repetida a uma droga de abuso pode alterar a expressão gênica no cérebro, o melhor compreendido é o da regulação da transcrição gênica. A transcrição e a expressão de genes nos neurônios são reguladas por numerosos fatores de transcrição, que são proteínas nucleares que se ligam a regiões de certos genes para aumentar ou diminuir sua expressão. Os genes neurais são regulados por centenas de tipos de fatores de transcrição; dois, entretanto, estão particularmente implicados na dependência: CREB e Delta FosB. Esse foco nos fatores de transcrição é baseado na noção de que alterações induzidas por drogas de abuso no âmbito da expressão gênica poderiam explicar a estabilidade das anormalidades comportamentais associadas com a dependência.

## 9.1. CREB (*Cyclic-AMP Response-Element-Binding Protein*)

CREB é um fator de transcrição que se liga a uma região CRE (elemento de resposta ao AMPc) no DNA, promovendo aumento ou diminuição na velocidade de certas transcrições gênicas. A típica sequência de eventos pode ser simplificada da seguinte maneira: um sinal chega à superfície da célula, ativa o correspondente receptor, que leva à produção de um segundo mensageiro, como o AMPc ou $Ca^{2+}$, que, por sua vez, ativa a proteína quinase. Esta se mobiliza até o núcleo da célula, onde ativa a proteína CREB por fosforilação; a CREB fosforilada se liga aos sítios CREB e interage com a proteína CBP (proteína de ligação da CREB), que estimula o complexo de transcrição basal.

No cérebro, a CREB tem sido implicada em múltiplos fenômenos, como o aprendizado e memória, depressão e respostas a estímulos emocionais. A administração de muitas drogas de abuso estimula a via do AMPc, que, por sua vez, ativa a CREB no NAcc. Os efeitos da estimulação da via do AMPc e da CREB no NAcc são mediadas parcialmente pelo peptídeo opioide dinorfina que é expresso no NAcc. A dinorfina causa disforia por diminuir a liberação de dopamina no NAcc. Essa ação sugere que a ativação da CREB induzida pela droga no NAcc representa uma adaptação homeostática negativa na qual há uma diminuição da sensibilidade individual a uma subsequente exposição à substância. Dessa forma, a ativação da CREB poderia mediar uma forma de tolerância aos efeitos gratificantes da droga de abuso. A regulação da via do AMPc, da CREB e de dinorfina são relativamente de curta duração e revertem ao normal dentro de alguns dias ou uma semana após a interrupção de uso da droga. Como resultado, tais alterações podem contribuir ao estado emocional negativo durante a primeira fase de abstinência, mas não medeiam diretamente as anormalidades comportamentais mais estáveis associadas com a dependência, que fazem voltar ao uso da droga (recaída) mesmo depois de anos ou décadas de abstinência.

## 9.2. Delta FosB

A Delta FosB é um membro da família Fos de fatores de transcrição. A administração aguda de vários tipos de drogas de abuso causa uma indução rápida (1 a 4 horas) de vários membros da família Fos (p. ex., c-Fos, FosB, Fra-1, Fra-2) no NAcc. Essa indução é temporária, permanece de 4 a 12 horas após a administração da droga, devido à instabilidade dessas proteínas e seus mRNAs.

Em contraste, as isoformas de Delta FosB são as únicas dentre essas proteínas que são levemente induzidas, após uma exposição aguda da droga de abuso. Entretanto, começam a se acumular com repetidas exposições à droga devido à sua alta estabilidade; eventualmente, podem tornar-se a proteína-tipo Fos predominante nesses neurônios. Essa extraordinária estabilidade reside na proteína Delta FosB *per se*, e não em seu mRNA, que é relativamente instável como os outros membros da família Fos. Como resultado, a Delta FosB persiste no cérebro por relativamente longo período. Esse fenômeno é uma resposta comum a muitas classes de drogas de abuso; a administração crônica, mas não aguda, de cocaína, anfetamina, opiáceos, nicotina e etanol induzem a Delta FosB no NAcc. Portanto, o fator de transcrição Delta FosB, acumulado no

NAcc devido à sua estabilidade, faz parte do mecanismo molecular pelo qual alterações na expressão gênica podem persistir por muito tempo, após a cessação do uso de drogas de abuso.

## 9.3. Outros marcadores: DARPP-32 (*Dopamine and cyclic AMP-regulated neuronal phosphoprotein*); ERK (*extracellular signal-regulated kinase*) e Cdk5 (*Cyclin-dependent kinase*)

A DARPP-32 é uma molécula envolvida na cascata de eventos intracelulares da sinalização de receptores dopaminérgicos, e seu papel na mediação dos efeitos de muitas drogas de abuso tem sido bastante explorado. É predominantemente expressa no estriado e, nessas células, modula a sinalização de outras vias. A DARPP-32 é fosforilada no resíduo de treonina 34 (Thr34) pela PKA, após ativação da via de sinalização do AMPc, por receptores dopaminérgicos D1. A forma fosforilada no sítio Thr34 (pThr34 DARPP-32) inibe a proteína fosfatase-1 (PP1). Por outro lado, a fosforilação da DARPP-32 no sítio Thr75 inibe a PKA e atenua a funcionalidade da pThr34 DARPP-32.

Uma das vias de sinalização afetada pela DARPP-32 é a via da ERK, que é um dos membros da via de sinalização da MAPK (*mitogen-activated protein kinase*) e sua ativação tem um papel importante em efeitos comportamentais de longo prazo das drogas de abuso. A ERK é ativada em resposta a todas as drogas de abuso. Sua ativação requer a fosforilação em resíduos de treonina e tirosina e pode ser ativada por receptores dopaminérgicos D1 e receptores glutamatérgicos do tipo NMDA. Para serem desativadas, necessitam da desfosforilação desses resíduos por fosfatases específicas. Entre essas fosfatases de tirosina, estão a STEP (*protein-tyrosine phosphatase striatum-enriched*) e, entre as fosfatases de serina/treonina, encontram-se as proteínas fosfatase PP1 e PP2. Além de regular a desfosforilação da ERK, a PP1 também desativa receptores glutamatérgicos do tipo NMDA. Dessa forma, a DARPP-32 é um importante regulador da ativação da ERK por controlar seu estado de fosforilação, via ação sobre a atividade da PP1 e do STEP. Por sua vez, a cascata de sinalização da ERK é um mediador importante de várias formas de plasticidade sináptica induzida pela cocaína e também de seus efeitos recompensadores.

A Cdk5 é uma proteína que faz parte da família das quinases dependentes de ciclina serina/treonina, regula a citoarquitetura neuronal e é essencial para a migração neuronal e a estabilidade dos microtúbulos, além de regular a exocitose de vesículas sinápticas. A regulação transcricional é feita pela Delta FosB. Tem sido demonstrado que a Cdk5 fosforila a DARPP-32 no resíduo Thr75.

A cocaína e a anfetamina aumentam a disponibilidade de dopamina na fenda sináptica agudamente. Por esse efeito, aumentam a fosforilação da DARPP-32 no resíduo Thr-34 e diminuem a fosforilação no resíduo Thr-75 no estriado. Entretanto, a exposição crônica à cocaína aumenta a fosforilação no resíduo Thr-75, sendo esse efeito atribuído a um aumento da atividade da Cdk5, resultante de superexpressão da Delta FosB.

## 10. BIBLIOGRAFIA

FELTENSTEIN, M.W.; SEE, R.E. Systems level neuroplasticity in drug addiction. *Cold Spring Harb. Perspect. Med.*, v.3, n.5, p.:a011916, 2013.

FELTENSTEIN, M.W.; SEE, R.E. The neurocircuitry of addiction: an overview. *Br. J. Pharmacol.*, v.154, p.261-74, 2008.

HYMAN, S.E.; MALENKA, R.C.; NESTLER, E.J. Neural mechanisms of addiction: the role of reward-related learning and memory. *Annu. Rev. Neurosci.*, v.29, p.565-598, 2006.

KOOB, G.F. Addiction is a reward deficit and stress surfeit disorder. *Front. Psychiatry*, v.4, n.72, p.1-18, 2013.

KOOB, G.F. Neurobiology of addiction. *Focus*, v.9, p.55-65, 2011.

KOOB, G.F.; LE MOAL, M. Drug abuse: hedonic homeostatic dysregulation. *Science*, v.278, p.52-8, 1997.

KOOB, G.F.; LE MOAL, M. Drug addiction, dysregulation of reward, and allostasis. *Neuropsychopharmacology*, v.24, p.97-129, 2001.

KOOB, G.F.; VOLKOW, N.D. Neurocircuitry of addiction. *Neuropsychopharmacology*, v.35, p.217-38, 2010.

LE MOAL, M.; KOOB, G.F. Drug addiction: pathways to the disease and pathophysiological perspectives. *Eur. Neuropsychopharmacol*, v.17, p.377-93, 2007.

NESTLER, E.J. Is there a common molecular pathway for addiction? *Nature Neurosci*, v.8, n.11, p.1445-1449, 2005.

ROBINSON, T.E.; BERRIDGE, K.C. The neural basis of drug craving: an incentive-sensitization theory of addiction. *Brain Res. Brain Res. Rev.*, v.18, p.247-91, 1993.

SANCHIS-SEGURA, C.; SPANAGEL, R. Behavioural assessment of drug reinforcement and addictive features in rodents: an overview. *Addict. Biol.*, v.11, p.2-38, 2006.

STEKETEE, J.D. Cortical mechanisms of cocaine sensitization. *Crit Rev Neurobiol*, v.17, p.69-86, 2005.

YGER, M.; GIRAULT, J-A. DARPP-32, jack of all trades... master of which? *Front. Behav. Neurosci.*, v.5, n.56, p.1-14, 2011.

WANG, J.C.; KAPOOR, M.; GOATE, A.M. The genetics of substance dependence. *Annu. Rev. Genomics Hum. Genet.*, v.13, p.241-261, 2012.

# 4.2.

# OPIÁCEOS E OPIOIDES

*Georgino Honorato de Oliveira*
*Márcia Maria de Almeida Camargo*

## CONTEÚDO DESTE CAPÍTULO

## 1. INTRODUÇÃO

O termo *opiáceos* fica restrito às substâncias naturais contidas no ópio, como morfina, codeína e tebaína, incluindo alguns derivados semissintéticos, como heroína, hidromorfona, oxicodona e hidrocodona. Já a denominação *opioide* é mais ampla, referindo-se a todos os compostos relacionados ao ópio, tanto aqueles de origem natural como os de origem sintética, como meperidina, pentazocina e propoxifeno. Seus efeitos assemelham-se aos dos peptídeos opioides endógenos, endorfinas e encefalinas, os ligantes naturais dos receptores opioides.

O termo *narcótico* originalmente era relacionado com qualquer substância que induzisse ao sono, mas, com o passar do tempo, associou-se aos opioides ou a qualquer substância capaz de levar ao abuso ou vício.

O ópio é obtido do exsudato leitoso da incisão de cápsulas imaturas contendo sementes da papoula, cujo nome científico é *Papaver somniferum L*, uma planta nativa da Ásia Menor.

Apesar do uso milenar do ópio, foi apenas no século XIX (1803) que um farmacêutico alemão, Friedrich Sertürner, isolou o primeiro alcaloide do ópio, o qual denominou morfina. A heroína, como um produto semissintético derivado da morfina, foi sintetizada por Dresser em 1874 na Universidade de Berlim e recebeu esse nome, derivado da palavra alemã *heroich*, que significa enérgico, potente. A partir daí, surgiram vários derivados semissintéticos, como dionina, dilaudide e outros. Em meados do século XIX, o uso de alcaloides puros começou a se propagar pelo mundo em vez das preparações brutas de ópio.

## 2. PADRÕES DE USO

Para produzir efeitos euforizantes e analgésicos, o ópio costuma ser usado sob a forma de goma de mascar ou de solução. Pode também ser fumado em cachimbos especiais para obtenção de efeitos euforizantes, forma de uso que se popularizou no Oriente por volta do século XVIII, causando grandes danos sociais e facilitando a colonização de países como a China e a Índia pelas potências ocidentais.

Nos Estados Unidos da América (EUA), o problema do vício acentuou-se pelo afluxo de trabalhadores imigrantes chineses, fumantes de ópio, pelo emprego generalizado da morfina nos soldados feridos na guerra civil e pela disponibilidade irrestrita da droga. Muitos fármacos utilizados para o tratamento das complicações mais comuns, como diarreia, tosse, dores em geral, e os sedativos e calmantes para crianças continham ópio, seus alcaloides ou derivados.

Em 1960, o número de mortes por superdose de narcóticos nos EUA foi de 300, subindo para 1.000 em 1970. Em 1991, o número de emergências e internações por drogas naquele país atingiu um total de 398.349, sendo a heroína responsável por 37.185 casos, ou seja, 9,3%. De 1991 a 1995, nas principais áreas metropolitanas, o número anual de chamadas de emergência relacionadas com ópio aumentou de 36.000 para 76.000, e o número de mortes de 2.300 para 4.000. Entre os anos de 2000 e 2002, houve notificação de 464 mortes por superdose de morfina, conforme relatos do Drug Enfforcement Administration (DEA) nos EUA. Em 2008, os opioides analgésicos estavam envolvidos em 15.000 mortes, casos em que outras substâncias, como os benzodiazepínicos, podiam estar associadas. Nesse mesmo ano, só a heroína foi responsável por 3.000 mortes. Até 2008, estimava-se que existiam nos EUA 600.000 dependentes de opiáceos e, deste total, aproximadamente 115.000 estavam sob tratamento com metadona.

O abuso de analgésicos opioides é muito comum e, em 2005, 9,5% dos adolescentes norte-americanos da última série do colegial entrevistados usaram Vicodin e 5,5%, Oxycontin, no ano anterior. De 2000 a 2006, foram apreendidas quase cinco toneladas de heroína.

No Brasil, de 1960 a 1970, de um total de 3.071 internações, os opiáceos foram responsáveis por 64 casos, ou seja, 2% dos casos. Deve-se ressaltar que esses dados brasileiros não refletem, nem de longe, o número de usuários de opiáceos e outras drogas, muito menos o número de pessoas que deveriam ser internadas para tratamento.

Em 2004, uma pesquisa efetuada em 27 capitais brasileiras, pelo Centro Brasileiro de Informações sobre Drogas Psicotrópicas (Cebrid), apresentando um questionário entre 48.155 estudantes do Ensino Fundamental e Médio, informou o uso de opiáceos por 0,3% dos estudantes pesquisados.

Em 2005, durante o II Levantamento Domiciliar Sobre o Uso de Drogas Psicotrópicas no Brasil, foi realizado estudo pela Secretaria Nacional Antidrogas (Senad) em parceria com o Cebrid/Universidade Federal de São Paulo (Unifesp) envolvendo as 108 maiores cidades brasileiras e 7.938 pessoas. A pesquisa mostrou o uso de analgésicos opiáceos por 1,3% dos entrevistados. Em todas as faixas etárias, houve um predomínio de mulheres em relação aos homens.

O início da dependência a opioides pode ocorrer de duas formas principais. Na primeira, mais rara, o indivíduo toma contato com a droga por intermédio de receita médica e persiste no seu uso, mesmo após a cura da doença que motivou a prescrição, tentando convencer os médicos de que ainda necessita dela. Na segunda, mais frequente, o início ocorre por imitação ou por pressão de companheiros já usuários ilegais. O opioide de escolha atualmente é a heroína, administrada por via intravenosa. Nesse contexto, várias são as razões alegadas para se iniciar o uso da droga – segundo Murad, em 1975, a curiosidade é um fator importantíssimo, aliada à disponibilidade e à possibilidade da autoadministração. Isso explica porque os médicos e enfermeiros tornam-se dependentes de drogas, em maior proporção que outros profissionais.

Entre 2009 e 2010, mais de 5 milhões de americanos relataram o uso, fora de prescrição médica, de substâncias para alívio da dor, sendo que a obtenção dessas drogas ocorria por meio de amigos ou parentes que os adquiriam com receita médica em razão de estarem ou terem estado sob tratamento.

Como consequência do uso indiscriminado, nos últimos anos a prevalência do vírus HIV, da hepatite B e C e da tuberculose aumentou dramaticamente entre os usuários de ópio pela via intravenosa.

## 3. TOLERÂNCIA

As doses utilizadas por usuários ilegais são muito difíceis de precisar, em função de vários fatores, como o efeito esperado, a experiência do usuário com aquela droga e mesmo o seu grau de pureza. Em 1978, nas ruas de algumas cidades dos EUA, já se apreendeu droga vendida como heroína, na qual sua porcentagem só atingia 2%, o que não ocorre normalmente; porém, dificilmente encontram-se nas ruas drogas com 98% de heroína.

Com o uso crônico da droga, desenvolve-se acentuada tolerância e doses cada vez maiores são necessárias para se conseguir euforia e bem-estar. Significa que o agente terapêutico perdeu sua eficácia com o transcorrer do tempo, tornando necessário o aumento da dose para alcançar a mesma resposta fisiológica. A tolerância é seletiva, sendo que a miose e a constipação se alteram pouco durante o uso prolongado, ao passo que os demais efeitos, como analgésico, euforizante, depressor respiratório e mesmo letal, apresentam acentuado grau de tolerância. No homem, uma dose inicial de 100 a 200 mg de morfina pode ser suficiente para provocar profunda sedação, depressão respiratória, anóxia e morte, porém, em indivíduos tolerantes, doses de 4.000 mg em 24 horas podem não produzir efeitos adversos, evidenciando, assim, um alto grau de tolerância.

Diferentemente de outras drogas, a tolerância aos opiáceos se instala rapidamente. Os opioides apresentam como característica um alto grau de tolerância cruzada, independentemente de sua semelhança química estrutural. Isso significa que um usuário de heroína apresenta tolerância tanto à morfina quanto ao propoxifeno ou fentanil.

## 4. DEPENDÊNCIA

Talvez, não do ponto de vista neuropsicológico, mas, com certeza, do neurofisiológico, as substâncias pertencentes ao grupo denominado opiáceos/opioides provocam marcante dependência, caracterizada por:

a) desejo, compulsão ou necessidade incontrolável de continuar tomando o fármaco e obtê-lo, sejam quais forem os meios;

b) tendência crescente de aumentar a dose em função da tolerância;

c) a tolerância é acompanhada invariavelmente pela dependência. A retirada abrupta do fármaco causa síndrome de abstinência;

d) a síndrome de abstinência caracteriza-se por agitação, ansiedade, bocejos excessivos, transpiração intensa, calafrio, febre, vômitos, respiração ofegante, perda de apetite, insônia, hipertensão, perda de peso, rinorreia e convulsões. As pupilas tornam-se dilatadas e estão associadas com os sinais de hiperatividade do sistema nervoso simpático;

e) indivíduos tolerantes à morfina o são também à heroína, à metadona e à meperidina, porém não ao álcool e aos barbitúricos.

Em paciente com dor, a morfina produz uma sensação de bem-estar e tranquilidade (euforia), entretanto a resposta à morfina nem sempre é agradável em indivíduos sem dor, produzindo, algumas vezes, mal-estar geral, sensação de ansiedade e medo (disforia).

Assim, a maioria das drogas de abuso pelo homem funciona como recompensa, reforçando os comportamentos que induzem sua autoadministração. A morfina, por exemplo, tem como efeito mais perturbador a capacidade de produzir uma intensa sensação de bem-estar e tranquilidade; esse é o efeito procurado pelos usuários. Eles relatam que as primeiras injeções intravenosas de opiáceos provocam uma sensação de prazer intenso comparável a um orgasmo, porém localizado no abdome, durando cerca de um minuto. Em poucos meses, porém, desenvolve-se neuroadaptação muito forte, e a interrupção do uso passa a desencadear uma violenta síndrome de abstinência. Nesse estágio, o desenvolvimento da tolerância e da dependência leva o usuário a buscar um patamar de dose contínua, não só para produzir euforia, como também, principalmente, evitar o aparecimento dos efeitos desagradáveis da retirada da droga. Esses sintomas aparecem em tempos diferentes após a última dose, dependendo do opioide utilizado.

Os sinais e sintomas mais comuns da síndrome de abstinência aos opiáceos/opioides incluem: lacrimejamento; rinorreia; bocejos excessivos; transpiração intensa; e desejo de consumir a droga. Esses efeitos aumentam de intensidade nas primeiras 24 horas de abstinência da droga e, para a morfina, alcançam um pico entre 36 e 48 horas, mantendo-se com o aparecimento de outros efeitos como irritação, inquietude, irritabilidade, dilatação da pupila, anorexia, tremor e arrepio. Durante o pico do efeito, o paciente exibe aumento da irritabilidade, insônia, anorexia, intensa ansiedade, grande perturbação, violentos bocejos, coriza, depressão, náuseas, vômitos, espasmo intestinal, diarreia, elevação da pressão arterial e da frequência cardíaca, e reclama de sensação de frio, que se alterna com ruborização e sudorese excessiva. A duração da síndrome varia entre 5 e 10 dias, podendo, nesse tempo, ocorrer a morte do paciente por problemas cardíacos e/ou intestinais, principalmente no auge dos efeitos (em cerca de 72 horas). Após esse período, todos os efeitos começam a diminuir de intensidade, e o paciente entra em recuperação.

### 4.1. Mecanismos de ação

A dependência relacionada a drogas está entre os problemas mais sérios a serem enfrentados pela sociedade atual. Acredita-se que um melhor entendimento desse mecanismo poderá trazer um substancial avanço para o tratamento e/ou prevenção ao abuso e, consequentemente, a dependência às drogas.

Nos anos 1970, descobriu-se que o cérebro contém opioides endógenos, encefalinas e endorfinas, peptídeos que atuam como neurotransmissores em células neuronais específicas portadoras de receptores opioides. Portanto, os opiáceos produzem seus efeitos por meio das interações com receptores de opioides endógenos.

As quatro principais classes de receptores opioides identificadas por técnicas de ligação droga-receptor são $\mu$, $\kappa$, $\sigma$ e $\delta$, embora o cérebro possa conter tipos adicionais.

Esses receptores estão distribuídos por várias estruturas no sistema nervoso central (SNC). Assim, a medula espinal, a substância cinzenta periarquidutal e as amígdalas são regiões envolvidas no efeito analgésico dos opiáceos. O *locus coeruleus* (LC) e a amídala são as regiões implicadas na produção de sintomas físicos quando da retirada de opiáceos. A área tegmental ventral e o núcleo *accumbens* são regiões críticas de recompensa que medeiam positivamente as propriedades reforçadoras do abuso de drogas, portanto talvez possam representar o substrato que desempenha importante papel na dependência psicológica aos opioides.

**Tabela 1.** Receptores opioides e efeitos no SNC.

| Receptores | Drogas | Efeitos |
|---|---|---|
| $\mu$ | Morfina, codeína, heroína. | analgesia supraespinal, depressão respiratória, euforia, miose, dependência física. |
| $\kappa$ | Pentazocina, nalorfina, ciclazocina | analgesia espinal, sedação, sono, miose, dependência física. |
| $\sigma$ | Levalorfano, pentazocina, nalorfina | disforia, desilusão, alucinação, estimulação respiratória. |
| $\delta$ | Naloxona | alteração do comportamento afetivo. |

## 4.2. Mecanismos moleculares relacionados com os fenômenos de neuroadaptação aos opioides

Ainda que a exposição seja crônica, não tem sido possível, até o momento, identificar alterações consistentes na afinidade nem no número de receptores em regiões específicas. Ao que parece, as exposições aguda e crônica a opiáceos/opioides alteram o estágio de fosforilação dos receptores opioides, modificando a habilidade do receptor em interagir com seus ligantes ou com a proteína-G. Subunidades de proteína-G medeiam a ação de receptores opioides na função neural; assim, um decréscimo nos níveis de proteína-G leva a uma queda na sensibilidade funcional dos receptores opioides, o que pode ser traduzido como causa da tolerância. A administração de antagonistas opioides a ratos dependentes de opiáceos resulta em aumento dramático na taxa de disparo dos neurônios do LC, demonstrando experimentalmente a dependência a opiáceos após exposição crônica. Essa mudança na excitabilidade dos neurônios do LC contribui para a dependência física e a síndrome de abstinência em várias espécies animais, inclusive no homem.

Ainda de maneira aguda, os opiáceos/opioides inibem os neurônios do LC pela regulação de dois tipos de canais: ativação do canal de potássio ($K^+$); e inibição da despolarização lenta nos canais de cátions inespecíficos. Ao nível neuronal, a regulação opiácea do canal de cátion é mediada por um decréscimo de AMPc induzido pela proteína-G. O decréscimo de AMPc induzido por opioides e, consequentemente, da fosforilação proteica AMPc-dependente leva direta ou indiretamente a uma mudança na condutância do canal de cátion de despolarização lenta. Essa regulação da fosforilação proteica provavelmente medeia muitos efeitos adicionais dos opiáceos nos neurônios do LC, incluindo até mesmo alguns passos básicos iniciais das mudanças associadas com a dependência física na exposição prolongada.

Regiões do cérebro como LC e amígdalas mostram um aumento dos níveis de proteína-G em resposta à exposição crônica aos opiáceos/opioides. Além disso, no LC, a administração prolongada de opiáceos/opioides tem mostrado aumento dos níveis de adenilato-ciclase, proteína quinase AMPc-dependente, e um número de fosfoproteínas, incluindo tirosina hidroxilase. O nível aumentado do sistema AMPc no LC, em resposta à administração prolongada aos opiáceos/opioides, pode ser visto como um controle homeostásico persistente a essas drogas. De acordo com esse ponto de vista, a presença de competidor da morfina e o aumento do sistema AMPc em animais opioides-dependentes resultam em uma taxa de disparo no LC muito próxima daquele nível dos animais-controle, podendo ser traduzido por tolerância. Assim, quando a morfina é retirada abruptamente (p. ex., pela administração de um opioide antagonista – naloxona), o sistema AMPc com nível aumentado, agora não antagonizado pela morfina, aumenta a atividade dos neurônios do LC e produz um número de sinais e sintomas característicos da síndrome de abstinência aos opiáceos.

Sustentando essas hipóteses, existem várias evidências, como descrito a seguir.

a) O transcurso pelo qual os componentes do sistema AMPc se recuperam, após a retirada do opiáceo, apresenta um paralelo muito próximo daquele apresentado tanto pelos neurônios ativados do LC como pela medida do comportamento em relação ao retorno à linha-base durante os primeiros estágios da abstinência aos opiáceos/opioides.

b) A administração sistêmica de agentes inibidores da fosfodiesterase (enzima que degrada AMPc) produz uma síndrome de abstinência do tipo produzida pela morfina em ratos dependentes de opiáceos/opioides.

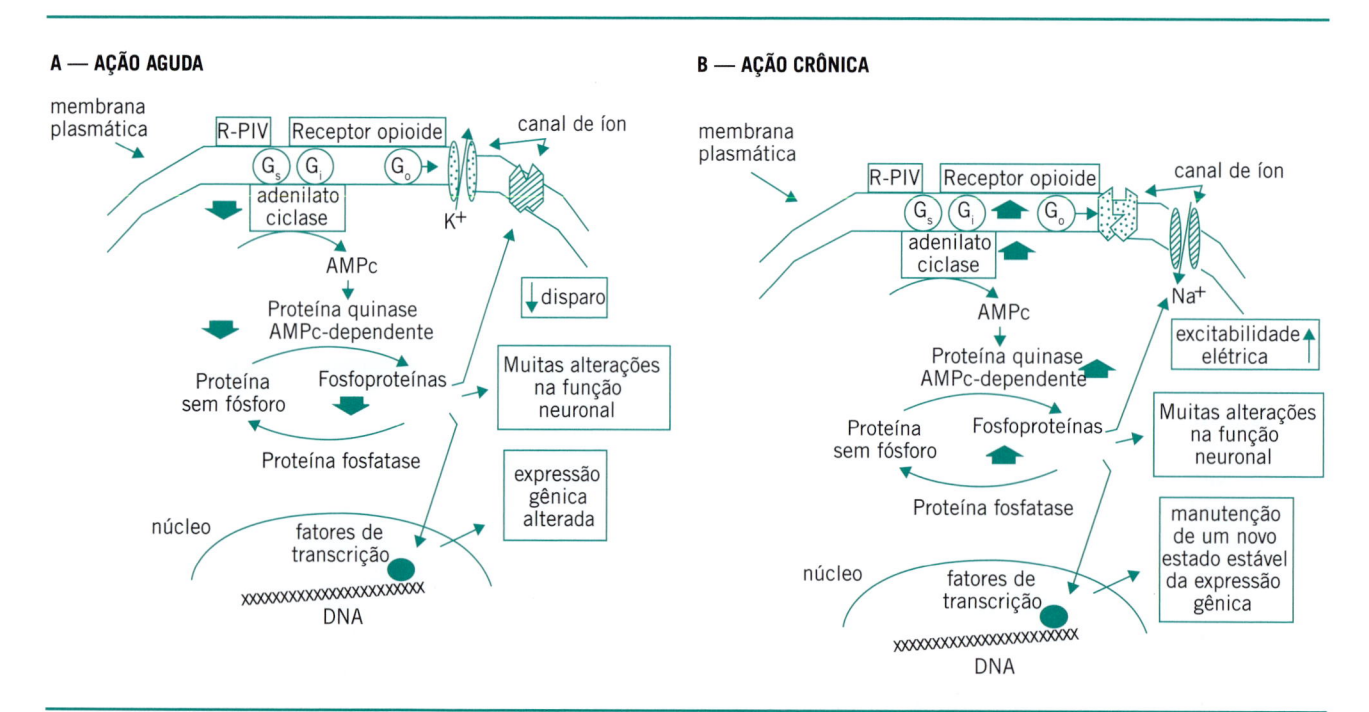

**A — AÇÃO AGUDA**

**B — AÇÃO CRÔNICA**

**Figura 1.** Esquema ilustrativo dos mecanismos de ação da exposição aguda e prolongada a opioides no LC.

c) A ação dos opiáceos indutores de regulação aumentada do sistema AMPc no LC parece ser mediada no sítio de expressão gênica, envolvendo alteração dos níveis de mRNA, proteínas e fatores de transcrição como C-fos, C-jun e CREB.

d) Administrados de maneira aguda, os opiáceos inibem os neurônios do LC pelo aumento da condutância ao $K^+$ via acoplamento com as proteínas $G^o$ e/ou $G^i$, pelo decréscimo da condutância ao canal de cátion inespecífico, via copulação, com proteína-$G^i$ e consequente inibição da via AMPc, e também pela redução da fosforilação do canal intimamente associado à proteína. A inibição da via AMPc, por diminuição da fosforilação de numerosas outras proteínas, afeta muitos processos neuronais; em adição à redução da taxa de disparos, por exemplo, iniciaria alterações gênicas por meio da regulação dos fatores de transcrição.

e) Administrados de maneira prolongada, os opiáceos levam a um nível compensador aumentado da via AMPc, o qual contribui para a dependência dos neurônios aos opiáceos pela elevação de sua excitabilidade intrínseca (aumento da ativação de cátions inespecíficos). Além disso, o nível aumentado da via AMPc presumivelmente estaria associado com mudanças persistentes nos fatores de transcrição que mantêm um novo estado estável do usuário crônico da morfina. A administração crônica de opiáceos também leva a um decréscimo relativo no grau de ativação do canal de $K^+$ devido à tolerância, cujo mecanismo é ainda desconhecido. A Figura 1 mostra o receptor polipeptídico intestinal vasoativo (PIV-R). O PIV é o principal ativador da via AMPc no LC.

## 5. MORFINA

Principal constituinte do ópio, sua concentração varia de 4 a 21%. É usada parenteralmente para produzir sedação como pré-anestésico, para alívio da dor do infarto de miocárdio e no tratamento do edema pulmonar agudo. Protótipo dos opiáceos, a morfina tem sido usada na clínica médica extensivamente, principalmente no combate às dores viscerais e intensas.

A morfina é bem absorvida pelas mucosas e soluções de continuidade da pele. As injeções intramusculares e cutâneas levam à absorção rápida da morfina. Nesse último caso, mais de 50% do fármaco injetado é absorvido em menos de meia hora. Após a absorção, a morfina deixa rapidamente a corrente circulatória, penetrando nos tecidos e órgãos (p. ex., rins, fígado, pulmões, baço, adrenal e tireoide) e, em menor extensão, nos músculos esqueléticos. Devido à proteção propiciada pela barreira hematoencefálica, a concentração de morfina no cérebro é bem mais baixa. A morfina, como outros analgésicos usados pela gestante, atravessa a barreira placentária e causa depressão respiratória, miose e síndrome de abstinência em recém-nascidos.

Após a absorção, a morfina sofre biotransformação principalmente no fígado, sob ação do sistema enzimático do retículo endoplasmático. A via mais importante na eliminação da morfina é a renal, sendo que 54 a 74% da dose é eliminada pela urina na forma de glicuronato-3 da morfina, um composto inativo; 7,5 a 12,5%, na forma de morfina livre; 7 a 10% pelas

fezes; e 3 a 6% pelo ar expirado. A morfina é também biotransformada em menor extensão em morfina 6-glicuronídeo, que é mais potente, mas com pouca capacidade de atravessar a barreira hematoencefálica. A hidromorfona pode também ser produzida, mas em menor proporção.

Quanto à eliminação, apresenta uma meia-vida de 1,9 a 3,1 horas; 80% da morfina é excretada em 6 horas, e quase totalmente em 24 horas.

O glicuronato-6 da morfina é um potente agonista do receptor $\mu$ produzindo efeito 13 a 200 vezes mais potente que a morfina.

A incapacidade dos neonatos em conjugar a morfina com o ácido glicurônico faz com que tenham maior sensibilidade aos seus efeitos adversos.

A intoxicação aguda pela morfina geralmente é resultado de doses clínicas excessivas, superdose acidental em farmacodependentes ou por tentativas suicidas. Concentração de morfina maior do que 100 $\mu$g/dL em usuário ilegal já representa uma superdose. Em pouco tempo, 10 a 30 minutos após uma superdose intravenosa de morfina, por ação direta nos centros respiratórios no tronco cerebral, provoca depressão respiratória, fazendo com que a frequência caia para 2 a 4 vezes por minuto. Ainda por ação no SNC, provoca depressão do centro vasomotor, causando hipotensão, liberação do hormônio antidiurético e oligúria. Quanto aos efeitos periféricos sistêmicos, a morfina provoca constrição brônquica, devido à liberação de histamina, além de dilatação dos vasos cutâneos com aumento de temperatura, transpiração e hipotensão. A liberação de histamina dos mastócitos ocorre por ação não relacionada aos receptores de opiáceos, podendo causar efeitos locais, como urticária e prurido no local da injeção. O uso da morfina deve ser evitado em pacientes asmáticos, em razão do efeito da constrição brônquica. A morfina causa também redução da motilidade gástrica, levando a um estado de constipação.

A tríade pupilas puntiformes, respiração deprimida e coma é um quadro sugestivo de intoxicação aguda por morfina ou outros opioides. A morte quase sempre ocorre por insuficiência respiratória.

Na intoxicação crônica, podem-se observar irregularidades no ciclo menstrual, com decréscimo do apetite sexual e diminuição da fertilidade, frequência respiratória abaixo do normal, geralmente com aumento de pulsação e temperatura, além dos fenômenos de tolerância e dependência já citados.

Há evidências que, no homem, quando o abuso de opiáceos ocorre por longo tempo, o sistema imunológico é deprimido, levando a um aumento da suscetibilidade a infecções.

## 6. CODEÍNA

A codeína é usada há mais de 150 anos como droga antitussígena e analgésica, mesmo apresentando somente cerca de 1/10 da potência analgésica da morfina.

A codeína é bem absorvida pelo trato gastrintestinal. Quanto à distribuição, o nível máximo de codeína livre no plasma e no cérebro, e de seus produtos de biotransformação no plasma, aparece dentro de 15 a 30 minutos após administração subcutânea. A proporção de codeína livre no cérebro/plasma é de cerca de 2:1. Após a administração de uma dose de 2 mg/kg de $N^{14}CH_3$ codeína em rato, 82% da dose foi recuperada na urina, na bile e nas fezes e pela via pulmonar, como $^{14}CO_2$.

O nível plasmático tóxico para a codeína gira em torno de 1,8 a 8,8 µg/mL. Como o nível terapêutico é de, aproximadamente, 0,03 a 0,117 µg/mL, a codeína apresenta uma pequena margem de segurança. Todavia, podem ocorrer complicações devido a combinações de codeína com outras drogas, como a glutetimida, que resulta em euforia comparável ao efeito da heroína, com duração de 6 a 8 horas.

A intoxicação aguda por codeína pode resultar em ataxia, fala incompreensível e nistagmo.

Nas intoxicações por codeína, os sintomas são muito semelhantes àqueles apresentados pela morfina, uma vez que, pela biotransformação, a codeína se converte em morfina. Assim, ela também apresenta a típica tríade de sintomas observada com a morfina: miose; depressão respiratória; e coma.

## 7. BUPRENORFINA

É um derivado semissintético da tebaína, altamente lipofílico e 25 a 50 vezes mais potente que a morfina.

Foi inicialmente comercializada nos EUA como analgésico. Em 2002, foi aprovado pela Food and Drug Administration (FDA) para o tratamento do vício de opioides.

Parece ser um agonista parcial dos receptores µ. Dependendo da dose, pode causar sintoma de abstinência em pacientes que receberam agonista do receptor µ por várias semanas.

Apresenta efeitos colaterais cardiovasculares bem como sedação, náusea, vômito, tontura e dor de cabeça, sintomas semelhantes àqueles da morfina. Cerca de 96% da substância circulante liga-se às proteínas. A buprenorfina distribui-se principalmente no fígado e no cérebro e cerca de 70% é eliminada na forma inalterada, porém seu produto de biotransformação N-desmetilado, tanto na forma livre como conjugado, é detectado na urina.

Quando o tratamento é descontinuado, a síndrome de abstinência é instalada por dois dias ou até duas semanas.

Como a metadona e o levo-alfa-acetilmetadol (LAAM), a buprenorfina é 30 a 50 vezes mais potente do que a morfina como analgésico e tem longa duração de ação. Diferentemente de outras drogas de tratamento, a buprenorfina causa menor depressão respiratória, o que a torna mais segura na superdose. Assim, a buprenorfina pode ser uma alternativa viável para a metadona no tratamento de manutenção de curta duração para dependentes de heroína.

## 8. HEROÍNA

A heroína foi introduzida no mercado pela Bayer em 1898 como um medicamento, na esperança de que a forma diacetilada da morfina continuasse efetiva contra a tosse, sem os efeitos colaterais da morfina. Isso não aconteceu, além de tornar-se, nos EUA, a droga de escolha dos farmacodependentes e, consequentemente, de maior interesse para os laboratórios de toxicologia, em razão de sua capacidade de causar depressão respiratória e coma.

Tradicionalmente, no Ocidente, a heroína é autoadministrada por via intravenosa, porém vem ocorrendo uma gradual mudança na preferência dessa via de administração pelas vias intranasal e inalatória, ou seja, passou a ser fumada. Isso provavelmente se deve a duas razões: a primeira, de ordem técnica, pois a heroína inalada oferece vantagens pela rápida liberação da droga no sítio de ação no cérebro sem passar pelo fígado. Além disso, fumar evita frequentes superdoses, sequelas pelo uso de agulhas, infecções por vírus da hepatite e, como consequência pior, contaminação pelo vírus da AIDS, o HIV. A outra razão é de ordem econômica: com a queda nas vendas, devido talvez ao surto de HIV, a qualidade do produto melhorou. Nos EUA, o Drug Enfforcement Administration (DEA) registrou um incremento médio na pureza da heroína de 7,1% em 1982 para 27,6% em 1991. Em Nova York, a pureza aumentou no mesmo período de 3,8 para 48,4%, com um decréscimo no custo de US$ 1,35 para US$ 0,75 o miligrama. Com o aumento na disponibilidade, o grau de pureza obtido, a queda nos preços e o perigo de infecção por HIV, a via inalatória tornou-se a via de escolha, como em grande parte da Ásia, por exemplo, em Nova Delhi, onde 74% dos usuários preferem fumar heroína.

Devido a sua alta lipossolubilidade, a heroína é bem absorvida por todas as vias, nasal, retal, pulmonar e pelas mucosas, deixando rapidamente a corrente circulatória e atingindo seu sítio de ação no SNC. Estima-se que 11 segundos são suficientes para que a heroína absorvida no pulmão alcance seu sítio de ação no cérebro. Assim, o processo de fumar, que libera 89% de heroína intacta, resulta em efeito reforçador imediato, que pode durar vários minutos.

Após a inalação da fumaça, a heroína apresenta um pico de concentração no sangue entre 2 e 5 minutos. Ela apresenta uma meia-vida no sangue extremamente curta, ao redor de 3,3 minutos, passando para 6-monoacetilmorfina com meia-vida ao redor de 5,4 minutos, e novamente pela hidrólise, passando à morfina, que apresenta uma meia-vida em torno de 18,8 minutos. Após administração de 70 mg de heroína intravenosa aos voluntários normais, 45% da dose foi recuperada na urina após 40 horas, sendo 42% como morfina, 38,3% como morfina conjugada, 1,3% como 6-monoacetilmorfina e apenas 0,1% como heroína inalterada.

A heroína é, talvez, a droga mais perigosa que existe sob o ponto de vista de sua capacidade em provocar dependência. Às vezes, poucos dias de uso podem levar o indivíduo a esse estágio. A heroína atravessa facilmente a placenta e 1 em cada 250 bebês de mães dependentes nasce também dependente. Poucas horas após o parto, o recém-nascido apresenta sintomas como vômito, diarreia, convulsão, transpiração, espasmo muscular, tratados normalmente com clorpromazina administrada às refeições e elixir paregórico, o que pode durar 7 semanas ou mais.

Nas intoxicações por superdose de heroína, o edema pulmonar é a complicação mais frequente. A depressão respiratória leva à hipóxia, causando maior permeabilidade capilar e provocando extravasamento de fluido, que resulta finalmente em edema pulmonar. Contudo, é desconhecido o exato mecanismo pelo qual a heroína provoca a morte, pois ela pode ocorrer dentro de poucos minutos após o uso e não se dá em virtude de efeitos farmacológicos típicos dos opiáceos.

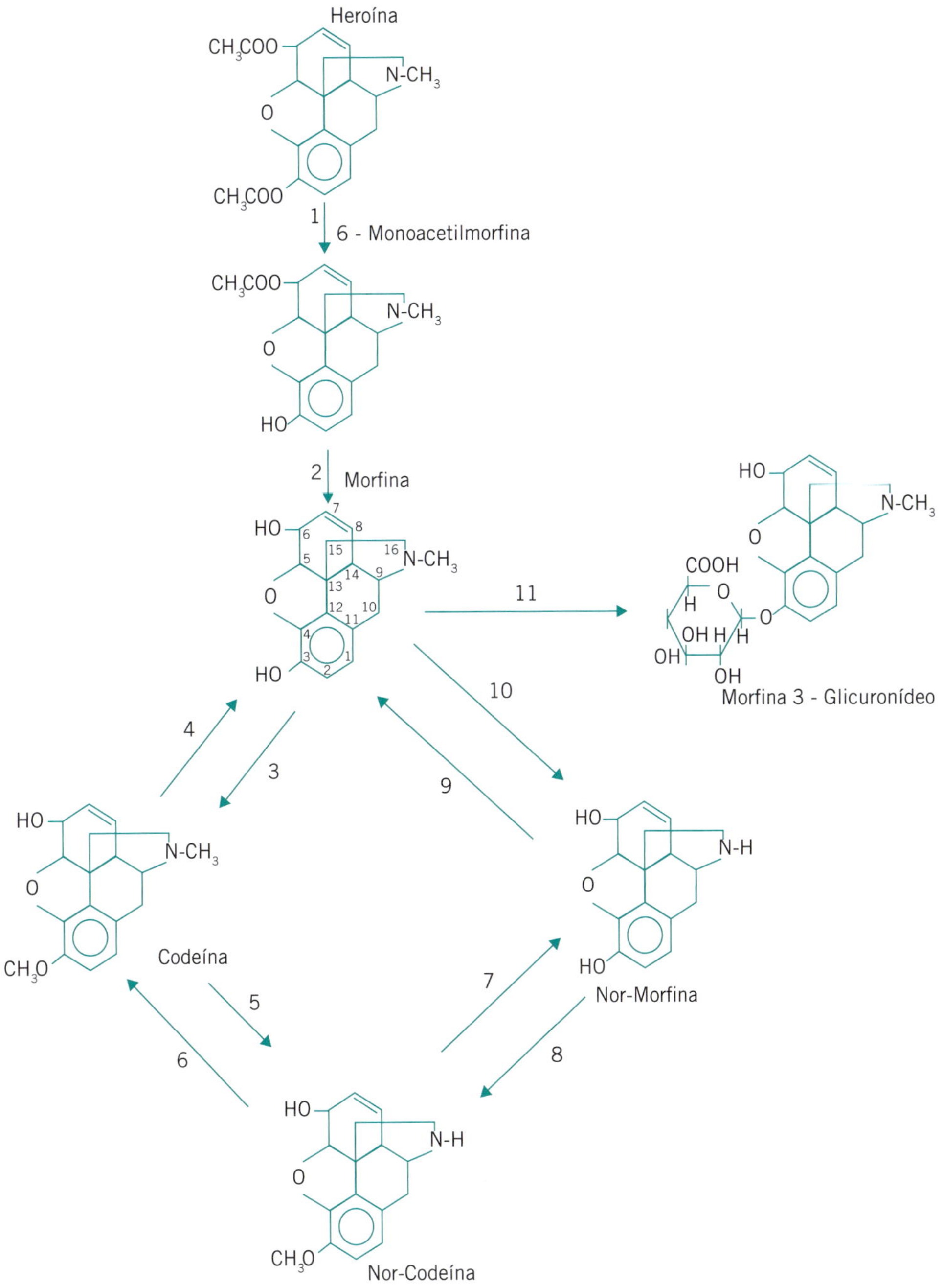

**Figura 2.** Esquema de biotransformação da heroína, da codeína e da morfina.

Reações 1 e 2: desacetilação; reação 3: O-metilação; reações: 4 e 7 O-desmetilação; reações 5 e 10: N-desmetilação; reação 9: N-metilação; e reação 11: glicuronidação. A morfina-3-glicuronídeo é o produto de biotransformação mais eliminado na urina, todavia outros produtos também aparecem na urina, ainda que em proporção bem menor após administração de qualquer um dos três compostos originais.

## 9. PENTAZOCINA

O esforço em encontrar um analgésico efetivo, com menor capacidade de produzir dependência, levou ao desenvolvimento da pentazocina.

As diferenças entre opiáceos, opiáceos semissintéticos e opioides são mínimas quando se trata de intoxicações agudas, bem como seus sinais e sintomas. Assim, a pentazocina, um derivado benzomorfano, como analgésico, é 3 a 4 vezes menos potente do que a morfina e esperava-se que possuísse um potencial mínimo de abuso.

A pentazocina, por meio da administração intravenosa, é largamente usada na clínica, no controle de dores agudas ou crônicas, como ocorrem nos casos de câncer, cólica espasmódica ou neuralgia.

A pentazocina é fracamente absorvida pelo trato gastrintestinal. Após administração de doses de 45 e 75 mg/kg pelas vias intramuscular e oral em humanos, os picos plasmáticos alcançam 0,14 e 0,16 µg/mL, respectivamente. Os picos plasmáticos coincidem com a duração e a intensidade da analgesia e outros efeitos farmacológicos. A meia-vida plasmática, após administração intramuscular e intravenosa, é de cerca de 2 horas. A pentazocina atravessa as barreiras placentária e hematoencefálica, sendo que a concentração cerebral excede a plasmática. A quantidade no cérebro é apreciável um minuto após a administração intravenosa e ainda é detectada até duas horas.

Quanto à eliminação em humanos, menos de 13% de uma dose aparece como fármaco livre e 12 a 30% como glicuronato. Embora a maior porção seja eliminada dentro de 12 horas, traços do fármaco e seus produtos de biotransformação podem ser detectados na urina por vários dias.

A pentazocina exerce suas principais ações sobre o SNC e o músculo liso. Além da sedação e analgesia, doses de 20 a 30 mg já provocam depressão respiratória. Doses de 60 a 90 mg podem produzir efeitos como depressão, disforia, confusão mental e alucinações. Diferentemente dos típicos agonistas dos receptores opioides µ, a pentazocina causa aumento da pressão sanguínea e dos batimentos cardíacos.

Com o uso repetido, a pentazocina pode causar tolerância e dependência.

## 10. FENTANIL

O efeito analgésico do fentanil e sufentanil é semelhante àquele da morfina e de outros opioides. Foi introduzido na clínica no final da década de 1960 como um anestésico/analgésico. É, no momento, o principal fármaco usado como medicação pré-anestésica e como anestésico pós-cirúrgico. É cerca de 200 vezes mais potente do que a morfina, seu efeito é quase imediato e tem curta duração. Embora não seja quimicamente similar aos outros opioides, clinicamente são equivalentes. Muitos derivados do fentanil estão disponíveis ilicitamente como drogas de rua desde 1980, como o alfa-metilfentanil, também conhecido como "China white", que é cerca de 200 vezes mais potente do que a morfina e tem sido responsabilizado por dezenas de mortes. Outros, como o 3-metilfentanil, chegam a ser 7.000 vezes mais potentes do que a morfina. Desde 1979, o potente narcótico analgésico fentanil e seus análogos têm sido sintetizados em laboratórios clandestinos e vendidos nas ruas como substitutos da heroína. A inalação abusiva de fentanil vem sendo uma nova e perigosa mania nos EUA, com grande número de vítimas fatais.

O fentanil é muito lipofílico e alcança concentração máxima no cérebro entre 1 e 2 minutos após administração intravenosa. Sua meia-vida de eliminação varia de 1,5 a 6,0 horas, entretanto, 10 minutos após uma dose letal de 250 µg, 98% da dose desaparece, e o nível sanguíneo cai abaixo de 9 µg/mL. Ele é biotransformado a norfentanil e despropionilfentanil. Sua eliminação ocorre 50% pela urina e 50% pela bile. A meia-vida de eliminação terminal após administração oral é de 469 minutos e não difere muito da intravenosa, de 425 minutos. Concentrações de fentanil, em muitas das vítimas, variaram de 3,0 a 17,7 ng/mL no sangue e 3,9 a 92,7 ng/mL na urina, sendo encontrados no cérebro até 30 ng/g de tecido, o que demonstra ser uma droga bastante perigosa para ser autoadministrada.

O fentanil, como os outros opioides, provoca depressão respiratória, que dura mais de 30 minutos, como também bradicardia, hipotensão, hipotermia e convulsões. Dados patológicos têm revelado congestão pulmonar e hemorragia. A tolerância e a dependência parecem similares às apresentadas por outros opioides.

Posteriormente ao fentanil, foram introduzidos dois outros análogos: o alfentanil, com ação analgésica ultracurta (5 a 10 minutos); e o sufentanil, um potente analgésico, 5 a 10 vezes mais potente que o fentanil, utilizado em alguns tipos de cirurgia.

O carfentanil é outro análogo do fentanil, com potência analgésica 10.000 vezes maior que a da morfina, usado em veterinária para imobilizar grandes animais.

Os derivados do fentanil são usados comumente por via intravenosa, mas, como a heroína, podem também ser fumados ou inalados.

## 11. PROPOXIFENO

O propoxifeno é estrutural e farmacologicamente relacionado com a metadona e foi introduzido na clínica, nos EUA, em 1957. Seu efeito analgésico deve-se ao isômero rotatório dextropropoxifeno. Embora com eficácia inferior a da codeína, e até mesmo a do ácido acetilsalicílico (AAS), o propoxifeno em formulação associada com AAS ou paracetamol, alcançou no final da década de 1960 um verdadeiro sucesso comercial nos EUA.

No final da década 1960, um laboratório forense na Inglaterra indicava o propoxifeno como a principal droga de abuso e causa de morte. Em 1978, somente um hospital admitiu 130 pacientes intoxicados por autoadministração de Distalgesic; muitos se recuperaram, alguns chegaram ao óbito e um dos pacientes permaneceu com graves danos no cérebro. Durante os anos 1980, nos países nórdicos, por meio do Instituto de Medicina Forense em Aarhos, Dinamarca, registraram-se 238 vítimas fatais e, em Oslo, na Noruega, 263, por narcótico analgésico, principalmente o propoxifeno.

Embora um pouco lenta, a absorção do propoxifeno via oral é completa, e o pico plasmático é alcançado entre 66 e 90 minutos após a administração. Somente pequena fração da dose absorvida entra na circulação geral na forma inalterada, pois sofre rápida biotransformação, passando a norpropoxifeno por meio das oxigenases mistas. Todavia, distribuem-se em órgãos como fígado, pulmão, rins e cérebro. A meia-vida de eliminação depende da via de administração. Quando empregado via oral, o propoxifeno apresenta meia-vida de 14,6 horas, ao passo que seu produto de biotransformação, o norpropoxifeno, de 22,9 horas. Como a eliminação do norpropoxifeno é muito mais lenta que a do propoxifeno, acredita-se que o norpropoxifeno seja o responsável pelos efeitos cardiotóxicos nas intoxicações agudas pelo propoxifeno. Menos que 10% do propoxifeno é eliminado via renal na forma inalterada.

A concentração terapêutica do propoxifeno no sangue gira entre 5 e 20 µg/mL, acima da qual vários efeitos tóxicos começam a ser observados, sendo a concentração letal estimada entre 50 e 120 µg/mL. Contudo, deve-se observar que drogas depressoras como o álcool exercem grande influência na toxicidade do propoxifeno, fazendo com que a dose letal seja bem menor quando associado à bebida alcoólica.

Doses de 100 a 500 mg produzem, além de euforia, alucinação e delírio seguidos de náusea, vômito, fala enrolada e coma. Contudo, deve-se observar que, com 35 mg/kg, o propoxifeno tem produzido parada cardíaca e respiratória, sendo esta última a principal *causa mortis* nas superdoses. Uma superdose do propoxifeno pode produzir efeito tóxico agudo no SNC, normalmente manifestado como convulsões.

Atualmente, o uso e o abuso do propoxifeno nos EUA são relativamente pouco comuns comparados com os de outros opioides, porém, na Grã-Bretanha, superdoses do medicamento são responsáveis por mais de 5% dos casos de suicídios.

## 12. NALBUFINA

Usada para produzir analgesia, é estruturalmente relacionada com a naloxona e a oximorfona. Apresenta efeitos que lembram aqueles da pentazocina, porém é um antagonista mais potente dos receptores µ.

Produz poucos efeitos colaterais, sedação, sudorese e cefaleia são os mais comuns com doses menores que 10 mg. Com doses mais altas (70 mg), podem ocorrer efeitos colaterais psicomiméticos como disforia, pensamentos descontrolados e distorções de imagem.

A nalbufina é biotransformada no fígado e tem meia-vida plasmática de 2 a 3 horas. Quando administrada via oral, apresenta potência de ação 20 a 25% em relação à via intramuscular.

A administração prolongada de nalbufina pode causar dependência física com intensidade semelhante à da pentazocina.

## 13. BUTORFANOL

É estruturalmente semelhante à morfina com perfil de ação semelhante à de pentazocina. Sua meia-vida plasmática é de cerca de 3 horas.

É mais indicado para dor aguda do que crônica e produz analgesia e depressão respiratória semelhantes às da morfina. Como a pentazocina, pode provocar aumento da pressão arterial pulmonar, assim como do trabalho cardíaco, com pequeno decréscimo da pressão arterial sistêmica.

Apresenta os seguintes efeitos colaterais: fraqueza; sudorese; entorpecimento; sensação de flutuação; e náusea.

Inicialmente, era formulado como injetável para uso humano e também veterinário. Recentemente, foi desenvolvido também na forma de *spray*, o que tem levado ao abuso de seu consumo, podendo causar dependência física.

## 14. MEPERIDINA

A meperidina, também conhecida com o nome de petidina fora dos EUA, foi amplamente utilizada para tratamento de dores crônicas ou agudas.

Foi introduzida como analgésico em 1930 e produz efeitos semelhantes, mas com menor duração de ação do que a da morfina. É normalmente usada como pré-anestésico, em Obstetrícia e no alívio da dor moderada à severa.

Produz manifestações típicas de outros opioides, podendo levar a grande euforia. A miose é menos pronunciada e, se ocorre, é menos persistente que aquela associada à morfina. Quando administrada por via intravenosa, frequentemente há elevação da velocidade dos batimentos cardíacos.

É predominantemente um agonista do receptor µ. Não é mais recomendada para tratamento da dor crônica em razão da toxicidade de seus produtos de biotransformação. A meperidina causa algumas vezes excitação do SNC, caracterizada por tremores e convulsões. Esses efeitos são causados principalmente pelo acúmulo de um de seus produtos de biotransformação, a normeperidina, que tem meia-vida mais longa, 15 a 20 horas, quando comparada com a meia-vida de 3 horas da meperidina. É acumulada em pacientes com insuficiência renal, fazendo com que a meia-vida da normeperidina aumente para 35 horas.

O acúmulo da normeperidina causado por doses repetidas em curto intervalo de tempo pode causar síndrome excitatória, que inclui alucinações, tremores, pupilas dilatadas e convulsões em pacientes ou usuários tolerantes aos efeitos depressores da meperidina. A prescrição da meperidina deve ser evitada para idosos, em razão dos efeitos neurotóxicos da normeperidina.

Ainda que primariamente um opioide, a meperidina é capaz de exercer efeito em outros tipos de receptores. A maioria dos efeitos não opioides ocorre nos receptores de serotonina, por meio de bloqueio pré-sináptico da captação da serotonina, podendo causar rigidez muscular, hipertermia e estado mental alterado, particularmente em pacientes que usam inibidores da monoamino-oxidase (IMAO).

O uso da meperidina na terapêutica é reduzido, em razão de suas desvantagens farmacológicas e seus efeitos toxicológicos.

## 15. TRAMADOL

O tramadol é um análogo sintético da codeína. Possui baixa afinidade para o receptor opioide µ em relação à morfina. Parte de seu efeito analgésico é causada por sua capacidade de inibir a captação da norepinefrina e serotonina, portanto não deve ser usado em pacientes que estão fazendo uso de inibidores da monoamino-oxidase (IMAO). O efeito analgésico inicia-se uma hora após a dose oral e atinge o máximo em 2 a 3 horas, permanecendo por cerca de 6 horas.

No tratamento da dor leve à moderada, é tão efetivo quanto a morfina e a meperidina, o que não acontece no tratamento da dor severa ou crônica. Por sua vez, é tão efetivo quanto a meperidina na Obstetrícia, causando menos depressão respiratória neonatal.

Os efeitos colaterais comuns do tramadol incluem náusea, vômitos, tontura, boca seca, sedação e dor de cabeça. Além disso, pode causar convulsões e, portanto, exacerbar esse sintoma em pacientes com tal predisposição. Relatórios da FDA alertam para as convulsões associadas ao tramadol que ocorrem no primeiro dia após o início da terapia.

Apresenta efeitos de opioide quando utilizado em grandes doses, a partir de seis vezes a dose terapêutica, não desenvolvendo certos efeitos clínicos dos opioides, como miose.

Têm sido relatados casos de abuso e dependência física associados com o tramadol.

## 16. DEXTROMETORFANO

É desprovido de propriedades analgésicas, apesar de ser estruturalmente um isômero óptico do levorfanol, que é um potente analgésico opioide. Sua estrutura leva a considerá-lo um opioide, apesar de sua ação nos receptores ser muito complexa. Em altas doses, liga-se aos receptores opioides, produzindo miose, depressão respiratória e depressão do SNC.

Em razão de suas propriedades antiepilépticas e seu efeito neuroprotetor, é utilizado no tratamento da isquemia cerebral.

O dextrometorfano causa bloqueio da captação pré-sináptica da serotonina, devendo ser evitado em pacientes sob efeito de inibidores da MAO.

O abuso do dextrometorfano tem aumentado particularmente entre estudantes, por causa da sua disponibilidade e limitada toxicidade.

## 17. METADONA

Os cientistas alemães desenvolveram a metadona, durante a Segunda Guerra Mundial, como um substituto da morfina, em razão da curta duração de ação dessa última. Atualmente, é utilizada no tratamento do vício da morfina e para controle da dor crônica. Quimicamente, a metadona difere bastante da morfina, porém, na ação e potência analgésicas, é bastante similar, pois 7,5 mg de metadona equivalem a 10 mg de morfina. Devido à dependência cruzada com opiáceos e maior lentidão no seu desenvolvimento quando comparada com a morfina, é empregada no tratamento de indivíduos dependentes de narcóticos analgésicos, tanto na desintoxicação como nos programas de terapia substitutiva. A ideia da terapia substitutiva por metadona surgiu porque, mesmo após longo tratamento ou grandes doses terem sido ingeridas, qualitativamente a síndrome de abstinência é a mesma da morfina, diferindo apenas na intensidade e nos seus picos no decorrer do tempo. Enquanto os sintomas da retirada da morfina têm início de 6 a 8 horas após a última administração atingindo um pico entre 36 e 72 horas, com a metadona, poucos sintomas ocorrem entre 72 e 96 horas, e após este intervalo o paciente começa a reclamar de fraqueza, ansiedade, desconforto abdominal, dor de cabeça e outros. Além da vantagem de poder ser administrada via oral, afasta o viciado da agulha, fato de grande importância médica e psicológica. Nos EUA, o programa de terapia substitutiva, embora sob controle médico, é ambulatorial, legal e gratuito, o que facilita a reintegração social do paciente.

Apesar de a metadona ser utilizada no tratamento da dependência a outros opioides, ela não deixa de ser uma droga perigosa. Seu uso deve ser evitado para idosos em razão de sua meia-vida longa.

A metadona é prontamente absorvida pelo trato gastrintestinal, podendo ser detectada no plasma em apreciável concentração, 30 minutos após a ingestão oral, e apenas 10 minutos após a administração subcutânea. Após doses terapêuticas, 85% do fármaco se liga às proteínas plasmáticas. Deixando a corrente circulatória, localiza-se nos pulmões, no fígado, nos rins, no baço e, em baixas concentrações, no cérebro, músculo e coração. Sua meia-vida é de aproximadamente 24 horas, mantendo um nível de efeito que permite uma única dose por dia. Quanto à biotransformação, pode-se ter N-desmetilação com formação de aminas primárias e secundárias. A N-desmetilação com rearranjo espontâneo dá origem ao 1,5-dimetil-3,3-difenil-2-etilideno pirrolidina, principal produto de biotransformação da metadona, encontrado no homem, principalmente na bile. Quanto à eliminação, cerca de 9% da metadona é excretada na forma livre, 5% nas fezes e 4% na urina. Aproximadamente, 60% de uma dose no homem pode ser encontrada como metadona inalterada e produto de biotransformação pirrolidínico, eliminados como glicuronatos.

Mulheres grávidas viciadas em opiáceos, principalmente nos EUA e na Europa, constituem um problema social que não pode ser ignorado. Depressores do SNC como álcool e barbitúricos podem aumentar a depressão respiratória provocada pela metadona, podendo também produzir confusão mental, coma e morte.

## 18. NALOXONA

A naloxona é um derivado da hidromorfona, a N-alil 7,8-dihidro-14-hidroximorfinona, que, apesar de ser um opioide, não é utilizada como droga de abuso. Pelo contrário, a naloxona é um antagonista específico sem qualquer propriedade agonista, antagonizando sintomas usualmente devidos à interação com receptores $\mu$, $\kappa$ ou $\sigma$. Assim, a naloxona reverte a depressão respiratória provocada por opiáceos/opioides, dando imediata proteção às vias aéreas e causando outros sinais e sintomas como sonolência, vasodilatação periférica e aumento do débito cardíaco. A naloxona é utilizada tanto na terapêutica das superdoses de opiáceos/opioides quanto no diagnóstico da intoxicação, pois precipita a síndrome de abstinência nos indivíduos dependentes.

Dada sua alta lipossolubilidade, é rapidamente absorvida por todas as vias. O pico plasmático é alcançado 15 minutos após injeção intramuscular e 30 minutos após injeção subcutânea. A meia-vida plasmática gira em torno de 64 minutos, sendo 2 a 3 vezes maior em neonatos do que em adultos, como resultado do incompleto desenvolvimento da via de glicuronidação em neonatos.

Cerca de 75% da naloxona administrada oralmente é absorvida em 15 minutos com pico plasmático aos 30 minutos. É rapidamente distribuída por todos os tecidos, concentrando-se no cérebro, no rim, no baço, no pulmão e no músculo esquelético; apresenta relação cérebro/soro 12 a 15 vezes maior que a da morfina. Sua baixa potência, via oral, pode ser o resultado de uma rápida biotransformação parcial hepática com glicuronidação. A N-desalquilação e a redução do 6-ceto grupo resultam no produto 6-$\beta$-naloxol, que, no homem, ainda mantém a propriedade antagonista. Os produtos biotransformados são excretados na urina, 24 a 37% nas primeiras 6 horas e 60% dentro de 72 horas.

Embora com dose intravenosa de 20 mg tenham sido observados letargia e início da diminuição do bem-estar, com 4 mg/kg não foram identificados efeitos tóxicos significativos. Via oral, 200 mg de naloxona antagonizam os efeitos de 20 mg de heroína intravenosa. Dose parenteral de 24 mg/70 kg e dose oral de até 3.000 mg têm sido administradas sem maiores incidentes.

Quanto ao mecanismo de ação, a naloxona desloca os opioides dos seus sítios receptores e a eles se liga imediatamente. Alguns efeitos podem ser observados dentro de 1 a 2 minutos após uma injeção intravenosa, induzindo a precipitação da síndrome de abstinência em pacientes dependentes a opiáceos/opioides. Ao contrário da nalorfina e do levalorfano, também antagonistas opioides, ela antagoniza os efeitos sedativo, analgésico e ocular dos opioides. Por ser um antagonista puro, a naloxona vem substituindo todos os outros antagonistas no tratamento das intoxicações por opioides.

## 19. LAAM

Outro opioide agonista parcial, análogo da metadona e aprovado nos EUA, desde 1994, para o tratamento prolongado da dependência à heroína é o levo-alfa-acetilmetadol ou LAAM. O LAAM possui meia-vida bem maior que a da metadona, com uma duração de ação mais longa, podendo prevenir os sintomas da síndrome de abstinência por heroína por até 96 horas. Isso significa que, em um tratamento ambulatorial com LAAM, o usuário deverá passar pelo ambulatório no máximo duas vezes por semana. O LAAM tem longa ação em razão de seus dois biotransformados ativos.

Tanto o LAAM quanto a metadona possuem alto potencial de abuso. Dados recentes de sua toxicidade cardiovasvular têm limitado seu uso na terapia de primeira linha para tratamento de viciados.

## 20. MEPTAZINOL

Opioide recentemente introduzido, apresenta estrutura química diferente dos demais. Pode ser utilizado na forma oral ou parenteral, e a duração de sua ação é mais curta do que a da morfina. Parece ter menos efeitos colaterais do que a morfina, porém produz náuseas, sedação, tontura e efeitos colaterais semelhantes à atropina.

## 21. BIBLIOGRAFIA

AMERICAN MEDICAL ASSOCIATION (AMA). Effective medical treatment of opiate addiction [Nih Consensus Conference]. *JAMA*, v.280, p.1936-43, 1998.

BLONDEL, S.; LEFEBURE, P.; TONDEUR, M.; BLUM, D. Neonatal abstinence syndrome: current and future aspects. *Rev. Med. Brux.*, v.14, p.73-7, 1993.

BRUNTON, L.L.; LAZO, J.S. Opioids analgesics. In: GOODMAN, L.S.; GILMAN A. *The pharmacological basis of therapeutics.* 11.ed., New York: McGraw-Hill, 2006.

CASARETT, M.G. Social poisons. In: CASARETT, L.J.; DOULL, J. *Toxicology: The basic science of poisons.* New York: Mac Millan Co. Inc., p.727-54, 1980.

CHATURVERDI, A.K.; RAO, N.G.S. A death due to self-administration fentanyl. *J. Anal. Toxicol.*, v.14, p.385-87, 1990.

DRUG AND ENFFORCEMENT ADMINISTRATION (DEA). Disponível em: <http:/www.usdoj.gov/dea>. Acesso em: 05 jul. 2013.

DRUMMER, O.H. Recent trends in narcotic deaths. *Therapeutic Drug Monitoring.*, v.27, n.6, p.738-40, 2005.

ELLENHORN, M.J.; BARCELOUX, D.G. *Medical toxicology diagnoses and treatment of human poisoning.* New York: Elsevier Science Publishing Company, Inc. 1988.

FlOWER, R.J. Narcoanalgésicos. In: RANG, H.P.; DALE, M.M.; RITTER, J.M. (Eds.). *Farmacologia.* 6 ed., Rio de Janeiro, Elsevier, 2008.

FRANCES, B.; GOUT, R.; MONSARRAT, B.; CROS, J.; ZAJAC, J.M. Further evidence that morphine-6-β-glucorinide is a more potent opioid agonist than morfine. *J. Pharmacol. Exp. Ther.*, v.262, p.25-31, 1992.

FRIEDRICHSDORF, S.J.; NUJENT, A.P.; STROBL, A.O. Codeine associated pediatric deaths despite using recommended dosing guidelines: three cases reports. *J. Opioid Manag.*, v.9, n.2, p.151-155, 2013.

GOLDSTEIN, A.; ARONOW, L.; KALMAN, M. *Principles of drugs action the basis of pharmacology.* 2.ed., New York: A. Wiley Biomedical Health Publication, 1978.

GOODMAN, L.S.; GILMAN, A. *As bases farmacológicas da terapêutica.* 4.ed. Rio de Janeiro: Guanabara Koogan, 1973.

GOODMAN, L.S.; GILMAN, A. *Manual de farmacologia e terapêutica.* São Paulo: McGraw-Hill, 2010.

GOSSEL, T.A.; BRICKER, J.D. *Principles of clinical toxicology.* 2.ed., New York: Raven Press, 1990.

GRAEFF, F.G. *Drogas psicotrópicas e seu modo de ação.* 2.ed., São Paulo: Editora Pedagógica e Universitária, 1989.

GUARNIERI, M.; BRAYTON, C.; DE TOLLA, C.; FORBES-MCBEAN, N.; SARAIBIA-ESTRADA, R.; ZADNIK, P. Safety and efficacy of buprenorphine for analgesia in laboratory mice and rats. *Lab. Anim.*, v.41, n.11, p.337-343, 2012.

HANISCH, W.; MEYER, L.U. Determination of the heroin metabolite 6-monoacetylmorphine in urine by high-performance liquid Chromatography with electrochemical detection. *J. Anal. Toxicol.*, v.17, p.48-50, 1993.

HARDING-PINK, D. Deaths associated with methadone. *J. Toxicol. Clin. Exp.*, v.11, p.31-49, 1991.

HENDERSON, G.L. Fentanyl-related deaths demographics circumstances and toxicology of 112 cases. *J. Forensic Sci.*, v.36, p.422-33, 1991.

HYMAN, S.E.; NESTLER, E.J. *The molecular foundations of psychiatry.* New York: American Psychiatry Press. Inc., 1993.

IWAI, S.; KIJUCHI, N.; KOBAYASHI, Y.; FUKUSAWA, Y.; SAIKA, F.; UENO, K.; YAMAMOTO, C.; KISHIOKA, S. Inhibition of morphine tolerance is mediated by painful stimuli via central mechanisms. *Drug Discov. Therap.*, v.6, n.1, p.31-37, 2012.

JENKINS, A.J.; KEENAN, R.M.; HENNINGFILD, J.E.; CONE, E.J. Pharmacokinetics and pharmacodynamics of smoked heroin. *J. Anal. Toxicol.*, v.18, p.317-30, 1994.

KAA, E.; TEIGE, B. Drug-related deaths during the 1980s. A comparative study of drug addict deaths examined at the institutes of forensic medicine in Aarhus, Denmark and Oslo Norway. *Int. J. Legal. Med.*, v.106, p.5-9, 1993.

KELLY, L.E.; MADADI, P. Is there a role for therapeutic drug monitoring with codeine? *Ther. Drug Monit.*, v.34, n.3, p.249-253, 2012.

MCKIM, W.A. *Drugs and behavior – an introduction to behavioral pharmacology.* 4.ed., Upper Saddle River, New Jersey: Prentice-Hall Inc., 2000.

MULDER, G.J. Pharmacological effects of drug conjugates is morphine 6-glucuronide an exception? *Trends. Pharmacol. Sci. Toxicol.*, v.13, p.302-4, 1992.

MUNCK, L.K.; CHRISTENSE, C.B.; PEDERSEN, L.; LARSEN, U.; BRANEBJERG, P.E.; KAMPMANN, J.P. Codeine in analgesic doses does not depress respiration in patients with severe chronic obstructive lung disease. *Pharmacol. Toxicol.*, v.66, p.335-40, 1990.

MURAD, J.E. *Como enfrentar o abuso de drogas.* 4.ed. Belo Horizonte: Abraço, 1992.

NAPPO, S.A.; CARLINI, E.A. Centro Brasileiro de Informações sobre Drogas Psicotrópicas – CEBRID. São Paulo. Boletim n. 10, Setembro, 1992.

NAPPO, S.A.; CARLINI, E.A. Centro Brasileiro de Informações sobre Drogas Psicotrópicas – CEBRID. V Levantamento nacional sobre o consumo de drogas psicotrópicas entre estudantes do ensino fundamental e médio em 27 capitais brasileiras. 2006. Disponível em: <http:/www.unifesp.br> (on-line).

NELSON, L.S. Opioids. In: GOLDFRANK´S. *Toxicologic emergencies.* 8.ed., New York: McGraw-Hill, 2006.

NESTLER, E.J.; AGHAJAIAN, G.K. Molecular and Cellular Basis of Addiction. *Science,* v.278, p.58-62, 1997.

O'NEIL, C.K.; HANION, J.T.; MARCUM, Z.A. Adverse effects of analgesics commonly used by older adults with osteoarthritis: focus on non-opioid and opioid analgesics. *Am. J. Geriatr. Pharmacother.,* v.10, n.6, p.331-342, 2012.

PAUL, D.; PICK, C.A.; TIVE, L.A.; PASTERNAK, G.W. Pharmacological characterization of Nalorphine, a Kappa$_3$ Analgezic. *J. Pharmacol. Exp. Ther.,* v.257, p.1-7, 1991.

PETITJEAN, S.; STOHLER, R.; DEGLON, J.J.; LIVOTI, S.; WALDVOGEL, D.; UEHLINGER, C.; LADEWIG, D. Double-blind randomized trial of buprenorphine and methadone in opiate dependence. *Drug Alcohol Depend.,* v.1, p.97-104, 2001.

PHILLIPS, R.S.; CLEARY, D.R.; NAWALK, J.W.; ARTTAMANGKUT, S.; HOUGH, L.B.; HEINRICHER, M.M. Pain-facilitating medullary neuron contribute to opioid-induced respiratory depression. *J. Neurophysiol.,* v.108, n.9, p.2393-2404, 2012.

PORTENOY, R.K.; THALER, H.T.; INTURRISI, C.E.; KLAR, H.F.; FOLEY, K.M. The metabolite morphine-6 glucuronide contributer to the analgesia produced by morphine infusion in patients with pain and normal renal function. *Clin. Pharmacol. Ther.,* v.51, p.422-31, 1992.

SMIALEK, J.E.; LEVINE, B.; CHIN, L.; WU, S.C.; JENKINS, S.O. A fentanyl epidemic in Maryland 1992. *J. Forensic Sci.,* v.39, p.159-64, 1994.

STREISAND, J.B.; VAREL, J.R.; STANSKI, D.R.; MAIRE, L.L.; ASHBUN, M.A.; HAUGUE, B.I.; TRAVER, S.D.; STANLEY, T.H. Absorption and bioavailability of oral transmucosal fentanyl citrate. *Anesthesiology,* v.75, p.223-29, 1991.

WAHBA, W.W.; WINEK, C.L.; ROZIN, L. Distribution of morphine in body fluids of heroin users. *J. Anal. Toxicol.,* v.17, p.123-24, 1993.

WANG, D.; TEICHTAHL, H. Opioids, sleep architecture and sleep-disordered breathing. *Sleep. Med. Rev.,* v.11, p.35-46, 2007.

WARNER, M.; CHEN, L.H.; MAKUC, D.M.; ANDERSON, R.N.; MINIÑO, A.M. Drug poisoning deaths in United States 1980-2008. *NCHS Data Brief,* v.81, p.1-8, 2011.

WORLD HEALTH ORGANIZATION (WHO). Comitê de expertos de 1ª OMS em farmacodependência. 19º Informe. Série de informes técnicos n. 526, Genebra, 1973.

WORM, K.; STEENTOFT, A.; KRINGSHOLM, B. Methadone and drug addicts. *Int. J. Legal. Med.,* v.106, p.119-23, 1993.

ZANINI, A.C.; OGA, S. *Farmacologia aplicada.* 3.ed. São Paulo: Atheneu, 1985.

# 4.3.

# ESTIMULANTES DO SISTEMA NERVOSO CENTRAL

*Alice A. da Matta Chasin*
*Erasmo Soares da Silva*
*Virgínia Martins Carvalho*

## CONTEÚDO DESTE CAPÍTULO

## 1. INTRODUÇÃO

Do ponto de vista da Toxicologia Social, considera-se como estimulante toda substância utilizada voluntariamente com a finalidade de obtenção de estados alterados de consciência, caracterizados por euforia e sensação de aumento da capacidade física e mental decorrente da estimulação do sistema nervoso central (SNC).

Em nosso meio, são utilizados para esse fim fármacos proscritos, como a cocaína e fármacos como os anfetamínicos, cuja comercialização, ora permitida, ora proibida constitui um problema de saúde pública. Outros, dentre os quais os xantínicos e a nicotina, apesar de atuarem farmacologicamente como estimulantes centrais, apresentam padrão de uso diverso.

Segundo o Relatório das Nações Unidas sobre o uso de drogas no mundo (UNODC, 2013), o Brasil reporta um estudo transversal de 3.398 motoristas em que 4,6% deles mostraram resultados positivos para alguma substância psicoativa. Destes, 39% foram positivos para cocaína, 32% para tetraidrocanabinol (THC, *Cannabis*), 16% para anfetaminas e 14% para benzodiazepinas. Ainda segundo o mesmo relatório, há referência de o Brasil ter apresentado aumento no uso de cocaína pela população em geral. De acordo com um estudo conduzido entre estudantes universitários nas 27 capitais brasileiras, a prevalência anual do uso de cocaína entre estudantes universitários era de 3%. A prevalência estimada do uso de cocaína entre a população geral é estimada em 1,75% e é também consistente com a tendência do aumento do uso de cocaína no Brasil. Esses dados mostram a gravidade da problemática desses estimulantes em nosso meio.

Embora possuam características por vezes comuns em termos toxicológicos, os padrões de uso apresentados pelos anfetamínicos e pela cocaína, bem como as peculiaridades relacionadas aos complexos fenômenos de tolerância, dependência etc., diferem substancialmente, o que orienta uma abordagem em separado desses fármacos.

## 2. COCAÍNA

A cocaína (COC) é um dos alcaloides presentes nas folhas provenientes de duas espécies do gênero *Erytroxylum,* vulgarmente denominado coca: a *Erytroxylum novogranatense,* com teores entre 0,17 e 0,76% de COC, cultivada principalmente em regiões de clima mais seco da Colômbia e Venezuela; a *Erytroxylum novogranatense,* variedade *trujjilo,* com 0,64% de COC, cultivada principalmente na costa desértica do norte do Peru e no Vale do Marañón; e a *Erytroxylum coca,* com teores entre 0,13 e 0,68% de COC, que cresce principalmente em regiões úmidas e tropicais do Leste dos Andes, Sul do Equador, Bolívia e algumas partes da Bacia Amazônica. As folhas após maceração são convertidas em pasta de coca (contêm cocaína na forma de base livre), que constitui a forma de tráfico e que é também utilizada para produzir o cloridrato de cocaína (COC.HCl) ou sulfato de cocaína, sais empregados na autoadministração oral, intranasal e intravenosa. Estima-se que 100 kg de folhas de coca dão origem a 1.000 g de pasta de coca e 800 g do respectivo cloridrato.

A cocaína é um potente anestésico local e atua como poderoso agente simpatomimético com efeitos estimulantes no SNC, sendo considerada o mais potente estimulante central de ocorrência natural, razão pela qual é utilizada como fármaco de abuso. Seu uso remonta às populações pré-incaicas que, segundo achados arqueológicos, já mascavam as folhas de coca em cerimônias religiosas. A prática de fumar folhas de coca com finalidades religiosas e terapêuticas, entretanto, data de mais de 5.000 anos. No final do século passado, preconizava-se o emprego de cigarros de coca no tratamento de asma e febre do feno, na Europa e Estados Unidos, onde também eram fumados com finalidade recreacional. Após séculos de uso, foi isolada e caracterizada por Albert Niemann, em 1859, e atribui-se a Freud a popularização da cocaína no meio científico,

sendo famosos seus escritos de 1884 sobre as propriedades da COC de aliviar a depressão e curar a dependência à morfina. Paradoxalmente, uma das primeiras vítimas da farmacodependência à COC foi Halstead, cirurgião americano, que buscava exatamente curar-se de sua dependência à morfina.

Embora postulada como "perigosa" pelo próprio Freud após a morte de um amigo, passou a fazer parte de vários elixires, medicamentos e bebidas, como a Coca-Cola®. O aumento do uso levou, em 1891, aos primeiros relatos sobre intoxicações relacionadas à cocaína, incluindo 13 mortes, o que eventualmente contribuiu para sua proibição pelo Harrison Act em 1914, que a catalogou com as mesmas restrições e penalidades imputadas à morfina.

O uso não médico se tornou infrequente e clandestino até seu recrudescimento na década de 70 devido, em parte, ao conceito infundado de ser a cocaína segura e desprovida da propriedade de causar dependência, quando utilizada recreacionalmente.

### 2.1. Padrões de uso

A cocaína é mais frequentemente encontrada como pó cristalino, cloridrato de cocaína (COC.HCl) obtido pelo tratamento da pasta de coca purificada com ácido clorídrico ou ácido sulfúrico, no caso do sulfato de cocaína. Sob esta forma, não se presta a ser fumada, pois não se volatiliza e se decompõe com o aumento da temperatura. Comumente é autoadministrada por aspiração nasal, por via oral ou intravenosa, sendo bem absorvida na corrente sanguínea por meio da mucosa nasal.

Na forma de base livre (COC-base), a cocaína apresenta baixo ponto de fusão (96 a 98°C contra os 197°C do cloridrato); volatiliza-se a aproximadamente 90°C e, quando aquecida, permite que seus vapores sejam inalados no ato de fumar. A forma mais comum pela qual se comercializa a base livre é o chamado *crack* ou *merla* no Brasil, e *bazuco* em alguns países andinos.

A denominação *crack*, tão difundida no Brasil, surgiu nos Estados Unidos e é uma expressão onomatopaica que remete ao som de crepitação decorrente do aquecimento da droga devido à presença do cloreto de sódio, impureza surgida no processo de conversão da cocaína, normalmente COC.HCl, que é procedida pela dissolução do pó em água, adição de agente alcalinizante (hidróxido de sódio ou bicarbonato de sódio) e aquecimento. Inúmeras denominações de rua são utilizadas para se referir à cocaína na forma de base livre consumida por via inalatória (fumada), dentre elas *crack, merla, base, freebase, bazuco, oxi* etc. Essas designações utilizadas nas ruas, muitas vezes reproduzidas em textos científicos, não apresentam um critério específico de classificação, pois a droga apresenta composições variadas. Por vezes, surge um novo nome de rua para designar a mesma droga induzindo muitos ao erro de considerar uma antiga como uma "nova droga"; esse foi o caso do *oxi*, que após ter sido considerado uma nova droga mais potente que o *crack*, recentemente foi caracterizado como sendo a mesma droga denominada *crack* em São Paulo.

De forma geral, o *crack* apresenta-se como cristais irregulares em forma de "pedras", nome pelo qual é vulgarmente referido. A pasta de coca apresenta concentrações de cocaína que variam de 40 a 91%, dependendo de estar a pasta bruta ou em estágio mais adiantado de purificação. O nome *freebasing* foi referido como sendo cocaína na forma de base livre obtida pelo próprio usuário, pela mistura da solução de COC.HCl com bicarbonato de sódio ou amônia, e extração da base formada pela adição de éter, filtragem e posterior evaporação. A *merla*, referida em algumas regiões do Brasil, apresenta consistência pastosa sendo considerada um subproduto da cocaína obtida por meio do tratamento do remanescente das folhas de coca, após o processo de refino (chamada de cocaína oxidada) e pela adição de ácido sulfúrico, querosene, cal e pó barrilha (produto utilizado para limpar piscinas).

Em São Paulo, a sinonímia *crack* foi consagrada pela sociedade para se referir ao uso da cocaína fumada, no entanto parece que a droga vem apresentando mudanças em sua composição. Provavelmente, no início o nome foi empregado quando a droga era obtida por meio da cocaína, mas atualmente alguns trabalhos indicam que a droga de rua comercializada como *crack* trata-se, realmente, da pasta de coca. Os trabalhos de caracterização mostram que a droga apresenta coloração amarelada, muitas vezes pastosa e com forte odor de solventes orgânicos.

Tanto os sais de cocaína como a cocaína base podem ser adulterados com várias substâncias, compondo-se assim a "droga de rua". Dentre os adulterantes mais comumente encontrados na droga de rua, encontram-se os anestésicos locais (benzocaína, procaína, tetracaína, bupivacaína, etidocaína, lidocaína, mepivacaína, dibucaína, prilocaína), estimulantes (cafeína, teofilina, ergotamina, estricnina, efedrina, fenilpropanolamina, metilfenidato e anfetamina) e piracetam; quanto aos diluentes, citam-se a glicose, lactose, sacarose, manitol, amido, talco, carbonatos, sulfatos e ácido bórico. Resultados obtidos em análises de amostras apreendidas na região metropolitana de São Paulo, em 1997, indicaram em 70% delas, teores de 20 a 55% de cocaína no pó, não havendo ocorrência de amostras com porcentagem acima de 70%. Em estudo recente, as amostras apreendidas em São Paulo como sendo *crack,* entre os anos de 2008 e 2009, apresentaram teores médios de 75% de cocaína.

A cocaína apresenta longa história de uso e, na era moderna, as vias de autoadministração mais frequentes são: a intranasal e a intravenosa, para a forma de cloridrato, ou a respiratória (ato de fumar) para a forma básica. Nos últimos anos, tem havido uma mudança drástica nos padrões de uso da COC quanto à via de administração: devido ao advento do *crack,* mudou da intranasal e/ou intravenosa para a via respiratória.

As razões para o fato parecem estar embasadas no alto potencial de abuso desta forma de uso, em que os efeitos prazerosos buscados ocorrem mais rápida e intensamente quando comparados à via intravenosa. Ressalte-se ainda o acréscimo de fatores ambientais e sociais como conveniência e facilidade de aquisição, bem como a não necessidade da parafernália relativa às drogas injetáveis e segurança quanto à baixa possibilidade de transmissão de doenças por esta via.

A pasta de coca é fumada em cigarros, *per se (bazuco),* ou em combinação com tabaco ou maconha (*grimmie*). Este produto, dado o preço relativamente baixo, é bastante utilizado pelas populações jovens dos países andinos e vem se tornando popular em outras localidades. No entanto, essa forma de uso constitui um grave problema de saúde pública, devido à quantidade de impurezas presentes na primeira fase de obtenção da pasta, como querosene, gasolina, metais pesados etc.

A prática de fumar cocaína data da década de 1980 quando se relatou que o *crack* havia se tornado sério problema nas principais cidades americanas e na Europa. Na cidade de São Paulo, a primeira apreensão de *crack* analisada nos laboratórios do então Serviço Técnico de Toxicologia Forense (STTF) ocorreu no final de 1992 e, à semelhança do que vem ocorrendo em outros países, o número de apreensões de *crack* subiu significativamente, superando, por vezes, aqueles relativos à forma de sais de cocaína.

Carvalho identificou o uso de *crack* em trinta e sete amostras de urina fornecidas pelo Núcleo de Toxicologia Forense do Instituto Médico-Legal de São Paulo, treze *post mortem* e vinte e quatro provenientes de indivíduos vivos. Verificou que 23% do grupo *post mortem* e 33% do grupo de indivíduos vivos foram positivas, indicando que o uso de *crack* representa importante forma de abuso de COC na Região Metropolitana de São Paulo e Grande São Paulo.

Uma das substâncias mais comumente associadas à cocaína é o etanol, sendo comum o uso de cocaína para reverter os sinais e sintomas de ebriedade causados pelo álcool. Sabe-se que dessa interação, resulta o aparecimento de um terceiro produto, o cocaetileno, produto de transesterificação mais apolar e com maior afinidade pelo SNC que compartilha muitas propriedades da cocaína e apresenta efeito mais duradouro, explicando assim o porquê de a associação ser tão frequente.

Além da associação cocaína/etanol, outras são também deliberadamente buscadas, como com a *Cannabis sativa*, no *grimmie*, que objetiva, segundo relatos, o aumento do prazer ou diminuição da excitação e da compulsão pelo uso continuado. Já a prática de misturar cocaína com cigarros de tabaco não parece ter outra finalidade senão a possibilidade de o cigarro funcionar como veículo e poder ser fumado publicamente. Há também referência sobre a associação com ansiolíticos e antidepressivos, visando diminuir a ansiedade, agitação ou depressão que se seguem a seu uso.

É preciso, ainda, considerar as associações que ocorrem inadvertidamente, quer com os adulterantes ou diluentes da cocaína, quer pelo uso concomitante com outras substâncias, cujas associações poderão significar interações importantes.

Dado a facilidade para utilização do *crack*, é importante considerar a população potencialmente exposta, que, segundo alguns autores, compõe-se basicamente de indivíduos jovens do sexo masculino, idade inferior a 25 anos e baixa condição socioeconômica. Conforme constatação recente, em nosso meio é grande o número de menores de idade envolvidos com a prática de fumar *crack*.

O material utilizado na confecção dos cachimbos, geralmente lata de cerveja ou refrigerante, copo de água, embalagem de Yakult®, pedaço de cano de ferro ou PVC (cotovelo), pedaço de isqueiro ou torneira, não protege do calor gerado para a sublimação da droga sendo comuns as queimaduras. Elas não se restringem à boca, mas atingem também dedos e nariz tornando-se sinais característicos do usuário de crack.

O consumo de crack representa um alto custo para o usuário, isto pode induzi-lo às práticas delituosas e degradantes com graves implicações sociais e legais, como a prostituição, o tráfico e o furto. Além do alto risco de violência e morte entre os usuários (o homicídio parece ser a causa jurídica mais comum entre os usuários), há o risco de contágio de doenças sexualmente transmissíveis, principalmente o HIV.

Outra população de usuários de cocaína que gera graves problemas de saúde pública são as mulheres em idade fértil. Foi observado que a dependência à cocaína fumada induz a um quadro de risco para gestações não desejadas, pois o padrão de consumo está associado a estupro, prestação de favores sexuais e prostituição sem uso de preservativos. Em mulheres usuárias de *crack*, foi observado alto número de filhos e expressivo número de abortos provocados. A prática de abandono é comum e impulsionada pelo quadro de dependência, pela falta de condições financeiras e, para algumas, pelo desamor que nutrem pelas crianças indesejadas. Entre os muitos efeitos perinatais decorrentes desse uso, citam-se: retardamento do desenvolvimento fetal, malformações congênitas, placenta abrupta, cardiomiopatias, distúrbios de comportamento, microcefalia e até mesmo morte intrauterina. O número relativamente alto de casos relacionados com a exposição materno-fetal levou à criação da expressão "bebês da cocaína", que, segundo Sturner *et al.*, constituíram o flagelo dos anos 90.

A frequência de uso é um dado epidemiológico de difícil obtenção, pois são poucos os trabalhos que enfocam esse parâmetro de exposição. Essa informação fica mais restrita ao cumprimento ético-protocolar realizado nos experimentos com humanos. Assim, por exemplo, voluntários referem uso de aproximadamente 4 a 5 g de cocaína em pó, intranasalmente, por semana, e até 120 mg diários, intravenosamente, ou ainda a utilização de *crack* até 3 vezes em um único dia. Em estudo realizado com mulheres, em condição de prostituição e usuárias de *crack*, referiu-se o consumo de 6 a 10 pedras por dia, resultando em valores diários, em torno de 50 a 100 reais.

## 2.2. Toxicocinética

**Absorção** A velocidade de absorção e a concentração plasmática máxima da cocaína dependem das vias de introdução (intranasal, oral, intravenosa e respiratória), sendo as mais referidas a intranasal e a respiratória por meio do ato de fumar.

A administração da cocaína na forma de base livre (*crack, merla, pasta de coca, freebase*) fumada pode ser comparada à via intravenosa em termos de velocidade de absorção, pico de concentração plasmática, duração e intensidades dos efeitos. O ato de fumar COC na forma de base livre oferece o meio mais rápido de penetração do fármaco na corrente sanguínea, por meio da absorção pelos alvéolos pulmonares. Isso resulta em maior rapidez de aparecimento e intensidade de efeitos experimentados pelo usuário, se comparado aos propiciados pela via intravenosa. A cocaína fumada leva cerca de 8 segundos para produzir seus efeitos. Esse tempo contrasta com as outras vias que, em média, levam 3 a 5 minutos no caso da via intravenosa e de 10 a 15 minutos para a via intranasal. Todavia, as vias intravenosa e respiratória apresentam padrões cinéticos similares. Há referências de que efeitos intensos ocorrem em 1 a 2 minutos, com concentrações plasmáticas de pico de 300 a 900 ng/mL. A duração dos efeitos é considerada curta para as duas vias, sendo que aqueles relacionados à via respiratória são considerados mais pronunciados e rápidos que os observados pela via intravenosa. Daí a mudança de padrão de uso verificada nos últimos anos, pois a não estigmatização relacionada ao uso de agulhas e a possibilidade de busca imediata de doses adicionais do fármaco constituem um componente particular de reforço.

A biodisponibilidade da COC fumada é de aproximadamente 70%, o que é explicado pelo fato de que há cerca de 26% de perda da cocaína na forma básica, antes de ser inalada, e de que tal perda pode se dar por decomposição ou condensação no dispositivo utilizado para este fim. A biodisponibilidade pela via intranasal é referida como sendo da ordem de 60 a 80%.

Quando o indivíduo fuma a cocaína, absorve, além da própria base livre de COC, o éster metilanidroecgonina, produto de combustão da COC. A eficiência do ato de fumar (disponibilidade química), no que se refere à velocidade e à quantidade de COC a ser liberada para a corrente sanguínea em condições de produzir o efeito desejado, depende de vários fatores, como a porção do fármaco sujeita à combustão, a temperatura usada para vaporizar a COC, o recipiente onde ocorre o aquecimento, a condensação da base livre nos dispositivos utilizados para fumar. Além disso, a quantidade de COC inalada depende também da efetividade da tragada e, portanto, varia com a experiência do usuário.

A prática do "cafungar", termo que refere o ato de aspirar a cocaína na forma de pó, consiste em se dispor os cristais de cloridrato (ou sulfato) de cocaína enfileirados em superfície lisa, cada fileira com aproximadamente 10 a 30 mg que são aspirados de tal forma que a absorção ocorre pela mucosa nasal. A prática é geralmente feita em grupos, em média de três vezes por reunião e em intervalos de 20 a 30 minutos, tempo que geralmente duram os efeitos relacionados à euforia. A utilização da COC pela via intranasal (aspiração nasal), ou pela mucosa bucal, propicia a absorção através das membranas naso-orofaríngeas, com baixa velocidade de absorção devido às propriedades vasoconstritoras do fármaco. A administração por esta via produz teores plasmáticos menores, por um tempo mais prolongado, devido à velocidade mais lenta de absorção. A concentração plasmática de pico ocorre, em média, após 30 minutos e está condicionada às diferenças na efetividade da técnica da aspiração (deglutição parcial da dose) do fármaco e às características individuais do usuário, que produzem diferentes níveis de vasoconstrição da mucosa, apresentam a possibilidade de biotransformação na própria mucosa etc. Embora mais lenta no aparecimento dos efeitos, esta via apresenta-os em termos de magnitude, comparável aos relativos à via intravenosa. Doses de aproximadamente 0,4 mg/kg de peso corpóreo (30 a 40 mg) são associadas a pico de concentração plasmática de 50 ng/mL, enquanto aquelas correspondentes a 1 a 2 mg/kg estão associadas a 100 a 200 ng/mL.

A via oral foi questionada como viável em termos da estabilidade química do fármaco e de sua biodisponibilidade, no entanto mostra-se também efetiva. Após uma fase de aproximadamente 30 minutos, em que não há detecção plasmática, a absorção gastrintestinal é rápida, e o pico de concentração plasmática geralmente ocorre entre 45 e 90 minutos. O retardamento da absorção pela via oral, em relação ao que ocorre na mucosa naso-orofaríngea, é explicado pela ionização da cocaína no meio ácido do estômago e pela demora em atingir o meio menos ácido do intestino delgado, local onde a forma não ionizada prevalece, levando a uma maior velocidade de absorção.

**Distribuição e eliminação** A cocaína liga-se às proteínas plasmáticas apresentando alta afinidade pela $\alpha$-1-glicoproteína ácida e baixa, porém significativa, pela albumina. A fração livre situa-se entre 67 e 68% da quantidade absorvida, na faixa de concentração de 300 a 1.500 ng/mL, e, embora independa da concentração, varia com a mudança de pH (77 e 49%, respectivamente, em pH sanguíneo 7,0 e 7,8). Apresenta velocidade de distribuição relativamente rápida, o que leva à controvérsia entre os autores sobre a adoção de modelo mono ou bicompartimental para o estudo de sua cinética.

O acúmulo verificado no fígado é compatível com a suposição de que há receptores hepáticos com alta afinidade pela cocaína. A incorporação da COC no cabelo se dá por mecanismos ainda não totalmente determinados. Supõe-se que ocorra por difusão passiva para o folículo piloso.

O caráter lipofílico da cocaína faz com que a substância atravesse prontamente a barreira hematoencefálica (BHE), e dados experimentais sugerem que seja sequestrada pelos adipócitos e, consequentemente, acumule-se no SNC. A distribuição no encéfalo parece ser homogênea sendo que em estudo *post mortem* não foi observada diferença nas concentrações de cocaína e do metabólito benzoilecgonina em córtex frontal, núcleos da base e cerebelo.

A transferência placentária e a secreção láctea estão bem estabelecidas. A transferência placentária é muito estudada, em virtude da importância que assume o abuso de cocaína por mulheres grávidas. São várias as referências sobre a detecção de COC e produtos de sua biotransformação em sangue de cordão umbilical, líquido amniótico, urina, mecônio, cabelo e tecidos de neonatos. Há evidências de que a cocaína atravessa a barreira placentária numa velocidade de 80% daquela relativa à antipirina, marcador de simples difusão, e apresenta características de transporte passivo, o que é consistente com o caráter lipídico deste fármaco.

Foi também reportada a presença de COC no sêmen de usuários após experimentos controlados, em que a exposição ocorreu pelas vias intranasal, respiratória e intravenosa.

A eliminação da cocaína é predominantemente controlada pela sua biotransformação que, devido às características da molécula, é muito extensa, sendo apenas pequenas quantidades excretadas inalteradas na urina (em média menos que 10%).

O *clearance* renal da cocaína é de aproximadamente 6% do total, que por sua vez é consideravelmente maior do que aquele que pode ser atribuído ao fluxo hepático (aproximadamente 50% do total). Isso sugere mecanismos extra-hepáticos e extrarrenais de *clearance* do fármaco. Com efeito, a COC, que é quimicamente a benzoilmetilecgonina, após absorvida, é rapidamente biotransformada a éster metilecgonina (EME), que constitui 32 a 49% da excreção urinária da cocaína e benzoilecgonina (BE), 29 a 45% da excreção urinária. Além do EME e BE, seus principais produtos de biotransformação, há outros, como ecgonina, norcocaína e benzoilnorecgonina em menor porcentagem (Figura 1).

A benzoilecgonina é originada por hidrólise espontânea ou por reação catalisada pelas carboxilesterases. O éster metilecgonina resulta da hidrólise do grupo benzoato da COC e ocorre por ação de colinesterases plasmática e hepática. A colinesterase plasmática que medeia esta reação é a EC 3.1.1.8, também denominada pseudocolinesterase, cujo substrato principal é a benzoilcolina. Em indivíduos com polimorfismo genético, sensíveis à succinilcolina, a atividade colinesterásica plasmática é muito menor, o mesmo ocorrendo em fetos, crianças, idosos, gestantes e pessoas com doenças hepáticas ou que sofreram infarto do miocárdio. O efeito do fármaco poderá estar aumentado potencialmente nessas populações. Esse dado é de importância na exposição materno-fetal em relação aos riscos do feto às ações do fármaco, pois, além das vias de biotransformação alteradas, a imaturidade da barreira hematoencefálica (BHE) constitui um elemento a mais para eventuais danos neurológicos.

Outra via de biotransformação da cocaína é a que resulta na norcocaína (NCOC), produto farmacologicamente ativo, excretado na urina apenas em pequena fração (2 a 6%). Essa via é mediada pelo sistema Cit P-450 por N-desmetilação direta ou seguida à oxidação da cocaína pelo sistema de mono-oxigenases FAD-dependente. A norcocaína é então convertida, por ação dos dois sistemas enzimáticos, à N-hidroxinorcocaína, com posterior oxidação ao radical nitróxido de norcocaína e, eventualmente, ao íon nitrosônio, comprovadamente eletrofílico.

A presença de NCOC no cérebro reflete as concentrações plasmáticas e não parece haver evidências de envolvimento das enzimas microssômicas cerebrais na biotransformação oxidativa da cocaína. As concentrações de BE no SNC refletem a biotransformação no próprio compartimento visto, que este metabólito é polar e incapaz de atravessar BHE.

Em 1979, foi demonstrada, pela primeira vez, a formação do éster etílico da benzoilecgonina nos casos em que houve o consumo concomitante de cocaína e etanol. Este produto, denominado de benzoiletilecgonina ou cocaetileno (CE), é resultado da etil transesterificação, em que o grupo carboximetil da cocaína é transesterificado a carboxietil na presença de etanol, mediada por carboxilesterases. Um dos aspectos mais importantes da formação do CE é a constatação de que este produto possui ação farmacológica comparável à da COC.

Dada sua semelhança estrutural com a COC, a CE segue padrões cinéticos similares do precursor, apresentando a particularidade de maior lipossolubilidade e, portanto, maior persistência no organismo (maior meia-vida). Assim, à semelhança da COC, apresenta alta afinidade pela α-1-glicoproteína ácida, atravessa a barreira placentária em velocidade semelhante à da cocaína e sofre biotransformação pelas mesmas vias que a cocaína, resultando em benzoilecgonina, éster etilecgonina, norcocaetileno e outros produtos ativos resultantes da sua oxidação (Figura 1).

Quando a COC é fumada, outro produto que também aparece na urina é o éster metilanidroecgonina (metilecgonidina, EMA), uma substância que se forma pela degradação térmica. A metilecgonidina já foi identificada em várias amostras biológicas de usuários fumadores de *crack* e é considerado um marcador dessa forma de uso. A metabolização do EMA segue vias semelhantes à da COC, é convertido no organismo a anidroecgonina por hidrólise enzimática, pela via das butirilcolinesterases, e não enzimática. Analogamente à formação de CE, o EMA sofre transesterificação na presença de etanol, sendo convertido em éster etilanidroecgonina que permite estimar o consumo de cocaína fumada concomitante ao etanol. Ainda o éster metilnoranidroecgonina, formado por desmetilação, pode ser convertido, na interação com etanol, a éster etilnoranidroecgonina ou este pode ser formado por N-desmetilação do éster etilanidroecgonina. Este metabolismo ainda não está bem esclarecido, o que se sabe é que a extensão da biotransformação do EMA depende da atividade enzimática nos órgãos, e esta atividade diminui na seguinte ordem: fígado > pulmões > rins > cérebro.

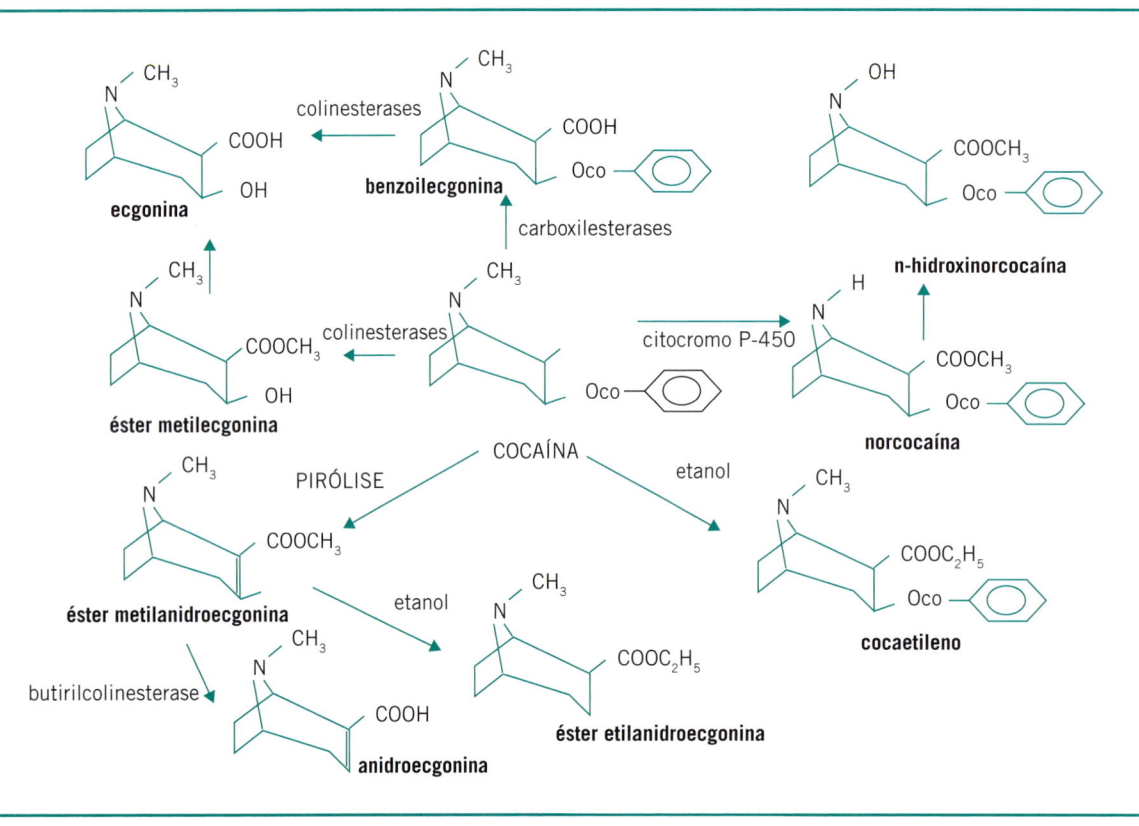

**Figura 1.** Produtos de biotransformação, pirólise e transesterificação da cocaína.

Além das controvérsias sobre os modelos farmacocinéticos, dados sobre a meia-vida plasmática de eliminação da COC diferem nos experimentos descritos na literatura, talvez devido às variações individuais nos níveis de colinesterases.

Os parâmetros cinéticos para a cocaína variam de acordo com a via de administração. Embora se utilize o modelo monocompartimental para seu estudo, há autores que postulam a utilização do modelo bicompartimental ou ainda tricompartimental devido à velocidade com que ocorrem sua distribuição e biotransformação.

Os dados sobre a meia-vida plasmática de eliminação da COC diferem nos experimentos descritos na literatura. Para a via intranasal, a maioria dos trabalhos refere estar entre 50 e 78 minutos, para a respiratória e intravenosa; os $t_{1/2}$ ($\beta$) constantes dos trabalhos consultados se encontram, respectivamente, entre 38 e 58 e 40 a 67 minutos.

Com relação ao CE, estudos demonstram um valor de meia-vida de eliminação que varia de 138 a 155 minutos. Cerca de 3 a 5% da dose de COC são convertidos ao etil composto.

O volume de distribuição aparente ($V_d$) da COC é de aproximadamente 2 L/kg (1,5 a 2,7 L/kg) e para a BE é de 0,7 L/kg. O $V_d$ da COC é menor que de outros fármacos que apresentam ampla distribuição. Isso significa que acumula em certos tecidos, e os estudos *post mortem* mostram concentrações muito maiores no cérebro e no fígado do que no sangue.

## 2.3. Toxicodinâmica

Após a utilização da COC em doses recreacionais, há elevação temporária das concentrações de norepinefrina (NE) e dopamina (DA) com subsequente redução a valores abaixo dos normais. Estas concentrações são relacionáveis, respectivamente, com os estados de euforia e depressão experimentados pelos usuários de cocaína.

O provável mecanismo de ação no SNC é o bloqueio da recaptação da DA nas fendas sinápticas, que parece ocorrer devido à ligação da cocaína aos sítios transportadores de dopamina. O acúmulo de dopamina nos receptores pós-sinápticos D1 e D2 parece ser o mecanismo fisiopatológico pelo qual ocorre a euforia. A consequência do acúmulo do neurotransmissor é a indução dos receptores pré-sinápticos decorrentes do mecanismo de autorregulação e subsequente depleção do neurotransmissor. Da mesma forma, a estimulação adrenérgica parece ocorrer pelo mesmo mecanismo, sendo que no uso crônico de cocaína, tanto a NE quanto a DA se tornam significativamente reduzidas no cérebro. A diminuição da dopamina cerebral pode resultar em anormalidade das vias dopaminérgicas, levando a complicações psiquiátricas.

Cerca de 75% da dopamina no cérebro encontra-se na via nigroestrial, cujos corpos celulares se situam na substância negra, e seus axônios terminam no corpo estriado. A segunda via importante é a via mesolímbica/mesocortical (corpos celulares do mesencéfalo), cujos feixes se projetam para o sistema límbico. A terceira via é a do sistema túbero-hipofisário, um grupo de neurônios que segue seu trajeto do núcleo arqueado do hipotálamo para a eminência mediana e a hipófise, cujas secreções são por ele controladas. Há também vários neurônios dopaminérgicos locais no córtex olfatório e bulbo, bem como na retina.

Sabe-se atualmente que existem duas famílias de receptores de dopamina: um grupo onde se enquadram os receptores D1 e D5 e outro onde se enquadram os receptores D2, D3 e D4. Os receptores D2 estão presentes em maior concentração no corpo estriado e núcleo *acumbens* e a sua estimulação é associada a comportamento psicótico. Os D1 predominam no córtex pré-frontal e modulam o comportamento cognitivo relacionado à memória trabalhada. Os receptores D3 estão localizados no núcleo *acumbens* e adjacentes à região mesolímbica, apresentando a mais alta afinidade para dopamina em relação aos outros receptores do tipo D, e têm um papel importante no mecanismo de vício da cocaína. A Tabela 1 relaciona a distribuição de receptores de dopamina com o efeito produzido.

**Tabela 1.** Efeitos gerados pela dopamina em função do local da interação com receptores.

| Distribuição de receptores | Função |
| --- | --- |
| córtex | reatividade, humor, cognição. |
| sistema límbico | emoção, comportamento estereotipado. |
| núcleos da base | controle motor. |
| hipotálamo | controle autônomo e endócrino. |
| hipófise | controle endócrino. |

Os mecanismos relacionados ao bloqueio da recaptação de serotonina não estão bem estabelecidos. Sabe-se apenas que, à semelhança da dopamina e norepinefrina, há interferência nos sítios transportadores com possível bloqueio da recaptação e, com o uso crônico, há diminuição na biossíntese do neurotransmissor.

A cardiotoxicidade da cocaína é comprovada e o exato mecanismo pelo qual ocorre ainda não está totalmente elucidado. Infere-se, porém, dos resultados experimentais, que há um sinergismo das ações simpatomimética (inibição da recaptação de catecolaminas) e anestésica (bloqueio dos canais de $Na^+$). A inibição do influxo de sódio nas células cardíacas prejudica a condução do impulso nervoso, criando substrato ideal para a ação da norepinefrina de gerar taquicardia e eventualmente fibrilação ventricular. Essa ação adrenérgica é corroborada pela estimulação central do hipotálamo e da medula que, além da taquicardia, origina constrição vascular periférica e subsequente elevação da pressão sanguínea e da velocidade do pulso verificadas na intoxicação por cocaína. A estimulação adrenérgica aumenta os níveis de cálcio intracelular e o antagonismo da cocaína às substâncias bloqueadoras dos canais de cálcio. O aumento do fluxo de cálcio ($Ca^{2+}$) através das membranas celulares é tido como outro provável mecanismo de ação.

Há ainda estudos demonstrando a possibilidade de envolvimento de receptores de glutamato nos efeitos gerados pela cocaína. O glutamato é um neurotransmissor envolvido em transmissões sinápticas excitatórias rápidas, na maioria das sinapses do SNC. Os receptores de glutamato concentram-se principalmente no córtex, núcleos da base e nas vias sensoriais.

Demonstra-se que a letalidade e os efeitos convulsivantes gerados pela administração de dose aguda de cocaína são diminuídos quando se realiza um pré-tratamento com antagonistas de receptores de glutamato. Parece, entretanto, que o comportamento estereotipado está mais relacionado às vias dopaminérgicas, pois ele pode ser inibido por um antagonista dopaminérgico como o haloperidol.

Estudos em animais de experimentação demonstraram ainda que os efeitos comportamentais da COC estão relacionados com sua ação no sistema *kappa* opioidérgico.

Em 1990, foi proposto que o EMA poderia ter efeito colinérgico devido à similaridade de sua estrutura química com a arecolina e com a anatoxina. A suposição pôde ser fortalecida por estudos realizados por Erzouki *et al.*, em 1995, em que a administração intravenosa do fármaco em coelhos pareceu diminuir a pressão arterial média, os batimentos cardíacos e a taxa respiratória. Esses resultados corroboraram os achados em outros estudos, nos quais foi verificada a ação muscarínica *in vitro*, e os achados de Scheidweiler *et al.*, que verificaram, após administração do fármaco em carneiros, rápida hipotensão, efeito esse antagonizado competitivamente pelo metilbrometo de atropina. O efeito inotrópico negativo do EMA em miocárdio ventricular, resultante da estimulação dos receptores muscarínicos que é concentração-dependente e potenciada pelo óxido nítrico, ocorre devido à inibição da disponibilidade de cálcio durante o processo de excitação-contração. Isto sugere que os efeitos cardiotóxicos da COC combinados com os efeitos do EMA, no caso de uso de cocaína por via respiratória (fumada), levam à complicação cardiopulmonar aguda mais intensa do que outras vias de administração da COC.

## 2.4. Doses usadas e o fenômeno de tolerância

Os dados resultantes das investigações toxicocinéticas são, obviamente, relacionados a experimentos controlados e, embora visem simular situações reais de uso, não o fazem com 100% de êxito, uma vez que a droga de rua é frequentemente adulterada e, portanto, com teores variáveis de COC.

Nos experimentos com voluntários humanos, procura-se relacionar as concentrações sanguíneas com os efeitos observados e que são, via de regra, aqueles buscados pelos usuários. COOK *et al*, em 1985, demonstraram que 50 mg de base livre fumada em intervalos de 30 segundos e por 5 minutos, induzem a efeitos psicológicos e cardíacos da mesma ordem de magnitude que 20 mg de COC.HCl por via intravenosa. Com efeito, nos experimentos que enfocam dados sobre o hábito de fumar *crack* ou o uso intravenoso da COC, as quantidades variam entre 25 e 50 mg, enquanto naqueles cuja investigação é a aspiração nasal, as doses individuais se encontram entre 30 a 70 mg. Essa situação parece mimetizar o uso na farmacodependência e há referências de que a média de uso por farmacodependente seja de 4 a 5 g por semana. No entanto, as doses toleradas podem variar muito. É referida intoxicação aguda com dose de 30 mg por via nasal, enquanto usuários crônicos utilizam até 5 g de droga diariamente. São referidas concentrações sanguíneas tóxicas entre 0,25 e 5,0 µg/mL, adotando-se como concentração fatal clássica valores ≥ 1,0 a 5,0 µg/mL de sangue.

A tolerância aos efeitos comportamentais da cocaína parece ocorrer em usuários crônicos após consumo de altas doses e consiste na diminuição dos efeitos eufóricos e fisiológicos. Fumadores de base livre reportam uso de quantidades que excedem a 1 g, considerada letal para indivíduo adulto. Os experimentos de Emmett *et al.* e Katz *et al.*, ambos em 1993, demonstraram haver tolerância aos efeitos da cocaína em exposições crônicas. A tolerância é, entretanto, considerada modesta quando comparada à que ocorre com outros estimulantes, como os anfetamínicos.

Em relação às respostas cardiovasculares, parece haver o desenvolvimento de taquifilaxia, e o mecanismo hipotético parece estar relacionado com envolvimento de receptores α-2 pré-sinápticos. Há referências também à ocorrência de tolerância reversa ou sensibilização que se caracteriza de duas maneiras: a) excitação aumentada obtida com doses menores em usuários crônicos, fato que poderia ser explicado pela diminuição na biossíntese de serotonina, que leva a potencialização da ação excitatória da dopamina; e b) aumento da suscetibilidade ao aparecimento de convulsões em doses consideradas recreacionais, sem que haja alteração dos níveis sanguíneos e cerebrais da COC (*kindling* farmacológico), que também ocorre, por vezes, após o uso crônico.

## 2.5. Dependência e síndrome de abstinência

As vias dopaminérgicas parecem estar envolvidas com os mecanismos da euforia e do comportamento compulsivo em busca da cocaína, que caracterizam o fenômeno de dependência desenvolvido pelo fármaco. A cocaína é considerada uma das substâncias com maior potencial de abuso, e isso se deve à sua poderosa capacidade de produzir reforço positivo (efeito desejado), o que é atribuído à potenciação da neurotransmissão dopaminérgica dos neurônios mesocorticais e mesolímbicos.

A depleção da dopamina, após o aumento que ocorre no início da exposição à COC, está relacionada com o comportamento de busca: o usuário crônico se autoadministra repetidamente o fármaco para aumentar os níveis da DA. A cronicidade desse processo, ou seja, reforço/comportamento de busca, expresso por aumento/diminuição dos níveis de DA, constitui a base bioquímica do ciclo euforia/disforia, que caracteriza o desenvolvimento da farmacodependência à cocaína. Há dados de estudos em animais que confirmam que anticorpos anticocaína podem inibir os efeitos de reforço da cocaína num modelo de autoadministração em animais.

A retirada da cocaína após o uso crônico pode resultar em depressão, fadiga, irritabilidade, perda do desejo sexual ou impotência, tremores, dores musculares, distúrbios da fome, mudanças do eletroencefalograma (EEG) e dos padrões de sono. Esses sinais e sintomas constituem, caracteristicamente, reforços negativos que fazem da interrupção do uso de cocaína um difícil empreendimento individual e configuram a síndrome de abstinência marcada pelo fenômeno de neuroadaptação em que há aumento da densidade e indução de receptores devido aos mecanismos de autorregulação.

Ressalte-se que o mecanismo de farmacodependência não é totalmente esclarecido devido à deficiência dos modelos animais em reproduzir experimentalmente os fatores sociais e psicológicos e ao fato de que, em humanos, há a autoadministração de múltiplas drogas, o que claramente têm papel importante na farmacodependência humana. Como exemplo, pode-se citar o ato de fumar base livre que, por constituir via de administração "socialmente" aceita, posto que não necessita da parafernália associada a drogas ilícitas (agulhas, seringas etc.), propicia a busca imediata de doses adicionais do fármaco e é, por isso, considerado um componente particular do reforço,

associado ao uso compulsivo e mais intenso, que contribui para acelerar o desenvolvimento de farmacodependência. Adicionalmente, é necessário considerar que o rápido aparecimento dos efeitos no centro do prazer mediado pelo neurotransmissor dopamina faz da cocaína fumada uma droga extremamente "atraente" para o usuário. No início, o *crack* provoca sensações de extremo prazer que são denominadas *rush* ou *flash*; essas sensações são de intensa euforia, ilusão de onipotência e autoconfiança.

Os ciclos intermitentes de consumo repetido da droga denominam-se padrão *binge* e podem durar dias. O término do *rush* é caracterizado por disforia, compulsão e fissura para a nova administração da droga (*craving*). Quando o indivíduo está na fase de *craving*, pode se tornar agressivo e utilizar qualquer recurso para obter a droga como roubar, vender seus pertences e dos familiares e prestar favores sexuais.

Geralmente, o usuário no padrão *binge* não se alimenta, não dorme, não tem cuidados básicos de higiene e perde o interesse por sua aparência física. Além do *craving*, uma gama enorme de outros efeitos pode surgir e se intensificar com o uso crônico: agitação, disforia, paranoia, delírio e alucinações. Destaca-se, dentre esses efeitos, a paranoia, que se caracteriza por um medo terrível de serem descobertos (principalmente pela polícia ou por um parente), descrevendo o temor de serem apanhados fazendo uso da droga. Gradualmente os usuários desenvolvem tolerância e necessitam de doses cada vez maiores; por outro lado, apresentam maior frequência e maior grau de ansiedade, paranoia e depressão com o uso crônico, assim como surgem pensamentos paranoicos muito intensos.

No estudo do *craving*, resultados interessantes têm sido obtidos na aplicação de técnicas de neuroimagem. Indivíduos dependentes de cocaína frequentemente experimentam esta sensação (*craving*) quando são expostos a desencadeantes ambientais, como estímulo audiovisual que pode ser provocado por vídeo contendo imagens e sons relacionados à cocaína. Técnicas de tomografia por emissão de pósitrons e ressonância magnética funcional demonstraram que o estímulo audiovisual pode estar relacionado com o aumento do metabolismo regional de glicose no córtex pré-frontal dorsolateral, na amídala e no cerebelo; além disso, foi evidenciado o aumento de fluxo sanguíneo após estimulação audiovisual nas áreas límbicas, particularmente o cíngulo anterior e a amídala. Esses achados demonstram que os fatores externos apresentam papel importante nas recaídas.

## 2.6. Efeitos tóxicos decorrentes do uso abusivo

As consequências do uso abusivo de cocaína se expressam no aparecimento de efeitos tóxicos, cuja intensidade varia de acordo com as condições de exposição. É muito frequente a ocorrência de intoxicação aguda e de morte súbita consequentes de complicações cardiovasculares e cerebrovasculares, relacionadas ao efeito simpatomimético que resulta em aumento da taxa cardíaca, do consumo de oxigênio e da pressão arterial. A estimulação no SNC está relacionada a aumento da temperatura, convulsões e comprometimento respiratório que com os efeitos no sistema nervoso periférico podem levar à morte.

Os distúrbios decorrentes do uso agudo e crônico são de natureza diversa, ressaltando-se os de ordem psiquiátrica, respiratória e cardiovascular, dentre outros.

### Distúrbios psiquiátricos

A euforia que se segue ao uso de COC é intensa e ocorre em bases previsíveis. Há profunda alteração de humor frequentemente acompanhada de sensação de aumento de energia, vigília e autoconfiança, com comportamento grandiloquente. Além disso, promove a sensação de supressão de medo e pânico, o que aumenta a euforia. As funções da memória nos processos de julgamento se tornam prejudicadas e o usuário aparenta confusão mental. Pode ocorrer agitação, convulsão e comportamento violento com paranoia.

Após a utilização de doses recreacionais de COC, a habilidade de dirigir fica seriamente afetada por comportamentos imprudentes e agressivos, associados ao senso de poder e atitudes bizarras. É ainda frequente o comprometimento da percepção visual com aparecimento de halos de luz no campo visual, sintomatologia esta que claramente reflete os riscos eminentes que advêm do ato de dirigir sob a influência dessa substância.

Há ocorrência de manifestações auditivas e visuais psicóticas e de desilusão paranoica, o que pode levar, em alguns casos, a comportamento suicida ou homicida. Pode ocorrer desorientação mental, comprometimento da memória imediata e disfunção cerebral com aparecimento de psicose tóxica com alucinações tácteis (sensação de insetos rastejando sobre a pele), que podem, por vezes, originar ulcerações na pele decorrentes das tentativas de se livrar dos parasitas imaginários. Anormalidades de humor e comportamentais, normalmente observadas em farmacodependentes de COC, são similares às de pacientes com depressão e esquizofrenia, nos quais se identificou diminuição dos níveis de serotonina cerebral.

A utilização de pequenas doses aumenta a libido e os prazeres sexuais pelo retardamento da ejaculação, e o uso crônico eventualmente culmina em impotência sexual ou frigidez. Outro efeito que vem sendo associado ao consumo de cocaína é a *síndrome do delírio excitado* (*excited delirium* ou *excited delirium syndrome*), que é caracterizado por delírio, agitação, hipertermia e um comportamento violento que geralmente culmina em uma morte súbita inexplicável. Embora, inicialmente essa síndrome tenha sido descrita em indivíduos que sofreram coerção física, como uso de choque (arma de choque do tipo *Taser*), foi demonstrado que as vítimas dela apresentaram estado clínico instável com imediata piora e alto risco de óbito, mesmo em casos de intervenção médica ou quando a coerção física não foi utilizada na abordagem dos indivíduos. O termo delírio pode ser definido como uma síndrome, ou grupo de sintomas causados por um distúrbio de consciência durante o funcionamento normal do cérebro. No delírio hiperativo, ocorre uma mudança de consciência e resposta ao ambiente, que se manifestam como agitação, alucinações, desilusões e psicoses decorrentes da capacidade do fármaco em causar descargas de dopamina no SNC.

### Distúrbios respiratórios

Os distúrbios respiratórios estão diretamente relacionados com a via de administração. Assim, a aspiração frequente, na forma de cloridrato, promove hiperemia reativa da mucosa nasal, com aparecimento de rinite, devido à vasoconstrição. A inalação pode provocar deposição de adulterantes nos seios etmoidais, levando ao aparecimento de sinusite.

Os danos respiratórios mais importantes decorrentes do hábito de fumar *crack* são conhecidos como "pulmões de cra-ck". Entre os efeitos, inclui-se o aparecimento de bronquiolite obstrutiva, infiltrados e granulomas pulmonares, broncoespasmos, dispneia, tosse, opacidades pulmonares e rinorreia de líquido pleural.

Quando o adulterante é o talco, pode levar à fibrose pulmonar. Dependendo da procedência da forma básica utilizada, outros compostos são passíveis de inalação. A pasta de coca, por exemplo, além dos alcaloides da planta, apresenta resíduos de querosene, gasolina, chumbo e manganês.

### Distúrbios cardiovasculares

Os efeitos no sistema vascular independem da via de administração pela qual se dá a exposição.

A capacidade que a COC apresenta de aumentar a frequência cardíaca e a pressão sistólica, bem como a sobrecarga cardíaca pela vasoconstrição periférica, resulta num aumento da demanda cardíaca de oxigênio. Aumenta também a resistência vascular coronariana, reduzindo o aporte de sangue para o miocárdio. Foi demonstrada a sua ação como pró-coagulante, aumentando a agregação plaquetária. A combinação desses efeitos pode resultar em eventos isquêmicos cardíacos, como infarto do miocárdio ou angina pectoris.

A taquicardia resulta tanto da ação periférica, por aumento da estimulação dos receptores ß-adrenérgicos no miocárdio, como por estimulação central hipotalâmica. Os experimentos mostram que o limiar de fibrilação ventricular é diminuído na estimulação cardíaca simpática. Este fato parece explicar o desequilíbrio homeostático do cálcio intracelular, que contribuiria para o início e manutenção da fibrilação ventricular, com comprometimento ainda maior na já comprometida condução do impulso nervoso, devido ao bloqueio dos canais de sódio. O coração pode responder à intensa estimulação ventricular ectópica com taquicardia, fibrilação ventricular e parada cardíaca. Cita-se também aparecimento de miocardite, cardiomiopatia e endocardites, essas últimas relacionadas à via intravenosa.

A hipertensão decorrente da estimulação adrenérgica é apontada como o principal fator na patogênese do infarto ou da hemorragia cerebral, por causar vasoconstrição ou vasoespasmo, principalmente em adulto jovem, cujo desenvolvimento parece estar associado a anormalidades cérebro-vasculares, incluindo aneurismas. A literatura refere que o acidente vascular cerebral (AVC) pode ser isquêmico ou hemorrágico e que sua patogenesia parece ter relação com a forma de uso.

Os farmacodependentes em COC frequentemente são fumadores habituais de maconha ou tabaco. A COC, assim como o tetraidrocanabinol, apresenta efeitos cardiovasculares, o que indica haver uma possibilidade de potencialização entre os dois agentes, como de fato observaram Foltin et al. em experimento em que foi demonstrado haver aumento adicional na frequência cardíaca e pressão sanguínea em relação aos efeitos observados com cada um dos agentes em separado. Alguns estudos avaliam que os efeitos deletérios da cocaína na oxigenação do miocárdio são exacerbados pela utilização concomitante de cigarros de tabaco.

Pode ocorrer potencialização com outros anestésicos locais utilizados como adulterantes, sendo que pode advir dessa interação colapso cardiovascular com assistolia e óbito.

A interação com álcool etílico é muito frequente e pode resultar em efeitos cardiovasculares (frequência cardíaca e pressão sanguínea) mais acentuados que aqueles observados com cada agente em separado. Embora o mecanismo preciso pelo qual ocorra essa interação não esteja ainda bem esclarecido, uma das possibilidades é a formação de um produto resultante da transesterificação enzimática hepática da COC na presença de etanol – o cocaetileno (CE) – que pode promover os efeitos aditivos ou sinérgicos.

O cocaetileno acha-se presente em concentrações significantes em amostras de cérebro provenientes de necrópsias de casos de *overdose* por cocaína. Estudos *in vitro* demonstram ser o CE equipotente à cocaína no bloqueio de recaptação pré-sináptica da dopamina.

**Distúrbios hepáticos** Os produtos de biotransformação resultantes da bioativação oxidativa hepática (N-hidroxinorcocaína, nitróxido de norcocaína e íon nitrosônico) apresentam o potencial de se ligarem covalentemente a proteínas celulares, resultando no desenvolvimento de necrose hepática. Embora persistam divergências sobre as comprovações da relação direta de causa e efeito para os danos hepáticos associados a esses produtos, há crescentes evidências clínicas do efeito hepatotóxico. Já foram referidos aumentos de aspartato aminotransferase e de bilirrubina, bem como necrose de parênquima hepático.

Experimentos em ratos e camundongos revelam que, após exposição aguda à COC, evidenciou-se dano hepático por aumento significativo dos níveis de transaminase e degeneração gordurosa do hepatócito, acompanhada de necrose parenquimal.

## 3. ANFETAMÍNICOS

Dá-se o nome "estimulantes – tipo anfetamina" ao grupo de substâncias compostas de estimulantes sintéticos que inclui a anfetamina, metanfetamina e ao grupo das anfetaminas anel-substituídas como o "êxtase" (metilenodioximetanfetamina – MDMA) e seus análogos.

O termo "anfetamínicos" refere-se ao grupo de substâncias composto pela anfetamina e seus derivados (Tabela 2). Quimicamente, apresentam o esqueleto básico da ß-fenetilamina e, farmacologicamente, atuam como aminas simpatomiméticas. As anfetaminas anel-substituídas, dadas suas características farmacológicas enantiômero-dependentes, serão abordadas no Capítulo 4.10. Alucinógenos.

**Tabela 2.** β-fenetilamina e seus derivados.

| Substância | R$_1$ | R$_2$ | R$_3$ | R$_4$ | R$_5$ | R$_6$ | R$_7$ |
|---|---|---|---|---|---|---|---|
| anfetamina | H | H | H | H | H | H | CH$_3$ |
| clorfentermina | H | H | CH$_3$ | H | H | Cl | CH$_3$ |
| dietilpropiona | CH$_2$CH$_3$ | CH$_2$CH$_3$ | H | O | H | H | CH$_3$ |
| efedrina | H | CH$_3$ | H | OH | H | H | CH$_3$ |
| fenfluramina | CH$_2$CH$_3$ | H | H | H | CF$_3$ | H | CH$_3$ |
| fenilefrina | H | CH$_3$ | H | OH | OH | H | H |
| feniprazina | H | NH$_2$ | H | H | H | H | CH$_3$ |
| femproporex | CH$_2$CH$_2$CN | H | H | H | H | H | CH$_3$ |
| fentermina | H | H | CH$_3$ | H | H | H | CH$_3$ |
| metanfetamina | CH$_3$ | H | H | H | H | H | CH$_3$ |

O mazindol, frequentemente classificado como medicamento anfetamínico juntamente com o femproporex e a anfepramona, cujo consumo integra estatísticas oficiais das chamadas "drogas anorexígenas tipo-anfetamina", embora seja um anorexígeno, não é relacionado quimicamente com as anfetaminas.

A anfetamina foi sintetizada em 1887, por Lazar Edeleanu, porém, seus efeitos farmacológicos só foram estudados a partir do final da década de 1920, época em que foi largamente utilizada no tratamento da obesidade, narcolepsia, hipotensão e síndrome de hiperatividade em crianças. A metanfetamina foi sintetizada em 1919, e seu dextroisômero é considerado o derivado anfetamínico com maior potencial de abuso. Data de 1937 a primeira referência à comercialização controlada da anfetamina, o que se deu em razão de suas propriedades estimulantes e reforçadoras.

Durante a Segunda Guerra Mundial, os alemães e aliados usavam a anfetamina para combater a fadiga e melhorar o estado de alerta de suas tropas. Os japoneses utilizavam anfetamina não apenas em suas tropas, mas também em trabalhadores civis, para aumentar a produtividade. Foi necessário grande esforço para conter o uso disseminado dessa substância, por meio de estrito controle de produção, programas maciços de educação e severas penalidades. Antes do recrudescimento da popularidade da cocaína na década de 1970, a metanfetamina era responsável por cerca de 80% dos casos de adolescentes usuários de drogas nos Estados Unidos.

## 3.1. Padrões de uso

Dentre os estimulantes, os anfetamínicos ainda constituem um sério problema em nível mundial. É um grupo que normalmente está presente dentre os encontrados nos programas de verificação de drogas no ambiente de trabalho. No Brasil, é importante fármaco de abuso entre os caminhoneiros que fazem uso dos chamados "rebites" para enfrentar as extenuantes jornadas. Em estudo realizado por Silva *et al.*, verificou-se que 4,14% das 483 amostras de urina, provenientes de caminhoneiros de várias regiões do Brasil, foram positivas para um ou mais fármacos de abuso, sendo que, dentre elas, a frequência de derivados anfetamínicos em associação ou como único grupo encontrado foi de 85%. Outro estudo realizado por Nascimento *et al.* (2007), em Minas Gerais, por meio de preenchimento de questionários, demonstrou que 66% dos caminhoneiros, na região de Passos, utilizavam anfetaminas durante os percursos de viagem. Esses resultados são alarmantes, uma vez que as amostras foram doadas e os questionários preenchidos voluntariamente, mostrando assim que não há percepção por parte do motorista de que se trata de uso indevido de droga e, mais, que essa conduta constitui, à semelhança do uso do etanol, direção perigosa.

A anfetamina é o protótipo de uma classe de compostos não catecolamínicos que produz acentuada ação estimulante no SNC, mais persistente que a da cocaína, o que torna os anfetamínicos atrativos como fármacos de abuso. Por aumentar o estado de alerta físico e mental, os anfetamínicos são muito populares entre os indivíduos que necessitam de vigília prolongada, como motoristas e estudantes. Alguns estudos realizados em populações de estudantes de medicina demonstraram um significativo aumento de uso de anfetaminas após o início do curso.

Com o uso de anfetaminas, o desempenho mental melhora em tarefas tediosas simples, muito mais do que tarefas difíceis; e foram, então, usadas para melhorar o desempenho de soldados, pilotos militares e outros que necessitam permanecer alertas em condições extremamente fatigantes.

No Brasil, a anfetamina e seus derivados utilizados como anorexígenos ou nos distúrbios de hiperatividade em crianças têm sua comercialização sujeita às exigências da Portaria n. 344 da Secretaria da Vigilância Sanitária, enquanto aqueles utilizados em formulações como descongestionantes nasais, por exemplo, nafazolina, efedrina e fenilefrina, são de venda livre. A metanfetamina e os anfetamínicos com propriedades alucinógenas são de uso proscrito em nosso país.

Devido à abrangência do consumo de medicamentos derivados de anfetaminas no Brasil e aos efeitos colaterais que podem ocorrer durante o tratamento, a Agência Nacional de Vigilância Sanitária (Anvisa) decidiu proibir o uso dos anorexígenos. Em 6 de outubro de 2011, a Diretoria Colegiada da Anvisa decidiu pela retirada dos medicamentos inibidores de apetite do tipo anfetamínico do mercado (femproporex, mazindol e anfepramona). A partir da publicação da RDC n. 52, esses medicamentos teriam seus registros cancelados, e ficariam proibidos a produção, o comércio, a manipulação e o uso desses produtos. Assim, 60 dias após sua publicação no DOU (10/10/2011), a portaria entrou em vigor. Apenas 8 meses depois, a RDC n. 37,

publicada em 03/07/2012, e a RDC n. 39, publicada 9 de julho do mesmo ano, referem o femproporex, mazindol e anfepramona na lista B2, dentre aqueles cuja comercialização está sujeita à notificação de receita "B2". Embora seja essa a situação atual, há uma percepção, inclusive por parte dos profissionais da área da Saúde, de que essas substâncias continuam proibidas.

Os anfetamínicos são utilizados tanto por prescrição médica como em situação de autoadministração para manter estados de vigília. Noto *et al.* realizaram um levantamento em dois municípios do Estado de São Paulo, onde foram avaliadas prescrições de psicofármacos retidas em drogarias, farmácias de manipulação, postos públicos e hospitais no ano de 1999; de 108.215 prescrições, 26.930 eram de anorexígenos (dentre os quais destacaram-se femproporex e dietilpropiona) correspondendo a cerca de 25% do total de prescrições avaliadas. Em passado recente, Takitane *et al.* (2013) realizaram um estudo em que foram avaliados 134 motoristas de caminhão que trafegam em duas rodovias de São Paulo, onde foram realizadas inclusive análises toxicológicas para detecção de anfetaminas na urina dos caminhoneiros, sendo que 10,8% apresentaram presença desses fármacos na urina. Segundo os autores, o uso é justificado para reduzir o sono, aumentar a jornada, o rendimento e a produtividade no trabalho, o que os leva a cumprir uma jornada de até 16 horas diárias, realizar o trabalho em turnos, assim como ter um período médio de sono de apenas 5 horas diárias. De fato, estudos realizados em simuladores têm descrito que pequenas doses de anfetaminas podem melhorar certas funções cognitivas e, consequentemente, o desempenho na direção. No entanto, acredita-se – por relatos informais – que o uso de anfetaminas entre esses profissionais não seja um uso leve. Nesse sentido, é preocupante que o uso excessivo de anfetaminas tenha o efeito oposto ao desejado, já tendo sido descrita uma relação positiva entre o aumento da concentração sanguínea de anfetaminas e a piora de desempenho na direção.

Dentre os anfetamínicos, particularmente o metilfenidato é indicado no tratamento da síndrome hipercinética (disfunção cerebral mínima) – doença da infância caracterizada por hiperatividade, incapacidade de concentração e alto grau de comportamento impulsivo, conhecida como Transtorno de Déficit de Atenção e Hiperatividade (TDAH), e também para o tratamento da narcolepsia, as duas patologias nas quais a FDA aprova seu uso. No Brasil, é o medicamento de eleição e seu consumo vem crescendo ao longo dos anos, com um aumento na produção de 40 kg em 2002 para 226 kg em 2006. Faz parte da lista de medicamentos utilizados pelos serviços do Sistema Único de Saúde (SUS) no Município de São Paulo para o tratamento do TDAH. O diagnóstico é clínico, deve preencher critérios e basear-se na Classificação Internacional de Doenças (CID – 10) e/ou no Manual de Diagnóstico e Estatística das Doenças Mentais (DSMV).

A aplicação terapêutica do metilfenidato deve-se às suas propriedades de diminuir a inquietação motora e de aumentar a concentração, atenção e memória. Na narcolepsia, ele produz estimulação do SNC, aumento da vigília, diminuição da sensação de fadiga e elevação do estado de ânimo, entendido como alegria e ligeira euforia. Há estudos relatando melhora na sonolência gerada pela narcolepsia de 65 a 85% de indivíduos em tratamento.

A concepção de que o metilfenidato não causa dependência é controversa, pelo menos em longo prazo de uso. Segundo a

Associação Médica Brasileira e o Conselho Federal de Medicina, o metilfenidato é uma anfetamina de uso médico e pode causar dependência, assim como qualquer anfetamina. Esta indicação também é encontrada na bula do medicamento.

O uso não médico do metilfenidato está associado à sua utilização por pessoas saudáveis com a finalidade de aprimoramento cognitivo, melhorando principalmente o desempenho acadêmico. Nos Estados Unidos, Canadá e Inglaterra, essa prática é chamada de *pharmacological cognitive enhancement*. No Brasil, há referência que essa prática ocorre e é anedotalmente conhecida como "*doping* intelectual".

A metanfetamina (MT), que foi introduzida na terapêutica em 1930 como descongestionante nasal, tornou-se substância largamente utilizada na Segunda Guerra Mundial. No Brasil, na década de 1960, a MT era vendida na forma de um medicamento (Pervitin®), muito apreciado por jovens que dele faziam uso para aumentar sua capacidade produtiva. Em pouco tempo, o Pervitin® passou a apresentar padrão de abuso, originando vários casos de dependência descritos na literatura científica brasileira. Devido aos problemas causados, a MT foi banida no Brasil e em vários países da Europa, assim como nos EUA. Porém, seu uso como droga de abuso recrudesceu nos últimos anos.

Há ainda referências ao preparo de solução saturada e alcalinizada de cloridrato de metanfetamina que, depois de aquecida e resfriada, forma cristais denominados *ice drops*, que são fumados; à semelhança do que ocorre com o crack, corresponde a um preocupante padrão de uso. Além de *ice* é também denominado de *chalk, speed, meth, glass* e *crystal*, dentre outros.

Formulações de anfetamínicos obtidas ilicitamente são, em geral, úmidas e com odor desagradável, característico da presença de resíduos de solventes. Como são substâncias de produção ilícita, sem controle de qualidade, é comum haver variação na concentração do fármaco e presença de subprodutos e intermediários resultantes do emprego de matérias-primas impuras, reações incompletas ou insuficiente purificação do produto final. Praticamente todas as misturas ilícitas contêm anfetamínicos na forma de cloridrato, sulfato ou fosfato e se encontram como pós, comprimidos ou cápsulas. Tais formulações são utilizadas tanto por via oral quanto por injeção intravenosa. São, às vezes, veiculadas em papel impregnado, mesmo processo utilizado com o LSD. Em alguns países, a metanfetamina é distribuída como cloridrato em solução aquosa, denominada *gold fish*. Há referências ao uso por inalação, que teve sua origem quando da introdução, em 1959, do inalante Benedrex®, especialidade farmacêutica contendo 250 mg de propilexedrina e compostos aromáticos. Atualmente, na Europa e em menor grau nos EUA, a anfetamina e metanfetamina, na forma de seus respectivos sais, estão sendo utilizadas por aspiração nasal.

Entre os estudantes brasileiros do 1º e 2º graus das 10 maiores capitais do país, 4,4% revelaram já ter experimentado pelo menos uma vez na vida uma droga tipo anfetamina. O uso frequente (6 ou mais vezes ao mês) foi relatado por 0,7% dos estudantes. Este uso foi mais comum entre as meninas.

Portugal *et al.* realizam uma pesquisa em estudantes de farmácia da Universidade Federal do Espírito Santo, onde foram entrevistados 148 alunos, constatando que 8,5% dos entrevistados do sexo masculino e 8% dos entrevistados do sexo feminino fizeram uso de anfetaminas alguma vez na vida, totalizando 12 indivíduos; sendo que 6 deles iniciaram o uso em idade igual ou inferior a 18 anos. Estudo semelhante, realizado entre 221 estudantes de psicologia da mesma universidade, em 2011, mostrou que 5,88% deles em algum momento na vida haviam feito uso de derivados anfetamínicos, ao passo que, entre os estudantes de odontologia (n=174), em 2010, verificou-se uma incidência de 10,9% de uso desses fármacos alguma vez na vida.

Muitos indivíduos abusam simultaneamente de barbitúricos, ansiolíticos e álcool, além dos próprios estimulantes, tanto para combater a insônia quanto a agitação que experimentam. Os barbitúricos, de modo particular, são utilizados em combinação com os anfetamínicos para aumentar os efeitos subjetivos dos estimulantes.

Devido às propriedades estimulantes da atividade motora, os anfetamínicos são muito utilizados em competições esportivas, como agentes de dopagem, com vistas à melhora de desempenho. O aumento de resistência demonstrado em humanos e animais pode parecer pequeno, da ordem de poucos pontos percentuais, porém é suficiente para fazer a diferença entre a medalha de ouro e o sexto lugar; a fama e o anonimato. Dados registrados ao longo de um período de 100 anos, relativos ao tempo gasto para correr 1.609 m (1 milha), demonstram que, em média, houve um decréscimo de 0,4 segundo por ano, o que corresponde a dizer que são necessários 6 a 7 anos para produzir uma melhora de 1%. Os anfetamínicos concedem essa melhora de desempenho em questão de minutos, daí seu grande uso, principalmente nas décadas de 1960 e 1970, apesar de ser uma prática totalmente ilegal e não ética. Atualmente, a metodologia sensível de detecção dessas substâncias no controle da dopagem provocou uma substancial diminuição no abuso desses agentes nos esportes.

A 3,4-metilenodioximetanfetamina (MDMA) e a 3,4-metilenodioxietilanfetamina (MDEA), denominadas popularmente *êxtase* e *eve*, respectivamente, e, ainda, a 3,4-metilenodioxianfetamina (MDA) se enquadram na categoria das chamadas *designer drugs* e apresentam efeitos psicotrópicos específicos, dos quais emana sua utilização como drogas de abuso. Esses efeitos são descritos como capacidade aumentada da comunicabilidade, empatia e autoconhecimento, o que distingue essa classe de compostos das substâncias estimulantes e alucinógenas típicas. Essas substâncias são consideradas "anfetaminas alucinógenas" e serão estudadas no Capítulo 4.11. Drogas Sintéticas.

## 3.2. Características estruturais relacionadas com a atividade dos anfetamínicos

A anfetamina é a β-fenilisopropilamina racêmica e apresenta a estrutura básica de uma amina simpatomimética. É um fármaco singular com relação à sua simplicidade de estrutura e multiplicidade de efeitos biológicos. Tal característica fez com que essa molécula fosse alvo de inúmeras modificações visando acentuar alguns de seus efeitos e abolir outros.

O isômero *l* (levoanfetamina) é discretamente mais potente na produção de efeitos periféricos, enquanto o isômero *d* (dextroanfetamina) é três ou quatro vezes mais potente na estimulação do SNC. A *l*-anfetamina é conhecida como benzedrina e a *d*-anfetamina por dexedrina. Metanfetamina, fenmetrazina, metilfenidato e dietilpropiona produzem, em doses equipotentes, efeitos similares ao da anfetamina. Fenfluramina, fenilpropanolamina e mazindol são representantes com menores efeitos subjetivos, tendo, portanto, menor potencial de abuso.

A estrutura ß-fenetilamina (Tabela 2) é crucial para a maioria de suas propriedades farmacológicas e bioquímicas. A natureza das substituições nas posições *m* e *p* do anel benzênico e no carbono ß da cadeia lateral determina se um fármaco simpatomimético terá ação direta ou indireta. Para agir diretamente nos receptores adrenérgicos, um composto deve ter substituições em pelo menos duas dessas posições (fenilefrina). Os compostos que têm apenas uma ou nenhuma substituição nessas três posições da molécula serão de ação indireta, isto é, não agem diretamente sobre os receptores adrenérgicos, porém são capazes de produzir efeitos simpáticos por liberarem norepinefrina de suas vesículas de armazenamento nos neurônios adrenérgicos (anfetamina, metanfetamina, efedrina). Alguns estudos demonstram que anfetaminas halogenadas na posição *p* apresentam efeitos semelhantes a agentes liberadores de 5-HT (serotonina). A *p*-cloroanfetamina produz em cérebro de ratos uma depleção reversível de serotonina a curto prazo, e irreversível a longo prazo.

Tentativas de diminuir os efeitos colaterais indesejáveis, bem como o potencial de abuso da anfetamina, levaram à produção de análogos com substituições no anel aromático e na cadeia lateral.

A adição de grupos metóxi altera drasticamente o espectro de ação dos derivados anfetamínicos. A metoxilação progressiva do anel aromático praticamente abole a habilidade desses compostos de inibir a recaptação de NE e de liberar NE de seus sítios de ligação. Assim, esses fármacos exercem seus efeitos característicos por interação direta com o receptor. A substituição de um grupo metóxi na posição *m* do anel aromático confere propriedades alucinógenas a esses compostos. Como exemplo de anfetamínicos alucinógenos, pode-se citar: 2,5-dimetóxi-4-metilanfetamina (DOM), 3,4-metilenodioxianfetamina (MDA), 2,5-dimetoxianfetamina (DMA), 3-metóxi-4,5-metilenodioxianfetamina (MMDA), 4-metoxianfetamina (PMA), 3,4,5-trimetoxianfetamina (TMA), 4-bromo-2,5-dimetoxianfetamina (DOB), 2,5-dimetóxi-4-etilanfetamina (DOET) e 3,4-metilenodioximetanfetamina (MDMA), vulgarmente conhecida como *ecstasy* ou "êxtase".

## 3.3. Toxicocinética

A anfetamina é rapidamente absorvida pelo trato gastrintestinal. Após administração de 10 a 15 mg, o pico de concentração plasmática ocorre em 1 a 2 horas, sendo que a absorção geralmente se completa em 4 a 6 horas. Metilfenidato e fenfluramina produzem pico de concentração plasmática em cerca de 3 horas após a administração. A ligação às proteínas plasmáticas varia de 15 a 16% (metilfenidato, anfetamina) a 34% (fenfluramina). Os anfetamínicos são amplamente distribuídos e, segundo Pardrigge e Conor, as altas concentrações cerebrais parecem estar relacionadas a transportes especiais de penetração na barreira hematoencefálica, que ocorrem concomitantemente à difusão passiva. Tal mecanismo explicaria a rápida velocidade de penetração da anfetamina (pKa de 9,9) no cérebro, a despeito de, no pH do sangue (7,4), cerca de 99,7% estarem sob a forma ionizada.

Os anfetamínicos são biotransformados primordialmente no fígado e, a despeito das diferenças inerentes às diversas estruturas, apresentam como principais vias de biotransformação a hidroxilação aromática (na posição 4 do anel), ß-hidroxilação na cadeia lateral, desaminação oxidativa, N-desalquilação, no caso dos anfetamínicos N-substituídos, N-oxidação e conjugação com o átomo de nitrogênio. Os produtos hidroxilados são normalmente excretados conjugados com sulfato. A maioria dos anfetamínicos, durante a fase de biotransformação, pode ser convertida em anfetamina e/ou metanfetamina. O femproporex, por exemplo, pode dar origem a 14 produtos de biotransformação e, após a ingestão de 20 mg de femproporex, os produtos de biotransformação metanfetamina e anfetamina podem ser detectados por mais de 58 horas. O metilfenidato apresenta como principal produto de biotransformação o ácido ritalínico (75% da excreção urinária), sendo que somente cerca de 1% é excretado na forma inalterada. A Figura 2 apresenta as reações de biotransformação da anfetamina e metanfetamina.

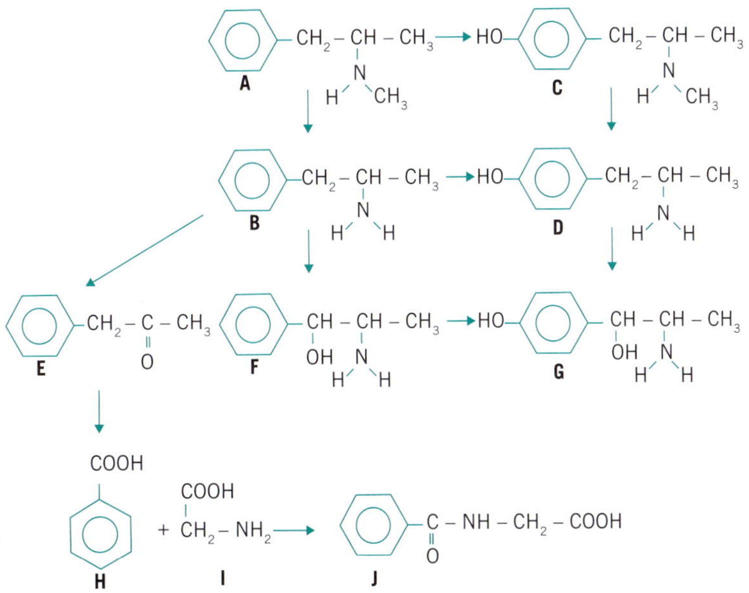

**Figura 2.** Esquema de biotransformação da metanfetamina e anfetamina. A: metanfetamina; B: anfetamina; C: 4-hidroximetanfetamina; D: 4-hidroxianfetamina; E: fenilacetona (fenil-2-propanona); F: norefedrina: G: 4-hidroxinorefedrina; H: ácido benzoico; I: glicina; J: ácido hipúrico (*extraído de Musshoff*).

Normalmente, 30% da dose terapêutica de anfetamina é excretada inalterada na urina em 24 horas, porém a real quantidade de excreção urinária é dependente do pH da urina. Em pH ácido (5,5 ~ 6,0), 60% da dose de anfetamina é excretada inalterada em 48 horas, enquanto em pH básico (7,5 ~ 8,0), apenas 3 a 7% é eliminada inalterada no mesmo período. Consequentemente, a meia-vida de eliminação varia de 7 a 8 horas, em urina acídica, e de 18 a 33 horas, em urina alcalina. Para cada aumento de unidade de pH, há um aumento de, em média, 7 horas na meia-vida plasmática. A redução da quantidade inalterada excretada em pH básico se deve ao fato de que, ocorrendo uma reabsorção renal da anfetamina neste pH, esta se torna mais disponível para ser biotransformada.

## 3.4. Toxicodinâmica

A anfetamina e seus análogos atuam como aminas simpatomiméticas nos receptores α e ß adrenérgicos e, com potências variáveis, de acordo com as diferentes estruturas.

Muitos autores creditam as ações dos anfetamínicos à similaridade estrutural com a dopamina e norepinefrina. Poderiam, assim, funcionar como falsos neurotransmissores. O mecanismo de ação mais provável parece ser a liberação direta dos neurotransmissores das vesículas sinápticas, bem como inibição da recaptação deles, com consequente aumento de sua concentração sináptica. Além disso, os anfetamínicos são inibidores da MAO, enzima responsável pela oxidação da norepinefrina e serotonina.

Estudos indicam que a anfetamina aumenta a concentração de dopamina na sinapse, por um mecanismo que pode ser bloqueado por um inibidor da recaptura de dopamina. Quando presentes em baixa concentração, a anfetamina extracelular é intercambiada com a dopamina intracelular por intermédio de um transportador de dopamina; entretanto, em altas concentrações, por ser altamente lipofílica, difunde-se através da membrana plasmática para o interior dos terminais nervosos e libera dopamina a partir de sítios de ligação intraneuronais. Além disso, há evidências de que os derivados anfetamínicos podem alterar a fosforilação do transportador de dopamina na sinapse, alterando sua função. São sugeridos ainda mecanismos relacionados à formação de espécies ativas de oxigênio.

Estudos mostram que a norepinefrina cerebral é responsável pela estimulação locomotora induzida pela anfetamina, enquanto a dopamina relaciona-se ao comportamento estereotipado verificado na psicose anfetamínica e ao comportamento psicótico semelhante à esquizofrenia.

A norepinefrina liberada atua em receptores α-1, α-2, β-1, β-2 e β-3. Receptores α-2 podem ter localização pós-sináptica, além de ser um autorreceptor pré-sináptico. Adrenorreceptores β-1 localizam-se principalmente nos neurônios, e os β-2 também estão presentes em vasos e células gliais. Receptores β-3 foram identificados por clonagem molecular em roedores e parecem estar envolvidos na termogênese, mas seu papel ainda é obscuro.

O efeito da estimulação desses vários subtipos de receptores sobre a excitabilidade neuronal não está suficientemente claro. Todos esses receptores estão acoplados à proteína G. No neocórtex no tálamo o estímulo em α-1 facilita a despolariza-

ção por diminuir o efluxo de íons potássio. Também ativa a fosfolipase C, aumentando a síntese de neuromediadores IP3 (1,4,5 trifosfato de inositol) e DAG (1,2 diacilglicerol). Receptores α-2 são inibitórios e possuem mecanismos heterogêneos. Inibem a enzima adenilatociclase, seguindo o aumento do efluxo de íons potássio ou a redução do influxo de íons cálcio. Todos os três subtipos de β-adrenorreceptores aumentam a atividade da adenilato ciclase, incrementando a síntese de AMP-cíclico. O receptor β-1 facilita o disparo de neurônios estimulados por vias excitatórias, reduzindo a hiperpolarização (diminui o efluxo de íons potássio) induzida por despolarizações repetidas.

A administração de anfetamínicos a longo e a curto prazo em animais de experimentação produz modificação nas concentrações de NE, DA e seus metabólitos. Há referências, também, à diminuição de serotonina cerebral e de seu metabólito, o ácido 5-hidroxindolacético, após a administração de doses relativamente altas, durante 10 dias.

Os efeitos comportamentais gerados pelas anfetaminas estão provavelmente associados à liberação de dopamina, e não de norepinefrina. A evidência disso é obtida pela constatação de que a destruição do feixe noradrenérgico central não afeta a estimulação locomotora produzida pela anfetamina, ao passo que a destruição do núcleo *acumbens*, que contém dopamina, ou a administração de agentes antipsicóticos que antagonizam a dopamina inibem essa resposta.

A exemplo da cocaína, a liberação neuronal de glutamato e a ligação a seus receptores contribuem para a resposta biológica das anfetaminas.

Uma vez que as anfetaminas aumentam a concentração de norepinefrina nas sinapses, efeitos cardiovasculares podem surgir a partir de seu uso. Altas concentrações de norepinefrina e epinefrina circulantes podem induzir efeitos tóxicos no coração, inclusive morte de células do músculo cardíaco. Muitas catecolaminas e fármacos relacionados têm demonstrado induzir crescimento hipertrófico de miócitos cardíacos *in vitro*. Altas concentrações desses compostos no sistema cardiovascular geram aumento da frequência cardíaca, aumento do consumo de oxigênio no miocárdio e aumento da pressão arterial sistólica. Esses eventos podem gerar hipóxia no miocárdio, levando a uma lesão necrótica no coração. Outros mecanismos de toxicidade de catecolaminas no músculo cardíaco incluem: insuficiência coronariana por vasoespasmo, diminuição do nível de fosfatos de alta energia causado por disfunção mitocondrial, alteração do metabolismo lipídico, resultando em acúmulo de ácidos graxos, alteração do cálcio intracelular e desencadeamento de estresse oxidativo com produção de espécies ativas de oxigênio.

Pesquisas recentes têm demonstrado que catecolaminas induzem apoptose de miócitos cardíacos, como a norepinefrina, que faz isso em miócitos ventriculares de ratos machos. Esse efeito pode ser inibido por agonistas de receptores β-adrenérgicos, inibidores de proteína quinase A e bloqueadores de canais de cálcio. Por outro lado, ativadores da adenilato ciclase reproduzem os efeitos da norepinefrina. A ativação de receptores β-adrenérgicos aumentam o AMP-cíclico e fosforila canais de cálcio, aumentando o influxo destes íons na célula. Ocorre também a ativação de endonucleases, proteases e outras enzimas e proteínas envolvidas no processo de apoptose.

## 3.5. Dependência e tolerância

Os anfetamínicos, em particular a anfetamina e a metanfetamina, apresentam um alto potencial de abuso e, consequentemente, propiciam desenvolvimento de farmacodependência.

Assim como ocorre com a cocaína, os mecanismos envolvidos nas propriedades de reforço dos anfetamínicos parecem se relacionar com o aumento extracelular de dopamina no núcleo *acumbens* (área límbica) e núcleo caudado (área subcortical motora). O exato mecanismo pelo qual ocorre, entretanto, ainda não está elucidado. Infere-se que não sejam exatamente os mesmos que os da cocaína e, ainda, que não sejam dependentes das quantidades de DA liberadas, pois, além de inibidora da recaptação da DA, a anfetamina é também potente liberadora do neurotransmissor, o que acarreta seu acúmulo nas terminações dopaminérgicas. Com efeito, a literatura cita que a liberação de DA induzida pela anfetamina no núcleo *acumbens* é aumentada cerca de 10 vezes, enquanto, para a cocaína, o aumento é da ordem de 3,5 vezes após a utilização de doses relacionáveis com reforço, a saber: 1 mg/kg para anfetamina e 5 mg/kg para a cocaína.

Embora seja comprovada a capacidade geradora de dependência dos anfetamínicos, há controvérsias quanto ao desenvolvimento ou não de neuroadaptação.

Após períodos prolongados de consumo desses psicoestimulantes, os usuários apresentam períodos de exaustão muito semelhantes aos da depressão. Nos quadros de abstinência provocados pelas anfetaminas, os sintomas mais comuns são fadiga, fissura intensa, cefaleia, ansiedade, agitação, pesadelos, anedonia, humor depressivo e hiperfagia. Quadros mais intensos de abstinência são observados em usuários de metanfetaminas por via injetável, tais como paranoia e prejuízo cognitivo.

A síndrome de abstinência de metanfetaminas pode ser dividida em duas fases:

⇒ fase aguda: dura cerca de 7 a 10 dias, após 24 horas da última dose de anfetamina; apresenta sintomas graves, como aumento do sono e do apetite, sintomas semelhantes aos da depressão, porém menos intensos, além de ansiedade e fissura.

⇒ fase subaguda: a sintomatologia inicial descrita anteriormente diminui até atingir níveis estáveis que caracterizam uma fase subaguda, com duração de pelo menos duas semanas. O clínico deve estar atento ao surgimento de quadros de depressão clínica nessa fase.

Essa síndrome pode durar de 30 a 90 dias e inclui sentimentos de depressão e letargia, chamada de síndrome de abstinência protraída. Nessa fase, o usuário pode vir a cometer suicídio.

A tolerância aos efeitos subjetivos e anorexígenos dos anfetamínicos dá-se profunda e rapidamente, sendo considerada a ocorrência de taquifilaxia. A tolerância se desenvolve rapidamente para os efeitos simpaticomiméticos periféricos e anorexígenos, mas mais lentamente para os outros efeitos (estimulação locomotora, euforia e comportamento estereotipado). Doses de anfetamina normalmente utilizadas, quer nas prescrições médicas ou na autoadministração, encontram-se entre 20 e 40 mg, via oral, diariamente, e é frequente o aumento de doses a valores situados entre 50 e 150 mg por essa via.

No intuito de obter ou prolongar a chamada fase *rush*, nome dado às sensações referidas como extremamente prazerosas obtidas após a injeção de fármacos de abuso, usuários crônicos chegam a utilizar doses repetidas de anfetamina ou metanfetamina que atingem 1 g por episódio ou 5 a 15 g por dia. A DL 50 da anfetamina gira em torno de 20 a 25 mg/kg e estudos com animais sugerem que doses de 5 mg/kg podem causar a morte, sendo a menor dose letal relatada de 1,5 mg/kg.

Os derivados anfetamínicos orais que são prescritos nos programas de redução de peso têm eficácia curta devido ao desenvolvimento de tolerância. Apenas uma porcentagem pequena dos pacientes expostos a esses supressores de apetite desenvolve mais tarde um aumento progressivo da dose ou comportamento de busca da droga com vários médicos. Esses pacientes podem preencher os critérios para os diagnósticos de abuso ou dependência.

Observa-se que pouca pesquisa formal tem sido conduzida para avaliar a eficácia de qualquer regime farmacoterapêutico a ser utilizado na síndrome de abstinência de anfetamínicos. Muitas das condutas provêm da prática e da observação clínica de pacientes que se apresentam em salas de emergência ou ambulatórios de dependência química com quadro de fadiga, humor depressivo e pensamentos negativos ou pessimistas. Na grande maioria dos casos, os sintomas são resolvidos em curto período de tempo, sendo necessárias apenas medidas de suporte, como um ambiente calmo, alimentação, hidratação e descanso.

Com relação ao metilfenidato, vale ressaltar que as áreas cerebrais envolvidas nos efeitos clínicos desse fármaco são as mesmas nas quais outras substâncias geram os diferentes mecanismos de dependência química. O aumento nos níveis de dopamina em áreas do sistema límbico é semelhante aos obtidos em efeitos reforçadores gerados por outras substâncias de abuso. Portanto, é necessário cautela na utilização de fármacos que atuam nessas áreas cerebrais.

Não existem tratamentos específicos para a síndrome de abstinência por anfetamínicos, pois em geral os sintomas são autolimitados e normalmente não necessitam de internação.

O uso de antipsicóticos é reservado para os quadros de psicose, agitação ou delírio, onde o haloperidol é comumente utilizado. A tioridazina é outro antipsicótico que pode ser útil em casos de agitação e ansiedade, na dose média de 300 a 600 mg/dia, fracionada de 2 a 4 vezes. Pacientes com problemas hepáticos, renais e com baixo peso devem receber doses diárias menores.

A olanzapina em comprimidos orodispersíveis ou na forma injetável via intramuscular, em doses habituais, é suficiente para estabilizar o quadro. Utiliza-se em torno de 10 mg intramuscular, repetindo a dose em 1 ou 2 horas. Na forma orodispersível, existem comprimidos de 5 e 10 mg.

Os benzodiazepínicos de meia-vida curta podem ser utilizados para diminuir a sintomatologia durante a síndrome de abstinência. O lorazepam ou diazepam podem ser administrados para agitação e ansiedade.

Na década de 1970, os antidepressivos tricíclicos, em especial a imipramina e a desipramina, foram utilizados com base na observação clínica. Os efeitos positivos sobre a anergia e psicoastenia são observados nas primeiras semanas.

Casos com sintomas mais graves podem necessitar de internação, principalmente pacientes que evoluem com ideação suicida. Devido aos frequentes pensamentos relacionados ao suicídio em indivíduos que apresentam síndrome de abstinência, evitar esse ato torna-se a meta mais importante nessa fase.

## 3.6. Efeitos tóxicos decorrentes do uso abusivo

A toxicidade da anfetamina ocorre principalmente nos sistemas cardiovascular e neuropsíquico. Conforme já citado, os anfetamínicos aumentam seletivamente a liberação de dopamina e norepinefrina e bloqueiam a recaptação destas catecolaminas nas sinapses, resultando em hiperestimulação dos receptores dopaminérgicos e adrenérgicos. Como consequência fisiopatológica, tem-se, respectivamente, uma intensa estimulação central e da atividade física.

A intoxicação aguda produzida pelos anfetamínicos produz sintomatologia clínica similar àquela decorrente do uso de cocaína. Primeiramente, ocorre acentuação dos efeitos farmacológicos no SNC e cardiovascular. Podem surgir hipertermia, edema cerebral, hemorragia intracraniana difusa ou colapso cardiovascular, sendo esta a principal causa da morte. Ocorre sudorese abundante com consequente taquipneia e taquicardia e pode advir falência renal como decorrência do colapso circulatório. As principais manifestações clínicas relacionadas à severidade da síndrome aguda estão relacionadas na Tabela 3.

**Tabela 3.** Classificação da severidade da intoxicação por anfetaminas.

| Manifestação clínica | Severidade |
|---|---|
| Agitação, irritabilidade, insônia, tremor, hiper-reflexia, sudorese, midríase, rubor. | + |
| Hiperatividade, confusão, hipertensão, taquipneia, taquicardia, extrassístoles, febre fraca, sudorese. | ++ |
| Delírio, mania, autoescoriações, hipertensão pronunciada, taquicardia, arritmia. | +++ |
| Delírio, mania, autoescoriações, hipertensão pronunciada, taquicardia, arritmia, hiperpirexia, acidemia, falência renal, convulsão ou coma, colapso circulatório ou morte. | ++++ |

Os anfetamínicos, à semelhança dos demais estimulantes, induzem à melhora da autoestima e do estado de vigília, ao aumento das atividades física e mental e euforia. À medida que se instaura a tolerância e há o aumento da dose, sobrevêm ansiedade, disforia, confusão mental, depressão, náuseas, cefaleia e fadiga. O usuário mostra-se agitado, trêmulo, eloquente, desconfiado e ansioso, sendo que alguns se tornam hostis e agressivos. Embora a memória, a orientação e o discernimento estejam, em geral, preservados, altas doses ou uso muito frequente podem levar o indivíduo ao suicídio ou ao desenvolvimento de ideias homicidas. Talvez em função do rápido aparecimento de tolerância, as fatalidades não são muito comuns e ocorrem, em geral, com usuários novatos.

Com o uso de grandes doses de anfetamina, ocorre comportamento estereotipado. Em roedores, observam-se ações repetitivas, como lamber, roer, levantar as patas traseiras e movimentos repetidos da cabeça e dos membros. Estas atividades são geralmente impróprias para o ambiente e com doses aumentadas de anfetamina elas prejudicam mais e mais o comportamento do animal. Estes efeitos comportamentais são evidentemente produzidos pela liberação de catecolaminas no cérebro, pois o pré-tratamento com 6-hidroxidopamina, que depleta o cérebro de noradrenalina e dopamina, abole o efeito da anfetamina.

Alguns estudos demonstram que usuários crônicos de metanfetamina podem apresentar uma redução neuronal nos transportadores de dopamina, gerando um acúmulo deste no neurônio pré-sináptico, podendo causar falhas cognitivas e motoras, aumentando a possibilidade, inclusive, do surgimento de sintomas parkinsonianos em idades mais avançadas.

Usuários crônicos de metanfetamina apresentam alterações metabólicas cerebrais tanto em regiões associadas à transmissão dopaminérgica quanto naquelas não associadas. Além dos sistemas já citados, podem-se observar também alterações no sistema serotoninérgico. Várias doses de metanfetamina podem ocasionar uma diminuição da atividade da triptofano hidroxilase em nervos serotoninérgicos de cérebro de ratos, com consequente diminuição de serotonina.

Recentes estudos têm associado o uso de metanfetamina e a presença de cardiomiopatias em indivíduos com idade igual ou inferior a 45 anos, onde 40% dos indivíduos que apresentavam tais alterações cardíacas eram usuários de metanfetamina. As alterações incluem hipertensão, taquicardia, vasoespasmo, infarto do miocárdio e hipertensão pulmonar.

Alucinações, ideias paranoicas e comportamento bizarro podem advir do uso crônico. Doses relativamente baixas, como 50 mg por 5 dias, podem desencadear paranoia. A psicose oriunda dos anfetamínicos se configura, tipicamente, por comportamento agressivo, hostil, estereotipado, hiperatividade física e ansiedade. Ocorrem alucinações tácteis e à semelhança do que se observa com a cocaína, há desenvolvimento de escoriações dérmicas decorrentes das tentativas de retirada do parasita imaginário. Ainda poderão ocorrer estados de desnutrição e complicações como infarto agudo do miocárdio, cegueira cortical transitória, cardiopatias irreversíveis, vasoespasmos sistêmicos e edema pulmonar agudo.

Além dos distúrbios neuropsíquicos, há ainda aqueles pertinentes aos padrões de uso. Assim como usuários de outras substâncias injetáveis, os usuários crônicos de anfetamina por via intravenosa estão sujeitos a adquirir hepatite, endocardite bacteriana, *cor pulmonale*, resultantes de granuloma de corpo estranho, angeíte necrosante e imunodeficiência adquirida (Aids).

## 4. BIBLIOGRAFIA

ALMEIDA, S.P.; SILVA, M.T.A. Ecstasy (MDMA): effects and patterns of use reported by users in São Paulo. *Rev. Bras. Psiquiat.*, v.25, n.1, p.11-17, 2003.

ASHER, J. Cocaine toxicity. *J Am Med Assoc.*, v.267, n.12, p.1584-6, 1992.

BILLMAN, G. Mechanisms responsible for the cardiotoxic effects of cocaine. *The FASEB Journal*, v.4, p.2469- 2475,1990.

BRIEN, C.P. Dependência a uso abusivo de drogas. In: GOODMAN, L.S. *As bases farmacológicas da terapêutica*. 10. ed. Rio de Janeiro: Mc Graw-Hill, 2003, p.465-81.

BOTELHO, J. Crystal: *A superdroga de destruição maciça e as medidas preventivas previstas na lei 11.343/06, 3 de maio de 2009.*

Disponível em: <http://www.jefersonbotelho.com.br/2009/05/03/crystal-a-superdroga-de-destruicao-macica-e-as-medidas-preventivas-previstas-na-lei-1134306/>. Acesso em: 20 jun. 2013.

BRANT, L.C.; CARVALHO, T.R.F. Metilfenidato: medicamento *gadget* da contemporaneidade. *Interface – Comunic. Saúde, Educ.,* v.16, n.42, p.623-636, 2012.

CALABRESE, E.J. Dopamine: bifhasic dose responses. *Critical Rev. Toxicol.,* v.31, n.4/5, p.563-583, 2001.

CARVALHO, D.G. *Determinação dos componentes do cloridrato de cocaína ilegalmente comercializado na região metropolitana de São Paulo no ano de 1997.* São Paulo, 2000, p.86. Dissertação de Mestrado – Universidade de São Paulo.

CARVALHO, V.M. *Pesquisa dos bioindicadores de uso do crack em amostras de urina de indivíduos submetidos a exame médico-legal.* São Paulo, 2006, p.112. Dissertação de Mestrado – Universidade de São Paulo.

CARVALHO, V.M. *Redistribuição da cocaína e sua influência na neuroquímica* post mortem. São Paulo, 2011, p.181. Tese de Doutorado – Universidade de São Paulo.

CARVALHO, V.M.; FUKUSHIMA, A.R.; FONTES, L.R., FUZINATO, D.V.; FLORIO, J.C.; CHASIN, A.A.M. Cocaine *post mortem* distribution in three brain structures: A comparison with whole blood and vitreous humour. *Journal of Forensic and Legal Medicine,* v.20, n.3, p.143-145, 2013.

CENTRO BRASILEIRO DE INFORMAÇÕES SOBRE DROGAS PSICOTRÓPICAS (Cebrid). *Anfetaminas.* Departamento de Psicobiologia – Unifesp/EPM, janeiro de 2005. Disponível em: <http://www.unifesp.br/dpsicobio/cebrid/folhetos/anfetaminas_.htm>. Acesso em: mar. 2007.

CHAN, P.; CHEN, J.H.; LEE, M.H.; DENG, J.F. Fatal and nonfatal methamphetamine intoxication in the intensive care unit. *Clinical Toxicology,* v.32 n.2, p.147-55, 1994.

CHASIN, A.A.M.; MIDIO, A.F. Exposição humana à cocaína e ao cocaetileno: disposição e parâmetros toxicocinéticos – *Rev. Farm. Bioquim. Univ. S. Paulo,* v.33, n.1, p.1-12, 1997.

CHASIN, AA.M.; MÍDIO, A.F. Aspecto toxicológico da overdose de cocaína. *Rev. Farm. Bioq. Univ. S. Paulo,* v.27, n.1, p.1-27, 1991.

CLARK, G.D.; ROSENZWEIG, I.B.; RAISYS, V.A.; CALLAHAN, C.M.; GRANT, T.M.; STREISSGUTH, A.P. The analysis of cocaine and benzoylecgonine in meconium. *J Anal Toxicol.,* v.16, n.4, p.261-263, 1992.

CONE, E.J. Pharmacokinetics and pharmacodynamics of cocaine. *J. Anal. Toxicol.,* v.19, p.459-478, 1995.

COOK, C.E.; JEFFCOAT, R.; PEREZ-REYES, M. Pharmacokinetic studies of cocaine and phencyclidine in man. *Pharmacokinetics and Pharmacodynamics of Psychoactive Drugs* BARNETT, G.; CHIANG, C.N. Eds; Foster City: Biomedical Publications, CA, 1985.

COSTA, J.L. *Determinação de 3,4-metilenodioximetanfetamina (MDMA – Ecstay), 3,4-metilenodioxietilanfetamina (MDEA – Eve) e 3,4-metiledioxianfetamina (MDA) em fluidos biológicos por cromatografia líquida de alta eficiência: aspecto forense.* São Paulo, 2004, p.121. Dissertação de Mestrado – Universidade de São Paulo.

DEAN, R.A.; CHRISTIAN, C.D.; SAMPLE, R.H.; BOSRON, W.F. Human liver cocaine esterases: etanol-mediated formation of ethylcocaine. *The FASEB Journal,* v.5, n.12, p.2735-9, 1991.

DIEHL, A.; CORDEIRO, D.C.; LARANJEIRA, R. *Tratamentos farmacológicos para a dependência química: da evidência científica à prática clínica.* Porto Alegre: Artmed, 2010, p. 265-266.

EMMETT-OGLESBY, M.W.; PELTIER, R.L.; DEPOORTERE, R.Y.; PICKERING, C.L.; HOOPER, M.L.; GONG, Y.H.; LANE, J.D. Tolerance to self-administration of cocaine in rats: time course and dose response determination using a multi-dose method. *Drug Alcohol Depend,* v.32, n.3, p.247-56, 1993.

ERZOUKI, H.K.; ALLEN, A.C.; NEWMAN, A.H.; GOLDBERG, S.R.; SCHINDLER, C.W. Effects of cocaine, cocaine metabolites and cocaine pirolysis products on the hindbrain cardiac and respiratory centers of the rabbit. *Life Sciences,* v.57, p.1861-1868, 1995.

FERIGOLO, M.; MEDEIROS, F.B.; BARROS, H.M.T. "Êxtase": revisão farmacológica. *Rev. Saúde Públ.,* v.32, n.5, p.487-495, 1998.

FERRARA, S.D. Psychoactive substances, drugs and driving. *Proceedings of XXXV TIAFT (The International Association of Forensic Toxicologists Annual Meeting),* Padua, Italy, p.73-86, 1997.

FLECKENSTEIN, A.E.; GIBB, J.W.; HANSON, G.R. Differential effects of stimulants on monoaminergic transporters: pharmacological consequences and implications for neurotoxicity. *Eur. J. Pharmacol.,* v.406, p.1-13, 2000.

FLECKENSTEIN, A.E.; VOLZ, T.J.; RIDDLE, E.L.; GIBB, J.W.; HANSON, G.R. New Insights into the mechanism of action of Amphetamines. *Annu. Ver. Pharmacol. Toxicol,* v.47, p.681-698, 2007.

FOLTIN, R.W.; FISCHMAN, M.W.; PEDROOS, J.J.; PEARLSON, D. Marijuana and cocaine interactions in humans: cardiovascular consequences. *Pharmacol. Biochem. Behav.,* v.28, p.459-64, 1987.

FREESE, L.; SIGNOR, L.; MACHADO, C.; FERIGOLO, M.; BARROS, H.M.T. O uso não médico do metilfenidato: uma revisão. *Trends Psychiatry Psychother.,* v.34, n.2, 2012. Disponível em: <http://www.scielo.br/scielo.php?pid=S2237-60892012000200010&script=sci_arttext>. Acesso em: 11 jul. 2013.

FREESE, T.E.; MIOTTO, K.; REBACK, C.J. The effects and consequences of selected club drugs. *J. Subst. Abuse Treat.,* v.23, p.151-156, 2002.

FUKUSHIMA, A.R. *Perfil da cocaína comercializada como crack na região Metropolitana de São Paulo em período de vinte meses (2008-2009).* São Paulo, 2010, p.91. Dissertação de Mestrado – Universidade de São Paulo.

GALDURÓZ, J.C.F.; D'ALMEIDA, V.; CARVALHO, V., CARLINI, E.A. *III Levantamento sobre o uso de drogas entre estudantes de 1º e 2º graus em 10 capitais brasileiras – 1993,* CEBRID, São Paulo, 1994, p.81.

GREEN, R.; MECHAN, A.O.; ELLIOT, J.M.; O'SHEA, E.; COLADO, I. The pharmacology and clinical pharmacology of 3,4-methylenedioxymethamphetamine (MDMA, "Ecstasy"). *Pharm. Rev.,* v.55, n.3, Set, p.463-508, 2003.

GIATTI, M.A; DEL TEDESCO, N.K; FREITAS, C.M; RATES, A.L. *Anfetaminas: do uso terapêutico ao abuso.* Monografia apresentada à Faculdades Oswaldo Cruz como parte dos requisitos exigidos para a conclusão do Curso de Ciências Farmacêuticas e Bioquímicas. Orientador: Chasin, A. São Paulo, 2011, p.74.

HARDY S.E. Methylphenidate for the Treatment of Depressive Symptoms, Including Fatigue and Apathy, in Medically Ill Older Adults and Terminally Ill Adults. *The American J. of Geriatric Pharmacotherapy.,* v.7, n.1, p.34-59, 2008.

HEARN, W.L.; FLYNN, D.D.; HIME, G.W.; ROSE, S.; COFINO, J.C.; ATIENZA, E.M.; WETLI, G.V; MASH, D.C. Cocaethylene: a unique cocaine metabolite displays high affinity for the dopamine transporter. *J.Neurochemistry,* v.56, n.2, p.698-701, 1991.

HUANG, L.; WOOLF, J.H.; ISHIGURO, Y.; MORGAN J.P. Effect of cocaine and methylecgonidine on intracellular $Ca^{2+}$ and myocardial contraction in cardiac myocytes. *Am. J. Physiol.,* v.273, p. H893-H901, 1997.

INCIARDI, J.A. Crack, crack house sex, and HIV risk. *Arch. Sex. Behav.,* v.24, n.3, p.249-269, 1995.

ISENSCHMID, D.S.; FISCHMAN, M.W.; FOLTIN, R.W.; CAPLAN, Y.H. Concentration of cocaine and metabolites in plasma of humans following intravenous administration and smoking of cocaine. *J. Anal. Toxicol.*, v.16, n.5, p.311-314, 1992.

ITABORAHI, C.; ORTEGA, F. O metilfenidato no Brasil: uma década de publicações. *Ciência e saúde coletiva*, v.18, n.3, 2013. Disponível em: <http://www.scielo.br/scielo.php?pid=S1413-81232013000300026&script=sci_arttext>. Acesso em: 11 jul. 2013.

JATLOW, P.I. Cocaine: analysis, pharmacokinetics and metabolic disposition. *Yale J. Biol. Med.*, v.61, p.105-13, 1988.

JATLOW, P.I. Drug of abuse profile: cocaine. *Clin. Chem.*, v.33, n.11B, p.66B-71B, 1987.

JEFFCOAT, A.R.; REYS, P.M.; HILL, J.M.; SADLER, B.M.; COOK, C.E. Cocaine disposition in humans after intravenous injection, nasal insufflation (snorting) or, smoking. *Drug Metab. Dispos.*, v.17, p.153-9, 1989.

JOHANSON, C.E.; FISCHMAN, M.W. The pharmacology of cocaine related to its abuse. *Pharmacol. Rev.*, v.41, p.3-52, 1989.

JONES, L.F. Central mechanisms of action involved in cocaine induced tachycardia. *Life Sci.*, v.46, p.723-8, 1990.

JUFER, R.A.; WSTADIK, A.; WALSH, S.L.; LEVINE, B.S.; CONE, E.J. Elimination of cocaine and metabolites in plasma, saliva, and urine following repeated oral administration to human volunteers. *J. Anal. Toxicol.*, v. 24, p.467-77, 2000.

KANTAK, K.M.; COLLINS, S.L.; LIPMAM, E.G.; BOND, J.; GIOVANONI, K.; FOX, B.S. Evaluation of anti-cocaine antibodies and a cocaine vaccine in a rat self-administered model. *Psychopharmacology*, v.148, p.251-262, 2000.

KATZ, J.L.; GRIFFITHS, J.W.; SHARPE, L.G.; DE SOUZA, E.B.; WITKIN, J.M. Cocaine tolerance and cross tolerance. *J. Pharmacol Exp Ther.*, v.264, p.183-92, 1993.

KLEERUP, E.C.; KOYAL, S.N.; MAGALLANES J.A.M.; GOLDMAN, M.D.; TASHKIN, D.P. Chronic and acute effects of "Crack" cocaine on diffusing capacity, membrane diffusion, and pulmonary capillary blood volume in the lung. *Chest*, v.122, n.2, p.629-638, 2002.

KLONOFF, D.C.; ANDREWS, B.T.; OBANA, W.G. Stroke associated with cocaine use. *Arch. Neurol.*, v.46, p.989-93, 1989.

KUCZENSKI, R.; SEGAL, D.S. Differential Effects of Amphetamine and Dopamine Uptake Blockers (Cocaine, Nomifensine) on Caudate and Accumbens Dialysate Dopamine and 3-Methoxytyramine. *J Pharmacol Exp Ther.*, v.262, n.3, p.1085-1094, 1992.

KUHAR, M.J.; RITZ, M.C.; BOJA, J.W. The dopamine hypothesis of the reinforcing properties of cocaine. *Trends in neurosciences (TINS)*, v.14, n.7, p.299-302, 1991.

KUHN, F.E.; GILLIS R.A.; VIRMANI, R.; VISNER, M.S.; SCHAER, G.L. Cocaine produces coronary artery vasoconstriction independent of an intact endothelium. *Chest*, v.102, n.2, p.581-585, 1992.

IVERSEN, D.; IVERSEN, L.L. Dopamine: 50 years in perspective. *Trends in Neurosciences*, v.30, n.5, p.188-193, 2007.

LARANJEIRA, R.; DUNN, J.; RASSI, R.; FERNANDES, M. "Êxtase" (3,4-metilenodioximetanfetamina, MDMA): uma droga velha e um problema novo. *Rev. Assoc. Bras. Psiquiat.; Assoc. Psiquiat. Am. Lat.*, v.18, n.3, p.77-81, 1996.

LEWICKA, D.M.; RHEE, G.S.; SPRAGUE, J.E.; NICHOLS, D.E. Psychostimulant-like effects of p-fluoroanphetamine in the rat. *Eur. J. Pharmacol.*, v.287, p.105-13, 1995.

MARQUES, R.M. et al. Abuso e dependência: anfetamina. *Projeto diretrizes, Associação Médica Brasileira e Conselho Federal de Medicina*, agosto de 2002. Disponível em: <http://www.projetodiretrizes.org.br/projeto_diretrizes/003.pdf>. Acesso em: mar. 2007.

MASH, D.C.; FLY, D.D.; WETLI, C.V.; HEARN, W.L. Potency of cocaethylene at monoamine neurotransmitter uptake sites and neuroreceptors in the human brain. In: Annual Meeting American Academy of Forensic Sciences. 43. Anaheim, 1991. *Proceedings*. 1991. p.174 [Resumo K20].

MASH, D.C.; DUQUE, L.; PABLO, J.; QIN, Y.; ADI, N.; HEARN, W.L.; HYMAB, B.A.; KARCH, S.B.; DRUID, H.; WETLI, C.V. Brain biomarkers for identifying excited delirium as a cause of sudden death. *Forensic Science International*, v. 190, p.13-19, 2009.

MILLER, N.S.; GOLD, M.S.; MILLMAN, R.B. Cocaine: general characteristics, abuse and addiction. *N. Y. St. J. Medic.*, v.29, p.390-395, 1989.

MUSSHOFF, F. Illegal or legitimate use? Precursor compounds to amphetamine and methanphetamine. *Drug Metab. Rev.*, v.32, n.1, p.15-44, 2000.

NACIONES UNIDAS. División de Estupefacientes – *Métodos recomendados para el ensayo de anfetamina y metanfetamina*. New York, 1988.

NAKAHARA, Y.; ISHIGAMI, A. Inhalation efficiency of free-base cocaine by pyrolysis of "crack" and cocaine hydrochlride. *J. Anal. Toxicol.*, v.15, p.105-109, 1991.

NAPPO, S.A. *Baqueros e craqueros*. Um estudo etnográfico sobre o consumo de cocaína na cidade de São Paulo. Tese para obtenção do grau de Doutor, Universidade Federal de São Paulo, 1996, p.324.

NAPPO, S.A.; SANCHEZ, Z.M.; OLIVEIRAL. G.; SANTOS, S.A.; CORADETE, J.J.; PACCA, J.C.B.; LACKS, V. Comportamento de risco de mulheres usuárias de crack em relação à DST/AIDS. São Paulo: UNIVERSIDADE FEDERAL DE SÃO PAULO. Centro Brasileiro de Informações sobre Drogas Psicotrópicas, 2004.

NAPPO, S.A. *Droga mais poderosa que o crack pode chegar ao Brasil*, UNIFESP/EPM abr-jun 2011. Disponível em: <http://www.unifesp.br/dpsiq/polbr/ppm/editorial06.htm>. Acesso em: 30 jun. 2013.

NASCIMENTO, E.C.; NASCIMENTO, E.; SILVA, J.P. Uso de álcool e anfetaminas entre caminhoneiros de estrada. *Rev. Saúde Pública*, v.41, n.2 São Paulo abr. 2007.

NICASTRI, S. Métodos de neuroimagem e abuso de substâncias psicoativas. *Rev. Bras. Psiquiat.*, v.23, p.28-31, 2001.

NOTO, A.R.; CARLINI, E.A.; MASTROIANNI, P.C.; ALVES, V.C.; GALDURÓZ, J.C.F.; KUROIWA, W.; CSIZMAR, J.; COSTA, A.; FARIA, M.A.; HIDALGO, S.R.; NAPPO, S.A. Análise da prescrição e dispensação de medicamentos psicotrópicos em dois municípios do Estado de São Paulo. *Rev. Bras. Psiquiatr.*, v.24, n.2, São Paulo jun. 2002.

OLIVEIRA, L.G. *Avaliação da cultura do uso de crack após uma década de introdução da droga na cidade de São Paulo*. São Paulo, 2007, p.330. Tese de Doutorado – Universidade Federal de São Paulo.

PARDRIGGE, W.M.; CONNOR, J.D. Saturable transport of amphetamine across the blood-brain barrier. *Experientia*, v.29, p.302-304, 1972.

PINTON, F.A.; BOSKOVITZ, E.P.; CABRERA, E.M.S. Uso de drogas entre os estudantes de medicina da Faculdade de Medicina de São José do Rio Preto, SP no ano de 2002. *Arq. Ciênc. Saúde*; v.12, n.2, p.91-96, 2005.

PORTUGAL, F.B.; SOUZA, R.S.; BUAIZ, V.; SIQUEIRA, M.M. Uso de drogas por estudantes de Farmácia da Universidade Federal do Espírito Santo. *J. Bras. Psiquiatr.*, v.57, n.2, p.127-132, 2008.

RANG, H.P.; DALE, M.M.; RITTER, J.M.; MOORE, P.K. *Farmacologia*. 5.ed., Rio de Janeiro: Elsevier, 2004. p.669-670.

RIPPLE, M.G.; GOLDBERGER, B.A.; CAPLAN, Y.H.; BLITZER, M.; SCHWARTZ, S. Detection of cocaine and its metabolites in human amniotic fluid. *Anal.Tox.*, v.16, n.5, p.328-330, 1992.

RITZ, M.C.; CONE, E.J.; KUHAR, M.J. Cocaine inhibition at dopamine, norepinephrine and serotonin transporters: a structure activity study. *Life Sci.*, v.46, n.9, p.635-645, 1990.

ROBERTS, S.M.; ROTH, L.; HARBISON, R.D.; JAMES, R.C. Cocaethylene hepatotoxicity in mice. *Biochem Pharmacol.*, v.43, n.9, p.1989-1995, 1992.

ROCKHOLD, R.W. Glutamatergic involvement in psychomotor stimulant action. *Prog. Drug Res.*, v.50, p.155-192, 1998.

SANTOS, M.V.F.; PEREIRA, D.S.; SIQUEIRA, M.M. Uso de álcool e tabaco entre estudantes de Psicologia da Universidade Federal do Espírito Santo. *J. Bras. Psiquiatr.*, v.62, n.1, p.22-30, 2013.

SCHEIDWEILER, K.B.; PLESSINGER, M.A.; SHOJAIE, J.; WOOD, R.W.; KWONG, T.C. Pharmacokinetics and pharmacodynamics of methylecgonidine, a crack cocaine pyrolyzate. *J. Pharm. Exp. Ther.*, v.307, n.3, p.1179-1187, 2003.

SCHWARTZ, R.H.; LUXENBERG, M.G.; HOFFMANN, N.G. Crack use by American middle-class adolescent polidrug abusers. *J. Pediat.*, vol.1, p.150-155, 1991.

SHIMOMURA, E.T.; HODGE, G.D.; PAUL, B.D. Examination of *post mortem* fluids and tissues for the presence of methylecgonidine, ecgonidine, cocaine, and benzoylecgonine using solid-phase extraction and gas chomatography-mass spectrometry. *Clin. Chem.*, v.47, p.1040-1047, 2001.

SILVA, O.A.; GREVE, J.M.D.; YONAMINE, M. Drug abuse among truck drivers in three different regions of Brazil. *Proceedings of XXXV TIAFT (The International Association of Forensic Toxicologists Annual Meeting)* Pádua, Italy, p.496-499, 1997.

SILVA, O.B.; FUCHS, F.D. Fármacos de uso não médico. In: FUCHS, F.D.; WANNMACHER, L.; FERREIRA, M.B.C. *Farmacologia Clínica: Fundamentos da terapêutica racional.* 3. ed., Rio de Janeiro: Guanabara Koogan, 2004. p.605-623.

SILVA Jr., R.C.; GOMES, C.S.; GOULART Jr., S.S.; ALMEIDA, F.V.; GROBÉRIO, T.S.; BRAGA, J.W.B.; ZACCA, J.J.; VIEIRA, M.L.; BOTELHO, E.D.; MALDANER, A.O. Demystifying "oxi" cocaine: Chemical profiling analysis of a "new Brazilian Drug" from Acre State. *Forensic Science International*, v.221, i.1-3, p.113-119, 2012.

SOFUOGLU, M.; SCOTT, B.; BABB, D.A.; HATSUKAMI, D.K. Depressive sympyomsmodulate the subjective and physiological response to cocaine in humans, *Drug and Alcohol Dependence*, v.63, p.131-137, 2001.

STURNER, W.Q.; SWEENEY, K.; CALLERY, R.T.; HALEY, N.R. Cocaine babies: the scourge of the '90s. *J. Forensic Sci.*, v.36, p.34-39, 1991.

TAKEKAWA, K. Cocaine and its metabolites. In: SUSUKI, O.; WATANABE, K. *Drugs and Poisons in Humans a Handbook of Practical Analysis.* Heidelberg: Springer, 2005. p.207-218.

TAKITANE, J.; OLIVEIRA, L.G.; ENDO, L.G.; OLIVEIRA, K.C.B.G.; MUÑOZ, D.R.; YONAMINE, M.; LEYTON, V. Uso de anfetaminas por motoristas de caminhão em rodovias do Estado de São Paulo: um risco à ocorrência de acidentes de trânsito? *Ciência e saúde coletiva*, v.18, n.5, p.1247-1254, 2013.

TEIXEIRA, R.F.; SOUZA, R.S.; BUAIZ, V.; SIQUEIRA, M.M. Uso de substâncias psicoativas entre estudantes de odontologia da Universidade Federal do Espírito Santo. *Ciência e saúde coletiva*, v.15, n.3, p.655-662, 2010.

UNITED NATIONS OFFICE ON DRUG ON CRIME (UNODC). *World Drug Report* 2012. Washington: United Nations Publications, 2012, p.112.

UNITED NATION OFFICE ON DRUGS AND CRIME (UNODC). *World Drug Report* 2013 (United Nations Publication). Disponível em: <http://www.unodc.org/unodc/secured/wdr/wdr2013/World_Drug_Report_2013.pdf>. Acesso em: 29 jun. 2013.

VOLKOW, N.D. *et al.* Association of dopamine transporter reduction with psychomotor imparment in methamphetamine abusers. *Am. J. Psychiatry*, v.158, p. 377-82, 2001.

VOLKOW, N.D. *et al.* Higher cortical and lower subcortical metabolism in detoxified methanphetamine abusers. *Am. J. Psychiatry*, v.158, p.383-389, 2001.

XI, Z.X.; GILBERT, J.; CAMPOS, A.C.; KLINE, N.; ASHBY Jr., C.R.; HAGAN, J.J.; HEIDBREDER, C.A.; GARDNER, E.L. Blockade of mesolimbic dopamine D3 receptors inhibits stress-induced reinstatement of cocaine-seeking in rats. *Psychopharmacology*, v.176, p.57-65, 2004.

WOOLF, J.H.; HUANG, L.; ISHIGURO, Y.; MORGAN, J.P. Negative inotropic effect of methylecgonidine, a major product of cocaine base pyrolysis, on ferret human myocardium. *J.Card. Pharm.*, v.30, p.352-359, 1997.

WOOLVERTON, W.L.; JOHNSON, K.M. Neurobiology of Cocaine Abuse. *TIPS Trends Pharmacol Sci.*, v.13, n.5, p.193-200, 1992.

YANG, Y.; KE, Q.; CAI, J.; XIAO, Y.F.; MORGAN, J.P. Evidence for cocaine and methylecgonidine stimulation of M(2) muscarinic receptors in cultured human embryonic lung cells. *Brit. J. Pharm.*, v.132, p.451-460, 2001.

YEO, K.K.; WIJETUNGA, M.; ITO, H.; EFIRD, J.T.; TAY, K.; SETO, T.B.; ALIMINETI, K.; KIMATA, C.; SCHATZ, I.J. The association of Methamphetamine use and cardiomyopathy in young patients. *Am. J. Med.*, v.120, p.165-171, 2007.

# 4.4.

# BARBITÚRICOS

*Maria das Graças Almeida*
*Gabriel Araújo da Silva*

## CONTEÚDO DESTE CAPÍTULO

## 1. INTRODUÇÃO

Os sedativos hipnóticos são fármacos comumente prescritos para o tratamento da insônia, da ansiedade, da crise de epilepsia e também utilizados de forma ilícita pelos seus efeitos sedativo e eufórico, bem como na tentativa de suicídio. O ácido barbitúrico (2,4,6-trioxo-hexaidropirimidina) é formado pela condensação do ácido malônico com a ureia (Figura 1). Descoberto em 1864, por Adolf von Baeyer, por ser clinicamente desprovido de ação depressora sobre o sistema nervoso central (SNC), despertou pouco interesse. Entretanto, a presença de substituintes alquil ou aril no carbono 5 conferem diferentes atividades sedativo-hipnóticas ou anticonvulsivantes. O primeiro barbitúrico introduzido no arsenal terapêutico, em 1903, foi o ácido dietilbarbitúrico (barbital). Poucos anos depois,

surgiu o fenobarbital, com atividade anticonvulsivante, utilizado até os dias atuais. O amobarbital foi usado por via intravenosa como anestésico geral em 1928, sendo substituído pelo hexobarbital e, a seguir, pelos derivados tiobarbitúricos. No início dos anos de 1970, as intoxicações letais por superdose de derivados barbitúricos chegaram a ser a maior causa de morte induzida por fármacos.

Na década de 1950, começaram a surgir os hipnóticos não barbitúricos, como glutetimida e metaqualona, que não mostraram nenhuma vantagem frente aos barbitúricos e, à semelhança destes, apresentavam a propriedade de causar dependência.

Em 1961, foi lançado o clordiazepóxido, iniciando-se uma nova fase da história dos sedativo-hipnóticos. Dezenas de benzodiazepínicos foram sintetizados e testados e, hoje, comprovadamente, são tidos como hipnóticos com grande margem de segurança, apesar de causarem dependência. O reconhecimento dos problemas de superdose, devido à estreita janela terapêutica, além do seu potencial de abuso, fez com que os barbitúricos fossem substituídos pelos benzodiazepínicos, mais eficientes e seguros. Isso resultou em redução de mais de 50% nos óbitos induzidos por barbitúricos, e a mortalidade é menor do que 2%, na maioria dos casos de pacientes hospitalizados por ingestão de doses excessivas de barbitúricos, quando monitorizados adequadamente.

No entanto, os barbitúricos constituem ainda um dos grupos de fármacos com maior incidência de intoxicação, devido à falta de especificidade de efeitos no SNC e a seu baixo índice terapêutico, quando comparados aos benzodiazepínicos e ao grande número de interações medicamentosas. Mesmo com elevada toxicidade, as indicações terapêuticas como anticonvulsivantes e sedativo-hipnóticos são importantes.

Atualmente, três barbitúricos são comercializados no Brasil. O pentobarbital e o tiopental são utilizados em apresentações intravenosas de uso restrito aos hospitais, principalmente centros de terapia intensiva, como anestésicos, tanto de indução quanto de manutenção, e como sedativo-hipnóticos. O fenobarbital, com meia-vida de 80 a 120 horas, é indicado como anticonvulsivante oral, sendo o barbitúrico mais utilizado e, também, o agente causador da maioria das intoxicações por barbitúricos.

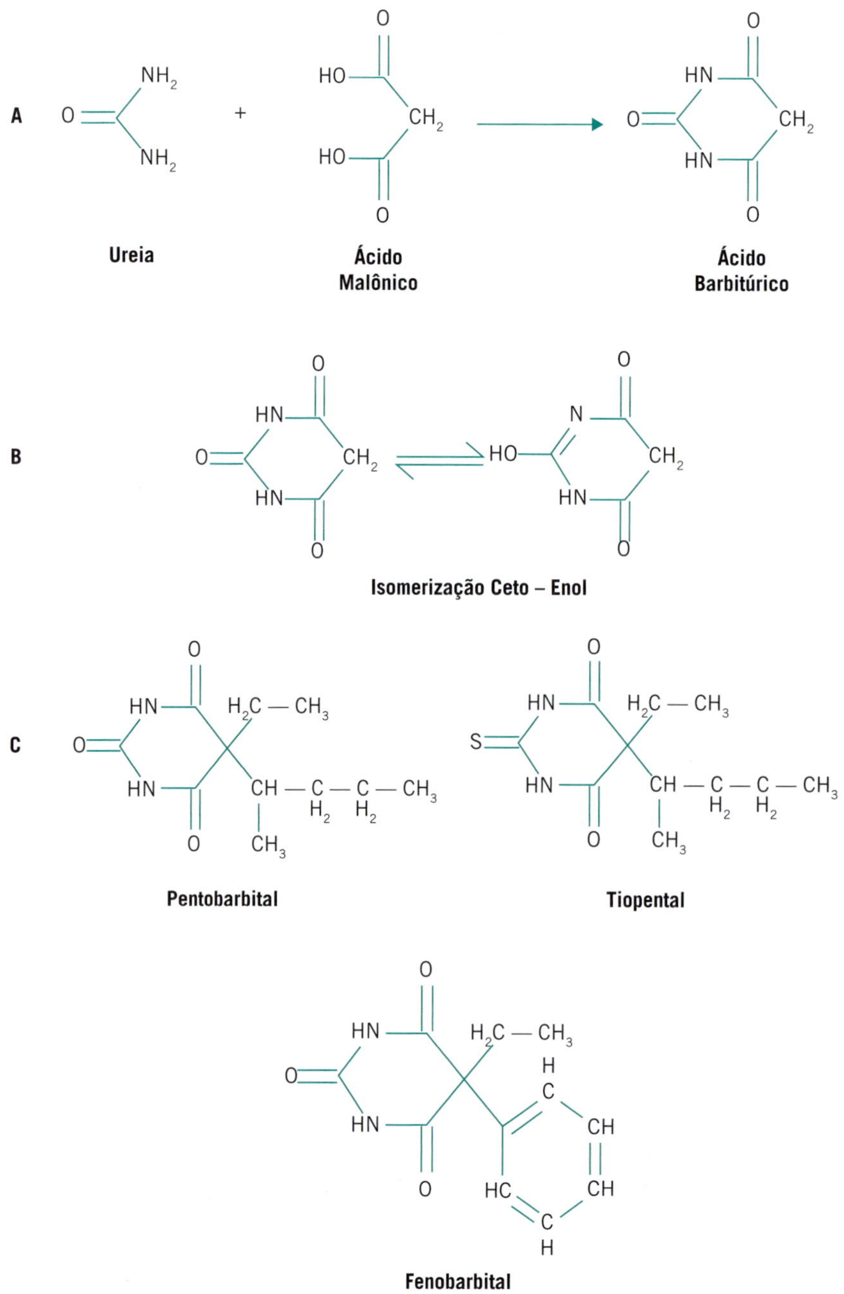

**Figura 1.** Barbitúricos: (A) síntese, (B) isomerização e (C) estrutura dos fármacos dessa classe comercializados no Brasil.

## 1.1. Relação estrutura-atividade e classificação dos barbitúricos

A descoberta do ácido barbitúrico como produto da reação do ácido malônico com a ureia foi um grande avanço, pois mesmo clinicamente desprovido de ação depressora sobre o SNC, a adição de um grupo alquil ou aril no carbono na posição 5 confere ao composto propriedades sedativas. Assim, o barbital resulta da substituição de dois hidrogênios por grupos etila, formando o ácido dietilbarbitúrico. Esse composto sintetizado por Fischer foi descrito em 1903 e, devido a sua ação inicial lenta, seu efeito prolongado e sua insolubilidade, não poderia ser utilizado por via intravenosa. Como sedativo, após administração oral, o barbital tornou-se popular por muitos anos, sendo inclusive utilizado como recurso para suicídios.

A substituição no fenobarbital de um dos hidrogênios do carbono na posição 5 por um grupo etil e outro hidrogênio por um grupo fenil confere ao conjunto uma atividade anticonvulsivante. Apresenta boa eficácia no controle de convulsões, mas a meia-vida de 80 a 120 horas restringe seu uso. Para diminuir a meia-vida dos barbitúricos, a solubilidade lipídica foi aumen-tada, o que elevou a potência hipnótica com diminuição da duração da ação, facilitando a biotransformação. Assim, o hexobarbital, o primeiro derivado barbitúrico de ação curta, resultou da adição de um grupo metil em um átomo de nitrogênio. O hexobarbital tornou-se muito popular como agente indutor de ação curta, sendo utilizado por cerca de dez milhões de pacientes em 1944. Os tiobarbitúricos são formados pela substituição do oxigênio do carbono na posição 2 por um átomo de enxofre. O tiopental, um tiobarbitúrico de elevada lipossolubilidade e consequente ação mais curta, com redução da meia-vida de 30 a 50 horas para 10 a 15 horas, é mais potente. Apesar de os primeiros derivados barbitúricos alcançarem alguma popularidade, os tiobarbitúricos tornaram-se universalmente aceitáveis.

Com base na meia-vida de eliminação em animais, os barbitúricos são classificados em quatro categorias (Tabela 1). Entre os derivados de ações curta e intermediária, têm-se o pentobarbital, o secobarbital, o amobarbital e o butobarbital, caracterizados como "drogas de abuso". O fenobarbital e o metilfenobarbital, associados aos problemas decorrentes da terapia e tentativas de suicídio, representam os barbitúricos de ação longa.

**Tabela 1.** Derivados barbitúricos e sua classificação quanto a duração da ação.

| Barbitúricos | Duração de Ação (horas) | $R_1$ | $R_2$ | $R_3$ | X |
|---|---|---|---|---|---|
| **Ação ultracurta** | | | | | |
| Tiopental | 0,3 | etil | 1-metilbutil | H | S |
| Tiamical | 0,3 | alil | 1-metilbutil | H | S |
| Metolexital | 0,3 | alil | 1-metil-2-pentanil | $CH_3$ | O |
| **Ação curta** | | | | | |
| Hexobarbital | 3 | metil | 1-ciclo-hexenil | $CH_3$ | O |
| Pentobarbital | 3 | etil | 1-metilbutil | H | O |
| Secobarbital | 3 | alil | 1-metilbutil | H | O |
| **Ação intermediária** | | | | | |
| Aprobarbital | 3-6 | alil | isopropil | H | O |
| Butabarbital | 3-6 | etil | secbutil | H | O |
| **Ação longa** | | | | | |
| Barbital* | 6-12 | etil | etil | H | O |
| Mefobarbital* | 6-12 | etil | fenil | $CH_3$ | O |
| Fenobarbital* | 6-12 | etil | fenil | H | O |
| Primidona* Piridona* | 6-12 | etil | fenil | H | O |

\* Fármacos responsáveis pela diurese alcalina.

## 2. TOXICOCINÉTICA

### 2.1. Absorção e distribuição

Os derivados barbitúricos de ação longa ou intermediária, assim como os de ação curta, têm absorção rápida e completa (principalmente pelo intestino delgado), com início da ação variando de 10 a 60 minutos, dependendo da via de administração. As características físico-químicas do composto, o tipo da formulação e a presença de alimentos no estômago também influenciam a velocidade da absorção. No caso do fenobarbital, a absorção oral é completa, apesar de lenta. Quando utilizado como sedativo-hipnótico ou para o tratamento da epilepsia, a administração é via oral, ao passo que a via intravenosa é utilizada para a indução ou manutenção de anestesia, como no caso do tiopental.

Os barbitúricos são amplamente distribuídos no organismo, atravessando todas as barreiras, inclusive a placentária. Os fatores que influenciam a distribuição são a lipossolubilidade, a ligação com proteínas e o grau de ionização. Os derivados barbitúricos de ação ultracurta são altamente lipossolúveis, distribuindo-se na massa cinzenta do cérebro em poucos segundos, após a sua administração. Os compostos menos lipossolúveis, como o fenobarbital, acumulam-se lentamente no cérebro e, em decorrência da lenta biotransformação, permanecem no organismo por mais tempo, dependendo da excreção urinária para o término de seus efeitos.

No estado de equilíbrio, a concentração mais alta de barbitúricos em tecido não adiposo é no fígado e no rim. O volume aparente de distribuição varia de 0,6 a 2,6 L/kg. O fenobarbital atravessa a barreira placentária, equilibrando-se com o fluido fetal. Além disso, cerca de 1,5% da concentração encontrada de fenobarbital no plasma está presente no leite materno.

Os depósitos de gordura podem conter altas concentrações barbitúricas, principalmente os de ação ultracurta, devido à sua lipossolubilidade. Os barbitúricos são redistribuídos no organismo e, quando saem do SNC para outros tecidos, seus efeitos depressores diminuem ou cessam. Assim, o término do efeito dos barbitúricos decorre mais de sua redistribuição do que de sua biotransformação.

## 2.2. Biotransformação e excreção

O processo de biotransformação da maioria dos barbitúricos de ações intermediária e curta ocorre principalmente no fígado (cerca de 90 a 99%). Contudo, existem outros locais de biotransformação, como: rim; cérebro; coração; intestino; músculo; e baço. A reação mais importante nesse processo é a oxidação da cadeia lateral, a qual reduz a atividade farmacológica, sendo esta a via mais importante da biotransformação de barbitúricos. Essa oxidação ocorre no maior dos dois grupos substituídos em C5, sendo que os derivados de ação curta são oxidados a compostos mais polares e inativos, como álcool, cetonas, fenóis ou ácido carboxílico. No processo de biotransformação do amobarbital, um derivado de ação intermediária, é formado um produto de biotransformação, o 3-hidroxiamobarbital, com um terço da ação do composto inalterado seguindo a cinética de saturação a doses terapêuticas.

A biotransformação de derivados barbitúricos de ação longa não é completa quando comparada com a de outros barbitúricos. A hidroxilação do fenobarbital é de cerca de 60 a 75% da dose absorvida. Sua biotransformação ocorre no fígado, sob ação do sistema enzimático, principalmente do CYP2C9 e uma menor participação das CYP2C19 e CYP2E1. O fenobarbital é também um importante indutor de enzimas, como a uridina difosfato glicuroniltransferase (UGT), e das subfamílias CYP2C e CYP3A. Outros barbitúricos também induzem enzimas hepáticas, como as CYP1A2 e CYP3A4. A indução dessas enzimas tem como consequência o aumento da taxa de biotransformação de alguns fármacos, além de substâncias endógenas como hormônios esteroides e vitaminas K e D. Essa taxa de biotransformação aumentada é responsável em parte pela tolerância metabólica dos derivados barbitúricos. Registros na literatura indicam que o efeito indutor desses compostos não está associado somente às mono-oxigenases, mas também ao aumento da atividade da enzima ácido delta aminolevulínico sintetase (ALA-S), enzima mitocondrial, como também da aldeído desidrogenase, uma enzima citosólica responsável por uma das reações de biotransformação do álcool. O mefobarbital e o metarbital são desmetilados para produtos ativos, fenobarbital e barbital, respectivamente. A dessulfuração é a reação de biotransformação responsável pela formação de oxibarbitúricos, a partir de tiobarbitúricos, compostos de ação ultracurta.

A excreção é realizada principalmente pela urina através da filtração glomerular, sendo parte do fármaco excretado reabsorvido no túbulo contornado proximal. Os barbitúricos com coeficiente óleo/água baixo, como o fenobarbital, são excretados inalterados pelo rim ou parcialmente biotransformados como barbital (25 a 40%), metarbital (60 a 90%) e aprobarbital (7 a 18%). Aqueles de média e curta duração também são excretados pela urina, parcialmente inalterados e biotransformados. Já os barbitúricos de ação ultracurta são excretados pela urina, principalmente sob a forma de produtos de biotransformação. Todavia, dos barbitúricos com significativa ligação com as proteínas, como o tiopental, com 80% de ligação, a excreção renal é pequena e depende de oxidação hepática para uma depuração.

Outra característica importante na eliminação dos barbitúricos em casos de intoxicação é o pH urinário. A urina alcalina favorece a ionização de vários derivados barbitúricos e, portanto, dificulta sua reabsorção tubular. A eliminação dos barbitúricos é bem mais rápida nos indivíduos jovens do que nos idosos e lactentes. Durante a gestação, a meia-vida do barbitúrico é também aumentada, bem como em indivíduos com doença hepática crônica.

## 3. TOXICIDADE

Os barbitúricos são depressores do SNC e, primariamente, exercem seus efeitos sedativos e anestésicos por potencialização da ação do ácido gama-aminobutírico (GABA) no receptor GABAérgico, no que se refere à inibição pré e pós-sináptica. Esses efeitos depressores incluem desde ligeira sedação e hipnose até o coma profundo. Além disso, os barbitúricos também afetam a afinidade de outras substâncias que se ligam aos outros sítios dos receptores GABAérgico, como aumento da ligação de benzodiazepínicos e inibição da ligação de picrotoxina. Então, os barbitúricos potencializam ligações de agonistas dos receptores $GABA_A$ e inibem as ligações dos antagonistas. A atividade noradrenérgica pode ser seletivamente deprimida. A alta incidência dos efeitos adversos associados à terapia com barbitúricos inclui depressão cardiorrespiratória, enfraquecimento das funções das células brancas, hipocalcemia e disfunção hepática e renal. Em consequência, o uso de tiopental e de outros barbitúricos para a sedação em pacientes com problemas neurológicos críticos tem diminuído.

A toxicidade depende do tipo de barbitúrico. Para o fenobarbital, a dose letal mínima estimada é de 1,5 g, mas, com o desenvolvimento de tolerância, há casos de ingestão de 16 g com recuperação. A concentração crítica tóxica varia entre 4 e 90 µg/mL e a letal, de 4 a 120 µg/mL. Os barbitúricos de ação curta são mais potentes e, consequentemente, mais tóxicos que os de ação prolongada.

O início dos sintomas, após a ingestão, depende do tipo de barbitúrico. Nos casos de superdose de barbitúricos de ação longa, começam dentro de duas horas. A intoxicação leve a moderada lembra muito a embriaguez por álcool, em que o indivíduo fica com fala enrolada, ataxia, vertigem e confusão.

Os efeitos dos barbitúricos no SNC podem ser classificados em quatro estágios.

**Estágio 1** O indivíduo apresenta estupor, mas responde ao comando verbal.

**Estágio 2** O paciente não responde a todos os estímulos, mas seus reflexos e sinais vitais estão intactos.

**Estágio 3** O paciente não responde aos estímulos e reflexos, mas apresenta sinais vitais estáveis.

**Estágio 4** O paciente não responde aos estímulos e reflexos e seus sinais vitais estão instáveis.

Os efeitos tóxicos provocados pelos barbitúricos estão relacionados com a dose, entretanto a relação dose-resposta é muito difícil de ser estabelecida devido ao fenômeno de tolerância. No aspecto clínico, a intoxicação se manifesta por uma alteração da consciência e depressão dos centros respiratórios e vasomotores, sendo todas essas alterações reversíveis.

Apesar de o coma ser o principal sinal de intoxicação aguda por barbitúricos, não é característico, sendo necessário o diagnóstico laboratorial. Mesmo em uma intoxicação severa, a recuperação geralmente ocorre sem sequela neurológica. Quando o paciente sobrevive por vários dias de coma, podem ocorrer danos por anóxia com necrose cortical laminar, na porção $H_1$ do hipocampo, e perda de células de Purkinje do cerebelo (massa cinzenta).

Logo no início do coma, os derivados barbitúricos abolem o centro do movimento respiratório, sendo a depressão respiratória a causa mais comum de óbito em pacientes sem suporte ventilatório. Em cerca de 6,5% dos casos de intoxicação aguda por barbitúricos, os pacientes apresentam lesões na pele caracterizadas pela presença de bolhas grandes. Portanto, quando um indivíduo dá entrada em um hospital, inconsciente e apresentando eritema com bolhas, deve ser realizada uma triagem para barbitúricos, apesar de outros medicamentos também provocarem quadro semelhante, como diuréticos e analgésicos.

## 3.1. Toxicidade neonatal

Alguns autores correlacionam um possível efeito teratogênico dos barbitúricos se usados nos três primeiros meses da gravidez. Essa relação ainda não é conclusiva, mas, quando utilizados no final da gravidez, poderão provocar depressão respiratória, sedação, defeitos de coagulação e síndrome de abstinência no neonato. Alguns desses sintomas podem persistir por alguns meses, interferindo no desenvolvimento do cérebro e, consequentemente, no comportamento da criança. Os derivados barbitúricos de ação longa, como o fenobarbital, passam mais para o leite materno que os de ação curta ou intermediária.

## 4. DEPENDÊNCIA

O uso contínuo de barbitúrico, em curtos intervalos de tempo, acarreta tolerância, desenvolvendo resistência aos efeitos hip-

nóticos. No caso desses fármacos, observam-se a tolerância farmacocinética, também conhecida como tolerância metabólica, e a tolerância farmacodinâmica.

A tolerância metabólica é explicada em parte pelo aumento da atividade de algumas isoenzimas do CYP hepático, induzidas pelos derivados de barbitúricos. Como consequência, o processo de biotransformação do fármaco é acelerado, resultando na sua eliminação mais rápida, diminuindo o tempo de ação terapêutica e, portanto, sendo necessário aumentar a dose para manter as concentrações nos tecidos.

A tolerância a esses fármacos é diretamente proporcional à rapidez de seu efeito e inversamente proporcional à sua meia-vida. Dessa forma, há uma preferência pelos barbitúricos de ação curta e ultracurta, como o pentobarbital e o tiopental, do que pelo fenobarbital. Parece que essa tolerância não está relacionada com o fenômeno de dependência física e de tolerância farmacodinâmica (neuroadaptação), que envolve uma adaptação do tecido nervoso à presença do barbitúrico. Ocorre tolerância cruzada com outros depressores, como o álcool etílico e os anestésicos gerais de inalação. A tolerância aguda pode ocorrer após administração de uma dose única elevada, sendo que o SNC é passível de se tornar resistente aos efeitos da substância, mesmo somente com uma única administração.

A dependência física e psicológica com o uso prolongado de barbitúricos é bem estabelecida. A retirada abrupta do fármaco pode gerar síndrome de abstinência, na qual o indivíduo apresenta debilidade, ansiedade, alucinações, delírios e convulsões. Se a dependência está bem estabelecida, a descontinuação do fármaco pode produzir a síndrome de abstinência dentro de 24 horas após a retirada do fármaco. O sistema múltiplo de órgãos afetados pela retirada dos barbitúricos inclui ativação do SNC, irritabilidade do trato gastrintestinal e hiperatividade simpática. A síndrome de abstinência pode aparecer também com o uso de analgésicos em combinação com barbitúrico, como também em neonatos cujas mães ingeriram barbitúricos como anticonvulsivantes ou como droga de abuso. Os sintomas nos recém-nascidos são similares aos da síndrome de abstinência aos opiáceos (hiperatividade, choro excessivo, tremor, hiperreflexia, vômitos, suor). A hiperexcitabilidade nos neonatos aparece em torno do sétimo dia após o nascimento e pode persistir por vários meses.

Para barbitúricos de ação intermediária e curta, náusea, vômito, hipotensão ortostática e agitação desenvolvem-se 12 a 16 horas após a retirada do fármaco.

**Tabela 2.** Síndrome de abstinência.

| | |
|---|---|
| **Moderada** | hipotensão postural, irritabilidade, náusea, vômito e anorexia, tremores, fraqueza, ansiedade (duração é variável, acima de 14 dias). |
| **Severa** | estado epilético, convulsão, contração mioclônica (a duração não excede a 8 dias). |
| **Drástica** | hiperpirexia, *delirium tremens*, alucinação (duração a partir de 14 dias), morte. |

## 5. TRATAMENTO

A intoxicação barbitúrica pode ocorrer de três maneiras: tentativas de suicídio (a grande maioria); automatismo (perda de controle sobre a quantidade ingerida após os primeiros comprimidos); e, por último, a intoxicação acidental, principalmente em crianças. Como não há antídoto para os barbitúricos, existem diversos esquemas e condutas terapêuticas para o tratamento de suas intoxicações.

- ⇒ Terapia de suporte – estabilização e manutenção de sinais vitais (hipotermia, hipertermia, letargia, agitação). Sendo a parada respiratória a principal causa da morte, a adequação da ventilação deve ser o primeiro passo. Administração intravenosa de solução de Ringer nos pacientes hipertensos e de glicose, naloxona e tiamina a todos os que apresentem depressão do SNC.

- ⇒ Descontaminação do trato gastrintestinal – como os barbitúricos diminuem a motilidade gastrintestinal e retardam o esvaziamento gástrico, é indicada a lavagem gástrica e êmese para pacientes conscientes. Os barbitúricos são bem adsorvidos por carvão ativado, sendo este administrado na dose de 1 g/kg de peso.

- ⇒ Aumento da eliminação – doses repetidas de carvão ativado reduzem a meia-vida sérica do fenobarbital administrado por via intravenosa ou oral. A alcalinização urinária aumenta de 5 a 10 vezes a velocidade da excreção do fenobarbital e do metarbital. A diurese forçada requer um fluxo de 3 a 4 mL/kg/minuto e um pH acima de 7,5. No caso do fenobarbital com pKa de 7,2 em pH 7,5, 96% de suas moléculas estão na forma não ionizada, portanto de fácil absorção. Quando se eleva o pH urinário, com a administração de solução de bicarbonato de sódio, o fenobarbital fica na forma ionizada em uma proporção de 85% e, portanto, sua excreção é acelerada (Tabela 3).

**Tabela 3.** Excreção do fenobarbital de acordo com o tratamento.

| Tipo | (mL/s) |
| --- | --- |
| Depuração espontânea | 60 |
| Diuréticos salinos | 150 |
| Bicarbonato de sódio | 240 |
| Bicarbonato + manitose | 300 |
| Lactato + ureia | 1.020* |
| Furosemida | 480 |
| Diálise peritoneal | 480 |
| Hemodiálise | 1.620-3.000 |
| Hemoperfusão com carvão ativado | 3.600 |
| Hemoperfusão sobre resina | 4.800 |

* Pode causar desidratação celular.

A hemodiálise é mais eficaz para os derivados barbitúricos de ação longa. O sangue entra em contato com uma membrana, que permite a passagem de substâncias com peso molecular abaixo de 500 dáltons e mais solúveis em água. A concentração da substância no dialisado se equilibra com o plasma. O dialisado é removido, um novo equilíbrio se forma e, assim, sucessivamente, o agente tóxico vai sendo removido. A hemodiálise só deverá ser usada quando o paciente não responde à terapia de suporte ou a concentração sanguínea do barbitúrico está acima de 10 a 15 mg/dL.

Na hemoperfusão, o sangue passa através de uma coluna de carvão ou resina absorvente. Alguns agentes tóxicos são muito bem removidos por essa técnica. No caso dos derivados barbitúricos, é mais eficaz para os compostos de ação curta e intermediária em que a resina XAD-4 remove eficientemente os barbitúricos lipossolúveis. Essa medida deve ser reservada para pacientes com intoxicação severa e que não respondem à terapia de suporte. Não existem antídotos para os barbitúricos e não é aconselhável administrar estimulantes, como cafeína ou coramina, pois tendem a aumentar as complicações.

## 6. BIBLIOGRAFIA

BORTELLO, M.E.; BOCHNER, R. Impacto dos medicamentos nas intoxicações humanas no Brasil. *Cad. Saúde Pública*, v.15, p.859-869, 1999.

CHEN, G.; KOZELL, L.B.; BUCK, K.J. Substantia nigra pars reticulate is crucially involved in barbiturate and ethanol withdrawal in mice. *Behavioural Brain Research*, v.218, p.152-157, 2011.

CORDATO, J.D.; HERKES, G.K.; MATHER, L.E.; MORGAN, K.M. Barbiturates for acute neurological and neurosurgical emergencies – do they still have a role? *J. Clin. Neurosciences*, v.10, n.3, p.283-88, 2003.

DENNIS, S.C.; MIHIC, S.J.; HARRYS, R.A. Hipnóticos e sedativos In: GOODMAN AND GILMAN. *As bases farmacológicas da terapêutica*. 11.ed. McGraw-Hill, Interamericana Editores, cap.16, p.359-82, 2006.

ELLENHORN, M.J.; BARCELOUX, D.G. *Medical toxicology, diagnosis and treatment of human poison*. New York: Elsevier Science Publishing Company, Inc., 1998.

GANDOLFI, E.; ANDRADE, M.G.G. Eventos toxicológicos relacionados a medicamentos no Estado de São Paulo. *Rev. Saúde Pública*, v.40, p.1056-64, 2006.

GOLD, K.J.; SEN, A.; SCHWENK, T.L. Details on suicide among US physicians: data from the National Violent Death Reporting System. *General Hospital Psychiatry*, v.35, p.45-49, 2013.

GREENBLATF, D.J.; HARMATZ, J.S.; SHADER, R.I. Clinical pharmacokinetics of anxiolytics and hypnotics in the elderly – therapeutic considerations (Part II). *Clin. Pharmacokinet.*, v.21, n.4, p.262-73, 1991.

GREGUS, Z. Mechanism of toxicology. In: *Casarett and Doull's, Toxicology. The basic science of poison*, 7.ed. New York: Macmillan Publishing Co., Inc., 2007.

GUILLÉN-SANS, R.; CHOZAS, G. Historical aspects and applications of barbituric acid derivatives. A review. *Phamazia*, v.43, p.827-9, 1988.

HÉRNANDEZ, E.; PRAGA, M.; ALCAZAR, J.M.; MONTEJO, J.C.; JIMENEZ, M.J.; RODICIO, J.L. Hemodialysis for treatment of accidental hypothermia. *Nephron.*, v.63, p.211-6, 1993.

ITO, T.; SUZUKI, T.; WELLMAN, S.E.; HO, I.K. Pharmacology of barbiturate tolerance/dependence: GABA$_A$ receptors and molecular aspects. *Life Sciences*, v.59, p.169-195, 1996.

LARINI, L. Compostos barbitúricos. In: LARINI, L. *Toxicologia*. 3 ed. São Paulo: Manole, 1997.

LAVINE, D.A.; KRUSE, J.A. Cellular mechanisms of anaesthesia. *Current Anaesthesia and Critical Care*, v.8, p.198-201, 1997.

MATHERS, D.A.; WAN, X.; PUIL, E. Barbiturate activation and modulation of GABA$_A$ receptors in neocortex. *Neuropharmacology*, v.52, p.1160-68, 2007.

PANDIT, J.J. Intravenous anaesthetic agents. *Pharmacology*, Oxford: Elsevier Ltd., p.144-150, 2010.

PANTEL, N.J.; ZAMEK-GLISZCZYNSKI, M.J.; ZHANG, P.; HAN, Y.; JANSEN, P.L.M.; MEIER, P.J.; STIEGER, B.; BROUWER, K.L.R.

Phenobarbital alters hepatic Mrp2 function by direct and indirect interactions. *Molecular Pharmacology*, v.64, n.1, p.154-59, 2003.

RABBANI, M.; WRIGHT, J.; BUTTERWORTH, A.R.; ZHOU, Q.; LITTLE, H.J. Possible involvement of NMDA receptor mediated transmission in barbiturate physical dependence. *Br. J. Pharmacol.*, v.111, p.89-96, 1994.

RANG, H.P.; DALE, M.M. *Farmacologia*. 2 ed., Rio de Janeiro: Guanabara-Koogan, 1991.

RODICHOK, L.D. A case of barbiturate poisoning with a readily accessible laboratory reagent. *Clin. Toxicol.*, v.30, n.3, p.445-58, 1992.

WESTHORPE, R.N.; BALL, C. The intravenous barbiturates. *International Congress Series*, v.1242, p.57-69, 2002.

YANAY, O.; BROGAN, T.V.; MARTIN, L.D. Continuous pentobarbital infusion in children is associated with high rates of complications. *J. Crit. Care*, v.19, p.174-78, 2004.

YU, S.; HO, I.K. Effects of acute barbiturate administration, tolerance and dependence on brain GABA system: comparison to alcohol and benzodiazepines. *Alcohol*, v.7, p.261-272, 1990.

ZANINI, C.; OGA, S. (Eds.). *Farmacologia aplicada*. 5. ed., São Paulo: Atheneu, 1994.

# 4.5.

# BENZODIAZEPÍNICOS

*Irene Videira de Lima*

## CONTEÚDO DESTE CAPÍTULO

## 1. INTRODUÇÃO

Os benzodiazepínicos estão entre os fármacos mais prescritos e utilizados em todo o mundo. Desde a introdução do clordiazepóxido, em 1961, dezenas desses compostos foram sintetizados e testados e estão em uso clínico atualmente. São utilizados como ansiolíticos, anticonvulsivantes, relaxantes musculares e hipnóticos. Todos os benzodiazepínicos induzem esses efeitos em maior ou menor grau, sendo as diferenças fundamentalmente quantitativas.

Da família dos benzodiazepínicos, são comercializados 15 nos Estados Unidos e aproximadamente outros 20 em outros países.

No Brasil, mais de três dezenas desses fármacos constam da Lista $B_1$ e estão sujeitos à notificação de receituário B, conforme Portaria n. 344/98, atualizada pelas RDCs ns. 178/2002, 18/2003, 44/2007 e 40/2009, todas do Ministério da Saúde.

De acordo com o *V Levantamento Nacional sobre o Consumo de Drogas Psicotrópicas entre Estudantes de Ensino Fundamental e Médio da Rede Pública de Ensino nas 27 Capitais Brasileiras*, realizado pelo Centro Brasileiro de Informações sobre Drogas Psicoativas/Escola Paulista de Medicina (Cebrid/EPM), os ansiolíticos ocuparam o 3º lugar, com 4,1%. O consumo predominou sobre o sexo feminino.

O termo benzodiazepínico se refere a uma classe de compostos cuja estrutura possui um anel benzênico acoplado a um anel diazepínico e um grupamento aril substituinte na posição 5, compondo um terceiro anel, com a estrutura 5-aril-1,4 benzodiazepínico. De acordo com os grupamentos substituintes nas diversas posições da estrutura fundamental, há 5 classes de benzodiazepínicos: 2-ceto (clordiazepóxido, diazepam, flunitrazepam); 3-hidroxi (lorazepam, oxazepam); 7-nitro (nitrazepam, flunitrazepam, clonazepam); triazolo (alprazolam, triazolam); e imidazolo (midazolam, climazolam). A Figura 1 demonstra a estrutura química dos 1,4-benzodiazepínicos e a Tabela 1 contém os principais fármacos representantes dessa categoria.

**Figura 1.** Estrutura química dos 1,4-benzodiazepínicos.

**Tabela 1.** Principais fármacos pertencentes ao grupo dos benzodiazepínicos.

| Fármaco | $R_1$ | $R_2$ | $R_3$ | $R_4$ | $R_5$ |
|---|---|---|---|---|---|
| Bromazepam | H | H | H | . | Br |
| Camazepam | $CH_3$ | H | $OCON(CH_3)_2$ | H | Cl |
| Clonazepam | H | H | H | Cl | $NO_2$ |
| Clorazepato | H | H | COOH | H | Cl |
| Clordiazepóxido | . | H | H | H | Cl |
| Diazepam | $CH_3$ | H | H | H | Cl |
| Fludiazepam | $CH_3$ | H | H | F | Cl |
| Flunitrazepam | $CH_3$ | H | H | F | $NO_2$ |
| Flurazepam | $(CH_2)_2N(C_2H_5)_2$ | H | H | F | Cl |
| Halazepam | $CH_2CF_3$ | H | H | H | Cl |
| Lorazepam | H | H | OH | Cl | Cl |
| Lormetazepam | $CH_3$ | OH | H | Cl | Cl |
| Medazepam | $CH_3$ | H | H | H | Cl |
| Nimetazepam | $CH_3$ | H | H | H | $NO_2$ |
| Nitrazepam | H | H | H | H | $NO_2$ |
| Oxazepam | H | H | OH | H | Cl |
| Prazepam | ◁ | H | H | H | Cl |
| Temazepam | $CH_3$ | H | OH | H | Cl |

## 2. TOXICOCINÉTICA

### 2.1. Absorção e distribuição

Após administração oral, os benzodiazepínicos são geralmente bem absorvidos pelo trato gastrintestinal. A absorção pode ser influenciada por alimentos, terapia associada e formulação. Fármacos que alteram o pH gástrico podem influenciar a absorção por via oral. Para os comumente utilizados, a concentração máxima sanguínea é atingida entre 40 minutos (medazepam, temazepam) e aproximadamente 2,5 horas (clonazepam). Outras vias podem ser utilizadas: intramuscular, de absorção lenta,

exceto para o lorazepam; intravenosa, não inteiramente desprovida de riscos, já que a introdução muito rápida pode levar a um período de apneia; a via retal é útil quando se quer obter um efeito rápido em circunstâncias em que a administração intravenosa é impraticável ou indesejável.

Após administração de dose oral única (ou intravenosa), a duração de ação normalmente depende da taxa e da extensão da distribuição. Com administrações repetidas, outros fatores, particularmente a biotransformação, assumem importância maior.

Os benzodiazepínicos são bem distribuídos pelos tecidos orgânicos e possuem suficiente lipossolubilidade para atingir o cérebro. A maioria deles é altamente ligada às proteínas plasmáticas; a fração livre varia de 2% (diazepam) a 15% (clonazepam). Um volume de distribuição típico é de 1,5 L/kg aproximadamente.

### 2.2. Biotransformação e excreção

Os benzodiazepínicos são biotransformados pelas enzimas hepáticas, envolvendo as vias oxidativas (N-desmetilação, hidroxilação ou ambas) e não oxidativas (nitrorredução, conjugação glicurônica etc.). Os produtos formados podem ter atividade farmacológica similar àquela do composto original. A complexidade desses processos pode ser exemplificada pela biotransformação do diazepam (7-cloro-1,3-di-hidro-1-metil-5-fenil-2H--1,4-benzodiazepin-2-ona), que origina três principais produtos: nordiazepam, oxazepam e temazepam.

Os derivados benzodiazepínicos, portanto, dão origem a outros membros da classe durante o processo de biotransformação.

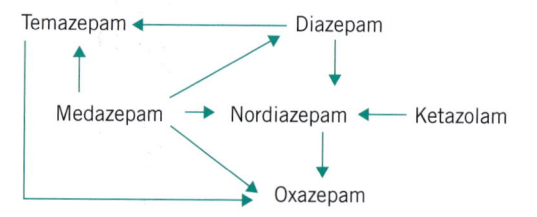

Os benzodiazepínicos sofrem extenso metabolismo de 1ª passagem. Através da circulação porta, chegam ao fígado, onde são biotransformados. O grau de eliminação pré-sistêmica varia muito entre os membros da classe. Clorazepato, prazepam e flurazepam sofrem maior efeito de 1ª passagem do que o lorazepam e diazepam. Aqueles que mostram grande eliminação pré-sistêmica têm alterações na concentração plasmática após administração oral; uma pequena concentração do fármaco original normalmente é acompanhada de quantidades maiores do produto de biotransformação no plasma.

O período de ação depende em parte da meia-vida de eliminação e da presença ou ausência de metabólitos ativos. Fármacos com $t_{1/2}$ longa normalmente têm longo período de ação e se associam com sedação prolongada.

Os benzodiazepínicos de longa ação e a maioria dos de ação ultracurta estão sujeitos à biotransformação oxidativa com frequentes variações individuais nos parâmetros farmacocinéticos, atribuídos a fatores como idade, dano hepático e uso concomitante de indutores/inibidores enzimáticos. Os fármacos de ação intermediária/curta são biotransformados preferencialmente pelas vias não oxidativas, com pequenas variações atribuídas aos fatores supracitados.

A biotransformação, por sua vez, pode ser estimulada por meio de indutores enzimáticos, como os barbitúricos; efeito oposto pode ocorrer na presença de fármacos como o dissulfiram e a cimetidina, que são inibidores enzimáticos.

Genericamente, a eliminação da maioria dos benzodiazepínicos é similar àquela vista com o diazepam; são excretados preferencialmente pelas vias urinárias na forma de múltiplos produtos de biotransformação e, em menor concentração, nas fezes. Porcentagem muito pequena da forma inalterada, via de regra, aparece na urina.

## 3. TOXICODINÂMICA

Os benzodiazepínicos interagem com receptores específicos no sistema nervoso central (SNC), localizados paralelamente aos receptores do ácido gama-aminobutírico (GABA) e amplamente distribuídos no córtex, no cerebelo e nas estruturas límbicas, áreas envolvidas em processos emocional e cognitivo, bem como na produção de convulsão.

Os benzodiazepínicos exercem ação potencializando a atividade do GABA. Ocorre aumento da frequência de abertura do canal de cloreto, resultando em hiperpolarização da membrana, inibindo a excitação celular.

O mecanismo molecular da transmissão GABAérgica envolve a formação de um complexo entre o receptor de GABA e o canal de cloreto, o qual, na ausência de GABA, encontra-se na sua conformação fechada, isto é, impermeável a íons. Quando o GABA se liga ao receptor, a estrutura tridimensional do complexo é alterada, resultando na conformação aberta do canal de cloreto, permitindo o fluxo de ânions. A direção do fluxo é determinada pelo gradiente de concentração e pelo potencial de membrana. A condutância do cloreto induzida pelo GABA deprime a excitabilidade da membrana celular.

A falta de ação direta dos benzodiazepínicos sobre o fluxo de cloreto explica por que esses fármacos são mais seguros do que os barbitúricos que ativam diretamente o canal de cloreto e causam depressão respiratória. Eles são os hipnóticos de escolha em função de sua eficácia e segurança.

Ultimamente, as pesquisas têm indicado a existência de receptores específicos para os benzodiazepínicos no SNC, sugerindo a existência de substâncias endógenas muito parecidas com esses fármacos (benzodiazepínicos naturais ou, mais precisamente, ansiolíticos naturais).

## 4. DOSES USADAS E O FENÔMENO DA TOLERÂNCIA

O primeiro fenômeno que se observa com o uso crônico dos benzodiazepínicos é o desenvolvimento da tolerância, cuja velocidade de instalação varia para diferentes efeitos. Os efeitos de sedação/ataxia são os primeiros a serem atenuados; efeitos anticonvulsivantes são reduzidos mais vagarosamente; e efeitos ansiolíticos demoram mais para desaparecer. Maior risco de desenvolvimento de tolerância ocorre com o uso de doses maiores do que as terapêuticas e por longos períodos.

A tolerância observada com os benzodiazepínicos é diferente daquela observada com os barbitúricos. Não depende de indução enzimática. Ocorre uma tolerância do tipo funcional, cujos mecanismos envolvem alterações de número ou sensibilidade de receptores de benzodiazepínicos, modificações no acoplamento de GABA ao seu receptor ou mudanças na neurotransmissão noradrenérgica ou serotoninérgica em sistemas em que o GABA interage.

## 5. DEPENDÊNCIA E A SÍNDROME DA ABSTINÊNCIA

O segundo fenômeno observado com o uso crônico dos benzodiazepínicos é a dependência, manifestada por sintomas de abstinência. Pacientes tratados por períodos prolongados, acima de seis meses, com doses terapêuticas mostram evidência de dependência física. Entretanto, maior risco de desenvolvimento de dependência ocorre com o uso prolongado de doses maiores do que as terapêuticas. A dose diária, a duração do tratamento, a meia-vida de eliminação e a potência do fármaco contribuem para a dificuldade na interrupção do uso. Acrescente-se o fato de que o nível inicial da psicopatologia e a personalidade do indivíduo contribuem para a severidade dos sintomas de abstinência.

A dependência física é maior com benzodiazepínicos de meia-vida de eliminação curta, desenvolve-se mais rapidamente, os sintomas de abstinência são mais intensos e, em geral, mais graves após a interrupção abrupta do que após a interrupção gradual do fármaco.

A dependência psíquica também ocorre com o uso prolongado de benzodiazepínicos, embora eles tenham baixo potencial de abuso quando comparados a outros, como os barbitúricos, opiáceos e álcool etílico. A experiência subjetiva de uma combinação de efeitos de agonistas pode ser prazerosa e levar à dependência psíquica e abuso numa população de risco, como os dependentes de etanol e usuários de outras drogas.

Os sintomas de abstinência decorrentes da interrupção do uso desses fármacos incluem: disforia, ansiedade (maior do que na condição preexistente), agitação, insônia, vertigens, anorexia, náuseas ou vômitos, hiperreflexia, convulsões etc. Essa síndrome tem sido observada tanto em animais de experimentação quanto em humanos.

Para entender os mecanismos que envolvem os fenômenos da tolerância, dependência e síndrome de abstinência, é necessário compreender a complexidade do receptor de benzodiazepínico.

Uma das características desses receptores é que eles permitem a fixação de diferentes ligantes, entre eles substâncias que apresentam efeitos opostos àqueles apresentados pelos benzodiazepínicos. Esses receptores permitem a ligação de agonistas (benzodiazepínicos convencionais), agonistas parciais de menor eficácia, antagonistas sem ação intrínseca, mas que bloqueiam a ação dos agonistas por competição direta nos sítios receptores, como o flumazenil, agonistas inversos, que têm ação oposta à dos agonistas, e agonistas inversos parciais, de menor eficácia. As ações do agonista inverso são bloqueadas pelo antagonista, mostrando que agem no mesmo receptor.

As mudanças neurofisiológicas são a primeira resposta à ocupação crônica dos receptores de benzodiazepínicos. O mecanismo efetor que acopla o sítio de ligação dos receptores de benzodiazepínicos e o complexo receptor de GABA-canal de cloreto é alterado, reduzindo a eficácia do agonista e aumentando a eficácia do agonista inverso. Essas mudanças podem ocorrer rapidamente e sugerem mais uma mudança alostérica do que a produção de receptores diferentes.

O receptor de benzodiazepínico interage com outros neurotransmissores. Alucinações e ideias paranoides vistas na síndrome de abstinência parecem estar relacionadas com a neurotransmissão dopaminérgica; perda de apetite, mudanças no humor e disforia parecem ser mediadas por processos via opioide endógeno.

## 6. CONSEQUÊNCIAS TOXICOLÓGICAS DO USO E DO ABUSO

Os benzodiazepínicos são fármacos relativamente seguros. Depressão respiratória e cardiovascular ocorre somente em circunstâncias especiais, como em injeção intravenosa muito rápida ou diante de uma disfunção hepática. A administração intravenosa de fármacos de ação ultracurta (como o triazolam) pode resultar em apneia e óbito. A via intravenosa também está associada com maior grau de hipotensão do que as demais vias.

Intoxicações graves e letais causadas pelo uso isolado de benzodiazepínicos são raras; normalmente, essas intoxicações envolvem o uso concomitante de outros depressores do SNC, como etanol e barbitúricos. A associação benzodiazepínico-barbitúrico parece ser a mais severa. Pelo fato de terem efeito aditivo de sedação quando associados a outros depressores do SNC, os pacientes devem ser informados sobre o risco em potencial quando da ingestão de álcool etílico durante terapia com esses fármacos.

Os benzodiazepínicos são frequentemente usados em associação com antidepressivos. Esse tipo de associação pode ter significado clínico quando o antidepressivo é a fluvoxamina, um potente inibidor da biotransformação oxidativa. Desse modo, os derivados benzodiazepínicos que são biotransformados por essa via, como alprazolam, bromazepam, diazepam etc., têm sua concentração plasmática aumentada.

Os principais efeitos colaterais observados com o uso desses fármacos são sedação e letargia, interferência com o tempo de reação e coordenação motora, podendo resultar em risco para indivíduos que exercem atividades envolvendo precisão ou rapidez de reflexos. Doses elevadas (20 a 40 vezes maiores que as habituais) são necessárias para o acometimento de efeitos mais graves. Nessas doses, poderá ocorrer hipotonia muscular, dificuldade para ficar de pé e andar, hipotensão e desmaios.

Há relatos de que os benzodiazepínicos podem acarretar comportamento agressivo e/ou suicida. A indução da violência, porém, é considerada extremamente pequena e idiossincrática, exceto possivelmente em pacientes com personalidade pró-violência.

A interrupção do uso após terapia prolongada pode levar a três tipos de síndromes: *recorrência*, em que os sintomas da doença voltam a se manifestar; *rebote*, que se caracteriza pelo retorno dos sintomas originais para os quais foram prescritos, numa intensidade maior; e *síndrome de abstinência*, que é o aparecimento de novos sintomas após a descontinuação ou redução das doses. A probabilidade de aparecimento dessas síndromes é maior quando existe a interrupção abrupta do tratamento realizado com benzodiazepínico de $t_{1/2}$ curta (como o alprazolam) do que os de $t_{1/2}$ longa (como o diazepam).

A possibilidade de desenvolvimento de dependência deve sempre ser considerada, principalmente quando há fatores de risco. Pacientes idosos são especialmente vulneráveis aos efeitos dos benzodiazepínicos; com o aumento da idade, há aumento da meia-vida de eliminação. Portanto, o binômio risco-benefício deve sempre ser considerado na terapia prolongada com esses fármacos, principalmente os de longa ação.

## 7. TRATAMENTO ANTIDOTAL DA INTOXICAÇÃO AGUDA

Para tratamento da intoxicação aguda, o flumazenil, antagonista seletivo do receptor GABA, é o antídoto específico disponível atualmente. Ele bloqueia, especificamente, por inibição competitiva, os efeitos dos benzodiazepínicos, mas deve ser usado com cautela. O flumazenil somente deve ser usado quando, sabidamente, a overdose é devida unicamente a benzodiazepínicos. Se usado, deve ser administrado vagarosamente (de 0,2 mg/min até 3 a 5 mg/min). Doses elevadas causam agitação e sintomas de abstinência.

O flumazenil é contraindicado em pacientes com aumento da pressão intracraniana, com história de epilepsia ou naqueles com exposição a antidepressivos tricíclicos.

## 8. USO DOS BENZODIAZEPÍNICOS COMO DROGAS FACILITADORAS DE VIOLÊNCIA SEXUAL

Há relatos de que fármacos do grupo dos benzodiazepínicos são utilizados com a finalidade da prática de violência sexual. Os crimes praticados enquanto a vítima está sob a ação desses fármacos incluem estupro ou outra agressão sexual, bem como roubo e extorsão. O agressor administra substâncias psicoativas à vítima, dificultando o seu controle físico e emocional. São conhecidas nos Estados Unidos como *rape drug*, porque são usadas em dancederias ou *raves*.

O flunitrazepam é o derivado benzodiazepínico comumente associado a esse tipo de crime. Outros também estão sendo usados, como bromazepam, clonazepam, diazepam, nitrazepam, entre outros, associados ou não a bebidas alcoólicas.

No Brasil, essa prática é conhecida como golpe "Boa Noite, Cinderela". Devido ao constrangimento da vítima e à dificuldade de processar informações, poucas são as pessoas que registram queixas nas delegacias.

## 9. BIBLIOGRAFIA

BENZODIAZEPINES – Profile. Disponível em: <http://www.cesar.umd.edu/cesar/drugs/benzos.pdf>. Acesso em: 08 mar. 2013.

DAVANE, C.L.; WARE, M.R.; LYDIARD, R.B. Pharmacokineties, Pharmacodynamics and treatment issues of benzodiazepines: alprazolam, adinazolam and clonazepam. *Psychopharmacology Bulletin*, v.27, n.4, p.463-73, 1991.

DICKSON, P.H.; MARKUS, W.; MCKERNAN, J.N.; NIPPER, H.C. Urinalysis of α-hydroxyalprazolam, α-hydroxitriazolam and other bendiazepine compounds by CG/EIMS, J. *Anal Toxjcol*, v.l6, n.2, p.67-71, 1992.

DRUG FACT SHEET – DRUG ENFORCEMENT ADMINISTRATION (DEA). BENZODIAZEPINES. Overview. Disponível em: <http://www.justice.gov/dea/druginfo/drug_date_Sheets/Benzodiazepines.pdf>. Acesso em: 15 jun. 2013.

GALDUROZ, J.C.F.; NOTO, A.R.; FONSECA, A.R.; CARLINI, E.A. *V Levantamento Nacional Sobre o Consumo de Drogas Psico-*

*trópicas entre Estudantes do Ensino Fundamental e Médio na Rede Pública de Ensino nas 27 Capitais Brasileiras.*, São Paulo: Cebrid/Unifesp, 2004. 379p.

GREENBLATf, D.J.; HARMATZ, J.S.; SHADER, R.I. Clinical pharmkokinetics of anxiolytics and hypnotics in the elderly – Therapeutic Considerations (Part II). *Clin. Pharmacokjnet.*, v.21, n.4, p.262-73, 1991.

HAEFEL Y,W. Benzodiazepine receptor and ligands: strutural and functional differenctentiallyes. In: HINDMARCH, I.; BEAUMONT, G.; BRANDON, S.; LEONARD, B.E. eds. *Benzodiazepines:* current concepts. New York: John Wiley and Sons, 1990.

HOBBS, W.R.; RALL, T.W.; VERDOORN, T.A. Hypnotics and Sedatives; Ethanol. In GOODMAN & GILMAN'S eds. *The pharmacological basis of therapeutics.* McGraw-Hill, 9.ed., 1996, p.361-396.

JAGS 2012 SPECIAL ARTICLES – American Geriatrics Society update beers criteria for potentially innapropriate medication use in older adults. The American Geriatrics Society 2012 beers criteria update expert panel. *Journal Compilation* 2012. Disponível em: <http://www.americangeriatrics.org/files/documents/beers/2012BeersCriteria_JAGS.pdf>. Acesso em: 25 jun. 2013.

KINTZ, P.; MANGIN, P. Plasma determination of flumazenil, a benzodiazepine antagonist, by immunotoxicology and by capillary gas drug chromatography/mass spectrometly. J. *Anal Toxicol*, v.15, n.4, p.202-3, 1991.

NATIONAL INSTITUTE ON DRUGS ABUSE (NIDA). Research monograph, number 33 [printed in 1981] 110p. Disponível em: <http://www.nida.nih.gov/pdf/Monographs/33.pdf>. Acesso em: 20 mai. 2013.

NILSSON, A. Pharmacokinetics of benzodiazepines and their antagonists. Disponível em: <http://www.sciencedirect.com/science/article/Pii/SO950350105800467>. Acesso em: 28 jul. 2013.

RANG, H.P.; DALE, M.M. *Farmacologia.* 5.ed., Rio de Janeiro: Guanabara-Koogan, 2012.

RICKELS, K.; CASE, W.G.; SCHWElZER, E. Withdrawa1 from benzodiazepines. In: HINDMARCH, I.; BEAUMONT, G.; BRANDON, S.; LEONARD, B.E. eds. *Benzodiazepines:* current concepts, New York: John Wiley and Sons, 1990.

TJADEN, V.R.; MEELES, M.T.H.A.; RHYS, C.P.; VAN DER KAA, Y.M. Determination of some benzodiazepines and metabolites in serun, urine and saliva by high-performance liquid chromatography. *J. Chromatogr.*, v.181, n.2, p.227-41, 1980.

UNITED NATIONS OFFICE ON DRUGS AND CRIME (UNODC). Guidelines for the forensic analysis of drugs facilitating sexual assault and other criminal acts.. New York: United Nations, 2011. Disponível em: <http://www.unod.org/documents/scientif/forensic_analys_of_drugs_facilitating_sexual_assault_and_other_criminal_acts.pdf>. Acesso em: 15 jun. 2013.

WESTON, S.J.; JAPP, M.; PARTRIDGE, J.; OSSEL, M.D. Collection of a analytical data for benzodiazepines and benzophenones. *J. Chromatogr*, v.538, p.277-84, 1991.

# 4.6.

# ETANOL

*André Malbergier*
*Adriana Pileggi*
*Sandra Scivoletto*

## CONTEÚDO DESTE CAPÍTULO

## 1. HISTÓRICO E EPIDEMIOLOGIA

O álcool é uma das substâncias psicoativas mais consumidas pela sociedade, sendo o seu uso estimulado em algumas situações, como em festas e comemorações. As bebidas alcoólicas são consumidas pelo homem desde o início da história, com os primeiros relatos datados de cerca de 6.000 anos atrás, no antigo Egito e na Babilônia. As bebidas alcoólicas mais antigas eram fermentadas e de baixo teor alcoólico. Na Idade Média, os árabes introduziram a técnica de destilação na Europa para aumentar a concentração de álcool nas bebidas. Acreditava-se que o álcool era um elixir da vida, um remédio para quase todas as doenças, como pode ser percebido pela origem galênica do termo *whisky*, que significa "água da vida".

Desde o início do seu consumo por todas as diferentes sociedades, os efeitos do álcool sobre o indivíduo e sua capacidade de alterar o comportamento já eram conhecidos. Mesmo aceito socialmente, o consumo de álcool sofreu restrições que tentavam controlar ou prevenir o uso indevido: limitar o uso a ocasiões festivas; impor restrições a sua produção ou comercialização; tornar o seu consumo ilegal; colocar limite mínimo de idade para o seu consumo; entre outras.

Ainda assim, o seu uso continua o mais elevado entre todas as substâncias psicoativas, assim como suas consequências, como acidentes de trânsito ou de trabalho, hepatopatias e também os quadros de dependência. Estima-se que, no Brasil, uma em cada dez pessoas tenha problemas devido ao abuso do álcool, de prevalência alta à qual poucas patologias igualam. Em relação ao padrão de consumo, levantamento domiciliar representativo da população brasileira mostrou que 48% dos entrevistados não haviam bebido no último ano. Porém, entre os indivíduos que beberam, 45% (51% dos homens) ingeriram quatro ou mais doses por ocasião, caracterizando um consumo em *binge*, comportamento associado a maior nível de problemas. Na amostra total, incluindo os não bebedores, 25% relataram pelo menos um tipo de problema relacionado ao consumo, 3% preencheram critério para abuso e 9% para dependência. O abuso e a dependência de álcool são problemas de saúde pública não só em países subdesenvolvidos, mas também em países de Primeiro Mundo.

## 2. FONTES E USOS

Na época dos primeiros colonos americanos, as bebidas alcoólicas consumidas eram na forma de cerveja (90%) e vinho (5%), e a embriaguez não era tolerada. A partir de 1725, houve aumento do consumo de bebidas destiladas, até o ponto em que esta passou a ser a bebida alcoólica mais consumida. Paralelamente, o consumo em excesso também aumentou e, apesar de ainda ser reprovável em várias situações, passou a ser tolerado e até admirado como sinal de masculinidade. Em 1789, iniciou-se um movimento de oposição ao uso indiscriminado e excessivo de destilados, que culminou com a Oitava Emenda Constitucional dos Estados Unidos, proibindo a produção, a venda ou o transporte de bebidas causadoras da intoxicação, com exceção para uso médico ou religioso. Iniciou-se, então, um confronto massivo entre o povo e as autoridades, uma vez que a simples proibição não funcionava. As pressões resultaram na redefinição, em 1933, das "bebidas que causam intoxicação", permitindo a venda e o consumo de cerveja com teor alcoólico de 3,2%. Finalmente, em 1934, a Vigésima Primeira Emenda anulou a Oitava Emenda e a proibição em relação a bebidas alcoólicas teve seu fim.

Em 1935, dois alcoolistas desesperançosos – Bob Smith e Bill Wilson – conseguiram permanecer sóbrios ajudando-se mutuamente e fundaram os Alcoólicos Anônimos. Em 1951, a Organização Mundial da Saúde (OMS) admitiu que o alcoolismo era um problema médico e, em 1956, a Associação Médica Americana (AMA, do inglês American Medical Association) declarou o alcoolismo uma doença passível de tratamento em hospitais gerais. O alcoolismo foi reconhecido como doença psiquiátrica em 1965 pela Associação Psiquiátrica Americana (APA, do inglês American Psychiatric Association).

No Brasil, antes da chegada dos portugueses, os índios produziam o cauim (do tupi *ka'wi*), uma bebida fermentada preparada a partir da mandioca cozida ou de suco de frutos como o caju ou o milho, que eram mastigados e depois misturados e fervidos em um vasilhame especial de cerâmica. Com a chegada dos portugueses, foram trazidos vinhos, cervejas, aguardentes e outros destilados, de altos teores alcoólicos e suscetíveis à incandescência, das quais alguns colonizadores se utilizavam para ameaçar os índios e conquistar suas terras, daí o termo "água de fogo".

A instalação dos primeiros engenhos para produção de açúcar de cana e aguardente tornou os destilados nacionais, obtidos da fermentação e destilação da borra do melaço, mais acessíveis para a população de menor poder aquisitivo. Os senhores de engenho e fazendeiros ofereciam a aguardente, também conhecida como cachaça, aos escravos com fins medicinais e também para alegrá-los por ocasião de festas religiosas. Gradativamente, a cachaça foi se tornando mais popular, sua oferta aumentando e passando a ser consumida também pelos portugueses. Com a popularidade alcançada em todo o país e pelo preço acessível, a cachaça, bebida de alto teor alcoólico, contribuiu muito para o agravamento do consumo de álcool pela população brasileira.

As bebidas fermentadas são obtidas pela produção do etanol resultante da quebra de açúcares feita por alguns microrganismos, as leveduras.

As bebidas alcoólicas com teor maior do que 14% são produzidas por meio da destilação. Nesse processo, a bebida fermentada é aquecida até o ponto em que o álcool é evaporado e separado da água. O álcool evaporado é, então, condensado e coletado, produzindo a bebida destilada. O produto varia de acordo com a bebida fermentada que a originou, como o conhaque, o destilado do vinho, e o *whisky* do malte.

A concentração de álcool varia muito de bebida para bebida. A cerveja apresenta as mais baixas concentrações, por volta de 5%. Os vinhos variam de 9 a 12,5% e os licores, aguardentes e *whiskies*, em torno de 40%.

## 3. ABSORÇÃO E DISTRIBUIÇÃO

O etanol ($CH_3CH_2OH$) é uma substância de baixo peso molecular, hidrossolúvel, sendo rapidamente absorvida no estômago (20%) e intestino delgado (80%). A concentração plasmática máxima é atingida entre 30 e 90 minutos após a ingestão. O álcool também pode ser absorvido pela aspiração de seu vapor.

A absorção de álcool é rápida no início do uso e declina posteriormente, mesmo que a concentração no estômago ainda esteja alta. Vários fatores podem influenciar a absorção, sendo que o tempo de esvaziamento gástrico e o início da absorção intestinal podem ser considerados os principais fatores determinantes das taxas variáveis de absorção de álcool encontradas em diferentes indivíduos ou circunstâncias. Se o tempo de esvaziamento gástrico é retardado, por exemplo, pela presença de alimentos, a absorção intestinal também o será. Uma vez no intestino delgado, o etanol é absorvido rápida e completamente, independentemente da presença de alimentos no intestino ou no estômago.

A distribuição do etanol absorvido também é rápida, com os níveis nos tecidos semelhantes aos níveis plasmáticos. Por ser hidrossolúvel, o etanol distribui-se por praticamente todos os tecidos, intra ou extracelularmente, variando de acordo com a composição hídrica dos tecidos. A maior concentração ocorre, em ordem decrescente, no sangue, no cérebro, nos rins, nos pulmões, no coração, nas paredes intestinais, nos músculos estriados e no fígado, com níveis bastante baixos nos ossos e no tecido adiposo. Em uma pessoa de 70 quilogramas, o volume de distribuição é de cerca de 50 litros.

O etanol se difunde rapidamente através da barreira hematoencefálica, atingindo o sistema nervoso central (SNC). É possível estabelecer uma relação entre níveis plasmáticos e efeitos comportamentais, mais visível quando a alcoolemia está em ascensão e menos evidente na fase de declínio.

## 4. BIOTRANSFORMAÇÃO E EXCREÇÃO

Entre 90 e 98% do etanol ingerido, é biotransformado no fígado por meio da oxidação. Diferentemente da maioria das substâncias, a taxa de oxidação do álcool segue uma cinética de ordem-zero, ou seja, é relativamente constante ao longo do tempo e independe das suas concentrações plasmáticas.

A quantidade de etanol oxidada em certo intervalo de tempo é proporcional ao peso corpóreo do indivíduo e, provavelmente, ao peso do fígado. Um adulto metaboliza, em média, cerca de 120 mg/kg por hora, ou seja, 7 a 12 gramas de álcool em uma hora.

A principal via de biotransformação do álcool envolve a enzima álcool desidrogenase (AD), que contém zinco e catalisa a conversão do etanol para acetaldeído ($CH_3CHO$), conforme a reação abaixo:

$$CH_3CH_2OH + NAD^+ \xrightarrow{AD} CH_3CHO + NADH + H^+$$

Nessa reação, o hidrogênio é transferido do álcool para o cofator dinucleotídeo adenina nicotinamida (NAD), formando NADH. Existem polimorfismos da álcool desidrogenase e da aldeído desidrogenase (AlD), a enzima responsável por catalisar a oxidação do aldeído. As variantes dessas enzimas possuem diferentes propriedades catalíticas e são encontradas com frequências diferentes nos vários grupos raciais, podendo ser responsável, em parte, pelas variações nas taxas de biotransformação observadas em indivíduos diferentes. A deficiência de uma variante de AlD está associada ao acúmulo progressivo de acetaldeído e, consequentemente, aos sintomas adversos após a ingestão de álcool. Acredita-se que o aumento da eliminação de álcool em alcoolistas deva ser consequente ao aumento da atividade da AlD.

O álcool também pode ser biotransformado por meio do sistema de oxidação microssômico (SOM) que utiliza o NADPH ao invés do NAD como cofator:

$$CH_3CH_2OH + NADPH + H^+ + O_2 \xrightarrow{SOM} CH_3CHO + NADP^+ + H_2O$$

Em baixas concentrações de etanol, a AD parece ser o principal sistema oxidante, enquanto o SOM desempenharia papel importante em concentrações mais altas, especialmente em indivíduos que fazem uso regular de álcool. O consumo crônico de álcool também promove um aumento significativo da atividade do SOM, devido à indução enzimática. Outros fármacos também provocam a indução enzimática desse sistema, como os barbitúricos.

Uma terceira via de biotransformação do etanol é a catalase, que participa com, no máximo, 10% da biotransformação. No interior dos peroxissomas, o etanol é oxidado com formação de aldeído, sendo necessário o consumo de peróxido de hidrogênio, que é transformado em água. A produção de peróxido de hidrogênio pelo hepatócito é muito lenta, o que limita a atividade da catalase.

O aldeído resultante das três vias de biotransformação do etanol é oxidado a acetato por uma reação catalisada pela AlD, encontrada na matriz e na membrana externa, nos microssomas e no citosol do hepatócito. Sua atividade é maior no citosol do que nos microssomas. O acetato resultante dessa reação é posteriormente convertido em acetilcoenzima A, com desdobramento de trifosfato de adenosina (ATP) em monofosfato de adenosina (AMP). Este último pode ser utilizado na produção de novo ATP ou ser degradado em purinas e ácido úrico. A acetilcoenzima A participa no ciclo de Krebs, entrando no ciclo dos ácidos tricarboxílicos, sendo convertida em dióxido de carbono ($CO_2$) e água.

Normalmente, 2% do etanol ingerido não é oxidado. Quando grande quantidade é consumida, ou em outras circunstâncias especiais, a taxa de etanol não oxidado pode atingir 10%. A maior parte do etanol não oxidado é excretada pelos rins e pulmões, sendo uma pequena fração encontrada em secreções como suor e saliva.

## 5. MECANISMO DE AÇÃO DO ETANOL NO SNC

Um dos principais locais de ação do etanol é a membrana celular. Por muito tempo, achou-se que o álcool, assim como os barbitúricos e anestésicos voláteis, exercia sua ação depressora do SNC dissolvendo o componente lipídico, reduzindo, assim, a viscosidade da membrana celular. Esse efeito fluidificante foi relacionado às alterações de funções específicas da membrana, incluindo receptores de neurotransmissores, várias enzimas, a cadeia de transporte mitocondrial e os canais iônicos, como os de cálcio. Vários autores mostraram a correlação existente entre o nível de intoxicação e a extensão da desordem da membrana celular resultante da ação do etanol.

Técnicas mais refinadas de pesquisa mostraram que a interação do etanol e de outras substâncias relacionadas não era uniforme na camada dupla lipídica. Os diferentes efeitos que ocorrem em regiões ou domínios refletem a distribuição não homogênea de fosfolípides e colesterol na membrana, somados ao fato de que componentes hidrofóbicos de algumas proteínas de membrana podem ser locais adicionais de ação desses anestésicos e do etanol. Ainda que os efeitos anestésicos ou de altas concentrações possam ser consequentes de uma maior fluidificação da membrana e relacionados ao número de moléculas dissolvidas, a ação de doses subanestésicas depende da estrutura tridimensional das moléculas envolvidas.

O álcool aumenta a inibição sináptica mediada pelo ácido gama-aminobutírico (GABA) e pelo fluxo de cloreto, ação também estudada como mecanismo de ação. Esse efeito do álcool e outras ações sedativas e motoras são inibidos pela biculina, um antagonista específico dos receptores GABAérgicos. O etanol inibe alostericamente a ligação de certos agentes convulsivantes. Doses elevadas de álcool aumentam a permeabilidade ao cloro na ausência de GABA. Essas ações são semelhantes às de barbitúricos, anestésicos e outros álcoois alifáticos, e não estão relacionadas à fluidificação da membrana celular. Os efeitos são semelhantes aos de fármacos que alteram o sistema GABAérgico, como os benzodiazepínicos, que mimetizam ou intensificam muitos dos efeitos agudos causados pelo álcool.

O álcool atua em diversos sistemas de neurotransmissores e neurorreceptores:

### Sistema adrenérgico

O uso crônico de álcool aumenta a síntese e a liberação de noradrenalina. Isso resulta em uma diminuição da sensibilidade pós-sináptica, evidenciada pela diminuição da resposta do AMP cíclico à noradrenalina. Nos quadros de abstinência em seres humanos, o aumento da concentração de noradrenalina e de MHPG (metabólito) é verificado no líquor, retornando a níveis normais em alguns dias.

Evidências indicam que o estresse e a ansiedade (eventos associados ao sistema adrenérgico) podem influenciar o desenvolvimento da dependência do álcool. Existem adaptações persistentes em regiões cerebrais que modulam o comportamento e a resposta fisiológica à ansiedade e o comportamento de beber durante a exposição prolongada ao álcool e na abstinência.

### Ácido gama-aminobutírico (GABA)

Elevação, diminuição e ausência de alterações no sistema GABA foram relatadas após ingestão aguda de álcool. No uso crônico, os achados são mais consistentes e indicam uma redução do GABA no cérebro. Níveis plasmáticos diminuídos de GABA são encontrados em alcoolistas, quando comparados com a população geral. O sistema GABA está envolvido em alguns dos sintomas da intoxicação pelo álcool.

O subtipo A do receptor GABA é sensível a doses de álcool obtidas durante o beber social e outros subtipos respondem ao álcool em doses de intoxicação. Os efeitos do uso crônico do etanol são influenciados por adaptações na função, na expressão e na localização do receptor GABA A, que contribuem para a tolerância, dependência e abstinência ao álcool.

### Sistema opioide

Várias investigações têm associado o álcool e os opioides. Efeitos agudos, tolerância e antagonismo pelo naltrexona (hoje, utilizado no tratamento do alcoolismo) são exemplos das semelhanças entre as substâncias. Estudos do efeito do álcool em receptores opioides apresentam resultados contraditórios. Em geral, o uso agudo de álcool diminui a ligação das encefalinas aos receptores, ao passo que aumenta os níveis de betaendorfinas. No uso crônico, os níveis de betaendorfinas tendem a diminuir. O sistema opioide endógeno modularia a liberação de dopamina no núcleo *accumbens*, o que estaria relacionado à necessidade de repetir o uso. Há evidências relacionando o sistema opioide (receptores e peptídeos opioides) ao processo de recompensa e reforço. Independentemente de seu sítio de ação inicial, muitas drogas de abuso, incluindo o álcool, levam ao aumento da concentração de dopamina no núcleo *accumbens*, fato que estaria relacionado aos processos de recompensa e reforço. A ativação dos receptores opioides na área ventral tegumentar ou no núcleo *accumbens* aumenta a concentração de dopamina no núcleo *accumbens*;

dessa maneira, a estimulação do sistema opioide pode mediar os efeitos de reforço e recompensa dessas substâncias.

### Serotonina

Alterações no sistema serotoninérgico afetam o consumo de álcool em animais e seres humanos. Elevação dos níveis de serotonina pelo uso de inibidores seletivos da recaptura da serotonina diminuiu a preferência e o consumo de álcool nos animais, possivelmente por sua ação no sistema dopaminérgico na região mesolímbica. A ondansetrona, um antagonista 5HT3, apresentou alguma eficácia no tratamento da dependência do álcool, principalmente nos casos de início precoce.

### Dopamina

Os estudos relacionando o uso de álcool e o sistema dopaminérgico são conflitantes. Há evidências de que os sistemas opioide e serotoninérgico influam no consumo de álcool por meio da modulação sobre a liberação de dopamina no núcleo *accumbens*, área relacionada com o prazer e a necessidade de repetir o uso de diversas substâncias e comportamentos, como sexo, alimentação e uso de drogas. O aumento da dopamina extracelular estaria relacionado com o desejo de repetir o uso.

### Acetilcolina

O álcool, agudamente, diminui a atividade colinérgica, ao passo que, em uso crônico, produz tolerância. Alcoolistas idosos tendem a apresentar menor número de receptores muscarínicos no hipocampo do que controles.

### Glutamato

Em ratos, o uso agudo de álcool reduz os níveis de glutamato no córtex e no cerebelo, ao passo que, no uso crônico, os níveis encontram-se elevados no córtex, no hipocampo e na substância *nigra*. Como o glutamato é um neurotransmissor excitatório, alguns autores sugerem que as alterações nesse sistema sejam uma adaptação aos efeitos depressores do etanol.

### Cálcio

O cálcio tem uma importante participação na função de neurotransmissão e pode ter um papel no efeito hipnótico do álcool.

## 6. TOXICIDADE AGUDA

Como visto anteriormente, o SNC é o órgão mais rapidamente afetado pelo álcool quando comparado a qualquer outro órgão ou sistema. O álcool causa sedação, diminuição da ansiedade, fala pastosa, ataxia, prejuízo da capacidade de julgamento e desinibição do comportamento. Muitas pessoas pensam que o álcool é um estimulante, mas, na verdade, é um depressor do SNC. A aparente estimulação, que ocorre com doses baixas, é resultado da depressão, no cérebro, de mecanismos inibitórios de controle, fazendo com que outras áreas do SNC tenham suas atividades desinibidas.

As alterações no comportamento e nas funções cognitivas e motoras dependem de vários fatores, como a dose ingerida, a velocidade de absorção, o peso e a sensibilidade do indivíduo, assim como o desenvolvimento da tolerância. Em média, a ingestão de uma dose de *whisky* (44 g de etanol) com o estômago vazio produz concentrações máximas sanguíneas de 0,6 a 0,9 g/L. Caso a mesma dose seja ingerida junto ou após a ingestão de alimentos, a concentração máxima sanguínea passa a ser de 0,3 a 0,5 g/L. O tipo de bebida também influi nos níveis plasmáticos atingidos. Se a mesma quantidade de etanol (44 g) for ingerida em forma de cerveja de teor alcoólico normal (cerca de 1,2 L), a concentração plasmática máxima atingida com o estômago vazio varia entre 0,4 e 0,5 g/L, sendo de 0,2 a 0,3 g/L se ingerida com estômago cheio.

Há uma relação entre os níveis plasmáticos de etanol e os efeitos clínicos observados. Na concentração de 0,5 g/L de álcool no sangue, a capacidade de julgamento e crítica diminui. Com concentração de 1,0 g/L, a coordenação motora de movimentos voluntários torna-se visivelmente prejudicada, e são frequentes as quedas, algumas vezes com hematomas ou cortes (um indicador de episódios crônicos de intoxicação pode ser a presença de hematomas na face, principalmente na área dos olhos). Nos EUA, para fins legais, define-se a intoxicação quando o nível sérico de álcool encontra-se na faixa de 1,0 g/L a 1,5 g/L. Em 2,0 g/L, o controle motor do SNC é atingido, além do controle emocional ficar prejudicado. Algumas pessoas tornam-se loquazes e expansivas, ao passo que outras se retraem, ficam mal-humoradas, irritáveis ou introspectivas, podendo um mesmo indivíduo apresentar episódios de choro e riso intermitentes. O álcool pode causar perda do autocontrole, liberando impulsos agressivos, o que, em alguns casos, pode trazer risco para a integridade física do paciente e pessoas próximas. Com 3,0 g/L, o indivíduo geralmente está confuso e, com 4,0 g/L, pode encontrar-se em coma, ocorrendo a morte por depressão respiratória em níveis próximos a 5,0 g/L. Clinicamente, a intoxicação é caracterizada por comportamento mal adaptativo após recente ingestão de álcool, cujos sinais mais marcantes são ataxia, nistagmo, fala pastosa ou indistinta, rubor facial, irritabilidade e atenção prejudicada. Os efeitos psicológicos e comportamentais dos vários níveis sanguíneos de álcool são mostrados na Tabela 1. Segundo a 10ª edição da Classificação Internacional de Doenças (CID-10), a intoxicação aguda é um fenômeno transitório, cuja intensidade diminui com o tempo e os efeitos desaparecem na ausência de uso posterior de álcool; a recuperação é completa, exceto quando surgirem lesões teciduais ou complicações.

As reações individuais a um mesmo nível sanguíneo de álcool variam consideravelmente. A tolerância causada pelo uso persistente e excessivo aumenta os níveis nos quais as reações ocorrem. Os sinais clínicos de intoxicação relacionam-se mais com os níveis plasmáticos de álcool quando estes estão aumentando do que quando na fase de diminuição. Alguns autores descrevem uma tolerância a curto prazo: a mesma pessoa pode parecer menos intoxicada depois de beber por muitas horas do que no início da ingestão. Porém, essa descrição é bastante criticada por outros autores que questionam a existência do quadro.

Algumas pessoas apresentam sinais de intoxicação após a ingestão de uma quantidade de álcool menor do que a necessária para causar intoxicação na maioria das pessoas. Nestes casos, segundo a CID-10, o diagnóstico mais apropriado seria o de *intoxicação patológica*. Geralmente, o quadro clínico caracteriza-se pelo início abrupto de agressão e, frequentemente, comportamento violento, que não é típico do indivíduo quando sóbrio; isso deve, obrigatoriamente, seguir-se à ingestão de pequena quantidade de álcool, como referido anteriormente. Essa condição deve ser diferenciada de outras patologias que causam alterações abruptas de comportamento, como epilepsia do lobo temporal e alterações interictais.

**Tabela 1.**   Efeitos do consumo de álcool em um indivíduo que não desenvolveu tolerância.

| Concentração de álcool no sangue (g/L) | Efeitos |
|---|---|
| 0,2 | Atingido aproximadamente depois de um drinque; usuários leves ou moderados sentem alguns efeitos: sensação de calor e relaxamento. |
| 0,4 | A maioria das pessoas sente-se relaxada, alegre e falante; a pele pode ficar ruborizada. |
| 0,5 | Primeiras alterações significativas começam a ocorrer; despreocupação, vertigem, desinibição e menor controle dos pensamentos podem ser sentidos; o autocontrole e a capacidade de julgamento estão diminuídos; a coordenação pode estar levemente comprometida. |
| 0,6 | Julgamento e crítica encontram-se prejudicados; a avaliação das capacidades individuais e o processo de tomada de decisões racionais são afetados (p. ex., ser capaz de dirigir). |
| 0,8 | Comprometimento evidente da coordenação motora e diminuição da velocidade dos reflexos; capacidade para dirigir torna-se suspeita; sensação de dormência das bochechas e dos lábios; mãos, braços e pernas começam a formigar até ficarem dormentes (este nível é considerado legalmente como incapacitante no Canadá e em alguns estados dos EUA). |
| 1,0 | Discurso vago, indistinto, com dificuldade na articulação das palavras; "lentificação" dos reflexos e deterioração do controle dos movimentos voluntários tornam-se evidentes (este nível é considerado como embriaguez na maioria dos estados dos EUA). |
| 1,5 | Prejuízo definitivo do equilíbrio e do movimento. |
| 2,0 | Centros de controle motor e emocional são consideravelmente afetados; fala pastosa, cambaleante, perda do equilíbrio (quedas são frequentes) e visão dupla podem ocorrer. |
| 3,0 | Dificuldade de entendimento do que é visto ou ouvido; indivíduos ficam confusos ou em estupor e pode ocorrer perda da consciência. |
| 4,0 | Geralmente, o indivíduo está inconsciente; a pele fica fria e úmida. |
| 4,5 | Frequência respiratória diminui, podendo ocorrer apneia. |
| 5,0 | Morte por depressão do centro respiratório. |

Tabela baseada em H. Tomas Milhorn Jr. CNS Depressants: Alcohol. In: *Chemical dependence – diagnosis treatment and prevention*, Springer-Verlag, New York, 1990, p. 128.

Dependendo da dose ingerida e do indivíduo, o álcool pode produzir amnésia (*blackouts*). As memórias remota e imediata permanecem preservadas, porém há um déficit específico da memória de curta duração, ou seja, o indivíduo não se recorda do que ocorreu há 5 ou 10 minutos. As outras habilidades intelectuais podem ser mantidas e o indivíduo ser capaz de realizar tarefas complicadas, parecendo normal para um observador casual. Atualmente, evidências sugerem que os *blackouts* alcoólicos representam um prejuízo na consolidação de novas informações.

Os sinais e sintomas da intoxicação pelo álcool são bastante conhecidos, porém podem ser confundidos com sintomas de outras patologias, levando a um diagnóstico errôneo de intoxicação. Por exemplo, o coma diabético, intoxicação por outras drogas e acidentes cardiovasculares podem ser diagnosticados erroneamente como intoxicação pelo álcool. O odor característico da respiração, que não é provocado pelo vapor do etanol, mas sim por outras substâncias presentes nas bebidas alcoólicas ou até mesmo por outras causas (como cetoacidose diabética), não é um sinal muito confiável, podendo levar a falsos diagnósticos. A determinação da presença e da quantidade de etanol em fluidos corpóreos é geralmente importante do ponto de vista médico legal. A concentração de etanol pode ser obtida diretamente pela dosagem no sangue, ou, mais frequentemente, estimada pela concentração existente no ar expirado, técnica utilizada pelos bafômetros no Brasil. No ar expirado, a concentração de etanol equivale a 0,05% daquela presente no sangue. Raramente empregada é a dosagem de álcool na urina, cuja concentração de etanol equivale a 130% da sanguínea.

O uso do álcool está associado à violência. Estudo multicêntrico sobre alcoolemia em vítimas de acidente de trânsito, realizado em serviços de emergência e institutos médico-legais de Brasília, Curitiba, Recife e Salvador, detectou presença de álcool no sangue em 61,4% das vítimas não fatais e em 52,9% das fatais. Em Curitiba, foram estudados processos de homicídio cujos resultados apontaram para 58,9% dos homicidas e 53,6% das vítimas sob efeito do álcool à época do delito.

Como visto, a intoxicação pelo álcool nem sempre está associada à perda da consciência, não requerendo tratamento específico. Geralmente, é suficiente esperar que o organismo do indivíduo metabolize o álcool ingerido. Entretanto, alguns indivíduos podem estar agitados e violentos, colocando em risco a sua própria integridade física e de outras pessoas próximas. Nesses casos, o emprego de neurolépticos sedativos pode ser feito, mas com o máximo de cautela, tendo em vista que a pessoa embriagada já ingeriu grande quantidade de um agente depressor do SNC. É aconselhável evitar o uso de benzodiazepínicos nesses pacientes, uma vez que potencializam os efeitos depressores do álcool.

Os pacientes confusos ou comatosos devem receber o mesmo tratamento empregado nas situações de depressão aguda do SNC causada por anestésicos ou hipnóticos. Alterações metabólicas, como a cetoacidose alcoólica, podem ocorrer, assim como desidratação, hipoglicemia e alterações eletrolíticas.

O uso de glicose via intravenosa pode ser feito somente após a administração da tiamina, uma vez que esta é consumida na metabolização da glicose e, se a reserva de tiamina do indivíduo estiver baixa – o que pode ocorrer em alcoolistas graves – a depleção de tiamina pode levar ao quadro de encefalopatia de Wernicke e/ou síndrome de Korsakoff. A correção de outras deficiências, como as de zinco, folato, magnésio, cálcio e fosfato, também deve ser realizada.

Os sinais vitais (frequências cardíaca e respiratória e pressão arterial) devem ser monitorizados nos casos em que há grande ingestão de etanol, pois há o risco de depressão do centro respiratório – deve-se ter disponível a aparelhagem necessária para ventilação mecânica –, arritmias cardíacas e pneumonia aspirativa. Uma vez que o álcool é solúvel em água, pode ser removido por hemodiálise nos casos de intoxicação muito grave.

A procura de setores de emergência por usuários de álcool pode ser uma oportunidade para a sensibilização do paciente quanto ao uso da substância, aos comportamentos de risco e às consequências médicas e psicossociais associadas a esse uso. Estratégias de intervenção devem ser oferecidas em sessões individuais de 5 a 15 minutos, com o objetivo de motivar o paciente a se tratar.

## 7. TOXICIDADE CRÔNICA

Praticamente nenhum sistema do organismo é poupado dos efeitos deletérios do álcool. Em indivíduos saudáveis que consomem álcool com moderação, a maioria das alterações patológicas que ocorrem no organismo é reversível. Todavia, quando ingerido em maiores quantidades ou por indivíduos com patologias prévias, as lesões nos diversos órgãos tornam-se mais graves e irreversíveis, podendo servir de alerta para o clínico de que esse paciente faz uso abusivo ou é dependente do álcool.

As alterações orgânicas mais comumente encontradas em indivíduos que fazem uso crônico de álcool em altas doses (alcoolistas) são descritas a seguir.

### 7.1. Sistema hematológico

Ocorre elevação do volume corpuscular médio (VCM) em virtude da deficiência do ácido fólico, levando, em muitos casos, à anemia megaloblástica, plaquetopenia, leucopenia.

### 7.2. Sistema gastrintestinal

O álcool está associado à maior incidência de câncer em todos os níveis do trato digestivo, principalmente de esôfago e estômago. Os consumidores frequentes de álcool estão propensos a desenvolver gastrite e úlceras de estômago e duodeno devido a ação irritativa do álcool sobre a mucosa, pancreatite aguda e crônica, podendo desenvolver quadros de má absorção e diabetes. No fígado, as consequências mais comuns são: esteatose hepática; hepatite alcoólica; e cirrose, que tem caráter irreversível. Mesmo em doses pequenas, o álcool interfere na neoglicogênese hepática e na produção de gorduras. A maioria dos problemas hepáticos parece ser secundária ao uso do álcool pelo fígado como "combustível de escolha". As alterações hepáticas, em geral, progridem da esteatose para a hepatite e, posteriormente, para a cirrose, que se inicia pela deposição de fibras ao redor das veias centrais (esclerose hialina central). O consumo crônico do álcool associado à cirrose e às hepatites B e C são as causas mais importantes do câncer hepatocelular. A insuficiência hepática pode provocar um quadro de encefalopatia grave e potencialmente letal, além de outros efeitos sistêmicos de falência hepática.

### 7.3. Sistema neurológico

O uso crônico do álcool provoca, em aproximadamente 5 a 15% dos alcoolistas, um quadro de neuropatia periférica, resultante da deterioração dos nervos periféricos dos membros superiores e inferiores (neuropatia em "bota e luva"). O álcool está associado às alterações cognitivas (memória, concentração, atenção etc.), algumas temporárias e outras permanentes. Essas alterações são provocadas pelo efeito direto do álcool sobre o SNC, bem como pela deficiência de vitaminas como a tiamina (B$_1$). Nesse quadro, denominado síndrome de Wernicke--Korsakoff, a administração de glicose, sem o uso prévio da tiamina, muito comum em prontos-socorros, está relacionada com o desencadeamento dessa síndrome. Em sua fase aguda, o quadro é caracterizado por confusão mental, ataxia e nistagmo ou alterações oculares. Esse quadro pode evoluir para uma alteração crônica da memória, em muitos casos irreversível e incapacitante. Com o uso crônico do álcool, pode surgir um quadro demencial com prejuízos principalmente da memória, concentração e atenção. O indivíduo torna-se apático e com pensamento empobrecido. Estudo recente encontrou o alcoolismo como causa comum de demência não degenerativa e não vascular. Outra alteração potencialmente irreversível é a degeneração cerebelar, levando a um quadro de incoordenação motora. As alterações neurológicas são causadas por múltiplos fatores entre os quais se destacam os traumas frequentes, deficiência de vitaminas, desnutrição e efeito direto do álcool.

## 7.4. Sistema cardiovascular

O álcool, em altas doses, provoca inflamação no músculo cardíaco (miocardiopatia), hipertensão e elevação do colesterol sérico. Seu uso abusivo está associado a maior frequência de infarto agudo do miocárdio e acidente vascular cerebral. O uso pesado do álcool está associado com disfunção endotelial e anormalidades hemodinâmicas, vasculares e metabólicas que indicam um risco cardiovascular desfavorável. É importante destacar que vários estudos relacionam o uso de álcool, em baixas doses, à elevação do HDL (lipoproteína de alta densidade), protegendo contra a formação das placas de ateroma e reduzindo a probabilidade de doença cardiovascular.

## 7.5. Sistema endócrino-reprodutivo

O uso crônico de álcool pode provocar diminuição da libido, impotência, esterilidade e hipogonadismo. O consumo crônico do álcool tem efeito negativo em hormônios masculinos reprodutivos e na qualidade do sêmen.

## 7.6. Síndrome fetal

Em 1983, um relatório especial enviado ao Congresso Americano sobre o álcool e a saúde estimou que a prevalência de malformações fetais e distúrbios do desenvolvimento relacionados ao consumo de álcool era de 1 a 3 por 1.000 nascimentos nos Estados Unidos.

O termo *síndrome fetal pelo álcool* foi elaborado para designar um padrão específico de dismorfismos e retardo de crescimento em crianças de mães alcoolistas. Desde o início, vários autores contestaram essa síndrome, alegando que as mães alcoolistas tendem a usar outras drogas, ser desnutridas e não fazer acompanhamento pré-natal, fatores que poderiam influir no aparecimento das anomalias. Também permanecem incertos a dose, a frequência e o período de utilização do álcool necessários para provocar a síndrome.

A síndrome fetal é caracterizada pela combinação de vários componentes, incluindo múltiplos abortos espontâneos, recém-nascidos de baixo peso para a idade gestacional, malformações faciais, entre as quais ausência de filtro, fissuras palpebrais diminuídas e lábio leporino, defeitos do septo ventricular, malformações de pés e mãos, e retardo mental de gravidade variável. Dois fatores corroboram a participação do álcool na

gênese das alterações: a) a capacidade do álcool de provocar lesão em praticamente todos os sistemas do organismo; b) a passagem livre do álcool pela barreira placentária.

**Tabela 2.** Alterações orgânicas ligadas à dependência do álcool.

| | |
|---|---|
| *Neurológicas* | Wernicke-Korsakoff, demência alcoólica, degeneração cerebelar, encefalopatia hepática, neuropatia periférica, mielinólise pontina central. |
| *Metabólica/renal* | cetoacidose alcoólica, hipomagnesemia, hipocalcemia, hipofosfatemia, síndrome hepatorrenal. |
| *Gastrintestinal* | esteatose hepática, hepatite alcoólica, cirrose, úlcera gástrica e/ou intestinal, pancreatite. |
| *Dermatológica* | rubor facial, hiperemia conjuntival, edema de pálpebras, dermatite seborreica, eritema palmar, aranhas vasculares. |
| *Cardiovascular* | miocardiopatia, hipertensão. |
| *Nutricional* | beribéri, deficiência de riboflavina, deficiência de piridoxina, pelagra. |
| *Câncer* | cavidade oral, do esôfago, fígado, possivelmente pâncreas, cólon, reto, próstata, estômago e tireoide. |
| *Musculoesquelético* | miopatia, necrose asséptica do quadril, gota. |
| *Hematológico/ imunológico* | VCM elevado, leucopenia, distúrbios da coagulação, tendência a infecções. |
| *Endócrino/ reprodutivo* | diminuição do nível de HAD, pseudo-Cushing, hipoglicemia, feminilização em homens, diminuição da libido, impotência. |

## 8. TOLERÂNCIA E DEPENDÊNCIA

Os diagnósticos em psiquiatria, entre os quais o abuso e a dependência de substâncias psicoativas, foram sempre muito influenciados pela subjetividade do entrevistador. Esse fato acabava gerando uma baixa confiabilidade dos diagnósticos, tanto na prática clínica como em pesquisas. Visando atenuar esse problema, diversos autores elaboraram critérios diagnósticos das patologias psiquiátricas.

Os critérios para a dependência de substâncias psicoativas foram recém-alterados na 5ª versão do Manual Diagnóstico e Estatístico da Associação Americana de Psiquiatria (DSM, do inglês *Diagnostic Statistical Manual of Mental Disorders*). São eles:

Padrão mal adaptado de uso de álcool, levando a prejuízo ou sofrimento significativo manifestado por dois (ou mais) dos seguintes critérios (que devem estar presentes em um período de 12 meses):

1. Uso em maiores quantidades ou por um período maior do que o desejado.

2. Desejo de diminuir ou interromper o uso da substância sem sucesso.

3. Muito tempo é gasto em atividades necessárias para a obtenção da substância, na utilização da ou na recuperação de seus efeitos.

4. Fissura ou *Craving* – um forte desejo ou urgência para usar o álcool.

5. Prejuízos importantes nas atividades ocupacionais, domésticas ou acadêmicas em virtude do uso da substância.

6. Permanência do uso apesar de ele provocar problemas nas relações pessoais.

7. Abandono de atividades sociais, ocupacionais ou recreativas pelo uso do álcool.

8. Manter o uso apesar dos riscos associados.

9. Manter o uso da substância apesar de ter um problema físico ou psicológico sabidamente causado ou exacerbado pela substância.

10. Tolerância, definida por qualquer um dos seguintes aspectos: (a) necessidade de quantidades progressivamente maiores da substância para adquirir a intoxicação ou o efeito desejado; (b) acentuada redução do efeito com o uso continuado da mesma quantidade.

11. Abstinência, manifestada por qualquer dos seguintes aspectos: (a) síndrome de abstinência característica para a substância; (b) a mesma substância (ou uma substância estreitamente relacionada) é consumida para aliviar ou evitar sintomas de abstinência.

As principais mudanças em relação ao seu antecessor (DSM-IV) foram:

1. não há mais a distinção entre abuso e dependência. Os quadros são denominados "transtornos relacionados ao uso de substâncias". Foram definidos 11 critérios para definir o problema;

2. o critério de abuso do DSM-IV "problemas legais recorrentes" foi excluído no DSM-V;

3. *craving* ou fissura ou forte desejo para o uso ou urgência para o uso foi incluído como critério diagnóstico;

4. o diagnóstico é baseado em um *continuum* de gravidade. O indivíduo com 0-1 critério (de um total de 11) é considerado não afetado; indivíduos com 2-3 critérios são considerados com gravidade leve; 4-5, moderada; acima de 6, grave.

A prevalência de transtornos relacionados ao uso de álcool tendo como base os critérios do DSM-V foi de 10,8% com uma correspondência de prevalência com os critérios do DSM-IV de 9,7% ocorrendo um aumento de 11,3% em uma amostra da população americana. Aqueles que tiveram a troca de diagnóstico de afetados por não afetados tiveram uma tendência ao uso pesado, particularmente beber e dirigir, e os que passaram de não afetados para afetados eram órfãos de diagnóstico. A retirada do critério legal de abuso teve pouco impacto na prevalência e a inclusão do *craving* como critério diagnóstico teve leve impacto no aumento da prevalência.

Conforme descrito no Item 5, Mecanismo de Ação do Etanol no SNC, o álcool fluidifica as membranas, dissolvendo o componente lipídico e diminuindo a viscosidade. Com o tempo, a membrana celular torna-se mais rígida e menos sensível ao efeito fluidificante do álcool. Essas alterações seriam consistentes com o desenvolvimento de tolerância (devido à menor sensibilidade da membrana, precisar-se-ia de maior quantidade de álcool) e, na ausência do álcool, o desarranjo da membrana pode contribuir para o aparecimento dos sintomas de abstinência. De fato, membranas de células sinápticas de animais tolerantes ao álcool mostram resistência aos efeitos do etanol. Todavia, esse mecanismo é incapaz de explicar toda a complexidade dos fenômenos de tolerância e dependência física.

Estudos em animais mostram que os sistemas noradrenérgicos e serotoninérgicos são essenciais no desenvolvimento da tolerância. Vários dados sugerem que esses mecanismos também estejam envolvidos em humanos. Genes que determinam menor atividade da MAO e, consequentemente, o acúmulo de noradrenalina e serotonina, são mais frequentes em grupos alcoolistas do que controles.

Apesar de intensamente estudados, há pouca evidência de que os sistemas GABA-benzodiazepínicos tenham importância crucial no desenvolvimento da dependência física. As maiores evidências recaem sobre o aumento de receptores muscarínicos e alterações de funcionamento de sistemas noradrenérgicos no cérebro após ingestão crônica de álcool.

A aceleração do *turnover* da noradrenalina no SNC tem sido insistentemente encontrada durante a ingestão crônica de álcool em humanos e animais e parece participar no aparecimento dos sintomas de abstinência.

## 8.1. Síndrome de abstinência

A interrupção abrupta da ingestão crônica do álcool pode resultar em síndrome de abstinência, que se inicia algumas horas após a última ingestão e dura de 5 a 7 dias.

De início, o paciente sente-se ansioso, trêmulo, com dificuldades para dormir e desconforto gastrintestinal. O quadro pode agravar-se com o aparecimento de irritabilidade e agitação, sudorese, febre, taquicardia, aumento da pressão arterial, náusea e vômitos. Em sua evolução, o paciente pode tornar-se confuso, desorientado, delirante e com alucinações, caracterizando o quadro de *delirium tremens*. Convulsões, infecções (com temperatura superior a 40ºC), desnutrição, distúrbios hidroeletrolíticos são fatores relacionados ao aumento do risco de desenvolver o quadro de *delirium tremens* (Tabela 3). Cabe lembrar que o próprio *delirium tremens* pode causar aumento da temperatura e distúrbios hidroeletrolíticos que podem agravar a evolução do quadro.

**Tabela 3.** Sintomas da síndrome de abstinência do álcool.

| Tempo de abstinência (horas) | Sintomas | Duração e evolução |
|---|---|---|
| 6-24 | ansiedade; irritabilidade; agitação; anorexia; tremores; hipertensão; sudorese; taquicardia; hiper-reflexia; febre; distúrbios do sono; náusea e vômitos; desorientação leve; ilusões; alucinações. | 48-72 h de duração. Pode progredir para sintomas mais graves (5% evoluem para *delirium tremens*). |
| 7-48 | convulsões tônico-clônicas generalizadas; distraibilidade; sugestionabilidade. | pico em 36 h; 30% desenvolvem *delirium tremens*. |
| 73-96 | *delirium tremens*: confusão; desorientação; delírios; alucinações; agitação; tremores; febre; sudorese; taquicardia; midríase. | 24-72 h de duração. 1% de mortalidade. |

Tabela baseada em Ciraulo, D.A.; Renner, J.A. – Alcoholism. In: Ciraulo, D.A.; Shader, R.I. (Eds.). *Clinical manual of chemical dependence*, American Psychiatric Press Inc., Washington, 1991, p. 37-38.

As convulsões são relativamente comuns em quadros graves sem tratamento e tendem a ocorrer nas primeiras 7 a 48 horas de abstinência. Aquelas que ocorrem após 48 horas de abstinência são provavelmente causadas por outras drogas, trauma craniano ou distúrbios metabólicos.

## 8.2. Genética e dependência do álcool

Estudos com gêmeos e com filhos adotados demonstraram que a genética exerce papel importante no desenvolvimento da dependência do álcool, contribuindo com 50 a 60% da variância na população. Padrões de consumo de álcool como quantidade, frequência de consumo e de intoxicação e medidas de metabolismo do álcool parecem também estar sob influência genética.

Apesar das fortes evidências das contribuições genéticas na suscetibilidade à dependência do álcool, a identificação de genes específicos é difícil. Diversos genes estão relacionados e diferentes genes contribuem para o desenvolvimento da dependência em um indivíduo. Hoje, sabe-se que os genes não determinam a presença de dependência, mas influenciam a predisposição ou o risco para esse transtorno. Quando este se desenvolve, a carga genética modula a gravidade da doença. O ambiente também influi substancialmente no padrão de consumo e interage com a genética no desenvolvimento da dependência. Estudos em gêmeos sugerem que influências ambientais podem proteger ou exacerbar a vulnerabilidade genética ao desenvolvimento da dependência do álcool. Portanto, a especificidade da influência genética varia muito, já que esta pode ser desde genes que codificam uma suscetibilidade neuroquímica maior do cérebro, genes que atuam na atividade de uma enzima específica envolvida na biotransformação do etanol até fatores mais genéricos, como influência hereditária sobre as características de personalidade, o que, por sua vez, influencia a forma de consumo de etanol e a probabilidade de ocorrerem alterações comportamentais prejudiciais após o uso (p. ex., quadros de agressividade).

Há uma substancial heterogeneidade nos fenótipos na dependência do álcool com pacientes, diferindo em algumas dimensões como idade de início de problemas com o álcool, a história de consumo e as comorbidades.

Existem evidências de maior influência genética em determinados subgrupos de alcoolismo, como os que apresentam idade precoce de início de uso, impulsividade e traços antissociais de personalidade.

Os estudos mais recentes procuram identificar genes relacionados à dependência do álcool por meio de algumas estratégias, entre elas o estudo de fenótipos e endofenótipos.

Existem polimorfismos que contribuem para a vulnerabilidade à dependência do álcool. Evidências relacionam ADH1B e ALDH2 à proteção, pois a presença dessas variantes produz aumento do acetaldeído, causando reação aversiva e menor associação com a dependência do álcool. Recentemente, estudos demonstraram o papel da ADH4 na etiologia do alcoolismo com algumas variantes associadas a um maior risco. Eles procuraram encontrar variações em alguns receptores, como os de dopamina, GABA, serotonina e opioide, que estariam relacionadas à dependência do álcool, mas os resultados ainda são preliminares.

Fatores ambientais de estresse podem influenciar o uso, o desenvolvimento da dependência e as recaídas no álcool. O aumento de noradrenalina pelo sistema adrenérgico é uma resposta biológica comum e imediata ao estresse. Os genes SLC6A2 e ADRA2A relacionados ao sistema adrenérgico foram estudados em um grupo de dependentes do álcool e outro de controle, normal. Dois polimorfismos rs36020 e rs36029 do gene SLC6A2 foram mais prevalentes no grupo de dependentes do álcool e dois polimorfismos rs521674 e rs602618 do gene ADRA2A foram associados à história familiar de alcoolismo.

## 8.3. Farmacologia do tratamento da dependência

O uso de fármacos para tratamento do alcoolismo vem sendo estudado como tentativa de aumentar a eficácia terapêutica. As drogas mais comuns são:

**Dissulfiram**  Esse medicamento inibe a ação da enzima aldeído desidrogenase que metaboliza o acetaldeído, promovendo o acúmulo dessa substância, levando ao aparecimento de efeitos tóxicos: mal-estar; náuseas; vômitos; alterações hemodinâmicas; *flushing*. O paciente deve estar ciente do uso da medicação, se possível supervisionado por um familiar. Essa medicação reforça o controle sobre o desejo de consumir álcool, já que o paciente sabe que terá os efeitos tóxicos se consumir a bebida. A dose diária é de 250 mg e deve-se atentar para a potencial hepatotoxidade do medicamento. Existem evidências de melhor eficácia terapêutica quando administrado sob supervisão, o que reforça a ideia de que a aderência ao tratamento é uma questão importante no uso do dissulfiram.

**Naltrexona**  É um antagonista opioide com maior seletividade para o receptor μ. Atualmente, a eficácia e a segurança da medicação estão bem documentadas. Estudos de metanálise que incluem trabalhos com resultados positivos e negativos do uso da medicação demonstram a eficácia do naltrexona no tratamento da dependência do álcool, diminuindo recaídas e o número de doses em dias de consumo. Os estudos realizados ainda são de curta duração de seguimento e precisam ser replicados em estudos de longo prazo. Há também alguns estudos que não mostraram eficácia da medicação. Parece ser mais eficaz em pacientes em que o desejo de beber é intenso. Evidências iniciais sugerem que a naltrexona atua bloqueando os efeitos euforizantes do álcool e estudos em laboratório demonstram que a medicação diminui o *high* (efeito prazeroso) produzido pela administração do etanol principalmente em sujeitos com história familiar positiva para consumo do álcool. As doses utilizadas são de 50 mg a 100 mg, e os efeitos colaterais mais comuns são cefaleia, náuseas, vômitos e fadiga.

**Acamprosato**  Droga com estrutura semelhante à de neurotransmissores aminoácidos como a taurina ou o ácido gama-aminobutírico (GABA), incluindo uma acetilação que permite a passagem pela barreira hematoencefálica. Estudos revelaram que o acamprosato é um agonista que estimula a atividade do neurotransmissor inibidor GABA e antagoniza os aminoácidos excitatórios, em particular o glutamato. Essa substância diminui o desejo de beber e suprime a hiperatividade que ocorre durante a fase de abstinência. Estudo recente de uma mutação que resulta em uma expressão atenuada do transportador de glutamato da glia que, por sua vez, leva a um elevado nível de glutamato extracelular e excessivo consumo voluntário de etanol, mostrou que, nos mutantes, os níveis elevados de glutamato e o consumo excessivo de álcool foram normalizados pela administração de acamprosato. A eficácia terapêutica do acamprosato está bem demonstrada. Estudos de metanálise demonstram que as taxas de abstinência em seis meses são significantemente maiores nos pacientes tratados com acamprosato quando comparados ao placebo. A dose utilizada é de 2 g/dia dividida em 3 tomadas diárias. Os efeitos colaterais mais comuns são: cefaleia; diarreia; e lesões de pele.

Outros fármacos que estão sendo estudados com bom potencial para uso na prática clínica são topiramato, ondansetrona e baclofeno.

## 9. EFEITOS TÓXICOS DECORRENTES DA INTERAÇÃO COM OUTRAS SUBSTÂNCIAS

O etanol pode interagir com fármacos do ponto de vista farmacocinético (competição pelas enzimas responsáveis pela metabolização) e/ou sob o ponto de vista farmacodinâmico (potencialização ou diminuição da ação dos fármacos nos órgãos-alvo). Os efeitos depressores causados pelo consumo de quantidades moderadas de álcool, principalmente o comprometimento da coordenação motora e da capacidade de julgamento, são potencializados pela ingestão de sedativo-hipnóticos, anticonvulsivantes, antidepressivos, ansiolíticos ou narcóticos.

A interação entre o álcool e outras drogas também se dá em quatro situações diferentes: (1) uso agudo de ambos; (2) uso crônico do álcool e agudo da droga; (3) uso agudo do álcool e crônico da droga; e (4) uso crônico de ambos. São vários os fatores que interferem nessas interações, como os tipos de substâncias ingeridas, as doses de cada uma delas, as vias de administração e a presença de patologias orgânicas e/ou psiquiátricas. Em geral, o consumo crônico de álcool induz o metabolismo hepático, aumentando o efeito de primeira passagem e diminuindo a concentração de xenobióticos na circulação. Entretanto, o álcool compete pelas enzimas do sistema oxidase de função mista, Cit P-450, responsáveis pela biotransformação de muitas substâncias, o que acarreta um aumento da quantidade de drogas ou fármacos disponível na circulação. Por exemplo, a ingestão aguda de álcool diminui a excreção da fenitoína, aumentando sua meia-vida. Entretanto, o seu consumo continuado leva à indução enzimática, que pode resultar, durante um período de abstinência de álcool, em aumento da biotransformação da fenitoína, com consequente diminuição de sua meia-vida.

Outros efeitos adversos, geralmente não usuais, podem ocorrer quando o consumo de álcool é associado ao de outras substâncias. Por exemplo, pacientes que fazem uso de hipoglicemiantes orais podem apresentar sintomas desagradáveis, semelhantes àqueles que ocorrem nos pacientes tratados com dissulfiram, após a ingestão de álcool. Da mesma forma, interações similares podem ocorrer com alguns antibióticos e agentes anti-inflamatórios. A combinação de álcool com hipoglicemiantes orais pode causar flutuações imprevisíveis da glicemia, aparentemente devido à associação de um efeito hipoglicemiante do álcool. Além desse efeito, o consumo crônico de álcool pode diminuir a meia-vida desses fármacos. A ação hipoglicemiante da insulina também pode ser diminuída significativamente.

Como visto anteriormente, o álcool interage não apenas com os fármacos psicotrópicos, mas também com uma ampla variedade de medicamentos.

A cinética do etanol pode ser alterada pela ingestão concomitante de leite e pelo prolongamento do tempo de esvaziamento gástrico.

**Tabela 4.** Efeitos da interação do etanol com outras drogas.

| Drogas | Efeitos da interação |
|---|---|
| Ácido ascórbico | O ácido ascórbico aumenta a depuração do etanol e os níveis séricos de triglicérides; melhora a coordenação motora e a discriminação de cores após o consumo de álcool. |
| Analgésicos/narcóticos | Volume de distribuição da meperidina intravenosa aumenta com o consumo excessivo de álcool (o significado clínico dessa interação é desconhecido). |
| Antidepressivos | Aumento dos efeitos sedativos do etanol e do comprometimento psicomotor. Intoxicação aguda pelo álcool: prejudica o metabolismo dos antidepressivos. Consumo crônico de álcool: aumenta o metabolismo dos antidepressivos. |
| Antipirina | Consumo crônico de álcool (mais que 1 mL/kg/dia): aumento do metabolismo da antipirina. |
| Barbitúricos | Intoxicação aguda pelo álcool: inibe o metabolismo do pentobarbital. O fenobarbital diminui a concentração sanguínea de etanol. Consumo crônico de álcool: aumenta o metabolismo hepático do pentobarbital. Ocorre depressão cumulativa do SNC. |
| Benzodiazepínicos | Aumento do comprometimento psicomotor. Depressão respiratória. |
| Bromocriptina | O álcool aumenta os efeitos colaterais gastrintestinais da bromocriptina. |
| Cafeína | Não apresenta efeitos sobre os prejuízos psicomotores causados pelo etanol. |
| Cimetidina | Potencializa os efeitos do álcool. Aumenta as concentrações plasmáticas máximas do álcool e a área sob a curva concentração/tempo. Produz efeitos tóxicos no SNC pelo aumento da concentração sérica de cimetidina. |
| Clorofórmio | O etanol aumenta a hepatotoxicidade do clorofórmio. |
| Fenotiazinas | Potencializam os efeitos psicomotores do álcool. |

continua

continuação

| Glutetimida | Aumenta a depressão do SNC. Aumento da concentração sérica de etanol e diminuição da de glutetimida. |
| --- | --- |
| Hidrato de cloral | Ocorre aumento de um metabólito do hidrato de cloral, o tricloroetanol, e do etanol plasmáticos. Há uma depressão combinada do SNC. Ocorrem vasodilatação, taquicardia, cefaleia. |
| Leite | Retarda o esvaziamento gástrico diminuindo a absorção de etanol. |
| Meprobamato | Depressão sinergística do SNC. |
| Metoclopramida | Aumento dos efeitos sedativos do álcool. |
| Paracetamol | Intoxicação aguda pelo álcool: teoricamente protege contra a toxicidade do paracetamol, pois menos metabólito hepatotóxico é gerado. Consumo crônico excessivo de álcool: aumenta a suscetibilidade à hepatotoxicidade induzida pelo paracetamol. |
| Paraldeído | Possibilidade de ocorrer acidose metabólica. |
| Quinacrina | Provável inibição da oxidação do acetaldeído. |
| Salicilatos | O etanol pode aumentar as chances de hemorragia gastrintestinal e aumenta o sangramento gástrico causado pelo ácido acetilsalicílico. |
| Tetracloroetileno | Depressão combinada do SNC. |
| Tolazolina | Provável inibição da oxidação do acetaldeído, provocando sintomas semelhantes aos causados pelo dissulfiram após ingestão de álcool. |
| Tricloroetileno | Podem ocorrer fogacho, lacrimejamento, vista turva e taquipneia nos indivíduos expostos ao tricloroetileno que fazem uso de álcool. |

Tabela extraída de Barnhill, J.G.; Ciraulo, A.M.; Ciraulo, D.A. Importância das interações nas dependências químicas. In: Ciraulo, D.A.; Shader, R.I.; Greenblatt, D.J.; Creelman, W. (Eds). *Manual de interações medicamentosas em psiquiatria.* Porto Alegre: Artes Médicas, 1991.

## 10. BIBLIOGRAFIA

ADDOLORATO, G.; LEGGIO, L.; FERRULLI, A.; CARDONE, S.; BEDOGNI, G.; CAPUTO, F.; GASBARRINI, G.; LANDOLFI, R. Baclofen Study Group. Dose-response effect of baclofen in reducing daily alcohol intake in alcohol dependence: secondary analysis of a randomized, double-blind, placebo-controlled trial. *Alcohol Alcohol,* v.46, n.3, p.312-7, 2011.

AGRAWAL, A.; HEATH, A.C.; LYNSKEY, M.T. DSM-IV TO DSM-5: the impact of proposed revisions on diagnosis of alcohol use disorders. *Addiction,* v.106, n.11, p.1935-43, 2011.

AMARAL, R.A.; MALBERGIER, A.; ANDRADE, A.G. Management of patients with substance use illnesses in psychiatric emergency department. *Rev. Bras. Psiquiatr.,* v.32, n.2, p.104-11, 2010.

AMERICAN PSYCHIATRIC ASSOCIATION. *Diagnostic and Statistical Manual of Mental Disorders,* Fourth Edition, Washington, DC, 1994.

BARNHILL, J.G.; CIRAULO, A.M.; CIRAULO, D.A. Importância das interações nas dependências químicas. In: CIRAULO, D.A.; SHADER, R.I.; GREENBLATT, D.J.; CREELMAN, W. (Eds.). *Manual de interações medicamentosas em psiquiatria.* Porto Alegre: Artes Médicas, 1991.

BALTIERI, D.A.; FOCCHI, G.R.A. Tratamentos farmacológicos das dependências de álcool, cocaína e opioides. *Jornal Brasileiro de Dependências Químicas,* v.2, n.1, p.7-11, 2001.

CHALUB, M; TELLES, L.E.B. Álcool, drogas e crime. *Rev. Bras. Psiquiatr.,* v.28, n.2, p.69-73, 2006.

CIRAULO, D.A.; SHADER, R.I. *Clinical Manual of Chemical Dependence,* Washington, DC: American Psychiatric Press Inc. 1991.

CLARKE, T.K.; DEMPSTER, E.; DOCHERTY, S.J.; DESRIVIERES, S.; LOURDSAMY, A.; WODARZ, N.; RIDINGER, M.; MAIER, W.; RIETSCHEL, M.; SCHUMANN, G. Multiple polymorphisms in genes of the adrenergic stress system confer vulnerability to alcohol abuse. *Addict Biol.,* v.17, n.1, p.202-8, 2012.

DICK, D.M; FOROUD, T. Candidates genes for alcohol dependence: a review of genetic evidence from human studies. *Alcohol Clin. Exp. Resar.,* v.27, n.5, p.868-879, 2003.

DI GENNARO, C; BIGGI, A; BARILLI, A.L. Endothelial dysfunction and cardiovascular risk profile in long-term withdrawing alcoholics. *J. Hypertens.,* v.25, n.2, p.367-73, 2007.

FORTES, J.R.A.; CARDO, W.N. *Alcoolismo:* diagnóstico e tratamento. São Paulo: Sarvier, 1991.

GIANOULAKIS, C. Endogenous opioids and addiction to alcohol and other drugs of abuse. *Curr. Top Med Chem.,* v.9, n.11, p.999-1015, 2009.

GUINDALINI, C.; SCIVOLETTO, S.; FERREIRA, R.G.M. *et al.* Association of genetic variants in alcohol dehydrogenase 4 with alcohol dependence in Brazilian patients. *Am. J. Psychiatry.* v.162, n.5, p.1005-1007, 2005.

HEILIG, M; EGLI, M. Pharmacological treatment of alcohol dependence: Target symptoms and target mechanisms, *Pharmacology & Therapeutics,* v.111, p.855-876, 2006.

JOHNSON, BA.; AIT-DAOUD, N.; SENEVIRATNE, C.; ROACHE, J.D.; JAVORS, M.A.; WANG, X.Q.; LIU, L.; PENBERTHY, J.K.; DICLEMENTE, C.C.; LI, M.D. Pharmacogenetic approach at the serotonin transporter gene as a method of reducing the severity of alcohol drinking. *Am. J. Psychiatry.* v.168, n.3, p.265-75, 2011.

JOHNSON, B.A.; ROSENTHAL, N.; CAPECE, J.A.; WIEGAND, F.; MAO, L.; BEYERS, K.; MCKAY, A.; AIT-DAOUD, N.; ADDOLORATO, G.; ANTON, R.F.; CIRAULO, D.A.; KRANZLER, H.R.; MANN, K.; O'MALLEY, S.S.; SWIFT, R.M. Topiramate for Alcoholism Advisory Board; Topiramate for Alcoholism Study Group. Improvement of physical health and quality of life of alcohol-dependent individuals with topiramate treatment: US multisite randomized controlled trial. *Arch. Intern. Med.,* v.168, n.11, p.1188-99, 2008.

KASH, T,L. The role of biogenic amine signaling in the bed nucleus of the stria terminals in alcohol abuse. *Alcohol.,* v.46, n.4, p.303-8, 2012.

KNOPMAN, D.S.; PETERSEN, R.C.; CHA, R.H. Incidence and causes of nondegenerative nonvascular dementia: a population based study, *Arch. Neurol.,* v.63, n.2, p.218-21, 2006.

KUMAR, S.; PORCU, P.; WERNER, D.F.; MATTHEWS, D.B.; DIAZ-GRANADOS, J.L.; HELFAND, R.S.; MORROW, A.L. The role of GABA(A) receptors in the acute and chronic effects of ethanol: a decade of progress. *Psychopharmacology (Berl)*, v.205, n.4, p.529-64, 2009.

LARANJEIRA, R. *et al.* Alcohol use patterns among Brazilian adults. *Rev. Bras. Psiquiatr.*, v.32, n.3, p.231-241, 2010.

MALBERGIER, A.; BRASILIANO, S.; BETARELLO, S.V. O alcoolismo na prática clínica, *Revista Brasileira de Clínica e Terapêutica*, v.31, n.11/12, p.446-56, 1992.

MILHORN Jr., T.H. CNS Depressants: Alcohol. In: *Chemical dependence* – diagnosis treatment and prevention. New York: Springer-Verlag, 1990, p.124-48.

MUTHUSAMI, K.R.; CHINNASWAMY, P. Effect of chronic alcoholism on male fertility hormones and semen quality. *Fertil Steril*, v.84, n.4, p.919-24, 2005.

PARIKH, S.; HYMAN, D. Hepatocelular cancer: a guide for internist. *Am. J. Med.*, v.120, n.3, p.194-202, 2007.

PETTINATI, H.M.; O'BRIEN, C.P.; ABINOWITZ B, A. *et al.* The status of naltrexone in treatment of alcohol dependence. *Journal of Clinical Psychopharmacology*, v.26, n.6, p.610-625, 2006.

RALL, T.W. Hypnotics and sedatives; ethanol. In: GILMAN, A.G.; RALL, T.W.; NIES, A.S.; TAYLOR, P. (Eds.). *The pharmacological basis of therapeutics*. 8th edition, New York: Pergamon Press, 1990, p.370-8.

SCHATZBERG, A.F.; NEMEROFF, C.B. *Textbook of psychopharmacology*. Washington, DC: American Psychiatric Press, 1995.

SCHUCKIT, M.A. *Drug and alcohol abuse*. 2nd edition, New York: Plenum Press, 1985.

SCIVOLETTO, S.; ANDRADE, A.G. Tratamento farmacológico das drogadependências. In: ANDRADE, A.G.; NICASTRI, S.; TONGUE, E. *Drogas*: atualização em prevenção e tratamento. São Paulo: Lemos Editora, 1993, p.107-18.

SRISURAPANONT, M.; JARUSURAISIN, N. Naltrexone for the treatment of alcoholism: a meta-analysis of randomized controlled trials. *Int. J. Neuropsychopharmacol,* v.8, n.2, p.267-80, 2005.

# 4.7.

# INALANTES

*Maria de Fátima Menezes Pedrozo*
*Maria das Graças Silva de Jesus*

## CONTEÚDO DESTE CAPÍTULO

## 1. INTRODUÇÃO

Os inalantes são usados para obtenção de um estado psíquico alterado e englobam grande número de substâncias químicas, encontradas em diferentes produtos (colas, tíner, esmaltes, tintas, propelentes contidos em aerossóis e fluidos de isqueiros, entre outros). Estima-se que haja mais de 1.000 produtos contendo substâncias voláteis comercializados atualmente.

O termo "inalantes" define a exposição pela via de administração das substâncias e se refere à absorção pulmonar dos vapores, pelas fossas nasais (*sniffing*) ou pela boca (*huffing*). Embora outras drogas de abuso possam também ser inaladas, convencionou-se não incluir nessa classe aquelas que devam ser queimadas ou aquecidas como tabaco e *crack*.

A inalação deliberada de vapores de substâncias químicas remonta a antigas civilizações, na busca de experiências místicas. Na história mais recente, o uso voluntário começa a se difundir a partir de 1940, coincidindo com o desenvolvimento industrial e a consequente fabricação em série de produtos contendo substâncias voláteis e tornando-se popular entre os adolescentes nas décadas seguintes.

Atualmente, essa prática é um problema que abrange numerosos países; estudos epidemiológicos têm demonstrado que o uso se difundiu e aumentou nos últimos anos, especialmente entre a população mais jovem e entre crianças carentes. Na maioria dos países latino-americanos, a prevalência é significativamente elevada, com maior consumo pelo sexo masculino; entre as crianças de rua brasileiras, o fenômeno não só é bastante difundido, como também intenso, à semelhança de países como Bolívia, Peru e México.

No Brasil, diversos levantamentos sobre o consumo de drogas de abuso, entre elas os inalantes, foram realizados nos últimos 20 anos com o intuito de se estabelecer políticas públicas efetivas na redução dessa prática.

Essas pesquisas periódicas realizadas pelo Centro de Informações sobre Drogas Psicotrópicas (Cebrid) com a população estudantil do Ensino Fundamental e Médio da rede pública colocam os inalantes no terceiro lugar de consumo, precedido somente por álcool e tabaco. Embora essa posição se manteve desde 1986 (I Levantamento), observa-se uma redução do uso de inalantes nesse mesmo segmento populacional quando comparado com o resultado obtido em 2010 (VI Levantamento).

O último levantamento nacional (Cebrid – Carlini et al., 2010) abrangeu as 27 capitais brasileiras e incluiu estudantes das redes pública e privada de ensino. Álcool e tabaco continuam sendo as drogas de maior prevalência de uso na vida, em todas as capitais, seguidas pelos inalantes. Um fato que chama atenção é a maior porcentagem de alunos das escolas privadas usando drogas, inclusive inalantes, para todas as medidas de uso (na vida, no ano, no mês).

Dados comparativos entre os dois últimos levantamentos (2004 e 2010), abrangendo estudantes da rede pública, mostram uma redução estatisticamente significativa na proporção daqueles que relataram uso de inalantes tanto *na vida* (15,5 e 8,1%, respectivamente) quanto *no ano* (14,1 e 4,9%, respectivamente); apenas em Brasília e em Campo Grande, foi observado um aumento do consumo nos 12 meses que antecederam a última pesquisa.

Se, em 2004, o Brasil tinha "a porcentagem mais expressiva de uso na vida de solventes, não sendo ultrapassado por nenhum outro país, tanto das Américas quanto da Europa" (Cebrid – Galduroz et al., 2004), atualmente seu padrão de consumo fica próximo ao identificado entre estudantes europeus. Considerando-se a faixa etária de 15 a 16 anos, a maior prevalência de uso na vida e no ano, respectivamente, é identificada na Irlanda (15 e 8%), seguida pela França (12 e 7%) e pelo Brasil (10,8 e 6,5%). Nosso país, porém, continua sendo o maior consumidor de inalantes da América do Sul (Cebrid – Carlini et al., 2010).

Estudos sobre a prevalência do uso de drogas entre a comunidade acadêmica também têm sido realizados e, apesar de suas limitações, possibilitam a comparação de resultados.

O primeiro levantamento sobre consumo de álcool, tabaco e outras drogas entre universitários brasileiros (Grupo Interdisciplinar de Estudos de Álcool e Drogas/Instituto de Psiquiatria do Hospital das Clínicas da Faculdade de Medicina da Universidade de São Paulo [GREA/IPq-HCFMUSP] – Andrade et al., 2010) revelou que 48,7% já consumiram, ao menos uma vez, alguma substância psicoativa (à exceção de álcool e tabaco), sendo as regiões Sul e Sudeste as de maior prevalência. A maconha é a droga mais consumida (26,1%), seguida pelos inalantes (20,4%) e seu uso é mais frequente antes do ingresso na universidade. Embora a maconha seja a substância mais mencionada, é superada pelos inalantes no Nordeste (para uso na vida e no ano) e pelos anfetamínicos na região Sudeste (para uso nos últimos 30 dias). O uso de inalantes é mais prevalente entre sexo masculino, em todas as medidas de uso (na vida, no ano, no mês).

A pesquisa que comparou as prevalências de uso de drogas entre estudantes de graduação da USP nos anos 1996 e 2001 (Stempliuk et al, 2005) revelou um aumento estatisticamente significativo do uso de inalantes. O uso passou de 17,9 a 24,5%; nos últimos 12 meses, de 8,18 a 13,5%; e, nos últimos 30 dias, de 4,1 a 6,5%. Entretanto, ao longo dos últimos anos, houve um decréscimo no consumo de inalantes nesse mesmo segmento populacional. Entre 2001 e 2009, a prevalência de *uso na vida* caiu de 24,5 para 19,4%. Segundo Andrade et al., o uso nos últimos 12 meses passou de 13,5 para 5,8%; e de 6,5 para 3,6%, quando referente aos *últimos 30 dias*.

Em 2009, Oliveira et al. estudaram a prevalência de uso de drogas entre estudantes de Medicina da USP, no período compreendido entre 1996 e 2001. Nos resultados encontrados, constatou-se aumento do consumo de inalantes, especialmente entre alunos do sexo masculino e dos primeiros anos de graduação. No período, o *uso na vida* dessas substâncias passou de 19,0 para 32,9%; e de 15,0 para 24,3%, nos *últimos 12 meses*. Em 2001, o uso de inalantes foi mais comum entre os alunos de Medicina do que entre outros estudantes da USP e entre os jovens de mesma faixa etária na população em geral, superando o consumo de tabaco e maconha. Novos estudos serão necessários para revelar se a tendência de aumento de uso se manterá ou se decairá, como o observado em outros segmentos estudantis nos últimos anos.

Em 2009, foi realizado o levantamento quanto ao consumo de drogas entre 100.000 alunos do Ensino Médio de 15 a 16 anos, em 35 países da União Europeia. Esse estudo, denominado *The European School Survey Project on Alcohol and Other Drugs* (ESPAD), devido ao seu tamanho amostral e relevância, teve seus resultados comparados aos do I Levantamento Nacional entre Universitários, embora as populações sejam específicas. Segundo Andrade et al, o uso de inalantes foi identificado com maiores prevalências entre os universitários brasileiros e, de forma indireta, entre os estudantes de Ensino Fundamental e Médio do país, sugerindo que esse abuso seja influenciado pela cultura brasileira.

Nos Estados Unidos, de acordo com o *National Survey on Drug Use and Health* (NSDUH) realizado em 2010, 793.000 estudantes de 12 anos ou mais utilizaram inalantes pela primeira vez no último ano, desses 68,4% eram menores de 18 anos. E, de fato, os inalantes – substâncias voláteis, gases e aerossóis – são frequentemente a primeira opção ou a mais fácil para uso abusivo entre adolescentes. Estima-se que os inalantes foram as primeiras drogas de abuso utilizadas por cerca de 9% dos americanos de 12 ou mais anos de idade que fizeram uso de drogas, pela primeira vez, nos últimos doze meses.

A Universidade de Michigan, com o patrocínio do National Institute on Drug Abuse (NIDA), executa o projeto *Monitoring the Future* (MTF), estudo prospectivo que tem acompanhado, há 30 anos, a prevalência do uso de drogas entre estudantes, desde a oitava série até a idade adulta, com foco, dentro desse período de vida, na fase universitária, com o objetivo de fornecer subsídios para o estabelecimento de políticas públicas na área de drogas. Em 2013, o MTF publicou o mesmo estudo, dessa vez referente ao ano de 2012, no qual observou uma redução do uso de inalantes entre os anos de 2009 e 2012. Os estudantes do oitavo, décimo e décimo segundo anos que já utilizaram inalantes representaram, respectivamente, 11,8, 9,9 e 7,9%; e os que utilizaram no último ano, 6,2, 4,1 e 2,9%; ou seja, uma redução de 11,43, 8,89 e 9,38% se comparados com os mesmos dados do ano de 2011.

## 2.  PRODUTOS MAIS UTILIZADOS, PRINCIPAIS COMPONENTES E FORMAS DE USO

Os inalantes podem ser divididos em quatro categorias gerais, com base na forma pela qual são normalmente encontrados em produtos domésticos, industriais e médicos:

» Solventes voláteis: são líquidos que vaporizam à temperatura ambiente. Essa categoria engloba grande número de produtos; a maioria deles apresenta mistura de vários compostos voláteis. Incluem tíner e removedores de tintas, fluidos de limpeza a seco, desengordurantes, gasolina, colas, fluidos corretivos, esmaltes etc.

» Aerossóis: são líquidos ou sólidos em suspensão contidos em frasco pressurizado. A fonte propelente é usualmente um gás liquefeito, e é esse o componente procurado pelo usuário. Incluem tintas, desodorantes e produtos para cabelos em *spray*.

» No Brasil, há o uso da chamada "buzina". Esse produto – comercializado como item de comunicação e sinalização nas atividades de pesca, náuticas e de turismo ecológico – é constituído por um frasco que contém uma mistura de propano e butano embalado sob pressão e uma buzina de membrana que, sob o impulso do gás, produz um som estridente. Nos sites de relacionamentos na Internet, há páginas de comunidades cujos membros descrevem os efeitos obtidos com o uso do produto.

» Gases: incluem anestésicos de uso médico (éter, clorofórmio, halotano e óxido nitroso) e gases usados em produtos comerciais ou caseiros como butano e propano presentes em gases combustíveis e fluidos de isqueiros.

» O óxido nitroso, conhecido como "gás hilariante", é usado mais por profissionais como médicos e dentistas, para alívio do estresse. Alguns usuários relatam experiências similares àquelas obtidas com as drogas psicodélicas, sendo comuns as alucinações auditivas. Estudos recentes têm demonstrado sua utilidade no tratamento da síndrome de abstinência acarretada pelo etanol, *Cannabis*, nicotina e opiáceos.

» Nitritos orgânicos voláteis são agrupados em uma classe especial de inalantes. Foram originalmente utilizados para aliviar dores no peito associadas com angina *pectoris*, devido às suas propriedades vasodilatadoras. Hoje, todavia, são usados como drogas de abuso por adolescentes ou homossexuais para intensificar o desempenho sexual e o prazer. Incluem os nitritos de amila, isoamila, butila e isobutila.

Teoricamente, qualquer produto químico que contenha um ou mais componentes voláteis pode ser utilizado para inalação, mas a escolha quase sempre recai sobre aqueles que contêm alta concentração dessas substâncias, baixo custo, fácil aquisição e uso. As colas são os produtos com maior popularidade em todo o mundo.

Segundo pesquisas disponíveis no Brasil, os produtos mais utilizados são lança-perfume, cola-de-sapateiro e cheirinho da loló (versão caseira alternativa do lança-perfume, contendo uma mistura de duas ou mais das seguintes substâncias: éter etílico, etanol e clorofórmio).

A popularidade dos inalantes, todavia, varia com a população exposta. Entre os estudantes brasileiros do sexo masculino, a escolha recai sobre lança-perfume, cheirinho da loló, éter, benzina e tíner, ao passo que as meninas buscam produtos de beleza como acetona e esmalte. A cola-de-sapateiro é a preferida pelas crianças de rua. O uso do lança-perfume é bastante difundido entre universitários brasileiros (incluindo alunos de medicina) e pré-universitários; estima-se que metade dos estudantes que já fizeram uso de inalantes experimentou esse produto.

Nascimento entrevistou 132 crianças em situação de rua no Distrito Federal e verificou que 94,6% utilizavam tíner e 65,2% cola-de-sapateiro, refletindo, possivelmente, a maior facilidade de obtenção do tíner em associação ao baixo preço no mercado. Estudo mais recente demonstrou que o lança-perfume é utilizado por estudantes brasileiros de classe social mais abastada.

Nos Estados Unidos, os tipos de inalantes mais utilizados, em 2007, foram: gasolina, fluido de isqueiro e colas; tintas e aerossóis em *spray*; nitrito de amila, *poppers* e desodorizadores de ambiente. No período de 2002 a 2007, as alterações mais significativas na frequência de uso de um tipo específico de inalante incluíram: (i) redução no uso de óxido nitroso; e (ii) aumento no uso de aerossol em *spray*, exceto tintas em *spray*.

Na Austrália, o *chroming* de tintas em *spray* é a forma mais popular de abuso de inalantes, ao passo que as comunidades indígenas desse país utilizam gasolina. Na Inglaterra, o abuso de solventes muitas vezes está relacionado à inalação de gás butano de isqueiros, ou seja, os inalantes apresentam algumas características que os diferem de outras drogas de abuso: maior incidência de uso entre a população mais jovem; centenas de produtos de venda livre que podem ser inalados; usuários que prestam pouca atenção às diferenças de composição química entre esses produtos, com preferência determinada pela disponibilidade, pelo custo e pelos hábitos culturais.

Geralmente, a forma física do produto determina a escolha do método empregado na inalação. Para aqueles viscosos, como as colas, o modo mais difundido é sua deposição em pequeno saco plástico que tem a extremidade franzida (*bagging*); este é colocado sobre boca e nariz, e os vapores emitidos são, então, inalados. Comumente, líquidos e aerossóis são inalados da própria embalagem (*chroming*) ou um pedaço de pano é embebido com o produto e aplicado sobre o rosto. A maneira usual de se utilizar fluido de isqueiro é colocar sua válvula entre os dentes e pressioná-la para a liberação do gás. Os nitritos são dispensados em ampolas de vidro, quebradas entre os dedos, tendo seus vapores subsequentemente inalados; como droga de rua, são chamados de *poppers* ou *snappers*, uma referência ao estalido produzido pela quebra da ampola.

**Tabela 1.** Alguns dos produtos mais utilizados como inalantes e seus principais componentes. (As substâncias que aparecem em itálico são as mais citadas.)

| Produtos | Principais componentes voláteis |
|---|---|
| Cheirinho da loló | *etanol*, éter etílico, *clorofórmio* |
| Lança-perfume | cloreto de etila |
| Líquido corretivo | 1,1,1- *tricloroetano*, diclorometano, acetato de amila |
| Removedores para tintas | *tolueno*, *diclorometano*, acetato de etila, vários álcoois |
| Esmaltes de unha e removedores | *acetona*, *acetato de etila* e butila, *etanol*, tolueno, xileno |
| Tintas e diluentes | acetona, ésteres, MEK[1], hexano, tolueno, tricloroetileno, xilenos |
| Agentes desengraxantes/ Produtos de limpeza a seco | *tricloroetileno*, *tetracloroetileno*, 1,1,1-*tricloroetano*, diclorometano |
| Adesivos de contato | hexano, *tolueno*, *benzina*, *etanol*, MEK[1], *isopropanol*, *acetatos de etila*, *butila*, metila e propila, metanol, diclorometano, acetona |
| Cola para borracha | *tolueno*, *xileno* |
| Cola-de-sapateiro | n-hexano, tolueno, *MEK[1]*, acetato de etila |
| Cola para PVC | acetona, MEK[1], ciclohexano, *tricloroetileno* |
| Cola para marcenaria | xilenos |
| Cola doméstica | *tolueno*, *acetona*, *isopropanol*, MEK[1], MIBK[2], glicol, nafta |
| Cola de aeromodelismo | MEK[1], hexano, *tolueno*, *acetona*, *nafta*, acetato de etila |
| Cola líquida para plásticos | 1,1,1-*tricloroetano*, isopropanol, benzina, *etanol*, *butanol*, *acetatos de etila*, butila e *metila*, *hidrocarbonetos aromáticos* $C_9$ a $C_{12}$ |
| Odorizante de ambientes, *spray* fixador de cabelos, desodorantes | *halons* 11, 12, 22, éter dimetílico, *butano*, propano, *isobutano* |
| Gasolina | composição variável dependendo da fonte do petróleo e do método de refino. Constitui-se principalmente de hidrocarbonetos alifáticos ($C_4$ a $C_{12}$), podendo conter hidrocarbonetos aromáticos em pequenas quantidades como xileno, tolueno, benzeno, parafinas e naftenos |
| Benzina | destilado de petróleo que consiste de hidrocarbonetos alifáticos de $C_5$ e $C_6$ |
| Tíner | composição variada dependendo do nome comercial do produto. Pode conter álcoois (etanol, metanol, butanol, isopropanol), cetonas (acetona, MEK[1], MIBK[2]), acetatos alifáticos, tolueno, xileno e vários outros hidrocarbonetos aromáticos ou alifáticos |
| Gases combustíveis de isqueiro | *butano*, propano, isobutano |
| Agentes anestésicos | *óxido nitroso*, *halotano*, *enflurano*, *isoflurano*, cloreto de etila, éter etílico, *halons* 11, 12, 22 |

[1] MEK – metiletilcetona, [2] MIBK – metilisobutilcetona.

## 3. PERFIL DO USUÁRIO E PADRÕES DE USO

Dados sobre substâncias voláteis de abuso (SVA) são, quase sempre, de pobre qualidade, em parte porque seu uso não é considerado infração penal, pois vários usuários estão abaixo da idade mínima coberta pelas pesquisas de uso de drogas (o uso pode ocorrer em idades inferiores aos 10 anos). O abuso de inalantes no mundo ocorre principalmente entre jovens de grupos pobres; é provável que a pobreza e a marginalização mais que os atributos culturais sejam fatores predisponentes para esse comportamento. SVA têm sido identificadas tanto como causa quanto como consequência do baixo rendimento escolar e pelo abandono escolar precoce.

Os inalantes apresentam algumas características que os diferem de outras drogas de abuso: maior incidência de uso entre a população mais jovem; há centenas de produtos de venda livre que podem ser inalados e os usuários prestam pouca atenção às diferenças de composição química entre eles; início do uso mais cedo que o observado para outras drogas psicoativas, mas apresenta tendência de queda com o avançar da idade.

A literatura descreve o abuso de inalantes como uma atividade predominantemente de adolescentes e pré-adolescentes, estando a faixa etária de maior prevalência situada entre os 13 e 15 anos. Não obstante, óbitos associados ao uso de substâncias voláteis envolvendo crianças de 5 e 7 anos foram registrados, respectivamente, no Reino Unido e nos Estados Unidos. Alguns estudos sugerem que o abuso entre adultos é mais difundido do que o normalmente esperado, dependendo da atividade ocupacional executada, como o ocorrido entre os trabalhadores industriais e na população carcerária.

A maioria dos jovens experimenta apenas uma ou poucas vezes os solventes mais populares; um pequeno grupo se torna usuário pesado, inalando diariamente quantidades elevadas por período prolongado de tempo. Contribuem para a iniciação na prática e para a contínua popularidade dessas substâncias, o baixo preço e a disponibilidade desses produtos (fácil aquisição e venda livre) bem como as experiências quase sempre agradáveis, obtidas rapidamente.

Nota-se que as diferenças de consumo entre meninos e meninas têm variado com o tempo e o país. Dados da década de 1970, nos EUA, indicavam uso mais prevalente pelo sexo masculino; recentemente, essa diferença vem se tornando cada vez menor. Os dados do *National Household Survey on Drug Abuse* de 2002 e 2003 apresentam prevalências de 9% no sexo masculino e 8% no feminino. No Brasil e em outros países latinos, o uso ainda é mais significativo entre os meninos, podendo refletir diferenças culturais.

Tanto na Europa quanto nos Estados Unidos, observa-se, ainda, que grupos étnicos minoritários aderem menos a esse tipo de abusos; a prevalência é maior entre jovens brancos do que negros e hispânicos. Pesquisas abordando os fatores que contribuem para o abuso de inalantes sugerem que as condições socioeconômicas adversas são mais relevantes que os fatores raciais ou culturais. A pobreza, a grande incidência de desemprego e o alcoolismo no ambiente doméstico, famílias desestruturadas, a carência de um relacionamento afetivo ou relatos de abuso infantil e a baixa escolaridade são, amiúde, citados como fatores predisponentes ao abuso. A influência dos amigos tem se mostrado um fator crítico tanto na iniciação quanto na manutenção do uso de inalantes (a prática nunca se inicia como atividade solitária). Jovens com amigos/irmãos que usam inalantes são menos propensos a perceber o risco associado com o uso experimental e regular desses produtos e relatam maior intenção de uso futuro quando comparados com adolescentes sem envolvimento com usuários.

Os motivos relatados para o uso são: alívio para o tédio; pressão dos companheiros; curiosidade; necessidade de atenção e aceitação. Crianças que vivem nas ruas citam, além da falta de suporte emocional e financeiro, a redução da sensação de fome.

Dados representativos da população adolescente encarcerada, nos EUA, mostram três diferentes classes de uso: (i) usuários experimentais (curiosidade sobre os efeitos dos inalantes, tédio e pressão *dos companheiros* são os maiores motivos apresentados, o uso é esporádico); (ii) usuários "ativos" (a facilidade de obtenção dos produtos inalantes é preponderante para o uso); (iii) aqueles que fazem uso significativamente maior de múltiplos inalantes (suas motivações incluem tentativa para lidar com vários tipos de dificuldades como problemas familiares, sentimentos de raiva e tristeza).

Considerando que o consumo de inalantes é muito comum entre a população jovem carente e crianças de rua, chama atenção o fato de esses produtos terem seu uso difundido entre alunos das escolas privadas e universitários brasileiros, uma vez que, de maneira geral, vêm de famílias de média/alta renda. Como destacam Oliveira *et al.* (2012), "é uma surpresa que as mesmas substâncias sejam consumidas por diferentes estratos sociais mesmo se usadas apenas para celebrações, como comumente reportada pelos estudantes de medicina".

A utilização dos inalantes e outras drogas psicotrópicas entre universitários, particularmente entre os estudantes de Medicina, não reflete o maior acesso da comunidade acadêmica a informações científicas; pelo contrário, estudos sugerem que eles se julgam menos suscetíveis às consequências adversas do uso. Além da curiosidade, os motivos apresentados para o consumo são: melhorar a *performance* acadêmica; reduzir a fadiga e aumentar a sensação de bem-estar; aliviar o estresse; e compensar a falta de lazer.

Em geral, a maioria dos jovens experimenta os inalantes em grupo e, então, após um longo período de engajamento, evolui para o uso individual. Os "aspectos sociais" do uso de substâncias voláteis incluem as dicas trocadas entre os usuários para a obtenção da excitação máxima e o compartilhamento do *buzz* (sensações experimentadas com o uso dos inalantes). Os padrões de uso, no entanto, parecem diferir de acordo com o grupo envolvido: enquanto, para os estudantes, a inalação ocorre principalmente em seus próprios lares, solitariamente, e se caracteriza pela utilização experimental de produtos já existentes em suas casas (acetona, gasolina, esmaltes, tintas), para meninos de rua ele aparece como um fenômeno grupal, crônico e "de rua", com produtos adquiridos pela compra ou por furto.

Entre as características psicológicas mencionadas, ao se descrever a personalidade do usuário, incluem-se imaturidade, desmotivação, sentimento de inferioridade, ansiedade, depressão e inabilidade para lidar com problemas e frustrações. Tendência ao isolamento, rebeldia e maior comportamento autodestrutivo (suicídio, automutilação) são também mencionados na literatura.

Segundo Schütz, Chilcoat e Anthony, as evidências obtidas em estudos epidemiológicos indicam forte relação entre uso de substâncias voláteis e iniciação no uso de drogas injetáveis. Em geral, os estudos transversais realizados para se verificar a prevalência de drogas de abuso demonstram que o uso de inalantes é, com o tabaco, a *Cannabis* e o álcool, a porta de entrada para outras drogas ilegais. Os solventes – utilizados, primeiramente, por curiosidade ou para fugir do tédio e dos problemas – têm, uma vez experimentados, o elemento curiosidade diminuído, e o próprio uso pode se tornar entediante levando o indivíduo a procurar outras drogas que promovam sensações mais intensas. Estudos realizados pelo departamento de saúde britânico sugerem que os jovens que já utilizaram ou utilizam inalantes podem ser classificados em três grupos: (i) ocasionais ou curiosos (experimentam poucas vezes); (ii) degrau para outras drogas ou fazem uso concomitante; e (iii) dependentes ou problemáticos, que fazem uso por longos períodos.

Os levantamentos realizados nos Estados Unidos, em 2005, relataram que um terço dos jovens que utilizaram inalantes, ao menos uma vez, entre 12 e 13 anos fizeram uso de outra droga de abuso, em comparação com 7,5% dos jovens que nunca os experimentaram. E, também, uma maior proporção de adultos que relataram o uso de inalantes antes dos 13 anos foram classificados como dependentes de álcool ou de outras drogas ou usuários dessas drogas em idades mais avançadas do que aqueles que o fizeram com 14 anos ou mais. Na Escócia, em março de 2005, menos de 1% dos usuários de heroína relataram o uso de inalantes.

A análise qualitativa dos dados obtidos nos levantamento realizados no Reino Unido mostrou que, entre os jovens, o abuso de inalantes em associação a outras drogas tende a ser incomum entre os novos usuários. No entanto, os usuários mais frequentes podem combinar os inalantes com maconha para aumentar os efeitos e, entre os usuários mais velhos, os inalantes podem ser substituídos por drogas mais pesadas ou utilizados para potencializar seus efeitos.

Mesmo na ausência de uma relação causal entre os diferentes tipos de drogas de abuso, a frequência com que esses padrões progressivos de abuso de substâncias ocorrem pode indicar que o uso de inalantes é um fator de risco para o abuso subsequente de drogas ilegais. Assim, a identificação precoce desse uso pode evidenciar os grupos de risco e deflagrar as intervenções.

## 4. TOXICODINÂMICA

Os mecanismos de ação dos inalantes não estão ainda bem esclarecidos. Eles têm recebido menos atenção pelos pesquisadores do que outras substâncias psicoativas.

A maioria dos estudiosos considera a natureza dos efeitos agudos dos solventes orgânicos semelhante a de outros depressores como benzodiazepínicos, barbitúricos e etanol. Com base em seus efeitos físicos, assumiu-se que os solventes induzem alterações bioquímicas similares às promovidas pelo etanol e anestésicos, ou seja, com envolvimento de ação GABAérgica. Em camundongos, os efeitos estímulo-discriminatórios do etanol podem ser substituídos por vários anestésicos e solventes, como o tolueno. Segundo Brouett e Anton, uma teoria proposta para os solventes voláteis seria a interação dessas substâncias com receptores GABA e glutamato; outra hipótese envolveria a "fluidificação" das membranas neuronais, levando à diminuição do transporte em nível axonal.

O tolueno, a exemplo do etanol, afeta a atividade do canal iônico no receptor GABAérgico, exacerbando reversivelmente a atividade sináptica mediada pelos receptores GABA-A. O tolueno apresenta efeitos bifásicos excitatórios e inibitórios na neurotransmissão relacionados aos receptores GABAérgicos. Há, ainda, evidências de que o tolueno, após a inalação aguda, promova aumento nos níveis de dopamina no *estriatum* e na área tegmental ventral do cérebro. Cumpre ressaltar que os níveis de dopamina no núcleo *accumbens* estão diretamente relacionados à dependência a substâncias químicas. Outra evidência do envolvimento de dopamina após a inalação de tolueno advém de estudos subcrônicos realizados para simular as condições ocupacionais. Esses estudos demonstraram alterações persistentes na locomoção de ratos e no número de receptores D2. A hiperatividade na locomoção induzida pelo tolueno pode ser bloqueada por agonistas do receptor D2.

O tolueno pode desempenhar um importante papel na gênese de sintomas médicos e psiquiátricos por sua contribuição nas mudanças metabólicas e no desequilíbrio eletrolítico. Roy *et al.* descrevem caso de paciente com história de inalação de cola, que apresentou severa acidose metabólica com hipocalemia, além de ideias persecutórias e alucinações. O caminho preciso pelo qual o tolueno produz sintomas psicóticos permanece obscuro; entretanto, sabe-se que ele tem elevada afinidade por tecidos ricos em lipídios, incluindo a substância branca do cérebro, e que, no processo de biotransformação, origina ácido hipúrico. O ácido hipúrico catalisa uma acidose metabólica de *ânion gap* normal por meio da acidose tubular renal distal e hipocalemia, o que pode agravar os sintomas clínicos neuropsiquiátricos bem como alterar as funções cardíaca e neuromuscular.

Solventes como o hexano e o tolueno têm sido associados à dissolução da bainha de mielina, resultando em danos neuronais. A perda de neurônios no cerebelo, no cérebro e no sistema nervoso periférico tem sido postulada para explicar sintomas como incoordenação motora, tremores, alucinações, visão "borrada" e prejuízo de memória, observados em usuários de inalantes.

Solventes clorados parecem ter vários alvos moleculares no cérebro. Estudos concentrados primariamente nas mudanças neuropatológicas indicam que cerebelo e hipocampo são os alvos dos solventes clorados. O hipocampo está envolvido nas funções cognitivas e várias mudanças foram observadas nessa região após exposição a solventes clorados, como a diminuição das fibras mielinizadas do hipocampo de ratos expostos ao TCE, nos períodos intrauterino e de desmame. Tipicamente, quando estímulos são captados pelos neurônios periféricos, o sinal percorre os nervos mielinizados do SNC, onde os estímulos são processados pelo cérebro. Foi demonstrado que os solventes clorados interagem com canais de sódio nos neurônios periféricos e que elevadas concentrações de solventes podem mudar a estrutura da bainha de mielina, resultando, ambos, em diminuição na velocidade da condução nervosa.

Pesquisas recentes sugerem que a exposição crônica ao TCE pode levar à perda dos neurônios dopaminérgicos na *substância nigra* e predispor o indivíduo ao parkinsonismo clínico. Dados obtidos de estudos epidemiológicos em trabalhadores expostos cronicamente ao TCE sugerem haver relação entre exposição e desenvolvimento de transtornos motor-neu-

rodegenerativos (tremores, rigidez e outros sintomas motores). Diversos mecanismos têm sido propostos para isso, mas a via final para todos eles é o estresse oxidativo mitocondrial que induz neurodegeneração, predominantemente envolvendo a *substância nigra*, como observado em estudos experimentais conduzidos com animais. Entre as hipóteses, uma está relacionada com o metabolismo desse solvente. A biotransformação do TCE, via Cit P-450, origina cloral – considerado um dos precursores do 1-tricloro-metil-1,2,3,4-tetrahidro-β-carboline (TaClo), toxina mitocondrial que pode induzir apoptose por meio de estresse oxidativo, disfunção mitocondrial e indução de enzimas apoptóticas.

A neuropatia periférica provocada pelo n-hexano é resultante da interação de seu produto de biotransformação 2,5-hexanodiona com a bainha de mielina dos neurônios periféricos. A atrofia dos axônios é uma alteração precoce responsável pela diminuição na condução do impulso nervoso. A 2,5-hexanodiona é uma dicetona eletrofílica que reage covalentemente com os grupos amino nucleofílicos da lisina formando adutos 2,5-dimetilpirrólicos nos neurofilamentos e outras proteínas. Uma vez formados, os adutos pirrólicos sofrem reações oxidativas resultando em ligações cruzadas com as proteínas dos neurofilamentos. A formação dos adutos pirrólicos provoca uma perda de cargas positivas e a criação de sítios de reação hidrofóbicos, o que, provavelmente, leva às alterações nas características fisiológicas dos neurofilamentos (solubilidade, potencial eletrostático e estrutura tridimensional). Se as proteínas quimicamente modificadas desse neurofilamento não interagirem apropriadamente com a rede citoesquelética, ocorrerá a atrofia do axônio.

No caso dos nitritos, presumivelmente os efeitos vasodilatadores e o relaxamento da musculatura lisa explicariam a redução da inibição sexual, o relaxamento do esfíncter anal e o prolongamento do orgasmo.

A inalação de nitritos pode estar associada com anemia hemolítica em pacientes deficientes em glicose-6-fosfato desidrogenase (G6PD). A anemia seria consequência do estresse oxidativo das células vermelhas acarretado pelo uso dessas substâncias e exacerbado pela deficiência enzimática. É sabido também que os nitritos são capazes de interagir com compostos endógenos (que apresentam nitrogênio trivalente na molécula), formando nitrosaminas, conhecidos agentes carcinogênicos.

O óxido nitroso parece mediar a liberação de β-endorfinas e ter capacidade para se ligar diretamente a receptores opiáceos. Essas múltiplas propriedades explicariam seu emprego como anestésico e sua utilidade no tratamento da síndrome de abstinência acarretada por diferentes classes de drogas, bem como por suas propriedades psicogênicas. Embora o mecanismo seja pouco entendido, as disfunções sensoriais e motoras observadas em usuários de óxido nitroso (potente agente oxidante) parecem ser resultantes da deficiência de vitamina B12 – consequência da oxidação do cobalto do grupo prostético da cobalamina. A vitamina B12, no organismo humano, funciona como cofator essencial para duas enzimas: *metionina sintetase*; e *L-metilmalonil-coA mutase,* ambas direta ou indiretamente envolvidas no metabolismo da homocisteína (Hcy). A *metionina sintetase* promove a metilação da Hcy à metionina; esta, uma vez formada, é condensada com o trifosfato de adenosina (ATP), resultando na S-adenosilmetionina (SAM). A SAM é o único doador de grupamentos metil para numerosas reações de metilação, incluindo algumas essenciais para a manutenção da mielina. Assim, a deficiência crônica de vitamina B12 propicia o desenvolvimento de sintomas neurológicos pela provável aceleração da desmielinização neuronal, permitindo progressivos e irreversíveis danos neurológicos.

Adicionalmente, a indução de toxicidade causada pelo óxido nitroso proposta na literatura inclui: efeitos inibidores nos receptores NMDA (n-metil-d-aspartato); efeitos estimuladores nos neurônios dopaminérgicos; estimulação da via neuronal noradrenérgica; e estimulação adrenérgica.

## 5. EFEITOS TÓXICOS DECORRENTES DO USO ABUSIVO

A manifestação dos efeitos tóxicos está relacionada a vários fatores, incluindo estrutura química do composto, quantidade inalada, frequência da exposição, coexposição e suscetibilidade individual.

Efeitos comuns a quaisquer solventes são resultantes de exposições a altas concentrações e, basicamente, são caracterizados por depressão do SNC.

Pouco se conhece sobre os efeitos tóxicos a longo prazo decorrentes do uso abusivo, uma vez que as informações disponíveis são baseadas em estudos ocupacionais ou em experiências com animais de laboratório e ambos são de relevância limitada do ponto de vista da exposição intencional. Tipicamente, o uso voluntário de substâncias voláteis envolve concentrações maiores e períodos de tempo menores que os da exposição ocupacional (Tabela 2). Estudos com animais são baseados em compostos relativamente puros, ao passo que a inalação intencional quase sempre envolve misturas de solventes ou exposição concomitante a vários produtos; a complexidade dos componentes envolvidos e a presença de impurezas levam à possibilidade de efeitos aditivos, sinérgicos ou de potencialização não previstos.

**Tabela 2.** Comparação entre os limites de exposição ocupacional para algumas substâncias voláteis e as concentrações necessárias para obtenção dos efeitos euforizantes e anestésicos.

| Substância volátil | Limite de exposição ocupacional | Concentração disponível para obtenção do efeito euforizante (ppm) | Concentração requerida para obtenção do efeito anestésico (ppm) |
|---|---|---|---|
| Tolueno | 50 | 4.000 (1 hora) | 10.000-30.000 (poucos minutos) |
| Hexano | 50 | 5.000 (10 minutos) | 2.500-10.000 (12 horas) 10.000-25.000 (30 a 60 minutos) |
| Tricloroetano | 350 | 5.000 (5 minutos) 2.000 (15 a 30 minutos) | 10.000-26.000 (*) |
| Tricloretileno | 50 | 1.000 (2 horas) 6.000-70.000 (*) | 6.000-225.000 (*) |

\* Casos relatados sem descrição do tempo de exposição.

### 5.1. Efeitos tóxicos a curto prazo

A inalação de altas concentrações de substâncias voláteis leva a uma fase excitatória inicial similar à induzida pela ingestão de álcool, geralmente seguida por uma fase de depressão do SNC.

Na fase excitatória, encontram-se os efeitos procurados pelo usuário. Os efeitos psíquicos caracterizam-se por um período inicial de euforia, desinibição e bem-estar, alcançados segundos após a inalação e persistindo por minutos ou horas, em geral 15 a 45 minutos. São relatados sentimentos de invulnerabilidade, tranquilidade, paz de espírito, grandiosidade, onipotência, hilaridade, sensação de flutuação com distúrbios de espaço e tempo. Alucinações visuais são comuns, geralmente agradáveis ou heroicas, mas outras vezes assustadoras. Segundo alguns autores, a ocorrência de alucinações é considerada a maior diferença entre os sintomas de embriaguez alcoólica e os da intoxicação causada pela inalação de solventes. Não há quase "ressaca" ou, pelo menos, se há, é moderada, sendo a cefaleia o sintoma mais mencionado.

No período de depressão do SNC, podem ocorrer confusão, desorientação, obnubilação, perda do autocontrole, diplopia, cefaleia, palidez, redução acentuada do alerta, sonolência, incoordenação muscular, ataxia, fala pastosa, nistagmo, diminuição dos reflexos. Nos casos mais severos, essa depressão é acentuada, chegando até à inconsciência, depressão respiratória e, eventualmente, parada respiratória pelo fato de o usuário continuar a inalar vapores mesmo após a perda da consciência.

A inalação de concentrações elevadas de solventes – particularmente os clorados – ou aerossóis pode induzir arritmias cardíacas e levar à falência desse órgão, acarretando a morte em poucos minutos. Essa síndrome, conhecida como *sudden sniffing death*, pode resultar de uma única sessão de uso de inalantes.

A influência dessas substâncias sobre a função cardíaca parece envolver múltiplos mecanismos:

- a estabilização da membrana do miocárdio à despolarização, levando ao bloqueio da transmissão dos impulsos elétricos e a diminuição da contratilidade do miocárdio, com o aumento do risco de arritmias;
- o esforço físico, as situações estressantes e o pânico em decorrência do abuso podem precipitar a arritmia devido ao aumento da norepinefrina circulante;
- a sensibilização do miocárdio à ação da norepinefrina, causada principalmente por hidrocarbonetos halogenados, agrava-se na presença de hipóxia;
- a inibição vagal do coração consequente ao rápido resfriamento da laringe devido ao borrifo dos gases frios resulta em bradicardia e, nos casos mais severos, parada cardíaca temporária ou permanente.

Os inalantes também podem causar morte por:

- anóxia, quase sempre associada com a inalação de substâncias voláteis de um saco plástico colocado na cabeça; nesse caso, com a diminuição do nível de consciência, o indivíduo se torna progressivamente incapaz de removê-lo e, salvo a intervenção de uma segunda pessoa, a morte pode ocorrer devido à diminuição de oxigênio do ar inspirado;
- asfixia pela obstrução das vias aéreas em decorrência da aspiração do próprio vômito ou pela aderência da cola na boca e no nariz;

▶ asfixia pela oclusão das vias respiratórias em virtude de seu rápido resfriamento como consequência do borrifo de gases frios diretamente na boca (fréons contidos em produtos aerossóis e butano em gás de isqueiro), resultando em espasmo da laringe ou formação de edema devido às queimaduras provocadas pelo frio;

▶ traumatismos ocasionados por acidentes, em consequência da ataxia e do prejuízo do julgamento que acompanham a intoxicação.

Outros sérios efeitos agudos incluem as queimaduras, devidas às explosões acidentais, e as reações asmáticas ou alérgicas com o uso de propelentes.

Enquanto a maioria dos usuários de inalantes busca um efeito eufórico, os usuários de nitrito – que tendem a ser de idade mais adulta – procuram a melhora da experiência sexual. A inalação de nitritos causa dilatação dos vasos sanguíneos, aumento do ritmo cardíaco e excitação que podem perdurar vários minutos.

## 5.2. Efeitos tóxicos a longo prazo

O uso prolongado de inalantes afeta vários órgãos, podendo acarretar danos no cérebro, no coração, no pulmão, no fígado, nos rins e na medula óssea, entre outros.

O sistema nervoso é particularmente suscetível à ação de substâncias altamente lipofílicas, como os solventes orgânicos, pela facilidade com que atravessam suas membranas celulares. Pesquisas realizadas em animais e em humanos indicam que o uso crônico de solventes voláteis, como tolueno, causa destruição extensa de fibras nervosas, similar àquela observada em doenças neurológicas como a esclerose múltipla.

Os efeitos neurotóxicos refletem os danos acarretados em partes do cérebro, envolvendo a visão, a audição, o movimento e a cognição. A sintomatologia decorrente desses distúrbios inclui perda da acuidade visual, anosmia e surdez, alteração da postura, nistagmo, ataxia, incoordenação dos membros e tremores persistentes, apatia, prejuízo intelectual e da memória, cefaleia, instabilidade emocional, perda de concentração, irritabilidade e hostilidade. A ototoxicidade provocada pelo tolueno está bem documentada em trabalhadores expostos a concentrações maiores do que 50 ppm, particularmente na coexposição a ruído ou outros solventes. A alteração na visão de cores é um efeito particularmente sensível na avaliação do impacto neurológico decorrente da exposição ao tolueno. A literatura sugere que esse efeito seja observado após a exposição crônica a concentrações de tolueno superiores a 100 ppm. No entanto, alguns autores relataram associação entre a disfunção na visão de cores e a exposição a tolueno na concentração de 36 ppm.

A neuropatia periférica pode se manifestar como fraqueza muscular, ausência ou diminuição dos reflexos de tendão ou parestesias. O n-hexano é conhecido por acarretar síndrome neurotóxica manifestada por um lento desenvolvimento de fraqueza muscular que tende a progredir até a paralisia e a perda de sensibilidade, particularmente dos membros inferiores, e tetraplegia nos casos mais severos. Histologicamente, é caracterizada por alterações nos axônios, incluindo mudanças degenerativas na bainha de mielina, edema e acúmulo de neurofilamentos. A ação tóxica se deve à formação de 2,5-hexanodiona, produto de biotransformação comum ao n-hexano e à metilbutilcetona. Exposição concomitante a esses dois solventes eleva a concentração do produto tóxico final, com aumento da severidade da neuropatia. Efeitos sinérgicos são observados entre: metilbutilcetona (MBK) e metiletilcetona (MEK); n-hexano e MEK; MBK e metilisobutil cetona (MIBK). Devido à sua neurotoxicidade, em alguns países, o n-hexano foi substituído nas colas-de-sapateiro pelo ciclo-hexano.

As sequelas neurológicas parecem depender da suscetibilidade individual, da interação entre solventes, além da duração e intensidade da prática. A recuperação dos danos pode ocorrer, embora de forma lenta; danos irreversíveis podem se seguir após uso contínuo por vários anos.

A toxicidade cardíaca inclui edema do miocárdio, miocardite irreversível, fibrose e falência cardíaca congestiva.

O contato de solventes com a pele pode provocar prurido, eritema e queimaduras; quando ocorre exposição crônica, dermatites são frequentes. Produtos que agem sobre a pele são irritantes para as mucosas. Na sintomatologia decorrente do uso crônico, destacam-se rinite crônica, ulcerações nasais e orais, halitose, tosse, aumento da expectoração, conjuntivite, hemorragia nasal periódica. Usuários habituais desenvolvem eczema perioral, em consequência do contato frequente com a cola depositada em sacos plásticos.

Evidências sugerem que a inalação crônica de solventes, particularmente os hidrocarbonetos clorados, pode acarretar dano hepático manifestado por hepatomegalia e cirrose. O risco de ocorrência de distúrbios nesse órgão é maior nos usuários com problemas preexistentes ou em casos de ingestão de etanol.

A nefrotoxicidade pode acarretar acidose tubular, cálculo renal, proteinúria, hematúria, hipofosfatemia, hipocalemia.

Além da ação dos clorofluorocarbonos, partículas metálicas presentes em alguns aerossóis também contribuem para a deterioração da função pulmonar por ocluírem a superfície alveolar, acarretando edema pulmonar e enfisema.

O uso de inalantes por longos períodos pode resultar na supressão da medula óssea, levando à leucopenia, anemia, trombocitopenia e hemólise.

Praticamente todos os solventes voláteis atravessam a placenta e, portanto, podem afetar o desenvolvimento fetal. O abuso de inalantes durante a gestação pode aumentar os riscos de aborto espontâneo e de anormalidades no crescimento e desenvolvimento, similares à síndrome fetal alcoólica, que se manifesta como baixo peso do recém-nascido, microcefalia, fissuras palpebrais diminuídas, lábio leporino, achatamento do septo nasal, além de malformações menores dos membros.

Alguns estudos revelam a possibilidade de indução de doenças autoimunes quando da exposição a solventes orgânicos voláteis. A condição é caracterizada por glomerulonefrite e lesão pulmonar. A nefrite geralmente progride até o óbito devido à insuficiência renal; os pulmões, na necrópsia, apresentam-se hemorrágicos. O mecanismo ainda é incerto, mas parece resultar de danos nas membranas glomerulares e alveolares, que se tornam antigênicas, induzindo à formação de anticorpos.

Os nitritos podem promover a supressão de células do sistema imune e gerar nitrosaminas durante o processo de biotransformação, predispondo o usuário ao câncer. Além da diminuição de células T, a indução da vasodilatação pode aumentar a disponibilidade dos vírus do herpes e HIV que promovem o desenvolvimento do sarcoma de Kaposi. As pesquisas demonstram que o uso de nitritos como afrodisíacos está quase sempre associado com práticas sexuais sem proteção necessária, aumentando o risco de se contrair e difundir doenças infecciosas como Aids e hepatite.

## 6. TOLERÂNCIA E SÍNDROME DE ABSTINÊNCIA

A frequência e a intensidade da exposição aos inalantes, bem como os efeitos neurocomportamentais agudos que promovem, influem no aparecimento de tolerância e dependência. A tolerância pode ocorrer, mas é difícil de ser estimada no homem. Parece instalar-se um a dois meses após a exposição repetida. Tem sido demonstrada a tolerância ao tolueno após seu uso regular durante três meses.

A dependência manifesta-se pela compulsão em inalar essas substâncias para compensar a ansiedade e a depressão experimentadas com a descontinuidade do uso. A prática, como descrito anteriormente, passa a ser solitária, e não mais em grupo. A transição do uso experimental para um típico padrão de abuso e/ou dependência em geral ocorre de forma bastante rápida e progressiva, em média um ano após o início do uso.

Estudos com animais de experimentação demonstram que a exposição prolongada a substâncias voláteis, particularmente ao tolueno, tem promovido alterações persistentes na função e na ligação de receptores de dopamina, exacerbando as respostas neuroquímicas e comportamentais subsequentes à administração de cocaína em ratos. Esses achados sugerem alterações neuronais promovidas por solventes em áreas cerebrais críticas, aumentando a suscetibilidade a outras substâncias psicoativas e, assim, predispondo o indivíduo à dependência.

Na descrição clínica sobre a dependência dos inalantes, o *Diagnostic and Statistical Manual of Mental Disorders*, 4ª edição, (DSM-IV) afirma que "uma possível e moderada síndrome de abstinência tem sido relatada, mas não tem sido bem documentada e não parece ser clinicamente significativa". Entretanto, recentes pesquisas sugerem que os sintomas de abstinência podem ser clinicamente significativos entre usuários "pesados" de inalantes. Casos estudados revelam aumento da irritabilidade, ansiedade, déficits de atenção e concentração, inquietação, insônia, cefaleia, náusea, vômitos, alucinações, taquicardia, depressão e desejo intenso da droga entre as sessões de uso dos inalantes.

Pesquisas envolvendo animais demonstram sintomas de dependência e de abstinência. Exemplificando: camundongos expostos a tricloroetano (TCE), durante quatro dias, apresentaram uma síndrome caracterizada por convulsões quando privados desse solvente, as quais diminuíram cerca de 30 a 60 minutos após nova exposição ao TCE ou quando expostos ao tolueno.

Argumentam diversos autores que o DSM-V deveria levar em consideração as pesquisas com subgrupos populacionais em que os inalantes são consumidos por longos períodos de tempo ou/e em quantidades maiores do que o originalmente esperado (adolescentes/crianças de rua, população carcerária, minorias étnicas) com pesquisas epidemiológicas da população geral, para se ter dados mais representativos da dependência aos inalantes.

Nenhuma síndrome de abstinência tem sido identificada com o uso de óxido nitroso.

Nenhum medicamento tem se mostrado eficiente no tratamento da síndrome de abstinência ou na dependência aos inalantes.

## 7. PREVENÇÃO E REDUÇÃO DE DANOS

As informações sobre o consumo de drogas em determinada população (perfil do usuário, prevalência e padrões de uso, comportamento de risco etc.) fornecem subsídios para definir o tipo de intervenção (prevenção/tratamento) a ser realizada.

O uso de inalantes – não só devido à toxicidade associada à exposição a curto e longo prazo, como também, principalmente, pela relação entre esse abuso e o uso concomitante e/ou consecutivo de álcool, drogas injetáveis ou ilícitas – é um problema de Saúde Pública. Não pode ser considerado inócuo, e pais, educadores e autoridades devem estar atentos para o problema.

A natureza e a legalidade da aquisição dos produtos utilizados, a elevada incidência de uso nos próprios lares e a curta duração dos efeitos determinam a complexidade das ações preventivas. Intervenções voltadas para a minimização do consumo e/ou problemas de saúde associados ao consumo indevido de drogas dizem respeito à prevenção desse uso abusivo.

No aspecto preventivo, quatro ações podem ser realizadas: (i) redução do suprimento, com limitação da disponibilidade de substâncias voláteis pela restrição do acesso ou pela substituição de alternativas menos tóxicas; (ii) redução da demanda com adoção de medidas que desencorajem o uso abusivo; (iii) redução do dano, sem necessariamente reduzir a prevalência do abuso; (iv) suporte legal fortalecendo as sanções relacionadas ao abuso de solventes.

Alguns países investem muito pouco na regulação do suprimento de colas, uma vez que o usuário substituirá o produto por outro, muitas vezes, mais tóxico, como ocorreu no Reino Unido quando essa legislação foi implementada. Nesse período, aumentou o número de mortes pela inalação de butano e solventes em aerossol.

Na redução do suprimento, três tipos de abordagens podem ser implementadas: (i) modificação do produto por substituição dos componentes mais tóxicos, adição de substância que promova efeito dissuasivo ou modificação da embalagem; (ii) suprimentos de combustível mantidos lacrados; e (iii) medidas de restrição de venda.

As limitadas evidências disponíveis sugerem que a abordagem mais eficiente seja a substituição de componentes mais tóxicos por outros de menor toxicidade. Os líquidos corretivos, por exemplo, tiveram a sua fórmula modificada: o 1,1,1,-tricloroetano (volátil) foi substituído por água. Em alguns países, como na Itália, o n-hexano foi substituído nas colas-de-sapateiro pelo ciclo-hexano, menos neurotóxico. A adição de substâncias de odor desagradável, como o óleo de mostarda, às colas e a outros produtos foi adotada pelo Estado de Nova York, na década de 1970. Contudo, estudos demonstrando a carcinogenicidade da substância determinaram a abolição da medida, em 1982. No Reino Unido, o bitrex (benzoato de N-benzil-2--(2,6-dimetilfenilamino)-N,N-dietil-2-oxoetanaminio), de sabor amargo, é adicionado aos refis de isqueiro. Não é possível, no entanto, a sua inclusão nos aerossóis.

A modificação da embalagem é mais prática e inclui: alteração do sistema do aerossol para prevenir que propelentes gasosos sejam extraídos do contêiner em separado do produto; uso de outros propelentes, como dióxido de carbono, que não promovam sensações prazerosas; e dispensadores que limitem a quantidade de produto liberada a concentrações inferiores às necessárias para a promoção da intoxicação. Esses métodos são tecnicamente factíveis para alguns produtos aerossóis, mas não para todos, e tornam o produto mais caro. Rótulos com pictogramas de "tóxico" e "perigoso à saúde", contendo frases de risco como "o abuso de solventes pode provocar a morte instantânea", são preconizados, ainda que se desconheça a efetividade dessa medida.

As medidas para redução da demanda incluem programas preventivos, como intervenções recreacionais e educacionais, aconselhamento e suporte familiar, tratamento e reabilitação.

Vários programas que envolvem as comunidades têm se apresentado efetivos. Programas educacionais que enfatizam o potencial impacto das substâncias voláteis nas atividades dos adolescentes, como na capacidade de realizar esportes, são mais efetivos do que os programas informativos sobre os inalantes conhecidos. Esclarecimento de pais e profissionais quanto a esse tipo de abuso tem se mostrado positivo.

As atividades recreacionais são alternativas ao abuso, embora dificilmente atraiam os usuários crônicos.

O principal objetivo não é reduzir o consumo *per se,* mas o risco de consequências adversas quando o indivíduo decide fazer uso abusivo de solventes. Nesse contexto, as opções incluem: evitar inalar em espaços pequenos onde a diminuição da concentração de oxigênio leve à perda de consciência e inalar em áreas próximas a estradas onde acidentes fatais possam ocorrer; inalar na presença de uma pessoa que não utilize o produto para que esta possa procurar ajuda se necessário; evitar cobrir a cabeça com saco plástico para intensificar a exposição e evitar o uso concomitante de outras drogas.

Precauções devem ser adotadas para evitar a asfixia resultante do desfalecimento do usuário com o contêiner contra a sua zona respiratória, a aspiração do próprio vômito, a queimadura acidental, entre outros.

Outra medida questionada é o aviso ao usuário de que algumas substâncias voláteis são mais tóxicas do que outras. O British Advisory Council on the Misuse of Drugs concluiu que o risco de se utilizar qualquer solvente volátil é elevado e, portanto, é pretensiosa a segurança de alguns solventes considerados menos tóxicos. Por exemplo, o tolueno promove dano ao SNC; porém, no Reino Unido, a nebulização dos gases butano e propano, presentes em isqueiros, é a primeira causa de morte súbita por abuso de solventes.

Para que a intervenção legal dê resultados contra o abuso de solventes, várias precondições devem ser obedecidas, como: policiamento adequado; agentes comunitários adequadamente treinados; interação entre os policiais e as agências de saúde.

No Brasil, entre as tentativas de controle da disponibilidade e uso de drogas pela sociedade contemporânea, destacam-se a repressão ao tráfico, o controle policial voltado ao usuário e a restrição à venda. Diversos estudos demonstraram as limitações associadas a essas tentativas e à instituição do consumo clandestino, o que gera a violência associada ao tráfico e favorece a exclusão social. As crianças em situação de rua, particularmente aquelas em maior grau de exclusão social, parecem ser indiferentes às medidas de controle.

Observa-se que a restrição ao acesso a certo produto determina a sua substituição por outro disponível, quase que de imediato. Na cidade de São Paulo, entre 1987 e 1989, a cola-de-sapateiro era o produto mais usado pelas crianças em situação de rua. Em 1990, intensificou-se o controle da venda aos menores de 18 anos, diminuindo-se a disponibilidade das colas. Em 1993, constatou-se que o consumo de cola havia praticamente desaparecido, sendo substituído pelo de esmalte. Novo levantamento realizado em 2003 verificou que as colas voltaram a ser utilizadas como antes, refletindo a descrença na lei e sua baixa eficiência como medida de longo prazo.

No Brasil, leis estaduais proíbem a comercialização de cola aos menores de 18 anos. No Estado de São Paulo, existe a Lei n. 6.210, de 02/11/1988, regulamentada pelo Decreto n. 31.872, de 16/07/1990. Em 2005, a Agência Nacional de Vigilância Sanitária (Anvisa) publicou a Resolução RDC n. 345, dispondo sobre produtos que contenham substâncias inalantes (colas, tíner, adesivos e corretivos). A resolução proíbe a venda para menores de 18 anos e determina que estabelecimentos comerciais que trabalhem com esses produtos providenciem para cada uma das embalagens um número de controle individual, que permita relacioná-la à nota fiscal de compra. Dessa forma, o monitoramento da quantidade disponível em estoque pode ser realizado e a identificação do comprador é feita por meio do preenchimento de uma ficha, elaborada pela Anvisa, na qual conste o número do documento de identidade e assinatura do comprador e dados como data da venda, nome do estabelecimento, número de controle e produto vendido. Também regulamentou alterações de rótulos e demais impressos que devem trazer advertências sobre riscos à saúde já mencionados.

Assim, percebe-se que medidas isoladas de intervenções educacionais podem levar à utilização de um novo produto, como ocorreu em São Paulo no início da década de 1990 e no Reino Unido.

A utilização indevida de um produto comercial deve ser objeto de um conjunto de intervenções ajustadas às características de cada região e/ou população de risco, entre elas a substituição de um componente desse produto. As iniciativas isoladas são ineficazes. Os problemas observados na substituição dos produtos mostram que as intervenções devem enfatizar principalmente o jovem e seu contexto social. O Brasil, país de dimensão continental, apresenta diferenças regionais marcantes, refletidas nas características culturais regionais, como práticas religiosas e escolaridade, passando pelo cenário de consumo de drogas.

O conhecimento dessas características é fundamental para a instituição de políticas públicas preventivas. Modelos que integrem várias intervenções ajustadas às características de cada região e/ou população de risco são fundamentais para a efetividade das ações.

## 8. BIBLIOGRAFIA

ANDERSON, C.E.; LOOMIS, G.A. Recognition and prevention of inhalant abuse. *Am. Fam. Physician,* v.68, n.5, p.869-74, 2003.

ANDRADE, A.G.; DUARTE, P.C.V.; OLIVEIRA, L.C. (Orgs.). I Levantamento Nacional sobre o uso de Álcool, Tabaco e Outras Drogas entre Universitários das 27 Capitais Brasileiras. GREA/IPQ-HCFMUSP. Brasília: SENAD, 2010. 284 p. Disponível em: <www.senad.gov.br>. Acesso em: 20 mai. 2013.

BEAUVAIS, F.; WAYMAN, J.C.; JUMPER-THURMAN, P.; PLESTED, B.; HELM, H. Inhalant abuse among American Indian, Mexican American, and non-Latino white adolescents. *Am. J. Drug Alcohol Abuse*, v.28, n.1, p.171-87, 2002.

BROUETTE, T.; ANTON, R. Clinical review of inhalants. *Am. J. Addiction*, v.10, p.79-94, 2001.

CARLINI-COTRIM, B. Inhalant use among Brazilian youths In: KOZEL, N.; SLOBODA, Z.; DELA ROSA, M. (Eds.). *Epidemiology of inhalant abuse*: an international perspective. Rockville: NIDA, 1995. p.64-78. [NIDA Research Monograph Series, n. 148.]

CARLINI, E.A. *et al.* VI Levantamento Nacional sobre o Consumo de Drogas Psicotrópicas entre Estudantes do Ensino Fundamental e Médio das Redes Pública e Privada de Ensino nas 27 Capitais Brasileiras – 2010/São Paulo: CEBRID – Centro Brasileiro de Informações sobre Drogas Psicotrópicas: UNIFESP – Universidade Federal de São Paulo, 2010.

D'ABBS, P.; MAC LEAN, S. Volatile Substance Misuse: a review of interventions. Monograph Series n. 65. *Australin Government Department of Health and Ageing*, 2008

DÉA, H.R.F.D.; ALMEIDA, F.; SILVEIRA, M.T.; TOLEDO, V.C. Você já cheirou lança-perfume? Um estudo sobre uso de inalantes por alunos das escolas públicas dos bairros de classe média de São Paulo. *Psicol. Rev.,* v.8, p.23-40, 1999.

DICK, F.D. Solvent neurotoxicity. *Occup. Environ. Med.,* v.63, p.221-26, 2006.

FERIGOLO, M.; ARBO, E.; MALYSZ, S.A; BERNARDI, R.; BARROS, H.M.T. Aspectos clínicos e farmacológicos do uso de solventes. *J. Bras. Psiquiatr.,* v.49, n.9, p.331-41, 2000.

FERIGOLO, M.; BARBOSA, F.S.; ARBO, E.; MALYSZ, S.A.; STEIN, A.T.; BARROS, H.M.T. Prevalência do consumo de drogas na FEBEM, Porto Alegre. *Rev. Bras. Psiquiatr.,* v.26, n.1, p.10-6, 2004.

FINCH, C.K.; LOBO, B.L. Acute inhalant-induced neurotoxicity with delayed recovery. *Ann. Pharmacother,* v.39, p.169-72, 2005.

FLANAGAN, R.J.; IVES, R.J. Volatile substance abuse. *Bull. Narc.,* New York, v.46, n.2, p.49-78, 1994.

GALDUROZ, J.C.F.; NOTO, A.R.; FONSECA, A.M.; CARLINI, E.A. V Levantamento Nacional sobre o consumo de drogas psicotrópicas entre estudantes do ensino fundamental e médio da rede pública de ensino nas 27 capitais brasileiras. CEBRID, 2004. Disponível em: <http://www.unifesp.br/dpsicobio/cebrid/levantamento_brasil2/index.htm>. Acesso em: 16 mar. 2007.

GHODSE, H. Trends in UK deaths associated with abuse of volatile substances, 1971-2009. Volatile Substance Abuse (VSA) Mortality Project. London: International Centre for Drug Policy, St George's, University of London, 2012. Report 24.

GRUENEWALD, P.J. *et al.* Reducing adolescent use of harmful legal products: intermediate effects of a community prevention intervention. *Subst. Use Misuse.,* v.44, n.14, p.2080-2098, 2009.

HOWARD, M.O.; BASLTER, R.L.; COTTLER, L.B.; WU, L.T.; VAUGHN, M.G. Inhalant use among incarcerated adolescents in the United States: prevalence, characteristics, and correlates of use. *Drug Alcohol Depend.,* v.93, p.197-209, 2008.

JESUS, M.G.S. *Método de triagem para identificação de solventes voláteis utilizados como inalantes de abuso em sangue por cromatografia gasosa.* São Paulo, 1997. [Dissertação de Mestrado – Faculdade de Ciências Farmacêuticas da Universidade de São Paulo.]

KERRIDGE, B.T.; SAHA, T.D.; SMITH, S.; CHOU, P.S.; PICKERING, R.P.; HUANG, B.; RUAN, J.W.; PULAY, A.J. Dimensionality of hallucinogen and inhalant/solvent abuse and dependence criteria: implications for the diagnostic and statistical manual of mental disorders. 5th edition. *Addictive Behaviors,* v.36, p.912-918, 2011.

KIELBASA, W.; FUNG, H.L. Pharmacokinetics of a model organic nitrite inhalant and alcohol metabolite in rats. *Drug Metab. Disp.,* v.28, p.386-91, 2000.

KURTZMAN, T.L.; OTSUKA, K.N.; WAHL, R.A. Inhalant abuse by adolescents. *J. Adolesc. Hth.,* v.28, p.170-180, 2001.

LOPACHIN, R.M.; DECAPRIO, A.P. Protein adduct formation as a molecular mechanism in neurotoxicity. *Toxicol. Sc.,* v.86, n.2, p.14-225, 2005.

LUBMAN, D.I.; HIDES, L.; YUCEL, M. Inhalant misuse in youth: time for a coordinated response. *M. J. A.,* v.185, p.327-30, 2006.

MAXWELL, J.C. Deaths related to the inhalation of volatile substances in Texas: 1988-1998. *Am. J. Drug Alcohol Abuse,* v.27, n.4, p.689-97, 2001.

MICHELLI, D.; FORMIGONI, M.L.O.S. Drug use by Brazilian students: associations with family, psychosocial, health, demographic and behavioral characteristics. *Addiction,* v.99, p.570-78, 2004.

MORI, R.C. *Volatile substance abuse today:* a qualitative study. Department of Health: London, 2006.

NATIONAL INSTITUTE ON DRUG ABUSE (NIDA). *Monitoring the future.* Institute for Social Research. The University of Michigan. Ann Arbor, Michigan Printed. February 2012. Disponível em: <http://www.monitoringthefuture.org/pubs/monographs/mtf-overview2011.pdf>. Acesso em: 31 mar. 2013.

NATIONAL INSTITUTE ON DRUG ABUSE (NIDA). *Monitoring the future.* Institute for Social Research. The University of Michigan. Ann Arbor, Michigan Printed. February 2013. Disponível em: <http://www.monitoringthefuture.org/pubs/monographs/mtf-overview2012.pdf>. Acesso em: 31 mar. 2013.

NONNEMAKER, J.M.; CRANKSHAW, E.C.; SHIVE, D.R.; HUSSIN, A.H.; FARRELLY, M.C. Inhalant use initiation among U.S. adolescents: evidence from national survey of parents and youth using discrete-time survival analysis. *Addictive Behaviors,* v.36, p.878-881, 2011.

NOTO, AR *et al.* Levantamento Nacional Sobre o Uso de Drogas entre Crianças e Adolescentes em Situação de Rua nas 27 Capitais Brasileiras. 2003, São Paulo: CEBRID – Centro Brasileiro de Informação sobre Drogas Psicotrópicas: UNIFESP – Universidade Federal de São Paulo.

OLIVEIRA, L.G.; BARROSO, L.P.; WAGNER, G.A.; PONCE, J.C.; MALBERGIER, A.; STEMPLIUK, V.A.; ANDRADE, A.G. Drug consumption among medical students in São Paulo, Brazil: influences of gender and academic year. *Rev. Bras. Psiquiatr.,* v.31(3), p.227-39, 2009.

ORR, S.K.; SHEWAN, D. *Substance misuse research:* review of evidence relating to volatile substance abuse in Scotland. Edinburgh: Scottish Executive Substance Misuse Research Programme, 2006.

PANIZ, C.; GROTTO, D.; SCHMITT, G.C.; VALENTINI, J.; SCHOTT, K.L; POMBLUM, V.J.; GARCIA, S.C. Fisiopatologia da deficiência de vitamina $B_{12}$ e seu diagnóstico laboratorial. *J. Bras. Patol. Med. Lab.,* v.41, n.5, p.323-34, 2005.

PEDROZO, M.F.M., SIQUEIRA, M.E.P.B. Solventes de cola: abuso e efeitos nocivos à saúde. *Rev. Saúde Pública,* São Paulo, v.23, n.4, p.336-40, 1989.

PERRON, B.E.; VAUGHN, M.G.; HOWARD, M.O. Reasons for using inhalants: evidence for discrete classes in a sample of incarcerated adolescents. *J. Subst. Abuse Treat.,* v.34, p.450-455, 2008.

PERRON, B.E.; HOWARD, M.O. Perceived risk of harm and intentions of future inhalant use among adolescent inhalant users. *Drug Alcohol Depend.,* v.97, p.185-189, 2008.

PERRON, B.E.; HOWARD, M.O.; VAUGHN, M.G.; JARMAN, C.N. Inhalant withdrawal as a clinically significant feature of inhalant dependence disorder. *Med. Hypotheses,* v.73, p.935-937, 2009.

QUEIROZ, S. *Fatores relacionados ao uso de drogas e condições de risco entre alunos de graduação da Universidade de São Paulo.* [Tese de doutorado. Faculdade de Saúde Pública. Departamento de Prática de Saúde Pública. Universidade de São Paulo, 2000.]

ROMANELLI, F.; SMITH, K.M.; THORNTON, A.C.; POMEROY, C. Poppers: epidemiology and clinical management of inhaled nitrite abuse. *Pharmacotherapy*, v.24, n.1, p.69-78, 2004.

RO,Y.; JUNG, M.H.; LEE, B.C.; CHOI, I.G. Inhalant-induced hypokalemia. A case of delusions and hallucinations. *Progr. Neuro-Psychopharmacol. Biol. Psychiatry*, v.34, p.429-430, 2010.

SANCEVERINO, S.L.; ABREU, J.L.C. Aspectos epidemiológicos do uso de drogas entre estudantes do ensino médio no município de Palhoça 2003. *Ciência e Saúde Coletiva*, v.9, n.4, p.1047-56, 2004.

SANCHEZ, Z.M.; NOTO, A.R.; ANTHONY, J.C. Social rank and inhalant use: the case of lança perfume use in São Paulo, Brazil. *Drug Alcohol Depend.*, v.131, n.1-2, p.92-99, 2013. Disponível em <http://dx.doi.org/10.1016/j.drugalcdep.2012.12.001>. Acesso em: 13 ago. 2013.

SPILLER, H. Epidemiology of Volatile Substance Abuse (VSA) Cases Reported to US Poison Centers. *Am. J. Drug Alcohol Abuse.*, v.30, n.1, p.155-165, 2004.

STEMPLIUK, V.A.; BARROSO, L.P.; ANDRADE, A.G.; NICASTRI, S.; MALBERGER, A. Comparative study of drug use among undergraduate students at the University of São Paulo – São Paulo Campus in 1996 and 2001. *Rev. Bras. Psiquiatr.*, v.27, n.3, p.185-93, 2005.

SULZER, D. How addictive drugs disrupt presynaptic dopamine neurotransmission. *Neuron Review*, v.69, p.628-649, 2011.

TAVARES, B.F.; BERIA, J.U.; LIMA, M.S. Prevalência do uso de drogas e desempenho escolar entre adolescentes. *Rev. Saúde Pública*, v.35, n.2, p.150-158, 2001.

US DEPARTMENT OF HEALTH AND HUMAN SERVICES. NATIONAL INSTITUTE ON DRUG ABUSE. *Inhalant abuse.* Bethesda, 2005. Disponível em: <http://www.nida.nih.gov/PDF/RRInhalants.pdf>. Acesso em: 10 fev. 2007.

US DEPARTMENT OF HEALTH AND HUMAN SERVICES . NATIONAL INSTITUTE ON DRUG ABUSE. *NIDA Notes.* v.17, n.4, 2002/2003. Disponível em: <http://www.nida.nih.gov/NIDA_Notes/NNVol17N4/Index.html>. Acesso em: 10 fev. 2007.

US DEPARTMENT OF HEALTH AND HUMAN SERVICES. SUBSTANCE ABUSE AND MENTAL HEALTH SERVICES ADMINISTRATION. *Results from the 2005 National Survey on Drug Use and Health:* National Findings. Rockville, 2006. (Office of Applied Studies, NSDUH Series H-30, DHHS Publication No. SMA 06-4194).

US DEPARTMENT OF JUSTICE. NATIONAL DRUG INTELLIGENCE CENTER. *Intelligence brief:* huffing the abuse of inhalants. Johnstown, 2001. Disponível em: <http://www.usdoj.gov/ndic/pubs07/708/708t.htm>. Acesso em: 10 fev. 2007.

VYSKOCIL, A.; TRUCHON, G.; LEROUX, T.; LEMAY, F.; GENDRON, M.; GAGNON, F.; MAJIDI, N.E.; BOUDJERIDA, A.; LIM, S.; EMOND, C.; VIAU, C. A weight of evidence approach for the assessment of the ototoxic potential of industrial chemicals. *Toxicol. Ind. Health,* v.28, n.9, p.796-819, 2011.

WIN-SHWE, T.T.; FUJIMAKI, H. Neurotoxicity of toluene. *Toxicol. Lett.,* v.198, n.2, p.93-9, 2010.

WAGNER, G.A.; ANDRADE, A.G. Uso de álcool, tabaco e outras drogas entre estudantes universitários brasileiros. *Rev. Psiq. Clin.,* v.35, n.1, p.48-53, 2008.

WATERS, M.F.; KANG, G.A.; MAZZIOTTA, J.C.; DEGIORGIO, C.M. Nitrous oxide inhalation as a cause of cervical myelopathy. *Acta Neurol. Scand.,* v.112,: p.270-272, 2005.

WORLD HEALTH ORGANIZATION (WHO). *Neuroscience of psychoactive substance use and dependence.* Geneva, 2004.

WU, L.T.; SCHLENGER, W.E.; RINGWALT, C.L. Use of nitrite inhalants ("poppers") among American youth. *J. Adolesc. Health*, v.37, p.52-60, 2005.

# 4.8.

# TABACO

*Taís Freire Galvão*
*João Ferreira Galvão*
*Regina Lúcia de Moraes Moreau*

## CONTEÚDO DESTE CAPÍTULO

## 1. INTRODUÇÃO

O tabagismo é um dos principais problemas de saúde pública mundial. Cerca de 9% das mortes dos adultos acima de 30 anos são causadas pelo consumo de tabaco, sendo o segundo maior risco de morte atualmente. Em 2004, mais de 5 milhões de mortes foram causadas pelo tabagismo. Durante o século XX, o tabagismo causou 100 milhões de mortes no mundo todo, e estima-se que no presente século seja responsável por um bilhão de mortes, se a tendência atual continuar.

Um inquérito populacional realizado em 16 países (3 bilhões de habitantes) observou que 48% dos homens e 11% das mulheres com idade de 15 anos ou mais eram usuários de tabaco, sendo consumido principalmente pelo fumo de cigarro. No Brasil, a prevalência de tabagismo foi de 21% em homens e 17% em mulheres, de acordo com a última Pesquisa Nacional por Amostra de Domicílios (PNAD), totalizando cerca de 25 milhões de fumantes com 15 anos de idade ou mais.

A prevalência do tabagismo aferida pelos inquéritos nacionais tem diminuído ao longo dos anos. Em 1989, a prevalência foi 35%, em 2003, 23%, e, em 2008, de acordo com a PNAD, passou a ser 17%. A redução é provavelmente decorrente dos esforços do programa de controle do tabagismo na prevenção do início do hábito de fumar entre os jovens, proibição da publicidade de produtos derivados do tabaco e restrição para fumar em locais fechados.

Mundialmente, o hábito de fumar causa cerca de 71% dos casos de câncer de pulmão, 42% das doenças respiratórias crônicas e aproximadamente 10% das doenças cardiovasculares. Estima-se que o tabagismo seja a causa de morte de 12% dos homens e 6% das mulheres, mundialmente. O adoecimento da população impacta em maiores gastos com tratamentos de saúde, públicos ou privados, chegando a representar 1% do produto interno bruto (PIB) de alguns países.

Os efeitos do tabagismo não se restringem à saúde dos indivíduos e à gestão financeira dos sistemas de saúde, mas apresenta repercussão em diversos setores. O cigarro é a principal causa de incêndios residenciais em vários países do mundo, muitos desastres se iniciam por pontas acesas de cigarro. Todos os anos ocorrem cerca de um milhão de incêndios iniciados por crianças usando isqueiros ou fósforos. Em uma escala desenvolvida para avaliar o dano causado por drogas de abuso, o tabaco foi classificado como a nona droga mais perigosa, sendo mais prejudicial que drogas de uso ilícito como maconha, solventes, LSD e *ecstasy*.

A indústria fumígera é uma das mais lucrativas do mundo. Na última década, a produção de cigarro aumentou 12%, sendo produzidos cerca de 6 trilhões de cigarros anualmente. O marketing realizado pelas companhias contribui para o aumento do consumo e disseminação do hábito de fumar entre os mais jovens. Apesar de a propaganda de massa de tabaco ter sido banida em vários países, incluindo o Brasil, a indústria do tabaco tem usado outras técnicas para atrair e manter consumidores, como propaganda no local de venda, promoções, descontos para consumidores, além de propagandas via internet e redes sociais. Uma análise de 163 vídeos sobre produtos de tabaco veiculados no *YouTube* no ano de 2010 mostrou que mais de 70% tinham conteúdo pró-tabagismo.

A indústria do tabaco, compreendendo a importância da nicotina para manter seus consumidores, tem criado novos produtos que mantêm a dependência em nicotina, enquanto elimina a exposição tóxica à combustão do cigarro. Entre esses produtos, estão o cigarro eletrônico (*e-cigarrete*), comercializado nos Estados Unidos desde 2007. Esses dispositivos eletrônicos liberam vapor de nicotina e podem ter sabores diversificados, além de não ter o odor e a fumaça do cigarro normal. Apesar de esses dispositivos terem papel no tratamento da dependência do cigarro, podem representar porta de entrada para a dependência em nicotina ou ser usados em associação com cigarro normal, quando o fumante encontra-se em ambientes fechados, por exemplo. Dessa forma, o usuário pode ter exposição maior à nicotina, o que resultará em maior dependência e consumo.

## 2. FARMACOBOTÂNICA

Entre as várias espécies do gênero *Nicotiana* L., conhecidas pelo nome comum de plantas do tabaco ou fumo, destaca-se a *Nicotiana tabacum* L., originária da América Central, de cultura mais generalizada e dominante na produção comercial de cigarro e outros produtos do tabaco. O nome do gênero e da nicotina (alcaloide presente na folha do tabaco) homenageia o francês Jean Nicot, quem introduziu a planta na corte francesa. Ele exercia o cargo de embaixador em Portugal e enviou as primeiras sementes de tabaco à rainha Catarina de Médici, com intuito de aliviar suas enxaquecas, por volta de 1560. A partir daí, o hábito de fumar espalhou-se rapidamente por toda a Europa.

A *Nicotiana tabacum* L. é uma planta herbácea anual, bienal ou perene, podendo atingir até dois metros de altura e pertencente à grande família das Solanáceas, que inclui muitas espécies vegetais de importância econômica, como a batata e o tomate. As folhas são grandes, alternadas, viscosas, elípticas, acuminadas e sésseis, com o limbo recoberto de pelos. Medem entre 40 e 70 cm de comprimento, podendo atingir até um metro de acordo com a variedade e a fertilidade do solo. O cálice tem formato ovoide e está dividido em cinco sépalas de ápice agudo. As flores são constituídas por inflorescências reunidas em panículas terminais; são grandes e vistosas. A corola é tubulosa, de 4 a 5 cm, com tubo reto, alargando-se em direção ao ápice, para formar uma estrela de cinco pétalas, de coloração rosa pálido. Tanto o cálice como a corola tem pelos glandulares. O fruto é uma cápsula ovoide, com ápice agudo, contendo numerosas e diminutas sementes pardas.

O princípio ativo mais importante do tabaco é a nicotina, um alcaloide líquido, oleaginoso, incolor, que escurece ao entrar em contato com o ar e a luz, devido à oxidação. Um cigarro comercial de tabaco contém em média 10 a 14 mg de nicotina, correspondendo a cerca de 1,5% em peso do cigarro e 95% do conteúdo total de alcaloide. A nicotina é um dos agentes tóxicos mais potentes e rapidamente fatais que se conhece, por todas as vias de exposição (oral, dérmica e pulmonar). A $DL_{50}$ para ratos é 50 mg/kg e, para camundongos, 3 mg/kg. Doses entre 40 e 60 mg podem ser letais para um homem adulto, apesar de doses tão baixas quanto 1 a 4 mg também serem capazes de provocar efeitos tóxicos em indivíduos mais sensíveis. A nicotina tem sido utilizada como inseticida desde o século XVIII e seu uso em culturas orgânicas é permitido devido ao seu rápido processo de degradação.

## 3. COMPOSIÇÃO QUÍMICA DO TABACO

O conhecimento de componentes da fumaça do cigarro tem evoluído paralelamente com a tecnologia capaz de detectá-los. Em 1959, foram detectados cerca de 600 compostos; em 1968, esse número atingiu 1.000 e, em 1996, um total de 4.800 componentes foram identificados. Em 2000, o potencial carcinogênico dessas substâncias foi avaliado pela International Agency for Research on Cancer (IARC), que classificou 69 dos constituintes da fumaça de tabaco como cancerígenos em animais, dos quais 11 também foram comprovados em humanos.

Durante a queima do cigarro, são formados diversos compostos, tanto na corrente primária como na secundária. A corrente primária é aquela formada desde a ponta acesa, passando pela coluna do cigarro até alcançar a boca durante a tragada. A secundária é a formada pela mistura de compostos emitidos pela ponta acesa para o meio ambiente.

A fumaça da corrente principal do cigarro, inalada ativamente pelo fumante, é um aerossol composto por duas fases, a fase de vapor ou gasosa e a fase particulada ou condensada. Experimentalmente, os componentes da fase de vapor da fumaça podem ser separados da fase particulada por um filtro de fibra de vidro.

A fase de vapor compreende de 90 a 96% do volume total da corrente principal de um cigarro sem filtro, na qual os compostos predominantes são: nitrogênio (~ 60%); oxigênio (~ 13%); dióxido de carbono (~ 13%); monóxido de carbono (~ 3,5%); e água (~ 2%). Os principais compostos de interesse toxicológico estão relacionados na Tabela 1.

**Tabela 1.** Principais constituintes de interesse toxicológico da fase de vapor da corrente primária da fumaça de cigarros sem filtro.

| Composto | Concentração/cigarro (% do efluente total) |
|---|---|
| Monóxido de carbono | 14-23 mg (2,8-4,6%) |
| Amônia | 10-130 µg |
| Óxidos de nitrogênio (NOx) | 100-600 µg |
| Ácido cianídrico | 400-500 µg |
| Aldeídos | |
| formaldeído | 70-100 µg |
| acetaldeído | 500-1400 µg |
| acroleína | 60-240 µg |
| Nitrilas | |
| acetonitrila | 100-150 µg |
| outras nitrilas voláteis (10)[a] | 50-80 µg[b] |
| N-nitrosaminas voláteis | |
| N-nitrosodimetilamina (NDMA) | 2-1000 ng |
| N-nitrosopirrolidina (NPYR) | 3-110 ng |
| Hidrocarbonetos voláteis | |
| 1,3 – butadieno | 20-75 µg |
| isopreno | 450-1000 µg |
| benzeno | 20-70 µg |
| estireno | 10 µg |

[a] parênteses indicam o número de compostos identificado em um dado grupo.
[b] valor estimado.

*Fonte: adaptada de Hoffmann et al., 2001.*

A Federal Trade Commission (FTC) define alcatrão como o conjunto das partículas da fumaça do cigarro com exceção da água e dos alcaloides, como a nicotina. O alcatrão não é uma substância única, como é a nicotina, mas sim o nome dado a uma mistura altamente complexa com, pelo menos, 3.500 compostos químicos, que se forma durante a queima, devido à combustão incompleta dos materiais orgânicos presentes.

Apesar de os cigarros serem confeccionados com filtros, na tentativa de diminuir a inalação de partículas tóxicas presentes na fumaça, até agora não foi desenvolvido um filtro que bloqueie totalmente essas impurezas. Os filtros de carvão podem remover até 66% dos agentes ciliotóxicos da corrente primária e os de acetato de celulose podem eliminar até 75% das N-nitrosaminas.

Dessa forma, o fumante inala ativamente cerca de $10^{10}$ partículas/mL da fumaça da corrente principal do cigarro. A deposição de partículas depende do tamanho, da forma e da higroscopicidade (capacidade para absorver o vapor de água) das partículas, bem como da duração e da profundidade de inalação. O tamanho das partículas varia de 0,1 a 1,0 µm de diâmetro, mas, à medida que saem de um cigarro e são inaladas, dobram de tamanho em meio segundo, devido à agregação, ao esfriamento e à condensação. As partículas maiores (1 a 5 µm) são suscetíveis ao depósito na traqueia e nos brônquios, ao passo que as partículas menores (0,01 a 1 µm) podem atingir os bronquíolos, ductos alveolares e alvéolos. As partículas de formato irregular ou fibroso tendem a ficar presas em pontos de ramificação, embora algumas dessas partículas possam alcançar os alvéolos.

O alcatrão é constituído principalmente por hidrocarbonetos aromáticos policíclicos, alguns dos quais carcinogênicos comprovados para o homem, como o benzopireno. O alcatrão contém ainda outros componentes associados ao câncer em humanos, como íons metálicos, aminas aromáticas, e N-nitrosaminas específicas do tabaco, como a N-nitrosonornicotina (NNN) e a 4-(metilnitrosamino)-1-(3-piridil)1-butanona (NNK). As N-nitrosaminas específicas do tabaco são formadas durante o processamento do tabaco por meio da nitrosação da nicotina e de outros alcaloides análogos (Tabela 2).

**Tabela 2.** Principais constituintes de interesse toxicológico da fase particulada da corrente primária da fumaça de cigarros sem filtro.

| Composto | Concentração/cigarro |
|---|---|
| Nicotina | 0,1-3,0 mg |
| Hidrocarbonetos aromáticos policíclicos | |
| benzo(a)pireno | 20-40 ng |
| benzo(a)antraceno | 20-70 ng |
| Fenol | 60-180 µg[b] |
| Outros fenóis (45)[a,b] | 200-400 µg |
| Quinonas (7) | 600-1000 µg |
| Aminas aromáticas | |
| 2-naftilamina | 1-334 ng |
| 4-aminobifenila | 2-5,6 ng |
| 2-toluidina | 30-337 ng |
| Nitrosaminas não voláteis (específicas do tabaco) | |
| N-nitrosonornicotina (NNN) | 120-3700 ng |
| 4-(metilnitrosamino)-1-(3-piridil)1-butanona (NNK) | 80-770 ng |
| Íons metálicos | |
| arsênio | 40-120 µg |
| níquel | ND-600 ng |
| cádmio | 7-350 ng |
| cromo (hexavalente) | 4-70 ng |
| Radioelementos | |
| polônio-210 | 0,03-1,0 pCi |

[a] parênteses indicam o número de compostos individuais em um dado grupo.
[b] valor estimado. ND – não detectado.

*Fonte: adaptada de Hoffmann et al., 2001.*

Algumas substâncias são adicionadas ao tabaco para melhorar suas características organolépticas, como agentes umectantes, flavorizantes e aglutinantes. Outros compostos também podem aparecer no tabaco, resultantes de sua contaminação, como praguicidas e fertilizantes.

## 4. FORMAS DE USO DO TABACO

As modalidades mais comuns do uso do tabaco são:

### Tabaco fumado

- Cigarro: produto do tabaco mais consumido no mundo todo, é constituído de pequena porção de tabaco picado ou reconstituído, processado com centenas de produtos químicos, podendo ter sabores, como mentol, e enrolado em forma de cilindro por um papel fino, contendo um filtro de acetato de celulose na ponta usado para aspirar, sendo aceso na outra ponta. Pode também ser confeccionado com palha de milho; nesse caso, é comumente conhecido como cigarro de palha, cigarro crioulo ou palheiro.

- *Kreteks* ou cigarro de cravo: cigarros com aroma de cravo (podem ter outros sabores exóticos) e eugenol, que, pelo seu efeito anestésico, podem levar a aspirações mais profundas e prejudiciais.

- Charuto: preparado com folhas de tabaco curadas ao ar e fermentadas, envoltas em folha seca de tabaco. É produzido em diversas formas e tamanhos e recebe diferentes nomes, como *cheroot* e *chuta*, na Índia, e *khi yo muan* e *tra kai*, em regiões da Tailândia. Os processos de envelhecimento e fermentação produzem altas concentrações de produtos cardiogênicos liberados na combustão; também possui concentrações de toxinas e irritantes maiores que as do cigarro normal. Em alguns países, pode ser fumado de maneira reversa, colocando-se a ponta acesa dentro da boca e aspirando a fumaça.

- Bidi (*beedi*, *biri*): consiste de pequenas porções de tabaco compactado, envoltas manualmente em folha seca de *tendu* ou *temburni* (plantas nativas da Ásia) e amarradas com uma linha. Apesar de pequeno, o bidi tende a liberar mais alcatrão e monóxido de carbono porque o usuário tem que aspirar com mais força para mantê-lo aceso.

- Cachimbo: dispositivo mais antigo que se conhece para fumar. É feito de madeira, argila, ardósia ou outras substâncias. O tabaco é colocado em um fornilho, onde se deposita o tabaco e, por um tubo, se aspira a fumaça.

- Narguilé (cachimbo de água, *shisha*, *hookan*): opera por filtração da água e aquecimento indireto. O tabaco aromatizado é queimado em um fornilho coberto com lâmina e carvão. O fumo é refrigerado por filtração por meio de um recipiente com água e consumido por uma mangueira e um bocal.

### Tabaco não fumado

- Rapé: tabaco seco reduzido a pó fino que se inala ou tabaco úmido e grosso que se retém na boca.

- Tabaco de mascar: produto do tabaco colocado na boca, sendo mastigado ou chupado. Dependendo da região, o tabaco para mascar vai acompanhado por outros materiais como cal apagada, mentol, cravo e canela. O usuário geralmente cospe o tabaco acumulado e a saliva.

- Produtos dissolvíveis de tabaco: dissolvem-se na boca facilmente, contêm tabaco e outros produtos com a finalidade de liberar nicotina para ser absorvida pela mucosa oral. São produzidos por marcas famosas de cigarro, como alternativas para o fumante usar em ocasiões que não pode ou não quer fumar.

O cigarro é a principal forma de uso do tabaco em todo o mundo. Porém, em alguns países, predominam ainda hoje outros usos tradicionais, sobretudo nas comunidades rurais e afastadas dos grandes centros. O cigarro começou a ser industrializado por volta de 1840. Inicialmente, era enrolado à mão e, em 1850, essa operação tornou-se mecanizada. Decouflé, na França, em 1880, aperfeiçoou uma máquina de elevada produção. As máquinas em uso hoje chegam a produzir 16 mil cigarros por minuto.

Os cigarros são classificados de diversas maneiras, de acordo com o conteúdo de alcatrão e nicotina, aroma, cor, procedência do tabaco, comprimento da coluna e se dispõe de filtro ou não. As características do cigarro, incluindo mecanismos de ventilação, filtros, porosidade do papel e tipo de tabaco, influenciam significativamente nos níveis de toxinas e produtos carcinogênicos na fumaça inalada.

## 5. NICOTINA

### 5.1. Farmacocinética

#### Absorção e distribuição

A nicotina é destilada a partir da queima do tabaco e inalada com gotículas de alcatrão. Como é uma base fraca ($pK_a = 8,0$), sua absorção através das membranas mucosas é pH-dependente. Por esse motivo, é explicado o porquê de os fumantes de cachimbos e charutos não precisarem tragar, pois a fumaça do tabaco usado nesses produtos é menos acídica (pH 6,5 ou maior) e a nicotina se encontra consideravelmente na forma não ionizada, que é melhor absorvida na mucosa bucal. De maneira inversa, pelo fato de o pH da fumaça do tabaco encontrado na maioria dos cigarros ser acídico (pH 5,5 a 6,0), há pouca absorção bucal, pois a nicotina está primariamente na forma ionizada. Quando a fumaça alcança as vias aéreas inferiores e os alvéolos, a nicotina é rapidamente absorvida, devida à extensa superfície de contato dessas regiões. Os níveis plasmáticos de nicotina aumentam rapidamente, atingindo uma concentração máxima dentro de 10 minutos.

O tabaco de mascar, o rapé e as várias formulações utilizadas na terapia de substituição de nicotina, como chiclete de nicotina, adesivo transdérmico (*patch*), comprimidos sublinguais ou pastilhas, são tamponados para um pH alcalino para facilitar a absorção da nicotina através das membranas. Mesmo assim, a absorção de nicotina a partir de todas essas formas é mais lenta e o aumento da concentração plasmática é mais gradual do que a via pulmonar. Portanto, o fumo de um cigarro é a forma mais eficiente de administração da nicotina, pois o fármaco inalado escapa da extensa biotransformação hepática decorrente da primeira passagem pelo fígado, atingindo as mais altas concentrações no cérebro em questão de segundos, comparáveis às atingidas após administração intravenosa. Apesar de o fumante inalar apenas 20 a 25% da quantidade total de nicotina por meio da corrente primária – a porção restante é destruída pela pirólise ou perdida na corrente secundária – praticamente tudo, ou seja, de 80 a 90% da nicotina inalada é absorvida, o que corresponde a cerca de 1 a 1,5 mg.

A rapidez com que ocorre o aumento dos níveis plasmáticos de nicotina permite ao fumante dosar, ou titular, a concentração de nicotina no sangue com os efeitos relacionados durante o fumo. O fumante pode manipular a dose de nicotina e os níveis cerebrais alcançados a cada tragada, uma vez que a absorção ocorrida durante o fumo depende, entre outros fatores, do volume e da quantidade de tragadas e da profundidade de inalação.

A nicotina é pouco ligada às proteínas plasmáticas, menos que 5%, sendo rápida e amplamente distribuída aos órgãos e tecidos do organismo, com um volume de distribuição de 2,6 L/kg. Baseado em amostras de autópsias de fumantes humanos, o fígado é o órgão que apresenta maior afinidade por nicotina, seguido pelos rins, pelo baço e pelos pulmões, ao passo que o tecido adiposo é o que apresenta a menor afinidade. Atravessa facilmente a barreira placentária e há evidência de que as concentrações de nicotina no soro fetal e no fluido amniótico são levemente maiores que a materna.

## Biotransformação e excreção

A nicotina é rápida e extensivamente biotransformada pelo fígado, dando origem a vários metabólitos. A principal via de biotransformação é a catalisada principalmente pela CYP2A6 e, em uma menor extensão, pela CYP2B6 e CYP2E1, onde 70 a 80% da nicotina, em humanos, é convertida a cotinina. Posteriormente, a cotinina é biotransformada a *trans*-3'-hidroxicotinina (3HC) quase exclusivamente pela CYP2A6. Por esse motivo, a razão 3HC/cotinina pode ser usada como um marcador fenotípico da atividade da CYP2A6 como também para estimar a taxa de metabolismo da nicotina. A nicotina-1'-*N*-óxido é outro metabólito da nicotina, sendo que apenas 4 a 7% da nicotina é convertida por essa via, que envolve a flavina mono-oxigenase-3 (FMO3). Outros metabólitos encontrados em menores quantidades são a nornicotina (0,4 a 0,8%) e a nicotina íon isometônio (0,4-1,0%). A nicotina também pode sofrer glicuronidação, catalisada pela uridina-difosfato-glicuronosiltransferase (UGT) 1A4, 1A9 e 2B10 (Figura 1). Apesar de a glicuronidação ser geralmente uma via de menor importância, pode ser determinante para a depuração da nicotina no caso de pessoas com baixa atividade de CYP2A6.

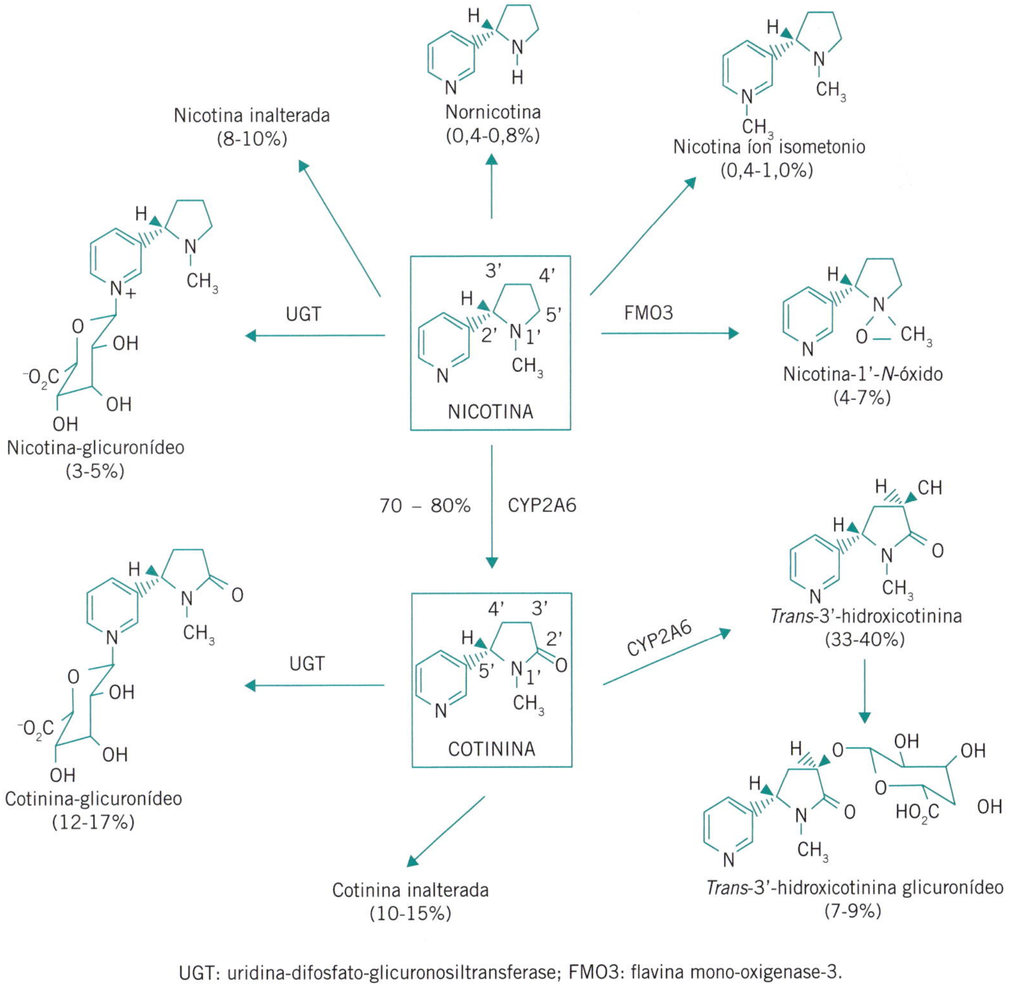

UGT: uridina-difosfato-glicuronosiltransferase; FMO3: flavina mono-oxigenase-3.

**Figura 1.** Principais vias de biotransformação da nicotina e proporções estimadas dos metabólitos excretados na urina.
*Fonte: adaptada de Hukkanen et al. 2005.*

Embora 70 a 80% da nicotina absorvida pelos fumantes seja biotransformada à cotinina, somente 10 a 15% aparece na urina como cotinina inalterada. É que, por sua vez, a cotinina também é bastante biotransformada e vários metabólitos já foram identificados na urina. Sem dúvida, parece que a maioria dos metabólitos urinários da nicotina reportados é derivada da cotinina. A *trans*-3'-hidroxicotinina é o principal metabólito da nicotina detectado na urina de fumantes (33 a 40%), seguido da cotinina glicuronídeo (12 a 17%) e também da *trans*-3'-hidroxicotinina glicuronídeo (7 a 9%) (Figura 1). A conversão de cotinina a *trans*-3'-hidroxicotinina em humanos é altamente estereosseletiva para o isômero *trans*, uma vez que menos de 5% é detectado como *cis*-3'-hidroxicotinina.

A nicotina é excretada pelos rins por filtração glomerular e secreção tubular, com reabsorção variável, dependendo do pH urinário. Com pH da urina normal, a depuração renal é cerca de 35-90 mL.min$^{-1}$, o que representa a eliminação de cerca de 5% do total da depuração. Em urina ácida (pH urinário 4,4), a nicotina está principalmente na forma ionizada, e a reabsorção tubular é minimizada; a depuração renal pode ser tão elevada quanto 600 mL.min$^{-1}$ dependendo da taxa de fluxo urinário. Na urina alcalina (pH da urina 7.0), uma fração maior de nicotina está na forma não ionizada, permitindo a reabsorção tubular com a depuração renal tão baixo como 17 mL.min$^{-1}$. Experimentos mostram que o aumento da taxa de eliminação na nicotina, por acidificação da urina, pode aumentar o consumo de cigarros de tabaco em seres humanos. A cotinina é menos influenciada pelo pH urinário do que a nicotina porque é menos básica e, portanto, está principalmente na forma não ionizada no pH fisiológico.

A meia-vida da nicotina é de cerca de 2 horas, ao passo que a da cotinina é por volta de 16 horas. Por essa razão, a cotinina é amplamente usada como um marcador quantitativo da exposição à nicotina, podendo ser detectada em vários fluidos biológicos.

Um considerável polimorfismo genético na atividade da CYP2A6 e UGT está associado com uma ampla variabilidade individual e diferenças raciais na velocidade de metabolismo da nicotina. Os asiáticos e africanos americanos metabolizam a nicotina, em média, mais lentamente do que os brancos ou hispânicos.

## 5.2. Farmacodinâmica

Quando uma pessoa fuma um cigarro de tabaco, a nicotina é absorvida rapidamente e alcança o cérebro dentro de 10 a 20 segundos, onde se liga a receptores nicotínicos colinérgicos (nAChRs). Esses receptores são oligômeros transmembranares constituídos por diferentes combinações de 5 subunidades, presentes nos gânglios autonômicos, na junção neuromuscular e no sistema nervoso central (SNC). As várias combinações de subunidades dos nAChRs diferem nas suas propriedades farmacológicas e cinéticas. Os nAChRs presentes nos músculos são heteropentâmeros constituídos por subunidades α, β, γ, δ e ε, ao passo que os receptores do cérebro são formados por 9 subunidades α (α2 a α10) e 3 subunidades β (β2 a β4). As subunidades mais abundantes, em humanos, são α4β2, α3β4, e α7 (homomérico).

A presença da subunidade β2 é crítica para a liberação da dopamina e para os efeitos comportamentais da nicotina, incluindo a autoadministração. A subunidade α4 é um importante determinante da sensibilidade à nicotina. O subtipo α3β4 parece mediar os efeitos cardiovasculares da nicotina, ao passo que os receptores α-7 homomérico medeiam a rápida transmissão sináptica e podem desempenhar um papel na aprendizagem.

Os nAChRs pertencem à família dos receptores ligados aos canais iônicos, também chamados de ionotrópicos. Quando a nicotina se liga a esses receptores, eles se ativam e adquirem a conformação de canal aberto, permitindo o influxo de cátions, incluindo sódio e cálcio ($Na^+$ e $Ca^{2+}$). No SNC, a nicotina exerce seus efeitos interagindo com nAChRs pré-sinápticos localizados nos terminais dos axônios. A estimulação desses receptores resulta no aumento da liberação de vários neurotransmissores. A liberação de dopamina é crítica para os efeitos reforçadores da nicotina e outras drogas de abuso. A liberação de outros neurotransmissores, como norepinefrina, acetilcolina, glutamato, serotonina, endorfinas e GABA, também medeia vários comportamentos observados em fumantes.

A relação dose-resposta da nicotina é complexa, seguindo uma curva em forma de "U" invertido, ou seja, em baixas concentrações, a nicotina tem pouca influência na autoadministração, mas produz uma estimulação do sistema nervoso central e periférico, com aumento do estado de alerta, frequência cardíaca ou pressão sanguínea. Com a elevação da dose, é ativado o centro de recompensa, causando um aumento de sensações agradáveis. No entanto, em doses mais elevadas, a nicotina produz um efeito aversivo, com bloqueio ganglionar resultando em bradicardia, hipotensão e uma diminuição do estado mental. Por esse motivo, fumantes titulam, isto é, dosam a quantidade de nicotina capaz de manter os níveis plasmáticos correspondentes às experiências gratificantes.

### 5.2.1. *Tolerância*

Uma exposição crônica à nicotina resulta em uma neuroadaptação, ou seja, o desenvolvimento da tolerância farmacodinâmica, que pode influenciar diversos circuitos e vias de sinalização. A neuroadaptação mais bem estudada é aquela associada com o aumento do número de nAChRs cerebrais, conhecida como *up-regulation*. Vários mecanismos moleculares têm sido propostos para explicar a *up-regulation* dos receptores, que pode ser visto como uma adaptação homeostática.

Em condições fisiológicas normais, após a abertura do canal pela ligação à acetilcolina, os receptores ficam transitoriamente refratários ou dessensibilizados. Porém, na ausência do agonista, devido à degradação pela acetilcolinesterase, os receptores retornam ao estado de repouso em que os canais voltam a se fechar, mas com a possibilidade de serem novamente ativados. No entanto, ao contrário da acetilcolina, a nicotina não é hidrolisada pela acetilcolinesterase e, assim, a exposição prolongada à nicotina favorece a dessensibilização dos nAChRs e os receptores permanecem inativos. A resposta homeostática aos receptores dessensibilizados é a *up-regulation*.

A tolerância se desenvolve rapidamente para disforia, náuseas e vômitos, que geralmente ocorrem quando se fuma pela primeira vez. Para muitos fumantes, à medida que vão fumando no decorrer de um dia, desenvolve-se uma tolerância para os efeitos subjetivos e uma tolerância parcial para a aceleração do ritmo cardíaco. A tolerância se desenvolve em diferentes graus para várias respostas à nicotina, de acordo com as diferentes taxas de inativação dos subtipos de receptores colinérgicos nicotínicos. Mas os efeitos primários, como a euforia, tendem a diminuir ao longo do dia. No entanto, a abstinência durante a noite permite uma considerável ressensibilização para as ações da nicotina, ou seja, a tolerância é perdida e os receptores se tornam ativos novamente. Assim, o primeiro cigarro do dia produz uma resposta cardiovascular e subjetiva maior do que os subsequentes. À medida que os cigarros são fumados ao longo do dia, as recompensas positivas vão progressivamente diminuindo, pois o acúmulo de nicotina resulta em um maior grau de tolerância, e os sintomas de abstinência se tornam mais pronunciados entre os sucessivos cigarros. Assim, no final do dia, a motivação de fumar se dá primariamente pelo alívio dos sintomas de abstinência.

Devido às características de dose-resposta e de tolerância, a maioria dos fumantes tende a absorver a mesma quantidade de nicotina no dia a dia para alcançar os efeitos desejados do cigarro. Os fumantes ajustam o seu comportamento de fumar para compensar alterações na disponibilidade de nicotina ou na taxa de sua eliminação, a fim de regular os níveis de nicotina. Dessa forma, cigarros "light" ou com "baixos teores de nicotina e alcatrão" dão apenas a ilusão ao fumante de que trazem menor risco à saúde. Ao fumar esses cigarros, o fumante precisa dar tragadas mais profundas, aumentar o número de tragadas por cigarro ou, ainda, aumentar a quantidade de cigarros fumados para evitar o declínio da concentração plasmática de nicotina. Como consequência, os fumantes ficam expostos a uma maior quantidade de monóxido de carbono do que anteriormente.

## 5.2.2. *Dependência*

A liberação de dopamina é crítica para os efeitos reforçadores tanto da nicotina como de outras drogas de abuso. A nicotina libera dopamina na área mesolímbica, corpo estriado e córtex pré-frontal. De especial importância são os neurônios dopaminérgicos da área tegmental ventral do mesencéfalo e a liberação de dopamina no núcleo *accumbens*, já que esta via parece ser crítica para a recompensa induzida pelas drogas de abuso, uma vez que sinaliza uma experiência agradável. A ativação de neurônios dopaminérgicos na área tegmental ventral é aumentada pelos neurônios glutamatérgicos excitatórios e inibida por projeções GABAérgicas, também estimulados pela nicotina. Assim, o efeito global da nicotina sobre a liberação de dopamina é dependente da interação de efeitos diretos da nicotina e da modulação do glutamato e GABA. Em modelos animais usados para testar a recompensa, a nicotina reduz acentuadamente o limiar para autoadministração, o que é consistente com uma maior recompensa.

O receptor do subtipo α4β2* (asterisco indica uma possível presença de outras subunidades no receptor) é predominante no cérebro humano e acredita-se que seja o principal receptor que medeia a dependência da nicotina. Em camundongos que não expressam o gene da subunidade β2, os efeitos comportamentais da nicotina são eliminados de tal modo que não há liberação de dopamina no cérebro ou a autoadministração não é mantida.

Além da nicotina, outros constituintes da fumaça do cigarro contribuem para a dependência. Produtos formados da condensação do acetaldeído (presente na fumaça do cigarro) com aminas biogênicas inibem a atividade da MAO-A e da MAO-B; há evidências de que a inibição da MAO contribui para o aumento dos efeitos reforçadores da nicotina devido à maior disponibilidade da dopamina.

A dependência ao tabaco é multifatorial, incluindo o desejo das ações farmacológicas diretas da nicotina, como prazer, excitação e aumento do desempenho, bem como o alívio da síndrome de abstinência e o comportamento condicionado. Os fumantes associam estados de humor específicos, situações ou fatores ambientais (as chamadas pistas ambientais) com os efeitos de recompensa da nicotina. O desejo de fumar é mantido, em parte, por tais condicionamentos. Por exemplo, geralmente se fuma após uma refeição, com uma xícara de café ou uma bebida alcoólica, ou com amigos que fumam. Quando tais situações são repetidas várias vezes, podem se tornar uma poderosa pista para desencadear o desejo de fumar. Aspectos ligados ao próprio ato de fumar, como a manipulação do cigarro, o gosto, o cheiro ou a sensação de fumaça na garganta, também se associam com os efeitos agradáveis de fumar. Até mesmo experiências desagradáveis podem se tornar pistas condicionadas para querer fumar. Assim, um fumante pode aprender que ficar sem um cigarro provoca irritabilidade e que o fumo proporciona um alívio. Depois de repetidas experiências como esta, quando um fumante se sentir irritado por qualquer outro motivo, pode ter desejo de fumar. As pistas associadas à droga desencadeiam recaída, que constituem um problema clínico importante, pois contribuem para a persistência da dependência.

Estudos de neuroimagem funcional indicam que a exposição às pistas associadas à droga ativa regiões corticais do cérebro, incluindo a ínsula. Fumantes que sofrem danos na ínsula (p. ex., devido a trauma cerebral) são mais propensos a parar de fumar logo após a lesão e permanecer abstinentes comparados com aqueles que tiveram lesão cerebral sem afetar a ínsula.

O risco de dependência aumenta quando mais jovem se começa a fumar, assim como é maior a dificuldade para largar de fumar. Estatísticas mostram que 80% dos fumantes começaram a fumar com idade inferior a 18 anos. Estudos conduzidos em cérebro em desenvolvimento, em animais, sugerem que a nicotina pode induzir alterações permanentes que levam à dependência. Ratos adolescentes expostos à nicotina apresentam maiores alterações cerebrais e maiores taxas de autoadministração de nicotina, quando comparados com ratos adultos, o que é consistente com a ideia de que a exposição precoce à nicotina aumenta a gravidade da dependência.

Outras populações vulneráveis para a dependência de nicotina incluem pessoas com doenças psiquiátricas, como esquizofrenia, depressão e outros transtornos de humor e ansiedade, bem como em usuários de drogas, incluindo o álcool. As taxas de tabagismo em indivíduos com esquizofrenia são extraordinariamente altas ($\geq$ 80%).

Como a nicotina é metabolizada em cotinina, principalmente pelas enzimas hepáticas CYP2A6, as pessoas com uma base genética para o metabolismo lento fumam menos cigarros por dia do que aquelas com um metabolismo mais rápido. Na medida em que os fumantes regulam a absorção de nicotina para manter determinados níveis plasmáticos, aqueles que metabolizam nicotina rapidamente fumam mais cigarros por dia do que aqueles que metabolizam mais lentamente. Estudos têm sugerido que os metabolizadores rápidos são mais propensos a se tornar dependentes, apresentar sintomas de abstinência mais intensos e ter maior dificuldade em deixar de fumar do que os metabolizadores lentos.

O comportamento de fumar em mulheres é mais fortemente influenciado por estímulos condicionados, ao passo que os homens são mais propensos a fumar em resposta a estímulos farmacológicos, regulando sua absorção de nicotina mais precisamente do que a mulher. Em média, as mulheres metabolizam a nicotina mais rapidamente do que os homens, o que pode contribuir para a sua maior suscetibilidade à dependência à nicotina e pode ajudar a explicar por que, entre os fumantes, é mais difícil para as mulheres deixar de fumar. Além do mais, as mulheres têm uma maior prevalência de transtorno depressivo do que os homens. Dada a forte ligação entre a dependência de nicotina e depressão, esta pode ser outra base para as diferenças de sexo relativas ao nível de dependência à nicotina.

Estudos em gêmeos têm demonstrado que a tendência a fumar pode ser herdada; mais de 50% do risco de se tornar dependente da nicotina pode ser atribuído a fatores genéticos. Uma pesquisa recente mostrou que modelos animais com uma variação genética que inibe o gene que codifica a subunidade α5 do receptor nicotínico, aumenta a vulnerabilidade à dependência à nicotina e à propensão a desenvolver doenças associadas ao fumo (câncer de pulmão e doença pulmonar obstrutiva crônica – DPOC). Esse efeito pode ser revertido com o aumento da expressão da mesma subunidade. Os autores sugerem que a nicotina ativa os receptores nicotínicos contendo a subunidade α5 no trato habenulo-interpeduncular, desencadeando uma resposta que atua para diminuir o desejo de consumir mais nicotina.

### 5.2.3. *Síndrome de abstinência*

A síndrome de abstinência ocorre quando a ausência abrupta da nicotina desequilibra a homeostase mantida na presença crônica de nicotina. Dessa forma, a retirada da nicotina resulta em uma liberação subnormal de dopamina e outros neurotransmissores. Consequentemente, há uma deficiência na resposta da dopamina a estímulos novos em geral e um estado de mal-estar e incapacidade de sentir prazer. Os mais proeminentes sintomas de abstinência são sintomas de irritabilidade, impaciência, ansiedade, distúrbios do sono, dificuldades de concentração, aumento do apetite com consequente elevação de peso. Outras manifestações incluem problemas de convivência com amigos e familiares, bradicardia, constipação e compulsão de fumar. Muitos desses sintomas são comuns a outras drogas de abuso, mas o ganho de peso e a diminuição da frequência cardíaca parecem ser mais específicos após a retirada da nicotina.

Os sintomas de abstinência da nicotina geralmente atingem um pico durante a primeira semana de interrupção do uso e desaparecem durante as próximas 3 a 4 semanas. No entanto, alguns relatos indicam que os sintomas podem desaparecer dentro de 10 dias, e outros que os sintomas da retirada podem persistir nos últimos 31 dias.

O estado de mal-estar e incapacidade de sentir prazer associada à retirada da nicotina tem sido chamado de "desregulação hedônica", que pode explicar a fissura em voltar a fumar novamente. A rápida reversão após readministração de nicotina pode explicar porque mesmo um único cigarro pode facilmente resultar em um retorno compulsivo ao uso do tabaco. Outro fato que pode contribuir para os sinais e sintomas da abstinência é a hiperexcitação das vias colinérgicas, como consequência da recuperação do estado ativo dos receptores que voltaram a ser responsivos à acetilcolina após a queda acentuada da concentração de nicotina.

A abstinência da nicotina também está associada com a desregulação do eixo hipotálamo-hipófise-adrenal (HPA) e com a cascata de eventos que envolvem o aumento dos níveis do fator liberador de corticotropina extra-hipotalâmica (CRF) e sua ligação com receptores no cérebro (CRF1), que medeia a resposta ao estresse.

Nesse sentido, diversos autores admitem que a dificuldade para o fumante abandonar o hábito de fumar deve-se aos efeitos experimentados pela abstinência.

## 6. PRINCIPAIS EFEITOS TÓXICOS DO TABAGISMO

O primeiro estudo a demonstrar uma clara relação entre o hábito de fumar e a incidência de câncer de pulmão data da década de 1950. Na época, as taxas de mortalidade por câncer de pulmão no Reino Unido cresciam e a etiologia da doença não era definida, tendo como causas possíveis a poluição atmosférica ou o tabagismo. Os autores enviaram questionários sobre os hábitos de fumar para todos os médicos do país, e após três anos verificaram a ocorrência de mortes e suas causas entre os fumantes e não fumantes, sendo observada maior mortalidade por todas as causas investigadas entre os fumantes.

O tabagismo produz danos em todos os órgãos do corpo, causando muitas doenças e reduzindo a qualidade de vida do fumante. Parar de fumar leva a benefícios a curto e longo prazo, reduzindo riscos de doenças tabaco-relacionadas e melhorando a saúde em geral. Por exemplo, pacientes tabagistas com doença coronariana, ao cessarem o hábito de fumar, reduzem o risco de mortalidade em 36%, além de prevenirem infarto não fatal em 32%, quando comparados com pacientes que continuaram a fumar. O risco de acidente vascular cerebral é aproximadamente 1,5 vezes maior em fumantes, igualando-se ao de não fumantes em aproximadamente cinco anos após parar de fumar.

### 6.1. Intoxicação aguda

A intoxicação aguda por tabaco, cujo princípio ativo tóxico mais importante é a nicotina, ocorre principalmente em crianças que ingeriram acidentalmente cigarros e outros produtos contendo tabaco. Também pode ser proveniente da exposição dérmica a folhas da planta, comum em pessoas que trabalham na colheita do tabaco, também conhecida como doença do tabaco verde.

A nicotina é o princípio ativo que causa intoxicação nessas situações. Nas intoxicações leves ou moderadas, podem-se observar desconforto gastrintestinal, náusea, vômitos, tontura, cefaleia, tremor, palidez, diaforese e hipertensão. As intoxicações graves são mais raras e podem ser acompanhadas de convulsões, confusão, fraqueza, bradicardia, hipotensão e paralisia dos músculos respiratórios.

### 6.2. Doenças cardiovasculares

As doenças cardiovasculares são a principal causa de morte no mundo e o tabagismo é sua principal causa prevenível, sendo responsável por 10% das mortes.

Alguns componentes da fumaça do cigarro afetam processos fisiopatológicos no sangue circulante e na parede interna arterial. Seus efeitos produzem mudança substancial no balanço hemostático no endotélio, levando a aterosclerose e trombose. Também diminuem a capacidade de oxigenação do sangue e aumentam as demandas do miocárdio.

Os mecanismos pelos quais o fumo acelera a aterosclerose e precipita eventos coronarianos agudos são complexos. Os principais constituintes responsáveis são produtos da combustão, incluindo oxidantes químicos, acroleína, butadieno, metais, hidrocarbonetos aromáticos policíclicos, material particulado e monóxido de carbono. Os oxidantes aumentam radicais livres, peroxidação de lipídios e contribuem com vários mecanismos de doença cardiovascular, incluindo inflamação, disfunção endotelial, oxidação da lipoproteína de baixa densidade (LDL) e ativação plaquetária.

A nicotina causa aumento significativo das concentrações de epinefrina, norepinefrina, elevação da frequência cardíaca, da pressão arterial e vasoconstrição, especialmente dos capilares. A nicotina aumenta o débito cardíaco, a frequência cardíaca e a pressão arterial, mas não está claro o seu papel na aterosclerose.

Cronicamente, o tabagismo induz enrijecimento arterial. Com cada cigarro, a pressão arterial aumenta transitoriamente, sendo mais proeminente no primeiro cigarro do dia. Há também interação entre fumar e consumir café, o que contribui para elevação da pressão sistólica durante o dia. Foi observado que alguns fumantes habituais têm pressão arterial menor que não fumantes, que pode ser relacionada a menor peso corporal e ao efeito vasodilatador da cotinina, o principal metabólito da nicotina.

O monóxido de carbono inalado na fumaça do cigarro se liga mais avidamente à hemoglobina do que o oxigênio, reduzindo a quantidade de hemoglobina disponível para oxigenação. O nível de carboxiemoglobina em fumantes é de 5 a 10% maior do que nos não fumantes, cujo nível normal é abaixo de 1%.

## 6.3. Doenças respiratórias

Os componentes da fumaça do tabaco prejudicam o sistema respiratório por vários mecanismos que envolvem estresse oxidativo, ataque ao sistema de defesa, toxicidade aos movimentos ciliares e irritação da mucosa. Vários produtos da fumaça do tabaco causam esses danos diretamente, sendo alvo de maior regulação, como o dióxido de nitrogênio, monóxido de carbono, acroleína, formaldeído, cádmio, cianeto de hidrogênio.

A principal morbidade respiratória não maligna causada pelo fumo do tabaco é a doença pulmonar obstrutiva crônica (DPOC) e seus subtipos (enfisema, bronquite crônica e asma crônica obstrutiva). A DPOC caracteriza-se por limitação no fluxo de ar que é geralmente progressiva e associada com resposta inflamatória crônica aumentada das vias aéreas e dos pulmões a partículas ou gases nocivos.

Por ser uma doença crônica e comum, a DPOC causa elevados gastos com saúde, como consultas médicas frequentes, hospitalização e tratamento medicamentoso. Os pacientes com DPOC apresentam principalmente dispneia, tosse crônica e expectoração, podendo também exibir sibilos e aperto no peito. Parar de fumar é uma estratégia efetiva para o tratamento e controle dessas doenças pulmonares.

## 6.4. Câncer

O tabagismo é a principal causa de câncer que pode ser prevenido, contabilizando mais de 20% das mortes de câncer do mundo.

O tabaco é classificado como carcinogênico pela IARC (grupo 1), sendo fator de risco comprovado para vários tipos de câncer. Os componentes químicos do tabaco causam transformações nas células, mutações ou outros danos genéticos que desencadeiam o câncer. As células somáticas dos fumantes contêm mais danos nos cromossomos de que as de não fumantes.

As evidências atuais, provenientes de estudos de coorte e caso-controle, comprovam a existência de risco aumentado devido ao consumo de tabaco e aos seguintes cânceres: trato digestivo superior; cavidade oral; faringe; esôfago; estômago; fígado; pâncreas; sinos nasais; nasofaringe; laringe; pulmão; cérvix uterina; rins; e trato urinário inferior. Os usuários de tabaco mascado também têm risco aumentado para neoplasias, em especial o câncer de boca, de esôfago e de pâncreas.

Mais recentemente, há evidências de que o tabagismo é fator de risco para câncer de mama, câncer de pele (carcinoma de células escamosas) e alguns subtipos de câncer de ovário. Os dados sobre o hábito de fumar e a incidência de câncer do tipo melanoma são incertos, sendo apontado como fator de proteção para os homens, mas não para mulheres.

Há informações contraditórias sobre o tabagismo e o risco de desenvolver leucemia mieloide. Segundo a monografia sobre tabaco da IARC e o relatório do Departamento Americano de Saúde e Serviços Humanos (USDHHS, do inglês United States Department of Health and Human Services), esse câncer pode ser causado pelo hábito de fumar. Tais relatórios baseiam-se na descrição individual de cada estudo, sem apresentar uma medida de risco sumarizando o efeito. A revisão sistemática com metanálise disponível no assunto, entretanto, não encontrou significância estatística nessa associação.

Alguns aspectos merecem ser enfatizados: primeiro, o tabaco tem ação carcinogênica sob qualquer forma de utilização, aspirado, mascado ou tragado; segundo, o tabaco e os produtos da sua combustão e resultantes da biotransformação exercem ação carcinogênica em outros órgãos, além do pulmão.

## 6.5. Efeitos nocivos na gravidez

Fumar durante a gravidez é o principal fator de risco prevenível associado com complicações no parto e gestação, sendo associado com 5% das mortes infantis, 10% dos partos prematuros e 30% dos casos de baixo peso para a idade gestacional. O fumo ativo ou passivo durante a gravidez aumenta os riscos de descolamento da placenta, ruptura prematura de membranas e placenta prévia.

Menor oxigenação para o feto causada pela formação de carboxiemoglobina e diminuição da perfusão do espaço interviloso, por vasoespasmo causado pela nicotina, são os principais mecanismos da toxicidade do tabagismo na gestação. Estudos apontam que a nicotina pode prejudicar o desenvolvimento dos pulmões do feto, diminuir o movimento de respiração fetal e aumentar a frequência cardíaca. O tabagismo também pode causar dano ao material genético do feto, sendo este efeito ainda não completamente esclarecido.

Apesar de haver amplo conhecimento que fumar durante a gravidez pode prejudicar o bebê, a prevalência desse hábito ainda é alta. No último levantamento feito nos Estados Unidos, observou-se que 14% das gestantes eram fumantes.

## 6.6. Outros efeitos nocivos à saúde

O tabaco influencia na mortalidade por todas as causas e diminui a expectativa de vida dos fumantes; apesar de não causar diretamente algumas doenças, o tabagismo piora o tratamento e a recuperação de diversas situações clínicas.

O tabagismo é associado com o aumento do risco de vários tipos de infecções, incluindo tuberculose, pneumonia pneumocócica, doença dos legionários, doença meningocócica, gripe e resfriados.

O hábito de fumar aumenta o risco de desenvolver diabetes tipo 2, o que pode ser devido ao efeito da nicotina na sensibilidade à insulina.

O tabagismo acelera a perda óssea e aumenta significativamente o risco de osteoporose e fratura óssea em homens e mulheres.

O tabaco pode causar disfunção erétil, menopausa prematura e problemas de fertilidade em homens e mulheres.

Úlceras gástricas e duodenais têm maior incidência e demoram mais para cicatrizar em fumantes do que em não fumantes.

O fumo do cigarro está associado a maior risco de gengivite e periodontites, causando manchas nos dentes; prejudica a fixação de implantes dentários; e causa perda de dentes. Usuários de tabaco mascado podem desenvolver leucoplasia (queratose da bolsa de tabaco), caracterizada por hiperqueratose e ulceração na parte interna da bochecha.

O tabagismo aumenta o risco de complicações perioperatórias, retardo na união de fraturas, infecção, complicações na cicatrização de tecidos moles e complicações pulmonares. Parar de fumar antes ou durante o período pré-operatório pode prevenir tais complicações.

Os hidrocarbonetos aromáticos policíclicos podem causar indução do citocromo P-450, isoenzimas CYP1A1, CYP1A2 e CYP2E1, envolvidas no metabolismo de medicamentos no fígado e em outros órgãos. Alguns medicamentos, como teofilina, cafeína, imipramina, haloperidol, propranolol e estradiol, podem ser mais rapidamente biotransformados, tendo possível impacto no tratamento clínico. A eliminação de heparina também é maior, possivelmente pela ativação de trombose pelo tabagismo. A vasoconstrição cutânea devido à nicotina pode diminuir a absorção de insulina subcutânea e há pior controle da hipertensão e frequência cardíaca pelo tratamento com beta-bloqueadores. Observa-se menor efeito sedativo de benzodiazepínicos e menos analgesia com opioides, refletindo o efeito estimulante da nicotina.

O uso de contraceptivos com o hábito de fumar representa um sério risco de desenvolver trombose, devendo ser evitado. O risco é maior entre as mais jovens e nas fumantes de mais de 20 cigarros por dia.

Fumar acelera o envelhecimento da pele pela formação de radicais livres e patologias relacionadas. O tabagismo pode exaurir os mecanismos de defesa celular e reparação, resultando em acumulação do dano devido a mutações e mau funcionamento de proteínas. Também leva à alteração da matriz extracelular da pele e desequilíbrio entre biossíntese e degradação das proteínas do tecido conectivo da derme; diminui a síntese de colágeno; e aumenta sua degradação. Tais mecanismos estão envolvidos no aparecimento de rugas que conferem o aspecto envelhecido da pele dos fumantes.

Apesar de popularmente reconhecido por afetar a voz, poucos estudos estão disponíveis sobre o efeito do tabagismo na voz. Um estudo comparou esse efeito em 68 fumantes e 66 não fumantes e observou várias alterações na voz de fumantes quando comparados aos não fumantes, provavelmente por mudanças histopatológicas causadas pelo tabaco. As principais diferenças observadas nos parâmetros analisados foram: aumento da frequência de perturbação; diminuição da frequência fundamental; e aumento dos parâmetros de tremor vocal; esses efeitos significam que há queda na qualidade vocal, além de a voz ficar mais grave e de haver maior tremor vocal. O número de cigarros fumados por dia influencia nos resultados.

## 7. EXPOSIÇÃO INVOLUNTÁRIA À FUMAÇA DO TABACO

O tabagismo também oferece risco aos não fumantes expostos passivamente à fumaça do tabaco. O tabagismo involuntário, também conhecido como tabagismo passivo ou inalação da fumaça de tabaco ambiental, é comprovadamente nocivo à saúde.

A fumaça do tabaco ambiente é composta de corrente principal inalada (e depois exalada) pelo tabagista e corrente secundária, que é aquela que se exala da ponta de ignição do cigarro para a atmosfera. A corrente secundária tem maiores concentrações de vários agentes tóxicos do que a corrente principal.

O tabagismo passivo comprovadamente causa câncer de pulmão, doenças cardiovasculares, doenças respiratórias crônicas, diabetes, e aumenta a mortalidade por outras causas. Nas crianças, o espectro dos efeitos é maior, causando síndrome da morte súbita, doenças respiratórias (incluindo asma) e do trato respiratório inferior (alteração do desenvolvimento e crescimento pulmonar), disfunção endotelial, otite média, cáries, diminuição da função renal e doença coronariana.

## 7.1. Tabagismo no ambiente de trabalho

Com o aumento do conhecimento público sobre os efeitos nocivos do tabagismo, esse hábito antigamente aceito no local de trabalho, atualmente vem sendo banido da maior parte desses ambientes.

Nos bares, restaurantes, boates e cassinos, o fumo é ainda permitido em alguns países, representando risco maior para os garçons e demais trabalhadores desses ambientes, que ficam expostos durante toda a jornada de trabalho ao tabagismo passivo.

## 8. CONCLUSÕES

O tabagismo está direta e indiretamente ligado ao desenvolvimento de várias doenças graves, sem apresentar nenhum benefício comprovado. Esforços devem ser concentrados na prevenção do hábito de fumar, por meio de medidas educativas, restritivas e regulatórias, a fim de evitar a difusão do tabagismo. A oferta de alternativas terapêuticas para os fumantes é igualmente importante para auxiliar no desafio de parar de fumar.

## 9. BIBLIOGRAFIA

ALKHATIB, M.N.; HOLT, R.D.; BEDI, R. Smoking and tooth discolouration: findings from a national cross-sectional study. *BMC Public Health*, v.5, p.27, 2005.

BALMÉ, F. Plantas medicinais. São Paulo: Hemus, 1978, 398p.

BENOWITZ, N.L. Clinical pharmacology of nicotine: implications for understanding, preventing, and treating tobacco addiction. *Clin. Pharmacol. Ther.*, v.83, p.531-41, 2008.

BENOWITZ, N.L. Nicotine addiction. *N. Engl. J. Med.*, v.362, p.2295-303, 2010.

BENOWITZ, N.L. Nicotine. In: OLSON, K.R. (Ed.). *Poisoning & drug overdose*. McGraw-Hill, 2012.

BENOWITZ, N.L. Pharmacology of nicotine: addiction, smoking-induced disease, and therapeutics. *Annu. Rev. Pharmacol. Toxicol.*, v.49, p.57-71, 2009.

BENOWITZ, N.L.; HUKKANEN, J.; JACOB, P. 3rd. Nicotine chemistry, metabolism, kinetics and biomarkers. *Handb. Exp. Pharmacol.*, v.192, p.29-60, 2009.

BERAL, V. *et al.* Ovarian cancer and smoking: individual participant meta-analysis including 28,114 women with ovarian cancer from 51 epidemiological studies. *Lancet Oncol.*, v.13, n.9, p.946-56, 2012.

BOFFETTA, P. *et al.* Smokeless tobacco and cancer. *Lancet Oncol.*, v.9, n.7, p.667-75, 2008.

BRASIL. Instituto Brasileiro de Geografia e Estatística. Instituto Nacional de Câncer. Pesquisa nacional por amostra de domicílios. Tabagismo 2008, Rio de Janeiro, 2009. Disponível em: <http://www.inca.gov.br/inca/Arquivos/publicacoes/tabagismo.pdf>. Acesso em: 24 jul. 2013.

BRAWLEY, O.W. Avoidable cancer deaths globally. *CA Cancer J. Clin.*, v.61, n.2, p.67-8, 2011.

CAVALCANTE, T. The Brazilian experience with tobacco control policies. *Salud Publica Mex*, v.46, n.6, p.549-58, 2004.

CHAMBRONE, L. *et al.* Effects of tobacco smoking on the survival rate of dental implants placed in areas of maxillary sinus floor augmentation: a systematic review. *Clin. Oral Implants Res.*, May 2013. Disponível em: <http://www.ncbi.nlm.nih.gov/pubmed/23651315>.

DANI, J.A.; JENSON, D.; BROUSSARD, J.I.; DE BIASI, M. Neurophysiology of nicotine addiction. *J. Addict. Res. Ther.*, suppl.1, n.1, p.1-12, 2011.

DE BIASI, M; DANI, J.A. Reward, addiction, withdrawal to nicotine. *Annu. Rev. Neurosci.* v.34, p.105-30, 2011.

DOLL, R.; HILL, A.B. The mortality of doctors in relation to their smoking habits; a preliminary report. *Br Med J*, v.1, n.4877, p.1451-5.

ERIKSEN, M.; MACKAY, J.; ROSS, H. The Tobacco Atlas. 4th ed. Atlanta: American Cancer Society 2012.

FONT QUER, P. Plantas medicinales: el dioscórides renovado. Barcelona: Labor, 1962, 1033p.

FOWLER, C.D.; LU, Q.; JOHNSON, P.M.; MARKS, M.J.; KENNY, P.J. Habenular α5 nicotinic receptor subunit signalling controls nicotine intake. *Nature*, v.471, p.597-601, 2011.

GANDINI, S. *et al.* Tobacco smoking and cancer: a meta-analysis. *Int. J. Cancer*, v.122, n.1, p.155-64, 2008.

GAUDET, M.M. *et al.* Active smoking and breast cancer risk: original cohort data and meta-analysis. *J. Natl. Cancer Inst.*, v.105, n.8, p.515-25, 2013.

GIARDINA, E.G. Cardiovascular effects of nicotine. In: *UpToDate*. Waltham: Basow, D.S. UpToDate, 2012.

GIOVINO, G.A. *et al.* Tobacco use in 3 billion individuals from 16 countries: an analysis of nationally representative cross-sectional household surveys. *Lancet*, v.380, n.9842, p.668-79, 2012.

GONZALEZ, J.; CARPI, A. Early effects of smoking on the voice: a multidimensional study. *Med. Sci. Monit.*, v.10, n.12, p.CR649-56, 2004.

HANIOKA, T. *et al.* Causal assessment of smoking and tooth loss: a systematic review of observational studies. *BMC Public Health*, v.11, p.221, 2011.

HOFFMANN, D.; HOFFMANN, I.; EL-BAYOUMY, K. The less harmful cigarette: A controversial issue. A tribute to Ernst L. Wynder. *Chem. Res. Toxicol.*, v.14, p.767-90, 2001.

HUKKANEN, J.; JACOB, P. 3rd, BENOWITZ, N.L. Metabolism and disposition kinetics of nicotine. *Pharmacol. Rev.*, v.57, p.79-115, 2005.

INTERNATIONAL AGENCY FOR RESEARCH ON CANCER (IARC) monographs on the evaluation of carcinogenic risks to humans. Tobacco smoke and involuntary smoking. Lyon: International Agency for Research on Cancer, 2004.

ITC PROJECT, WORLD HEALTH ORGANIZATION, and WORLD HEART FEDERATION. Cardiovascular harms from tobacco use and secondhand smoke: global gaps in awareness and implications for action. Geneva, 2012. Disponível em: <http://www.who.int/tobacco/publications/surveillance/cardiovascular_harms_tobacco_use/en/>. Acesso em: 24 jul. 2013.

KAMEROW, D. Big Tobacco lights up e-cigarettes. *BMJ*, v.346, p.f3418, 2013.

KANIS, J.A. *et al.* Smoking and fracture risk: a meta-analysis. *Osteoporos Int.*, v.16, n.2, p.155-62, 2005.

KAPLAN, N.M. Smoking and hypertension. In: *UpToDate*. Waltham: Basow, D.S. UpToDate, 2012.

LEE, J.J. *et al.* The musculoskeletal effects of cigarette smoking. *J. Bone Joint Surg. Am.*, v.95, n.9, p.850-9, 2013.

LEISTIKOW, B.N.; MARTIN, D.C.; MILANO, C. E. Fire injuries, disasters, and costs from cigarettes and cigarette lights: a global overview. *Prev. Med.*, v.31, n.2 Pt1, p.91-9, 2000.

LEONARDI-BEE, J.; ELLISON, T.; BATH-HEXTALL, F. Smoking and the risk of nonmelanoma skin cancer: systematic review and meta-analysis. *Arch. Dermatol.*, v.148, n.8, p.939-46, 2012.

LEVY, D.T. *et al.* Smoking-related deaths averted due to three years of policy progress. *Bull World Health Organ*, v.91, n.7, p.509-18, 2013.

MCIVOR, R.A.; TUNKS, M.; TODD, D.C. Copd. *Clin. Evid. (online)*, v.2011. Disponível em: <http://www.ncbi.nlm.nih.gov/pubmed/21639960>.

MONTEIRO, C.A. *et al.* Population-based evidence of a strong decline in the prevalence of smokers in Brazil (1989-2003). *Bull World Health Organ*, v.85, n.7, p.527-34, 2007.

Nicotine. In: (Ed.). POISINDEX® Managements. Greenwood Village (CO): Thomson Reuters (Healthcare) Inc.

NUTT, D. *et al.* Development of a rational scale to assess the harm of drugs of potential misuse. *Lancet*, v.369, n.9566, p.1047-53, 2007.

ORTIZ, A.; GRANDO, S.A. Smoking and the skin. *Int. J. Dermatol.*, v.51, n.3, p.250-62, 2012.

PLANETA, C.S.; CRUZ, F.C. Bases neurofisiológicas da dependência do tabaco. *Rev. Psiquiatr. Clínica [on-line]*, v.32, p.251-8, 2005.

POMP, E.R.; ROSENDAAL, F.R.; DOGGEN, C.J. Smoking increases the risk of venous thrombosis and acts synergistically with oral contraceptive use. *Am. J. Hematol.*, v.83, n.2, p.97-102, 2008.

PROGRAM, N.T. Tobacco-related exposures: tobacco smoking. *Rep. Carcinog.*, v.12, p.408-10, 2011.

RENNARD, S. I. Chronic obstructive pulmonary disease: Definition, clinical manifestations, diagnosis, and staging. In: *UpToDate*. Waltham: Basow, D.S. UpToDate, 2013.

RIGOTTI, N.A.; RENNARD, S.I.; DAUGHTON, D.M. Benefits and risks of smoking cessation. In: *UpToDate*. Waltham: Basow, D.S. UpToDate, 2012.

RODRIGUEZ-THOMPSON, D. Smoking and pregnancy. In: *UpToDate*. Waltham: Basow, D.S. UpToDate 2013.

RUBENFIRE, M.; JACKSON, E. Cardiovascular risk of smoking and benefits of smoking cessation. In: *UpToDate*. Waltham: Basow, D.S. UpToDate, 2012.

SAMET, J.M. Secondhand smoke exposure: effects in adults. In: *UpToDate*. Waltham: Basow, D.S. UpToDate, 2012.

SAMET, J.M.; SOCKRIDER, M. Control of secondhand smoke exposure. In: *UpToDate*. Waltham: Basow, D.S. UpToDate, 2012.

SONG, F. *et al.* Smoking and risk of skin cancer: a prospective analysis and a meta-analysis. *Int. J. Epidemiol.*, v.41, n.6, p.1694-705, 2012.

TONG, V.T. *et al.* Trends in smoking before, during, and after pregnancy – Pregnancy Risk Assessment Monitoring System (PRAMS), United States, 31 sites, 2000-2005. *MMWR Surveill Summ.*, v.58, n.4, p.1-29, 2009.

US DEPARTMENT OF HEALTH AND HUMAN SERVICES. How tobacco smoke causes disease: the biology and behavioral basis for smoking-attributable disease: a report of the surgeon general. Atlanta, GA: US 2010. Disponível em: <http://www.surgeon-general.gov/library/reports/tobaccosmoke/full_report.pdf>. Acesso em: 27 jul. 2013.

US DEPARTMENT OF HEALTH AND HUMAN SERVICES. The health consequences of smoking: a report of the surgeon general. Atlanta, GA: US, 2004. Disponível em: <http://www.cdc.gov/tobacco/data_statistics/sgr/2004/complete_report/index.htm>. Acesso em: 27 jul. 2013.

US DEPARTMENT OF HEALTH AND HUMAN SERVICES. The health consequences of involuntary exposure to tobacco smoke: a report of the surgeon general. Atlanta, GA: US, 2006. Disponível em: <http://www.surgeongeneral.gov/library/reports/secondhandsmoke/report-index.html>.

EPA. Reregistration Eligibility Decision (RED) Document for nicotine. US Environmental Protection Agency, 2008.

WORLD HEALTH ORGANIZATION. Global health risks: mortality and burden of disease attributable to selected major risks. Geneva, 2009. Disponível em: <http://www.who.int/healthinfo/global_burden_disease/GlobalHealthRisks_report_full.pdf>. Acesso em: 19 jul. 2013.

WORLD HEALTH ORGANIZATION. International Agency for Research on Cancer. IARC monographs on the evaluation of carcinogenic risks to humans; 83. Tobacco smoke and involuntary smoking. Lyon: FR, 2004. Disponível em: <http://monographs.iarc.fr/ENG/Monographs/vol83/mono83.pdf>. Acesso em: 27 jul. 2013.

ZEVIN, S.; BENOWITZ, N.L. Drug interactions with tobacco smoking. An update. *Clin Pharmacokinet*, v.36, n.6, p.425-38, 1999.

# 4.9.

# *CANNABIS*

### *Regina Lúcia de Moraes Moreau*

## CONTEÚDO DESTE CAPÍTULO

## 1. INTRODUÇÃO

Originária da Ásia Central, a *Cannabis sativa* é considerada uma das mais antigas plantas cultivadas pelo homem. A primeira evidência de seu uso foi encontrada na China, onde achados arqueológicos e históricos indicaram que era cultivada para obtenção de fibras desde 4000 a.C. No entanto, os registros mais remotos datam de 2723 a.C., quando foi mencionada na Farmacopeia Chinesa. Linné foi quem primeiramente a classificou como *Cannabis sativa*, em 1753. Difundiu-se gradualmente para a Índia, Oriente Médio, chegando à Europa somente nos fins do século XVIII e início do XIX, passando pelo norte da África e atingindo as Américas. Até então, era utilizada principalmente pelas suas propriedades têxteis e medicinais. Com relação ao Brasil, existem documentos históricos mostrando que a maconha foi introduzida na época das capitanias (final do século XVIII) para a produção de fibras. No entanto, acredita-se que a planta seja conhecida há mais tempo, utilizada como hipnótico pelos primeiros escravos. Seu uso era frequente entre as classes mais baixas, porém mais tarde foi difundido entre jovens de todas as classes.

De acordo com o Relatório Mundial sobre Drogas (*World Drug Report*) de 2013, a *Cannabis* permanece a droga de uso ilícito mais consumida no mundo; houve um pequeno aumento na prevalência de usuários de *Cannabis* – 180 milhões ou 3,9% da população entre 15 e 64 anos –, em comparação com as estimativas anteriores em 2009. O consumo mundial de *Cannabis* tem aumentado desde 2009, sendo que as regiões com uma prevalência anual de consumo maior que a média global permanecem sendo a África Central e Ocidental (12,4%), Oceania (10,9%, principalmente Austrália e Nova Zelândia), América do Norte (10,7%) e Europa Central e Ocidental (7,6%). O consumo de *Cannabis* na América do Norte e na maior parte da Europa Central e Ocidental é considerado estável ou em declínio.

Ainda de acordo com o Relatório Mundial sobre Drogas de 2013, a maioria dos países da América Latina e do Caribe tem registrado uma elevação no número de apreensões de erva de *Cannabis* nos últimos anos. Três países da América Latina (Brasil, Colômbia e Paraguai) apreenderam grandes quantidades de maconha em 2011. No Brasil, o número de casos de apreensão foi praticamente o mesmo em 2010 e 2011 (885 e 878 casos, respectivamente), mas a quantidade total apreendida passou de 155 toneladas em 2010 para 174 toneladas em 2011, o terceiro aumento consecutivo.

Com o objetivo de avaliar padrões de uso de álcool, tabaco e drogas de uso ilícito na população brasileira, foi realizado o segundo Levantamento Nacional de Álcool e Drogas (II Lenad) pelo Instituto Nacional de Políticas Públicas do Álcool e Outras Drogas (Inpad) da Unifesp, que entrevistou 4.607 indivíduos com 14 anos ou mais em 149 municípios do território nacional entre novembro de 2011 e abril de 2012. Esse estudo revelou que 7% da população adulta já havia experimentado maconha na vida, o que representa 8 milhões de pessoas. Dentre essas, 42% usaram no último ano, o que corresponde a 3% da população adulta (mais de 3 milhões de pessoas). Quanto ao uso na adolescência o estudo mostrou que quase 600 mil adolescentes (4% da população) usaram maconha pelo menos uma vez na vida, enquanto a taxa de uso no último ano foi idêntica à dos adultos (3%, equivalente a mais de 470 mil adolescentes). Outros resultados importantes foram que mais da metade dos usuários, tanto adultos quanto adolescentes, consome maconha diariamente (1,5 milhões de pessoas) e que mais de 60% dos usuários de maconha experimentaram a droga pela primeira vez antes dos 18 anos de idade.

Com relação à dependência, o II Lenad identificou quase 40% dos usuários adultos como dependentes, sendo que, na adolescência, esse índice alcança 10% entre os usuários. Além disso, foi detectado que um terço dos adultos usuários já havia tentado parar e não conseguiram, enquanto 27% já haviam apresentado sintomas de abstinência na tentativa de parar.

## 2. QUÍMICA E CONSTITUINTES DA *CANNABIS SATIVA* L

Originalmente o termo canabinoide referia-se aos fitocanabinoides, classe de compostos contendo 21 átomos de carbono, tipicamente encontrados na *Cannabis sativa* L, incluindo seus ácidos carboxílicos, análogos e produtos de transformação. No entanto, essa restrita definição farmacognóstica foi descartada em favor de um conceito mais amplo, baseado na farmacologia e na síntese química. Atualmente, o termo canabinoide refere-se a todos os ligantes dos receptores canabinoides e compostos relacionados, incluindo ligantes endógenos e grande número de análogos canabinoides sintéticos.

Os fitocanabinoides podem ser numerados de acordo com o sistema dibenzopirano ou sistema monoterpenoide (Figura 1). O sistema dibenzopirano é o mais empregado e utiliza regras químicas formais adotadas pelo *Chemical Abstracts*, e o sistema monoterpênico é usualmente empregado por pesquisadores europeus e está relacionado com o precursor terpênico biogênico dos canabinoides. Assim, o $\Delta^9$-THC designado pelo sistema dibenzopirano é o $\Delta^1$-THC quando se considera o sistema monoterpênico. *Idem* para o $\Delta^8$-THC com relação ao $\Delta^{6-}$-THC. No presente texto, é utilizado o sistema dibenzopirano.

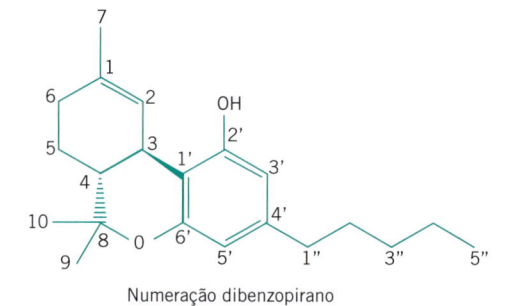

Numeração dibenzopirano

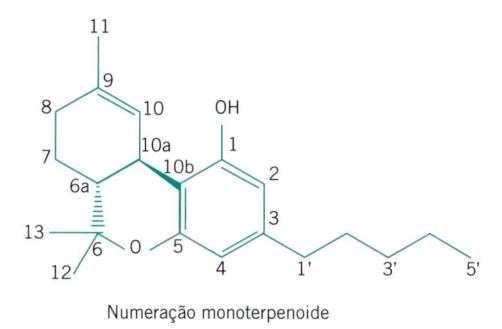

Numeração monoterpenoide

**Figura 1.** Estrutura química do tetraidrocanabinol (THC), numerado de acordo com o sistema dibenzopirano ($\Delta^9$- THC) e sistema monoterpênico ($\Delta^1$- THC).

Em 1980, o número total de canabinoides naturais identificados na *Cannabis sativa* L. era de 423, aumentando para 489 em 2005. Dentre esses, foram isolados 70 fitocanabinoides pertencentes a diferentes tipos ou subgrupos: $\Delta^9$-THC, $\Delta^8$-THC, canabinol (CBN), canabidiol (CBD), canabigerol (CBG), canabicromeno (CBC), canabiciclol (CBL), canabielsoin (CBE), canabinodiol (CBDL) e canabitriol (CBTL).

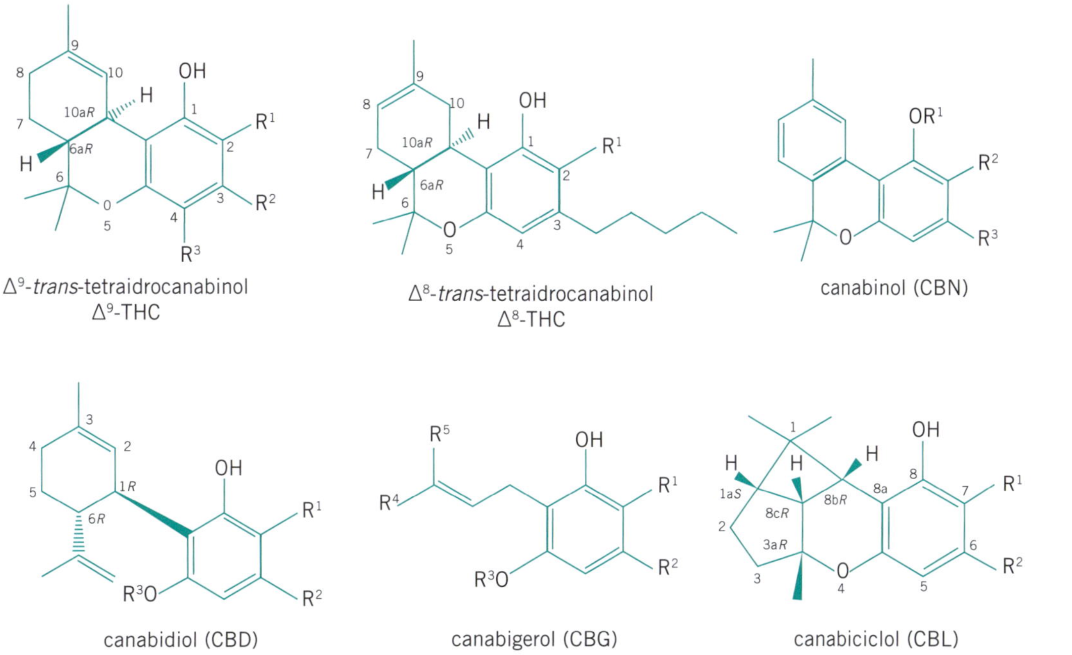

Δ⁹-*trans*-tetraidrocanabinol
Δ⁹-THC

Δ⁸-*trans*-tetraidrocanabinol
Δ⁸-THC

canabinol (CBN)

canabidiol (CBD)

canabigerol (CBG)

canabiciclol (CBL)

**Figura 2.** Estrutura química de alguns tipos de fitocanabinoides.

Dentre todos os fitocanabinoides contidos na *Cannabis sativa* L., o $\Delta^9$-THC é, reconhecidamente, o principal composto químico com efeito psicoativo. Foi isolado em 1964, apesar de a maconha ser conhecida há quase 5.000 anos. Na planta madura, as maiores concentrações de $\Delta^9$-THC localizam-se nas inflorescências, com valores decrescentes nas folhas e somente traços presentes no caule e ramos. Não são encontradas em raízes e sementes. As condições ambientais, como clima, temperatura, índice pluviométrico, natureza do solo, métodos de cultivo e conservação, influenciam no teor de $\Delta^9$-THC, condicionando sua psicoatividade. Existem outros fitocanabinoides psicoativos, como o $\Delta^8$-THC, isômero do $\Delta^9$-THC, o $\Delta^9$-tetraidrocanabivarin ($\Delta^9$-THCV), homólogo 3-propil do $\Delta^9$-THC e o canabinol (CBN); porém, como são encontrados em pequenas concentrações ou são bem menos potentes, não interferem nos efeitos da *Cannabis*.

Os fitocanabinoides estão sob a forma de seus ácidos carboxílicos correspondentes na planta *in natura*; os ácidos canabinoides de $\Delta^9$-THC, CBD, CBC e CBG são quantitativamente os mais importantes. Os ácidos canabinoides do $\Delta^9$-THC são desprovidos de atividade farmacológica, necessitando ser descarboxilados para produzirem efeitos psicoativos. A descarboxilação pode acontecer de forma espontânea, pelo processo de ressecamento, estocagem e, principalmente, durante a pirólise, quando a *Cannabis* é fumada. Além do mais, o $\Delta^9$-THC é termo e fotossensível, degradando o CBN na presença de calor, luz, ácidos e atmosfera de oxigênio. Assim, produtos de *Cannabis* armazenados têm a tendência de perder a potência com o tempo ou conforme as condições de estocagem.

## 3. PREPARAÇÕES DA *CANNABIS*

As preparações obtidas da *Cannabis* são várias e recebem diferentes nomes conforme a parte da planta utilizada e o modo como são preparadas (Tabela 1). Portanto, o teor de $\Delta^9$-THC varia bastante. Essas denominações são numerosas, nem sempre fáceis de definir, variando de um país para outro.

**Tabela 1.** Principais preparações obtidas da *Cannabis*.

| Preparação | Composição | Teor de $\Delta^9$-THC | Modo de uso |
|---|---|---|---|
| **Maconha** (Brasil), **Marijuana, grass** (EUA); **Kit** (Marrocos), **Dagga** (África do Sul) | planta inteira, com proporções variáveis de folhas, inflorescências, caules e frutos | 1-3% | fumada por meio de cigarros conhecidos como "fininho" ou "baseado". Em média, um cigarro contém entre 0,5 e 1,0 g da erva |
| **Haxixe** (Meio-Oeste e Norte da África), **Charas** (Índia) | exsudato resinoso seco, coletado das inflorescências das plantas cultivadas | 10-20% | geralmente fumado por meio de cachimbos |
| **Óleo de haxixe** (*Cannabis* líquida ou óleo de *Cannabis*) | produto obtido por meio da extração com solventes orgânicos ou por destilação. Raramente presente no comércio ilícito | 15-60% | adicionado a alimentos e bebidas ou mesmo ao material vegetal para aumentar a sua potência |

continua

continuação

| | | | |
|---|---|---|---|
| **Sinsemilla** "Seedless marijuana" (Califórnia, EUA) | sumidades floridas das plantas femininas que não foram polinizadas | 5-14% | fumada |
| **Ganja** (Índia) | massa resinosa composta por folhas pequenas e inflorescências de plantas cultivadas | cerca de 3% | fumada ou adicionada a bebidas e doces |
| **Bhang** (Índia) | folhas secas e inflorescências de plantas não cultivadas | equivalente ao da maconha | normalmente é bebida na forma de decoração |
| **Skunk ou skank** | cultivo em condições controladas de temperatura, umidade, nutrientes, luminosidade, geralmente em hidroponia | até 35% | fumada |

## 4. TOXICOCINÉTICA DO Δ⁹-THC

### 4.1. Vias de introdução e absorção

As preparações da *Cannabis* são geralmente consumidas via pulmonar, por meio do fumo de cigarros ou pequenos cachimbos ou via oral, pela ingestão da droga incorporada a alimentos como bolos, biscoitos e outros produtos doces, ou ainda adicionada na forma de extratos ou soluções alcoólicas em bebidas, usando a semente ou o óleo da planta.

### 4.1.1. *Via pulmonar – absorção alveolar*

A absorção pulmonar de $\Delta^9$-THC é muito rápida devido às condições anatômicas do pulmão, como grande área da superfície alveolar, extensa rede capilar e alto fluxo sanguíneo. Por esse motivo, o $\Delta^9$-THC já é detectável no plasma, segundos após a primeira tragada de um cigarro de *Cannabis*, atingindo nível plasmático máximo dentro de 3 a 10 minutos após o início do ato de fumar. A biodisponibilidade sistêmica geralmente varia entre 8 a 24%; os principais fatores que influenciam nessa variação são:

- perda do $\Delta^9$-THC durante o ato de fumar; cerca de 30% é destruído pela pirólise e de 40 a 50% perdido na corrente secundária. Também é importante ressaltar que a quantidade de $\Delta^9$-THC liberada para a corrente primária aumenta linearmente em função do aumento da porcentagem do cigarro queimado. Ou seja, a segunda metade fumada de um cigarro de maconha libera mais $\Delta^9$-THC que a primeira metade;
- dinâmica do ato de fumar como número e tempo de duração das tragadas, intervalo de tempo entre as tragadas, volume da fumaça inalada e tempo de retenção no pulmão;

experiência do fumante. A biodisponibilidade do $\Delta^9$-THC é maior em usuários crônicos quando comparados com os eventuais, pois são mais eficientes na técnica de fumar. Esse é, provavelmente, o fator que mais contribui para a incerteza da biodisponibilidade do $\Delta^9$-THC. Mesmo pesquisas realizadas com cigarros padronizados e com rigoroso protocolo para o controle da dose no ato de fumar (tempos de inalação, retenção, exalação e de repouso preestabelecidos) mostram grandes variações interindividuais.

### 4.1.2. *Via oral – absorção pelo trato gastrintestinal*

Após consumo oral, a absorção do $\Delta^9$-THC é lenta e irregular, geralmente alcançando uma concentração plasmática máxima, após 1 a 2 horas. Apesar de 90 a 95% do $\Delta^9$-THC serem absorvidos na porção superior do intestino delgado, a biodisponibilidade oral é muito baixa, variando de 4 a 12%, pelos seguintes fatores:

- extensa biotransformação hepática decorrente da primeira passagem pelo fígado;
- degradação do $\Delta^9$-THC devido ao meio ácido do estômago e aos microrganismos normalmente presentes no trato gastrintestinal.

Ao contrário da via pulmonar, cujo pico dos efeitos subjetivos e fisiológicos ocorre minutos após a inalação da fumaça, a resposta após a ingestão de maconha tem um início mais demorado (30 a 60 minutos), maior variabilidade de respostas e efeitos máximos ocorrendo 2,5 a 3,5 horas mais tarde, persistindo por 4 a 6 horas (Tabela 2).

**Tabela 2.** Diferenças na velocidade de absorção, biodisponibilidade e no tempo de efeito subjetivo entre as vias oral e pulmonar da *Cannabis*.

| | | | Efeito subjetivo | | |
|---|---|---|---|---|---|
| **Via de administração** | **Velocidade de absorção** | **Biodisponibilidade sistêmica** | **Início** | **máximo** | **Duração** |
| oral | lenta e irregular | 4-12% | 30-60 min | 2,5-3,5 horas | 4-6 horas |
| pulmonar | muito rápida | 8-24% | minutos | 8-15 min | 1-3 horas |

### 4.2. Distribuição

O $\Delta^9$-THC é ligado às proteínas plasmáticas em cerca de 97 a 99%, principalmente às lipoproteínas e, em menor proporção, à albumina. Essa alta afinidade proteica é consequência de sua alta lipossolubilidade. É uma resina praticamente insolúvel em água, com o valor de pKa = 10,6 e coeficiente de partição octanol/água em pH neutro da ordem de 6.000.

Após a absorção, devido às suas propriedades físico-químicas, o $\Delta^9$-THC é rapidamente distribuído para os tecidos altamente vascularizados como cérebro, fígado, coração, rins e pulmões, resultando em um decréscimo significativo na concentração plasmática. A seguir, ocorre uma redistribuição desse fármaco, com um acúmulo intensivo em tecidos menos vascularizados e no tecido adiposo, local de depósito onde a concentração de $\Delta^9$-THC pode ser cerca de 1.000 vezes maior que a plasmática.

Os canabinoides cruzam a barreira placentária e são secretados no leite materno.

## 4.3. Biotransformação e excreção

O $\Delta^9$-THC é quase inteiramente biotransformado, principalmente pelo complexo enzimático do sistema microssômico do Cit P-450 (CYP), com maior expressão da subfamília de isoenzimas da CYP2C. Além do fígado, outros tecidos como coração e pulmões também são capazes de biotransformar os canabinoides; porém, em uma extensão muito menor. Envolve oxidação alílica, epoxidação, oxidação alifática, descarboxilação e conjugação, com mais de 20 compostos já identificados na urina e fezes humanas.

Os principais produtos de biotransformação são os compostos mono-hidroxilados, especialmente o 11-hidroxi--(OH)-$\Delta^9$-THC e o 8-beta-hidroxi-(OH)-$\Delta^9$-THC. São compostos ativos, sendo que o primeiro exibe atividade e disposição similar ao $\Delta^9$-THC, enquanto o segundo é menos potente. Entretanto, como a concentração plasmática de 11-OH-$\Delta^9$-THC é tipicamente menor que 10%, quando comparada à concentração do $\Delta^9$-THC, após absorção pulmonar, é provável não haver uma contribuição significativa do composto nos efeitos psicoativos do $\Delta^9$-THC. Posteriormente, o 11-OH-$\Delta^9$-THC é oxidado a ácido 11-nor-9-carboxi-$\Delta^9$-THC, também conhecido como THC-COOH, que é um composto polar e inativo. Esse produto de biotransformação é conjugado com ácido glicurônico e excretado em quantidades significativas na urina (Figura 3).

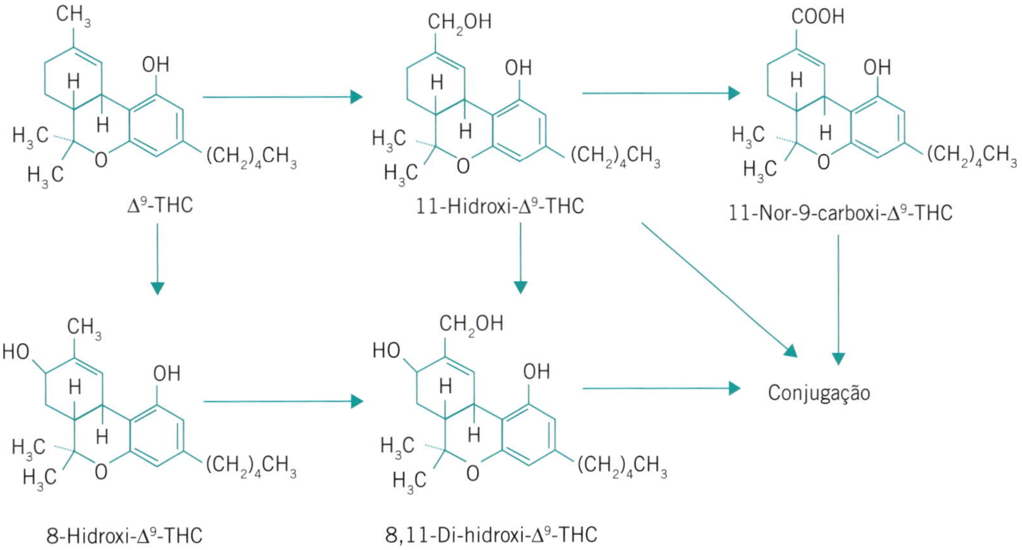

**Figura 3.** Principais vias de biotransformação do $\Delta^9$-THC.

Aproximadamente 70% de uma dose total de $\Delta^9$-THC é excretada dentro de 72 horas, sendo 30% na urina e 40% nas fezes. Ocorre recirculação entero-hepática dos produtos de biotransformação do $\Delta^9$-THC, pois uma quantidade significativa desses compostos é excretada nas fezes. Esse fato também contribui para uma lenta eliminação do $\Delta^9$-THC. Uma quantidade muito pequena de $\Delta^9$-THC inalterado é encontrada na urina, e somente 2% de uma dose é excretada como 11-OH-$\Delta^9$-THC.

Portanto, o THC-COOH é o principal produto de biotransformação urinário e um biomarcador de exposição à *Cannabis*. Entretanto, estudos mostram que há uma grande variação interindividual no teor e tempo de excreção desse composto na urina. Em média, a janela de detecção (tempo em que é possível ser detectado após a exposição) do THC-COOH urinário para fumantes eventuais de *Cannabis*, é de 2 a 4 dias, considerando um *cutoff* (valor de referência acima do qual é considerado positivo) de 15 ng/mL. Já para fumantes frequentes, a janela de detecção é cerca de um mês e, em casos excepcionais, pode atingir três meses. Considerando a via oral e um *cutoff* de 20 ng/mL, a janela de detecção é de 5,9 dias após o consumo de dois *brownies* contendo 2,8% de $\Delta^9$-THC.

## 5. SISTEMA ENDOCANABINOIDE

A descoberta do sistema endocanabinoide e o desenvolvimento de agonistas canabinoides sintéticos, potentes e seletivos, assim como antagonistas seletivos, desempenharam um papel importante nos recentes avanços da farmacologia dos canabinoides.

Os receptores canabinoides, os endocanabinoides e as enzimas que catalisam sua biossíntese e degradação constituem o sistema endocanabinoide.

### 5.1. Receptores canabinoides

Em 1990, foi clonado em laboratório o primeiro receptor canabinoide, conhecido com CB1 e logo a seguir, em 1993, o receptor CB2. Pertencem à superfamília de receptores acoplados à proteína G, com 7 domínios transmembrânicos, contendo uma porção N-terminal extracelular e uma porção C-terminal intracelular. A similaridade entre os dois receptores é cerca de 40%, sendo o receptor CB1 maior do que o CB2.

Os receptores CB1 são os mais abundantes receptores acoplados às proteínas G no sistema nervoso central (SNC), sendo expressos, sobretudo, nos terminais pré-sinápticos. São amplamente distribuídos, expressos em densidades similares aos receptores GABAérgicos e glutamatérgicos, com níveis especialmente altos em áreas do cérebro que regulam o controle dos movimentos do corpo (gânglios basais), coordenação motora (cerebelo), aprendizagem e memória (hipocampo), funções cognitivas superiores (córtex cerebral, especialmente as regiões cingulada, frontal e parietal) e prazer (núcleo *accumbens*). Também existem receptores CB1 expressos no tronco cerebral e medula espinal, que controlam as funções fisiológicas vitais e sensações periféricas, incluindo dor. Essa distribuição é consistente com os efeitos fisiológicos e psicotrópicos produzidos pelo uso da *Cannabis* por meio da interação do Δ⁹-THC com receptores CB1.

Apesar de os receptores CB1 serem expressos principalmente no SNC, também podem ser encontrados, em menores quantidades, em uma variedade de órgãos e tecidos periféricos tais como o tecido adiposo, trato gastrintestinal, testículo, placenta, fígado, músculo e endotélio vascular.

Quanto aos receptores CB2, ao contrário dos receptores CB1, são expressos principalmente nas células imunes periféricas; as maiores concentrações são encontradas no baço, tonsilas (amídalas) e timo. Dessa forma, os receptores CB2 estão envolvidos na modulação do sistema imune. Entretanto, embora normalmente ausentes no SNC, durante estados de neuroinflamação, podem ser encontrados macrófagos residentes em algumas áreas do cérebro como na micróglia. Importante ressaltar que agonistas seletivos de receptores CB2 não produzem efeitos psicoativos, e sim suprimem a função imune.

## 5.2. Endocanabinoides

A descoberta dos receptores canabinoides revolucionou o estudo da biologia dessas substâncias, pois foi levantada a possibilidade da existência de canabinoides sintetizados pelo próprio organismo, os chamados canabinoides endógenos ou endocanabinoides. A partir de então, desencadeou uma intensa busca pelos ligantes endógenos. O primeiro a ser descoberto, em 1992, foi a N-araquidonil-etanolamina ou anandamida, palavra derivada do sânscrito *ananda*, que significa felicidade, seguido pelo 2-araquidonil-glicerol (2-AG). Posteriormente, no início dos anos 2000, também foram identificados, em ordem cronológica, o 2-araquidonil-éter-glicerol (noladina), a N-araquidonil-dopamina (NADA) e a O-araquidonil-etanolamina (virodamina). Ao contrário do que era de se supor, os endocanabinoides são estruturalmente distintos do Δ⁹-THC, sendo todos eles derivados de ácidos graxos poli-insaturados de cadeia longa, especialmente do ácido araquidônico (Figura 4).

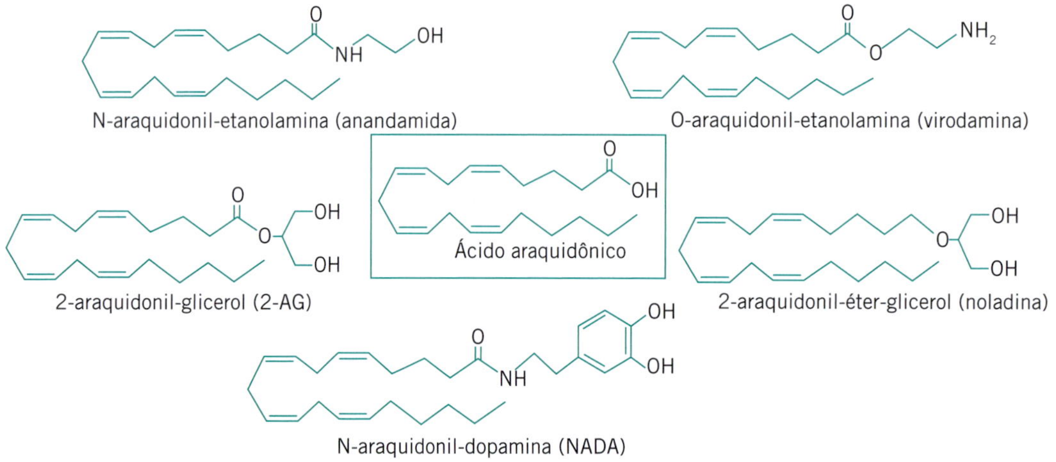

**Figura 4.** Ácido araquidônico e endocanabinoides.

Os endocanabinoides apresentam seletividade variada para os dois receptores canabinoides. A anandamida é mais seletiva para o receptor CB1, enquanto o 2-AG ativa ambos os receptores CB1 e CB2. A noladina liga-se a receptores CB1 e muito fracamente aos CB2. A virodamina é um antagonista de CB1 e um agonista parcial de CB2. A anandamida e a NADA também podem estimular levemente os receptores vaniloides VR1, que são receptores associados à dor (nociceptores). Apesar da descoberta desses novos compostos, a anandamida e o 2-AG permaneceram os mais intensamente investigados. Portanto, eles ainda são referidos como os principais endocanabinoides.

### 5.2.1. *Biossíntese e degradação dos endocanabinoides*

Os endocanabinoides derivam de precursores fosfolipídicos membranares, sendo sintetizados conforme a demanda, ou seja, quando necessários. Não são armazenados em vesículas sinápticas e difundem-se para o meio extracelular tão logo são produzidos. Dessa forma, o passo limitante para o início da ação dos endocanabinoides é a própria síntese, e não a liberação vesicular. Seus níveis não são constantes e a cinética de sua degradação é o principal fator de sua atividade.

A anandamida pode ser produzida em duas etapas. Primeiramente, a enzima N-acil-transferase (NAT) catalisa a transferência do araquidonato de um fosfolipídio, para o grupo amina da fosfatidil-etanolamina (PE), por um mecanismo dependente de cálcio, para formar a N-araquidonil-fosfatidil-etanolamina (NArPE). A seguir, a NArPE é clivada pela N-acil-fosfatidil-etanolamina (NAPE) fosfolipase D específica (NAPE-PLD), que libera a anandamida das membranas lipídicas. A anandamida é inativada principalmente pela hidrolase de amida de ácido graxo *fatty acid amide hydrolase* (FAAH), encontrada, sobretudo, nos compartimentos intracelulares (retículo endoplasmático, mitocôndrias) de neurônios pós-sinápticos (Figura 5).

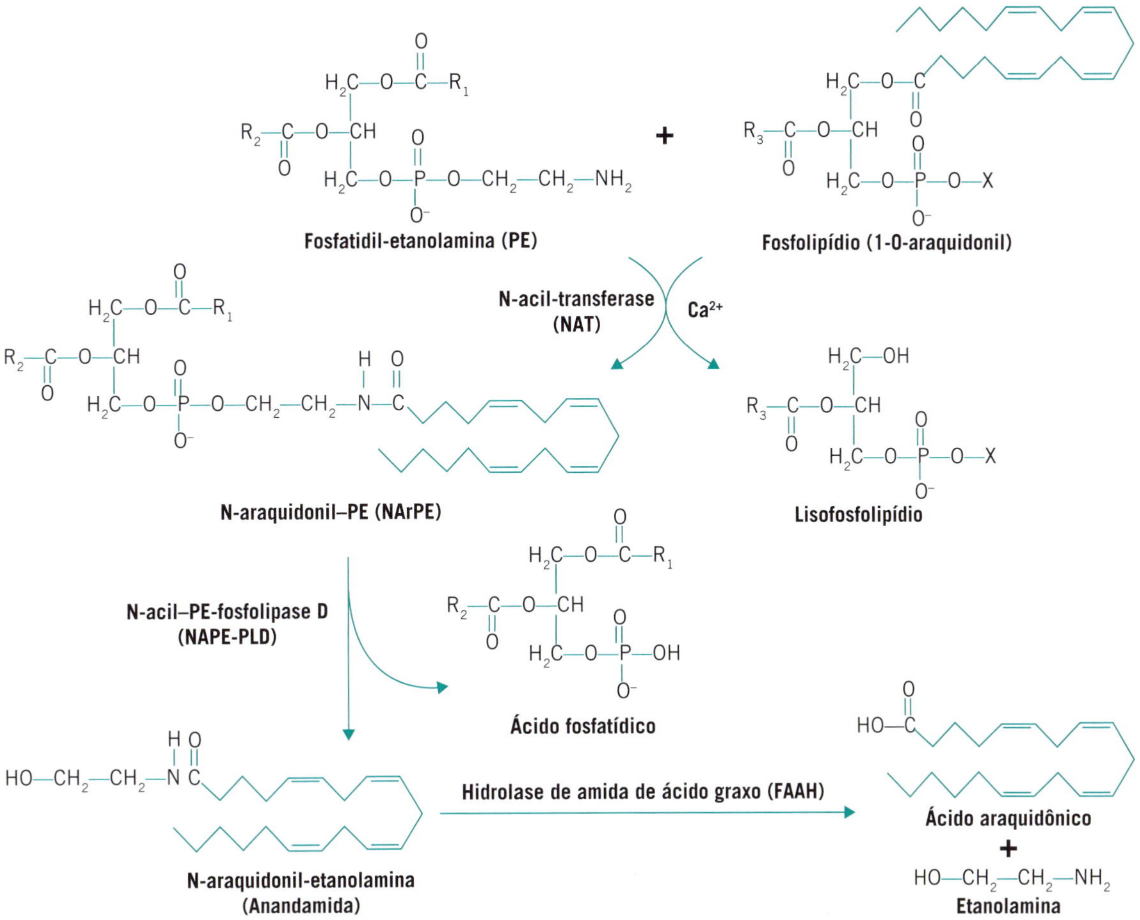

**Figura 5.** Biossíntese e degradação da anandamida (N-araquidonil-etanolamina).

A mais provável via de síntese do 2-AG envolve a ativação da fosfolipase C ligada à membrana (PLC), que catalisa a hidrólise da ligação fosfodiéster do fosfatidilinositol-4,5--bifosfato (PIP$_2$), liberando para o meio intracelular dois segundos mensageiros: o inositol 1,4,5-trifosfato (IP$_3$) e o *sn*-1,2-diacilglicerol (DAG). A seguir, o DAG é convertido a 2-AG pela *sn*-1-DAG lipase seletiva (DAGL). Após sua liberação, o 2-AG é transportado para o compartimento intracelular onde é inativado pela monoacilglicerol-lipase (MAGL) (Figura 6).

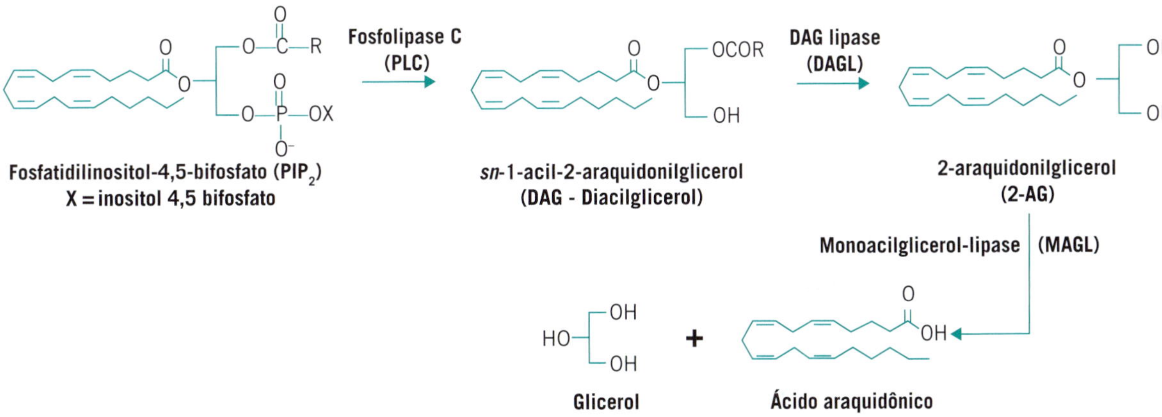

**Figura 6.** Biossíntese e degradação do 2-AG (2-araquidonilglicerol).

### 5.2.2. *Neurotransmissão retrógada dos endocanabinoides x neurotransmissão convencional dos neurotransmissores clássicos*

Quando comparada aos neurotransmissores clássicos (como a acetilcolina, o glutamato, o GABA, a dopamina e a serotonina), a neurotransmissão dos endocanabinoides (anandamida e o 2-AG) é atípica, ou seja, não convencional (Figura 7).

Os endocanabinoides não são armazenados em vesículas sinápticas; são sintetizados nos neurônios pós-sinápticos, "sob demanda", após influxo de cálcio e a subsequente ativação das fosfolipases (fosfolipase D no caso da anandamida e diacilglicerol lipase no caso da 2-AG), que convertem os fosfolipídios em endocanabinoides. Uma vez sintetizados, são imediatamente liberados para a fenda sináptica e agem como mensageiros retrógrados, pois vão se ligar aos receptores CB1 pré-sinápticos. Geram um efeito rápido e são transportados através das membranas para serem inativados por enzimas hidrolíticas intracelulares.

A atividade farmacológica do $\Delta^9$-THC e do ligante endógeno anandamida é similar; a diferença é que, com relação à anandamida, o início de ação é muito mais rápido e a duração muito menor quando comparado com o $\Delta^9$-THC devido à hidrólise enzimática. Como consequência, a afinidade da anandamida por receptores canabinoides é somente ¼ a ½ da afinidade apresentada pelo $\Delta^9$-THC.

### 5.3. Interação dos agonistas canabinoides com receptores CB1

Quando o $\Delta^9$-THC, a anandamida ou 2-AG interagem com os receptores canabinoides, as proteínas G são ativadas e é desencadeada uma variedade de eventos intracelulares característicos (Figura 8).

Como os receptores CB1 são predominantemente expressos em neurônios pré-sinápticos, a ação do $\Delta^9$-THC e dos ligantes endógenos nessas vias de sinalização sugere que os canabinoides tenham um papel importante como moduladores da liberação de uma ampla gama de neurotransmissores, incluindo glutamato, GABA, dopamina, serotonina e acetilcolina. Nesse sentido, o sistema endocanabinoide tem um papel homeostático no controle da excitação ou inibição excessiva, principalmente em processos como ansiedade, depressão, cognição, dependência, função motora, comportamento alimentar e dor, regulando a neurotransmissão sináptica.

#### Neurotransmissão convencional

1. A transmissão do potencial de ação leva a uma despolarização, que causa abertura dos canais de cálcio no neurônio pré-sináptico.
2. Com a entrada de íons $Ca^{2+}$, os neurotransmissores clássicos sintetizados em terminais pré-sinápticos e armazenados em vesículas são liberados na fenda sináptica.
3. Os neurotransmissores se ligam aos receptores pós-sinápticos.

#### Neurotransmissão retrógrada

1. A transmissão do potencial de ação ao longo do axônio aos terminais nervosos causa despolarização dos neurônios pós-sinápticos com entrada de íons $Ca^{2+}$.
2. Os endocanabinoides são produzidos sob demanda nos neurônios pós-sinápticos pelo estímulo resultante da elevação dos níveis intracelulares de $Ca^{2+}$, que ativam enzimas como a DAGL ou NAPE-PLD;
3. Os endocanabinoides sintetizados difundem para a fenda sináptica e de maneira retrógrada se ligam aos receptores CB1 nos neurônios pré-sinápticos.

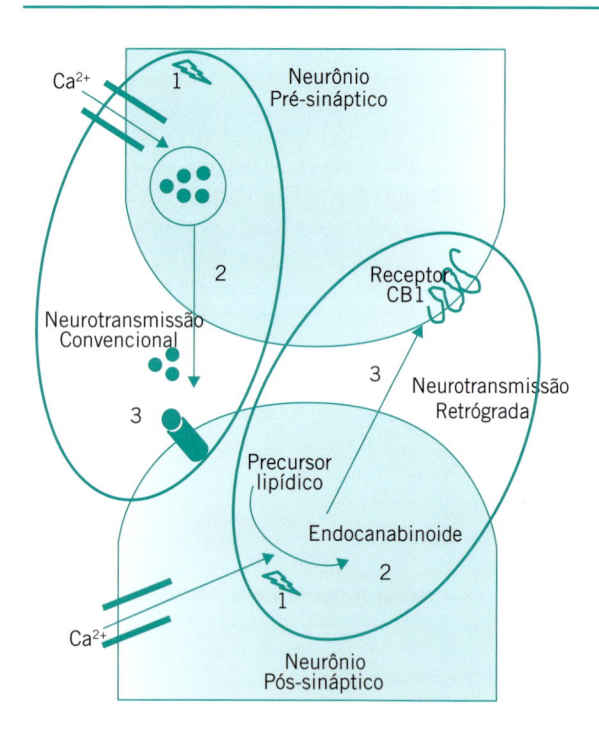

**Figura 7.** Comparação entre a neurotransmissão convencional (neurotransmissores clássicos) e a neurotransmissão retrógrada (endocanabinoides).

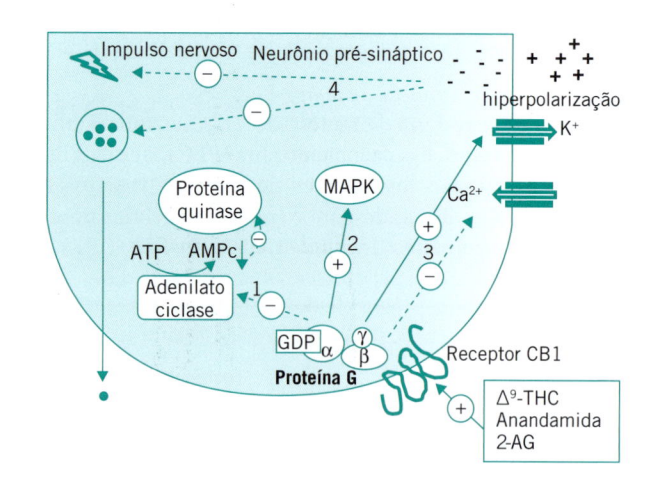

**Figura 8.** Eventos intracelulares da ativação da proteína G decorrentes da interação entre agonistas canabinoides e receptores CB1.

1 A atividade da adenilato ciclase é inibida; como consequência, a concentração intracelular de AMPc é reduzida, levando a uma diminuição das proteínas quinases; 2 Estimulação das proteínas quinases ativadas por mitógeno *mitogen-activated protein kinases* (MAPK); 3 o caso específico dos receptores CB1, ocorre uma inibição de canais de $Ca^{2+}$ dependentes de voltagem do tipo N e P/Q e uma estimulação de canais retificadores de entrada de $K^+$ (Kir), o que resulta em uma diminuição do influxo de cálcio e um aumento de efluxo de potássio, tornando o neurônio pré-sináptico hiperpolarizado; 4 Como consequência, há um decréscimo da liberação de neurotransmissores e da transmissão do impulso nervoso.

# 6. EFEITOS TÓXICOS DA *CANNABIS*

## 6.1. A curto prazo

A toxicidade aguda da *Cannabis* é muito baixa; não há relato na literatura que afirme que a *Cannabis* cause morte por excesso de consumo, a chamada *overdose*. A dose fatal em humanos é estimada entre 15 e 70 g, que é uma dose muitas vezes maior do que a inalada normalmente por usuários habituais. A dose letal média ($DL_{50}$) por via oral em ratos é extremamente alta, variando de 800 a 1.900 mg/kg, conforme o sexo e a linhagem.

Há uma grande variação interindividual relativa aos efeitos produzidos pela *Cannabis*, pois dependem das condições psicomentais do usuário, experiência prévia, expectativas com relação ao uso, estado de humor e o contexto social. Além do mais, os efeitos dependem da dose absorvida e da via de administração.

Em geral, doses mais baixas de *Cannabis* (2 a 10 mg de $\Delta^9$-THC inalado) produzem os seguintes efeitos:

- *euforia* ("alto"): tem sido descrito como uma sensação de bem-estar e felicidade. Quando usada em um contexto social, pode produzir risos contagiantes e loquacidade;

- *relaxamento, diminuição da ansiedade e sedação;*

- *alteração da percepção sensorial, com intensificação das sensações e dos sentidos*: há uma intensificação de experiências sensoriais comuns, como comer, assistir filmes e ouvir música. Todos os sentidos são intensificados, especialmente no que diz respeito a estímulos visuais;

- *perda da memória recente;*

- *déficits cognitivos*: dificuldade de atenção, concentração e tomada de decisões. Há um aumento do fluxo das ideias, com o pensamento mais rápido que a capacidade de falar, dificultando a comunicação oral, a concentração, o aprendizado e o desenvolvimento intelectual. A atenção, percepção, capacidade de julgamento, lógica, continuidade e clareza do pensamento são prejudicadas;

- *perda da discriminação de tempo e de espaço*: o tempo passa mais lentamente (um minuto pode parecer uma hora ou mais) e as distâncias calculadas são muito maiores do que realmente são (um túnel com 10 metros de comprimento, por exemplo, pode parecer ter 50 ou 100 metros);

- *coordenação motora diminuída*: há uma perda do equilíbrio e estabilidade postural, efeitos estes mais evidentes quando os olhos estão fechados. Também ocorre uma diminuição da força muscular e firmeza das mãos.

Um estudo recente, publicado em 2012, com base na revisão de dados de nove pesquisas, em que participaram quase 50 mil pessoas, concluiu que fumar maconha, até 3 horas antes de dirigir, dobra o risco de o condutor causar acidentes, sobretudo colisões fatais, em relação àqueles que não consumiram qualquer tipo de droga nesse mesmo período.

Doses mais altas inaladas (10 a 20 mg de $\Delta^9$-THC) podem levar a uma intensificação das respostas emocionais e reatividade, alterações mais proeminentes na percepção e experiências alucinatórias transitórias. Efeitos adversos mais graves podem ocorrer quando doses acima de 20 mg de $\Delta^9$-THC são inaladas, apesar de algumas pessoas também sentirem tais efeitos em doses menores devido à alta variabilidade interindividual. A mais frequente é a reação aguda de pânico, mas também têm sido observados casos de despersonalização e sintomas psicóticos. Após doses extremamente altas, tem sido observado delírio tóxico, que é manifestado por distúrbios da função da memória, orientação e consciência.

Quanto aos efeitos físicos produzidos pela *Cannabis*, podem-se relacionar os seguintes:

- *taquicardia*: o $\Delta^9$-THC produz uma taquicardia dose-dependente e reversível, com aumento do trabalho cardíaco e demanda de oxigênio. O consumo da *Cannabis* pode aumentar o ritmo cardíaco de 20 a 100% da linha de base nos primeiros 10 a 20 minutos após o uso e durar até 3 horas, caso a via pulmonar tenha sido utilizada ou até 5 horas no caso da via oral;

- *pressão sanguínea*: varia conforme a posição da pessoa: caso esteja sentada, a pressão aumenta; se está em pé, diminui (hipotensão ortostática). Em geral, esses efeitos cardiovasculares não têm tanto significado clínico, uma vez que a maioria dos usuários de *Cannabis* é jovem, saudável e desenvolvem tolerância a esses efeitos. Entretanto, essas alterações podem apresentar sérios problemas para indivíduos mais velhos, particularmente aqueles com doenças cardíacas preexistentes;

- *hiperemia das conjuntivas* (olhos vermelhos): devido à dilatação dos vasos sanguíneos da conjuntiva, com consequente diminuição da pressão intraocular;

- *hiposalivação e boca seca*: o $\Delta^9$-THC tem um efeito colinérgico sobre as glândulas salivares, mediado pelos receptores CB1 e CB2;

- *aumento do apetite, a chamada "larica".*

## 6.2. A longo prazo

### Sistema respiratório

Uma vez que os constituintes da fase particulada e gasosa da fumaça da *Cannabis* são bastante similares aos do tabaco, com exceção de seus respectivos princípios ativos (canabinoides e nicotina), seria razoável supor que tanto a *Cannabis* quanto o tabaco apresentassem efeitos adversos semelhantes no sistema respiratório. Além do mais, comparativamente ao tabaco, a *Cannabis* é fumada com um maior volume de tragada, inalação mais profunda e maior tempo de retenção da fumaça, o que acarreta em um substancial depósito de alcatrão nos pulmões.

De fato, muitos estudos confirmaram que o fumo da *Cannabis* está associado com danos à mucosa e inflamação das vias aéreas, com um aumento de sintomas respiratórios tais como tosse, catarro, espirros e sinusite, similares aos encontrados em fumantes de tabaco. No entanto, em relação aos danos à função pulmonar, caracterizados pela obstrução das vias aéreas, como na doença pulmonar obstrutiva crônica (DPOC) que inclui bronquite crônica e enfisema, os vários estudos realizados têm mostrado resultados inconclusivos.

Porém, uma pesquisa recente, realizada por Pletcher e colaboradores (2012), baseada em um estudo epidemiológico chamado *The Coronary Artery Risk Development in Young Adults* (CARDIA) trouxe resultados mais contundentes, pelo número expressivo de dados obtidos e duração do estudo. Os autores acompanharam mais de 5.000 fumantes, seja de maconha ou tabaco, de etnia branca ou negra, durante 20 anos e coletou medidas espirométricas da função pulmonar realizadas no primeiro ano de estudo e depois em 2, 5, 10 e 20 anos. Os autores concluíram que o uso ocasional de maconha ou mesmo um uso considerado moderado (um cigarro por dia) não está associado a efeitos adversos sobre a função pulmonar, ao contrário do tabaco. Porém, com o uso mais intenso de maconha, é bem provável que ocorra um declínio acelerado na função pulmonar.

### Sistema cardiovascular

Comparativamente ao cigarro de tabaco, o cigarro de maconha é menos densamente empacotado, o que gera menos monóxido de carbono (CO) devido à combustão ser mais completa. No entanto, a inalação mais profunda e, em particular, o tempo de retenção da fumaça, muitas vezes maior, contribuem para uma maior absorção do CO pela microcirculação pulmonar por meio de uma difusão passiva. A consequência fisiológica é uma menor eficiência na transferência de oxigênio aos pulmões, redução na capacidade de transporte de oxigênio pelo sangue e falha na liberação do oxigênio da hemoglobina aos tecidos. Além disso, o $\Delta^9$-THC provoca aumento da velocidade cardíaca de uma maneira dose-dependente, com aumento do trabalho cardíaco e demanda de oxigênio.

Como a maioria dos usuários de *Cannabis* é jovem, saudável e logo desenvolve tolerância à taquicardia, essas alterações podem não representar um significado clínico de importância. Entretanto, para indivíduos mais velhos, particularmente aqueles com doenças cardiovasculares preexistentes, como isquemia, angina, hipertensão e acidente vascular cerebral, podem representar sérios problemas. Um estudo envolvendo 3.882 pacientes que já tinham sofrido infarto do miocárdio mostrou que o uso de *Cannabis* pode aumentar 4,8 vezes o risco de um infarto durante a primeira hora de uso comparado com não usuários.

Mukamal *et al.* (2008) conduziram um estudo de coorte abrangendo 1913 adultos hospitalizados com infarto do miocárdio, em 45 hospitais americanos, entre 1989 e 1994. Concluíram que o uso de maconha, no ano precedente, estava associado a uma mortalidade média 3 vezes maior após o infarto. Esse aumento de risco variava de 2,5 a 4,2 vezes conforme um aumento da frequência de uso semanal dessa droga. Portanto, o uso de *Cannabis* pode representar um sério risco para indivíduos suscetíveis com doença coronariana.

### Psicopatologias

Evidências a partir de vários estudos longitudinais publicados no início dos anos 2000 mostraram que o uso da *Cannabis* prevê um aumento do risco de desenvolvimento de esquizofrenia ou de sintomas psicóticos tanto em pessoas que não têm essa patologia como em indivíduos predispostos. Um resultado mais específico foi mostrado por um estudo de metanálise que concluiu que aqueles que já tinham usado *Cannabis* eram 40% mais propensos a experimentar estados psicóticos do que os não usuários, sendo que o uso regular aumentou cerca de 2 a 3 vezes essa tendência.

Outra pesquisa mostrou que aqueles que começaram a usar *Cannabis* por volta dos 15 anos tinham um risco maior de desenvolver um transtorno tipo esquizofrênico aos 26 anos do que aqueles que começaram aos 18 anos, o que sugere que o consumo precoce de *Cannabis* pode proporcionar risco maior de transtornos psicóticos.

### Funções cognitivas

O uso de *Cannabis* tem demonstrado prejudicar as funções cognitivas em vários níveis, desde a coordenação motora básica até tarefas de funções executivas mais complexas, tais como a capacidade de planejar, organizar, resolver problemas, tomar decisões, lembrar-se (memória recente) e controlar as emoções e comportamentos (inibição e impulsividade). Alguns desses efeitos regridem completamente após a ação da droga, enquanto outros podem permanecer por muito mais tempo, e até mesmo se tornarem irreversíveis.

Uma revisão de Crean e col. (2011) mostrou que déficits de atenção e memória, bastante evidenciados de 0 a 6 horas após o uso de *Cannabis*, regridem após um mês ou mais de abstinência. Por outro lado, déficits na capacidade de tomada de decisões, formação de conceitos e planejamento, são mais duradouros e detectáveis, persistindo mesmo após três semanas de abstinência.

Os efeitos da *Cannabis* na função executiva são mais claramente demonstrados em usuários crônicos que usam doses elevadas, uma vez que esses efeitos persistem por mais tempo. Nesse sentido, o decréscimo na fluência verbal e comportamento de risco, que não são necessariamente evidentes imediatamente depois de fumar, podem surgir e não regredirem mais, mesmo após um longo prazo de abstinência. No entanto, até mesmo o uso ocasional de maconha pode prejudicar gravemente a atenção, concentração, tomada de decisão, a inibição, impulsividade e memória recente.

Um cuidado especial deve ser tomado caso o uso frequente de *Cannabis* tenha iniciado antes dos 18 anos, uma vez que funções executivas ainda não amadureceram completamente. Um estudo neuropsicológico conduzido por Meir e col. (2012) pesquisou 1.037 crianças nascidas entre 1972 e 1973 que foram acompanhadas até completarem 38 anos. Cerca de 5% foram considerados dependentes ou usavam a droga mais de uma vez por semana antes dos 18 anos. Todos os participantes realizaram uma série de testes neuropsicológicos aos 13 anos, antes do início de uso de *Cannabis*, e novamente aos 38 anos para analisar a memória, velocidade de processamento, raciocínio e processo visual. Aqueles que iniciam o uso de *Cannabis* antes de 18 anos, foram significativamente mais vulneráveis aos déficits neuropsicológicos comparados àqueles que começaram a fumar após os 18 anos, com perdas irreversíveis na inteligência, atenção e memória, mostrando uma redução média de 8 pontos no teste de QI desde a infância até a idade adulta.

### Uso materno de *Cannabis*

O sistema endocanabinoide parece desempenhar um papel essencial nos primeiros estágios de desenvolvimento neuronal e sobrevivência celular. Nesse sentido, as pesquisas têm mostrado que a exposição a canabinoides nos primeiros estágios de desenvolvimento podem resultar em várias consequências comportamentais persistentes, afetando principalmente o processamento mnemônico e a sensibilidade a drogas, como também, em certa extensão, o comportamento emocional e o desenvolvimento da atividade locomotora.

Embora ainda não sejam totalmente conhecidas as consequências a longo prazo decorrentes da exposição materna aos canabinoides, os efeitos esperados podem ser mais graves do que se supõe, especialmente em relação aos possíveis déficits cognitivos duradouros ou o aumento da vulnerabilidade à dependência. Portanto, ainda são necessárias mais pesquisas para estimar o risco de uso da *Cannabis* durante a gravidez.

## 7. DEPENDÊNCIA

Atualmente, existem modelos animais confiáveis para avaliar as diferentes respostas comportamentais induzidas pelos canabinoides relacionadas aos seus mecanismos de abuso. Esses modelos experimentais revelaram claramente que os receptores canabinoides CB1 são responsáveis por todas as respostas relacionadas à recompensa dos canabinoides, permitindo um avanço importante no entendimento geral da neurobiologia da dependência à *Cannabis*.

Estudos mostraram que os canabinoides são autoadministrados por animais de laboratório, de uma forma semelhante à de outras drogas de abuso, demonstrando assim que estas substâncias possuem efeitos aditivos capazes de ativar a via central comum de recompensa. Como a maioria das drogas de abuso, o $\Delta^9$-THC e outros agonistas de receptores CB1 ativam a via mesocorticolímbica dopaminérgica, conhecida como sistema de "recompensa/prazer", e exercem vários efeitos farmacológicos por meio de sua interação com vários neurotransmissores e neuromoduladores. O aumento extracelular de dopamina no núcleo *accumbens* modula processos de reforçamento positivo de uma variedade de estímulos que reforçam o comportamento em animais e seres humanos.

Além do fato de os agonistas de receptor CB1 modularem a neurotransmissão de dopamina mesolímbica, pela ativação de CB1, existe evidência substancial indicando a contribuição do sistema opioide na recompensa, reforço e dependência à *Cannabis*. Outros sistemas neuroquímicos também estão envolvidos nos efeitos aditivos dos canabinoides, incluindo monoaminas, GABA, glutamato, acetilcolina, adenosina e vários neuropeptídios. A despeito desses avanços na compreensão da dependência à *Cannabis*, ainda não foi desenvolvida nenhuma abordagem terapêutica.

Pesquisas conduzidas por Chen *et al.* (2003, 2005) mostraram que existe um alto risco para o desenvolvimento de dependência à *Cannabis*, quando o início do consumo dessa droga ocorre antes do final da adolescência, e que esse risco é potencializado se houver uso de três ou mais drogas (tabaco, álcool e outras drogas) antes do primeiro uso de *Cannabis*.

## 8. TOLERÂNCIA E SÍNDROME DE ABSTINÊNCIA

A exposição crônica ao fumo de *Cannabis* (maconha, haxixe) pode resultar em alterações farmacodinâmicas (neuroadaptação), que podem contribuir para o desenvolvimento de tolerância e da manifestação da síndrome de abstinência após a descontinuação do uso da droga.

Em cérebro de roedores, a exposição crônica de $\Delta^9$-THC e outros agonistas canabinoides com o receptor CB1 causa uma *downregulation*, isto é, uma diminuição de receptores, seja pela redução da síntese, pela internalização, degradação e/ou uma dessensibilização, que implica em uma diminuição da atividade dos receptores, devido ao desacoplamento das proteínas G, sem alteração do seu número total. Portanto, a resposta homeostática (neuroadaptação) à exposição a longo prazo à *Cannabis* é manifestada por uma redução no número e na eficiência de sinalização dos receptores CB1. Essas alterações seguem paralelamente ao desenvolvimento da tolerância aos efeitos típicos

dos canabinoides, como decréscimo da locomoção, catalepsia, antinocicepção, hipotermia e perda de memória.

No entanto, a magnitude e a taxa dessas adaptações variam conforme a região do cérebro. A *downregulation* é maior e ocorre mais rapidamente nas regiões corticais, tais como hipocampo e cerebelo, do que em regiões subcorticais, como gânglios basais e mesencéfalo. Além disso, a *downregulation* é reversível após a abstinência: essa inversão é mais rápida no corpo estriado e mesencéfalo do que em regiões corticais.

Devido à falta de métodos precisos para quantificar os receptores CB1 em cérebros humanos *in vivo*, não foram desenvolvidas pesquisas para saber se a *downregulation* também ocorre em humanos, após exposição crônica ao fumo de *Cannabis*.

Apenas recentemente, Hirvonen *et al.* (2012) desenvolveram um método para quantificar receptores CB1 no cérebro humano com tomografia de emissão de pósitron (PET) usando um agonista radioligante com alta afinidade e seletividade para CB1 cuja medida pode ser feita, de forma confiável, por meio do volume de distribuição, que é proporcional à densidade do receptor. Esses autores encontraram que nos fumantes crônicos e diários de *Cannabis* havia 20% menos receptores na área cortical quando comparado ao controle, mas não houve diferenças nas regiões subcorticais. Além do mais, a densidade dos receptores se correlacionou negativamente com o tempo de exposição à *Cannabis*, ou seja, os indivíduos fumantes de *Cannabis* há mais tempo apresentaram menor densidade dos receptores quando comparados com aqueles que fumavam há menos tempo. Após 4 semanas de abstinência, a densidade dos receptores retornou aos níveis normais, com exceção do hipocampo.

Os fumantes crônicos e diários de *Cannabis* são tolerantes à maioria, mas não a todos, efeitos mediados pelos canabinoides. Por exemplo, a tolerância se desenvolve para perda de memória, mas não para a sensação de "alto" ou diminuição do controle motor. A sensação de "alto" e a disfunção motora podem ser conduzidas por receptores CB1 nos gânglios basais, mesencéfalo e cerebelo – regiões que não apresentaram *downregulation* dos receptores no estudo de Hirvonen *et al.* (2012). Outro achado interessante nesse estudo é que o hipocampo não mostrou reversão da *downregulation* após a abstinência, sugerindo que a *downregulation* prolongada pode contribuir para a disfunção cognitiva a longo prazo em fumantes crônicos e diários de *Cannabis* conforme observado em alguns estudos.

Dessa maneira, a *downregulation* dos receptores CB1 pode fundamentar a tolerância aos efeitos da *Cannabis* e pode fornecer uma maior compreensão sobre o papel dos receptores CB1 em doenças que estão associadas com o fumo crônico de *Cannabis*, tais como psicoses e depressão. Nesse sentido, estudos posteriores devem ser conduzidos para estabelecer a relação entre a tolerância à *Cannabis* e a *downregulation* regional dos receptores CB1.

Com relação à síndrome de abstinência à *Cannabis*, muitas pesquisas foram realizadas com o intuito de estabelecer a validade e o significado clínico dessa síndrome, uma vez que esta não foi reconhecida pelo *Diagnostic and Statistical Manual of Mental Disorders* (DSM-IV). Com base na constelação de sintomas clinicamente significativos e consistentes, observados na maioria dos casos estudados quando o uso da *Cannabis* era interrompido, vários pesquisadores, sobretudo Budney *et al.* (2004), apresentaram argumentos suficientes e convincentes para que a síndrome de abstinência à *Cannabis* fosse incluída na DSM-V.

Atualmente, a síndrome de abstinência à *Cannabis* ganhou reconhecimento como um componente significativamente importante no tratamento da dependência, pois as taxas de recaída são comparáveis às de outras drogas de abuso, indicando que a dependência à *Cannabis* não é tão facilmente superável como se imaginava.

A interação entre o sistema endocanabinoide e o sistema dopaminérgico, especificamente na via mesolímbica, é fundamental para explicar a síndrome de abstinência da *Cannabis*. Vários autores demonstraram que esses sistemas neurais sofrem alterações adaptativas como resultado da administração crônica de canabinoides, que se assemelham aos descritos após uso crônico de etanol e opioides. Essas alterações se manifestam como uma redução na atividade elétrica espontânea desses neurônios durante a abstinência aos canabinoides. Como consequência, a retirada da droga provoca uma disforia, considerada um dos fatores de risco para as recaídas, servindo como um reforço negativo para uso da *Cannabis*.

Os sintomas mais comuns da abstinência são: irritabilidade, ansiedade/nervosismo, diminuição do apetite ou perda de peso, inquietação e distúrbios do sono, incluindo sonhos estranhos. Outros sintomas descritos são tremores, humor deprimido, desconforto gástrico e sudorese. A maioria dos sintomas começa durante a primeira semana de abstinência e termina algumas semanas após.

Dado o grande número de fumantes diários de maconha, a crescente evidência de que a abstinência após o uso diário está associada com sintomas de retirada e a dificuldade em manter a abstinência naqueles que buscam tratamento, é evidente que são necessárias mais opções de terapia farmacológica e comportamental em indivíduos dependentes.

## 9. BIBLIOGRAFIA

ARSENEAULT, L.; CANNON, M.; POULTON, R.; MURRAY, R.; CASPI, A.; MOFFITT, T. *Cannabis* use in adolescence and risk for adult psychosis: longitudinal prospective study. *BMJ*, v.325, p.1212-3, 2002.

ASBRIDGE, M.; HAYDEN, J.A.; CARTWRIGHT, J.L. Acute *cannabis* consumption and motor vehicle collision risk: systematic review of observational studies and meta-analysis. *BMJ*, v.344, e536, 2012.

BUDNEY, A.J.; HUGHES, J.R. The *cannabis* withdrawal syndrome. *Curr. Opin. Psychiatry*, v.19, p.233-8, 2006.

BUDNEY, A.J.; HUGHES, J.R.; MOORE, B.A.; VANDREY, R. Review of the validity and significance of *cannabis* withdrawal syndrome. *Am. J. Psychiatry.*, v.161, p.1967-77, 2004.

CHEN, C.Y.; ANTHONY, J.C. Possible age-associated bias in reporting of clinical features of drug dependence: epidemiological evidence on adolescent-onset marijuana use. *Addiction*, v.98, p.71-82, 2003.

CHEN, C.Y.; O'BRIEN, M.S.; ANTHONY, J.C. Who becomes *cannabis* dependent soon after onset of use? Epidemiological evidence from the United States: 2000-2001. *Drug Alcohol Depend.*, v.79, p.11-22, 2005.

COOPER, Z.D.; HANEY, M. Actions of delta-9-tetrahydrocannabinol in *cannabis*: relation to use, abuse, dependence. *Int. Rev. Psychiatry*, v.21, p.104-12, 2009.

CREAN, R.D.; CRANE, N.A.; MASON, B.J. An evidence based review of acute and long-term effects of *cannabis* use on executive cognitive functions. *J. Addict. Med.*, v.5, p.1-8, 2011.

ELSOHLY, M.A.; SLADE, D. Chemical constituents of marijuana: the complex mixture of natural cannabinoids. *Life Sci.*, v.78, p.539-48, 2005.

FATTORE, L.; COSSU, G.; SPANO, M.S.; DEIANA, S.; FADDA, P.; SCHERMA, M.; FRATTA, W. Cannabinoids and reward: interactions with the opioid system. *Crit. Rev. Neurobiol.*, v.16, p.147-58, 2004.

FRATTA, W.; FATTORE, L. Molecular mechanisms of cannabinoid addiction. *Curr.Opin.Neurobiol.*, v.23, p. 487-92, 2013.

GÓMEZ-RUIZ, M.; HERNÁNDEZ, M.; DE MIGUEL, R.; RAMOS, J.A. An overview on the biochemistry of the cannabinoid system. *Mol. Neurobiol.*, v.36, p.3-14, 2007.

GROTENHERMEN, F. The toxicology of cannabis and cannabis prohibition. *Chem. Biodivers.* v.4, p.1744-69, 2007.

HALL, W.; DEGENHARDT, L. Adverse health effects of non-medical cannabis use. *Lancet*, v.374, p.1383-91, 2009.

HIRVONEN, J.; GOODWIN, R.S.; LI, C.T.; TERRY, G.E.; ZOGHBI, S.S.; MORSE, C.; PIKE, V.W.; VOLKOW, N.D.; HUESTIS, M.A.; INNIS, R.B. Reversible and regionally selective downregulation of brain cannabinoid CB1 receptors in chronic daily cannabis smokers. *Mol. Psychiatry*, v.17, p.642-9, 2012.

INSTITUTO NACIONAL DE POLÍTICAS PÚBLICAS DO ÁLCOOL E OUTRAS DROGAS (INPAD). *II Levantamento Nacional de Álcool e Drogas. O uso da maconha no Brasil*. Disponível em: <http://inpad.org.br/wp-content/uploads/2013/04/Press_Maconha_SIte1.pdf> e <http://inpad.org.br/lenad/maconha/resultados-preliminares/>. Acesso em: 31 jul. 2013.

MALDONADO, R.; BERRENDERO, F.; OZAITA, A.; ROBLEDO, P. Neurochemical basis of cannabis addiction. *Neuroscience*, v.181, p.1-17, 2011.

MEIER, M.H.; CASPI, A.; AMBLER, A.; HARRINGTON, H.; HOUTS, R.; KEEFE, R.S.; MCDONALD, K.; WARD, A.; POULTON, R.; MOFFITT, T.E. Persistent cannabis users show neuropsychological decline from childhood to midlife. *Proc. Natl. Acad. Sci.*, v.109, p.E2657-64, 2012.

MOORE, T.H.M.; ZAMMIT, S.; LINGFORD-HUGHES, A.; BARNES, T.R.E.; JONES, P.B.; BURKE, M.; LEWIS, G. Cannabis use and risk of psychotic or affective mental health outcomes: a systematic review. *Lancet*, v.370, p.319-28, 2007.

MUKAMAL, K.J.; MACLURE ,M.; MULLER, J.E.; MITTLEMAN, M.A. An exploratory prospective study of marijuana use and mortality following acute myocardial infarction. *Am. Heart. J.*, v.155, p.465-70, 2008.

PLETCHER, M.J.; VITTINGHOFF, E.; KALHAN, R.; RICHMAN, J.; SAFFORD, M.; SIDNEY, S.; LIN, F.; KERTESZ, S. Association between marijuana exposure and pulmonary function over 20 years. *JAMA*, v.307, p.173-81, 2012.

REECE, A.S. Chronic toxicology of cannabis. *Clin. Toxicol.*, v.47, p.517-24, 2009.

SCHNEIDER, M. Cannabis use in pregnancy and early life and its consequences: animal models. *Eur. Arch. Psychiatry Clin. Neurosci.*, v.259, p.383-93, 2009.

SEELY, K.A.; PRATHER, P.L.; JAMES, L.P.; MORAN, J.H. Marijuana-based drugs: innovative therapeutics or designer drugs of abuse? *Mol. Interv.*, v.11, p.36-51, 2011.

SUGIURA, T.; KOBAYASHI, Y.; OKA, S.; WAKU, K. Biosynthesis and degradation of anandamide and 2-arachidonoylglycerol and their possible physiological significance. *Prostaglandins Leukot. Essent. Fatty Acids*, v.66, p.173-92, 2002.

UNITED NATION OFFICE ON DRUGS AND CRIME (UNODC) – World Drug Report – 2013.

WILSON, R.I.; NICOLL, R.A. Endocannabinoid signaling in the brain. *Science*, v.296, p.678-82, 2002.

ZUARDI, A.W. History of cannabis as a medicine: a review. *Rev. Bras. Psiquiatr.*, v.28, p.153-7, 2006.

# 4.10.

# ALUCINÓGENOS

*Silvia de Oliveira Santos Cazenave*
*José Luiz da Costa*
*Rafael Lanaro*

## CONTEÚDO DESTE CAPÍTULO

"Existem experiências que a maioria de nós hesita em falar a respeito porque elas não combinam com a realidade cotidiana e desafiam uma explicação racional."

*Albert Hofmann*

## 1. INTRODUÇÃO

A busca da autotranscedência por meio das drogas é o método mais direto para permitir ao homem liberar-se dos limites de sua existência e entrar, temporariamente, em mundos fascinantes, abertos pelos alucinógenos.

Na procura do autoconhecimento ou na tentativa de expandir a mente, de obter uma sensação mística, ou de se aproximar de mistérios divinos, os alucinógenos são utilizados exercendo uma ação surpreendente, produzindo sensações e percepções experimentadas na ausência de eventos externos desencadeantes, privando um indivíduo de razão, de entendimento e da realidade. Essas sensações são, no entanto, na maioria das vezes, interpretadas como sinais divinos, respostas aos desejos mais íntimos dos indivíduos que fazem uso desses compostos ou mesmo "soluções e caminhos apontados pelos deuses", levando os usuários a nova concepção de valores e até a pensamentos sobre o que é, ou não, realidade.

Primordialmente, as plantas que produzem efeitos alucinógenos foram utilizadas com finalidades místicas, apresentando um papel importante em ritos religiosos de culturas primitivas. O alucinógeno permitia ao curandeiro comunicar-se com o mundo espiritual, realizar cura, fazer adivinhações, orientar a tribo nas estratégias de guerra. Em algumas culturas, os adolescentes, para ingressarem na vida adulta, passam por provações e fazem uso de plantas alucinógenas. São poucas as culturas no hemisfério ocidental que não utilizaram ao menos um alucinógeno em suas cerimônias mágico-religiosas.

O problema do uso de plantas alucinógenas deve ser enfocado nos seus vários aspectos: bioquímico, psicológico, social, antropológico. Muitas plantas são usadas ainda hoje por alguns povos indígenas, especialmente no continente americano, em sacramentos, curas mágicas, ritos divinatórios. Segundo esses povos, as plantas contêm o "poder dos espíritos".

As visões fantásticas, fragmentadas, cheias de colorido ou significado simbólico que as substâncias provocam, são a fonte de uma procura cada vez maior, o que tem se constituído em problema social. Essas substâncias foram citadas durante as últimas décadas de forma extremamente positiva ou negativa em várias músicas, filmes e livros.

Entretanto, a diferença entre a utilização de alucinógenos em nossa cultura e em sociedades pré-industriais refere-se à sua origem e ao seu propósito do uso. Todas as sociedades aborígenes consideram que plantas alucinógenas são presentes dos deuses e, às vezes, até o próprio deus (por exemplo, o Soma). A reverência a essas plantas restringe seu uso a finalidades rituais, o que é evidentemente diferente do uso abusivo de nossa sociedade.

A concepção de nossa cultura é outra. Na grande maioria das vezes, os alucinógenos utilizados são sintéticos, comercializados ilegalmente com o objetivo de produzir prazer individual e imediato ou destruição da realidade presente. Eles fornecem nova visão do mundo imaginário, sem defesas, sem limite e inteiramente irracional. Estabelece-se a transgressão principalmente quando o usuário valoriza mais o imaginário do que o real.

No entanto, encontram-se atualmente rituais de seitas em que se faz uso de plantas, como a União do Vegetal (UDV), Barquinha e o Santo Daime e suas facções dissidentes. Fundamentados em direito constitucional de liberdade de culto e religião, não há restrições ao uso dessas plantas sob o aspecto forense, além de que nada consta sobre o principal componente na Lei Antidrogas, Lei n. 11.343, de 23 de agosto de 2006, ou na Portaria n. 344, de 12 de maio de 1998, "Substâncias e medicamentos sujeitos a controle especial", atualizada pela RDC n. 39, de 9 de julho de 2012 – Agência Nacional de Vigilância Sanitária (Anvisa/MS).

A disseminação de uso de alucinógenos sintéticos cresceu a partir dos anos 1960, a princípio como forma de questionamento da ordem social (por exemplo, entre os *hippies*). Hoje, novos produtos estão chegando ao mercado, idealizados especificamente para o uso indevido e conhecidos como "drogas desenhadas". Essas substâncias têm natureza química distinta, grande quantidade de impurezas e podem conter produtos secundários.

A abordagem sobre o uso dessa classe de substância psicoativa deve ser feita considerando-se todos os fatores mencionados. A finalidade de uso, o tempo e a frequência, assim como outras condições de exposição, serão determinantes na manifestação dos efeitos produzidos pelos alucinógenos.

## 2. CONCEITOS

Alucinógenos são substâncias químicas que, em doses não tóxicas, produzem mudanças na percepção, no pensamento e no estado de ânimo. São também conhecidos como "drogas psicodélicas", principalmente nos Estados Unidos. Esse termo foi elaborado por um psiquiatra canadense, Humphry Osmond, em 1937, para diferenciar a terapêutica psicolítica (doses pequenas e frequentes) da psicodélica (uso de uma ou duas doses grandes). Essa distinção não foi adotada e a palavra "psicodélico" passou a ser usada de forma geral para as substâncias que alteram subjetivamente a percepção e a razão.

Alucinação é um conjunto de percepções elaboradas pela mente e projetadas sobre os sentidos como se a sensação tivesse sido provocada por um agente de fato existente, uma sensação subjetiva que não corresponde a estímulos externos. Ocorre uma percepção sem um objeto, é um "erro mental" que atribui caráter de percepção a dados puramente subjetivos. No entanto, mesmo na ausência de um agente desencadeante, as sensações são "reais", provocando reações de medo, prazer, dor, ansiedade e outras.

Apesar de as alucinações se manifestarem usualmente por alterações visuais, também podem ser: auditivas (percepção de sons irreais); olfativas (relacionadas com o olfato); gustativas (percepção de sabores irreais e normalmente desagradáveis); e táteis (vinculadas ao tato e geralmente com um caráter obsessivo e desagradável).

Na avaliação dos efeitos produzidos por essas substâncias, deve-se diferenciar alucinação e delírio, conceitos muitas vezes empregados incorretamente. Delírio é uma construção intelectual mórbida, afastada da realidade e de convicção inabalável do paciente. Caracteriza-se pela estrutura biopsicológica do paciente. O delírio pode ser definido como uma perturbação mental de curta duração, acompanhada de alucinações, excitação mental, inquietude física, e gira em torno de determinado assunto – ciúme, perseguição, grandeza. Pode ser: paranoico (superioridade), esquizoide (introversão), astênico (obsessão), histérico (imaginação); e conter certeza intuitiva, ilusões sensoriais e fenômenos persecutórios.

Também é frequente atribuir-se ao termo "alucinógenos" apenas efeitos decorrentes de modificação das sensações, contudo outras alterações, como variação do humor, pensamento com ideias delirantes, também são alguns dos efeitos observados após utilização desses compostos.

Da mesma forma, devemos diferenciar o efeito alucinógeno da alteração de percepção, em que há uma mudança da consciência, porém não ocorre uma elaboração de um agente inexistente. Na alteração da percepção, as sensações são produzidas por agentes de fato existentes, há consciência dos elementos do meio ambiente por meio das sensações físicas. Devido a essa diferenciação, não devemos classificar a *Cannabis sativa* L., por exemplo, como um alucinógeno, e sim como um perturbador do sistema nervoso central (SNC).

É necessário incluir também nessa diferenciação as anfetaminas substituídas, as quais produzem perturbações no SNC, nas doses usuais, e alucinações, apenas em doses excessivas. Esses compostos são classificados hoje como substâncias entactógenas. A denominação entactógeno foi utilizada pela primeira vez por Nichols em 1986, justamente com a finalidade de diferenciar os efeitos produzidos por substâncias como o êxtase (*ecstasy*) daqueles produzidos por outras anfetaminas e pelos alucinógenos clássicos.

*Bad trip* (viagem ruim) é uma terminologia utilizada por usuários para designar um efeito adverso do uso da droga, como sentimentos de perda do controle, distorções da imagem do corpo, alucinações bizarras e aterrorizantes, medo da insanidade ou da morte, desespero, tendência suicida. Alguns sintomas físicos também podem ser incluídos como suor, palpitação, náuseas, parestesia. Embora as reações adversas desse tipo sejam usualmente associadas aos alucinógenos, também podem se manifestar no uso de anfetamínicos ou outros estimulantes, anti-histamínicos e sedativos/hipnóticos.

*Flashbacks* são transtornos de percepção pós-alucinógena; trata-se de recorrências fragmentadas de efeitos alucinógenos, por exemplo, distorções visuais, intensificação de uma cor percebida, aparente movimento de um objeto fixo, confusão de um objeto com outro, sintomas físicos, perda do limite do ego ou emoção intensa, que ocorre quando o indivíduo ingeriu alucinógeno no passado. *Flashbacks* são episódios de curta duração (segundos ou horas) e podem repetir exatamente os sintomas de uma alucinação anterior. São comumente relatados e podem também ser precipitados pela fadiga, pela intoxicação alcoólica ou pelo uso abusivo de outra substância psicoativa.

**Grupos de substâncias que podem provocar alucinações:**

*1º grupo* – substâncias que provocam alucinações quando em altas doses. Ação alucinogênica está relacionada com a ruptura metabólica dos tecidos nervosos – etanol, metais, hidrocarbonetos;

*2º grupo* – substâncias ditas delirantes – atropina, fenciclidina, triexifenidila;

*3º grupo* – substâncias alucinógenas propriamente ditas – LSD (dietilamida do ácido lisérgico), mescalina, psilocina.

## 3. CLASSIFICAÇÃO QUÍMICA DOS ALUCINÓGENOS

Os alucinógenos podem ser classificados de acordo com sua estrutura química em dois grupos, ambos apresentando estrutura semelhante aos neurotransmissores 5-hidroxitriptamina e norepinefrina, respectivamente, conforme ilustrado na Figura 1.

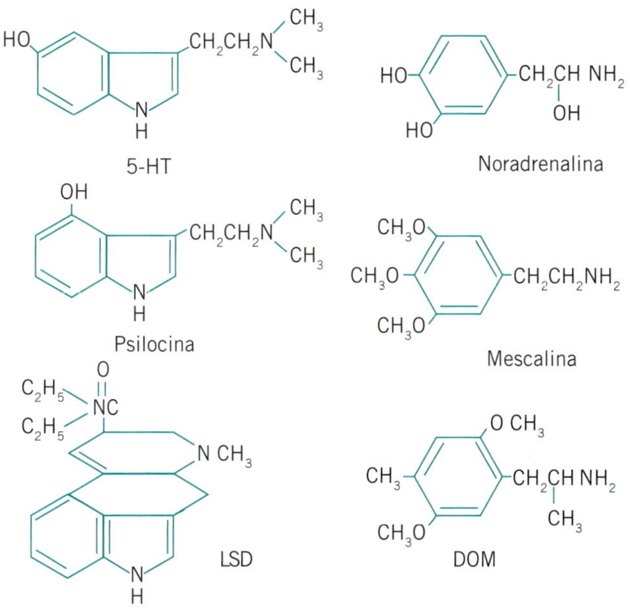

**Figura 1.** Derivados da indolalquilamina e fenilalquilamina.

1. Indolalquilaminas – LSD, psilocina, psilocibina, DMT (dimetiltriptamina); 2. Fenilalquilaminas – mescalina, DOM.

A comparação entre as estruturas dos alucinógenos com os neurotransmissores 5-hidroxitriptamina (5-HT) e norepinefrina (NA) permite observar a existência de grande semelhança estrutural. Alguns alucinógenos apresentam um núcleo indoletilamina semelhante ao do 5-HT, como o LSD, a psilocina e a psilocibina, ao passo que a mescalina e o DOM apresentam um núcleo feniletilamina semelhante ao da norepinefrina.

O mecanismo de ação básico dos efeitos alucinógenos dessas substâncias não está totalmente elucidado. É bem aceita a hipótese de que os efeitos centrais dos alucinógenos podem estar ligados às alterações da neurotransmissão serotonérgica central. Desde o primeiro receptor de serotonina descrito na literatura em 1957, os conhecimentos sobre esse sistema de neurotransmissão têm se desenvolvido extensivamente. Atualmente, incluem-se vários subtipos do receptor 5-HT (5-HT1A, 1B, 1C, 1D, 5-HT2, 3 e 4), localizados na periferia e em todo o SNC, como região do córtex cerebral, sistema límbico, núcleo de rafe.

Os derivados de fenilisopropilamina interagem com alta afinidade e alto grau de correlação apenas com o receptor 5-HT2 e com uma correlação menos significativa aos receptores 5-HT1A e 5-HT1B. Entretanto, outros dados farmacológicos sugerem que os dois últimos receptores mencionados podem não exercer papel de importância no mecanismo de ação dos alucinógenos. Como LSD tem efeitos alucinogênicos e comportamentais semelhantes aos de derivados fenilisopropilamínicos e demonstra alta afinidade pelo receptor 5-HT, parece que os efeitos psicoativos de ambos são mediados pela estimulação desse receptor. A ação extremamente potente do LSD indica um envolvimento secundário com o receptor 5-HT1.

Segundo alguns autores, os alucinógenos estimulam autorreceptores de 5-HT, que exerceriam a função de inibir excessivas descargas dos neurônios serotonérgicos.

## 4. PADRÕES DE USO DOS ALUCINÓGENOS

O auge da popularidade dos alucinógenos nos EUA foi no fim da década de 1960. O abuso reaparece no início da década de 1980, provavelmente devido ao surgimento de algumas anfetaminas substituídas.

A prevalência de uso de alucinógenos para ambos os sexos e idades entre 12 e 34 e 35 e 65 anos, foi avaliada no México, em estudo epidemiológico, onde se constatou que 0,67% de homens e 0,04% de mulheres entre 12 e 34 anos fazem uso dessas substâncias, ao passo que, dos usuários com faixa etária entre 35 e 65 anos, 0,32% são homens e 0,08% mulheres.

No I Levantamento Domiciliar sobre o Uso de Drogas Psicotrópicas, realizado em 1999 pelo Centro Brasileiro de Informações sobre Drogas Psicotrópicas (Cebrid), em 24 cidades do Estado de São Paulo, constatou-se o uso de 0,7% de alucinóge-

nos e de 0,3% de anticolinérgicos. No Levantamento Domiciliar sobre o Uso de Drogas Psicotrópicas realizado em 2001, em 107 cidades, os alucinógenos representaram 0,6% (intervalo de 0,1 a 1,1%). Os resultados do V Levantamento Nacional sobre o Consumo de Drogas Psicotrópicas entre Estudantes do Ensino Fundamental e Médio da Rede Pública de Ensino, nas 27 capitais brasileiras, em 2004, indicam um uso de alucinógenos de 0,6 % (uso na vida) e 0,7% (uso frequente) ao passo que os compostos anticolinérgicos representam 1,2 % de uso na vida.

No I Levantamento Nacional sobre o uso de álcool, tabaco e outras drogas entre universitários das 27 capitais brasileiras, publicado em 2010, destacou-se a prevalência de uso de alucinógenos: uso na vida representa 7,6%; nos últimos 12 meses, 4,5%; e, nos últimos 30 dias, 2,8%.

Questiona-se a indução de dependência pelo uso de LSD e de outros alucinógenos em geral, no que diz respeito à compulsividade. Quanto ao aparecimento de tolerância farmacodinâmica, após um breve período de uso, ocorre manifestação intensa, assim como tolerância cruzada com outros alucinógenos. Não há evidências de síndrome de abstinência, porém seu uso crônico pode implicar em *flashback*, ansiedade e transtornos de personalidade.

**Tabela 1.** Características de alguns alucinógenos.

| Alucinógeno | Nomes populares | Dependência física | Tolerância | Duração do efeito (horas) | Vias de administração |
|---|---|---|---|---|---|
| LSD | ácido, passaporte audiovisual | ? | + | 8-12 | oral |
| mescalina (peiote) | mesc, botões cacto | ? | + | 8-12 | oral |
| psilocina e psilocibina | cogumelos | ? | + | variável | oral, injetável, respiratória e mucosa |
| dimetil e dietil triptamina | DMT, DET | ? | + | variável | oral, injetável, respiratória e mucosa |
| dimetilserotonina | bufotenina | ? | + | variável | oral, injetável, respiratória e mucosa |
| ibogaína (*Tabernanthe iboga*) | iboga datura | – | – | – | oral |
| mandrágora | saia branca | – | – | – | oral |

(*Adaptado de WHO*: Drug Enforcement Administration)

Legenda: – não determinado;6 + positiva; +++ intensa; ? duvidosa.

A maioria desses compostos encontra-se classificado na Lista F da Portaria n. 344, de 12 de maio de 1998, "Substâncias Proscritas", atualizada pela RDC n. 39, de 09 de julho de 2012 – Anvisa/MS.

## 5. HISTÓRIA DOS ALUCINÓGENOS

Não se pode referir a uma história dos alucinógenos, mas sim a uma história do uso de plantas e substâncias alucinógenas. A arte rupestre inclui formas simples que lembram o que as pessoas veem quando estão em estado de consciência alterada. Os desenhos nas cavernas sugerem formas de cogumelos que deveriam ter importância ritual; a escolha de plantas e cogumelos comestíveis implicou na aquisição de conhecimento sobre os produtos que produziam efeitos tóxicos.

Os cogumelos passam a ser considerados sagrados devido aos efeitos produzidos, como a mudança da percepção e as inter-

pretações sobre questões da vida, atribuindo um aspecto religioso e transcendente. Experiências de expansão da mente com "cogumelos mágicos" podem ter ajudado na evolução humana.

Os maias deixaram registros das plantas e cogumelos alucinógenos que teriam usado buscando comunhão com divindades. Tinham o costume de realizar profecias, e os sacerdotes conhecidos como Xamãs eram os responsáveis por esses rituais. Eles faziam uma viagem espiritual após inalarem vapores alucinógenos e das visões obtidas faziam profecias. Para eles, os alucinógenos permitiam que a mente humana fosse capaz de se comunicar com o sagrado.

O auge do uso de alucinógenos ocorreu durante a Idade Média na Europa, quando foram utilizados quase que exclusivamente para bruxaria. Entre as principais plantas utilizadas, destacam-se a mandrágora e a beladona. Também ocorriam muitos casos de intoxicação acidental pelo centeio contaminado com o fungo *Claviceps purpurea*. A intoxicação conhecida como "Fogo de Santo Antônio" era produzida pela presença de alcaloides do *ergot*, que causavam alucinação, gangrena e morte.

A sociedade moderna retomou recentemente o uso de alucinógenos em grande escala, às vezes de forma religiosa, outras para pesquisa e, ainda, em muitas situações, de maneira ilegal. Muitas pessoas acreditam que podem alcançar experiências "místicas" ou "religiosas" alterando a fisiologia do cérebro com alucinógenos, assim como em velhas práticas das sociedades primitivas. O uso generalizado e a expansão de alucinógenos em nossa sociedade fazem parte de um fenômeno cultural recentemente importado de sociedades primitivas e sobreposto à tradição ocidental sem as raízes naturais originais.

No entanto, é inegável a necessidade da continuidade de investigação a respeito do mecanismo de ação dessas substâncias e das possibilidades terapêuticas que têm sido apresentadas nos últimos anos.

## 6. LSD$_{25}$ – DIETILAMIDA DO ÁCIDO LISÉRGICO

É o mais conhecido e estudado alucinógeno sintético. Derivado de alcaloides do *ergot*, principalmente da ergotamina, os quais ocorrem naturalmente como produtos do metabolismo do fungo *Claviceps purpurea*, o LSD$_{25}$ foi sintetizado pela primeira vez em 16 de novembro 1938, pelo químico suíço Albert Hofmann, no laboratório farmacêutico Sandoz, como parte de um programa de pesquisa para o uso terapêutico de alcaloides derivados do *ergot*.

As propriedades farmacológicas do LSD foram descobertas cinco anos depois, quando acidentalmente Hofmann ingeriu uma pequena quantidade de seu produto de síntese, podendo observar seus efeitos psicoativos conforme relatório enviado ao coordenador da pesquisa:

"Sexta-feira passada, 16 de abril de 1943, fui forçado a interromper meu trabalho no laboratório, no meio da tarde e retornei a minha casa afetado por uma inquietude notável, combinada com uma leve vertigem. Em casa, eu me deitei e afundei numa condição não desagradável de um tipo de intoxicação, caracterizada por uma imaginação extremamente estimulada. Num estado como que em sonho, com os olhos fechados, eu achei a luz do dia desagradavelmente brilhante, eu percebia um fluxo ininterrupto de quadros fantásticos, formas extraordinárias com um intenso caleidoscópico jogo de cores. Depois de umas duas horas esta condição diminuiu".

Em 19 de abril de 1943, Hofmann ingeriu intencionalmente a quantidade de 250 µg de LSD e pôde perceber efeitos mais fortes do que aqueles manifestados na ingestão acidental. Em um novo relatório, ele descreve:

"4/19/43 16:20: 0,5 cc de 1/2 solução aquosa de promil tartarato de dietilamida oralmente = 0,25 mg de tartarato. Tomado diluído com aproximadamente 10 cc. de água. Insípido.

17:00: Começando uma vertigem, sentimento de ansiedade, de distorções visuais, sintomas de paralisia, desejo de rir. Suplemento de 4/21: Fui para casa de bicicleta. Das 18:00 às 20:00, crise mais severa".

Devido aos efeitos e ao relato sobre seu caminho para casa, este dia ficou conhecido como o "dia da bicicleta".

A sigla LSD vem do nome em alemão *Lyserg Säure-Diethylamid*, e o composto foi introduzido como um medicamento psiquiátrico em 1947 pelo laboratório farmacêutico Sandoz com o nome de Delysid®.

O número 25 indica, segundo o próprio Hofmann, que é o 25º produto de uma série de transformações químicas da molécula básica do ácido lisérgico. Porém, encontra-se na literatura a afirmação de que o número 25 refere-se à dose necessária para produzir alucinações, isto é, 25 µg. A introdução de LSD no organismo é feita por meio da absorção sublingual. O usuário introduz um pequeno pedaço de papel de filtro impregnado com o LSD, no qual se verificam também vários desenhos, ilustrações ou, então, um pequeno cristal da substância, conhecido popularmente como "microponto", comprimido redondo com 1,6 mm de diâmetro, predominante nos anos 1970. Quando o LSD foi introduzido no mercado ilícito, nos anos 1960, era comum sua aplicação em diferentes materiais absorventes, como cubos de açúcar, balas de goma, papel de filtro e pós farmacologicamente inertes que se introduziam em cápsulas vazias de gelatina. O conteúdo de LSD aplicado era bastante variável, entre 20 e 500 µg. Na década de 1980, a apresentação mais comum foi a dosagem sobre papel, porém não gotejando a droga sobre ele, e sim mergulhando-o, pré-impresso, em solução de LSD, conseguindo-se, assim, maior uniformidade nas doses. Do papel impregnado, fazem-se pequenos quadrados picotados com aproximadamente 5 mm$^2$, que contêm cerca de 30 a 50 µg de LSD.

A absorção dessa quantidade da substância provoca efeitos que aparecem de 35 a 45 minutos após a administração e duram aproximadamente 6 horas. Inicia-se, então, um estágio de recuperação com duração de 7 a 9 horas após a administração, em que os sintomas tendem a diminuir. Ocorre uma oscilação entre as alucinações e os sentidos normais, conhecidas como "ondas de LSD". No estágio final, são observados efeitos de tensão e de fadiga, que podem durar vários dias.

### 6.1. Estágios da ação do LSD

- Período de latência (0,5 a 3 horas).
- Modificações físicas (sensação de frio, suor, midríase, dor de cabeça).
- Período intermediário (medo, angústia).
- Período de síndrome psíquica e afetiva.
- Modificação do tempo vivido.
- Modificação da sensação de espaço.
- Modificação das sensações do próprio corpo.
- Modificações afetivas.
- Modificação do curso do pensamento.
- Alucinações (principalmente visuais).
- Conotação erótica e sensual (simbólica).
- Lucidez relativa.

A distribuição de LSD se verifica em diversos órgãos, principalmente rim, fígado e pulmão, ao passo que, no sangue, no tecido adiposo e no cérebro, a concentração é comparativamente menor. No cérebro, a concentração não excede a 0,01% da dose administrada.

### 6.2. Mecanismo de ação

O mecanismo de ação do LSD não está totalmente elucidado; os trabalhos mostram que a droga age como um agonista de autorreceptor da 5-HT em receptores 5-HT1A, localizados no *locus coeruleus*, nos núcleos da rafe e no córtex. Também atua como um agonista parcial em receptores 5HT1A pós-sináptico, possuindo alta afinidade com outros subtipos de receptores 5-HT1, como: 5-HT1B; 5-HT1D; e 5-HT1E.

Efeitos do LSD nos receptores 5-HT2C, 5-HT5A, 5-HT6 e 5-HT7 são descritos, porém a sua relevância ainda é incerta. No entanto, o efeito alucinógeno do LSD foi relacionado com a sua afinidade nos receptores 5-HT2, onde atua como um agonista, ação compartilhada por outros alucinógenos do grupo das fenilalquilaminas (mescalina, 2,5-dimetoxi-4-iodoanfetamina) e das indoalquilaminas (psilocibina, DMT). Uma forte correlação foi verificada entre doses psicoativas desses alucinógenos e sua respectiva potência nos receptores 5-HT2.

Atualmente, estima-se que o LSD é um agonista parcial dos receptores 5-HT2A, especialmente pela expressão em células piramidais neocorticais. A ativação do 5-HT2A também leva ao aumento dos níveis de glutamato corticais, provavelmente mediada pelas vias aferentes talâmicas. No entanto, esse aumento na liberação de glutamato pode levar a uma alteração na transmissão corticocortical e corticosubcortical. O LSD apresenta duplo efeito modular em receptores 5-HT2 (estimulante) e 5-HT1 (inibitório), podendo, assim, explicar como pode aparecer também como um antagonista.

Também há evidências de que o LSD interage com os sistemas dopaminérgicos. Em comparação com outros alucinógenos, o LSD interage agonisticamente e antagonicamente com os receptores centrais da dopamina D1 e D2. Porém, ainda não se sabe como esse mecanismo está envolvido na produção dos efeitos psicoativos do LSD. No entanto, estudos em humanos com a psilocibina (mais seletiva em receptores 5-HT2A) demonstraram um aumento da liberação de dopamina, conforme evidenciado por uma diminuição de 20% da ligação de [11C] racloprida (composto sintético com ação antagonista em receptores D2) após administração oral.

Foi descoberto que a ativação dos receptores pelo LSD é tempo-dependente. Entre 15 e 30 minutos após administração oral de LSD em ratos, foi feito teste de estímulo discriminativo, o qual levou a uma ativação dos receptores 5-HT2A, ao passo que, aos 90 minutos, os receptores D2 começaram a mediar as principais reações provocadas pelo LSD. Esses dados sugerem uma interação entre receptores da dopamina e serotonina, que pode explicar a enorme gama de efeitos provocada pelo LSD em seres humanos.

## 7. PLANTAS ALUCINÓGENAS

### 7.1. Atropina, escopolamina e hiosciamina – beladona (*Atropa belladonna* L.), datura (*Datura, Stramonium, Dutra, Ceratocaulis* e *Brugmansia*)

Conhecidas no Brasil como saia branca, trombeteira, maxixe bravo e outros nomes, as espécies de *Datura* ocupam lugar de destaque em função dos riscos que produzem. Algumas plantas desse gênero são largamente usadas como plantas ornamentais e, na medicina popular, por asmáticos, que preparam cigarros medicinais com suas flores. Não se conhece, atualmente, o hábito de sua ingestão como psicotrópico. Para sua preparação, são utilizadas cerca de cinco flores colocadas em dois copos e meio de água em fervura por cerca de 15 minutos.

Diferentes quantidades do chá podem ser ingeridas e os sintomas iniciam-se em 10 minutos após a administração. A ingestão de chá feito com algumas dessas flores ou de folhas pode produzir um marcante estado de alteração psíquica, pois a planta sintetiza alcaloides derivados do tropano, como hiosciamina e escopolamina, ambos bloqueadores dos receptores de acetilcolina, sendo seus efeitos, portanto, resultantes de bloqueio de atividade colinérgica do organismo. No sistema nervoso central (SNC), os efeitos são caracterizados por confusão mental, irritabilidade, delírios e alucinações, que desaparecem em 48 horas.

A beladona figurou como importante ingrediente de uma bebida de bruxaria na Idade Média e teve destacado papel na mitologia de quase todos os povos europeus. A planta tem alcaloides capazes de produzir alucinações, sendo que o principal componente psicoativo é a hiosciamina; contém, ainda, quantidades menores de escopolamina e traços de alcaloides menores do tropano.

O principal componente da *Atropa belladonna* L. é a atropina, que pode ser obtida do sumo de seus frutos. Esse alcaloide foi utilizado por muito tempo em formulações de colírios para causar midríase.

Outra planta com os mesmos princípios ativos, a *Hyoscyamus niger* L., também foi utilizada na Europa como bebida e unguento de feitiçaria. Na Grécia e na Roma Antiga, alguns informes de "bebidas mágicas" indicam que essa preparação era servida frequentemente. Acredita-se que as sacerdotisas de Delfos faziam profecias sob os efeitos dessa bebida.

### 7.2. DMT (dimetiltriptamina) – jurema (*Mimosa hostilis* (Mart) Benth) e epená (*Virola calophylla* Warb e *Virola theiodora* Warb)

A jurema (nome originado do Tupi – *yu'rema*) é uma planta apreciada no Brasil, tendo sido utilizada por várias tribos de Pernambuco, algumas já extintas, em cerimônias. Hoje, a ingestão de *M. hostilis* com finalidades alucinógenas em cerimônias parece ter quase desaparecido, sendo usada apenas em situações de combate.

A raiz, a casca e os frutos de *M. hostilis*, jurema preta, foram a fonte de uma "bebida milagrosa", conhecida como vinho de Jurema, *ayuca*, com propriedades alucinógenas. Da planta, foi isolado um alcaloide com características da N,N-dimetiltriptamina.

No Brasil, na Colômbia, na Venezuela e no Peru, algumas espécies de *Virola* são consumidas, sendo que a mais importante parece ser a *V. theiodora*. O rapé alucinógeno tem vários nomes, segundo a localização da tribo, sendo os termos epená, paricá e nyakwana os mais conhecidos no Brasil. Em cerimônias tribais, o epená deve ser aspirado por todos os homens adultos, mas também é utilizado em ocasiões sem nenhuma relação ritual. Os curandeiros fazem uso da preparação em diagnósticos e tratamento de enfermidades e é também utilizada como veneno em flechas.

Os alcaloides do grupo da triptamina e da carbolina, o 5-metoxi-N,N-dimetiltriptamina e a N,N-dimetiltriptamina, são os principais componentes com atividade alucinógena. Uma preparação de epená, obtida da espécie de *V. theiodora*, apresentou um alto teor de alcaloides, cerca de 11%, dos quais o 5-metoxi-N,N-dimetiltriptamina representava 88% e a N,N-dimetiltriptamina, 11%.

DMT (dimetiltriptamina)

Os efeitos da intoxicação variam; em geral, incluem excitabilidade durante os primeiros minutos depois da primeira administração. Em seguida, o usuário apresenta crispatura (contração) dos músculos faciais, intumescimento dos membros, incapacidade de coordenar a atividade muscular, náuseas, alucinações visuais e, por último, sono profundo e inquieto.

## 7.3. Harmina – ayahuasca (*Banisteriopsis caapi*)

O cipó *Banisteriopsis caapi* (Malpighiaceae), nativo da Amazônia e dos Andes, é também conhecido como ayahuasca, yajé ou oasca. Possui em sua composição alcaloides β-carbolinas inibidores da monoamino-oxidase (MAO), sendo que os de maior concentração são: harmina; harmalina; e tetraidro-harmalina. A concentração desses alcaloides varia de 0,05 a 1,95%.

Essa planta é usada em rituais indígenas, nos quais é produzida uma bebida alucinógena que, quando ingerida, segundo seus usuários, "libera a alma de seu confinamento corporal". No Brasil, seitas religiosas como a União do Vegetal (UDV), Barquinha e Santo Daime fazem utilização de uma "beberagem" (chá) dessa planta, associada a outra planta, a *Psycotria viridis*, fundamentadas em tradições indígenas.

A UDV tem como instrumento de transmissão aos homens "uma prática ordenada pela força superior no sentido de ensiná-los a se conduzir na terra". Nesses ensinamentos, a luz ao espírito humano vem pelo efeito da ingestão do chá.

A *Psycotria viridis*, planta da família Rubiaceae, possui em sua composição o alcaloide derivado indólico N,N-dimetiltriptamina (DMT) em concentração de 0,1 a 0,66%, que age sobre os receptores da serotonina.

Com base em análises quantitativas do chá, 200 mL de ayahuasca possuem 30 mg de harmina, 10 mg de tetraidro-harmalina e 25 mg de DMT. Em camundongos, 5 mg/kg de harmalina causam 100% de inibição motora por duas horas. Essa dose seria equivalente, em adultos, a 375 mg para 75 kg, porém é provável que metade dessa dose também tenha efeito. Como são inibidoras da MAO, as β-carbolinas podem aumentar os níveis de serotonina no cérebro e o efeito primário de altas doses dessas substâncias é a sedação provocada pelo bloqueio da desaminação da serotonina. No chá da ayahuasca, as β-carbolinas inibem a MAO, protegendo o DMT da degradação por essa enzima.

Apesar da grande popularidade da ayahuasca e sua disseminação pelo mundo, ainda são relativamente poucos os estudos de vários aspectos. O misticismo que envolve suas raízes e as sensações narradas por viajantes estrangeiros na Bacia do Amazonas só têm contribuído para despertar a imaginação das pessoas, que ficam sedentas por essa nova experiência.

Por meio da ingestão de uma dose média de ayahuasca (150 mL), são reportados os seguintes efeitos no plano psíquico:

profundas e rápidas alterações dos estados emocionais, o indivíduo vai da depressão à euforia em poucos segundos, pânico, apatia, alterações na memória e no pensamento, despersonalização e hipersugestionabilidade, aparecimento de objetos que vibram e aumentam sua luminosidade, figuras se movem rapidamente e cenas emergem visíveis com os olhos abertos ou fechados (conhecido como estado visionário) e perda da habilidade de falar coerentemente.

Harmina

Tetrahidroharmina

## 7.3.1. *Mecanismo de ação da DMT e das β-carbolinas*

Antes que se possa entender o mecanismo de ação dos alcaloides encontrados no chá de ayahuasca, faz-se necessário o entendimento do mecanismo endógeno. A serotonina (5-HT) se distribui amplamente nos tecidos animais. Na glândula pineal, atua como precursora da melatonina, um hormônio estimulador dos melanócitos. Mais de 90% da serotonina do organismo é encontrada nas células enterocromafins do trato gastrintestinal (TGI). No sangue, a serotonina é encontrada nas plaquetas, capazes de concentrar a amina por meio de um mecanismo transportador ativo. É encontrada, também, nos núcleos da rafe do tronco cerebral, que contém corpos celulares de neurônios triptaminérgicos (serotoninérgicos) que sintetizam, armazenam e liberam a serotonina como seu transmissor.

Os neurônios serotoninérgicos cerebrais estão envolvidos em diversas funções, como sono, humor, regulação da temperatura, percepção da dor e regulação da pressão arterial. Podem estar envolvidos, ainda, em condições patológicas, como depressão, ansiedade e enxaqueca. Neurônios serotoninérgicos são encontrados também no sistema nervoso entérico do TGI e em torno dos vasos sanguíneos. A serotonina é metabolizada pela MAO em 5-hidroxindolacetaldeído.

Os principais efeitos da serotonina no sistema cardiovascular são: contração do músculo liso e vasoconstrição potente (exceto em músculos esqueléticos e no coração); vasodilatação e agregação plaquetária ocasionada pela ativação do receptor 5-HT2 de superfície, no coração. No TGI, causa contração da musculatura lisa, aumentando o tônus e facilitando o peristaltismo. A produção excessiva de serotonina em tumores associa-se a uma diarreia intensa.

A DMT é um potente alucinógeno quando usada via parenteral na dosagem de 25 mg. Sua ação é agonista dos receptores 5HT1A, 1B, 1D e do 5HT2A e 2C. Porém, via oral, é inativado por meio da desaminação sofrida pela ação da enzima MAO intestinal e hepática. Os efeitos aparecem aos 30 a 45 minutos aproximadamente e podem durar até quatro horas.

As β-carbolinas têm propriedades alucinógenas e, portanto, contribuem para a atividade da bebida ayahuasca. Como são inibidoras da MAO, as β-carbolinas inibem a desaminação intestinal do DMT, possibilitando a chegada deste ao cérebro mesmo via oral. Além disso, elas ainda aumentam os níveis de serotonina, dopamina, norepinefrina e epinefrina no cérebro. Os efeitos sedativos primários de altas doses de β-carbolinas são resultantes do bloqueio da desaminação da serotonina. A tetraidro-harmina (THH) é a segunda β-carbolina mais abundante no chá e atua como um fraco inibidor da recaptação do receptor 5HT e inibidor da MAO, portanto a THH pode prolongar a meia-vida da DMT por bloquear a sua recaptação intraneuronal. Contudo, a THH pode bloquear a recaptação neuronal da serotonina, resultando em altos níveis de 5HT na fenda sináptica, e atenuar os efeitos da ingestão oral da DMT, por competir com os sítios receptores pós-sinápticos.

A mistura das duas plantas potencializa a ação das substâncias ativas, pois a DMT é oxidada pela MAO, a qual está inibida pela harmina, acarretando aumento nos níveis de serotonina, o que causa impulsão motora para o sistema límbico, no sentido de aumentar a sensação de bem-estar do indivíduo, criando condições de felicidade, contentamento, bom apetite, impulso sexual, equilíbrio psicomotor e alucinações. Os efeitos iniciais são caracterizados por vertigem, náuseas, euforia e excitação agressiva. Um dos principais efeitos refere-se à alucinação de visualização de animais, comunicação com divindades ou demônios e voo pelos ares a lugares distantes. É devido a esses efeitos que a mistura foi e continua sendo utilizada com finalidade mística e ritual.

Nos últimos anos, várias discussões sobre a permissão de substâncias alucinógenas ou mistura de substâncias em seitas religiosas, como Santo Daime e UDV, têm sido realizadas por profissionais de diversas áreas. Pode-se observar um aumento dos adeptos das seitas, dos quais fazem parte a classe média, educadores, profissionais liberais (como profissionais da saúde e de outras áreas), artistas e outros; ademais, a divulgação por meios de comunicação tem disseminado o uso de tais alucinógenos. O direito constitucional de liberdade de culto e religião cria um impasse no que se refere ao risco de intoxicação a que estão submetidos os seguidores dessas seitas, embora não existam relatos científicos de intoxicações ou efeitos produzidos pela exposição a longo prazo.

Há necessidade do desenvolvimento de estudos referentes à avaliação do potencial tóxico dessas substâncias, no que diz respeito à indução de tolerância, síndrome de abstinência ou desejo compulsivo, até o momento não determinados.

### 7.4. Ibogaína (*Tabernanthe iboga* L.)

As raízes da *Tabernanthe iboga* L., planta natural da área equatorial da África, são a maior fonte de ibogaína. A ibogaína tem propriedades estimulantes e é usada por tribos do Gabão e do Congo durante os períodos de caça, para manter os caçadores despertos a espera de suas presas. Essa substância foi extraída pela primeira vez da raiz de *Tabernanthe iboga* L., em 1901, por Dybowsky e Landrin.

Doses de cerca de 4 a 5 mg/kg de massa corporal produzem efeitos que podem durar cerca de 6 horas. Embora o efeito principal seja de estimulação, é também usada como afrodisíaco e, ainda, produz estimulação do apetite, náuseas, vômitos, incoordenação, transe, alucinações com visões aceleradas e visões de animais, assim como de temas sexuais. Uma superdose pode causar paralisia, convulsão e morte.

Ibogaína

### 7.5. LSA (*Ipomoea violacea* L.)

As sementes de *I. violacea* são utilizadas como alucinógenos no Estado de Oaxaca, a sudeste do México, desde o tempo dos astecas e usadas da mesma maneira que o ololiuqui, *Turbina corymbosa* (L) Raf. No México, essa trepadeira é considerada um dos alucinógenos mais importantes em adivinhação e rituais mágico-religiosos e curativos. A preparação de uma bebida é feita com algumas gotas obtidas das sementes moídas. A atividade psicomimética dessas sementes se deve ao LSA (ergina) e à isoergina, semelhantes ao LSD, e à presença de outros alcaloides ergolínicos, como a ergonovina, de reconhecida ação uterotônica e hemostática.

O LSA, amida do ácido lisérgico, e seu isômero são potencialmente mais fracos do que o LSD e representam aproximadamente 0,02% da matéria seca de *Ipomoea violacea*, sendo psicoativos apenas com doses maiores que dois miligramas. Os alcaloides encontrados na *Ipomoea violacea* são ergotamínicos, produtos naturais de alta atividade fisiológica derivados do triptofano que possuem afinidade com os receptores de serotonina e dopamina, presentes no SNC.

Os alcaloides presentes na *Ipomoea violacea* possuem ação psicotrópica, porém apenas a ergonovina tem capacidade vasoconstritora e hemostática. Os principais efeitos da ingestão das sementes de *Ipomoea violacea* são causados pelos alcaloides LSA e iso-LSA.

No Brasil, segundo a Resolução RDC n. 39, de julho de 2012, da Anvisa, a ergina (ou LSA) passou a ser considerada uma substância psicotrópica sob controle especial, tornando a *Ipomoea violacea* uma planta ilegal, diferentemente de muitos países, onde tal planta não foi posta sob controle.

### 7.6. Mescalina (*Lophophora williamsii* – cacto peiote)

Os índios toltecas e chichimecas conheciam o peiote há quase 2.000 anos antes da chegada dos conquistadores europeus que o condenaram como "obra do demônio". Também conhecido como mescal, o cacto *Lophophora williamsii* (Lem.) Coult é encontrado desde o sudeste dos Estados Unidos até a região central do México. O peiote é usado em rituais religiosos, principalmente devido aos seus efeitos alucinógenos, em que as alucinações são geralmente visuais, produzidas pela presença de 3,4,5-trimetoxifenetilamina ou mescalina. O cacto pode ser ingerido cru, seco, em pasta ou em infusão. Em uma cerimônia, geralmente se consome de 4 a 30 cabeças (botões de mescal). O peiote contém cerca de trinta alcaloides do tipo feniletilamínico e tetraidroisoquinolínico, sendo que o principal é a mescalina, responsável pelas alucinações produzidas. Sua estrutura química é semelhante à do neurotransmissor norepinefrina. Essas alucinações são caracterizadas por cores e desenhos realçados, sinestesia e percepção de espaço distorcida. A mescalina estimula o sistema nervoso autônomo, podendo causar efeitos como náuseas, vômito, transpiração, taquicardia, midríase, ansiedade, impressão de leveza e despersonalização.

Mescalina

A religião do peiote é um culto médico-religioso. Em decorrência de várias alucinações, o curandeiro pode se "comunicar com os espíritos malévolos" que causam enfermidades e morte.

Atualmente, existem igrejas nos EUA e Canadá que empregam legalmente o peiote em suas cerimônias, devido a um dispositivo constitucional que assegura total liberdade aos cultos religiosos (o mesmo acontece no Brasil em relação ao ayahuasca nas seitas UDV e Santo Daime).

## 7.7. Miristicina (*Myristica fragrans* Houtt – noz-moscada)

A noz-moscada, semente seca da *Myristica fragrans*, é uma especiaria muito utilizada em culinária, com várias aplicações médicas descritas desde o século VII, como medicamento para enfermidades do aparelho digestivo, rins, dores, e até como afrodisíaco, crença preservada até os dias de hoje.

Intoxicações com a noz-moscada foram comuns desde a Idade Média até o século XIX. Na Índia, é consumida, podendo ser mastigada ou fumada com tabaco.

Duas ou três colheres do pó de noz-moscada, introduzidas via oral ou mesmo aspiradas, produzem alucinações. Éteres aromáticos como a miristicina, o safrol e a elemicina são considerados responsáveis pelo efeito psicotrópico, admitindo-se a biotransformação deles em produtos do tipo anfetamínico ou aminopropafenona. Em doses elevadas, torna-se mais tóxica e perigosa, alterando as funções corporais normais, provocando delírio, cefaleia aguda, vertigem e náuseas.

Miristicina

## 7.8. Salvinorina (*Salvia divinorum* L.)

O termo *divinorum* é traduzido como "dos adivinhos". A planta, também conhecida por termos mais populares, como pastora, folha da pastora, menta mágica e outros, é oriunda de uma pequena área em Oaxaca, no México, onde cresce na área montanhosa dos índios Mazatecas. O cultivo da planta nessa região se dá em função de suas propriedades alucinógenas, uma vez que é usada em rituais de adivinhação. As folhas frescas são moídas em recipientes metálicos e diluídas em água e, após terem sido filtradas, são ingeridas; ou são apenas mascadas ainda frescas.

A principal diferença entre a *Salvia divinorum* e os outros tipos de sálvias é a presença de uma substância chamada salvinorina. Esse composto diterpênico está presente como salvinorina A (a 96%) e B (a 4%).

Salvinorina

Durante o efeito da sálvia, podem ocorrer alucinações, experiências de abandono do corpo, transformações em objetos, viagens no tempo e sensação de estar em vários locais ao mesmo tempo. Outros efeitos são perda da coordenação física, alterações visuais, realidades múltiplas, sensação de paz contemplativa e perda do sentido de individualidade.

Da mesma forma que o LSA, a salvinorina passou a ser considerada uma substância psicotrópica sob controle especial, integrando a lista F da Portaria 344/MS, segundo a Resolução RDC n. 39, de julho de 2012, da Anvisa.

## 8. COGUMELOS ALUCINÓGENOS

Os fungos sagrados mais numerosos e importantes pertencem ao gênero *Pcilocybe*. O sul do México, Oaxaca, é hoje o centro mais importante de consumo de fungos alucinógenos; são dezenas de espécies utilizadas com fins rituais, sendo a *P. mexicana* uma das mais empregadas.

Os efeitos alucinógenos são produzidos por dois alcaloides, psilocina e psilocibina (4-fosforiloxi-N,N-dimetiltriptamina). Essas substâncias têm estruturas químicas semelhantes à da triptamina e, portanto, são substâncias de efeitos psicomiméticos devido à atuação sobre neurotransmissores serotoninérgicos. Podem ser produzidas sinteticamente e sua dose efetiva no homem é de 6 a 12 mg.

Estudos sobre a margem de segurança de 20 drogas de abuso mostraram que a psilocibina, introduzida via oral, é a de menor risco de dependência e letalidade aguda.

Na Tailândia, os fungos são cultivados e ocorrem espontaneamente, aparecendo em fezes de búfalo, em decomposição. É comum a venda de cogumelos alucinógenos diretamente aos turistas ou a restaurantes para a elaboração de alimentos como sopas e omeletes. Essas preparações gastronômicas são às vezes adulteradas com alucinógenos artificiais. Além disso, o marketing de itens como camisetas, cartões postais e pôsteres contendo cogumelos incentiva o consumo pelos nativos e estrangeiros.

Fungos alucinógenos mais conhecidos:

- *Amanita muscaria* – alucinógeno mais antigo usado pelo homem;
- *Botelus manicus* – relacionado à "loucura dos fungos";
- *Conocybe siligineoides* – fungo alucinógeno sagrado do México (não se isolou a psilocibina);
- *Conocybe cyanopus* – encontrado nos EUA, contém psilocibina;
- *Copelandia cyanencens* – cultivado sobre o esterco de vaca. Apresenta mais de 1,2% de psilocina e 0,6% de psilocibina;
- *Heimiella angrieformis* – não se conhece sua constituição química;
- *Panaeolus sphinctrinus* – fungo sagrado utilizado para adivinhação, que cresce sobre esterco de vaca;
- *Psilocybe caerulescens* – fungo alucinógeno sagrado do México;
- *Russula agglutina* – relacionado à "loucura dos fungos", apresenta ácido esteárico em sua composição.
- *Stropharia cubensis* – "Teonanácatl", usado por Xamãs, possui psilocibina.

Psilocibina

Um questionário para investigar o extenso consumo de cogumelos alucinógenos foi aplicado a estudantes da Dinamarca. Das 333 pessoas que responderam ao questionário, 3% de nível colegial e 9% da faculdade de jornalismo tinham experiência com cogumelo que contém psilocibina (apenas 2% tinham experiência com LSD).

Em função da grande quantidade de fungos alucinógenos e do elevado consumo em determinados países, os problemas de identificação dos fungos em intoxicações agudas têm se agravado. A intoxicação com psilocibina pode ser confundida com pânico, ansiedade ou euforia em pessoas com midríase e outros sintomas simpatomiméticos. A falta de identificação do agente responsável por essa intoxicação pode levar a diversas dificuldades na recuperação do paciente.

## 9. USO PROLONGADO DOS ALUCINÓGENOS

Embora o uso frequente de alucinógenos possa induzir a mudanças químicas que afetam o estado mental, isso não causa qualquer alteração anatômica irreversível no cérebro. Como qualquer droga, o uso e o abuso de alucinógenos devem ser avaliados como resultantes de efeitos psicológicos, biológicos e sociais. O abuso, a longo prazo, parece estar relacionado às mudanças de comportamento, mas não há desenvolvimento de uso compulsivo (dependência psicológica). Raramente, podem ocorrer episódios psicóticos seguidos da ingestão de altas doses de alucinógenos em pessoas suscetíveis. Essas perturbações mentais podem ser classificadas em:

a. estado confuso, onírico, transitório, com duração média inferior a 48 horas;

b. estados paranoicos agudos sem confusão. Episódios mais prolongados;

c. reações esquizofrênicas. Muitas vezes, são casos de esquizofrênicos autênticos ou de casos-limite. Nesses usos, o alucinógeno pode precipitar psicose;

d. reação paranoica. Delírios de perseguição ou estados megalomaníacos;

e. alucinose persistente. Reaparecimento de fenômenos idênticos aos que surgem durante a intoxicação com LSD, sem o uso da substância;

f. depressão psicótica, associada a um estado de agitação e de ansiedade, observando-se reações de ansiedade crônica, estados agudos de pânico e dissociações do comportamento.

Observam-se, também, reações neurológicas, especialmente crises convulsivas e coma, devido a doses excessivas ou a associações com medicamentos.

## 10. TRATAMENTO DAS INTOXICAÇÕES AGUDAS

As manifestações clínicas que requerem intervenção médica são hiperexcitabilidade, descontrole, ataxia, hipertensão ou hipotensão, convulsões, coma e estados psicóticos prolongados. Além desses efeitos, os alucinógenos causam midríase, tremor, reflexos exagerados, febre, transtornos psicopáticos da personalidade, aumento no risco de suicídio ou homicídio e dissociação mental prolongada.

O tratamento consiste em administrar diazepam, 0,1 mg/kg, via oral, para o controle da excitação, quando acontecer. Em casos de coma devido à interação com outras substâncias, deve-se manter as vias respiratórias adequadas, efetuar a intubação do paciente e eliminar as secreções mucosas da traqueia mediante aspiração (o tratamento de coma segue a mesma orientação do tratamento em casos de intoxicação barbitúrica).

É preciso provocar diurese ácida a fim de facilitar a eliminação através da urina.

São também indicados os seguintes procedimentos:

- isolar o usuário dos estímulos sensoriais;
- proporcionar um ambiente calmo;
- conversar calma e tranquilamente (*talking-down*).

Portanto, o uso de alucinógenos merece uma atenção especial, principalmente considerando-se a finalidade de uso. A cada ano, novas substâncias vão surgindo, sempre em busca de um prazer maior, por parte dos usuários, e na tentativa de atingir uma população cada vez mais numerosa, por parte de traficantes. O que os jovens de hoje procuram poderia ser comparado com as finalidades e objetivos dos povos indígenas? A massificação de cultos religiosos, nos quais são utilizados alucinógenos, não turva a finalidade ritual dessas seitas? Essas são algumas questões que não podem ficar sem resposta.

Também com relação a essa classe de substâncias, não se pode deixar de enfatizar a característica biopsicossocial na abordagem do consumo abusivo. No entanto, ainda falta conhecimento sobre essas substâncias que afetam a mente do ser humano de modo tão surpreendente.

## 11. USO NO TRATAMENTO DE DEPENDÊNCIAS DE OUTRAS DROGAS

Uma nova geração tem buscado o uso de alucinógenos não para recreação, mas para o tratamento de dependências e outras doenças. Embora a maioria dessas substâncias seja legal, existe grande polêmica e preconceito quanto ao seu uso terapêutico.

As experiências psicodélicas produzidas pelos alucinógenos parecem produzir mudanças positivas de atitude, humor e comportamento, que, muitas vezes, são assimiladas de maneira mística, transformando as ações e o pensamento dos usuários. Frente a essa ação, ressurge a proposta de uso terapêutico de alucinógenos. A psilocibina, por exemplo, está sendo utilizada para tratar cefaleias, ansiedade diante da morte, transtorno obsessivo-compulsivo, depressão e tabagismo.

A ayahuasca é hoje uma das plantas mais difundidas para tratamentos de dependência de álcool, outras drogas e de traumas vividos pelas pessoas, as quais buscam algum tipo de alívio para suas aflições. Seu uso é feito geralmente em um contexto ritual, e não médico. Porém, há necessidade de realização de um uso controlado e terapêutico visando o tratamento e a obtenção de um estado mental de equilíbrio. A experiência de estados alterados de realidade deve ser feita de forma controlada, certificando-se de que a pessoa esteja bem, segura e confortável.

A ibogaína tem sido usada com êxito no tratamento de dependência de heroína e cocaína. Ao contrário da metadona, que substitui o efeito dos opiáceos e também pode ser considerada indutora de dependência, a ibogaína apenas interrompe o fenômeno da compulsão, sem causar dependência, dor provocada pela síndrome de abstinência ou a frustração que se sente durante o tratamento. Ainda assim, são muitos os obstáculos para aprovação de seu uso terapêutico, pois, como outros aluci-

nógenos, há necessidade de um controle em sua aplicação. Além disso, ocorreram algumas mortes em pacientes que se submeteram ao tratamento com ibogaína, por motivos ainda não conhecidos.

Atualmente, há estudos usando o LSD em humanos em diversos países, como Suíça e Reino Unido. Albert Hofmann defendeu o uso de LSD como medicamento até os últimos dias antes de sua morte. Em setembro de 2008, a Food and Drug Administration (FDA) abriu as portas novamente para pesquisas clínicas com pacientes terminais usando LSD. Isso pode sinalizar um interesse renovado em outros usos terapêuticos dos alucinógenos.

## 12. BIBLIOGRAFIA

BURRIS, K.D.; BREEDING, M.; SANDERS-BUSH, E. (+) Lysergic acid diethylamide, but not its nonhallucinogenic congeners, is a potent serotonin 5HT1C receptor agonist. *J. Pharmacol. Exp. Ther.*, v.258, n.3, p.891-96, 1991.

CASARETT & DOULL'S. Toxicology. The basic science of poisons. 7ª ed., New York: McMillan Publishing Company, 2007.

CAZENAVE, S.O.S. *Banisteriopsis caapi*: ação alucinógena e uso ritual. *Revista de Psiquiatria Clínica*, v.27, n.1, p.32-35, São Paulo, 2000.

COLE, J.C.; BAILEY, M.; SUMNALL, H.R.; WAGSTAFF, G.F.; KING, L.A. The content of ecstasy tablets: implications for the study of their long-term effects. *Addiction*, v.97, n.12, p.1531-6, 2002.

COSTA, M.C.M.; FIGUEIREDO, M.C.; CAZENAVE, S.O.S. Ayahuasca: uma abordagem toxicológica do uso ritualístico. *Rev. Psiquiatria Clínica*, v.32, n.8, p.310-318, 2005.

EDWARDS, G.; ARIF, A.; HODGSON, R. Nomenclature and classification of drug and alcohol-related problems: a WHO Memorandum. *Bull. World Health Org.*, v.59, n.2, p.225-42, 1981.

FERIGOLO, M.; MEDEIROS, F.B.; BARROS, H.M.T. "Êxtase": revisão farmacológica. *Rev. Saúde Pública*, v.32, n.5, 1998.

GLENNON, R.A. *et al.* Evidence for the 5-HT2 involvement in the mechanism of action of hallucinogenic agents. *Life Science*, v.35, p.2.505-11, 1984.

GROB, C.S.; McKENNA, D.J.; CALLAWAY, J.C. *et al.* Human psychopharmacology of hoasca, a plant hallucinogen used in a ritual context in Brazil. *J. Nerv. Ment. Dis.*, v.184, n.2, p.86-94, 1996.

HIRAMATSU, M.; DISTEFANO, E.; CHANG, A.S.; CHO, A.K. A pharmacokinetic analysis of 3,4-methylenedioxymethamphetamine effects on monoamine concentrations in brain dialysates. *European Journal of Pharmacology*, v.204, p.135-40, 1991.

HOFMANN, A. *LSD – My Problem Child*. McGraw-Hill, 1980. Disponível em: <http://www.psychedelic-library.org/child.htm>. Acesso em: 12 set. 2013.

KAYE, S. *Handbook of emergency Toxicology*. 4.ª ed., Springfield, Charles C. Thomas, p.154, 1980.

McKENNA, D.J. *et al.* Human pharmacology of hoasca, a plant hallucinogen used in a ritual context in Brasil. *J Nerv Ment Dis*, v.184, n.2, p.86-94, 1996.

McKENNA, D.J. *et al.* Chronic treatment with (+) DOI, a psychotomimetic 5-HT2 agonist, downregulates 5-HT2 receptors in rat brain. *Neuropsychopharmacology*, v.2, p.81-7, 1989.

MOFFAT, A.C.; OSSELTON, M.D.; WIDDOP, B.; GALICHET, L.Y. *Clarke's Analysis of Drugs and Poisons in pharmaceuticals, body fluids and postmortem material*. London: Pharmaceutical Press, 2004.

MORA-MEDINA, M.E.; TAPIA, C.R.; RASCON, M.L.; SO-LACHE, G.; OTERO, B.R.; LAZCANO, F.; MARIÑO, M.C. *Situación epidemiológica del abuso de drogas en México.* Abuso de drogas. Publicación Científica n. 522, Organización Panamericana de la Salud, 1990.

NICHOLS, D.E. Differences between the mechanism of action of MDMA, MBDB, and the classic hallucinogens. Identification of a new therapeutic class: Entactogens. *J. Psychoactive Drugs*, v.18, p.305-313, 1986.

SEIBEL, S.D.; TOSCANO, A. *Dependência de drogas.* Atheneu, p.35-46, 2001.

SCHULTES, R.E., HOFMANN, A. *Plantas de los Dioses.* Orígenes del uso de los alucinógenos. Fondo de Cultura Económica. México, 1982.

# 4.11.

# DROGAS SINTÉTICAS

*José Luiz da Costa*
*Rafael Lanaro*
*Silvia de Oliveira Santos Cazenave*

## CONTEÚDO DESTE CAPÍTULO

## 1. INTRODUÇÃO

As drogas de abuso sintéticas, conhecidas mundialmente como *designer drugs*, são substâncias ou misturas de substâncias psicoativas produzidas em laboratórios clandestinos, por síntese química a partir de substâncias precursoras encontradas ou não na natureza. Podem ser sintetizadas ainda por pequenas modificações na estrutura de moléculas que possuam atividade biológica conhecida.

Essa "indústria" de drogas sintéticas acompanha as legislações vigentes em países da Europa e nos Estados Unidos e, a cada proibição de determinada droga, várias modificações moleculares são feitas nessas substâncias, dando origem a novas drogas sintéticas com efeitos psicoativos semelhantes ou até mesmo mais intensos que o composto original, mas com o destaque de ser uma "droga legalizada" ou *legal high*.

O abuso em escala global das drogas sintéticas data de meados da década de 1980 e vem aumentando ano após ano. Representa hoje um dos maiores desafios para as forças de repressão ao tráfico de drogas e para os centros de diagnóstico (clínico e laboratorial) e tratamento das intoxicações.

A ampla busca ativa pelos usuários de drogas sintéticas está relacionada principalmente:

» com sua fácil aquisição, pela internet ou em clubes, danceterias, festas *raves*;
» seus efeitos psicoativos de ação rápida e duradoura;
» efeitos específicos, como a capacidade aumentada da comunicabilidade, empatia e autoconhecimento, além de efeitos como euforia, agitação, desinibição e alucinações.

A principal representante dessa classe de drogas é a 3,4-metilenodioximetanfetamina (MDMA, *ecstasy*). Segundo a Organização das Nações Unidas (ONU), os estimulantes do grupo anfetamínico (*amphetamine-type stimulants*) estão em segundo lugar na lista de drogas de abuso mais consumidas no mundo, sendo superados apenas pela maconha.

Novas classes de drogas sintéticas foram surgindo em todo o mundo a fim de oferecer substâncias "legalizadas", com menos efeitos desagradáveis e efeitos psicoativos mais intensos. O uso abusivo dos derivados anfetamínicos surgiu na década de 1980, seguido pelos derivados da triptamina nos anos 1990 e os da piperazina nos anos 2000. No fim da primeira década do século XXI, os canabinoides sintéticos e derivados sintéticos da catinona ganharam destaque no grupo das drogas de abuso sintéticas e representam atualmente um dos maiores desafios para toxicologistas em todo o mundo.

## 2. DERIVADOS DA ANFETAMINA

### 2.1. *Ecstasy* (3,4-metilenodioximetanfetamina, MDMA)

O tráfico internacional de *ecstasy* aumentou significativamente durante a década de 1990. Estima-se que cerca de 0,2% da população global com idade acima de 15 anos consumiu *ecstasy* ao menos uma vez na vida.

Várias vias de síntese podem ser utilizadas para produção da MDMA, todas apresentam em comum o fato de que o composto inicial deve possuir o anel metilenodioxi. A primeira síntese e descrição da MDMA ocorreu na Alemanha em 1912, realizadas pelo laboratório Merck a partir do safrol (a substância e sua via de síntese foram patenteadas em 1914). A MDMA também pode ser sintetizada a partir da MDA (3,4-metilenodioxianfetamina), por reação com etilcloroformato seguida por redução. Existem ainda dois processos de síntese por meio da aminação redutiva da piperonil acetona, substância disponível comercialmente.

No Brasil, como em outras partes de mundo, essa droga é comercializada principalmente na forma de comprimidos, que possuem grande variedade de cores, formas, tamanhos e logotipos. Pode também ser vendida na forma de cápsulas ou em pó. A substância ativa presente nesses comprimidos é a 3,4-metilenodioximetanfetamina (MDMA), contudo, à semelhança de outras drogas vendidas no mercado ilícito, o teor e a pureza desses comprimidos podem variar muito.

Atualmente, a MDMA vem sendo substituída nos comprimidos por outras substâncias ilícitas (como a metanfetamina) ou, ainda, psicoativas lícitas (como a cetamina e a cafeína), em uma tentativa clara do traficante de burlar a legislação vigente. Estudo recente realizado pela Superintendência da Polícia Técnico-Científica do Estado de São Paulo mostrou que apenas 45% dos comprimidos de *ecstasy* apreendidos pela polícia paulista entre 2011 e 2013 apresentaram MDMA como princípio ativo. Outras substâncias psicoativas identificadas foram 2,5-dimetoxi-4-bromofeniletilamina (2C-B), anfetamina, anfepramona, benzocaína, cafeína, cetamina, clobenzorex, efedrina, femproporex, fenciclidina, fenobarbital, lidocaína e sibutramina. Foram identificadas ainda as substâncias ilícitas dimetoxianfetamina (DMA), clorofenilpiperazina (CPP), cocaína, metanfetamina, pirovalerona e trifluorometilfenilpiperazina (TFMPP). Do ponto de vista toxicológico, é evidente que a incerteza na composição química aumenta muito o risco no uso da droga.

O uso desse tipo de droga de abuso ocorre principalmente nos fins de semana e está associado a eventos sociais como festas *raves* e discotecas. A dose usual por noite é de 1 a 2 comprimidos, o que corresponderia a uma concentração de MDMA entre 50 e 300 mg por noite. A quantidade ingerida costuma ser maior por indivíduos que usam frequentemente a droga.

Peculiaridades como a facilidade de uso (via oral) e sua discreta forma de apresentação (pequenos comprimidos) acabam por facilitar o tráfico e a difusão dessas drogas entre os usuários. Isso acontece porque outras substâncias ilegais geralmente exigem local reservado e acessórios para seu uso e o *ecstasy* não requer preparação alguma, podendo ser consumido com muita discrição em qualquer lugar. Além disso, as quantidades relacionadas ao uso individual minimizam o risco de o produto ser identificado e apreendido pela polícia.

### 2.1.1. *Toxicocinética*

A via de administração do *ecstasy* é quase exclusivamente a oral. Existem raros relatos sobre a administração da droga por outras vias, como a intravenosa e a intranasal.

A MDMA é prontamente absorvida no trato intestinal e atinge pico de concentração plasmática aproximadamente duas horas após a administração. Doses de 50 mg, 75 mg e 125 mg administradas a voluntários sadios produziram concentrações plasmáticas máximas de 106 ng/mL, 131 ng/mL e 236 ng/mL, respectivamente. Essas concentrações são consideravelmente baixas, posto que a substância passa rapidamente para os tecidos e liga-se a seus constituintes. A MDMA e seus análogos apresentam baixa taxa de ligação a proteínas plasmáticas (aproximadamente 20%).

A biotransformação da MDMA é fundamentalmente hepática, sendo que a principal via é oxidativa, envolve desmetilação, levando a catecóis reativos posteriormente convertidos por metilação e conjugados com ácido glicurônico ou com radical sulfato antes de serem eliminados. Nessas reações, a MDMA sofre O-desalquilação, originando a 3,4-di-hidroximetanfetamina (HHMA) e a 3,4-di-hidroxianfetamina (HHA), e O-metilação, originando a 4-hidroxi-3-metoximetanfetamina (HMMA) e a 4-hidroxi-3-metoxianfetamina (HMA). A cadeia alifática lateral é degradada por N-desalquilação, levando inicialmente à correspondente amina primária (MDA), que também possui ação biológica.

Essas transformações são mediadas por enzimas do Cit P-450, em particular pela CYP2D6. Outras enzimas estão envolvidas nesses processos de degradação, sendo que algumas delas sofrem saturação em concentrações baixas da MDMA, contribuindo para o comportamento farmacocinético não linear. Em estudos com voluntários, observou-se que a taxa de eliminação da MDMA diminui com o aumento da dose. Estudos *in vitro* sugerem que produtos de biotransformação da substância ligam e inativam a enzima CYP2D6, além de saturar rapidamente enzimas de alta afinidade envolvidas nessa biotransformação. Como resultado disso, maiores doses de MDMA podem inativar/saturar mais enzimas, diminuindo a quantidade disponível para biotransformar a substância, resultando em toxicocinética não linear. Consequentemente, quando a dose é aumentada, ocorre um aumento desproporcional das concentrações sanguíneas e cerebrais da MDMA. Por essa razão, pequeno aumento na dose oral desse fármaco pode produzir considerável elevação nos níveis plasmáticos da fração circulante, o que possibilita explicar alguns dos efeitos tóxicos observados na superdose, como quando usuários ingerem outro comprimido antes da depuração da primeira dose.

Variações genéticas determinam diferenças na atividade da enzima CYP2D6, o que pode ter efeito sobre a toxicidade da MDMA. A atividade dessa enzima é geneticamente determinada, sendo que mais de 10% da população caucasiana apresenta deficiência para ela. Dessa forma, indivíduos podem apresentar metabolismo mais rápido ou lento para compostos biotransformados pela CYP2D6, possuindo, portanto, suscetibilidade diferente à droga, o que explica a extensa faixa de concentração relacionada à intoxicação aguda e aos efeitos neurotóxicos das metilenodioxianfetaminas.

A eliminação da MDMA é relativamente lenta, com meia-vida plasmática da ordem de 8 horas. De acordo com o postulado de que o tempo médio para eliminação de 95% de um fármaco do organismo é da ordem de cinco meias-vidas (aproximadamente 40 horas para a MDMA), pode-se justificar, por sua cinética de eliminação, alguns dos efeitos adversos que podem ocorrer até dois dias após o uso. Alguns produtos de biotransformação da MDMA possuem atividade farmacológica, em especial a MDA, razão pela qual alguns efeitos do *ecstasy* podem durar mais do que o tempo de permanência da MDMA no organismo. Aproximadamente 50% da MDMA é eliminada inalterada na urina nas primeiras 24 horas após o uso, independentemente da dose administrada,

outro indicativo do comportamento toxicocinética não linear dessa substância.

Outra peculiaridade da MDMA é seu comportamento toxicocinético enantio-dependente. As metilenodioxianfetaminas possuem um carbono quiral, por isso existem na forma de dois isômeros ópticos R(–) e S(+). Durante sua produção clandestina, é obtida a mistura racêmica, vendida quando a MDMA é comercializada como droga de rua. Não existe diferença no *clearance* renal dos dois enantiômeros de MDMA, indicando que o *clearance* não renal (metabólico) é um processo estereoespecífico.

Em estudos com voluntários, Fallon e colaboradores administraram 40 mg de mistura racêmica de MDMA a oito voluntários não usuários e mediram as concentrações sanguíneas e urinárias dos estereoisômeros S(+)-MDMA, R(–)-MDMA, S(+)-MDA, R(–)-MDA em intervalos de tempo regulares, observando que a concentração plasmática máxima (Cmáx) dos dois enantiômeros da MDMA foi atingida 4 horas após a administração, ainda que o valor da Cmáx do enantiômero R(–)-MDMA foi significativamente maior que a da S(+)-MDMA e a área sob a curva das concentrações plasmáticas foi de duas a quatro vezes maior para o enantiômero-R do que para o enantiômero-S após a administração. Além disso, a meia-vida de eliminação da S(+)-MDMA foi significativamente menor que a da R(–)-MDMA. Outro estudo relata que, após a administração de 1,5 mg/kg, a concentração plasmática da forma S(+) retorna para aproximadamente zero após 24 horas, ao passo que a forma R(–) apresenta valores quantificáveis até 36 horas após a administração. Análises quantitativas revelaram um acúmulo aproximadamente três vezes maior da forma R(–) na circulação comparado com a forma S(+), e que a forma R(–) é eliminada do plasma cerca de 35% mais lentamente que a S(+). Esses resultados mostram que a forma R(–) pode sofrer acúmulo com administrações sucessivas. Moore *et al.* (1996) observaram níveis maiores do enantiômero-R da MDMA em amostras de sangue, fígado, humor vítreo e bile de indivíduos que morreram logo após a ingestão de *ecstasy*.

## 2.1.2. *Toxicodinâmica*

A MDMA possui estrutura química similar à de catecolaminas endógenas e atua no cérebro, aumentando a atividade de, pelo menos, três neurotransmissores: serotonina; dopamina; e noradrenalina. Como outras anfetaminas, a MDMA aumenta a liberação desses neurotransmissores nas fendas sinápticas, elevando a atividade cerebral. Possui maior atuação sobre a serotonina, principal neurotransmissor responsável pela regulação do humor, sono, dor, emoções, apetite e comportamentos. A MDMA atua na transmissão serotoninérgica bloqueando o transportador de recaptura, impedindo assim que o neurotransmissor seja retirado da fenda sináptica. Além disso, a MDMA pode agir ainda fazendo com que o transportador de serotonina atue de modo reverso, transportando-a do interior do neurônio pré-sináptico para a fenda sináptica.

Pela liberação de grande quantidade de serotonina, inibição da sua recaptação e também por interferir em sua síntese, a MDMA leva ao comprometimento da quantidade desse neurotransmissor e, como resultado, é preciso mais tempo para a restauração dos estoques necessários para realização de importantes funções fisiológicas e psicológicas. Dessa forma, o uso crônico dessa substância leva à depleção de serotonina, podendo causar danos, às vezes irreversíveis, aos neurônios responsáveis pela liberação desse neurotransmissor.

O isômero S(+)-MDMA é mais potente do que o R(–)-MDMA na produção dos efeitos subjetivos característicos do *ecstasy*. Alguns estudos sugerem que o isômero R(–) está mais relacionado com efeitos semelhantes aos da mescalina e do LSD (dietilamida do ácido lisérgico) e que, portanto, estariam relacionados às alterações sensoriais reportadas pelos usuários, ao passo que o isômero S(+) estaria mais associado com os efeitos estimulantes, semelhantes à aos da anfetamina. Os enantiômeros diferem também quanto a intensidade dos efeitos provocados, sendo que o isômero S(+) apresenta maior potência do que o isômeros R(–). Nesse aspecto, a MDMA difere de outras anfetaminas alucinógenas, como a 2,5-dimetoxi-4--metilanfetamina (DOM), as quais invariavelmente são mais ativas na forma R(–).

De acordo com a American Psychiatric Association (APA), o *ecstasy* causa dependência por preencher quatro critérios de diagnóstico: é utilizado mesmo com conhecimento dos seus efeitos adversos; é consumido em doses maiores que as planejadas; induz tolerância; e causa "ressaca", caracterizada por cansaço, insônia e depressão.

### 2.1.3. *Sinais e sintomas da intoxicação*

Mesmo tendo reputação de droga segura, os efeitos agudos causados pelo uso do *ecstasy* (hipertermia, complicações cardiovasculares, falência renal e hepática) podem levar à morte.

De modo geral, os efeitos desejados por muitos usuários são aqueles produzidos por baixas doses usadas esporadicamente. A MDMA produz aumento na vivacidade, paciência e sensação de energia, despertar sexual e adiamento da fadiga e do sono. Os efeitos fisiológicos observados são descritos como um aumento da euforia, bem-estar, percepção sensorial aguçada, melhora na sociabilidade, extroversão, aumento na sensação de intimidade e proximidade com outras pessoas, maior tolerância à opinião e sentimentos alheios. Durante a década de 1980, a MDMA foi utilizada como adjuvante em sessões de psicoterapia, por facilitar a comunicabilidade do paciente com o terapeuta.

Como outras anfetaminas, a MDMA também possui efeitos adversos demonstrados em muitas funções físicas, mesmo quando utilizada em doses moderadas com finalidade recreacional. Como a ação básica das anfetaminas envolve o aumento do despertar e da vigília, usualmente ocorre também aumento da tensão muscular, manifestada por contratura da mandíbula, bruxismo e movimentos constantes das pernas. O aumento da atividade muscular, somado à ação direta da MDMA no sistema termorregulador do cérebro, leva a um aumento na temperatura corpórea. Rigidez e dor nos membros inferiores e na região inferior das costas são queixas frequentes durante os primeiros 2 a 3 dias após o uso de MDMA. Dor de cabeça, náuseas, diminuição do apetite, visão turva, boca seca e insônia são outros sintomas físicos relatados após a experiência do uso de *ecstasy*. Os efeitos psicológicos indesejados resultantes da intoxicação aguda por MDMA representam uma resposta exagerada dos efeitos buscados pelo usuário. Como exemplo, o aumento da vigília, que, se em excesso, é convertido em hiperatividade, confusão e insônia. Outras queixas relacionadas ao uso de MDMA incluem alucinação leve, despersonificação, ansiedade, agitação, comportamentos bizarros e repetitivos. Ocasionalmente, esses sintomas podem levar a ataques de pânico, delírio ou até episódios curtos de psicose (pouco frequentes).

O quadro clínico mais associado à intoxicação aguda por *ecstasy* é caracterizado por lesão hepática grave (podendo ocorrer necrose do tecido hepático), hipertermia associada ou não à rabdomiólise, coagulação intravascular disseminada e falência renal. Outras complicações relatadas incluem hiponatremia, estupor catatônico, hemorragia intracerebral, hemorragia subaracnoide ou isquemia cerebral. Problemas cardiovasculares relatados incluem arritmias cardíacas e hipertensão. Interação com outras drogas ou adulterantes presentes nos comprimidos pode interferir no metabolismo e nos efeitos tóxicos da MDMA. Finalmente, a toxicocinética não linear aumenta a possibilidade de pequenos aumentos na dose de MDMA administrada resultarem em aumento desproporcional das concentrações sanguíneas, posto que, como citado anteriormente, a eliminação não é dose-dependente, o que aumenta o risco de intoxicações.

A MDMA apresenta significativos efeitos no sistema cardiovascular, principalmente devido à sua ação sobre a liberação de noradrenalina e por agir como agonista α-2-adrenérgico. Por esse mecanismo, provoca aumento da frequência cardíaca e da pressão sanguínea, dose-dependente. A hipertensão induzida pelo *ecstasy* pode causar danos a vários órgãos, o que geralmente ocorre quando a pressão diastólica excede 130 mmHg. Essa hipertensão pode estar relacionada com outras patologias induzidas por esse tipo de fármaco, como falência renal aguda, distensão aórtica, infarto do miocárdio e hemorragia cerebral.

Outra ação da MDMA ocorre sobre a liberação hormonal, em que a substância leva a um aumento dose-dependente da concentração de cortisol, prolactina e do hormônio adrenocorticotrófico, ao passo que as concentrações de hormônio do crescimento permanecem inalteradas mesmo após a administração de 125 mg de MDMA. Baixas doses podem induzir secreção de hormônio antidiurético (vasopressina) em humanos, levando, dessa forma, a alterações, como aumento na retenção de fluidos, o que pode contribuir para a instalação do quadro de hiponatremia.

Algumas mortes associadas ao uso de MDMA envolvem aumento da temperatura corpórea (síndrome hipertérmica), devido à atuação dessa substância sobre as vias dopaminérgicas e serotoninérgicas que regulam a temperatura corporal. Os casos de hipertermia induzida pelo *ecstasy* são provavelmente o resultado da soma de vários fatores: a ação do fármaco sobre o sistema termorregulador do cérebro e a vasoconstrição periférica induzida por este, diminuindo a perda de calor corpóreo. As atividades físicas intensas, reposição inadequada de eletrólitos e líquidos e as altas temperaturas muitas vezes encontradas nas festas *raves* aumentam de modo significativo os riscos de hipertermia, cujas principais manifestações clínicas são edema cerebral, hipotensão e hipóxia tecidual com enfraquecimento da contratibilidade muscular. O tratamento da hipertermia requer atendimento médico imediato e pode levar a rabdomiólise e lesões renais. Na presença de distúrbios neurológicos, como delírio, estupor ou convulsões, a hipertermia significa alto risco de morbidade e mortalidade que depende da temperatura máxima atingida, da duração da hipertermia e do estado de saúde e consciência do indivíduo.

Rabdomiólise é uma síndrome resultante da degeneração muscular e liberação de proteínas musculares para a região extracelular. Em usuários de *ecstasy*, a degeneração muscular ocorre, na maioria das vezes, em virtude da hipertermia prolongada, do excesso de esforço físico ou, ainda, durante as crises convulsivas que podem ser desencadeadas pelos efeitos da droga no sistema nervoso central (SNC). Possíveis fatores de risco para o desenvolvimento dessa síndrome muscular são, além da hipertermia, desnutrição, desidratação, esforço físico excessivo, tabagismo e alcoolismo. O conteúdo das células musculares lesadas pode desencadear falência renal aguda e coagulação intravascular disseminada. Os sintomas da rabdomiólise incluem dor muscular, fraqueza e urina de coloração marrom.

A coagulação intravascular disseminada é uma patologia relacionada com a formação de fibrina e ao consumo de fatores de coagulação e plaquetas no interior dos vasos sanguíneos. Quando esses fatores se esgotam, a coagulação não é mais possível e hemorragia generalizada pode ocorrer. Nos quadros de intoxicações causadas pelo uso de *ecstasy*, a coagulação intravascular disseminada pode se dar devido a uma combinação de fatores como necrose hepática, lesões de células endoteliais e termoinativação de fatores de coagulação, plaquetas e megacariócitos. Com o prejuízo desses fatores, pode haver sangramento nasal e da gengiva, febre, dificuldade para respirar, taquicardia e hipotensão. Essa síndrome é capaz de levar ainda a problemas mais graves, como hemorragia e infarto cerebral.

A hiponatremia é outro efeito adverso associado ao uso de MDMA que não se manifesta durante a utilização de outras anfetaminas, e pode estar associado com a síndrome da secreção inapropriada de hormônio antidiurético (ADH), uma vez que a MDMA é um agonista serotoninérgico e existem evidências de que a liberação de ADH seja mediada por esse neurotransmissor. Os sintomas iniciais da hiponatremia aguda surgem quando os níveis séricos de sódio caem até valores menores do que 120 mEq/L e podem incluir náuseas, vômitos e câimbras musculares. Posteriormente, pode ocorrer a instalação de quadro de edema cerebral, estado em que os efeitos neurológicos são predominantes e incluem cefaleia, letargia, confusão, estupor, crises convulsivas e coma.

O consumo de *ecstasy* foi relatado como a segunda causa mais frequente de hepatotoxicidade na Espanha entre jovens de até 25 anos. A MDMA pode causar alterações hepáticas graves, manifestadas principalmente por icterícia, hepatomegalia, necrose centrolobular, hepatite, anorexia, náusea, vômito e urina com coloração escura. Este último efeito está relacionado ao aumento na quantidade de urobilinogênio presente na urina, causada pela elevada formação e excreção de bilirrubina decorrente da hemólise provocada por hipertermia e coagulação intravascular disseminada. Os danos hepáticos são causados em parte devido ao efeito da temperatura corpórea, e em outra parte devido à ação da MDMA e de seus produtos de biotransformação sobre o fígado. Estudos *in vitro*, conduzidos em condições experimentais que simulavam a hipertermia com hepatócitos de camundongo, mostraram que a MDMA aumenta a peroxidação lipídica e diminui a viabilidade das células hepáticas.

A MDMA pode ter ação ainda sobre o sistema renal, no qual falência renal aguda pode ocorrer quando coágulos de fibrina/plaquetas ou de mioglobina, liberados das células musculares lesadas, precipitam e bloqueiam os túbulos renais. A desidratação facilita o desenvolvimento desse tipo de problema renal e pode levar ao acúmulo de substâncias que deveriam ser depuradas e eliminadas do sangue, possibilitando danos secundários a outros tecidos ou órgãos.

Uma característica observada a respeito dos efeitos da MDMA no SNC é que induz alterações significantes na liberação e recaptação de serotonina pelos neurônios, as quais podem persistir por longos períodos mesmo após o fármaco ter sido biotransformado e eliminado. Experimentos com ratos mostram que a MDMA dispara uma rápida liberação de serotonina no cérebro seguida por significativa diminuição nos níveis de serotonina que persistem por pelo menos sete dias após a administração. As reduções mais significativas de serotonina ocorrem no córtex pré-frontal, córtex estriado e hipocampo, com menor redução no hipotálamo e nos núcleos da base do cérebro. O uso crônico pode levar ao desenvolvimento de neurotoxicidade, especialmente dos neurônios serotoninérgicos, como foi observado em estudos *in vitro* com animais de experimentação. Devido a limitações metodológicas e éticas, os efeitos do uso crônico de metilenodioxianfetaminas ainda são restritos a exames por imagem e aplicação de questionários. Em humanos, o uso de MDMA é associado à depressão, debilidade da atuação cognitiva e atuação anormal dos neurônios serotoninérgicos quando analisados por tomografia de emissão de pósitrons (PET). Estudos realizados no líquido cefalorraquidiano de usuários de MDMA demonstraram uma redução nos níveis de 5-HIAA (ácido 5-hidroxi-indolacético), produto de degradação da serotonina, achado que confirma a neurotoxicidade dessa substância.

Uma hipótese para explicar a neurotoxicidade causada pela MDMA no sistema serotoninérgico é que induz tanto estresse oxidativo quanto metabólico nesses neurônios, que, como consequência, sofrem redução de sua capacidade de produzir serotonina. O suporte para essa hipótese vem de uma variedade de estudos, incluindo aqueles mostrando que a MDMA provoca alterações na atividade de várias enzimas antioxidantes, como superóxido dismutase, catalase e glutationa peroxidase, e que o aumento artificial (induzido em experimentos) dos níveis dessas enzimas diminui os efeitos do fármaco sobre os neurônios serotoninérgicos. Em estudos que empregaram animais de experimentação, a injeção direta de MDMA no cérebro não reproduziu os efeitos neurotóxicos, observados após a administração periférica. Esse fato sugere uma possível correlação entre produtos de biotransformação da MDMA e o desenvolvimento de neurotoxicidade. Produtos como a 3,4-di-hidroximetanfetamina (HHMA), principal produto de biotransformação da MDMA em ratos e preparações microssômicas de fígado humano, podem estar relacionados com esse tipo de efeito pela formação de adutos com glutationa e outros compostos endógenos que contenham radicais tióis.

## 2.1.4. *Relatos de intoxicações causadas pela MDMA*

Mikula e colaboradores relataram um caso de hepatite aguda com inflamação da vesícula biliar em uma mulher com 17 anos que deu entrada no serviço de emergência relatando forte dor abdominal (arco costal direito), com icterícia, febre e vômitos. Reportou que há três meses consumia *ecstasy* regularmente, em quantidades que variavam entre 5 e 8 comprimidos por sessão de uso. Admitiu ainda consumo regular de etanol (cerveja, vodka) e tabaco nos dois anos anteriores. Na admissão, os parâmetros bioquímicos de função hepática estavam consideravelmente alterados (bilirrubina = 121 mmol/L, alanina aminotransferase = 2.700 UI/L, asparagina aminotransferase = 1.215 UI/L). A ultrassonografia abdominal revelou fígado, baço e rins sem alteração de tamanho, inflamação da vesícula biliar com diâmetro de parede sobre 8 mm, sem cálculos biliares e linfonodos na parte superior do abdome (12 mm de diâmetro). Os sintomas clínicos desapareceram após cinco dias de tratamento e seus parâmetros bioquímicos normalizaram-se depois de 8 semanas.

Em outro episódio de intoxicação causada pela MDMA, um homem, de 19 anos, foi encaminhado por amigos ao serviço de emergência apresentando convulsões e hipertermia (temperatura de 42,5°C). Os amigos relataram que o paciente havia ingerido etanol e três comprimidos de *ecstasy* duas horas antes da admissão no hospital. O exame físico mostrou midríase bilateral, mioclonia, sopro sistólico, frequência cardíaca de 95 bpm e pressão arterial de 125/45 mmHg. Os resultados dos exames laboratoriais indicaram hipercalemia, rabdomiólise e danos no miocárdio. Após intubação e administração de propofol e rocurônio, a hipertermia foi tratada com medidas de resfriamento ativo e sedação com midazolam. Além disso, foi realizado tratamento para diminuir a concentração plasmática de potássio, incluindo a administração intravenosa de gluconato de cálcio (1.000 mg), bicarbonato de sódio (45 mEq) e glicose (50 mL de uma solução a 40%) com insulina (10 unidades). O paciente foi transferido para unidade de terapia intensiva (UTI) com quadro de edema pulmonar maciço e ausência de atividade elétrica alternando com bradicardia sinusal (30 bpm). O ecocardiograma não mostrou nenhuma atividade cardíaca e, apesar da ressuscitação cardiopulmonar por mais de 2 horas, incluindo a estimulação ventricular intravenosa temporária e o tratamento intensivo para hipercalemia, o paciente foi a óbito. A causa da morte foi atribuída a hipercalemia, que evoluiu rapidamente devido à rabdomiólise.

## 2.2. Brolanfetamina (2,5-dimetoxi-4-bromoanfetamina, DOB)

A 2,5-dimetoxi-4-bromoanfetamina (DOB) é um derivado anfetamínico dotado de poderosa ação agonista sobre os receptores de serotonina, atuando principalmente nos receptores 5-HT2 e causando alucinações intensas, com potencial para causar tolerância em usuários crônicos.

Foi sintetizada pela primeira vez por Alexander Shulgin, tendo como precursora a 2,5-dimetoxianfetamina (2,5-DMA). Possui características físico-químicas similares às da 2,5-dimetoxi-4-bromofeniletilamina (2C-B), contudo a DOB é capaz de produzir efeitos alucinógenos mais duradouros que o análogo.

É comumente comercializada impregnada em selos de papel (como o LSD) ou na forma de cápsulas ou comprimidos, sendo que a quantidade de princípio ativo pode variar entre 0,75 mg e 2 mg. Como a quantidade de substância ativa presente nas cápsulas de DOB é ínfima, apresentando apenas resquícios de pó branco em seu interior, essa droga recebeu no Brasil o nome de "cápsula do vento", em analogia a aparente ausência de material.

A dose usual é de um selo ou cápsula por noite (entre 0,75 e 2 mg), administrada VO. Os efeitos experimentados pelos usuários incluem sensação de bem-estar, aumento da vigília, da atividade auditiva e visual, com elevação na percepção de cores e texturas. Doses de 2,8 mg podem levar ao aparecimento de efeitos indesejados, como câimbras com dores musculares e episódios de alucinação. As situações de overdose são esperadas em doses de 3,5 mg ou mais, que podem levar a quadro de perda de memória, comportamento irracional e violento.

Duas peculiaridades importantes ajudam a entender as intoxicações agudas causadas pela DOB: primeiro, a dose efetiva (geralmente uma cápsula) e a dose tóxica (aproximadamente duas cápsulas) são muito próximas; e o segundo fator importante é o espaço de tempo relativamente grande entre o uso da droga e o aparecimento dos primeiros efeitos pelo usuário – para a maioria dos indivíduos que experimentam a droga, os primeiros efeitos podem demorar até três horas para ser percebidos, o que pode levá-los a acreditar que a dose administrada não foi suficiente para causar o efeito buscado, conduzindo-os à ingestão de uma segunda dose, o que pode resultar em situações de overdose. Os principais sintomas da intoxicação aguda são convulsão, espasmos vasculares, vômito, diarreia, tremores, agitação e psicose com alucinações visuais intensas. Os efeitos da DOB são prolongados, podendo durar de 8 a 24 horas dependendo de características do indivíduo e da dose administrada.

Como acontece com a maioria da fenilalquilaminas que atuam sobre o SNC, os isômeros ópticos da DOB possuem atividades distintas, em que o isômero R(–) possui maior atividade do que o isômero S(+).

Em estudos com animais, observou-se que os picos de concentração plasmática da DOB ocorrem de 2 a 3 horas após a administração. A concentração máxima da substância no fígado ocorre de 0,5 a 1,5 hora; já no cérebro, o pico de concentração da DOB só ocorre de 3 a 6 horas após a administração, o que ajuda a explicar o grande intervalo de tempo existente entre a ingestão e o aparecimento dos efeitos no usuário. Estudos com animais (ratos) demonstraram que sua biotranformação se dá principalmente por O-desmetilação e por desaminação oxidativa. A excreção ocorre principalmente através da urina, na qual é possível identificar a presença da substância inalterada, bem como seus produtos de biotransformação conjugados a grupos sulfato e glicuronatos.

## 2.3. Dimetoxianfetamina (2,5-dimetoxi-4-metilanfetamina, DOM, STP)

A DOM é outro derivado da anfetamina dotado de ação alucinógena. Seu nome de rua faz alusão à marca de aditivo de gasolina STP (do inglês, *Specially Treated Petroleum*), que, posteriormente, foi interpretada como "Serenidade, Tranquilidade e Paz". Foi sintetizada em 1963 e em 1967 surgiu nos EUA, comercializada em forma de comprimidos de 10 mg. Como alucinógeno, é 100 vezes mais potente do que a mescalina e cerca de 30 vezes menos potente que o LSD.

Os primeiros efeitos surgem cerca de 90 minutos após administração e se intensificam gradativamente, atingindo o pico após 3 a 4 horas. Doses de 10 a 20 mg VO perduram por 16 a 24 horas. Os sintomas se caracterizam por náuseas, vômito, sudorese, tremores, midríase, hipertensão arterial, taquicardia e hipertermia, alterações do senso-percepção como imagens múltiplas, borradas, vibrantes e distorcidas. Muitas vezes, ocorre uma *bad trip*, ou seja, alucinações ruins, seguidas de um sentimento de medo e pânico incontroláveis. Em consequência desses sentimentos, muitas vezes os indivíduos são levados a cometer atos insanos, podendo incorrer em incidentes até fatais.

## 3.   PIPERAZINAS

Os derivados da piperazina representam uma ampla classe de substâncias químicas que apresentam estrutura molecular cíclica de seis átomos, sendo dois de nitrogênio em posições opostas. O anel piperazínico em sua estrutura molecular é muito semelhante à piperidina existente na pimenta negra (*Piper nigrum* L.), porém as piperazinas não são compostos de origem natural, mas produzidos em laboratório, o que pode explicar o fato de serem confundidas com drogas naturais, chamadas de *herbal ecstasy*.

Ganharam destaque como *designer drugs* nos anos 2000, devido a seus efeitos serem semelhantes aos do *ecstasy* (MDMA) e também pelo fato de não serem substâncias de uso proscrito em vários países. Desde a década de 1950 até meados da década de 1990, seu uso era amplo em pesquisas e em terapias farmacológicas tanto em medicina humana como veterinária. As aplicações desses derivados piperazínicos eram feitas principalmente em terapias antifúngica, antiviral e antiparasitária. Também foi pesquisado um potencial efeito vasodilatador e como inibidor de crescimento de tumores cancerígenos. Atualmente, são encontrados compostos piperazínicos que incluem agentes antipsicóticos (olanzapina, clozapina), antidepressivos (trazodona, nefazodona) e fármacos para tratamento de disfunção erétil (sildenafil , vardenafil).

Os primeiros relatos do uso abusivo dos derivados da piperazina ocorreram no final da década de 1990, nos Estados Unidos, com a benzilpiperazina (BZP). Em 2004, um novo derivado da piperazina, a 1-(3-clorofenil) piperazina (mCPP) foi identificado sendo vendido como *ecstasy* (na forma de comprimidos) nas ruas da Suécia e da Holanda, disseminado para toda a União Europeia (UE). Na Holanda, foram encontrados os primeiros comprimidos de mCPP em combinação com o MDMA. Na Nova Zelândia, no Japão e no Brasil, também foi detectada a presença de vários derivados da piperazina, como BZP, mCPP, 1-(3-trifluormetilfenil) piperazina (TFMPP) e associações como mCPP e cocaína e mCPP, anfetamina, cafeína e lidocaína em um mesmo comprimido.

Atualmente, a BZP e mCPP estão sob controle na UE, nos EUA e na Nova Zelândia. No Brasil, a BZP, a mCPP e a TFMPP foram adicionadas em 2008 à lista F2, da Portaria n. 344-98, da Agência Nacional de Vigilância Sanitária (Anvisa), a qual elenca as substâncias psicotrópicas de uso proscrito no Brasil e em que se encontram substâncias como a MDMA e o tetraidrocanabinol, princípio ativo da maconha. Em competições esportivas, a utilização dessas substâncias é proibida pela Agência Mundial Antidoping (WADA, do inglês World Anti-Doping Agency).

Os derivados da piperazina podem ser divididos em duas classes:

- as benzilpiperazinas, como a 1-benzilpiperazina (BZP) e seu análogo 1-benzil-4-metilpiperazina (MBZP);
- as fenilpiperazinas, como 1-(3-clorofenil) piperazina (mCPP), 1-(3-trifluorometilfenil) piperazina (TFMPP), entre outras descritas na Tabela 1.

**Tabela 1.**   Principais derivados da piperazina utilizados como *designer drugs*.

| Nome | R¹ | R² | R³ | R⁴ |
|---|---|---|---|---|
| 1-(3-Clorofenil)-4-(3-cloropropil)piperazina (mCPCPP) | H | Cl | H | $CH_2CH_2-CH_2Cl$ |
| 1-(3-Clorofenil)piperazina (mCPP) | H | Cl | H | H |
| 1-(4-Clorofenil)piperazina (pCPP) | Cl | H | H | H |
| 1-(4-Fluorofenil)piperazina (pFPP) | F | H | H | H |
| 1-(2-Metoxifenil)piperazina (oMeOPP) | H | H | MeO | H |
| 1-(4-Metoxifenil)piperazina (pMeOPP) | MeO | H | H | H |
| 1-(3-Metilfenil)piperazina (mMPP) | H | Metil | H | H |
| 1-(4-Metilfenil)piperazina (pMPP) | Metil | H | H | H |
| 1-Benzilpiperazina (BZP) | – | – | – | H |
| 1-Benzil-4-metilpiperazina (MBZP) | – | – | – | Metil |
| 1-(3-Trifluorometilfenil)piperazina (TFMPP) | H | $CF_3$ | H | H |
| 1,4-Dibenzilpiperazina (DBZP) | – | – | – | $C_8H_6-CH_2$ |

### 3.1. Benzilpiperazina

A benzilpiperazina, também conhecida como BZP, é uma diamina sem estereoisômeros, facilmente sintetizada a partir do cloridrato de piperazina e do cloreto de benzila, insumos facilmente adquiridos no mercado. Essa síntese é mais fácil de ser realizada quando comparada com a da anfetamina e do *ecstasy*. Esse processo de síntese acaba resultando também a dibenzilpiperazina (DBZP) como impureza.

Foi sintetizada pela primeira vez em 1944 e teve uso pretendido como um agente anti-helmíntico para o gado. No entanto,

por causa da sua falta de eficácia em comparação com a piperazina e dos efeitos colaterais (convulsões em mamíferos), nunca foi usada para esse fim. Mais tarde, na década de 1970, foi avaliada como um potencial agente antidepressivo, devido à sua capacidade para inverter os efeitos sedativos da tetrabenazina em ratos e camundongos. No entanto, nunca foi comercializada como antidepressivo, possivelmente devido à semelhança com as anfetaminas, ou seja, apresentou, nos estudos com animais, efeitos como hiperatividade, comportamento estereotipado e potencial de abuso elevado.

Como *designer drug*, é conhecida popularmente como *legal X*, *herbal ecstasy*, *legal E*, *rapture* e *A2*. É comercializada clandestinamente na forma de comprimidos, cápsulas e soluções, que podem conter em média entre 50 e 200 mg de BZP. Atualmente, os comprimidos encontrados dificilmente contêm apenas a BZP, apresentando também outras piperazinas, principalmente mCPP, TFMPP e oMeOPP. Além disso, constituem esses comprimidos cafeína, extratos herbais, aminoácidos, mistura de eletrólitos, entre outros.

Todas essas associações são feitas com o propósito de aumentar os efeitos psicoativos e diminuir os efeitos tóxicos da droga. Existem, ainda, relatos da associação da BZP com drogas de outras classes, como anfetaminas, MDMA, cocaína e cetamina, com a finalidade de aumentar os efeitos estimulantes e euforizantes.

### 3.1.1. *Toxicocinética*

A toxicocinética da BZP ainda não está totalmente elucidada, existindo poucos dados sobre sua absorção e distribuição em animais e também em seres humanos.

O metabolismo da BZP foi estudado em ratos Wistar machos após a administração oral de 50 mg/kg da droga de rua contendo BZP. Os metabólitos identificados nos ratos também foram encontrados em urina humana após administração oral da droga. A BZP não é metabolizada totalmente, sendo excretada principalmente na forma inalterada. Em reação de fase I, a BZP sofre reações de hidroxilação aromática (mediada pelo Cit P-450) formando 4-hidroxi-BZP e 3-hidroxi-

-BZP, seguido de uma metilação (mediada pela catecol-O--metil-transferase, COMT), gerando 4-hidroxi-3-metoxi-B-ZP. Também em reações de fase I, a BZP sofre reações de desalquilação, formando piperazina, benzilamina e N-benziletilenodiamina (Cit P-450). Os compostos hidroxilados podem entrar em reação de fase II, originando compostos que serão excretados na forma de conjugados com sulfatos e ácido glicurônico (Figura 1).

O único estudo com humanos mostra que após a ingestão de 200 mg de BZP, a concentração plasmática de 3-hidroxi-B-ZP é maior que a de 4-hidroxi-BZP, mostrando que a hidroxilação aromática é a maior via metabólica em humanos. A concentração plasmática máxima de BZP foi de 262,7 ng/mL, sendo detectada até 24 horas após a exposição (LOD = 5 ng/mL). O $t_{1/2}$ foi de 5,5 horas e o *clearance* de 99 L/h.

Análises urinárias mostraram que 6% da dose total de BZP foi eliminada na forma conjugada (sendo os conjugados O-sulfato-BZP e N-sulfato-BZP presentes em maior quantidade) e 0,11% da dose total, na forma não conjugada. Quando o processo foi submetido a uma hidrólise enzimática, a quantidade de 3-hidroxi-BZP e 4-hidroxi-BZP aumentou consideravelmente, calculando-se, então, que o O-sulfato-BZP representa 51% e N-sulfato-BZP 30% da excreção de BZP. Também foi constatado, após hidrólise enzimática, que a excreção de BZP inalterado em humanos é de 12,2% da dose total ingerida, fato que pode ser relacionado a uma baixa biodisponibilidade oral ou a uma alta ligação com proteínas plasmáticas e até mesmo à existência de outra via de excreção.

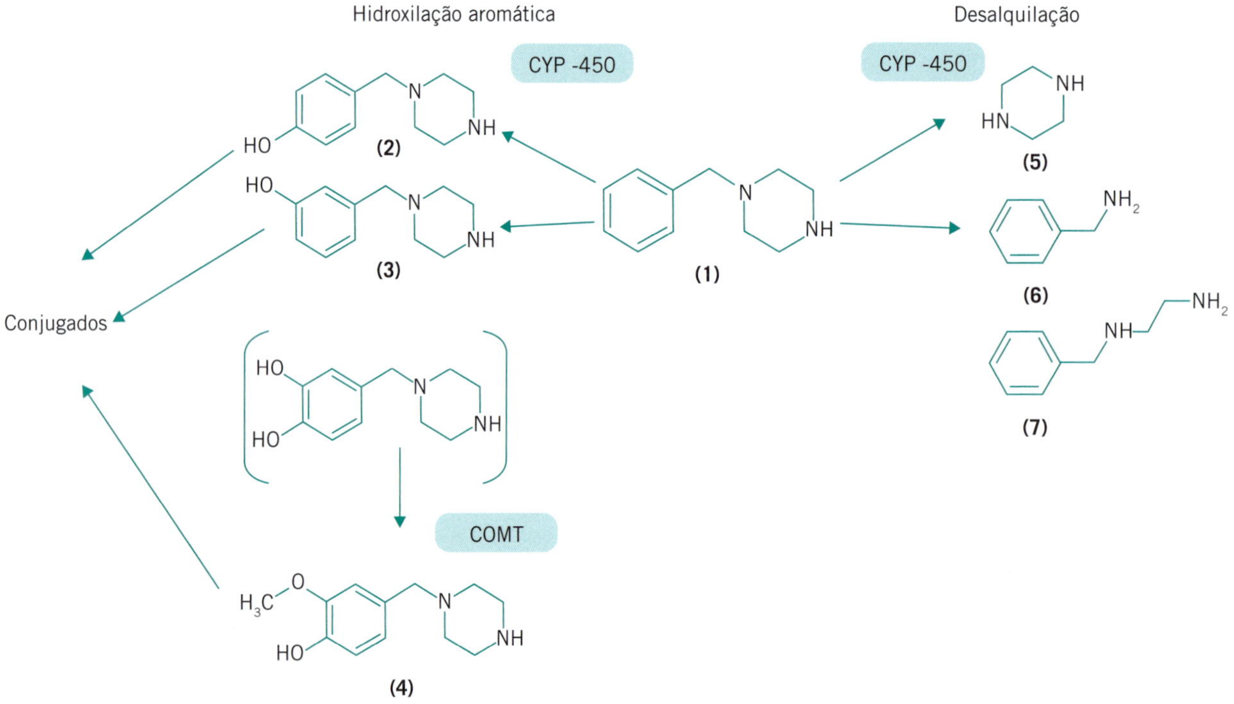

**Figura 1.** Biotransformação da BZP em ratos e humanos. (1) BZP; (2) 4-hidroxi-BZP; (3) 3-hidroxi-BZP; (4) 4-hidroxi-3-metoxi--BZP; (5) piperazina; (6) benzilamina; (7) N-benziletilenodiamina.
*Adaptada de Monteiro et al., 2013.*

### 3.1.2. *Toxicodinâmica*

Semelhante ao que ocorre com outras drogas de abuso, estudos *in vitro* e *in vivo* demonstram que a BZP interfere na neurotransmissão monoaminérgica, causando tanto a inibição da recaptação quanto a estimulação da liberação de dopamina, noradrenalina e serotonina (5-HT), predominando os efeitos sobre a neurotransmissão dopaminérgica. A intensidade do bloqueio na recaptação de dopamina e noradrenalina é maior quando comparada com o bloqueio na recaptação de serotonina.

Nos receptores 5-HT, a BZP exerce efeitos agonistas nos receptores do tipo 5-HT1, responsáveis pela ação serotoninérgica central, não existindo ação alguma nos receptores do tipo 5-HT2. Alguns estudos sugeriram que a BZP também apresenta propriedades antagonistas em receptores 5-HT, devido à sua capacidade em diminuir as contrações de fundo de estômago de ratos induzida pela serotonina. Também exerce ação como agonista parcial, pois foi observado que a hipertermia induzida em ratos teve seu efeito revertido com o uso de ciproeptadina, que é um antagonista de 5-HT.

Em resumo, os principais achados experimentais em animais foram:

- efeito estimulante psicomotor semelhante ao do S(+) MDMA;
- ausência de efeitos alucinógenos;
- aumento de dopamina e 5-HT em células cerebrais;
- hiperlocomoção e perfil estereotipado;
- reforço nos efeitos de preferência condicionado a lugar;
- sensibilização cruzada com metanfetamina;
- níveis elevados de ansiedade em ratos jovens;
- efeitos de reforço em macacos Rhesus.

Após estudo randomizado, duplo-cego, controlado com placebo, os efeitos fisiológicos e subjetivos provocados pela administração oral de BZP (200 mg) em 27 pacientes foram: aumento da pressão arterial (sistólica e diastólica) e da frequência cardíaca; estimulação do SNC; euforia; disforia (efeito rebote); sociabilidade; sudorese; rubor facial; dilatação pupilar. Também foi observada uma leve diminuição na temperatura corporal, quando comparado com o placebo.

Os efeitos cardiovasculares da BZP têm sido atribuídos à ação simpatomimética periférica, ao passo que os estimulantes e subjetivos são relacionados com a estimulação da neurotransmissão dopaminérgica e serotoninérgica no SNC.

### 3.1.3. *Efeitos tóxicos decorrentes do uso abusivo*

Apesar de vários usuários e pesquisadores considerarem a BZP uma droga relativamente segura, existe uma série de evidências clínicas que aponta sua toxicidade em condições de uso abusivo, fato já sabido desde a década de 1970, em que estudos comprovaram a semelhança de efeitos da BZP com os de compostos anfetamínicos.

A Nova Zelândia é o país que mais tem relatado os efeitos tóxicos das *designer drugs* derivadas da piperazina, possivelmente devido ao seu mercado expressivo em comparação com outros países. Segundo seus pesquisadores, os efeitos mais relatados pelos jovens consumidores de BZP são: náuseas, tonturas, dores de cabeça, insônia, alterações de humor, agitação, confusão, tremores, diaforese, desidratação, retenção urinária, xerostomia, taquicardia, hipertensão, bruxismo e trismo, midríase, perda de apetite e cansaço, muitos dos quais parecem persistir por mais de 24 horas após a ingestão.

Efeitos mais graves também foram relatados, como acidose metabólica e respiratória, hiponatremia, convulsões, psicose paranoica aguda, estado dissociativo (quando associado com a TFMPP), hipertermia, exacerbação de doenças mentais, rabdomiólise, coagulação intravascular disseminada, lesão renal aguda e falência de múltiplos órgãos. Deve ser levado em consideração o ambiente da festa *rave* (calor, aumento da atividade física, a falta de sono, desidratação, ingestão excessiva de líquidos e ingestão concomitante de outras substâncias psicoativas) na potencialização dos efeitos apresentados.

De modo geral, os sintomas da intoxicação por BZP são de uma toxíndrome simpatomimética, muito semelhante aos das anfetaminas e de outros compostos simpatomiméticos. Porém, sua confirmação diagnóstica tem sido subestimada, principalmente pelo não conhecimento da existência dessa substância por parte dos médicos e demais profissionais, pela ausência de métodos laboratoriais de rotina que detectem com exatidão esses compostos, pela associação com outras drogas e pela ampla variedade individual devido aos polimorfismos genéticos.

Existem poucos estudos a respeito da toxicidade a longo prazo da BZP, considerando o potencial de indução de dependência, a tolerância e as sequelas, que se mostram inconclusivos.

Não existe tratamento específico ou antídoto para os intoxicados por BZP. O tratamento consiste na estabilização do paciente, com medidas de suporte e sintomáticas. Dependendo dos sintomas apresentados, deve-se corrigir a hiponatremia, hipertermia, taquicardia, desidratação, hipertensão e distúrbios ácido-base. Deve-se monitorar principalmente as funções renal, hepática e cardíaca. Em caso de convulsões e quadro psicótico, é preciso utilizar benzodiazepínicos e antipsicóticos.

### 3.1.4. *Relatos de intoxicações causadas pela benzilpiperazina*

Homem de 23 anos participou de uma festa e ingeriu quatro comprimidos chamados "rapture". Doze horas após a ingestão, apresentou: episódio psicótico agudo associado com intensas crenças delirantes persecutórias e auditivas, com alucinações visuais. Os sintomas desapareceram completamente dentro de 48 horas, controlados apenas com benzodiazepínicos. Foi detectado BZP (qualitativo) na urina por cromatografia gasosa acoplada à espectrometria de massas (CG/MS).

Um caso de nefrotoxicidade foi relatado em um homem de 17 anos, que ingeriu cinco comprimidos contendo BZP e uma pequena quantidade de etanol. Depois de algumas horas, ele começou a ter dor bilateral, que gradualmente aumentou no dia seguinte, sendo internado 36 horas depois. Evoluiu para insuficiência renal [creatinina sérica de 220 mol/L, aumentando até 778 mol/L nos dias seguintes (valor de referência da creatinina sérica no homem: 80-115 mol/L)]. O paciente foi dialisado uma vez e, três semanas depois da admissão, sua creatinina sérica tinha voltado a 92 mol/L.

Três homens entre 18 e 19 anos ingeriram quatro comprimidos vendidos como *ecstasy* (MDMA). Deram entrada no hospital apresentando estado dissociativo, agitação intensa, bruxismo, náuseas e sinais de uma toxíndrome simpatomimética (taquicardia e pupilas dilatadas). Análise toxicológica realizada em urina e sangue detectou a presença de BZP e TFMPP, e nenhuma outra droga foi detectada. Os níveis séricos encontrados foram: 260 a 270 ng/mL de BZP; e 30 a 60 ng/mL de TFMPP. Os três pacientes foram tratados de forma sintomática e, após 12 horas, receberam alta hospitalar.

Mulher de 23 anos foi internada com dor de cabeça, mal-estar, sonolência e grande volume de fluidos 11 horas após a ingestão de A2 (BZP) e *ecstasy* (MDMA). Na admissão, apresentou bradicardia (48 bpm), hipertensão (154/95 mmHg) e redução da consciência com reflexos diminuídos e pupila não reagente (Glasgow: 6). O nível de sódio estava relativamente baixo [115 mmol/L (normal, 135 a 1.450 mmol/L)], com baixa osmolaridade do plasma [246 mOsm/kg (normal, 280 a 300 mOsm/kg)]. Outros achados laboratoriais estavam dentro dos limites normais. Quarenta minutos após a admissão, precisou ser intubada. Tomografia de crânio mostrou edema cerebral maciço com início de herniação tonsilar. A concentração sérica de sódio voltou ao normal dentro de 38 horas, mas a paciente piorou neurologicamente com o aumento da herniação tonsilar detectada em uma segunda tomografia de crânio. A paciente morreu 57 horas após a admissão.

## 3.2. Metaclorofenilpiperazina (mCPP)

A 1-(3-clorofenil) piperazina, ou metaclorofenilpiperazina, é o nome químico de um dos derivados da piperazina mais utilizado como *designer drug* em todo o mundo. É conhecida também pelas siglas mCPP, 3CPP ou 3ClPP, que devem ser utilizadas com cautela devido à existência do herbicida ácido 2-(4-clorofenoxi) propiônico, também conhecido pela sigla CPP.

Sua síntese pode ser feita por várias vias, sendo a mais utilizada a reação de dietanolamina com 3-cloroanilina. Outros métodos envolvem a reação de m-cloroanilina com bis (2-cloroetil)-amina ou a reação da própria piperazina com m-diclorobenzeno. A molécula da mCPP não contém um átomo de carbono assimétrico e, por conseguinte, ao contrário da maioria dos compostos da classe das triptaminas e fenetilaminas, não possui estereoisômeros. No entanto, a clorofenilpiperazina possui dois isômeros de posição: a 1-(4-clorofenil) piperazina, também conhecida como pCPP, 4CPP ou 4ClPP; e a 1-(2-clorofenil) piperazina, conhecida como CPP, 2CPP ou 2ClPP.

A mCPP é um metabólito ativo de fármacos antidepressivos, como a trazodona, nefazodona e etoperidona; é um precursor utilizado nas indústrias farmacêuticas para síntese desses fármacos. É largamente utilizada na área da farmacologia experimental como sonda neuroquímica do sistema serotoninérgico em seres humanos. Especificamente, a mCPP é usada para investigar a função serotoninérgica em indivíduos saudáveis na psiquiatria e avaliar os efeitos comportamentais e neuroendócrinos em pacientes com transtornos de ansiedade (transtorno obsessivo-compulsivo, esquizofrenia, transtorno do pânico, depressão). Tem sido utilizada em pacientes em abstinência de álcool, pois a mCPP provoca os efeitos euforizantes do álcool sem causar distúrbios de realidade.

Os principais motivos para o uso da mCPP com propósitos recreacionais deve-se ao fato de ela exercer efeitos estimulantes e alucinógenos similares aos do *ecstasy*, do LSD e da mescalina, e por não ser de uso proscrito em alguns países. Atualmente, a mCPP é proibida em vários países da Europa, dos EUA e do Brasil, entre outros.

No mercado ilícito, é conhecida popularmente como X4, *rainbow, regenboogies* e *arc-en-ciel*. É uma droga sintética nova, cada vez mais comum em países da Europa. Essa droga foi identificada pela primeira vez na Suécia, em 2004, e desde então já foi apreendida por forças policiais de 26 países daquele continente. Durante o ano de 2006, aproximadamente 823.000 comprimidos de CPP foram apreendidos em países-membros da União Europeia. O Brasil teve sua primeira apreensão de mCPP (aproximadamente mil comprimidos) em 2007 em uma agência dos Correios em Goiás.

A mCPP é consumida em festas do tipo *rave*, danceterias ou ambientes com música eletrônica, na forma de comprimidos que apresentam aspecto físico muito semelhante aos dos comprimidos de *ecstasy*. A quantidade de substância ativa nesses comprimidos pode variar entre 22 e 80 mg. Alguns autores reportam que os comprimidos de mCPP contêm diversos diluentes e adulterantes e, até mesmo, outras substâncias psicoativas com a finalidade de intensificar os efeitos recreacionais, como MDMA, metanfetamina, cocaína e outras piperazinas, como é o caso do comprimido vendido pela internet com o nome de X4, composto pela mistura de TFMPP, MeOPP, mCPP e pCPP.

### 3.2.1. *Toxicocinética*

As piperazinas são facilmente absorvidas no trato gastrintestinal e uma parte da droga é metabolizada e excretada principalmente na urina. Existe uma grande variação nas taxas de excreção das diferentes piperazinas, além da variação individual, fatores esses que contribuem para a diferenciação da sua toxicidade. As piperazinas são metabolizadas principalmente no fígado, sendo as fenilpiperazinas (mCPP) mais metabolizadas do que as benzilpiperazinas (BZP) e excretadas quase exclusivamente como metabólitos.

Um estudo de farmacocinética com humanos (8 mulheres entre 21 e 28 anos; 6 homens entre 22 e 29 anos) utilizando dose oral de 0,5 mg/kg de mCPP apresentou resultados com uma grande variabilidade entre os indivíduos, porém sem diferenciação sexual. A absorção aconteceu em média de 1 hora (intervalo de 0,3 a 3,1 horas), apresentando biodisponibilidade entre 14 e 108%, com Cmáx de 54 ng/mL (intervalo de 8 a 132 ng/mL). O Tmáx foi de 3,2 horas (intervalo de 1 a 6 horas) e a t1/2 de eliminação de aproximadamente 4,3 horas (intervalo de 1,9 a 11,5 horas). Os efeitos fisiológicos e subjetivos atingiram valor máximo entre 1 e 2 horas após administração oral, durando entre 4 e 8 horas.

O volume de distribuição da mCPP foi de 2,65 L/kg, indicando uma boa distribuição tecidual. De forma geral, as piperazinas distribuem-se em grande extensão nos pulmões, no cérebro, no fígado, nos rins e nas glândulas adrenais. As concentrações encontradas no SNC são sempre mais elevadas quando comparadas com as sanguíneas.

No sangue, as piperazinas distribuem-se entre os eritrócitos e as proteínas do plasma. A ligação da mCPP às proteínas plasmáticas é fraca, cerca de 30 a 40%. A razão entre as concentrações sanguíneas e plasmáticas da mCPP é de 1:1, revelando uma distribuição equitativa entre os glóbulos vermelhos e o plasma.

A metabolização da mCPP é intensa, no entanto uma pequena quantidade de mCPP inalterada é detectada na urina. O principal metabólito gerado é a para-hidroxiclorofenilpiperazina, por meio de reação de hidroxilação aromática (fase I), mediada pela CYP2D6 e, posteriormente, conjugada por reações de glicuronidação ou sulfatação (fase II). Esse fato explica a presença de substâncias bloqueadoras da CYP2D6, como cocaína e diltiazem em comprimidos contendo mCPP, o qual apresentam a finalidade de bloquear a principal via de metabolização da mCPP, aumentando, assim, o seu tempo de ação no organismo. A mCPP também é metabolizada por reações de N-desalquilação, formando metabólitos como a N-(3-clorofenil)etilenodiamina e a 3-cloroanilina (inespecíficos). A para--hidroxiclorofenilpiperazina também sofre reação de N-desalquilação, formando o metabólito 4-hidroxi-3-cloroanilina.

A eliminação da mCPP ocorre principalmente por via renal; após 24 horas de sua administração, a presença inalterada na urina é de 0,5% da dose administrada.

### 3.2.2. Toxicodinâmica

O mecanismo de ação da mCPP em humanos está relacionado com a via serotoninérgica, atuando como agonista nos receptores 5HT2C, 5HT1A, 5HT1B e subtipos de receptores 5HT1D e como antagonista nos receptores 5HT2B. Apresenta efeitos pré e pós-sinápticos, induz a liberação de serotonina (5-HT) por meio de transportador dependente de serotonina (SERT) e também inibe a recaptação de serotonina. Liga-se fortemente aos receptores α-2, fracamente a α-1 e β-adrenérgicos e, de modo mais fraco, a receptores dopaminérgicos e colinérgicos.

Nesse sentido, a comparação neuroquímica entre mCPP e *ecstasy* é extremamente relevante, uma vez que existe uma similaridade dos efeitos subjetivos produzidos pelas duas drogas. Um estudo comparativo identificou que a inibição da recaptação de serotonina causada pela mCPP é potencialmente maior em relação à MDMA. Uma diferença importante entre mCPP e *ecstasy* e outras fenetilaminas substituídas é que a mCPP tem pouco efeito sobre o sistema dopaminérgico. Como consequência, a mCPP não apresenta efeitos de reforço ao contrário de outras piperazinas, como a BZP, que mostra atividade simpatomimética com efeitos semelhantes aos da anfetamina.

Propriedades neuroendócrinas, em adição à atividade serotoninérgica, causam uma elevação dose-dependente de hormônio adrenocorticotrófico, cortisol e prolactina e provocam aumento da temperatura corporal, ansiedade, aumento da pressão sistólica e diastólica, aumento dos batimentos cardíacos e do metabolismo cerebral da glicose. Ocorre também diminuição da ingestão de alimentos, efeitos esses observados tanto em humanos quanto em animais.

### 3.2.3. Efeitos tóxicos decorrentes do uso abusivo

Os efeitos tóxicos relatados após o uso abusivo de mCPP incluem ansiedade, tonturas, alucinações, náuseas, vômitos, rubores quentes e frios, enxaqueca, distonia, convulsões, retenção urinária e ataques de pânico. A mCPP também causa muitas vezes alucinações severas acompanhadas de náuseas. Seus efeitos subjetivos tanto positivos como negativos se assemelham aos do *ecstasy*, apesar de usuários relatarem que os efeitos negativos da mCPP foram menores e os positivos maiores em relação aos efeitos emocionais e físicos. As propriedades agonistas da mCPP em receptores 5-HT2 podem explicar suas características alucinógenas, assim como outras substâncias alucinóge-

nas, por exemplo a dietilamida do ácido lisérgico (LSD), que exerce seus efeitos por meio da ativação desses receptores.

Efeitos entactógenos (aumento do desejo de se comunicar com outras pessoas) também foram observados em usuários de mCPP. Esses efeitos estão relacionados com o fato de a mCPP atuar como agonista em diferentes receptores e subunidades da serotonina, ao contrário de outros alucinógenos, que atuam, em sua maioria, como agonistas em receptores do tipo 5HT2A.

Em casos mais graves, é observada com bastante frequência a síndrome serotoninérgica, mesmo com uma única administração da mCPP.

### 3.2.4. Relatos de intoxicações causadas pela mCPP

Mulher, de 29 anos, ingeriu três comprimidos multicoloridos durante um período de 5 horas em uma festa *rave*. Após 30 minutos da ingestão do terceiro comprimido, começou a manifestar vários sintomas. Entrando em contato com o departamento de emergência do hospital, a paciente relatou uso de cocaína 24 horas antes e, durante a festa, somente de comprimidos de mCPP e álcool. Na admissão hospitalar, a paciente apresentava-se muito ansiosa e agitada, com náuseas intensas, sentia-se muito quente, percepção visual perturbada com linhas retas como se estivesse dançando e girando. Não havia prejuízo na orientação e na consciência, alucinações ou delírios. Os exames clínicos mostraram: taquicardia (96 bpm); hipertensão; prolongamento de QTc, temperatura corporal, nível de sódio e pupilas normais. As análises toxicológicas revelaram a presença de anfetamina, cocaína, cocaetileno e benzoilecgonina na urina; concentração de etanol no sangue de 0,7 g/L. As análises realizadas no plasma detectaram mCPP na concentração de 320 ng/mL (6 vezes maior do que a de mCPP em usuários de trazodona, esperada entre 26 e 108 ng/mL), além de anfetamina (40 ng/mL) e benzoilecgonina (47 ng/mL). A concentração de mCPP na urina da paciente foi de 2.300 ng/mL. Os sintomas desapareceram espontaneamente em algumas horas (observação de 8 horas, alta sem sintomas).

Em outro caso de intoxicação por mCPP, um homem de 20 anos de idade, usuário regular de cocaína e *ecstasy*, com histórico de asma alérgica, morreu horas após ingerir metade de um comprimido branco, estampado com o logotipo de um "sol". O comprimido parecia muito com o de *ecstasy* e foi vendido como tal. Logo após a ingestão, ele sofreu um ataque de asma grave que evoluiu até parada cardiorrespiratória. As análises efetuadas em um comprimido semelhante ao descrito revelaram a presença de mCPP em concentrações de 45,8 mg. Análises *post mortem* detectaram 5,1 ng/mL de mCPP na bile, 0,3 ng/g no fígado e 15,0 ng/mL na urina. Não foi detectado mCPP em amostras de cabelo (LOD < 0,02 ng/mg), indicando que o paciente não era usuário regular de mCPP, mas foram encontradas altas concentrações de MDMA e cocaína. A necrópsia excluiu outras causas de morte e as análises histológicas mostraram grande número de eosinófilos nas paredes bronquiais, confirmando a patologia asmática. Nenhum dos outros órgãos examinados (laringe, fígado, glândulas suprarrenais, coração e rins) mostrou quaisquer sinais distintos e, principalmente, nenhum infiltrado inflamatório. A morte foi o resultado de uma crise asmática, violentamente descompensada após ingestão de aproximadamente 20 mg de mCPP.

## 4. CATINONAS SINTÉTICAS

A classe das catinonas sintéticas despontou como uma alternativa legal às drogas de abuso devido à facilidade de síntese e à falta de legislação específica. Essas substâncias são vendidas pela internet principalmente com o nome fictício *bath salts* (sais de banho). Podem ainda ser vendidas como fertilizantes agrícolas, repelentes de insetos e produtos de limpeza e, frequentemente, a embalagem que as acondiciona apresenta avisos do tipo "produto não destinado ao consumo humano", como subterfúgio para burlar as leis e a regulamentação sanitária para venda de substâncias psicoativas. Essas drogas fazem parte de um grupo conhecido como *legal highs*, substâncias lícitas que possuem a capacidade de produzir efeitos semelhantes aos de drogas ilegais, como a metanfetamina, a cocaína ou a MDMA.

Uma vez que as substâncias ativas presentes nessas drogas não são controladas ou proibidas, estas podem ser vendidas em diversos locais, como lojas de conveniência e tabacarias. Contudo, a venda pela internet é a mais difundida, uma vez que as lojas *on-line* possuem mais flexibilidade para se adaptarem a mudanças no *status* legal das substâncias psicoativas presentes nos produtos, além da comodidade de o usuário poder adquirir a droga sem sair de casa.

A maior parte dessas drogas é produzida no sudeste asiático, principalmente na China e na Índia, sendo vendida nos Estados Unidos por valores entre 50 e 70 dólares/grama e por 18 a 25 euros/grama na Europa. São comercializados principalmente na forma de pó cristalino, de coloração que pode ir do branco ao marrom, ou, ainda, na forma de cápsulas ou comprimidos semelhantes aos de *ecstasy*. Os componentes ativos presentes nos *bath salts* podem variar muito, quantitativa ou qualitativamente, na mesma "marca".

As catinonas sintéticas são análogas da catinona natural [S-(-)-2-amino-1-fenilpropan-1-ona], uma das fenilalquilaminas psicoativas presentes na *Catha edulis*, planta angiosperma que pode atingir de 1,5 m a 2 m de altura, nativa das áreas tropicais da África Oriental e da península Arábica. A catinona é estruturalmente semelhante à anfetamina, diferindo desta pela presença de um grupo cetona no carbono beta, e produz estímulo do SNC com efeitos semelhantes aos da anfetamina, mas de menor intensidade, provavelmente devido a sua menor biodisponibilidade (a adição do grupo cetona aumenta a polaridade da molécula). Mais de 30 derivados sintéticos da catinona já são conhecidos.

Normalmente, as catinonas sintéticas têm um análogo do grupo dos derivados da anfetamina, por exemplo catinona, metilcatinona e metilona são estruturalmente relacionadas à anfetamina, metanfetamina e MDMA, respectivamente. Outras catinonas sintéticas identificadas no mercado de drogas de abuso são análogas da pirovalerona, como a 3,4-metilenodioxipirovalerona (MDPV). Segundo relatório da United Nations Office for Drug and Crime (UNODC), outras substâncias desse grupo, como butilona, 4-metiletilcatinona, 4-fluorometil-catinona, napirona, 3-fluorometilcatinona, metedrona e, em menor proporção, 3,4-dimetil-metcatinona, α-pirrolidinopentiofenona (α-PVP), bufedrona, pentedrona e α-pirrolidinopropiofenona (α-PPP), têm sido utilizadas com frequência cada vez maior desde 2010.

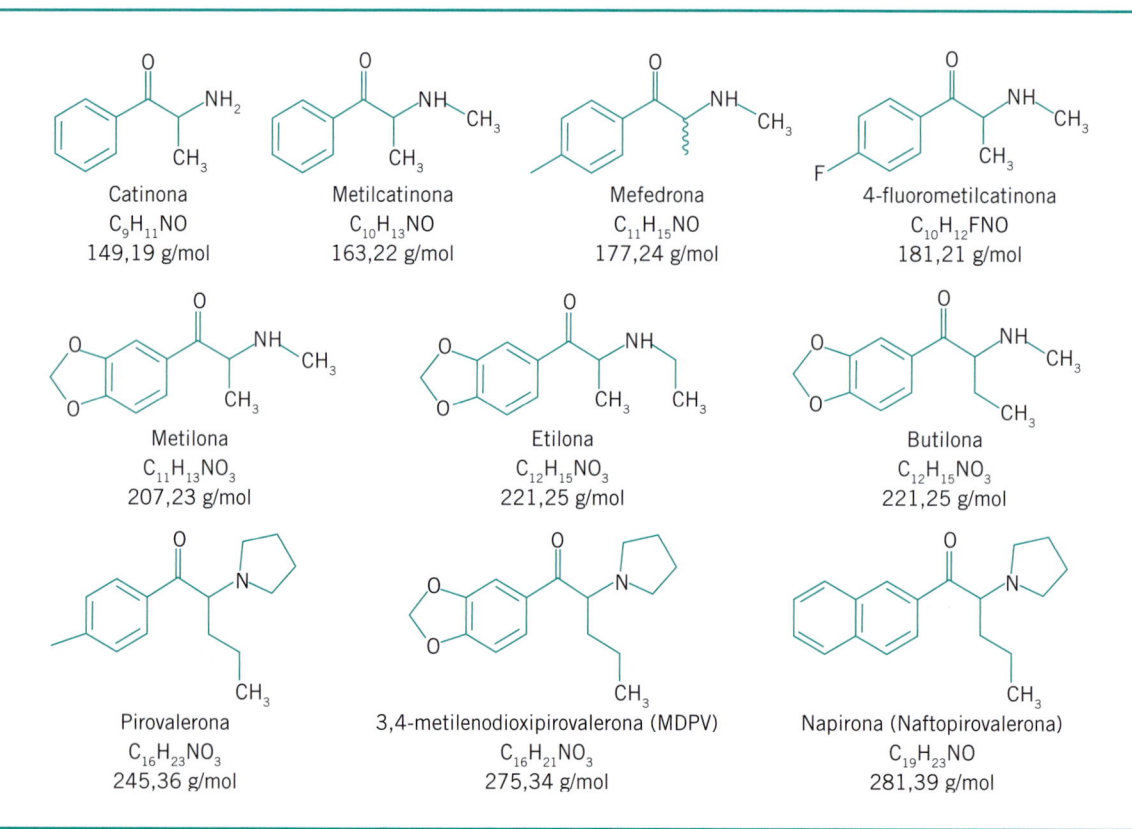

**Figura 2.** Estrutura química, fórmula e peso molecular das principais catinonas sintéticas.

Nos EUA, os primeiros atendimentos em centros de intoxicação de pacientes que fizeram uso dos *bath salts* ocorreram em 2010. Atualmente, a MDPV é a substância mais encontrada nas análises toxicológicas realizadas em amostras de sangue e urina, coletadas de pacientes com histórico de uso de drogas sintéticas, atendidos por serviços de emergência daquele país.

As vias de administração mais comuns de catinonas sintéticas são a intranasal (aspiração semelhante ao uso da cocaína) e a ingestão oral de cápsulas, comprimidos ou diluições em água, sucos ou bebidas alcoólicas. Ainda que pouco frequentes, as administrações intravenosa, subcutânea, intramuscular e retal já foram citadas na literatura.

Os relatos de casos de intoxicação por catinonas sintéticas indicam que o tratamento inicial do paciente deve ser semelhante ao realizado nas intoxicações por outros agentes simpatomiméticos (como a cocaína). Deve-se controlar rapidamente a agitação, com administração de ansiolíticos (benzodiazepínicos), manter vias aéreas desobstruídas e administrar fluidos intravenosos apropriados enquanto são avaliados os potenciais efeitos adversos, principalmente nos sistemas renal, hepático e cardíaco.

## 4.1. Mefedrona

A mefedrona é o nome comum da catinona sintética 4-metilmetcatinona [2-metilamino-1-(4-metilfenil)-propan-1-ona]. Sintetizada pela primeira vez em 1929, sua via de síntese é descrita como simples e envolve processos e reações semelhantes aos necessários para a síntese da anfetamina e da MDMA. Seus principais precursores são a 4-metilpropiofenona e a 4-metilefedrina; quando o segundo precursor é empregado na síntese, o processo envolve oxidação com permanganato de potássio. Na literatura, já foram relatados danos neurológicos em usuários de mefedrona, atribuídos à contaminação da droga pelo manganês.

A mefedrona começou a ser vendida por meio da internet em 2007 com os nomes de "MMCat", "Meow/Miaow", "Meph", "Bubles" e "Diablo XXX", entre outros. No mesmo ano, foram feitas as primeiras apreensões dessa droga na Europa e tiveram aumento considerável até 2010, quando passou a ser proibida naquele continente.

É normalmente vendida em embalagens plásticas pequenas, por vezes rotuladas com informações *not for human consumption* (impróprio para consumo humano), na forma de pó branco cristalino ou levemente amarelado, podendo ainda ser comercializada na forma de cápsulas ou comprimidos (fisicamente semelhantes aos de *ecstasy*). Como outras drogas desse grupo, a mefedrona é vendida principalmente pela internet.

O cloridrato de mefedrona é um pó branco, ao passo que a base livre é um líquido amarelado à temperatura e pressão ambiente. Por ser hidrossolúvel, pode ser dissolvida em água ou outra bebida e administrada por via oral. A dose de mefedrona por via intranasal é de 25 a 75 mg e provoca efeitos rápidos que aparecem minutos após o uso e duram por 2 a 3 horas. Via oral, a quantidade administrada costuma ser maior, entre 150 e 250 mg. Quando administrada por essa via, os efeitos da mefedrona geralmente aparecem entre 15 e 45 minutos e tendem a durar mais, de 2 a 5 horas. Usuários que administraram a mefedrona via intravenosa relataram sensação de ardor intenso durante a injeção. Além disso, administrações repetidas resultam em obstrução do vaso sanguíneo, com desenvolvimento de abcessos, infecções localizadas ou mesmo necrose do tecido local.

O metabolismo da mefedrona foi estudado em ratos, após a administração de 20 mg/kg VO (intubação gástrica), com coleta da urina dos animais por 24 horas. Os principais produtos de biotransformação identificados foram a N-desmetilmefedrona (normefedrona), diidromefedrona, N-desmetildiidromefedrona, hidroxitoluilmefedrona e N-desmetilidroxitoluilmefedrona, além da substância inalterada. Em urina coletada de usuários da droga, foi possível verificar a presença dos mesmos produtos identificados no modelo animal, além da 4-carboxidiidromefedrona e dos conjugados com ácido glicurônico e sulfato da hidroxitoluilmefedrona e N-desmetilidroxitoluilmefedrona. Como ocorre com a MDMA, a isoforma CYP2D6 do Cit P-450 é a principal responsável pela biotransformação da mefedrona. As catinonas sintéticas, em especial a mefedrona e MDPV, possuem alta capacidade de cruzar a barreira hematoencefálica, verificada em estudos realizados *in vitro*.

Os efeitos desejados pelos usuários incluem euforia, estimulação geral, maior harmonia e prazer ao ouvir música, elevação do humor, melhora da função mental e aumento da libido. Os efeitos indesejados citados pelos usuários incluem insônia, incapacidade de concentração, alterações no campo visual, problemas de memória, irritação e sangramento nasal (quando a droga é administrada por essa via), aumento da temperatura corporal, dor no peito, elevação da frequência cardíaca, tremores e convulsões, náuseas e vômitos. Ainda não há consenso sobre a capacidade das catinonas em causar dependência. Contudo, relatos de casos na literatura apontam, ainda que de forma inconclusiva, que a mefedrona pode causar dependência no usuário. Outra observação que pode ser feita a partir de relatos de usuários é que a mefedrona pode induzir tolerância, havendo necessidade de doses maiores para conseguir o mesmo efeito inicial.

Dada a semelhança estrutural com as anfetaminas, é esperado que as catinonas também atuem na liberação e inibição da recaptação de monoaminas no SNC. Estudos com ratos demonstraram que a mefedrona estimula a liberação de dopamina e, principalmente, serotonina no núcleo *accumbens*, à semelhança do que ocorre com a MDMA. Apesar dessa ação preferencial sobre a transmissão serotonérgica, a mefedrona aumenta a concentração de dopamina para níveis superiores aos induzidos pela MDMA. Ainda sobre a transmissão serotoninérgica, a mefedrona apresenta afinidade pelos receptores 5-HT2, o que pode explicar os efeitos alucinógenos causados por essa nova droga sintética. Já sua ação sobre a liberação da dopamina pode ajudar a explicar a maior tendência da mefedrona em induzir dependência e comportamento agressivo do usuário. Ainda que não exista atualmente nenhum estudo sobre a ação da mefedrona ou outras cationas sintéticas sobre a transmissão noradrenérgica, os relatos de sintomas tipicamente simpaticomiméticos em usuários levam a conclusão de que as cationonas aumentam a concentração de noradrenalina.

### 4.1.1. *Relatos de intoxicações causadas pela mefedrona*

Um homem de 22 anos adquiriu 4 g de mefedrona pela internet. Inicialmente, ingeriu 200 mg da substância e, como não percebeu efeitos, administrou o restante do material (3,8 g) via intramuscular (IM) em suas coxas. Logo após a injeção, desenvolveu palpitações, visão turva, dor torácica e sudorese intensa. No momento da admissão no hospital, encontrava-se agitado e ansioso e apresentava sintomas característicos de síndrome simpatomimética, com frequência cardíaca de 105 bpm, pressão arterial de 177/111 mmHg e pupilas dilatadas (7 mm). Não apresentava febre (36,2°C), sua saturação de oxigênio era de 98%, com frequência respiratória de 18 respirações/minuto. Para conter a agitação, foi tratado com 1 mg de lorazepam VO. Após 4 horas, os sintomas de agitação e ansiedade cessaram, assim como os de toxicidade simpatomomética (frequência cardíaca de 90 bpm e pressão arterial de 110/67 mmHg). Amostras de urina e soro foram coletadas no momento da admissão no hospital. As análises toxicológicas realizadas indicaram a presença de mefedrona (concentração no soro de 150 ng/mL). Não foi detectada a presença de outras drogas ou etanol nas amostras.

Outro relato de intoxicação descrito na literatura refere-se a um homem caucasiano de 38 anos, sem história prévia de psicose; foi atendido no serviço médico de emergência após um familiar encontrá-lo em casa sobre a cama "vendo cobras por toda a parte". Ele recebeu duas vezes naloxona (2 mg), sem nenhuma melhora. O paciente apresentava taquicardia (144 bpm) e temperatura de 38,2°C. No hospital, permanecia agitado e repetia que "escorpiões estava andando por seu corpo". Para conter a agitação, recebeu lorazepam (3 mg, IV) no decurso de 4 horas, com 2 L de fluidos IV.

A primeira morte atribuída à intoxicação aguda por mefedrona ocorreu na Suécia. Uma mulher de 18 anos foi atendida no hospital já em quadro de parada cardiorrespiratória. No hospital, foi reanimada com sucesso, e os exames laboratoriais revelaram hiponatremia (sódio sérico de 120 mmol/L), acidose metabólica e edema cerebral. Apesar de ter sido reanimada com sucesso, a paciente teve morte cerebral declarada 36 horas após ser atendida pelo serviço de emergência. As análises toxicológicas realizadas em amostras de sangue e urina identificaram a presença de mefedrona. Não foram detectadas outras drogas ou etanol.

## 4.2. 3,4-metilenodioxipirovalerona (MDPV)

A MDPV é um análogo da pirovalerona, uma substância psicoestimulante usada para o tratamento de letargia e fadiga crônica, mas retirada do mercado por problemas com abuso e dependência. A MDPV foi sintetizada pela primeira vez em 1969, não possui uso terapêutico, principalmente devido ao elevado potencial em causar dependência e psicose. Surge como droga de abuso apenas em 2007, na Alemanha, e, desde então, seu uso abusivo aumenta a cada ano, fazendo com que seja incluída na lista de substâncias proscritas em diversos países, inclusive o Brasil. Estudo realizado na Finlândia entre 2009 e 2010 apontou que a MDPV estava presente no sangue de 8,6% dos motoristas abordados pela polícia com suspeita de estarem dirigindo sob a influência de drogas. Relatos policiais e de profissionais do serviço de emergência médica mostram que pessoas sob a influência de MDPV agem frequentemente de forma violenta e imprevisível.

Essa droga é geralmente vendida como pó, cápsulas ou comprimidos e a dose usual está entre 1 e 200 mg. Devido a curta duração de seus efeitos, os usuários costumam repetir o uso. A via de administração principal é a oral, embora administrações pelas vias intramuscular, intravenosa e retal já tenham sido descritas na literatura. A presença do anel pirrolidínico e o grupo amino terciário conferem a essa molécula maior lipossolubilidade (quando comparada a MDMA e cocaína). Consequentemente, a MDPV consegue cruzar com facilidade a barreira hematoencefálica.

Estudos *in vitro* e com animais (ratos) demonstraram que a MDPV possui maior potência e seletividade no bloqueio de transporte de catecolaminas do que a cocaína, possuindo alta capacidade em bloquear a recaptação de dopamina e noradrenalina e baixa ação sobre a captação da serotonina. Foi observado também que essa substância aumenta a quantidade de dopamina extracelular no núcleo *accumbens*. Pesquisadores observaram que a MDPV é pelo menos 10 vezes mais potente do que a cocaína em produzir efeitos de ativação locomotora, taquicardia e hipertensão em ratos. Esses efeitos significativos na transmissão de dopamina causados pela MDPV indicam sério potencial para abuso e ajudam a explicar muitos dos efeitos adversos observados em humanos intoxicados por *bath salts*.

Os efeitos buscados pelos usuários de MDPV e mefedrona incluem estimulação do SNC (semelhante à da metanfetamina e da cocaína), aumento da sensação de vigor físico e da vigília. Os efeitos físicos indesejáveis incluem taquicardia, hipertensão, crises convulsivas, edema cerebral, problemas cardiorrespiratórios e até a morte. Entre os principais efeitos psíquicos e comportamentais, estão a insônia e a ansiedade, sendo que em altas doses podem ocorrer ataques de pânico, alucinações, psicose e comportamento violento. Essa substância possui ação no cérebro maior do que a cocaína (é necessária menor quantidade para produzir o mesmo efeito). O comportamento agressivo e a psicose induzida pela MDPV são mais intensos do que os observados com outras drogas do grupo das anfetaminas.

## 4.2.1. *Relato de intoxicação causada pela MDPV*

Desde 2008, diversos relatos de intoxicações e mortes relacionadas ao uso de MDPV vêm sendo descritos na literatura científica. Contudo, deve-se destacar que, na maioria dos casos, também foi detectada a presença de outras drogas.

Um homem de 25 anos foi conduzido pela polícia ao serviço de emergência depois de exibir um comportamento incomum (muito agitado e com alteração do estado mental). Sua namorada informou que ele havia injetado *bath salts* e, depois disso, passou a correr descontroladamente pela vizinhança, notadamente agressivo e espumando pela boca. No momento da admissão no serviço de emergência, o paciente apresentava midríase, frequência cardíaca de 175 bpm, pressão arterial de 148/66 mmHg, frequência respiratória de 18 respirações/minuto, saturação de oxigênio de 100% e temperatura retal de 41,3°C. A agitação do paciente foi controlada pela administração de midazolam (2 mg), etomidato (20 mg) e succinilcolina (120 mg), quando então iniciaram as medidas para diminuir a temperatura corpórea, que normalizou após uma hora. Análises toxicológicas realizadas na urina coletada no momento da admissão no serviço de emergência detectaram MDPV na concentração de 140 ng/mL. Não foi observada a presença de outras drogas. O paciente, submetido à ventilação mecânica, foi transferido para UTI; nos dois dias seguintes, desenvolveu insuficiência renal, insuficiência hepática fulminante, coagulação intravascular disseminada e rabdomiólise. Permaneceu intubado por nove dias, seu estado mental estava normalizado após 13 dias e recebeu alta 18 dias após a entrada no hospital, mas precisando realizar hemodiálise por mais 1 mês.

## 5. SUBSTÂNCIAS DA CLASSE 25C

O comércio e o abuso de novas substâncias psicoativas sintéticas têm aumentado em todo o mundo. Essas substâncias são geralmente anunciadas na internet como alternativas seguras e legais a drogas proibidas ou de uso controlado.

Substâncias psicodélicas como a dietilamida do ácido lisérgico (LSD), mescalina, psilocibina, entre outras, possuem ação agonista nos receptores de serotonina (5-hidroxitriptamina), em especial no subtipo 2A (5-HT2A), resultando em efeitos sensíveis na percepção e consciência do usuário. Desde a década de 1990, estudos de relação estrutura-atividade demonstram que derivados da fenetilamina contendo dois grupos metóxi substituídos nas posições 2 e 5 do anel do aromático podem ter enorme afinidade (na ordem de nanomol/L) por receptores 5-HT2A. Esses derivados da feniletilamina foram nomeados por Alexander Shulgin como família 2C e seus principais representantes são a 2C-C (4-cloro-2,5--dimetoxifeniletilamina), 2C-B (4-bromo-2,5-dimetoxifeniletilamina) e a 2C-I (4-iodo-2,5-dimetoxifeniletilamina).

Recentemente, um novo grupo de substâncias psicodélicas tem sido apreendido pelas forças policiais. Essas substâncias são produzidas pela adição de um grupo N-2-metoxibenzil na amina primária dos compostos da família 2C, originando os correspondentes 4-cloro-2,5-dimetoxi-N-(2-metoxibenzil) feniletilamina (25C-NBOMe), 4-bromo-2,5-dimetoxi-N-(2-metoxibenzil) feniletilamina (25B-NBOMe) e 4-iodo-2,5-dimetoxi-N-(2-metoxibenzil) feniletilamina (25I-NBOMe).

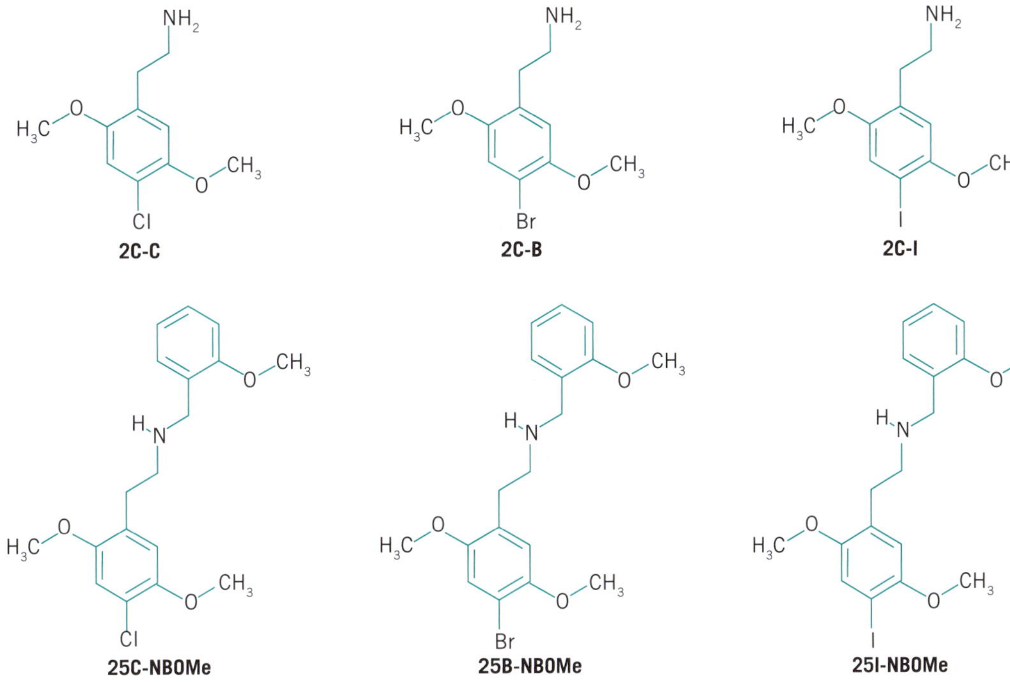

**Figura 3.** Estrutura química das principais substâncias da classe 25C e seus análogos da classe 2C.

O uso dos NBOMe parece ter iniciado em 2010, quando começaram a ser comercializados na internet na forma de selos (semelhantes aos de LSD) ou pó. A maioria das substâncias da classe 25C é proibida nos EUA. Em diversos países da Europa e no Brasil, essas substâncias ainda são de uso permitido. São identificadas regularmente em amostras de selos apreendidos no estado de São Paulo. É possível observar que a quantidade de selos apreendidos contendo LSD tem diminuído durante o ano de 2013, ao passo que a de amostras contendo 25C-NBOMe está aumentando. Isso pode ser entendido como uma substituição da droga ilegal (LSD) por uma alternativa legal (25C-NBOMe), burlando a legislação vigente e proporcionando efeitos alucinógenos semelhantes.

A quantidade usada dessas drogas é baixa, da ordem de 200 a 500 microgramas, sendo geralmente utilizadas via sublingual (selo) ou intranasal (pó). Os primeiros efeitos aparecem uma hora após administração e podem durar de 4 a 10 horas. A intensidade dos efeitos varia de acordo com a substância, via de administração e dosagem. Os efeitos alucinógenos relatados por usuários indicam alterações na percepção visual (cores mais vibrantes e intensas) e auditiva (distorções do som). Os principais efeitos indesejados relatados por pessoas que utilizaram compostos do grupo NBOMe são ataques de pânico, ansiedade, perda da percepção de localização e tempo, náuseas, aumento do ritmo cardíaco, calafrios e insônia.

## 5.1. Relatos de intoxicações causadas por substâncias da classe 25C

Um jovem de 18 anos foi conduzido ao centro de emergência médica após saltar de um carro em movimento. Apresentava agitação intensa e alucinações, taquicardia (150 a 160 bpm) e hipertensão (150 a 170 mmHg sistólica e 110 mgHg diastólica). Para controlar a agitação e os episódios de agressividade, foi necessário impor restrição física e administração de lorazepam intravenoso. Os sintomas melhoraram gradualmente, os sinais vitais voltaram ao normal após 48 horas, mas o paciente continuou a apresentar episódios de agressividade. A análise toxicológica realizada em amostra de soro coletada do paciente na admissão revelou a presença de 25I-NBOMe em concentração igual a 0,76 ng/mL.

Hill e colaboradores relataram sete intoxicações causadas por 25I-NBOMe no Reino Unido. As principais alterações observadas nos pacientes intoxicados foram no SNC, com convulsões, agitação, agressividade, alucinações visuais e auditivas e sensação de distorção do tempo e do espaço. Todos os pacientes manifestaram hipertermia, taquicardia e hiperexcitabilidade neuromuscular. As análises toxicológicas realizadas em amostras de plasma identificaram a presença de 25I-NBOMe. Essa substância foi identificada nas amostras de urina, na qual foi detectada a presença de 2C-I, provável produto de biotransformação do 25I-NBOMe.

## 6. BIBLIOGRAFIA

ANDREU, V.; MAS, A.; BRUGUERA, M.; SALMERON, J.M.; MORENO, V.; NOGUE, S.; RODES, J. Ecstasy: a common cause of severe acute hepatotoxicity. *J. Hepatol.*, v.29, p.394-397, 1998.

BAGGOTT, M.; HEIFETS, B.; JONES, R.T.; MENDELSON, J.; SFERIOS, E.; ZEHNDER, J. Chemical analysis of ecstasy pills. *J. Am. Med. Assoc.*, v.284, n.17, p.2190, 2000.

BAUMANN, M.H.; PARTILLA, J.S.; LEHNER, K.R.; THORNDIKE, E.B.; HOFFMAN, A.F.; HOLY, M.; ROTHMAN, R.B.; GOLDBERG, S.R.; LUPICA, C.R.; SITTE, H.H.; BRANDT, S.D.; TELLA, S.R.; COZZI, N.V.; SCHINDLER, C.W. Powerful cocaine-like actions of 3,4-methylenedioxypyrovalerone (MDPV), a principal constituent of psychoactive/'bath salts' products. *Neuropsychopharmacology*, v.38, n.4, p.552-562, 2013.

BEITIA, G.; COBREROS, A.; SAINZ, L.; CENARRUZABEITIA, E. Ecstasy-induced toxicity in rat liver. *Liver*, v.20, n.1, p.8-15, 2000.

BINGHAM, C.; BEAMAN, M.; NICHOLLS, A. J.; ANTHONY, P.P. Necrotizing renal vasculopathy resulting in chronic renal failure after ingestion of methamphetamine and 3,4-methylenedioxymethamphetamine ('ecstasy'). *Nephrol. Dial. Transplant.*, v.13, p.2654-2655, 1998.

BOREK, H.A.; HOLSTEGE, C.P. Hyperthermia and multiorgan failure after abuse of "bath salts" containing 3,4-methylenedioxypyrovalerone. *Annals of Emergency Medicine*, v.60, n.1, p.103-105, 2012.

CARVALHO, M.; CARVALHO, F.; BASTOS, M.L. Is hyperthermia the triggering factor for hepatotoxicity induced by 3,4- methylenedioxymethamphetamine (ecstasy)? An in vitro study using freshly isolated mouse hepatocytes. *Arch. Toxicol.*, v.74, p.789-793, 2001.

CARVALHO, M.; HAWKSWORTH, G.; MILHAZES, N.; BORGES, F.; MONKS, T.J.; FERNANDES, E.; CARVALHO, F.; BASTOS, M.L. Role of metabolites in MDMA (ecstasy)-induced nephrotoxicity: an in vitro study using rat and human renal proximal tubular cells. *Arch. Toxicol.*, v.76, n.10, p.581-8, 2002.

COLE, J.C., BAILEY, M., SUMNALL, H.R., WAGSTAFF, G.F., KING, L.A. The content of ecstasy tablets: implications for the study of their long-term effects. *Addiction*, v.97, n.12, p.1531-6, 2002.

COSTA, J.L.; CHASIN, A.A.D.M. Determination of MDMA, MDEA and MDA in urine by high-performance liquid chromatography with fluorescence detection. *Journal of Chromatography B*, v.811, n.1, p.41-45, 2004.

COSTA, J.L.; WANG, A.Y.; MICKE, G.A.; MALDANER, A.O.; ROMANO, R.L.; MARTINS-JÚNIOR, H.A.; NETO, O.N.; TAVARES, M.F.M. Chemical identification of 2,5-dimethoxy-4-bromoamphetamine (DOB). *Forensic Science International*, v.173, n.2, p.130-136, 2007.

DARGAN, P.I.; SEDEFOV, R.; GALLEGOS, A.; WOOD, D.M. The pharmacology and toxicology of the synthetic cathinone mephedrone (4-methylmethcathinone). *Drug Testing and Analysis*, v.3, n.7-8, p.454-463, 2011.

DE LA TORRE, R.; FARRÉ, M.; ORTUÑO, J.; MAS, M.; BRENNEISEN, R.; ROSET, P.N.; SEGURA, J.; CAMÍ, J. Non-linear pharmacokinetics of MDMA ("ecstasy") in humans. *Br. J. Clin. Pharmacol.*, v.49, p.104-109, 2000.

DE LA TORRE, R.; FARRE, M.; ROSET, P.N.; HERNANDEZ LOPEZ, C.; MAS, M.; ORTUNO, J.; MENOYO, E.; PIZARRO, N.; SEGURA, J.; CAMI, J. Pharmacology of MDMA in humans. *Ann. N. Y. Acad. Sci.*, v.914, p.225-37, 2000.

DE LETTER, E.A.; BOUCHE, M.P.L.A.; VAN BOCXLAER, J.F.; LAMBERT, W.E., PIETTE, M.H. Interpretation of a 3,4-methylenedioxymethamphetamine (MDMA) blood level: discussion by means of a distribution study in two fatalities. *Forensic Sci Int*, v.141, p.85-90, 2004.

EEDE, H.V.; MONTENIJ, L.J.; TOUW, D.J.; NORRIS, E.M. Rhabdomyolysis in MDMA intoxication: a rapid and underestimated killer. "Clean" ecstasy, a safe party drug? *The Journal of Emergency Medicine*, v.42, n.6, p.655-658, 2012.

ELLIS, A.J.; WENDON, J.A.; PORTMANN, B.; WILLIAMS, R. Acute liver damage and ecstasy ingestion. *Gut*, v.38, n.3, p.454-8, 1996.

FREESE, T.E.; MIOTTO, K.; REBACK, C.J. The effects and consequences of selected club drugs. *J. Subst. Abuse Treat.*, v.23, p.151-156, 2002.

GARRETT, E.R.; SEYDA, K.; MARROUM, P. High performance liquid chromatographic assays of the illicit designer drug "ecstasy", a modified amphetamine, with applications to stability, partitioning and plasma protein binding. *Acta. Pharm. Nord.*, v.3, n.1, p.9-14, 1991.

GIMENO, P.; BESACIER, F.; CHAUDRON-THOZET, H. Optimization of extraction parameters for the chemical profiling of 3,4-methylenedioxymethamphetamine (MDMA) tablets. *Forensic Science International*, v.132, n.3, p.182-94, 2003.

GORDON, C.J.; WATKINSON, W.P.; O'CALLAGHAN, J.P.; MILLER, D.B. Effects of 3,4-methylenedioxymethamphetamine on autonomic thermoregulatory responses of the rat. *Pharmacol. Biochem. Behav.*, v.38, p.339-344, 1991.

GOWING, L.R.; HEDWARDS, S.M.H.; IRVINE, R.J.; ALI, R.L. Ecstasy: MDMA and other ring-substituted amphetamines: World Health Organization – Mental Health and Substance Dependence Department. 2004.

GREEN, R.; MECHAN, A.O.; ELLIOT, J.M.; O'SHEA, E.; COLADO, I. The pharmacology and clinical pharmacology of 3,4-methylenedioxymethamphetamine (MDMA, "ecstasy"). *Pharmacol. Rev.*, v.55, n.3, p.463-508, 2003.

HALL, A.P. Hyponatraemia, water intoxication and "ecstasy". *Intensive Care Med.*, Berlin, v.23, p.1289, 1997.

HILL, S.L.; DORIS, T.; GURUNG, S.; KATEBE, S.; LOMAS, A.; DUNN, M.; BLAIN, P.; THOMAS, S.H.L. Severe clinical toxicity associated with analytically confirmed recreational use of 25I–NBOMe: case series. *Clinical Toxicology*, v.51, n.6, p.487-492, 2013.

HUGHES, J.C.; MCCABE, M.; EVANS, R.J. Intracranial haemorrhage associated with ingestion of 'ecstasy'. *Arch. Emerg. Med.*, v.10, p.372-374, 1993.

KALANT, H. The pharmacology and toxicology of "ecstasy" (MDMA) and related drugs. *Can. Med. Assoc. J.*, v.165, n.7, p.917-928, 2001.

KASICK, D.P.; MCKNIGHT, C.A.; KLISOVIC, E. "Bath Salt" Ingestion Leading to Severe Intoxication Delirium: Two Cases and a Brief Review of the Emergence of Mephedrone Use. *American Journal of Drug and Alcohol Abuse*, v.38, n.2, p.176-180, 2012.

KELLY, J.P. Cathinone derivatives: A review of their chemistry, pharmacology and toxicology. *Drug Testing and Analysis*, v.3, n.7-8, p.439-453, 2011.

KRIIKKU, P.; WILHELM, L.; SCHWARZ, O.; RINTATALO, J. New designer drug of abuse: 3,4-Methylenedioxypyrovalerone (MDPV). Findings from apprehended drivers in Finland. *Forensic Science International*, v.210, n.1-3, p.195-200, 2011.

KRETH, K.; KOVAR, K.A.; SCHWAB, M.; ZANGER, U.M. Identification of human cytochromes P450 involved in the oxidative metabolism of "ecstasy" – related designer drugs. *Biochem. Pharmacol.*, v.59, p.1563-1571, 2000.

LANARO, R.; COSTA, J.L.; FILHO, L.A.Z.; CAZENAVE, S.O.S. Identificação química da clorofenilpiperazina (CPP) em comprimidos apreendidos. *Química Nova*, v.33, n.3, p.725-729, 2010.

LOPEZ-ARNAU, R.; MARTINEZ-CLEMENTE, J.; PUBILL, D.; ESCUBEDO, E.; CAMARASA, J. Comparative neuropharmacology of three psychostimulant cathinone derivatives: butylone, mephedrone and methylone. *British Journal of Pharmacology*, v.167, n.2, p.407-420, 2012.

MAS, M.; FARRÉ, M.; DE LA TORRE, R.; ROSET, P.N.; ORTUÑO, J.; SEGURA, J.; CAMÍ, J. Cardiovascular and neuroendocrine effects and pharmacokinetics of 3,4-methylenedioxymethamphetamine in humans. *J. Pharmacol. Exp. Ther.*, Baltimore, v.290, p.136-145, 1999.

MECHAN, A.O.; ESTEBAN, B.; O'SHEA, E.; ELLIOTT, J.M.; COLADO, M.I.; GREEN, A.R. The pharmacology of the acute hyperthermic response that follows administration of 3,4-methylenedioxymethamphetamine (MDMA, 'ecstasy') to rats. *Br. J. Pharmacol.*, v.135, n.1, p.170-80, 2002.

MIKUŁA, T.; KOZŁOWSKA, J.; WIERCIŃSKA-DRAPAŁO, A. Alcohol and ecstasy (MDMA-3,4-methylenedioxymethamphetamine) overdose as a reason for acute hepatitis with gall bladder inflammation. *Drug and Alcohol Review*, v.28, n.6, p.685-685, 2009.

NAVARRO, M., PICHINI, S., FARRE, M., ORTUNO, J., ROSET, P. N., SEGURA, J., DE LA TORRE, R. Usefulness of saliva for measurement of 3,4-methylenedioxymethamphetamine and its metabolites: correlation with plasma drug concentrations and effect of salivary pH. *Clin. Chem.*, v.47, n.10, p.1788-95, 2001.

ORTUÑO, J.; PIZARRO, N.; FARRÉ, M.; MAS, M.; SEGURA, J.; CAMÍ, J.; BRENNEISEN, R.; DE LA TORRE, R. Quantification of 3,4-methylenedioxymetamphetamine and its metabolites in plasma and urine by gas chromatography with nitrogen-phosphorus detection. *J. Chromatogr. B*, v.723, p.221-232, 1999.

PARROTT, A.C. Recreational ecstasy/MDMA, the serotonin syndrome, and serotoneregic neurotoxicity. *Pharmacol. Biochem. Behav.*, v.71, p.837-844, 2002.

RENTON, R.J., COWIE, J.S., OON, M.C.H. A study of the precursors, intermediates and reaction by-produts in the syntesis of 3,4-methylenedioxymethylamphetamine and its application to forensic drug analysis. *Forensic Science International*, v.60, p.189-2002, 1993.

RIBEIRO, E.; MAGALHÃES, T.; DINIS-OLIVEIRA, R.J. Mefedrona, a nova droga de abuso: farmacocinética, farmacodinâmica e implicações clínicas e forenses. *Acta Med Port*, v.25, n.2, p.111-117, 2012.

ROTHWELL, P.M.; GRANT, R. Cerebral venous sinus thrombosis induced by 'ecstasy'. *J. Neurol. Neurosurg. Psychiatry*, v.56, p.1035, 1993.

SEGURA, M.; ORTUÑO, J.; FARRÉ, M.; MCLURE, J.A.; PUJADAS, M.; PIZARRO, N.; LLEBARIA, A.; JOGLAR, J.; ROSET, P.N.; SEGURA, J.; DE LA TORRE, R. 3,4-Dihydroxymethamphetamine (HHMA). A major in vivo 3,4-methylenedioxymethamphetamine (MDMA) metabolite in humans. *Chem. Res. Toxicol.*, v.14, p.1203-1208, 2001.

SHERLOCK, K.; WOLFF, K.; HAY, A.W.; CONNER, M. Analysis of illicit ecstasy tablets: implications for clinical management in the accident and emergency department. *J. Accid. Emerg. Med.*, v.16, n.3, p.194-7, 1999.

SIMMLER, L.D.; BUSER, T.A.; DONZELLI, M.; SCHRAMM, Y.; DIEU, L.H.; HUWYLER, J.; CHABOZ, S.; HOENER, M.C.; LIECHTI, M.E. Pharmacological characterization of designer cathinones in vitro. *British Journal of Pharmacology*, v.168, n.2, p.458-470, 2013.

ŠIROKÁ, J.; POLESEL, D.N.; COSTA, J.L.; LANARO, R.; TAVARES, M.F.M.; POLÁŠEK, M. Separation and determination of chlorophenylpiperazine isomers in confiscated pills by capillary electrophoresis. *Journal of Pharmaceutical and Biomedical Analysis*, v.84, p.140-147, 2013.

SPILLER, H.A.; RYAN, M.L.; WESTON, R.G.; JANSEN, J. Clinical experience with and analytical confirmation of "bath salts" and "legal highs" (synthetic cathinones) in the United States. *Clinical Toxicology*, v.49, n.6, p.499-505, 2011.

SUE, Y.M.; LEE, Y.L.; HUANG, J.J. Acute hyponatremia, seizure, and rhabdomyolysis after ecstasy use. *J. Toxicol. Clin. Toxicol.*, v.40, n.7, p.931-932, 2002.

TRAUB, S.J.; HOFFMAN, R.S.; NELSON, L.S. The "ecstasy" hangover: hyponatremia due to 3,4-methylenedioxymethamphetamine. *J. Urban. Health.*, v.79, n.4, p.549-55, 2002.

WOOD, D.; DAVIES, S.; PUCHNAREWICZ, M.; BUTTON, J.; ARCHER, R.; OVASKA, H.; RAMSEY, J.; LEE, T.; HOLT, D.; DARGAN, P. Recreational use of mephedrone (4-methylmethcathinone, 4-mmc) with associated sympathomimetic toxicity. *Journal of Medical Toxicology*, v.6, n.3, p.327-330, 2010.

WOOD, D.M.; GREENE, S.L.; DARGAN, P.I. Clinical pattern of toxicity associated with the novel synthetic cathinone mephedrone. *Emergency Medicine Journal*, v.28, n.4, p.280-282, 2011.

ZAWILSKA, J.B.; WOJCIESZAK, J. Designer cathinones – An emerging class of novel recreational drugs. *Forensic Science International*, v.231, n.1-3, p.42-53, 2013.

# 4.12.

# ANTI-INFLAMATÓRIOS

*Carlos Alberto Tagliati*
*Renes de Resende Machado*

## CONTEÚDO DESTE CAPÍTULO

## 1. INTRODUÇÃO

O presente capítulo contempla os fármacos empregados na terapêutica com finalidades anti-inflamatória, analgésica e antipirética. Entretanto, a predominância de uma dessas ações terapêuticas varia de um fármaco para outro. Além de compartilharem muitas ações terapêuticas, esses fármacos também compartilham vários efeitos tóxicos.

Nos últimos anos, o interesse pela descoberta de produtos naturais ou o desenvolvimento de sintéticos que pudessem ser empregados na terapia anti-inflamatória foi crescente. Tal situação ocorreu, principalmente, devido à grande incidência dessas doenças. Dessa forma, vários fármacos ou grupo de fármacos surgiram e foram introduzidos na terapêutica. Apesar de apresentarem comprovada ação terapêutica, muitos foram abandonados, em função, principalmente, dos efeitos tóxicos que promoviam.

Esses fármacos, classificados como anti-inflamatórios não esteroides (AINE), estão entre os mais utilizados no mundo, com mais de 35 disponíveis para uso clínico. Estima-se que são mais de 110 milhões de prescrições/ano, devido, principalmente, ao aumento da expectativa de vida da população, visto que estudos demográficos mostram que, entre o final do século passado e o início do atual (1980 e 2020), a população mundial total deverá crescer cerca de 80% (passando de 4,4 para 7,8 bilhões). Entretanto, o contingente de idosos será acrescido de 160%, passando de 375 para 975 milhões. Cerca de 80% desse crescimento ocorrerá em países em desenvolvimento.

De acordo com o censo de 2010 do Instituto Brasileiro de Geografia e Estatística (IBGE), a redução dos níveis de fecundidade acarretou a diminuição de 42,7 (1960) para 24,1% (2010) da participação da população entre 0 e 14 anos de idade na população geral. Por outro lado, no período 1960/2010, a população de 65 anos ou mais passou de 2,7% para 7,4%. Nesse meio século, a expectativa de vida do brasileiro aumentou 25,4 anos, passando de 48,0 para 73,4 anos.

Com o envelhecimento, os indivíduos ficam mais suscetíveis ao desenvolvimento de doenças predispostas em seu perfil genético e/ou associadas ao estilo de vida. A maioria dessas doenças são crônicas, podendo levar a importante limitação funcional, com perda da capacidade laboral e de qualidade de vida, o que justifica maiores cuidados e, consequentemente, gastos elevados. Nos idosos, destacam-se entre as várias doenças crônicas as reumáticas, características dessa faixa etária.

Apesar de amplamente utilizados, a polêmica sobre a eficácia terapêutica e, principalmente, a toxicidade dos AINE continua. Alguns estudos observaram que os AINE, quando administrados em doses terapêuticas equivalentes, demonstram eficácias comparáveis. Isso tem contribuído para que o perfil de segurança desses fármacos seja o principal critério para seleção terapêutica. Assim, o emprego clínico dos AINE é determinado pela relação de eficácia terapêutica e tolerabilidade aos efeitos adversos. Nesse caso, o risco/benefício deve ser levado em consideração no momento da prescrição, principalmente em pacientes com idade superior a 65 anos e naqueles com histórico prévio de úlceras gástricas, sangramento gastrintestinal, risco cardiovascular e uso concomitante de outros medicamentos, como os anticoagulantes.

Os efeitos tóxicos mais comuns nesses pacientes ocorrem, principalmente, no trato gastrintestinal (TGI), nos sistemas hematológico, cardiovascular e renal. Esses efeitos decorrem, geralmente, da inibição de prostaglandinas (PG) que estão envolvidas, também, no mecanismo farmacológico dos AINE.

De modo geral, os AINE inibem a atividade da enzima ciclo-oxigenase-1 (COX-1: constitutiva; encontrada na maioria das células, nos vasos sanguíneos, estômago e rins) e da ciclo-oxigenase-2 (COX-2: induzida durante o processo inflamatório pelas citocinas e mediadores da inflamação) e, portanto, reduzem a síntese de prostaglandinas e do tromboxano. Acredita-se que a COX-1 constitutiva atue na manutenção da homeostasia vascular, manutenção do fluxo sanguíneo gastrintestinal e função renal e plaquetária. É importante assinalar que a COX-2 parece ser constitutivamente expressa nos rins e cérebro. Além disso, os efeitos terapêuticos dos AINE podem envolver outros mecanismos que não apenas a inibição da COX, como inibição da ativação de fatores de transcrição, inibição da expressão de moléculas de adesão e redução da síntese de citocinas pró-inflamatórias.

Os efeitos adversos provenientes do uso dos AINE não seletivos devem-se principalmente pela inibição da COX-1, com consequente redução da síntese de prostaglandinas endógenas responsáveis pela integridade da mucosa gástrica e pelo fluxo sanguíneo renal e de tromboxano $A_2$ ($TXA_2$) produzido pelas plaquetas, com significativa importância fisiológica. A toxicidade dos AINE depende, portanto, entre diversos fatores, da sua maior ou menor seletividade sobre as ciclo-oxigenases 1 e 2. A fim de evitar os distúrbios gastrintestinais, que são os mais prevalentes, principalmente em pacientes que usam AINE cronicamente, buscou-se criar um grupo de fármacos que inibissem de forma seletiva a COX-2.

Em 1999, a Food and Drug Administration (FDA), órgão de vigilância sanitária norte-americano, aprovou para comercialização o rofecoxibe e o celecoxibe – inibidores seletivos da COX-2. No entanto, a partir da descoberta de que o rofecoxibe estava associado com o aumento do risco de efeitos adversos cardiovasculares, o que culminou com sua retirada do mercado, emergiram novas pesquisas buscando entender o potencial tóxico dos AINE, uma vez que essa situação criou controvérsia em relação à segurança desse grupo de fármacos. Dessa maneira, o uso de inibidores seletivos de COX-2 deve ser considerado para pacientes de grupos especiais com risco aumentado de sangramento gastrintestinal e sem risco simultâneo de doenças cardiovasculares.

### Efeitos no trato gastrintestinal

Dos efeitos tóxicos conhecidos, os mais frequentemente observados ocorrem no trato gastrintestinal, representando um dos maiores problemas de saúde na prática clínica. Incluem dispepsia moderada, reações gastrintestinais como hemorragia, erosão da mucosa gástrica, ulcerações e outros efeitos que têm levado à morte pacientes portadores de patologias inflamatórias.

No desenvolvimento de uma dessas patologias, a osteoartrite, ocorre normalmente aumento de produção de PG e leucotrienos a partir de ácido araquidônico. Esses produtos são responsáveis por danos nas articulações, dor e inflamação. Como visto, anteriormente, a COX-1 e a COX-2 são as responsáveis pela produção de PG. A inibição dessas enzimas pelos AINE e os inibidores seletivos da COX-2 reduzem os níveis de PG resultando na redução da dor e da inflamação. Porém, essa inibição pode causar um processo alternativo na via do ácido araquidônico com aumento da produção de 5-lipoxigenase, resultando no aumento da produção de leucotrienos gastrotóxicos.

As lesões gástricas atingem cerca de 10 a 30% dos pacientes usando AINE regularmente, representando um aumento de 10 a 30 vezes do desenvolvimento desse sintoma em relação à população em geral. Sintomas de dispepsia (náusea, vômito e dor abdominal) ocorrem em cerca de 40% dos usuários desse grupo de fármacos, fazendo com que 5 a 15% dos portadores de artrite reumatoide abandonem a terapia. Adicionalmente, o manejo das complicações gastrintestinais e a dispepsia aumentam significativamente os gastos do tratamento da artrite. Lesões endoscópicas assintomáticas são observadas em 20 a 80% dos pacientes, dependendo da característica da população.

Os pacientes considerados de alto risco para o desenvolvimento de efeitos adversos no TGI incluem idosos, pacientes com história de úlcera péptica, dispepsia com uso dos AINE, fumantes, consumidores de álcool, uso prolongado de AINE em altas doses, associação de AINE com corticoide ou com ácido acetilsalicílico (AAS) ou com anticoagulantes e/ou doenças graves concomitantes. O uso de AINE deve ser considerado com cautela em pacientes idosos com mais de 60 anos, visto que há aumento do risco de sangramento gastrintestinal e ulcerações, manifestações que podem ser fatais. O risco de úlcera sintomática, hemorrágica, ou profunda, que pode ocasionar peritonite e morte, em função de complicações, é multiplicado por 4 em pacientes tratados com AINE. Entre pacientes com úlcera sintomática induzida por AINE, 81% não apresentam fatores de risco. Somente nos Estados Unidos ocorrem cerca de 100 mil internações/ano devido a complicações gastrintestinais e, nesses pacientes, o sangramento gastrintestinal está associado a uma taxa de mortalidade de 5 a 10%.

O papel da *Helicobacter pylori* na úlcera induzida pelos AINE é controverso, não havendo evidências, no entanto, de que haja ação sinérgica entre esses fatores de risco. Sabe-se, porém, que aumenta o risco de infecção do TGI superior em usuários de AINE de duas a quatro vezes, sugerindo que pacientes sob essa terapia devem ser testados para *H. pylori*. Está claro, também, que os mecanismos para a formação dessa patologia são diferentes, enquanto a *H. pylori* causa úlcera em quadro de inflamação crônica, os AINE induzem na ausência da inflamação.

Os efeitos adversos gastrintestinais são mais evidentes com AINE não seletivos, ocorrendo mesmo com pouco tempo de uso. A lesão gástrica pode ser provocada por dois mecanismos diferentes: (i) irritação local, após administração oral, devido à difusão retrógrada do ácido para a mucosa gástrica e consequente lesão tecidual; (ii) inibição das PG gástricas principalmente a $PGE_2$ e a prostaciclina ($PGI_2$) que desempenham papel protetor da mucosa gástrica. Esses eicosanoides inibem a secreção ácida gástrica, aumentam o fluxo sanguíneo da mucosa e estimulam a secreção do muco citoprotetor do intestino.

Apesar do efeito gastrotóxico, o intestino delgado é o local mais comum para toxicidade dos AINE, sendo que 70% dos consumidores regulares desses medicamentos estão propensos a desenvolver enteropatia e inflamação intestinal com perda de sangue e proteínas e, após interrupção da terapia, a inflamação pode persistir por mais de 16 meses. A enteropatia decorre de um processo envolvendo toxicidade direta na mucosa, dano mitocondrial, quebra da integridade intercelular, recirculação entero-hepática e ativação neutrofílica. Na sua forma assinto-

mática, causada por AINE não salicilato, principalmente na parte distal do intestino, é caracterizada pelo aumento da permeabilidade intestinal e inflamação moderada da mucosa.

Além da incidência desses efeitos gastrintestinais, o diagnóstico das referidas complicações é limitado. Endoscopia para diagnóstico é amplamente disponível, precisa, sensível e de fácil realização. No entanto, endoscopia para diagnóstico de danos no TGI induzidos pelos AINE não é adequada para rotina, pois é demorada e onerosa. Como a maioria dos pacientes sob a terapia de AINE com danos na mucosa gástrica é assintomática, a detecção pela endoscopia só é obtida após complicações clínicas aparentes como obstrução, perfuração ou hemorragia.

Assim, testes de permeabilidade têm sido indicados para avaliação da integridade funcional da barreira intestinal, embora alguns estudos discutam sua utilidade. Os três marcadores mais comumente empregados são a excreção urinária, seguindo a ingestão oral de carboidratos (lactulose, celobiose e manitol), polímeros de etilenoglicol (polietilenoglicol) e radionuclídeos não degradáveis (Cr-EDTA). Esses testes são seguros, bem tolerados, reprodutíveis e de fácil operação, além de não serem invasivos, podendo ser facilmente empregados na rotina em pesquisa ou até mesmo como complemento de métodos como radiologia, biópsia e procedimentos invasivos.

O impacto econômico das complicações gastrintestinais causadas pelos AINE tem um peso considerável, sendo responsável pelo gasto de 5 a 10 bilhões de dólares/ano em hospitalização e falta ao trabalho.

Nesse contexto, numerosas estratégias e/ou alternativas são utilizadas para reduzir o efeito na mucosa: desenvolvimento de pró-drogas; administração de dose única diária (fármacos com meia-vida plasmática longa); cobertura entérica; emprego concomitante de inibidores da bomba de prótons ou de antagonistas $H_2$; formulações de liberação controlada e incorporação do óxido nítrico (NO) ou liberadores de $H_2S$ na molécula do AINE, visando a capacidade de manutenção do fluxo sanguíneo da mucosa gástrica e a diminuição da gravidade das lesões ulcerosas.

Apesar dessas tentativas, nenhuma resolveu as complicações gastrintestinais provocadas pelos AINE. Assim, o principal objetivo clínico é diminuir sua gastrotoxicidade, reduzindo a morbidade e a mortalidade, mantendo a eficácia farmacológica.

## Efeitos no sistema cardiovascular

Com a descoberta dos inibidores seletivos da COX-2, os problemas dos AINE sobre o TGI pareciam estar significativamente reduzidos. Porém, a constatação de que esses inibidores, apesar de estarem associados com menor risco de toxicidade no TGI, apresentavam aumento dos riscos de eventos cardiovasculares, como infarto do miocárdio e acidente vascular cerebral, mudou-se completamente esse quadro. Os fatores responsáveis pelo risco cardiovascular associados à ingestão de AINE seletivos ou não, incluindo o risco trombótico, não estão claramente identificados. Entretanto, pode-se verificar que os inibidores da COX-2 impedem a formação de prostaciclina, produzida no endotélio vascular pela ação principalmente de COX-2. Já o $TXA_2$, produzido nas plaquetas, é sintetizado pela ação da COX-1. Dessa forma, pacientes que estão fazendo o uso crônico de inibidores da COX-2 têm menor capacidade de sintetizar $PGI_2$; adiciona-se o fato de que a maior seletividade do fármaco permite a produção normal de $TXA_2$, ocorrendo assim um desequilíbrio entre tais eicosanoides. Apesar do aumento da pressão arterial no uso dos seletivos da COX-2, os AINE convencionais também podem promover esse efeito.

### Efeitos no sistema hematológico

A COX-1 e a COX-2 catalisam a formação de eicosanoides pró-trombóticos e antitrombóticos, respectivamente, com diferentes modelos de inibição dessas isoformas. No entanto, a relação entre a inibição farmacológica desses eicosanoides vasoativos e a tromboprofilaxia ou trombogenicidade exibida pelos AINE ainda não está clara.

Sabe-se, porém, que os AINE podem provocar uma série de discrasias sanguíneas, principalmente a agranulocitose e a anemia aplásica. Cerca de 10% dos casos que desenvolvem agranulocitose são fatais, sendo que a fatalidade aumenta para 40% na anemia aplásica. Pacientes com terapia dos AINE simultânea a de anticoagulantes e aqueles com deficiência nos fatores de coagulação são, também, considerados de alto risco, devido à ação sobre a função plaquetária.

Além disso, os pacientes sob terapia com AINE podem, eventualmente, desenvolver anemia em função do sangramento proveniente de perfurações gastrintestinais ou exacerbar esse quadro clínico em caso de existência anterior ao uso dos AINE. Pode haver também prejuízo na absorção da vitamina $B_{12}$ e da bile, contribuindo ainda mais para a morbidade.

### Efeitos no sistema renal

Embora a nefrotoxicidade induzida pelos AINE seja bem documentada, o exato mecanismo ainda não está claro, mas as teorias colocam como fator principal a inibição da COX e subsequentes perturbações de suas ações nos rins. Um dos possíveis mecanismos é a degradação metabólica do ácido araquidônico, e o aparecimento de metabólitos ativos são cruciais para manutenção do mecanismo homeostático renal, porém seu acúmulo poderia comprometer o sistema. Além disso, esses metabólitos estão implicados na mediação da liberação da renina, regulação da excreção de sódio e manutenção do fluxo sanguíneo renal. Similar aos AINE, a inibição da COX-2 pode causar edema e modesta elevação na pressão sanguínea em alguns pacientes. Os inibidores da COX-2 podem também exacerbar hipertensão preexistente ou interferir com anti-hipertensivos. Assim, deve-se tomar cuidado quando inibidores seletivos da COX-2 são prescritos, especialmente em pacientes de alto risco.

No sistema renal, os AINE podem provocar toxicidade aguda, com redução da taxa de filtração glomerular, síndrome nefrótica ou necrose papilar, principalmente em adultos com idade entre 30 e 70 anos. Cerca de 20% dos pacientes sob essa terapia podem apresentar tais anormalidades, sendo, porém, mais comum em mulheres, e de 1 a 5% desenvolvem síndrome nefrótica que justifique intervenção clínica. A isquemia aguda pode ocorrer em horas após doses iniciais dos AINE em pessoas suscetíveis, sendo reversível se for prontamente diagnosticada e suspensa a terapia. No entanto, danos permanentes são registrados com maior frequência em pacientes que fazem uso excessivo de misturas de analgésicos, principalmente aquelas contendo fenacetina, por alguns meses ou anos.

### Efeitos no equilíbrio hidreletrolítico

Os AINE podem afetar o equilíbrio de sódio, cloreto, potássio e água, na maior parte das vezes de forma transitória. Contudo, não mais que 5% desses pacientes desenvolvem edema clinicamente detectá-vel. Esse desequilíbrio hidreletrolítico pode interferir, ainda, com a terapia anti-hipertensiva, resultando numa falência do tratamento.

### Efeitos no fígado

A hepatotoxicidade é, atualmente, um dos maiores problemas provenientes do uso de medicamentos, visto que cerca de 50% desse efeito decorre em função do consumo de drogas terapêuticas. Anti-inflamatórios e analgésicos estão entre os fármacos com maior possibilidade de promover hepatotoxicidade. Esse fato deve-se principalmente ao uso indiscriminado e venda sem controle. A hepatotoxicidade caracteriza-se, normalmente, pela elevação de uma ou mais funções hepáticas que são quase sempre reversíveis com a suspensão da terapia. Os estudos indicam que mulheres com mais de 50 anos têm maior possibilidade de desenvolver hepatotoxicidade.

O mecanismo de injúria hepática é variado, podendo ocorrer devido a um efeito idiossincrático em função de uma hipersensibilidade que se manifesta, geralmente, nas primeiras 4 a 6 semanas da terapia ou pelo efeito de um metabólito, como no caso do paracetamol. Também a nimesulida e o diclofenaco têm sido apontados como hepatotóxicos em potencial.

### Efeitos psiquiátricos

O uso de AINE tem sido associado a sintomas psiquiátricos como alterações na cognição, no humor e até mesmo precipitação ou exacerbação de problemas preexistentes. Embora raros, são uma relevante complicação no uso desses fármacos. Uma possível explicação para esses efeitos reside na modulação da neurotransmissão central pelas PG e também pela COX-2, particularmente.

### Pacientes em situações de risco

Pacientes com insuficiência renal, politerapia, altas doses e consumo prolongado de AINE, usuários de álcool e aqueles com mais de 60 anos representam o grupo de risco para desenvolvimento de hepatotoxicidade com esses fármacos.

O risco de uso desses fármacos durante a gravidez e a lactação é tema recorrente de diversos estudos. A enzima da COX-2 está envolvida no desenvolvimento de diversos órgãos e sua inibição pode levar a vários defeitos congênitos em neonatos. Aconselha-se, porém, evitar o uso de AINE e inibidores da COX-2 no primeiro trimestre, assim como nas últimas 6 a 8 semanas antes do nascimento. O uso de AINE no terceiro trimestre da gestação pode levar ao fechamento precoce de ducto arterioso e à hipertensão pulmonar no recém-nascido. No caso da lactação, o uso desses fármacos tem se mostrado compatível, embora haja risco de icterícia.

Dessa forma, é aconselhável a monitorização de pacientes, a fim de que tais efeitos sejam detectados tão logo se manifestem. No TGI, o controle pode ser feito pela determinação de sangue oculto nas fezes e pela endoscopia do TGI superior. Para a função plaquetária pode-se determinar o tempo de sangramento, enquanto para os rins indica-se a avaliação dos níveis de creatinina, sódio, potássio, ureia e albuminúria.

## 2. DERIVADOS DO ÁCIDO SALICÍLICO

### 2.1. Toxicocinética

Após administração via oral, a absorção dos salicilatos ocorre, principalmente, na parte superior do intestino delgado. O pico de concentração plasmática é atingido em cerca de 0,5 a 2 horas. Os salicilatos são distribuídos para quase todos os tecidos e líquidos do organismo. Cerca de 80 a 90% ligam-se às proteínas plasmáticas, principalmente à albumina. Em casos de hipoalbuminemia ou no emprego de fármacos como penicilina e fenitoína, que competem com os salicilatos por sítios de ligação à albumina, ocorre um aumento da concentração de fármaco livre no plasma, podendo desenvolver um quadro de intoxicação.

A biotransformação é realizada pelas esterases presentes no plasma e em vários tecidos e pelas enzimas dos retículos endoplasmáticos hepáticos e mitocondriais. A principal via de biotransformação é a formação do ácido salicilúrico (conjugação com a glicina), seguida pelo salicilglicurônico fenólico. Esses processos são saturáveis e se caracterizam pela cinética de Michaelis-Menten, sendo que os demais seguem uma cinética de primeira ordem (Figura 1).

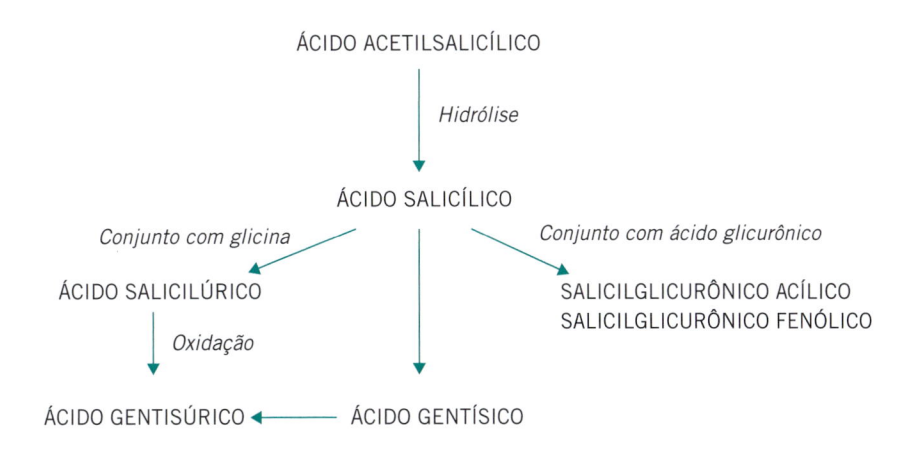

**Figura 1.** Vias metabólicas do AAS.

A principal via de excreção é a urinária e os principais produtos de biotransformação são ácido salicílico livre (10%), ácido salicilúrico (75%), salicilglicuronato fenólico (10%), salicilglicuronato acílico (5%) ácido gentísico e ácido gentisúrico (< 1%). A excreção do salicilato é dependente do pH e da dose. Pode atingir cerca de 80% do salicilato livre em urina alcalina (pH 8,0) e 10% em urina ácida (pH 4,0), enquanto um aumento da dose de AAS acarreta maior excreção do ácido salicílico livre.

A cinética dos salicilatos é, também, dependente da dose. Enquanto sua meia-vida plasmática é de 2 a 3 horas em doses baixas, em altas doses pode atingir cerca de 15 a 30 horas, pois o fígado tem a capacidade limitada para formar o ácido salicilúrico, principal produto de biotransformação.

A ligação às proteínas plasmáticas mostra, também, uma grande variação. Em concentrações até 100 g/mL, a ligação é de cerca de 90%; e, em concentrações acima de 400 g/mL, diminui para cerca de 50%. Foi demonstrado que um aumento de quatro vezes na dose de AAS promove uma elevação de 10 vezes na concentração plasmática total e 30 vezes na fração livre.

## 2.2. Efeitos gastrintestinais

O efeito adverso do AAS que surge com maior frequência é a irritação gástrica. Esse efeito está relacionado com a ação direta sobre a mucosa e com a inibição da síntese de prostaglandinas gástricas, em especial a $PGE_2$ e a $PGI_2$, que modulam a secreção gástrica e promovem a secreção de um muco citoprotetor pelo intestino. A inibição da síntese dessas PG pode tornar o estômago mais suscetível à lesão.

Em doses de 1 a 3 g/dia, induz sangramento em cerca de 70% dos pacientes sadios. A ingestão de 4 a 5 g/dia leva à perda de 3 a 8 mL diários de sangue pelas fezes. Estudos epidemiológicos mostram que pacientes que utilizam 15 ou mais comprimidos por semana podem sofrer sangramento gastrintestinal ou ulceração gástrica.

O sangramento gástrico induzido pelos salicilatos é indolor e pode levar à anemia ferropriva. Os pacientes podem apresentar, ainda, náuseas, vômitos e dispepsia.

## 2.3. Efeitos no sangue

Podem surgir algumas discrasias sanguíneas como anemia aplásica, trombocitopenia, pancitopenia e agranulocitose. A mortalidade em pacientes com agranulocitose, sob terapia com AAS, é de cerca de 50%. Alguns apresentam quadro hipoglicêmico, provavelmente devido à supressão da liberação de ácidos graxos dos tecidos adiposos. Tais efeitos não são comuns em pacientes com hemodinâmica normal. Hiperglicemia e glicosúria levam ao agravamento do quadro de intoxicação.

## 2.4. Efeitos sobre a função plaquetária

Doses de 80 mg/dia de AAS são suficientes para inativar o tromboxano $A_2$, um poderoso vasoconstritor e agregante plaquetário, aumentando o tempo de sangramento. Além disso, o AAS é capaz de inibir a produção da $PGI_2$ em endotélio, um vasodilatador e antiagregante plaquetário. A produção de $PGI_2$ volta ao normal em poucas horas, enquanto a produção de $TXA_2$ ainda se encontra inibida.

A dose de AAS necessária para inibir a síntese de $TXA_2$ é 10 vezes menor do que a necessária para inativar a formação de $PGI_2$. Por esse motivo, baixas doses de AAS são empregadas na terapia antitrombótica preventiva. Com o emprego de altas doses, foram relatados casos de hipoprotrombinemia. Dessa forma, deve-se tomar cuidado com pacientes com insuficiência hepática grave, sob terapia de anticoagulantes ou deficientes de fatores de coagulação, pois pode haver sangramento, principalmente gástrico. Ainda, maior preocupação ocorre durante a realização de procedimentos cirúrgicos de grande porte e em pacientes com suspeita de dengue, devido ao risco de sangramento.

Pacientes com deficiência da glicose-6-fosfato desidrogenase (G6PD) podem apresentar anemia hemolítica, pois esta enzima atua na biotransformação do AAS. Estudos demonstram que, em pessoas sadias, o uso prolongado de AAS tende a aumentar ligeiramente o risco de hemorragia cerebral.

## 2.5. Efeitos renais

No decréscimo transitório da função renal, há o envolvimento da $PGE_2$ e $PGI_2$, que são importantes na manutenção do fluxo sanguíneo renal, ação pouco significativa em pessoas hemodinamicamente normais. Esse efeito ocorre em condições de estresse circulatório, como acontece na falha cardíaca, na cirrose hepática com ascite e na síndrome nefrótica. A inibição das PG pode levar à exacerbação da falha renal, algumas vezes em grau acentuado, nos casos citados e em idosos, devido à diminuição significativa da função renal e da grande incidência de artrite reumatoide, cerca de 3,5 vezes maior em relação aos jovens.

Embora tenham sido relatados casos de necrose papilar em pacientes sob terapia com AAS ou combinado com outros AINE, existe pouca evidência de nefrotoxicidade em doses terapêuticas.

Além desses efeitos hemodinâmicos nos rins, os fármacos semelhantes ao AAS promovem redução da filtração glomerular, com retenção de sal e água. Isso pode gerar edema em alguns pacientes e redução da eficácia de alguns fármacos anti-hipertensivos, como diuréticos, antagonistas de receptores beta-adrenérgicos, inibidores da enzima conversora de angiotensina e vasodilatadores. Observou-se ainda a presença de patologias no trato urinário, que devem ser prontamente tratadas, e artrite reumatoide juvenil, em crianças com hematúria leve e cilindros epiteliais celulares. Todos os AINE apresentam um potencial nefrotóxico, porém são raros os casos em que esses efeitos são significantes, em pacientes com artrite reumatoide.

## 2.6. Efeitos hepáticos

São vários os casos de hepatotoxicidade provocados pelo AAS, sendo a maioria em crianças e adultos jovens, portadores de artrite reumatoide juvenil. Cerca de 50% desses pacientes apresentam algum tipo de dano hepático, sendo que as mulheres são mais suscetíveis.

No fígado, a principal indicação de lesão é o aumento da atividade da transaminase plasmática. Os valores se normalizam em uma semana, com a interrupção do tratamento, ou num período de semanas a meses, para a maioria dos pacientes, mesmo sob terapia, não sendo necessária a sua suspensão.

Cerca de 5% dos pacientes apresentam ainda hepatomegalia, anorexia, náusea e, às vezes, icterícia. Nesses casos, recomenda-se a suspensão da terapia. Deve ser evitada, também, em crianças com hiperbilirrubinemia, devido ao risco de *kernicterus* como resultado do deslocamento da bilirrubina da albumina plasmática. Em pacientes com hipoalbuminemia

menor que 3,5 g/100 mL, a dosagem da transaminase glutâmico-oxalacética (TGO) é aconselhável, especialmente, quando a concentração de salicilato sérico é maior que 15 mg/100 mL. No leite materno, a concentração de salicilato é 1,5 vezes maior do que no sangue.

## 2.7. Efeitos na gestação

O AAS pode prolongar o tempo de gravidez, retardando o parto de 3 a 10 dias. Seu uso deve ser evitado no último trimestre desse período, principalmente nos cinco dias anteriores ao parto. Esse efeito se deve à inibição das PG das séries E e F, que são poderosos agentes uterotrópicos. Além disso, devido ao efeito antiplaquetário, há aumento do sangramento pós-parto e neonatal.

Apesar de alguns demonstrarem efeitos teratogênicos em animais, não houve comprovação de risco significativo para humanos.

## 2.8. Efeitos respiratórios

Os salicilatos estimulam direta e indiretamente a respiração. Doses terapêuticas promovem o desacoplamento da fosforilação oxidativa, induzindo, assim, o consumo de $O_2$ e a produção de $CO_2$. O aumento de $CO_2$ estimula a respiração. No entanto, a ventilação alveolar também aumenta e equilibra a produção de $CO_2$, e a tensão de $CO_2$ plasmático ($pCO_2$) não se altera. Porém, se o centro respiratório estiver deprimido por fármacos, como barbitúricos e morfina, pode haver a instalação da acidose respiratória, por não haver eliminação adequada de $CO_2$.

No estímulo direto sobre o centro respiratório medular, os salicilatos promovem um aumento da ventilação pulmonar (hiperventilação), caracterizado pelo aumento da profundidade (hiperpneia) e frequência (taquipneia) da respiração. Como consequência, há uma queda do nível plasmático de $CO_2$ em relação ao $O_2$, devido à maior permeabilidade alvéolo-capilar do $CO_2$, ocasionando aumento do pH sanguíneo e produção de alcalose respiratória.

A compensação da alcalose respiratória é obtida pelo aumento da excreção renal do bicarbonato, além de sódio e potássio. Com a diminuição do bicarbonato, o pH sanguíneo volta ao normal. Esse estágio é muitas vezes observado em adultos sob terapia intensiva e só se acentua em cerca de 1% desses pacientes quando utilizam doses elevadas, não progredindo em adultos e crianças acima de 4 anos com doses moderadas. Em pacientes idosos, um quadro clínico de alcalose respiratória e acidose metabólica com pH de normal a levemente ácido é uma indicação de intoxicação, de moderada à severa. Em lactentes e crianças, pode não ser observada a fase de alcalose respiratória, pois dificilmente é vista com precocidade quando estão intoxicados.

Um efeito depressor aparece na medula após o emprego de doses elevadas ou uso prolongado de salicilatos. Nesses casos, a produção de $CO_2$ ultrapassa sua excreção alveolar, devido à depressão direta da respiração pelos salicilatos, aumentando o $pCO_2$ plasmático e diminuindo o pH sanguíneo. Como a concentração de bicarbonato plasmático se encontra diminuída, ocorre a instalação da acidose respiratória descompensada (Figura 2).

$$CO_2 + H_2O \leftrightarrows H_2CO_3 \leftrightarrows H^+ + HCO_3^-$$

Aplicando-se a equação de Handerson-Hasselbach:

$$pH = pKa + \log \frac{HCO_3^-}{H_2CO_3}$$

Substituindo $H_2CO_3$ por $pCO_2$ na equação,

$$pH = pKa + \log \frac{HCO_3^-}{pCO_2}$$

Hiperventilação ($\downarrow\downarrow CO_2$)

$$pH = pKa + \log \frac{HCO_3^-}{pCO_2} \quad \text{ALCALOSE RESPIRATÓRIA}$$

Ocorre excreção renal de bicarbonato e pH volta ao normal,

$$pH = pKa + \log \frac{HCO_3^-}{pCO_2} \quad \text{ALCALOSE RESPIRATÓRIA COMPENSADA}$$

Doses elevadas ou uso prolongado ($\downarrow\downarrow CO_2$)

$$pH = pKa + \log \frac{HCO_3^-}{pCO_2} \quad \text{ALCALOSE RESPIRATÓRIA DESCOMPENSADA}$$

**Figura 2.** Carbonato e equilíbrio ácido-base.

## 2.9. Efeitos metabólicos

Juntamente com a acidose respiratória ocorre, porém, uma acidose metabólica. Esta é decorrente de 3 processos, resultantes do desacoplamento da fosforilação oxidativa mitocondrial, da inibição de enzimas do ciclo de Krebs e do metabolismo de aminoácidos.

No processo da fosforilação oxidativa – oxidação aeróbica completa –, são liberadas 36 moléculas de ATP; e, em condições anaeróbicas, somente três moléculas. Apesar da continuidade do transporte eletrônico, não ocorre a fosforilação do ADP e ATP, e o pouco da energia acumulada da ATP é liberada sob forma de calor.

Essa perda leva o organismo a utilizar a via glicolítica, o que provoca o acúmulo de ácidos lático e pirúvico. Quando o estoque de glicose é depletado ocorre liberação de epinefrina, que estimula a atividade da G6PD. Isso leva ao aumento da mobilização de glicose do fígado, resultando em hiperglicemia e glicosúria. Como os tecidos utilizam esta glicose, pode haver, também, hipoglicemia. Tal situação é verificada com frequência no salicilismo, intoxicação leve, consequência de uso contínuo de AAS em altas doses, ou em estágio avançado de intoxicação aguda.

Ocorre aumento da produção de corpos cetônicos acídicos devido ao maior metabolismo de gorduras. Esse efeito é acrescido ao da inibição do ciclo de Krebs e do metabolismo de aminoácidos que promove, como consequência, um acúmulo de ácidos orgânicos, ocasionando acidose metabólica, refletida pelo decréscimo do pH plasmático.

Os adultos raramente apresentam acidose metabólica, pois a alcalose respiratória é normalmente compensada. Crianças, principalmente as menores de um ano de idade, são bastante suscetíveis a essa situação. Os mecanismos idade-dependente que explicam as diferenças no metabolismo ácido-básico ainda não estão totalmente compreendidos. Supõe-se que crianças menores apresentem maior excreção do sistema tampão e, ainda, uma capacidade reduzida de ligação dos salicilatos às proteínas plasmáticas, aumentando assim, a concentração do fármaco livre.

O que ocorre, na realidade, na intoxicação pelos salicilatos é uma combinação de acidose respiratória e acidose metabólica. Essa combinação gera distúrbios ácido-básicos, promovendo modificações no equilíbrio hidreletrolítico, com diminuição da concentração de $pCO_2$, que acarreta menor reabsorção tubular renal de bicarbonato, além do aumento de excreção de sódio, potássio e água. A perda da água ocorre, também, na hiperventilação através dos pulmões e na sudorese induzida pelos salicilatos, surgindo, dessa forma, o quadro de desidratação.

## 2.10. Intoxicação, diagnóstico e tratamento

As doses fatais variam de acordo com a preparação dos salicilatos. Foram descritos óbitos em adultos com doses de 10 a 30 g de salicilato de sódio ou AAS, sendo, porém, relatados alguns casos em que o emprego de doses maiores não provocou a morte do paciente. A morte geralmente ocorre por acentuada depressão do SNC e está relacionada à paralisia respiratória central ou ao colapso cardiovascular.

Para o diagnóstico e o tratamento da intoxicação aguda, é importante estabelecer a correlação entre a concentração de salicilato no soro e o tempo. Se 12 horas após a ingestão de salicilato a concentração sérica for de 25 mg%, o paciente, provavelmente, apresentará um quadro clínico assintomático. No entanto, se essa mesma concentração for determinada cerca de 24 a 36 horas após a ingestão, o quadro é caracterizado como intoxicação branda a moderada. Com base nos resultados laboratoriais, pode-se determinar a necessidade da implantação da conduta terapêutica.

Embora quadros de intoxicação aguda decorrentes de dose excessiva sejam clinicamente similares aos de salicilismo crônico, as concentrações séricas de salicilatos são diferentes. As concentrações de 25 a 35 mg% ou mais podem ser associadas à intoxicação aguda, enquanto o salicilismo crônico pode ocorrer em concentrações de 10 a 15 mg%. Dessa maneira, o nomograma de Done não tem aplicação para o salicilismo crônico.

Entretanto, quando se suspeita do uso de altas doses, deve-se iniciar o tratamento sem esperar o resultado laboratorial. O tratamento consta de êmese para crianças e lavagem gástrica para adultos, carvão ativado para prevenir absorção, aumento do pH urinário (bicarbonato) e hidratação. Em casos graves, deve-se proceder à hemodiálise ou hemoperfusão acrescida de vitamina K.

## 2.11. Síndrome de Reye

O AAS associa-se à síndrome de Reye. Essa doença rara e frequentemente fatal em crianças é caracterizada por falência hepática e encefalopatia, ocorrendo sempre após alguma virose, principalmente o vírus da influenza. Após algumas observações, foi proposto que o AAS e a doença viral possam atuar no sentido de lesar as mitocôndrias, talvez preferencialmente em indivíduos geneticamente predispostos. Dessa forma, o emprego de salicilatos em crianças com catapora ou *influenza* é contraindicado, pois dados epidemiológicos mostram ligação entre o uso do AAS em estados febris e o desenvolvimento fatal da síndrome de Reye.

### 2.12. Efeitos uricosúricos

O efeito do salicilato sobre a excreção de ácido úrico depende da dose. Enquanto baixas doses (1 a 2 g/dia) podem reduzir a excreção do urato e elevar suas concentrações plasmáticas, doses intermediárias, em geral, não alteram essa excreção. No entanto, doses maiores (acima de 5 g/dia) induzem uricosúria e reduzem níveis plasmáticos de urato. Doses altas, a longo prazo, promovem desaparecimento de tofos gotosos, porém, poucos pacientes toleram tais doses por longo prazo.

### 2.13. Hipersensibilidade

Este efeito se manifesta em cerca de 4% dos pacientes, de forma variada, desde simples rinite, urticária e asma brônquica, até edema laríngeo com broncoconstrição, eosinofilia, hipotensão, choque, perda da consciência e colapso vasomotor total. O mecanismo não está comprovado, mas parece que, em determinados pacientes, o AAS, ao inibir o metabolismo do ácido araquidônico via ciclo-oxigenase, pode estimular, consequentemente, a conversão de ácido araquidônico em leucotrienos pela via da lipoxigenase (Figura 3). Isso resulta em aumento da produção de leucotrienos, cuja atividade anafilática pode precipitar um broncoespasmo. Determinados pacientes, especialmente asmáticos, exibem notável sensibilidade ao AAS. Alguns não toleram sequer doses terapêuticas. Crise asmática precipitada por AAS afeta em torno de 25% dos adultos com asma, mesmo com menores doses. Além disso, a intolerância aguda pode se desenvolver em pacientes que utilizam este fármaco por alguns anos sem apresentar qualquer reação. As mulheres são mais sensíveis ao uso desse fármaco.

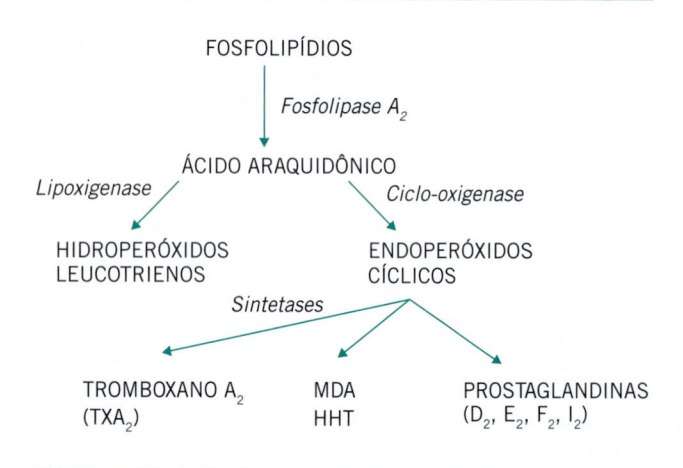

**Figura 3.** Metabolismo do ácido araquidônico via ciclo-oxigenase.

### 2.14. Efeitos irritantes locais

O AAS é potencialmente irritante da pele e mucosa, promovendo a destruição de células epiteliais, sendo, por isso, empre-

gado no tratamento de verrugas, calos, micoses etc. Os sais de ácido salicílico são inócuos à pele íntegra, porém, quando o ácido é liberado no estômago, pode provocar irritação da mucosa gástrica. O salicilato de metila, conhecido como essência de *Wintergreen*, é irritante para a pele e mucosas, sendo seu uso restrito a aplicações tópicas.

## 3. DERIVADOS DO *PARA*-AMINOFENOL

### 3.1. Toxicocinética

O paracetamol é rapidamente e quase completamente absorvido no trato digestivo. O pico de concentração plasmática ocorre entre 15 minutos e 2 horas, dependendo da formulação, e a meia-vida plasmática é de cerca de 2 a 3 horas, após doses terapêuticas. Em doses tóxicas, ocorre uma diminuição da *clearance*, e a meia-vida plasmática pode aumentar até para 4 horas.

Distribui-se por quase todos os líquidos corporais, atingindo uma biodisponibilidade de cerca de 80% nas doses de 5 a 20 mg/kg. Sua ligação às proteínas plasmáticas é variável. Em concentrações de até 60 g/mL, o fármaco não se liga às proteínas plasmáticas. Em casos de intoxicação aguda, a ligação pode variar de 8 a 50%.

Em doses terapêuticas, de 55 a 60% da dose são conjugados com o ácido glicurônico, 30 a 35% com o ácido sulfúrico, 3% com a cisteína e 4% com o ácido mercaptúrico, além de pequena quantidade de metabólitos hidroxilados e acetilados (Figura 4).

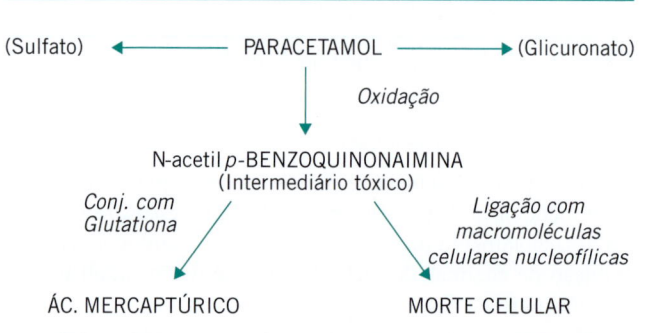

**Figura 4.** Biotransformação do paracetamol em relação à hepatoxicidade.

### 3.2. Efeitos tóxicos

O paracetamol é recomendado como primeira linha de tratamento para dor associada com osteoartrite, porém, estudos observacionais sugerem que doses elevadas, utilizadas por um período longo, podem induzir um perfil de risco gastrintestinal semelhante aos AINE tradicionais. Além disso, exerce efeitos antipirético e analgésico significativos, e efeito anti-inflamatório fraco. Nas doses terapêuticas usuais, é bem tolerado, ocorrendo, esporadicamente, erupção cutânea e outras reações alérgicas.

Intoxicações fatais pelo paracetamol nas doses terapêuticas são pouco prováveis. O pequeno número de casos relatados foi de pacientes alcoólicos crônicos. Alguns relatos referentes à discrasia sanguínea como pancitopenia, agranulocitose e trombocitopenia foram descritos, sendo, porém reversíveis.

O efeito adverso mais grave é a necrose hepática fatal, que ocorre após superdose de paracetamol. Nos adultos, a hepatotoxicidade pode ocorrer após a ingestão de uma dose única de 10 a 15 g de paracetamol, sendo doses de 20 a 25 g ou mais, potencialmente fatais. Alguns relatos demonstram, no entanto, que crianças, na faixa de 9 a 12 anos, apresentam menor incidência de hepatotoxicidade do que adultos em doses similares. A hepatotoxicidade dificilmente ocorre após o uso de doses terapêuticas de paracetamol.

Os sintomas que aparecem durante os dois primeiros dias de intoxicação aguda podem não refletir a gravidade potencial dela. Nas primeiras 24 horas, ocorrem náuseas, vômitos, anorexia e dor abdominal, que podem persistir por uma semana ou mais.

A manifestação de lesão hepática surge 2 a 4 dias após a ingestão de doses tóxicas. A princípio, as transaminases plasmáticas se elevam (maior que 1.000 µl/L), as concentrações de bilirrubina plasmáticas podem aumentar e o tempo de protrombina se prolonga. A determinação desses parâmetros pode auxiliar o diagnóstico. Há necessidade emergencial, porém na determinação da concentração de paracetamol no plasma, para que possam ser avaliadas a severidade da intoxicação e a necessidade de aplicar a terapia específica. Isso porque cerca de 10% dos pacientes intoxicados não submetidos ao tratamento específico podem desenvolver insuficiência hepática, com 10 a 20% evoluindo para encefalopatia, coma e morte por insuficiência hepática fatal. Além disso, cerca de 1% dos pacientes intoxicados desenvolve falência hepática fulminante, sendo normalmente fatal. Nos casos não fatais, essas lesões são reversíveis em algumas semanas ou meses.

O paracetamol desenvolve lesão hepática, por meio de seu metabólito intermediário, resultante da biotransformação hepática. Na biotransformação desse fármaco, uma pequena parte da dose, após N-hidroxilação mediada pelo Cit P-450, dá origem ao N-acetil-benzoquinonaimina, que é altamente reativo. Normalmente, este metabólito reage com o grupamento sulfidril da glutationa e é excretado como mercapturato. No entanto, após o uso de altas doses de paracetamol, ocorre saturação nas reações de conjugação com ácido glicurônico e sulfato, fazendo com que este metabólito, ao consumir cerca de 70% de glutationa hepática, possa reagir com as proteínas hepáticas, por ligação covalente, levando à necrose hepática.

O paracetamol e a fenacetina exercem ação nefrotóxica aguda, além de provocar hipoglicemia que pode levar ao coma. Disfunção renal ocorre em aproximadamente 25% dos casos de hepatotoxicidade e em mais de 50% dos pacientes com insuficiência hepática. A ação nefrotóxica foi descrita mesmo na ausência de hepatotoxicidade grave, sendo, porém, mais rara. Não se conhece exatamente o mecanismo de ação, mas parece ser similar ao que ocorre no fígado.

O diagnóstico precoce é de grande importância no tratamento de pacientes intoxicados pelo paracetamol. O método mais utilizado é o emprego do nomograma de Rumack-Matthew (Figura 5), que avalia conjuntamente a concentração de paracetamol e o tempo após ingestão desse fármaco.

Quando houver história sugestiva do uso de doses excessivas, o tratamento deve ser iniciado mesmo antes da comprovação pelos resultados laboratoriais. Deve-se proceder à lavagem gástrica, no máximo 4 horas após a ingestão do fármaco. A administração de carvão ativado é uma intervenção capaz de reduzir a absorção de paracetamol nas primeiras horas após a

ingestão, com relação risco-benefício mais favorável. A diálise, por um período de 3 horas, também é recomendada, pois ela retira cerca de 58% dos metabólitos da dose administrada.

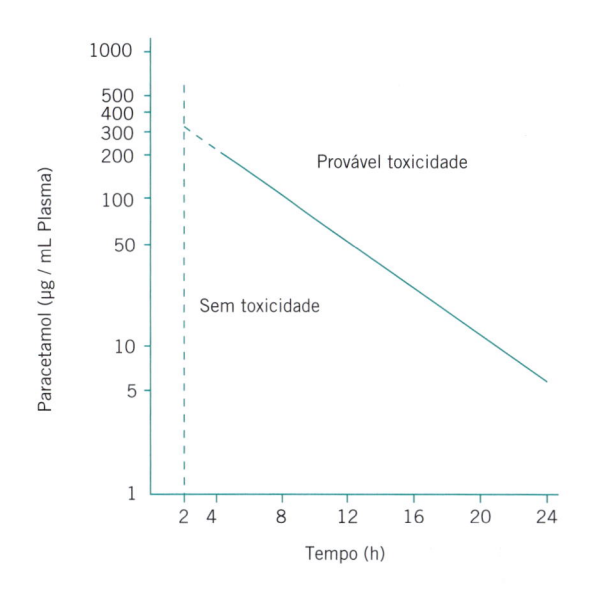

**Figura 5.** Monograma de Rumack-Matthew para avaliação da intoxicação por paracetamol.

A gravidade da lesão hepática pode ser observada pela meia-vida plasmática do paracetamol, que é de cerca de 2 a 3 horas, em doses terapêuticas. Quando esta for maior que 4 horas, é sinal de necrose hepática; se superior a 12 horas, sugere coma hepático.

Para o tratamento da intoxicação por paracetamol, podem ser empregadas a N-acetilcisteína, a cisteamina ou a metionina. As duas últimas apresentam efeitos adversos como náusea, vômitos e dores abdominais, que limitam seu uso.

A administração via oral ou intravenosa de N-acetilcisteína, que estimula a síntese hepática da glutationa, leva a maior disponibilidade desse composto e é o tratamento de escolha. O tratamento deve ser iniciado no máximo 8 a 10 horas após a ingestão.

## 4. DERIVADOS PIRAZOLIDÍNICOS

A fenazona (antipirina) foi o primeiro representante deste grupo, introduzido na terapia em 1884, como analgésico e antipirético. Após alguns anos, foram sintetizados diversos derivados, sendo os mais importantes o metamizol (dipirona), aminofenazona (aminopirina), fenilbutazona, oxifembutazona e sulfimpirazona.

A grande incidência de efeitos adversos no trato gastrintestinal e discrasias sanguíneas limitam o uso desses fármacos na terapêutica. A complexação com certos metais, como o cobre, reduz a incidência de efeitos adversos no trato digestivo, sem alterar significativamente a sua eficiência.

O emprego da fenazona, assim como da aminopirina, foi restrito após a descoberta do desenvolvimento de agranulocitose fatal, além do aparecimento de erupções e reações cutâneas.

Tais reações podem ocorrer em indivíduos sensíveis, mesmo em baixas doses. Podem, ainda, causar anemia hemolítica em pessoas com deficiência da G6PD.

O metamizol tem seu emprego restrito em alguns países, devido ao desenvolvimento de agrunolocitose severa. Pode, também, promover o aparecimento de hemólise, anemia aplásica e reações cutâneas, além de ser um agente porfirinogênico. O metamizol não causa reações adversas renais ou gástricas.

A fenilbutazona e a oxifembutazona afetam, principalmente, o trato gastrintestinal, com sintomas que variam de simples irritação à perfuração de úlcera e sangramento. Levam à retenção de sais e água, causando edema em cerca de 10% dos pacientes, o que não é desejável em idosos, além de falência cardíaca congestiva.

Durante o uso desses fármacos, podem ocorrer, ainda, efeitos hematológicos, como leucopenia, trombocitopenia, anemia aplásica fatal, em cerca de 50% dos pacientes, agranulocitose; efeitos hepatotóxicos e nefrotóxicos; dor de cabeça (comum) e outros efeitos moderados no SNC. Na intoxicação aguda, decorrente de dose excessiva, observa-se acidose metabólica que pode progredir para hipotensão arterial, oligúria, choque e coma. Foi relatada, também, depressão da medula óssea.

São contraindicados, principalmente, em pacientes com história prévia de moléstias como as citadas anteriormente e também em idosos e menores de 14 anos.

A incidência de reações adversas provocada pela apazona é de baixa frequência, a saber: náusea, dispepsia, dor epigástrica e erupções cutâneas relatadas em cerca de 3% dos pacientes. Vertigem e cefaleia são identificadas com menor frequência. É contraindicada em pacientes que desenvolvem broncoespasmo pelo uso do AAS.

## 5. DERIVADOS DO ÁCIDO INDOLACÉTICO

Raramente a indometacina leva ao óbito. O efeito adverso mais severo é a ulceração gastroduodenal, podendo ocorrer perfuração e hemorragia, atingindo, porém, cerca de apenas 1% dos pacientes. Outros efeitos menos severos, como desconforto abdominal, náusea e anorexia, ocorrem em torno de 10%.

No SNC, os derivados do indol provocam cefaleia frontal intensa, em 25 a 60% dos pacientes sob terapia a longo prazo; tontura e zumbido, fadiga, parestesia, sonolência e confusão são menos frequentes. Podem, ainda, causar depressão grave, psicose, alucinação e suicídio.

A indometacina pode levar, também, ao aparecimento de acidose tubular e renal, diminuição da filtração glomerular, hiperglicemia, hematúria, hipercalemia e retenção de fluido. Os dois últimos podem causar mal-estar e ocasionalmente levar à falência cardíaca em pacientes suscetíveis. Leucopenia, trombocitopenia, anemia hemolítica, agranulocitose, síndrome de Stevens-Johnson e disfunção sexual são menos comuns. A indometacina é considerada o anti-inflamatório não esteroide dotado de maior poder em desenvolver anemia aplásica.

Apenas 1% dos pacientes apresenta elevação significativa nos valores de alanina aminotransferase (ALT) e aspartato aminotransferase (AST); o aparecimento de hepatite e icterícia é raro. No entanto, se essa elevação persistir e a eosinofilia ocorrer, a terapia deve ser suspensa, pois já foram relatados casos fatais de hepatite e icterícia.

Além de ser contraindicada em pacientes com história prévia de algumas doenças, como as relacionadas, o uso de indometacina não é recomendado em gestantes no último trimestre, e mulheres sensíveis não devem utilizar durante toda a gravidez e na fase de amamentação, pois existem indícios de convulsões devido ao uso desse fármaco. Deve ser evitado também em pacientes com nefropatias, distúrbios psiquiátricos, epilepsia e doença de Parkinson.

Com o sulindaco, os efeitos mais comuns são observados no trato digestivo e incluem dores abdominais, diarreia, náusea e constipação, em cerca de 20 a 50% dos pacientes. Pode causar, também, efeitos moderados no SNC, como cefaleia, tontura, sonolência e irritação, em cerca de 10% do pacientes. Erupções cutâneas e pruridos podem ocorrer em cerca de 5% dos pacientes, enquanto alteração transitória das enzimas hepáticas, apesar de até triplicar seus valores, é incomum – menos de 1% – e raramente séria.

Pode, ainda, prejudicar a função plaquetária e causar prolongamento do tempo de sangramento, em pacientes sensíveis ao AAS. Foram observados casos de anemia aplásica, trombocitopenia, agranulocitose, hipercalemia, pancreatite, dano renal, hipotireoidismo, disfunção sexual e hiponatremia em idosos.

O óbito é raro, mas pode ocorrer em consequência de hemorragia gastrintestinal, discrasia sanguínea e reação alérgica grave.

## 6. DERIVADOS DO ÁCIDO ANTRANÍLICO

Os ácidos mefenâmico, meclofenâmico e flufenâmico, representantes deste grupo, apresentam alguns efeitos adversos, principalmente no trato gastrintestinal, como dispepsia, constipação, hemorragia branda, desconforto, inflamação, ulceração e sangramento gastrintestinal. A diarreia geralmente está presente após a segunda dose e varia de acordo com ela. Proctocolite e enterite estão associadas ao seu uso a longo prazo.

Efeitos hematológicos como leucopenia, trombocitopenia, agranulocitose, pancitopenia, anemia hemolítica e megaloblástica, hipoplasia medular, hemólise autoimune eversível são associados ao uso de ácido mefenâmico.

No plano renal, pode haver hipoperfusão, nefrite intersticial e falência renal não oligúrica, principalmente em idosos desidratados, além de necrose tubular aguda. Tais efeitos se devem à inibição de PG renais.

Além desses efeitos, são relatados nervosismo, dor de cabeça, tontura, distúrbios visuais, alterações transitórias na função hepática, erupções cutâneas, pancreatite e disfunção sexual.

Na prática clínica, o ácido mefenâmico tem sido muito utilizado como analgésico em dismenorreia primária, entretanto é abandonado na ocorrência de diarreia e erupções da pele. É contraindicado durante a gravidez, para crianças abaixo de 14 anos e epilépticos. Já o ácido meclofenâmico é utilizado no tratamento de osteoartrite.

## 7. DERIVADOS DE ÁCIDOS ARILALCANOICOS

No uso de diclofenaco, as reações mais frequentes são náusea, diarreia, constipação, dores epigástricas, sangramento e ulceração ou perfuração da parede intestinal, que atingem de 20 a 50% dos pacientes, seguidas por efeitos dermatológicos e centrais.

Pacientes sob terapia desse fármaco podem apresentar, ainda, elevação das transaminases plasmáticas, cujos valores podem até triplicar, mas só raramente existe associação com hepatopatias. Portanto, deve-se avaliar essas enzimas nas primeiras semanas de tratamento e interrompê-lo caso haja persistência dos valores elevados.

Não existe uma relação simples com a dose, e o referido efeito não pode ser reproduzido em modelos animais. Assim, a suscetibilidade tem se mostrado como principal fator para ocorrência de hepatotoxicidade em pacientes sob terapia desse fármaco. Por ser um dos anti-inflamatórios mais utilizados no Brasil, cuidados especiais devem ser tomados no seu uso.

Os efeitos tóxicos mais frequentemente observados no emprego do ibuprofeno e do cetoprofeno são os distúrbios gastrintestinais, que atingem cerca de 30% dos pacientes e são caracterizados por simples desconforto abdominal, sangramento ou ativação de úlcera péptica.

Reações sobre o SNC e de hipersensibilidade, anormalidade da função hepática, danos renais, incluindo nefrite intersticial ou síndrome nefrótica, retenção hídrica, eosinofilia, agranulocitose, trombocitopenia e disfunção sexual foram observados ocasionalmente, além de acidose metabólica em casos de superdose de ibuprofeno. O maior problema do cetoprofeno, no entanto, decorre do prolongamento do tempo de sangramento. Neste caso, a terapia deve ser suspensa. Cerca de 1 a 10% dos pacientes que utilizam o cetoprofeno apresentam náusea, vômito, diarreia, dor abdominal e cefaleia.

Com fenoprofeno podem ocorrer distúrbios do sono (sonolência e insônia), tontura, suor, astenia, dor de cabeça, confusão e surdez, além de distúrbios no trato gastrintestinal como desconforto abdominal e dispepsia em cerca de 5% dos pacientes, náusea, constipação e ulceração bucal.

Vários casos de superdose com fenoprofeno foram relatados, levando alguns ao óbito. Nestes casos são observadas hematúria, proteinúria, seguidas às vezes de falência renal aguda.

Quanto ao emprego do naproxeno, foram observados alguns casos fatais, devido à anemia aplásica e agranulocitose. Ocorrem, também, reações no SNC no trato gastrintestinal, que variam de dispepsia leve a sangramento gástrico.

Geralmente, os fármacos desse grupo são contraindicados para neonatos, mulheres durante a amamentação, gestantes, idosos com disfunções hepática e cardíaca e crianças, com exceção daqueles que são maiores de cinco anos com artrite reumatoide juvenil.

## 8. DERIVADOS DA BENZOTIAZINA

A incidência de efeitos adversos em pacientes tratados com piroxicam é de cerca de 20%, sendo os distúrbios GI os mais comuns, com cerca de 40%. Além desses, são relatados com menor frequência efeitos alérgicos, neurológicos, sanguíneos (anemia aplásica fatal a longo prazo e eosinofilia), renais, hepáticos (já foram relatados óbitos por hepatite secundária aguda severa), pancreáticos, dermatológicos (erupções fotossensíveis, notadamente com doses elevadas), pneumonite e disfunção sexual.

Apesar de causar efeitos renais transitórios, é aconselhável a monitorização da função renal em terapia a longo prazo para evitar uma possível insuficiência do sistema. O piroxicam altera, também, a função plaquetária e é possível que desencadeie broncoconstrição em pacientes hipersensíveis ao AAS.

O meloxicam, pertencente a esse grupo, é um inibidor seletivo da COX-2, fato que lhe atribui menores efeitos gastrotóxicos, quando comparado aos AINE tradicionais, porém, nos últimos anos, outros efeitos como o cardiotóxico vêm limitando o uso desse fármaco.

## 9. DERIVADOS DA SULFONANILIDA

A nimesulida pode causar efeitos gástricos como pirose, dores e náusea, entretanto é indicada, atualmente, como um dos AINE de menor poder gastrotóxico, devido à maior seletividade pela COX-2. Os efeitos no SNC são representados por nervosismo e vertigem, e os efeitos cutâneos por erupções da pele e prurido.

Em pacientes adultos hemodinamicamente normais não foram relatados efeitos adversos no fígado, rins, pulmões e sangue, quando empregadas doses terapêuticas. No entanto, a FDA proibiu seu uso em pacientes pediátricos devido à hepatotoxicidade. Em doses acima de 800 mg/dia, porém, ocorre uma diminuição transitória da função renal.

## 10. COXIBES

Os inibidores seletivos da COX-2 – celecoxibe, rofecoxibe, paracoxibe e valdecoxibe – apresentam seletividade até 100 vezes maior para a COX-2 do que para a COX-1. Entretanto o uso desses fármacos a longo prazo pode causar efeitos adversos sobre o sistema cardiovascular e renal, o que levou à retirada de alguns deles do mercado. O celecoxibe continua sendo o fármaco aprovado para uso na dor aguda, osteoartrite e artrite reumatoide. Além dos efeitos já mencionados, foram descritos cefaleia, tonturas, reações cutâneas e edema periférico. Além disso, esses fármacos apresentam um custo elevado quando comparado a muitos AINE tradicionais.

## 11. DIVERSOS

### 11.1. Ácido niflúmico

Este fármaco é comercializado em muitos países há mais de uma década, e as reações adversas provenientes do seu emprego são raras, mas podem ser clinicamente relevantes no uso a longo prazo.

Além de rabdomiólise aguda, foram descritos cefaleia, agranulocitose reversível e perfil gastrintestinal semelhante ao de outros AINE. Asma e choque anafilático são perigosas reações de hipersensibilidade. Podem ocorrer erupções da pele, urticária e prurido, que acompanham as reações alérgicas.

Não é recomendado aos pacientes com insuficiência renal, pois pode haver depósito de flúor na ocorrência dessa patologia. Há relatos, inclusive, de diversos casos de fluorose esquelética, atribuída à intoxicação a longo prazo por flúor, causada pela ingestão de ácido niflúmico durante mais de 11 anos.

### 11.2. Fentiazaco

Os efeitos adversos de fentiazaco incluem cefaleia, tontura, confusão mental, sedação, vertigem e visão obscura. No trato digestivo, náusea, constipação, diarreia, sangue oculto e dores epigástricas são as complicações mais comuns. A administração retal pode levar ao aparecimento de reações adversas tanto locais quanto sistêmicas. É contraindicado em neonatos, crianças, gestantes e idosos, além de portadores de úlcera.

### 11.3. Fembufeno

Os efeitos mais comuns em pacientes sob terapia com esse fármaco são erupções da pele com danos do tipo eritema multiforme. Foram observados alguns casos de sangramento gastrintestinal e ulceração, apesar do baixo potencial de irritação gástrica, quando comparado com outros AINE. No entanto, efeitos adversos como dispepsia e náusea podem ocorrer, principalmente em idosos.

Foram descritos, também, efeitos hematológicos, como diminuição moderada de leucócitos, hemoglobina e hematócrito, além de pequeno aumento no tempo de protrombina e eosinofilia.

Outros efeitos menos frequentes, como retenção de fluido, dor de cabeça, vertigem, zumbido e disfunção sexual, foram registrados. Aumento transitório da fosfatase alcalina e da aspartato aminotransferase (AST) são observados no início do tratamento, retornando ao normal após suspensão da terapia.

O seu uso é contraindicado para menores de 14 anos, podendo ser empregado, quando essencial, para gestantes e na amamentação.

### 11.4. Tolmetina

Cerca de 25 a 60% dos pacientes sob tratamento com tolmetina apresentam efeitos adversos. Os mais comuns são no trato digestivo, como náusea (31%), vômito, dispepsia e dor epigástrica.

No SNC, os pacientes podem apresentar nervosismo, ansiedade, insônia, sonolência, vertigem, zumbido, surdez e distúrbios visuais. Além disso, pacientes sensíveis ao AAS e a fármacos semelhantes podem apresentar broncoconstrição e hipotensão, similares aos do choque anafilático, o que é extremamente raro.

Podem ocorrer trombocitopenia, agranulocitose, úlceras gástricas e duodenais, ganho ou perda de peso, hipertensão, dano renal, perda da audição, edema e prolongamento do tempo de sangramento.

Em experimentos laboratoriais com animais tratados com esse fármaco, não foram constatados efeitos mutagênico, carcinogênico e teratogênico, entretanto não é recomendada para gestantes durante amamentação, neonatos, crianças e idosos.

### 11.5. Sais de ouro

Os efeitos adversos mais comuns no emprego de sais de ouro ocorrem na pele e mucosas, que podem pigmentar em cinza-azulado quando expostas à luz. É frequente a ocorrência de úlceras bucais, estomatite, faringite, gastrite, colite, vaginite e glossite.

No sangue, podem ocorrer leucopenia, agranulocitose, anemia aplásica e trombocitopenia. Se houver eosinofilia, o tratamento é suspenso. No sistema renal, ocorrem, principalmente, glomerulonefrite membranosa, geralmente reversível, além de proteinúria, albuminúria e hematúria.

Na realidade, após o aparecimento desses efeitos adversos, a terapia deve ser suspensa, pois podem desencadear reações tóxicas mais graves como encefalite, neurite periférica, hepatite associada com eosinofilia e infiltração pulmonar.

## 12. MEDICAMENTOS USADOS NO TRATAMENTO DA GOTA

### 12.1. Colchicina

As reações adversas mais comuns são náusea e dores abdominais, vômitos e diarreia, principalmente em idosos e pacientes debilitados. Tais efeitos podem levar à desidratação e à morte do paciente. A diarreia é utilizada como parâmetro para adequação da dose.

A colchicina pode provocar leucopenia seguida por leucocitose e agranulocitose, principalmente a longo prazo. Pancitopenia e anemia aplásica podem ocorrer por administração intravenosa ou tratamento a longo prazo. Podem surgir também, alopecia, miopatia, azoospermia reversível, deficiência de vitamina $B_{12}$ e edema pulmonar.

Na intoxicação aguda por colchicina, surgem gastrenterite hemorrágica, depressão muscular e desidratação, que pode levar a choque e colapso cardiovascular, falência renal, hepatomegalia com funções hepáticas normais e manifestações no SNC, como apreensão, confusão e delírio. A depressão da medula óssea ocorre sempre entre o $3^o$ e $6^o$ dias e está associada à agranulocitose. A morte se dá, normalmente, por parada cardíaca ou respiratória.

### 12.2. Alopurinol

As reações mais comuns ao alopurinol verificam-se na pele e são pruriginosas, edematosas em cerca de 10%, sendo que 2 a 3% dos pacientes desenvolvem as esfoliativas. Quando são severas e generalizadas, podem ocorrer danos renais, oculares, hematológicos e hepáticos. A linfadenopatia e a eosinofilia podem ser fatais. A maior complicação na síndrome da hipersensibilidade é a intensa infecção cutânea por *Staphylococcus*, com septicemia e endocardite.

A leucocitose e a eosinofilia ocorrem geralmente devido à hipersensibilidade. Há relatos também de agranulocitose, extremamente rara, trombocitopenia, anemia aplásica, hipouricemia, nefrite intersticial, deficiência de vitamina A e $B_{12}$ e, raramente, epilepsia.

Hepatite granulomatosa, hepatomegalia e aumento da transaminase plasmática ocorrem de forma reversível, com a suspensão da terapia. Efeitos adversos como náusea, vômitos, sonolência, cefaleia, vertigem, diarreia e irritação gástrica não são significativos.

O alopurinol empregado em pacientes com patologia hepática pode causar efeitos tóxicos. Em nefropatas, as doses devem ser diminuídas, devendo proceder à hidratação durante o tratamento, para manter a diurese e a eliminação do fármaco e do seu metabólito, o oxipurinol, que se acumula na insuficiência renal, ou em pacientes com baixa dieta em proteínas.

Raramente é utilizado em neonatos. Não deve ser empregado na fase de amamentação, em gestantes e crianças com hiperuricemia associada à síndrome de Lesch-Nyhan. Não há restrições para idosos.

A gota aguda pode ser exacerbada no início do tratamento com alopurinol. Nesse caso, deve ser combinado com colchicina ou com um agente anti-inflamatório.

## 12.3. Probenecida

O início da terapia com probenecida pode ser acompanhado por cólica renal, hematúria e dores costovertebrais. A terapia é bem tolerada em baixas doses, com pequena incidência de efeitos adversos como cefaleia, anorexia, náusea, vômito, dermatite e prurido, além de tontura, febre, dor intestinal e ansiedade.

Necrose hepática e anemia aplásica são observadas raramente. Anemia hemolítica, de branda a moderadamente severa, pode surgir devido à deficiência da G6PD, além de reações anafiláticas.

## 13. BIBLIOGRAFIA

ALJADHEY, H.; TU, W.; HANSEN, R.A.; BLALOCK, S.J.; BRATER, D.C.; MURRAY, M.D. Comparative effects of non-steroidal anti-inflammatory drugs (NSAIDs) on blood pressure in patients with hypertension. *BMC Cardiovascular Disorders*, v.12, p.93, 2012.

ARROYO, M.; LANAS, A. NSAIDs-induced gastrointestinal damage. Review. *Minerva Gastroenterol. Dietol.*, v.52, n.3, p.249-59, 2006.

BJORKMAN, D.J. Current *status* of non-steroidal anti-inflammatory drug (NSAID) use in the United States: risk factors and frequency of complications. *Am. J. Med.*, v.107, n.6A, p.3S-10S, 1999.

BOGAS, M.; AFONSO, M.C.; ARAÚJO, D. Non-steroidal anti-inflammatory drugs and lower intestinal tract toxicity. *Acta Reumatol Port.* v.31, n.3, p.227-235, 2006.

BOELSTERLI, U.A.; REDINBO, M.R.; SAITTAK, S. Multiple NSAID-induced hits injure the small intestine: underlying mechanisms and novel strategies. *Toxicological Sciences*, v.131, n.2, p.654-667, 2013.

CATELLA-LAWSON, F.; CROFFORD, L.J. Cyclooxygenase inhibition and thrombogenicity. *Am. J. Med.*, v.110, n.3A, p.28S-32S, 2000.

CHAN, F.K.; GRAHAM, D.Y. Review article: prevention of non--steroidal anti-inflammatory drug gastrointestinal complications – review and recommendations based on risk assessment. *Aliment. Pharmacol. Ther.*, v.19, n.10, p.1051-1061, 2004.

CHAN, F.K.; NG, S.C. NSAID – induced gastrointestinal and cardiovascular injury. *Curr. Opin. Gastroenterol.*, v.26, p.611-617, 2010.

CHAN, F.K. Anti-platelet therapy and managing ulcer risk. *Journal of Gastroenterology and Hepatology*, v.27, p.195-199, 2012.

CHAUSSADE, S.; AVOUAC, B.; VICAUT, E. What is the impact of cardiovascular and renal complications on the benefit/risk ratio of the NSAIDs? *Presse Med.*, v.35, n.1, p.61-68, 2006.

CHENG, H.F.; HARRIS, R.C. Renal effects of non-steroidal anti--inflammatory drugs and selective cyclooxygenase-2 inhibitors. *Curr Pharm Des.* v.11, n.14, p.1795-1804, 2005.

CONAGHAN, P.G. A turbulent decade for NSAIDs: update on current concepts of classification, epidemiology, comparative efficacy, and toxicity. *Rheumatol Int.*, v.32, p.1491-1502, 2012.

DAVIES, D.M. *Textbool of adverse drug reactions*. 4. ed., Oxford: Oxford Univ. Press, 1991, p.879.

DAVIES, N.M.; SALEH, J.Y.; SKJODT, N.M. Detection and prevention of NSAID-induced enteropathy. *J. Pharm. Pharm. Sci.*, v.3, n.1, p.137-155, 2000.

DOLLERY, C. *Therapeutic Drugs*. Edinburgh: Churchill Livingstone. 2v., 1991.

DRUG evaluations annual 1991. Milwaulcee; American Medical Association, p. 83-119, 1991.

DUKES, M.N.G.; BEELEY, L. *Side effects of drugs*. Amsterdam: Elsevier, 1990, p.504.

FORTUN, P.J.; HAWKEY, C.J. Non-steroidal anti-inflammatory drugs and the small intestine. *Curr. Opin. Gastroenterol.*, v.21, n.2, p.169-175, 2005.

GABRIEL, S.E.; JAAKIMAINEN, L.; BOMBARDIER, C. Risk for serious gastrointestinal complications related to use of non-steroidal anti-inflammatory drugs. *Ann. Int. Med.*, v.115, n.10, p.787-796, 1991.

GREENE, J.M.; WINICKOFF, R.N. Cost-conscious prescribing of non-steroidal anti-inflammatory drugs for adults with arthritis. *Arch. Inter. Med.*, v.152, n.10, p.1995-2002, 1992.

GRIFFIN, M.R. Epidemiology of non-steroidal anti-inflammatory drug-associated gastrointestinal injury. *Am. J. Med.*, v.104, n.3A, p.23S-29S, 1998.

HATMI, M.; SAMAMA, M.M.; ELALAMY, I. Prevention of thrombosis and vascular inflammation: importance of combined cyclooxygenase and 5-lipoxygenase inhibitors. *J. Mal. Vasc.*, v.31, n.1, p.4-9, 2006.

HINZ, B.; BRUNE, K. Paracetamol and cyclooxygenase inhibitor; is there a cause for concern? *Ann. Rheum. Dis.*, v.71, p.20-25, 2012.

HUNTER, L.J.; WOOD, D.M.; DARGAN, P.I. The patterns of toxicity and management of acute non-steroidal anti-inflammatory drug (NSAID) overdose. *Open Acess Emergency Medicine.*, v.3, p.39-48, 2011.

KALACHE, A. Ageing in developing countries. In. Pathy, M.S. *Principles of geriatrics medicine.* John & Sons, 1990.

KEAN, W.F.; BUCHANAN, W.W. The use of NSAIDs in rheumatic disorders 2005: a global perspective. *Inflammopharmacology.*, v.13, n.4, p.343-370, 2005.

KLASSER, G.D.; EPSTEIN, J. Non-steroidal anti-inflammatory drugs: confusion, controversy and dental implications. *J. Can. Dent. Assoc.*, v.71, n.8, p.575-580, 2005.

KNIGHTS, K.M.; MANGONI, A.A.; MINERS, J.O. Defining the COX inhibitor selectivity of NSAIDs: implications for understanding toxicity. *Expert Rev. Clin. Pharmacol.*, v.3, n.6, p.769-776, 2010.

KREMER, J. From prostaglandin replacement to specific COX-2 inhibition: a critical appraisal. *J. Rheumatol.*, v.60, p.9-12, 2000.

LAMARQUE, D.; CHAUSSADE, S. Risk factors for upper digestive tract toxicity with NSAIDs (excluding *Helicobacter pylori*). *Presse Med.*, v.32, n.37-2, p.S56-59, 2003.

LANE, M.E.; KIM, M.J. Assessment and prevention of gastrointestinal toxicity of non-steroidal anti-inflammatory drugs. *J. Pharm. Pharmacol.*, v.58, n.10, p.1295-1304, 2006.

LAZZARONI, M.; PORRO, G.B. Non-steroidal anti-inflammatory drug gastropathy and *Helicobacter pylori*: the search for an improbable consensus. *Am. J. Med.*, v.110, n.1A, p.50S-54S, 2001.

LEHMANN, F.S.; BEGLINGER, C. Impact of COX-2 inhibitors in common clinical practice a gastroenterologist's perspective. *Curr. Top. Med. Chem.*, v.5, n.5, p.449-64, 2005.

MAHAJAN, A.; SHARMA, R. COX-2 selective non-steroidal anti-inflammatory drugs: current *status*. *J. Assoc. Physicians India.* v.53, p.200-2004, 2005.

MANOV, I.; MOTANIS, H.; FRUMIN, I.; IANCU, T.C. Hepatotoxicity of anti-inflammatory and analgesic drugs: ultrastructural aspects. *Acta Pharmacol. Sin.*, v.27, n.3, p.259-272, 2006.

MOTA, L.M.; CRUZ, B.A.; BRENOL, C.V.; PEREIRA, I.A.; FRONZA, L.S.; BERTOLO, M.B. *et al.* Consenso 2012 da Sociedade Brasileira de Reumatologia para o tratamento da artrite reumatoide. *Rev. Bras. Reumatol.*, v.52, n.2, p.135-174, 2012.

NEEDS, C.J.; BROOKS, P.M. Clinical pharmacokineics of salicylates. *Clinical Pharmacokinet.*, v.10, p.164-177, 1985.

NOBLE, S.L.; KING, D.S.; OLUTADE, J.I. Cyclooxygenase-2 enzyme inhibitors: place in therapy. *Am. Fam. Physician.*, v.61, n.12, p.3669-3676, 2000.

O'CALLAGHAN, C.A.; ANDREWS, P.A.; OGG, C.S. Renal disease and use of topical non-steroidal anti-inflammatory drugs. *Br. Med J.*, v.308, n.6921, p.110-111, 1994.

ONDER, G.; PELLICCIOTTI, F.; GAMBASSI, G.; BERNABEI, R. NSAID-related psychiatric adverse events: who is at risk? *Drugs*. v.64, n.23, p.2619-2627, 2004.

ROTH, G.J.; CALVERLEY, D.C. Aspirin, platelets and thrombosis: theory and Practice. *Blood*, v.83, n.4, p.885-898, 1994.

ROTH, S.H. Non-steroidal anti-inflammatory drug gastropathy: new avenues for safety. *Clinical Interventions in Aging,* v.6, p.125-131, 2011.

RUMACK, B.H.; LOVEJOY Jr., F.H. Clinical toxicology. In: Casaret, L.J. *Toxicology:* the basic science of poisons. 3. ed., New York, MacMillan, p.879-901, 1986.

SIBILIA, J.; DERAY, G.; MONTALESCOT, G. What do we know about the cardiovascular toxicity of the NSAIDs? *Presse Med.*, v.35 (9 Spec N. 1), p.1S11-23, 2006.

SMALLEY, W.E.; RAY, W.A.; DAUGHERTY, J.F.; GRIFFIN, M.R. Non-steroidal anti-inflammatory drugs and the incidence of hospitalizations for peptic ulcer disease in eldery persons. *Am. J. Epidemiol.*, v.141, n.6, p.539-545, 1995.

SOLL, A. Pathogenesis of non-steroidal anti-inflammatory drug-related upper gastrointestinal toxicity. *Am. J. Med.*, v.105, n.5A, p.10S-16S, 1998.

SOSTRES, C.; GARGALHO, C.J.; ARROYO, M.T.; LANAS, A. Adverse effects of non-steroidal anti-inflammatory drugs (NSAIDS, aspirin and coxibs) on upper gastrointestinal tract. *Best Practice & Research Clinical Gastroenterology.*, v.24, p.121-132, 2010.

TEMPRANO, K.K.; BANDLAMUDI, R.; MOORE, T.L. Anti-rheumatic drugs in pregnancy and lactation. *Semin. Arthritis Rheum.*, v.35, n.2, p.112-121, 2005.

TEOH, N.C.; FARRELL, G.C. Hepatotoxicity associated with non-steroidal anti-inflammatory drugs. *Clin. Liver Dis.*, v.7, n.2, p.401-413, 2003.

THIÉFIN, G.; BEAUGERIE, L. Toxic effects of non-steroidal anti-inflammatory drugs on the small bowel, colon, and *rectum. Joint Bone Spine.*, v.72, n.4, p.286-289, 2005.

TOLMAN, K.G. Hepatotoxicity of non-narcotic analgesics. *Am. J. Med.*, v.105, n.1B, p.13S-19S, 1998.

WHELTON, A. Nephrotoxicity of non-steroidal anti-inflammatory drugs: physiologic foundations and clinical implications. *Am. J. Med.*, v.106, n.5B, p.13S-24S, 1999.

ZANINI, A.C.; BASILE, A.C.; MARTIN, M.I.C.; OGA, S. GUIAMED. *Medicamentos*. 2. ed. São Paulo: PEX Editora, 1997, p.1.179.

ZANINI, A.C.; OGA, S. *Farmacologia Aplicada*. 5. ed., São Paulo: Atheneu, 1994, p.739.

# 4.13.

# FITOTERÁPICOS

*Edna Tomiko Myiake Kato*
*Leandro Santoro Hernandes*
*Elfriede Marianne Bacchi*

## CONTEÚDO DESTE CAPÍTULO

## 1. INTRODUÇÃO

Várias espécies vegetais são utilizadas pela população contra as mais diversas enfermidades, muitas vezes sem receita médica. No Brasil, a automedicação é muito difundida, podendo ocorrer intoxicações, por identificação errônea do material vegetal, indicação ou dosagem incorreta. O objetivo deste capítulo é apresentar algumas espécies vegetais empregadas no Sistema Único de Saúde (SUS) e/ou utilizadas na medicina tradicional no Brasil.

Nesse contexto, é importante recordar alguns conceitos:

▶ *planta medicinal* – espécie vegetal, cultivada ou não, utilizada com propósitos terapêuticos;

▶ *droga vegetal* – planta medicinal, ou suas partes, que contenham as substâncias, ou classes de substâncias, responsáveis pela ação terapêutica, após processos de coleta, estabilização, quando aplicável, e secagem, podendo estar na forma íntegra, rasurada, triturada ou pulverizada;

▶ *medicamentos fitoterápicos* – os obtidos com emprego exclusivo de matérias-primas ativas vegetais. Não se considera medicamento fitoterápico aquele que inclui na sua composição substâncias ativas isoladas, sintéticas ou naturais, nem as associações dessas com extratos vegetais;

▶ *produto tradicional fitoterápico* – aquele obtido com emprego exclusivo de matérias-primas ativas vegetais, cuja segurança seja baseada por meio da tradicionalidade de uso, e seja caracterizado pela reprodutibilidade e constância de sua qualidade;

▸ *fitocomplexo* – substâncias originadas no metabolismo primário e/ou secundário responsáveis, em conjunto, pelos efeitos biológicos de uma planta medicinal ou de seus derivados.

No presente capítulo, comentaremos sobre algumas espécies vegetais, suas substâncias ativas, suas atividades farmacológicas e sua toxicidade.

## 2. BABOSA

As babosas ou aloés são espécies pertencentes ao gênero *Aloe,* família Xanthorrhoeaceae, que compreende cerca de 500 espécies, várias delas utilizadas tradicionalmente pela população com finalidade cicatrizante. O gel de *Aloe* teve seu primeiro relato de uso clínico em 1930, para o tratamento de queimaduras por radiação. Nos dias de hoje, é um ingrediente trivial para a indústria de cosméticos, alimentícia e de medicamentos. O látex presente em suas folhas é utilizado com finalidade laxativa.

A comunidade científica é dividida quanto à segurança dos produtos à base de *Aloe*. Enquanto um grupo diz que o uso da planta é seguro para o consumo humano, outro está preocupado com os cuidados que devem ser tomados para que o gel não seja contaminado pelo exsudato amarelo (látex), que contém aloína em sua composição. Estudos associam a aloína a danos no DNA e indução tumoral. Outros grupos ainda dizem que as antraquinonas presentes nas folhas de *Aloe*, incluindo a aloína, são seguras se utilizadas em quantidades pequenas (porém não definidas). A mesma discussão ocorre quando se trata das formulações tópicas, onde há relatos de dermatite e urticária. Quanto ao uso oral do gel de *Aloe* (presente em bebidas), pode ocasionar cólica abdominal e diarreia, se contaminado por antraquinonas. No entanto, faltam estudos clínicos e um melhor monitoramento das substâncias presentes nos extratos e formulações, para se obter uma garantia da segurança de produtos contendo *Aloe* em sua composição.

No Brasil, há registro de medicamentos que abrangem três espécies de *Aloe*. As formulações contendo *Aloe vera* (L.) Burm. f. são destinadas a uso tópico, como cicatrizante ou para alívio de queimaduras. Há produtos com atividade laxativa, contendo *Aloe ferox* Mill. Por fim, as formulações que contêm *Aloe perryi* Baker são utilizadas como tônicas e estimuladoras de apetite. Apenas as bulas das formulações com *Aloe ferox* apresentam advertências contra o uso durante gravidez e lactação, além da possibilidade de promover cólicas e diarreias se utilizado em doses excessivas. O uso prolongado pode provocar diminuição da motilidade intestinal.

## 3. CÁSCARA-SAGRADA

*Rhamnus purshiana* DC. (Rhamnaceae) é uma árvore de 4 a 10 m de altura nativa dos Estados Unidos da América, com cultivo na África e no Canadá. Essa espécie, oficializada em diversas farmacopeias, é designada como "cáscara" ou "cáscara-sagrada". As cascas desidratadas de seu caule são indicadas no tratamento ocasional de constipação, alívio de defecação em indivíduos com fissuras anais, hemorroidas e no pós-operatório reto-anal.

Os constituintes ativos das cascas são antranoides (8 a 10%), representados principalmente por cascarosídeos A-F. O efeito laxante decorre da absorção parcial das agliconas (antronas) formadas na hidrólise dos glicosídeos, pela ação de bactérias no cólon. O mecanismo de ação é relacionado ao estímulo da motilidade intestinal, que acelera o trânsito das fezes, e à alteração na permeabilidade na mucosa do cólon, aumentando o conteúdo de água na região. Os resultados do potencial genotóxico e mutagênico de antranoides são controversos.

A ingestão de cascas de caule frescas contendo antronas livres ou cascas desidratadas, em doses acima das prescritas, ocasiona dores abdominais, diarreia severa com perda de eletrólitos e líquido. As formas oxidadas produzem menor desconforto gastrintestinal; assim, recomenda-se o armazenamento das cascas por um ano após a colheita ou o aquecimento a 100°C por 1 hora, para a liberação de seu uso. Considerando o risco de hipocalemia com o uso de "cáscara", não se recomenda o uso concomitante de digoxina.

Como efeitos adversos, relatam-se cólicas abdominais e coloração amarelo-acastanhada a vermelha na urina, conforme o seu pH. O uso prolongado pode ocasionar a pigmentação da mucosa do cólon, hipocalemia, arritmias, nefropatias, edema, osteopenia, hiperaldosteronismo, inibição da motilidade intestinal, albuminúria, hematúria e fraqueza muscular, entre outros. O seu uso é contraindicado em gestantes, crianças, indivíduos com hipersensibilidade à "cáscara" ou laxantes antraquinônicos, com oclusão intestinal, náusea, vômito, apendicite, colite, doença de Crohn, dores abdominais de origem desconhecida e insuficiência cardíaca.

## 4. CIMICÍFUGA

*Cimicifuga racemosa* (L) Nutt., sin *Actaea racemosa* L., família Ranunculaceae, é conhecida pelo nome inglês *black cohosh*. A espécie é uma erva de 1 a 1,5 m de altura, originária do leste da América do Norte, sendo as partes usadas as raízes e os rizomas. *C. racemosa* é utilizada principalmente no tratamento da menopausa como alternativa à terapia de reposição hormonal.

Os principais princípios ativos são acteol, acteína, cimigenol, cimicifugosídeo, ácido isoferúlico e formononetina.

A formononetina, uma isoflavona, tem baixa afinidade de ligação ao receptor de estrógeno. A atividade não está comprovada. Em ensaio clínico duplo-cego, o extrato de cimicífuga foi administrado durante 12 semanas a 80 mulheres, de 45 a 58 anos. O ensaio foi realizado em comparação com estrógenos conjugados. Foram analisados os sintomas de climatério e a atrofia vaginal. O extrato apresentou redução mais acentuada dos sintomas. A quantificação foi realizada por meio do Índice de Kupperman e da escala de ansiedade de Hamilton. Em outro ensaio clínico, foi testado o extrato etanólico. Este foi um ensaio controlado, randomizado, de 12 semanas, com 60 mulheres entre 45 e 60 anos. A comparação foi realizada com estrógenos conjugados e diazepam. Os sintomas foram medidos por meio do índice de menopausa (fogacho, sudorese noturna, irritação, cefaleia, palpitação) e da escala de ansiedade de Hamilton. Houve diminuição dos sintomas, mesmo com placebo. Em função dessa atividade, os fitoterápicos contendo cimicífuga, preparados a partir dos rizomas, tornam-se uma alternativa efetiva para a terapia de reposição com estrógenos, para pacientes com contraindicações para a terapia de reposição hormonal.

Como fitoterápicos à base de cimicífuga são utilizados pela população e existem diversos registrados, há necessidade de verificar a sua segurança de uso.

Em 2006 a Agência Nacional de Vigilância Sanitária (Anvisa) publicou o "Alerta SNVS/Anvisa/Nuvig/Ufarm n. 2, de 26 de julho de 2006", com os seguintes dizeres: "A Unidade de Farmacovigilância informa que a Agência Europeia para a Avaliação de Medicamentos (EMA) divulgou um alerta sobre a conexão potencial entre produtos fitoterápicos contendo *C. racemosa* (*cohosh* negro) e hepatotoxicidade". As pacientes que utilizam produtos à base de *C. racemosa* devem estar atentas ao desenvolvimento de sinais e sintomas sugestivos de deficiência hepática, como cansaço, perda de apetite, amarelamento da pele e dos olhos ou dor severa na parte superior do estômago com náusea e vômito ou urina escurecida. Nesse caso, deverá interromper o uso do produto e procurar imediatamente assistência médica. Na busca pela promoção do uso correto e seguro dos medicamentos, a Unidade de Farmacovigilância divulga essa informação e solicita aos profissionais de saúde que perguntem aos seus pacientes sobre o uso de produtos contendo *C. racemosa* e que notifiquem a suspeita de reações hepáticas e todas as suspeitas de reação adversa grave a qualquer medicamento ou aquela que não esteja descrita na bula, por meio do Formulário de Suspeita de Reação Adversa a Medicamentos.

Não foi comprovada hepatotoxicidade em ensaios clínicos. O *Dietary Supplement Information Expert Committee of the US Pharmacopeia's Council of Experts* informa que os dados farmacocinéticos e toxicológicos não revelam informações desfavoráveis sobre cimicífuga.

A interação de cimicífuga com substratos de P-450 foi estudada para os compostos midazolam (ansiolítico), cafeína, clorzoxazona (relaxante muscular), debrisoquina (revascularização do miocárdio) e digoxina. Não foi comprovada interação. Em ensaios *in vitro*, *C. racemosa* diminuiu a atividade do tamoxifeno (utilizado em câncer de mama).

## 5. ERVA-DE-SÃO-JOÃO

A espécie, de nome científico *Hypericum perforatum* L. (Hipericaceae), pertence a um gênero com cerca de 400 espécies, distribuídas por todo o mundo. São utilizadas suas partes aéreas, coletadas durante ou imediatamente anterior ao período de floração, já que as substâncias químicas de interesse acumulam-se nas flores. Há relatos de uso tradicional na Europa para o tratamento de queimaduras, lesões na pele e neuralgia. Atualmente, a indústria farmacêutica tem investido no desenvolvimento de formulações padronizadas em seus princípios ativos de interesse no tratamento da depressão, como a hiperforina e a hipericina. Seu mecanismo de ação ainda não foi completamente elucidado, apesar de estudos *in vitro* sugerirem atividade inibitória das monoamino-oxidases (MAO).

Alguns dos efeitos adversos relatados por estudos clínicos incluem náusea, perda de apetite, diarreia, confusão, fadiga/sedação, boca seca e cefaleia. A incidência de pelo menos um desses efeitos adversos ocorre em 20 a 50% dos pacientes. Eventos raros incluem arritmia cardíaca, anorexia nervosa e disfunção sexual. Uma ocorrência adversa rara associada ao uso de hipérico em doses altas é a fotossensibilização (atribuída à hipericina) que pode levar a eritema, exantema e prurido. A ocorrência desses efeitos aumenta com a dose, o tempo de tratamento e o tempo de exposição a raios UVA. A taxa de ocorrência de efeitos adversos e a grande possibilidade de interações medicamentosas, com alimentos e outras plantas medicinais, fazem com que seja necessário um monitoramento médico adequado quando se opta pelo uso dessa espécie.

Em pesquisa de interações medicamentosas na base de dados MEDSCAPE (2013), há uma lista contendo mais de 30 fármacos cujo uso é contraindicado quando associados a erva-de-São-João, como antivirais e hormônios contraceptivos. Há mais 300 fármacos cujas interações são consideradas sérias ou precisam de monitoramento. A maior parte dessas interações deve-se ao fato de o hipérico ter ação indutora sobre enzimas hepáticas (principalmente do CYP3A4), levando a uma diminuição da concentração plasmática dos fármacos administrados em conjunto. Outras interações se referem ao uso concomitante dos inibidores da MAO e outros fármacos que, por efeito sinérgico ao do hipérico, aumentam os níveis de serotonina. Pelo mesmo motivo, deve-se evitar o consumo de alimentos que contenham tiramina (queijos, vinhos, entre outros).

Encontram-se registrados pela Anvisa mais de 15 produtos no mercado brasileiro que contêm *Hypericum perforatum* L. em sua composição. Nas bulas, há advertências contra o uso durante a gravidez e a lactação, devido à inibição da secreção de prolactina associada ao uso desses produtos.

## 6. ESPINHEIRA-SANTA

*Maytenus officinalis* Mabb. (*M. ilicifolia* Mart. ex Reissek; *M. aquifolium* Mart. – Celastraceae), subarbusto ramificado que alcança cerca de 5 m, é planta medicinal brasileira, não endêmica, encontrada nas regiões Centro-Oeste, Sudeste e Sul do Brasil. Na América do Sul, ocorre na Bolívia. Por vezes, é usada na ornamentação de Natal devido à semelhança de seus ramos frutificados com o "azevinho". Embora o nome botânico atual seja *M. officinalis*, os artigos técnico-científicos consultados empregam a denominação *M. ilicifolia*.

Na medicina tradicional, as suas folhas são utilizadas no tratamento de dispepsia, gastrite e úlcera gástrica, além de tumores, o que se associa à designação "cancerosa", "erva-cancrosa", entre outros.

A Farmacopeia Brasileira (2010) oficializa as folhas de *M. ilicifolia* sob a designação de "espinheira-santa" e emprega os taninos como marcadores de qualidade. Medicamentos fitoterápicos contendo extratos de suas folhas foram incluídos na lista de fitoterápicos do SUS desde 2007, como auxiliares no tratamento de dispepsias, gastrite e úlcera gástrica.

Triterpenoides, sesquiterpenos, alcaloides, polissacarídeos, taninos condensados e flavonoides têm sido identificados em suas folhas, mas os mecanismos de ação não estão estabelecidos. Estudos pré-clínicos e clínicos corroboram o uso popular. O mecanismo de ação antiúlcera tem sido relacionado aos triterpenos pentacíclicos, como friedelina e friedelinol, fração flavonoídica e polissacarídeos. Resultados divergentes encontram-se na literatura quando se compara o uso de extratos brutos e substâncias isoladas das folhas nos estudos *in vivo*. Esse fato pode ser associado à atividade biológica do fitocomplexo.

O mecanismo de ação antiúlcera sugerido é a redução da secreção ácida por antagonismo a receptores histamínicos $H_2$.

Alguns pesquisadores associam o efeito gastroprotetor à fração do extrato contendo tri e tetraglicosídeos flavônicos.

Entre as outras atividades terapêuticas avaliadas para a espécie, destaca-se a antitumoral. Não se encontram evidências conclusivas quanto aos efeitos adversos em humanos. A toxicologia pré-clínica, empregando doses 20 a 40 vezes superiores às administradas em humanos, não mostrou alterações físicas/comportamentais nos animais e nos parâmetros bioquímicos e hematológicos. Os estudos conduzidos até o presente não evidenciam toxicidade de *M. ilicifolia*.

## 7. GARRA-DO-DIABO

*Harpagophytum procumbens* DC. (Pedaliaceae), planta perene de caule prostrado, nativa da Namíbia, de Botswana e da África do Sul, é conhecida como "garra ou unha-de-diabo", devido aos frutos, providos de formações semelhantes a ganchos, nas extremidades das protuberâncias lenhosas. Na medicina tradicional, seus órgãos subterrâneos são usados como tônico amargo, analgésico e antipirético. Na Farmacopeia Europeia, estão inscritas as túberas secundárias, que contêm principalmente iridoides glicosilados, como harpagosídeo e harpagido, aos quais se tem atribuído seu efeito terapêutico.

A Comissão E Alemã indica seu uso como aperiente, em dispepsia e como auxiliar no tratamento de degenerações do sistema locomotor, relacionados à ação colerética, antiflogística e analgésica. O mecanismo de ação não está esclarecido, mas parece estar associado à atividade anti-inflamatória, aos produtos de hidrólise do harpagosídeo e harpagido e à ação sobre a COX-2, síntese de leucotrienos, e sobre a lipoxigenase. A atividade dos compostos isolados mostra-se reduzida em relação ao fitocomplexo.

Os estudos clínicos têm evidenciado resultados divergentes em razão da matéria-prima utilizada, mas os conduzidos com o extrato patenteado WS 1531 têm evidenciado eficácia e segurança de uso como anti-inflamatório e analgésico, em quadros de lombalgia e reumáticos.

Os efeitos adversos relatados são distúrbios gastrintestinais, como náusea e diarreia, em indivíduos sensíveis. Há restrição de consumo de "garra-do-diabo" em indivíduos com úlceras gástricas, duodenais e com litíase vesicular. O uso na medicina tradicional como auxiliar no parto e estudos demonstrando atividade ocitócica restringem a indicação para gestantes. Estudos pormenorizados de toxicidade reprodutiva, genotóxica e mutagênica são necessários para a segurança de uso para essas pacientes. Alguns estudos contraindicam o uso concomitante com anticoagulantes, anti-hipertensivos e hipoglicemiantes.

## 8. GINCO

*Ginkgo biloba* L. (Ginkgoaceae), planta medicinal conhecida como "ginco", é uma das árvores mais antigas, com estimativa de existência de 200 milhões de anos. Os seus frutos e folhas têm sido empregados na medicina tradicional chinesa há longa data. Nativa da Ásia, seu cultivo como ornamental na Europa e na América do Norte ocorreu a partir do século XVIII e o uso das folhas na terapêutica ocidental, na década de 1960.

Os constituintes ativos das folhas são lactonas diterpênicas (gincolídeos), lactona sesquiterpênica (bilobalídeo) e flavonoides glicosilados. O extrato padronizado de folhas de ginco (droga vegetal: extrato seco – média de 50:1) contém de 22 a 27% de flavonoides glicosilados e de 5 a 7% de lactonas terpênicas. Segundo a Comissão E Alemã, o teor de ácido gincólico, potencial alergênico do extrato, não deve ultrapassar 5 ppm. No comércio, encontram-se diferentes preparações com teores variáveis de flavonoides, gincolídeos e bilobalídeos.

O extrato padronizado das folhas é encontrado em diversos fitoterápicos registrados no mundo, inclusive no Brasil, com indicação para o tratamento de demência e claudicação intermitente. Os estudos clínicos realizados com os extratos padronizados, notadamente, com os extratos patenteados, EGb 761 e LI 1370, apoiam essas indicações. Na literatura científica, encontram-se dados conflitantes quanto à eficácia terapêutica com o emprego de outras formas de uso e concentrações dos componentes ativos.

Como em outros fitoterápicos, o efeito terapêutico é atribuído ao fitocomplexo. O mecanismo de ação não está estabelecido, mas tem sido relacionado às lactonas terpênicas e à fração flavonoídica, atuando isoladamente ou em sinergismo. Os gincolídeos inibem o fator de ativação das plaquetas, relacionado à sua agregação e à mediação nos processos inflamatórios. A fração flavonoídica, atuando como antioxidante, pode ser relacionada ao efeito neuroprotetor. Algumas interações são relatadas. O extrato de ginco pode potencializar o efeito de inibidores da MAO, anticoagulantes (varfarina, aspirina), *Hypericum perforatum* e diuréticos tiazídicos, entre outros. Entretanto, o risco dessas interações é especulativo e de difícil caracterização, devido ao número reduzido de relatos.

As contraindicações incluem indivíduos com hipersensibilidade ao ginco, alteração na coagulação devido ao potencial anticoagulante com o uso crônico (6 a 12 meses), uso concomitante de aspirina, anticoagulantes ou anteriormente a uma cirurgia eletiva. Como efeitos adversos, são relatados casos raros de distúrbios gastrintestinais, dores de cabeça e dermatites. A ingestão de doses acima das recomendadas pode provocar diarreia, náusea e fraqueza. Entre os casos extremamente raros, cita-se um de hemorragia subaracnoide, intracerebral, hematoma subdural e hifema.

## 9. GUACO

O guaco, conhecido cientificamente por *Mikania glomerata* Sprengel, pertence à família Asteraceae. É utilizado popularmente com finalidade tônica, estimulante do apetite, antigripal, para o tratamento de asma, bronquite e como antitussígeno. Entre seus constituintes químicos, destacam-se: cumarina; lupeol; ácidos diterpênicos (caurenoico, grandiflórico, cinamoilgrandiflórico); caurenol; β-sitosterol; friedelina; e estigmasterol. Foram comprovadas, por meio de estudos, as ações broncodilatadora, antitussígena e expectorante, associadas à presença da cumarina e do ácido caurenoico e atividades benéficas no tratamento da asma. Um dos mecanismos propostos é o bloqueio dos canais de cálcio, que pode estar relacionado à broncodilatação e ao relaxamento da musculatura lisa respiratória, acompanhado de ação anti-inflamatória e antialérgica. Por apresentar cumarinas em sua composição, é desaconselhável a administração para crianças menores de um ano e durante a gravidez. Além da interação com anticoagulantes, por antagonismo à vitamina K, um estudo demonstrou que extratos secos de guaco podem interagir, sinergicamente *in vitro*, com alguns antibióticos, como tetraciclinas, cloranfenicol, gentamicina, vancomicina e penicilina, no entanto o mecanismo de ação ainda é desconhecido.

A cumarina, após rápida absorção (propriedade relacionada ao seu coeficiente de partição) tem cerca de 90% da dose rapidamente convertida em 7-hidroxicumarina, por uma enzima específica (CYP2A6) e, depois, em seu glicuronosídeo, por uma conjugação, para ser rapidamente eliminada pela urina. Outros metabólitos também podem ser formados por hidroxilação em outras posições na molécula ou pela abertura do anel lactônico. Por apresentar baixa meia-vida, a cumarina é considerada um profármaco e a 7-hidroxicumarina, a substância de maior relevância terapêutica. Em humanos, estudos clínicos de fase I com xarope de guaco administrado por 21 dias não produziram variação observável em parâmetros de coagulação, no entanto é importante salientar que se tratava de uma formulação com baixa quantidade de extrato de guaco. Testes de mutagenicidade e genotoxicidade em humanos sugerem que a cumarina não é um agente tóxico, diferentemente da ação em animais, que a convertem em um metabólito tóxico por epoxidação nas posições 3 e 4. Informações relevantes sobre toxicidade, biodisponibilidade e metabolismo são encontradas apenas para a cumarina, sendo necessário um aprofundamento em relação a outras moléculas presentes no extrato de guaco. Ainda são necessários estudos clínicos adicionais com extratos padronizados para comprovar a segurança do uso dessa espécie.

A Anvisa deferiu registro a mais de 40 produtos contendo extrato de guaco, em sua maioria com finalidade antitussígena e expectorante. A bula de alguns desses medicamentos declara que o uso em doses excessivas pode ocasionar quadro de diarreia, vômito e taquicardia.

## 10. KAVA-KAVA

*Piper methysticum* G. Forster (Piperaceae) é conhecida popularmente como kava-kava. A espécie é originária do oeste do Pacífico, como Polinésia e Havaí. Suas raízes são utilizadas por suas propriedades sedativas e anestésicas. Os principais compostos responsáveis pela atividade são as kavalactonas, as chalconas e os alcaloides, sendo a principal kavalactona a kavaína. As kavalactonas parecem ser as principais responsáveis pela atividade ansiolítica. A atividade ansiolítica do extrato de raízes de kava-kava foi verificada por meio de diversos ensaios clínicos. O extrato das raízes também apresentou efeito hipnótico e sedativo e atividade analgésica, sendo utilizado no tratamento de ansiedade e insônia. As kavalactonas apresentaram atividade relaxante muscular, anticonvulsivante e antiespasmódica. A kavaína, principal kavalactona encontrada nas raízes, apresentou atividade antitrombótica, por inibição da lipoxigenase, por supressão da formação de tromboxana e por inibição de agregação plaquetária. Também foi verificado que a kavaína e a di-hidrometisticina inibem a recaptura de norepinefrina. Em outro estudo, observou-se que a kavaína e a metisticina inibem reversivelmente a monoamino-oxidase MAO. A espécie não está inscrita nas 4ª e 5ª edições da Farmacopeia Brasileira.

Quanto a efeitos colaterais, podem ocorrer reações alérgicas na pele e hepatotoxicidade. De acordo com a Comissão E,

os extratos não devem ser utilizados por período superior a três meses, sem supervisão médica. Ainda, de acordo com a Comissão E, o uso crônico na dose prescrita pode afetar os reflexos motores na direção e/ou operação de equipamentos. Também pode ocorrer icterícia, distúrbios oftálmicos e, ainda, risco de lesão hepática. Corroborando essa afirmação, 36 relatos sugeriram o desenvolvimento de hepatite, após a ingestão de kava, entre 1990 e 2002, tendo sido verificados necrose hepática e hepatite colestática. Oito pacientes foram submetidos a transplante de fígado e três pacientes faleceram, dois após o transplante de fígado. Em todos os outros pacientes, uma recuperação completa foi notada após a retirada de kava. À época, preparações de kava foram proibidas pelas autoridades de farmacovigilância da Alemanha. De acordo com alguns autores, a kava pode interferir nas enzimas CYP, bem como interagir com alprazolam, clorzoxasona e levodopa.

## 11. UNHA-DE-GATO

*Uncaria tomentosa* (Willd.) DC, Rubiaceae, é popularmente conhecida como "unha-de-gato", sendo uma das 71 espécies constantes da Relação Nacional de Plantas Medicinais de Interesse ao SUS (Renisus) do Departamento de Assistência Farmacêutica/Secretaria de Ciência e Tecnologia e Insumos Estratégicos/Mato Grosso do Sul (DAF/SCTIE/MS – Renisus – fev./2009). Índios da tribo peruana Ashanika utilizavam o decocto das cascas da planta para a cura das mais diversas enfermidades. A espécie é encontrada no norte da América do Sul e América Central (Brasil, Belize, Colômbia, Costa Rica, Equador, Guatemala, Guiana, Honduras, Nicarágua, Panamá, Peru e Venezuela). A parte utilizada é a entrecasca do caule. A espécie não consta nas 4ª e 5ª edições da Farmacopeia Brasileira. Unha-de-gato está disponível para venda em diversos países industrializados.

A entrecasca da espécie apresenta atividade anti-inflamatória, utilizada, principalmente, em casos de artrite e osteoartrite e como imunomoduladora. Os principais compostos provavelmente envolvidos na atividade são alcaloides indólicos, oxindólicos, flavonoides e esteroides. Os alcaloides oxindólicos parecem ser os maiores responsáveis pela atividade anti-inflamatória. De acordo com os autores, a atividade possivelmente ocorre por inibição da ativação de (NF)-kappaB. Os autores também verificaram que, mesmo existindo vários ensaios clínicos, os resultados não podem ser considerados conclusivos, referentes à atividade anti-inflamatória. Sandoval *et al.* (2002) sugerem que os alcaloides possam não ser os principais responsáveis pela atividade anti-inflamatória. Os mesmos autores verificaram diminuição de danos à mucosa gástrica, causados por indometacina, após administração do extrato vegetal.

Em alguns trabalhos, não foi verificada toxicidade severa, após administração oral de preparações de unha-de-gato, sugerindo baixa toxicidade oral aguda e subaguda. Mutagenicidade e genotoxicidade não puderam ser evidenciadas. Sugere-se o acompanhamento de possível toxicidade renal e hepática nos ensaios clínicos.

Considerando a interação medicamentosa, unha-de-gato, em duas doses, exacerbou a atividade de diazepam em ratos, referente às atividades motora espontânea e exploratória. Pode ocorrer falha renal e seu uso deve ser evitado na gestação, no período de amamentação, em pacientes com doença autoimune e transplantados.

Como possíveis efeitos adversos, pode haver náusea, diarreia, problemas renais, redução dos níveis de estrógeno e progesterona e hemorragia. É possível também interação com anti-hipertensivos e inibidores de protease, como ritonavir.

## 12. BIBLIOGRAFIA

AHLAWAT, K.S.; KHATKAR, B.S. Processing, food applications and safety of *Aloe vera* products: a review. *Journal of Food Science and Technology*, v. 48, p. 525-533, 2011.

BAKER, D.A.; STEVENSON, D.W.; LITTLE, D.P. DNA barcode identification of black cohosh herbal dietary supplements, *Journal of AOAC International*, v. 95, p. 1023-1034, 2012.

BLUMENTHAL, M. The complete German commission e monographs. Texas/Massachusetts: American Botanical Council, 1998.

BLUMENTHAL, M. *et al.* The ABC clinical guide to herbs. Austin/Texas: American Botanical Council. 2003.

BRASIL. AGÊNCIA NACIONAL DE VIGILÂNCIA SANITÁRIA (ANVISA). Consulta de Produtos – Medicamentos. Disponível em: <http://www7.anvisa.gov.br/datavisa/consulta_produto/Medicamentos/frmConsultaMedicamentos.asp>. Acesso em: 30 abr. 2013.

CARLINI, E.A. Estudo da ação antiúlcera gástrica de plantas brasileiras: *Maytenus ilicifolia*. (espinheira-santa). CEME: Brasília, 1988.

CZELUSNIAK, K.E.; BROCCO, A.; PEREIRA, D.F.; FREITAS, G.B.L. Farmacobotânica, fitoquímica e farmacologia do guaco: revisão considerando *Mikania glomerata* Sprengel e *Mikania laevigata* Schulyz Bip. ex Baker. *Revista Brasileira de Plantas Medicinais*, Botucatu, v. 14, p. 400-409, 2012.

DIAMOND, B.J.; BAILEY, M.R. *Ginkgo biloba*: indications, mechanisms, and safety. *Psychiatr. Clin. N. Am.*, v.36, p.73-83, 2013.

Erowele, G.I.; Kalejaiye, A.O. Pharmacology and therapeutic uses of cat's claw. *American Journal of Health-System Pharmacy*, v.66, p.992-995, 2009.

ESCOP monographs. European scientific cooperative on phytotherapy. 2. ed. New York, Thieme, 2003.

GASPARETTO, J.C.; PONTAROLO, R.; FRANCISCO, T.M.G; CAMPOS, F.R. *Mikania glomerata* and *M. laevigata*: Clinical and Toxicological Advances, Toxicity and Drug Testing, Prof. Bill Acree (Ed.), ISBN: 978-953-51-0004-1, InTech, 2012. Disponível em: <http://www.intechopen.com/books/toxicity-and-drug-testing/scientific-aspects-of-mikania-glomerata-and-m-laevigata>. Acesso em: 30 abr. 2013.

GEORGIEV, M.J. *et al.* Harpagoside: from Kalahari desert to pharmacy shelf. *Phytochemistry* (2013). Disponível em: <http://dx.doi.org/10.1016/j.phytochem.2013.04.009>. Acesso em: 24 jul. 2013.

GREESON, J.M.; SANFORD, B.; MONTI, D.A. St. John's wort (*Hypericum perforatum*): a review of the current pharmacological, toxicological, and clinical literature. *Psychopharmacology*, v.153, p.402-414, 2001.

GURLEY, B.; SWAIN, A.; HUBBARD, M.A.; WILLIAMS, D.K.; BARONE, G.; HARTSFIELD, F.; TONG, Y.; CARRIER, D.J.; CHEBOYINA, S.; BATTU, S.K. Clinical assessment of CYP2D6--mediated herb–drug interactions in humans: Effects of milk thistle, black cohosh, goldenseal, kava-kava, St. John's wort, and Echinacea, *Mol. Nutr. Food Res.*, v.52, p.755-763, 2008.

LI, J.; GÖDECKE, T.; CHEN, S.N.; IMAI, A.; LANKIN, D.C.; FARNSWORTH, N.R.; PAULI, G.F.; VAN BREEMEN, R.B.; NIKOLIĆ, D. *In vitro* metabolic interactions between black cohosh (*Cimicifuga racemosa*) and tamoxifen via inhibition of cytochromes P450 2D6 and 3A4. *Xenobiotica*, v.41, p.1021-1030, 2011.

MCKENNA, D.J.; JONES, K.; HUGHES, K. Efficacy, safety, and use of *Ginkgo biloba* in clinical and preclinical applications. *Altern. Ther. Health Med.*, v.7, p.70-90, 2001.

MEDSCAPE REFERENCE. Disponível em: <http://reference.medscape.com>. Acesso em: 30 abr. 2013.

MICROMEDEX Healthcare Series [on-line database]. Thomson Reuters Healthcare. Disponível em: <http://www.thomsonhc.com/micromedex2/librarian>. Acesso em: 15 mai. 2013.

MNCWANGI, N. *et al.* Devil's Claw-A review of the ethnobotany, phytochemistry and biological activity of *Harpagophytum procumbens*. *J. Ethnopharmacol.*, v.143, p.755-771, 2012.

NIERO, R.; ANDRADE, S.F.; CECHINEL FILHO, V. A review of the ethnopharmacology, phytochemistry and pharmacology of plants of the *Maytenus* genus. *Current Pharmaceutical Design*, v.17, p.1851-1871, 2011.

PATOČKA, J. The chemistry, pharmacology, and toxicology of the biologically active constituents of the herb *Hypericum perforatum* L. *Journal of Applied Biomedicine*, v.1, p.61-70, 2003.

*PDR for herbal medicines*. 4. ed. Montvale, Thomson, 2007.

QUÍLEZ, A.M.; SAENZ, M.T.; GARCÍA, M.D. *Uncaria tomentosa* (Willd. ex. Roem. & Schult.) DC. and *Eucalyptus globulus* Labill. interactions when administered with diazepam. *Phytother Res.*, v.26, p.458-461, 2012.

ROERIG, J.L. Laxative abuse. *Drugs*, v.70, p.1487-1503, 2010.

SANDOVAL, M.; OKUHAMA, N.N.; ZHANG, X.J.; CONDEZO, L.A.; LAO, J.; ANGELES, F.M.; MUSAH, R.A.; BOBROWSKI, P.; MILLER, M.J.S. Anti-inflammatory and antioxidant activities of cat's claw (*Uncaria tomentosa* and *Uncaria guianensis)* are independent of their alkaloid content. *Phytomedicine*, v.9, p.325-337, 2002.

SHI, S.; KLOTZ, U. Drug interactions with herbal medicines. *Clin. Pharmacokinet.*, v.51, p.77-104, 2012.

SHIROTA, O.; MORITA, H.; TAKEYA, K. *et al.* Cytotoxic aromatic triterpenes from *Maytenus ilicifolia* and *M. chuchihuasca*. *Journal of Natural Products*, v.57, p.1675-1681, 1994.

SHORD, S.S.; SHAH, K.; LUKOSE, A. Drug-botanical interactions: a review of the laboratory, animal, and human data for 8 common botanicals, *Integr Cancer Ther*, v.8, p.208, 2009. Disponível em: <http://ict.sagepub.com/content/8/3/208>. Acesso em: 24 jul. 2013.

STEENKAMP, V.; STEWART, M.J. Medicinal applications and toxicological activities of *Aloe* products. *Pharmaceutical Biology*, v.45, p.411-420, 2007.

STICKEL, F.; BAUMÜLLER, H.M.; SEITZ, K.; VASILAKIS, D.; SEITZ, G.;. SEITZ, H.K.; SCHUPPAN, D. Hepatitis induced by Kava (*Piper methysticum* rhizoma). *Journal of Hepatology*, v.39, p.62-67, 2003.

TROPICOS.ORG. *Missouri Botanical Garden*. Disponível em: <http://www.tropicos.org>. Acesso em: 30 abr. 2013.

VALERIO Jr, L.G.; GONZALES, G,F. Toxicological aspects of the South American herbs cat's claw (*Uncaria tomentosa*) and Maca (*Lepidium meyenii*): a critical synopsis. *Toxicological Reviews*, v.24, p.11-35, 2005.

# 4.14.

# TOXICOLOGIA OCULAR

*José Antonio de Oliveira Batistuzzo*
*João Brasil Vita Sobrinho*
*Francisco Irochima Pinheiro*
*Acácio Alves de Souza Lima Filho*

## CONTEÚDO DESTE CAPÍTULO

## 1. INTRODUÇÃO

Durante as últimas décadas, os efeitos da medicação sistêmica nas funções oculares têm recebido atenção considerável, no sentido de explicar as conexões entre o uso desses medicamentos e os efeitos oculares observados.

O olho, por sua intensa vascularização e pequeno tamanho, apresenta alta suscetibilidade a substâncias tóxicas. Fármacos presentes na circulação sistêmica podem alcançar as estruturas oculares por meio do trato uveal ou da irrigação retiniana. Uma vez dentro do olho, podem atuar em várias áreas, agindo como droga de depósito, por exemplo, na córnea, no cristalino e na retina.

## 2. FATORES DETERMINANTES PARA OS EFEITOS TÓXICOS OCULARES

Quanto mais facilmente um fármaco passar para a circulação sistêmica, maior será sua habilidade em transpor as barreiras hematoaquosa e hematorretiniana e afetar as funções e os tecidos oculares.

A ligação de fármacos à melanina pode produzir efeitos oculares tóxicos. A melanina presente no trato uveal e no epitélio pigmentado da retina pode facilitar a ligação e a permanência de certos agentes como os fenotiazínicos e a cloroquina nesses tecidos.

Outros fármacos podem produzir reações oculares por seus efeitos na circulação sistêmica, como as hemorragias retinianas e subconjuntivais causadas pelo uso de anticoagulantes, tipo heparina ou aspirina.

### 2.1. Quantidade de fármaco administrado

Os efeitos da administração excessiva já foram observados com vários fármacos e bem documentados com a cloroquina. Quando utilizado como antimalárico, os efeitos colaterais oculares são raros; entretanto, no controle da artrite reumatoide e do lúpus eritematoso sistêmico, quando os tratamentos são prolongados e as doses altas, podem ser observadas alterações na retina. A diminuição da acuidade visual que ocorre com a cloroquina é reversível e são necessários exames oftalmológicos periódicos nesses pacientes.

### 2.2. Vias de administração

Todas as vias de administração podem afetar as funções oculares, mas os efeitos mais severos estão associados à administração oral ou parenteral. A aplicação tópica de medicamentos na pele e nas mucosas, principalmente se estiverem lesadas ou queimadas, pode levar à absorção sistêmica, em quantidade suficiente para produzir efeitos oculares. O uso tópico de antibióticos em Dermatologia pode levar a reações de hipersensibilidade ocular.

### 2.3. Variáveis patofisiológicas

Doenças renais e hepáticas podem alterar a excreção de determinadas drogas e influir na resposta pelo seu acúmulo excessivo, levando a níveis tóxicos. A taxa de excreção da digoxina, por exemplo, é acentuadamente reduzida em pacientes com disfunção renal. Esses pacientes estão mais propensos aos seus efeitos oculares, como alteração na visão de cores, frequentemente observada.

Em certos casos, pode ocorrer dificuldade em estabelecer se a alteração ocular decorre da própria doença ou de efeitos tóxicos da terapia utilizada. Efeitos oculares que ocorrem em pacientes com hipertensão arterial podem estar associados à própria doença ou decorrer do uso de fármacos como a clonidina, que pode causar despigmentação macular e redução da visão.

### 2.4. Idade e sexo

Os efeitos tóxicos de drogas ocorrem mais frequentemente em jovens e idosos, e mais em mulheres do que em homens.

### 2.5. Alergia a fármacos

Para causar reação alérgica, a substância deve se combinar com uma proteína endógena e formar um complexo antigênico. Exposições subsequentes a essa substância ou a outra similar podem resultar em uma interação entre o antígeno e o anticorpo formado previamente, provocando a resposta alérgica. Essas reações não são relacionadas à dose; assim, quantidades relativamente pequenas podem agir como alérgeno e provocar a reação.

As reações alérgicas são frequentes, algumas vezes imprevisíveis e de difícil controle. A pele é o tecido mais atingido e as estruturas oculares mais comumente afetadas são as pálpebras e a conjuntiva. As reações são passíveis de variação de uma discreta erupção até uma dermatite esfoliativa e eritema multiforme.

Fármacos como as penicilinas e as sulfonamidas podem causar edema de pálpebras e conjuntiva, como parte de uma urticária generalizada ou um edema angioneurótico localizado. Outros fármacos que também podem causar reações alérgicas oculares são os antidepressivos, anti-hipertensivos, antirreumáticos, sedativos e hipnóticos.

## 3. MANIFESTAÇÕES OCULARES DA TERAPIA SISTÊMICA

Quando utilizadas nas concentrações normais, a maioria dos fármacos apresenta baixa incidência de efeitos tóxicos oculares. Muitas podem, entretanto, afetar os tecidos oculares e a função visual, quando administradas em quantidades excessivas.

### 3.1. Fármacos que afetam a córnea e o cristalino

Talvez pela ausência de vasos, a córnea é menos afetada pelo fármaco de ação sistêmica do que outras estruturas do segmento anterior, como a íris e o corpo ciliar. Clorpromazina, sais de ouro e corticosteroides podem produzir catarata ou depósitos no cristalino (Tabela 1).

**Tabela 1.** Efeitos de determinados fármacos na córnea e no cristalino.

| Fármaco | Uso/Ação | Efeito na córnea | Efeito no cristalino |
|---|---|---|---|
| Alopurinol | antigotoso | | catarata |
| Amiodarona | antiarrítmico | opacidades epiteliais do tipo *verticillata* | opacidade subcapsular anterior |
| Atovaquone | antiparasitário | opacidades epiteliais do tipo *verticillata* | |
| Bussulfano | antineoplásico, alquilante | afinamento corneano | catarata subcapsular |
| Cloroquina e Hidroxicloroquina | antimaláricos, antirreumáticos | opacidades corneanas tipo *verticillata* | |

continua

continuação

| | | | |
|---|---|---|---|
| Clorpromazina | neuroléptico | pigmentação do endotélio e da membrana de Descemet | catarata subcapsular anterior |
| Corticoides | anti-inflamatórios esteroides | | catarata subcapsular posterior |
| Deferoxamina | quelante de íons ferro | | catarata |
| Fludrocortisona | mineralocorticoide | | catarata |
| Indometacina | anti-inflamatório não esteroide | opacidades estromais ou epiteliais do tipo *verticillata* | |
| Isotretinoína | antiacneico | opacidades corneanas | catarata |
| 8-metoxipsoraleno | fotossensibilizante | | catarata |
| Sais de ouro | antirreumáticos | depósitos estromais (crisíase) | depósitos subcapsular ou capsular anterior |

## Amiodarona

A amiodarona tem sido usada por muitos anos para o tratamento de arritmias cardíacas. Desde o início de sua utilização clínica, observou-se ser causadora de ceratopatia. A ceratopatia pode ocorrer já no sexto dia após o início do tratamento, mas é mais frequente após 1 a 3 meses, quando todos os pacientes apresentam alterações corneanas. Os depósitos geralmente se apresentam de forma bilateral e assimétrica, obedecendo a um padrão dividido em quatro estágios conhecido como córnea *verticillata*: grau I – linha horizontal de microdepósitos epiteliais dourados ou amarronzados situados na junção do terço inferior com os dois terços superiores da córnea; grau II – depósitos em um padrão mais linear, estendendo-se para o limbo; grau III – depósitos aumentam em número e densidade e as linhas se prolongam superiormente para produzir um padrão "em redemoinho", atingindo o eixo visual (Figura 1); e grau IV – padrão de acúmulo de depósitos irregulares superposto ao grau III. Esses achados corneanos gradualmente regridem dentro de 6 a 18 meses após a suspensão da droga. A severidade da ceratopatia parece estar fortemente associada com a dose diária utilizada e com a duração do tratamento.

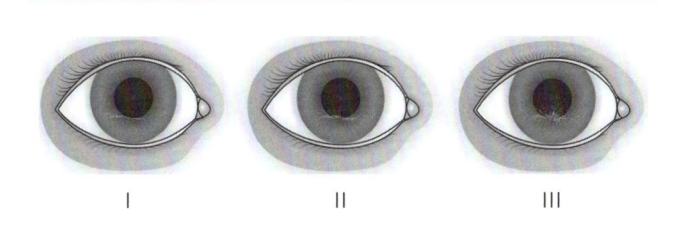

**Figura 1.** Estágios evolutivos da córnea *verticillata* (grau I, grau II e grau III).

Ao interromper o tratamento com amiodarona, a ceratopatia diminui gradativamente e desaparece entre 6 e 18 meses. Sua intensidade parece estar relacionada com a dose total administrada e com a duração do tratamento. Entretanto, é possível que pacientes com pequenas doses de amiodarona apresentem ceratopatia intensa, ao passo que outros, com altas doses, desenvolvam apenas alteração moderada da córnea.

Opacidades cristalinianas induzidas por amiodarona também podem ocorrer. Depósitos finos na região subcapsular an-

terior do cristalino ocorrem em aproximadamente 50% dos pacientes com doses moderadas ou altas (600 a 800 mg por dia), do sexto ao décimo oitavo mês. Os depósitos são pequenos, de coloração marrom-dourada ou branco-amarelada.

Os sintomas associados com as alterações corneanas e cristalinianas induzidas pela amiodarona são mínimos ou ausentes. As opacidades no cristalino, geralmente, não produzem sintomas visuais, mas a ceratopatia moderada ou severa pode levar a queixas de visão turva, embaçamento, halos em torno das luzes ou fotofobia. A acuidade visual geralmente é normal, mas poderá estar discretamente diminuída se a ceratopatia for severa.

## Cloroquina e hidroxicloroquina

A ceratopatia por cloroquina pode ser dividida em três estágios. No início, depósitos ponteados difusos aparecem no epitélio corneano, depois se agregam em linhas curvadas que convergem para o centro da córnea e, finalmente, aparecem linhas com pigmentação verde-amarelada no centro da córnea, formando uma opacidade também do tipo *verticillata*.

Menos da metade dos pacientes com depósitos corneanos apresenta sintomas visuais que consistem em halos em torno de pontos luminosos, ofuscamento e fotofobia. A acuidade visual geralmente se mantém inalterada. Com a suspensão do medicamento, desaparecem os sintomas e os sinais.

A ceratopatia ocorre em 30 a 75% dos pacientes tratados com cloroquina, mas é muito menos frequente naqueles tratados com hidroxicloroquina, que se tornou, por esse motivo, a quinolona de escolha para o tratamento das colagenoses.

## Clorpromazina

A clorpromazina é um derivado fenotiazínico usado no tratamento de doenças psiquiátricas. Geralmente, são necessárias doses elevadas e prolongadas, o que leva a alterações na córnea e no cristalino. O sinal mais precoce de toxicidade no cristalino é opacidade fina e ponteada na sua superfície anterior. Nesse estágio, os depósitos pigmentados são pequenos e tendem a assumir uma distribuição na região pupilar. Em seguida, formam-se opacidades punteadas mais densas, com grânulos pigmentares maiores, esbranquiçados ou amarelados, que evoluem para uma densa pigmentação central em forma de pérola.

As alterações pigmentares corneanas ocorrem quase sempre em pacientes com pigmentação cristaliniana avançada. As alterações oculares associadas com a clorpromazina são relacionadas à dose, mas os depósitos pigmentados são irreversíveis e não desaparecem com a diminuição ou suspensão da terapia.

A etiopatogenia dos grânulos pigmentados ainda é desconhecida. Uma hipótese bem aceita é de que as alterações são o resultado da interação entre o fármaco e a luz ultravioleta, que passa através da córnea e do cristalino, causando desnaturação e opacificação das proteínas expostas.

### Anti-inflamatórios não esteroides

Os anti-inflamatórios não esteroides raramente produzem efeitos tóxicos oculares. A incidência de toxicidade corneana associada com o uso de indometacina está em torno de 11 a 16%. As lesões corneanas aparecem como opacidades finas salpicadas no estroma ou apresentam uma distribuição do tipo *verticillata*, lembrando a ceratopatia por cloroquina. Essas alterações corneanas diminuem ou desaparecem após o sexto mês da suspensão do tratamento com indometacina.

Os sintomas, associados com as opacidades corneanas, podem variar de uma discreta sensibilidade à luz a uma intensa fotofobia. A sensibilidade corneana é normal. A natureza benigna das opacidades corneanas torna desnecessário diminuir ou suspender o tratamento, exceto nos casos em que ocorre severa toxicidade corneana, com diminuição da acuidade visual.

### Fármacos fotossensibilizantes

Fármacos fotossensibilizantes são compostos que absorvem a radiação visível e ultravioleta, e sofrem reações fotoquímicas, resultando em modificações de moléculas adjacentes aos tecidos. Fármacos sensibilizantes, como os psoralenos, são amplamente utilizados no tratamento da psoríase e do vitiligo e, nesses pacientes, pode haver a formação de catarata.

### Sais de ouro

Medicamentos à base de sais de ouro, administrados por via oral ou parenteral, são utilizados para o tratamento da artrite reumatoide. Após uso prolongado, pode ocorrer a crisíase, que é a deposição de ouro em vários tecidos. A crisíase ocular pode envolver a conjuntiva, a córnea e o cristalino.

A crisíase corneana consiste em numerosas e diminutas partículas de coloração, variando de marrom-amarelada a violeta, distribuídas irregularmente no estroma. A crisíase cristaliniana aparece como um depósito fino, com aparência de pó amarelado reluzente. Esses depósitos não causam distúrbios visuais ou outros sintomas e desaparecem entre 3 e 6 meses após a suspensão do medicamento. Podem surgir também crisíase na conjuntiva, conjuntivite e dermatite esfoliativa das pálpebras.

### Corticoides

A relação entre o uso de corticoides e o desenvolvimento de catarata está bem estabelecida há muito tempo. Os esteroides sistêmicos podem produzir catarata subcapsular posterior, que permanece inalterada mesmo quando o corticoide é reduzido ou descontinuado (Figura 2).

Os primeiros trabalhos sobre administração sistêmica de corticoides e indução de catarata sugeriam que a dose e a duração do tratamento estavam correlacionadas. Atualmente, admite-se que a possibilidade de formação de catarata deve estar mais relacionada à suscetibilidade individual do que à dose e duração da terapia. Também existem diferentes suscetibilidades entre os grupos étnicos. Os hispânicos são aparentemente mais predispostos à catarata induzida por corticoides do que os anglo-saxões e os negros. Sugeriu-se, também, que crianças são mais suscetíveis que adultos para desenvolver catarata induzida por corticoides, mesmo com doses mais baixas e em menos tempo.

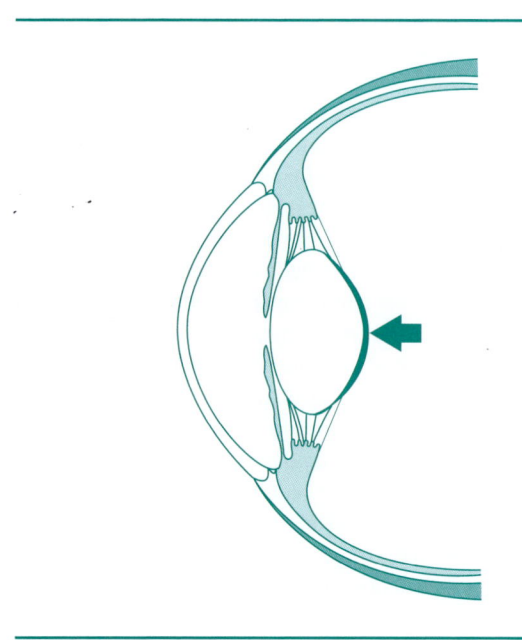

**Figura 2.** Catarata subcapsular posterior induzida por corticosteroides (seta).

## 3.2. Fármacos que afetam a conjuntiva, as pálpebras e a esclera

Os efeitos dos fármacos na conjuntiva e nas pálpebras podem ser irritativos, alérgicos ou de inclusão de pigmentos (Tabela 2).

A descoloração da conjuntiva, da esclera e da pele exposta tem sido observada com o uso dos derivados fenotiazínicos. Essa síndrome óculo-dérmica está geralmente associada a depósitos pigmentados na área interpalpebral da conjuntiva bulbar, principalmente perto do limbo. A conjuntiva palpebral não está envolvida. Os pacientes em uso de 500 a 3.000 mg ao dia, por mais de um ano, podem desenvolver descoloração da pele exposta, das pálpebras e da conjuntiva bulbar. Há relatos também de conjuntivite alérgica e edema de pálpebra associados com o uso de fenotiazínicos. Em usuários de *Cannabis*, ocorrem hiperemia conjuntival, sensação de olho seco e edema palpebral.

**Tabela 2.** Efeitos de determinados fármacos na conjuntiva, nas pálpebras e na esclera.

| Fármaco | Uso/Ação | Efeitos colaterais |
|---|---|---|
| Alfadornase | mucolítico | conjuntivite |
| Antineoplásicos (metotrexato, ciclofosfamida, 5-fluorouracila) | antineoplásicos | conjuntivite |
| Barbitúricos | anticonvulsivantes | hiperemia conjuntival, quemose, dermatite, edema de pálpebra e ptose |
| Cidofovir | antiviral | conjuntivite, ambliopia, irite, uveíte, diminuição da pio, hipotonia ocular, descolamento de retina |
| Citarabina | antineoplásico | conjuntivite, toxicidade corneana, fotofobia, visão borrada |
| Cloroquina | antimalárico, antirreumático | ptose palpebral |
| Clorpromazina | neuroléptico | descoloração da conjuntiva e pálpebras |
| Dimercaprol | quelante (metais pesados) | blefaroespasmo, conjuntivite, lacrimejamento, ardor ocular |
| Ferro (uso parenteral) | antianêmico | conjuntivite, visão borrada |
| Fluorouracila | antineoplásico | conjuntivite, distúrbios visuais, nistagmo |
| Glipizida | antidiabético | conjuntivite, visão borrada, dor ocular |
| Isotretinoína | antiacneico | blefaroconjuntivite, olho seco e intolerância à lente de contato, opacidades corneanas, catarata, visão borrada |
| Loratadina | antialérgico | conjuntivite, visão borrada, dor ocular |
| Minociclina | antibacteriano | descoloração azulada da esclera |
| Nedocromil | profilaxia da asma | conjuntivite, irritação, ardor, hiperemia, fotofobia |
| Niacina | vitamina, hipolipemiante | edema de pálpebra |
| Oseltamivir | antiviral | conjuntivite |
| Piridostigmina | antídoto do bloqueio neuromuscular | hiperemia conjuntival, miose, lacrimejamento, diplopia |
| Ribavirina | antiviral | conjuntivite |
| Sais de Ouro | antirreumáticos | depósito de ouro na conjuntiva, conjuntivite, irite, úlcera de córnea |
| Salicilatos | anti-inflamatórios não esteroides | conjuntivite alérgica, associada à urticária das pálpebras e hemorragia subconjuntival |
| Sulfonamidas | antibacterianos | edema de pálpebra, conjuntivite e quemose |
| Tetraciclina | antibacteriano | cistos de inclusão pigmentados na conjuntiva |
| Toxina Botulínica (tipo A) | paralisante muscular | blefaroespasmo, ptose, edema de pálpebras, olho seco, lagoftalmo, fotofobia, lacrimejamento, diplopia, desorientação espacial, ectrópio, entrópio, hemorragia retrobulbar |
| Varfarina | anticoagulante | hemorragia subconjuntival |

## 3.3. Fármacos que afetam o sistema lacrimal

O filme lacrimal humano consiste em uma combinação de secreções da glândula lacrimal, glândula de Meibomius e das células caliciformes da conjuntiva. A secreção lacrimal aquosa, proveniente da glândula lacrimal, é controlada pelo sistema nervoso autônomo. A glândula lacrimal é inervada por fibras colinérgicas vindas do sétimo par craniano e por fibras adrenérgicas oriundas do plexo pericarotídio. A lágrima é formada por 98,2% de água e 1,8% de sólidos. Logo, fármacos que afetam direta ou indiretamente o sistema nervoso autônomo podem causar hipersecreção ou, mais frequentemente, olho seco.

Muitos fármacos podem afetar a secreção aquosa e alterar os constituintes da lágrima ou aparecer na lágrima após administração sistêmica. As queixas de lacrimejamento, sensação de olho seco, infecção ocular ou intolerância a lentes de contato podem estar relacionadas à ação na lágrima de uma grande variedade de drogas.

### Fármacos que diminuem a secreção lacrimal

Os agentes que mais reduzem a secreção lacrimal são os anticolinérgicos e os anti-histamínicos. Ambos estão presentes em muitos medicamentos de venda livre, como sedativos, antidiarreicos e descongestionantes nasais.

Há redução da produção lacrimal após o uso da *Cannabis*, sintoma que vem associado com a sensação de ressecamento das mucosas. O uso crônico, entretanto, pode aumentar a secreção lacrimal em algumas pessoas. O tetraidrocanabinol pode estar presente em pequenas quantidades na lágrima de usuários.

Outro fármaco que afeta o sistema lacrimal é a rifampicina, que provoca alteração na coloração da lágrima.

**Tabela 3.** Fármacos que diminuem a secreção lacrimal.

| Fármaco | Efeitos colaterais |
|---|---|
| Análogos da vitamina A (isotretinoína) | olho seco, intolerância ao uso de lentes de contato |
| Ansiolíticos (diazepam) | olho seco |
| Anticolinérgicos (atropina, escopolamina, oxibutinina) | ressecamento das membranas mucosas |
| Antidepressivos (amitriptilina, doxepina) | olho seco |
| Anti-histamínicos (clorfeniramina, difenidramina, loratadina) | a alteração da integridade do filme lacrimal e a diminuição da produção de mucina agravam os sintomas da ceratoconjuntivite *sicca* |
| Bloqueadores β-adrenérgicos (atenolol, metoprolol, oxprenolol, pindolol, practolol, propranolol, timolol) | olho seco, redução de lisozima na lágrima |
| Fenotiazínicos (clorpromazina, tioridazina) | olho seco |

### Fármacos que aumentam a secreção lacrimal

Algumas classes de fármacos aumentam a secreção lacrimal, como os agonistas adrenérgicos (efedrina), os anti-hipertensivos (reserpina, hidralazina) e os agonistas colinérgicos (pilocarpina, neostigmina).

### 3.4. Fármacos que afetam a pupila

O tamanho e a função pupilar podem ser afetados por estímulo autônomo periférico ou por impulso de ação central. A íris é um excelente indicador da ação autônoma pelo delicado balanço entre a inervação adrenérgica e colinérgica do músculo dilatador e do esfíncter da íris, respectivamente. A ação direta nesses músculos de adrenérgicos ou colinérgicos pode alterar o tamanho e a função da íris (Figura 3).

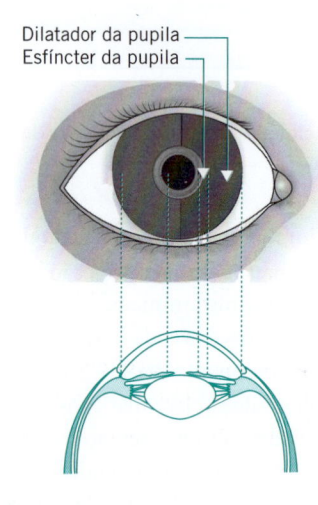

Dilatador da pupila
Esfíncter da pupila

**Figura 3.** Anatomia do esfíncter (inervação colinérgica) e do músculo dilatador da pupila (inervação adrenérgica).

### Midríase

Anticolinérgicos, como a atropina, podem causar midríase significativa. A administração sistêmica de 2 mg ou mais pode provocar dilatação da pupila e cicloplegia. A escopolamina, um derivado semissintético da atropina, é utilizada na forma de adesivo para liberação transdérmica do fármaco a fim de prevenir enjoos em automóveis, barcos e aviões. Podem ocorrer midríase e diminuição da resposta pupilar à luz, se o dispositivo for utilizado por mais de três dias. Pode acontecer também contaminação direta do olho pelos dedos, após a colocação do adesivo.

Outros anticolinérgicos que podem provocar midríase e visão borrada são a propantelina e a oxibutinina, que provocam também diminuição da produção de lágrima, ambliopia e cicloplegia. O triexifenidil, um anticolinérgico usado no tratamento da doença de Parkinson, pode produzir midríase, visão borrada e aumento da pressão intraocular (PIO).

Estimulantes do sistema nervoso central (SNC), como a anfetamina e a cocaína, podem provocar midríase e diminuição da resposta pupilar à luz. Em pacientes com seio camerular estreito, a midríase pode precipitar crise de glaucoma agudo. A dopamina também é capaz de provocar midríase.

Depressores do SNC como os barbitúricos têm pequeno efeito na pupila, porém, no envenenamento agudo ou crônico, a reação pupilar à luz apresenta-se bastante lenta. Os benzodiazepínicos podem, ocasionalmente, produzir midríase, possivelmente pelo seu efeito colateral anticolinérgico.

Os antialérgicos como a hidroxizina podem produzir midríase, visão borrada, fotofobia, anisocoria, cicloplegia e aumento da PIO.

### Miose

Podem causar miose os opiáceos como heroína, morfina, codeína, meperidina (petidina), metadona, nalbufina, oxicodona e tintura de ópio (elixir paregórico), e, ainda, anticolinesterásicos como fisostigmina e neostigmina, anestésicos gerais, como alfentanil, fentanil e sufentanil, e agonistas colinérgicos como o betanecol.

Como a absorção sistêmica de drogas que inibem a colinesterase pode resultar em miose e essas substâncias podem estar presentes em inseticidas, é importante pesquisar a possibilidade de exposição a esses produtos.

### 3.5. Fármacos que afetam a musculatura extraocular

Os fármacos que afetam o sistema nervoso autônomo, o sistema vestibular ou que causam efeitos extrapiramidais estão associados com manifestações oculares como nistagmo, diplopia e paralisia da musculatura extraocular.

Vários fármacos podem estar associados ao aparecimento de nistagmo, incluindo os salicilatos, anti-histamínicos, sais de ouro e barbitúricos. A diplopia induzida por medicamentos pode estar relacionada a substâncias de ação no SNC, como os fenotiazínicos, ansiolíticos e antidepressivos.

O álcool afeta os movimentos oculares, quando as concentrações sanguíneas atingem 60 a 100 mg/dL.

**Tabela 4.** Fármacos que afetam a musculatura extraocular.

| Fármacos | Uso/Ação | Efeitos colaterais |
|---|---|---|
| Ácido nalidíxico | anti-infeccioso | nistagmo, distúrbios visuais |
| Ácido valproico | anticonvulsivante | diplopia, visão borrada |
| Anti-histamínicos | antipruriginosos | nistagmo |
| Barbitúricos | anticonvulsivantes | nistagmo |
| Carbamazepina | anticonvulsivante | nistagmo, diplopia, visão borrada |
| Carbinoxamina + Pseudoefedrina | descongestionante nasal de uso sistêmico | diplopia |
| Cetamina | anestésico geral | nistagmo, diplopia, aumento da PIO |
| Clonazepam | anticonvulsivante | nistagmo, visão borrada |
| Clorfeniramina | antialérgico | diplopia, visão borrada |
| Diazepam | ansiolítico | diplopia, visão borrada |
| Digoxina | cardiotônico | diplopia, visão borrada, halos, visão verde ou amarela, fotofobia, luzes piscantes |
| Dimenidrinato | antiemético | diplopia, visão borrada |
| Fenitoína | anticonvulsivante | nistagmo |
| Fenotiazina | antipsicótico | diplopia |
| Fluorouracila | antineoplásico | nistagmo, distúrbios visuais, conjuntivite |
| Gabapentina | anticonvulsivante | nistagmo, diplopia |
| Lamotrigina | anticonvulsivante | nistagmo, diplopia, ambliopia |
| Lidocaína | anestésico local injetável | diplopia, visão borrada |
| Lítio | antidepressivo | nistagmo, diplopia |
| Lorazepam | ansiolítico | nistagmo, diplopia |
| Mexiletina | antiarrítmico | diplopia |
| Midazolam | hipnótico | diplopia, visão borrada, lacrimejamento |
| Neostigmina | agente colinérgico | diplopia, miose, lacrimejamento, eritema conjuntival |
| Oxcarbazepina | anticonvulsivante | nistagmo, diplopia, visão anormal |
| Piperazina | anti-helmíntico | nistagmo, visão anormal |
| Pralidoxima | antídoto (organofosforados) | diplopia, visão borrada |
| Primidona | anticonvulsivante | nistagmo, diplopia |
| Procarbazina | antineoplásico | nistagmo, diplopia, fotofobia |
| Topiramato | anticonvulsivante | nistagmo, diplopia, visão anormal |
| Toxina Botulínica (tipo A) | paralisante muscular | diplopia, blefaroespasmo, ptose, edema de pálpebras, olho seco, lagoftalmo, fotofobia, lacrimejamento, desorientação espacial, ectrópio, entrópio, hemorragia retrobulbar |
| Sais de ouro | antirreumáticos | nistagmo |
| Salicilatos | anti-inflamatórios não esteroides | nistagmo |

## 3.6. Fármacos que causam miopia

Alguns fármacos podem causar miopia quando usados por via oral. Geralmente, a miopia é de aparecimento agudo, após a administração do agente, e permanece por dias ou semanas após a suspensão do medicamento.

Os fármacos que mais frequentemente produzem miopia são as sulfonamidas, mas diuréticos como a hidroclorotiazida, os inibidores da anidrase carbônica e a isotretinoína também já foram descritos como causas de miopia transitória. Em geral, a miopia transitória resulta de edema do corpo ciliar, edema cristaliniano ou espasmo de acomodação.

## 3.7. Fármacos que causam cicloplegia

Alguns fármacos administrados sistemicamente são bem conhecidos por sua propriedade anticolinérgica moderada. Nesse grupo, estão incluídos os ansiolíticos, anti-histamínicos e antidepressivos. Os sulfatiazínicos podem causar paralisia da acomodação, mas os fármacos mais frequentemente associados com cicloplegia são os fenotiazínicos e a cloroquina.

Insuficiência acomodativa acompanhada de dificuldade para leitura é um efeito frequente em pacientes tratados com cloroquina a longo prazo. A insuficiência acomodativa é de inicio rápido, parece estar relacionada com a dose, porém é reversível com a diminuição ou suspensão da medicação.

**Tabela 5.** Fármacos que causam cicloplegia.

| Fármaco | Uso/Ação | Efeitos colaterais |
|---|---|---|
| Atropina | anticolinérgico | cicloplegia, midríase, fotofobia, aumento PIO |
| Escopolamina | anticolinérgico | cicloplegia, midríase, fotofobia, visão borrada, aumento da PIO |
| Hidroxizina | antialérgico | cicloplegia, midríase, fotofobia, visão borrada, anisocoria, aumento da PIO |
| Hiosciamina (isômero levógiro da atropina) | anticolinérgico | cicloplegia, midríase, fotofobia, visão borrada, aumento da PIO |
| Oxibutinina | anticolinérgico | cicloplegia, midríase, ambliopia, fotofobia, visão borrada, aumento da PIO, diminuição da produção de lágrima |

## 3.8. Fármacos com ação na pressão intraocular (PIO)

Vários fármacos produzem alterações na PIO. Aqueles que dilatam a pupila podem causar crise aguda ou subaguda de glaucoma por fechamento do ângulo.

Os corticoides aumentam a PIO, mesmo em olhos com seio camerular aberto e os pacientes glaucomatosos são mais sensíveis à ação hipertensora ocular dos corticoides sistêmicos. Os corticoides podem dificultar a saída do humor aquoso em pacientes suscetíveis, e existem evidências que possam aumentar a formação de humor aquoso, levando a um aumento da PIO. Acredita-se que pacientes em tratamento a longo prazo com esteroides sistêmicos podem acumular grandes quantidades de mucopolissacarídeos no trabeculado, obstruindo a saída de humor aquoso.

Pacientes com câmara anterior muito rasa podem desenvolver glaucoma por fechamento do ângulo, efeito que pode ser desencadeado por drogas que dilatam a pupila, como os anticolinérgicos e os adrenérgicos potentes. Alguns autores, entretanto, mostraram que o risco de elevação da PIO com medicação anticolinérgica sistêmica é muito pequeno, mesmo em pacientes com seio camerular estreito.

Outros fármacos, como os bloqueadores β-adrenérgicos e os glicosídeos cardíacos, podem reduzir a PIO. O álcool etílico pode abaixar a PIO em olhos normais e, mais acentuadamente, em pacientes com glaucoma de ângulo aberto.

**Tabela 6.** Fármacos que afetam a PIO.

| Fármaco | Uso/Ação | Efeitos colaterais |
|---|---|---|
| Ácido aminocaproico | antifibrinolítico | glaucoma, lacrimejamento |
| Amilorida | diurético | aumento da PIO, distúrbios visuais |
| Amitriptilina | antidepressivo | aumento da PIO, visão borrada |
| Atropina | anticolinérgico | aumento da PIO, visão borrada, fotofobia, midríase, cicloplegia |
| Cetamina | anestésico geral | diplopia, nistagmo, aumento da PIO |
| Cidofovir | antiviral | diminuição da PIO, hipotonia ocular, ambliopia, irite, conjuntivite, uveíte, descolamento de retina |
| Corticoides | anti-inflamatórios esteroides | glaucoma, catarata |
| Desipramina | antidepressivo | aumento da PIO, visão borrada |
| Epinefrina | agonista adrenérgico | precipitação ou exacerbação do glaucoma de ângulo fechado |
| Escopolamina | anticolinérgico | visão borrada, fotofobia, midríase, cicloplegia, aumento da PIO |
| Hidroxizina | antialérgico | visão borrada, fotofobia, midríase, anisocoria, cicloplegia, aumento da PIO |
| Hiosciamina (isômero levógiro da atropina) | anticolinérgico | visão borrada, fotofobia, midríase, cicloplegia, aumento da PIO |
| Homatropina | anticolinérgico | conjuntivite folicular, visão borrada, aumento da PIO. |
| Imipramina | antidepressivo | visão borrada, aumento da PIO |
| Nortriptilina | antidepressivo | visão borrada, aumento da PIO |
| Succinilcolina | bloqueador neuromuscular | aumento da PIO |
| Triexifenidil | anticolinérgico | visão borrada, midríase, aumento da PIO |

## 3.9. Fármacos que afetam a retina

Inúmeros fármacos podem estar associados com toxicidade retiniana, que pode se dar por vários mecanismos, como dose excessiva, efeito colateral, efeito secundário, hipersensibilidade ou fotossensibilização. Dependendo do fármaco, da dose e da duração do tratamento, assim como quando é diagnosticada precocemente, os efeitos de toxicidade retiniana são geralmente reversíveis.

**Tabela 7.**   Fármacos que afetam a função retiniana.

| Fármacos | Uso/Ação | Efeitos colaterais |
|---|---|---|
| Ácido tranexâmico | antifibrinolítico | obstrução venosa central da retina, anormalidades visuais |
| Tanoxifeno e Carmustina | antineoplásicos | opacidades refrácteis em polo posterior e doença vascular retiniana |
| Cidofovir | antiviral | descolamento de retina, diminuição da PIO, hipotonia ocular, ambliopia, irite, conjuntivite, uveíte |
| Clomifeno | antiestrogênico | distúrbios visuais |
| Cloroquina e hidroxicloroquina | antimaláricos, antirreumáticos | alterações na pigmentação da retina, defeitos no campo visual, perda da visão de cores |
| Clorpromazina | neuroléptico | pigmentação na retina, visão borrada |
| Deferoxamina | quelante de ferro | alterações do epitélio pigmentar da retina, visão borrada, catarata, diminuição da visão noturna |
| Didanosina | antiviral | despigmentação da retina, neurite óptica |
| Ganciclovir | antiviral | descolamento de retina, fotofobia, visão anormal, perda da visão |
| Glicosídeos cardíacos | cardiotônicos | distúrbios da visão de cores |
| Indometacina | anti-inflamatório não esteroide | alterações na pigmentação da retina, defeitos no campo visual, perda da visão de cores |
| Isotretinoína | antiacneico | dificuldade para adaptação à visão noturna |
| Niacina | antilipemiante/vitamina | edema macular cistoide |
| Quinina | antimalárico, antirreumático | dificuldade para adaptação à visão noturna, defeito no campo visual e atenuação vascular |
| Salicilatos | anti-inflamatórios não esteroides | hemorragias retinianas |
| Sildenafila | disfunção erétil | distúrbio da visão de cores |
| Talco | adsorvente | alterações vasculares retinianas |
| Tioridazina | antipsicótico | alterações pigmentares da retina, distúrbio na adaptação ao escuro, alteração na visão de cores e defeitos no campo visual |
| Vigabatrina | anticonvulsivante | perda concêntrica do campo visual |

### Cloroquina e hidroxicloroquina

A primeira evidência da retinopatia por cloroquina é uma alteração fina na pigmentação da região macular. Com a progressão das alterações pigmentares na mácula, desenvolve-se a configuração que consiste em uma hiperpigmentação granular envolta por uma zona de despigmentação, que, por sua vez, é rodeada por outro anel pigmentado, formando o clássico aspecto em *bull's eye* (Figura 4). Esse quadro clínico pode variar em intensidade e é característico da retinopatia por cloroquina.

Nos casos avançados de toxicidade retiniana, as arteríolas podem tornar-se atenuadas e ocorrer palidez de papila. Pode haver edema de mácula em alguns casos. Geralmente, o envolvimento é simétrico e bilateral, mas, ocasionalmente, a toxicidade pode afetar mais um olho do que o outro.

Apesar de o campo visual ser normal em alguns casos de alterações pigmentares maculares, em geral a perda do campo visual se relaciona com o grau de lesão retiniana. O defeito de campo visual, típico da retinopatia por cloroquina, consiste em escotomas centrais ou paracentrais, podendo estes últimos se tornar confluentes e formar um escotoma em anel.

Os fatores de risco para o desenvolvimento da retinopatia por cloroquina são: dose diária; duração do tratamento; níveis plasmáticos; e idade do paciente. A maioria dos casos ocorre em pacientes com doses altas, acima de 500 mg por dia, e em tratamentos prolongados. A incidência de retinopatia aumenta com a idade.

A retinopatia por cloroquina tende a permanecer estável após a suspensão da terapia. Em alguns pacientes, a maculopatia pode ser reversível; em outros, é possível a progressão das alterações, mesmo após a suspensão do tratamento. A diminuição progressiva da acuidade visual pode ocorrer até cinco anos após a suspensão da cloroquina.

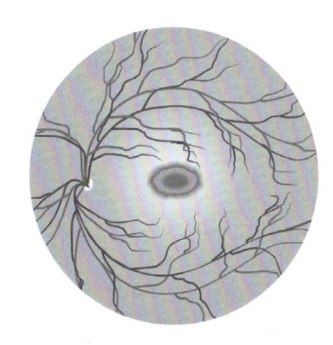

**Figura 4.**   Retinopatia por cloroquina (*bull's eye*).

O risco de desenvolvimento de retinopatia associada à hidroxicloroquina é bem menor do que com cloroquina.

### Quinina

Há muitos anos, a quinina vem sendo utilizada para o tratamento da malária. Atualmente, também é utilizada para tratar a miotonia congênita e câimbras. A toxicidade da quinina é conhecida há muitos anos e ainda é utilizada em doses excessivas em tentativas de aborto e suicídio. A ingestão acidental de quinina pode causar sérios efeitos colaterais, entre os quais a perda abrupta da visão.

Reações tóxicas moderadas caracterizam-se por uma discreta diminuição da acuidade visual, fraqueza e confusão mental. Nos casos mais severos, os sintomas podem consistir em súbita e completa perda da visão, tontura e surdez. As formas mais graves de toxicidade à quinina são capazes de apresentar colapso circulatório. Pacientes com ingestão aguda de altas doses de quinina podem apresentar perda da percepção luminosa em ambos os olhos com pupilas dilatadas e não reativas à luz. Os pacientes podem queixar-se de diminuição da visão noturna. A visão de cores é sempre normal. O exame de fundo de olho pode revelar palidez do nervo óptico, constrição das arteríolas, dilatação venosa e edema de retina.

### Glicosídeos cardíacos

Os digitálicos têm sido amplamente utilizados no tratamento da insuficiência cardíaca congestiva e algumas arritmias. Os sintomas mais frequentes são alterações na visão de cores, escotomas e diminuição da acuidade visual. Em geral, os sintomas oculares ocorrem antes das alterações cardíacas da intoxicação digitálica.

A digoxina pode diminuir a aderência da retina ao epitélio pigmentado, facilitando, dessa forma, o descolamento de retina. Os distúrbios da visão de cores podem ocorrer tanto com a digoxina como com a digitoxina e a sua severidade está relacionada com os níveis séricos do glicosídeo.

### Sildenafila

A sildenafila representou o primeiro fármaco utilizado no tratamento da disfunção erétil. Esse potente medicamento, utilizado por via oral, é, geralmente, bem tolerado. Seu mecanismo de ação consiste na inibição da 5-fosfodiesterase (5PDE), responsável pela degradação do GMPc no corpo cavernoso. O GMPc apresenta propriedades similares às do óxido nítrico, o qual é liberado localmente durante o estímulo sexual, promovendo a ereção. Logo, com a inibição da 5PDE, ocorre um aumento na disponibilidade do GMPc, o qual, com o óxido nítrico, promoverá o relaxamento do músculo liso e o aumento do fluxo sanguíneo para o corpo cavernoso. Mesmo sendo seletivo para 5PDE, a sildenafila também possui alguma afinidade pela 6-fosfodiesterase (6PDE), uma enzima encontrada na retina. A inibição da 6PDE envolvida na fototransdução retiniana explica as bases para os efeitos colaterais oculares que ocorrem em homens que usam a droga.

Apesar de bem tolerado, o uso do sildenafila pode determinar o surgimento de sintomas oculares que ocorrem em 30 minutos a 2 horas após sua administração, coincidindo com seu pico plasmático. Esses, além de transitórios, são de moderada intensidade e dose-dependentes. Podem ocorrer alterações na visão de cores, aumento da sensibilidade à luz e borramento da visão, ao passo que a PIO e a pupila se mantêm inalteradas.

### Talco

As partículas de talco (silicato de magnésio), amido de milho ou fibras de algodão, presentes na composição dos comprimidos e em compostos misturados à cocaína, heroína e diversos narcóticos de uso intravenoso, podem, eventualmente, embolizar a circulação retiniana e produzir uma forma característica de retinopatia. A presença dessas partículas na região ocular indica sua presença prévia e considerável nos pulmões. A extensão da retinopatia provocada por tais partículas parece se relacionar com a duração e com o efeito cumulativo resultante do abuso de drogas, o qual pode se dar pela ingestão de grandes quantidades de comprimidos ou de injeções de drogas por via intravenosa.

O exame do fundo de olho revela múltiplas e finas partículas, branco-amareladas, espalhadas no polo posterior e mais concentradas em regiões perivasculares da mácula. Neovascularização retiniana, consequente à injeção por talco, pode ainda ocorrer na periferia da retina, apresentando-se como tufos de vasos na junção de áreas perfundidas e isquêmicas.

### Anti-inflamatórios não esteroides

Os anti-inflamatórios não esteroides são utilizados no tratamento de alterações musculoesqueléticas, artrite e gota por sua ação analgésica, anti-inflamatória e antipirética. São amplamente utilizados e raramente apresentam toxicidade retiniana.

O uso prolongado e em altas doses de salicilatos pode levar ao aparecimento de hemorragias retinianas pelo seu efeito anticoagulante.

A terapia com indometacina pode levar a alterações pigmentares na mácula e em outras áreas da retina. As lesões geralmente consistem em uma pigmentação dispersa no epitélio pigmentado da retina na região perifoveal e áreas de despigmentação em volta da mácula. As alterações na acuidade visual, no campo visual e na adaptação no escuro dependerão da severidade da retinopatia.

Após a suspensão do tratamento, os distúrbios funcionais associados com a retinopatia geralmente melhoram, porém as alterações pigmentares da retina são quase sempre irreversíveis.

## 3.10. Fármacos que afetam o nervo óptico

No diagnóstico diferencial das neuropatias ópticas, a toxicidade a drogas deve sempre estar incluída. O uso de substâncias como quinina e álcool durante a gravidez pode levar à hipoplasia do nervo óptico.

### Etambutol

Usado para o tratamento da tuberculose, o etambutol pode causar diminuição da acuidade visual, perda de campo visual e alteração da visão de cores. Os sinais de toxicidade ocular ocorrem na forma de neurite retrobulbar e podem aparecer após as primeiras semanas de tratamento, embora sejam mais frequentes após vários meses de tratamento.

**Tabela 8.** Fármacos que afetam o nervo óptico.

| Fármacos | Uso/Ação | Efeitos colaterais |
|---|---|---|
| Alopurinol | antigotoso | neurite óptica, catarata |
| Amiodarona | antiarrítmico | neurite óptica, papilite, microdepósitos córneos, fotofobia, diminuição da visual, amaurose |
| Carmustina | antineoplásico | neurite óptica, retinite |
| Cisplatina | antineoplásico | neurite óptica, papiledema |
| Cloranfenicol | antibacteriano | neurite óptica e retrobulbar |
| Corticoides | anti-inflamatórios esteroides | pseudotumor cerebral |
| Didanosina | antiviral | neurite óptica, despigmentação da retina |
| Etambutol | antituberculoso | neurite retrobulbar, diminuição da acuidade visual, diminuição da percepção do verde e do vermelho |
| Etionamida | antituberculoso | neurite óptica |
| Hormônios femininos | anticoncepcionais | pseudotumor cerebral, neurite óptica |
| Isoniazida | antituberculoso | neurite óptica |
| Penicilamina | quelante | neurite óptica |
| Tamoxifeno | antineoplásico | neurite óptica |

A forma mais comum de neurite retrobulbar está associada à perda da acuidade visual por escotomas centrais e paracentrais e distúrbios da visão de cores. Essa forma é causada por alterações das fibras centrais do nervo óptico.

A forma menos frequente atinge as fibras periféricas, causando defeitos no campo visual periférico. Raramente, o etambutol produz manifestações retinianas visíveis à oftalmoscopia, como hiperemia e edema da papila, hemorragias em chama de vela na papila e na retina e edema macular. Essas alterações podem progredir para atrofia do nervo óptico.

As primeiras alterações, na visão de cores, podem ocorrer antes das alterações da acuidade visual e do campo visual. Uma vez instaladas, essas alterações podem progredir, mesmo após a suspensão da medicação; entretanto, o mais comum é que a acuidade e o campo visual melhorem após descontinuar o etambutol.

A melhora dos sintomas depende da extensão da lesão do nervo óptico pelo etambutol. Se a toxicidade ocular não for diagnosticada precocemente, pode ocorrer perda permanente da visão. A toxicidade ocular associada à terapia com etambutol é relacionada a doses superiores a 15 mg/kg ao dia.

### Cloranfenicol

É usado no tratamento da febre tifoide, da meningite bacteriana e de algumas infecções anaeróbicas. Pelo grande risco de toxicidade sistêmica, incluindo discrasias sanguíneas e óbito, reserva-se esse antibiótico para situações onde outros antibióticos menos tóxicos não são eficazes.

O cloranfenicol pode causar neurite óptica e retrobulbar, com diminuição bilateral da acuidade visual. A papila óptica geralmente apresenta-se edemaciada e hiperêmica e há aumento do calibre e da tortuosidade das veias retinianas com hemorragias na região peripapilar. Pode evoluir para atrofia da papila.

A maior parte dos casos de neurite óptica, associados com a terapia com cloranfenicol, ocorre em crianças com fibrose cística tratadas com doses diárias de 1 a 6 g. Os sintomas visuais podem ocorrer precocemente, após 10 dias de tratamento; entretanto, a toxicidade ocular é mais frequente após vários meses de tratamento.

## 4. BIBLIOGRAFIA

ABIB, F.C. *Terapêutica farmacológica em oftalmologia*. 3.ed. Rio de Janeiro: Cultura Médica, 2003.

BARTLETT, J.D.; JAANUS, S.D. *Clinical ocular pharmacology*. 3.ed. Newton, MA: Butterworth-Heinemann, 1995.

BITTENCOURT, P.; WADE, P.; RICHENS, A. Blood alcohol and eye movements. *Lancet*, v.16, p.981, 1980.

BLACKMAN, M.J.; PECK, G.L.; OLSEN, T.G. Blepharocojunctivitis: A side effect of 13-cis-retinoic acid therapy for dermatologic disease. *Ophthalmology*, v.86, n.5, p.753-758, 1979.

BROTHERS, D.M.; HIDAYAT, A.A. Conjunctival pigmentation associated with tetracycline medication. *Ophthalmology*, v.88, n.12, p.1212-1215, 1981.

COUTINHO, D. *Farmacologia e terapêutica ocular*. Rio de Janeiro: Rio Med, 1994.

ELLIS PP. *Ocular Therapeutics and Pharmacology*. 7.ed. St. Louis: Mosby, l985.

FRAUNFELDER, F.T. *Drug induced ocular side effects and drug interactions*. Philadelphia: Lea & Febiger, 1982.

FRAUNFELDER, F.T.; MEYER, M.S. Ocular toxicology. In: DUANE, T.G.; JAEGER, E.A. (Eds.). *Clinical ophthalmology*. Hagerstown: Harper & Row, v.5, cap.37, 1987.

FRAUNFELDER, F.T.; ROY, F.H. *Current ocular therapy*. 5.ed. Philadelphia: W.B. Saunders, 2000.

GARRETT, C.R. Optic neuritis in a patient on ethambutol and isoniazid evaluated by visual evoked potentials: Case report. *Military Med.*, v.150, n.1, p.43-46, 1985.

GOODMAN AND GILMAN'S – *The pharmacological basis of therapeutics*. 9.ed. New York: McGraw-Hill, l996.

HAVENER, W.H. *Ocular pharmacology*. 6.ed. St. Louis: Mosby, l994.

KARMON, G.; SAVIR, H.; ZEVIN, D. Bilateral optic neuropathy due to combined ethambutol and isoniazid treatment. *Ann. Ophthalmol.*, v.11, n.7, p.1013-1017, 1979.

KEITH, C.G. Optic atrophy induced by chloramphenicol. *Br. J. Ophthalmol.*, v.48, n.10, p.567-570, 1964.

KONERU, P.B.; LIEN, E.J.; KODA, R.T. Oculotoxicities of systemically administered drugs. *J. Ocul. Pharmacol.*, v.2, n.4, p.385-404, 1986.

LERMAN, S. Photosensitizing drugs and their possible role in enhancing ocular toxicity. *Ophthalmology*, v.93, n.3, p.304-318, 1986.

LIMA R.L. *Manual de farmacologia clínica terapêutica e toxicológica*. Rio de Janeiro: Guanabara Koogan, 1994.

MARTINDALE – *The Extra Pharmacopoeiae*. 33.ed., London: The Pharmaceutical Press, 2002.

MAUGER, T.F.; CRAIG, E.L. *Mosby's Ocular Drug Handbook*. St. Louis: Mosby, 1996.

MCCORMICK, S.A.; DI BARTOLOMEO, G.; RAJU, V.K. Ocular chrysiasis. *Ophthalmology*, v.92, n.10, p.1432-1435, 1985.

PAVAN-LAGSTON & DUNKEL. *Handbook of ocular drug therapy and ocular side effects of systemic drugs*. Boston: Little, Brown and Co., 1991.

RHEE, D.J.; PYFER, M.E. *Manual das doenças oculares "wills eye hospital"*. 3.ed. Rio de Janeiro: Cultura Médica, 2002.

TAKEMOTO, C.K.; HODDING, J.H.; KRAUS, D.M. *Pediatric dosage handbook*. 8.ed., Hudson: Lexi-Comp Inc, 2002.

TINTINALLI, J.E.; KELEN, G.D.; STAPCZYNSKI, J.S. *Emergency medicine*. 5.ed., New York: McGraw-Hill, 2000.

VITA Sº, J.B. *Farmacologia & terapêutica ocular*. Rio de Janeiro: Cultura Médica, 1998.

WEIDLE, E.G. Lenticular chrysiasis in oral chrysotherapy. *Am. J. Ophthalmol.*, v.103, n.2, p.240-241, 1987.

WOODARD, D.R.; WOODARD, R.B. *Handbook of drugs in primary eyecare*. Norwalk: Appleton & Lange, 1991.

YAMAMOTO, G.K. Ocular drug toxicity. In: LANGSTON-PAVAN, D. *Manual of ocular diagnosis and therapy*. Boston: Little Brown, Chap 15, 1980.

ZANINI, A.C.; OGA, S. *Farmacologia aplicada*. 5.ed., São Paulo: Atheneu, 1994.

ZIMMERMAN, T.J.; KOONER, K.S.; SHARIR, M.; FECHTNER, R.D. *Textbook of ocular pharmacology*. Philadelphia: Lippincott-Raven, 1997.

# 4.15.

# ANÁLISES TOXICOLÓGICAS DE EMERGÊNCIA

*Maria Zilda Nunes Carrazza*

## CONTEÚDO DESTE CAPÍTULO

## 1. INTRODUÇÃO

Orfila Mathieu (1783-1853), usando seus conhecimentos de Química Analítica, observou ser possível aplicá-la aos diversos tecidos e fluidos biológicos para identificar um analito e produzir, dessa forma, uma prova legal de envenenamento. Portanto, foi a análise forense que propiciou o surgimento das análises toxicológicas, e estas, por sua vez, estenderam-se depois para outras áreas, como clínica, alimentos, medicamentos, agricultura, ocupacional, chegando até as análises do meio ambiente e o estabelecimento de riscos relacionados com os xenobióticos, aos quais o homem se encontra cada vez mais exposto.

Da mesma forma, a análise forense fornece à justiça dados comprobatórios a respeito de ações criminais ou de responsabilidades nas quais há evidências circunstanciais diretas ou indiretas de intoxicação. A análise toxicológica de emergência muito similar à forense também é necessária para o atendimento do paciente, que presumidamente esteja intoxicado, fornecendo à equipe médica a identificação e a quantificação do analito que está provocando a intoxicação. Em ambas, o agente tóxico encontra-se em matriz biológica complexa. A principal diferença entre essas duas áreas analíticas, forense e de emergência clínica, é que na primeira é possível planejar, sem a premência do tempo, o curso analítico quanto à metodologia, técnicas e demais passos até o resultado final que deverá ser irrefutável. A análise de emergência deverá ser realizada contra o tempo, ou seja, no menor tempo possível, pois o paciente encontra-se numa sala de emergência sendo atendido e pode necessitar de uma intervenção clínica mais agressiva, como lavagem gástrica, hemodiálise ou uso de antídotos que, por si só, podem ser bastante tóxicos.

O leque de substâncias químicas que se abre, quando se fala de intoxicações, é muito grande e realmente apenas para poucas delas é que se tem alguma técnica analítica estabelecida.

Segundo dados do *Pharmaceutical Market Brazil*, o setor farmacêutico brasileiro trabalha com 1.400 princípios ativos comercializados em 10.587 apresentações diferentes. O Brasil é o quinto maior produtor de medicamentos e o oitavo maior consumidor do mundo, não se levando em conta outros tantos compostos químicos disponíveis no mercado para centenas ou milhares de aplicações diversas, às quais os indivíduos podem se expor rotineiramente, mostrando assim o grau de dificuldade analítica que caracteriza as análises de emergência em Toxicologia.

## 2. ANÁLISES DE EMERGÊNCIAS TOXICOLÓGICAS

Quando deverá ser solicitada uma análise toxicológica de urgência?

Sempre que o clínico, ao atender um paciente, suspeitar de uma intoxicação ou necessitar de um diagnóstico diferencial entre uma intoxicação e outro estado patológico.

As análises toxicológicas são utilizadas em atendimentos de emergência, nos casos de pacientes com traumas, portadores de problemas neurológicos, muitas vezes com o intuito de afastar uma possível intoxicação; nas salas de parto para afastar uma possível crise de abstinência no recém-nato, entre outros casos.

O resultado analítico será valioso sempre que houver um bom entendimento entre o clínico e o analista toxicologista que devem conjuntamente, baseados na anamnese, nos sinais e sintomas apresentados pelo paciente, discutir qual o material biológico mais adequado a ser coletado, conforme o tipo de agente ou agentes tóxicos a serem pesquisados.

Portanto, compete ao médico clínico, em primeiro lugar, tomar medidas para manter as condições vitais do paciente e realizar uma boa anamnese por meio dos sinais e sintomas apresentados, de fatos relatados pelo próprio paciente, quando for possível, ou por quem o acompanha. São de extrema importância os relatos tais como com o que o paciente trabalha, se faz uso de algum medicamento, se é alcoólatra ou usa outras drogas de abuso, se tem algum *hobby*, se foi encontrado ao lado do paciente algum recipiente com resíduo, seringa ou frasco contendo algum agente tóxico.

Ao analista compete organizar o laboratório para as triagens e demais metodologias, combinando-as de forma que se obtenha o máximo de benefício no sentido de melhor detecção e identificação de um ou mais agentes tóxicos, baseado em três principais fatores, que devem determinar o uso de uma metodologia, a saber: simplicidade, flexibilidade e velocidade.

*Quais são as características de uma análise de emergência?*

Ser relativamente simples e adequada para o que se pretende; a mais específica possível, ter sensibilidade e precisão validadas, harmonizadas com o objeto a ser investigado na matriz de escolha; e que permita, dependendo do caso, devidas adaptações previsíveis, ou seja, ter flexibilidade e também "poder de identificação", tendo-se em vista que os casos de emergências são quase sempre únicos, as amostras são únicas e devem ser realizadas num tempo relativamente curto.

A triagem de fármacos na avaliação de um paciente com suspeita de intoxicação é de suma importância. Embora existam técnicas mais avançadas nos dias atuais, ainda a cromatografia em camada delgada (CCD) é de grande valia nas intoxicações agudas, principalmente nos casos em que o toxicante é desconhecido. Relativamente barata, permite uma triagem rápida com pelo menos uma dezena de substâncias numa só corrida, com os extratos dos fluidos que estão sendo analisados e num tempo relativamente curto. Testes de fluorescência polarizada também são muito úteis pela simplicidade e certa especificidade, além de permitirem a quantificação de alguns fármacos. Testes imediatos podem ser usados, como na intoxicação por paraquat (ditionito de sódio em meio alcalino adicionado à urina produz intensa coloração azul), por arsênico (teste de Reinsch) etc., e constituem bons indicadores desses toxicantes. Testes rápidos, como os imunocromatográficos em urina ou saliva para outras substâncias, principalmente para as drogas de abuso ou para medicamentos que são abusados, como os benzodiazepínicos e barbitúricos, encontram-se disponíveis no mercado, alguns deles até com leitores automatizados.

Diversas metodologias poderão ser usadas nas análises clínicas e toxicológicas mesmo para a triagem do agente tóxico desconhecido, que sempre é um desafio ao analista. Essas metodologias poderão ser a cromatografia em fase gasosa (CG) com detectores variados: detector de ionização de chama (FID), de nitrogênio e fósforo (NP), de captura de elétrons (CE), fotoionização (PID) e outros; cromatografia líquida de alta eficiência (CLAE), com detectores: de arranjo de diodos (DAD) ou de fluorescência acopladas ou não à espectrometria de massa (MS), todos com as respectivas bibliotecas; espectrofotometria UV/VI, de absorção atômica e até mesmo o espectrofotômetro de infravermelho se constituiriam no "core" de um laboratório de análises toxicológicas de emergência. Mesmo as tecnologias mais avançadas são complementadas por outras mais simples. Entretanto, essas metodologias mais sofisticadas são caras e, embora ofereçam a possibilidade de uma triagem bastante diversificada para muitas moléculas que compõem os diversos grupos de fármacos e respectivos metabólitos, não permitem detectar substâncias clássicas do tipo barbitúrico, exigindo, portanto, metodologia complementar. Pode-se dizer que elas se completam, ou seja, CG-MS permite a análise de soro ou de sangue total nos quais as concentrações podem estar bem baixas, e o caráter das substâncias seja pouco polar, mas não permite a identificação de substâncias polares ou muito polares em matrizes polares, como a urina, para a qual a técnica da HPLC-MS pode ser a de escolha, ou seja, a preferida. Todas as técnicas citadas se completam mutuamente. Todas possuem um poder de identificação que está diretamente relacionado com a respectiva biblioteca disponível. Essas metodologias devem estar conjuntamente sistematizadas para obter um maior poder de identificação e quantificação quando possível.

Segundo Carrazza, a CCD, utilizada sem outras metodologias analíticas, mostrou em 260 casos atendidos no Centro de Controle de Intoxicações de São Paulo (CCI-SP), em 10 meses (janeiro a outubro de 2001), a identificação do agente tóxico em 62% dos casos, em diferentes materiais biológicos analisados, e ainda permitiu detectar em 28,8% dos casos a presença de substâncias não identificadas.

Dados oferecidos pelo Laboratório do CCI-SP e não publicados mostram como as triagens que eram realizadas principalmente por CCD vem sendo nos últimos anos substituídas, rotineiramente, por testes imediatos imunocromatográficos, pela facilidade que oferecem em seu manuseio, pois a matriz biológica analisada é principalmente a urina, *in natura*. Esses testes devem ser confirmados por metodologias mais eficientes, que não causem equívocos.

A presença de substância não identificada é um resultado importante, que deve ser levado em consideração e discutido com o médico que atende o paciente, pois muitas das drogas presentes no mercado não dispõem de metodologia específica para serem detectadas em matrizes biológicas e muito menos seus metabólitos são conhecidos, ou seja, estão estabelecidos, o que não permite sua identificação, mesmo usando as mais complexas e modernas metodologias.

Há casos em que a triagem não se faz necessária, por exemplo, o agente tóxico é conhecido, os sinais e sintomas estão bem estabelecidos e é possível se fazer um diagnóstico laboratorial indireto, por medida de função bioquímica específica que o agente tóxico pode alterar.

Na emergência são:

1. Avaliação da atividade das colinesterases no sangue. Os desencadeadores mais comuns da diminuição da atividade são os inseticidas organofosforados e carbamatos, embora alguns medicamentos, como a fisostigmina, neostigmina, oxalatos, citratos, fenotiazínicos, LSD, entre outros, e alguns estados patológicos, como úlcera duodenal, infarto do miocárdio, pancreatite, infecções agudas e crônicas, entre outras, são capazes também de diminuí-las. Para essa avaliação, utiliza-se o método espectrofotométrico de Ellman, e o material analisado é o sangue total e o plasma, que dão uma boa correlação com o quadro clínico.

2. Medida da metemoglobina. As metemoglobinemias são desencadeadas pela exposição do indivíduo ao grupo de substâncias como sulfonas, nitritos, nitratos, fenóis, naftaleno etc. A metodologia que se aplica é a espectrofotométrica através do método de Evelin-Malloy modificado, e o material a ser analisado é o sangue total. É possível se obter a metemoglobinemia pelo uso de oxímetro. Mas ele não deve ser utilizado após a medicação com o azul de metileno, pois dará um valor maior para a metemoglobina presente, por uma interpretação errônea que o aparelho faz em relação à absorção da luz.

3. Monitoramento do tempo de protrombina. Nas intoxicações por rodenticidas do grupo "cumarínicos comuns" ou das supervarfarinas, ele pode ser realizado nos laboratórios de patologia clínica. A avaliação dessas alterações acarretadas por exposições às substâncias citadas pode ser imediata, podendo posteriormente ser feita a identificação do toxicante quando houver a possibilidade ou a necessidade.

Enfim, o *poder de identificação de uma metodologia* deve ser dado pelo número de substâncias que ela pode inequivocamente identificar, dentre uma grande população de compostos. A metodologia pode ser baseada num simples parâmetro obtido em um sistema ou num conjunto de parâmetros obtidos em mais de um sistema ou com mais de uma técnica.

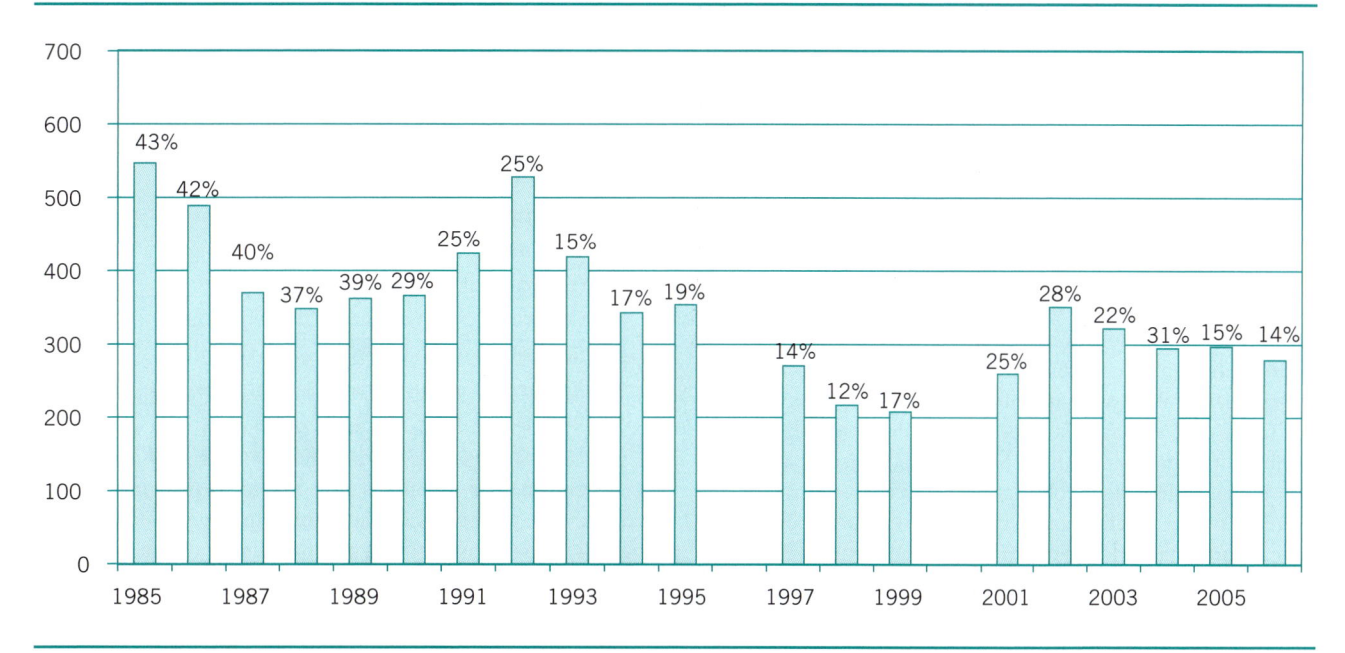

**Figura 1.** Triagens realizadas por CCD entre 1985 e 2006, em n. de casos e porcentagem do n. total de análises anuais.

De acordo com Carrazza *et al.*, a triagem por CCD vinha sendo solicitada cada vez mais nas suspeitas de intoxicação por fármacos em geral, no período de 1988 a 1992. Entretanto, a partir de 1993, foi sofrendo uma diminuição, registrando, em 1985, 547 casos, e em 2006, 279 casos. Observou-se, portanto, uma diminuição de cerca de 50% de casos, no período avaliado de 1985 a 2006 (não avaliados nos anos de 1996 e 2000) (Figura 1).

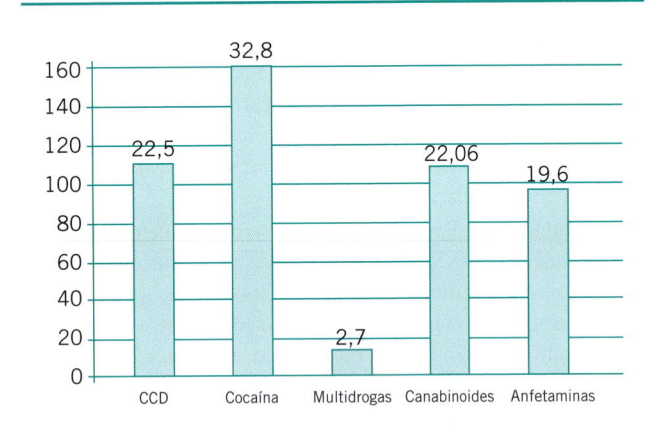

**Figura 2.** Distribuição das análises de triagem, em porcentagem, realizadas no laboratório do CCI-SP 2012 (total de 485 análises).

CCD: Cromatografia em Camada Delgada. Multidrogas: variaram de acordo com a marca do teste, contendo 3 ou 5 drogas de abuso.

As análises de triagem realizadas pelo Laboratório de Toxicologia CCI-SP em 2012, comparando-se a Figura 2 com a Figura 1, mostram significativa mudança em relação aos testes imediatos relativos às drogas de abuso. Estes não eram utilizados naquela época; foram introduzidos em 2010 no Laboratório e definitivamente estão sendo utilizados cada vez mais. Um alerta relativo aos testes imediatos deve ser colocado: apesar de práticos, não devem ser definitivos, pois falsos positivos ou falsos negativos podem ocorrer. Portanto, devem prescindir de outras metodologias que deem resultados inequívocos, pois, aliados a histórias de intoxicações, podem levar a erros que envolvem não só o tratamento do paciente, bem como a problemas sociofamiliares, principalmente no abuso de drogas, especialmente tratando-se de adolescentes, crianças, e até mesmo de lactentes.

Testes imediatos imunocromatográficos para saliva também estão disponíveis no mercado, entretanto na emergência não têm sido utilizados rotineiramente.

A análise por CCD, utilizando sistemas analíticos padronizados segundo uma base probabilística apresentada por Linden e colaboradores, pode suprir a dificuldade que enfrentam os pequenos laboratórios dos Centros de Intoxicação no Brasil, na compra não só de equipamentos, como, principalmente, de padrões, reagentes e outros materiais de infraestrutura. Embora seja mais trabalhosa que os testes imediatos, uma vez que é realizada com extratos obtidos de diferentes matrizes, exige também um profissional mais habilitado, inclusive para trabalhar com as informações obtidas nas várias bases de dados disponíveis na sua sistematização. Entretanto pode dar uma segurança muito maior no resultado obtido, independentemente de associá-la a outras tecnologias mais específicas.

Na oportunidade de se utilizar a análise toxicológica sistemática (ATS) composta de várias tecnologias, sempre haverá dificuldade pela presença restrita de substâncias nos bancos de dados em face dos compostos existentes no mercado.

Na Figura 3, observa-se a distribuição de análises quantitativas utilizadas em triagem no CCI-SP, algumas delas, como a medida da atividade das colinesterases, metemoglobinemia, e até as alcoolemias passíveis de serem repetidas no decorrer da

internação dos pacientes, com a finalidade de acompanhamento clínico.

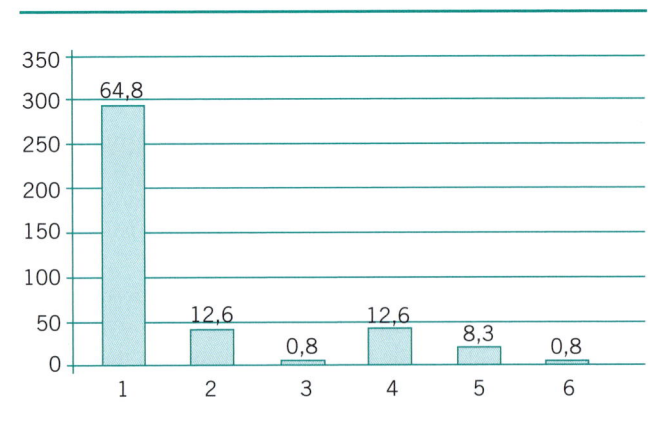

**Figura 3.** Distribuição das análises quantitativas, em porcentagem, realizadas no laboratório do CCI-SP 2012 (total de 483 análises).

1. Colinesterase, 2. Etanolemia, 3. Metemoglobinemia, 4. Metanolemia, 5. Paracetamol, 6. Salicilemia

Em geral, chegam ao laboratório de emergência do CCI-SP os casos mais graves de intoxicações. Em 2012, foram atendidos 494 pacientes, que geraram um total de 1.084 análises, cuja distribuição se deu quanto ao sexo e idade (Figura 4). Observa-se que a maior prevalência de atendimento pelo Laboratório, em ambos os sexos, está na faixa dos 13 aos 50 anos.

## 3. SINTONIA ENTRE O CLÍNICO E O ANALISTA

Ao suspeitar-se de uma intoxicação, o clínico e o analista deverão discutir o caso, levando-se em consideração o seguinte:

a) qual(is) o(s) possível(eis) toxicante(s);
b) a via de introdução;
c) data e hora da exposição;
d) avaliar a quantidade, se possível;
e) tipo de material biológico a ser colhido;
f) data e hora da coleta do material biológico;
g) medicamentos que o paciente faz uso crônico;
h) medicamentos administrados ao paciente antes da coleta do material;
i) qual será a triagem toxicológica que será utilizada.

É comum, nas tentativas de suicídio, o paciente utilizar mais de um agente tóxico, ao contrário do que ocorre com crianças, cujas intoxicações são acidentais e o agente tóxico, em geral, é único. É importante saber a via de introdução, pois, se um indivíduo introduz o toxicante oralmente, o resultado é muito diferente do que quando o faz por via venosa. A via priorizará a escolha do material biológico a ser analisado. A data e a hora da intoxicação são importantes para que se possa avaliar qual o material biológico mais adequado a ser analisado, pois, uma vez introduzido no organismo, sofrerá todas as alterações decorrentes de sua farmacocinética. Geralmente, como esses pacientes só chegam entre 2 e 3 horas após o acidente toxicoló-

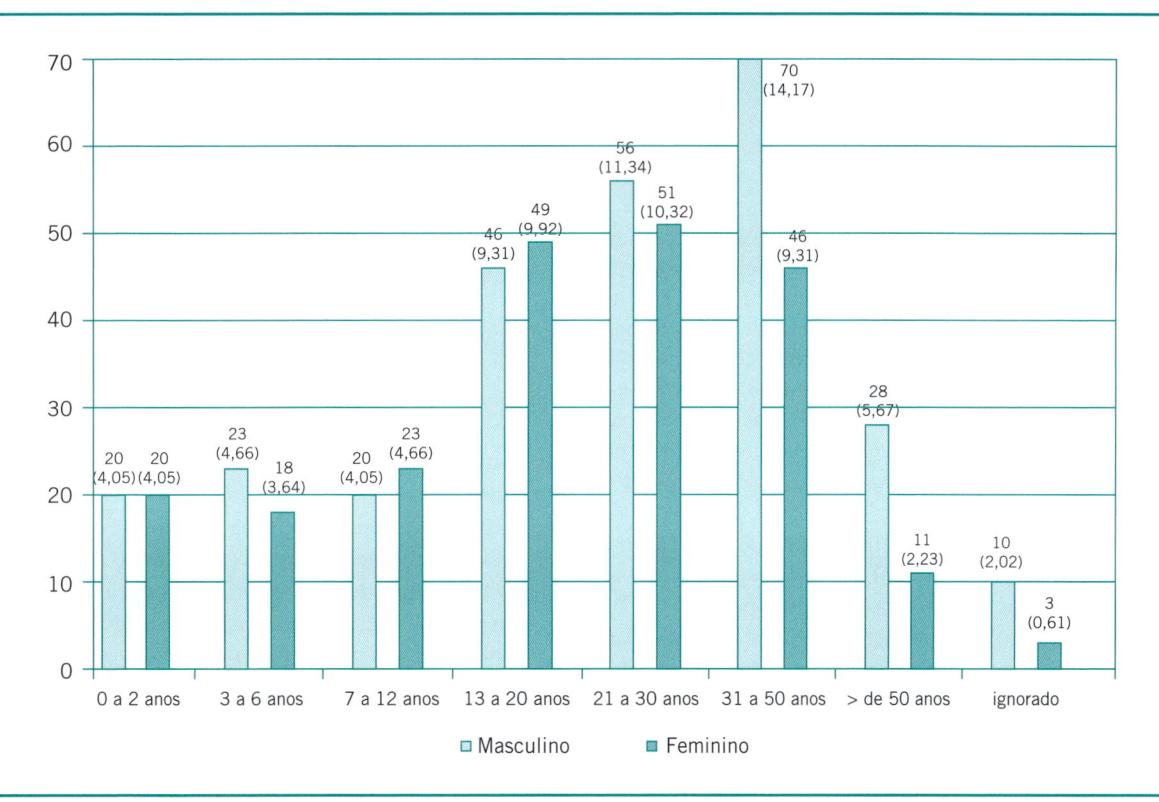

**Figura 4.** Distribuição de pacientes, em número e porcentagem, de acordo com a idade e sexo (total de 494 análises realizadas no laboratório CCI-SP, 2012).

gico, os materiais de escolha são a urina e o lavado gástrico, quando este estiver disponível, pois é muito mais fácil isolar um produto químico na sua forma livre, quando ainda não sofreu a biotransformação. Os medicamentos de que o paciente faz uso terapêutico e os que lhe foram administrados na sala de emergência, antes da coleta do material a ser analisado, devem ser registrados, porque num primeiro momento as análises deverão dizer se há ou não a presença de determinado fármaco, por meio de testes qualitativos. Sendo possível, é feita a determinação sérica quantitativa do agente tóxico encontrado, pois há, quase sempre, uma boa correlação entre sua concentração no sangue e o estado clínico do paciente.

O planejamento da triagem toxicológica deverá ser feito de acordo com a população assistida, ou seja, se procedente da zona urbana (principalmente para medicamentos), rural (incluir praguicidas), ou de indústrias químicas (halogenados ou metais deverão estar incluídos).

Ao mesmo tempo em que o clínico procura manter as condições vitais do paciente e, quando existir, administra-lhe antídoto adequado, o analista executa procedimentos analíticos qualitativos e quantitativos com precisão e rapidez que permitam um diagnóstico correto, proporcionando um tratamento específico e eficaz.

## 4. ESQUEMA DE TRIAGENS APLICADO EM VÁRIAS SITUAÇÕES

a) O quadro clínico não é característico de um determinado agente tóxico, não se encaixa nas síndromes tóxicas usuais; desconhece-se o toxicante; pode haver ou não história de intoxicação.

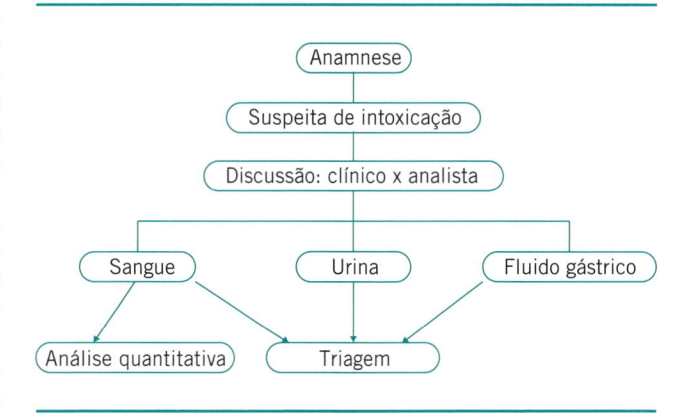

**Figura 5.** Fluxograma de atendimento ao paciente.

Neste caso, faz-se uma triagem completa e solicita-se de urgência: pesquisa de vários grupos de medicamentos, dependendo do quadro clínico (depressores do SNC, analgésicos, estimulantes do SNC, antidepressivos, praguicidas, substâncias de abuso etc.). Essa triagem é realizada com testes imediatos e principalmente por cromatografia em camada delgada e, quando necessário, complementada por determinações espectrofotométricas quantitativas ou por testes de fluorescência polarizada. Determinam-se também alcoolemia por cromatografia gasosa, atividade da colinesterase plasmática e eritrocitária e outras, dependendo do resultado da triagem por CCD. Outras metodologias, mais sofisticadas, poderão ser utilizadas quando disponíveis, tanto para a triagem quanto para a quantificação, desde que sejam observadas as características das análises de emergência.

A procura de agente tóxico desconhecido deve ser realizada por meio da análise toxicológica sistemática (ATS), definida por Hartstra & Zeeuw como a procura lógica pela química analítica de substâncias potencialmente tóxicas, cujas presenças são incertas e as identidades desconhecidas. Entretanto, a ATS não é somente utilizada para agentes desconhecidos. No caso de o resultado ser negativo, deve-se sempre dizer que é negativo para as substâncias pesquisadas, ou seja, deve ser um negativo específico, pois o número de substâncias químicas é muito grande, a quantidade de analito pode estar fora do limite de detecção do método utilizado, e pode haver erro. A não identificação do agente tóxico pode também ocorrer, por não fazer parte da triagem proposta ou por impossibilidade técnica de identificação, que é o caso, por exemplo, das metodologias mais sofisticadas que utilizam as bibliotecas preexistentes ou por deficiências do próprio método de triagem nos quesitos sensibilidade e especificidade.

b) O quadro clínico sugere um tipo de intoxicação; há uma história de intoxicação; desconhece-se o agente tóxico. Por exemplo, síndrome adrenérgica ou serotoninérgica.

A triagem analítica deve ser mais seletiva no sentido de ser orientada de acordo com os agentes tóxicos que podem estar causando a sintomatologia apresentada, bem como indicar a presença de uma substância adicional.

Em se tratando de adolescentes, lembrar sempre das drogas da moda, como a cocaína, o êxtase e os inibidores da recaptura de serotonina.

c) Há uma história de intoxicação; o agente tóxico é conhecido; o quadro clínico é compatível com o toxicante suspeito.

É realizada a triagem no sentido de confirmar a presença do agente tóxico relatado, bem como de detectar outros possíveis toxicantes que possam estar envolvidos e cujos efeitos possam estar ocultos pelos efeitos mais visíveis do agente conhecido. Eles podem trazer consequências mais graves do que o agente conhecido. Por exemplo, o benzodiazepínico pode ser o agente conhecido, e o paracetamol seria outro encontrado.

Não se pode esquecer, principalmente nas tentativas de suicídio (cerca de 25% dos casos atendidos pelo CCI-SP), que há, frequentemente, ingestão de várias substâncias que podem interagir entre si, produzindo efeitos sinérgicos, aditivos e até mesmo antagônicos.

Os materiais biológicos mais utilizados nas análises de urgência são a urina, o sangue, o lavado gástrico, o aspirado gástrico e o vômito. Materiais como comprimidos, xaropes, resíduos de substâncias em copos ou colheres deixados pelos pacientes e encontrados ao seu lado também podem ser submetidos à análise.

Tendo em vista a grande variedade de fármacos que podem estar presentes num determinado fluido biológico, é preciso utilizar um método analítico que permita em uma única extração determinar a presença de várias substâncias. Dessa forma, o mais prático é isolar as substâncias em grupos, de acordo com seu caráter ácido, neutro ou básico e extraí-las de soluções aquosas por meio de solventes orgânicos e em pH adequado ou utilizando cartuchos de extração em fase sólida (CFS) disponíveis no mercado, dependendo da tecnologia a ser aplicada.

O monitoramento do paciente por meio da repetição de análises, muitas vezes, é necessário para se avaliar o progresso de uma intoxicação; por exemplo, na intoxicação por dapsona, além da dosagem sérica de dapsona (DDS), realiza-se também a medida da metemoglobinemia, que é uma manifestação clínica decorrente da formação de metabólitos tóxicos hidroxiaminados da dapsona, devendo-se, portanto, acompanhar o nível de metemoglobinemia até a alta do paciente. Segundo estudo realizado por Carrazza *et al.*, em 2000, em que foram correlacionados o nível sérico da dapsona, a dose do fármaco e a metemoglobinemia, o parâmetro mais importante foi a avaliação da metemoglobinemia.

## 5. IMPORTÂNCIA DOS RESULTADOS DAS ANÁLISES TOXICOLÓGICAS DE URGÊNCIA

Os resultados das análises toxicológicas de urgência são importantes porque permitem:

- o diagnóstico preciso de uma intoxicação ou sua exclusão, possibilitando ao clínico uma reavaliação do paciente;
- a identificação do agente tóxico que auxiliará o clínico no uso de terapêutica mais específica e adequada ao paciente, por exemplo, a possibilidade de uso de antídotos, agonistas, hemodiálise etc;
- a monitorização das intoxicações graves, como nas intoxicações por ferro, metanol etc.;
- o estabelecimento de um prognóstico mais previsível, como nas intoxicações por paracetamol, paraquat, inibidores da colinesterase etc.;
- um seguimento mais adequado, como na intoxicação por antidepressivos tricíclicos, dapsona etc.

Finalizando, a ATS deve permitir a detecção dos agentes tóxicos presentes importantes, identificá-los e excluir a presença de outros toxicantes igualmente importantes.

É relevante o papel de um analista toxicologista, pois, com sua experiência, deve estar apto para realizar qualquer tipo de análise de emergência, além de saber interpretar seus resultados. Por outro lado, o estreito relacionamento entre o clínico e o analista é de fundamental importância. A descoberta de qualquer dado novo referente a um paciente, durante a espera do resultado analítico, deve ser comunicado pelo clínico ao analista, que poderá mudar o curso das análises para proporcionar um diagnóstico mais preciso.

## 6. FALTA DE CORRELAÇÃO ENTRE OS RESULTADOS ANALÍTICOS E A SUSPEITA DE INTOXICAÇÃO

Vários fatores determinam a falta de correlação entre os resultados analíticos e a suspeita da intoxicação:

**Anamnese incompleta** Há muita dificuldade em obter informações corretas em relação ao paciente intoxicado. Por exemplo, se um adulto for levado para a emergência por abuso de álcool e cocaína, com certeza ele ou quem o acompanha admitirá o uso do álcool, mas não da cocaína. Mães costumam negar a ingestão de medicamentos pelos seus filhos, com medo de consequências.

**Material biológico inadequado** Por exemplo, se for determinar a concentração plasmática de paracetamol duas horas após a ingestão, o valor encontrado não será real, pois o pico plasmático do paracetamol ocorrerá depois de cerca de 4 horas.

### Material biológico mal acondicionado
Para um bom resultado analítico, as condições técnicas do material enviado ao laboratório são primordiais. Ainda é comum dosagens alcoólicas virem sem refrigeração ou sem vedação adequada. Não se pode esquecer que a amostra, nos casos de urgência, é única, ou seja, a biotransformação no organismo não para e, portanto, em diferentes horários têm-se diferentes resultados analíticos. O que se procura é aquele que traduz, o mais próximo possível, a realidade do paciente intoxicado. É diferente de outras patologias em que, uma vez instaladas, é geralmente indiferente o horário da coleta de material para diagnosticá-las. É sempre recomendado que seja solicitada ao analista orientação de como deverão ser colhidas e as condições em que deverão ser transportadas as amostras. O ideal seria que a amostra fosse controlada pelo laboratório desde a coleta até a emissão do resultado. Entretanto, não é possível dadas as condições em que ocorrem as intoxicações e a realização dos atendimentos em diversos prontos-socorros, diferentes locais que, mesmo recebendo orientações quanto à coleta, nem sempre as obedecem.

### Envolvimento de vários agentes tóxicos
É comum nas tentativas de suicídio e no uso de drogas de abuso. O usuário de cocaína, por exemplo, em geral abusa também do álcool, proporcionando desse modo a formação do cocaetileno, produto ativo e mais tóxico que a própria cocaína, podendo também usar outros depressores do sistema nervoso central para atenuar o desconforto da excitabilidade.

### Presença de outras patologias
Um epilético urêmico que toma fenitoína e ácido acetilsalicílico, por exemplo, terá efeito de ambos os fármacos, mas há um deslocamento maior de fenitoína, pois os dois fármacos competem pelos mesmos sítios proteicos. O aumento do maior número de moléculas livres de fenitoína poderá possibilitar a manifestação de sua toxicidade.

### Síndrome de abstinência
As síndromes de abstinências são, às vezes, confundidas com intoxicações, principalmente por profissionais menos experientes. Na síndrome de abstinência alcoólica, o paciente apresenta alucinações, tremores, convulsões e estado hipermetabólico, que poderão ser confundidas com o uso de alucinógenos ou estimulantes do sistema nervoso central.

Portanto, verifica-se que a análise toxicológica de urgência é *sui generis* e para alcançar o seu objetivo, que é dar um tratamento adequado ao paciente, dependerá de um entrosamento bom entre o clínico e o analista. Do bom trabalho do analista, dos equipamentos disponíveis no laboratório e, com certeza, de uma história precisa da intoxicação depende o resultado de uma análise toxicológica de urgência. Ungerleinder *et al.* fizeram um levantamento comparando as histórias das intoxicações com os resultados analíticos e observaram que houve correlação em 20% dos casos entre a suspeita do toxicante e o resultado dos testes analíticos, sendo que em 11% as histórias eram incorretas e em 69% parcialmente corretas.

A chave do sucesso de uma análise toxicológica de emergência é sem dúvida o domínio da equipe do laboratório sobre a metodologia aplicada, quer seja a cromatografia em camada delgada, a cromatografia gasosa e outras, que só se adquire com a repetição e com a confiança adquirida no decorrer do exercício.

## 7. BIBLIOGRAFIA

AMARAL, D.A. Intoxicações agudas – diagnóstico e tratamento. In: ATALLAH, N.A.; HIGA, S.E.M. *Guia de medicina ambulatorial e hospitalar: guia de medicina de urgência*. Barueri: Manole 2004, p. 143.

BAILEY, D.N. The role of laboratory in treatment of the poisoned patient: laboratory perspective. *J. Analyt. Toxicol.*, v.7, p.136-140, 1983.

BUYLAERT, W.A. Coma induced by intoxication. *Acta Neurol. Belg.*, v.100, p.221-224, 2000.

CARRAZZA, M.Z.N. Análises toxicológicas de emergência. In: OGA, S. *Fundamentos da Toxicologia*. 2.ed. São Paulo: Atheneu, 2003. cap. 4.15, p.399-404.

CARRAZZA, M.Z.N.; BARCIA, S.A.D.; BRANDÃO, M.C.R.; ROBAZZA, M.H.R. Análises de resultados no período de um ano – Centro de Controle de Intoxicações de São Paulo. *R. Bras. Toxicol.*, São Paulo, v.1, p.1-3, 1988.

CARRAZZA, M.Z.N.; BARCIA, S.A.D.; ROBAZZA, M.H.R. Estudo do perfil analítico do Laboratório de Toxicologia do Centro de Controle de Intoxicações de S. Paulo em relação às análises realizadas no período de 1985 a 2006. *R. Bras. Toxicol.*, São Paulo, v.20, p.58, 2007.

CARRAZZA, M.Z.N.; CARRAZZA, F.R.; OGA, S. Clinical and laboratory parameters in dapsone acute intoxication. *Rev. Saúde Pública*, São Paulo, v.34, p.396-401, 2000.

GALLO, M.A.; DOULL, J. History and scope of Toxicology. In: KLAASSEN, D.C.; AMDUR, O.M.; DOULL, J. *Casarett & Doull's toxicology: the basic* science *of poisons*. 6. ed., New York: MacGraw-Hill, p.3-10, 2001.

GOLDBAUM, L. Schematic procedure for determination of drugs in body fluids. *Clin. Toxicol*, v.7, p.131-134, 1983.

HARTSTRA, J.; FRANKE, J.P.; ZEEUW, R.A. How to approach substance identification in qualitative bioanalysis. *J Chromatogr B Biomed Sci Appl.*, v.739, p.125-137, 2000.

JACK, J.V. Extraction Method in Toxicology. In: TODD, R.G. *Clark, EGC Isolation and identification of drugs*. London: The Pharmaceutical Press, p.16-30, 1986.

LINDEN, R.; SARTORI, S.; KELLERMAN, E. A identificação de substâncias em análises toxicológicas sistemáticas utilizando um sistema informatizado para cálculo de parâmetros cromatográficos e busca em base de dados. *Química Nova*, vol. XV, n. 00, 1-x, 200, publicado em web em 31/10/2006.

LUNDBERG, GD. Operations management in emergengy toxicology. *J. Analyt. Toxicol.*, v.7, p.152-154, 1983.

MCCARRON, M.M. The use of toxicologic tests in emergency room diagnosis. *J. Analyt. Toxicol.*, v.7, p.131-134, 1983.

ODAR-CEDERLÖF, I.; BORGA O. Impaired plasma protein binding of phenytoin in uremia and displacement effect of salycilic acid. *Clin. Pharm. Ther.*, v.20, p.36-47, 1976.

OGA, S. *Fundamentos da Toxicologia*. 2.ed. São Paulo: Atheneu, 2003. p.474.

PECHARD, A.; BESSONS, A.S.; MIALON, A.; BERNY, C.; MANCHON, M. Clinical analysis of different methods used for toxicology screening in emergency laboratory. *Ann. Biol. Clin.*, v.57, p.525-537, 1999.

POHJOLA-SINTONEM, S.; KIVISTU, K.T.; VUORI, E.; LAPATTO-REINILUOTO, O.; TIULA, E.; NEUVONEN, P.J. Identification of drugs ingested in acute poisoning: correlatiom of patient history with drug analyses. *Ther Drug Monit*, v.22, p.749-52, 2000.

PRAGST, F.; HERZLER, M.; ERXLEBEN, B.T. Systematic toxicological analysis by high performance liquid chromatography with diode array detection (HPLC-DAD). *Clin. Chem. Lab. Med.*, v.42, n.11, p.1.325-1.340, 2004.

UNGERLEIDER, J.T.; LUNDBERG, G.D.; SUNSHINE, I.; WALBERG, C.B. The drug abuse warning network (DAWN) program. *Arch Gen Psychiat.*, v.37, p.106-9, 1980.

VALLI, A.; POLLETTINI, A.; PAPA, P.; MONTAGNA, M. Comprehensive drug screening by integrade use of gas crhomatografy/mass spectrometry and remedi HS. *Therapeutic Drug Monitoring*, v.23, p.287-294, 2001.

WATSON, W.A.; LITOVITZ, T.L.; RODGERS, G.C.; SCHWARTS, W.K.; REID, N.; YOUNIS, J.; FLANAGAN, A.; WRUCK, K.M. *Annual report of the American Association of Poison Control Centers Toxic Exposure Surveillance System*, 2004. Disponível em: <http://www.poison.org/prevent/documents/TESS%20Annual%20 Report%202004.pdf>. Acesso em: 24 abr. 2006.

ZEEUW, R.A.; SCHEPERS, P.; GREVING, J.E.; FRANKE, J.P. A new approache to the optimization of chromatographic systems and the use of a generally accessible data bank in systematic toxicological analysis. *Proceedings of International Symposium.Instrumental Applications in Foresinc Drug Chemistry.* May 29-30, 1978, Washington, DC.

# 5.1.

# METAIS EM ALIMENTOS

*Paulo Eduardo de Toledo Salgado*

## CONTEÚDO DESTE CAPÍTULO

## 1. INTRODUÇÃO

A Agency for Toxic Substances & Disease Registry (ATSDR) atualizou em 2011 a lista prioritária de substâncias perigosas, baseada na combinação de frequência de ocorrências de toxicidade em potencial aos humanos, e destacaram-se entre elas os metais arsênio, chumbo, mercúrio e cádmio.

A presença qualitativa e quantitativa de metais nos alimentos depende da localização geográfica e das condições em que se encontram o solo e a água. Os níveis desses metais podem ser controlados limitando o uso de produtos agrícolas que contenham metais, impedindo o uso de água contaminada, ou ainda, proibindo a produção de alimentos em solos contaminados.

Entre os elementos mais conhecidos, cerca de 50 são encontrados em concentrações mensuráveis nos sistemas biológicos; destes, 11 podem ser classificados como elementos de traço. Esses elementos, essenciais ao organismo, são encontrados em quantidades muito limitadas no organismo humano. Observa-se que 8 desses 11 elementos estão classificados no período quatro da tabela periódica, sugerindo uma ótima relação entre o tamanho do núcleo e a disponibilidade de elétrons para interagirem com as moléculas orgânicas presentes nos sistemas biológicos. São eles: vanádio (V), cromo (Cr), manganês (Mn), ferro (Fe), cobalto (Co), cobre (Cu), zinco (Zn), molibdênio (Mo), além dos não metais selênio (Se), flúor (F) e iodo (I).

Os elementos de traço são componentes essenciais de estruturas biológicas, todavia, quando estão presentes em concentrações superiores àquelas necessárias para as funções biológicas, tornam-se tóxicos. Os elementos não essenciais que possuem características atômicas similares aos essenciais podem imitar a reatividade desses elementos e causar alterações indesejáveis ao sistema biológico.

Luckey e Venugopal (1977) classificaram os elementos em três grupos fundamentais: elementos essenciais, microcontaminantes ambientais e elementos essenciais simultaneamente microcontaminantes ambientais.

Vários critérios permitem classificar os elementos existentes na natureza em metais e não metais. Geralmente, a definição de metais está baseada em suas propriedades físicas, como opacidade, capacidade de formação de ligas, condução de calor e eletricidade e maleabilidade. Mais de 80 dos 125 elementos conhecidos são enquadrados nessa definição. Cátions como o cálcio, sódio, potássio e magnésio, de baixo peso molecular, não possuem essas propriedades e são importantes no metabolismo de mamíferos.

Considerando-se os efeitos que os metais podem provocar na saúde humana, são classificados em: a) metais nutricionalmente essenciais, como o cobalto, cromo III, cobre, ferro, manganês, molibdênio, selênio e zinco; b) metais com possíveis efeitos benéficos: boro, níquel, silício e vanádio e c) metais com efeitos benéficos não definidos: alumínio, antimônio, arsênio, bário, berílio, cádmio, mercúrio, chumbo, prata, estrôncio e tálio.

A denominação "metal pesado" é geralmente usada para descrever o grupo de metais tóxicos que inclui mercúrio, chumbo e cádmio. Essa classificação é apenas descritiva, não sendo cientificamente exata; refere-se aos metais com gravidade específica elevada e que possuem forte atração por estruturas de tecidos biológicos e eliminação lenta. Duffus (2002) discutiu o uso inapropriado deste termo e na revisão da literatura encontrou uma faixa de variação da densidade para os denominados "metais pesados" de 3,5 a 7,0 g/cm$^{-3}$. O que fica bem caracterizado é que metal pesado não é sinônimo de metal tóxico. Sob o enfoque da Toxicologia, a toxicidade refere-se ao potencial intrínseco das substâncias químicas de serem mais ou menos tóxicas. Deve-se considerar, ainda, que os metais presentes nos organismos estão no estado ionizado e a densidade deixa de ter significado para classificá-los como metais pesados. Considerando o postulado de Paracelso em que a dose faz o "veneno", um elemento de baixo peso específico poderá provocar desequilíbrio em organismos vivos quando for absorvido em elevadas doses.

Todas as formas de vida são afetadas pela presença de metais. Alguns desses elementos são benéficos, enquanto outros são danosos aos sistemas biológicos, dependendo da dose e da forma química em que se encontram.

Os componentes minerais de tecidos organizados estão permanentemente em equilíbrio dinâmico, e no organismo representam cerca de 4%. O fornecimento constante desses elementos, em quantidade e qualidade, é exigido pelas trocas biológicas. Esse fornecimento é feito por meio dos alimentos, e as estimativas indicam que cerca de 30 g devam ser repostos diariamente para que o balanço mineral não seja alterado. A deficiência de um elemento pode resultar em síndrome característica, de forma análoga a uma vitamina específica, ou a uma deficiência hormonal. A absorção excessiva causa desequilíbrio orgânico, caracterizando a ocorrência de intoxicação.

Os comportamentos específicos dos metais dependem da capacidade que possuem de formar compostos de coordenação e quelação. Os compostos de coordenação formam-se por ligações covalentes coordenadas entre metais e ligantes.

Os metais complexados estão envolvidos em funções bioquímicas essenciais do organismo como: a) biossíntese e degradação de macromoléculas (proteínas, carboidratos e lipídios), por meio da formação de ligação e clivagem, envolvendo peptidases, descarboxilases e fosforilases, e metais como o Mn, Mg, Zn ou metaloenzimas. Os metais são ligados ao nitrogênio amínico e peptídico e aos grupos carboxílicos; b) na manutenção de estruturas de macromoléculas, como o Zn na insulina, Mn no RNA, e Fe nos complexos porfirínicos; c) nas reações de oxirredução envolvidas na respiração celular, como o Fe nos citocromos, catalases, peroxidases e fenoloxidases; d) no transporte, acumulação e transferência de metais essenciais necessários aos processos metabólicos (ferritina, hemossiderina e metalotioneínas).

Outro tipo de complexo formado é por quelação. São complexos muito estáveis, envolvendo a molécula do ligante com dois ou mais átomos doadores de elétrons (N, O ou S). A quelação de metais nos sistemas biológicos tem inúmeras implicações, incluindo funções essenciais, como a regulação da concentração de metais em vários compartimentos do organismo.

Os metais ligados aos lipídios, ácidos nucléicos e carboidratos são bem conhecidos, porém, além de suas ações deletérias por meio de reações de oxidação, a função bioquímica dos metais presentes nessas moléculas não está suficientemente esclarecida.

A deficiência de qualquer desses elementos de traço produz condições patológicas que podem ser prevenidas ou revertidas por suplementação adequada, e se esta não for devidamente controlada aparecem os efeitos tóxicos.

A introdução de elementos de traço no ambiente, como consequência das atividades humanas, alcançou níveis muitas vezes alarmantes em determinadas regiões do planeta, nos últimos 100 anos. Atividades agrícolas e industriais contribuíram significativamente para a elevação dos níveis de metais de traço no solo. As práticas comuns de correção de solo e uso de produtos químicos, incluindo os fungicidas, praguicidas e herbicidas, contendo, por exemplo, Cu, Zn, Fe, Mn e As, e fertilizantes contendo Cd e Pb são considerados os principais responsáveis.

Os alimentos de origem animal ou vegetal possuem ampla faixa de concentração de metais, refletindo a distribuição desses elementos no ambiente e as condições de produção e processamento.

As rochas que formam o solo, os fertilizantes, resíduos e outros materiais descartados incorretamente pelo homem no solo são fontes responsáveis pela presença de metais nos vegetais. As poeiras, minerações, atividades industriais, queima de combustíveis fósseis contribuem para o acúmulo de metais em solos cultiváveis.

Os metais não essenciais e tóxicos, com configuração eletrônica e propriedades similares às de essenciais, originam produtos de quelação e, de maneira semelhante aos essenciais, são facilmente absorvidos, distribuídos e eliminados. Dessa maneira, os metais tóxicos competem com os essenciais, possibilitando a ocorrência de inibição de suas funções.

Acredita-se que pessoas idosas e crianças sejam mais suscetíveis aos toxicantes, num determinado nível de exposição, comparados aos adultos. As divisões celulares e o crescimento representam oportunidades para que ocorra a ação genotóxica.

As atividades industriais são as mais importantes fontes responsáveis pela distribuição de metais na atmosfera. As concentrações de metais encontradas na água são influenciadas pela atividade industrial, composição das rochas e solos, e dependem da composição e conservação dos reservatórios de água.

O solo é importante fonte de metais para os vegetais, nos quais são encontrados sob as formas orgânica e inorgânica. Observa-se o acúmulo de selênio, por exemplo, em *Astralagus racemosus*. Essa característica acumulativa é responsável pela interferência do elemento no crescimento de gramíneas e outros vegetais. Animais como bovinos, equinos e outros que se alimentam desses vegetais podem sofrer intoxicações às vezes fatais.

Metais como mercúrio, zinco, chumbo, cádmio, boro e manganês são encontrados em sedimentos de esgotos emitidos por indústrias e residências. Esse material, quando transferido para solos cultiváveis, provoca elevação significativa dos níveis de metais nos vegetais produzidos e consumidos pela população.

Os incidentes de Minamata e Toyama, no Japão, ao provocarem intoxicações pelo mercúrio e cádmio, evidenciaram a necessidade de manter-se a qualidade dos mananciais pelo controle da presença de agentes contaminantes, especialmente de metais.

Em regiões industrializadas, onde os efluentes não são devidamente tratados, a água pode sofrer contaminação causando sério risco à saúde da população.

Os equipamentos em que os alimentos são processados ou os recipientes em que são armazenados ou acondicionados representam fontes em potencial de contaminação por metais. A utilização de material inadequado na fabricação ou reparo desses materiais pode resultar também na produção de alimentos contaminados.

Os utensílios utilizados no cozimento de alimentos são considerados como prováveis fontes de contaminação. A lixívia de metais tóxicos desses utensílios, a liberação de metais de tintas e pigmentos empregados nas colorações ou decorações são fontes adicionais de exposição.

Papéis coloridos são potenciais agentes liberadores de metais tóxicos aos alimentos acondicionados nessas embalagens.

Ferro, cobre, zinco, manganês e cromo são adicionados ao alumínio para aumentar a resistência à corrosão e melhorar a forma de latas e embalagens. A adição de uma camada interna de resina nas latas de alumínio melhora a qualidade desses recipientes, entretanto a possibilidade de dissolução de metais não está afastada.

Fatores relacionados à dieta parecem interferir na toxicidade dos metais e dizem respeito aos níveis de absorção gastrintestinal. Há uma relação inversa entre o teor de proteínas e a toxicidade do cádmio e do chumbo. A vitamina C reduz a absorção de chumbo e cádmio, possivelmente em razão do aumento da absorção de íons ferrosos. No entanto, os metais essenciais podem alterar a toxicidade de outros metais, por interação nas células do organismo. O chumbo, o cálcio e a vitamina D têm uma inter-relação complexa, afetando o processo de mineralização dos ossos e diminuição da síntese renal da 1,25-di-hidroxi vitamina D.

A solubilidade é um fator fundamental na eficiência da absorção gastrintestinal de metais. Os nitratos, acetatos e todos os cloretos, brometos e iodetos, com exceção dos de prata, mercúrio e chumbo, são solúveis. Todos os sulfatos, exceto os de bário, estrôncio e chumbo, são solúveis. São insolúveis os hidróxidos, exceto os de metais alcalinos e bário, os carbonatos e os fosfatos, exceto os alcalinos, e os sulfetos, com exceção dos alcalinos e alcalinos terrosos.

## 2. ARSÊNIO

O arsênio trivalente e o pentavalente são amplamente distribuídos na natureza, como compostos orgânicos e inorgânicos. Observam-se diferenças significativas na toxicocinética e na toxicidade de vários compostos arsenicais.

A ingestão diária do arsênio pela população varia amplamente, com intervalos que vão desde $\mu g$ a mg, e é influenciada pelo consumo de alimentos do mar e de água de origem natural que possuam elevadas concentrações do metal.

### 2.1. Fontes de exposição

O arsênio, tradicionalmente associado aos homicídios e à Toxicologia Forense, faz parte do meio ambiente e está presente no solo, água, ar e alimentos. O arsênio é amplamente distribuído na crosta terrestre, na ordem de 3,4 ppm, dependendo da região considerada. É liberado no ambiente por fontes naturais (poeiras e vulcões) e antropogênicas. As fontes antropogênicas incluem a mineração de metais não ferrosos e fundição, aplicação de praguicidas, combustão de carvão e madeira e incineração de lixo.

As concentrações de arsênio presentes na água de consumo humano, geralmente, são inferiores a 10 $\mu g$/L e podem alcançar níveis mais elevados em áreas próximas às fontes antropogênicas ou depósitos minerais. As concentrações em águas subterrâneas variam em função dos teores existentes nas rochas que contenham os aquíferos. Os níveis mais elevados, geralmente, têm sido relatados em águas de chuva carbonatada na Nova Zelândia, Romênia, antiga União Soviética e Estados Unidos da América (0,4 a 1,3 mg/L), em Taiwan (acima de 1,8 mg/L) e em Córdoba, Argentina (3,4 mg/L).

A contaminação de águas subterrâneas pelo arsênio foi associada a casos de arsenicose em Bangladesh.

Com exceção de alguns tipos de alimentos marinhos, a maioria contém baixos níveis de arsênio, geralmente inferiores a 0,25 mg/kg. Os organismos marinhos podem conter grandes concentrações de organoarsenicais, como a arsenobetaína. Esses derivados arsenicais não são de elevada toxicidade aguda em razão da baixa reatividade às estruturas biológicas e da rápida excreção urinária. As videiras cujas uvas são pulverizadas com produtos à base de arsênio poderão acarretar, nos vinhos, níveis apreciáveis, geralmente acima de 0,5 mg/L.

A quantidade de arsênio ingerida diariamente pelos humanos é influenciada pela quantidade de alimentos provenientes do mar. A ingestão diária média de arsênio pelos humanos varia de 12 a 40 µg. A ingestão de arsênio no Japão, cuja dieta possui grande quantidade de alimentos do mar, é superior aos europeus e americanos. Os organoarsenicais são menos tóxicos que os inorgânicos e ocorrem naturalmente em elevados níveis nos peixes, mariscos e crustáceos.

## 2.2. Toxicocinética

A população em geral está exposta ao arsênio por meio da ingestão de água e alimentos contaminados. Os arsenatos e arsenitos são bem absorvidos através do trato gastrintestinal (TGI), e as estimativas propõem que os valores sejam superiores a 95%. O arsênio orgânico encontrado nos alimentos marinhos, como resultado da biotransformação, é absorvido na ordem de 75 a 85%, enquanto outros compostos orgânicos de arsênio são absorvidos em percentuais menores. As formas pouco solúveis de arsênio, como o arsenato de chumbo e sulfeto de arsênio, são pouco absorvidas por meio do TGI.

O arsênio presente nos alimentos após ser absorvido é distribuído por todo o organismo. Os níveis de arsênio encontrados em diferentes órgãos variam de 0,05 a 0,15 ppm, entretanto são maiores nos cabelos (0,65 ppm) e nas unhas (0,36 ppm), indicando que não existe um órgão preferencial para o acúmulo. Presume-se que a quantidade total de arsênio presente no organismo humano seja entre 14 e 20 mg.

Após a ingestão de arsenato por humanos, 66% da dose são eliminados com meia-vida de 2,1 dias, 30% com meia-vida de 9,5 dias e 3,7% com meia-vida de 38 dias. Em outro estudo com arsenito de sódio (3 mg), verificou-se que 48% da dose são excretados dentro de cinco dias, com uma meia-vida biológica de 30 horas.

A autópsia de indivíduo que havia ingerido 8 g de trióxido de arsênio (cerca de 3 g de arsênio) apresentou concentrações de arsênio em diversos órgãos na ordem de 147 µg/g (fígado), 27 µg/g (rins) e 11 a 12 µg/g (músculos, coração, baço, pâncreas, pulmões e cerebelo). Em outras partes do organismo, as concentrações foram de 8 µg/g (cérebro), 3 µg/g (pele) e 0,4 µg/g (sangue hemolisado).

A biotransformação do arsênio é influenciada por diversos fatores, entre eles, as diferenças nutricionais, responsáveis pela baixa ingestão de metionina e/ou proteínas relacionadas com a eficiência do processo de metilação, e o polimorfismo de enzimas que catalisam a metilação do arsênio, que conferem variabilidade interindividual na capacidade de metilação. A arsenobetaína presente nos alimentos marinhos aparentemente não é biotransformada e é eliminada rapidamente pelos rins, com meia-vida de 18 horas.

Os níveis na urina de arsênio inorgânico e dos produtos metilados de biotransformação variam em função de vários fatores, tais como as características químicas do produto, a espécie considerada, o tempo e a via de exposição, e a dose.

No homem, estima-se que os níveis excretados sejam de 40 a 75% de ácido cacodílico ou ácido dimetilarsínico (DMA), 20 a 25% de arsênio inorgânico e de 15 a 25% de ácido monometilarsônico (MMA). Após 1 a 3 dias da absorção gastrintestinal do arsênio, estima-se que 45 a 85% são excretados na urina, e muito pouco nas fezes; enquanto após a absorção do MMA e do DMA, entre 75 a 85% são excretados, no primeiro dia, na urina. A biotransformação do arsênio em crianças é menos eficiente que nos adultos. Estima-se que seja necessário consumir, pelo menos, 200 µg de arsênio por dia para que se eleve a sua concentração plasmática.

## 2.3. Efeitos tóxicos

Doses orais iguais ou superiores a 2 mg As/kg estão associadas com efeitos letais em humanos. Doses menores, na ordem de 0,05 mg/kg por períodos longos de semanas e meses, são responsáveis por efeitos gastrintestinais, hematológicos, hepáticos, neurológicos e dérmicos, por ação citotóxica direta do metal. Exposições a níveis baixos de arsênio na água potável, como 0,001 mg/kg, por longos períodos (anos), têm sido associadas com doenças de pele e câncer de pele, bexiga, rins e fígado.

Os efeitos tóxicos provocados pelo arsênio, após exposições pela via gastrintestinal, são resultantes de eventos acidentais, suicidas, homicidas, ou, ainda, pelo consumo de alimentos e água contaminados. Estudos realizados em casos de ocorrências de intoxicações agudas e letais permitiram estimar doses letais variáveis de 22 a 121 mg/kg de peso corpóreo.

As crianças são mais suscetíveis ao arsênio após a ingestão de água contaminada. Há relatos de morte de crianças, de 2 a 7 anos de idade, com doses diárias de 0,05 a 0,1 mg/kg.

As informações existentes para os efeitos tóxicos do arsênico inorgânico em humanos, considerando-se a via oral, referem-se às intoxicações sistêmicas agudas, intermediárias e crônicas (ATSDR, 2007a), e dizem respeito aos efeitos neurológicos, imunológicos, linforreticulares, reprodutivos, no desenvolvimento, genotóxicos e também cancerígenos. Os derivados orgânicos do arsênio, quando introduzidos pela via oral, provocam efeitos neurológicos.

## 2.4. Interações com outras substâncias químicas

Dados laboratoriais, obtidos principalmente nos trabalhos que utilizam animais, constituem a principal base para as evidências de interações do arsênio com outras substâncias químicas.

O arsênio interage com o selênio neutralizando sua toxicidade, segundo observações em animais, tanto em experimentos laboratoriais quanto na pecuária. O selênio por sua vez pode diminuir os efeitos citotóxicos e teratogênicos do arsênio, além da clastogenicidade e mutagenicidade. Cogita-se que a interação ocorra por formação de complexo mais facilmente excretado, ou ainda, que o selênio possa exercer ação indutora do processo de metilação do arsênio.

O etanol parece exacerbar os efeitos tóxicos provocados pelo arsênio.

Experimentalmente, há indício de interações entre o arsênio e o benzo(a)pireno, em razão da indução de adenocarcinomas em animais.

A suplementação da dieta com zinco ou cromo parece reduzir o arsenismo crônico.

Há indicações em experimentos com animais que arsênio, chumbo e cádmio interajam, provocando alterações de enzimas da hemossíntese e de parâmetros hematológicos. As interações entre cádmio e arsênio ocorrem, possivelmente, pelas afinidades que ambos possuem pelos grupos SH das proteínas.

Considera-se que as substâncias que têm o potencial de interferir nos processos de metilação alterem a toxicidade do arsênio, já que a metilação é uma das etapas da biotransformação do arsênio.

Ao se utilizarem biomarcadores de disfunção renal em grupos de indivíduos das províncias de Zhejiang e Guizhou (China), foi observado que a coexposição ao cádmio e arsênio produz efeitos renais mais pronunciados que as exposições específicas para cada metal.

## 2.5. Prevenção

A ATSDR (2007a) deduziu um *Minimal Risk Level* (MRL) oral agudo para o arsênio inorgânico de 0,005 mg As/kg/dia, baseado no nível de menor efeito adverso observado (LOAEL) de 0,05 mg As/kg/dia para efeitos no TGI e edema facial, observados em população japonesa. Foi aplicado um fator de incerteza de 10 para o uso do LOAEL e 1 para a variabilidade dos humanos.

A ATSDR (2007a) deduziu um valor para o MRL considerando a dose oral crônica de referência de 0,0003 mg/kg/dia para o arsênio inorgânico, baseado no nível de nenhum efeito adverso observado (NOAEL) de 0,0008 mg As/kg/dia para efeitos dérmicos e possíveis complicações vasculares.

Com relação à ação carcinogênica, a Environmental Protection Agency (EPA) classifica o arsênio inorgânico como carcinógeno aos humanos, enquadrando-o, portanto, no Grupo A (ATSDR, 2007a). O risco carcinogênico para exposições pelo TGI é de 1,5 mg As/kg/dia. A IARC (2012) classifica o arsênio e compostos como do Grupo 1, alegando que existem evidências suficientes para correlacioná-lo à ocorrência de câncer.

O valor-guia provisório de 0,01 mg/L foi previamente baseado na ingestão semanal tolerada provisória (PTWI) adotada pela Joint FAO/WHO Expert Committee on Food Additives (JECFA) de 15 µg/kg de peso corpóreo. Assume-se que 20% do arsênio seria proveniente da ingestão de água potável. Entretanto, sabe-se que em muitos países esse valor provisório não é atendido, e a orientação é que as concentrações de arsênio na água e alimentos sejam as menores possíveis (WHO, 2012).

O valor máximo permitido de arsênio na água potável adotado no Brasil é de 0,01 mg/L, segundo a Portaria n. 518, de 25 de março de 2004. No Brasil, a Agência Nacional de Vigilância Sanitária (Anvisa) (Portaria n. 685, de 27 de agosto de 1998) estabeleceu os limites máximos de tolerância para o arsênio em vários alimentos:

1. 0,1 mg/kg para gorduras, bebidas alcoólicas destiladas ou fermentadas e leite para o pronto consumo;

2. 1,0 mg/kg para açúcar, caramelos e balas, cereais e produtos a base de cereais, gelados comestíveis, ovos e produtos de ovos, mel, peixe e produtos de peixe, produtos de cacau e derivados, chá, mate, café e derivados.

## 3. CÁDMIO

Contrastando com o chumbo e o mercúrio, até 1950 havia poucas informações sobre os aspectos toxicológicos deste metal, apesar de sua crescente utilização a partir da Primeira Guerra Mundial.

Esse aumento de informações científicas, em parte, ocorreu devido à necessidade de se avaliarem os agentes químicos contaminantes do ambiente, especialmente aqueles mais persistentes e amplamente distribuídos. Ademais, os avanços tecnológicos colocaram à disposição dos pesquisadores equipamentos que pudessem avaliá-los com maior precisão e exatidão.

No Japão, em 1950, desenvolveram-se estudos sobre osteomalácia e proteinúria, como consequência da ingestão de alimentos contaminados pelo cádmio. Os interesses dos pesquisadores, além de outras razões, foram despertados pela descoberta de uma proteína renal em equinos, rica em zinco e cádmio. Verificou-se posteriormente que essa proteína metalotioneína existia em outros órgãos, em várias espécies.

## 3.1. Fontes de exposição

Nas regiões próximas às fundições, os níveis de cádmio na atmosfera são mais elevados e diminuem rapidamente à medida que se distancia da fonte de emissão. É possível encontrar níveis que excedam a 100 mg Cd/kg de solo ao longo da vizinhança dessas fundições. Os rejeitos da produção de metais não ferrosos e de artigos que contenham cádmio contribuem significativamente para a poluição ambiental.

O alimento é a principal fonte de exposição para a população não exposta por razões de trabalho, e a contribuição de outras fontes de cádmio é pequena. As culturas existentes nas regiões próximas às fontes de poluição geralmente apresentam níveis de cádmio mais elevados que nas regiões não industrializadas. Entretanto, nem sempre é possível distinguir no vegetal se o cádmio é proveniente da superfície de deposição ou da captação pelas raízes.

No Japão, no final da década de 1960, verificou-se que os níveis de cádmio eram da ordem de 500 µg/dia na dieta consumida pela população que vivia próxima ao rio Jinzu, onde a doença de *Itai-itai* era endêmica; enquanto em outras áreas poluídas era de 300 µg/dia ou mais. No final da década de 1970, os níveis diminuíram e chegaram a valores abaixo de 100 µg/dia. Nas áreas não poluídas, em 1969, os níveis na dieta eram de aproximadamente 100 µg/dia e gradativamente diminuíram para 40 µg/dia no final da década de 1970, e alcançaram os níveis de 30 µg/dia. O cádmio presente no arroz é responsável por 30 a 40% do metal na dieta da população de áreas não poluídas. Deve-se considerar, porém, que os níveis de cádmio na dieta no Japão, de 25 a 30 µg/dia, ou 1/10 dos níveis de áreas poluídas do passado, ainda é considerado elevado, quando se compara com áreas produtoras de outros países da Ásia.

As contaminações do solo pelo cádmio ocorrem, também, por resíduos da fabricação do cimento, pelas cinzas produzidas pela queima de combustíveis fósseis e lixos urbanos e por sedimentos de esgotos. Nos solos agrícolas, uma fonte direta de introdução de cádmio é a utilização de fertilizantes fosfatados. Os níveis de cádmio nesses fertilizantes variam amplamente e dependem da origem das rochas de fosfato.

Estima-se que nos países da Comunidade Europeia a contaminação do solo pelos fertilizantes seja, em média, da ordem de

5 g/hectare/ano. A aplicação desses fertilizantes por longo prazo provoca uma elevação das concentrações de cádmio no solo, apesar do relativamente baixo nível de introdução do metal.

A captação desse metal pelas plantas é maior quanto menor o pH do solo, e as chuvas ácidas representam um fator que determina aumento na concentração média de cádmio nos produtos agrícolas. As safras são sujeitas a considerável variação sazonal, e a temperatura e a precipitação pluviométrica são fatores que contribuem significativamente para essas variações. Contudo, existem diferenças entre as espécies quanto à capacidade de captação de cádmio do solo.

Tem-se procurado diminuir os níveis de cádmio nas lavouras por meio de práticas agrícolas como a calagem, ou ainda, manter elevados os teores de matéria orgânica no solo, reduzir a utilização de fertilizantes fosfatados e de sedimentos de esgotos, e evitar a deposição atmosférica. Procura-se, também, quando possível, escolher espécies que tenham baixos níveis de captação de cádmio do solo.

Os procedimentos de lavagem, descascamento e cozimento de vegetais podem reduzir os níveis de cádmio. A utilização de recipientes de cerâmica para armazenar alimentos pode resultar em contaminação significativa de cádmio pelo alimento, principalmente se forem líquidos ácidos.

Na pecuária, os animais podem ingerir pastagens e água contaminadas, e o acúmulo de cádmio no organismo animal resulta em concentrações mais elevadas em seus rins e fígado.

A água é uma importante fonte de contaminação pelo seu consumo natural e também pelo seu uso na fabricação de bebidas e no preparo de alimentos.

Os rios podem contaminar terras vizinhas, quer pela utilização da água contaminada nas irrigações ou durante os períodos em que ocorrem as enchentes.

O íon cádmio é a forma mais comum de disponibilidade para os organismos aquáticos. Os complexos inorgânicos parecem não ser absorvidos pelos peixes, e os complexos orgânicos, como os xantatos e ditiocarbamatos atravessam com facilidade as membranas biológicas.

A absorção de cádmio pelos organismos aquáticos é influenciada pela dureza (Ca$^{++}$ e Mg$^{++}$) da água.

O aumento da concentração de cálcio na água reduz a captação de cádmio pelas guelras dos peixes, e também o acúmulo e a toxicidade do metal. Há indicações de que a bioconcentração do metal nos peixes diminui com o tamanho do exemplar e se eleva gradativamente com o aumento da temperatura até 16°C. Além da contaminação da água pelo cádmio, a disponibilidade de alimentos contaminados representa uma fonte adicional responsável pelos níveis do metal nos peixes.

Certos crustáceos comestíveis, como caranguejos e lagostas, contêm concentrações relativamente elevadas de cádmio. Dependendo dos hábitos alimentares da população, esses alimentos poderão ser responsáveis por exposições significativas.

A Food Standards Agency (FSA), do Reino Unido, realizou um estudo completo sobre a presença de metais e outros elementos na dieta total consumida pela população. Verificou-se que o cádmio estava presente em baixas concentrações na maioria dos alimentos. As concentrações mais elevadas foram encontradas nas nozes (0,06 mg/kg) e nos órgãos internos (0,041 mg/kg). Entre os alimentos, as contribuições mais significativas para o total de cádmio dos alimentos foram: a batata (31%), o pão e cereais (17%). A exposição estimada na dieta consumida foi de 0,12 μg/kg de peso corpóreo/dia para os adultos, 0,31 a 0,32 μg/kg de peso corpóreo/dia para as crianças, 0,12 a 0,14 μg/kg de peso corpóreo/dia para os idosos e 0,13 μg/kg de peso corpóreo/dia para os vegetarianos.

A FSA conduziu estudos que demonstraram que os níveis mais elevados de cádmio foram encontrados em amostras individuais de siri (3,7 mg/kg), assim como em outras amostras de moluscos e crustáceos. O consumo de uma porção desse siri por semana determina mais da metade do PTWI para o cádmio.

As concentrações de cádmio encontradas no grão duro de trigo correlacionam-se com os teores do metal encontrados na massa, preparada com a matéria-prima.

As amostras de anchovas, obtidas em peixarias da Turquia, possuíam elevadas concentrações de cádmio (494,2 μg/kg); os filés de anchovas enlatadas apresentaram 25,1 μg/kg; e em dois produtos enlatados de atum os níveis de cádmio foram, respectivamente, 246,5 e 182,0 μg/kg (Çelik e Oehlenschläger, 2007).

A determinação de cádmio na dieta permite estimar a dose diária de cádmio ingerida. Outra maneira de se avaliar é pela dosagem de cádmio fecal. Entretanto, quando a avaliação é realizada utilizando-se o cádmio fecal, a estimativa da exposição diária é inferior à obtida pela determinação do cádmio na dieta.

## 3.2. Toxicocinética

A principal via de exposição ao cádmio pela população não exposta por razões de trabalho e não fumantes se dá pela ingestão de água e alimentos.

A absorção gastrintestinal de cádmio pelo homem é, em média, 5% do total introduzido pela via oral, todavia, os valores encontrados individualmente variam de menos de 1% a mais de 20%.

Nas pessoas saudáveis, 3 a 7% do cádmio ingerido são absorvidos e, nos indivíduos com deficiência de ferro, a absorção pode ser de 15 a 20%.

Constatou-se, experimentalmente, que vários fatores interferem na absorção de cádmio pelo TGI, e entre eles incluem-se: espécie animal estudada, tipo de composto, dose, frequência de administração, idade ou estágio de desenvolvimento, gravidez e lactação, uso ou não de drogas, estado nutricional e interações do cádmio com vários nutrientes.

O cádmio absorvido, presente na corrente sanguínea, é distribuído a várias partes do organismo.

As metalotioneínas são proteínas de peso molecular relativamente baixo que contêm grande número de resíduos de cisteína, que se caracterizam por grande afinidade ao cádmio. As metalotioneínas possuem várias funções e as suas sínteses podem ser induzidas por metais essenciais como o zinco e o cobre, e elas estão envolvidas com o armazenamento desses metais. Por exemplo, a Zn-metalotioneína pode detoxificar radicais livres.

O cádmio é transportado no plasma na forma de complexo com a metalotioneína. Esse complexo é filtrado nos glomérulos e está presente na urina primária, sendo reabsorvido nas células do túbulo proximal, onde a ligação Cd-metalotioneína é quebrada. O cádmio não ligado estimula a produção de nova metalotioneína que se liga ao cádmio presente nas células dos túbulos renais, prevenindo, dessa forma, os efeitos tóxicos do cádmio livre. Se a capacidade de produção de metalotioneína é excedida, ocorrem danos nas células do túbulo proximal e os primeiros sinais desse efeito são a proteinúria de baixo peso molecular.

A metalotioneína isolada dos rins humanos contém zinco, cobre e cádmio.

O cádmio presente nos eritrócitos está ligado intracelularmente às frações de proteínas de baixo e relativamente alto peso molecular.

A metalotioneína presente na mucosa do TGI desempenha, possivelmente, um papel de transporte do cádmio. A sua presença nas células da placenta impede o transporte do cádmio do sangue materno ao feto; e, somente quando a concentração de cádmio for baixa, ele atravessa a barreira hematoencefálica. Os recém-nascidos são praticamente livres de cádmio, enquanto o zinco e o cobre são facilmente supridos no feto. O cádmio ligado à metalotioneína presente nos alimentos parece não ser absorvido e/ou distribuído da mesma maneira que os compostos inorgânicos de cádmio.

As mulheres com baixo nível de ferro, refletido por baixas concentrações de ferritina, apresentam uma taxa média de absorção gastrintestinal de cádmio duas vezes maior que o grupo-controle.

A substituição de dieta mista por dieta vegetariana, durante um período de três meses, resultou na tendência de aumento na eliminação de cádmio nas fezes, sugerindo que as fibras contidas na dieta tenham um efeito inibitório na absorção de cádmio.

Tem sido demonstrado em diferentes grupos de mulheres grávidas, não grávidas e crianças, que a elevação das concentrações de cádmio está associada com a diminuição de ferro armazenado.

O cádmio pode alcançar o feto no início da gestação, porém, após o desenvolvimento da placenta, o nível de transferência é pequeno.

As exposições por longo prazo ao cádmio produzem acúmulo seletivo no fígado e no córtex renal, estimado em 75% do total da carga corpórea dos indivíduos.

As concentrações de cádmio nos rins se elevam até a idade de 50 a 60 anos, e depois declinam, possivelmente devido a alterações da função renal. As concentrações hepáticas e renais podem declinar subsequentemente aos danos renais e elevação dos níveis de perda de cádmio na urina.

Normalmente, pouco cádmio é excretado na urina. A taxa de excreção se eleva lentamente com o aumento da carga corpórea, porém, como a disfunção renal ocorre, ela se eleva significativamente, e as concentrações de cádmio no fígado e nos rins diminuem.

O cádmio fecal representa a somatória do cádmio não absorvido, do desprendido de células da mucosa e do excretado pela via biliar. Nas exposições por doses baixas e moderadas, a quantidade excretada nas fezes é aproximadamente a mesma excretada na urina. Vias menores de excreção incluem o cabelo, leite e suco pancreático.

A meia-vida biológica do cádmio em humanos é de 10 a 35 anos.

## 3.3. Efeitos tóxicos

O cádmio provoca uma série de efeitos tóxicos que podem ser observados em humanos e nos animais de experimentação. Alguns desses efeitos são evidenciados em exposições por doses elevadas e em situações de exposição intencional ou acidental.

Os efeitos tóxicos associados ao cádmio, como os efeitos gastrintestinais, hepáticos, endócrinos, dérmicos, oculares, no metabolismo, na reprodução e no desenvolvimento, somente foram observados com doses elevadas e em animais de experimentação. Em humanos, os dados são conflitantes.

**Efeitos renais**   Os danos provocados nos rins variam desde a falência renal até a morte. Observam-se danos tubulares que resultam em aumento da excreção de proteínas de baixo peso molecular. Se a exposição continuar, a disfunção tubular pode progredir e os danos glomerulares levam à deterioração da função renal e da saúde. Os primeiros sinais de danos tubulares aparecem na população exposta em níveis ambientais, em várias áreas industrializadas. Há muitos relatos sobre esses efeitos observados no Japão, Bélgica e China.

Fazendeiros que residiam nas áreas poluídas do Japão apresentaram diminuição da reabsorção tubular de fosfatos e da taxa de filtração glomerular. Cessada a exposição, os habitantes das áreas contaminadas foram acompanhados e, após cinco anos, constatou-se que a $\beta_2$-microglobulinúria, glicosúria e a aminoacidúria continuavam elevadas. Esses fatos ocorriam quando os níveis de $\beta_2$-microglobulinúria excediam a 1.000 µg/g de creatinina.

Há indicações de que as mulheres têm maior risco aos efeitos tóxicos do cádmio, em comparação aos homens. Não se conhece, exatamente, a razão dessas observações, mas supõe-se que a carga corpórea de cádmio nas mulheres seja maior, ou que elas sejam mais suscetíveis aos efeitos provocados pelo cádmio.

**Efeitos nos ossos**   *Itai-itai* é uma doença óssea endêmica, prevalente na bacia do rio Jinzu, que corre pela parte central da Prefeitura de Toyama, na região centro-oeste do Japão. A principal fonte de poluição de cádmio na área era uma mina, situada a 50 km à montante da área endêmica. Os arrozais da região, área de Fuchu, eram irrigados com a água do rio Jinzu. Até 1966 ocorreram mais de 100 mortes e provavelmente, entre 1936 e 1950, a incidência tenha sido muito elevada. Em março de 1989, 150 casos da doença *Itai-itai* foram oficialmente reconhecidos, como doença associada à poluição pelo cádmio. Os mecanismos propostos para os danos provocados pelo cádmio nos ossos incluem interferência no metabolismo da vitamina D e do cálcio, secundariamente à disfunção tubular renal e efeitos diretos na reabsorção e/ou formação dos ossos.

A doença de *Itai-itai* é uma combinação de osteomalácia e osteoporose, e é a mais avançada forma de danos causados nos ossos, induzidos pelo cádmio, em razão do consumo de arroz contaminado pelo cádmio. A doença foi caracterizada pela observação de múltiplas fraturas espontâneas dos ossos, principalmente em mulheres idosas.

Constatou-se na Bélgica que mulheres na pós-menopausa expostas durante longo período ao cádmio, apresentavam diminuição da densidade óssea e aumento do risco de fraturas. O grau de perda da densidade óssea correlacionou-se com a excreção urinária de $\beta_2$-microglobulina e com o índice de injúria renal.

No Japão, constatou-se ainda a existência de associações entre os danos renais induzidos pelo cádmio e a presença de baixas concentrações de 1,25-di-hidroxi vitamina D, elevação nos níveis do hormônio da paratireoide (PTH) e de marcadores de formação dos ossos. Essas indicações sugerem que as alterações ósseas possam ser secundárias ao desequilíbrio do metabolismo da vitamina D nos rins, como resultado de alterações na absorção e excreção de cálcio.

Além desses dois principais órgãos críticos, têm sido estudadas outras associações entre exposições por baixas concentrações de cádmio e efeitos tóxicos.

**Efeitos cardiovasculares** Os estudos que procuram associar níveis de cádmio no sangue, urina ou em outros tecidos e elevação da pressão sanguínea encontram dificuldades, pela presença de fatores que confundem a interpretação dos achados. Destaca-se, nessas situações, o tabagismo, e quando ele é controlado a associação torna-se prejudicada.

**Efeitos hematológicos** A exposição por via oral ao cádmio provoca a redução da captação de ferro, que pode resultar em anemia, principalmente se a dieta for pobre em ferro.

**Efeitos genotóxicos** As evidências observadas são confusas e não permitem conclusões.

**Efeitos neurotóxicos** Número limitado de estudos sugere a associação do cádmio a prejuízos nas funções neurofisiológicas.

Com relação aos efeitos carcinogênicos, não há informações suficientes, tanto em estudos com humanos quanto com animais de experimentação.

## 3.4. Relações dose-resposta e prevenção

Vários casos de intoxicação aguda ocorreram entre 1940 e 1950, devido à ingestão de alimentos contaminados pelo cádmio, liberados de utensílios e recipientes folheados com o metal. Os níveis de exposição eram maiores quando alimentos e bebidas ácidas eram preparados e armazenados em contato com essas superfícies. Os sintomas característicos eram náuseas, vômitos e fortes dores abdominais. O teor de cádmio em bebidas foi da ordem de 16 mg/L. A recuperação dos indivíduos intoxicados foi rápida e completa.

Kazantzis (2004) relatou que relações dose-efeito, com significância estatística, foram encontradas entre os teores de cádmio no sangue e na urina e aumento da excreção de proteína ligada ao retinol. Mulheres com cádmio na urina acima de 20 µg/g de creatinina ou de cádmio no sangue acima de 20 µg/g apresentaram menores densidades ósseas.

Segundo Bernard (2004), dependendo da sensibilidade do biomarcador renal e da suscetibilidade da população exposta, o valor limiar para o cádmio na urina pode variar de 2 a 10 µg/g de creatinina. O valor limiar associado ao desenvolvimento de microproteinúria, o efeito crítico preditivo para o declínio da função renal, é estimado em torno de 10 µg/g de creatinina, tanto para a população exposta por razões de trabalho como para a população exposta no meio ambiente.

O controle da presença de cádmio nos alimentos e na água é fundamental para se evitar a absorção de concentrações significativas que venham provocar efeitos indesejáveis ao organismo humano.

A JECFA em 2010 confirmou a *Tolerable Weekly Intake* (TWI) de cádmio 2,5 µg/kg de peso corpóreo/semana, considerando a presença de cádmio na dieta (FAO/WHO, 2010).

O nível máximo de contaminante (MCL) considerado pela EPA para o cádmio presente na água é de 0,005 mg/L (EPA, 2012). A EPA observou que as exposições por longo prazo acima do MCL poderão induzir efeitos nocivos à saúde, especialmente danos renais.

A ATSDR (2007a) estabeleceu o valor de 15 ppm para o cádmio em corantes de alimentos.

A dose de referência (RfD) para cádmio na água potável é de 0,0005 mg/kg/dia e a RfD para a exposição na dieta é de 0,001 mg/kg/dia; ambas se baseiam na excreção urinária de proteínas em humanos, segundo a EPA (IRIS, 2013).

A legislação brasileira adota o limite máximo de tolerância (LMT) para o cádmio (peixes e produtos de pesca) de 1,0 mg/kg (Brasil, 1998). O valor máximo permitido para cádmio na água potável é de 0,005 mg/L (Brasil, 2004). Ademais, os materiais metálicos empregados em embalagens não devem conter mais de 1% de cádmio (Brasil, 2007).

## 3.5. Interações com outras substâncias químicas

Os efeitos tóxicos do cádmio observados em experimentos animais são dependentes de uma série de fatores, tais como a genética, idade do animal e seu estado nutricional.

Os efeitos tóxicos provocados pelo cádmio têm como fundamento principal a sua influência negativa nos sistemas enzimáticos das células, por meio da substituição de outros íons metálicos, principalmente zinco, cobre e cálcio, em metaloenzimas. Outro aspecto se refere a sua intensa afinidade com estruturas biológicas que contêm grupos sulfidrilas (-SH), tais como as proteínas, enzimas e ácidos nucléicos.

Vários efeitos observados resultam de interações do cádmio com micro e macroelementos necessários ao organismo, especialmente o cálcio, zinco, cobre, ferro e selênio. Essas interações podem ocorrer em diferentes estágios da absorção, distribuição e excreção de bioelementos e do cádmio, assim como em estágios das funções biológicas dos elementos essenciais.

No sistema biológico, o cádmio e o zinco são ligados às macromoléculas, principalmente por meio do enxofre (S), oxigênio (O) e nitrogênio (N), e interagem francamente com doadores de $S^-$, $O^-$ e $N^-$. Eles se ligam preferencialmente às mesmas proteínas, albumina na corrente sanguínea, metalotioneína e outras proteínas nos tecidos.

Como o cádmio e o zinco competem pela captação no interior das células, o cádmio pode substituir o zinco em vários processos bioquímicos.

O cádmio interfere na absorção do zinco, distribuição nos tecidos e transporte ao interior das células. Os processos metabólicos mediados pelo zinco sofrem interferências do cádmio, como na produção celular de DNA, RNA e proteínas.

Estudos em humanos evidenciam elevação da concentração de cádmio, assim como de zinco, nos tecidos renais, conforme aumenta a idade. Contudo, a concentração renal de cobre é aumentada pela administração de cádmio, demonstrando sua interferência no processo de distribuição.

A anemia causada pelo cádmio pode ser prevenida pela administração de ácido ascórbico. É provável que essa anemia tenha relação com a menor absorção de ferro pelo TGI, pois é revertida por suplementos de ferro na dieta.

# 4. CHUMBO

Há mais de 4.000 anos o homem utiliza o chumbo. Inicialmente, não era dado o devido valor ao metal em si, mas sim por ser a principal fonte de prata. Na Antiguidade as minas de prata eram, na realidade, minas de galena (PbS). As minas existentes na Ásia Menor chegavam a ter aproximadamente 1,5% de prata nos minérios.

Os romanos utilizavam o chumbo na área de engenharia, confeccionando tubulações para o transporte de água. Era prática frequente o uso de utensílios domésticos, como jarras e copos, confeccionados com chumbo. Nas áreas em que a água é de caráter ácido os riscos de exposição ao metal são maiores. Portanto, os alimentos e a água são importantes fontes de exposição.

Pesquisas arqueológicas inglesas permitiram obter informações relativas às exposições ao chumbo, em diferentes períodos da história. Baseando-se em análises de amostras de costelas, e considerando como 1,0 o nível de exposição observado no período neolítico, o estudo constatou que, na Idade do Ferro, a exposição relativa era de 3,5; no período Romano, 7,0; na era Medieval, 13,0; nos séculos XVIII e XIX, 10, e nos dias atuais, 4,0. Portanto, nos tempos modernos, o nível de exposição ao chumbo é praticamente a metade do observado no período Romano.

## 4.1. Fontes de exposição

A contaminação dos alimentos produzidos próximos às regiões industrializadas é afetada pelas características das indústrias existentes, especialmente quanto à utilização do chumbo e de seus compostos. À medida que se afasta das fontes de contaminação, as concentrações de chumbo nos alimentos diminuem.

Os organismos que vivem em ambientes aquáticos captam e acumulam o chumbo existente na água e no sedimento. Fatores como a temperatura, salinidade e pH, assim como os níveis de ácido húmico e algínico, influenciam esses processos. No meio aquático, a maior quantidade de chumbo está presente no sedimento, e uma fração menor, dissolvida na água. Havendo contaminação do ambiente aquático pelo chumbo, a captação pelos peixes atingirá o equilíbrio somente após várias semanas. Nos peixes, esse metal se acumula principalmente nas brânquias, fígado, rins e ossos. Com relação aos mariscos existentes em áreas contaminadas pelo chumbo, as concentrações são mais elevadas na carapaça que nos tecidos moles.

Quando a exposição ocorre por derivados organometálicos, a captação é rápida, porém, cessada a exposição, as concentrações no organismo diminuem rapidamente.

A FDA (2010) avaliou a presença de metais, por meio do programa intitulado *Total Diet Study* (TDS) para a população americana, em um grande número de produtos alimentícios (cerca de 380 diferentes itens). As concentrações de chumbo observadas variaram desde valores abaixo do limite de detecção até 0,180 mg/kg em amostras de camarões.

A carga de contaminante existente nos vegetais é gerada pela captação do metal pelas raízes e pela deposição de material contendo chumbo finamente particulado no vegetal. Portanto, as alterações da qualidade do ar, por longos períodos, implicarão em diferentes teores de metal nos alimentos produzidos. Estudos revelam que a deposição atmosférica de chumbo

em vegetais, como nas gramíneas, espinafre, cenoura e trigo, poderá contribuir na ordem de 73 a 95% da concentração encontrada.

Nos últimos anos, tem-se observado, em muitos países, que a retirada do agente antidetonante chumbo tetraetila da gasolina diminuiu os níveis de chumbo no ar, em regiões de tráfego intenso. Consequentemente, a contaminação de alimentos por esse metal também está diminuída.

Nos animais, a distribuição de chumbo é associada ao metabolismo do cálcio e, com exceção de situações especiais de contaminação, os níveis observados nos tecidos são quase sempre baixos.

O chumbo também pode ser incorporado aos alimentos durante o processo de industrialização ou no preparo doméstico, especialmente quando são utilizados utensílios de cerâmica, chumbo-cristal ou metálicos.

Durante a fabricação de copos, jarras e outros utensílios, que são admirados pelo seu brilho e durabilidade, ocorre a incorporação do chumbo. Cientificamente é documentado que o chumbo pode ser lixiviado para os líquidos neles contidos. Além da contaminação das uvas durante o cultivo, os vinhos engarrafados podem receber uma proteção de chumbo nas rolhas, que potencialmente pode liberar o metal durante a transferência da bebida.

Os alimentos de origem animal apresentam níveis variáveis de chumbo, e nos ossos eles são mais elevados. Quando carnes com ossos são assadas ocorre uma pequena migração de chumbo, e quando elas são cozidas com vinhos, constata-se uma maior liberação para o meio líquido.

Na Coreia, Lee e cols. (2006) pesquisaram a presença de chumbo em 116 alimentos mais representativos e preparados de acordo com as maneiras típicas da população. A ingestão semanal foi de 170,6 µg/pessoa, correspondendo a 3,1 µg/kg de peso corpóreo. A ingestão diária avaliada foi de 24,4 µg/pessoa, e o PTWI de 25 µg/kg de peso corpóreo. Os vegetais revelaram ser a maior fonte de exposição ao chumbo.

Os valores de chumbo encontrados nos alimentos consumidos por crianças coreanas foram em média 0,337 µg/kg de peso corpóreo/dia. A ingestão de chumbo pelas crianças e mães foram, respectivamente, 51,7% e 64,8% do total introduzido no organismo.

A moagem de grãos, a pureza da água utilizada durante o processo e os metais liberados do equipamento são pontos críticos para a contaminação por metais do produto final.

Quanto aos vegetais, a lavagem e o preparo antes do cozimento podem remover entre 32 e 98% do chumbo. A fervura de vegetais pode elevar ou diminuir seu nível, dependendo da concentração do metal na água. Observou-se, experimentalmente, que a captação de chumbo presente na água durante o cozimento variou de 3% (para as batatas) a 79% (para o repolho).

As plantas contêm metais em quantidades variáveis em razão da transferência desses elementos da água, solo e ar. Os fitoterápicos consumidos por longos períodos podem oferecer riscos aos indivíduos se os produtos tiverem níveis elevados de metais. Caldas e Machado (2004) observaram que amostras de *Aesculus hippocastanum* (Castanha da Índia) tinham níveis de chumbo 440% superiores ao PTWI.

O leite e seus derivados constituem um importante grupo de alimentos na dieta do homem; o consumo pelas crianças merece atenção especial, pois são mais suscetíveis aos efeitos tóxicos desse metal. Os níveis de chumbo nos queijos variam em função de fatores, como as diferenças entre as espécies utilizadas para a obtenção do leite, área geográfica e características do processo de produção.

No Brasil (Caçapava, SP), uma indústria produtora de lingotes de chumbo, causou contaminação ambiental na região do Vale do Paraíba pelos metais chumbo e cádmio. Foram analisadas 218 amostras de leite *in natura* e pasteurizado. Entre as amostras analisadas, 43 apresentaram teores de chumbo acima do limite máximo estabelecido pela legislação brasileira, que é de 0,05 mg/kg (Okada e cols., 1997).

No Reino Unido, a FSA (2009) realizou estudos com o objetivo de compilar informações sobre o consumo de metais pela população. O valor médio encontrado para adultos foi de 0,1 µg/kg de peso corpóreo/dia (maior valor encontrado foi de 0,18 µg/kg de peso corpóreo/dia), correspondendo, portanto, à ingestão de 0,0074 mg/dia.

## 4.2. Toxicocinética

Na população em geral, a exposição ao chumbo ocorre primariamente através do TGI e com alguma contribuição da via inalatória.

A maior parte do chumbo presente no TGI é resultante da ingestão de alimentos e bebidas. Condições fisiológicas, como a idade, gravidez, estado nutricional do cálcio e ferro, e jejum, assim como as características físico-químicas do meio ingerido, por exemplo, tamanho das partículas, solubilidade e espécies de chumbo, são fatores importantes que influenciam a eficiência da absorção do metal.

Apesar da solubilidade dos sais e complexos de chumbo ser um dos fatores importantes no processo de absorção desse metal, é influenciada sobremaneira pelas condições de plenitude gástrica. Considera-se que a absorção do chumbo por adultos seja da ordem de 63%, quando em jejum. A presença de cálcio e fosfato na dieta diminui o nível de absorção. A razão estimada de absorção entre o indivíduo alimentado e o indivíduo em jejum é de 0,04 a 2.

Há suposições de que exista um mecanismo adaptativo, pois a absorção se torna progressivamente menor à medida que a ingestão aumenta.

As secreções gastrintestinais e as enzimas digestivas desempenham um papel significativo, pois estão relacionadas à conversão do metal à forma disponível, para ser absorvido. A absorção também é influenciada por diferenças funcionais que possam ocorrer como o tempo exigido para o transporte do alimento no TGI.

Disparidades na absorção de chumbo são observadas entre recém-nascidos, crianças e adultos. Elas resultam de diferenças individuais na capacidade de absorver moléculas de determinado tamanho, e na qualidade e quantidade de enzimas digestivas e secreção biliar.

A absorção de chumbo pelo TGI por adultos sadios, ingerindo dietas mistas, é de 4 a 11%, com média provavelmente em torno de 3 a 10%. A absorção de chumbo pelas crianças é maior que nos adultos, estimando-se entre 45 e 50%. A excreção de chumbo pelas fezes e por outras vias, como o suor, saliva e cabelo, dificulta o estabelecimento preciso da razão entre a ingestão e a excreção de chumbo nas fezes e, consequentemente, as taxas de absorção.

A absorção de chumbo em crianças é afetada pelo seu estado nutricional, e as deficiências de ferro possuem nível mais elevado desse metal. As crianças deficientes em cálcio absorvem mais chumbo, resultando em nível de plumbemia mais elevado.

Durante a gravidez, possivelmente em razão da mobilização do chumbo dos ossos, os níveis sanguíneos se elevam. Nota-se que, além da gravidez, a lactação e a osteoporose resultam na liberação de chumbo dos ossos para a corrente sanguínea.

A concentração de chumbo no sangue reflete a dose absorvida e serve como parâmetro para se ter uma noção das exposições prévias, de alguns meses.

A absorção de chumbo em humanos não se eleva continuamente à medida que concentrações cada vez maiores sejam ingeridas, evidenciando-se, portanto, que a absorção é um processo de capacidade limitada.

A distribuição de chumbo parece não ser diferente nos adultos em relação às crianças. Nos adultos, aproximadamente 94% da carga corpórea de chumbo estão nos ossos, enquanto nas crianças ela é na ordem de 73%. Observa-se, também, que a concentração de chumbo nos ossos eleva-se com a idade, e a meia-vida de eliminação é de aproximadamente 27 anos.

A concentração de chumbo nos ossos é considerada biomarcador de acúmulo para as exposições de longo prazo.

O chumbo depositado nos ossos de mulheres em estado de gestação é uma fonte significativa de transferência do metal ao feto, e isto é possível devido à ocorrência de reabsorção dos ossos da mãe para formação do esqueleto do feto.

Existem nos ossos dois compartimentos, um muito estável em que o chumbo permanece com meia-vida de dezenas de anos, e outro lábil que mantém o equilíbrio entre o chumbo dos ossos e dos tecidos moles e sangue.

Nos indivíduos com idade entre 60 e 70 anos, a carga total de chumbo nos ossos é de cerca de 200 mg ou menos, enquanto em indivíduos menores de 16 anos essa carga é de cerca de 8 mg.

Estudos realizados no final da década de 1960 demonstraram que o chumbo está presente nos tecidos moles; e os percentuais observados são próximos de 33% (fígado), 18% (músculo esquelético), 16% (pele), 11% (tecido conectivo denso), 6,4% (gordura), 4% (rins), 4% (pulmões), 2% (aorta), 2% (cérebro) e < 1% (outros tecidos).

A meia-vida de excreção do chumbo no sangue de adultos é de aproximadamente trinta dias. Estima-se que 99% do chumbo presente no sangue se encontram nos eritrócitos, e de 40 a 75% são encontrados no plasma, ligados às proteínas, principalmente à albumina. A fração do chumbo não ligado às proteínas forma complexos com compostos sulfidrílicos de baixo peso molecular, como a cisteína e a homocisteína.

O chumbo é excretado, principalmente, na urina e nas fezes, e as vias menores são o suor, saliva, cabelo, unhas e leite materno. A excreção fecal é responsável por aproximadamente um terço da excreção total do chumbo absorvido. A excreção urinária é responsável por aproximadamente 12% (7 a 17%) da ingestão diária de chumbo, e a fecal por cerca de 90% (87 a 94%) da ingestão diária.

As concentrações de chumbo no sangue (Pb-S) e na água (Pb-A) guardam uma relação do tipo: Pb-S($\mu$g/dL) = 5,6 + 2,62 (Pb-A)$^{1/3}$.

As crianças e as mulheres grávidas requerem observações adicionais, pois, com relação aos adultos, as crianças são mais suscetíveis ao chumbo, ingerem maiores concentrações do metal presente nos alimentos por quilo de peso corpóreo (fator de 2 a 3) e absorvem mais chumbo pelo TGI. Nas mulheres, o metal atravessa a barreira placentária e potencialmente pode afetar o desenvolvimento fetal.

## 4.3. Efeitos tóxicos

Os órgãos mais suscetíveis ao chumbo são o sistema nervoso em desenvolvimento, os sistemas hematológico, cardiovascular e renal. Potencialmente a ação tóxica do chumbo é observada em todo o organismo, como resultado de sua ampla distribuição.

As exposições ao chumbo devem ser evitadas principalmente durante o período de gravidez para prevenir efeitos tóxicos no organismo em formação.

**Efeitos cardiovasculares** Nas exposições a baixas concentrações de chumbo, que resultam em baixos níveis de plumbemia, os efeitos cardiovasculares de maior importância dizem respeito à elevação da pressão sanguínea e à diminuição da taxa de filtração glomerular. Esses efeitos estão correlacionados, ou seja, uma alteração pode afetar a outra.

Os efeitos do chumbo sobre a pressão sanguínea parecem ocorrer mais nas pessoas de meia idade que em jovens. Vários fatores interferem nesse parâmetro, e entre eles destacam-se a massa corpórea, raça, tabagismo, bebidas alcoólicas, histórias familiares de doenças cardiovasculares e renais, e a dieta.

**Efeitos nos músculos e ossos** Os efeitos do chumbo nos músculos (fraqueza, câimbras e dores nas articulações) foram observados em exposições ocupacionais a elevadas concentrações ou pela ingestão de bebida contaminada com elevado teor de chumbo.

A exposição ao chumbo é associada com interferência no crescimento dos ossos, retardamento do processo de mineralização de dentes e aumento da incidência de cáries.

**Efeitos hepáticos** Em crianças, verificou-se que o chumbo inibe a formação do citocromo P-450, que é refletida pela diminuição da atividade de oxigenases hepáticas de função mista.

**Efeitos renais** A relação entre a exposição ao chumbo e a nefrotoxicidade, na maioria das pesquisas, tem sido relatada na área ocupacional e muito pouco na ambiental.

Os efeitos na filtração glomerular foram evidentes com plumbemia abaixo de 20 $\mu$g/dL; a enzimúria e a proteinúria tornaram-se evidentes com plumbemias a partir de 30 $\mu$g/dL; e as alterações patológicas e interferências severas nas funções somente foram constatadas com níveis superiores a 50 $\mu$g/dL.

**Efeitos oculares** Há indicações de que o chumbo possa desequilibrar as condições redoxi por indução de danos oxidativos nas células epiteliais do cristalino.

**Efeitos sobre o sistema imunológico** O chumbo pode exercer efeitos no sistema imune, porém a significância clínica ainda não é conhecida.

**Efeitos neurológicos** A encefalopatia severa provocada pelo chumbo foi documentada em adultos e crianças que apresentavam elevadas concentrações sanguíneas do metal.

Observaram-se significativas correlações entre plumbemia e testes de habilidade cognitiva e resultado educacional. As evidências de alterações da função intelectual provocada pelo chumbo foram constatadas em grupo de 501 crianças, com idade entre seis e nove anos, residentes em Edimburgo (Escócia). As exposições ocorreram, principalmente, pela ingestão de água potável contaminada pelo chumbo. A média de plumbemia era de 11,5 $\mu$g/dL, com intervalo de 3,3 a 34 $\mu$g/dL. Portanto, acredita-se que o chumbo interfira no desenvolvimento cognitivo de crianças.

Há relatos de que o chumbo absorvido por crianças provoca interferências no QI, induzindo empobrecimento da função intelectual. Estudos indicaram que crianças com níveis elevados de exposição apresentaram desempenho comprometedor em testes de memória.

Embora estudos indiquem perdas auditivas em crianças expostas ao chumbo, existem controvérsias a esse respeito.

**Efeitos na reprodução** Níveis moderados de exposição ao chumbo podem provocar ocorrência de abortos e de partos prematuros. Nos homens, a qualidade dos espermatozoides é comprometida quando os níveis plasmáticos atingem valores superiores a 40 $\mu$g/dL.

**Efeitos no desenvolvimento** Não há relatos que associem a ocorrência de anomalias congênitas com baixos níveis de exposição ao chumbo. Observou-se, na Espanha, que quanto mais elevados eram os níveis de plumbemia nas mães e filhos, menores eram os pesos das crianças, das circunferências abdominais, das cabeças e dos comprimentos das crianças após o nascimento.

**Efeitos genotóxicos** Em trabalhadores expostos, têm sido relatadas algumas alterações genotóxicas.

**Efeito carcinogênico** A EPA-IRIS e a WHO-IARC, Grupo 2A (IRIS, 2013; IARC, 2006), classificam o chumbo no Grupo B2, como provavelmente carcinogênico ao homem.

## 4.4. Interações com outras substâncias químicas

Dietas com baixos níveis de cálcio provocam, entre outras alterações, aumento da absorção, da deposição e da excreção urinária de chumbo. A deficiência de fósforo é associada a maior absorção e retenção de chumbo, agindo de forma aditiva à deficiência de cálcio. Estudos evidenciam que o cálcio e o fósforo administrados isoladamente reduzem a absorção de chumbo; quando administrados juntos, o fator de redução é da ordem de seis.

A deficiência de ferro resulta em aumento da deposição de chumbo em todo o organismo, e esse aumento é similar tanto nos ossos quanto nos tecidos moles. Essa deficiência é comumente encontrada em crianças que apresentam algum grau de intoxicação pelo chumbo.

O zinco tem demonstrado ser um agente ativador, e mesmo reativador, da enzima ALA-D, inibida pelo chumbo. Foi documentado que crianças com elevado nível de plumbemia consumiam menos zinco que crianças com níveis inferiores de chumbo no sangue. Observou-se uma relação inversa entre ferro e chumbo, indicando que a deficiência de ferro aumenta a toxicidade do chumbo.

## 4.5. Prevenção

A meta para a concentração de chumbo na água, segundo a EPA, é alcançar a concentração zero – *Maximum Contaminant Level Goat* (MCLG) –, e o *Maximum Contaminant Level* (MCL) vigente é de 0,015 mg/L (EPA, 2012).

A Organização Mundial da Saúde (OMS) estabeleceu para o guia de qualidade para o chumbo em água potável o valor de 0,01 mg/L. A ingestão semanal tolerável provisória (PTWI) proposta pela OMS é de 25 µg/kg de peso corpóreo (equivalente a 3,5 µg/kg de peso corpóreo por dia) para crianças, tendo-se como base o fato de o chumbo ser acumulativo (WHO, 2011).

A FDA recomendou o nível máximo de chumbo em doces consumidos frequentemente pelas crianças de 0,1 ppm (FDA, 2011). O limite de chumbo estabelecido pela FDA para a água potável engarrafada é de 0,005 mg/L (FDA, 2005).

No Brasil, a Portaria n. 685, de 27 de agosto de 1998, da Anvisa, estabeleceu os limites máximos de tolerância para o chumbo em alimentos. Os alimentos e os respectivos limites são: caramelos e balas, cacau (exceto manteiga de cacau e chocolate adoçado), dextrose (glicose), peixes e produtos de pesca e partes comestíveis de cefalópodes – 2,0 mg/kg; chocolate adoçado – 1,0 mg/kg; sucos de frutas cítricas – 0,3 mg/kg; alimentos para fins especiais, preparados especialmente para lactentes e crianças até 3 anos – 0,2 mg/kg; óleos, gorduras e emulsões refinadas – 0,1 mg/kg; e leite pronto para consumo – 0,05 mg/kg.

A Portaria n. 518, de 25 de março de 2004, do Ministério da Saúde, estabelece como valor máximo permitido para a água potável a concentração de 0,01 mg/L.

Os materiais metálicos empregados em embalagens não devem conter mais de 0,01% de chumbo (Brasil, 2007).

## 5. MERCÚRIO

O mercúrio existe em três formas, cada qual com diferentes características de biodisponibilidade e toxicidade: mercúrio elementar, sais inorgânicos e compostos orgânicos (metilmercúrio, etilmercúrio e fenilmercúrio).

O mercúrio é relativamente incomum na crosta terrestre e a sua liberação ocorre por processos naturais (erosão, atividade vulcânica) e por mineração.

As emissões antropogênicas que incluem, entre outras, as usinas geradoras de energia que utilizam combustíveis fósseis, a produção de cloro e soda e os incineradores de lixo são responsáveis por aproximadamente 5.500 toneladas cúbicas de mercúrio que são liberados anualmente na atmosfera do planeta.

A progressiva utilização do mercúrio para fins industriais e o emprego de compostos mercuriais durante décadas na agricultura resultaram no aumento significativo da contaminação ambiental, especialmente da água e dos alimentos.

Uma das razões que contribuem para o agravamento dessa contaminação é a característica peculiar do mercúrio no meio ambiente, conhecida como *Ciclo do Mercúrio*. A biotransformação do mercúrio inorgânico a metilmercúrio por bactérias é o processo responsável pelo elevado nível do metal no ambiente. O metilmercúrio acumula-se em cada passo da cadeia alimentar, chegando a alcançar elevados níveis nos peixes. A relação entre a concentração de metilmercúrio no tecido de peixes e a concentração na água pode alcançar valores extremamente elevados, da ordem de 10.000 a 100.000. Portanto, a mudança da forma inorgânica para a metilada é uma etapa crucial do processo de bioacumulação no meio aquático. As formas inorgânicas de mercúrio não se acumulam na cadeia alimentar do homem, com exceção dos cogumelos. O processo de metilação ocorre principalmente nos sedimentos de água doce e nos oceanos. Há evidência também da ocorrência desse processo no intestino de peixes e no limo externo aderido ao peixe. A metilação do mercúrio inorgânico ($Hg^{++}$) envolve a presença da metilcobalamina (análogo da vitamina $B_{12}$), produzida por síntese bacteriana. Entretanto, outras vias enzimáticas e não enzimáticas devem estar envolvidas. O processo de oxidação do mercúrio elementar ($Hg^o$) ao mercúrio inorgânico ($Hg^{++}$), etapa do *Ciclo do Mercúrio*, é realizado pela enzima catalase.

As reações de oxirredução, envolvendo metilação e desmetilação, são comuns no meio ambiente, e cada ecossistema tem seu estado de equilíbrio em relação às espécies de mercúrio. Entretanto, a metilação é a mais prevalente e fundamental à bioacumulação.

O metilmercúrio liberado pelos microrganismos entra na cadeia alimentar por difusão e liga-se às proteínas da biota aquática. Os peixes localizados no topo da cadeia alimentar apresentam elevados níveis de metilmercúrio, destacando-se as espécies predatórias.

Episódios com características epidêmicas foram documentados no Japão, onde o metilmercúrio bioacumulado no ecossistema foi o agente causador de centenas de intoxicações, e serviram como base nos estudos do comportamento ambiental desse metal. Referem-se à Baia de Minamata na década de 1950, com 700 casos de intoxicações, e em Niigata, no Rio Agano, em 1964, com 500 casos de intoxicações documentados até 1974.

A maior ocorrência de intoxicações com características epidêmicas deu-se no Iraque, em 1971 e 1972, onde sementes de trigo tratadas com alquilmercúrio foram distribuídas à população como parte de programa agrícola nacional e utilizadas indevidamente como alimento. Até março de 1972 haviam sido oficializadas 6.530 admissões hospitalares, com 459 mortes (7%). Sabe-se, entretanto, que somente os casos mais graves foram admitidos nos hospitais, e inúmeras pessoas morreram antes de serem hospitalizadas. O número exato de pessoas intoxicadas e de óbitos não foi conhecido.

Além desses episódios que serviram como base científica para ampliar os conhecimentos sobre a toxicologia do mercúrio, populações que vivem próximas às fontes de contaminação do ecossistema, e que se alimentam de produtos com elevado teor de mercúrio, são passíveis de apresentar seus efeitos adversos.

## 5.1. Fontes de exposição

O mercúrio presente no ar, eventualmente, passa aos rios, lagos e oceanos após percorrer longas distâncias, transportado pelos ventos. Os corpos de água além de receberem o mercúrio da atmosfera, recebem também o lixiviado do solo e das fontes antropogênicas.

As emissões associadas às atividades humanas representam elevados riscos quando são confinadas às áreas limitadas. Sabe-se que a contribuição do hemisfério norte, mais industrializado, é maior que a do hemisfério sul.

No Brasil, constata-se uma elevada contaminação da região amazônica e de outras regiões de mineração como consequência da exploração do ouro, quando se utiliza o mercúrio no processo de amalgamação do metal.

Parte do mercúrio depositado no solo e na água é reemitida à atmosfera como Hgº, e esse processo de emissão e reemissão dificulta a descrição exata do movimento do mercúrio a partir de suas fontes. O sedimento de rios, lagos e oceanos representam o último depósito de mercúrio na forma de sulfeto, altamente insolúvel.

Há sugestões de que o mercúrio atmosférico possa ser captado pelas folhas dos vegetais, e elas tornam-se fontes de exposição.

A biomagnificação na cadeia alimentar vai depender da fonte de contaminação existente na área confinada e de vários fatores, como nível trófico ou espécies, idade dos animais, atividade microbiana, conteúdo de substâncias orgânicas dissolvidas (teor húmico), salinidade, pH e potencial redoxi.

A ingestão de metilmercúrio na dieta ocorre principalmente por meio de alimentos marinhos, representados por peixes predatórios como o lúcio e a perca, ou ainda, pelas grandes espécies do oceano como o atum e o peixe-espada.

A dieta coreana foi estudada, quanto aos níveis de mercúrio, e constatou-se que a ingestão média diária por pessoa era de 1,6 $\mu$g, indicando uma ingestão semanal de 11,2 $\mu$g/pessoa, ou ainda, 0,2 $\mu$g/kg de peso corpóreo.

Na Suécia, Vahter e cols. (2000) estudaram a exposição ao metilmercúrio e mercúrio elementar por mulheres grávidas e seus filhos, durante 15 meses, na cidade de Estocolmo. Aproximadamente 72% do mercúrio no sangue, no início da gravidez, era de metilmercúrio (mediana, 0,94 $\mu$g/L; máximo de 6,8 $\mu$g/L). Os níveis sanguíneos de metilmercúrio diminuíram durante a gravidez, particularmente em razão da diminuição do consumo de peixes, principalmente peixes predadores. Os níveis no sangue do cordão umbilical (mediana, 1,4 $\mu$g/L; máximo de 4,8 $\mu$g/L) foram, na maioria das vezes, o dobro dos níveis sanguíneos maternos, no final da gravidez. Possivelmente, esses níveis foram influenciados pela exposição materna ao metilmercúrio antes e no início da gravidez. Os níveis de mercúrio inorgânico no cordão umbilical correlacionaram-se aos níveis do sangue materno.

A FDA (2010) verificou no estudo – *Total Diet Study Statistic on Element Results* – que os níveis médios de mercúrio encontrados em vários tipos de alimentos consumidos pela população americana eram de 0 a 0,146 mg/kg (intervalo mínimo e máximo de 0 a 0,509 mg/kg), e concentração mediana de 0 a 0,106 mg/kg.

Em pesquisa realizada nas Filipinas (FAO, 2002), as análises de mercúrio em várias espécies de peixes evidenciaram que as concentrações mais elevadas eram das amostras de atum, com 438,8 ng/g de mercúrio total e de 377,18 ng/g de metilmercúrio. As proporções médias de metilmercúrio para mercúrio total em todas as amostras de peixes estiveram no intervalo de 56,16 a 99,38%, indicando que a maior parte do mercúrio das amostras de peixes estava na forma de metilmercúrio.

## 5.2. Toxicocinética

As espécies químicas com importância toxicológica incluem as formas elementar ou metálica ($Hg^0$), mercúrio mercuroso ($Hg^{+1}$), mercúrio mercúrico ($Hg^{+2}$) e as formas orgânicas, principalmente o metilmercúrio (MeHg).

Estima-se que 95% do MeHg presente em peixes sejam completamente absorvidos pelo organismo humano. A absorção de mercúrio inorgânico pelo trato digestivo é estimada em média de 7%, podendo variar de 5 a 10%.

O mercúrio mercúrico tem grande afinidade pelos grupos sulfidrilas dos eritrócitos e da fração plasmática. A meia-vida dessa forma no sangue é de 19,7 a 65,6 dias. O mercúrio mercúrico resulta da oxidação do mercúrio elementar ou de processos de desmetilação do MeHg, ou ainda, pela liberação acidental de $HgCl_2$.

Uma vez absorvido, na corrente sanguínea, o MeHg penetra nos eritrócitos. Mais de 90% do MeHg está ligado à hemoglobina. A concentração nos eritrócitos é dez vezes maior que a concentração plasmática. O MeHg está ligado, também, parcialmente às proteínas plasmáticas.

Em humanos, expostos diariamente ao MeHg pelo TGI, o percentual de Hg total encontrado na forma de Hg inorgânico no sangue, plasma, leite, fígado e urina foi, respectivamente, de 7%, 22%, 39%, 16 a 40% e 73%.

Em autópsia de indivíduos japoneses, constatou-se que os rins e o fígado apresentavam concentrações de mercúrio total na ordem de centenas de ng/g de tecido; enquanto no cérebro, cerebelo, coração e baço, as concentrações eram da ordem de dezenas de ng/g de tecido. Cerca de 80% do mercúrio encontrado nesses órgãos estava na forma de MeHg. No fígado, na medula e no córtex renal, o mercúrio na forma de MeHg, correspondia, respectivamente, a 33%, 15% e 11%.

Com relação ao mercúrio mercúrico, os níveis mais elevados são encontrados nos rins. Devido a sua carga iônica, o mercúrio mercúrico não atravessa com facilidade a barreira hematoencefálica ou a placentária.

O consumo de peixes com elevadas concentrações de MeHg resulta em somente 5% de mercúrio inorgânico no sangue e em cerca de 20% de mercúrio inorgânico no cabelo. Esse composto é facilmente transferido ao feto e ao cérebro do feto. Provavelmente, essa rápida transferência ocorre devido à lipossolubilidade do composto nos tecidos e fluidos do organismo.

A meia-vida do MeHg no organismo é em média de 50 dias, podendo variar de 20 a 70 dias, e no cabelo é em média de 65 dias, com um intervalo de 35 a 100 dias.

Cerca de 10% da carga corpórea de MeHg é encontrada no cérebro, onde é lentamente desmetilada a mercúrio inorgânico.

A via primária de excreção do MeHg ocorre pelas fezes, como mercúrio inorgânico. O mercúrio mercúrico é excretado, principalmente, pela urina e pelas fezes, e ainda por saliva, bile, suor, ar exalado e leite materno.

Estima-se que 1% da carga corpórea de MeHg em humanos seja excretado diariamente, e que 90% são excretados pelas fezes, como mercúrio mercúrico, e 10% pela urina, também dessa forma. Aproximadamente 16% do mercúrio presente no leite materno estão sob a forma de MeHg.

Dados experimentais indicam que a meia-vida de eliminação é de 70 a 80 dias, dependendo da espécie, da dose, do sexo e do animal.

## 5.3. Efeitos tóxicos

O íon mercúrico é conhecido como um forte ligante ao grupo tiol (-SH). O mercúrio intracelular liga-se aos resíduos tiólicos de proteínas, particularmente à glutationa e à cisteína, resultando na inativação do enxofre e no bloqueio de enzimas, cofatores e hormônios.

Entre os grupos funcionais, além do -SH ao qual o mercúrio tem grande afinidade, incluem-se $-CONH_2$, $-NH_2$, $-OOH$ e $-PO_4$.

Os fetos são vulneráveis ao MeHg desde o início dos processos de desenvolvimento cerebral, como a divisão celular, diferenciação e migração, que são prejudicados pela interação do mercúrio com os grupos tióis da tubulina, principal proteína da constituição dos microtúbulos neuronais.

O mercúrio mercúrico tem como alvo crítico os rins, enquanto o metilmercúrio atinge o cérebro, tanto em indivíduos adultos quanto em fetos.

### Sistema nervoso

A exposição de um indivíduo a neurotóxicos, especialmente ao mercúrio, pode resultar em aceleração do declínio das funções do sistema nervoso que são normalmente relacionadas à idade. O feto é mais suscetível à ação tóxica do mercúrio. No Japão e no Iraque, verificou-se que a ingestão de alimentos contaminados com metilmercúrio causava retardo psicomotor. As mulheres que consumiam alimentos contendo mercúrio transferiam o metal ao feto, ou ainda, às crianças via leite materno.

Há evidências de que o mercúrio cause diminuição do desempenho em áreas responsáveis pelas funções motoras e da memória, quando as concentrações no cabelo atingirem 10 a 20 µg/g.

No Japão e no Iraque, observações *post mortem* sugeriram que o metilmercúrio, durante o período de gestação, determina uma migração anormal de células neuronais no cérebro e córtex cerebral.

São observados efeitos neurológicos como a demência semelhante à verificada no mal de Alzheimer, deficiência de atenção, hipoestesia, ataxia, disartria, tremores subclínicos dos dedos, danos na visão e audição, distúrbios sensoriais e aumento da fadiga.

Em crianças, constata-se deficiência da linguagem (fala tardia), da memória, da atenção e autismo, na intoxicação por mercúrio.

### Efeitos renais

Os rins acumulam níveis elevados de mercúrio ao compará-los ao cérebro e fígado. O íon mercúrico por sua capacidade de se ligar fortemente ao grupo tiol (-SH) provoca danos ao processo de ativação do fator NF-kB. Esse fator é tiol-dependente e responsável pela transcrição que promove a sobrevivência de células, protegendo-as de estímulos apoptóticos e, consequentemente, a apoptose de células renais.

Os efeitos renais raramente ocorrem após as exposições às formas orgânicas do mercúrio. Os casos relatados referem-se às exposições por doses elevadas. Foram observadas alterações renais em indivíduos iraquianos, destacando-se a ocorrência de poliúria e albuminúria; e na população de Minamata (Japão) verificou-se um aumento de mortes associadas à nefrite.

### Efeitos na reprodução

Se a concentração de MeHg em mulheres for muito elevada, há riscos de abortos ou de nati-

mortos. Mesmo que as concentrações de MeHg sejam baixas durante a concepção, a criança poderá sofrer sérios problemas neurológicos. As formas orgânica e inorgânica de mercúrio provocam diminuição da motilidade dos espermatozóides.

### Efeitos imunológicos

O sistema imunológico desempenha um importante papel nos mecanismos de defesa do organismo. Pacientes com algumas doenças autoimunes, como lúpus sistêmico, esclerose múltipla, tireoidite autoimune ou eczema atópico, geralmente mostram aumento da estimulação de linfócitos, provocados por baixas doses de mercúrio mercúrico.

Exposições ao MeHg alteram significativamente a resposta linfocitária na maioria de grupos expostos a baixas concentrações de mercúrio com resposta proliferativa elevada.

### Efeitos cardiovasculares

Há sugestões de que os efeitos cardiovasculares observados após a ingestão de cloreto mercúrico e cloreto mercuroso ocorram após severa hipocalemia.

Recentemente foi constatado que o mercúrio presente nos peixes pode diminuir os efeitos cardioprotetores desse alimento.

A exposição pré-natal ao MeHg pode afetar o desenvolvimento cardiovascular de crianças que tenham baixo peso ao nascerem e pressão sanguínea aumentada (13,9 mmHg), quando a concentração de mercúrio no sangue do cordão umbilical eleva-se de 1 a 10 µg/L.

O mercúrio orgânico está associado com o desenvolvimento de miocardite em humanos; observa-se bradicardia, pulso irregular e alterações no eletrocardiograma.

### Efeitos na atividade motora

No Brasil, Dolbec e cols. (2000), verificaram que a população ribeirinha do rio Tapajós, exposta ao MeHg, apresentava sutis efeitos neurotóxicos que evidenciavam alterações das funções motoras.

Lebel e cols. (1998) haviam observado um aumento de tendência da população amazônica estudada em apresentar fadiga muscular como consequência de exposições ao mercúrio.

A exposição ao mercúrio associada a baixos níveis de selênio pode ser um dos fatores ambientais envolvidos na produção de esclerose lateral amiotrófica.

### Efeitos genotóxicos

Amorim e cols. (2000) constataram uma nítida relação entre MeHg e danos citogenéticos em linfócitos. Nesse estudo, avaliaram-se os níveis do biomarcador mercúrio no cabelo da população (Amazônia, Brasil) exposta ao MeHg, por amplo período de exposição.

## 5.4. Relações dose-resposta e prevenção

O relato de dezoito casos de intoxicações agudas na década de 1950, após ingestão oral de cloreto de mercúrio, com nove mortes, mostrou que as doses letais variaram de 29 mg/kg a 50 mg/kg.

O consumo de dieta contendo mercúrio pelas mães resulta na transferência do metal ao feto. Grandjean e cols. (1994) verificaram que disfunções neurocomportamentais eram relatadas mesmo que a concentração de mercúrio no cabelo materno fosse de 6 µg/g; esse valor corresponde a aproximadamente 24 µg/L de mercúrio no sangue.

A partir de 1º de janeiro de 2013, segundo lei federal dos Estados Unidos da América (Lei 110-414, 14 de outubro de

2008), passou a vigorar a proibição da exportação de mercúrio elementar (EPA, 2012c).

A ATSDR (2013) propôs *Minimum Risk Level* (MRL) oral crônico para o metilmercúrio de 0,0003 mg Hg/kg/dia, ao basear-se em estudos que demonstravam a não ocorrência de efeitos adversos em crianças (Ilhas Seychelles), e MRL renal de 0,002 mg Hg/kg/dia para o mercúrio inorgânico. O NOAEL de 0,0013 mg MeHg/kg/dia foi calculado a partir do conhecimento do nível 0,1 µg Hg/kg/dia, tendo como base o NOAEL de 1,1 µg/kg/dia associado ao retardamento da fala e do andar, a obtenção de baixo número de pontuações em teste neurológico, assim como, sintomas mentais ou ocorrência de doenças em crianças nascidas de mães iraquianas que haviam ingerido pão contaminado com mercúrio durante a gravidez.

A JECFA havia estabelecido em 1972 a PTWI para o metilmercúrio de 5 µgHg/kg de peso corpóreo. O valor provisório proposto de PTWI de 1,6 µg Hg/kg de peso corpóreo, baseando-se no desenvolvimento de efeitos neurotóxicos em fetos e embriões, foi confirmado no 67º encontro em Roma (FAO/WHO, 2010).

O valor considerado da PTWI para o mercúrio inorgânico é de 4 µg/kg de peso corpóreo. O PTWI anterior de 5 µg/kg de peso corpóreo para o mercúrio total foi retirado (FAO/WHO, 2010).

O *International Programme on Chemical Safety* (IPCS, 2003) recomendou a *Tolerable Daily Intake* (TDI) de 2 µg Hg/kg de peso corpóreo para o mercúrio inorgânico, baseando-se na NOAEL de 0,23 µg Hg/kg de peso corpóreo/dia para a água, considerando-se os efeitos renais observados em ratos.

A WHO (2007) propôs para o padrão de qualidade da água potável o valor de 1 µg/L para o mercúrio total.

O Jornal Oficial da União Europeia (2012) reafirmou o limite de 1 mg/kg de mercúrio para todos os aditivos alimentares.

No Brasil, a Portaria n. 685, de 27 de agosto de 1998, estabeleceu os limites máximos para o mercúrio em peixes e produtos de pesca (exceto predadores) de 0,5 mg/kg e para os peixes predadores 1,0 mg/kg.

A Portaria n. 518/GM, de 25 de março de 2004, estabeleceu para o padrão de potabilidade da água o teor máximo de 0,001 mg/L (Brasil, 2004).

A Portaria n. 2.914, de 12 de dezembro de 2011, reafirma esse valor para o padrão de potabilidade para substâncias químicas que representam riscos à saúde (Brasil, 2011).

A EPA (IRIS, 2001) classificou o MeHg no Grupo C – possível carcinogênico aos humanos.

Quando níveis elevados forem comprovados, medidas apropriadas deverão ser adotadas. Normalmente, recomendam-se cuidados especiais com a dieta, tendo como objetivo a redução de exposições em longo prazo, especialmente durante o período de gravidez e amamentação. Qualquer tipo de medida que implique redução do consumo de alimentos deverá considerar o impacto dessa medida sobre a dieta total das pessoas envolvidas.

## 5.5. Interações com outras substâncias químicas

Foi demonstrado que os animais de experimentação são protegidos dos efeitos tóxicos do metilmercúrio pela administração de selênio. O selênio interfere na distribuição do mercúrio nos tecidos, na sua excreção e na relação mercúrio inorgânico/metilmercúrio nos tecidos. Todavia, o selenito, produto de biotransformação do selênio, eleva a concentração de metilmercúrio no cérebro. A redução metabólica do selenito leva à formação do disselenito, com grande afinidade ao cátion metilmercúrio. A formação de $(CH_3Hg)_2$ ocorre tanto *in vitro* quanto *in vivo*.

As interações entre o mercúrio e o selênio podem ser explicadas, ao menos teoricamente, pela formação de complexos proteína-selênio-mercúrio e, ainda, pela formação intracelular de corpos de inclusão. O selênio diminui a passagem de mercúrio através da barreira placentária, além de reduzir a concentração de mercúrio no leite.

Em estudo realizado com golfinhos, os resultados sugeriram que a inativação do metilmercúrio, provavelmente, ocorria na forma de HgSe (tiemanita).

Alterações nos teores de cobre e ferro nos rins e cérebro, de zinco nos rins, de magnésio nos rins e baço, e de manganês no fígado, são vistas experimentalmente pela administração oral de cloreto mercúrico ou cloreto de metilmercúrio.

O cádmio provoca acúmulo de metalotioneína-mercúrio no fígado e depleção de mercúrio nas proteínas renais. O cádmio protege o organismo contra as ações nefrotóxicas do mercúrio inorgânico.

Interação metabólica parece ocorrer entre o mercúrio e o cálcio, refletida nos níveis séricos deste último elemento.

A cisteína e a coenzima A protegem o organismo da ação tóxica do metilmercúrio, enquanto a piridoxina, em excesso, aumenta a toxicidade do mercúrio. Há também indicação de que o etanol potencializa a toxicidade do metilmercúrio.

Burbure e cols. (2006) estudaram os efeitos do cádmio, chumbo, mercúrio e arsênio em dois principais alvos, rins e sistema dopaminérgico, em mais de 800 crianças (França, República Checa e Polônia) expostas por razões ambientais. Concluíram que os quatro metais influenciaram os marcadores dopaminérgicos (prolactina sérica e ácido homovanílico na urina), com evidências de complexa interação.

Os oligossacarídeos não digeríveis têm o poder de reduzir o acúmulo de contaminantes ambientais, entre eles o metilmercúrio. Entre os possíveis mecanismos incluem-se a redução da absorção, aumento da eliminação fecal e transformação do contaminante em formas que possam ser excretadas na urina.

Azevedo (2003) compilou várias informações relativas às interações do mercúrio (inorgânico e orgânico) com várias substâncias químicas como o selênio, vitamina E, glutation peroxidase, N',N'-difenil-p-fenilenodiamina, ácido ascórbico, ácido lipoico, cistina, cisteína, coenzima A e etanol.

## 6. OUTRAS INFORMAÇÕES

Schrag e cols. (2011) observaram a possibilidade de os metais de transição ferro, zinco e cobre serem responsáveis por injúrias oxidativas no Mal de Alzheimer. Em estudo de metanálise constatou-se que os níveis de ferro eram elevados no neocórtex de pacientes com o Mal, quando comparados com o grupo-controle da mesma idade. Com relação ao cobre, verificou-se nos pacientes com o Mal de Alzheimer uma depleção significativa, enquanto os níveis de zinco não evidenciaram alterações significativas no neocórtex.

No Lago Taihu, China, foram analisados os elementos Fe, Mn, Zn, Cr, Hg, Cd, Pb e As em 198 amostras de 24 espécies de peixes. Os oito elementos foram encontrados em todas as amostras, e as concentrações médias do total de amostras variaram de 18,2 a 215,8 µg/g de peso seco. As concentrações dos elementos pesquisados obedeceram à sequência: Zn>Fe>Mn>Cr>As>Hg>Pb>Cd. As concentrações dos elementos não essenciais Hg, Pb, Cd e As foram inferiores aos níveis máximos permitidos em peixes na China e na União Europeia (Hao e cols., 2013).

As concentrações de As, Cd, Cr, Pb, Mn, Ni, V e Zn foram avaliadas em peixes e mariscos do Golfo de Catânia (Itália). Entre os elementos analisados, apenas o Cd e Pb possuem limites estabelecidos pela Comunidade Europeia para o consumo humano, e os limites não foram ultrapassados. O As, na forma inorgânica, não tem ainda limite estabelecido, mas a EPA e a WHO propuseram a dose de referência, o fator de inclinação para o câncer e a ingestão tolerável, aplicáveis para o fator de risco. Os resultados demonstraram que para algumas espécies o arsênio inorgânico apresentou valores de *Target Hazard Quotient* (THQ), sugerindo que adultos e crianças deveriam ingerir menos que quatro refeições por semana de *E. encrasicolus*, anchovas (Chiara e cols., 2013).

Os teores de Fe, Al e Zn na ferritina presente no sangue foram analisados em amostras de pacientes com o mal de Alzheimer e comparados com outro grupo-controle. Os resultados confirmaram a hipótese da existência de papel funcional da ferritina como proteína reguladora de metal tóxico e indicaram claramente que a ferritina de pacientes com o mal de Alzheimer possuíam teor de alumínio superior aos pacientes do grupo-controle (De Sole e cols., 2013).

A FSA do Reino Unido publicou relatório, em 2009, com valores encontrados para 24 metais e outros elementos, como: Al, Sb, As, Ba, Bi, Cd, Cr, Cu, Ge, In, Pb, Mn, Hg, Mo, Ni, Pd, Pt, Rd, Ru, Se, Sr, Tl, Sn e Zn, em 20 grupos de alimentos consumidos pela população de 24 cidades da Grã-Bretanha. Os níveis mais elevados de arsênio (3,99 mg/kg) foram encontrados em peixes. A exposição diária para a população foi de 0,061 a 0,064 mg/kg de arsênio total, e considerando o consumo diário dos alimentos as concentrações foram de 0,0009 a 0,005 mg/dia. Maiores concentrações de cádmio foram encontradas em órgãos viscerais (0,084) e em nozes (0,065). O consumo em média para a população foi de 0,011 a 0,013 mg/kg. Com relação ao chumbo, os níveis mais elevados foram encontrados em amostras de vísceras (0,065 mg/kg), e as maiores contribuições para a população foram as bebidas (17%) e os pães (16%). A exposição da população foi de 0,006 mg/dia. O mercúrio foi detectado somente nas vísceras (0,0007 mg/kg), peixes (0,056 mg/kg) e nos vegetais (0,0007 mg/kg). A população estava exposta ao mercúrio nos alimentos entre 0,001 a 0,003 mg/dia, e a média para o indivíduo adulto foi de 0,05 µg/kg de peso corpóreo.

Na Turquia, Güller (2007) constatou que entre 189 amostras de água engarrafada as concentrações de metais foram superiores às concentrações máximas permitidas no país. Os metais e o número de amostras com valores mais elevados foram: Al (2), Fe (3), Cd (2), Ni (1) e Mn (1). Entretanto, os valores encontrados em 23% das amostras (44) estavam acima dos limites estabelecidos por entidades internacionais como a EEC, WHO, EPA e FDA.

## 7. BIBLIOGRAFIA

AMORIM, M.I.; MERGLER, D.; BAHIA, M.O.; DUBEAU, H.; MIRANDA, D.; LEBEL, J.; BURBANO, R.R.; LUCOTTE, M. Cytogenetic damage related to low levels of methylmercury contamination in the Brazilian Amazon. *An Acad Bras Cienc.*, v.72, n.4, p.497-507, 2000.

AGENCY FOR TOXIC SUBSTANCES AND DISEASE REGISTRY (ATSDR). US Department of Health and Human Services. Public Health Service. *Toxicological profiles.* Disponível em: <http://www.atsdr.cdc.gov/toxprofiles/tp46.html>. Acesso em: 28 ago. 2013.

AGENCY FOR TOXIC SUBSTANCES AND DISEASE REGISTRY (ATSDR). US Department of Health and Human Services. Public Health Service. *Minimal risk levels (MRLs) List.* Atlanta: ATSDR, 2013. Disponível em: <http://www.atsdr.cdc.gov/mrls/atsd_mrls_mi>. Acesso em: 25 abr. 2013.

AZEVEDO, F.A. *Toxicologia do mercúrio.* São Carlos: RiMa e InterTox, 2003.

BERNARD, A. Renal dysfunction induced by cadmium: biomarkers of critical effects. *Biometals*, v.17, n.5, p.519-523, 2004.

BRASIL. AGÊNCIA NACIONAL DE VIGILÂNCIA SANITÁRIA (ANVISA). Princípios gerais para o estabelecimento de níveis máximos de contaminantes químicos em alimentos. Portaria n. 685, de 27 de agosto de 1998. Disponível em: <http://portal.anvisa.gov.br/wps/wcm/connect/8c494>. Acesso em: 09 mai. 2013.

BRASIL. MINISTÉRIO DA SAÚDE. *Estabelece os procedimentos e responsabilidades relativas ao controle e vigilância da qualidade da água para consumo humano e seu padrão de potabilidade.* Portaria n. 518/GM, de 25 de março de 2004. Disponível em: <http://www.portal.saude.gov.br/portal/arquivos/pdf/portari>. Acesso em: 09 mai. 2013.

BRASIL. AGÊNCIA NACIONAL DE VIGILÂNCIA SANITÁRIA (ANVISA). *Regulamento Técnico sobre Disposições para Embalagens, Revestimentos, Utensílios, Tampas e Equipamentos metálicos em Contato com Alimentos.* Resolução – RDC n. 20, de 22 de março de 2007. Disponível em: <http://portal.anvisa.gov.br/wps/wcm/connect/edbef8>. Acesso em: 08 mai. 2013.

BRASIL. MINISTÉRIO DA SAÚDE. *Dispõe sobre os procedimentos de controle e de vigilância da qualidade da água para consumo humano e seu padrão de potabilidade.* Portaria n. 2.914 de 12 de dezembro de 2011. Disponível em: <http://www.portal. Saude.gov.br/portal/arquivos/pdf/por>. Acesso em: 29 abr. 2013.

BURBURE, C. e cols. Renal and neurologic effects of cadmium, lead, mercury, and arsenic in children: evidence of early effects and multiple interactions at environmental exposure levels. *Env Health Perspect*, v.114, n.4, p.584-590, 2006.

CALDAS, E.D.; MACHADO, L.L. *Cadmium* and lead in medicinal herbs in Brazil. *Food Chem Toxicol.*, v.42, n.4, p.599-603, 2004.

ÇELIK, U.; OEHLENSCHLÄGER, J. High contents of *cadmium*, lead, zinc and copper in popular fishery products sold in Turkish supermarkets. *Food Control*, v.18, n.3, p.258-261, 2007.

COPAT, C.; ARENA, G.; FIORE, M.; LEDDA, C.; FALLICO, R.; SCIACCA, S.; FERRANTE, M. Heavy metals concentrations in fish and shellfish from eastern Mediterranean sea: consumption advisories. *Food and Chemical Toxicology*, v.53, p.33-37, 2013.

DE SOLE, P.; ROSSI, C.; CHIARPOTTO, M.; CIASCA, G.; BOCCA, B.; ALIMONTI, A.; BIZZARRO, A.; ROSSI, C.; MASULLO, C. Possible relationship between Al/ferritin complex and Alzheimer's disease. *Clin. Biochem.*, v.46, n.1-2, p.89-93, 2013.

DOLBEC, J.; MERGLER, D.; SOUSA PASSOS, C.J.; SOUSA DE MORAIS, S.; LEBEL, J. Methylmercury exposure affects motor performance of a riverine population of the Tapajos river, Brazilian Amazon. *Int Arch Occup Environ Health*, v.73, n.3, p.195-203, 2000.

DUFFUS, J.H. "Heavy metal" – a meaningless term? *Pure Appl. Chem.*, v.74, n.5, p.793-807, 2002.

ENVIRONMENTAL PROTECTION AGENCY (EPA). *National Primary Drinking-Water Regulations. Drinking Water Contaminants.* Washington, DC: Office of Water, U.S. Environmental Protection Agency. 2006. Last update Tuesday, june 05, 2012. Disponível em: <http://www.epa.gov/drink/contaminants/index>. Acesso em: 02 mai. 2013.

ENVIRONMENTAL PROTECTION AGENCY (EPA). *Drinking water standards and health advisories.* Washington, DC: Office of Water, U.S. Environmental Protection Agency. 2012a. EPA 822-S-12-001. Disponível em: <http://www.water.epa.gov/action/drinking/uplo>. Acesso em: 09 mai. 2013.

ENVIRONMENTAL PROTECTION AGENCY (EPA). *Mercury. Human Exposure.* Washington, DC: Office of Water, U.S. Environmental Protection Agency. Last update february 07, 2012b. Disponível em: <http://www.epa.gov/hg/exposure.htm>. Acesso em: 26 abr. 2013.

ENVIRONMENTAL PROTECTION AGENCY (EPA). *Questions and answers about the mercury export ban act at 2008.* Washington, DC: Office of Water, U.S. Environmental Protection Agency. Last update 21/12/2012c Disponível em: <http://www.epa.gov/mercury/exportban-quer.htm>. Acesso em: 09 fev. 2013.

FOOD AND AGRICULTURE ORGANIZATION OF THE UNITED NATIONS (FAO). *Human exposure to mercury in fish in mining areas in the Philippines.* Marrrakech (Marrocos): FAO/WHO Global Forum of Food Safety Regulators. 2002. Disponível em: <http://www.fao.org/docrep/meeting/004/ab417e.h>. Acesso em: 08 mai. 2013.

FOOD AND AGRICULTURE ORGANIZATION OF THE UNITED NATIONS (FAO/WHO). *Joint FAO/WHO expert committee on additives. Sixty-seventh meeting. Rome, 20-29 february 2006.* Disponível em: <ftp://www.fao.org/ag/ agn/jecfa67_final.pdf>. Acesso em: 23 abr. 2013.

FOOD AND AGRICULTURE ORGANIZATION OF THE UNITED NATIONS (FAO/WHO). *Joint FAO/WHO expert committee on additives, Rome, 16-25 february 2010.* Disponível em: <http://www.who.int/food safety/chem.summary 72>. Acesso em: 2 abr. 2013.

FOOD AND DRUG ADMINISTRATION (FDA). *Beverages. Bottled Water.* U.S. Food and Drug Administration. Code of Federal Regulations. 21 CFR 165.110. 2005. Disponível em: <http://www.accessdata.fda.gov/scripts/cdrh/cfdocs/cfcfr/CFRsearch.cfm>. Acesso em: 04 mai. 2007.

FOOD AND DRUG ADMINISTRATION (FDA). *Total Diet Study Statistics on element Results.* College Park: Center of food Sagety and applied Nutrition. 2010. Disponível em: <http://www.fda.gov/downloads/food...totaldietstudy/>. Acesso em: 08 mai. 2013.

FOOD AND DRUG ADMINISTRATION (FDA). *Guidance for Industry. Lead in candy likely to be consumed by small children. Recommended maximum level and enforcement policy.* Last Updated: 06/06/2011. Disponível em: <http://www.fda.gov/food GuidanceRegulation/Gu>. Acesso em: 03 abr. 2013.

FOOD STANDARDS AGENCY (FSA). *Survey of metals and other elements in processed fish and shellfish.* UK. 2006. Disponível em: <http://www.food.gov.uk/multimedia/pdfs/fsis0806.pdf>. Acesso em: 10 mai. 2013.

FOOD STANDARDS AGENCY (FSA). *Measurement of the concentrations of metals and other elements from the 2006 UK total diet study.* UK: Food Standards Agency, 2009. Disponível em: <http://www.food.gov.uk/multimedia/pdfs/fsis0109me>. Acesso em: 10 mai. 2013.

GOYER, R. *Issue paper on the human health effects of metals.* EPA. Risk Assessment Forum. Washington, USA, 2004. Disponível em: <http://www.epa.gov/raf/publications/pds/Human>. Acesso em: 06 mai. 2013.

GÜLER, C. Evaluation of maximum contaminant levels in Turkish bottled drinking waters utilizing parameters reported on manufacture is labeling and government – issued production licenses. *Journal of Food Composition and Analysis*, v.20, n.3-4, p. 262-272, 2007.

HAO, Y.; CHEN, L.; ZHANG, X.; ZHANG, D.; ZHANG, X.; YU, Y.; FU, J. Trace elements in fish from Taihu Lake, China: levels, associated risks and trophic transfer. *Ecotoxicology and Environmental Safet*y, v.90, p. 89-97, 2013.

INTERNATIONAL AGENCY FOR RESEARCH ON CANCER (IARC). *IARC Monographs on the evaluation of carcinogenic risks to humans. Inorganic and organic lead compounds vol.87.* Lyon (France): International Agency for Research on Cancer. 2006. Disponível em: <http://monographs.iarc.fr/ENG/Monographs/vol87>. Acesso: 03 mai. 2013.

INTERNATIONAL AGENCY FOR RESEARCH ON CANCER (IARC). *IARC Monographs. A review of human carcinogens. C. Metals, arsenic, fibres and dusts.* Lyon (France): International Agency for Research on Cancer, v. 100, 2012. 512 *p.* Disponível em: <http://apps.Who.int/bookorders/anglais/detart1>. Acesso em: 12 mar. 2013.

INTERNATIONAL PROGRAMME ON CHEMICAL SAFETY (IPCS). *Elemental mercury and inorganic mercury compounds: human health aspects.* Concisse International Chemical Assessment Document 50. Geneva: WHO. 2003. Disponível em: <http://who.int/publications/cicad/en/cicad>. Acesso em: 05 mai. 2013.

INTEGRATED RISK INFORMATION SYSTEM (IRIS). *Methylmercury (MeHg).* 2001. Last Updated 2013. Disponível em: <http;//www.epa.gov/iris/subst/0073.htm:>. Acesso em: 08 mai. 2013.

INTEGRATED RISK INFORMATION SYSTEM (IRIS). A*rsenic. Integrated Risk Information System. Lead System and Compounds (inorganic).* Washington, DC: U.S. Environmental Protection Agency. Last updated 2013. Disponível em: <http://www.epa.gov/iris/subst/0277.html>. Acesso em: 03 mai. 2013.

KAZANTZIS, G. Cadmium, osteoporosis and calcium metabolism. *Biometals.* v.17, n.5, p.493-498, 2004.

LEBEL, J. e cols. Neurotoxic effects of low-level methylmercury contamination in the Amazonian Basin. *Environ Res.*, v.79, n.1, p.20-32, 1998.

LEE, H.S. e cols. Dietary exposure of the Korean population to arsenic, cadmium, lead and mercury. *J Food Comp Anal.*, v.19, p. S31-S37, 2006.

LUCKEY, T.D.; VENUGOPAL, B. *Metals toxicity in mamals. 1. Physiologic and chemical basis for metal toxicity.* New York: Plenum Press, 1977, 231 p.

OKADA, I.A.; SAKUMA, A.M.; MAIO, F.D.; DOVIDAUSKAS, S.; ZENEBON, O. Avaliação dos níveis de chumbo e cádmio em leite de contaminação ambiental na região do Vale da Paraíba, Sudeste do Brasil. *Rev. Saúde Pública*, v.31, n.2: 140-143, 1997.

SCHRAG, M.; MUELLER, C.; OYOYO, U.; SMITH, M.A.; KIRSCH, W.M. Iron, zinc and copper in the Alzheimer's disease brain: A quantitative meta-analysis. Some insight on the influence of citation bias on scientific opinion. *Prog. Neurobiol.*, v. 94, n.3, p.296-306, 2011.

UNIÃO EUROPEIA (UE). *Jornal Oficial da União Europeia. Regulamentos. Regulamento 231/2012, de 9 de março de 2012, que estabelece especificações para aditivos alimentares enumerados nos anexos II e III do regulamento (CE) n. 1335/2008 do Parlamento Europeu e do Conselho.* Disponível em: <http://eur-lex.europa.eu/LexUniServ/lexUriServ.do?uri>. Acesso em: 03 mai. 2013.

VAHTER, M.; AKESSON, A.; LIND, B.; BJÖRS, U.; SCHÜTZ, A.; BERGLUND, M. Longitudinal study of methylmercury and inorganic mercury in blood and urine of pregnant and lactating women, as well as in umbilical cord blood. *Environ Res. Section*, v. 84, n.2, p.186-194, 2000.

WORLD HEALTH ORGANIZATION (WHO). *Mercury in drinking-water.* Copenhagen: World Health Organization. 2005. Disponível em: <http://www.who.int/water_sanitation_health/dwq/chemicals/mercuryfinal.pdf>. Acesso em: 10 mai. 2013.

WORLD HEALTH ORGANIZATION (WHO). *Preventing disease through healthy environments. Exposure to mercury. A major public health concern.* Copenhagen: World Health Organization. 2007. Disponível em: <http;//www.who.int/ipcs/features/mercury.pdf>. Acesso: 26 abr. 2013.

WORLD HEALTH ORGANIZATION (WHO). *Guidelines for drinking water quality.* 4. ed. Copenhagen: World Health Organization, 2011. Disponível em: <http://www.who.int/water-sanitation-health/public>. Acesso em: 14 mar. 2013.

WORLD HEALTH ORGANIZATION (WHO). *Arsenic in drinking-water.* Copenhagen: World Health Organization. WHO/SDE/WSH/03.04/75rev1, 2012. Disponível em: <http://www.who.int/water-sanitation-health/pu>. Acesso em: 14 mar. 2013.

# 5.2.

# MICOTOXINAS EM ALIMENTOS

*Myrna Sabino*

## CONTEÚDO DESTE CAPÍTULO

## 1. INTRODUÇÃO

As micotoxinas têm impactos significativos na economia em muitas culturas, especialmente o trigo, milho, amendoim, café e castanha-do-brasil. Os produtos oferecidos para exportação às vezes são rejeitados pelos países importadores por causa da presença de micotoxinas e acabam sendo consumidos pela população brasileira. Essa é a razão principal pela qual as autoridades brasileiras e de outros países concluíram que é necessário implementar programas para reduzir a contaminação por micotoxinas. A aplicação de práticas agrícolas modernas e a presença de um processamento de alimentos regulado pela legislação podem reduzir a exposição às micotoxinas.

As micotoxinas são metabólitos secundários naturais, produzidos por fungos em produtos agrícolas no campo e durante o armazenamento, sob uma ampla gama de condições climáticas.

Cerca de 200 espécies diferentes de fungos filamentosos, como *Aspergillus, Penicilium* e *Fusarium* (sp), têm sido identificadas, e centenas de diferentes micotoxinas foram descobertas até o presente, apresentando uma grande diversidade estrutural, o que resulta em diferentes características químicas e físico-químicas.

Aflatoxinas e ocratoxinas (produzidas principalmente por *Aspergillus* sp.), fumonisinas, tricotecenos e zearalenona (produzidas por *Fusarium* sp.), patulina (produzida por *Penicillium* sp.) e ainda toxinas do ergot (produzidas por várias espécies de fungos do gênero *Claviceps*) recebem maior atenção, devido à ocorrência mais frequente de efeitos adversos em humanos e animais. Dependendo da quantidade de toxina presente, assim como a duração da exposição, idade e estado nutricional dos animais ou indivíduos atingidos, resultam em doenças, morte e perdas econômicas. Esses efeitos podem ser: agudo (por exemplo, deterioração dos rins e fígado), crônico (por exemplo, câncer de fígado), mutagênico e teratogênico, com sintomas que variam de simples irritação na pele a imunossupressão, defeitos congênitos, neurotoxicidade e morte. A micotoxicose aguda geralmente tem desenvolvimento rápido e manifestações tóxicas evidentes. A micotoxicose crônica é caracterizada por exposição a baixas doses durante um período longo e é a principal preocupação em relação à saúde humana ou animal.

A exposição humana às micotoxinas pode ser direta por consumo de alimentos de origem vegetal, contaminados, ou indiretamente pelo consumo de produtos de origem animal, contendo quantidades residuais de micotoxinas ou seus metabólitos, por exemplo carne, leite e ovo.

A entrada de micotoxinas ou seus metabólitos na cadeia alimentar não deve ser subestimada. Instituições e organizações nacionais e internacionais, como a Comissão Europeia (CE), Food and Drug Administration (FDA), Organização Mundial da Saúde (OMS) e a Food and Agriculture Organization (FAO), reconheceram os riscos para a saúde de animais e seres humanos, decorrentes de alimentos contaminados, e abordaram o problema por meio da adoção de limites máximos para as principais micotoxinas.

O Comitê Misto de Peritos em Aditivos Alimentares (JECFA), órgão consultivo (científico) da FAO e OMS, fornece mecanismos para avaliar a toxicidade de aditivos alimentares, resíduos de medicamentos veterinários e contaminantes, e tem avaliado riscos relacionados a várias micotoxinas incluindo fumonisinas $B_1$, $B_2$ e $B_3$, ocratoxina A, desoxinivalenol, Toxina T-2, HT-2 e aflatoxina $M_1$ (WHO, 2002).

O relatório informa sobre a natureza de cada toxina, com a sua absorção e excreção, bem como sobre estudos toxicológicos e considerações gerais sobre métodos analíticos, amostragem e mecanismos de controle.

## 2. PRINCIPAIS MICOTOXINAS EM ALIMENTOS

Apesar de serem conhecidas centenas de micotoxinas, as mais frequentes nos alimentos e rações e, portanto, de maior interesse em termos de saúde pública e importância econômica e agropecuária são aflatoxinas, fumonisinas, ocratoxina A, patulina, tricotecenos e zearalenona.

## 3. AFLATOXINAS

### 3.1. Fungos produtores e ocorrência

Aflatoxinas (Figura 1) são consideradas as mais importantes das micotoxinas e são produzidas na natureza principalmente por *Aspergillus flavus* e *Aspergillus parasiticus* e, eventualmente, por *A. nomius e pseudotamari*.

*Aspergillus flavus* é frequentemente encontrado em alimentos produzidos nos países tropicais, com especial afinidade por substratos oleaginosos, como o milho, amendoim, centeio, sorgo, nozes, castanha-do-brasil, algodão, entre outros (Pitt e Hocking, 2009). Normalmente, *A. flavus* produz apenas aflatoxinas B e ainda é considerado a principal fonte de aflatoxinas. *A. parasiticus* produz aflatoxinas B e G e é comumente isolado do amendoim, sendo muito raro encontrá-lo em outros alimentos (Frisvad *et al.*, 2006). As aflatoxinas podem ser produzidas por fungos antes e/ou após a colheita de cereais, sendo influenciadas por vários fatores ambientais, como temperatura, umidade relativa, ataque de insetos, seca e condição de estresse das plantas.

Uma das matérias-primas agrícolas que é amplamente estudada com relação às micotoxinas é o milho, que, além de ser componente universal em ração animal, é utilizado para a produção dos mais variados alimentos para o consumo humano.

### 3.2. Manifestações clínicas

As aflatoxinas são primariamente hepatotóxicas. A aflatoxicose aguda resulta em morte; a aflatoxicose crônica resulta em câncer, supressão imunológica e outras condições patológicas com desenvolvimento vagaroso.

A aflatoxicose humana continua a ser relatada como um problema sério ocasionalmente. Um caso grave foi reportado no Quênia por Probst *et al.*, em 2007. Metade das amostras de milho analisadas nos distritos envolvidos teve níveis de $AFB_1$ maior que 20 µg/kg (ppb), com 3 a 12% contendo mais que 1.000 µg/kg (ppb) e algumas amostras com até 8.000 µg/kg (ppb). Houve pelo menos 39% de incidência de morte por hepatotoxicidade aguda dentre 317 casos de pessoas contaminadas.

### 3.3. Características gerais

As aflatoxinas são derivadas de difuranocumarina e diferem entre si por pequenas variações na sua estrutura química (Figura 1). Apresentam um grupo de compostos heterocíclicos altamente oxigenados e sua estrutura consiste de um núcleo cumarínico fundido a um anel bifurano e mais um anel pentanona ou 6-lactona. As aflatoxinas B e M apresentam o anel pentanona, enquanto as aflatoxinas G possuem o anel 6-lactona. As quatro principais são denominadas AFB₁, AFB₂, AFG₁ e AFG₂ por apresentarem fluorescência azul e verde sob radiação ultravioleta.

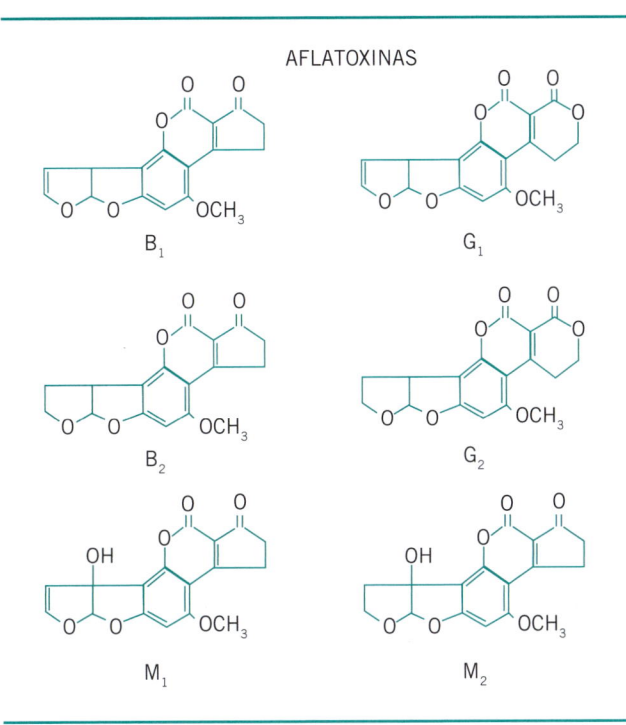

**Figura 1.** Estrutura química das aflatoxinas.

### 3.4. Biotransformação da aflatoxina B₁

As aflatoxinas constituem o grupo de micotoxinas mais estudado. A sua biotransformação vem sendo elucidada, consistindo de várias vias, uma resultando em câncer, outra em toxicidade e outras em sua excreção.

As aflatoxinas, como outros xenobióticos, são submetidas às fases I e II da biotransformação. Algumas reações de fase I ativam, enquanto outras reduzem a sua toxicidade. As reações da fase II levam à conjugação dos produtos biotransformados da fase I, menos tóxicos que o composto original (Hsieh e Wong, 1994; Cresteil, 1998).

A biotransformação da aflatoxina B₁ é catalisada por enzimas, e, na primeira fase, ocorrem reações de oxidação, redução e hidrólise, com o objetivo de tornar as moléculas mais hidrofílicas. Na segunda fase, os compostos produzidos são conjugados a substâncias endógenas (sulfato, glutationa, aminoácidos e grupos metil e acil), visando facilitar a excreção (Figura 2a). A ativação da AFB₁ é realizada por enzimas microssômicas da superfamília do citocromo endógeno P-450, formando um metabólito extremamente reativo identificado como AFB₁ 8,9 epóxido, originado da epoxidação da dupla ligação do éter vinílico, presente na estrutura bifuranoide da molécula de AFB₁ (Smith e Ross, 1991).

A ligação da AFB₁ epóxido com o DNA modifica quimicamente a estrutura da macromolécula, conferindo à AFB₁ efeitos genotóxicos, originando os mecanismos básicos de mutagenicidade e carcinogenicidade. A maioria das pesquisas sobre biotransformação de aflatoxinas tem sido sobre aflatoxina B₁.

As possíveis alterações produzidas na biotransformação da aflatoxina B₁ são:

a) ataque redutivo ou hidratação da dupla ligação do éter vinílico;
b) abertura da estrutura bifuranoide;
c) desmetilação da estrutura metoxicumarina;
d) fissão hidrolítica da lactona cumarínica;
e) redução da ciclopentanona;
f) hidroxilação em um ou mais pontos da molécula antes da conjugação.

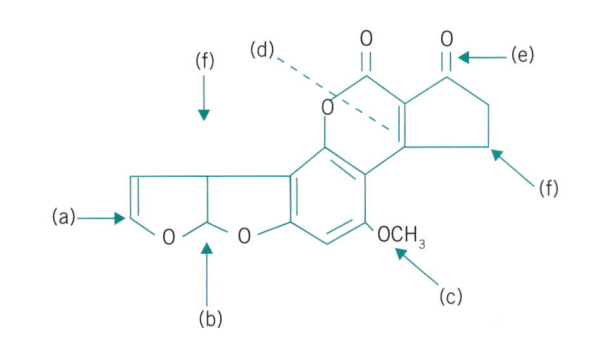

**Figura 2a.** Biotransformação de AFB₁ por enzimas hepáticas.

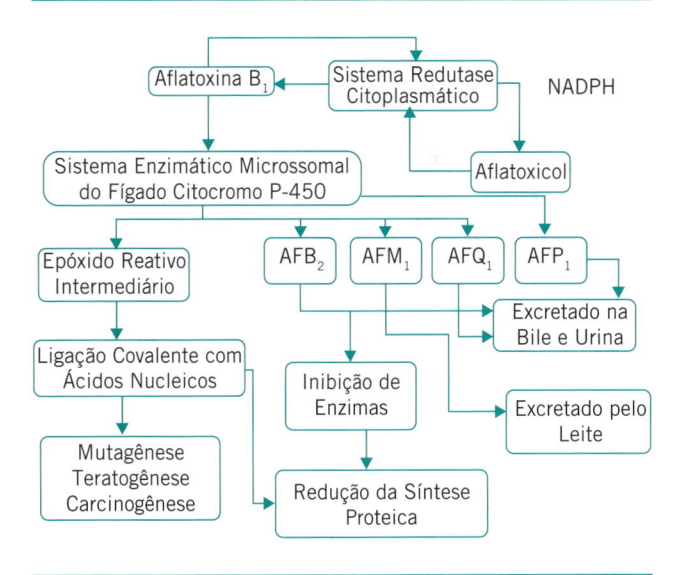

**Figura 2b.** Biotransformação da aflatoxina B₁ por enzimas hepáticas.
*Adaptado de Mallmann e Dilkin, 2007.*

### 4. AFLATOXINA M₁

A aflatoxina M₁ (AFM₁) é o metabólito principal da aflatoxina B₁ em seres humanos e animais, que podem estar presentes no leite de animais alimentados com a ração contaminada com aflatoxina B₁.

Segundo Kiermeier e Pittet, a concentração de AFM₁ no leite apresenta grande variação de animal para animal (mesmo entre animais da mesma raça), de um dia para outro e de uma ordenha de leite para outra. Outro derivado hidróxi da aflatoxina $B_1$ foi detectado no leite comercializado na França, em 1986. Esse metabólito foi denominado aflatoxina $M_4$ pela posição do grupo hidróxi estar no carbono 4 do anel ciclopentanona da $AFM_1$.

A contaminação do leite por $AFM_1$ tem uma ocorrência sazonal. Índices menores de contaminação foram encontrados durante os meses de verão, quando os animais são geralmente alimentados em pastagens ao invés de rações concentradas.

Sabe-se que $AFM_1$, além de ocorrer em leite de vaca, pode também estar presente em leite de ovelha, cabra, búfala e camela. Além disso, relatos mais recentes mostram que a micotoxina é detectada em leite humano, em vários países, algumas vezes em níveis altos em amostras de regiões tropicais e subtropicais. A presença de $AFM_1$ em leite materno é um excelente biomarcador quanto à exposição das mães à $AFB_1$ pelos alimentos.

## 5. OCRATOXINAS

### 5.1. Fungos produtores e estrutura química

As ocratoxinas formam um grupo de sete metabólitos tóxicos produzidos por fungos dos gêneros *Aspergillus* e *Penicillium*. Apesar de várias ocratoxinas serem conhecidas, somente a ocratoxina A (OTA) possui importância toxicológica. Todas são constituídas por uma β-fenilalanina ligada a uma isocumarina por ligação amida. A OTA – $C_{20}H_{18}ClNO_6$ apresenta um átomo de cloro responsável pela sua toxicidade.

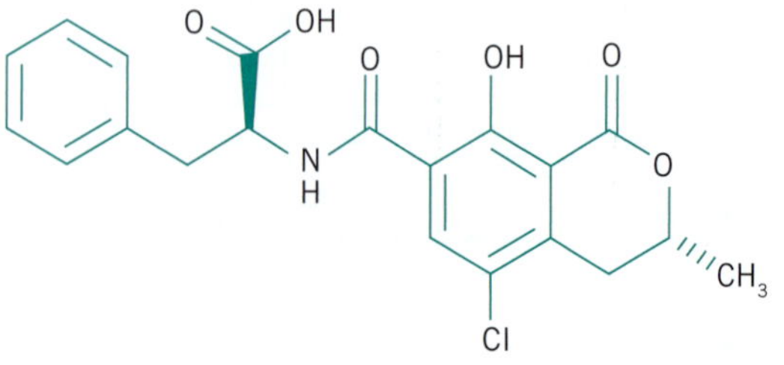

**Figura 3.** Estrutura química da ocratoxina A.

Sua estrutura é similar ao aminoácido fenilalanina e por esta razão a OTA apresenta um efeito inibitório sobre inúmeras enzimas que utilizam fenilalanina como substrato, o que pode resultar na inibição da síntese proteica e também aumento na peroxidação de lipídios.

Os fungos produtores de OTA são os do gênero *Aspergillus* que predominam em clima topical e subtropical e o *Penicillium*, em clima temperado, sendo *Aspergillus ochraceus* e *Penicillium verrucosum* os principais produtores.

### 5.2. Efeitos toxicológicos

A OTA é conhecida por suas características carcinogênicas, nefrotóxicas e imunotóxicas em células animais. Os seres humanos são mais sensíveis aos efeitos nefrotóxicos; essa micotoxina apresenta uma meia-vida plasmática de 35 dias. Assumindo que é necessário um período 8 vezes maior para alcançar o

valor teórico zero, um nível sérico detectável poderia ainda ser encontrado em humanos após 280 dias decorridos de uma primeira exposição.

Existem evidências de que a OTA esteja envolvida na etiologia da nefropatia endêmica dos Bálcãs (Bulgária, ex-Iugoslávia e Romênia), que afeta moradores de áreas rurais e é caracterizada por uma desordem renal crônica que pode ser acompanhada de retenção de sódio ou hipertensão de origem etiológica desconhecida e levar à morte. Em um estudo búlgaro, a presença de OTA nos alimentos e no soro humano foi reportada como mais comum em famílias com nefropatia e tumores no trato urinário do que nas famílias não afetadas. A International Agency for Research on Cancer (IARC) classificou a OTA como uma substância do Grupo 2B, agente possivelmente carcinogênico para o homem. Humanos e animais podem absorver essa toxina através do trato gastrintestinal após a ingestão de produtos contaminados e também pela inalação de ocratoxina ambiental (IARC, 1993; Halstensen *et al*, 2004).

### 5.3. Ocorrência

A OTA pode ser encontrada como contaminante principalmente nos cereais (cevada, arroz, milho, trigo, sorgo) e derivados, mas também tem sido relatada em café, uvas, cerveja, vinho, chocolate, frutas secas, carne, leite e derivados e especiarias. Tem sido também encontrada em tecidos animais, em virtude de sua longa meia-vida em mamíferos e de alta afinidade da OTA pela albumina sérica e outras moléculas sanguíneas.

O Comitê Conjunto FAO/OMS de peritos em Aditivos Alimentares e Contaminantes (JECFA) manteve o nível prévio recomendado de ingestão semanal tolerável (PTWI) de 100 ng/kg, considerado adequado com os dados sobre ocorrência de OTA.

## 6. ZEARALENONA

### 6.1. Fungos produtores, ocorrência e estrutura química

Zearalenona (ZEA) é uma micotoxina com efeitos estrogênicos produzida por várias espécies de fungos do gênero *Fusarium*, incluindo *Fusarium graminearum* (= *Fusarium roseum*), que contaminam frequentemente cereais, principalmente o milho, que é um excelente substrato para o desenvolvimento do fungo. Outros grãos de cereais, como trigo, cevada e aveia, além de outros alimentos como mandioca, sorgo, feijão e soja, também podem estar contaminados pelo fungo. A exposição à micotoxina ocorre diariamente por ingestão de cereais e subprodutos de cereais contaminados.

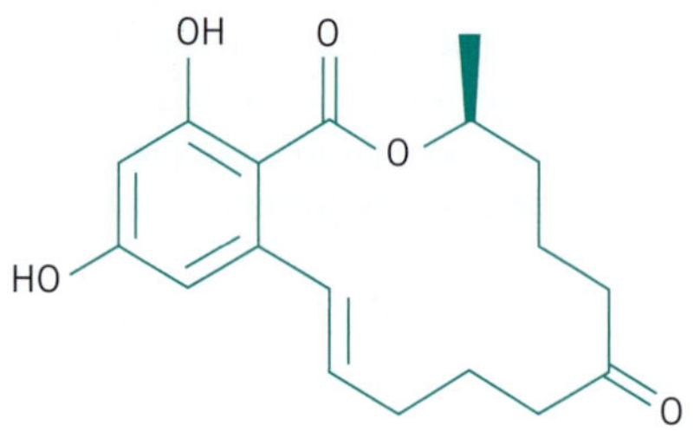

**Figura 4.** Estrutura química da zearalenona.

A maior prevalência de ZEA tem sido reportada no Canadá, norte da Europa Central e Estados Unidos, embora tenha sido encontrada em alimentos no Egito, na Itália e na África.

A presença de ZEA em alimentos, na maioria das vezes, está restrita a regiões que apresentam condições climáticas favoráveis, particularmente clima temperado e principalmente nas estações frias e úmidas.

## 6.2. Ação biológica

A ação biológica dessa toxina está relacionada à sua capacidade de competir com o receptor específico de união do estradiol, nas células brancas. Além disso, estimula a síntese de DNA, RNA e proteínas em órgãos como útero e glândulas mamárias. Possui atividade estrogênica, tanto em machos quanto em fêmeas.

A zearalenona presente nos alimentos pode ser rápida e eficientemente absorvida pelo trato gastrintestinal, sofrendo efeito de primeira passagem pelo fígado, onde ocorrem as primeiras fases de sua biotransformação. No organismo de mamíferos, origina diversos compostos estereoisômeros, em especial o α e β-zearalenol, sendo que o primeiro é cerca de 10 vezes mais ativo estrogenicamente que o composto precursor.

## 6.3. Manifestações clínicas

O estrogenismo, ou síndrome estrogênica, pode ser caracterizado por uma ou mais das seguintes condições: inflamação do útero, mamas e vulva (causando prolapso vaginal) em fêmeas púberes, atrofia testicular e inflamação das mamas em machos jovens e, em animais adultos, infertilidade.

## 7. TRICOTECENOS

### 7.1. Fungos produtores e estrutura química

Os tricotecenos formam um grupo de metabólitos tóxicos quimicamente semelhantes, produzidos por várias espécies de fungos dos gêneros *Fusarium*, *Cefalosporium*, *Myrothecium*, *Stachybotrys* e *Trichoderma*. São caracterizados por um esqueleto tetracíclico 12,13-epóxi-tricotec-9-eno e constituem uma família de sesquiterpenoides com funções éster e álcool nas porções externas da molécula.

Suas estruturas podem variar de acordo com a quantidade e a posição das hidroxilas e dos ésteres. Eles possuem em comum um núcleo tetracíclico, chamado de tricotecano, que possui uma ligação dupla entre os carbonos 9 e 10 e um grupamento epóxido nas posições 12 e 13, o que lhes confere grande reatividade e toxicidade.

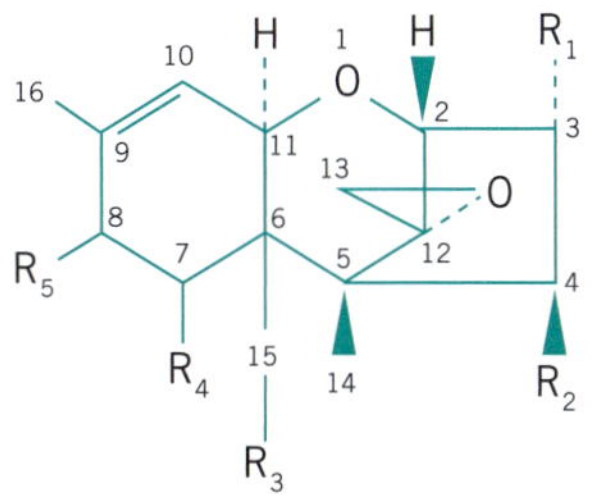

**Figura 5.** Estrutura básica dos tricotecenos.

Compreendem cerca de 200 compostos e apresentam vários efeitos danosos aos animais e ao homem. São classificados em macrocíclicos e não macrocíclicos. Os tricotecenos não macrocíclicos são os mais estudados e são classificados em tipos A, B, C e D.

Os principais tricotecenos do tipo A são toxina T-2, HT-2 e diacetoxiscirpenol (DAS), enquanto os principais do tipo B são o desoxinivalenol (DON ou vomitoxina) e nivalenol (NIV). O DON ocorre com mais frequência, enquanto a toxina T-2 é mais tóxica.

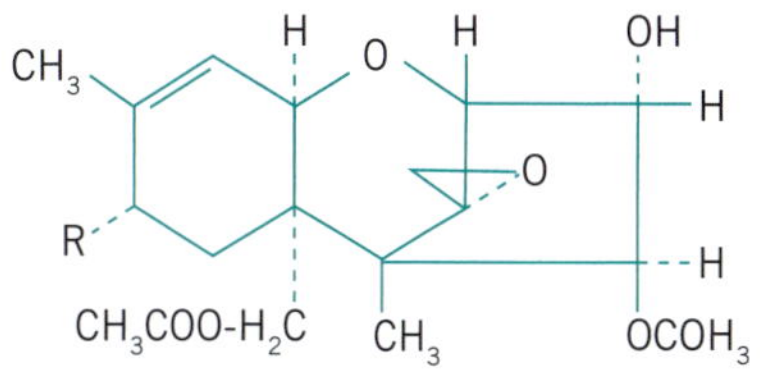

Diacetoxiscirpenol: R = H, Toxina T-2: R = CHCH$_2$COO$^-$

**Figura 6.** Tricotecenos tipo A.

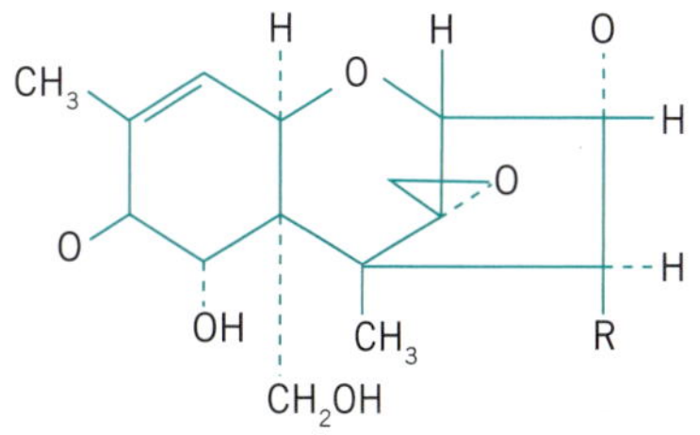

Nivalenol: R = OH, Desoxinivalenol: R = H

**Figura 7.** Tricotecenos tipo B.

### 7.2. Ocorrência

A ocorrência de tricotecenos como contaminante é conhecida mundialmente no trigo, arroz, milho, aveia, cevada e centeio. Essas micotoxinas podem afetar tanto homens quanto animais. A presença de tricotecenos é relatada na Ásia, África, América do Sul e do Norte e Europa. A ocorrência desses contaminantes depende de diversos fatores, tais como cepas e sua toxigenicidade e condições climáticas, incluindo a influência da umidade. Ocorre principalmente quando a colheita é realizada sob muita chuva e baixas temperaturas. No sul do Brasil, os tricotecenos apresentam maior incidência em cereais cultivados no inverno, período em que os fungos encontram temperatura e umidade adequadas para o seu desenvolvimento.

É possível haver contaminação concomitante por tricotecenos e outras toxinas de *Fusarium* como fumonisinas. Geralmente, combinações de micotoxinas de *Fusarium* resultam em adição de efeitos, mas o sinergismo ou a potencialização de interações têm sido observadas e são de interesse para a saúde e produtividade de animais.

## 7.3. Efeitos tóxicos

Os tricotecenos inibem a síntese de proteínas, DNA e RNA e acarretam efeitos imunossupressores e hemorrágicos. O efeito tóxico dos tricotecenos se deve principalmente ao anel epóxido, pois sua destruição resulta em perda total da toxicidade. No entanto, há evidências que indicam a influência dos grupamentos substituintes da ligação dupla entre o carbono 9-10 nesta característica, segundo Garda *et al.*

Os tricotecenos são, entre as micotoxinas conhecidas, as que afetam o maior número de funções em animais como no sistema nervoso, aparelho digestivo, regiões produtoras de componentes sanguíneos e pele. A intoxicação é caracterizada por êmese, inflamação, hemorragia, recusa alimentar, diarreia, aborto, mudanças hematológicas, angina necrótica, desordens nervosas e destruição da medula óssea.

Intoxicações em animais e no homem, atribuídas ao consumo de produtos contaminados com *Fusarium*, são relatadas desde 1913, particularmente no Japão, Coreia, Rússia e EUA. Dentre esses incidentes, o mais conhecido foi a aleucia tóxica alimentar (ATA), que ocorreu na Rússia na época da Segunda Guerra Mundial. A ATA é caracterizada por quatro estágios evolutivos: lesões no trato digestivo superior, danos hematopoiéticos, alterações no sistema nervoso e no sistema endócrino.

Mirocha, em 1983, relatou que tricotecenos foram utilizados como arma química no sudoeste da Ásia. Análises da "chuva amarela", realizadas pelo pesquisador revelaram a presença de toxina T-2, DAS e zearalenona.

## 8 FUMONISINAS

### 8.1. Fungos produtores e características físico-químicas

As fumonisinas são compostos tóxicos isolados em 1988 por Gelderblom *et al*; caracterizadas quimicamente por Bezuidenhout *et al*, em 1988. É o grupo de micotoxinas estruturalmente relacionadas mais pesquisado nos últimos anos, produzidas por espécies do gênero *Fusarium*, principalmente *F. verticillioides* (= *F.moniliforme*) e *F. proliferatum,* fungos amplamente distribuídos na natureza e isolados do milho e rações.

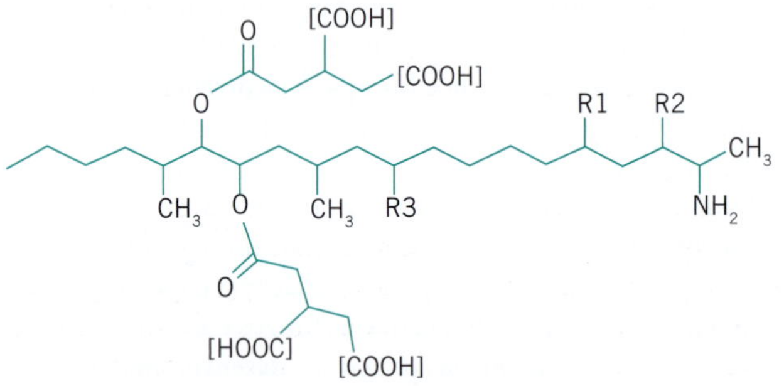

Fumonisina B$_1$: R1 = OH, R2 = OH, R3 = OH
Fumonisina B$_2$: R1 = OH, R2 = OH, R3 = H
Fumonisina B$_3$: R1 = H, R2 = OH, R3 = OH
Fumonisina B$_4$: R1 = H, R2 = OH, R3 = H

**Figura 8.** Fórmula estrutural das fumonisinas.

Existem outras espécies de *Fusarium* produtoras de fumonisinas, e a mais recente descoberta foi que *Aspergillus niger* é capaz de produzir $FB_2$ e $FB_4$.

Nesse grupo de micotoxinas, as fumonisinas B$_1$, B$_2$ e B$_3$ são as mais comuns. A fumonisina B$_1$ é considerada a mais importante, devido a sua maior toxicidade e por representar 70% do total de fumonisinas produzidas em milho naturalmente contaminado, seguida pela fumonisina B$_2$ e B$_3$.

## 8.2. Efeitos biológicos

As fumonisinas são os agentes causadores de leucoencefalomalácia em equinos (LEME) e edema pulmonar em suínos (EPS). A Fumonisina B$_1$ foi classificada pela IARC como carcinógeno B2.

Há grande incidência de câncer esofágico em regiões onde o milho é a base da dieta e os níveis de contaminação por *Fusarium* e/ou fumonisinas são altos, como na República do Transkei, Sul da África, bem como na Itália e na China.

## 8.3. Mecanismo de ação

As fumonisinas são potentes inibidores da terceira enzima na via biossintética dos esfingolipídios, a di-hidroceramida sintase, que catalisa a conversão da acetilcoenzima A e da esfinganina para di-hidroceramida; esta enzima catalisa também a conversão de esfingosina para ceramida. Esse mecanismo pode implicar em numerosos efeitos no metabolismo dos esfingolipídios, importantes mensageiros moleculares do sistema imune e fundamentais para integridade da membrana celular e da comunicação intracelular.

## 9. PATULINA

### 9.1. Fungos produtores e características gerais

Patulina é uma toxina produzida por certas espécies de *Penicillium, Aspergillus e Byssochlamys* que podem contaminar principalmente frutas e alguns vegetais, cereais e outros alimentos. As maiores fontes de contaminação são maçãs e produtos à base de maçã (Sabino, 2008). Originalmente, foi isolada em face de suas propriedades antibióticas, mostrando posteriormente ser tóxica para animais e plantas.

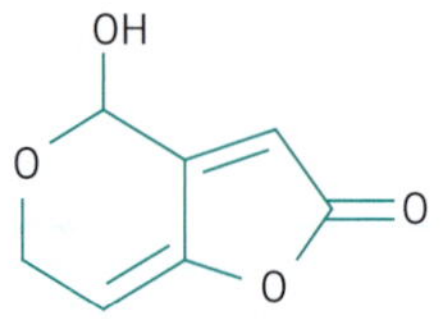

**Figura 9.** Estrutura química da patulina.

A patulina é imunossupressora, e há evidência limitada de carcinogenicidade em animais de experimentação. É uma lactona heterocíclica insaturada que não é destruída com o aquecimento, e sua quantidade é reduzida por estocagem prolongada, ação de sulfito e alta temperatura, adição de ácido ascórbico, fermentação alcoólica e tratamento com carvão ativo.

## 10. LEGISLAÇÃO

A Legislação Brasileira para Micotoxinas, até 2011, tinha limites máximos tolerados (LMT) somente para aflatoxinas ($B_1+B_2+G_1+G_2$) em amendoim, milho e seus produtos, e leite ($AFM_1$) estabelecidos pelo Mercosul.

Em 2011, a Anvisa/MS aprovou Regulamento Técnico sobre os LMT para outras micotoxinas e outros alimentos, mediante Resolução RDC n. 07/2011, com o objetivo de proteger a saúde do consumidor. O novo regulamento contempla, além das aflatoxinas, a ocratoxina A, desoxinivalenol (DON), patulina, zearalenona e fumonisinas $B_1$ e $B_2$.

Os limites foram estabelecidos levando em consideração os dados disponíveis da ocorrência e do impacto desses limites na ingestão dos contaminantes, além dos parâmetros toxicológicos.

As categorias de alimentos às quais foram estabelecidos limites são:

VII.     alimentos infantis à base de cereais;
VIII.    alimentos infantis à base de milho;
IX.      café solúvel;
X.       café torrado;
XI.      cereais e produtos à base de cereais;
XII.     condimentos e especiarias;
XIII.    farinha de milho;
XIV.     farinha de trigo;
XV.      frutas secas e desidratadas;
XVI.     milho não processado;
XVII.    nozes, frutas desidratadas e secas e sementes oleaginosas;
XVIII.   produtos à base de milho;
XIX.     produtos derivados de trigo, exceto farinha;
XX.      produtos de cacau e chocolate;
XXI.     suco de maçã; e
XXII.    vinho.

Excluem-se desse regulamento os alimentos do tipo leite, milho e derivados, e amendoim e derivados. Os LMT de aflatoxinas foram estabelecidos no Mercosul e incorporados no novo regulamento com esses LMT. A Comissão Europeia tem LMT implementados para aflatoxinas e outras micotoxinas.

## 11. BIBLIOGRAFIA

APPLEBAUM, R.S.; BRACKET, R.E.; WISEMAN, D.W.; MARTH, E.H. Resonses of dairy cows to dietary aflatoxin: feed intake and yield, toxin content, and quality of Milk of cows treated with pure and impure aflatoxin. *J.Dairy Sci.*, v.65, p.1503-1508, 1982.

BENFORD, D. *et al.* Ochratoxin A. In: *WHO Food Additives Series 47 – FAO Food and Nutrtion Paper,* v.74, p.281-415, 2001.

BEZUIDENHOUT, C.S. *et al.* Structure elucidation of fumonisins, mycotoxins from *Fusarium moniliform. Journal of Chemical Society, Chemical Communications Articles*, p.743-45, 1988.

CASTEGNARO, M.; BARTXCH, H.; CHERNOZEMSKY, I. Endemic nephropathy and urinary tract tumors in the Balkans. *Cancer Research*, v.47, p.3608-3609, 1987.

CASTEGNARO, M.; PLESTINA, R.; DIRHEIMER, R.; CHERNOZEMSKY, I.N.; BARTSCH, H. *Mycotoxins, Endemic nephropathy and urinary Tract Tumors.* IARC Scientific Publications n. 115. Lyon, France: World Health Organization/International Agency for Research on Cancer, 1991.

CAWOOD, M.E. *et al.* Isolation of the fumonisins mycotoxins – a quantitative approach. *Journal of Agricultura and Food Chemistry*, v.39, n.11, p.1958-62, 1991.

COLVIN, M.M.; HARRISON, L.R. Fumonisin-induced pulmonary edema and hydrothorax in swine. *Mycopathologia*, v.117, n.1-2, p.927-929, 1992.

COPETTI, M.V. *Micobiota do cacau: fungos e micotoxinas do cacau ao chocolate.* Tese de Doutorado – Universidade Estadual de Campinas, Faculdade de Engenharia de Alimentos, 2009.

CRESTEIL, T. Onset of xenobiotic metabolism in children: toxicological implication. *Food Addit. and Contam.*, v.15, Supplement 45-51, 1998.

EATON, D.L.; RAMSDELL, H.S.; NEAL, G.E. Biotransformation of aflatoxins. In: EATON, D.L.; GROOPMAN, J.D. *Toxicology of aflatoxins*: human health, veterinary and agricultural significance. San Diego: Academic Press, 1994, p.45-72.

EL-NEZAMI, H.S.; NICOLETT, G.; NEAL, G.E.; DONAHUE, D.C.; AHOKAS, J.T. Aflatoxin M1 in human breast milk samples from Victoria, Australia and Thailand. *Food Chem.Toxicol.*, Oxford, v.33, n.3, p.173-79, 1995.

FORRESTER, L.M.; NEAL,G.E.; JUDAH, D.J.; GLANCEY, M.J.; WOLF, C.R. Evidence for involvement of multiple forms of cytochrome P-450 in aflatoxin B1 metabolism in hyman liver. *Proc. Natl. Acad. Sci. USA*, v.87, p.8306-8310, 1990.

FRISVAD, J.C.; THRANE, U.; SAMSON, R.A.; PITT, J.I. Important mycotoxins and the fungi which produce them. In: HOCKING, A.D., PITT, J.I., SAMSON, R.A., THRANE, U. *Advances in experimental medicine and biology* – advances in food mycology, v.571. New York: Springer Science + Business Media, 2006.

FRISVAD, J.C. *et al.* Fumonisin B2 production by *Aspergillus Niger. Journal of Agriculture and Food Chemistry*, v.55,p. 9727-9732, 2007.

GALTIER, P.; ALVINERIE, M.; CHARPENTEAU, J.L. The pharmacokinetic profiles of ochratoxin A in pigs, rabbits and chickens. *Food and Cosmetic Toxicology*, v.19, p.735-738, 1981.

GALVANO, F.; GALOFARO, V.; GALVANO, G. Occurrence and stability of aflatoxin M1 in milk and milk products: a worldwide review. *J.Food Prot.*, Ames v.59, n.10, p.1079-1090, 1996.

GARDA, J.; MACEDO, R.M.; FURLONG, E.B. Determinação de tricotecenos em cerveja e avaliação de incidência no produto comercializado no Rio Grande do Sul. *Ciênc. Tecnol. Aliment.*, Campinas, v.24, n.4, p.657-663, 2004.

GAUCHER, G.M. Mycotoxins – their biosynthesis in fungi: patulin and related carcinogenic lactones. *Journal of Food Protection*, v.42, p.810-814, 1979.

GELDERBLOM, W.C. *et al.* Fumonisins – novel mycotoxins with câncer-promoting activity produced by *Fusarium moniforme. Appl. Environ. Mictobiol.*, v.54, p.1806-1811, 1988.

GELDERBLOM, W.C. *et al.* Fumonisins: isolation, chemical, characterization and biological effects. *Mycopathologia*, v.117, p.11-16, 1992.

GROOPMAN, J.D.; HASLER, J.A.; TRUDEL, L.J.; PIKUL, A.; DONAHUE, P.R.; WOGAN, G.N. Molecular dosimetry in rat urine of aflatoxin-$N^7$-guanine and other aflatoxin metabolites by multiple monoclonal antibody affinity chromatography and immunoaffinity/high performance liquid chromatography. *Cancer Research*, v.52, p.267-274, 1992.

HAKSTENSEN, A.S.; NORDBY, K.C.; ELENS, O.; EDUARD,W. Ochratoxin A in grain dust-estimated exposure and relations to agricultural practices in grain production. *Ann Agric environ Med.*, v.11, n.2, p.245-254, 2004.

HARRISON, L.R. *et al.* Pulmonary edema and hydrothorax in swine produced by fumonisin B1, a toxic metabolite of *Fusarium moniforme. Journal of veterinary Diagnostic Investigation*, v.2, n.3, p.217-221,1990.

HSIEH, D.P.H.; WONG, J.P. Pharmacokinetics and excretion of aflatoxins. In: EATON, D.L.; GROOPMAN, J.D. *Toxicology of aflatoxins: human health, veterinary and agricultural significance*, San Diego: Academic Press, 1994, p.73-88.

INTERNATIONAL AGENCY FOR RESEARCH ON CANCER (IARC) – Monographs of the evaluation of carcinogenic risks to humans. *Some tradicional herbal medicines, some mycotoxins, naphthalene and styrene*, Lyon, v.82, p.590, 2002.

INTERNATIONAL AGENCY FOR RESEARCH ON CANCER (IARC) – Monographs of the evaluation of carcinogenic risks to humans. *Some naturally occurring substances, food items and constituents heterocyclic aromatics amines and mycotoxins*, Lyon, v.56, p. 599, 1993.

JOINT FAO/WHO Expert Committee on Food Additives (JECFA). *Safety evaluation of certain additives and contaminants*. Geneve: World Health Organization, 1995.

JOINT FAO/WHO Expert Committee on Food Additives (JECFA). *Safety evaluation of certain food additives and contaminants*. Geneva: World Health Organization; Fifth-sixth meeting, 2001

JOINT FAO/WHO Expert Committee on Food Additives (JECFA). *Evaluation of certain mycotoxins in food*. WHO technical Report Series: 906. Geneve: World Health Organization, 2002.

JOINT FAO/WHO Expert Committee on Food Additives (JECFA). JECFA/68/SC. *Summary and conclusions*. Geneve: World Health Organization, 2007.

JOHNSON, V.J.; SHARMA, R.P. Gender-dependent immunosuppression following subacute exposure to fumonisin B1. *International Immunopharmacology*, v.1, p.2023-2034, 2001.

LANGSETH, W.; RUNDBERGET, T. Instrumental methods for determination of nonmacrocyclic trichothecenes in cereals, foodstuffs and cultures. *Journal of Chromatography A*, v. 815, p.103-121,1998.

MAGNOLI, C.E. *et al.* Natural occurrence of *Fusarium* species and fumonisin-production by toxigenic strains isolated from poultry feeds in Argentina. *Mycopathologia*, v.145, p.35-41, 1999.

MALLMANN, C.A.; DILKIN, P. *Micotoxinas e micotoxicoses em suínos*. Santa Maria, RS. Sociedade Vicente Pallotti-Editora., 2007, p.238.

MARTH, E.H. Mycotoxins: production and control. *Food Lab. News*, v.8, n.3, p.35-51,1992.

MIRAGLIA, M.; MARVIN, H.J.P.; KLETER, G.A.; BATTILANI, P.; BRERA, C.; CONI, E.; CUBADDA, F.; CROCI, L.; DE SANTIS, B.; DEKKERS, S.; FILIPPI, L.; HUTJES, R.W.A.; NOORDAM, M.Y.; PISANTE, M.; PIVA, G.; PRANDINI, A.; TOTI, L.; VAN DEN BORN, G.J.; VESPERMANN, A. Climate change and food safety: an emerging issue with special focus on Europe. *Food and Chemical Toxicology*, v.47, p.1009-1021, 2009.

MIDIO, A.F.; MARTINS, D.I. *Toxicologia de alimentos*. São Paulo: Varela, 2000, p.295.

MIROCHA, C.J. Historical Aspects of mycotoxicology and developments in aflatoxicosis. *In: Proceeding of the international symposium on mycotoxins*. NAQUITO, K. *et al.* Eds, Cairo, Egito, 1981.

MOGENSEB, J.M. *et al.* Effect of temperature and water asctivity on the production of fumonisins by *Aspergillus Níger* and different *Fusarium species. BMC Microbiology*, v.9, p.1-12, 2009.

NEAL, G.E.; EATON, D.L.; JUDAH, D.J.; VERMA, A. Metabolism and toxicity of aflatoxins M1 and B1 in human-derived *in vitro* systems. *Toxicol. Appli. Pharmacol.*, v.151, p.152-158, 1998.

PITT, J.J.; HOCKING, A.D. *Fungi and food spoilage*. London: Blackie Academic Professional, 2009, p.519.

PITT, J.J.; HOCKING, A.D. *Fungi and food spoilage*. London: Blackie Academic Professional, 1997, p.593.

PITTET, A. Natural occurrence of mycotoxins in foods and feeds – an update review. *Rev. Med. Vet.* Tolouse, v.148, n.6, p.479-492, 1998.

PITTET, A. Natural occurrence of mycotoxins in foods and feeds – an updated. *Rev. Med. Vet.,* v.149, p.479-492, 1998.

PROBST, C.; NJAPAU, H.; COTTY, P. Outbreak of na acute aflatoxicosis in Kenya in 2004: identification of the causal agenty. *Appl. Environ Microbiol.*, v.73, n.8, p.2762-2764, 2007.

REFOLO, L.M.; CONLEY, M.P.; SAMBAMURTI, K.; JACOBSEN, J.S.; HUMAYUN, M.Z. Sequence context effects in DNA replication blocks induced by aflatoxin B1. *Proc. Natl. Acad. Sci. USA*, v.82, p.3069-3100, 1985.

RODRIGUEZ-AMAYA, D.B.; SABINO, M. Mycotoxin research in Brazil: the last decade in review. *Brazilian Journal of Microbiology*, v.33, p.1-11, 2002.

ROSS, P.F. *et al.* Production of fumonisins by *Fusarium moniliforme* and *Fusarium proliferatum* isolates associated with equine leukoencephalomalacia and a pulmonary edema sindrome in swine. *Applied and Environmental Microbiology*, v.56, n.10, p.3225-3226, 1990.

SAAD, A.M.; ABDELGADIR, A.M.; MOSS, M.O. Exposure of infants to aflatoxin M1 from mothers' breast milk in Abu Dhabi, UAE. *Food Addit. Contamim* London, v.12, n.2, p.255-261, 1995.

SABINO, M. Detection and determination of Patulin in Fruits and Fruit Products. In: *Mycotoxins in fruits and vegetables*. RIVKA BARKAI-GOLAN e NACHMAN PASTER . Elsevier, 2008, 395 p.

SAMSON, R.A.; HOEKSTRA, E.S.; FRISVAD, J.C.; FILTENBORG, O. *Introduction to food and airborne fungi*. The Netherlands, CBS, 2002.

SMITH, E.E.; ROSS, I.C. The toxigenic *Aspergillus*. In: SMITH, J.E.; HENDERSON, R.S. *Mycotoxins and animal foods*. London: CRC Press, 1991. p.31-61.

SANCHIS, V., MAGAN, N. Environmental conditions affecting mycotoxins. In: MAGAN, N., OLSEN, M. *Mycotoxins in food* – detection and control. Cambridge, England: Woodhead Publishing Limited, 2004, p.471.

SANTOS, I.; VENÂNCIO, A.; LIMA, N. *Fungos contaminantes na indústria alimentar. Micoteca da Universidade do Minho*, Centro de Engenharia Biológica, Bezerra (1998), p.98.

SCUSSELV, M. *Micotoxinas em alimentos*. Florianópolis: Insular, 1998, p.144.

STOEV, S.D. The role of ochratosin A as possible cause of Balkan endemic nephropathy and its risk evaluation. *Vet. Human Toxicol.*, v.40, n.6, p.352-360, 1998.

STUDER-ROHR, I. *et al. Food chemistry and toxicology*, v.33, n.5, p.341-355, 1995.

TANIWAKI, M.H.; PITT, J.I.; TEIXEIRA, A.A.; IAMANAKA, B.T. The source of ochartoxin A in Brazilian coffee and its formation in relation to processing methods. *International Journal of Food Microbiology*, v.82, p.173-179, 2003.

UENO, Y. *Trichothecene mycotoxins. Mycologia, chemistry and toxicology*. In: DRAPER, H.H., v.3, p.301-353, New York, 1980.

UENO,T. *Trichothecenes:* chemical, biological and toxicological aspects. Tokyo: Elsevier, v.4, 1983.

WANG, E *et al.* Inhibition of sphingolipid biosynthesis by fumonisins. Implications for diseases associated with Fusarium moniliforme. *Journa of Biological Chemistry*, v.266, p.1486-1490, 1991.

WORLD HEALTH ORGANISATION (WHO). *Fumonisin B1* – environmental health criteria 219, Geneva, 2000, p.150.

WORLD HEALTH ORGANISATION (WHO). Safety evaluation of certain mycotoxins in food. Fifty-sixth report of the Joint FAO/WHO Expert Committee on Food Additives. *WHO Technical Report Series 906*. Geneva: World Health Organisation (WHO) 2002.

# 6.1.

# DOPAGEM NO ESPORTE

*Mauricio Yonamine*
*Rafael Menck de Almeida*

## CONTEÚDO DESTE CAPÍTULO

## 1. INTRODUÇÃO

O mundo é competitivo. Nele, há uma busca incansável e, muitas vezes inconsequente, por substâncias ou métodos para tentar melhorar o desempenho em atividades físicas ou intelectuais, principalmente no meio esportivo. Essa busca tem sido descrita como *doping*. Utiliza-se o termo dopagem (*doping*) quando o indivíduo usa substâncias químicas ou métodos para obter vantagens sobre os outros em determinada competição.

Apesar de ser conhecida no meio esportivo, a dopagem não é restrita a esse ambiente; outros indivíduos, de diversos segmentos da sociedade, utilizam-se dessa prática – estudantes, militares, artistas, intelectuais e trabalhadores de diversas áreas também recorrem à dopagem com o objetivo de manter o estado de vigília por longo tempo e, assim, tentar aumentar a capacidade de atenção, a concentração e o raciocínio. Contudo, é no meio desportivo que a dopagem tem destaque.

Como é de conhecimento geral, os atletas profissionais competem e treinam motivados por ganhar medalhas, troféus, prestígio, prêmios e dinheiro. Essa ideia de competição está definida na palavra "atleta", que tem origem na palavra grega *athlon*, que, por sua vez, significa prêmio ou recompensa; já o respectivo verbo é *athleuein*, que significa "compete para o prêmio", ou seja, originariamente, o atleta é a pessoa que compete por prêmios. Nos Jogos Olímpicos antigos (entre 776 a.C. e 393 d.C.), não se tinha grande preocupação com a saúde dos atletas ou mesmo com a ética; sendo a conquista da vitória o principal objetivo. Assim, para esse feito, poderia se utilizar de tudo, incluindo manipulação de equipamentos e corrupção de juízes.

O uso de substâncias ou de produtos com a intenção de melhorar o desempenho é documentado na China há mais de cinco mil anos, quando se utilizava *Ma Huang* (extrato da planta *Ephedra sinica*, que contém efedrinas). Na Grécia Antiga (800 a.C.), atletas olímpicos utilizavam cogumelos alucinógenos, chás de diversas ervas e sementes de gergelim. Os indianos acreditavam, no século III, que a ingestão de testículos de boi aumentaria o desempenho físico. Na Roma Antiga, por sua vez, os gladiadores utilizavam estimulantes, misturados com álcool, para suportar a fadiga e a dor. Na América pré-colombiana, os incas consumiam uma mistura de estimulantes, como a cocaína (folhas de coca) com cafeína (café, guaraná, castanha e chá-mate), para poderem percorrer, a pé, a distância de Cuzco a Quito, no atual Equador (1.750 km), em cinco dias.

Com o passar do tempo, as substâncias e os métodos de dopagem foram se modificando e tornaram-se capazes de aumentar o desempenho dos atletas de forma significativa. Por conta disso, o aumento drástico do uso abusivo de substâncias químicas forçou a criação, em 1928, da primeira entidade internacional, a Federação Internacional Atlética Amadora (IAAF, do inglês International Association of Athletics Federations), para combater o *doping* no esporte.

Hoje, a crescente mercantilização observada no meio esportivo fez com que se aumentasse a pressão sobre o atleta, para que alcance o seu rendimento máximo no menor tempo possível, bem como a pressão em geral imposta pelo competidor para a superação dos recordes impostos até o momento, levando-o a exceder seus próprios limites. *A vitória se tornou mais importante do que competir*. Essa inversão de valores tem provocado mudanças na ética desportiva, induzindo os atletas ao uso de todos os recursos disponíveis para vencer – lícitos ou não.

Além disso, existem outros fatores que contribuem para a dopagem: frequência, duração e intensidade dos treinamentos e das competições; período de recuperação insuficiente entre esses eventos; condições atmosféricas desfavoráveis; e estresse provocado pelo público.

Contudo, é certo que existe um limite para o desempenho – e aqueles que têm consciência de que não conseguirão atingir metas preestabelecidas podem recorrer à ajuda de agentes exógenos. Essa atitude, no entanto, constitui fraude para com os adversários e o público, pois é uma tentativa de romper com o equilíbrio estabelecido por regras que colocam os atletas em igualdade de condições na competição, valorizando a preparação física e mental.

Inicialmente, quando se criaram as agências para fiscalizar o *doping* no esporte, a principal discussão era contra a prática da dopagem, tendo por base a proteção da saúde e a manutenção da segurança dos atletas. Hoje, infelizmente, na maioria das vezes, as discussões sobre o assunto são restritas à eficácia ou não do *doping* ou se o atleta teve ou não intenção de se dopar. As evidências disponíveis, entretanto, parecem indicar que a maioria dos recursos utilizados para essa finalidade apresenta grande probabilidade de provocar efeitos nocivos ao atleta. É inaceitável que dirigentes, treinadores e indivíduos formadores de opinião tentem negar a realidade da dopagem ou minimizar os efeitos prejudiciais dessa prática no meio esportivo.

## 2. REGULAMENTOS DO CONTROLE DA DOPAGEM

Nos anos 1960, cerca de 30% dos atletas participantes de competições esportivas internacionais utilizavam algum tipo de estimulante químico. Essas substâncias se tornaram disponíveis graças à síntese química em maior escala pela indústria farmacêutica a partir dos anos de 1930. É dessa época, por exemplo, um dos principais casos de *doping* na história do esporte, a morte do ciclista dinamarquês Knut Jensen na abertura dos Jogos Olímpicos de Roma, em 1960, correlacionada à detecção de anfetamina em seus fluidos biológicos coletados na autópsia. Após esse episódio, as autoridades esportivas começaram a discutir maneiras mais efetivas para se combater a dopagem.

A Federação Internacional de Futebol (Fifa) introduziu o controle da dopagem pela primeira vez na Copa do Mundo da Inglaterra, em 1966. No ano seguinte, foi criado o Comitê Olímpico Internacional (COI) e uma lista de substâncias e métodos proibidos no esporte foi elaborada. A ideia do COI, naquela época, era proteger a saúde dos atletas, respeitar a ética médica e esportiva, além de garantir a igualdade para todos os atletas que competem.

Mesmo com o movimento para controlar o uso da dopagem no meio esportivo, em 1967, na Volta da França (*Tour de France*), houve o falecimento do ciclista britânico Tommy Simpson. Exames posteriores comprovaram a presença de anfetamina, metanfetamina e álcool em suas amostras biológicas. Após esse incidente, em 1968, o COI instituiu o teste da dopagem pela primeira vez em um evento olímpico – esse controle foi aplicado nos atletas dos Jogos Olímpicos de Inverno de Grenoble, na França, e dos Jogos Olímpicos de Verão, no México.

Com o avanço tecnológico e a introdução de equipamentos e métodos analíticos mais sofisticados, em 1984 deu-se início aos testes para a detecção de agentes anabolizantes nas Olimpíadas de Los Angeles. Quatro anos depois, nas Olimpíadas de Seul (Coreia do Sul, 1988), ocorreu o caso mais emblemático de *doping* no esporte: o canadense Ben Johnson foi flagrado pelo uso de estanozolol, um anabolizante sintético de última geração (para a época). Como consequência, o atleta foi suspenso do atletismo por dois anos e perdeu a medalha de ouro recém-conquistada.

No Brasil, o controle oficial da dopagem foi regulamentado inicialmente em 1972, por meio da Deliberação n. 5/72 do Conselho Nacional do Esporte (CNE). Em 2003, foi instituída a Comissão de Combate ao *Doping*, que propôs ao CNE as normas básicas de controle de dopagem nas partidas, provas ou equivalentes do esporte registradas na Resolução n. 2 (de 2004) do Ministério dos Esportes.

A partir de 2000, a Agência Mundial Antidoping (AMA), constituída paritariamente por membros do Movimento Olímpico e representantes de governos dos cinco continentes, passou a ter a responsabilidade de coordenar o esforço internacional de prevenção e controle da dopagem. Nesse mesmo ano, um teste para diferenciar a eritropoietina endógena da exógena foi utilizado nas Olimpíadas de Sydney, na Austrália. Atualmente, a AMA define *doping* como "a ocorrência de uma ou mais violações das regras antidopagem constantes nos Artigos 2.1 a 2.8" do Código Mundial Antidopagem. Nesse sentido, constituem-se em violações do código quando se verificam:

1. a presença de uma substância de uso ilícito, ou de seus produtos de biotransformação, ou de seus marcadores de exposição, em amostras biológicas fornecidas pelo atleta;

2. a utilização ou a tentativa de utilização de uma substância de uso ilícito ou de um método ilícito;

3. a recusa no fornecimento da amostra, a ser utilizada no controle da dopagem, ou a ausência no momento da coleta, sem que haja uma justificativa plausível para tal conduta;

4. a violação das exigências de disponibilidade do atleta para realização dos testes de controle conduzidos fora de competições;

5. a adulteração ou a tentativa de adulteração de qualquer elemento do controle antidopagem;

6. a posse de qualquer substância e/ou método proibido;

7. o tráfico de qualquer substância ou método proibido;

8. a administração ou a tentativa de administração de uma substância ou método proibido a qualquer atleta.

A lista de substâncias e métodos proibidos considerados *doping* é revisada anualmente e tem servido de base para a elaboração de regulamentações próprias de outras federações esportivas. Essas substâncias e esses métodos proibidos apresentam, pelo menos, dois dos três seguintes critérios para serem incluídos na lista da AMA: possibilidade de aumento no desempenho; risco à saúde; e violação do espírito esportivo.

São listados, a seguir, as substâncias e os métodos classificados como proibidos pela AMA, dentro e fora das competições (S1-S5 e M1-M3, respectivamente), as substâncias proibidas somente dentro das competições (S6-S9) e aquelas proibidas dentro das competições e em determinados esportes (P1 e P2).

## I – Substâncias (S) e métodos (M) proibidos durante e fora da competição:

S0. Substâncias não aprovadas

S1. Agentes anabólicos
1. Esteroides anabólicos androgênicos
2. Outros agentes anabólicos

S2. Hormônios e outras substâncias relacionadas
1. Eritropoietina (EPO)
2. Hormônio do crescimento (GH), fator de crescimento tipo insulina (p. ex., IGF-1) e fator de crescimento mecânico (MGF)
3. Gonadotrofinas (hCG, LH), somente para atletas do sexo masculino
4. Insulina
5. Corticotrofinas (ACTH)

S3. Beta-2 agonistas

S4. Agentes com atividade antiestrogênica
1. Inibidores da aromatase
2. Moduladores seletivos de receptores estrogênicos (MSRE)
3. Outras substâncias antiestrogênicas

S5. Diuréticos e outros agentes mascarantes

M1. Transportadores de oxigênio
1. Dopagem sanguínea
2. Transportadores artificiais de oxigênio

M2. Manipulações químicas e físicas

M3. Dopagem genética

## II – Substâncias (S) proibidas durante a competição:

S6. Estimulantes

S7. Narcóticos

S8. Canabinoides

S9. Glicocorticoides

## III – Substâncias proibidas em determinados esportes:

P1. Etanol

P2. Bloqueadores beta-adrenérgicos

A proibição de algumas substâncias também está relacionada com a via de exposição, podendo-se citar alguns exemplos:

➧ os beta-2 agonistas (salbutamol, formoterol, sameterol e terbutalina) podem ser utilizados pela via respiratória (inalação) para prevenção ou tratamento da asma induzida por exercício. No entanto, em competições oficiais, o atleta que necessite dessas substâncias deverá, obrigatoriamente, dirigir-se à autoridade médica competente, para, antes da competição, notificar por escrito, por meio de especialista ou médico da delegação ou da equipe, a indicação de que o atleta tem asma ou asma induzida pelo exercício;

➧ os estimulantes de estrutura imidazólica são permitidos para uso tópico;

➧ a adrenalina associada com anestésico local ou em administração local (nasal, oftalmológica) não é proibida;

➧ entre os narcoanalgésicos, o uso de codeína, hidrocodona (di-hidrocodeína), tapentadol e tramadol não é proibido; mas é monitorada a relação morfina/codeína;

➤ bupropiona, cafeína, nicotina, fenilefrina, fenilpropanolamina, pipradol, pseudoefedrina (< 150 microgramas por litro) e sinefrina não são substâncias proibidas em competições esportivas, porém têm seu uso monitorado. A administração (p. ex., nasal e oftálmica) de adrenalina e/ou associação com anestésicos locais não é proibida;

➤ preparações tópicas de corticosteroides utilizadas nas vias dérmica, auricular, nasal, oftalmológica, bucal, gengival e perianal são permitidas e dispensadas de notificação médica.

## 3. SUBSTÂNCIAS QUÍMICAS UTILIZADAS NA DOPAGEM

No meio esportivo, os fármacos são mais empregados com a finalidade de aumentar a força, a massa muscular e a resistência física. Invariavelmente, as doses utilizadas são acima das empregadas na terapêutica. O atleta poderia obter mais força, massa muscular e resistência com o uso de substâncias químicas; contudo, se a coordenação olhos-mãos não for apropriada à modalidade esportiva praticada (p. ex., tênis), os resultados permanecerão estáveis. Normalmente, a escolha da substância a ser utilizada pelo atleta está diretamente relacionada com a modalidade esportiva.

Entre os recursos mais utilizados pelos atletas para a dopagem, as substâncias químicas estão em primeiro lugar. Porém, os resultados obtidos em numerosos estudos sobre o assunto são contraditórios e não muito convincentes, uma vez que demonstram a dificuldade em definir se o uso de substâncias com finalidade de *doping* é realmente efetivo e, ao mesmo tempo, contrapõem-se com a ambição do atleta em melhorar seu desempenho atlético a qualquer custo.

Um relevante fator de risco à saúde do atleta é o uso e a aplicação dos fármacos por pessoas sem formação técnica, desconsiderando interações medicamentosas e dose terapêutica, caracterizando a dopagem pelo uso não medicinal de fármacos; grande parcela das substâncias utilizadas como agentes de dopagem necessita de prescrição médica, mesmo quando em uso terapêutico, devido aos efeitos adversos que essas substâncias podem ocasionar. Esse uso indevido pode aumentar a possibilidade de efeitos adversos e a ocorrência de intoxicações, repercutindo, também, no desenvolvimento de tolerância e dependência a certas substâncias.

Na literatura especializada, são relatados numerosos casos de intoxicações agudas e morte de atletas devido à dopagem química. O uso de fármacos como dopagem apresenta, ainda, um risco adicional para os atletas, pois os produtos podem ser provenientes de produção e comercialização clandestinas, não apresentando segurança para o seu usuário.

### 3.1. Substâncias não aprovadas

Quaisquer substâncias com atividade farmacológica que não estejam referenciadas por nenhuma das seções subsequentes da lista oficial da AMA e não tenham aprovação em curso por autoridade governamental regulamentadora da saúde para uso terapêutico em humanos (p. ex., drogas em desenvolvimento pré-clínico ou clínico ou descontinuadas, drogas de desenho, substâncias aprovadas apenas para uso veterinário) são proibidas em qualquer tempo.

### 3.2. Agentes anabólicos
#### 3.2.1. *Esteroides anabólicos androgênicos*

O efeito androgênico da testosterona é o desenvolvimento das características sexuais primárias nos homens; já os efeitos anabólicos são a promoção da síntese de proteínas e o crescimento muscular – e, consequentemente, a estimulação ou a inibição do crescimento esquelético em jovens. Os efeitos dos esteroides anabólicos androgênicos no aumento do desempenho, no esporte, são conhecidos e aplicados desde a década de 1950. Em 1970, o seu uso foi aprimorado e conhecido mais profundamente; no entanto, até hoje, o emprego dessas substâncias representa grande problema no meio esportivo.

Entre os esteroides anabólicos, a testosterona, por ser de mais difícil detecção, tem sido a substância escolhida pelos atletas; porém, outros esteroides sintéticos, como a boldenona, a nandrolona, a metenolona e o estanozolol, também são vastamente utilizadas. Esteroides anabolizantes, quando administrados por longo período, podem aumentar a massa muscular e a força do atleta, além de, provavelmente, melhorar o desempenho em modalidades esportivas que demandem essas características.

Uma série de efeitos adversos pode ser observada em usuários de esteroides anabólicos; informações detalhadas sobre os efeitos adversos desencadeados por esteroides anabolizantes serão apresentadas em capítulo específico.

#### 3.2.2. *Outros agentes anabólicos*

Substâncias anabolizantes que não apresentam estrutura química ou mecanismo de ação similar aos esteroides são agrupadas na classe de outros anabólicos, como é o caso de clembuterol, tibolona, zeranol e zilpaterol.

O clembuterol é uma substância simpatomimética que age principalmente nos receptores beta-adrenérgicos. Experimentos em animais, tratados oralmente com clembuterol, resultaram em aumento da massa muscular em numerosas espécies. Em humanos, algumas pesquisas demonstram que o uso sistêmico e a ação nos receptores beta-2-agonistas a longo prazo podem aumentar a massa muscular de certos tipos de fibras.

A tibolona é um fármaco que, ao ser biotransformado no organismo humano, produz três metabólitos; um deles, a Δ4-tibolona, possui ação progestagênica e levemente androgênica. Acredita-se que o mecanismo androgênico desse metabólito se dê pela diminuição da globulina de ligação ao hormônio sexual, o que resulta no aumento de testosterona livre.

Promotores de crescimento utilizados em animais de corte, como o zeranol e o zilpaterol, são outro grupo de substâncias proibidas pela AMA.

### 3.3. Hormônios como agentes de dopagem
#### 3.3.1. *Eritropoietina (EPO)*

A EPO é um hormônio sintetizado e secretado pelos rins que estimula a medula óssea a produzir eritrócitos. A epoietina, também conhecida como eritropoietina humana recombinante (rHuEPO), é um derivado de eritropoietina, preparado com técnicas da Engenharia Genética, para tratamento de anemia proveniente da falência renal crônica. Desde 2001, uma forma modificada da eritropoietina é comercializada, a darbepoetina, com potência 10 vezes superior e tempo de meia-vida mais longo do que o hormônio endógeno.

Essas substâncias têm sido utilizadas por atletas na tentativa de estimular a produção de eritrócitos e, consequentemente, aumentar a capacidade de transporte de oxigênio pelo sangue, fato que poderia melhorar o desempenho em esportes de resistência. Os pacientes sob o tratamento da anemia com EPO necessitam de monitoramento frequente do hematócrito e da pressão sanguínea, para que a dose terapêutica possa ser ajustada, de modo a evitar o aparecimento de reações adversas.

Da mesma maneira que a EPO melhora a resistência, também põe em risco a saúde do usuário. O Council on Scientific Affairs of American Medical Association afirma que o hematócrito acima de 55% está associado com o risco de reações tóxicas, como encefalopatias, distensão vascular, diminuição do fluxo sanguíneo e hipóxia. Ao se elevar o hematócrito, a viscosidade do sangue é aumentada. Quando essa substância é utilizada por atletas de provas de resistência (ciclismo, maratona etc.), eles perdem fluidos corpóreos durante a competição, pelo suor, o que também acarreta no aumento da viscosidade sanguínea e em risco ainda maior de trombose e ataque cardíaco. Nessas condições, o hematócrito pode aumentar em 1% ou mais durante uma corrida de maratona. Após o uso da eritropoietina, a produção de hemácias continua por 5 a 10 dias, podendo atingir níveis perigosos.

Embora os níveis do hormônio administrado diminuam bastante após uma semana, os efeitos biológicos persistem por muito tempo, pois os eritrócitos produzidos permanecem pelo período de 3 a 4 meses no sangue. A epoietina, geralmente, é adquirida no mercado ilegal e é autoadministrada, aumentando o risco para seus usuários.

### 3.3.2. *Hormônio de crescimento (GH)*

O GH apresenta efeitos anabólicos importantes, sendo responsável pelo estímulo do crescimento de quase todos os tecidos do corpo, promovendo, assim, o aumento do tamanho das células e do número de mitoses, além da diferenciação de certos tipos celulares, como as células do crescimento ósseo e as células musculares primitivas. O GH estimula a liberação hepática do fator de crescimento tipo insulina (IGF-I). A atividade dessas duas substâncias (GH e IGF-I) no músculo e no metabolismo é similar, variando na intensidade do efeito. O fator de crescimento mecano é um tipo muscular da IGF-I produzido na célula muscular em resposta ao estímulo mecânico. Esse fator é responsável por iniciar a hipertrofia, reparar o dano muscular localizado e ativar as células musculares precursoras.

No meio esportivo, os atletas o utilizam com a finalidade de aumentar o tecido muscular. O GH acentua a quantidade de proteína corporal, utiliza as reservas de gordura e conserva carboidratos. Devido a esses efeitos de crescimento, desde o início do século XXI, o hormônio de crescimento tem sido uma das substâncias de maior procura entre os atletas. Porém, esse efeito de crescimento não é observado apenas nos tecidos musculares; pode haver crescimento desmedido das mãos e dos pés e alongamento da mandíbula, além do crescimento de órgãos internos, principalmente do coração, uma das principais causas de morte entre os usuários que abusam do GH. Alterações bioquímicas também podem ocorrer, como a regulação da gli-

cose, a dislipidemia e a resistência à insulina, o que contribui para o aparecimento de diabetes.

O GH é utilizado por praticantes de fisiculturismo, que acreditam que seu uso ajudaria na formação da aparência "esculpida", promovendo incorporação de aminoácidos em proteínas musculares e interferindo no metabolismo de lipídios. São relatados casos de atletas que utilizam doses 20 vezes maiores do que a recomendada na terapêutica, com sérios riscos de aparecimento de efeitos adversos a longo prazo, como a acromegalia. O GH é de alto custo e a dificuldade em se encontrar uma formulação que seja pura (e não uma falsificação) acarreta na procura pelos atletas por substâncias do tipo clonidina, propranolol, levodopa e gama-hidroxibutírico (GHB), que estimulariam a secreção do GH endógeno.

### 3.3.3. *Gonadotrofinas*

A gonadotrofina coriônica humana (hCG) é uma glicoproteína produzida em grande quantidade durante a gravidez. A concentração máxima no sangue e na urina é observada entre a 8ª e a 10ª semanas, seguida de declínio gradual até a 17ª ou a 20ª semana. É secretada em pequenas quantidades no homem e nas mulheres não grávidas. A hCG tem seu uso proibido somente para atletas do sexo masculino, devido as suas propriedades em estimular as células de Leydig dos testículos para a produção endógena de testosterona. Na clínica, é utilizada no tratamento para estimular a ovulação, em mulheres hipogonadotróficas, e a espermatogênese, nos homens.

Atletas têm usado especialidades farmacêuticas que contêm a hCG para estimular a produção de testosterona antes de competições e/ou para prevenir a atrofia testicular verificada durante ou após o uso prolongado de substâncias androgênicas. Seu uso é proibido pelo COI desde 1987.

O uso abusivo e contínuo de hCG pode provocar, em homens adultos sadios, a ginecomastia, provavelmente como resultado do aumento da secreção de estrógenos. Em mulheres não grávidas, não há por que se acreditar na obtenção de melhora no rendimento atlético pelo uso de hCG.

O hormônio luteinizante (LH) é outra gonadotrofina que estimula a produção testicular de esperma e a síntese e a secreção de testosterona em homens, o que contribui para o seu consumo. Em mulheres, o LH tem como principal função regular o ciclo menstrual, pouco influenciando no desempenho atlético.

### 3.3.4. *Insulina*

A insulina também é utilizada como dopagem no esporte, tendo sido adicionada à lista de substâncias proibidas em 1998, pois fora empregada pelos atletas associada ao uso intravenoso de glicose e/ou aminoácidos, com o objetivo de estimular a glicogênese e a síntese proteica. A insulina atua no metabolismo dos carboidratos, das proteínas e dos lipídios, exercendo também ação conjunta com outros hormônios, como o GH. O uso de insulina em indivíduos saudáveis pode causar hipoglicemia letal, principalmente pela sensibilidade aumentada em atletas em atividades físicas. Acredita-se que 25% dos fisiculturistas, que fazem uso abusivo de esteroides anabolizantes, utilizem concomitantemente a insulina para melhorar os efeitos desses esteroides. O uso de insulina no meio esportivo só é lícito em atletas diabéticos; nesses casos, o endocrinologista ou o médico responsável pelo atleta deve apresentar notificação informando a existência dessa doença.

### 3.3.5. *Corticotrofina (ACTH)*

A corticotrofina é utilizada por atletas para gerar o aumento de corticosteroides endógenos, pela estimulação das células do córtex adrenal. Acredita-se que, devido a potente ação anti-inflamatória dos corticosteroides, estes auxiliem no aumento do limiar da fadiga e na recuperação das lesões físicas e, assim, promovam o retorno do atleta mais rapidamente às competições. As administrações na forma oral, intramuscular ou intravenosa de ACTH são proibidas no esporte.

O uso por períodos longos pode proporcionar efeito contrário ao desejado, como a diminuição da síntese proteica, resultando, assim, em perda de massa muscular. Hipertensão arterial, amenorreia, osteoporose, fraqueza muscular e síndrome psiquiátrica são alguns dos sinais de efeitos adversos causados pelo abuso de ACTH. A corticotrofina pode ser utilizada como agente de dopagem para aumentar os níveis de corticosteroides endógenos no sangue, com a intenção de obter efeitos euforizantes. Pode ainda exercer ação sobre o sistema hematopoiético.

### 3.4. Agonistas beta-2

A classe dos agonistas beta-2 é representada por salbutamol, clembuterol, terbutalina, fenoterol e salmoterol, fármacos com atividade broncodilatadora utilizados via inalatória para o tratamento da asma. O uso oral de fármacos dessa classe aumenta a resistência e diminui a fadiga muscular. A dose, para alcançar esse efeito, necessita ser 10 a 20 vezes superior à usada na inalação. Na forma inalatória, esses fármacos não alteram o desempenho do atleta não asmático e não geram efeito anabólico – mas é digno de nota o aumento da função pulmonar observado em vários estudos. Aparentemente, o uso desses fármacos induz algum grau de broncodilatação em atletas saudáveis, mas isso pouco contribui no desempenho de atletas em treinamento. Todos os agonistas beta-2 são proibidos pela AMA em sua forma oral; porém, o salbutamol e o salmeterol são permitidos em sua forma inalatória, mediante apresentação de declaração terapêutica de uso, sendo que a concentração urinária não pode exceder 1.000 ng/mL.

### 3.5. Agentes com atividade antiestrogênica

#### 3.5.1. *Inibidores de aromatase*

Originalmente, os inibidores de aromatase foram desenvolvidos para ser empregados em mulheres, principalmente na prevenção e no tratamento adjuvante em cânceres de mama dependente de estrogênio. Essa classe de medicamento será tratada no Capítulo 6.2. Esteroides Anabólicos Androgênicos.

#### 3.5.2. *Moduladores seletivos de receptores estrogênicos (MSRE)*

Moduladores seletivos de receptores estrogênicos (MSRE) são substâncias agonistas e antagonistas de receptores estrogênicos, que variam de acordo com o tipo de receptor presente em cada tecido. São exemplos de MSRE: raloxifeno; tamoxifeno; e toremifeno. Essa classe de medicamento também será tratada no Capítulo 6.2. Esteroides Anabólicos Androgênicos.

#### 3.5.3. *Outras substâncias com atividade antiestrogênica*

Fulvestrant e clomifeno são antagonistas de receptores estrogênicos; diferentemente dos MSRE, não apresentam atividade estrogênica, porém a aplicação no esporte é similar a dos MSRE, pois contribuem para o aumento da concentração de testosterona plasmática. Os atletas os utilizam junto com os esteroides anabolizantes, no intuito de diminuir a ginecomastia e a retenção de água pelo organismo; contudo, essas informações não são confirmadas por estudos científicos.

### 3.6. Diuréticos

Os diuréticos são classificados de acordo com seu principal mecanismo de ação ou sua estrutura química, como inibidores da anidrase carbônica, diuréticos da alça, tiazídicos, poupadores de potássio e antagonistas da aldosterona. São fármacos que aumentam a formação e a eliminação de fluidos do corpo, em várias situações clínicas, incluindo hipertensão, insuficiência cardíaca, insuficiência renal e síndrome nefrótica.

Devido à eliminação de líquido pelo organismo e, consequentemente, à diminuição de peso corpóreo, esses fármacos são utilizados no esporte para auxiliar na redução de peso (boxe, judô, halterofilismo e outros), para se chegar ao peso da categoria ou até mesmo para passar para uma categoria inferior – essa prática pode ser importante em usuários de esteroides anabolizantes.

Deve-se levar em consideração o fato de que os diuréticos podem mascarar o consumo de outros agentes dopantes, reduzindo, assim, a sua concentração na urina. Os efeitos adversos do uso de diuréticos são: desidratação; câimbra muscular; diminuição do volume sanguíneo; doenças renais; hipotensão ortostática; alterações do ritmo cardíaco; e perda acentuada de sais minerais. Demais aspectos do uso de diuréticos no esporte são discutidos em outro capítulo.

### 3.7. Agentes mascarantes

A lista de substâncias proibidas no esporte inclui um grupo de agentes mascarantes, que são proibidos dentro e fora das competições. Esse grupo é constituído por uma série de compostos com ampla diferença em suas estruturas químicas e atividades farmacológicas. Eles não são considerados substâncias dopantes, porém são utilizados no esporte com o objetivo de mascarar o emprego de agentes dopantes. Além do uso de diuréticos na tentativa de evitar a detecção de agentes de dopagem, outras substâncias são usadas com esses fins, como: probenecida; epitestosterona; expansores de plasma; e inibidores de 5-alfarredutase.

A probenecida, um agente uricosúrico, é empregada no tratamento da gota crônica e como adjuvante para a terapêutica com penicilinas e outros antibióticos. A probenecida é um inibidor competitivo do transporte ativo de ácidos orgânicos no túbulo renal. O uso da probenecida no esporte é proibido, devido ao efeito da redução da excreção de esteroides androgênicos, como testosterona, epitestosterona e androsterona. Como esses compostos são excretados principalmente pelas vias urinárias, na forma conjugada com o ácido glicurônico, a ação produzida pela probenecida se dá provavelmente por seu efeito inibitório sobre o transporte ativo de ácidos orgânicos.

Para tentar burlar o exame e assim mascarar o uso de testosterona no esporte, os atletas administram a epitestosterona. O exame laboratorial utilizado para identificar o uso indevido de testosterona consiste em medir a relação entre a testosterona (T) e a epitestosterona (E) na urina; quando essa razão for maior do que 4, é levantada a suspeita do abuso de esteroides anabólicos. É sabido que a epitestosterona é um produto de biotransformação de esteroides, mas, em humanos, não é proveniente da testosterona; sua concentração não é aumentada com a utilização de testosterona exógena.

A albumina e o dextran são expansores de plasma e foram desenvolvidos como substitutos do plasma no tratamento de hemorragia e choque hipovolêmico. Quando os atletas utilizam a dopagem sanguínea e/ou a eritropoietina, para diluir o sangue e assim burlar o exame do hematócrito, eles lançam mão dos expansores de plasma. O exame de hematócrito é empregado na triagem para detecção de dopagem.

## 3.8. Estimulantes

Os estimulantes são a classe mais antiga de agentes de dopagem no esporte, com a finalidade de aumentar o estado de alerta, reduzir a fadiga e aumentar a competitividade. Avanços na síntese de substâncias químicas promoveram a industrialização de grande variedade de compostos estimulantes, em particular aqueles usados como inibidores de apetite.

A AMA define estimulante como um agente químico capaz de aumentar ou acelerar temporariamente uma atividade fisiológica. Pertencem a essa categoria fármacos que agem no sistema nervoso central (SNC), promovendo aumento do estado de alerta e diminuindo a sensação de fadiga, como a cafeína. Eventualmente, os estimulantes poderiam aumentar o desempenho, podendo ocasionar, contudo, a perda da capacidade de julgamento, levando à ocorrência de acidentes em determinadas modalidades esportivas. O uso de estimulantes é o maior problema de *doping* nos esportes de elite; assim, periodicamente, a AMA divulga uma lista de substâncias estimulantes proibidas. Na sua última lista, divulgada em 2013, foram relacionados 64 compostos e todos os seus isômeros ópticos, quando pertinente, incluindo anfetaminas, cocaína e efedrinas. Algumas substâncias possuem indicação terapêutica e outras são somente encontradas no mercado ilícito.

Os efeitos nocivos que os estimulantes podem provocar são numerosos, entre eles: alteração no controle da temperatura corporal; hipertensão; taquicardia; arritmia; vasoconstrição cutânea; midríase; excitação nervosa; ansiedade; e crises convulsivas. Alguns estimulantes apresentam acentuado reforço positivo para seu uso, pois sua ação, nos centros de recompensa do cérebro, produz efeitos farmacológicos agradáveis, que podem levar a sua autoadministração contínua.

### 3.8.1. *Simpatomiméticos*

Entre os estimulantes, os simpatomiméticos são amplamente usados como agentes de dopagem. Quando consumidos em doses terapêuticas, provocam sensação de maior energia e capacidade de concentração. Os efeitos subjetivos são dependentes da dose, da via de administração e do padrão de uso. Os efeitos colaterais incluem taquicardia, anorexia, insônia, irritabilidade, hipertensão, cefaleia, ansiedade e tremor. Em doses elevadas, atuam como estimulantes da atividade mental e aumentam o fluxo sanguíneo.

As anfetaminas, por muito tempo, foram as substâncias de maior prevalência de uso entre os atletas, devido aos seus efeitos simpatomiméticos característicos. Elas atuam principalmente por meio do aumento da atividade cerebral de noradrenalina e dopamina, intensificando sensações psicológicas de atenção, autoconfiança e concentração. O início do uso abusivo em grande escala de anfetaminas ocorreu durante a Segunda Guerra Mundial, época em que foram realizadas pesquisas para sintetizar substâncias que pudessem retardar o aparecimento de fadiga nos soldados. O Pervitin® (metanfetamina) foi desenvolvido na Alemanha e amplamente usado por pilotos em voos noturnos e por soldados durante as longas marchas realizadas – o emprego desse fármaco aumentava o tempo para atingir o estado de exaustão e soldados continuavam marchando apesar de formação de vesículas ("bolhas") nos pés.

Durante as décadas de 1950 e 1960, alguns casos de atletas que utilizavam anfetaminas foram descritos na literatura. Mesmo em doses consideradas normais, o uso de anfetaminas tem causado a morte de atletas quando em condições de atividade física máxima. Distúrbios nos centros de regulação da temperatura corporal, com fatores externos, como a temperatura elevada do meio ambiente, podem contribuir para a ocorrência dessas mortes. Na intoxicação letal, a morte vem após convulsão, coma e hemorragia cerebral.

A incidência de uso ainda é grande. Jogadores de futebol americano e beisebol usam anfetaminas para aumentar o estado de alerta e a concentração; corredores e nadadores podem utilizá-las para aumentar a energia e a resistência, ao passo que jóqueis, para suprimir o apetite e evitar aumento do peso corporal.

Um estudo realizado para verificar o uso desses fármacos por jogadores profissionais de futebol americano demonstrou que os indivíduos que atuam em posições que requerem grande concentração tendem a usar doses mais baixas (5 a 10 mg), mas jogadores de defesa e ataque, que necessitam de força e agressividade, usam até 150 mg antes de cada jogo. A afirmação de que a dextroanfetamina e a metanfetamina (5 a 15 mg/70 kg) aumentariam a velocidade, a força, a resistência e a concentração é contestada por estudiosos do assunto. O aumento no desempenho seria explicado pela propriedade das anfetaminas de mascarar os sintomas de fadiga, fato que levaria o atleta a continuar competindo acima de seus limites de segurança e resistência. As contradições encontradas podem ser explicadas, em parte, pela população estudada, geralmente constituída por atletas do meio universitário.

Ainda não foi totalmente definido se os estimulantes podem ou não aumentar o desempenho de atletas considerados de alto nível e altamente treinados. A maioria dos efeitos adversos observados na conduta é resultante do excesso de estímulo do SNC e inclui: agitação; ansiedade; vertigem; tremor; irritação; reflexos hiperativos; aumento da libido; insônia; delírio; paranoia; conduta estereotipada; e alucinações. Geralmente, esses efeitos são reversíveis com a interrupção do uso. São observados, também, efeitos cardiovasculares, como palpitações, angina, arritmias, hiper ou hipotensão, bradicardia ou taquicardia e colapso cardiovascular. Após uso de doses elevadas, pode ocorrer a "síndrome abrupta", caracterizada por crise depressiva acompanhada por fadiga crônica, letargia e hiperfagia.

Associações extemporâneas de especialidades farmacêuticas podem apresentar considerável toxicidade, uma vez que são usadas sem nenhum critério científico. Um exemplo é o uso concomitante de anfetaminas e agentes alcalinizantes. Esses agentes podem levar à alcalose sistêmica, que influirá substancialmente na excreção de aminas. Além disso, as anfetaminas apresentam forte reforço positivo para seu uso, podendo levar ao uso crônico abusivo e à dependência.

Recentemente, o uso de metanfetamina voltou a ser motivo de preocupação devido ao seu consumo por via respiratória. Usuários da droga verificaram que a metanfetamina poderia ser "fumada", como ocorre com a cocaína na forma básica (*crack*), com a "vantagem" do tempo de duração dos efeitos ser muito mais prolongado. Nessa forma, a metanfetamina é conhecida como *ice*.

Outra substância que despertou interesse dos atletas é a efedrina. Os alcaloides provenientes da planta *Ephedra* são usados no tratamento da asma e da alergia na China há mais de 5.000 anos. Nos últimos anos, há relatos de numerosos casos de dopagem com essa substância, inclusive no Brasil, em modalidades esportivas que exigem massa muscular desenvolvida e vigor físico acentuado. A efedrina tem recebido grande atenção por parte dos praticantes dessas modalidades.

Vários estudos sugerem que o efeito produzido pela efedrina no desempenho psicomotor é dependente da dose. Os efeitos fisiológicos e de comportamento produzidos por efedrina, anfetamina e metilfenidato foram comparados. Em doses de 75 a 150 mg/70 kg, a efedrina produz efeitos similares aos da anfetamina (em doses 15 a 30 mg/70 kg). Em doses terapêuticas (25 mg/70 kg), a efedrina produz efeitos periféricos, mas pode atravessar a barreira hematoencefálica para produzir efeitos no SNC em doses acima de 75 mg/70 kg. Doses de 24 mg, ministradas a indivíduos sadios, não produzem diferenças na força, na resistência, no tempo de reação e na coordenação olhos-mãos.

Os simpatomiméticos (como a efedrina e a pseudoefedrina) são normalmente encontrados em formulações de especialidades farmacêuticas, utilizadas nos casos de resfriados, gripes e alergias. Dessa forma, é necessário que os atletas recebam orientação para não utilizarem esses medicamentos quando em competição, mesmo que concentrações urinárias abaixo de 10 µg/mL, de efedrina, e 150 µg/mL, de pseudoefedrina, sejam toleradas pela AMA.

A fencanfamina, um estimulante do SNC, foi bastante consumida no Brasil, até sua produção e sua comercialização serem proibidas no país. Duas especialidades farmacêuticas, uma na forma injetável e outra como drágea, eram de venda livre. Foram constatados alguns casos de dopagem entre jogadores de futebol no Estado de São Paulo. O padrão de uso era de aplicação intravenosa de duas ampolas do medicamento, antes da competição. O perfil farmacológico é semelhante ao da anfetamina, não sendo relatada propensão ao uso compulsivo.

### 3.8.2. *Cocaína*

A utilização da cocaína no meio esportivo não está bem definida; não se sabe, portanto, se os atletas a usam para melhorar o desempenho e/ou de forma recreacional. De qualquer maneira, existem casos positivos para o uso de cocaína entre atletas consagrados, tanto no Brasil quanto no exterior. A falta de maior esclarecimento torna os atletas bastante vulneráveis ao abuso

dessa droga. Entre 1980 e 1990, a cocaína era a droga de abuso mais utilizada pelos jogadores da Associação de Jogadores da Liga Nacional de Futebol Americano dos Estados Unidos, sendo que diversas mortes foram relatadas devido ao consumo dessa droga pelos atletas, principalmente pela combinação com estimulantes e agentes anabolizantes.

A cocaína, quando utilizada em doses baixas, pode produzir a melhora no desempenho atlético; os efeitos esperados são similares aos desencadeados pelas anfetaminas. Experiências conduzidas com usuários de estimulantes mostram que eles não são capazes de distinguir os efeitos produzidos por essas substâncias. Porém, em provas de longa duração, os atletas preferem o uso da anfetamina, devido a sua meia-vida ser longa (entre 7 e 14 horas). Assim, levando-se em consideração a necessidade de se consumir uma substância que tenha efeito prolongado, a cocaína não seria muito efetiva para uma prova de longa duração (tempo de meia-vida + ou – 85 minutos). Atletas que fizeram uso de cocaína antes da atividade esportiva relataram prejuízo no julgamento e desorientação em relação ao tempo, que podem interferir no desempenho atlético.

O potencial de abuso (reforço) da cocaína é bem maior quando comparado ao dos anfetamínicos; dessa maneira, o indivíduo necessita aumentar a dose utilizada mais rapidamente para obter os mesmos efeitos. Esse uso abusivo pode levar ao desenvolvimento de ansiedade, paranoia, alucinações, distúrbios na memória, agressividade e depressão.

### 3.9. Narcoanalgésicos

Narcóticos analgésicos agem no sistema nervoso para reduzir a sensação de dor em uma doença ou em um ferimento. O uso de analgésicos potentes pode permitir que o atleta desempenhe atividade além do seu limiar normal de dor. Narcóticos analgésicos são substâncias de uso controlado e têm alto potencial de ocasionar dependência. Os principais narcoanalgésicos utilizados na dopagem são: buprenorfina; dextromoramida; diamorfina (heroína); fentanil e seus derivados; hidromorfina; metadona; morfina; oxicodona; oximorfona; pentazocina; e petidina.

A utilização de narcóticos por atletas apresenta grande risco, uma vez que, ao se realizar atividades esportivas na presença de lesão, existe a possibilidade de piora do estado físico do atleta ou de lesão permanente. Também é necessário considerar os efeitos adversos apresentados por essas substâncias: depressão respiratória e cardiovascular; confusão mental; diminuição da testosterona; e alterações gastrintestinais.

Os narcoanalgésicos permitidos em competições são codeína, hidrocodona (di-hidrocodeína), tapentadol e tramadol; porém, devido à codeína ser biotransformada em morfina, essa relação deve ser monitorada. Existem também substâncias, sem propriedades narcóticas, que podem ser empregadas como analgésicos anti-inflamatórios e antipiréticos no tratamento de lesões provocadas pela prática desportiva. Anti-inflamatórios derivados do ácido fenilalcanoico (p. ex., diclofenaco) não são de uso proibido.

### 3.10. Canabinoides

Canabinoides são compostos químicos encontrados na planta *Cannabis sativa* (maconha). Além do uso da maconha como droga social, muitos dos compostos nela encontrados já são produzidos sinteticamente e utilizados para fins terapêuticos, de modo que os canabinoides são proibidos no esporte na sua forma natural (p. ex., maconha, haxixe, *skunk*) ou na forma sintética do delta-9-tetraidrocanabinol (THC) e canabimiméticos (p. ex., "Spice", JWH018, JWH073, HU-210).

No esporte, a proibição da *Cannabis* é bastante controversa; alguns afirmam que seu consumo não melhora o desempenho de atletas e, portanto, deveria continuar a ser uma questão social; opostamente, outros dizem que a *Cannabis* promove benefícios no desempenho do atleta, além de ser uma substância ilegal na maioria dos países e que, pelo fato de os atletas serem modelos na sociedade moderna, os canabinoides deveriam ser proibidos em todos os momentos – antes ou durante uma competição.

A *Cannabis* pode melhorar, de forma indireta, o desempenho do atleta. O efeito eufórico, a redução da ansiedade e o aumento da sociabilidade podem colaborar no desempenho em uma prova quando o atleta encontra-se nervoso. Pode proporcionar também efeito relaxante ou permitir que o atleta durma mais facilmente antes da competição.

Outros estudos demonstram que o uso da *Cannabis*, de forma aguda, reduz o desempenho máximo em exercícios de resistência, como o ciclismo, e diminui o estado de alerta e o tempo de reação nos esportes, como no automobilismo. Se a *Cannabis* for consumida rotineiramente, o risco de prejuízo no desempenho e na motivação é elevado.

### 3.11. Glicocorticoides

As propriedades fisiológicas dos glicocorticoides sugerem a possível melhora no desempenho dos atletas, uma vez que seu uso é generalizado no mundo esportivo. Os efeitos esperados com o uso e/ou o abuso dos glicocorticoides são muitos, por exemplo: efeitos neuroestimulatórios nos receptores cerebrais, que poderiam atenuar sensações de fadiga; ou efeitos anti-inflamatórios e analgésicos, que poderiam impedir a sensação de dor muscular em esforço e, assim, aumentar o limiar de fadiga. Seu uso promove diversos efeitos adversos, especialmente em doses mais elevadas e durante períodos prolongados, como a osteoporose, a resistência à insulina e as doenças cardiovasculares (hipertensão e aterosclerose).

O uso de glicocorticoides na medicina esportiva é indicado para o tratamento das lesões, principalmente do sistema musculoesquelético. Segundo a AMA, o uso de glicocorticoides é proibido em competições quando administrados pelas vias oral, retal, intravenosa e intramuscular. O uso tópico de glicocorticoides (auricular, oftálmico, dermatológico) é permitido.

Sérios efeitos tóxicos podem ocorrer se o uso de corticosteroides for prolongado. Um dos mais graves é a síndrome de Cushing, caracterizada por obesidade de tronco, estrias, cicatrização ineficiente de feridas e até osteoporose.

## 4. SUBSTÂNCIAS PROIBIDAS EM DETERMINADOS ESPORTES

### 4.1. Etanol

O consumo de álcool (etanol) pela sociedade em geral é bastante comum e, no ambiente esportivo, tem sido continuamente relatado nos meios de comunicação e na literatura. O efeito depressor desencadeado pelo álcool no SNC é explorado no esporte principalmente como ansiolítico, com a intenção de aumentar a autoconfiança e melhorar a resposta psicomotora. A intensidade dos efeitos observados após o consumo do etanol é bastante variável entre os consumidores.

O etanol tem seu uso proibido durante uma competição e em determinadas modalidades esportivas. A detecção de sua concentração em atletas é feita por meio da análise de sangue e/ou do ar exalado. A dopagem ocorre quando é encontrada concentração de etanol acima de 0,10g/L de sangue. Na maioria dos esportes, o etanol causa diminuição no rendimento, pois o tempo de reação, a coordenação motora, a precisão e o equilíbrio são alterados negativamente. Dessa forma, o etanol faz parte da classe de substâncias proibidas em determinados esportes, como arco e flecha, aviação, automobilismo, caratê, motociclismo e corrida de barcos (*powerboating*).

Os efeitos nocivos do álcool sobre a fisiologia humana têm sido bem documentados, influenciando negativamente a função neural (coordenação motora, aumento do tempo de reação, confusão mental), o metabolismo proteico, a fisiologia cardiovascular e a termorregulação, além de provocar miopatia do músculo esquelético. Depois de uma noite de consumo moderado de álcool, o desempenho anaeróbico pode diminuir até 25%.

O consumo de álcool no esporte é controlado somente quando existe solicitação específica das Federações; porém, sendo considerado uma droga, seu controle deveria ser realizado de maneira rotineira, e não esporádica.

### 4.2. Bloqueadores beta-adrenérgicos

Os bloqueadores beta-adrenérgicos são utilizados na terapêutica para o tratamento de doenças cardiovasculares, como insuficiência cardíaca, angina e hipertensão. No esporte, o principal efeito ergogênico dos bloqueadores beta-adrenérgicos se relaciona com sua capacidade de diminuir a frequência cardíaca (taquicardia emocional), a pressão sanguínea, o suor palmar e o tremor das mãos; além de propiciar situação vantajosa em esportes que exigem firmeza e precisão (p. ex., tiro com arco). Ademais, suas ações para aliviar os sintomas de ansiedade, que se manifestam como taquicardia e tremor muscular esquelético, podem melhorar a *performance* em alguns esportes. Esses possíveis efeitos ergogênicos levaram à proibição dos bloqueadores beta-adrenérgicos durante a competição de alguns esportes: arco e flecha (dentro e fora das competições); automobilismo; jogos de bilhar; dardos; golfe; esportes de tiro (dentro e fora das competições); e esqui/*snowboarding* (na modalidade de salto, estilo livre; esqui aéreo vertical; e *snowboarding* vertical em rampas gigantes).

Devido às diferenças químicas existentes entre os betabloqueadores, ocorre grande variedade de efeitos no SNC (tontura, letargia, sonolência, distúrbios visuais, insônia e depressão). Têm sido observadas a presença de fadiga e a redução do desempenho, devido à limitação cardiovascular ou por efeito no SNC.

As modalidades de boliche (9 e 10 pinos), jogos de cartas e bocha não constam mais na lista da AMA de 2013 como esportes proibidos para o uso de betabloqueadores.

## 5. MÉTODOS DE DOPAGEM

### 5.1. Manipulação de sangue e seus componentes

Modalidades esportivas que necessitem mais da energia proveniente da via aeróbica têm seu desempenho prejudicado pela diminuição do transporte de oxigênio, que é liberado e utilizado pela atividade muscular. A hemoglobina presente nos eritrócitos é responsável pelo transporte de oxigênio às células; consequentemente, o aumento na massa total dessas células possibilita melhora no transporte de oxigênio no organismo, além de aumentar a capacidade de manter o pH muscular e auxiliar no controle da temperatura corpórea. Essas variáveis fisiológicas podem aumentar a resistência do indivíduo.

A transfusão sanguínea, também conhecida como dopagem sanguínea, foi o primeiro método a ser utilizado com o objetivo de melhorar o desempenho atlético e é realizada basicamente pelo emprego do sangue de um doador específico ou do próprio atleta. O sangue é coletado e armazenado por 4 a 5 semanas e os eritrócitos são, posteriormente, reinfundidos no atleta alguns dias antes da competição. Uma transfusão sanguínea pode apresentar sérios riscos para o indivíduo, como trombose venosa, flebite, septicemia e desenvolvimento de reações alérgicas ou hemofílicas. Ademais, o sangue proveniente de outros doadores pode transmitir doenças infecciosas.

A utilização de transportadores artificiais de oxigênio é basicamente a administração de soluções úteis na terapêutica quando da necessidade de substituir ou de repor fluidos de sangue humano em casos de absoluta exigência. As principais classes são os perfluorocarbonos e os carreadores de hemoglobina oxigenada.

Os perfluorocarbonos são substâncias sintéticas que podem dissolver amplo volume de oxigênio e outros gases respiratórios na corrente circulatória. Já os carreadores de hemoglobina oxigenada são moléculas de hemoglobina microencapsuladas ou ligadas entre si, derivadas de variadas fontes.

Por conta disso, está proibida a administração ou a reintrodução de qualquer quantidade de autólogos (autotransfusão), homólogos ou heterólogos de sangue ou produtos de células vermelhas do sangue de qualquer origem no sistema circulatório do atleta. Não é permitido o incremento artificial de captação, transporte ou liberação de oxigênio, incluindo, mas não se limitando, perfluoroquímicos, efaproxiral (RSR13) e produtos de hemoglobina modificada (p. ex., substitutos do sangue baseados em hemoglobina, produtos de hemoglobina microencapsuladas), excluindo oxigênio suplementar. Também está proibida qualquer forma de manipulação intravascular de sangue ou componentes por meios físicos ou químicos.

### 5.2. Manipulações química e física

Trata-se da utilização de substâncias e/ou métodos para alterar uma amostra de urina do atleta, ou seja, a integridade e a validade de amostras recolhidas durante controles da dopagem. As modalidades mais comuns utilizadas para manipular as amostras são o cateterismo e a substituição de urina e/ou a adulteração. Existem metodologias para identificar se a amostra é realmente do atleta que a forneceu, as quais podem ser a genotipagem ou o perfil metabólico.

Casos de manipulação de amostras já foram constatados pelos laboratórios de antidopagem credenciados pela AMA.

Em 2003, três amostras provenientes de três atletas diferentes foram encaminhadas para análise e, posteriormente, constatou-se que todas apresentavam o mesmo DNA – que diferia do DNA dos atletas.

### 5.3. Dopagem genética

A terapia gênica ou a manipulação genética em humanos consiste na transferência de DNA (RNA) por meio de vetores virais, lipossomas ou mesmo pela introdução direta. Enquanto a terapia gênica tem como objetivo corrigir desordens genéticas (como no tratamento de câncer, de infecções e de doenças degenerativas) para um benefício terapêutico; no esporte, empregam-se os mesmos conceitos, porém para conceder vantagens para os atletas sobre seus concorrentes. Dessa maneira, qualquer gene que possa desempenhar papel no desenvolvimento muscular, no transporte de oxigênio, na coordenação neuromuscular ou mesmo no controle da dor é considerado um sério candidato para a utilização no esporte.

Apesar dos avanços científicos e tecnológicos, existem muitas dúvidas sobre os possíveis efeitos colaterais da terapia gênica. A utilização de organismos geneticamente modificados pode provocar respostas inflamatórias importantes no paciente; além disso, incluem-se os efeitos menos conhecidos sobre a expressão a longo prazo dos genes introduzidos no atleta, bem como a falta de controle da expressão desses genes.

A AMA introduziu o *doping* genético em sua lista em 2003, sendo classificado como um método de dopagem, o qual se caracteriza pela transferência de elementos genéticos e pelo uso de agentes farmacológicos ou biológicos capazes de alterar a expressão gênica e, consequentemente, melhorar o desempenho esportivo. Portanto, estão proibidas no esporte a transferência de polímeros de ácidos nucleicos ou análogos de ácido nucleico e a utilização de células normais ou geneticamente modificadas.

Genes relevantes para o *doping* podem ser: agonistas do receptor gama ativado por proliferadores peroxissomais (PPAR δ) (p. ex. GW1516); fator de crescimento tipo insulina (IGF-1); eritropoietina; bloqueadores da miostatina (folistatina e outros); fator de crescimento do endotélio vascular (VEFG); leptina; endorfinas; e encefalinas. Na área médica, em novembro de 2012, foi aprovado, pela Agência Europeia de Medicamentos, o uso de Glybera® para o tratamento genético da deficiência de lipoproteína lipase (LPL), a qual está relacionada com o metabolismo de gordura em seres humanos. Os sintomas típicos dessa doença geralmente se apresentam na infância e são caracterizados por hipertrigliceridemia, pancreatite aguda, xantoma cutâneo eruptivo e hepatoesplenomegalia.

Até o presente momento, não há registro de nenhum caso de atleta que tenha feito uso de manipulação genética como método de dopagem. De fato, a terapia gênica é uma modalidade terapêutica médica imatura; por essa razão, acredita-se que nenhum atleta fez uso dela como *doping*.

## 6. ASPECTOS ANALÍTICOS NO CONTROLE DA DOPAGEM

A urina é a amostra biológica mais utilizada nas análises por ser uma coleta não invasiva e, na maioria das vezes, estar disponível em quantidades suficientes para se realizar os testes. A desvantagem é que a droga inalterada algumas vezes não está presente e/ou a análise deve ser feita em seus produtos de biotransformação ou até mesmo nas suas formas conjugadas. A grande dificuldade é tentar correlacionar a concentração urinária com a sanguínea. Porém, em se tratando de amostras de urina, existe a evidente possibilidade de se trocar/substituir a amostra, principalmente durante o período de espera da coleta; portanto, deve-se estar atento no momento do procedimento de coleta de amostra. Há relatos de ciclistas que têm carregado uma bexiga de borracha, cheia de urina negativa na axila, conectada a um tubo de borracha que vai até o ponto de descarga adequado.

A amostra de sangue tem a vantagem de ser mais difícil de ser adulterada, pois normalmente a coleta é realizada por pessoas capacitadas. Além disso, as concentrações de drogas em sangue podem ser mais facilmente interpretadas quando comparadas com as da urina. Deve-se levar em consideração também que algumas drogas não são excretadas na urina em quantidades significativas (p. ex., hormônio do crescimento), mas podem ser detectadas em amostras de sangue. Desde os Jogos Olímpicos de Sidney (2000), o sangue tem sido coletado por algumas federações (União Internacional de Ciclismo) para exames de rotina. Nesse caso, o competidor que apresentar hematócrito acima de 50% estará proibido de competir.

As amostras de sangue também podem ser utilizadas para testes mais sofisticados, como para indicar o uso de EPO. Porém, mesmo assim, existem casos de administração de pequenas doses de EPO (as chamadas microdoses) para reduzir a possibilidade de detecção e, assim, burlar os testes.

Até o presente, a maneira mais eficaz de minimizar a dopagem nos esportes tem sido seu controle sistemático, pela realização de análises toxicológicas em material fornecido pelo atleta. Esse controle tem sido feito no período das competições ou durante os treinamentos. Embora, às vezes, exista oposição à sua realização, o controle reduz drasticamente a frequência da dopagem em todos os tipos de competições.

A análise não é quantitativa, pois o significado do valor de concentração urinária proveniente de uma coleta única é limitado. A concentração encontrada varia de acordo com o tempo decorrido entre a utilização do fármaco e a coleta da amostra, a variação do fluxo e o pH urinário. Entretanto, para algumas substâncias em especial, existem valores de referência que definem quando um resultado deve ser considerado normal ou anormal; ou seja, acima dessas concentrações, o resultado é considerado positivo (Tabela 1).

Outro fator que torna complexa a interpretação dos resultados é o fenômeno da biotransformação que as substâncias sofrem no organismo. Um exemplo que ilustra o problema são os simpatomiméticos. A anfetamina encontrada na urina pode ser originária de metanfetamina ou dos anorexígenos femproporex e clobenzorex (Figura 1). A morfina encontrada na urina de um atleta pode ser proveniente do uso da heroína (proibida no esporte) ou mesmo da codeína, que não possui restrição de uso (Figura 2).

Para intensificar a fiscalização e coibir o uso de substâncias e métodos de dopagem, a União Internacional dos Ciclistas (UCI, do francês Union Cycliste Internationale) instituiu o "passaporte biológico", em 2008, que visa manter um histórico dos resultados dos exames antidopagem e traz também o perfil

hematológico e esteroidal do atleta. Com a implantação desse passaporte biológico, a UCI consegue monitorar mais efetivamente os seus competidores.

**Tabela 1.** Substâncias proibidas e respectivos valores de referência de concentração urinária, acima dos quais o resultado é considerado positivo (resultado analítico adverso).

| Substância | Valor de referência |
|---|---|
| Ácido 11-nor-delta-9-tetraidrocanabinol-9-carboxílico | 150 nanogramas/mL |
| Catina | 5 microgramas/mL |
| Efedrina | 10 microgramas/mL |
| Epitestosterona | 200 nanogramas/mL |
| Formoterol | 40 nanogramas/mL |
| Metilefedrina | 10 microgramas/mL |
| Morfina | 1 micrograma/mL |
| 19-norandrosterona | 2 nanogramas/mL |
| Pseudoefedrina | 150 micrograma/mL |
| Salbutamol | 1 micrograma/mL* |
| Testosterona/epitestosterona | Relação 4/1 |

*A concentração de salbutamol na urina maior do que 1 micrograma/mL é definida como violação do *doping*. As concentrações maiores do que 100 ng/mL devem ser consideradas resultado adverso analítico para o uso de beta-2-agonista.

Diversas técnicas são empregadas para detecção de fármacos e/ou seus produtos de biotransformação em amostras biológicas no controle antidopagem. Em geral, as análises toxicológicas são divididas em duas categorias: triagem e confirmação. As técnicas de triagem são necessárias para ajudar a eliminar as amostras que apontem resultados negativos. Aquelas que apresentarem resultados positivos para os testes de triagem devem ser submetidas às análises confirmatórias, que, por sua vez, são realizadas com técnicas mais elaboradas e específicas.

Uma técnica de triagem ideal deve apresentar as seguintes características: fornecer resultados rapidamente ser específica; proporcionar alta sensibilidade; ser de fácil execução e de baixo custo; e abranger o maior número de substâncias de interesse.

Devido a não existência de uma única técnica de triagem capaz de analisar todas as substâncias, na prática, duas ou mais técnicas são empregadas para estender a análise de triagem e conseguir analisar a maior quantidade de substâncias proibidas. No controle da dopagem, as técnicas mais empregadas como triagem são as cromatográficas (cromatografia em fase gasosa-CG e cromatografia líquida de alta eficiência-HPLC) e os imunoensaios. Amostras de sangue e urina podem ser analisadas por essas técnicas.

As amostras que apresentarem resultado positivo devem ser confirmadas; a técnica de escolha para o teste confirmatório é a espectrometria de massas, associada à cromatografia em fase gasosa (CG-MS) ou à cromatografia líquida (LC-MS). Na espectrometria de massas, essas técnicas variam conforme o seu modo de ionização (eletrônica, química etc.) ou o tipo de analisador de massas (quadrupolo, triplo quadrupolo, tempo de voo etc.). Essas técnicas fornecem um espectro de massa, que é único para cada composto químico. Portanto, as técnicas de CG-MS e LC-MS são consideradas inequívocas para a identificação de substâncias em análises toxicológicas.

Todas as substâncias exógenas de uso proibido no esporte podem ser identificadas por meio desse esquema analítico, incluindo os estimulantes, os narcóticos analgésicos, os agentes anabólicos sintéticos e os diuréticos. Entretanto, a caracterização da dopagem pelo uso de compostos endógenos apresenta dificuldade maior devido à presença normal desses na urina.

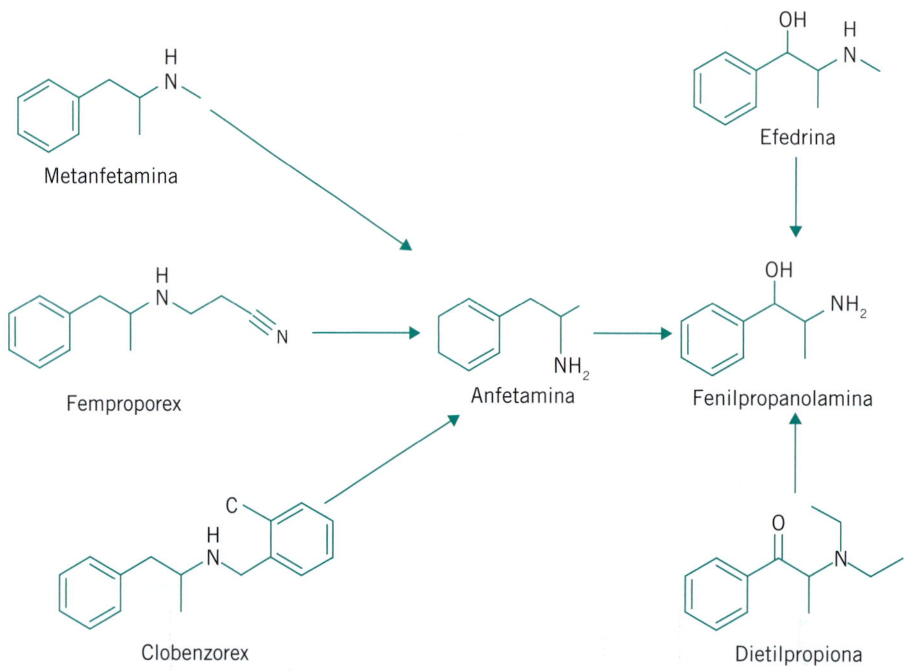

**Figura 1.** Biotransformação de simpatomiméticos.

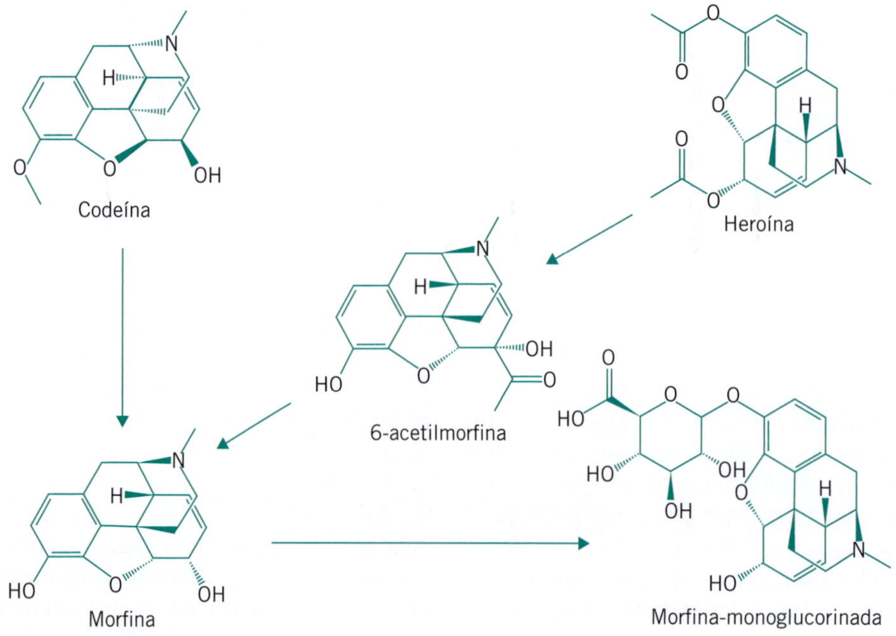

**Figura 2.** Biotransformação da heroína, da codeína e da morfina.

# 7.  PREVALÊNCIA DA DOPAGEM

Evidências da prevalência de *doping* são captadas por meio dos resultados positivos obtidos no controle da dopagem em laboratórios credenciados pela AMA. No Brasil, um levantamento de dados dos exames, fora e dentro de competição, de 2003, demonstrou que a cocaína e os agentes anabólicos foram os principais agentes de dopagem detectados. Foi possível verificar que fisiculturismo, equitação, luta de braço, boxe e atletismo são os esportes que apresentam o maior índice de resultados positivos.

Dados mundiais, de 1993 a 2005, apontam que a porcentagem de resultados analíticos adversos, ou seja, positivos, variou de 1 a 2%. A Tabela 2 apresenta as principais classes detectadas entre 1994 e 2005. Esses resultados podem não refletir a realidade, apenas indicando quantas amostras de atletas deram resultados positivos – e não quantos atletas estavam praticando *doping*.

A maioria dos resultados positivos pertence às classes esteroides anabólicos, estimulantes, corticosteroides e *Cannabis*. Os altos índices para os agonistas beta-2 se justificam pela inclusão de resultados positivos, mesmo com a notificação médica, de preparações inalatórias de agonistas beta-2 permitidos pela AMA.

Em 2005, as 10 substâncias mais identificadas pelos laboratórios credenciados pela AMA foram, em ordem crescente: efedrina; budesonida; hCG; terbutalina (agonista beta-2); anfetamina; estanozolol; nandrolona; salbutamol; *Cannabis*; e testosterona.

**Tabela 2.**  Número de agentes de dopagem identificados no período 1994-2005.

| Classes | 1994 | 1995 | 1996 | 1997 | 1998 | 1999 | 2000 | 2001 | 2002 | 2003 | 2004 | 2005 |
|---|---|---|---|---|---|---|---|---|---|---|---|---|
| Agentes anabólicos | 891 | 986 | 1.131 | 967 | 856 | 973 | 946 | 914 | 966 | 872 | 1.191 | 1.663 |
| Hormônios | 3 | 9 | 4 | 5 | 12 | 20 | 12 | 26 | 41 | 79 | 78 | 143 |
| Agonista beta-2* | – | – | – | 393 | 479 | 536 | 489 | 398 | 382 | 297 | 381 | 171 |
| Diuréticos + ag. mascarantes | 78 | 73 | 60 | 101 | 92 | 142 | 96 | 126 | 159 | 161 | 157 | – |
| Estimulantes | 347 | 310 | 281 | 356 | 412 | 532 | 453 | 352 | 392 | 516 | 382 | 287 |
| Narcóticos | 42 | 34 | 37 | 47 | 18 | 9 | 14 | 29 | 13 | 26 | 15 | – |
| Canabinoides | 75 | 224 | 154 | 164 | 233 | 312 | 295 | 298 | 347 | 378 | 518 | 503 |
| Corticosteroides | 2 | – | – | – | – | – | 89 | 46 | 249 | 286 | 548 | 116 |
| Betabloqueadores | 15 | 14 | 6 | 11 | 12 | 24 | 21 | 20 | 15 | 30 | 25 | – |

*Classificados como agentes anabólicos antes de 1996.

# 8.  BIBLIOGRAFIA

ARTIOLI, G.G.; HIRATA, R.D.C.; LANCHA JUNIOR, A.H. Terapia gênica, *doping* genético e esporte: fundamentação e implicações para o futuro. *Rev. Bras. Med. Esporte*, v.13, p.349-354, 2007.

BRASIL. MINISTÉRIO DO ESPORTE. Resolução n. 2, de 5 de maio de 2004, Brasília, 2004.

CAMPOS, D.R.; YONAMINE, M.; MOREAU, R.L.M. Marijuana as doping in sports. *Sports Med*, v.33, p.395-399, 2003.

CADWALLADER, A.B.; DE LA TORRE X.; TIERI, A.; BOTRE, F. The abuse of diuretics as performance-enhancing drugs and masking agents in sport doping: pharmacology, toxicology and analysis. *Br. J. Pharmacol.*, v.161, n.1, p.1-16, 2010.

CATLIN, D.H.; FITCH, K.D.; LJUNGQVIST, A. Medicine and science in the fight against doping in sport. *J. Intern. Med.*, v.264, n.2, p.99-114, 2008.

COWAN, D.A. Drug testing in human sport. In: JICKELLS, S.; NEGRUSZ, A.; MOFFAT, A.C.; OSSELTON, M.D.; WIDDOP, B. (Eds.). Clarke's analytical forensic toxicology. 4.ed. London: Pharmaceutical Press, 2011. v.1, cap.6, p.127-137.

DE ROSE, E.H.; AQUINO NETO, R.F.; MOREAU, R.L.M.; CASTRO, R.R.T. Controle antidoping no Brasil: resultados do ano de 2003 e atividades de prevenção. *Rev. Bras. Med. Esporte*, v.10, n.4, p.289-293, 2004.

GARCIA, P.R.; YONAMINE, M.; MOREAU, R.L.M. Determinação de efedrinas em urina por cromatografia em fase gasosa (CG/DNP) para o controle da dopagem no esporte. *Rev. Bras. Ciências Farm.*, v.41, p.351-358, 2005.

KARCH, S.B. *Drug abuse handbook*. 2. ed. Boca Raton: CRC Press, 2007. 1267p.

KASTELEIN, J.J.P.; ROSS, C.J.D.; HAYDEN, M.R. From mutation identification to therapy: discovery and origins of the first approved gene therapy in the Western World. *Hum. Gene Ther.*, v.24, p.472-478, 2013.

LIPPI, G.; GUIDI, G. Doping e sport. *Minerva Med.*, v.90, p.345-57, 1999.

MOFFAT, A.C.; OSSELTON, M.D.; WIDDOP, B. *Clarke's analytical forensic toxicology*. 4 ed. Pharmaceutical Press, 2011. 2473p.

MOTTRAM, D.R. *Drugs in sport*. 4. ed. New York: Routledge Taylor & Francis Group, 2005. 420p.

NETO, F.R.D.A. O papel do atleta na sociedade e o controle de dopagem no esporte. *Rev. Bras. Med. Esporte*, v.7, n.4, p.138-148, 2001.

SAUGY, M.; CARDIS, C.; ROBINSON, N.; SCHWEISER, C. Test methods: anabolics. *Baillière's Best Pract. Res. Endocrinol. Metab.*, v.14, p.147-65, 2000.

SILVA, O.A.; YONAMINE, M. Aspectos farmacológicos da dopagem no esporte. In: AMATUZZI, M.M., CARAZZATO, J.G. *Medicina do esporte*. São Paulo: Roca, 2004. p.141-157.

THEVIS, M. History of Sports Drug Testing. In: THEVIS, M, ed. Mass Spectrometry in Sports Drug Testing: Characterization of Prohibited Substance and Doping Contol Analytical Assay. 5ª ed: Routledge; 2010. p. 1-43.

UNIÃO INTERNACIONAL DOS CLICLISTAS (UCI). The biological passport and the UCI's anti-doping measures. Disponível em: <www.uci.ch/Modules/ENews/ENewsDetails.asp?MenuId=&id=NTQzOA&LangId>. Acesso em: mai. 2008.

WORLD ANTI-DOPING AGENCY (WADA). The world anti-doping code. The 2013 prohibited list – international standard, 2013.

WORLD ANTI-DOPING AGENCY (WADA). Decision limits for the confirmatory quantification of threshold substances, WADA Technical Document – TD2013DL, 2013.

WORLD ANTI-DOPING AGENCY (WADA). The 2013 monitoring program, 2013.

YONAMINE, M.; GARCIA, P.R.; MOREAU, R.L.M. Non-intentional doping in sports. *Sports Med.*, v.34, n.11, p.697-704, 2004.

YONAMINE, M., SILVA, O.A. Dopagem no esporte. In: TIRAPEGUI, J. *Nutrição, metabolismo e suplementação na atividade física.* São Paulo: Atheneu, 2005. p.189-198.

# 6.2.

# ESTEROIDES ANABÓLICOS ANDROGÊNICOS

*Rosemary Custódio Pedroso*

## CONTEÚDO DESTE CAPÍTULO

## 1. INTRODUÇÃO

Esteroides anabólicos androgênicos são hormônios naturais, como testosterona, di-hidrotestosterona e androstenodiona, e substâncias sintéticas e semissintéticas, relacionadas aos primeiros por apresentarem estrutura química ou efeitos biológicos similares. Possuem um esqueleto ciclopentanoperidrofe-nantreno ou dele derivado, com grupos metila em C10 e C13, podendo ter uma ou mais ligações no anel e uma cadeia lateral em C17. As ligações químicas que ocorrem abaixo do plano esteroídico são denominadas alfa (α), representadas por pequenos traços paralelos na figura e, quando acima, ligações beta (β), representadas pela forma de cunha. Assim, a testosterona é quimicamente denominada 17β-hidroxi-androst-4 eno-3-ona, ao passo que o seu isômero 17α-hidroxi-androst-4 eno-3-ona (epitestosterona) tem a 17-OH na direção oposta.

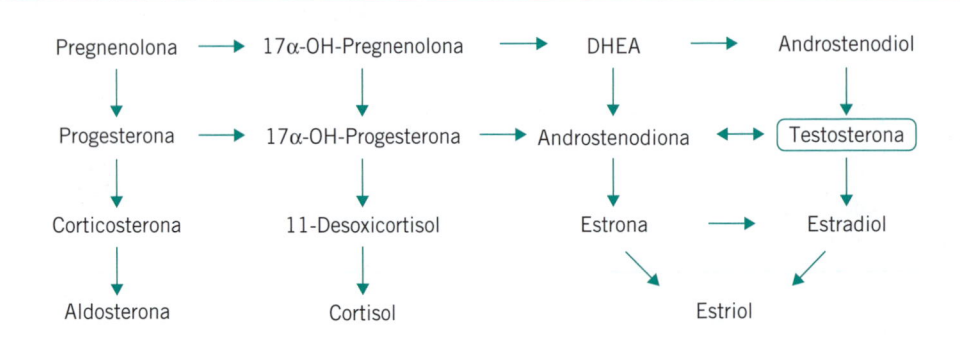

**Figura 1.** Estrutura do anel esteroídico dos anabolizantes androgênicos, onde R representa derivados da esterificação da hidroxila em C17β.

## 2. ESTEROIDES ANABÓLICOS ANDROGÊNICOS NATURAIS

Os esteroides anabólicos androgênicos naturais, também denominados endógenos, entre os quais a testosterona é o mais importante, são responsáveis pelo desenvolvimento das características sexuais masculinas. No homem adulto e no adolescente, a androstenodiona, testosterona e di-hidrotestosterona são secretadas pelos testículos. A concentração de testosterona varia entre 0,2 e 1,0 μg/dL no plasma, sendo a produção diária de aproximadamente 2 a 10 mg. A glândula suprarrenal sob o controle da corticotrofina também produz andrógenos, mas essa via é pouco importante para o homem sexualmente desenvolvido. Durante a infância, não há produção significativa desses hormônios e, na puberdade, quando aumenta a produção, observa-se o crescimento do pênis, dos testículos e o desenvolvimento das características sexuais secundárias, como a distribuição típica de pelos sobre o corpo, hipertrofia da laringe com mudanças no timbre de voz, espessamento da pele, maior secreção e proliferação de glândulas sebáceas com a presença de acne e, se houver predisposição genética, o aparecimento de calvície. São importantes para o metabolismo basal, aumentando o número de hemácias, o volume de sangue e líquidos extracelulares, a síntese de proteínas e desenvolvimento muscular, a retenção de cálcio e o crescimento ósseo. A mulher produz testosterona e androstenodiona nos ovários e suprarrenais, com concentração plasmática de testosterona variando entre 15 e 65 ng/dL, em função do ciclo menstrual. Durante a gravidez, uma quantidade moderada de testosterona, produzida sob o efeito de gonadotrofina coriônica placentária, atua para o desenvolvimento do feto masculino.

A produção e a liberação de hormônios sexuais pelas gônadas são autorreguláveis por mecanismos de retroalimentação negativa, por meio da hipófise e do hipotálamo. Quando há deficiência de testosterona, o hipotálamo libera o hormônio liberador de gonadotrofinas (GnRH), que atua na hipófise anterior (adenoipófise), promovendo a liberação de dois hormônio importantes, o folículo-estimulante (FSH), que atua na gametogênese, e o hormônio luteinizante (LH). No sexo masculino, o LH é também denominado hormônio de estimulação de células intersticiais (ICSH), responsável pelo estímulo da secreção de hormônios androgênicos pelas células intersticiais de Leydig, nos testículos.

A formação de hormônios androgênicos dá-se a partir do colesterol, cuja estrutura esteroídica apresenta 27 átomos de carbonos. Sucessivas oxidações levam à formação de pregnenolona, o principal precursor dos hormônios esteroídicos, com 21 átomos de carbono. A pregnenolona dá origem à aldosterona e ao cortisol e, com a perda de mais dois átomos de carbonos, à desidroepiandrosterona (DHEA). Esta, com 19 carbonos, forma a androstenodiona e o androstenodiol, hormônios androgênicos precursores imediatos na síntese da testosterona. Androstenodiona e testosterona estão em equilíbrio no organismo, sendo o passo limitante na formação da testosterona a redução do grupo ceto da androstenodiona pela enzima 17β-OH-esteroide-desidrogenase, cuja expressão é controlada pelo LH. No retículo endoplasmático liso, sob a ação da aromatase, formam-se estrona e estradiol que se convertem em estriol (Figura 2). A produção de estradiol no homem em situação normal é equivalente à concentração observada em mulheres após a menopausa.

Pregnenolona → 17α-OH-Pregnenolona → DHEA → Androstenodiol

Progesterona → 17α-OH-Progesterona → Androstenodiona ⟷ Testosterona

Corticosterona — 11-Desoxicortisol — Estrona → Estradiol

Aldosterona — Cortisol — Estriol

**Figura 2.** Testosterona, seus precursores e outros hormônios esteroídicos relacionados.

A maioria dos precursores tem atividade androgênica mais fraca do que a testosterona, age por mecanismos semelhantes ou tem efeitos atribuídos à formação da testosterona ou produtos de biotransformação ativos. A testosterona e o isômero inativo epitestosterona estão presentes nos fluidos biológicos em proporções aproximadamente iguais na maioria dos homens. Algumas dessas estruturas são apresentadas na Figura 3.

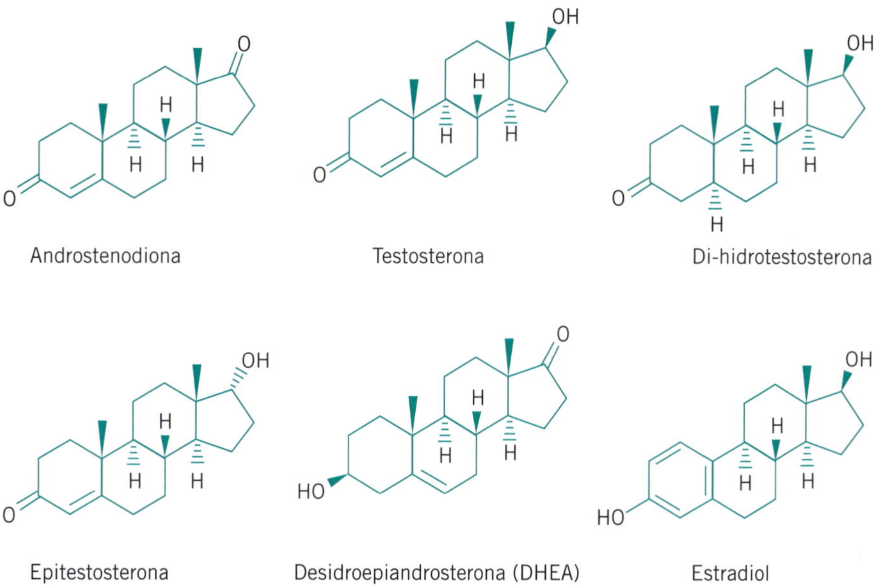

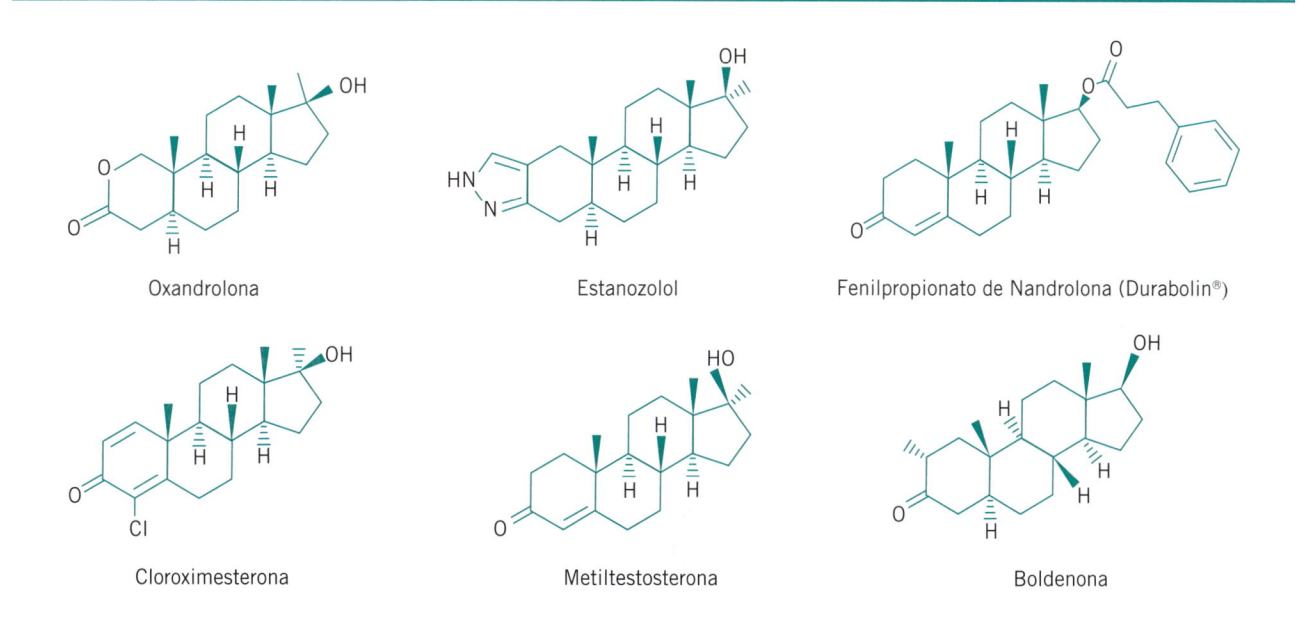

**Figura 3.** Estrutura química dos principais esteroides anabólicos androgênicos endógenos, do isômero epitestosterona e do estradiol.

## 3. ESTEROIDES ANABÓLICOS ANDROGÊNICOS SINTÉTICOS E SEMISSINTÉTICOS

Os esteroides anabólicos androgênicos sintéticos e semissintéticos, conhecidos como esteroides anabólicos androgênicos exógenos, foram desenvolvidos a partir de alterações na estrutura química da testosterona, seus precursores e metabólitos, e introduzidos na terapêutica em meados do século XX para uso em muitas patologias. As alterações nas estruturas originais visaram diminuir efeitos androgênicos e aumentar a capacidade anabolizante – obter produtos ativos quando administrados via oral, uma vez que os naturais são praticamente inativos por essa via, ou ainda, prolongar o tempo de permanência no organismo após a administração, aumentando, consequentemente, os efeitos.

A esterificação do grupamento 17β-hidroxila com compostos de cadeia apolar contendo grupamento carboxílico na extremidade confere propriedades lipofílicas à molécula. Não tem efeito na taxa anabólica, mas aumenta a atividade por elevar a permanência do anabolizante no organismo. O mesmo ocorre com a alquilação na posição 17-α, que protege contra os efeitos de primeira passagem do metabolismo hepático, fazendo com que se tornem ativos via oral. Derivados 1-metilados

**Figura 4.** Exemplos de estruturas químicas de esteroides anabólicos androgênicos sintéticos e semissintéticos.

também são ativos via oral. A introdução de grupamentos alquila diretamente no anel A nas posições C1 e C2 e no anel B na posição C7 intensifica a atividade anabólica; a metila adicional impede a formação de di-hidrotestosterona pela enzima 5α-redutase. A remoção do grupamento metila de C19 aumenta o efeito anabólico e diminui a ação esteroídica androgênica, caso da 19-nortestosterona. Grupamentos metila em C2 previnem a aromatização do cicloexano do esqueleto fenantreno e a adição de halogênio em C4 é também um inibidor da conversão em di-hidrotestosterona.

Como resultado, a razão entre efeitos anabólicos e androgênicos, considerada igual a 1 para a testosterona, torna-se igual a 3 para a metandienona, 10 para a oxandrolona, 30 para o estanozolol etc. A desoximetiltestosterona, que tem um grupo 2-eno, e não o grupo 3-ceto, como na maioria dos anabolizantes, tem a razão anabólica/androgênica próxima de 7.

Fluoximesterona, metandrostenolona, oximetolona, etilestrenol e noretandrolona (17α-alquilados); metenolona, acetato de metenolona e mesterolona (C1-metilados); drostanolona (C2-metilado); clostebol (halogenado em C4); 1-androstenodiol, 1-androstenodiona, bolandiol, bolasterona, boldiona, calusterona, danazol, desoximetiltestosterona, estembolona, furazabol, gestrinona, 4-hidroxitestosterona, mestanolona, mesterolona, metandienona, metandriol, metasterona, metenolona, metildienolona, metil-1-testosterona, metilnortestosterona, metiltrienolona, mibolerona, 19-norandrostenodiona, norboletona, norclostebol, noretandrolona, oxabolona, oximesterona, prostanozol, quimbolona, 1-testosterona, tetraidrogestrinona (THG), trembolona, são mais alguns exemplos de anabolizantes androgênicos sintéticos e semissintéticos.

## 4. PADRÕES DE USO

Diversos produtos farmacêuticos contendo esteroides anabólicos androgênicos naturais, sintéticos ou semissintéticos são autorizados para comércio no Brasil. Todavia, a Agência Nacional de Vigilância Sanitária (Anvisa), por meio da Portaria SVS/MS n. 344/98 do Ministério da Saúde, determina que haja fiscalização na produção, comércio, manipulação e uso desses anabolizantes, exercida conjuntamente pelas autoridades sanitárias. A Lei Federal n. 9.965/2000 tornou obrigatória a apresentação e retenção pela farmácia ou drogaria de cópia da receita prescrita, que deve ser feita em duas vias. A Diretoria Colegiada da Anvisa, por meio da RDC n. 39, de 9/7/2012, mantém em controle especial a prescrição de todos anabolizantes androgênicos, seus derivados e precursores (sais, éteres, ésteres, sais dos éteres e ésteres e isômeros). Em muitos países, são completamente proibidos e há outros em que são liberados. A variedade de anabolizantes é grande, podendo ser adquiridos por meios lícitos ou ilícitos.

Apesar de alertas sobre os seus efeitos nocivos, o padrão de abuso iniciado há décadas continua nos dias atuais, cuja motivação principal é a procura de meios artificiais para promover o aumento de músculos e da força e a busca dos efeitos que exercem sobre o metabolismo de gorduras. Um fator que pode ter contribuído para esse cenário foi a liberação de produtos anabolizantes como a androstenediona e desidroepiandrosterona (DHEA), denominados pró-hormônios, para composição de suplementos alimentares. Essa prática perdurou nos Estados Unidos até o ano de 2004, quando só então foram abolidos. Há muitas propagandas veiculadas sem constrangimento, em vários meios de comunicação, nas quais usuários e outros interessados relatam efeitos positivos sobre o desempenho físico e diversas vantagens com a administração de anabolizantes, via oral ou parenteral.

As principais características da exposição aos anabolizantes esteroídicos são descritas a seguir.

1. A baixa idade da população exposta que corresponde à faixa de adolescentes e jovens, atingindo atletas, desportistas de várias modalidades, frequentadores de academias de ginástica e musculação. Nos últimos anos, a prevalência entre adolescentes tem aumentado.

As doses usuais elevadas, geralmente dez vezes, chegando a cem vezes maiores que as doses avaliadas para uso humano na terapêutica. Também há o uso de produtos veterinários em grande dose, sem avaliação de risco para os humanos, como é o caso da boldenona (Equipoise®), entre outros.

2. As fontes clandestinas de fornecimento dos anabolizantes, já que são obtidos por meio de treinadores, companheiros de equipe, amigos, parentes, empresários, por prescrição médica sem qualquer indicação legítima ou ainda por iniciativa própria, sendo os produtos provenientes de indústrias farmacêuticas de grande porte, instaladas em países onde são permitidos ou de laboratórios pequenos e clandestinos, havendo rede internacional de tráfico.

3. O tempo e a frequência do consumo por períodos prolongados e os ciclos de uso. Criou-se um padrão de uso em ciclos, cujo fundamento é a busca da maximização de efeitos anabolizantes com diminuição de efeitos androgênicos. Para "contrabalancear" os efeitos adversos, e burlar o controle da dopagem nos esportes, usam diversos produtos alternadamente, incluindo compostos ativos via oral e outros de uso parenteral. As doses iniciais são menores, gradualmente aumentam até a metade do ciclo de uso e, de forma gradual, diminuem até o final do ciclo, o que é denominado "pirâmide". Assim, a exposição se faz durante período prolongado de tempo, variando entre 4 e 18 semanas, sendo o ciclo repetido algumas vezes ao ano. A frequência da administração depende do tempo de meia-vida do anabolizante, sendo maior para os administrados via oral que apresentam meia-vida menor. Também a escolha do anabolizante usado nos ciclos depende da finalidade de uso (ganhar músculos, "definição" do corpo, queimar gorduras, ciclo oral etc.) e do tempo em que a maior densidade muscular é desejada (competição, pré-competição ou outro objetivo de uso).

4. Consumo concomitante de múltiplos fármacos. O uso alternado ou associado de múltiplos esteroides, introduzidos via oral e injetável, e o uso concomitante de outros fármacos são práticas recomendadas por esses "conhecedores" para diminuir a retenção de líquidos, a "aromatização" e os efeitos indesejados de feminilização, os quais serão discutidos posteriormente. Ao findar o período de uso do anabolizante, começa a terapia pós-ciclo, visando recuperar a produção natural da testosterona por meio do controle hipotalâmico-hipofisário e atingir o equilíbrio hormonal entre os ciclos. Para isso, seguem protocolos que sempre incluem o uso abusivo de fármacos e hormônios.

Entre os hormônios, a gonadotrofina coriônica humana tem um importante papel, pelo fato de aumentar a produção da testosterona.

## 5. VIAS DE INTRODUÇÃO, ABSORÇÃO, DISTRIBUIÇÃO E ELIMINAÇÃO

Os esteroides anabólicos androgênicos exógenos são administrados por diversas vias, sendo a escolha dependente do anabolizante e de sua formulação. A testosterona exógena administrada via oral é rapidamente absorvida ao longo do aparelho digestivo, intensamente biotransformada no fígado antes de alcançar a circulação sistêmica (efeito de primeira passagem), tornando-se inativa por essa via. A administração de soluções oleosas desse hormônio via parenteral também é pouco eficaz pela rápida velocidade de biotransformação e excreção. Os efeitos esperados podem ser obtidos com o uso de formas alternativas de administração que incluem implantações de cápsulas hipodérmicas, supositórios retais, administração percutânea de cremes ou emplastos, entre outras.

Ésteres de anabolizantes naturais podem ser ativos quando administrados vias oral e parenteral. No entanto, a via oral mostra-se pouco eficiente para a maioria deles pela baixa biodisponibilidade, como é o caso do undecanoato de testosterona e de outros. A administração pela via parenteral é mais eficaz pela completa biodisponibilidade e pelo fato de possibilitar maior permanência dessas substâncias no organismo, em função do comprimento da cadeia de carbonos do ácido carboxílico usado para a esterificação da 17β-hidroxila do anel esteroídico. Quanto mais apolar a molécula formada, maior a sua afinidade pelo tecido adiposo e maior é o tempo de meia-vida. Por exemplo, a nandrolona (19-nortestosterona), um anabolizante natural presente em pequenas quantidades no homem e produzida em larga escala em laboratórios na forma de ésteres, como o fenilpropionato (Durabolin®), decanoato (Deca-Durabolin®), cipionato e outros têm meias-vidas que variam entre algumas horas a até mais de 500 horas quando administrados via intramuscular, em função da cadeia de carbono do ácido usado para a esterificação.

A distribuição dos anabolizantes androgênicos pelo organismo humano dá-se principalmente pela circulação sistêmica, onde, de modo geral, encontram-se 50% ligados a uma glicoproteína de origem hepática, denominada globulina fixadora dos esteroides sexuais (SSBG) ou proteína ligante de hormônio sexual, que funciona como reservatório circulante de andrógenos. Outra grande parte liga-se à albumina ou estabelece ligação fraca com a globulina ligante de cortisol. Os anabolizantes exógenos seguem os mesmos padrões, e alguns podem ser absorvidos e distribuídos pelo tecido linfático. Somente dois por cento (2%) ou menos da testosterona, em concentração fisiológica, encontra-se na forma livre.

A biotransformação geralmente ocorre em duas fases, havendo, na fase 1, uma sequência de passos de hidroxilação e redução para formar compostos hidrossolúveis e, na fase 2, reações de conjugação com ácido glicurônico ou sulfato para formar compostos mais hidrossolúveis e sem atividade para serem excretados.

Um passo importante nesse processo é a adição de hidrogênio no anel A da testosterona para formar a di-hidrotestosterona, o principal metabólito ativo. Por haver duas possibilidades para a adição de hidrogênio, acima ou abaixo do plano do anel, são formadas 5α e 5β-di-hidrotestosterona, com atividades distintas. A testosterona é convertida em 5α-di-hidrotestosterona (DHT) pela 5α-redutase presente no tecido muscular e em várias partes do corpo. Esse metabólito sofre 5α-redução do anel A nos tecidos e no fígado, formando androstanodiona, com subsequente redução do grupo 3-ceto, originando androsterona (5α-androsterona). Pode também sofrer 5β-redução do grupo 3-ceto formando etiocolanolona (5β-androsterona ou epiandrosterona). A testosterona e sua forma insaturada, o precursor androstenodiona, encontram-se em equilíbrio nos tecidos, o que contribui para aumentar ainda mais a formação dos metabólitos androstanodiona, androsterona e etiocolanolona. Outros metabólitos e isômeros podem ser encontrados na urina, como a epidi-hidrotestosterona, epitestosterona, 19-norandrosterona e 19-noretiocolanolona.

A Figura 5 apresenta esquematicamente a relação entre testosterona e os principais metabólitos.

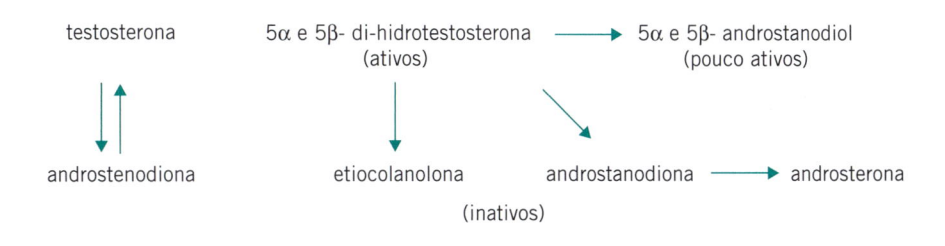

testosterona     5α e 5β- di-hidrotestosterona  ⟶  5α e 5β- androstanodiol
                          (ativos)                          (pouco ativos)

androstenodiona      etiocolanolona      androstanodiona  ⟶  androsterona

(inativos)

**Figura 5.** Principais produtos de biotransformação da testosterona e androstenodiona em humanos.

Quando os ésteres sintéticos são administrados, há hidrólise enzimática no plasma com liberação da hidroxila 17β- e a biotransformação segue a via do anabolizante precursor. Porém, há particularidades no processo de biotransformação decorrentes dos grupamentos ligados na estrutura do anel ciclopentanoperidrofenantreno. Por exemplo, a oximetolona (17β-hidroxi-2-hidroximetileno-17α-metil-5α-androstan-3-ona): na biotransformação, perde o grupamento 2-hidroximetileno presente no anel cíclico, formando um metabólito intermediário descarboxilado, 17β-hidroxi-17α-metil-5α-androstan-3-ona, mais comumente denominado 17β-hidroxi-17α-metildi-hidrotestosterona (mesterolona), com atividade androgênica. Também são formados metabólitos acídicos pela clivagem do anel A, sendo o mais abundante apenas 1,52 % da dose administrada. Outro exemplo é o estanozolol, que apresenta onze produtos de biotransformação, principalmente mono e di-hidroxilados, onde o 17-epistanozolol, 3-OH-estanozolol, 4α-OH-estanozolol, 4β-OH--estanozolol, 17-epi-16α-OH-estanozolol, 16β-OH-estanozolol, 16α-OH-estanozolol são os mais abundantes. Ainda outro exemplo é o acetato de metenolona que, administrado a humanos, origina pelo menos 12 produtos diferentes como resultado da oxidação do grupo 17-hidroxi e redução de substituintes do anel A, com ou sem a hidroxilação concomitante das posições $C_6$ e $C_{16}$.

O equivalente a 1% da produção diária de testosterona (aproximadamente 70 µg) é encontrado na urina. Androsterona, etiocolanolona e outros compostos genericamente denominados 17-cetosteroides são os produtos de biotransformação encontrados na forma livre ou conjugados com o ácido glicurônico e sulfato, sendo etiocolonolona o principal excretado na urina. Os produtos de biotransformação de anabolizantes endógenos e exógenos, conjugados com o ácido glicurônico ou sulfato, são excretados, principalmente, pelos rins e, parcialmente, nas fezes.

# 6. ESTEROIDES ANABÓLICOS ANDROGÊNICOS COMO AGENTES DA DOPAGEM

Nos esportes, o uso ilícito de anabolizantes teve início em meados do século XX, aparentemente na década de 1950, entre levantadores de peso e fisiculturistas. Alastrou-se para todos os níveis de competições esportivas, beisebol, futebol, atletismo, levantamento e arremesso de peso, fisiculturismo, ciclismo, luta, artes marciais, boxe etc., sendo motivo de desqualificação de atletas em muitos eventos internacionais. Há registros de que foram utilizados pelos atletas russos durante o campeonato mundial de levantamento de peso realizado em 1954, na Áustria. Em 1964, nas Olimpíadas de Tóquio, foram largamente utilizados em diversas modalidades. Em 1976, durante os Jogos Olímpicos de Montreal, quando foi iniciado oficialmente o controle antidopagem de anabolizantes nos eventos olímpicos, seis atletas do levantamento de peso foram desclassificados e obrigados a devolver suas medalhas. Em 1983, nos Jogos Panamericanos realizados em Caracas, 19 competidores foram desqualificados após a identificação do uso de anabolizantes; dezenas de outros deixaram voluntariamente os Jogos, provavelmente para não serem surpreendidos no controle antidopagem. Nos Jogos Olímpicos de 1988, realizados em Seul, a comissão médica do Comitê Olímpico Internacional desclassificou Ben Johnson pelo uso de estanozolol (Winstrol®). Atualmente, o encontro de anabolizantes em amostras de urina de atletas de nível internacional, inclusive nas Olimpíadas, já não surpreende, como ocorreu no ano 2000, na Austrália. Nos Jogos Olímpicos de Atenas, em 2004, foram encontradas 23 amostras com substâncias proibidas, das quais 16 eram anabolizantes. Há relato oficial de que em 2005 os agentes anabolizantes (incluindo os não esteroídicos) foram responsáveis por 43,4% dos resultados anormais dos exames feitos durante ou fora de competições. A luta contra o uso do *doping* tem se mostrado cada vez mais difícil e, apenas para mencionar atletas olímpicos, que refletem o mais alto padrão esportivo, nas Olimpíadas de 2008, foram flagrados atletas usando metiltestosterona, metiltrieno-lona e nandrolona e, em 2012, em Londres, testosterona, estanozolol e metenolona, e outras dezenas de atletas foram excluídas das respectivas delegações.

Entre os anabolizantes mais empregados como *doping*, encontram-se metandienona, metandrostenolona, metenolona, mesterolona, oxandrolona, oximetolona, estanozolol decanoato e fenilpropionato de nandrolona, cipionato de testosterona, undecilenato de boldenona, metiltrienolona e metiltestosterona. Há prevalência entre o sexo masculino e incidência bastante alta entre mulheres atletas em esportes que exigem massa muscular desenvolvida.

Também há aspectos subjetivos e a reprodução em laboratório do que ocorre na dopagem é impraticável, uma vez que as doses e os padrões de exposição no uso abusivo são incompatíveis com a ética e a segurança dos voluntários.

Os principais motivos pelos quais os anabolizantes são usados abusivamente derivam de seus efeitos terapêuticos. Na terapêutica, os anabolizantes esteroídicos androgênicos são indicados para aumentar a produção de sangue em pacientes com anemia atípica, estimular o apetite e promover o crescimento da massa corpórea; também são indicados para pacientes com Aids, com carcinoma mamário metastático e outras neoplasias, no combate ao catabolismo crônico, em casos especiais de obesidade, entre outras indicações. A testosterona fornecida pela indústria farmacêutica é prescrita para suprir a deficiência da função endócrina dos testículos em casos de hipogonadismo, retardo na puberdade, crescimento exagerado, deficiência androgênica parcial em homens idosos ou secundária a doenças crônicas, na contracepção hormonal masculina e para aumentar a síntese proteica.

## 6.1. Efeitos esperados sobre a massa muscular

Os efeitos esperados pelos usuários abusivos de anabolizantes são basicamente o aumento da massa muscular, a diminuição de gorduras do corpo e o aumento da força e resistência. Os anabolizantes androgênicos naturais, sintéticos ou semissintéticos aumentam o número e o tamanho das fibras musculares, com maior ou menor intensidade, causando o aumento da força. Todavia, permanece a questão se o aumento de força é suficiente para produzir melhor desempenho atlético em grande parte das atividades. Muitos fatores contribuem para o desenvolvimento muscular e podem interferir na avaliação dos resultados, como a qualidade da dieta proteica, a intensidade do treinamento, a dose e o tipo do anabolizante etc. Há muitas divergências quanto aos benefícios, sobretudo em homens sexualmente maduros com receptores androgênicos naturalmente ocupados.

Os efeitos da testosterona sobre a musculatura esquelética são evidentes, haja vista a força do homem que passa a ser naturalmente superior à da mulher na adolescência, quando o aumento dos músculos traz como consequência direta o aumento da força muscular. Esse efeito anabólico é dose-dependente. Com o uso da testosterona exógena, torna-se bem evidente, quando as concentrações séricas são maiores do que 1 µg/dL, o que se obtém com doses semanais iguais ou maiores a 300 mg.

A testosterona age como pró-hormônio formando esteroides androgênicos 5α-reduzidos, como a 5α-di-hidrotestosterona, mediadores intracelulares da maioria das ações androgênicas, e estradiol, um estrógeno que potencializa e bloqueia alguns efeitos metabólicos. O aumento da musculatura esquelética ocorre por mecanismos mediados pelos mesmos receptores de andrógenos. Os anabolizantes atravessam a membrana plasmática e, no citoplasma, se ligam com alta especificidade e baixa afinidade a receptores intracelulares, formando um complexo hormônio-receptor. Di-hidrotestosterona é o principal metabólito ativo da testosterona e possui maior afinidade pelo receptor androgênico do que a própria testosterona, ligando-se mais rapidamente para formar o complexo hormônio-receptor nos músculos e dissociando-se mais lentamente do que a testosterona. A afinidade da di-hidrotestosterona pelo receptor e a estabilidade do complexo formado são muito maiores que as do complexo "testosterona-receptor". O complexo desliga-se do receptor e se desloca ao núcleo, onde se ligará à cromatina em região de "elementos de resposta a hormônios", o que altera a expressão dos genes. Interfere nos sinais da transdução do RNA por meio da proteína quinase, resultando no aumento da atividade de RNA-polimerase, de síntese de RNA e de proteínas específicas, ou seja, participa da regulação do processo de transcrição e aumenta a atividade da RNA-polimerase nuclear nas células dos músculos esqueléticos. Ocorrem aumento da velocidade de incorporação de aminoácidos às proteínas e intensificação do metabolismo proteico, aumento na síntese de proteínas contráteis, como actina e miosina, e de enzimas isoladas. A largura das fibras aumenta devido à elevação do número de miofilamentos e miofibrilas, havendo ainda alterações na estrutura das isoformas da miosina de cadeia pesada.

Em homens adultos com aumento evidente de músculos, sugerem-se ainda outros mecanismos de ação, uma vez que os receptores de andrógenos apresentam-se saturados frente a doses muito elevadas de anabolizantes. Há indícios de que estimulam a miogênese pela transformação de células mesenquimais pluripotentes em linhagens miogênicas e, por repressão de certos genes, inibem a diferenciação destas em linhagens adipogênicas. Outras pesquisas atribuem o aumento da síntese de proteínas à (1) estimulação intramuscular do hormônio de crescimento dependente do "fator-1" relacionado à insulina (IGF-I); ao (2) aumento da expressão da "proteína de choque térmico" em fibras musculares de contração rápida, justificando a maior tolerância dos músculos ao treinamento de alta intensidade; à (3) hipertrofia das fibras tipo IIa e formação de novas fibras; e ao (4) aumento na expressão de receptores androgênicos nos músculos, com intensidade e tipo de resposta dependentes da concentração do anabolizantes e do tipo do músculo.

A androstenodiona e outros andrógenos secretados pela adrenal, como a desidroepiandrosterona (DHEA) e metabólitos, apresentam baixa atividade e força de ligação fraca em receptores de andrógenos.

Os mecanismos pelos quais os anabolizantes sintéticos exercem seus efeitos sobre o músculo, embora pareçam ser semelhantes aos da testosterona, não são totalmente compreendidos. Muitos efeitos resultam da ação da própria testosterona, da ação do metabólito alfarreduzido, di-hidrotestosterona, e de seu derivado estrogênico, o estradiol. Enquanto alguns, como a metandrostenolona, não reagem fortemente com o receptor de andrógeno, usando a síntese proteica ou glicogenólise para sua ação, outros, como a oxandrolona, reagem fortemente com o receptor.

## 6.2. Efeitos esperados sobre o metabolismo de açúcares e lipídios

Os esteroides anabólicos androgênicos podem exercer vários efeitos decorrentes de alterações metabólicas. Atuam como antagonistas de glicocorticoides e, como tais, independentemente de receptores de andrógenos, cumprem função anticatabólica, inibindo a atrofia dos músculos esqueléticos. Eles se contrapõem aos efeitos do cortisol, conhecido como hormônio do estresse, reduzindo o tempo de recuperação das fibras fatigadas no tecido muscular, isto é, diminuindo o catabolismo do músculo e exercendo influência sobre muitas reações bioquímicas. O uso abusivo de anabolizantes interfere nessa dinâmica, havendo um acúmulo de cortisol. A disponibilidade de carboidratos, lipídios e proteínas como fontes de energia aumenta, o que significa dizer que há diminuição de reservas em quase todas as células do organismo. Portanto, a eliminação de gorduras tem sido corresponsável pelo uso abusivo de anabolizantes, principalmente entre frequentadores de academias de ginástica e musculação.

## 6.3. Efeitos esperados sobre os ossos e eritropoiese

Os anabolizantes aumentam a síntese de colágeno, a formação de trifosfato de inositol e diacilglicerol pelos osteoblastos e a fixação de cálcio; dessa forma, aumentando a densidade mineral óssea. Esses efeitos são explorados na Medicina entre pacientes idosos que apresentam osteoporose. A ação androgênica nos ossos ocorre após a conversão desses hormônios em estrógenos, mas já foram identificados receptores androgênicos nos osteoblastos. O mecanismo de ação dos anabolizantes androgênicos deve-se à proliferação de células osteoblásticas, provavelmente por meio do estímulo dos fatores de crescimento de fibroblatos (FGF) e dos relacionados à insulina (IGF-1), bem como ao estímulo do fator de transformação de crescimento tipo b (TGF-b).

São eficientes quanto à estimulação da medula óssea que, somada à remodelação e ao crescimento ósseos, aumenta a produção de eritrócitos. A capacidade de aumentar a eritropoiese é uma propriedade de todos os andrógenos ativos. A velocidade de eritropoiese é aumentada e, consequentemente, a quantidade de eritrócitos e o conteúdo de hemoglobinas nas células. Todos os elementos da série eritrocitária e o volume das células vermelhas aumentam, não afetando o conteúdo de ferro e ácido fólico. A diferença entre hematócritos de homens e de mulheres deve-se ao efeito estimulante da testosterona na formação de eritropoietina. No caso de atletas, esse efeito pode trazer benefícios na medida em que aumenta a capacidade de trabalho aeróbico dos músculos.

## 7. PRINCIPAIS EFEITOS TÓXICOS

Alguns mecanismos de efeitos tóxicos de esteroides anabólicos androgênicos permanecem parcialmente desconhecidos, tendo em vista a complexidade dos padrões de uso abusivo, isto é, doses frequentes e elevadas, consumo de produtos veterinários ou de procedências duvidosas, associação de múltiplos fármacos e outros, somados aos efeitos de adulterantes e das "drogas de contra efeito". Os próprios usuários reconhecem os inúmeros riscos inerentes ao uso abusivo de esteroides anabólicos androgênicos e sabem da necessidade de monitorar a função hepática, a pressão arterial e o nível plasmático de colesterol. Procuram minimizar alguns dos efeitos nocivos com exercícios cardiovasculares para prevenir hipertrofia do ventrículo esquerdo, uso de inibidores da enzima aromatase para evitar a formação de estrógeno, utilização de moduladores seletivos de receptores de estrógeno (SERM) para evitar ginecomastia, hormônio de crescimento, gonadotrofina coriônica humana, vitaminas, estrógenos, insulina e outros, não apenas para potencializar efeitos desejados, como também para contrabalancear os efeitos colaterais e adversos.

A literatura tem registrado óbitos precoces de atletas e jovens como provável consequência do uso de anabolizantes, sendo importante alertar usuários e potenciais usuários sobre os riscos e dar respaldo científico para coibir o abuso, seja nos esportes como em outras atividades.

## 7.1. Hepatite, hepatomas e neoplasias hepáticas

A hepatotoxicidade dos anabolizantes é causada por produtos da biotransformação de esteroides anabólicos orais C17α-alquilados, que interferem na eliminação da bilirrubina. Distúrbios metabólicos levam a alterações patológicas graves que podem surgir na forma de hepatite colestática progressiva e icterícia. Há estase e acúmulo de bile nos capilares biliares, geralmente reversíveis com a descontinuação do uso, raramente perdurando por vários meses. Geralmente, os testes de função hepática, como dosagem de bilirrubina, aspartato aminotransferase e fosfatase alcalina, mostram-se elevados, sendo a severidade das alterações dose-dependente. Quando ocorre icterícia, geralmente surge após algumas semanas de uso, podendo eventualmente aparecer depois de alguns meses, em função da dose. Esses efeitos têm sido observados, mesmo após o uso de doses terapêuticas entre os anabolizantes α-alquilados.

Peliose hepática é uma forma rara de hepatite, caracterizada pela formação de pequenas lesões císticas múltiplas, sendo altamente associada ao uso dos anabolizantes. Na peliose hepática, são formados cistos com sangue, denominados hematomas hepáticos subcapsulares, cujo rompimento causa hemorragia interna intra-abdominal. A metiltestosterona e todos os andrógenos 17-α-alquilados são hepatotóxicos, havendo casos de morte associados e relatos de carcinoma hepatocelular após exposição prolongada, principalmente quando prevalece o uso desses derivados. Por isso, os ésteres de testosterona têm sido preferencialmente administrados em tratamentos clínicos.

A participação de anabolizantes no desenvolvimento de tumores hepáticos pode ser, em parte, explicada pelos distúrbios que causam no estado hormonal do organismo. Após o uso desses fármacos, reduz-se acentuadamente a produção de hormônios endógenos, como testosterona, gonadotrofinas, hormônio do crescimento, adrenocorticotrofina. O distúrbio na regulação hormonal tem reflexos no metabolismo intracelular e muitas células tornam-se alvo de substâncias carcinogênicas. O uso prolongado, geralmente por mais de um ano, pode causar tumores e, em alguns casos, adenocarcinoma e outras formas de neoplasias malignas. O acúmulo de hepatócitos na veia hepática também prejudica a circulação sanguínea, causando acúmulo de metabólitos carcinogênicos.

Alguns efeitos tóxicos decorrentes da exposição a longo prazo, como o prejuízo da função hepática e supressão da con-

centração plasmática de lipoproteína de alta densidade, são minimizados pelo esquema de uso intermitente e pela associação de anabolizantes ativos via parenteral aos ativos via oral. Assim procedendo, os usuários têm a falsa impressão de uso seguro, quando, na verdade, estão expondo-se cada vez mais a muitas substâncias cujas procedências e graus de pureza são, na maioria das vezes, questionáveis.

## 7.2. Efeitos sobre as funções sexuais

Os efeitos androgênicos no homem adulto são mediados por receptores de andrógenos existentes em células de tecidos-alvo, que são iguais aos presentes nos músculos. Portanto, os efeitos anabólicos e androgênicos não resultam de diferentes ações do mesmo hormônio, mas representam a mesma ação em diferentes tecidos. As consequências toxicológicas decorrentes desse fato são evidentes, uma vez que todos os anabolizantes são androgênicos em maior ou menor intensidade. O abuso de quantidades altas determinará a supressão da síntese de testosterona por meio de um mecanismo de retroalimentação negativa. O excesso de anabolizantes inibe a produção natural de LH e FSH e, com isso, a testosterona endógena deixa de ser produzida. As ações dos andrógenos no sistema hipotálamo-hipófise não requerem a conversão de testosterona em di-hidrotestosterona. Como reflexo da diminuição dos níveis da testosterona natural, tem-se redução da função sexual por alteração da libido, oligospermia (secreção insuficiente de esperma) e azoospermia (ausência de espermatozoides ativos no sêmen ejaculado) com infertilidade e atrofia testicular. Nas mulheres, os esteroides anabólicos androgênicos naturais ou sintéticos causam masculinização com supressão da menstruação, diminuição do tamanho dos seios e de gorduras, espessamento da pele, aumento do clitóris, engrossamento da voz, crescimento de pelos no corpo e calvície típica do sexo masculino.

Os efeitos são reversíveis na maioria dos casos, sendo que alguns, como a supressão da espermatogênese, persistem durante meses após a suspensão do uso e outros, ainda, tornam-se irreversíveis pelo uso continuado, como se verifica em casos de hipertrofia e carcinoma prostático.

Naturalmente, tanto a testosterona como a androstenodiona circulantes no plasma sofrem aromatização do grupamento esteroídico da cadeia A do anel ciclopentanoperidrofenantreno, em decorrência da atividade da enzima aromatase, principalmente no tecido adiposo e no fígado, dando origem a quantidades significativas de estradiol e estrona. A aromatização ocorre em ambos os sexos, o que constitui a principal via de biossíntese de estrógenos em homens e em mulheres após a menopausa. Com o uso abusivo de certos anabolizantes androgênicos, cujas estruturas permitam a aromatização do anel A, as quantidades de estradiol e estrona aumentam a níveis alarmantes, causando efeitos de feminilidade e o desenvolvimento das mamas. Efeitos feminilizantes podem ser considerados efeitos colaterais, indissociáveis daqueles desejados para muitos esteroides anabólicos androgênicos. A di-hidrotestosterona não possui essa característica. Para impedir a formação de estrógenos e aumentar a concentração de testosterona, alguns atletas usam fármacos com atividade antiestrogênica que inibem a aromatase ou receptores estrogênicos, cuja presença em exames *antidoping* indica uma fraude.

A ginecomastia subareolar, uni ou bilateral no homem, decorrente do uso abusivo de anabolizantes surge quando, por processos biossintéticos, os níveis de estrógenos circulantes tornam-se altos. A ginecomastia requer tratamento médico com agentes antiestrogênicos para redução do tamanho da mama e alívio da dor. Mas, quando o aumento da mama representa um problema psicológico ou estético, recomenda-se a mastectomia.

Esses hormônios, naturais e sintéticos, quando usados na gravidez, afetam o desenvolvimento fetal, causando o aparecimento de características masculinas no feto feminino ou o crescimento e desenvolvimento sexual prematuro no feto masculino. A prolactina, hormônio hipofisário intimamente associado aos hormônios gonadotróficos, potencializa o efeito do LH na produção de testosterona.

## 7.3. Hipertensão e outras alterações cardiovasculares

Um dos efeitos adversos mais comuns dos anabolizantes androgênicos é a hipertensão arterial, bem como outras alterações cardiovasculares, especialmente em indivíduos com tendência a apresentar pressão sanguínea elevada. A retenção de água e cloreto de sódio explica parcialmente o ganho de peso observado em usuários de anabolizantes e pode tornar-se acentuada nas exposições a doses elevadas, principalmente entre indivíduos propensos. A somação de efeitos produzidos pelo cortisol na retenção de água e eletrólitos, como sódio, cloreto, fosfato e potássio, e efeitos no metabolismo lipídico pode ser a causa da hipertensão.

No metabolismo lipídico, atuam sobre as lipoproteínas transportadoras de colesterol, LDL e HDL, em que elevam a concentração de LDL e reduzem rápida e significativamente a concentração de HDL, que passa de 40 a 60 mg/dL para valores tão baixos quanto 5 a 10 mg/dL, o que representa um risco maior de obstrução de vasos e isquemias que danificam o músculo cardíaco e diminuem a força de contração.

Promovem o alargamento e o engrossamento da parede do ventrículo esquerdo e causam aumento da espessura do septo interventricular. A hipertrofia ventricular esquerda está relacionada a ocorrências de mortes súbitas. Aumentam a coagulação do sangue e diminuem a fibrinólise, o que pode causar trombose ventricular, embolia vascular, maior predisposição a aterosclerose, derrame cerebral e infarto agudo do miocárdio por oclusão da artéria descendente anterior. Indivíduos com tendência a apresentar níveis altos de LDL são mais suscetíveis a esses danos.

Pelo fato de os andrógenos aumentarem a eritropoiese, a administração a longo prazo pode induzir o desenvolvimento de policitemia. Esse efeito aparece com o uso terapêutico de doses altas, como ocorre quando o propionato de testosterona é prescrito para mulheres em tratamento paliativo de carcinoma do seio.

## 7.4. Alterações nos ossos e na disposição de cálcio

Os anabolizantes androgênicos mostram-se úteis para o tratamento de osteosporose e apresentam efeitos benéficos para os ossos. Todavia, a retenção de cálcio resulta em maior deposição nas articulações e formação de cálculos renais, além de distúrbios em outros processos nesses tecidos. Vários efeitos adversos adicionais podem ocorrer se forem utilizados por adolescentes.

A administração anterior ao processo de fechamento das epífises ósseas pode resultar em aumento de crescimento linear, mas o abuso também pode condicionar a soldadura precoce dos ossos e o aparecimento de indivíduos de baixa estatura, sendo esse efeito decorrente de níveis aumentados de metabólitos estrogênicos. A osteogênese, isto é, a formação óssea é diminuída pelo cortisol.

Como *doping*, os anabolizantes têm sido usados para aumentar ou impedir o aumento da estatura de atletas. O nanismo induzido pelo uso de anabolizantes androgênicos em crianças é procurado por aqueles que querem forjar atletas olímpicos de baixa estatura na modalidade de atletismo.

Um dos principais problemas verificados entre atletas em decorrência dos efeitos sobre os ossos relaciona-se a lesões musculotendinosas ou rompimento e distensões de tendões. Isso porque o desenvolvimento ósseo geralmente não tem a mesma intensidade do desenvolvimento muscular, e os tendões, que apresentam diminuição da elasticidade em função do uso dos anabolizantes, não suportam a sobrecarga imposta pelo aumento da musculatura. Há alterações ultraestruturais nas fibras colágenas que resultam em modificações nas propriedades mecânicas desse tecido.

São apenas parcialmente eficientes para tratar casos de atraso de crescimento que independem da insuficiência hipofisária. Mesmo em casos de hipogonadismo, a testosterona só exercerá a sua função anabolizante sobre os ossos se houver o restabelecimento do equilíbrio hormonal e utilização concomitante do hormônio de crescimento.

## 7.5. Alterações metabólicas e outros efeitos

O grande desafio para indivíduos que usam anabolizantes como agentes de dopagem, ou que fazem uso abusivo para outros fins, é controlar o acúmulo de cortisol no organismo, a fim de evitar diversos efeitos indesejáveis. Os esteroides anabólicos exógenos tornam os processos de biotransformação e excreção de cortisol mais lentos, porque competem por receptores de enzimas envolvidas no catabolismo e também pelo ácido glicurônico utilizado para a excreção de metabólitos conjugados. Os anabolizantes de uso oral, derivados 17 α-alquilados, inibem fortemente a atividade de algumas isoenzimas de desidrogenases, como 3β-hidroxiesteroide-desidrogenase, e podem aumentar a síntese e concentração plasmática de uma variedade de glicocorticoides, entre eles o cortisol. Consequentemente, as concentrações plasmáticas da forma livre de várias substâncias que se ligam às globulinas podem tornar-se elevadas, como ocorre com os hormônios tireoidianos e com os anticoagulantes orais. São fatores limitantes de velocidade de biotransformação do cortisol as enzimas 5α-e 5β-redutase, responsáveis pela formação de 5α e 5β-tetraidrocortisol, também envolvidas no metabolismo dos anabolizantes.

A alta concentração de cortisol influencia diferentes processos do metabolismo intracelular e aumenta a biodisponibilidade de carboidratos, lipídios e proteínas como fontes de energia, diminuindo as reservas em quase todas as células do organismo. Sob a ação do cortisol, há estímulo da gliconeogênese, com acentuado aumento do glicogênio nas células hepáticas. Facilita a ação da glicogênio-fosforilase, contribuindo com a epinefrina que transforma glicogênio em glicose-1-fosfato. Contudo, diminui a utilização de glicose pelas células. A gliconeogênese aumentada e a ligeira redução na utilização da glicose provocam elevação da glicemia. A enzima glicose-6-fosfatase presente no fígado também é estimulada pelo cortisol, o que colabora para aumentar ainda mais a glicemia. Aminotransferases, piruvato-carboxilase e glicogênio-sintase são outras enzimas estimuladas pelo cortisol. A ação do glicocorticoide nos tecidos periféricos causa redução na velocidade de utilização de aminoácidos no processo de síntese proteica e intensifica o uso deles como substrato para a gliconeogênese, havendo uma intensificação do metabolismo de ácidos nucleicos e de proteínas no fígado, ou seja, aumenta o catabolismo. Em decorrência das alterações metabólicas no fígado, pode haver também diminuição do nível de glicose no sangue e aumento da concentração de ácidos graxos livres. Muitos efeitos nocivos, como depressão das atividades imunológicas, devem-se ao cortisol.

Há intolerância à glicose e resistência à insulina, exacerbação de psoríase, crescimento excessivo da gengiva, acne em decorrência do aumento de tamanho e da quantidade de secreção das glândulas sebáceas, falência renal aguda, tumores renais. A calvície precoce que ocorre em indivíduos predispostos deve-se à influência da 5β-di-hidrotestosterona, na qual a testosterona é convertida.

Nos músculos, os efeitos sobre o metabolismo dependem das características funcionais e morfológicas do próprio músculo, envolvendo a formação do complexo hormônio-receptor e a participação de receptores androgênicos e de glicocorticoides.

### 7.6. Alterações comportamentais, dependência e síndrome de abstinência

Os atletas que fazem uso abusivo de anabolizantes apresentam normalmente sintomas de irritabilidade e agressividade, alterações de comportamento, esquecimento e confusão mental. Inicialmente, ocorrem mudanças súbitas de humor, euforia, maior confiança, ânimo e aumento da autoestima. Esses efeitos psicológicos aparecem algumas horas após o uso de esteroides de ação curta e podem ser dissipados também muito rapidamente. Depois de um longo período de uso de doses altas, não importando a via de administração, há perda de inibição e surgem alterações comportamentais graves, dentro e fora dos esportes, com sentimentos agressivos, comportamento violento, antissocial e ataques de fúria. Além disso, há alterações cognitivas, como distração e esquecimento, e surgem alterações psiquiátricas, como confusão mental, paranoia, mania, esquizofrenia aguda, depressão e casos de suicídio. Alguns efeitos estão relacionados a alterações da função serotoninérgica. Porém, há autores que questionam se a maior agressividade observada entre esses usuários não seria a causa que direciona o uso, e não a consequência do uso, ou, ainda, se a agressividade é devida ao próprio anabolizante ou à presença de adulterantes e outras drogas associadas.

Os usuários abusivos podem tornam-se dependentes, necessitando continuar o uso apesar dos efeitos adversos no organismo. A farmacodependência é caracterizada pelo desejo imenso de consumo, gasto de tempo e dinheiro para obter o produto, uso de técnicas de administração parenteral, às vezes com material não esterilizado, compartilhamento de seringas etc. Utilizar hormônios anabolizantes está relacionado ao maior consumo de tabaco, álcool e drogas ilícitas. Nesse padrão de uso, a via intramuscular é a mais utilizada, sendo que uma parcela dos que usam essa via compartilha seringas, com muitos problemas associados. À semelhança do que se observa com outras drogas ilícitas, a exposição a produtos adulterados aumenta as ocorrências de soropositivos para HIV, hepatite B e C, formação de abscessos, infecções por fungos e intoxicações graves.

Recentemente, uma pesquisa por meio da internet direcionada a usuários de esteroides anabolizantes, que atingiu 500 indivíduos, sendo 78% fisiculturistas amadores, mostrou que aproximadamente 60% dos pesquisados usavam no mínimo 1 g de testosterona ou seu equivalente por semana, com finalidade cosmética. Quase a totalidade (99%) autoadministrava formulações injetáveis e mais de 13% relataram praticar injeções inseguras. Além do uso de anabolizantes, 95% admitiram usar múltiplas drogas (polifarmácia), incluindo hormônios de crescimento e insulina, em 25% dos casos. Foram descritos efeitos colaterais subjetivos por praticamente todos os usuários.

A síndrome de abstinência caracteriza-se por sintomas adrenérgicos que causam alterações de humor, fadiga, agitação, anorexia, insônia. Há redução no interesse sexual e compulsão para tomar mais anabolizante. O maior perigo da abstinência é a depressão, que, às vezes, leva às tentativas de suicídio. Se não for tratada, pode perdurar por um ano ou mais e, quando os sintomas são severos, tornam-se necessários o uso de antidepressivos e de analgésicos, a hospitalização e a psicoterapia.

## 8. CONTROLE DA DOPAGEM NOS ESPORTES

O "Código Mundial Antidoping", redigido por diversas autoridades ligadas aos esportes e a órgãos governamentais e extragovernamentais de muitos países, estabelece regras e condutas para o controle da dopagem nos esportes. O uso de anabolizantes por atletas é proibido permanentemente, isto é, em competições e fora delas.

O controle laboratorial requer pessoal altamente qualificado, equipamentos caros, participações em programas de controle de qualidade específicos e o desempenho de atividades de ensino e pesquisa relacionados ao assunto. A evidência do uso de anabolizantes representa uma fraude contra o esporte, considerada uma violação das regras *antidoping*, implicando em severa punição.

No Brasil, a Resolução n. 34, de 28/12/2012, do Ministério do Esporte, reeditou a lista de substâncias e métodos proibidos na prática desportiva para o ano de 2013, na qual constam as duas classes de esteroides anabólicos androgênicos, os exógenos e os endógenos. Para relatar a presença de substâncias proibidas, seus metabólitos ou de alguns produtos que evidenciam o uso (marcadores), o laboratório precisa atender as exigências da World Anti-Doping Agency (WADA), agência mundial que uniformiza os procedimentos para o combate à dopagem.

Os procedimentos analíticos realizados em amostras de urina são feitos em duas etapas: uma de triagem, em que se busca detectar concomitantemente o uso de uma grande variedade de anabolizantes e seus metabólitos, por meio de técnicas abrangentes com alta capacidade de detecção; e outra de confirmação, aplicada em amostras com resultados adversos ao padrão esperado para uma amostra negativa. Após a confirmação, o laboratório encaminha o resultado às autoridades responsáveis e aguarda os trâmites necessários para a realização de contraprova, que é a repetição da análise na presença dos interessados.

A principal dificuldade para os analistas na etapa da triagem é a diferenciação entre anabolizantes endógenos produzidos naturalmente e os administrados para fins de dopagem, bem como a produção endógena induzida artificialmente. A análise do perfil de hormônios esteroídicos excretados na urina, embora forneça dados importantes para a avaliação da dopagem, traz certas limitações. A relação entre as quantidades de testosterona e a do isômero epitestosterona presentes na urina, utilizada como indicativo de *doping*, pode ser influenciada por fatores genéticos, fisiológicos, patológicos, consumo de certos alimentos, bebidas alcoólicas e medicamentos, resultando em falsos-positivos e falsos-negativos, tornando obrigatória a realização de investigações retrospectivas ou prospectivas do perfil hormonal do atleta e de outros testes complementares, o que tem estimulado a pesquisa nessa área. Uma medida recentemente adotada nos Jogos Olímpicos de Londres, em 2012, possibilita a guarda de amostras de sangue e urina congeladas por um período de até oito anos para serem submetidas a futuros testes e representa um grande avanço para se coibir a prática da dopagem, uma vez que abre mais possibilidades para novos avanços tecnológicos e novas descobertas de *doping* em amostras atuais, com perdas de medalhas e de títulos conquistados.

Como discutido anteriormente, os anabolizantes são biotransformados e seus metabólitos, excretados, conjugados com o ácido glicurônico ou sulfato na urina. Por esse motivo, a análise laboratorial requer hidrólise, geralmente enzimática, para liberação de produtos conjugados, separação em colunas de extração por eluição com solventes orgânicos, derivatização química e análise por meio da cromatografia a gás de alta resolução acoplada à espectrometria de massa CG-MS e CG-MS/MS (CG/HRMS), em que os produtos inalterados e biotransformados são separados e fragmentados por impacto de elétrons ou por ionização química para serem identificados pelos tempos de retenção cromatográfica e principais fragmentos de massa. O nível mínimo de desempenho para detecção e identificação de anabolizantes deve ser igual a 2 ng/mL para desidroclorometiltestosterona, metandienona, metiltestosterona e estanozolol, e a 5 ng/mL de urina para os demais anabolizantes.

A relação entre testosterona e epitestosterona, igual a 1 para a maioria dos homens adultos, representa uma suspeita quando maior do que 4. O teor de epitestosterona na urina, normalmente igual ou inferior a 200 ng/ mL também precisa ser monitorado para se evitar administração fraudulenta. Tem-se estudado a relação entre androsterona e epitestosterona e outros esteroides como possíveis marcadores nessa triagem.

Para o procedimento de confirmação das informações obtidas na triagem, a técnica de cromatografia a gás e combustão acoplada à espectrometria de massa de razão isotópica (CG/C/IRMS) é a mais preconizada quando se trata de anabolizantes endógenos. Essa técnica permite medir a razão entre os isótopos de carbono, auxiliando na determinação da origem do anabolizante porque os valores tornam-se menores pela administração do anabolizante exógeno. Por exemplo, a razão entre o carbono 13 e o carbono 12 para dois metabólitos da testosterona (5β androstan-3α,17β-diol e 5α androstan-3α,17β-diol) diminui com o uso de testosterona exógena, ao passo que não se altera para o pregnanediol, que pode ser usado como referência. O fato está relacionado com a origem da estrutura esteroídica empregada para sintetizar os anabolizantes. Na técnica, os produtos selecionados para a análise, separados e eluídos pelo cromatógrafo, sofrem combustão *on-line* e se convertem em $CO_2$. O espectrômetro de massa mede simultaneamente a razão m/z para o C12 e C13 desses produtos, fazendo o mesmo para padrões de referência. A razão entre os resultados dos produtos analisados e da referência é útil para caracterizar a dopagem. A ressonância nuclear magnética (RNM) e os procedimentos de síntese química, com as técnicas usuais, são empregados em pesquisas para elucidar a estrutura química de novos anabolizantes e seus produtos de biotransformação.

A validação do uso de outros materiais biológicos, como amostras de cabelo e sangue, para essa finalidade também é assunto de pesquisa. Análise de gonadotrofinas (LH, hCG), que estimula a produção de testosterona e epitestosterona sem alterar a relação entre elas, pesquisa de agentes modificadores das funções da miostatina, agentes com atividade antiestrogênica como os inibidores da aromatase, os moduladores seletivos de receptores estrogênicos (SERMs) e outros usados para contrabalancear os efeitos metabólicos e feminilizantes são exames complementares.

# 9. BIBLIOGRAFIA

BRASIL. Lei Federal n. 9.965/2000, de 27/04/2000. Restringe a venda de esteroides ou peptídeos anabolizantes. Disponível em: <http://www.cff.org.br/Legisla%E7%E3o/Leis/lei_9965_2000.html>. Acesso em: 30 mai. 2007.

BRASIL. Lei Federal n. 9.965/2000, de 27/04/2000. Restringe a venda de esteroides ou peptídeos anabolizantes. Disponível em: <http://www.cff.org.br/Legisla%E7%E3o/Leis/lei_9965_2000.html>. Acesso em: 30 mai. 2007.

BRASIL. MINISTÉRIO DO ESPORTE. Resolução n. 34, de 28/12/2012, sobre a lista de substâncias e métodos proibidos na prática desportiva para o ano de 2013.

BRASIL. Portaria SVS/MS n. 344/98, de 12 de maio de 1998. *Diário Oficial da União*; Poder Executivo, Brasília, DF, n.21, de 1/02/99. Seção 1, p.29-42.

BRASIL. Resolução SVS/MS RDC n. 39 de 9/7/2012 sobre o controle especial na prescrição de anabolizantes androgênicos.

CAMPOS, D.R.; YONAMINE, M.; ALVES, M.J.N.N.; MOREAU, R.L.M. Determinação de esteroides androgênicos anabólicos em urina por cromatografia gasosa acoplada à espectrometria de massas. *Rev. Bras. Cienc. Farm.* São Paulo, v.41, n.4, p.467-476, 2005.

GUYTON, A.C.; HALL, J.E. *Tratado de fisiologia médica*. 12. ed., Elsevier, 2011. 1120 p.

NATIONAL INSTITUTE ON DRUG ABUSE (NIDA). Research report series. Anabolic steroid abuse. Disponível em <http://www.steroidabuse.org>. Acesso em: mai. 2013.

PARKINSON, A.B.; EVANS, N.A. Anabolic androgenic steroids: a survey of 500 users. *Medicine Science in Sports Exercise*, v.38, n.4, p.644-651, 2006. Disponível em <www.medscape.com/viewarticle/533461_2>. Acesso em: mai. 2013.

SNYDER, P.J. Androgens. In: BRUNTON, L., CHABNER, B.A., KNOLLMAN, B. (Eds.). *Goodman and Gilman's – The pharmacological basis of therapeutics*. 12. ed. McGraw-Hill, 2011. p. 1195-1208.

THEVIS, M.; SCHANZER, W. Mass spectrometry in sports drug testing: Structure characterization and analytical assays. *Mass Spectrom Rev.*, v.26, n.1, p.79-107, 2007.

THEVIS, M.; KUURANNE, T.; GEYER, H.; SCHANZER, W. Annual banned-substance review: analytical approaches in human sports drug testing. *Drug Testing and Analysis*, v.5, n.1, 2013.

THIEME, D.; HEMMERSBACH, P. (Eds.). *Doping in sports* – handbook of experimental pharmacology 195. Springer-Verlag, Berlin, 2010. 540p.

WORLD ANTI-DOPING AGENCY (WADA)/AGENCE MONDIALE ANTIDOPAGE (AMA). Technical Document TD 2013 MRPL. Disponível em <http://www.wada-ama.org/en/science--medicine/anti-doping-laboratories/technical-documents/>. Acesso em: 27 jun. 2013.

WORLD ANTI-DOPING AGENCY (WADA)/AGENCE MONDIALE ANTIDOPAGE (AMA). The 2013 prohibited list- international standards. Disponível em: <www.wada-ama.org/Documents/World_Anti-Doping_Program/WADP-Prohibited-List/2013/WADA-prohibited>. Acesso em: 27 jun. 2013.

# 6.3.

# DOPAGEM NOS ESPORTES POR DIURÉTICOS

*Angélica Yochiy*

## CONTEÚDO DESTE CAPÍTULO

## 1. INTRODUÇÃO

Os diuréticos são substâncias de origem predominantemente sintética que apresentam estruturas químicas variadas e, em sua maioria, atuam diretamente sobre a função tubular dos rins, aumentando a formação de urina. Os diuréticos são clinicamente úteis no tratamento de diversas doenças e síndromes, como edema, hipertensão, problemas cardíacos e renais, cirrose do fígado e doenças pulmonares. A capacidade desses compostos de aumentar o fluxo urinário, bem como de modificar o processamento renal e a taxa de excreção de vários íons, é terapeuticamente útil para ajustar o volume e a composição dos fluidos corporais e/ou eliminar o excesso de fluidos do organismo em algumas moléstias. Entretanto, apesar de sua grande importância na clínica para aumentar a excreção de água e eletrólitos e reduzir o volume extracelular, os diuréticos podem exercer diversos efeitos indesejáveis no organismo humano se utilizados sob certas condições.

A utilização de diuréticos de forma ilícita na prática esportiva surgiu no fim da década de 1970, após a liberação das primeiras listas de substâncias proibidas organizadas por federações esportivas ao longo da década de 1960. O uso abusivo de diuréticos tornou-se bastante difundido em razão de algumas vantagens indiretas para o atleta ou esportista, como a redução do peso corpóreo em alguns tipos de esportes, e por dificultar a identificação de outras substâncias de uso ilícito excretadas na urina. O uso dos diuréticos como agentes mascaradores com o risco potencial de sérios danos à saúde, bem como o fato de ser uma prática desleal em termos de competição esportiva, levou os diuréticos a serem banidos do esporte. Em 1987, a Comissão Médica do International Olympic Committee (IOC) incluiu os diuréticos entre as substâncias proibidas para 1988 e, desde então, têm feito parte dessa lista de substâncias banidas, publicada anualmente e atualmente sob responsabilidade da World Anti-Doping Agency (WADA), uma organização independente criada em 1999 durante a I Conferência Mundial de Dopagem no Esporte, que tem como objetivo promover e coordenar a luta contra a dopagem nos esportes. A Lista de Substâncias e Métodos Proibidos da WADA é o padrão internacional oficial a ser seguido nos esportes e determina o que está proibido dentro e fora das competições a cada ano. A validação da lista de substâncias e métodos proibidos pelo Conselho Nacional do Esporte no Brasil obedece à Lei n. 9.615/98 (Lei Pelé), por meio de resoluções emitidas anualmente pelo Ministério dos Esportes. Na mais atual, a Resolução n. 34, de 28 de dezembro de 2012, os diuréticos permanecem incluídos na lista de substâncias proibidas na prática desportiva.

## 2. CLASSES DOS DIURÉTICOS

Os diuréticos incluem compostos que apresentam propriedades físico-químicas e farmacológicas variadas, de maneira que podem ser classificados de acordo com a estrutura química, os sítios de atuação nos rins, a eficácia ou os principais mecanismos de ação. Essa diversidade de estruturas moleculares resulta na excreção de sais específicos e em maior ou menor atividade do composto, tanto na excreção de líquidos como nos efeitos tóxicos produzidos. Se classificados segundo o mecanismo de ação, os diuréticos se dividem terapeuticamente em seis classes. Conforme é possível verificar na Tabela 1, os diuréticos podem ser classificados como inibidores da anidrase carbônica, inibidores do simporte $Na^+/K^+/2Cl^-$ (diuréticos de alça ou de alto limiar), inibidores do simporte $Na^+/Cl^-$ (derivados tiazídicos e assemelhados), inibidores dos canais de $Na^+$ do epitélio renal (poupadores de potássio), antagonistas dos receptores mineralocorticoides e osmóticos.

**Tabela 1.** Principais classes de diuréticos de utilização terapêutica e os respectivos mecanismos de ação.

| Classes dos diuréticos | Mecanismo de ação |
|---|---|
| **1. Inibidores da anidrase carbônica**<br>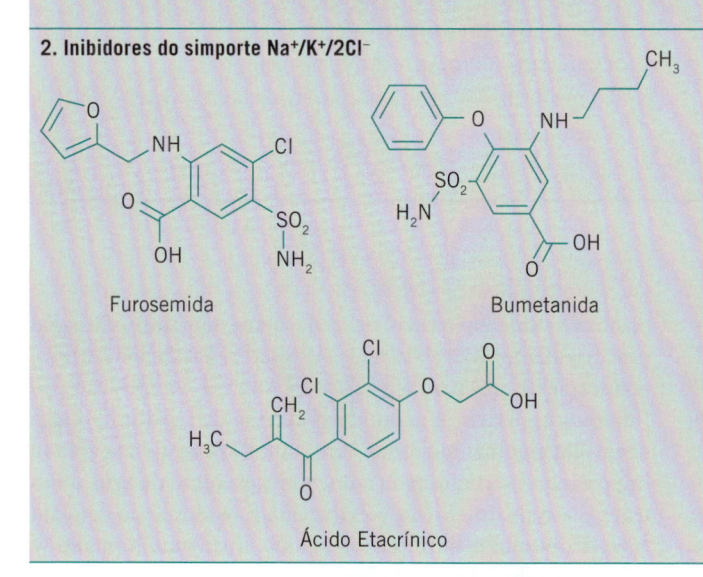Acetazolamida · Diclorfenamida · Metazolamida | A acetazolamida, um derivado sulfamídico sem atividade antibacteriana, é o principal exemplo dessa classe. Nela, também estão a diclorfenamida e a metazolamida. Os diuréticos *inibidores da anidrase carbônica* exerce seu efeito em virtude de sua semelhança com o ácido carbônico. Uma inibição potente e reversível da anidrase carbônica aumenta fracamente o volume urinário e bloqueia seletivamente a reabsorção do bicarbonato no túbulo proximal. O bloqueio resulta no aumento da excreção de bicarbonato e cátions, principalmente sódio e potássio, e na inibição da secreção de íons hidrogênio pelo túbulo renal. A redução na concentração dos íons cloreto torna a urina, de pH normalmente ácido, alcalina. As excreções de $Ca^{2+}$ e de $Mg^{2+}$ não são afetadas, porém um mecanismo ainda não conhecido aumenta a excreção de fosfato. |
| **2. Inibidores do simporte $Na^+/K^+/2Cl^-$**<br>Furosemida · Bumetanida · Ácido Etacrínico | Os diuréticos *inibidores do simporte $Na^+/K^+/2Cl^-$* são também denominados *diuréticos de alça e de alto limiar*, respectivamente, por sua ação no ramo ascendente espesso da alça de Henle e por serem altamente eficazes. O principal representante da classe, a furosemida, é um potente diurético de alça de ação rápida que deriva do ácido antranílico. O ácido etacrínico é um derivado do ácido fenoxiacético e a torsemida, uma sulfonilureia. Esses diuréticos, como os tiazídicos, apresentam estruturas químicas variadas, exercendo seus efeitos pela inibição da reabsorção de sódio, potássio e cloreto no ramo ascendente espesso da alça de Henle. A maioria mantém o grupamento sulfonamida, a exemplo da azosemida, da bumetanida, da furosemida, da piretanida e da tripamida. O ácido etacrínico e a torsemida estão entre os que não apresentam esse grupamento. |

continua

continuação

### 3. Inibidores do simporte Na⁺/Cl⁻

Bendroflumetiazida

Clortalidona

Indapamida

Hidroclorotiazida

Os diuréticos *inibidores do simporte Na⁺/Cl⁻* são compostos que apresentam estruturas químicas variadas, mas com características farmacológicas que se assemelham aos tradicionais derivados sulfonamidas. Muitos desses compostos, também denominados *diuréticos tiazídicos e semelhantes aos tiazídicos*, são derivados análogos ao 1,2,4-benzotiadiazina-1,1-dióxido. Os diuréticos que representam essa classe são a bendroflumetiazida, a hidroclorotiazida, a clortalidona, a indapamida, entre outros. Esses diuréticos aumentam a excreção de Na⁺ e Cl⁻, com eficácia moderada, e aparentemente agem reduzindo a reabsorção tubular proximal e distal. Alguns desses tiazídicos agem fracamente como inibidores da anidrase carbônica.

### 4. Inibidores dos canais de Na⁺ do epitélio renal

Triantereno

Amilorida

Os *inibidores dos canais de Na⁺ do epitélio renal* são também denominados *diuréticos poupadores de potássio*. Essa classe é representada pela amilorida e pelo triantereno. Há evidências de que esses diuréticos agem bloqueando canais de Na⁺ do epitélio renal, inibindo sua troca por K⁺ e H⁺ nos segmentos finais do túbulo distal e duto coletor dos néfrons, resultando em um efeito moderado sobre a excreção de cloreto de sódio. Embora o triantereno seja uma pteridina e a amilorida um derivado pirazinoilguanidina, as evidências até agora sugerem que os mecanismos de ação de ambos são similares.

### 5. Antagonistas dos receptores mineralocorticoides

Espironolactona

Canrenona

A espironolactona e a canrenona são exemplos de diuréticos *antagonistas dos receptores mineralocorticoides*, que também são denominados *antagonistas da aldosterona e poupadores de potássio*. O efeito diurético se deve à estrutura química similar à estrutura do hormônio aldosterona. A aldosterona se liga a receptores mineralocorticoides específicos na célula epitelial, e o complexo formado posteriormente se liga a sequências específicas do DNA regulando a produção de proteínas importantes para a retenção de sal e água e o aumento da excreção de K⁺ e H⁺. Ao se ligar a um receptor desse hormônio, a espironolactona impede a síntese de proteínas induzida pela aldosterona (AIP), afetando o transporte transepitelial de NaCl no túbulo distal e duto coletor e, em consequência, poupando potássio.

### 6. Osmóticos

Glicerina

Ureia

Manitol

Isossorbida

O manitol, a glicerina, a ureia e a isossorbida pertencem à classe dos *diuréticos osmóticos*. Essas substâncias são relativamente inertes farmacologicamente e pouco reabsorvidas no túbulo renal. O seu efeito osmótico aparece quando são administradas em doses mais altas. Os primeiros estudos indicaram que sua ação se devia à limitação da reabsorção de Na⁺ no túbulo proximal. Estudos posteriores, entretanto, sugerem que o local principal da ação dos diuréticos osmóticos é o ramo ascendente espesso da alça de Henle, em que ocorreria uma interferência nos processos de transporte.

## 3. ASPECTOS FARMACOCINÉTICOS

Os diuréticos são geralmente apresentados na forma de comprimidos para administração oral, existindo também formulações para uso parenteral. Os diuréticos mais utilizados na dopagem, de modo geral, têm sido substâncias absorvidas em grau variável, relativamente pouco biotransformadas e de excreção na urina predominantemente na forma inalterada.

Os *inibidores da anidrase carbônica*, representados pela acetazolamida, diclorfenamida e metazolamida, são prontamente absorvidos pelo trato gastrintestinal (TGI) após administração oral, apresentando concentração plasmática máxima após 2 horas e meia-vida entre 6 e 14 horas. O efeito diurético da acetazolamida, principal representante dessa classe, inicia-se em 1 a 1,5 hora e permanece durante 8 a 12 horas, sendo completamente excretada pelos rins dentro de 24 horas. A acetazolamida e a diclorfenamida são excretadas pelos rins quase intactas, ao passo que a metazolamida é extensivamente biotransformada.

Os diuréticos furosemida, ácido etacrínico, bumetanida e torsemida são exemplos de *inibidores do simporte Na⁺/K⁺/2Cl⁻*. Esses diuréticos atingem seus sítios de ação na membrana do lúmen do ramo ascendente espesso da alça de Henle ao serem secretados pelo sistema de transporte de ácidos orgânicos do túbulo proximal. Os valores de biodisponibilidade oral e tempo de meia-vida desses diuréticos são variados. A furosemida, o diurético mais conhecido da classe, apresenta disponibilidade oral aproximada de 60 a 70%. A absorção da furosemida no TGI, mesmo incompleta, é rápida. O efeito diurético é evidente após 0,5 a 1 hora da administração oral, persistindo por 3 a 6 horas. A furosemida liga-se extensivamente às proteínas plasmáticas, sendo aproximadamente 65% da dose absorvida excretada na urina na forma inalterada e o restante biotransformado.

As ligações às proteínas plasmáticas, tempo de meia-vida e rota de eliminação dos *inibidores do simporte Na⁺/Cl⁻* variam consideravelmente. O diurético mais representativo em termos de dopagem no esporte nessa classe é a hidroclorotiazida, que apresenta biodisponibilidade oral aproximada de 70%, tempo de meia-vida de cerca de 2,5 horas, sendo eliminada na urina inalterada. A clortalidona, outro representante importante da classe, apresenta biodisponibilidade oral aproximada de 65% e excreção na forma inalterada pelos rins em igual porcentagem. A clortalidona apresenta tempo de meia-vida muito longo, por volta de 47 horas, que resulta de sua capacidade de se acumular no interior dos eritrócitos.

Os *inibidores dos canais de Na⁺ do epitélio renal* são representados pelo trianereno e pela amilorida. Esses diuréticos, apesar dos mecanismos de ação similares, diferem nos aspectos farmacocinéticos. A absorção da amilorida pelo TGI é baixa, aproximadamente de 15 a 25% da dose. O efeito diurético aparece após 2 horas de sua administração, atingindo o pico máximo entre 6 e 10 horas e podendo persistir até 24 horas, já que apresenta um tempo de meia-vida de aproximadamente 21 horas, considerado razoavelmente alto. A amilorida quase não se liga às proteínas plasmáticas, sendo excretada via renal na forma inalterada. O trianereno, por sua vez, é um diurético absorvido via oral em cerca de 50% da dose. O efeito diurético aparece 2 horas após sua administração e pode persistir por até 9 horas. Apesar do seu tempo de meia-vida mais curto, de aproximadamente 4 horas, o trianereno é biotransformado em um composto farmacologicamente ativo posteriormente excretado na urina.

Os *antagonistas dos receptores mineralocorticoides*, representados pela espironolactona e pela canrenona, apresentam similaridades em suas estruturas químicas. Essa classe exibe efeito na excreção urinária muito similar aos dos *inibidores dos canais de Na⁺ do epitélio renal*, entretanto, diferentemente desses, sua eficácia é devida aos níveis alterados de aldosterona nos receptores. A espironolactona é rapidamente absorvida através do TGI, apresentando biodisponibilidade aproximada de 65% da dose administrada. A espironolactona apresenta-se amplamente ligada às proteínas plasmáticas, sendo seu tempo de meia-vida de aproximadamente 1,6 hora. Esse diurético é rapidamente biotransformado no fígado gerando produtos que são excretados pela urina e pelas fezes. A canrenona é um produto de biotransformação ativo que, em razão da alta afinidade às proteínas, apresenta uma longa meia-vida plasmática (10 a 35 horas) e tempo de meia-vida aproximado de 16,5 horas. Assim, embora o diurético mais conhecido da classe seja a espironolactona, a biotransformação desse diurético em canrenona pode ser uma explicação para o número maior de ocorrências analíticas adversas entre 2003 e 2011 para a canrenona (152 ocorrências) em comparação com a espironolactona (13 ocorrências) nos relatórios da WADA.

Entre os *diuréticos osmóticos*, a glicerina e a isossorbida são bem absorvidos via oral, ao passo que a ureia e o manitol são mal absorvidos. O tempo de meia-vida da isossorbida é mais longo (5 a 9,5 horas) que os da glicerina e do manitol (0,5 a 0,75 e 0,25 a 1,7 hora, respectivamente). A isossorbida e a ureia são totalmente excretadas na urina sem serem biotransformadas, o que só ocorre com aproximadamente 80% do manitol. O restante do manitol é biotransformado ou excretado intacto na bile. No caso da glicerina, 80% é biotransformada e 20% excretada na urina.

## 4. EFEITOS TÓXICOS DOS DIURÉTICOS

Os processos de ajuste do volume e/ou composição dos fluidos do organismo e o funcionamento normal da função renal são essenciais à vida, o que evidencia a importância dos efeitos tóxicos dos diuréticos. Da mesma forma que os diuréticos são importantes para o tratamento de condições caracterizadas por desequilíbrios nesses processos e função, também podem ser ao resultar em desequilíbrios da homeostase. Efeitos nocivos do uso de diuréticos são frequentes e podem levar, por exemplo, à mobilização extremamente rápida do edema, com consequente hipovolemia devido à excreção renal de NaCl e depleção dos fluidos extracelulares. A regulação da composição dos fluidos corpóreos é precisa e, a depender do diurético utilizado, o desequilíbrio pode se manifestar na forma de uma alcalose, depleção de magnésio, aumento do teor de cálcio no plasma ou alteração do teor de potássio. A seguir, são apresentados alguns dos distúrbios mais comuns que caracterizam cada classe de diuréticos, aos quais estão sob risco maior ou menor os indivíduos que os utilizam, sejam eles saudáveis ou não.

### 4.1. Inibidores da anidrase carbônica

A maioria dos efeitos indesejados dos *inibidores da anidrase carbônica* resulta da alcalinização da urina ou acidose metabólica, e outros são devidos à similaridade estrutural com as sulfonamidas. Essa classe de diuréticos pode causar, por exemplo, reações alérgicas em indivíduos sensíveis às sulfonamidas, depressão da medula óssea, reações cutâneas, lesões renais, entre outros.

A utilização dos inibidores da anidrase carbônica deve ser evitada por aqueles que apresentam deficiência em $K^+$ e $Na^+$ ou tenham danos hepáticos, os últimos frequentes entre atletas usuários de anabolizantes. Esses indivíduos são mais suscetíveis a encefalopatias pela deficiência de excreção de amônia e consequente passagem da amônia urinária para o sistema circulatório. A formação de cálculos por precipitação de sais na urina alcalina pode levar a lesões renais e cólicas uretrais, e um quadro de acidose respiratória ou metabólica melhor ou pior dependerá da gravidade da perda de eletrólitos.

A acetazolamida exerce, ainda, um efeito tóxico sobre o sistema nervoso central (SNC) reduzindo a produção de líquor. Esse efeito tem sido pesquisado para o tratamento da hipertensão intracraniana idiopática, porém ainda há controvérsias com relação a sua eficácia.

## 4.2. Inibidores do simporte de $Na^+$-$K^+$-$2Cl^-$ (diuréticos de alça ou de alto limiar)

Largamente utilizados na terapêutica, os efeitos tóxicos mais importantes dos diuréticos *inibidores do simporte $Na^+/K^+/2Cl^-$* são devidos ao desequilíbrio hidroeletrolítico e podem se manifestar na forma de hiponatremia e/ou depleção de fluidos extracelulares. O quadro pode incluir desde hipotensão, redução do fluxo sanguíneo renal até colapso circulatório.

Essa classe de diuréticos pode apresentar interações adversas com vários fármacos, como os digitálicos, aminoglicosídeos, anticoagulantes, entre outros. A utilização dos diuréticos de alça, em especial o ácido etacrínico, pode resultar em ototoxicidade, mais frequentemente observada após administração intravenosa. Os sinais e sintomas, como vertigem e surdez, são em geral reversíveis, mas podem se tornar irreversíveis se provenientes da administração de altas doses e/ou uso concomitante com outras substâncias ototóxicas. É necessário, portanto, maior atenção para com os fármacos que retardam a excreção renal e que levam a consequentes aumento no tempo de meia-vida e acúmulo do diurético no organismo.

A utilização dos diuréticos de alça com os tiazídicos, contudo, pode levar a uma diurese excessiva e a efeitos adversos diversos em consequência do desequilíbrio hidroeletrolítico. Uma alcalose hipocalêmica, por exemplo, pode resultar da maior excreção de $Na^+$ no túbulo distal combinada com a ativação do sistema renina-angiotensina, que aumenta a excreção urinária de $K^+$ e $H^+$. Essa classe de diuréticos pode ainda levar a arritmias cardíacas por aumentar a excreção de $Mg^{++}$ ou por uma dieta pobre em potássio. O íon $Ca^{++}$, por sua vez, se excretado significativamente, pode ter como consequência a hipocalcemia e, eventualmente, a tetania.

Em situações onde há insuficiência hepática, são necessários cuidados especiais para que a furosemida possa ser utilizada. A furosemida pode levar à necrose hepática porque dá origem a um metabólito intermediário reativo hepatotóxico em seu processo de biotransformação. A tromboembolia e a encefalopatia hepática também podem ser observadas em pacientes com dano hepático preexistente. A utilização da furosemida por atletas de musculação pode levar ao desenvolvimento da paralisia hipocalêmica, de maneira que os diuréticos devem ser levados em consideração em casos emergenciais desse tipo de paralisia. Indivíduos com deficiência de $K^+$ podem desenvolver quadro de hipocalemia e, consequentemente, estarem expostos a arritmias cardíacas. A hipocalemia severa, além de poder causar alterações na excitabilidade do tecido cardíaco, é potencialmente fatal se levar à paralisia respiratória.

Os diuréticos de alça também podem levar à hiperuricemia (ocasionalmente evoluindo para gota), hiperglicemia (que pode precipitar o diabetes), ao aumento dos níveis plasmáticos de LDL (do inglês, *low-density lipoprotein*) e à redução dos níveis de HDL (do inglês, *high-density lipoprotein*) colesterol. Os diuréticos de alça derivados de sulfonamida, como é o caso de furosemida e bumetanida, podem originar, ainda, irritações cutâneas, fotossensibilidade, parestesia, depressão da medula óssea e distúrbios gastrintestinais.

## 4.3. Inibidores do simporte de $Na^+$-$Cl^-$ (tiazídicos e semelhantes aos tiazídicos)

Os tiazídicos podem produzir hiperglicemia ao interferir na secreção de insulina, quadro que pode agravar as condições de indivíduos que apresentam diabetes melito. Também já foram relatados aumentos na concentração plasmática de triglicérides e da fração LDL do colesterol, discrasias sanguíneas (como agranulocitose e trombocitopenia), distúrbios intestinais (como náuseas, vômitos, diarreia ou constipação), cistite e pancreatite, entre outros efeitos indesejáveis. Vertigens, cefaleias, parestesias, impotência sexual, redução da libido, fotossensibilidade e alergias são menos frequentes.

Os diuréticos tiazídicos podem, sob certas condições, levar à hipercalcemia e à hipofosfatemia. Esses desequilíbrios apresentam semelhanças a um quadro de hiperparatireoidismo, mas seus mecanismos ainda não estão bem explicados. O desequilíbrio hídrico-eletrolítico com depleção de líquido extracelular é o efeito adverso mais importante. Ele pode levar à hipotensão, hipopotassemia, hipocloremia, hiponatremia, hipomagnesemia e hiperuricemia. A severidade do quadro pode resultar em alcalose metabólica, depleção aguda e crônica de líquido intravascular e hiponatremia, até mesmo fatais.

A interação com outros fármacos também é possível, por exemplo, na redução dos efeitos de anticoagulantes e sulfonilureias, ou no aumento dos efeitos de anestésicos, digitálicos, lítio e outros diuréticos. A utilização dos tiazídicos em conjunto com a anfotericina B e os corticosteroides aumenta o risco de hipopotassemia. Esses diuréticos também podem interagir com a quinidina, elevando o risco de taquicardia ventricular e, eventualmente, de fibrilação ventricular fatal por depleção de potássio.

## 4.4. Inibidores dos canais de $Na^+$ do epitélio renal (poupadores de potássio)

A hiperpotassemia é o efeito adverso mais importante dos diuréticos dessa classe, e os sinais e sintomas mais comuns do uso de poupadores de potássio são as dores de cabeça, diarreia, câimbras, náuseas e vômito. A hiperpotassemia, apesar de ser menos perigosa do que a hipopotassemia provocada pela utilização dos diuréticos tiazídicos, deve ser evitada em pacientes que já a desenvolveram ou que estão sob risco de desenvolvê-la, e também quando estes são portadores de insuficiência renal de moderada a grave. As pessoas expostas a outros diuréticos poupadores de potássio e/ou suplementos que contenham potássio estão sob maior risco de desenvolver a hiperpotassemia. Os indivíduos que apresentam deficiência de ácido fólico não devem utilizar o trianereno sem supervisão médica, em razão do efeito antagonista explicado pela similaridade química entre os dois compostos. O trianereno pode, devido a esse efeito antagonista, aumentar a possibilidade de ocorrência da megaloblastose em pacientes cirróticos por deficiência de ácido fólico. O trianereno pode, ainda, reduzir a tolerância à glicose, induzir a fotossensibilidade, além de ter sido associado à nefrite e ao cálculo renal.

### 4.5. Antagonistas dos receptores mineralocorticoides (antagonistas da aldosterona)

Esses antagonistas, bem como os demais poupadores de potássio, resultam em efeito inverso da aldosterona, isto é, podem causar até mesmo casos muito graves de hiperpotassemia. Esse é o principal efeito tóxico da espironolactona que, em razão de sua estrutura esteroídica, também pode causar diminuição da libido e impotência, ginecomastia, engrossamento de voz, hirsutismo e irregularidades no ciclo menstrual. Outros efeitos adversos do uso de espironolactona incluem diarreia, alterações gastrintestinais e úlceras pépticas. Os efeitos no SNC levam a sonolência, letargia, ataxia, confusão e cefaleias. A utilização da espironolactona já resultou em irritações cutâneas, entre outros problemas dermatológicos, além de discrasias sanguíneas. Há evidências que indicam que altas doses desse diurético provocam tumores malignos em ratos. Casos de pacientes tratadas cronicamente com espironolactona que desenvolveram câncer de mama já foram relatados, mas ainda é questionável se doses terapêuticas provocam tumores em seres humanos. A espironolactona pode promover a acidose metabólica em pacientes com danos hepáticos graves, sendo contraindicado para pessoas com problemas na função renal.

### 4.6. Diuréticos osmóticos

Os *diuréticos osmóticos* retiram água dos compartimentos intracelulares, aumentando o volume extracelular, o que pode levar a edema pulmonar em pacientes com problemas cardíacos e congestão pulmonar. A presença do manitol e a glicose podem resultar em hiponatremia hipertônica, com sinais e sintomas inespecíficos que dependem do grau de alteração na concentração plasmática. A excessiva perda de líquidos, contudo, pode levar à hipernatremia e desidratação. As diferenças de volume entre os compartimentos intra e extracelulares podem levar a hipotensão, câimbras, agitação, depressão do SNC e convulsões. Os diuréticos osmóticos podem ser contraindicados para alguns tipos de pacientes, por exemplo, aqueles que apresentam problemas renais.

### 5. DIURÉTICOS COMO AGENTES DE DOPAGEM

O abuso de diuréticos geralmente é feito por atletas que competem em categorias em que o peso é importante. A redução

transitória e artificial do peso pode assegurar a participação vantajosa em alguns esportes, ao permitir a inclusão do atleta em uma categoria de peso menor. Assim, o controle da utilização de diuréticos torna-se mais importante em esportes como o halterofilismo, o judô, o karatê, o boxe, a luta livre, a ginástica olímpica, a dança, o fisiculturismo, as corridas a distância e o hipismo.

Os diuréticos também têm sido utilizados por atletas de todas as modalidades para diluir a amostra de urina a ser coletada para exame antidopagem. Ao agir dessa forma, o atleta pretende dificultar a detecção laboratorial em sua urina de outras substâncias proibidas das quais tenha feito uso. Há evidências de que a administração de diuréticos realmente altera o pH, a densidade e a creatinina das amostras de urina. Alguns diuréticos, por exemplo, os inibidores da anidrase carbônica e os poupadores de potássio, podem alcalinizar a amostra de urina e, dessa forma, favorecer a reabsorção tubular de substâncias proibidas de natureza básica na forma molecular, como os anfetamínicos e os narcoanalgésicos. Além de interferir nos exames de controle da dopagem, o procedimento pode aumentar o tempo de permanência das substâncias proibidas no organismo, o que prolongaria o efeito farmacológico.

Os diuréticos são considerados compostos ergolíticos, isto é, substâncias que prejudicam o desempenho no esporte. Sabe-se que o exercício pode afetar a ação dos diuréticos e que estes podem levar a uma variedade de alterações metabólicas, cardiovasculares e respiratórias durante o exercício, basicamente em função dos efeitos da desidratação e do desequilíbrio eletrolítico. Testes de desempenho têm mostrado que os diuréticos podem prejudicar o trabalho muscular por diversas razões, entre elas a redução do volume plasmático, a depleção de potássio e a contração ventricular prematura.

Não há indicações de que os diuréticos contribuam diretamente para melhorar o desempenho do atleta; ao contrário, observou-se que a desidratação induzida por diuréticos pode prejudicar a *performance* física e a resistência dos atletas. A hipo-hidratação é um fator importante a ser considerado ao se tentar maximizar o desempenho muscular do atleta porque limita a força, a potência e a resistência de alta intensidade, afetando o funcionamento cardiovascular e prejudicando o desempenho do atleta em climas temperados e quentes.

Diuréticos utilizados terapeuticamente na prevenção de problemas com a altitude podem ser utilizados na tentativa de melhorar a *performance* de atletas em locais mais altos, ao mesmo tempo em que dificultam a detecção de outras substâncias proibidas. Entretanto, o efeito pode ser ergolítico em razão do próprio efeito diurético e/ou possível inibição da glicólise muscular. Na musculação, os diuréticos seriam úteis para tentar, simultaneamente, impedir a retenção de água provocada pelo uso de esteroides anabólicos no organismo e acentuar a definição da musculatura, além de poder ser uma tentativa de diluir a amostra de urina cedida para fins de controle da dopagem.

### 6. CONTROLE DA DOPAGEM POR DIURÉTICOS NOS ESPORTES

A utilização inadequada e abusiva de diuréticos por atletas levou as autoridades ligadas às entidades esportivas e o Comitê

Olímpico Internacional a considerá-los agentes de dopagem, proibindo o seu uso dentro e fora das competições oficiais. O controle da dopagem por diuréticos é realizado por meio de exames de triagem de rotina realizados por laboratórios credenciados pela WADA utilizando amostras de urina coletadas geralmente logo após a competição. A presença de amostra de urina diluída e com pH acima de 7 pode ser um indicativo da utilização de diurético.

Como visto anteriormente, os diuréticos são compostos que apresentam enormes diferenças nas estruturas moleculares e em suas propriedades. Essa diversidade de estruturas químicas gera a necessidade de uma metodologia de triagem muito abrangente para que substâncias ácidas, neutras e básicas, bem como os eventuais produtos de biotransformação, possam ser detectadas simultaneamente. Assim, o maior desafio do método está em poder englobar toda uma diversidade de estruturas químicas e, ao mesmo tempo, ser analiticamente sensível e confiável.

A maioria das pesquisas recentes com diuréticos tem procurado desenvolver protocolos analíticos para triagens rápidas, visando detectar múltiplos analitos em pequenos volumes de amostra utilizando extração em fase sólida ou extração líquido-líquido. Ao longo das últimas décadas, a detecção de diuréticos nas amostras biológicas tem sido realizada predominantemente por meio da cromatografia líquida de alta *performance*/resolução (HPLC, do inglês *High-Performance Liquid Chromatography*) ou da cromatografia a gás (GC, do inglês *Gás Chromatography*). Novas metodologias analíticas têm sido desenvolvidas por meio de uma nova tecnologia, a cromatografia líquida de ultraperformance (UPLC, do inglês *Ultra Performance Liquid Chromatography*). Atualmente, a cromatografia líquida acoplada à espectrometria de massa (LC/MS, do inglês *Liquid Chromatography/Mass Spectrometry*) tem sido a mais popular por ser mais simples e não necessitar de derivatização química.

Visando assegurar que os laboratórios de controle da dopagem credenciados possam relatar a presença das substâncias proibidas uniformemente, a WADA estabeleceu limites mínimos de *performance* requeridos (MRPL, do inglês *Minimum Required Performance Levels*) para as várias classes de substâncias proibidas. O MRPL para diuréticos no ano de 2013 ficou estabelecido em 200 ng/mL. Esta é, portanto, a concentração que as técnicas utilizadas pelos laboratórios credenciados pela WADA precisam ser capazes de detectar para a análise dessas substâncias, embora os limites de detecção (LOD, do inglês *Limit of Detection*) para diuréticos já estejam mais baixos, entre 25 e 125 ng/mL. Os regulamentos e as estratégias de detecção das substâncias proibidas precisam ser constantemente atualizados para garantir que o controle seja eficiente e confiável. Considerando os resultados dos laboratórios credenciados para a realização do controle da dopagem em eventos oficiais, os diuréticos representaram 6,5% dos encontros analíticos adversos no ano de 2011, sendo a furosemida responsável por 33,8% desses diuréticos; a hidroclorotiazida, 33,8%; a clorotiazida, 9,9%; canrenona 8,0%, amilorida 3,3%, trianterreno 2,7%, acetazolamida 2,2%, bumetanida 1,6%, a bendroflumetiazida, 1,1%; a indapamida, 1,1%. Os diuréticos altiazida, clortalidona, espironolactona, torasemida participaram com menos de 2,5%.

A furosemida é o diurético encontrado com maior frequência nas amostras positivas. Alguns resultados, entretanto, correspondem a amostras coletadas fora de competições, quando o fármaco pode ter sido utilizado com finalidade médica. O uso terapêutico de diuréticos, no tratamento da hipertensão, por exemplo, é considerado aceitável em esportes que não envolvem classificação por categoria de peso. Uma autorização especial, no entanto, é necessária para que a substância em questão seja utilizada terapeuticamente. Os avanços tecnológicos reduziram as preocupações com uso de diuréticos visando diluir a amostra de urina, uma vez que permitiram melhor detecção e identificação das substâncias proibidas. Apesar disso, uma importante razão para a continuidade da proibição dos diuréticos foi o seu uso por atletas que visavam competir em categorias de menor peso, de maneira que exceções para uso terapêutico (TUE, do inglês *Therapeutic Use Exemptions*) nessas categorias não têm sido aprovadas para nenhum atleta.

No período de 2003 a 2011, foram registradas 2.367 ocorrências adversas por diuréticos nos relatórios da WADA. Ainda segundo esses relatórios, os diuréticos e outros agentes mascaradores totalizaram 5,9% dos resultados analíticos adversos no Brasil em 2011. Os diuréticos que têm sido encontrados com maior frequência pelos laboratórios credenciados são a furosemida (36,9%), a hidroclorotiazida (34,4%), a canrenona (6,4%) e a clorotiazida (4,7%). A Figura 1 ilustra o aumento nas ocorrências analíticas adversas para esses diuréticos ao longo dos anos. Esse crescimento, no entanto, pode não ser devido ao aumento da utilização de diuréticos, mas um resultado da melhora nos métodos de detecção.

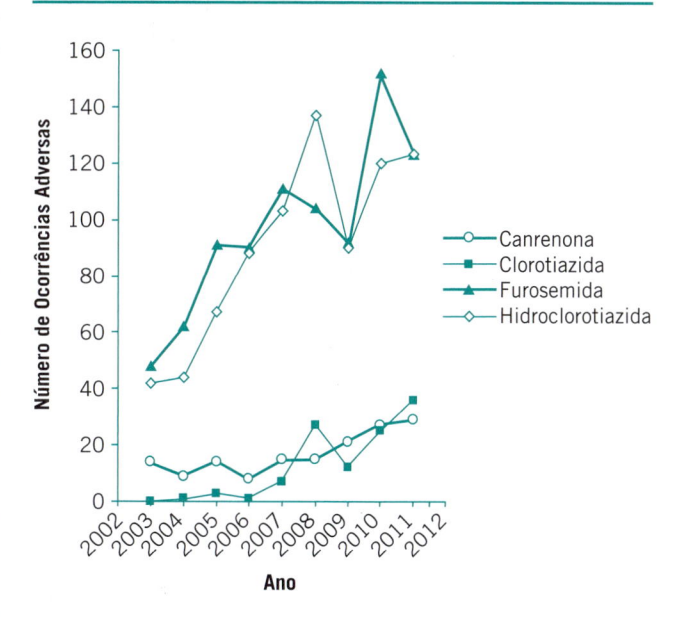

**Figura 1.** Ocorrências analíticas adversas para furosemida, hidroclorotiazida, clorotiazida e canrenona de acordo com os relatórios anuais da World Anti-Doping Agency (WADA), no período de 2003 a 2011. Esses diuréticos apresentaram aumento no número de ocorrências adversas ao longo do tempo, entretanto o crescimento no número de casos pode ter resultado da melhora nos métodos de detecção, e não de uma maior utilização dessas substâncias.

No ano de 2012, diversas reportagens divulgaram a ocorrência de resultados positivos para furosemida em amostras de atletas brasileiros. Também foram divulgadas reportagens sobre resultados analíticos adversos com diuréticos em controles realizados previamente às Olimpíadas de Londres, no Reino Unido. Exames pré-eventos são realizados pelo fato de a utilização de diuréticos por atletas continuar proibida dentro e fora das competições. Espera-se que os relatórios da WADA para o ano de 2012, ainda a serem divulgados, tragam mais informações sobre as ocorrências adversas com diuréticos divulgadas nessas reportagens.

## 7. BIBLIOGRAFIA

ARMSTRONG, L.E.; COSTILL, D.L.; FINK, W.J. Influence of diuretic-induced dehydration on competitive running performance. *Med Sci Sports Exerc.*, v.17, n.4, p.456-61, 1985.

BARR, S.I. Effects of dehydration on exercise performance. *Can J Appl Physiol.*, v.24, n.2, p.164-72, 1999.

BRASIL. Ministério do Esporte. Resolução n. 34, de 28 de dezembro de 2012. Aprova a lista de substâncias e métodos proibidos na prática desportiva para o ano de 2013. *Diário Oficial da União*, Brasília, Seção 1, de 31 de dezembro de 2012. Disponível em: <http://www.in.gov.br/imprensa/visualiza/index.jsp?jornal=1&pagina=295&data=31/12/2012>. Acesso em: 30 mai. 2013.

BRASIL. Presidência da República. Lei n. 9.615, de 24 de março de 1998. Institui normas gerais sobre desporto e dá outras providências. *Diário Oficial da União*, Brasília, de 25 de março de 1998. Disponível em: <http://www.planalto.gov.br/ccivil_03/leis/l9615consol.htm>. Acesso em: 13 ago. 2013.

CADWALLADER, A.B.; LA TORRE, X.; TIERI, A.; BOTRÈ, F. The abuse of diuretics as performance-enhancing drugs and masking agents in sport doping: pharmacology, toxicology and analysis. *Br. J. Pharmacol.*, v.161, n.1, p.1-16, 2010.

CALDWELL, J.E. Diuretic therapy and exercise performance. *Sports Med.*, Auckland, v.4, n.4, p.290-304, 1987.

DE ROSE, E.H.. Doping in athletes – An update. *Clin Sports Med.*, v.27, p.107-30, 2008.

DHUNGANA, S.; SHARRACK, B.; WOODROOFE, N. Idiopathic intracranial hypertension. *Acta Neurol. Scand.*, vol.121, n.2, p.71-82, 2010.

EICHNER, E.R. Ergolytic drugs in medicine and sports. *Am. J. Med.*, v.94, n.2, p.205-11, 1993.

FITCH, K. Proscribed drugs at the Olympic Games: permitted use and misuse (doping) by athletes. *Clin. Med.*, v.12, n.3, p.257-60, 2012.

JUDELSON, D.A.; MARESH, C.M.; ANDERSON, J.M.; ARMSTRONG, L.E.; CASA, D.J.; KRAEMER, W.J.; VOLEK, J.S. Hydration and muscular performance: Does fluid balance affect strength, power and high-intensity endurance? *Sports Med.*, v.37, n.10, p.907-21, 2007.

MAYR, F.B. Hypokalemic paralysis in a professional bodybuilder. *Am. J. Emerg. Med.*, v.30, n.7, p.1324.e5-1324.e8, 2012.

MAZZONI, I.; BARROSO, O.; RABIN, O. The list of prohibited substances and methods in sport: Structure and review process by the World Anti-Doping Agency. *J. Anal. Toxicol.*, v.35, n.9, p.608-12, 2011.

MERRY, T.L.; AINSLIE, P.N.; COTTER, J.D. Effects of aerobic fitness on hypohydration-induced physiological strain and exercise impairment. *Acta Physiol.*, v.198, p.179-90, 2010.

MURRAY, G.J., DANACEAU, J.P. Simultaneous extraction and screening of diuretics, beta-blockers, selected stimulants and steroids in human urine by HPLC-MS/MS and UPLC-MS/MS. *J. Chromatogr. B. Analyt. Technol. Biomed. Life Sci.*, v.877, p.3857-64, 2009.

NIKOLOPOULOS, D.D.; SPILIOPOULOU, C.; THEOCHARIS, S.E. Doping and musculoskeletal system: short-term and long-lasting effects of doping agents. *Fundam. Clin. Pharmacol.*, v.25, n.5, p.535-63, 2011.

REILLY, R.F.; JACKSON, E.K. Regulation of renal function and vascular volume. In: BRUNTON, L.; CHABNER, B.; KNOLLMAN, B. (Eds.). *Goodman & Gilman's – The Pharmacological Basis of Therapeutics*. 12th ed. New York: McGraw-Hill, p.671-719, 2011.

THEVIS, M.; KUURANNE, T.; GEYER, H.; SCHÄNZER, W. Annual banned-substance review: analytical approaches in human sports drug testing. *Drug Test Anal.*, v.5, n.1, p.1-19, 2013.

THEVIS, M.; KUURANNE, T.; GEYER, H.; SCHÄNZER, W. Annual banned-substance review: analytical approaches in human sports drug testing. *Drug Test Anal.*, v.2, n.4, p.149-61, 2010.

THÖRNGREN, J.O.; OSTERVALL, F.; GARLE, M. A high-throughput multicomponent screening method for diuretics, masking agents, central nervous system (CNS) stimulants and opiates in human urine by UPLC-MS/MS. *J. Mass Spectrom.*, v.43, n.7, p.980-92, 2008.

VENTURA, R.; SEGURA, J. 15. Masking and manipulation. In: THIEME, D.; HEMMERSBACH, P. (Eds.). *Doping in sports*, Handb Exp Pharmacol. 195, Springer-Verlag Berlin Heidelberg, p.327-54, 2010.

WADA Technical Document – TD2013MRPL, *Minimum Required Performance Levels for Detection of Prohibited Substances*, 2012. Disponível em: <http://www.wada-ama.org/Documents/World_Anti-Doping_Program/WADP-IS-Laboratories/Technical_Documents/WADA-TD2013MRPL-Minimum-Required-Performance-Levels-v1-2012-EN.pdf>. Acesso em: 29 mai. 2013.

WATSON, G.; JUDELSON, D.A.; ARMSTRONG, L.E.; YEARGIN, S.W.; CASA, D.J.; MARESH, C.M. Influence of diuretic-induced dehydration on competitive sprint and power performance. *Med Sci Sports Exerc.*, v.37, n.7, p.1168-74, 2005.

WORLD ANTI-DOPING AGENCY, *Laboratory Testing Figures* (2003-2011). Disponível em: <http://www.wada-ama.org/en/Resources/Testing-Figures/Laboratory-Testing-Figures/>. Acesso em: 30 mai. 2013.

WORLD ANTI-DOPING AGENCY, *The World Anti-Doping Code*, The 2013 Prohibited List – International Standard, 10 September 2012. Disponível em: <http://www.wada-ama.org/Documents/World_Anti-Doping_Program/WADP-Prohibited-list/2013/WADA-Prohibited-List-2013-EN.pdf>. Acesso em: 04 fev. 2013.

YOCHIY, A. *Influência da administração oral de diuréticos na análise quantitativa de cafeína urinária visando o controle da dopagem no Esporte*. São Paulo, 1995. 100 p. Dissertação de Mestrado – Faculdade de Ciências Farmacêuticas – USP.

# 6.4.

# DOPAGEM NOS ESPORTES POR CAFEÍNA

*Rosemary Custódio Pedroso*

## CONTEÚDO DESTE CAPÍTULO

## 1. INTRODUÇÃO

A cafeína [1,3,7-trimetil-1H-purino-2,6(3H,7H)-diona (IUPAC)] é uma substância xantínica, de caráter básico, estruturalmente relacionada às purinas e ao ácido úrico. Ocorre amplamente na natureza, sendo constituinte natural do café e de muitos outros alimentos consumidos pelo homem. Pode ser isolada de vegetais e obtida por síntese, em laboratórios. Quando pura, é um pó branco amorfo ou em forma de cristais aciculares brancos e brilhantes, inodora e de sabor amargo. É empregada como aditivo intencional em indústrias alimentícias, utilizada na indústria farmacêutica e para outras finalidades.

Trata-se de um estimulante, e seu uso como agente de dopagem é assunto em estudo pela Agência Mundial Antidoping.

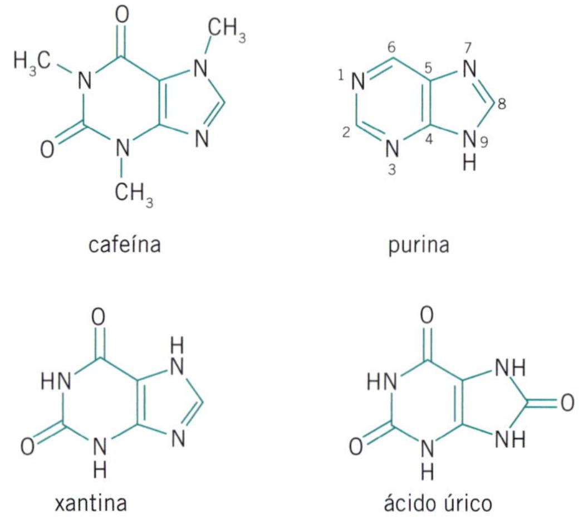

**Figura 1.** Estrutura química da cafeína e de substâncias estruturalmente relacionadas, como purina, xantina e ácido úrico.

## 2. FONTES DE EXPOSIÇÃO

### 2.1. Alimentos

Café, chá, mate, cacau, cola e guaraná contêm naturalmente cafeína em quantidades variadas. No café, as concentrações médias nos grãos variam entre 1,8 e 2,5% (p/p) no conilon, variedade robusta Lind., espécie *Coffea canephora*, e são iguais ou menores do que 1% nas variedades de *Coffea arabica L.* A torrefação reduz o conteúdo de cafeína; mas, em termos relativos, a concentração média aumenta para 3,0% nos grãos de robusta e 1,8% nos da arábica. Pela legislação brasileira, os cafés torrado e solúvel devem ter no mínimo 0,7 e 2% de cafeína, respectivamente, e os seus análogos descafeinados, no máximo 0,1 e 0,3%.

Quanto ao chá, as folhas verdes de *Camelia sinensis* Kuntze (*Thea sinensis*) apresentam teores médios de 3% e as folhas secas, 4 a 5%. Chá preto e o tipo "oolong" contêm mais cafeína que os demais tipos de chás, mas a cor não tem relação direta com a quantidade de cafeína presente na bebida. Por sua vez, as folhas de *Ilex paraguariensis* St. Hil, empregadas no preparo de infusões como o chá-mate e o chimarrão, de vasta ocorrência na América do Sul, especialmente ao sul do Brasil, apresentam em média 1,2 % de cafeína.

Altos teores de cafeína são encontrados no guaraná. O arbusto *Paullinia cupana* Hunth ex H.B.K., nativo da região amazônica e de cujas sementes se preparam refrigerantes, extratos, pós ou bastões de guaraná, têm 4,0 a 4,5% de cafeína nas amêndoas secas e, aproximadamente, 2,3% no tegumento.

Outra fonte natural e importante de cafeína é o fruto da *Theobroma cacao* L., o cacau, com teores médios iguais a 0,3% nas variedades africanas e 1,7% nas sul-americanas. A pasta e o pó preparados com as sementes do cacau têm teores de cafeína da ordem de 1 a 4%.

Da mesma família do cacau, os arbustos *Cola acuminata* Schott & End e *Cola nitida*, encontrados principalmente na África, fornecem frutos usados em refrigerantes do tipo cola. Esses refrigerantes e outros cafeinados são hoje preparados com xaropes sintéticos contendo cafeína; no Brasil, os fabricantes e comerciantes devem respeitar o Decreto n. 6.871/2009 do Ministério da Agricultura, que estabelece o valor de 20 mg de cafeína em 100 mL de refrigerante.

A cafeína é um aditivo intencional de alimentos industrializados, como balas, pudins e outros com sabores de chocolate ou café. Em alguns países, como nos EUA, é adicionada a muitos outros alimentos, além dos tradicionais, como em refrigerantes de sabores laranja ou lima-limão, em quantidade similar à de refrigerantes do tipo cola, chicletes e outros com forte apelo para o uso, atingindo crianças e adolescentes. A falta de informações na embalagem e esse vasto uso têm causado sérias discussões, o que fez recentemente a agência reguladora americana, Food and Drug Administration (FDA) iniciar um estudo sobre o impacto que causam na saúde, sobretudo de crianças e jovens.

### 2.2. Medicamentos, bebidas e suplementos energéticos

A cafeína é empregada isolada ou associada a outros fármacos, em medicamentos com diversas indicações terapêuticas. As doses terapêuticas usuais variam entre 15 e 200 mg para administração oral. Na terapêutica, é utilizada com ou sem prescrição médica, pura ou em extratos vegetais de guaraná, em forma de cápsulas, pó ou comprimidos, sendo indicada em casos de apneia de recém-nascidos, asma brônquica aguda ou, associada a princípios ativos específicos, para alívio de dores encefálicas, estado gripal, congestão nasal, dores musculares, como coadjuvante no tratamento da obesidade, para aumentar a diurese, como antialérgicos, em medicamentos contra náuseas e má digestão, entre outros. Medicamentos populares, como Algi-Tanderil®, Benegripe®, Coristina®, Dorflex®, Fluviral®, Melhoral®, Neosaldina®, Superhist®, Engov ® etc., contêm cafeína na formulação.

A cafeína é um aditivo intencional em bebidas energéticas industrializadas, conhecidas como *energy drinks*, cuja quantidade média é igual a 80 mg em 250 mL de bebida, não podendo ser superior a 35 mg/100 mL por exigência da Resolução RDC n. 273/2005 da Agência Nacional de Vigilância Sanitária (Anvisa), que regulamenta a produção e venda de bebidas energéticas.

Também está presente em formulações denominadas termogênicas, que contêm entre 210 e 420 mg de cafeína por porção, para serem comercializadas como "suplemento de cafeína para atletas", com a finalidade de aumentar a resistência aeróbica em exercícios físicos de longa duração. Esse suplemento pode conter somente a cafeína pura e não pode estar associado a nutrientes ou a qualquer outra substância. O uso é legalizado pela resolução RDC n. 18, de 27/04/2010, da Anvisa.

## 3. ESTIMATIVAS DE CONSUMO

Há muitas fontes de exposição à cafeína, tanto as naturais, por meio de alimentos, como as artificiais, que incluem o produto sintético ou isolado de vegetais, sendo raro não se encontrar cafeína em fluidos biológicos de humanos. No Ocidente, o café é responsável por 75% da cafeína ingerida, havendo uma estimativa de que 80 a 90% da população geral consuma café diariamente. Em termos econômicos, o Brasil, além de ser o maior produtor e exportador de café, é o segundo maior consumidor, tendo este consumo aumentado de 17 milhões de sacas em 2007 para 20,3 milhões em 2012, o que representa, segundo a Associação Brasileira da Indústria de Café (Abic), um consumo de quase 83 litros de café ao ano pelos brasileiros. Estima-se que, a cada dose de 150 mL de café, há ingestão de 75 a 155 mg de cafeína, dependendo dos grãos selecionados, de sua origem geográfica e dos diferentes procedimentos para o preparo da bebida.

O chá-preto e o mate são responsáveis por 15% da quantidade de cafeína ingerida na alimentação ocidental e representam 50% da quantidade de cafeína ingerida no mundo. Uma xícara-padrão de chá contém entre 30 e 50 mg de cafeína. O chá industrializado e pronto para consumo contém em média 70 mg de cafeína em 350 mL, estando o hábito em plena ascensão no Ocidente. Em 2010, mais de quatro milhões de toneladas de folhas de chá foram consumidas pela população mundial, perdendo somente para a água.

Entre a população, particularmente a infantil e os adolescentes, o consumo de refrigerantes e chocolate contribui de forma significativa para a ingestão de cafeína. A produção do cacau é de aproximadamente 700 mil toneladas ao ano. Porém, os seus produtos apresentam menos cafeína que os demais cafeinados. No chocolate, a quantidade mínima de cacau é de 25% pela legislação brasileira e até 80 a 90% no amargo de boa qualidade, o que representa, em termos de cafeína, 30 mg, em média, em uma barra de 170 g. No caso dos refrigerantes, 70% contêm cafeína como aditivo intencional, em que os teores em geral variam entre 38 e 55 mg em 350 mL.

O consumo *per capita* por meio dos alimentos, considerando a população mundial, tem sido avaliado em 200 mg/dia. Nos EUA, a média diária foi estimada em 280 mg, ao passo que 20 a 30% da população adulta chega a consumir aproximados 500 mg e outros 10% até 1,0 g/dia. Dados mais atuais indicaram um consumo médio maior, em torno de 360 mg/dia e ingestão superior aos valores preconizados como seguros entre as crianças, com média igual a 0,7 mg/kg/dia para menores de um ano de idade e o dobro para crianças entre 1 e 5 anos, havendo casos de ingestão diária de 4,7 mg/kg de peso nessa faixa etária.

O consumo de cafeína proveniente de outras fontes que não a alimentar tem crescido muito atualmente, em decorrência das pressões econômicas e sociais para incrementar o comércio de bebidas energéticas e suplementos cafeinados. Há referências de que, em 2010, foram consumidos seis bilhões de unidades de bebidas energéticas nos EUA, número igual a nove bilhões em 2011. No Brasil, a quantidade de marcas de bebidas industrializadas contendo cafeína cresce largamente nos supermercados.

## 4. ABSORÇÃO, DISTRIBUIÇÃO E ELIMINAÇÃO

A cafeína é um eletrólito fraco que se encontra na forma molecular no pH fisiológico. Tem coeficiente de partição óleo-água igual a 0,85, sendo facilmente absorvida no trato gastrintestinal. A concentração sanguínea máxima geralmente é alcançada entre 60 e 90 minutos após a administração, mas pode variar entre 15 e 120 minutos para ser atingida.

No plasma, apenas uma pequena quantidade encontra-se ligada às proteínas, sendo o volume de distribuição igual a 0,4 a 0,6 L/kg. Distribui-se por todos os compartimentos do organismo e atravessa prontamente a barreira hematoencefálica. A meia-vida plasmática é igual a 3,5 horas quando administrada em doses terapêuticas, podendo variar entre 3 e 7 horas ou mesmo 10 horas em certas situações. A velocidade de eliminação plasmática segue a cinética de primeira ordem, no intervalo de dose presente nos alimentos (dose-independente). Cinética dose-dependente é verificada em doses maiores, como nas intoxicações. Idade, gravidez, interações medicamentosas, hábito de fumar, uso de contraceptivos orais, higidez e genética são fatores que influenciam na sua eliminação. A meia-vida é reduzida em 50% entre fumantes, aumenta para 5 a 10 horas entre mulheres que usam hormônios e pode ser muito maior, de até 15 horas, no último trimestre da gravidez. Também, acumula-se em indivíduos com danos hepáticos, quando a meia-vida pode aumentar para 96 horas. Na exposição a doses excessivas, o tempo de meia-vida no plasma para o adulto é de 50 horas em média, podendo atingir 120 horas. A eliminação torna-se não linear em intoxicações, causando um prolongamento dos efeitos tóxicos em pacientes jovens. Lactentes, especialmente os menores de 2,5 meses e recém-nascidos, apresentam tempo de meia-vida plasmática muito alto, entre 30 e 80 horas ou mais de 100 horas em prematuros.

Os avanços nos estudos da genética, com adultos saudáveis, demonstram que muitas divergências em relação à meia-vida da cafeína são justificadas pela existência de diferentes genes que comandam a velocidade de sua biotransformação.

A cafeína sofre um extenso processo de oxidação no fígado, sendo também biotransformada em outros tecidos como no cérebro, nos músculos e nos rins. Os primeiros passos da biotransformação são reações de desmetilação que levam à formação de teobromina, paraxantina e teofilina, pela perda do grupamento metila das posições 1, 3, e 7, respectivamente. As porcentagens relativas quanto à formação desses metabólitos primários são variáveis, em média entre 12 e 20% para a teobromina, 72 a 90 % para a paraxantina e 4 a 8% para a teofilina. As estruturas químicas dos três produtos primários de biotransformação hepática da cafeína estão apresentadas na figura abaixo:

Cafeína

Teofilina · Teobromina · Paraxantina

As dimetilxantinas formadas são desmetiladas novamente, liberando monometilxantinas que são oxidadas aos correspondentes ácidos metilúricos. Também há abertura do anel imidazólico e no total há 17 metabólitos já identificados.

Mais de 90% do processo de biotransformação depende de enzimas do citocromo P-4501A2 (ou CYP1A2), importante para a formação da paraxantina. A isoforma CYP2A6 também participa do processo de biotransformação. A formação dos derivados do ácido úrico se dá pela atividade da enzima xantina-oxidase, responsável pelo catabolismo das purinas, e a abertura do anel imidazólico se faz com a atuação da N-acetiltransferase 2 (NAT-2), enzima polimórfica responsável pela velocidade rápida ou lenta de acetilação do substrato. A clivagem no anel libera derivados uracila-substituídos, sendo o mais importante o 5-acetilamino-6-formilamino-3-metiluracila (AFMU), excretado na urina. Teores entre 7 e 35% de derivados uracilas podem ser encontrados na urina.

Os genes também controlam a produção das enzimas CYP1A2 que influenciam o metabolismo e achados clínicos em cerca de 50% da população. Indivíduos homozigotos para o alelo CYP1A2*1A são metabolizadores rápidos, ao passo que heterozigotos são metabolizadores lentos.

No processo de excreção, aparecem na urina partes aproximadamente iguais das xantinas metiladas e ácidos metilúricos, sendo a 1-metilxantina e o 1,3-dimetilúrico os mais abundantes. A teobromina, a teofilina e a paraxantina também são excretadas inalteradas na urina em quantidades significativamente importantes.

A eliminação completa geralmente ocorre entre 24 e 48 horas após a ingestão da última dose, em grande parte da população. A quantidade de cafeína excretada inalterada através dos rins situa-se entre 0,5 e 1,5% da dose administrada, atingindo 4% em alguns indivíduos. Medidas como diurese forçada ou hemodiálise não são efetivas para tratamento de pacientes intoxicados.

A teofilina (1,3, dimetilxantina), usada na terapêutica para problemas respiratórios, pode sofrer reações de metilação com formação de cafeína. Em crianças e em alguns adultos que apresentam produção precária de enzimas oxidativas hepáticas, 6% ou mais do nível plasmático da teofilina podem ser convertidos em cafeína.

## 5. CAFEÍNA COMO AGENTE DE DOPAGEM

O histórico do uso de *doping* nos esportes mostra dois períodos de maior consumo da cafeína: antes da disponibilidade comercial de anfetamínicos, que ocorreu na segunda metade do século XX; e, nos últimos anos, pela oferta de vários produtos industrializados contendo cafeína. O atual interesse surgiu depois de um período de apologia ao uso de guaraná em pó, tido como restaurador da juventude e substância ergogênica, mas pouco aceito por sua insolubilidade em água.

Casos de intoxicações severas e morte durante eventos esportivos foram associados ao uso de cafeína na primeira metade do século XX e voltam a preocupar nos dias atuais. O mesmo padrão de uso recreativo que tem atingido a população jovem leva os atletas à dopagem.

A Anvisa tornou disponível e legal o uso de suplemento de cafeína pura para os atletas, o que pode ser visto como um facilitador para o uso de *doping* e uma medida que ignora os preceitos da ética no Esporte, em que atletas não devem usar de meios artificiais para competir. Além de aproximar os atletas da droga, o consumo de quantidades iguais de cafeína melhora o desempenho de maneira desigual, o que pode ocorrer pelas diferenças genéticas importantes no metabolismo, tornando a competição desleal. A agência reconhece que a cafeína é potencialmente nociva à saúde e, por isso, indica o uso do suplemento somente aos atletas de elite, que devem ser supervisionados por especialistas. Porém, o uso de cafeína pura é mais perigoso para o atleta do que para pessoas em atividade física normal, uma vez que o estresse do exercício potencializa efeitos nocivos do *doping*, incorrendo em riscos que fogem facilmente ao controle. As pressões econômicas que motivam os esportes podem expor o atleta ao risco e reforçar a prática da dopagem, seja por meio lícito ou ilícito. Deve-se ainda considerar a péssima influência que a iniciativa de liberar um estimulante traz para os demais atletas e para os jovens de modo geral, o que pode aumentar a prática da autoadministração. Por esses motivos, essa resolução deveria ser mais bem avaliada.

### 5.1. Efeitos estimulantes sobre o sistema nervoso central (SNC)

Os principais motivos para a cafeína ser usada como *doping* são os seus efeitos estimulantes e metabólicos. Atua sobre o córtex cerebral, onde provoca alterações no fluxo de pensamento, na percepção sensorial, na capacidade de concentração, atenção e motivação. Influi na resposta motora, diminuindo a sensação de fadiga e aumentando o estado de alerta e a criatividade. Na medula oblonga, estimula numerosos núcleos celulares com consequentes alterações vasomotoras e cardiorrespiratórias.

Diversos testes psicológicos, psicomotores, de força e de resistência foram feitos para verificar se há uma efetiva influência da cafeína sobre o desempenho físico do atleta. Observou-se que ela diminui o tempo de reação a estímulos visuais e auditivos simples, o que determina uma maior velocidade na execução de movimentos rápidos. Todavia, a resposta motora a estímulos visuais e auditivos mais complexos, a coordenação motora fina e os movimentos rítmicos parecem ser prejudicados pela utilização de cafeína em doses significativas.

Os efeitos estimulantes podem ser notados a partir de 100 mg administrados por via oral. Com o dobro da dose pode haver elevação na capacidade de atenção e prolongamento do tempo de concentração para executar certos trabalhos, havendo também aumento da velocidade de percepção de alguns estímulos visuais e auditivos. Esses efeitos, entretanto, são observados mais facilmente em indivíduos sonolentos, fatigados ou indispostos. Com 300 mg de cafeína, os efeitos estimulantes tornam-se bem consistentes. A administração de doses ainda mais altas aproxima o atleta do perigo e nem sempre intensifica o estímulo, podendo ao contrário, prejudicar seu desempenho. Alguns estudos mostram que doses de 400 mg de cafeína causam tensão, ansiedade e disforia em usuários leves a moderados de café. A ingestão de cafeína pela alimentação pode levar com certa facilidade a efeitos estimulantes. A grande maioria dos consumidores de alimentos xantínicos reconhece que sente estimulação em consequência da ingestão de café e de outros produtos com cafeína. Nessa relação entre dose e efeito, a tolerância à cafeína deve ser considerada.

No cérebro, o principal mecanismo de ação da cafeína é como antagonista de receptores de adenosina, isto é, exerce efeitos estimulantes por bloquear certos receptores de adenosina e por inibir a sua recaptura. A adenosina diminui a atividade cerebral por um mecanismo neuronal que não se encontra inteiramente esclarecido. Sabe-se que tem um efeito neuroprotetor por suprimir a atividade neural, agindo no ciclo dormir-despertar e regulando o fluxo sanguíneo através de receptores presentes na musculatura lisa dos capilares.

A molécula de cafeína é estruturalmente semelhante à adenosina e liga-se sem produzir efeitos aos receptores desta, na superfície das células, funcionando como um inibidor competitivo. A redução na atividade de adenosina resulta no aumento de atividade da dopamina, o que pode explicar em parte os efeitos estimulantes da cafeína. Esta também pode aumentar os níveis de adrenalina e de serotonina no cérebro, envolvendo também sistemas GABAérgicos.

## 5.2. Efeitos ergogênicos no músculo

A cafeína é a substância ergogênica mais utilizada no mundo. Todavia, ainda hoje é muito questionável a sua efetividade nesse aspecto. São muitas as variáveis que condicionam os resultados, e por isso há controvérsias entre os especialistas. Em provas de resistência, particularmente provas de longa duração, exerce efeito ergogênico evidente, segundo muitos autores. Retarda o aparecimento de fadiga em corridas de média e longa distância e aumenta a resistência por prolongar o tempo em que se atinge a exaustão. Aumenta o desempenho em exercícios de grande intensidade, em atividades que exigem paradas e retomadas rápidas e em exercícios intensos de curta duração, sobretudo nas modalidades da natação, corrida e ciclismo, provavelmente pelos efeitos no cérebro e na musculatura.

O fármaco administrado uma hora antes do exercício físico aumenta o tempo de resistência ao esforço. O resultado é atribuído ao aumento da disponibilidade de ácidos graxos livres para gerar energia, o que resulta em menor utilização de glicogênio e retardo do início da fadiga. Estudos vieram a confirmar que, sob o efeito da cafeína, os ácidos graxos são usados pelos músculos como primeira fonte de energia, pois os atletas que a utilizam apresentam um decréscimo no quociente respiratório (R) e aumento nos níveis plasmáticos de glicerol. Mas não se pode esquecer que o exercício físico é um importante estimulante simpático e também pode mobilizar ácidos graxos e que o treinamento otimiza processos de oxidação metabólica e contribui para aumentar a energia.

A cafeína exerce menos influência sobre atletas menos treinados, e o tipo de exercício, se aeróbico ou anaeróbico, também influencia a relação. A cafeína é pouco efetiva em exercícios predominantemente anaeróbicos, mas, em exercícios aeróbicos, voluntários não treinados que utilizam cafeína poupam glicogênio, o que não acontece quando se tornam abstinentes.

Alguns pesquisadores também têm demonstrado que a cafeína exerce diferentes influências nas pessoas em função de suas cargas genéticas; no caso, pode ter maior efeito ergogênico entre indivíduos homozigóticos, com genes alelos na variante A no sistema microssômico CYP1A2, tendo menos influência entre heterozigóticos.

O efeito ergogênico da cafeína pode ser ainda em parte resultante de ações indiretas, uma vez que atua como estimulante do músculo cardíaco e de centros respiratórios. Os efeitos sobre as catecolaminas no sistema nervoso autônomo simpático, mais a presença de receptores de adenosina em várias partes do corpo, seriam os responsáveis pelo aumento dos batimentos cardíacos, elevação progressiva da resistência vascular sistêmica com aumento das pressões sistólica e diastólica, maior fluxo de sangue nos músculos e efeitos sobre os rins e pulmões. Não é sempre que se observa aumento de catecolaminas após o uso de cafeína, o que significa o envolvimento de outros mecanismos a mais nos efeitos ergogênicos.

A cafeína altera o desempenho mecânico por interferir na tensão máxima da fibra fatigada, mas não há evidências de que possa reverter alterações metabólicas causadas pela fadiga, isto é, impedir o acúmulo de difosfato de adenosina e ortofosfato, ou impedir que as concentrações de trifosfato de adenosina e da fosfocreatina diminuam; também não altera a acidez na fibra muscular fatigada. Além disso, estimula a mobilização de cálcio intracelular, podendo aumentar a contração muscular e a resistência, melhorando a transmissão neuromuscular e a geração de força máxima. Mas, como os efeitos ergogênicos surgem com doses muito menores que as requeridas para alterar a disposição de cálcio, este efeito sobre o cálcio também não explica totalmente o mecanismo pelo qual a cafeína estimula os sinais neurais entre o cérebro e a junção neuromuscular. Atualmente, acredita-se que sejam mais bem explicados pela sua semelhança estrutural com a molécula de adenosina. Em decorrência dessa semelhança, a cafeína promove efeito de substância purinérgica endógena, atuando sobre a junção neuromuscular e em vários hormônios.

As dimetilxantinas provenientes dos processos de biotransformação da cafeína contribuem para seus efeitos ergogênicos. A paraxantina aumenta a lipólise, levando ao aumento de glicerol e de ácidos graxos livres no plasma. A teobromina é vasodilatadora e permite maior fluxo de oxigênio e nutrientes no cérebro e músculos, e também aumenta a diurese. A teofilina relaxa a musculatura lisa dos brônquios e tem atividade cronotrópica e inotrópica na musculatura cardíaca.

## 6. EFEITOS TÓXICOS

O que se postula é que o café, o chá e outros alimentos xantínicos, quando consumidos moderadamente, podem não causar danos à saúde em pessoas saudáveis e muitas vezes serem mesmo benéficos. Mas o conceito de que cafeína é segura com base em sua elevada DL-50 há anos deixou de existir, e o que se vê são alguns países e muitos pesquisadores preocupados com o aumento do consumo de cafeína, mobilizados para orientar a população quanto aos benefícios do uso moderado. Nesse sentido, a Comunidade Europeia tornou obrigatório especificar a quantidade de cafeína adicionada em bebidas energéticas e a inclusão de um alerta nas embalagens informando tratar-se de *bebida com alto conteúdo de cafeína*. Também, alimentos que contenham cafeína em concentração maior que 15 mg/100 ml, mesmo que de fonte natural, precisam informar na embalagem.

Recentemente, pesquisadores de universidades americanas, ligados a serviços de emergências médicas, cardiologia, saúde pública, psiquiatria e atendimento a dependentes químicos, sob coordenação de pesquisadores da Universidade de

Maryland, encaminharam um documento às autoridades do governo daquele país solicitando medidas de proteção para crianças e adolescentes, relatando complicações médicas, internações de emergência, danos e mortes relacionadas ao consumo de bebidas energéticas à base de cafeína.

Bebidas industrializadas contendo álcool e cafeína simultaneamente não são permitidas em muitos países.

A facilidade de obtenção, a rapidez com que os efeitos são desencadeados, a farmacocinética dose-dependente, a farmacodependência e a interação com diversos medicamentos como os antiarrítmicos, antiepiléticos e simpatomiméticos são fatores que tornam a cafeína potencialmente perigosa. O número de intoxicações é subestimado pelos laboratórios, que ao detectarem a cafeína em amostras biológicas não lhe atribuem, muitas vezes, devida atenção.

## 6.1. Intoxicações agudas

As intoxicações agudas caracterizam-se por um conjunto de sinais e sintomas clínicos que surgem em resposta ao consumo recente de doses elevadas. O quadro comum inclui tremores e espasmos musculares, ansiedade, distúrbio do sono, agitação psicomotora, confusão com alterações no fluxo de pensamentos e na fala, alucinações, distúrbios gastrintestinais (dores, náuseas, vômito e diarreia), sede e diurese aumentada, hipertensão sistólica, arritmia ventricular e taquicardia atrial paroxística. São relatados casos de febre, distúrbios sensoriais, redução da consciência, vertigem, visão turva, taquipneia por estímulo de centros respiratórios medulares, dores de cabeça, convulsões, coma e morte. Acidose metabólica fraca e cetonúria estão usualmente presentes nas intoxicações agudas. Hipofosfatemia, hipocalcemia, hipocalemia, hipomagnesemia e hipoglicemia também têm sido relatadas. Entretanto, os efeitos variam frente a uma mesma dose para indivíduos sensíveis ou tolerantes. Especialistas em Toxicologia Clínica observam que as crianças intoxicadas por cafeína geralmente apresentam uma variedade de sintomas e históricos imprecisos, que dificultam o diagnóstico.

A relação entre os efeitos tóxicos e os níveis plasmáticos é muito variada. Estima-se que há efeitos tóxicos agudos quando os níveis plasmáticos de cafeína atingem 15 µg/mL. Esses níveis podem ser observados, sob certas circunstâncias de uso repetido, como no tratamento de distúrbios respiratórios em crianças, principalmente recém-nascidas.

Casos de letalidade não são muito frequentes, apesar de terem aumentado nos últimos anos. Geralmente é causada pela ingestão acidental ou intencional de doses excessivas de medicamentos ou de cafeína pura. Doses letais situam-se em torno de 50 mg/kg de peso, ou 150 a 200 mg/kg de massa corpórea segundo outros autores, o que equivale à ingestão de 2 a 5 g para um adulto e níveis plasmáticos em torno de 50 µg/mL. Outros autores descrevem ataques apopléticos e morte quando a concentração atinge 80 a 100 µg/g de sangue. Há relato de intoxicação letal intencional por cafeína em criança, onde a concentração plasmática atingiu 117 µg/mL, quando níveis terapêuticos são da ordem de 5 a 12 µg/mL. As causas de morte mais comuns estão relacionadas a taquicardia ventricular e supraventricular, fibrilação ventricular, arritmia e vasodilatação pulmonar com parada respiratória.

## 6.2. Intoxicações crônicas

Em geral ocorrem pela ingestão excessiva de alimentos contendo cafeína durante extenso período de tempo. Tornam-se comuns quando o consumo diário de cafeína atinge 0,6 a 1,0 g, teores que podem ser alcançados com doses equivalentes a oito xícaras pequenas de café de consistência média ao dia. A intoxicação é denominada cafeinismo, caracterizando-se por dependência à cafeína e diversas alterações físicas e mentais.

Muitos indivíduos relatam ter deixado de consumir alimentos cafeinados para evitar algum de seus efeitos nocivos à saúde. O cafeinismo inclui estimulação permanente com sinais e sintomas de irritabilidade, insônia, ansiedade, tremores, taquipneia, taquicardia, anorexia e depressão. Pacientes psiquiátricos são particularmente sensíveis aos efeitos estimulantes da cafeína, e doses moderadas podem desencadear intenso sentimento de ansiedade, pânico e insônia naqueles com histórico desses transtornos. Casos graves de intoxicação crônica incluem hiper-reflexia, cefaleia, alcalose respiratória, elevação da pressão sanguínea e taquicardia. A ingestão de quantidade maior que 200 mg/dia pelas crianças na faixa etária de 7 a 12 anos causa agitação, insônia, cefaleia e gastrite. Um estudo publicado recentemente concluiu que o cafeinismo passa despercebido frequentemente e não é diagnosticado, embora possa afetar até dez por cento da população mundial.

### 6.2.1. *Alterações comportamentais*

A popularidade da cafeína deve-se a sua capacidade de aumentar o estado de alerta e causar estimulação, trazendo alterações comportamentais e de humor. Presente na dieta, geralmente melhora o ânimo dos usuários tornando-os mais alertas e mais sociais. Os efeitos sobre o humor são reforçadores para a continuação do uso e se fazem sentir após o consumo de doses mínimas, como 30 mg em indivíduos mais sensíveis aos seus efeitos estimulantes. Todavia, doses iguais ou maiores a 200 mg podem provocar efeitos negativos sobre o humor. As alterações são, via de regra, relacionadas à dose, variando em função do indivíduo ser dependente e/ou tolerante ao fármaco. Entre usuários regulares, os efeitos reforçadores podem estar relacionados à necessidade de se evitar sintomas leves de abstinência.

Pelos critérios da Associação Americana de Psiquiatria, 7% dos usuários habituais de cafeína, quando ingerem mais de 250 mg de cafeína ao dia, apresentam cinco ou mais distúrbios relacionados aos efeitos no comportamento e doenças mentais, com sintomas capazes de interferir em sua capacidade funcional. Há indícios de que a cafeína prejudica a memória para fatos recentes, embora tenha efeito positivo e transitório sobre o fluxo de pensamento, isto é, sobre o desempenho mental.

### 6.2.2. *Ansiedade e insônia*

Dentre os distúrbios psiquiátricos causados pela cafeína, dois deles são reconhecidos pela Sociedade Americana de Psiquiatria como os mais importantes: distúrbios do sono e ansiedade. Quando consumida próxima ao horário de repouso, ou muitas vezes durante o dia, retarda o início e os estágios normais do sono, reduzindo também a sua duração e qualidade. Os efeitos dependem da dose, do tempo entre o consumo e o horário do sono, da sensibilidade individual e da tolerância.

Há evidências de que o polimorfismo genético em receptores A1 e A2 de adenosina determina o grau de ansiedade, havendo forte associação entre esses genes e distúrbios de pânico. Sintomas obsessivo-compulsivos e fobia também são relatados. Muitos indivíduos altamente ansiosos não conseguem atribuir o agravamento de seus problemas ao uso de cafeína. Estes são confundidos com doenças mentais sem causas exógenas, e os pacientes são tratados inadvertidamente com medicamentos controlados quando deveriam ser apenas afastados da cafeína.

### 6.2.3. *Efeitos cardiovasculares*

Alguns estudos com atletas jovens e saudáveis não mostraram alterações nos parâmetros eletrocardiográficos e de termorregulação pelo uso da cafeína, enquanto outros relacionam o consumo a infartos do miocárdio, com indícios de que o café ingerido em grande quantidade, diariamente, aumente o risco de doenças das coronárias. Apontam como causa o aumento na resistência vascular, podendo induzir a uma hipertensão sistêmica e causar prejuízo ao coração. Ficou demonstrado que a cafeína, ao mesmo tempo em que aumenta o trabalho cardíaco durante o exercício, causa uma redução desproporcional no fluxo cardíaco no miocárdio, provavelmente por bloquear a vasodilatação induzida pela adenosina nas artérias coronárias. A ocorrência de arritmias é observada entre alguns usuários regulares de grande quantidade de café, como a contração ventricular prematura. Por outro lado, levantamentos epidemiológicos tem mostrado que a cafeína reduz significativamente o risco de doenças cardíacas após os 65 anos de idade, em indivíduos sem hipertensão severa, embora não ofereça proteção contra a prevalência de mortalidade por alterações vasculares no cérebro. Estudos recentes mostraram que medicamentos contendo cafeína aumentam o risco de acidentes vasculares hemorrágicos subaracnoide e intracerebral.

Recentemente, descobriu-se que o genótipo CYP1A2 (ou P-4501A2) modifica a associação entre consumo de café e risco de infarto agudo não letal do miocárdio, mostrando que o café está associado com o aumento desse risco entre os metabolizadores lentos e indicando também que a cafeína está diretamente relacionada a efeitos cardiovasculares nocivos.

### 6.2.4. *Osteoporose*

A cafeína causa a maturação e diferenciação de osteoclastos, que são responsáveis pela secreção de ácidos, colagenase e outras enzimas que atacam a matriz, liberando cálcio e aumentando sua excreção urinária. Entretanto, é difícil estabelecer qual é o significado desse efeito no desenvolvimento de osteoporose, por ser essa uma doença crônica que depende de múltiplos fatores para se instalar. Entre esses fatores, destaca-se a própria ingestão de cálcio, que pode ser deficitária. Foi verificada uma deficiência na densidade mineral óssea entre consumidores de alimentos xantínicos que apresentam ingestão insuficiente de cálcio. A ingestão diminuída de cálcio é um fato comum entre consumidores de café e chá, tendo-se em vista a preferência por essas bebidas em detrimento do leite e seus derivados. Além disso, independentemente do cálcio extracelular e de sua biodisponibilidade, a cafeína e a teofilina (produto de sua biotransformação) podem difundir-se livremente para o interior das células e causar liberação de cálcio presente no retículo endoplasmático. Esse modo de ação é em parte devido ao efeito inibidor competitivo da cafeína sobre a enzima AMPc-fosfodiesterase, que converte AMP cíclico em sua forma não cíclica, nas células. O aumento do AMPc no interior das células altera o metabolismo do cálcio. A cafeína inibe ainda o influxo de íons cálcio nas células e há pesquisas para se estabelecer o seu papel sobre a absorção intestinal do cálcio presente nos alimentos. A interferência no metabolismo do cálcio pode explicar o aparecimento de câimbras e de parestesia, que surgem pelo uso de doses elevadas de cafeína. A ação sobre o metabolismo do cálcio também se dá em receptores de adenosina relacionados à adenilciclase, o que interfere na concentração do AMPc celular.

Alguns autores destacam a importância de se atentar para a hipocalcemia nos atendimentos de emergência, quando se tratar de indivíduos intoxicados por estimulantes, uma vez que a cafeína é comumente usada como adulterante de drogas simpatomiméticas.

### 6.2.5. *Desidratação*

A perda de líquidos é quase inevitável durante o desempenho atlético, e o efeito diurético da cafeína é temido entre usuários que visam os benefícios ergogênicos desse fármaco. Usualmente é observado com dose única igual ou maior que 250 mg, mas varia em função do hábito de consumir alimentos xantínicos e a presença de tolerância. O efeito é devido à inibição de receptores de adenosina presentes na musculatura lisa. A adenosina é um constritor das arteríolas aferentes dos glomérulos e sua inibição pode causar vasodilatação, com aumento do fluxo renal e da taxa de filtração glomerular.

Não obstante o efeito diurético ser altamente indesejável na maioria das vezes, ele desaparece com o instalar da tolerância, e a possibilidade da desidratação é afastada pela ingestão adequada de líquidos. Há estudos que comparam bebidas energéticas contendo cafeína com bebidas isotônicas, para demonstrar que não há praticamente diferença entre elas quanto à hidratação corporal. Todavia, deve-se considerar que a tolerância ao efeito diurético é parcial e reversível e que há riscos inerentes às condições de exposição quando se utiliza cafeína concentrada. Atletas expostos aos efeitos diuréticos da cafeína com perda de líquido tendem a ter um desequilíbrio hídrico, com todas as suas consequências.

### 6.2.6. *Outros efeitos*

A cafeína aumenta a produção de ácido no estômago, e doses altas durante um prolongado período de uso podem causar úlceras pépticas, esofagite erosiva e refluxos. Há fortes indícios de que outros componentes do café contribuem para esses efeitos porque o café regular e o descafeinado causam efeitos similares na mucosa gástrica. A incidência de distúrbios epigástricos e úlceras pépticas pode atingir até 40% dos consumidores regulares de café.

Dentre outros efeitos tóxicos, as atividades tumorais e teratogênicas são bastante citadas na literatura médica. Cistos de mama, câncer pancreático e de bexiga e maior incidência de malformações congênitas são atribuídos ao consumo exagerado de alimentos xantínicos, sobretudo o café. A comprovação dessas suspeitas foi objeto de várias pesquisas e ainda depende de mais estudos prospectivos e retrospectivos bem conduzidos para se obter conclusões. Já mulheres grávidas que consomem quantidade alta de cafeína têm comprovadamente risco maior de aborto, havendo também aumento no tempo de concepção e na probabilidade de terem recém-nascidos com menor peso corpóreo.

## 7. TOLERÂNCIA

Os efeitos da cafeína podem ser bastante distintos entre consumidores habituais e eventuais de alimentos xantínicos, em consequência do desenvolvimento da tolerância. Consumidores habituais têm menos alterações na concentração de ácidos graxos livres no soro quando expostos à cafeína. Os mesmos indivíduos após um período de abstinência, ao consumirem cafeína, aumentam significativamente a concentração de ácidos graxos livres e norepinefrina no soro.

Após a administração de doses iguais de cafeína, os bebedores de café, que têm um nível basal de cafeína no sangue, terão teores maiores de cafeína do que os abstêmios ou usuários eventuais. Entretanto, apresentam pressões sanguíneas menores. Neste grupo de indivíduos, o efeito na pressão sanguínea irá manifestar-se desde que haja um período de abstinência suficiente para rebaixar o teor de cafeína a um nível considerado inferior ao "basal". Para muitos consumidores de café, este período equivale a 17 horas, sendo em torno de 4,5 meias-vidas plasmáticas.

O desenvolvimento de tolerância aos efeitos da cafeína tem-se manifestado em relação a alterações hemodinâmicas, função renal e período de sono. Também foi verificada tolerância completa e reversível para o efeito estimulante de atividades locomotoras e, mais recentemente, para diversas outras atividades estimulantes sobre o SNC. As células nervosas de indivíduos que consomem regularmente cafeína se adaptam à presença contínua do fármaco, aumentando o número de receptores de adenosina, o que faz com que os indivíduos se tornem mais sensíveis à adenosina e assim os efeitos estimulantes sejam reduzidos, causando tolerância.

O fenômeno da tolerância é dependente de alguns fatores, inclusive da dose administrada. A utilização diária de doses altas de cafeína, entre 750 a 1.200 mg ao longo do dia, pode produzir tolerância completa para diversos efeitos. As doses usualmente obtidas com os alimentos xantínicos produzem tolerância incompleta. O sono, por exemplo, pode continuar sendo prejudicado em usuários regulares desses alimentos.

## 8. DEPENDÊNCIA E SÍNDROME DE ABSTINÊNCIA

A busca de efeitos estimulantes e ergogênicos e o uso para atenuar efeitos depressores de bebidas alcoólicas têm contribuído para fazer da cafeína uma droga de abuso. Também está ganhando *status* de "droga de rua", usada por aspiração nasal e injetável, pelos efeitos estimulantes imediatos que este tipo de uso desencadeia. Proporciona um intenso estado de alerta e vigília, o que a torna alternativa econômica e farmacologicamente viável para consumidores de anfetamínicos e cocaína, pela facilidade de se consumir múltiplas doses, uma vez que não sofre restrições para ser comercializada. A compulsão ao uso pode surgir pelo consumo de alimentos xantínicos, mas é o emprego de cafeína pura ou obtida pela maceração de comprimidos ou de conteúdo de cápsulas, com efeitos rápidos e intensos, o que reforça essa compulsão.

A dependência se instala pelos efeitos reforçadores positivos, pelo fenômeno da tolerância e aparecimento de síndrome de abstinência após a interrupção do uso. Alguns usuários relatam que se tornaram dependentes de cafeína através dos alimentos e que se sentem incapazes de parar ou de diminuir esse consumo, apesar de saberem que faz mal à saúde.

A Organização Mundial da Saúde (OMS) reconhece a existência de dependência à cafeína. Outras entidades afirmam que ela existe e pode manifestar-se após o consumo de 100 mg de cafeína ao dia, com sintomas de abstinência evidentes quando há interrupção do uso. Nos EUA, uma proporção surpreendentemente grande da população preenche critérios de dependência química à cafeína. Há relatos sobre um levantamento apontando que 30% dos usuários de cafeína preenchem três ou mais critérios utilizados para se avaliar dependência. Quando mais critérios foram considerados, continuou havendo 9% de usuários considerados dependentes. Na pesquisa, mais da metade dos entrevistados apontaram que sentem um desejo persistente de consumir cafeína e que há esforços malsucedidos para diminuir o consumo. Algumas pessoas declararam precisar de orientação médica para interromper o uso.

A síndrome de abstinência pela privação de cafeína é demonstrada em diversos estudos científicos, e a OMS incluiu-a no Código Internacional das Doenças (CID-10). Embora a maioria das pesquisas sobre síndrome de abstinência da cafeína tenha sido feita com adultos, há muitas evidências de que crianças também sofrem efeitos de sua privação.

Há diferenças importantes quanto à incidência e severidade dessa síndrome entre os consumidores regulares de alimentos xantínicos, podendo variar de fraca a extrema. Quando extrema, prejudica significativamente as funções do cotidiano, podendo levar à total incapacidade para execução de tarefas normais. Alguns sintomas de retirada podem ser vistos entre usuários com histórico de uso de apenas 100 mg de cafeína/dia, o que corresponde ao consumo de uma única xícara de café ao dia. Muitos efeitos positivos sobre o humor, verificados após o consumo do café matinal, devem-se à supressão de sintomas da abstinência noturna, tais como sonolência e letargia.

A síndrome segue um padrão evolutivo em função do tempo. O início usualmente ocorre 12 a 24 horas após a última ingestão de cafeína, podendo, às vezes, iniciar-se até 36 horas após o último consumo. Usuários de doses muito elevadas, que consomem mais de 600 mg de cafeína ao dia, podem ter esses sintomas desencadeados em apenas 6 horas após a última dose. Os sintomas mais intensos surgem entre 20 a 48 horas e duram em média 36 horas, podendo permanecer por um tempo mais longo, de uma semana ou mais. Os sintomas comuns na abstinência são: dores de cabeça gradual e difusa, fadiga, sonolência, dificuldade de concentração, diminuição da motivação para o trabalho, prejuízo do desempenho psicomotor, ansiedade, irritabilidade, depressão e outros que se assemelham aos observados em um estado gripal.

Em estudos experimentais com consumidores que se abstiveram durante 24 horas de alimentos xantínicos, a incidência de dores de cabeça ocorreu em 50 % dos voluntários. Quando mais sintomas são considerados, além de dores de cabeça, a incidência atinge 70 % das pessoas. Muitos não percebem que são dependentes porque consomem cafeína em um intervalo de tempo menor que o necessário para desencadear os sintomas mais significativos da síndrome. Além disso, eles podem ser parcialmente suprimidos pela ingestão de doses muito baixas de cafeína, tais como 25 mg, facilmente encontradas nos alimentos. O mesmo processo adaptativo que ocorre na tolerância observa-se na abstinência: os indivíduos com mais receptores de adenosina apresentam efeitos fisiológicos exacerbados quando privados de cafeína, resultando nos indesejados sintomas de retirada.

## 9. CONTROLE DA DOPAGEM NOS ESPORTES

Considerando os efeitos ergogênicos e estimulantes da cafeína, que representam vantagens artificiais para os atletas, o seu uso foi controlado durante muitos anos pelo Comitê Olímpico Internacional e federações esportivas, tendo por referência uma pesquisa realizada em 1984 na Bélgica, que estabeleceu limites máximos aceitáveis na urina. Em 1988, o Laboratório de Análises Toxicológicas da USP, em trabalho realizado com atletas e usuários de alimentos xantínicos demonstrou que os níveis de cafeína na urina mantinham-se muito abaixo de 12 µg /mL, valor máximo então permitido pelo COI.

Em 2004, a Agência Mundial Antidoping (WADA) considerando que não havia uma definição quanto aos padrões normais de uso de cafeína e desconhecendo o reflexo destes padrões no controle da dopagem, retirou a cafeína da lista de "substâncias proibidas ou de uso restrito", incluindo-a em um programa de monitoramento a fim de se estabelecer novas regras para o seu controle. Essa situação permanece até os dias atuais. A lista das substâncias proibidas ou de uso restrito, da qual a cafeína foi retirada, refere-se a substâncias capazes de aumentar o desempenho e/ou prejudicar a saúde do atleta.

Menos de um ano após essa decisão da WADA, alguns atletas admitiram publicamente estar usando cafeína como agente de dopagem, e várias entidades ligadas aos esportes passaram a alertar sobre os perigos dessa atitude. A retirada da cafeína da lista das substâncias proibidas foi considerada um erro e há manifestos profundos de várias federações esportivas sobre o assunto.

Todavia, o fato de as bebidas xantínicas serem consumidas há anos, proporcionando prazer, estimulação e efeitos nocivos aparentemente controláveis, somado ao forte apelo econômico envolvido nesse hábito, tem justificado a dificuldade de se impor aos atletas uma regra para coibir o uso abusivo. Além disto, profissionais ligados aos esportes, academias de ginástica e musculação, aproveitam-se de informações científicas conflitantes para encorajar essa prática. A legalização do uso de cafeína direcionada aos atletas é um fator que reforça o uso.

À medida que têm surgido novas formas de uso de cafeína, cresce o número de intoxicações, e os atletas estão se tornando muito mais vulneráveis aos seus efeitos. O desafio da WADA, ao continuar estudando o perfil de consumo de cafeína, é estabelecer critérios rígidos para permitir o uso social moderado de alimentos xantínicos, evitando o uso abusivo de cafeína, com a finalidade de proteger os atletas e manter a ética esportiva.

## 10. BIBLIOGRAFIA

ASSOCIAÇÃO BRASILEIRA DA INDÚSTRIA DE CAFÉ. (ABIC). *Indicadores da indústria de café no Brasil.* Desempenho da produção e consumo em 2012. Disponível em: <www.abic.com.br/publique/cgi/cgilua.exe/sys/start.htm?sid=61>. Acesso em: 23 jun. 2013.

AGUIAR, A.T.E.; FAZUOLI, L.C.; SALVA, T.J.; FAVARIN, J.L. Diversidade química de cafeeiros da espécie *Coffea canephora. Bragantia*, Campinas, v.64, n.4, p.577-82, 2005.

ALSENE, K.; DECKERT, J.; SAND, P.; DE WIT, H. Association between A (2a) receptor gene polymorphisms and caffeine-induced axiety. *Neuropsychopharmacology*, v.28, n.9, p.1694-1702, 2003.

BIGARD, A.X. Risks of energy drinks in youths. *Arch.Pediatr.*, v.17, n.11, p.1625-1631, 2010.

BRASIL. *Regulamento técnico para misturas para o preparo de alimentos e alimentos prontos para o consumo.* Agência Nacional de Vigilância Sanitária (Anvisa). Resolução RDC n. 273 de 22/09/2005. *DOU 23/09/2005.*

BRASIL. *Regulamento técnico para café, cevada, chá, erva-mate e produtos solúveis.* Agência Nacional de Vigilância Sanitária (Anvisa). Resolução RDC n. 277 de 22/09/2005. *DOU 23/09/2005.*

BRASIL. *Farmacopeia Brasileira.* Agência Nacional de Vigilância Sanitária (Anvisa), Brasília, 5.ed., v.2, p.711, 2010.

BRASIL. *Lista proibida para 2013 com base no Código Mundial* Antidoping. Comissão Nacional Antidoping, Conselho Nacional de Esporte – Ministério do Esporte. Resolução n.34 de 28/12/2012.

BRASIL. *Regulamento técnico sobre alimentos para atletas.* Agência Nacional de Vigilância Sanitária (Anvisa). Resolução RDC n.18, de 27/04/2010.

CARTA – *Documento encaminhado à Food and Drug Administration (FDA) por médicos, docentes e outros especialistas americanos ligados à saúde solicitando atenção aos efeitos da cafeína ingerida através dos alimentos.* Disponível em: <http://www.sph.umd.edu/fmsc/cyahd/docs/2013_FDA%20Letter.pdf>. Acesso em: 19 jun. 2013.

CLASSIFICAÇÃO INTERNACIONAL DAS DOENÇAS (CID-10). Transtornos mentais e comportamentais devido ao uso de estimulantes, inclusive a cafeína, com síndrome de abstinência (sem ou com delírio).

CORNELIS, M.C.; EL-SOHEMY, A.; KABAGAMBE, E.K.; CAMPOS, H. Coffee, CYP1A2 Genotype, and risk of myocardial infarction. *JAMA*, v.295, n.10, p.1135-1141, 2006.

CORNELIS, M.C.; EL-SOHEMY, A.; CAMPOS, H. Genetic polymorphism of CYP1A2 increases the risk of myocardial infarction. *J. Med. Genet.*, v.41, n.10, p.758-62, 2004.

DAVIES, S.; LEE, T.; RAMSEY, J.; DARGAN, P.I.; WOOD, D.M. Risk of caffeine toxicity associated with the use of "legal highs" (novel psychoactive substances). *Eur. J. Clin. Pharmacol.*, v.68, n.4, p.435-9, 2012.

DELBEKE, F.T.; DEBACKERE, M. Caffeine: use and abuse in sports. *Int. J. Sports Med.*, Stuttgart, n.5, p.179-182, 1984.

FOOD AND DRUG ADMINISTRATION (FDA). *Serious concerns over alcohol beverages with added caffeine.* Disponível em: <www.fda.gov/Forconsumers/consumerUpdates/ucm233987.htm>. Acesso em: 27 jun. 2013.

GRIFFITHS, R.R.; JULIANO, L.M.; CHAUSMER, A.L. Caffeine pharmacology and clinical effects. In: *Principles of addiction medicine.* GRAHAM A.W.; SCHULTZ T.K.; MAYO-SMITH M.F.; RIES, R.K.; WILFORD, B.B. 3.ed., Chevy Chase, p.193-224, 2003.

HEINZ, A.J.; DE WIT, H.L.; TODD, C.; KASSEL, J.D. The combined effects of alcohol, caffeine, and expectancies on subjetive experience, impulsivity, and risk-taking. *Experim.Clin.Psychopharmacol.*, v.21, n.3, p.222-234, 2013.

HIGGINS, J.P.; ANANABA, I.E.; HIGGINS, C.L. Sudden cardiac death in young athletes; preparticipation screening for underlying cardiovascular abnormalities and approaches to prevetion. *Phys. Sportsmed.*, v.41, n.1, p.81-93, 2013.

HIGGINS, J.P.; BABU, K.M. Caffeine reduces myocardial blood flow during exercise. *American Journal Medicine.*, v.126, n.8, p.730.e1-8, 2013.

HOLMGREN, P.; NORDÉN-PETTERSSON, L.; AHLNER, J. Caffeine fatalities – four case reports. *Forensic Sci. International*, v.139, p.71-73, 2004.

JAMES, J.E. Death by caffeine: how many caffeine-related fatalities and near-misses must there be before we regulate? *J. Caffeine Research.*, v.2, n.4, p.149-152, 2012.

LEE, S.M.; CHOI, N.K.; LEE, B.C.; CHO, K.H.; YOON, B.W.; PARK, B.J. Caffeine-containing medicines increase the risk of hemorragic stroke. *Stroke,* v.44, n.8, p.2139-2143, 2013.

PEDROSO, R.C. *Influência de alimentos xantínicos na análise cromatográfica da cafeína urinária para fins de controle da dopagem no esporte.* (Tese de doutorado – Faculdade de Ciências Farmacêuticas – USP). São Paulo, 1988, p.129.

SEPKOWITZ, K.A. Energy drinks and caffeine-related adverse effects. *JAMA,* v.309, n.3, p.243-244, 2013.

REISSIG, C.J.; STRAIN, E.C.; GRIFFITHS, R.R. Caffeinated energy drinks – a growing problem. *Drug Alcohol Dependence*, v.99, n.1-3, p.1-10, 2009.

RIVENES, S.M., BAKERMAN, P.R.; MILLER, M.B. Intentional Caffeine Poisoning in an infant: experience and reason. *Pediatrics*, Elk Grove, v.99, n.5, p.736-738, 1997.

World Anti-Doping Agency (WADA – AMA). *Annual Report.* The 2013 monitoring programs. Disponível em: <www.wada-ama.org/Documents/World_Anti-Doping_Program/WADP-Prohibited-list/2013/WADA-Monitoring-program>. Acesso em: 23 jun. 2013.

WOLK, B.J.; GANETSKY, M.; BABU, K.M. Toxicity of energy drinks. *Curr. Opin. Pediatrics*, v.24, n.2, p.243-251, 2012.

WOMACK, C.J.; SAUNDERS, M.J.; BECHTEL, M.K.; BOLTON, D.J.; MARTIN, M.; HANCOCK, M. The influence of a CYP1A2 polymorphism on the ergogenic effects of caffeine. *J. Internac. Soc. Sports Nutr.*, v.9, n.1, p.7, 2012.

# 6.5.

# DOPAGEM EM ANIMAIS DE COMPETIÇÃO

*Márcia Maria de Almeida Camargo*
*Mirtes Eliete Velletri de Souza*

## CONTEÚDO DESTE CAPÍTULO

## 1. INTRODUÇÃO

O abuso de substâncias com o objetivo de melhorar o desempenho no esporte vem de longa data. Em Jogos Olímpicos na Grécia, alguns séculos a.C., encontramos apelos a favor da ética contra o uso indiscriminado de quaisquer meios para melhorar o desempenho nas competições. Na Roma antiga, os gladiadores eram frequentemente "drogados" com o intuito de tornarem as lutas mais violentas, atendendo assim às expectativas do público.

A ação de determinadas substâncias no desempenho é extremamente difícil de definir, tanto em humanos quanto em animais, e os resultados publicados muitas vezes são controversos. Para a mesma substância, encontram-se relatos tanto de aumento quanto de diminuição do desempenho.

A dopagem ocorre quando se administra qualquer substância, quer seja de uso terapêutico ou não, contrariando o regulamento da competição. O uso de doses subterapêuticas em comparação com doses terapêuticas exige diferentes métodos analíticos que, por apresentarem concentrações relativamente baixas nos fluidos biológicos, requerem tecnologia mais sensível.

São várias as raças e modalidades esportivas que envolvem cavalos. Dentre essas modalidades, existem o turfe com suas corridas, eventos hípicos como o salto e *endurance*, entre outras tantas, além de competições de natureza expositiva. As raças que em geral participam de corridas são o puro sangue inglês (PSI), chamado também de *Thoroughbread* ou *Standardbread*, e os cavalos da raça Quarto de Milha (*Quarter Horse*); nas exposições estão presentes os cavalos das raças manga-larga, manga-larga marchador, cavalo árabe e pantaneiro, entre outros.

Competições com outras espécies animais, como cães, camelos e aves, ocorrem em diversos países. Na Inglaterra, Estados Unidos, Canadá, Nova Zelândia e Austrália, ocorrem com cães da raça *greyhound*; nos países árabes, por tradição, com camelos e na África do Sul, também com pombos, que devem percorrer mais de 1.100 km com um mínimo de interrupções para descanso. Em pombos, é comum a utilização de anti-inflamatórios em geral, além de analgésicos e narcoanalgésicos, com a finalidade de reduzir a dor muscular com consequente melhora das habilidades atléticas. Em camelos, as substâncias mais usadas são cafeína e ácido salicílico.

Em cavalos, a conjunção de vários fatores fisiológicos e anatômicos é a responsável por torná-los campeões. Dentre esses fatores, estão os decorrentes de sua genética, o tamanho do coração, a densidade óssea, os músculos bem formados e grande capacidade respiratória e pulmonar. Além disso, são determinantes na habilidade atlética: alimentação, ambiente, qualidade do treinamento e perícia do jóquei ou cavaleiro.

Pode-se afirmar que os fatores que predispõem à habilidade atlética, independentemente da espécie, estão relacionados com a genética. As condições de ambiente, cuidados e treinamentos permitem que os competidores usem seus atributos naturais para atingir seus melhores resultados.

A velocidade média para humanos em prova de atletismo está em torno de 36 km/hora; para os cavalos em raias de 400 m, por volta de 70 km/hora; para camelos em distâncias de 4 a 10 km, em cerca de 36 km/hora; para cães em corridas de 500 m, em torno de 60 km/hora; e os pombos podem alcançar até 120 km/hora.

## 2. DEFINIÇÃO DE DOPAGEM

A palavra *doping* surgiu no dicionário inglês no final do século XIX, definida como uma mistura de ópio e narcóticos usada em cavalos de corridas. Hoje utilizamos o termo dopagem já consagrado em nosso meio.

Atualmente, o regulamento da International Federation of Horseracing Authorities (IFHA), adotado pela maioria dos países, considera como dopagem o uso de qualquer substância com capacidade de causar ação e/ou efeito, a qualquer tempo, em um ou mais sistemas do organismo animal.

Muitos regulamentos definem a dopagem pela ação farmacológica das substâncias proibidas, listando-as por categorias. Nelas incluem-se, além da própria substância e seus isômeros, também os biotransformados e seus isômeros.

A detecção de substância dopante no fluido biológico de animais em competição é considerada transgressão das leis ou regulamentos que controlam os esportes.

## 3. OBJETIVO DO CONTROLE ANTIDOPAGEM

O controle antidopagem visa preservar a saúde, o bem-estar e a integridade física dos animais, além de melhoria da raça; inclui-se ainda a proteção à integridade física do jóquei e do cavaleiro, evitando acidentes muitas vezes fatais. Nas corridas de cavalos, tem como objetivo também promover a ética nas apostas.

A IFHA em seu artigo 6º coloca como objetivo do controle antidopagem proteger a lisura das corridas, por meio do controle do uso de substâncias que possam dar uma vantagem ou desvantagem na competição, contrários aos méritos inerentes ao cavalo.

## 4. REGULAMENTOS

Os regulamentos visam coibir a dopagem nos esportes e punir os responsáveis pelos animais flagrados no exame antidopagem com alguma substância proibida.

Existem instituições internacionais que regulamentam os eventos competitivos com cavalos, entre elas se destacam a IFHA, da qual o Brasil é signatário, entre mais de 50 outros países ao redor do mundo, a Fédération Equestrian Internationale (FEI) e a Association of Racing Commissioners International (ARCI). No controle antidopagem, destaca-se a Association of Official Racing Chemists (AORC), de que participam especialistas em análises antidopagem e médicos-veterinários ligados a eventos hípicos e turfísticos.

No Brasil, o turfe é regulamentado pelo Código Nacional de Corridas de 1996, em processo atual de revisão pelo Ministério da Agricultura e Agropecuária. Para o hipismo, existe o regulamento aprovado pela Confederação Brasileira de Hipismo (CBH), que, por sua vez, segue o regulamento da FEI. Além desses, cada entidade nacional promotora de eventos tem seu regulamento com devida aprovação em assembleia.

Amostras de urina e sangue são os materiais biológicos de escolha para os exames de controle antidopagem.

## 5. CONSIDERAÇÕES SOBRE SUBSTÂNCIAS PROIBIDAS

A IFHA recomendava política de "tolerância zero" até os anos 1990; hoje, porém, inclui substâncias e medicamentos considerados de uso legítimo no tratamento dos cavalos em competição. Para essas substâncias, existem limites de concentração permitidos, chamados *screening limits*, aceitos internacionalmente e definidos após estudos farmacológicos e farmacocinéticos com ampla casuística e grande investimento financeiro.

Para outras substâncias, aquelas de origem endógena ou que se encontram presentes no meio ambiente ou na alimentação, existem determinados limites de tolerância, são os chamados *thresholds*, que, se ultrapassados, são considerados agentes dopantes. Fazem parte desta lista: arsênico, testosterona, boldenona, estranodiol (para controle da nandrolona), teobromina, 3-metoxitiramina, dimetilsulfóxido, hidrocortisona, ácido salicílico e dióxido de carbono total ($TCO_2$), todos em concentrações específicas.

Os países da Europa, em geral, seguem integralmente as recomendações do IFHA, proibindo toda e qualquer outra substância que não esteja em seu regulamento. Os Estados Unidos, bem como alguns países da América do Sul, permitem a presença de certas substâncias em determinadas concentrações. Dentre elas estão o anti-inflamatório fenilbutazona e o diurético furosemida.

No Jockey Club de São Paulo, é permitido apenas o uso da furosemida, segundo o Regulamento oficializado pelo Ministério da Agricultura, que determina dose, via e tempo de administração pré-corrida, sob custódia do Serviço Veterinário Oficial.

Devido ao acordo internacional da década de 1990, os antibióticos, antimicóticos e antiprotozoários não estão classificados como substâncias proibidas.

Infelizmente muitos treinadores, médicos-veterinários e proprietários entendem ser a medicação parte essencial do treinamento nas corridas e modalidades equestres. Seu abuso, em detrimento do repouso e recuperação, acoberta problemas de saúde, possibilitando aos animais treinar, correr e saltar, sem estar em sua natural higidez, com riscos de acidentes para ambos, cavalo e jóquei ou cavaleiro, além da formação de casuísticas enganosas de vitórias, comprometendo assim a indústria do turfe.

## 6. GENERALIDADES

As maiores áreas de interesse no estudo da fisiologia do exercício equino estão relacionadas aos fatores que contribuem para o desenvolvimento da fadiga durante o exercício e ao processo fisiopatológico da hemorragia pulmonar induzida pelo exercício *exercise induced pulmonary haemorrhage* (EIPH), causado pela fragilidade dos capilares pulmonares.

As formas mais comuns de administração de uma substância são as vias intravenosa, intramuscular e subcutânea. Na forma intravenosa, a substância é rapidamente absorvida; se administrada oralmente, é provável que seja absorvida de forma vagarosa e talvez não completa, para um animal com sistema gastrintestinal complexo como o do cavalo. Na administração oral, os níveis sanguíneos declinam mais vagarosamente se comparados à administração intravenosa. Há também a administração intra-articular, em geral de anestésico ou anti-infla-

matório, quando ocorre o bloqueio temporário do nervo dando imediato alívio da dor.

## 7. SUBSTÂNCIAS PROIBIDAS

### 7.1. Substâncias que afetam a transmissão noradrenérgica

O grupo das anfetaminas é aquele mais comumente utilizado como estimulante do sistema nervoso central (SNC) por aumentar o estado de alerta e diminuir a fadiga com melhora fisiológica do rendimento nas competições esportivas. A anfetamina é um potente estimulante do SNC, atua nos receptores periféricos alfa e beta, aumenta a pressão sanguínea sistólica e diastólica, aumenta o rendimento cardíaco, estimula o centro respiratório e causa modesto aumento na taxa metabólica. Os efeitos periféricos da anfetamina são semelhantes aos de muitas substâncias simpatomiméticas que, após administração oral, são efetivas, com longo tempo de duração. A metanfetamina tem como metabólito a anfetamina e difere desta por ser relativamente lipofílica, ter potente e curta ação e menor ação periférica.

A cocaína é um alcaloide extraído das folhas secas de plantas do gênero *Erythroxylon* e comercializada no mercado negro. Os metabólitos mais conhecidos no cavalo são a benzoilecgonina e o éster metilecgonina formados por hidrólise ou oxidação aromática. Em doses baixas, é um potente estimulante central; em altas, tem efeito depressor, podendo haver diferenças individuais quanto à sensibilidade. Seu mecanismo de ação envolve aumento da concentração de epinefrina nos receptores, resultando em estímulo cerebral. Possui também propriedade anestésica local, aumenta a glicogenólise no tecido muscular, aumenta a velocidade respiratória e a atividade locomotora com consequente melhora no desempenho.

A efedrina aumenta o desempenho do cavalo pela ação estimulante central influenciada pelo efeito na função neuromuscular, causa aumento dos batimentos cardíacos, podendo apresentar arritmias e maior consumo de oxigênio. Assim, a necessidade do controle antidopagem dessa substância se faz não somente em razão da ética nos esportes, mas também da saúde do animal.

### 7.2. Metilxantinas

Cafeína, teofilina e teobromina são metilxantinas muito utilizadas para melhorar o desempenho dos cavalos. São analépticas, bronco e vasodilatadoras e, em razão dos efeitos diurético, estimulante cardíaco e respiratório, são proibidas em corridas de cavalos. Induzem broncodilatação das vias aéreas menores pela inibição das fosfodiesterases e causam antagonismo nos receptores de adenosina. São usadas no tratamento da traqueobronquite branda e podem ser também administradas em conjunto com antibióticos.

Após administração de cafeína, ocorre aumento da norepinefrina nos receptores pós-sinápticos, o que leva a um estímulo do SNC. Estudos com cavalos PSI demonstraram que a cafeína aumenta significativamente o desempenho desses animais nas corridas, com elevação da frequência cardíaca, acompanhada algumas vezes de arritmias.

A teofilina é usada como broncodilatador em animais que sofrem de doença obstrutiva pulmonar. Apesar de a teofilina ter efeitos estimulantes no SNC, confirmados em estudos de desempenho, após administração via intravenosa, sua ação principal é associada ao relaxamento dos músculos lisos e à estimulação cardíaca. A metilação da teofilina resulta em cafeína, seu metabólito presente na urina em baixa proporção.

A teobromina age como relaxante dos músculos lisos, diurético, estimulante cardíaco e vasodilatador coronariano. A diurese é menos pronunciada do que aquela causada pela teofilina, porém é mais duradoura. Ainda que a dose tóxica da teobromina seja relativamente alta, ela é rapidamente absorvida no trato digestivo e eliminada vagarosamente. Assim, doses repetidas podem ser acumulativas, com risco de efeitos tóxicos graves quando as concentrações críticas são alcançadas. A morte ocorre repentinamente por colapso cardíaco.

## 7.3. Narcoanalgésicos

Os analgésicos opioides compreendem substâncias com propriedades semelhantes ao ópio e à morfina. No cavalo, produzem analgesia e estímulo do sistema nervoso central, razão da proibição pelas autoridades de corrida.

O butorfanol e a nalbufina são analgésicos potentes desenvolvidos para substituírem a morfina em razão de apresentarem baixa tendência de indução ao vício pelos humanos. Assemelham-se à morfina nas propriedades analgésicas, mas são narcóticos com ação antagonista. A eficiência no alívio da dor é semelhante àquela obtida com a morfina, pentazocina e meperidina. Comparado à ação da morfina, o butorfanol é sete vezes mais potente; à pentazocina, vinte vezes; e à meperidina, quarenta vezes. Dependendo da dose, o butorfanol mostrou estímulo no sistema nervoso central em *ponies*. Em cirurgias, pode estar associado à detomidina.

Os opioides agonistas são considerados os mais eficientes para analgesia e alívio da dor. Ainda hoje a morfina, o mais antigo opioide, é considerada a melhor opção para controlar a dor do câncer em humanos e em um grande número de outras condições dolorosas. A resposta do cavalo ao opioide agonista inclui alterações do comportamento locomotor. Isto é confirmado por observações das alterações no eletroencefalograma indicando estímulo do SNC.

Alguns opioides agonistas parecem produzir calma e analgesia, enquanto outros em doses muito pequenas causam estimulação motora. Agonistas do receptor μ, tal como derivados do fentanil, podem aumentar a atividade locomotora significantemente. Agonistas do receptor k nem sempre possuem essa resposta. A resposta locomotora nos cavalos, na faixa de administração entre 0,1 a 10 ug/kg é decrescente, sendo o carfentanil o mais potente, seguido pelo 3-metilfentanil, sufentanil, alfa-metilfentanil e o próprio fentanil.

O mecanismo proposto para o estímulo locomotor produzido pelos narcoanalgésicos em certas espécies, incluindo o cavalo e o rato, é a liberação de monoaminas no cérebro. O fentanil produz uma clara estimulação locomotora dose-dependente e reprodutível. Estimulantes como a metanfetamina potencializam o efeito do fentanil.

A etorfina é um opioide analgésico muito potente. Seu uso em cavalos é controverso. Em adição ao seu intenso efeito de analgesia, existe a possibilidade de severa taquicardia, aumento do tônus muscular, toxemia, hipercardia, acidose metabólica,

hiperglicemia e aumento da temperatura corpórea. Produz aumento do estímulo do SNC e da atividade locomotora mesmo em doses extremamente pequenas. É estruturalmente relacionada à morfina, porém 10.000 vezes mais potente, com resposta rápida e de curta duração. Estimula a atividade locomotora, e suas respostas farmacológicas no cavalo incluem taquicardia, depressão respiratória, rigidez das patas e tremores musculares. Por ser potente analgésico, tem sido amplamente usada para captura e imobilização de animais selvagens, como elefantes e rinocerontes, razão de ser conhecida como *elephant juice*.

Em cavalos PSI, a oximorfona provoca aumento de batimentos cardíacos e a metadona tem ação na atividade locomotora semelhante à da morfina. Quanto à morfina e a metadona, por agirem primariamente via receptores opioides tipo μ1, com os quais têm afinidade quase idêntica, apresentam um perfil farmacológico e potencial semelhantes em estimular a atividade locomotora espontânea em cavalos.

O tramadol é um analgésico sintético com efeitos semelhantes aos opioides, ainda que difira estruturalmente. Quando administrado em altas doses por via intravenosa em cavalos, foram relatados sintomas como náusea, tremor, confusão, agitação e taquicardia. Intravenosamente, não induziu sedação, mas causou estímulo do SNC.

## 7.4. Esteroides anabólicos

Ainda que um grande número de esteroides anabólicos seja disponível para uso humano, poucos têm sido desenvolvidos para uso veterinário. São primariamente formulações de esteroides para injeções intramusculares como ésteres de nandrolona, testosterona, boldenona e trembolona. O estanozolol também se encontra disponível para uso veterinário. Existe uma grande variedade de ésteres para uso: decanoato, laurato, fenilpropionato, acetato, undecilato, entre outros. A velocidade de liberação para a corrente sanguínea a partir do sítio de aplicação intramuscular vai depender do tamanho da cadeia de ácido graxo. Quanto maior a cadeia, mais vagarosamente é liberado na circulação, e mais prolongada é a duração de sua ação. Uma vez em circulação, são rapidamente hidrolisados pelas esterases que liberam o esteroide anabólico na forma livre para interagir com os receptores.

São substâncias sintéticas relacionadas aos hormônios sexuais masculinos, os andrógenos. Promovem aumento muscular pela ação anabolizante e desenvolvimento de caracteres sexuais masculinos pela ação androgênica.

Cavalos castrados têm um aumento da testosterona com o passar da idade, porém essa quantidade depende também da idade da castração. A testosterona é produzida primariamente pelos testículos, porém pequena concentração é secretada pela glândula adrenal.

A passada do cavalo é aumentada com uso de esteroides anabólicos, e como consequência o estresse da corrida pode diminuir.

A 19-nortestosterona (nandrolona) é um esteroide anabólico usado para tratamento de doenças debilitantes e para recuperação de cirurgias. Seu uso em cavalos é abusivo e tem intenção de promover o crescimento de planteis jovens e também de aumentar, em geral, seu desempenho. A administração de nandrolona, durante três dias consecutivos, levou os níveis de testosterona a praticamente zero. A administração de esteroides anabólicos provoca considerável redução do tamanho dos testículos de cavalos machos com efeito negativo nos órgãos reprodutivos.

A boldenona é um esteroide anabolizante muito usado em cavalos. Porém, em razão de ser também um metabólito da testosterona, conjugado a sulfato em machos não castrados, foi necessária a determinação de um *threshold* para identificação de sua administração.

O tratamento de 32 garanhões com idades entre 2 e 4 anos com Equipoise® e Decadurabolin®, por meio de injeções intramusculares, no intervalo de 3 semanas, fez com que esses animais apresentassem decréscimo significativo na mobilidade e concentração de espermatozoides, diminuição do tamanho testicular e, dependendo da dose e frequência, alterações severas na espermatogênese.

O estanozolol é prescrito para promover ganho de peso, aumento de apetite, aumento da força e da vitalidade. Especificamente em cavalos aumenta a retenção de nitrogênio e minerais, promovendo um melhor aproveitamento das proteínas da dieta.

A desidroepiandrosterona, DHEA, não tem ação androgênica/anabólica por si só, mas sua conversão à testosterona na Fase I do metabolismo pode levar a um aumento dessa atividade. Com a administração da DHEA ocorre também um grande aumento de conjugados 5α-androstano-3β, 17α-diol, que são metabólitos específicos da testosterona. Além dos biotransformados da DHEA, aumentam também significativamente as concentrações de epiandrosterona e etiocolanolona.

A DHEA é geralmente considerada um pré-hormônio por não se ligar significativamente aos receptores endógenos. Os primatas, incluindo o homem, têm altos níveis circulantes de DHEA e de seu conjugado a sulfato, enquanto no cavalo ela aparece com pelo menos uma ordem de magnitude menor, em nanomol.

Entre os efeitos da DHEA que podem contribuir para um possível aumento do desempenho físico, estão o aumento da massa corpórea, ativação do sistema imunológico, e capacidade de promover um bem-estar físico e psicológico.

## 7.5. Anti-inflamatórios esteroides

Esta classe de substâncias, também chamada de corticoides ou corticosteroides, tem como principais representantes a dexametasona, a betametasona, a hidrocortisona, também denominada cortisol, e a metilprednisolona. São substâncias que têm a capacidade de aliviar a dor pela redução dos efeitos decorrentes do processo inflamatório com consequente redução do edema. Podem influenciar o humor e o comportamento em uma série de espécies. Porém, esse efeito é menos observado em cavalos. Apresentam muitos efeitos colaterais indesejáveis, como supressão do sistema imunológico e inibição da liberação do hormônio corticotrófico (ACTH). Devem ser usados com cautela e na menor dose possível, especialmente para tratamento das doenças inflamatórias crônicas das vias respiratórias baixas em cavalos.

O uso da dexametasona e da betametasona, administradas intra-articularmente é muito difundido. Esta via de administração direta, no sítio de ação, permite o uso de pequenas doses re-sultando em concentrações relativamente baixas na urina em comparação com administrações sistêmicas. Estudos recentes demonstraram que a injeção intra-articular de corticosteroide produz longa e profunda supressão da hidrocortisona endógena. Além disso, certas formulações fazem com que a substância persista no sítio de ação por longo período de tempo, retardando a volta dos níveis normais de cortisol. Existem efeitos adversos para administrações intra-articulares que também devem ser considerados, tais como redução do tecido cartilaginoso em resposta à interferência na circulação ou à perfusão dos tecidos.

A dexametasona tem sido usada por seus efeitos hormonal e metabólico, com objetivo de aliviar dor e inflamação, porém, quanto à alteração no desempenho dos animais, não há conclusão a respeito. Estudos sugerem que cavalos hiperativos diminuem a atividade locomotora espontânea com baixas doses de dexametasona. Por outro lado, doses altas e únicas parecem aumentar essa atividade que, em alguns casos, perdura por vários dias. Além disso, dados reportados mostram que diferentes cavalos respondem de maneira diversa à dexametasona. Após sua administração, ocorrem no plasma aumento da concentração de lactato e glicose e depressão da concentração de cortisol, que permanece inalterada durante o exercício, além da diminuição da concentração de cálcio ionizado e potássio. Seu efeito é de longa duração e é aproximadamente 25 vezes mais potente que o cortisol. É usada comumente no tratamento de várias condições inflamatórias no cavalo, incluindo doenças de pele de fundo alérgico e obstrução pulmonar recorrente. Única dose terapêutica de 10 mg de dexametasona é capaz de suprimir a produção endógena de cortisol por no mínimo 48 horas.

A hidrocortisona (cortisol) e a corticosterona são endógenas e possuem também atividade glicocorticoide. Os glicocorticoides inibem a ação da fosfolipase-A2 e, portanto, o metabolismo do ácido araquidônico, prevenindo a formação de prostaglandinas e leucotrienos. Inibem, além da contração do músculo liso, também a formação de edema e a infiltração celular, tornando-se efetivos no tratamento das doenças inflamatórias das vias respiratórias baixas. Podem aumentar os efeitos de β-agonistas sob certas circunstâncias. Em razão de apresentar, além do efeito anti-inflamatório, marcante efeito no metabolismo das proteínas, lipídios e carboidratos, bem como no balanço eletrolítico e na função imunológica, têm a capacidade de melhorar o desempenho de animais enfermos, com trauma ou submetidos a grande estresse.

Por muitos anos, os corticosteroides têm sido extensivamente usados em cavalos atletas na forma de injeção local. Ainda que a estrutura músculo esquelética dos cavalos seja bem resistente, traumas repetidos causam desgaste e rompimento nos tecidos. A corticoterapia localizada é popular porque elimina a dor, permitindo ao cavalo voltar às corridas mais rapidamente. Muitos clínicos acreditam que o cortisol e seus derivados têm efeitos deletérios nas estruturas articulares, nas quais se observa uma rápida deterioração dos tecidos articulares. Clinicamente os cavalos tratados apresentam dor, inflamação com calcificação periarticular e erosão da cartilagem, ocorrendo também uma diminuição do líquido sinovial. Infelizmente, a frequente e indiscriminada prática de administração intra-articular nos joelhos, sem, no entanto, um diagnóstico preciso, acarreta sérios riscos de lesão de estruturas normais.

## 7.6. Anti-inflamatórios não esteroides

São várias as estruturas químicas que compõem este grupo de substâncias, também chamado *non-steroidal anti-inflammatory drugs* (NSAID), ou anti-inflamatórios não esteroides. As substâncias mais comumente usadas são a fenilbutazona, a flunixina e o cetoprofeno.

A fenilbutazona é um anti-inflamatório usado para o tratamento de danos musculoesqueléticos em cavalos. Reduz a inflamação pela inibição da síntese de prostaglandinas. É metabolizada no fígado por hidroxilação formando principalmente, oxifenilbutazona, que é farmacologicamente ativa, e a gama-hidroxifenilbutazona, inativa, além de muitos outros metabólitos. Estudos com fenilbutazona em tratamento contínuo em cavalos, com altas doses durante oito dias, demonstraram vários efeitos colaterais, como depressão, anorexia, febre moderada e provável diminuição das funções hepáticas, além de leucopenia. O risco de óbito nos tratamentos prolongados de um cavalo com laminite aguda é considerável.

Os NSAIDs, ainda que efetivos para o alívio da dor em cavalos, não são isentos de risco de toxicidade. Outro estudo com fenilbutazona mostrou decréscimo significativo na concentração total de proteína sérica, e especificamente de albumina. Tratamentos com fenilbutazona, flunixina e cetoprofeno mostraram afetar as áreas glandulares do músculo gastrintestinal. Foram observados edema no intestino delgado, erosões e úlceras no intestino grosso. O grupo tratado com fenilbutazona desenvolveu, além disso, cálculos renais e necrose dos rins.

Provavelmente, o segundo NSAID mais largamente empregado em cavalos é a flunixina. É comumente usado para controle da cólica, endotoxemia e desordens musculoesqueléticas. Foi demonstrado que a flunixina aumenta a pressão arterial sistêmica e a resistência vascular intestinal. Durante o exercício, diminui significantemente o consumo de $O_2$ e a produção de $CO_2$, reduz o aumento do lactato por retardar a passagem do metabolismo aeróbico para anaeróbico. Torna as alterações ácido-base no sangue menos intensas e é capaz de diminuir as concentrações de epinefrina e norepinefrina. Muitas vezes, é usada associada à fenilbutazona, o que prolonga seus efeitos farmacológicos combinados, mas que pode também potencializar seus efeitos tóxicos. A flunixina, assim como a fenilbutazona, reduz a resposta inflamatória. Tem sido encontrada nas análises de controle antidopagem associada à furosemida, provavelmente para se beneficiar de seu efeito diurético.

Existe pouca informação sobre os efeitos de NSAIDs no metabolismo da cartilagem articular. Entre os NSAIDs, a fenilbutazona e a flunixina, principalmente, podem alterar o metabolismo da cartilagem resultando em instabilidade da articulação.

## 7.7. Inibidores da cicloxigenase-2 (COX-2)

A maioria dos NSAIDs encontrada no mercado inibe as enzimas COX-1 e COX-2, com pouca ou nenhuma seletividade para qualquer uma das cicloxigenases. Por essa razão, o uso crônico dos NSAIDs causa nos animais lesões gastrintestinais com o desenvolvimento de úlceras e hemorragias. Esses efeitos são associados primariamente à inibição da síntese de prostaglandinas pela COX-1, resultando em alterações regulatórias no fluxo sanguíneo da mucosa gástrica, secreção de bicarbonato e produção do fator alfa da necrose tumoral (TNF-ALFA).

Por essas razões, foram desenvolvidos os inibidores seletivos da COX-2, que são anti-inflamatórios efetivos com poucos efeitos gastrointestinais. Estes agentes, celecoxibe, rofecoxibe, meloxicam, sodoxicam, piroxicam, tenoxicam, isoxicam e lornoxicam, inibem preferencialmente a cicloxigenase-2 (COX-2) em detrimento da cicloxigenase -1 (COX-1), levando a uma tolerância em relação aos efeitos gastrintestinais. Porém, o tratamento com esses medicamentos pode levar a riscos de ataque do coração, problemas hepáticos e choque.

## 7.8. Anestésicos locais

Os anestésicos locais são usados para diminuir reversivelmente a atividade sensorial em áreas restritas do corpo pelo bloqueio da transmissão dos impulsos nervosos. Assim, são utilizados em claudicações causadas pela laminite (*lamness*), podendo estar associados a outros medicamentos, quando em pequenas cirurgias. Pelo fato de diminuir a dor, o cavalo com lesão presente, ao competir, esforça-se mais do que deveria, aumentando a chance de danos musculoesqueléticos e de acidentes, colocando em risco ele próprio e o jóquei, razões contundentes para serem proibidos nas competições. Os principais representantes deste grupo são a mepivacaína, lidocaína, procaína e bupivacaína.

A mepivacaína (carbocaína) e a lidocaína têm estrutura química amídica. A mepivacaína tem duração mais prolongada. A lidocaína é cerca de duas vezes mais potente que a procaína. Quando administradas em cavalos na forma de infiltração têm o objetivo de bloqueio de nervos.

A bupivacaína, por sua vez, é um potente anestésico local, porém com toxicidade quatro vezes maior que a da mepivacaína. Produz bloqueio da condução nervosa nos neurônios sensoriais por retardar o influxo dos íons $Na^+$.

A procaína é um anestésico local distinto, por possuir tanto propriedades de anestésico local como de estimulante central. Pode ser administrada subcutânea ou intramuscularmente com objetivo de analgesia e anestesia local em pequenas cirurgias. Altos níveis de procaína causam estímulo central e podem afetar o desempenho de cavalos de corrida por causar grande excitação. Tem efeito anestésico muito rápido e de curta duração. Encontra-se também em formulações associada à penicilina.

## 7.9. β-Agonistas

Os β2-agonistas são aminas simpatomiméticas usadas clinicamente na terapia respiratória como broncodilatadores por estímulo dos receptores β2 no músculo liso dos brônquios. Demonstra-se também que eles possuem funções anabólicas e catabólicas. Aumentam a produção de proteínas e reduzem a deposição de gorduras, sendo, portanto, usados para a produção de "carnes magras". Quando não seletivos, podem ocorrer efeitos colaterais indesejáveis por estímulo dos receptores β1 do sistema cardiovascular. Estudos em cavalos após inalação indicaram que os β2-agonistas alteram seu mecanismo respiratório.

São representantes deste grupo o salbutamol, o clembuterol e a terbutalina. O salbutamol estimula preferencialmente os receptores β2-adrenérgicos, o que suporta sua classificação como um agonista desses receptores.

O clembuterol é administrado terapeuticamente por via intravenosa, oral ou nebulização, para produzir broncodilatação em cavalos que sofrem de doença crônica ou aguda das vias respiratórias baixas. Nos casos crônicos ou severos, podem ser necessárias altas doses e tratamento de longa duração, porém essas doses frequentemente apresentam efeitos colaterais como sudorese, tremores e taquicardia. Pode ainda levar a um aumento da parede do ventrículo esquerdo, espessamento da parede do septo interventricular, bem como aumento das dimensões do diâmetro da aorta, tanto em animais em exercício como naqueles colocados fora de exercício, provavelmente em razão do efeito negativo que ocorre na função cardíaca. Nada foi confirmado em relação ao aumento do desempenho dos cavalos durante as corridas.

Entre as ações dos $\beta2$-agonistas, incluem-se a broncodilatação e a vasodilatação periférica, efeitos desejados do clembuterol. Os $\beta2$-agonistas podem também mostrar certa atividade $\beta1$ causando aumento dos batimentos cardíacos. O clembuterol é útil no alívio de muitas desordens respiratórias como a doença obstrutiva dos pulmões e pode ter efeito profilático no tratamento da Hemorragia Pulmonar Induzida pelo Exercício (EIPH), porém esse efeito não foi comprovado, uma vez que o clembuterol não diminui a hipertensão pulmonar, que é a causa da ruptura dos pequenos vasos dos pulmões.

Alguns $\beta2$-agonistas como o salbutamol têm efeito central com atividade antidepressiva. Essa ação é reflexo do aumento de serotonina (*turnover)* no cérebro. Tremores são frequentemente relatados como efeito colateral da administração de $\beta2$-agonistas, e isso resulta de uma excitação somatomotora.

O clembuterol não produz alteração no comportamento locomotor, nem potencializa o estímulo locomotor induzido por narcóticos. Neste aspecto, difere de outros broncodilatadores simpatomiméticos, como a efedrina, que aumentam a atividade locomotora e potencializam o efeito locomotor induzido por narcóticos. O clembuterol causa diminuição da resistência das vias respiratórias e causa também vasodilataçao periférica.

O sulfato de terbutalina administrado por nebulização a cavalos produz uma diminuição na pressão esofágica e na velocidade de respiração.

## 7.10. Parassimpatolíticos

As substâncias parassimpatolíticas são muito efetivas como broncodilatadores em cavalos. Agem como antagonistas nos receptores muscarínicos dos receptores do músculo liso das vias respiratórias.

A atropina, o glicopirrolato e o brometo de ipratropium têm sido usados em cavalos como broncodilatadores. A atropina e o glicopirrolato são administrados por inalação e por via parenteral. O brometo de ipratropium é administrado por inalação na forma de aerossol diretamente na árvore traqueobrônquica para minimizar possíveis efeitos colaterais que ocorrem com a administração sistêmica de drogas antimuscarínicas.

Muitos efeitos colaterais estão associados com o uso de agentes parassimpatolíticos broncodilatadores em cavalos. Eles podem causar ressecamento das vias respiratórias, predispondo essas vias à infecção. Podem ainda diminuir a mobilidade do sistema gastrintestinal e causar cólicas. Outros efeitos colaterais incluem midríase e elevação dos batimentos cardíacos.

A lobelina é utilizada em cavalos como estimulante respiratório. Aumenta o volume respiratório, acelera a velocidade de respiração e aumenta a pressão sanguínea. Mostra efeitos semelhantes àqueles apresentados por cavalos submetidos a exercício extenuante.

## 7.11. $\beta$-Bloqueadores

Os $\beta$-bloqueadores, também chamados antagonista do receptor $\beta$-adrenérgico ou bloqueador beta-adrenérgico, são utilizados para controle da taquicardia e tratamento de doenças cardiovasculares.

O sotalol ($\beta$ não seletivo), propranolol ($\beta1$ e $\beta2$), metoprolol ($\beta1$ seletivo), atenolol ($\beta1$ seletivo), oxprenolol ($\beta$ não seletivo) e timolol ($\beta$ não seletivo) são usados em cavalos durante eventos hípicos para controle da taquicardia excessiva e, em corridas, podem ser usados para diminuir sua velocidade. O sotalol é eliminado inalterado na urina, com pico máximo entre 1 e 3 horas após administração intravenosa e 4 e 6 horas na administração oral.

Os antagonistas $\beta1$-adrenérgicos são usados clinicamente para tratamento de várias desordens cardiovasculares. Eles causam fadiga muscular e reduzem o desempenho em indivíduos saudáveis.

## 7.12. $\alpha2$-Agonistas

Em medicina veterinária, os $\alpha2$-agonistas são usados primariamente para manejo de grandes animais, como sedativos ou tranquilizantes de curta duração.

A xilazina é o representante mais amplamente utilizado em cavalos. Tem a propriedade de, minutos após a injeção intravenosa, aquietar o cavalo, que passa a se mover menos, apresentando inspirações profundas e gradual queda da cabeça. Associado à detomidina apresenta efeitos neurológicos e cardiovasculares. Tanto a xilazina quanto a detomidina produzem uma profunda resposta hipertensiva.

Como sedativo, o efeito do guanabenzo perdura de 3 a 4 horas, com máxima analgesia por cerca de 1 hora, considerada a mais prolongada dos $\alpha2$-agonistas. Medetomidina, romifidina e xilazina têm máxima analgesia com menor duração. A queda nos batimentos cardíacos com guanabenzo ocorre por cerca de 3 horas, enquanto os outros apresentam menor duração.

O volume urinário aumenta muito após a administração de $\alpha2$-agonistas com concomitante queda na densidade específica. O guanabenzo tem a maior duração de aumento do volume urinário, cerca de 3 horas, enquanto a xilazina, de 1 hora.

A detomidina é uma substância não narcótica usada no mercado veterinário de grandes animais. É um potente $\alpha2$-agonista, classificado como um sedativo analgésico e relaxante muscular. É altamente lipofílica e rapidamente absorvida, possuindo uma grande afinidade pelo SNC. O maior sinal de sedação é a queda da cabeça, das pálpebras e dos lábios e em alguns casos com produção de saliva espumosa. Age centralmente e perifericamente alterando as funções cardiorrespiratórias. Eleva o limiar da dor pelo efeito analgésico. Os efeitos de diminuição da atividade espontânea, queda da cabeça com maior intensidade e diminuição da velocidade cardíaca e respiratória, são dose-dependente. Foram observados bradicardia, bradipneia, midríase e alteração da temperatura retal após administração de dose analgésica.

Postula-se que pequenas doses desses analgésicos administrados intra-articularmente podem ser efetivos para mascarar a dor na articulação. A detomidina e a romifidina têm sido usadas na forma de injeção intra-articular para promover analgesia.

## 7.13. Diuréticos

A furosemida é o fármaco de maior representatividade deste grupo. É um potente diurético de alça muito usado para controle e prevenção da hemorragia induzida por exercício (EIPH). Pode interferir com a detecção de outras substâncias terapêuticas ao reduzir suas concentrações na urina pela diurese. Sua eficácia é questionada, uma vez que cavalos administrados continuam apresentando EIPH. Foi demonstrado que a furosemida diminui tanto a pressão sistêmica quanto a pulmonar, efeitos explicados pela contração do volume por diurese.

A EIPH é causada pelo aumento da pressão no esôfago e brônquios e /ou artérias pulmonares durante o exercício, enquanto a furosemida diminuiria a incidência ou severidade dessa condição. Foi demonstrado também agir como broncodilatador, pois produz maior sincronia no enchimento dos pulmões diminuindo as forças exercidas nos tecidos pulmonares por ocasião de exercício extenuante.

A furosemida pode também alterar o desempenho do animal em razão da perda de peso pela eliminação de água antes da corrida, ainda que a justificativa de sua administração seja o controle da EIPH.

## 7.14. Promazínicos

Os promazínicos mais utilizados são a clorpromazina, promazina, propionilpromazina e acepromazina. A clorpromazina exerce um efeito negativo no desempenho do cavalo na corrida, decorrente da ação na função neuromuscular. A promazina causa efeitos sedativos, diferindo dos barbituratos por produzir baixa ataxia e incoordenação motora.

A propionilpromazina é um potente tranquilizante fenotiazínico não recomendado para uso em equinos em razão de seus efeitos colaterais. Foi introduzido na medicina veterinária nos Estados Unidos em 1963. Originalmente foi usada em grandes e pequenos animais como tranquilizante ou pré-anestésico. Em 1966, foi reportada em um estudo a paralisia irreversível do pênis em cavalos que receberam a dose recomendada. Em 1969, a FDA retirou a aprovação para uso em cavalos. Ainda que não aprovada, é usada ilegalmente para alterar as condições dos cavalos em corridas.

A acepromazina é um tranquilizante fenotiazínico frequentemente prescrito para cavalos. Geralmente apresenta efeito calmante, produzindo depressão cardiovascular e respiratória, e redução do hematócrito. Estudos sugerem que pode elevar ou diminuir a atividade locomotora, dependendo do intervalo de tempo que a substância foi administrada.

## 7.15. Dióxido de carbono

Durante o exercício intenso, há produção de ácido lático nos músculos, que, ao se acumular, responde em forma de fadiga. Para retardar o cansaço e neutralizar o ácido lático, alguns treinadores utilizam o recurso do uso de bicarbonato de sódio ($NaHCO_3$), cuja ação tende a ser maior nas corridas que duram de 2 a 4 minutos. A quantidade usada está na faixa de centenas de gramas misturadas, sob agitação, com cerca de um litro de água. Essa mistura é conhecida como *Milk Shake*. A administração é feita por via oral ou sonda estomacal. A detecção é feita medindo-se a concentração total de dióxido de carbono ($TCO_2$) no sangue ou no plasma antes da corrida.

Em razão de o bicarbonato ser substância endógena, o limite tolerado de dióxido de carbono disponível *threshold* é de 36 mM/L de plasma. Se os níveis estiverem acima desse valor, o cavalo é desqualificado.

A administração de uma quantidade elevada de $NaHCO_3$ pode ser contraprodutiva, uma vez que afeta o sistema nervoso do cavalo, causando também câimbras. O nível de $NaHCO_3$ no plasma aumenta quando se administra concomitantemente furosemida.

O $NaHCO_3$ tem sido usado por atletas humanos para melhorar o desempenho durante exercícios de alta intensidade e curta duração. Os cavalos de corrida também têm sido tratados com $NaHCO_3$ na esperança de se obter aumento de desempenho nas corridas. Durante a corrida, a produção de lactato é alta e o acúmulo de íons $H^+$ leva à diminuição do pH, produzindo acidose. O $NaHCO_3$ é portanto administrado para aumentar a capacidade de tamponamento do organismo elevando a taxa de transporte dos íons $H^+$ do músculo para o sangue. Vários estudos têm demonstrado que a administração de bicarbonato leva a uma marcada alcalose metabólica, bem como a níveis aumentados de lactato com alterações dos eletrólitos no pré e no pós-exercício.

Resultados de estudos mostrando a influência do bicarbonato no desempenho de cavalos são conflitantes. Estudos sobre exercício intensivo em raias de 1.000 e 1.600 m falharam em demonstrar qualquer aumento significativo no tempo da corrida após administração de $NaHCO_3$. Contudo, ocorreram alterações metabólicas, tais como diminuição do acúmulo da amônia no plasma, aumento da concentração de lactato no plasma e diminuição no gasto de ATP no músculo.

O uso de agentes alcalinizantes antes da corrida permanece popular, apesar da pouca evidência científica de aumento do desempenho do cavalo.

## 7.16. Hormônios peptídicos e substâncias relacionadas

Nos últimos anos, a gonadotrofina coriônica humana (*human chorionic gonadotrophin* – hCG), o hormônio do crescimento (*growth hormone* – GH), o *corticotrofic hormone* (ACTH), a eritropoietina (*erithropoietine* – EPO) e a insulina têm recebido considerável interesse no campo do controle antidopagem nos esportes.

### 7.16.1. *Gonadotrofina coriônica*

A administração da gonadotrofina coriônica humana faz com que haja um aumento substancial na concentração de testosterona de cavalos machos não castrados.

O hCG é uma glicoproteína produzida pela placenta humana. Ela é extraída e purificada a partir de urina de mulheres grávidas e age como estimulante das células de Leydig dos testículos. A administração de hCG estimula a esteroidogênese no testículo de equinos, promovendo assim aumento substancial na concentração de testosterona de cavalos machos não castrados.

### 7.16.2. *Hormônio de crescimento*

A somatotrofina, mais conhecida como hormônio de crescimento (GH) é uma substância muito potente biologicamente. Age tanto no crescimento quanto no peso e também tem influência nos processos metabólicos, tais como lactação, reprodução, função imunológica e síntese de esteroides. Essas propriedades poderiam acelerar o amadurecimento e a capacidade de correr do cavalo. São biomoléculas com alto potencial biológico para serem usados como agentes de dopagem.

O hormônio de crescimento é excretado pelo lóbulo anterior da glândula pituitária e é encontrado no plasma e na urina.

O principal sítio de ação do hormônio de crescimento é o fígado, onde há produção do Fator de Crescimento, semelhante à insulina 1 (*Insulin-like growth factor-1*, IGF-1). A análise da somatotrofina não é simples, porém o Fator de Crescimento tem sido utilizado para fins de diagnóstico, como indicador de sua atividade.

A forma recombinante do hormônio do crescimento bovino ou do porco (rbGH) tem sido a fonte mais abundante de hormônio do crescimento utilizado em cavalos. Após sua administração, foi observado um aumento significativo na contagem das células brancas e vermelhas. Seu uso terapêutico tem a finalidade de melhorar as condições do organismo, produzindo efeitos benéficos em vários tecidos incluindo ossos e cartilagens.

### 7.16.3. *Hormônio corticotrófico*

O ACTH, um polipeptídeo com 39 aminoácidos, ou seu sucedâneo sintético são administrados ao cavalo para aumentar a produção endógena de cortisol. O cortisol é um hormônio produzido pela glândula adrenal para limitar a resposta do organismo ao estresse.

A administração de corticosteroides tanto sintéticos quanto naturais interfere com a produção natural endógena de corticosteroides pelo córtex adrenal.

O desempenho do cavalo tende a melhorar pela redução da inflamação, aumento da disponibilidade de glicose e pela euforia que é frequentemente induzida pelo cortisol.

### 7.16.4. *Eritropoietina*

A eritropoietina recombinante humana é a única eritropoietina comercialmente disponível, usada no esporte equino para estimular a produção de células vermelhas, o nível de hemoglobina e a capacidade de energia aeróbica de um cavalo. Esses benefícios são questionáveis para o cavalo, já que ele tem reserva esplênica de células vermelhas que pode ser liberada na circulação durante o exercício causando um aumento do hematócrito em cerca de 33%. Existem relatos de que os cavalos podem desenvolver anemia não regenerativa após múltiplas injeções num período de várias semanas. Também existem especulações de que o sistema imune do cavalo, ao reconhecer a EPO humana como proteína estranha, possa formar anticorpos contra ela. Esses anticorpos formam reação cruzada com a EPO endógena, inibindo a produção natural de células vermelhas.

A eritropoietina humana é um hormônio glicoprotéico com 34,4 kDa. Essa citoquina é produzida predominantemente nos rins para aumentar a produção de precursores de células vermelhas na medula óssea quando a disponibilidade de oxigênio é baixa. Desde o isolamento em 1985 do gene da EPO humana, a indústria farmacêutica tem produzido regularmente numerosos derivados da eritropoietina humana recombinante (rHuEPO) com diversas linhas de células de mamíferos disponibilizando grande número de diferentes moléculas de rHuEPO no mercado.

Os Estados Unidos e a Europa foram os primeiros países a considerarem a EPO como agente de dopagem por aumentar o transporte de oxigênio e a capacidade aeróbica de cavalos de corrida. Três gerações de moléculas rHuEPO têm sido relatadas, a saber: Dynepo® primeira geração (epoietina δ), Aranesp® segunda geração (darbopoietina α) e Mircera® terceira geração (PEG-epoietina β). A detecção dessas moléculas é feita com o auxílio da genômica, proteômica e metabolômica.

Em cavalos, os perigos da administração da eritropoietina são mais severos do que em humanos, em razão do alto risco de criar trombos, provocar aumento da viscosidade do sangue e hipertensão, levando ao infarto do órgão atingido, além da formação de anticorpos contra a EPO do próprio cavalo, o que pode levar a anemia fatal.

Assim, o abuso do uso de eritropoietina, além de comprometer a saúde do cavalo atleta, configura dolo e compromete a lisura das apostas.

### 7.16.5. *Insulina*

A insulina é um hormônio polipeptídio produzido no pâncreas, regula o metabolismo dos carboidratos e exerce uma série de efeitos no metabolismo das gorduras e na atividade do fígado em armazenar e liberar a glicose. A administração de insulina aumenta o glicogênio muscular antes da competição ou durante as fases de recuperação, estimula a produção de massa muscular pela inibição da quebra proteica melhorando assim a resistência dos atletas. Existem numerosos protocolos para uso de insulina juntamente com esteroides anabólicos, com hormônio do crescimento, ou Fator de crescimento semelhante à insulina 1 (IGF-1), com a intenção de aumentar e melhorar a massa e a definição muscular.

### 7.17. Dopagem genética

No mundo altamente competitivo e lucrativo dos esportistas profissionais humanos, bem como na "indústria" de cavalos de corrida, a prática da dopagem genética poderá tornar-se um desafio para as autoridades que organizam eventos esportivos.

Competidores frequentemente empenham-se em complementar sua habilidade inata com suplementos e substâncias que possam aumentar seu desempenho atlético ou que os façam resistir e recuperar-se mais rapidamente de treinamentos exaustivos.

Configuram dopagem genética a presença principalmente de três componentes:

1. identificação de genes que melhorarão o desempenho físico;
2. identificação de sequências promotoras de um tecido específico que irão compor um gene externo capaz de uma adequada expressão gênica em uma localização-alvo apropriada;
3. desenvolvimento de vetores de transferência para introdução dos genes no hospedeiro.

Em cavalos, a identificação de genes relevantes é incerta quando comparada com seres humanos; essa variação ocorre em razão das significativas diferenças fisiológicas que existem entre as espécies. Por exemplo, é pouco provável que o uso da eritropoietina (EPO) em cavalos exerça o mesmo efeito obtido em seres humanos, pois o cavalo, pela sua fisiologia, já armazena uma quantidade extra de hemácias no baço, que são liberadas na circulação em caso de necessidade, tornando incerto o efeito desse agente. Podem ocorrer alguns efeitos imprevisíveis advindos da prática da dopagem gênica, além daqueles autoimunes.

Em animal PSI, a habilidade em correr é uma complexa e balanceada interação entre vários fatores que incluem o tamanho do coração, função muscular, proporção otimizada da força óssea/peso, boa respiração e temperamento adequado. Alterar qualquer um desses sistemas pode levar a uma quebra catastrófica em um ou outro componente, fazendo com que não ocorra uma melhora no desempenho. O PSI já sofre frequentemente de muitas complicações causadas por uma intensa seleção de linhagens com habilidade em correr. As tentativas em aumentar sua força muscular e velocidade poderão levar a um aumento de problemas ósseos e de tendões.

Os riscos envolvidos no *doping* genético podem ser muito sérios e estão relacionados com os vetores usados para transferência do material genético. Incluem reações imunes, capacidade em gerar vírus competentes para replicação, transgene codificado, ou, ainda, a possível ocorrência de expressão gênica descontrolada.

## 7.18. Suplementos e nutracêuticos

Os nutracêuticos são considerados muitas vezes substâncias para melhorar o desempenho, ou como agentes destinados a corrigir ou prevenir alguma disfunção ou alteração metabólica. Exemplos de produtos que entram nessa categoria incluem a glucosamina, sulfato de condroitina, glicosaminoglicanos polissulfatados, ácidos graxos de cadeia longa insaturada e Ômega 3.

Muitos dos suplementos dietéticos não oferecem benefícios para a saúde ou para o desempenho, podendo exercer efeito contrário quando ingeridos em altas doses e por tempo prolongado. Alguns suplementos contêm doses excessivas de ingredientes potencialmente tóxicos, enquanto outros não contêm a quantidade indicada no rótulo.

Existem evidências de que em muitos suplementos existam substâncias proibidas pelos órgãos reguladores, mas que não estão declaradas no rótulo. Os contaminantes incluem uma variedade de esteroides anabólicos androgênicos, incluindo testosterona e nandrolona, bem como pró-hormônios desses compostos, além de efedrina e cafeína. A origem desses contaminantes pode na maioria dos casos ser proveniente da má qualidade da manufatura desses suplementos, mas existem também evidências de adulteração deliberada desses produtos.

## 7.19. *Designer drugs*

Existem estimativas de que no mínimo 1.000 substâncias potentes são facilmente preparadas em laboratórios clandestinos, como *designers drugs*. Atualmente cerca de 5.000 substâncias em uso são consideradas legais. Drogas antigas usadas há 30 anos voltam como drogas ilegais, tais como sulfato de amônio, etanol, tetramisol, formaldeído, estricnina, guanabenzo e clonidina.

*Designer drugs* são moléculas modificadas quimicamente a partir de moléculas conhecidas com o intuito de que possam ter sua atividade potencializada ou detecção dificultada. Por exemplo, as moléculas de esteroides anabólicos androgênicos que, ao terem sido manipuladas por químicos inescrupulosos, resultaram na tetra-hidrogestrinona, utilizada em esporte humano. A norboletona não é uma *designer drug*, foi sintetizada em 1966 para certas aplicações médicas, mas nunca foi comercializada. Como a intenção do uso é evitar a detecção, ela cai na mesma categoria das *designer drugs*.

Substâncias usadas no esporte humano como *designer drugs* podem, não raro, ser também utilizadas nos esportes equestres.

## 8. *GREYHOUNDS*

O uso de substâncias anti-inflamatórias é proibido em cães de corrida da raça *greyhound* da mesma maneira que em cavalos quando em competições. No cavalo, a presença de flunixina em biofluidos é pouco provável que se origine de fonte diferente que não seja de administração, quer como medicamento, quer por uso doloso, porém, em cães, pode além dessas fontes, resultar da alimentação contaminada nos matadouros.

A prática da administração de esteroides androgênicos é comum em fêmeas de *greyhound* para evitar o estro. Além de suas atividades androgênicas, muitos desses compostos têm forte ação anabólica que podem afetar o comportamento e o desempenho em corridas, por meio do aumento da massa muscular e resistência. As substâncias mais comuns utilizadas com esse propósito são a progesterona e a testosterona. Considerando que a progesterona pode produzir efeito adverso a preferência do uso recai na testosterona. O Durateston® (testosterona) é administrado por via intramuscular e tem longa duração; o Orandrone® (metiltestosterona) é uma preparação oral que requer várias doses para produzir efeito. Para preservar a saúde e o bem-estar dos *greyhounds*, tais substâncias são proibidas. Porém, o grande dilema recai no fato de que elas também são usadas para controlar o estro. Os treinadores afirmam que, ao se proibir o uso de estrógenos, progesterona ou compostos similares sintéticos, não há como controlar o estro, o que poderá reduzir significativamente o desempenho ou causar nos cães falso estado de prenhez.

Os bloqueadores β-adrenérgicos como o timolol têm sido detectados em *greyhounds* e provavelmente são usados para diminuir a ansiedade nos cães de corrida.

O carprofeno é muito usado em cães para aliviar a dor e inflamação na osteoartrite.

Relatos informam que casos positivos de procaína podem decorrer de alimentos a base de carne, contaminados pela presença de penicilina-procaína, oferecidos a esses animais antes das corridas.

## 9. BIBLIOGRAFIA

BAILLY-CHOURIBERRY, L.; NOGUIER, F.; MANCHON, L.; PIQUEMAL, D.; GARCIA, P.; POPOT, M.A.; BONNAYRE, Y. Blood cells RNA biomarkers as a first long-term detection strategy for EPO abuse in horseracing. *Drug Test Anal.*, v.2, n.7, p.339-345, 2010.

BINNS, M. Genetic doping – an overview. In: INTERNATIONAL CONFERENCE OF RACING ANALYSTS AND VETERINARIANS, 15., 2004, Dubai. *Proceedings...*Newmarket. R&W Communications, 2005, p.7-10.

BIRKS, E.K.; DURANDO, M.M.; SOMA, L.R.; UBOH, C.E. Anti-rhEPO antibodies in racehorses: defining the problem. In: INTERNATIONAL CONFERENCE OF RACING ANALYSTS AND VETERINARIANS, 16., 2006, Tokyo. *Proceedings ...* Newmarket. R&W Communications, 2007. p.409.

BLOCKWELL, M.; KNOX, J.; STENHOUSE, A.; RALSTON, J. The identification of metabolites of testosterone, 19-nortestosterone and 1-dehydrotestosterone in greyhound urine. In: INTERNATIONAL CONFERENCE OF RACING ANALYSTS AND VETERINARIANS, 9., 1992, New Orleans. *Proceedings...*v.I, CRAV and The Depart. of Vet. Physiology, p.57-68.

D'ARCY-MOSKWA, E.; NOBLE, G.K.; WESTON, L.A.; BOSTON, R.; RAIDAL, S.L. Effects of meloxican and phenylbutazone on equine gastric mucosal permeability, *J. Vet. Intern. Med.*, v.26, n.6, p.1494-1499, 2012.

DEHENNIN, L.; BONNAYRE, Y.; PLOU, P. Human nutritional supplements in the horse: comparative effects of 19-norandrostenedione and 19-norandrostenediol on the 19-norsteroid profiles and consequences for doping control. *J. Chromatography, B. Analyt. Technol. Biomed. Life Sci.*, v.766, n.2, p.257-263, 2002.

DEHENNIN, L.; BONNAIRE, Y.; PLOU, P.; POPOT, M.A. The effect of oral dehidroepiandrosterone administration on the androgens profile in plasma and urine of the mare and gelding. In: INTERNATIONAL CONFERENCE OF RACING ANALYSTS AND VETERINARIANS, 12., 1998, Newmarket, Proceedings... Vancouver. *Proceedings...* Newmarket. R&W Communications, 2000. p.113-117.

FIGUEIREDO, J.P.; MUIR, W.W.; SAMS, R. Cardiorespiratory, gastrointestinal, and analgesic effects of morphine sulfate in conscious healthy horses. *Am. J. Vet. Res.*, v.73, n.6, p.799-808, 2012.

FOREMAN, J.H.; BERGSTROM, B.E.; GOLDEN, K.S.; ROARK, J.J.; COREN, D.S.; FOREMAN, C.R.; SCHUMACKER, S.A. Dose titration of the clinical efficacy of intravenously administered flunixin meglumine in a reversible model of equine foot lameness. *Equine Vet. J. Suppl.*, v.43, p.17-20, 2012.

FUJII, S.; INADA, S.; YOSHIDA, S.; KUSANAGI, C.; MIMA, K.; NATSUMO, Y.; NAKAJIMA, T. Pharmacological studies on doping drugs for horses. In: TOBIN, T.; BLAKE, J.W.; WOODS, W.E. THIRD INTERNATIONAL SYMPOSIUM ON EQUINE MEDICATION CONTROL. 3., 1979, Lexington. *Proceedings...*Kentucky. Int. Equine Med. Control Group/The Depart. of Vet. Science.1980, p.323-345.

HO, E.N.M.; WAN, T.S.M.; WONG, A.S.Y.; LAM, K.K.H.; STEWART, B.D. Identification of insulin and its analogues in equine urine and plasma. In: INTERNATIONAL CONFERENCE OF RACING ANALYSTS AND VETERINARIANS, 18., 2010, Queenstown. *Proceedings....* Auckland. Dunmore Publishing Ltd. 2012, p.101-111.

HINCHCLIFF, K.W.; MUIR, W.W. Pharmacology of furosemide in the horse: a review. *J.Vet. Intern. Med.*, v.5, n.4, p.211-218, 1991.

KAMERLING, S.G.; BARKER, S.A.; SHORT, C.R.; KEOWEN, M.L.; OWENS, J.G; BAGWELL, C.A. Models for assessing stimulation depression and analgesia: relevance to calculation of threshold values. In: INTERNATIONAL CONFERENCE OF RACING ANALYSTS AND VETERINARIANS, 9., 1992. New Orleans. *Proceedings...*v.II, CRAV and The Depart. of Vet. Physiology, p.153-164.

KNIGT, P.K.; SUANN, C.J. Equine performance – lessons from contemporary exercise physiology. INTERNATIONAL CONFERENCE OF RACING ANALYSTS AND VETERINARIANS, 15., 2004, Dubai. *Proceedings...*Newmarket. R&W Communications, 2005, p.359-364.

KOCK, S.S.; BOSHOFF, R.; JOGI, P.; SWANEPOEL, B.C. An investigation of performance enhancing drug use in pigeon racing and development of suitable faeces testing methodology. In: INTERNATIONAL CONFERENCE OF RACING ANALYSTS AND VETERINARIANS, 15., 2004, Dubai. *Proceedings...*Newmarket. R&W Communications, 2005, p.359-364.

KOLLIAS-BAKER, C.; MAXWELL, L. Duration of suppression of hydrocortisone production and detection period following oral administration of dexametasone. In: INTERNATIONAL CONFERENCE OF RACING ANALYSTS AND VETERINARIANS, 15., 2004, Dubai. *Proceedings...*Newmarket. R&W Communications, 2005, p.119-125.

KWOK, W.H.; LEUNG, D.K.K.; LEUNG, T.S.M.; WAN, T.S.M.; WONG, C.H.F.; WONG, J.K.Y. Detection of some designer steroids in horse urine. In: INTERNATIONAL CONFERENCE OF RACING ANALYSTS AND VETERINARIANS, 16., 2006, Tokyo. *Proceedings ...* Newmarket. R&W Communications, 2007, p.120-129.

LLOYD, D.R.; ROSE, R.J. Effects of sodium bicarbonate on fluid, electrolyte and acid-base balance in racehorses. *Br. Vet. J.,* v.151, n.5, p.2201-2209, 2001

LAMBERT, M.B.T.; KELLY, R.; EVANS, J.A. Urinary theobromine after adding cocoa husks to horse's feed. In:. INTERNATIONAL CONFERENCE OF RACING ANALYSTS AND VETERINARIANS, 6., 1985, Hong Kong. *Proceedings...*Hong Kong. Macmillan Publishers (HK) Limited. 1987, p.137-141.

MACHNIK, M.; KAISE, S.; KOPPE, S.; KETZMAN, M.; TOUTAIN, P.L.; SHENK, I.; DUE, M.; GUDDAT, S.; SCHANZER, W. Pharmacokinetic data of methylxanthines in horses after iv and oral administration of caffeine, theobromine and theophylline. In: INTERNATIONAL CONFERENCE OF RACING ANALYSTS AND VETERINARIANS, 17., 2008, Antalya. *Proceedings...* Newmarket. R&W Communications, 2009, p.132-133.

RESPONDEK, F.; LALLEMANT, A.; JULLIAND, V.; BONNAIRE, Y. Urinary excretion of dietary contaminants in horses. *Equine Vet. J. Suppl.*, v.36, p.664-667, 2006.

SCHUBACK, K.; KALLINGS, P.; BONDESSON, U.; ESSÉN-GUSTAVSSON, B.; PERSSON, S. Effect of sodium bicarbonate treatment on anaerobic metabolism and total carbon dioxide in plasma during post exercise recovery. In: INTERNATIONAL CONFERENCE OF RACING ANALYSTS AND VETERINARIANS, 12. 1998, Vancouver. *Proceedings ...* Newmarket. R&W Communications, 2000, p.14-19

SHULTZ, T.; COMBIE, J.; DOUGHERTY, J.; TOBIN, T. Variable interval conditioning in the horse: a sensitive measure of behavior. In: INTERNATIONAL SYMPOSIUM ON EQUINE MEDICATION CONTROL, 3., 1979, Lexington. *Proceedings...*Kentuchy. Int. Equine Med. Control Group/The Depart. of Vet. Science. 1980, p.367-379.

SOMA, L.R.; UBOH, C.E.; MAY, L.; TELEIS, D. The effects of inhaled salbutamol on respiratory mechanics and gas exchange in the horse. In: INTERNATIONAL CONFERENCE OF RACING ANALYSTS AND VETERINARIANS, 12., 1998, Vancouver. *Proceedings ...*Newmarket. R&W Communications, 2000, p.305.

TANG, P.W.; IP, W.C.; LAW, W.C.; WAN, T.S.M.; CRONE, D.L. Further studies on the testosterone for threshold gelding. In: INTERNATIONAL CONFERENCE OF RACING ANALYSTS AND VETERINARIANS, 12., 1998, Vancouver. *Proceedings ...* Newmarket. R&W Communications, 2000, p.107-112.

TOBIN, T. *Drugs and the performance horse.* Springfields: Charles C. Thomas Publisher, 1981.

TOBIN, T.; DHANJALL, J.K.; WILSON, D.V.; HUGHES, C.G.; KARPISEUK, W.; SPENCER, W.; THARAPPEL, J.; DIRIKOLU, L.; LEHNER, A.; ROBINSON, N.E. Tramadol in the horse: a preliminary report on its detection, pharmakocinetics and pharmacodynamic responses. In: INTERNATIONAL CONFERENCE OF RACING ANALYSTS AND VETERINARIANS, 17., 2008. Antalya. *Proceedings...* Newmarket. R&W Communications, 2009, p.106-115.

VINE, J.H.; SELVADURAI, N.S.; GLOWACKI, L.L.; KRSTVSKA, P.W.; ZAHRA, P.W.; O'CALLAGHAN, P. The metabolism and excretion of betamethasone sodium phosphate and betamethasone acetate in horse after intra-articular injection. In: INTERNATIONAL CONFERENCE OF RACING ANALYSTS AND VETERINARIANS, 16., 2006, Tokyo. *Proceedings ...* Newmarket. R&W Communications, 2007, p.167-171.

VINE, J.H.; BATTY, D.C.; WYNNE, P.M.; JENKINS, M.A.; LIND, K.L.; MASON, E. The detection of beta-adrenergic blocking agents and their metabolites in greyhounds. In: INTERNATIO-NAL CONFERENCE OF RACING ANALYSTS AND VETERINARIANS, 9., 1992, New Orleans. *Proceedings...*v.I, CRAV and The Depart. of Vet. Physiology, p.407.

WOODS, W.E.; MUNDY, G.D.; STANLEY, S.D.; SAMS, R.A.; HARKINS, J.D.; CARTER, W.; BOYLES, J.; REES, W.A.; BAS, S.; TOBIN, T. Detection and quantification of cocaine and its metabolites in equine boby fluids after administration by different routes. In: INTERNATIONAL CONFERENCE OF RACING ANALYSTS AND VETERINARIANS, 11., 1996, Queensland. *Proceedings...* Newmarket. R&W Communications, 1996, p. 503-507.

ZORZOLI, M. EPO works in humans. What about animals? In: INTERNATIONAL CONFERENCE OF RACING ANALYSTS AND VETERINARIANS, 16., 2006, Tokyo. *Proceedings ...* Newmarket. R&W Communications, 2007, p.50.

# PARTE 7

## TOXICOLOGIA CLÍNICA

# 7.1.

# FUNDAMENTOS DE TOXICOLOGIA CLÍNICA

*Darciléa Alves do Amaral*
*Edna Maria Miello Hernandez*

*"Não importa qual dos muitos ramos da toxicologia escolhemos para praticar, é a nossa capacidade e experiência para cuidar de doentes que nos distingue dos não toxicologistas. Isso é o que devemos trabalhar incansavelmente para preservar"* (Skolnik, 2013, p.7).

## CONTEÚDO DESTE CAPÍTULO

## 1. INTRODUÇÃO

Do saber primitivo ao conhecimento contemporâneo, a humanidade tem passado por um moroso processo de aprendizagem na busca de melhores condições de vida. Quando consegue progressos com as descobertas, é capaz de semear sofrimento pela incoerência de seus atos. Tem sido assim com todas as conquistas humanas, e não seria diferente com o advento da síntese de substâncias químicas em larga escala. Os custos do desenvolvimento são pagos com adoecimento, desordem social e desequilíbrio ambiental – reflexos do uso arrebatado e do descarte irresponsável de produtos químicos.

A indústria química desenvolveu-se rapidamente nos países ricos como resposta às demandas do período pós-Segunda Guerra; depois, espalhou-se através do mundo, num ritmo de crescimento a todo custo e segue atualmente não divisando limites. Existem mais de 73 milhões de substâncias químicas registradas no mundo, compondo mais de 68 milhões de produtos comercialmente disponíveis (CAS, 2013). Estes estão presentes em nossa vida na forma de medicamentos, produtos de limpeza, cosméticos, inseticidas, herbicidas, raticidas, solventes, tintas, adesivos etc., muitos deles supérfluos.

Elaborados com grande apelo aos sentidos – coloridos, saborosos, perfumados, atrativos, são promovidos com técnicas que usam deliberadamente a sedução e a persuasão, prometendo não apenas a saúde, a comodidade e o conforto, também o bem-estar imediato e a felicidade (Batista e Carvalho, 2013). Atendendo ao apelo sem a devida consciência – por ingenuidade, ignorância ou irresponsabilidade –, a população contribui com o acúmulo de substâncias químicas em ambientes internos e externos, com consequente exposição de animais, crianças, adultos, idosos, ricos e pobres, em várias situações e por motivações diversas, podendo resultar em intoxicações.

A frequência das exposições a um produto parece estar relacionada à disponibilidade no mercado, à marca comercial e à facilidade de acesso; os mais distribuídos na região são os mais envolvidos em intoxicações. Os padrões de consumo de um produto, seja distribuído de forma legal ou ilegal, são influenciados por fatores como o preço, a qualidade, a utilidade e a facilidade de usar. Com relação aos medicamentos, outros fatores são importantes: as atitudes dos profissionais que prescrevem (médicos) e dispensam (farmacêuticos) e a efetividade dos sistemas de vigilância e controle (Amaral, Hernandez e Barcia, 2008). Estudos recentes mostram que a propaganda de medicamentos no Brasil determina, reforça comportamentos, e prova ser mais efetiva do que determinadas medidas oficiais de controle (Batista e Carvalho, 2013).

Os agrotóxicos são as principais substâncias utilizadas em tentativas de suicídio (TS) e em suicídios, com frequência de até 90% nos países em desenvolvimento (Santos, 2013). Nessa parte do mundo, a letalidade hospitalar das intoxicações é de 10 a 20% ou mais, enquanto nos países desenvolvidos a letalidade é bem abaixo de 0,5% (Buckley *et al.*, 2004). O atual modelo de crescimento econômico, que inclui o incentivo ao consumo de agrotóxicos, permite seu uso em condições desumanas: 1) com pouco conhecimento sobre os efeitos à saúde (Friedrich, 2013; Guimarães e Asmus, 2010; Porto e Soares, 2012); 2) sem a suficiente divulgação sobre os riscos (Faria, 2012); e 3) sem os devidos recursos para a proteção da saúde (Silva e Rotta, 2012; Moisés *et al.*, 2011).

As intoxicações são avaliadas por meio da história clínica, com base em informações prestadas pelo doente e/ou por acompanhantes, o que nem sempre é possível obter. O exame físico, realizado com atenção aos sinais vitais, às alterações fisiológicas, metabólicas, neurológicas e comportamentais, gera informações preciosas ao médico que, com auxílio de avaliação complementar, encontra o diagnóstico correto e pode indicar o melhor tratamento ao doente. Conhecendo pouco sobre os sinais e sintomas que compõem as síndromes tóxicas, é difícil conduzir um tratamento com segurança, podendo este inclusive agravar a situação de saúde da pessoa exposta. Nesse caso, a ajuda de centros especializados em informação toxicológica pode prevenir danos decorrentes de condutas equivocadas ou desnecessárias, porém muitos profissionais não recorrem a esses centros, por desconhecer a disponibilidade do recurso ou o alcance de sua contribuição.

Para a assistência e a vigilância em saúde de populações expostas a substâncias químicas, é necessário conhecer os fundamentos que orientam o raciocínio clínico, assim como as características das exposições regionais, sobretudo daquelas relacionadas com desfechos graves e letais. Entretanto, alguns aspectos importantes devem ser considerados: 1) a Toxicologia não é ainda disciplina curricular obrigatória na maioria dos cursos de graduação em ciências da saúde; 2) existem poucos profissionais especializados no assunto; 3) a literatura científica, embora seja disponibilizada na *internet*, é ampla, complexa, diversificada, mas heterogênea em termos de qualidade; 4) nem todos os profissionais têm acesso a computadores conectados à rede nos locais de trabalho; 5) muitos deles não possuem boa compreensão da língua inglesa, na qual a maioria dos textos é publicada.

A proposta deste capítulo é apresentar os *principais fundamentos* da Toxicologia Clínica, com o intuito de estimular o interesse dos estudantes pela disciplina, e auxiliar os profissionais no desenvolvimento de raciocínios clínicos, interpretações críticas da literatura e atitudes integradas na prática da assistência e da vigilância em saúde, com enfoque nas intoxicações agudas. Sempre que possível, os assuntos serão tratados de forma contextualizada e próxima da rotina dos serviços, tendo como preocupação as situações de difícil reconhecimento e/ou abordagem, como tem apontado nossa experiência em informação e assistência toxicológica. Portanto, recomendamos a complementação deste texto com consultas às fontes bibliográficas e leitura de outras partes deste livro para assuntos mais específicos.

## 2. OBJETIVOS E ESCOPO DA TOXICOLOGIA CLÍNICA

"Toxicologia Clínica designa uma área de ênfase profissional no campo da ciência médica, que se preocupa com as doenças causadas por substâncias tóxicas ou unicamente associadas com elas" (Eaton e Gilbert, 2013, tradução nossa). Essa definição é sintética, facilita a compreensão geral do termo, mas o conceito que ela sugere precisa ser aprofundado, para responder a questões como:

1. Quais substâncias são tóxicas?
2. Quais doenças são causadas por elas?
3. Há doenças associadas unicamente com substâncias tóxicas?

4. Como se faz e quem faz essa associação?
5. Quais são os objetivos da Toxicologia Clínica?
6. Quais os limites dessa área?
7. Quem regulamenta essa prática?

Ao tentarmos responder a essas questões, percebemos que não é muito fácil conceituar Toxicologia Clínica. Para compreender seus objetivos, divisar o seu alcance e estudar os temas a ela relacionados, é necessário, primeiro, resgatar os princípios que, historicamente, norteiam as duas áreas do conhecimento – a Toxicologia e a Medicina, ou seja, conhecer os fundamentos, os preceitos e as regras que orientam a prática de cada uma delas.

No Ocidente, a Medicina tem fundamentado sua ideologia nos preceitos de Hipócrates (460-380 a.C.)[1] sobre a *arte de curar*. O médico, no seu ritual de formatura e, mesmo depois como profissional já experiente, sobretudo em situações de crise, invoca o grego da ilha de Cós através do *Juramento*[2] – o texto mais curto e mais conhecido do *Corpus Hippocraticum*, obra volumosa que encerra a filosofia e a prática médica hipocrática. Estudiosos de História das Ciências e da Deontologia Médica têm se dedicado a essa obra milenar e afirmam que:

> "[...] é possível retirar desse conjunto de escritos os conceitos fundamentais gerais que forneceram os instrumentos teóricos e práticos para a atuação médica, tais como o conhecimento da natureza do corpo e de suas alterações na doença, a maneira de reconhecer e tratá-las, a identificação das suas causas, a formação ideal (moral e intelectual) do médico e sua conduta no atendimento [...]" (Rebollo, 2006, p.54).

> "Para o médico hipocrático, a natureza (*phýsis*) é o verdadeiro princípio da realidade, ela é "o real" e o verdadeiramente divino (*to theion*). Ela é o fundamento, fecundidade, ordem harmônica e estrutura racional. A partir da arte o médico serve a natureza, a divina *phýsis* [...] deve ser para ele o guia supremo. Conhecer o que ela faz tem como meta principal a sabedoria e o ensino [...] A estrutura da *phýsis* é entendida segundo a lei da cidade e, por sua vez, a estrutura de uma *pólis* é entendida segundo a lei da natureza. Sua estrutura compõe um *lógos*, uma razão própria e também regra, proporção e ordem" (Beier, 2010, p. 250).

Autores gregos são concisos quando afirmam que "Em poucas palavras, Hipócrates fez duas contribuições revolucionárias: promoveu a Medicina a uma arte que aderiu à metodologia científica, e estabeleceu-a como uma profissão praticada num contexto moral humanitário" (Sykiotis *et al.*, 2005, p. 56, tradução nossa).

Philippus Aureolus Theophrastus Bombastus von Hohenheim (1493-1541), autodenominado Paracelso, foi médico, botânico, alquimista e astrólogo. Suas contribuições à Homeopatia, à Psicologia Médica e à Psiquiatria são frequentemente citadas sem denotar consenso e, ao completar cinco séculos de seu nascimento, sua lembrança como figura inovadora, mas controversa, ainda suscita acirrada polêmica na literatura médica:

> "Apesar de todas as suas realizações, a medicina moderna não conseguiu captar a sensibilidade de Paracelso para as dimensões ambiental, social, espiritual e moral de intervenção médica [...] consequência de sua exploração da crença neoplatônica da analogia entre o macrocosmo e o microcosmo e sua crença de que os seres humanos estavam ligados com Deus e com a natureza numa ordem cósmica dinâmica" (Webster, 1993, p. 598, tradução nossa).

> "Paracelso fez da alquimia um dos quatro pilares da medicina, os outros três foram teologia, astrologia e ocultismo. [...] As causas das doenças, de acordo com Paracelso, foram de cinco tipos: venenos, feitiçaria, estrelas, demônios ou Deus. As curas eram também de cinco tipos: astral, com venenos, natural, espiritual ou divina, não muita melhoria em relação aos dogmáticos a quem Paracelso ridicularizou com tanto entusiasmo" (Skrabanek, 1993, p. 1006, tradução nossa).

A medicina de Paracelso é atualmente descrita com ênfase no seu modo singular de combinar a racionalidade científica com pensamentos religiosos e outras crenças (Machline, 2012). Sem dúvida, é a Toxicologia que atesta o mérito do cientista da Renascença – as bases estruturais dessa ciência são formadas pelo menos com três contribuições de Paracelso: 1) o postulado "Todas as substâncias são venenos; não existe uma que não seja veneno; a dose correta distingue o veneno do remédio"; 2) o conceito de agente tóxico primário (*toxikón*); e 3) o vislumbre de uma relação dose-resposta que surge dos seus experimentos (Gallo, 2013). "A Toxicologia como a Medicina é também ciência e arte. A ciência da Toxicologia é definida na fase de observação e coleta de dados, ao passo que a sua arte consiste na utilização dos dados para prever os resultados de exposição nas populações humana e animal" (Eaton e Gilbert, 2013, tradução nossa).

Hipócrates e Paracelso entendiam os medicamentos como uma parte do tratamento a ser oferecido ao doente, pois prescreviam regimes de vida (boa alimentação, higiene, orientações sobre a qualidade do sono, prática de exercícios físicos etc.) como estratégias de prevenção, ensinando o doente a buscar a própria cura. Para os dois o *saber* era um dom *sagrado*, então, compartilhavam. Eles, os médicos (os mestres) ensinavam aos doentes (os aprendizes) o que sabiam, para que (*profanos* e *leigos*)[3] pudessem compreender antes de praticar e, assim, conquistarem o equilíbrio (da *phýsis* e do *microcosmo*) em seu próprio benefício (saúde individual), consequentemente, no de seus semelhantes (saúde coletiva), *logo*, do planeta Terra (saúde global) e do *Macrocosmo* (saúde universal). Portanto, vivendo em *milênios diferentes*, deixaram *legados complementares*, que agora propiciam à *nova disciplina* uma fundação mais sólida para a edificação de suas metas, com o compromisso moral de buscar uma finalidade superior.

Após essas considerações, é possível então pensar em uma proposição um pouco mais completa para definir Toxicologia Clínica, que considere três aspectos: 1) *uma posição nas duas ciências*; 2) *a sua finalidade essencial*; e 3) *a abrangência da causa*, sugerindo um conceito contemporâneo – *Toxicologia Clínica é uma área da Medicina que se fundamenta nos conhecimentos da Toxicologia para ajudar as pessoas na manutenção*

---

[1] As datas de nascimento e morte de Hipócrates não são exatamente conhecidas.

[2] O Juramento de Hipócrates é tradicionalmente lido em conjunto pelos formandos na cerimônia de colação de grau de Medicina no Brasil.

[3] Profano – que não pertence à religião; leigo – é ligado à religião, mas não pertence ao corpo de sacerdotes (Dicionário Aulete).

*da saúde mesmo expostas às substâncias químicas, e a obterem a cura, quando estiverem doentes.*

Para complementar o conceito que a proposição acima encerra, é preciso ainda formular os objetivos e os métodos dessa área interdisciplinar. Assim, considerando que todo o planeta está exposto a substâncias químicas, são objetos de estudo, de trabalho e de ensino da Toxicologia Clínica:

1. evitar danos à saúde humana e de todo o planeta pela exposição a substâncias químicas (prevenção);

2. identificar os efeitos das substâncias químicas no organismo humano (avaliação clínica);

3. formular e testar hipóteses de adoecimento (diagnóstico);

4. prever (tanto quanto possível) o comprometimento da saúde, relacionando-o à capacidade individual de recuperação e às condições necessárias para que isso ocorra (prognóstico);

5. utilizar os métodos seguros disponíveis para possibilitar a cura da pessoa doente (tratamento).

O profissional com estudos nessa área que se aplicar e utilizar o seu conhecimento para cumprir os objetivos propostos, poderá, então, ser reconhecido como toxicologista clínico ou médico toxicologista. Os objetivos e os métodos da Toxicologia Clínica serão detalhados e discutidos adiante (itens 4 a 6). Por enquanto, vamos tentar descobrir como e por que a Toxicologia tornou-se uma área especial no campo da Ciência Médica.

### Evolução da Toxicologia Cínica como área especializada

O crescimento industrial pós-Segunda Guerra fez aumentar a disponibilidade de medicamentos e outros produtos químicos nos lares, locais de trabalho e no ambiente, levando a grande número de intoxicações, ao mesmo tempo em que o suicídio foi reconhecido como principal causa de morte. Apesar do constante crescimento e difusão de informações sobre a toxicidade dos produtos, a intoxicação tornou-se grave problema de saúde, devido à falta de consciência da população sobre os riscos e a dificuldade dos médicos no manejo desse agravo (Bentur, 2008).

Na Europa, no final dos anos 1940, surgiram enfermarias hospitalares destinadas à assistência às pessoas intoxicadas, inicialmente em Copenhague (Dinamarca) e Budapeste (Hungria). O primeiro serviço especializado surgiu em 1949, nos Países Baixos (Wax, 2002), o qual originou o Centro Nacional de Informação sobre Venenos, na cidade de Utrecht, em 1960. Dois anos depois, com a colaboração da Universidade de Utrecht, esse centro, que contava também com informação atualizada, oferecia assistência médica 24 horas, tratamento intensivo, remoção extracorpórea de substâncias tóxicas e laboratório para estudos em animais (van Heijst, Douze, Pikaar, 1976).

O Reino Unido iniciou também organizando enfermarias em hospitais gerais, com equipes dedicadas à assistência aos intoxicados (Lawson, 1972). O impulso à especialização ocorreu em 1962, quando o Relatório Atkins reconheceu a prevalência das intoxicações e incluiu entre as suas recomendações o estabelecimento de centros distritais e regionais de tratamento. Após quatro anos, o número de pessoas intoxicadas aumentou em 80%, forçando as autoridades a reverem a situação. Em 1968, o Relatório Hill destacou o caráter epidêmico do agravo, reiterando que o tratamento de adolescentes e adultos fosse realizado em centros especializados em hospitais gerais distritais,

e que centros especializados fossem estabelecidos e equipados no país inteiro, com psiquiatras disponíveis em todos os dias da semana e suporte laboratorial para estimar qualitativa e quantitativamente as substâncias comumente ingeridas (Matthew *et al.*, 1969; Daly *et al.*, 2004).

O Centro de Tratamento de Intoxicação de Edimburgo (Escócia) destacou-se então nessa época, com uma enfermaria com 20 leitos, uma sala especial para doentes graves, médicos 24 horas de plantão e enfermagem suficiente. As obrigações da equipe eram também cumpridas no Escritório Escocês de Informação sobre Venenos, localizado dentro do centro de tratamento, e nas enfermarias gerais do hospital (Matthew *et al.*, 1969).

Outros centros importantes foram criados aproximadamente na mesma época, como o Centro Antiveneno do Hospital Fernand Widal de Paris (França), em 1959, e o Serviço Nacional de Informação Toxicológica da Grã-Bretanha, em 1963 (Govaerts, 1970). No ano seguinte, foi criada a European Association of Poisons Centres and Clinical Toxicologists (EAPCCT) por um grupo de médicos e cientistas, em um encontro sobre Toxicologia em Tours (França), com o objetivo específico de avançar o conhecimento em relação ao diagnóstico e tratamento de todas as formas de intoxicação (EAPCCT, 2013).

Na América do Norte, o interesse pela Toxicologia no campo da medicina foi despertado em 1952, quando a American Academy of Pediatrics divulgou os resultados de pesquisa que apontava substâncias potencialmente tóxicas como causa de 51% dos acidentes em crianças. A preocupação dos pediatras resultou na criação do primeiro centro de controle de intoxicação Poison Control Center (PCC) em 1953, na cidade de Chicago (Illinois/EUA). Iniciativas semelhantes, tendo esse centro como modelo, levaram ao estabelecimento de 17 PCCs num período de quatro anos, os quais transmitiam aos médicos, por telefone, informações sobre medicamentos e outros produtos, além de orientações sobre condutas terapêuticas e medidas de prevenção.

Em 1956, com a necessidade de uma organização nacional, representantes dos PCCs e de setores da saúde pública criaram a National Clearinghouse for Poison Control Centers, que tinha a atribuição de organizar e fornecer informações clínicas e toxicológicas aos PCCs, além de coordenar programas de prevenção de intoxicações. Em 1968, um grupo de toxicologistas criou a American Academy of Clinical Toxicology (AACT), com a finalidade de padronizar e divulgar as condutas para atendimento aos pacientes intoxicados (Wax, 2002). A partir de 1970, um aumento desordenado de PCCs ocorreu nos EUA, ao ponto de haver 661 PCCs em 1978, incluindo 100 apenas no estado de Illinois. No Canadá, depois do primeiro PCC criado em 1957, também houve rápida proliferação, chegando a existir 222 centros em 1963 e 300 na década de 1980 (Baroud, 1985).

Em 1974, a AACT estabeleceu a American Board of Medical Toxicology (ABMT) para reconhecer os médicos que praticavam Toxicologia Médica. Em 1992, essa prática profissional foi considerada formalmente uma subespecialidade em Medicina de Emergência, Medicina Preventiva e Pediatria. Em 1994, foi fundada a American College of Medical Toxicology, uma organização concebida para avançar os propósitos clínicos, educacionais e de pesquisa em Toxicologia Médica e, em 1999, a pós-graduação nessa área foi formalmente reconhecida, iniciando-se o credenciamento de programas de residência no ano seguinte (Wax, 2002).

O desenvolvimento da Toxicologia como ciência nas áreas experimental e analítica, distante da Medicina e da Farmacologia, tornaram suas publicações de difícil compreensão pelos profissionais dos PCCs. Houve então a necessidade de desenvolver estudos aplicados à prática clínica, bem como padronizar nacionalmente as condutas para o atendimento, resultando em publicações importantes, consideradas obras clássicas em Toxicologia Clínica como Dreisbach's *Handbook of poisoning*, 1955; Gleason, Gosselin and Hodges' *Clinical toxicology of commercial products*, 1957; *Arena's poisoning*, 1963; e *Clinical toxicology*, 1968, sendo que esta importante publicação periódica foi, inicialmente, patrocinada pela AACT (Wax, 2002). Podemos então dizer que as iniciativas de médicos de diversas especialidades, farmacologistas e toxicologistas para a constituição dos centros europeus de tratamento e dos PCCs, bem como sua participação na produção mundial de trabalhos científicos dirigidos à prática médica racional, facilitando a condução de casos de intoxicação e envenenamento, marcaram o estabelecimento da Toxicologia Clínica como uma área especial na Medicina.

Seguindo esses passos, outros países da Europa, América e dos demais continentes, ajudaram a construir a saga dessa área profissional, na mesma tendência de busca do conhecimento para a solução de problemas iminentes, resultando na criação de centros heterogêneos ou híbridos, copiando um ou outro modelo, de acordo com as necessidades e condições regionais. Assim, a partir de 1962, centros de informação e tratamento surgiram na Argentina, Brasil, Chile, México e Uruguai (Comstock, 1981; Baroud, 1985). Nos anos 1980, PCCs foram criados na África e Oriente Médio e, passo a passo, entre os países da região da Ásia-Pacífico com a promoção e assistência técnica do International Programme on Chemical Safety (IPCS/WHO); na Índia, Indonésia, Malásia, Filipinas, Singapura e Tailândia, eles foram estabelecidos em 1990; Bangladesh, Camboja, China, Hong Kong, Nepal e Vietnã tiveram seus centros no início do século atual (Baroud, 1985; Deng, 2010; Goharbari, 2013).

No Brasil, embora a Toxicologia Clínica seja praticada por 50 anos, é recente o reconhecimento oficial pelo Conselho Federal de Medicina (CFM). Conforme a Resolução n. 2005/2012 – CFM, a Medicina passa a ter a *Toxicologia Médica* como uma *área de atuação* de especialistas em Clínica Médica, Medicina Intensiva, Pediatria ou Pneumologia (Brasil, 2012). O ensino da Toxicologia Médica será *opcional*, com duração de *um ano*, em *programa de residência* aprovado pela Comissão Nacional de Residência Médica. Concluída a sua formação e cumpridas as devidas exigências, os médicos poderão então se candidatar ao concurso para obter o *Certificado de Área de Atuação* expedido pela Associação Médica Brasileira (AMB) e registrá-lo no CFM.

Essa foi uma grande conquista dos toxicologistas clínicos representados junto ao CFM por suas associações. Sem dúvida, foi um avanço, no entanto, como o âmbito para reconhecimento oficial foi restrito a algumas especialidades, a medida poderá frustrar o médico que pratica a Toxicologia Clínica, mas não foi contemplado com a resolução. Além disso, a Toxicologia não está ainda incluída no currículo da graduação em Medicina, sendo difícil o aluno desenvolver interesse por essa especialidade antes de optar pela residência.

Os centros de informação toxicológica reúnem profissionais com saber diferenciado e experiência acumulada durante décadas, com ou sem formação em Medicina (ver adiante). Os médicos que assistem o doente exposto a substâncias químicas, "diretamente à beira do leito", que dedicaram grande parte de seu tempo em estudo e se qualificaram em serviço como respostas às exigências dessa atividade frente às demandas das urgências e emergências têm sido *especialistas de fato*, independentemente da especialidade que registraram no CFM. Os farmacêuticos, enfermeiros e psicólogos que trabalham nesses centros detêm um saber diferente, conquistado e agregado a sua formação, durante vários anos.

Certos centros são verdadeiros núcleos de ensino da disciplina como atividade de extensão da universidade, oferecem estágios curriculares, abrem espaços para alunos em iniciação científica e selecionam estudantes como plantonistas, os quais poderão ser os seus próprios profissionais, desenvolver trabalhos de pesquisa e/ou ensinar a disciplina nas universidades. No entanto, muitos médicos, farmacêuticos e psicólogos que supervisionam esses alunos durante o período de estágio, talvez nunca consigam título de especialista ou certificado de área de atuação em Toxicologia. Esses vieses, consequências da formação profissional no modelo compartimentado e especializado, talvez possam ser superados com uma revisão dos programas de residência atuais.

A prática da Toxicologia Clínica implica em assumir muitas funções e atribuições, por isso necessita das contribuições dos demais profissionais da saúde e de outras áreas do conhecimento. Com esse entendimento, seria importante a participação de outras especialidades médicas como Neurologia, Psiquiatria, Medicina Ocupacional, Epidemiologia, assim como de outros profissionais que já participam diretamente da atenção à saúde: enfermeiros, farmacêuticos, psicólogos, nutricionistas, assistentes sociais e outros. Estudos em Toxicologia Clínica poderiam incluir contribuições de médicos veterinários, biólogos, químicos, agrônomos e de pesquisadores de outras áreas como: ciências ambientais, sociais, políticas e econômicas; história; filosofia e antropologia, para enriquecer o conhecimento na construção dessa disciplina.

No processo de construção, é compreensível certo temor de perder espaços dificilmente conquistados, mas é importante que os toxicologistas clínicos não se coloquem à margem das reflexões críticas contemporâneas sobre o conhecimento científico disciplinar ser considerado um entrave à solução dos problemas da humanidade. Portanto, antes que as práticas sejam instituídas, recomenda-se o exercício de aproximação entre as disciplinas de forma gradual, promovendo pouco a pouco a ruptura do paradigma vigente para permitir que se desenvolvam, naturalmente, *atitudes interdisciplinares* com vistas a abordagens humanas (Matos, Pires e Campos, 2008) não "humanizadas" dos problemas. Embora ainda seja um desejo utópico no campo da saúde, a *transdisciplinaridade* já está em fase de reflexão para o entendimento conceitual; alguns anos passarão até que possa ajudar a encontrar o elo perdido entre a ciência e suas disciplinas. (Roquete, 2012; Santos, 2008).

## 3. OS CENTROS DE INFORMAÇÃO, CONTROLE E ASSISTÊNCIA TOXICOLÓGICA NO BRASIL

"O reconhecimento do problema da intoxicação e a necessidade de instalações especializadas para lidar com ele, bem como a existência de um número de profissionais da saúde preocupados com a toxicologia humana, têm sido invariavelmente o pré-requisito básico para o estabelecimento de centros de informação toxicológica. [...] De algum modo, a característica original de muitos centros tem sido mantida e existe, assim, considerável heterogeneidade em sua estrutura e organização. [...] É, portanto, impossível especificar um modelo organizacional único para um centro de informação toxicológica" (IPCS, 1997, p.3, tradução nossa).

Essa observação do IPCS feita sobre os PCCs e Centros de Tratamento de Intoxicações mundiais, em 1997, ainda se mostra atual, principalmente com relação aos Centros de Informação e Assistência Toxicológica (CIATs) do Brasil. Nossa história na Toxicologia inicia-se na década 1960, quando o médico e professor Samuel Schvartsman organizou uma enfermaria para atendimento a crianças intoxicadas no Hospital das Clínicas da Universidade de São Paulo. Em 1971, pela iniciativa desse professor junto à Secretaria de Higiene e Saúde, foi criado o Centro de Controle de Intoxicações do Município de São Paulo – CCI-SP (DOM, 1971).

Esse centro funcionou atendendo a ligações telefônicas, até se instalar no Hospital Infantil Menino Jesus em 1974, onde pôde contar com leitos para internação de crianças e, dois anos mais tarde, com um laboratório de análises toxicológicas. Desde 1981, o CCI-SP está localizado no Hospital Municipal Dr. Arthur Ribeiro de Saboya e oferece informação telefônica, assistência médica e psicológica (diretamente à beira do leito) a adultos e crianças, além de laboratório de análises toxicológicas, 24 horas por dia nos sete dias da semana. Sua equipe possui farmacêuticos toxicologistas, médicos, enfermeiros e psicólogos treinados em Toxicologia Clínica, e o apoio de assistentes sociais, demais serviços e clínicas do hospital, incluindo Psiquiatria, Endoscopia, Radiologia, Medicina Intensiva e outras especialidades médicas e cirúrgicas. Por ser o pioneiro, participou ativamente da formação de profissionais e estudantes dos outros CIATs.

Nos anos 1970, foram também criados mais dois centros, um em Belo Horizonte (MG), no mesmo modelo de São Paulo, outro em Porto Alegre (RS) dedicado à informação toxicológica, prevenção de intoxicação/ envenenamento e à documentação científica em Toxicologia. A partir de 1980, mais de 30 centros foram criados, em vários estados da federação, havendo atualmente 35 centros ativos no país (Bochner, 2013). Esses centros estão vinculados de alguma forma a instituições governamentais (hospitais, coordenações de vigilância em saúde municipais ou estaduais, universidades), embora essa vinculação não implique em garantia de recursos humanos nem financeiros, nem inserção formal no atual Sistema Único de Saúde (SUS). À semelhança de outros países, os CIATs são representados por uma associação, a Associação Brasileira de Centros de Informação e Assistência Toxicológica e Toxicologistas Clínicos, que é uma sociedade civil, de âmbito nacional e sem fins lucrativos, constituída pelos CIATs ligados a instituições públicas (Abracit, 2013).

Os CIATs geralmente funcionam em plantões ininterruptos, 24 horas por dia, em todos os dias da semana. A grande maioria constitui suas equipes com estudantes de medicina, farmácia, enfermagem, medicina veterinária e biologia, que atendem às chamadas telefônicas e às solicitações de consultas no hospital em que estão localizados, sob a supervisão de profissionais especialistas e/ou professores. Nem todos oferecem serviços de assistência hospitalar direta e executam procedimentos e cuidados à beira do leito, mas muitos centros, organizados em equipes multiprofissionais, multidisciplinares ou interdisciplinares constroem, em serviço, um conhecimento especializado e muito rico em Toxicologia Clínica.

As atribuições essenciais dos CIATs têm sido pelo menos estas:

1. servir como fonte de informação confiável sobre a composição de produtos comercializados;
2. informar sobre os primeiros socorros e medidas de prevenção em intoxicação e envenenamento;
3. orientar cuidadores e profissionais da saúde na condução de casos de intoxicação e envenenamento;
4. coletar, notificar e divulgar dados de interesses clínico e epidemiológico das ocorrências atendidas;
5. educar a população e os profissionais da saúde com relação às exposições aos agentes tóxicos.

Essas atribuições assumidas sob a visão de gestores comprometidos com a saúde das pessoas, administrando os recursos de modo a garantir que informações especializadas de qualidade estejam ao alcance de todos por meio de uma simples ligação telefônica gratuita, 24 horas por dia, podem gerar resultados como estes:

1. redução de encaminhamentos a unidades de saúde e internações hospitalares desnecessárias em casos de exposições a substâncias químicas caracterizadas como de baixo risco à saúde;
2. economia de recursos públicos, que poderão ser aplicados em outros benefícios para a população;
3. aumento do conhecimento do estado de saúde da população com relação a substâncias químicas;
4. melhora na educação em saúde em relação ao uso seguro e descarte responsável de substâncias químicas;
5. redução da morbimortalidade das intoxicações e envenenamentos no país.

No entanto, não há avaliação de impacto da atividade dos CIATs sobre a redução da morbimortalidade por intoxicações em nível nacional. Estudos sobre tal impacto despontam (Galvão *et al.*, 2011), mas é preciso que tais estudos sejam efetivamente levados em consideração em termos de políticas públicas de saúde, antes que muitos CIATs fechem as suas portas (Bochner, 2013). Mundialmente, o corte de custos pelos governos tem inviabilizado as atividades, resultando na extinção de PCCs. Ao mesmo tempo, estudos mostram que esses centros são economicamente viáveis e propiciam economias que compensam os seus custos operacionais; investir em centros existentes e abrir outros para auxiliar populações desassistidas é uma estratégia racional, que se opõe à tendência atual de redução de recursos (Galvão *et al.*, 2012).

## Produção de dados de interesse epidemiológico

À medida que os PCCs foram se organizando pelo mundo desenvolvido, centros regionais e redes de centros foram sendo criadas, melhorando a assistência aos intoxicados e também a produção, a coleta e a análise dos dados gerados nos atendimentos; essas informações têm servido aos governos para a tomada de decisão e enfrentamento do problema. Nos países em desenvolvimento, como o nosso, onde as substâncias químicas são utilizadas com menor segurança, o estabelecimento de uma rede funcional tem sido difícil de acontecer.

Nos EUA, os PCCs alimentam, com informações referentes aos atendimentos, o Sistema Nacional de Dados sobre Intoxicação da AAPCC (*National Poison Data System* – NPDS/ AAPCC). Isso permite a produção de relatórios anuais, úteis para a tomada de decisões e na promoção de ações de vigilância e controle. Segundo o 29º Relatório Anual do NPDS/ AAPCC sobre as atividades em 2011 dos 57 PCCs participantes, foram registrados 3.624.063 atendimentos pelo sistema, sendo 2.334.004 exposições humanas (Bronstein *et al.*, 2012).

As exposições humanas foram principalmente agudas (88,7%); as razões que as motivaram foram não intencionais (80,3%) – gerais (55,5%), por erro terapêutico (12,1%), reação adversa (2,6%) e uso não recomendado (5,4%); intencionais (15,8%) – intentos suicidas (9,6%), uso indevido (2,5%), abuso (2,7%); e outras como violência, contaminação/adulteração e abstinência (0,7%). Crianças menores de seis anos estiveram envolvidas em cerca de metade das exposições (48,9%), predominando o gênero masculino em menores de 13 anos e o feminino em adolescentes e adultos. As pessoas expostas foram atendidas no próprio local de exposição (69,9%) e apenas 26,4% tiveram atendimentos em serviços de saúde; 2,6% foram avaliados/tratados e dispensados; 4,3% foram admitidos em unidades de cuidados intensivos; 2,8% em leitos de cuidados não intensivos e 2,4% em serviços de saúde mental. Foram documentadas 2.765 exposições humanas que, direta ou indiretamente, resultaram em mortes (0,1%). As principais classes de agentes envolvidos foram: analgésicos (11,7%); cosméticos e outros produtos para cuidados pessoais (8,0%); limpeza do lar (7,0%); sedativos, hipnóticos e antipsicóticos (6,1%); e outros tipos de produtos incluindo corpos estranhos e brinquedos (4,1%). A ingestão foi a via mais frequente de exposição (83,2%), seguida pelas exposições dérmica (7,0%), respiratória (6,1%) e ocular (4,3%), sendo possível mais de uma via de exposição em um mesmo caso.

As intoxicações no Brasil não são suficientemente conhecidas; várias fontes coletam os dados, adotam classificações diferentes, sem abrangência nacional da população. De 1994 a 2006, o Sistema de Informação de Agravos de Notificação (Sinan) usou um instrumento de notificação e investigação especificamente para intoxicações por agrotóxicos; em 2005, com a nova plataforma do sistema – SINAN-NET, um novo instrumento foi adotado, permitindo a inclusão de qualquer substância química como agente, porém a notificação ainda não era considerada compulsória pelo Ministério da Saúde (Malaspina, 2012). Essa medida, finalmente instituída com a Portaria n. 104/GM/MS, de 25/01/2011, será discutida adiante (item 6).

Grande parte das informações sobre exposições tóxicas disponíveis refere-se aos registros de casos dos CIATs. O Sistema Nacional de Informações Toxicofarmacológicas (Sinitox), vinculado à Fundação Oswaldo Cruz (Fiocruz), tem a atribuição de coordenar a captação, fazer a análise e divulgar os dados referentes aos casos de intoxicação e envenenamento registrados pelos CIATs, com o objetivo de funcionar como sistema sentinela de vigilância para a saúde, fornecendo subsídios para a tomada de decisão, porém, nem todos os dados são consolidados e divulgados (Bochner, 2013). O método adotado por esse sistema para coordenar os processos não garante a qualidade desses dados, gerando análises insatisfatórias para o conhecimento da incidência e da prevalência das intoxicações no Brasil.

Com a experiência de trabalho no CCI-SP e observando a rotina dos CIATs, podemos afirmar que a maior riqueza desses centros está nos registros de atendimento e na experiência de seus profissionais. Contudo, os dados produzidos nem sempre são divulgados de forma sistematizada, detalhada e atualizada; problemas de infraestrutura, de recursos humanos e de tempo para essa atividade são impeditivos, sobretudo para os que oferecem atendimento presencial ao doente, embora essa característica operacional permita desenvolver melhor conhecimento do agravo. Outro fator limitante é a harmonização conceitual e a padronização da coleta de dados, ainda não superado, apesar do esforço empregado pelos CIATs com o apoio da Abracit (Galvão *et al.*, 2011).

A maioria das consultas feitas aos CIATs refere-se às exposições agudas, que nem sempre evoluem para intoxicações; casos graves com desfecho fatal, que não chegam a ser avaliados em serviços de saúde, raramente são conhecidos por esses centros, assim como os de exposição ocupacional e as intoxicações crônicas de origem ambiental. Assim, os dados dos CIATs não representam todas as ocorrências de intoxicações.

O Centro de Informação Toxicológica do Rio Grande do Sul (CIT-RS) possui o maior número de registros de casos dentre os 35 CIATs ativos do país e publica, anualmente, um relatório sobre os dados de atendimento, que são registrados e processados por um sistema desenvolvido para esse centro (Nicolella, Ferreira e Lessa, 2012). Alguns desses dados, mostrados abaixo, serão utilizados como base para as discussões nos itens 4 e 5.

No ano 2012, o CIT-RS registrou 22.379 atendimentos, sendo 20.237 exposições humanas, 850 exposições de animais e 1.292 solicitações de informação sem envolvimento de exposição humana nem animal. Foram diagnosticados como intoxicação 10.759 casos (53,2%); apenas como exposição 7.381 (36,5%); diagnóstico diferencial 1.902 casos (9,4%); reação adversa, outra causa e causa não determinada somaram 195 casos (0,9%). O desfecho fatal ocorreu em 26 casos (0,1%).

As solicitações de consultas partiram de profissionais da saúde (81,7%) – médicos (65,1%); médicos veterinários (3,1%) e outros trabalhadores da saúde (13,4%); apenas 14,5% originaram da população geral. Ocorreram mais exposições humanas nas residências (76,9%) do que em locais de trabalho (11,8%) e ambientes externos (6,4%); envolveram crianças com até 14 anos (34%); adolescentes e adultos (58%) e idosos (7%), em circunstâncias não intencionais (70%), intencionais (24%) e outras circunstâncias (6%). Acidentes individuais predominaram (60%); seguidos por tentativas de suicídio (22%) e acidentes ocupacionais (6%).

Os medicamentos foram envolvidos em 76% das *exposições intencionais*; os praguicidas em 10% e as drogas de abuso em 1,5%. Os principais agentes nas *exposições não intencionais* foram animais peçonhentos (41%); medicamentos (17%); saneantes domésticos, produtos de higiene e cosméticos (11%); praguicidas (7%); e produtos de uso industrial (7%). As classes de agentes tóxicos mais frequentes foram benzodiazepínicos, antidepressivos, anticonvulsivantes, analgésico-antipiréticos, antipsicóticos e alvejantes/desinfetantes liberadores de cloro, respectivamente, com destaque para as seguintes substâncias: *clonazepam, fluoxetina, carbamazepina, paracetamol, clorpromazina,* e *hipoclorito de sódio.*

## 4. AVALIAÇÃO CLÍNICA DAS EXPOSIÇÕES A SUBSTÂNCIAS QUÍMICAS

Um dos objetivos da Toxicologia Clínica é identificar os efeitos das substâncias químicas no organismo humano. Para isso, é feita a avaliação médica, ou seja, um conjunto sistemático de métodos, composto por *observação clínica* (anamnese e exame físico) e *avaliação complementar* (análises químicas, bioquímicas, anatomopatológicas, toxicológicas, gráficas e de imagem) para estabelecer o *diagnóstico* da condição do doente. O outro é fazer um *prognóstico*, ou seja, prever tanto quanto possível o comprometimento da saúde humana, relacionando-o à capacidade individual de recuperação e às condições necessárias para que isso ocorra. O objetivo primordial, que é essencial para a pessoa que está doente, é fornecer ajuda para que ela possa se recuperar e manter uma boa condição de saúde, sendo isso possível na forma de um *tratamento geral* ou *específico* e/ou de uma orientação sobre regras ou normas de conduta previamente estabelecidas como saudáveis.

### 4.1. Fundamentos

O primeiro fundamento de Paracelso ("Todas as substâncias são tóxicas") é hoje complementado pela certeza de que não só a dose determina a diferença entre propriedades benéficas e tóxicas. É preciso considerar os fatores individuais, os relacionados às condições de exposição e os que impedem a substância química de atingir os sítios de ação em quantidade, tempo e frequência suficientes para produzir efeitos nocivos. O mesmo agente que foi introduzido no organismo nem sempre é o que produz os efeitos tóxicos, tampouco a parte do sistema na qual o agente se concentra é onde ocorrerá o dano mais relevante. Conhecer o movimento do agente no organismo (disposição do agente), bem como os processos de interação com os sítios-alvo (toxicodinâmica), é de fundamental importância para a interpretação das manifestações clínicas.

Após uma única exposição ou várias exposições, os efeitos tóxicos poderão ser inferidos pelo médico a partir da observação das respostas do organismo afetado. Alterações morfológicas ou funcionais podem ser expressas pelo doente em seu relato de queixas físicas ou psíquicas (*sintomas*) e/ou reveladas ao médico durante a entrevista e o exame clínico, como *sinais físicos*, *mentais* ou *comportamentais*. Na ausência de sinais e sintomas, as expressões de funções ou lesões biológicas podem ser determinadas por análises bioquímicas, representadas em exames gráficos ou observadas como imagem. Quando interpretadas como danos atribuídos ao agente, com base no conhecimento científico disponível, também serão consideradas efeitos tóxicos.

Define-se *intoxicação* como a expressão ou manifestação de efeitos nocivos pelo organismo exposto às substâncias químicas. Quando o agente nocivo é substância de origem biológica (toxina), o termo empregado é *envenenamento*. Os efeitos tóxicos podem ser percebidos imediatamente ou levar algum tempo para serem observados, variável entre alguns minutos e muitos anos. Assim, independentemente do início das alterações, as intoxicações são classificadas pelo tempo em que ocorrem as exposições, em quatro tipos:

1. Intoxicação aguda: uma única ou repetidas exposições ocorrem em período de até 24 horas;

2. Intoxicação subaguda: exposições repetidas ocorrem por mais de 24 horas até 30 dias;
3. Intoxicação subcrônica: exposições repetidas ocorrem por mais de 30 até 90 dias;
4. Intoxicação crônica: várias exposições ocorrem por mais de 90 dias.

Essa classificação, utilizada na avaliação de toxicidade das substâncias químicas, nem sempre se aplica às exposições humanas, por isso muitos autores consideram as intoxicações apenas como *agudas* ou *crônicas*.

Para a Toxicologia Descritiva e a Toxicologia Experimental, a avaliação tanto da exposição aguda quanto da crônica requer o conhecimento e o controle absoluto de alguns dados essenciais: *do agente* (propriedades organolépticas, físico-químicas, farmacológicas), *do receptor do agente* (uso de animal com seus atributos – espécie, raça, linhagem, peso, tamanho, condições de nutrição etc., sempre bem alimentado e saudável), *do ambiente* onde vive o animal (ciclo claro/escuro, estimulação mecânica, sonora, temperatura etc.), *do método de administração* – dose, via, frequência e duração (condições de exposição) e *dos parâmetros a serem avaliados* como resultados. É necessário que os objetivos do estudo estejam bem claros para o pesquisador antes do início do experimento, bem como devem ser previstos e controlados os possíveis fatores interferentes. Felizmente, as tecnologias contemporâneas já permitiram vencer muitos desafios dessas áreas.

Com relação à Toxicologia Clínica, o conhecimento dos mesmos dados é a grande preocupação na rotina dos profissionais da saúde em geral e dos toxicologistas clínicos, assim como os fatores interferentes conhecidos e outros jamais imaginados, que não podem ser controlados, tornando o mais comum entre os processos clínicos – o *diagnóstico*, talvez o mais complicado e desafiador da prática médica. Frequentemente somos solicitados a auxiliar pediatras e clínicos, médicos de emergência e tratamento intensivo, assim como os de saúde ocupacional e de várias outras especialidades em ambulatório. Seus relatos de casos são geralmente pobres, vários parâmetros essenciais de avaliação rotineira passam despercebidos, não por descuido dos profissionais, que demonstram muita atenção e preocupação com seus doentes, mas por não estarem habituados a valorizar queixas e sinais que para os toxicologistas são elementos-chave do diagnóstico.

Diante de pessoa aparentemente sem história de exposição a substâncias químicas, com manifestações físicas e/ou psíquicas que não sugerem doenças e agravos conhecidos, nem são "estatisticamente" esperadas; com os exames complementares confrontados com a observação clínica e, afastadas todas as possibilidades pelos especialistas consultados, restaria então uma pergunta: "Será que este paciente não está intoxicado?" Então, o toxicologista clínico, com o saber da *dupla arte-ciência*, mas que também agregou a habilidade de um *detetive*, tenta reunir fragmentos de informações colhidas por pessoas distintas, em tempos diversos, não podendo sequer contar mais com a imagem dos reais cenários, nem com as melhores amostras para análises toxicológicas. Os conhecimentos de biologia, química, física, bioquímica, biofísica, farmacologia, fisiopatologia, medicina interna e toxicologia misturam-se para nortearem o raciocínio, mas nos momentos mais difíceis é, realmente, a combinação de sensibilidade com experiência prática o que mais ajuda.

## 4.2. Etapas do raciocínio clínico

O termo diagnóstico origina-se do grego *diagnostikós*, que é relativo à diagnose (*diágnosis*) – capacidade de discernir, distinguir ou reconhecer. Hipócrates utilizou o termo diagnóstico para o conjunto de atos médicos que permitem reconhecer situações, condições ou problemas de saúde. Para estabelecer o diagnóstico, o médico parte da observação clínica e, seguindo determinadas etapas metodológicas, formula hipóteses de adoecimento. Depois de estudos e avaliação complementar, testa essas hipóteses; afasta as reprovadas e escolhe o diagnóstico mais provável, sempre considerando ser preciso buscar o que é essencial para a pessoa que está doente – a cura.

Na prática, costuma-se dividir o processo de avaliação em etapas sequenciais, o que ajuda a aplicação do método e facilita o raciocínio. No entanto, é importante considerar que, diante de uma urgência ou emergência clínica, o caráter dinâmico do agravo ou doença é o que determina a ordem do processo. Ao final de cada etapa, costuma-se concluir uma fase do diagnóstico, a qual se confunde na prática com "tipo de diagnóstico". Por exemplo, diagnóstico clínico, etiológico, sindrômico, anatomopatológico, complementar e diferencial não constituem diversos diagnósticos, são na verdade fases do processo de diagnóstico da condição do doente, a partir daquela situação em que ele se apresenta para avaliação. É importante considerar esse aspecto para não ser feita uma série de "diagnósticos" excludentes ou desvinculados para a mesma condição do doente, aumentando o número de problemas, dificultando a compreensão da causa e gerando confusão com relação ao prognóstico, à escolha do tratamento e aos registros posteriores (relatórios, declarações de óbito, notificação do agravo/doença e codificação na tabela de Classificação Internacional de Doenças – CID).

Os sete itens abaixo ajudam a executar o processo de diagnóstico (Bickley, 2010).

1. Identificação dos achados anormais: faz-se uma lista dos sintomas (queixas do doente), dos sinais (observados no exame clínico) e dos resultados de exames laboratoriais disponíveis.
2. Localização dos achados anatomicamente.
3. Interpretação dos achados em termos do processo provável (clínico, etiológico, sindrômico, patológico, complementar e diferencial):
   a. patológicos – congênitos, inflamatórios, infecciosos, imunológicos, neoplásicos, metabólicos, nutricionais, degenerativos, vasculares, traumáticos e "tóxicos";
   b. fisiopatológicos – transtornos das funções biológicas, *e.g.* insuficiência cardíaca congestiva (ICC);
   c. psicopatológicos – *e.g.* cefaleia como expressão de transtornos psíquicos.
4. Formulação de hipóteses sobre a natureza dos problemas do doente. Com base no conhecimento, experiência e estudo, estabelecem-se padrões de anormalidades e de doenças; consulta-se a literatura médica, em busca de fundamentos para a tomada de decisão, com base em evidências já estabelecidas, seguindo essas etapas:
   a. escolha dos achados mais específicos e críticos para fundamentar as hipóteses;
   b. comparação dos achados com todas as condições que podem criá-los;
   c. eliminação das possibilidades diagnósticas que não explicam os achados;
   d. consideração das possibilidades e escolha do diagnóstico mais provável;
   e. concentração nos distúrbios potencialmente fatais e tratáveis;
   f. inclusão do "pior cenário" na lista de diagnósticos diferenciais;
   g. certificação de que a possibilidade foi descartada com base nos achados e na avaliação do doente.
5. Teste de hipóteses – nesta etapa pode ser necessário obter anamnese adicional, pesquisar outros dados de exame físico, solicitar exames laboratoriais para confirmar ou excluir o diagnóstico inicial ou para esclarecer qual dos diagnósticos possíveis é o mais provável.
6. Definição do diagnóstico presuntivo com o máximo de clareza e certeza que os dados permitam.
7. Desenvolvimento de um plano em acordo com o doente – identificar e registrar no plano cada problema, exame, avaliação adicional de um diagnóstico, consulta com especialista, aumento, redução ou troca de medicação, solicitação de reunião com a família e/ou com a equipe envolvida no cuidado do doente. A inclusão da manutenção da saúde na lista ajuda na orientação do doente para cuidar da própria saúde.

### Elementos do diagnóstico de intoxicações agudas

Pessoas agudamente expostas a doses excessivas de substâncias químicas apresentam-se geralmente com vários sinais e sintomas. Na maioria das situações, os agentes envolvidos podem ser rapidamente identificados pela anamnese, exame físico e exames complementares. Situações dramáticas evoluem rapidamente a condições favoráveis ou desfavoráveis. A habilidade em distinguir e manejar essas situações é essencial para o prognóstico.

A intoxicação aguda é uma condição clínica que pode evoluir rapidamente a um estado grave, cujo desfecho é geralmente relacionado à qualidade e ao tempo de início da primeira abordagem.

### Abordagem ABCDE

"A abordagem ABCDE é uma ferramenta forte para avaliação clínica e tratamento inicial de pessoas com suspeita de doença aguda, traumatismos ou lesões, em níveis pré-hospitalar (primeiros socorros) e hospitalar, podendo ajudar na determinação da gravidade de uma condição e a priorizar intervenções clínicas iniciais" (Thim *et al.*, 2012).

ABCDE – via aérea (*Airway*), respiração (*Breathing*), circulação (*Circulation*), incapacidade (*Disability*), exposição para exame (*Exposure*) – é um método sistemático de abordagem e tratamento imediato de pessoas criticamente doentes ou lesadas, aplicável em todas as situações de emergência clínica. Esse método pode ser usado na rua sem qualquer equipamento ou, de forma mais avançada, na chegada aos serviços médicos de emergência (SME), em salas de emergência (SE), enfermarias (Enf), ou unidades de tratamento intensivo (UTI).

Os objetivos da abordagem ABCDE são:

1. fornecer tratamento para salvar a vida;
2. dividir situações clínicas complexas em partes para facilitar o manejo;

3. servir como um algoritmo de avaliação e tratamento;
4. estabelecer uma percepção comum da situação entre todos os provedores de tratamento;
5. ganhar tempo para estabelecer diagnósticos e tratamentos definitivos.

Por meio dessa abordagem, os sinais clínicos que comumente precedem a parada cardíaca podem ser reconhecidos e tratados. É também recomendada como cuidado inicial após retorno da circulação espontânea pós-ressuscitação (Thim *et al.*, 2012). Um resumo dos procedimentos pode ser visto na tabela a seguir.

**Tabela 1.** Avaliação ABCDE: principais parâmetros para avaliação e opções de tratamento.

| | | Avaliação | Tratamento |
|---|---|---|---|
| A | *A*irways (vias aéreas) [**A**bertura de vias **A**éreas] | voz<br>sons respiratórios | inclinação da cabeça e elevação do queixo<br>aspirar secreção e administrar oxigênio [15 L/minuto] |
| B | *B*reathing (respiração) [**B**oa respiração] | frequência respiratória (FR) [12 a 20 ipm] *<br>movimentos da parede torácica<br>percussão<br>ausculta pulmonar<br>oximetria de pulso (Sat.$O_2$) [97 a 100%] | assento/leito confortável<br>ventilações (não fazer respiração boca a boca)<br>medicamentos inalatórios<br>ventilação com balão/máscara<br>descomprimir a tensão do pneumotórax |
| C | *C*irculation (circulação) | cor da pele, sudorese<br>tempo de enchimento capilar [< 2 segundos]<br>palpar pulso [60 a 100 bpm] *<br>ausculta cardíaca<br>pressão arterial sistólica [100 a 140 mmHg]*<br>eletrocardiografia (ECG) monitoramento | interromper o sangramento<br>elevar as pernas<br>instalar acesso intravenoso<br>infundir solução salina |
| D | *D*isability (incapacidade) [**D**isfunções] | nível de consciência (Glasgow)**<br>» alerta<br>» responsivo ao comando verbal<br>» responsivo à dor<br>» sem resposta<br>movimentos dos membros<br>reflexos pupilares à luz<br>determinar glicose no sangue capilar | tratar problemas: vias aéreas, respiração e circulação<br>posição de recuperação<br>glicose para corrigir a hipoglicemia |
| E | *E*xposure (exposição) | exposição da pele para exame<br>temperatura (T) | tratar a causa suspeita (com medidas físicas) |

| Idade | FC (bpm) (média ± 2 dvp) |
|---|---|
| Recém-nascido | 140 ± 50 |
| 1-6 meses | 130 ± 50 |
| 6-12 meses | 115 ± 40 |
| 1-2 anos | 110 ± 40 |
| 2-6 anos | 105 ± 35 |
| 6-10 anos | 95 ± 30 |
| > 10 anos | 85 ± 30 |
| **Idade** | **FR (ipm)** |
| Recém-nascido | 30-60 |
| Lactente (< 1 ano) | 25-35 |
| Crianças pequenas (1-3 anos) | 20-30 |
| Pré-escolares (4-5 anos) | 20-25 |
| Escolares (6-10 anos) | 18-20 |
| Adolescentes (> 10 anos) | 12-16 |
| **Idade** | **Hipotensão PA sistólica (mm Hg)** |
| Recém-nascidos a termo (0-28 dias) | < 60 |
| Lactentes (1-12 meses) | < 70 |
| Crianças 1-10 anos | < 70 + (2 x idade em anos) |
| > 10 anos | < 90 |

ipm – incursões por minuto; bpm – batimentos por minuto; * valores de referência para crianças (Matsuno A.K., 2012); **A avaliação da consciência (Tabelas 3 e 3A).

*Adaptada de Thim, T. et al., 2012.*

## Anamnese

Após a estabilização do paciente, a recomposição do cenário da exposição deve ser o próximo passo. Anamnese ou história clínica é uma entrevista estruturada e objetiva na qual o profissional procura coletar informações sobre a pessoa e suas relações com o ambiente físico e social; condições de saúde atuais e pregressas; tratamentos realizados ou em curso, antecedentes familiares, hábitos e condições de vida. Com relação à exposição a substâncias químicas, procuram-se informações sobre:

1. os agentes suspeitos: tipo de produto, nome comercial, dados da embalagem, forma de apresentação, composição química, aspecto físico como cor, odor, sabor, textura etc.;

2. a exposição: dose, frequência, tempo e duração, via de introdução no organismo - enteral ou parenteral (oral, ocular, respiratória, dérmica, retal, vaginal, uretral, intramuscular, intravenosa, intra-arterial etc.);

3. motivo que levou à ocorrência (acidental, autoadministração, violência etc.);

4. sintomas pré e pós-ocorrência, medidas usadas para reduzir a exposição ou os sintomas;

5. antecedentes mórbidos individuais e familiares (clínicos e psiquiátricos);

6. história farmacológica (individual e de familiares próximos);

7. atividade profissional, de lazer, hábitos e passatempos individuais e familiares.

É muito importante lembrar que as informações podem ser falsas ou omitidas, especialmente em situações constrangedoras (tentativas de suicídio e uso de drogas ilícitas) ou comprometedoras como violência contra terceiros (abortamento, maus-tratos e tentativa de homicídio). A equipe de assistência de urgência deve ser consultada sobre a natureza e progressão dos sinais e sintomas. A história também pode ser complementada por consultas a outros médicos que assistem o paciente ou busca de informação em registros de atendimentos anteriores. Em exposição ocupacional, descrições do ambiente e processos de trabalho podem ser obtidas em contatos com o patrão ou colegas e visitas ao local de trabalho.

## Exame clínico

O exame clínico revela sinais imprescindíveis para o estabelecimento do diagnóstico de intoxicação aguda, sobretudo na identificação de síndromes tóxicas, constituindo-se no único recurso disponível quando não há história de exposição, as informações não parecem confiáveis, e quando os exames com-

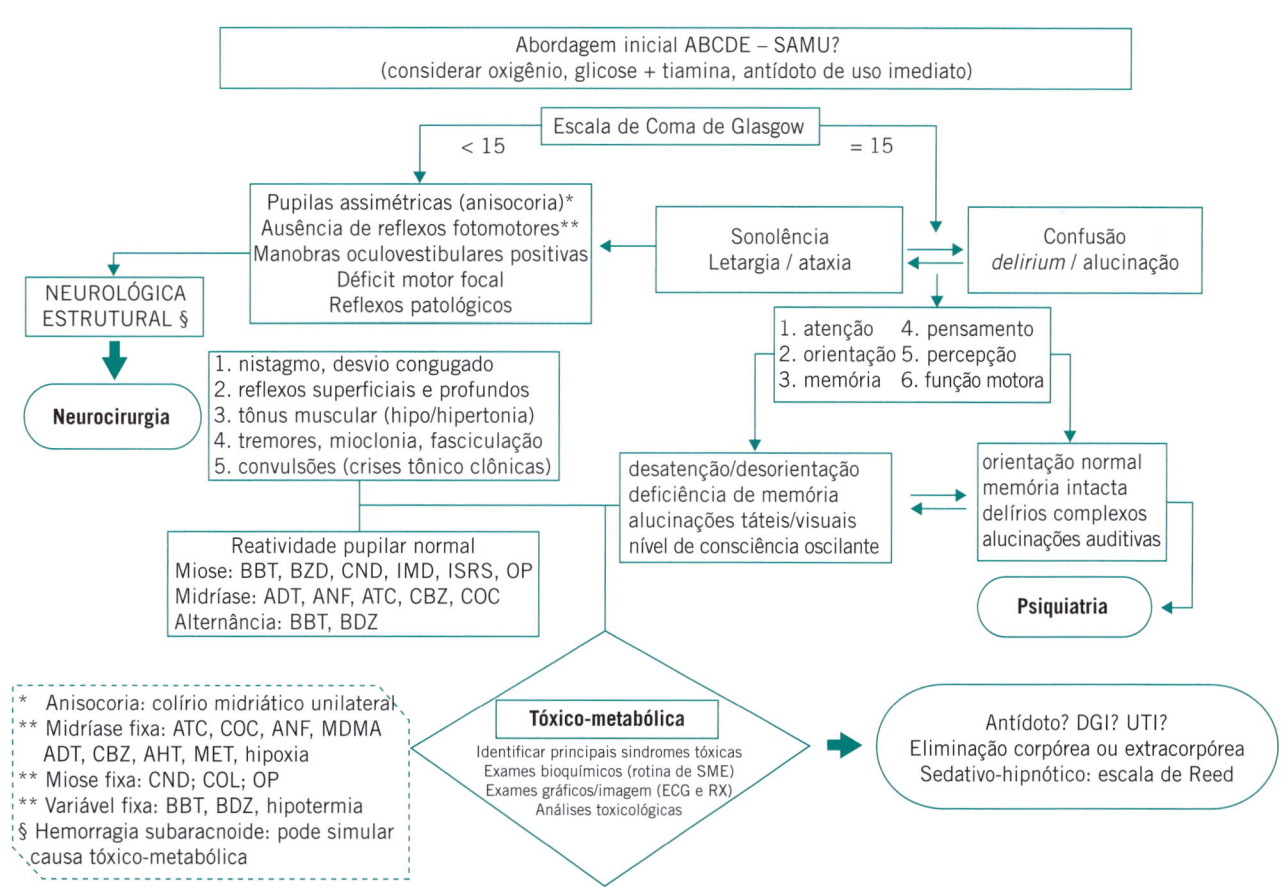

**Figura 1.** Algoritmo de avaliação do estado mental.

plementares não estão disponíveis, são demorados, ou não conclusivos. Embora os sinais característicos ocorram logo após a exposição a determinados agentes, as avaliações seriadas revelam ao profissional atento informações valiosas.

Passada a urgência do problema, com o doente estabilizado, o médico e sua equipe dedicam-se aos detalhes:

1. aferir sinais vitais a curtos períodos, se possível, monitorar continuamente;
2. observar alterações em hálito, secreções/excreções, coloração, umidade e lesões de pele e mucosas;
3. realizar a ausculta torácica – ritmo e intensidade de batimentos cardíacos, estertores pulmonares;
4. examinar o abdome – atenção a massas palpáveis, reações à dor e ruídos hidroaéreos (RHA);
5. observar a postura: passividade, movimentação, tônus muscular e reflexos (superficiais e profundos);
6. avaliar estado mental e nível de consciência (gravidade / escores);
7. atenção especial ao aspecto das pupilas (diâmetro, simetria e reatividade).

Observar os sinais característicos das síndromes tóxicas comuns, *e.g.* hipersecreção, fasciculação e miose (síndrome colinérgica); delírio, alucinação e midríase (adrenérgica e anticolinérgica). Pessoas em coma de origem tóxica frequentemente apresentam dissociação de sinais, *e.g.* pupilas isocóricas com reflexo fotomotor intacto, ausência de resposta motora e presença de hipoventilação e/ou hipoperfusão. Raramente apresentam déficits neurológicos; assim, para pacientes em estado prolongado de coma, com pupilas fixas e posturas de descorticação ou descerebração, deve ser feita avaliação neurológica complementar na busca por lesão estrutural (Erickson, Thompson e Lu, 2007).

**Exames complementares**

As provas de função e lesão hepáticas – aspartato-aminotransferase (AST), alanina-aminotransferase (ALT), gama-glutamiltranspeptidase (GGT), fosfatase alcalina (FA), tempo e atividade de protrombina (TPAP); função renal: ureia e creatinina (U e C) – devem ser monitoradas nos pacientes com intoxicações moderadas ou graves, pois fígado e rins são sítios de eliminação da maioria dos agentes tóxicos. Outras análises de amostras biológicas incluem: hemograma completo, eletrólitos (sódio, potássio, cálcio, magnésio, fosfato, bicarbonato e lactato), gasometria, glicemia, creatinoquinase e frações (CKF), proteína total e frações (PTF), e análises de urina (tipo I).

Também podem ser realizados exames gráficos e de imagem – eletrocardiograma (ECG) e mais raramente o eletroencefalograma (EEG); radiografias (RX) de tórax e abdome, úteis para diagnósticos em casos de ingestão de agentes radiopacos (*e.g.*, ferro, baterias); tomografia e ressonância nuclear magnética de cabeça, tórax e abdome são utilizadas para diagnóstico em alterações de estado mental e visualização de corpo estranho.

**Análises toxicológicas**

Alguns exames são úteis em emergência, como análises qualitativas em cromatografia de camada delgada (CCD); quantitativas em fluidos biológicos (*e.g.* etanol, metanol, paracetamol, salicilatos, carbamazepina, fenobarbital, teofilina, lítio); determinação de atividades enzimáticas (colinesterases) e de pigmentos modificados – metemoglobina e carboxiemoglobina (MetaHb e COHb). Amostras biológicas adequadas para essas análises são conteúdo gástrico, sangue e urina; excepcionalmente, líquor e leite materno. Exames toxicológicos solicitados antes de obter dados de história de exposição e exame físico completo dificultam a interpretação dos resultados.

## 4.3. Principais síndromes tóxicas

Síndrome tóxica é um conjunto de sintomas e sinais característicos de determinados grupos de substâncias (Tabela 2). Quando presentes, permitem reduzir a lista de problemas entre as muitas possibilidades existentes, o que facilita a fase de pesquisa etiológica do diagnóstico. Porém, em muitos casos não são observados os sintomas característicos, especialmente em exposições autoprovocadas, como tentativa de suicídio (TS) e abuso de drogas, onde há associações de um ou mais medicamentos com bebidas alcoólicas e outras substâncias, resultando em quadros complexos decorrentes de interações, nem sempre conhecidas.

Doentes crônicos, que fazem uso contínuo de medicamentos, especialmente os geriátricos e os psiquiátricos, também se apresentam frequentemente com manifestações complexas. Nesses casos, os conhecimentos sobre os dados regionais de distribuição de produtos, boa compreensão de farmacocinética e farmacodinâmica aliados à experiência clínica são mais valiosos para a definição da etiologia do que análise de material biológico como "triagem toxicológica", muito solicitada aos CIAT pelos SME. Nessas situações, os toxicologistas de plantão nos CIATs contribuem mais e realmente fazem a diferença na condução dos casos.

**Tabela 2.** Síndromes tóxicas e principais agentes.

| 1. Sedativo-hipnótica e opioide | |
|---|---|
| *Sinais e sintomas:* | Sonolência, letargia, torpor, coma, depressão respiratória, hipotonia, hipotermia, hiporreflexia, hipotensão, bradicardia, ruídos hidroaéreos diminuídos, pupilas normais ou alternando miose/midríase (mais comum em barbitúricos) e miose puntiforme (opioide). Convulsões podem ocorrer com alguns opioides (*e.g.*, propoxifeno e tramadol). |
| *Principais agentes:* | Sedativo-hipnóticos: barbitúricos, benzodiazepínicos, etanol. Opioides: codeína, difenoxilato, fentanil, heroína, loperamida, meperidina, morfina, tintura de ópio. |

continua

continuação

| **2. Colinérgica** | |
| --- | --- |
| *Sinais e sintomas:* | **Muscarínica:** gastrintestinais (náusea, vômitos, diarreia, cólicas, ruídos hidroaéreos aumentados); hipersecreção (broncorreia, lacrimejamento, salivação e sudorese); incontinência urinária; broncoespasmo; hipotensão, bradicardia e miose.<br>**Nicotínica:** neuromusculares (fraqueza, fasciculações, mioclonia, paralisia); cardiovasculares (hipertensão, taquicardia, disritmia); neuropsíquicas (agitação, ansiedade, desorientação, convulsão, coma e midríase). |
| *Principais agentes:* | Inseticidas organofosforados e carbamatos, fisostigmina, cogumelos de ação muscarínica. |
| **3. Anticolinérgica** | |
| *Sinais e sintomas:* | Agitação, alucinação, confusão mental, delírio, hipertermia, hipertensão, taquicardia, pele seca, rubor facial, midríase, retenção urinária e ruídos hidroaéreos diminuídos;<br>Casos graves: mioclonia, convulsão, hipotensão e disritmia cardíaca. |
| *Principais agentes:* | Anti-histamínicos: bromofeniramina, ciproeptadina, dexclorfeniramina, difenidramina, pimetixeno, prometazina; antiparkinsoniano: biperideno; antiespasmódicos: atropina, escopolamina; antidepressivos: amitriptilina; plantas: *Datura sp* (saia branca, estramônio); fungos: *Amanita muscaria*. |
| **4. Adrenérgica** | |
| *Sinais e sintomas:* | Agitação, delírio, paranoia, taquicardia, palidez, hipertensão, hipertermia, diaforese, piloereção, midríase e hiper-reflexia.<br>Casos graves: convulsão, hipotensão e disritmia cardíaca. |
| *Principais agentes:* | Anfetamina, cafeína, cocaína, efedrina, fenilefrina, fenilpropanolamina, fenoterol, pseudoefedrina, teofilina. |
| **5. Serotoninérgica** | |
| *Sinais e sintomas:* | Náusea, vômitos, diarreia, diaforese, rubor, taquicardia, hipertensão, taquipneia, lacrimejamento, delírio, alucinação, ataxia, midríase, hiper-reflexia.<br>Casos graves: mioclonia, hipertonia, hipertermia, convulsão, coma e disritmia cardíaca. |
| *Principais agentes:* | Antidepressivos inibidores da recaptação de serotonina (citalopram, escitalopram fluoxetina, paroxetina, sertralina, venlafaxina); drogas de abuso (dextrometorfano, êxtase - MDMA). |
| **6. Extrapiramidal aguda** | |
| *Sinais e sintomas:* | Distonia: crises oculógiras, contração da musculatura facial (lábios, língua e mandíbula), pescoço (rigidez de nuca e torcicolo), membros (sinal roda dentada), tremores, movimentos involuntários, sialorreia, sonolência.<br>Casos graves: hipertonia generalizada (opistótono), torpor, coma, miose/midríase. |
| *Principais agentes:* | Antipsicóticos: haloperidol, clorpromazina, flufenazina, trifluperazina, perfenazina, tiotixeno, risperidona; antieméticos: metoclopramida, bromoprida. |

## 4.4. Diagnóstico diferencial

"Talvez mais do que outros campos, a Toxicologia requer um conhecimento prático básico de farmacologia e fisiopatologia. É essencial que o clínico faça uma abordagem completa, incluindo doenças do campo da toxicologia e de fora dela" (Dart, 2004, p. 21, tradução nossa).

O diagnóstico diferencial (DIF) é um dos temas mais fascinantes e desafiadores da arte médica, mas na prática da Toxicologia constitui oportunidade singular para o exercício da paciência, compreensão e amor ao próximo. O sucesso do profissional nessa tarefa depende da sua sensibilidade para acolher e ouvir o doente, os familiares e outras pessoas envolvidas, com disposição para *julgar* não no sentido de *pronunciar sentenças morais*, as quais afastam o profissional da arte médica, mas de *decidir sobre possibilidades clínicas*. A ênfase no tratamento sintomático sem a preocupação com o diagnóstico etiológico contribui com o retardo nas medidas terapêuticas necessárias e aumenta o risco de óbito.

Cerca de 10% dos atendimentos dos CIAT referem-se a participações no processo de DIF. Em 2012, o CIT-RS recebeu 1.902 solicitações desse tipo, 9,4% das ocorrências em humanos. A variável DIF foi definida no relatório anual desse CIAT como "casos onde é necessário afastar a possibilidade de intoxicação como responsável de causar a patologia que o paciente apresenta. Também se incluem aqui as situações onde há suspeita de exposição e/ou intoxicação, mas as análises toxicológicas não conseguem comprovar o diagnóstico" (Nicolella, Ferreira e Lessa, 2012, p. 17).

Qualquer pessoa sintomática que chega aos SME pode estar intoxicada, quer a emergência seja clínica, cirúrgica ou psiquiátrica. As manifestações clínicas dos efeitos tóxicos podem ser as mesmas observadas em uma infinidade de doenças agudas ou crônicas – gastrintestinais (dor abdominal, náusea, vômitos, diarreia, hemorragia, obstrução, perfuração intestinal); respiratórias (tosse, cianose, broncoespasmo, hipersecreção brônquica); circulatórias (dor torácica, disritmia cardíaca, hipertensão, hipotensão, cianose, choque); infecciosas (febre, mialgia, leucocitose, choque); neurológicas (crises epilépticas, estupor, coma); psiquiátricas (ansiedade, agitação, delírio, psicose). Todos os tipos de alteração metabólica são possíveis nas intoxicações.

Alguns quadros são característicos de grupos de agentes comumente envolvidos (síndromes tóxicas comuns), outros são modificados devido às interações entre vários agentes ou confundem-se com a doença prévia do paciente, dificultando o estabelecimento do diagnóstico. As análises toxicológicas qualitativas são úteis em poucos casos, sendo relevantes as que permitem evidência de exposição muito tóxica (*e.g., paraquat, ar-*

*sênio*). As determinações de concentrações sanguíneas de agentes tóxicos são importantes quando preditivas de toxicidade em exposições assintomáticas, contribuindo para estabelecer prognóstico e/ou planejar tratamentos (*e.g.*, *digoxina, ferro, lítio, metanol, paracetamol*). *Definitivamente*, para pessoas com história desconhecida ou incerta, a busca por agentes tóxicos no organismo deve ser *fundamentada* em dados epidemiológicos locais, exame clínico e avaliação complementar, *sempre* após formular e testar as hipóteses de adoecimento (Dawson e Whyte, 1999).

Laboratórios de análises toxicológicas não estão disponíveis em todo o país, nem sequer nas grandes capitais. Mesmo tendo um bom laboratório com pessoal qualificado para realizar essas análises, se não houver a suspeita clínica pelo médico toxicologista, é muito difícil chegar a conclusões satisfatórias. A quantidade de substâncias químicas é extremamente grande para se pretender um laboratório de emergência toxicológica que atenda às necessidades clínicas. Assim, para participar de processos de diagnóstico diferencial e contribuir para melhorar os desfechos dos casos, é preciso possuir conhecimentos fundamentais de Toxicologia e de Medicina Interna, além de cultivar a compensadora experiência da assistência ao doente: "[...] para [nós] médicos toxicologistas sermos recompensados pelo atendimento ao doente, temos que ir à beira do leito e *fazer* algo, não apenas *dizer* alguma coisa" (Skolnik, 2012, p. 7, tradução nossa, com grifos do autor).

### Problemas relacionados ao diagnóstico diferencial

Alguns problemas decorrentes de dificuldades na condução do processo de DIF podem implicar em sérias consequências. As situações resumidas a seguir são exemplos de repercussão direta do DIF, ou da falta dele, no diagnóstico, tratamento, desfecho do caso, classificação estatística de doenças e vigilância de agravos.

### 1. Criança assintomática, com previsão de alta

Um menino saudável de quatro anos é admitido com uma história de estar assistindo com seus pais a uma partida de futebol na TV, quando, "de repente, teve um ataque, virou os olhos e ficou roxo" (palavras do pai). Chega rapidamente ao SME, sem resposta a estímulos, com apneia e cianose, sendo intubado e ventilado. Após poucos minutos, recuperada totalmente a consciência e a respiração, a cianose desaparece, sendo então retirada a sonda traqueal. Hipótese: parada respiratória decorrente de convulsão. Observada por 16 horas, não apresenta mais sintomas; as causas comuns de "convulsão" em criança são afastadas pela Neurologia, que devolve o paciente aos cuidados da Pediatria. No plantão seguinte, outro pediatra verifica que a criança está sem sintomas e já de alta hospitalar, mas, preocupado com a ausência de etiologia para condição de saúde tão grave, solicita consulta toxicológica. CIAT – Anamnese: familiar não se encontra para prestar informações; paciente sem sintomas, com alta da Neurologia e previsão de alta da Pediatria. Exame físico: dado positivo – ausência de murmúrio vesicular em hemitórax direito. Hipótese: aspiração de corpo estranho. Avaliação complementar: RX de tórax: imagem radiopaca revela atelectasia de pulmão D por provável obstrução brônquica. Diagnóstico presuntivo: asfixia por aspiração de corpo estranho. Prognóstico: boa recuperação se houver retirada imediata do corpo estranho. Intervenções: anestesia geral e broncoscopia. Resultado: retirada completa de grão de amendoim. Evolução: cura sem sequelas.

### Comentário

A criança foi atendida pela Pediatria, que obteve sucesso na proposta inicial de tratamento – a de salvar a vida. Porém, não foi possível fazer um diagnóstico presuntivo com inclusão da etiologia do agravo. O paciente seria liberado para seguimento e investigação ambulatorial, sendo o diagnóstico feito posteriormente, mas somente quando não pudessem ser evitadas as sequelas. A *motivação* do pediatra para solicitar a avaliação do CIAT foi baseada em: a) duas informações de anamnese – início súbito de possíveis "sinais" neurológicos observados pelo pai; b) sinais respiratórios observados ao exame clínico (apneia e cianose); c) uma condição muito grave (falência respiratória) e d) ausência de etiologia. Não havia *suspeita clínica*. Não existindo mais a evidência de sinais e sintomas de intoxicação, a expectativa da Pediatria era de que, por meio de análise toxicológica de urina pudesse ser encontrada alguma substância química. A hipótese do toxicologista foi *fundamentada* em: a) *um sinal* ao exame clínico, que surgiu após a remissão da condição grave, ou seja, a ausência de ventilação no pulmão D. O *teste de hipóteses* foi feito com o resultado da radiografia e da broncoscopia. Após obter esse último dado, o médico toxicologista foi à busca de elementos do cenário para caracterizar a ocorrência, mesmo não se tratando de intoxicação, e fez três perguntas à família da criança: a) Onde estava a criança na hora do jogo? Resposta: ao nosso lado, no sofá; b) Ela estava comendo alguma coisa? Sim, todos nós estávamos comendo amendoins; c) Alguém observou sintomas de tosse e sufocação da criança? Resposta: Não, porque na hora do gol todo mundo estava comemorando e havia muito barulho. Conclusão: na ausência de história em qualquer área médica, o exame clínico cuidadoso em pessoa assintomática pode gerar suspeita clínica de uma condição grave.

### 2. Homem alcoolista com acidose grave

é encontrado caído na rua, com as mãos na região superior do abdome com expressão de dor intensa. Anotação do SAMU na ficha de encaminhamento ao SME relatava ter o paciente referido ingestão de refrigerante com gosto estranho. O doente chega ao SME, recebe o tratamento de suporte, mas rapidamente evolui com quadro grave de acidose metabólica, melena, choque e coma, sendo transferido para a UTI. Endoscopia digestiva alta (EDA) revela erosão difusa, presença de várias lesões ulceradas com sangramento no estômago, hiperemia discreta de esôfago. O médico da UTI suspeita de intoxicação por metanol devido à acidose metabólica em um alcoolista; solicita alcoolemia ao CIAT; com a suspeita clínica baseada na epidemiologia e, devido ao estado grave do doente já em tratamento com bicarbonato de sódio IV, inicia etanol IV e hemodiálise. Não foram detectados álcoois no sangue, o paciente desenvolve hipocalcemia, não reage com o tratamento instituído, sendo o desfecho fatal. Em discussão durante a análise do prontuário após o óbito, feita pela Vigilância em Saúde, foram consideradas duas hipóteses: 1) intoxicação por ácidos fortes (*e.g.*, fosfórico ou oxálico) e 2) etilenoglicol.

### Comentário

Dez achados oriundos de registros no prontuário do doente foram utilizados para formular as hipóteses acima: 1) dor presenciada pelo profissional SAMU; 2) ingestão de refrigerante referida pelo doente e 3) registrada no relatório de encaminhamento do SAMU ao hospital; 4) o laudo da EDA; 5) a evolução muito rápida de 6) quadro de acidose e 7) hipocalcemia; 8) ausência de metanol no sangue de paciente em 9) estado de grave comprometimento 10) em tempo inferior à meia-vida do metanol. Conclusões: 1) a anamnese começa no primeiro contato do profissional de saúde com o doente e/ou informante, nesse caso, foi feita pelo profissional do SAMU; 2) a avaliação complementar contribui para o diagnóstico quando a hipótese clínica é fundamentada no conhecimento prévio ou no adquirido por meio de estudos. Nesse caso, isso só pôde ser feito na etapa de vigilância; 3) somente a avaliação *post mortem* poderá estabelecer a etiologia suspeita no hospital; e 4) a vigilância sistemática de intoxicações, realizada por equipe interdisciplinar, permite retificar diagnósticos para tornar os estudos epidemiológicos confiáveis.

### O estado mental alterado

### 3. Jovem com agitação e delírio
Uma moça de 21 anos chega às 10 horas ao SME, com intensa ansiedade, agitação e difícil contato. Familiar refere nervosismo, náusea, vários episódios de vômitos, dor abdominal e diarreia há ± 24 horas, aumento da febre há 8 horas, medicada com paracetamol sem sucesso e iniciando delírio há 3 horas. Trabalha em laboratório de manipulação há dois anos, nega doenças, uso de medicamentos, álcool e drogas. Está no último ano do curso de farmácia, estressada com o seu trabalho (TCC), não tem se alimentado e queixa-se de fraqueza ultimamente. Exame clínico: peso/altura. 1,60 m/45 kg; FC: 140; PA: 140x70; T: 39,8ºC; FR: 28; Sat. O$_2$: 98% em ar ambiente, glicemia capilar (dextro): 70 mg/dL. Ansiosa, agitada, tremores finos nas mãos, olhar fixo, pupilas isocóricas, reativas à luz, Ø 6 mm. Tônus muscular e reflexos normais. Pele quente, ruborizada, sudorese intensa, diurese abundante. Pulmões livres; coração rítmico, sem sopros. Abdome: aumento de RHA. Tratamento: solução salina 1.000 mL IV/diazepam 10 mg IV/dipirona 1g IV/monitorização. Após sedação, ECG: ritmo sinusal; FC 125; PA: 100x55. Radiografia de tórax normal e tomografia de cabeça normal. Leucocitose discreta; urina I normal; potássio sérico: 2,5 mEq/L, cálcio, fósforo e magnésio normais; glicemia: 65 mg/dL; ALB baixa, AST, ALT, GGT, BTF, FA e LIP discretamente elevadas, TP/AP/INR normais; CK: 5.800 U/L, U e C normais. Gasometria venosa: alcalose respiratória pH 7,60. Continua agitada após 4 horas da admissão, T: 40,5ºC, com hiperpneia e hipotensão. É acionado o CIAT. Hipóteses: síndrome adrenérgica por substâncias de abuso ou crise tireotóxica. São solicitados novos exames: T3, T4 livres, TSH, RX de abdome e análises toxicológicas qualitativas no sangue e urina para cafeína, teobromina e teofilina; fenoterol, salbutamol, terbutalina, paracetamol e salicilatos; determinações de concentrações séricas de paracetamol e salicilatos, se positivos na análise qualitativa. Intervenções sugeridas: sedação cuidadosa preferencialmente com diazepam IV; hidratação; resfriamento corporal e transferência para a UTI.

### Comentário
Diversos agentes podem causar alteração de estado mental com delírio, hipertermia e taquicardia. Os mais facilmente acessíveis são os medicamentos de venda livre: antieméticos (dimenidrinato), antiespasmódicos (atropina, esco-

polamina), antigripais (fenilefrina, pseudoefedrina), anti-histamínicos de primeira geração (clorfeniramina, ciproeptadina, difenidramina), antitussígenos (dextrometorfano), broncodilatadores (fenoterol, salbutamol e terbutalina) e metilxantinas (cafeína, teobromina e teofilina). Antidepressivos tricíclicos, inibidores da recaptação de serotonina (IRSS), estimulantes do SNC usados em transtornos do déficit de atenção (metilfenidato); fármacos prescritos na doença de Parkinson (biperideno) e outros já proibidos e retirados do mercado como os inibidores do apetite (anfepramona, femproporex) são agentes possíveis nesse caso. Drogas ilícitas que podem causar estados semelhantes como anfetamina e análogos (3,4-metilenodioximetanfetamina – MDMA, êxtase ou *ecstasy*), cocaína, LSD, plantas (*Datura sp*) e cogumelos alucinógenos (*Psilocybe sp*). Síndromes de abstinência de sedativo-hipnóticos como álcool e benzodiazepínicos (BDZ) (com agitação, alucinação visual, convulsão, *delirium tremens*, diaforese, excitação, hipertensão, hipertermia, midríase, piloereção, taquicardia, tremores) e de opioides (com ansiedade, dores, náusea, vômitos, taquicardia) também constituem possibilidades de DIF.

Muitas substâncias químicas atuam no SNC e periférico por mecanismos diretos ou indiretos interferindo na neurotransmissão. Uma mesma substância pode agir ao mesmo tempo por mecanismos diferentes, seja no transporte iônico através da membrana celular ou na síntese, transporte, liberação e inibição da recaptura de vários neurotransmissores. A complexidade do sistema nervoso e a múltipla capacidade de ação de uma substância não permitem identificar com clareza qual sistema neurotransmissor produz o efeito observado. Efeitos diferentes podem ser produzidos com doses terapêuticas e doses tóxicas da mesma substância.

No caso dessa doente, considerado o perfil epidemiológico, não parecem se justificar as síndromes de abstinência. Analisando o conjunto de sinais e sintomas, podemos iniciar o estudo de três síndromes tóxicas: *anticolinérgica, adrenérgica e serotoninérgica*. Para isso, podemos utilizar o método de exclusão, afastando a possibilidade etiológica de cada agente ou grupo de agentes quando eliminarmos a possibilidade de uma síndrome tóxica, com base nas manifestações clínicas e na compreensão das diferentes vias envolvidas na neurotransmissão. Não discutiremos aqui em detalhes os mecanismos de ação de cada substância, nem os efeitos agonistas e antagonistas dos neurotransmissores, o que é didaticamente apresentado em obras clássicas de fisiologia e farmacologia. O objetivo dessa discussão é mostrar uma forma de conduzir o processo de diagnóstico diferencial das intoxicações agudas na prática clínica em SME.

A. *Síndrome anticolinérgica*: é evidenciada quando há retenção urinária, pele seca e redução da motilidade intestinal, podendo ser excluídas: atropina, biperideno, ciproeptadina, dexclorfeniramina, difenidramina, dimenidrinato, escopolamina e *Datura sp*.

B. *Síndrome serotoninérgica*: além da alteração de estado mental, hipermotilidade intestinal, rubor, sudorese, hipertensão, hipertonia e hipertemia. A paciente não apresenta hipertensão nem hipertonia, então, excluímos antidepressivos ISRS, dextrometorfano, êxtase e os outros alucinógenos.

C. *Síndrome adrenérgica*: na overdose de cocaína, o efeito adrenérgico é súbito, intenso e de curta duração; sendo em seguida observados os efeitos da estimulação dos canais de sódio – crises convulsivas, coma e disritmia cardíaca. Adrenérgicos diretos e indiretos que estimulam alfa-receptores como anfetamina e derivados, metilfenidato e outros não se aplicam bem ao caso, dada a ausência de hipertensão e palidez (vasoconstrição periférica). Os sinais de *rubor* e *hipotensão* (vasodilatação periférica) e *hipocalemia* são achados que permitem excluí-los para passarmos a pensar nos agonistas beta-adrenérgicos. Finalmente, a hipótese seria de *síndrome adrenérgica por agentes beta-agonistas* diretos (fenoterol, salbutamol, terbutalina) e indiretos (metilxantinas).

D. *Salicilatos*: aumentam o metabolismo global por estimulação do SNC; e sintomas gastrintestinais, diaforese, hiperpneia, alcalose respiratória, hipertermia e alteração de estado mental são indícios de intoxicação por salicilatos. Porém, um dado que chama a atenção é a *hipoglicemia*, que não é esperada em adultos pelo aumento da glicogenólise, sendo observada nas intoxicações agudas em crianças pequenas, que possuem baixo estoque de glicogênio hepático. A hipoglicemia pode ocorrer em adultos desnutridos ou na intoxicação grave, com acidose metabólica, falência múltipla de órgãos, coagulação intravascular disseminada (CIVD), ou seja, com mau prognóstico. Pelos exames laboratoriais, a paciente apresenta sinais de lesão hepática e a função ainda parece estar preservada (TP normal).

E. *Tireotoxicose*: a história de nervosismo e ansiedade é bem anterior a 24 horas (quando os sintomas preocuparam os familiares); o índice de massa corpórea (IMC) é muito baixo, a albumina sérica está abaixo dos níveis normais. O fato de "não se alimentar bem" não quer dizer não ter apetite, principalmente considerando as opções de alimentação para uma jovem que estuda e trabalha. Então, crise tireotóxica é possível.

A *tireotoxicose, crise tireotóxica* ou *tempestade tireotóxica* (*thyroid storm*) é a síndrome clínica que resulta da exposição dos tecidos a altos níveis de hormônio da tireoide (T3 e T4) na circulação; secundários ou não ao hipertireoidismo (Carroll e Matfin, 2010; Maia *et al.*, 2013). Sua fisiopatologia não é bem conhecida, parecendo estar relacionada com a superexposição dos receptores β1-adrenérgicos às altas concentrações de catecolaminas em estados de estresse; substâncias liberadas em estados de doença (*e.g.*, citocinas) podem aumentar a fração livre desses hormônios por competição pela ligação com globulina e albumina plasmáticas. A tireotoxicose factícia resulta da autoadministração de hormônios tiroidianos com o objetivo de aumentar a taxa metabólica para redução de peso. O diagnóstico é baseado em achados não específicos, sendo considerados os critérios clínicos de Burch-Wartofsky, em que o valor maior que 45 é fortemente sugestivo de tireoroxicose (Maia *et al.*, 2013).

O pior cenário é a tireotoxicose; mais problemática ainda seria a ocorrência das duas possibilidades: tireotoxicose e intoxicação. Assim, o exame toxicológico também auxilia o estabelecimento do diagnóstico nesse caso. A presença de salicilatos ou outra substância em altas concentrações e com grande afinidade pelas proteínas plasmáticas poderia provocar uma crise aguda por aumento da fração livre dos hormônios tiroidianos

na paciente até então eutireóidea. Com essa discussão, é possível justificar a avaliação do CIAT em articulação com o médico responsável no SME, visando ao estabelecimento do diagnóstico precoce numa grave condição de saúde e, assim, definir a instituição do tratamento específico antes que ocorram lesões irreversíveis.

Resultados dos novos exames: RX abdome normal; toxicológico positivo para BDZ (sangue e urina), negativo para os outros agentes pesquisados; hormônios tiroidianos: T3 e T4 livres aumentados e TSH indetectável. Diagnóstico: tireotoxicose. Prognóstico: condição clínica grave, letalidade 10 a 40%. Intervenção: tratamento de suporte (em UTI) e medicamentoso específico para reduzir a síntese e a liberação do hormônio tiroidiano. Desfecho: a doente evoluiu bem, sendo encaminhada ao ambulatório de Endocrinologia. Conclusão: os resultados das análises toxicológicas poderão ser decisivos para confirmação de suspeitas fundamentadas na avaliação clínica, à luz dos conhecimentos da epidemiologia e toxicologia dos agentes tóxicos prováveis.

### 4. Mulher em estado de coma

é levada pelo SAMU ao SME. FC: 70; PA: 90x60; T: 35°C; Dextro: 70. Respiração espontânea, em máscara de oxigênio, Sat. $O_2$: 95%; recebendo solução salina IV e aquecida com água morna. Foi admitida ao SME, sendo diretamente encaminhada aos cuidados do CIAT, pela "inferência de exposição a vários psicofármacos".

Atendimento no CIAT: 37 anos, feminino, branca, divorciada, mora com o filho de 24 anos. Chega ao SME, às 8 horas de domingo. Informante: vizinha do mesmo andar relata ter encontrado a doente caída no chão do banheiro, há ± 1 hora. Sabe que a doente faz tratamento psiquiátrico com controles frequentes; não sabe informar sobre a doença e medicamentos usados; nega uso de álcool e outras drogas. Refere ter ouvido barulho de água corrente no banheiro a noite toda; às 7 horas bateu à porta, chamou ao interfone, mas ninguém atendeu. O zelador abriu a porta e ela pôde socorrer a doente já desmaiada e fria no chão do banheiro. Não reparou em venenos, embalagens vazias ou medicamentos no local. Ela não tinha aquecedor e a fonte de energia do chuveiro era elétrica. O filho não estava em casa há dois dias; poderia ter viajado na sexta-feira. Chamou o SAMU. Exame clínico na SE do hospital: P = FC: 75; PA: 90x60; FR: 16; $T_R$ (retal): 36,5°C. Dextro: 88 mg/100 mL; Sat.$O_2$ = 96% (ar ambiente). Altura: ± 1,65 m; Peso: ± 65 kg. Sem sinais de lesões externas; coma Glasgow: 8 (AO2V2M4). Não responde a estímulo verbal, responde a estímulos dolorosos, mas não os localiza; reflexos cutaneoabdominal e cutaneoplantar diminuídos bilateralmente (superficiais); reflexo patelar diminuído e córneo-palpebral presente (profundos); tônus muscular diminuído globalmente; respiração espontânea com amplitude normal. Pupilas isocóricas, Ø 3 mm, reatividade à luz normal bilateralmente. Corada, acianótica, anictérica, hidratada. Boca/orofaringe: sem lesões, salivação discreta, hálito não característico. Pulmões: expansão bilateral, raros roncos; coração: batimentos rítmicos, normofonéticos, sem sopros; abdome flácido, sem massas anormais, RHA normal. Membros inferiores: edema discreto (+/4).

Diagnóstico inicial: coma grau 2 (Reed); agentes suspeitos: benzodiazepínicos (BDZ) e fenotiazinas.

Tratamento inicial: suporte geral do paciente em coma (ver item 5), infusão de solução salina isotônica 1.200 mL IV, aquecimento com cobertores, máscara de $O_2$ úmido intermitente; controle rigoroso de sinais vitais, glicemia capilar e classificação do coma a curtos intervalos ou, se possível, monitorização contínua. Foi solicitada assistência do Serviço Social para contato com familiares e possível visita domiciliar na busca de informações, mas o filho, que era o único familiar, não se encontrava na cidade. Diante da forte suspeita de síndrome sedativo-hipnótica (por BDZ) com fenotiazínico associado, para saber qual agente predominava no quadro, restava ao toxicologista solicitar análises toxicológicas ou realizar um teste terapêutico com flumazenil. Sendo usuária de BDZ, com a administração do antídoto poderia acordar do estado de coma, mas também desenvolver síndrome de abstinência grave, com convulsões. O médico, então, optou por solicitar análise toxicológica (sangue e urina) e manter a paciente em SE. Ao solicitar as análises, considerou os medicamentos mais comumente prescritos em ambulatórios de saúde mental.

Análises laboratoriais de emergência: hemograma, PTF, eletrólitos ($Na^+$, $K^+$, $Cl$, $Ca^{+2}$, $Mg^{+2}$, bicarbonato, lactato e fosfato); ureia, creatinina, AST, ALT, FA, BTF, Lipase, TP/AP/INR, DHL, CKF, gasometria arterial; exames gráficos e de imagem: ECG e RX tórax (no leito). Análises toxicológicas: 1) qualitativas: antidepressivos (tricíclicos, ISRS), barbitúricos, BDZ, carbamazepina, fenitoína, fenotiazínicos (clorpromazina, levomepropazina), haloperidol, opioides (propoxifeno, tramadol), oxcarbazepina, risperidona, valproato; 2) quantitativas: alcoolemia (etanol e metanol) e concentração sérica de lítio.

### Comentário

Nessa apresentação clínica, é caracterizado um de *estado de coma*. A tríade – coma, miose e hipotensão – é a combinação de sinais que se evidencia e permite iniciar a discussão sobre as síndromes *sedativo-hipnótica* e *opioide* (Tabela 2). Pela epidemiologia, um BDZ, associado ou não com etanol, é a principal suspeita, mas há dois dados importantes – tratamento psiquiátrico e nenhuma informação sobre o diagnóstico da doença mental. Como o doente mental geralmente é exposto a vários fármacos que atuam em SNC, inclusive com interação entre eles, uma síndrome mista seria esperada. Além da exposição crônica a medicamentos desconhecidos, pode ter ocorrido uma superexposição aguda aos mesmos agentes ou a substâncias diferentes. Não se conhece o tempo em que a possível nova exposição ocorreu e podem ter decorrido pelo menos de 6 a 8 horas do início dos sinais, considerando que a vizinha ouviu "barulho de água corrente durante a noite toda". Sinais de intoxicação somente foram observados pela vizinha e pelo médico do SAMU há 1 hora e 30 minutos, havendo, pois, um intervalo de tempo grande o suficiente para a ocorrência de outros sinais não observados.

A análise toxicológica qualitativa feita no CIAT pode revelar agentes possíveis na atual exposição, mas não pode definir o agente como causador do quadro, uma vez que a paciente deve fazer uso contínuo de medicamentos. O levantamento de registros anteriores e o contato com a equipe de saúde que a acompanha no ambulatório poderiam acrescentar informações, porém trata-se de final de semana, quando os ambulatórios não funcionam. Assim, a observação clínica cuidadosa e a

interpretação criteriosa dos resultados de exames complementares poderão auxiliar a equipe de emergência e o CIAT no processo de DIF.

Apresentação comum nos SME que, ao primeiro exame sugere uma síndrome sedativo-hipnótica por BDZ associado ou não com etanol, pode evoluir com outros sinais clínicos, e o médico, por sua vez, deve ficar atento a toda manifestação não esperada, porque pode modificar a pesquisa etiológica. Deve estar preparado para identificar interações entre os agentes prováveis e desenvolvimento de sinais que podem indicar complicações do quadro.

1. Interação entre agentes depressores (maior efeito depressor do SNC) – álcool e BDZ; álcool e opioide; álcool, BDZ e opioide;
2. Bebida alcoólica (etanol) pode estar adulterada com metanol (midríase e acidose grave com *anion gap* elevado);
3. BDZ e/ou etanol podem estar associados a medicamentos antidepressivos, antiepilépticos e antipsicóticos.

A observação clínica evolutiva com controle dos sinais vitais, ritmo e padrão respiratório, manifestações cardíacas e evolução do nível de consciência podem confirmar as suspeitas, não havendo necessidade de extensa pesquisa por meio de análises toxicológicas. Com esse raciocínio, devem ser consideradas as hipóteses mais frequentes; outras mais raras, embora possam caracterizar piores cenários, como os apontados abaixo, seriam baseadas em suposições, e não em dados concretos (achados). Um equívoco é "abrir o grande quadro de opções".

O estado de coma pós-crises convulsivas geralmente é denominado "coma pós-convulsivo ou coma pós-crítico". É mais grave quando se segue a vários episódios convulsivos sem recuperação da consciência entre as crises (*status epilepticus*). Os agentes que podem causar coma depois de crises convulsivas são também mais frequentemente relacionados a óbito: monóxido de carbono; cianetos, solventes; cocaína; praguicidas organoclorados e organofosforados; medicamentos antiepilépticos (carbamazepina e ácido valproico), antidepressivos e estabilizadores do humor (tricíclicos e lítio); hipoglicemiantes (orais e insulina), isoniazida e opioides (propoxifeno e tramadol). Vários agentes e condições patológicas são possíveis quando a história é outra e são observados outros sinais em doente no estado de coma:

1. convulsões – anfetamina, antidepressivos tricíclicos, cianetos, cocaína, hidrocarbonetos aromáticos; isoniazida, monóxido de carbono, opioides (propoxifeno e tramadol), praguicidas (metilcarbamatos, organoclorados, organofosforados e piretroides);
2. fasciculações (praguicidas metilcarbamatos, organofosforados e piretroides);
3. hipertonia (rigidez muscular) – antidepressivos ISRS, tétano e estricnina;
4. tremores (anticolinérgicos, lítio e metilxantinas);
5. distonia – carbamazepina, lítio e neurolépticos;
6. pupilas anisocóricas – lesão estrutural até prova em contrário;
7. pupilas isocóricas mióticas (opioides, praguicidas, amitraz, metilcarbamatos, organofosforados);

8. pupilas isocóricas midriáticas (anticolinérgicos, metanol e simpaticomiméticos);

9. pupilas isocóricas com alternância miose/midríase (etanol, BDZ e barbitúricos);

10. pupilas fixas – mióticas (opioides, praguicidas metilcarbamatos e organofosforados);

11. nistagmo horizontal – fenitoína, carbamazepina, lítio, oxicarbazepina e valproato;

12. nistagmo rotatório – lesão cerebral, até prova em contrário;

13. oftalmoplegia (depleção de tiamina/doença de Wernicke);

14. neurite óptica e perda de visão (amaurose) – metanol;

15. acidose metabólica – cianetos, etilenoglicol, isoniazida, isopropanol, metanol, monóxido de carbono, organofosforados e metilcarbamatos; complicação de condições graves observadas com vários agentes acima: hipoxemia, hipertemia e hipotermia.

As análises toxicológicas foram compatíveis com a suspeita inicial, sendo positivas para BDZ (sangue e urina) e levomepromazina (urina); negativas para etanol, metanol e para os demais agentes pesquisados.

Após hidratação com 1.300 mL de solução salina isotônica, foi observada boa diurese, sendo realizada a manutenção com solução glicosada, sódio e potássio. Os exames estavam nos intervalos de referência, o estado de coma regrediu ao longo das 24 horas de tratamento no SME. Continuava sonolenta e foi encaminhada para a enfermaria geral, sendo solicitados acompanhamentos psicológico e psiquiátrico. Informou que utilizava *clonazepam* há seis meses e, na última semana, foi adicionada *levomepromazina*. Não conseguia mais dormir com o tratamento. Com a viagem do filho, sentiu-se muito só e, no sábado à noite, tomou doses maiores dos medicamentos para dormir. Obteve alta hospitalar sem complicações após três dias, com encaminhamento ao ambulatório de saúde mental.

A avaliação do coma por duas escalas, portanto dois escores diferentes (Glasgow 8 e Reed 2), pode resultar em condutas conflitantes. Geralmente, com escore de Glasgow igual a 8, a paciente receberia intubação traqueal e transferência para UTI, o que não foi necessário.

### A avaliação do estado de coma nas intoxicações

> "Alguns podem ter reservas sobre um sistema que parece subestimar as sutilezas de um exame neurológico completo. Não é nosso caso negar o valor de um exame detalhado do paciente como um todo e da função neurológica, em particular, para chegar a um diagnóstico sobre a causa do coma, ou para determinar o local provável do dano cerebral" (Teasdale e Jennett, 1974, p. 82, tradução nossa).

Pacientes com alteração do estado mental representam os maiores desafios para a definição da etiologia, em razão da variedade de substâncias químicas, agravos e doenças possíveis (Kostic e Dart, 2004). Não temos dados sobre o real número de casos como esses em nossos SME; talvez seja a maior parte dos 10% dos casos de DIF atendidos pelos CIATs. Além da possibilidade de grande número de agentes, avaliações neurológicas sumárias e conflitantes em SME, bem como a longa espera por resultados de exames complementares, podem atrasar a definição do diagnóstico e o início do tratamento específico.

Coma é um estado de inconsciência do qual o doente não pode despertar clinicamente, é reconhecido pela falta de resposta a manobras feitas para acordar. Quando o doente está em coma superficial, responde a estímulos nocivos com vários reflexos protetores; em coma profundo, não reage à dor (Tokuda, Nakazato e Stein, 2003). Essa condição clínica comum em SME pode ser classificada como de origem estrutural ou metabólica. Entre as causas estruturais estão as lesões agudas traumáticas, as vasculares, as neoplásicas e a epilepsia; as metabólicas mais frequentes são intoxicação, hipoglicemia, infecção, falência hepática, uremia e cetoacidose diabética.

Em série de casos durante dois anos, estudados em Estocolmo (Suécia), com 865 doentes admitidos no SME em estado mental alterado por causa não traumática, 38% tiveram diagnóstico de intoxicação (Fosberg *et al.*, 2012a). A anamnese cuidadosa e o exame clínico sistematizado, que inclui a avaliação neurológica, permitem encontrar a etiologia da alteração do estado mental na maioria das situações. No entanto, com o aumento da disponibilidade de métodos radiológicos para identificação de lesões cerebrais (TC e/ou RNM) e a utilização de escalas matemáticas para avaliação do estado mental (*e.g.*, escala de coma de Glasgow), tornaram-se raros os exames neurológicos completos realizados nos pacientes admitidos em SME.

Kanich *et al.* (2002) estudaram o valor diagnóstico de vários recursos utilizados na avaliação de pacientes nas seguintes condições em um SME: coma (24%), letárgico/difícil acordar (46%), agitado (12%) e comportamento considerado não usual (18%). Observaram que os achados positivos para definição do diagnóstico foram encontrados principalmente na história do evento presente (51%), na história clínica passada (43%) e no exame físico (41%); de pouco ou nenhum valor diagnóstico foram as radiografias (16%), ECG de 12 derivações (7%), exames bioquímicos (5%), hemograma completo (1%), coagulograma (0) e análise de urina (11%).

Em estudo sobre os registros clínicos rotineiros (ficha ou prontuário do doente) de outro SME, a avaliação clínica possibilitou diferenciar as causas estruturais das tóxico-metabólicas em doentes com alteração de estado mental. Os autores concluíram que adultos jovens (< 51 anos) sem história de incidentes traumáticos, admitidos inconscientes, com pressão arterial sistólica normal ou diminuída (< 151 mmHg) e sem sinais clínicos de lesão focal, tinham alta probabilidade (96%) de apresentar um distúrbio metabólico, por isso, a TC poderia ser adiada e, muitas vezes, evitada (Fosberg *et al.*, 2012b).

A escala de coma de Glasgow (Tabelas 3 e 3A) é o método de avaliação de estado mental mais utilizado em UTI, SME e SAMU. Essa escala foi proposta por professores de neurocirurgia da Universidade de Glasgow como ferramenta prática para avaliação de danos cerebrais recentes, permitindo definir a duração do coma causado por trauma (Teasdale e Jennett, 1974). Considerada simples de aplicar, foi sugerida e logo adotada, internacionalmente, para avaliar o estado de coma de qualquer origem etiológica, incluindo as tóxicas e metabólicas. A aplicação da escala de Glasgow não é tão simples como parece, sendo as razões discutidas em estudo sobre o conhecimento do método e sua utilização correta por 100 médicos de diferentes especialidades em hospital de ensino e referência em neurociências. Os autores concluíram que o método pode ser complexo e que a avaliação da resposta motora (seis itens) é a mais difícil de classificar (Adeleye *et al.*, 2012).

**Tabela 3.** Escala de coma de Glasgow.

| | Avaliação | Escore |
|---|---|---|
| Abertura ocular | Espontânea | 4 |
| | Estímulos verbais | 3 |
| | Estímulos dolorosos | 2 |
| | Sem resposta | 1 |
| Melhor resposta verbal | Orientação | 5 |
| | Conversação confusa | 4 |
| | Palavras inapropriadas | 3 |
| | Sons incompreensíveis | 2 |
| | Sem resposta | 1 |
| Melhor resposta motora | Obediência a comandos | 6 |
| | Localiza estímulo doloroso | 5 |
| | Retirada inespecífica | 4 |
| | Flexão anormal (descorticação) | 3 |
| | Extensão anormal (descerebração) | 2 |
| | Sem resposta | 1 |
| **Escore total** | | **3-15** |

*(Adaptada de Teasdale e Jennett, 1974.)*

**Tabela 3A.** Escala de coma de Glasgow adaptada para crianças.

| Avaliação | | | Escore |
|---|---|---|---|
| **Abertura ocular** | | | |
| Espontânea | | | 4 |
| Ao comando verbal | | | 3 |
| À dor | | | 2 |
| Nenhuma | | | 1 |
| **Melhor resposta verbal** | | | |
| 0-23 meses | 2-5 anos | > 5 anos | |
| Sorri, balbucia | Palavras apropriadas | Orientado, conversa | 5 |
| Choro apropriado | Palavras inapropriadas | Confuso | 4 |
| Choro inapropriado | Choro, grito | Palavras inapropriadas | 3 |
| Gemidos | Gemido | Sons incompreensíveis | 2 |
| Nenhuma | Nenhuma | Nenhuma | 1 |
| **Melhor resposta motora** | | | |
| < 1 ano * | > 1 ano | | |
| | Obedece ao comando | | 6 |
| Localiza a dor | Localiza a dor | | 5 |
| Flexão normal | Flexão normal | | 4 |
| Flexão anormal | Flexão anormal | | 3 |
| Extensão | Extensão | | 2 |
| Nenhuma | Nenhuma | | 1 |
| **Escore total** | | | **15** |

*Escore total = 14 (não obedece ao comando).
*(Adaptada de Matsuno A. K., 2012.)*

Teasdale e Jennett (1974) foram claros quando apresentaram o propósito do método, observando que ele não foi criado para substituir a avaliação clínica e neurológica minuciosa com a finalidade de localizar o dano e definir a etiologia do estado de coma. No entanto, não é isso que tem sido observado nos SME, pelo menos com referência às intoxicações; os detalhes do exame neurológico são frequentemente "esquecidos" na urgência de se classificar o coma, não sendo observados e registrados apropriadamente os sinais que podem definir a etiologia.

Reed *et al.* (1952), num estudo de 300 casos de intoxicação por barbitúricos (BBT), propuseram uma classificação para a gravidade do coma por esse agente, numa escala de 0 a 5 (Tabela 4). Essa escala foi utilizada durante muito tempo para estabelecer o prognóstico e planejar o tratamento da intoxicação aguda por BBT, altamente prevalente na época. Se corretamente aplicada, permite avaliar não só o nível de consciência, mas os reflexos, a respiração, o estado hemodinâmico, a duração do coma, a necessidade de ventilação e de suporte hemodinâmico. Os BBT foram substituídos a partir dos anos 1960 pelos BDZ em sua atividade ansiolítica, relaxante muscular, hipnótica e anticonvulsivante, por serem considerados fármacos menos tóxicos. Ambos atuam no SNC potencializando a ação do GABA e produzindo efeitos depressores semelhantes, diferindo pela intensidade. Como a intoxicação barbitúrica reduziu-se a poucos casos de fenobarbital a partir de 1980, quando se tornou expressivo o uso de BDZ no Brasil, muitos médicos desconhecem esse tipo de intoxicação e nem ouviram falar sobre a escala de Reed.

**Tabela 4.** Classificação de coma barbitúrico (Escala de Reed).

| | |
|---|---|
| Responde a comandos verbais<br>Reflexos superficiais e profundos presentes<br>Sem alteração hemodinâmica ou respiratória | 0 |
| Não responde a comandos verbais<br>Responde a estímulos dolorosos<br>Reflexos presentes<br>Sem alteração hemodinâmica ou respiratória | 1 |
| Não responde a estímulos dolorosos<br>Reflexos superficiais diminuídos ou ausentes<br>Reflexos profundos presentes<br>Sem alteração hemodinâmica ou respiratória | 2 |
| Não responde a estímulos dolorosos<br>Reflexos ausentes<br>Respiração lenta com amplitude normal<br>Pressão arterial diminuída e estável | 3 |
| Não responde a estímulos dolorosos<br>Reflexos ausentes<br>Depressão respiratória necessitando suporte ventilatório<br>Instabilidade hemodinâmica necessitando de medicamentos<br>Hipotermia (frequente) | 4 |

*(Adaptada de Reed; Driggs; Foote, 1952.)*

Existe uma tendência entre profissionais da saúde para subestimar as intoxicações por BDZ, mas os doentes podem se apresentar em coma e evoluir com depressão respiratória, como os BBT do passado, o que depende do fármaco e da dose administrada. O *diazepam* foi o principal BDZ envolvido nas intoxicações no Brasil por muito tempo, sendo dificilmente associado à intoxicação grave (Amaral, Hernandez e Barcia, 2008). Nos últimos anos, ainda tem sido um agente importante em TS, mas foi superado pelo *clonazepam*; os dois fármacos estão envolvidos no maior número de exposições tóxicas por medicamentos, no entanto o *alprazolam* tem aumentado mais sua incidência entre todos os BDZ (Nicolella *et al.*, 2011; Nicolella *et al.*, 2012).

Os tratamentos de ansiedade e transtorno do pânico com *alprazolam* têm sido relacionados com aumento na incidência de intoxicações graves. De 2003 a 2009 na Flórida (EUA), a taxa de óbitos por medicamentos prescritos aumentou em 84%; por BDZ o aumento foi de 168%, enquanto por opioides cresceu em 86%. Os óbitos por *alprazolam* aumentaram em 234%, 1,7 vez mais que três opioides juntos (140%) – metadona, hidroxicodona e morfina (CDC, 2011).

Em estudo comparativo sobre a gravidade das intoxicações por BDZ, o *alprazolam* foi o mais tóxico entre os fármacos do grupo quando utilizados em overdose, sendo significativamente maiores quatro dos cinco desfechos analisados: duração da internação, admissão em UTI, uso de flumazenil e necessidade de ventilação mecânica; apenas não foi diferente significativamente a variável coma-Glasgow <9 (Isbister *et al.*, 2004). Os autores fizeram duas hipóteses para explicar esse resultado: ou "a escala de Glasgow é pobre para avaliar pacientes em overdose" ou "o *alprazolam* é mais tóxico por causar maior depressão respiratória". Podemos dizer que essas duas hipóteses são verdadeiras, mas não são excludentes. A escala de Glasgow realmente não é boa para avaliar o estado de coma de origem tóxica, e, desde muito tempo, a depressão respiratória causada pelos BDZ é conhecida como expressão relevante de sua toxicidade, assim como é para BBT.

A escala de Glasgow é considerada boa para avaliação de vítimas de trauma, mas tem valor limitado em intoxicação; pode ajudar a afastar trauma associado, auxiliar no diagnóstico diferencial com alterações neurológicas estruturais, comunicar o nível de consciência e avaliar a necessidade de intubação (Erickson, Thompson e Lu, 2007). Nesse último caso, sua contribuição é relativa, pois é preciso considerar as variáveis que podem modificar o desfecho clínico, como tratamento inicial, manutenção do suporte e uso correto de antídotos.

Assim, quando o paciente já estiver no hospital e estabilizado, o esforço do profissional para realizar o exame neurológico completo é fundamental tanto para localizar a lesão cerebral quanto para definir a etiologia do coma. O exame neurológico inclui muitos outros dados não avaliados pelas escalas práticas: reflexos; tamanho, simetria e reatividade pupilar; movimentos oculares; tônus e movimentos/contrações musculares (coreoatetose, convulsão, fasciculação, mioclonia e tetania); e atitude no leito (passiva, agitada, alternada). As condutas gerais padronizadas para estado de coma, que não consideram a etiologia, quando aplicadas ao paciente exposto a substâncias químicas podem dificultar a avaliação clínica e neurológica posteriormente, aumentando a necessidade de análises toxicológicas, que geralmente não contribuem em situações complexas de DIF.

Consultas às especialidades Neurologia e Neurocirurgia podem ser necessárias, bem como os exames neurológicos de imagem (TC e RNM) e neurofisiológicos (EEG e eletroneuromiografia). As escalas práticas (Glasgow e Reed) como avaliações complementares iniciais e evolutivas podem ser aplicadas,

com atenção ao estado geral do doente e às diferentes etiologias que afetam a sua capacidade de resposta aos estímulos (injúrias físicas, substâncias depressoras e tratamentos administrados). Os sinais vitais, a Sat. $O_2$, bem como o padrão respiratório devem ser checados a cada nova avaliação. Os dados obtidos devem ser *registrados de forma detalhada* no prontuário hospitalar, para que possam ser úteis ao paciente e a todos os profissionais envolvidos. Adjetivos soltos como "comatoso, não responsivo, inconsciente" sem os outros dados qualitativos e quantitativos devem ser evitados em relatórios de transferência e nas evoluções do doente em prontuário, sendo apenas compreensíveis como informação prática para acionar o serviço pré-hospitalar de urgência.

## 4.5. Evolução e prognóstico

> "O prognóstico e a evolução clínica do paciente intoxicado por um agente específico dependem muito da qualidade da assistência prestada nas primeiras horas no cenário da emergência" (Erickson, Thompson e Lu, 2007, p. 249, tradução nossa).

A clareza dos autores nessa frase parece não ter impactado o desejo de se produzirem estudos sobre o valor preditivo de métodos práticos sobre os desfechos de intoxicações em SME.

Cerca de 30% dos pacientes hospitalizados por intoxicação têm depressão significativa do SNC à admissão em SME (Forsberg, Höjer e Ludwigs, 2012c); pacientes intoxicados por praguicidas organofosforados chegam a necessitar de intubação orotraqueal em 38% dos casos, mas metade dos óbitos por agente específico desse grupo (fention) apresentam apenas sinais de intoxicação leve à admissão (Davies, Eddleston e Buckley, 2008).

Espécies químicas diferentes de uma mesma substância têm toxicidade diferente e por isso são capazes de produzir efeitos diferentes e manifestações clínicas de início, duração e intensidade diferentes. Por isso, considerar o agente específico, a qualidade da assistência e o início da assistência é muito importante.

Com a necessidade de oferecer o melhor tratamento aos doentes, mas, ao mesmo tempo, racionalizar as indicações de UTI e reduzir custos, vários estudos têm sido produzidos com o objetivo de validar ou comparar o método de escores de Glasgow e outros métodos práticos, como preditivos de desfechos de intoxicações agudas. Com metodologia distinta, esses estudos concluem que muitos métodos são úteis, apesar de todos serem limitados, o que inviabiliza a escolha de um padrão para ser aplicado às diferentes intoxicações (Mood *et al.*, 2011; Davies, Eddleston e Buckley, 2008). Mas, adicionando a suspeita etiológica à classificação, pode ser obtido o prognóstico com mais precisão (Davies, Eddleston e Buckley, 2008; Fosberg *et al.*, 2012a).

Estudo sobre mortalidade por suicídios no Brasil no período de 1998 a 2009 mostrou que "substâncias nocivas não especificadas" (CID-X69) foram notificadas numa frequência superior a 30% no Sistema de Informações sobre Mortalidade (SIM), revelando a dificuldade dos profissionais de saúde em classificar as intoxicações letais segundo a etiologia (Santos, 2013). Para fazer um diagnóstico, é fundamental observar clinicamente; para fazer o melhor tratamento, é preciso fazer o melhor diagnóstico, mas para prever um desfecho (prognóstico), é preciso pelo menos identificar o agente.

O prognóstico de curto prazo nas intoxicações agudas é relatado como favorável, com taxas de mortalidade hospitalar variando de 0,2 a 1,1% (média 0,6%) no mundo ocidental, no entanto a maioria dos estudos sobre mortalidade em intoxicação aguda é baseada em série de casos consecutivos, que incluem grande número de casos muito leves (Forsberg, Höjer e Ludwigs, 2012c). Nos EUA, dados dos PCC mostram que, dos 2,3 milhões de pessoas expostas a substâncias químicas, 0,1% resultou em óbito (Bronstein *et al.*, 2012), sendo a mesma taxa informada pelo CIAT, que mais registra exposições tóxicas no Brasil (Nicolella, Ferreira e Lessa, 2012).

Não sabemos quantos pacientes intoxicados no Brasil necessitam de tratamento intensivo, mas nos EUA 4% foram internados em UTI. Em relação aos desfechos das intoxicações agudas mais frequentemente atendidas pelos CIATs – os sedativo-hipnóticos –, a grande diferença está na disponibilidade de antídotos como o flumazenil que reverte rapidamente os quadros graves de BDZ, sendo a boa resposta ao tratamento uma comprovação do diagnóstico; no entanto, isso não se aplica aos BBT nem ao etanol. Ingestão de etanol pode resultar em intoxicação por metanol, quando existe adulteração de bebidas ou de combustíveis, que são, *praticamente*, 100% letais no Brasil. Quando se consegue fazer o diagnóstico de intoxicação por metanol, o doente já está muito grave, mas se o diagnóstico é precoce, de nada adianta, pois não se conseguem os antídotos. O fomepizol, que nos países desenvolvidos parece ter o melhor custo-benefício (Beatty *et al.*, 2013), deve ser importado; o etanol absoluto (estéril para aplicação IV) é a outra escolha, mas as farmácias de manipulação não se dispõem a produzir. Esse conhecimento é fundamental para o prognóstico.

As cinco principais complicações das intoxicações agudas são:

1. pneumonia – por aspiração do conteúdo gástrico;
2. rabdomiólise, consequência de grande destruição das fibras musculares e liberação de mioglobina, sendo causas mais comuns – agitação, contrações musculares, incluindo convulsões e hipertermia;
3. insuficiência renal aguda – por lesão tubular devido a choque hipovolêmico e também consequente à rabdomiólise;
4. estenose esofágica por ingestão de cáusticos e perfuração de alças intestinais, com consequente peritonite por ingestão de ácidos fortes;
5. iatrogênicas – decorrentes de uso de métodos de DGI (Tabela 5), de EECAT e infecção hospitalar.

O mais temido dos desfechos – o óbito – é, em muitas situações, procurado impulsivamente pela pessoa que tenta o suicídio ou conscientemente escolhido como saída estratégica para a sua vida. Conhecer ou não a toxicidade do agente que usa como meio para tentar o suicídio não implica em conseguir sucesso (nesse caso, o óbito) nem esperar por isso. O prognóstico, conforme está dado pelo postulado de Paracelso – "A dose faz o veneno", só será outro para o próximo doente com uma única medida – a restritiva, porém isso não depende somente do médico do SME, nem do toxicologista clínico (Santos, 2013).

**Prognóstico e desfecho**

**Jovem senhora saudável** 29 anos, esposa de um trabalhador rural, procura o CIAT, com encaminhamento de outra ci-

dade. A história é bastante clara: "tomei meio copo de um 'mata-mato' há cinco horas, depois de um desentendimento com o meu esposo". Paciente apresentou vômitos no outro SME, mas chegou ao CIAT hidratada, sem queixas, aparentemente muito calma. Após análise qualitativa com resultado positivo para *paraquat*, foi imediatamente admitida à UTI, sendo iniciada sessão de HP 7 horas após a exposição. Nos próximos dias, foi submetida a sessões diárias de HD até o *paraquat* não ser mais detectado na urina (protocolo do CIAT na época). Não apresentou sintomas até cinco dias da exposição, quando a Sat. $O_2$ começou a diminuir. A equipe (médico, enfermeiro, psicólogo e assistente social) explicou à paciente as consequências desse tipo de intoxicação, inclusive a alta letalidade (Gawarammana; Buckley, 2011). A evolução foi típica, progressiva, com lesões renal e hepática, sem falência desses órgãos. Durante todo o período de hospitalização, foi tratada por equipe multidisciplinar; sempre serena, seguiu todas as orientações. Junto ao esposo, presente diariamente no hospital, pôde acertar seus problemas em intermináveis conversas; percebeu que ele a amava de verdade, não se justificando o ato cometido e todos viram as suas esperanças renascerem. No nono dia de internação, porém, sugiram os sinais de falência respiratória devido à lesão pulmonar irreversível (fibrose), resultando em óbito no 15º dia.

**Comentário** Esse caso ilustra uma fase especial da atenção às pessoas expostas às substâncias químicas – o prognóstico. Possibilita refletir sobre o que ele significa para o doente e sua família, bem como para a equipe de atendimento. A ingestão do herbicida *paraquat* é um dos problemas que mais afeta a equipe hospitalar e os CIATs, envolvendo sentimentos que misturam tristeza e revolta. A experiência revela o que a maioria dos estudos conclui sobre a tentativa de suicídio com agentes extremamente tóxicos pela facilidade de acesso. Estudos não faltam sobre esse tema; o que realmente falta é ação. Embora não contribua para uma ação concreta, não será demais afirmar que cada pessoa, ao cometer suicídio, é única entre tantos números absolutos e relativos em pesquisas toxicoepidemiológicas. Quem usa o recurso da ingestão de quantidade tão pequena de um produto como esse, conhecendo ou não o risco, conscientemente ou não, pode ter esperanças de um desfecho favorável. A lenta progressão do quadro possibilita tempo suficiente para reflexão, mas não lhe permite fazer outra escolha.

# 5. O TRATAMENTO NAS EXPOSIÇÕES E INTOXICAÇÕES

> "O tratamento do paciente exposto a substâncias químicas requer a integração de muitos aspectos das ciências médicas e uma visão ampla do cuidado" (Dart *et al.*, 2004, p. 21, tradução nossa).

É importante considerar que as pessoas expostas a substâncias químicas desenvolvem frequentemente condições fisiológicas adaptativas que podem interferir no prognóstico e no tratamento das intoxicações.

## 5.1. Fundamentos

O tratamento da pessoa exposta e assintomática visa controlar (impedir ou reduzir) a exposição, com o propósito de evitar que se desenvolva a intoxicação. O objetivo essencial do tratamento da pessoa intoxicada é preservar a sua vida, integralmente, evitando complicações e sequelas, avaliando a relação risco/benefício de intervenções e prevenindo as novas ocorrências.

Os objetivos específicos do tratamento são:

1. fornecer suporte de acordo com a necessidade (avaliação de risco);
2. interromper e controlar a exposição (controle da fonte e do ambiente);
3. diminuir ou impedir a absorção do agente (descontaminação);
4. neutralizar ou antagonizar o agente e os seus efeitos (administração de antídotos);
5. aumentar a eliminação do agente (remoção corpórea e extracorpórea).

## 5.2. Tratamento inicial e de suporte

A maioria das pessoas expostas a substâncias químicas de forma aguda busca o socorro, antes mesmo de apresentar sintomas e cerca de 70% dos casos são tratados no próprio local da exposição (Bronstein *et al.*, 2012). A avaliação por meio da abordagem ABCDE permite iniciar o suporte à vida em qualquer lugar.

Antes de iniciar o contato físico, o profissional deve se proteger por meio de equipamentos de proteção individual (EPI) e, se necessário, promover a limpeza e/ou retirar a pessoa do local de exposição, sempre escolhendo a forma mais segura e rápida. O suporte inicial envolve a avaliação e o tratamento das vias aéreas comprometidas, a ventilação pulmonar e a estabilidade hemodinâmica; em seguida, o controle da temperatura apenas com aquecimento ou resfriamento corporal ou do ambiente, evitando o uso de antitérmicos (Tabela 1).

Se as condições do paciente e do local permitirem, deve ser iniciada a descontaminação da pele e das mucosas, por meio de lavagem corporal, cavidade oral, nariz e olhos com água corrente em abundância. A descontaminação e a retirada das vestes devem ser feitas com manobras muito delicadas em casos de exposição a agentes cáusticos e corrosivos, para não agravar as lesões. Não devem ser oferecidos alimentos ou bebidas à pessoa exposta, mesmo sem sintomas, e qualquer medicamento deve ser administrado por indicação médica. Aconselha-se estabelecer contato com o CIAT regional para obter orientação, inclusive quanto à necessidade de tratamento hospitalar. Caso seja necessária a remoção ao SME, o paciente deve ser mantido em local seguro e confortável, enquanto aguarda o transporte. Antes de deixar o local, deve ser feita a coleta de qualquer material suspeito, embalagens vazias, restos de vômitos, cartas, bilhetes etc., muito úteis para caracterizar a exposição.

O suporte às funções orgânicas é o mais importante tratamento nas intoxicações agudas; será ilustrado e comentado adiante. Apontaremos algumas situações que geralmente suscitam dúvidas nas equipes de saúde.

### Dor, ansiedade e agitação

Agentes cáusticos e corrosivos, quando ingeridos ou em contato com a pele e mucosas, causam muita dor. Muitos pacientes que tentam o suicídio com essas substâncias, especialmente os homens, não se queixam de dor, por se sentirem culpados ou envergonhados. Em geral, manifestam esses sintomas com muita ansiedade e agitação, o que pode fazer o profissional considerar apenas a alteração de comportamento.

Os melhores medicamentos nesses casos são os analgésicos opioides, que são medicamentos mais potentes. Caso os opioides não possam ser usados, outros analgésicos associados a um BDZ, para diminuir a ansiedade e promover relaxamento muscular, devem ser utilizados pelo menos até serem examinadas a extensão e a gravidade das lesões. Se o doente estiver alcoolizado e agitado, os fenotiazínicos serão preferidos para a sedação, com muito cuidado pela hipotensão ortostática que provocam.

### Temperatura corpórea

A hipertermia e a hipotermia parecem não ser muito frequentes em intoxicações em SME, mas quando ocorrem preocupam pelas complicações que se seguem e pela alta letalidade. Considera-se como hipertermia a temperatura acima de 40°C e hipotermia quando abaixo de 35°C, aferidas com termômetro retal. Os principais agentes relacionados com hipertermia são os medicamentos neurolépticos (fenotiazinas e butirofenonas); substâncias de abuso (anfetamina, cocaína, dextrometorfano, êxtase); outros adrenérgicos, anticolinérgicos e serotoninérgicos; além de salicilatos e hormônios tiroidianos. A hipotermia pode ser observada com agentes sedativo-hipnóticos (incluindo álcool), opioides, fenotiazinas, hipoglicemiantes orais e monóxido de carbono.

Frequentemente, o diagnóstico de hipertermia não é feito porque a temperatura retal em paciente não cirúrgico não é aferida rotineiramente; em muitos casos só é diagnosticada em fases avançadas da intoxicação (*e.g.*, cocaína), quando o doente já apresenta muitas complicações. O diagnóstico diferencial com outras causas de hipertermia como infecções (meningite, encefalite, sepse), hemorragia cerebral e crise tireotóxica deve ser precoce para que haja tempo de instituir o tratamento específico.

No SME, devem ser utilizadas medidas de resfriamento corporal e/ou do ambiente, o mais rapidamente possível. O atendimento pré-hospitalar deve ser breve e, durante o transporte, pode ser utilizada aplicação externa de água ou solução fisiológica fria. Esses pacientes geralmente apresentam desidratação, com comprometimento da perfusão da pele e consequente inabilidade para liberar calor; a hidratação IV, com 1.000 a 1.500 mL (20 mL/kg de peso em crianças) de solução salina isotônica ou Ringer lactato, deve ser administrada para pacientes adultos.

Temperaturas de 32 a 35°C configuram hipotermia leve; de 28 a 32°C moderada; e abaixo de 28°, é grave. Disritmias cardíacas começam a surgir na hipotermia moderada e se agravam na hipotermia grave; qualquer manipulação do paciente pode precipitar disritmias. Assim, a DGI está contraindicada em pacientes hipotérmicos. Vários métodos são utilizados no combate à hipotermia, como o aquecimento externo na hipotermia leve; interno na moderada; e medidas bastante invasivas nos casos graves, que só podem ser realizadas em UTI.

### Hipotensão e choque

Para controlar adequadamente a hipotensão e o choque, é preciso reverter a causa. Como em muitas situações a etiologia da intoxicação não é determinada e não existe um tratamento específico e rápido como a naloxona para opioides, o tratamento deve ser iniciado revertendo a hipoxemia, a depleção de fluidos e eletrólitos e controlando a temperatura corporal, simultaneamente.

A administração de oxigênio, infusão de cristaloides (solução salina isotônica - 20 mL/kg IV) e posição de Trendelemburg (elevação das pernas e rebaixamento do tronco e da cabeça) em decúbito lateral esquerdo, melhora a respiração, o retorno venoso e a perfusão dos tecidos nobres. Desde que não haja suspeita de lesão cerebral, adotar essa posição é fundamental porque evita a aspiração do conteúdo gástrico na vigência de vômitos e previne a complicação mais frequente que ocorre nas intoxicações agudas – pneumonia aspirativa.

A medida da glicemia por punção capilar deve ser sempre verificada; e a hipoglicemia, tratada imediatamente. Essas medidas simples permitem o transporte do doente ao SME em melhores condições clínicas. A intubação orotraqueal e a administração de aminas vasoativas podem ser necessárias aos doentes que não respondem à expansão de volume, aos pacientes muito graves e se o transporte até o SME for demorado. Dopamina e norepinefrina são os medicamentos mais indicados, sendo preferido o primeiro pela facilidade de usar; em casos de agentes tóxicos que produzem bloqueio de alfa-receptores, a norepinefrina deve ser adicionada em doses iniciais baixas, com aumento gradativo de acordo com a resposta do doente.

Na intoxicação aguda por praguicidas inibidores da colinesterase – organofosforados e metilcarbamatos (síndrome colinérgica), a hipotensão decorrente de hiperestimulação parassimpática (Tabela 2) é também uma consequência de intensa desidratação, por aumento de secreções e perda excessiva de líquidos e eletrólitos. No início do quadro, os doentes não precisam ser tratados com vasopressores, nem receber intubação traqueal, se forem vigorosamente hidratados e "atropinizados". *Atropinização* significa administrar doses de 1 a 4 mg (0,01 mg/kg em crianças), IV diretamente (sem diluição), a cada 5 ou 10 minutos, até serem obtidos sinais leves de intoxicação atropínica, ou seja, ausência de secreção brônquica e leve taquicardia (FC = 100 a 120). Na maioria dos casos de adultos em TS, são necessários 12,5 a 25 mg de atropina nas primeiras horas (50 a 100 ampolas de 0,25 mg/mL); com isso, a Sat.$O_2$ pode ser mantida em torno de 95%, com oxigenação por cateter ou máscara. Após essas medidas "corajosas", se persistir hipotensão ou evoluir em choque, redução da consciência e baixa Sat.$O_2$, deverão ser realizadas a intubação e a administração de medicamentos vasopressores. O grande segredo é manter disponível na ambulância do SAMU estoque suficiente de atropina para atendimento desses casos.

Efeitos muscarínicos clássicos (salivação, hipersecreção brônquica e sudorese) nem sempre são observados, porque já se instalou a desidratação antes da avaliação clínica, principalmente nas crianças pequenas, que mais fácil e rapidamente chegam a essa condição. Dois sinais são então importantes: a pupila miótica sem reflexo fotomotor (puntiforme e fixa) e a presença de diurese. A diurese pode, inclusive, simular um estado de adequada hidratação, mas é uma manifestação de estímulo exagerado da acetilcolina em receptor muscarínico; a pressão arterial em crianças pequenas dificilmente é medida no atendimento pré-hospitalar ou em SME, sendo observada a hipotensão apenas quando ocorrem sinais de má perfusão periférica (choque).

## Acidose metabólica

Casos dramáticos são os de pacientes que ingerem ácidos fortes, em especial aqueles intoxicados por ácido oxálico e fluorídrico, que podem se apresentar com quadros graves de acidose metabólica. Em geral, chegam logo ao SME para tratamento, rapidamente recebem bicarbonato de sódio, mas desenvolvem hipocalcemia com necessidade de imediata reposição de cálcio; sangramento, perfuração de alças intestinais, fístulas, peritonite, infeção e sepse. Os que têm condições de alguma correção cirúrgica, geralmente desenvolvem sequelas.

Uma grande quantidade de agentes causa acidose metabólica com ou sem elevado *anion gap e gap osmolal*, como ácido valproico, analgésicos (ibuprofeno, paracetamol, salicilatos), álcoois (etanol, etilenoglicol, isopropanol, metanol), cianetos, cocaína, ferro, fosfina (fosfetos), isoniazida, monóxido de carbono e teofilina (Boyle *et al.*, 2009). Doenças e estados diversos como cetoacidose diabética, estado epiléptico, hipoglicemia, insuficiência hepática, insuficiência renal, hipoxemia, rabdomiólise e sepse devem ser considerados no diagnóstico diferencial.

O tratamento inicial da acidose metabólica é feito com infusão de solução salina isotônica e suporte ventilatório; o uso de bicarbonato de sódio, em geral, começa quando o pH está ≤ 7,10, quando muitos sistemas enzimáticos já podem estar afetados pela acidose. O quadro de acidose por exposição a substâncias tóxicas, nesse nível de acidemia, pode não mais responder adequadamente à infusão de bicarbonato. O diagnóstico precoce da etiologia para a instituição do tratamento específico é a melhor forma de melhorar o prognóstico.

## Insuficiência renal

A insuficiência renal é uma complicação frequente nas intoxicações graves. A causa mais comum é a necrose tubular aguda, por hipoperfusão renal secundária à hipovolemia; lesões diretas pela substância tóxica e lesões indiretas por depósitos de pigmentos (hemoglobina secundária à ação hemolisante e mioglobina, secundária à rabdomiólise). A prevenção dessa complicação é a melhor solução para o doente, sendo exemplos de cuidados: 1) o tratamento com reposição de fluidos e eletrólitos, que previne a hipovolemia nas intoxicações por inibidores de colinesterases; 2) o uso de antídotos na intoxicação por cianetos (nitrito, tiossulfato e hidroxicobalamina), metais, *e.g.*, arsênio, ferro e mercúrio (quelantes) e isoniazida (piridoxina); 3) o controle adequado da agitação, hipertermia e convulsões, evitando a rabdomiólise nas intoxicações por cocaína, teofilina e estricnina; e a detecção precoce da etiologia (*e.g.*, lesão obstrutiva por oxalatos na ingestão de ácido oxálico e etilenoglicol).

## Crises convulsivas

Exceto em doença neurológica focal ou epilepsia, as crises ou ataques epilépticos nas intoxicações são tônico-clônicas generalizadas (convulsões). Dependendo da toxicidade do agente ou da dose, a convulsão pode ser isolada, recorrente ou contínua, sem recuperação da consciência no intervalo entre as crises (Gallagher, 2002). Neste último caso, configura-se o estado epiléptico (*status epilepticus*), uma emergência clínica que precisa ser tratada e controlada para evitar complicações.

Nas crises epilépticas, o uso do melhor medicamento depende da etiologia do problema. As convulsões de origem tóxica são tratadas em geral do mesmo modo, com uso de BDZ e BBT, preferencialmente diazepam, no início, e manutenção com fenobarbital. O tratamento deve ser realizado no atendimento pré-hospitalar, da forma habitual, iniciando com diazepam IV ou midazolam intranasal, caso o acesso venoso seja difícil. Fenitoína associada ao diazepam pode ser uma opção em determinados casos, mas é menos efetiva que o fenobarbital. Não se deve utilizar fenitoína de forma isolada, pois não é efetiva, sendo contraindicada em algumas situações, como na intoxicação por teofilina e na síndrome de abstinência alcoólica (Braitberg, 2004).

### Suporte geral ao paciente em coma

Como o estado de coma é uma emergência frequente e de etiologia variada, o seu tratamento deve ser baseado na causa específica. O suporte do doente implica no conhecimento da duração desse estado, sem, para isso, necessitar de determinação das concentrações séricas do agente causal. O uso de antídotos (*e.g.* BDZ) e da eliminação de agentes tóxicos (*e.g.*, fenobarbital, teofilina) não depende dos níveis séricos dos agentes, mas do quadro clínico e do prognóstico para cada paciente.

Estados de coma muito prolongados são decorrentes de complicações (*e.g.*, edema cerebral por convulsões prolongadas e hipoxemia) e estão relacionados com novas complicações, sendo as mais comuns as infecções, a desnutrição, a atrofia muscular e as lesões de decúbito. A nutrição adequada e a fisioterapia de início precoce auxiliam no controle de complicações, reduzindo a extensão e a gravidade das sequelas.

## 5.3. Descontaminação gastrintestinal (DGI)

A DGI é um conjunto de métodos utilizados com o propósito de impedir ou, pelo menos reduzir, a absorção de substâncias químicas pelo organismo, após a ingestão de doses tóxicas. Diversos métodos têm sido utilizados através dos tempos, muitos tão antigos quanto a Toxicologia. Substâncias eméticas, lavagens gástrica e intestinal, purgativos oleosos e salinos tiveram seu papel na eliminação de agentes tóxicos do trato digestório (TDG). Substâncias tóxicas como tartarato de antimônio, sulfato de cobre, sulfato de zinco e apomorfina, assim como medidas caseiras, *e.g.*, mostarda em pó, salmoura e detergentes, foram utilizadas na indução de vômitos, tanto em ambiente doméstico como hospitalar, mas há muito tempo foram abandonadas por se mostrarem ineficazes e/ou produzirem muitos efeitos indesejáveis.

Nos últimos 40 anos, indução de vômitos apenas com ipeca (IP); lavagem gástrica (LG), dose única e doses múltiplas de carvão ativado (DUCA e DMCA); alguns catárticos (CAT) e irrigação intestinal completa (IC) têm sido utilizados na prática e considerados em estudos de DGI. Nos últimos 25 anos, a DGI evoluiu de uma abordagem muito invasiva para uma menos agressiva, em consequência de uma série de publicações conjuntas da AACT e EAPCCT, a partir da década de 1990 (Albertson *et al.*, 2011).

As primeiras posições conjuntas dessas organizações sobre DGI foram publicadas em 1997, em relação ao uso de IP, LG, DUCA e IC; seguiram-se artigos sobre DMCA em 1999 e novos consensos em 2004 e 2005. Recentemente, foram publicados documentos contendo revisões das últimas posições oficiais (Caravati; Mégarbane, 2013). Entretanto, para a prática clínica, a DGI permanece um assunto bastante controverso.

### Indução de vômitos com ipeca (IP)

IP contém alcaloides das plantas *Cephaelis acuminata* e *Cephaelis ipecacuanha*, alguns com efeitos eméticos produzidos por irritação gástrica e estimulação central (emetina e cefalina). No final da década de 1970, IP como xarope passou a ser utilizada na DGI realizada em casa e em SME, sendo considerada benéfica, evitando a internação hospitalar, e menos tóxica que a apomorfina, a qual era administrada por via parenteral, em ambiente hospitalar (Albertson *et al.*, 2011). Os efeitos adversos mais relatados são vômitos persistentes por mais de 1 hora, pneumonia aspirativa, broncoespasmo, sangramento esofágico, bradicardia e barotrauma de mediastino.

Há evidência de que IP está associada com pouco benefício e algumas complicações: pode atrasar a administração ou reduzir a eficácia de CA, antídotos por via oral e IC; portanto, a recomendação atual é de que o uso rotineiro de IP deve ser *definitivamente* evitado no local da ingestão e nos SME, mas "os dados existentes são insuficientes para apoiar ou excluir a sua administração logo após a ingestão de alguns agentes tóxicos específicos em raras situações" (Höjer *et al.*, 2013).

### Lavagem gástrica (LG)

A LG tem sido usada por mais de 200 anos na tentativa de reduzir a absorção de agentes tóxicos ingeridos. Embora nos últimos anos muitos centros especializados tenham reduzido o uso do método a poucas indicações, considerando que os riscos superam os seus benefícios, ainda é bastante utilizada, mesmo em serviços carentes de pessoal treinado e experiente para aplicá-lo.

Até hoje não existem evidências que permitam aceitar ou excluir os benefícios da LG em todos os casos, e são fracos os elementos que apoiam a indicação desse método em situações especiais. Portanto, de acordo com as recomendações atuais, a LG não deve ser utilizada de forma rotineira; nos raros casos em que for indicada, só deverá ser realizada por pessoas com adequada formação e experiência (Benson *et al.*, 2013).

### Carvão ativado (CA)

"[...] há falhas importantes nos ensaios clínicos randomizados relatados até o momento, e eles ainda não lançaram o carvão no monte de cinzas da toxicologia" (Olson, 2010, p. 196, tradução nossa).

"Esperamos que estudos futuros centrem-se em investigar os benefícios da dose única de carvão ativado em subgrupos de pacientes com intoxicação grave por agentes específicos, e que possam ser usados métodos de análise quantitativa farmacocinética e farmacodinâmica. Dose única de carvão ativado deve permanecer uma consideração importante no tratamento de intoxicação grave, mas é evidente que não é necessária para a maioria dos pacientes intoxicados" (Isbister e Kumar 2011, p. 356, tradução nossa).

O CA é um produto obtido de matéria carbonácea vegetal (madeira, turfa, casca de coco) pulverizada e superaquecida (600 a 900°C), sendo depois submetida a processos de "ativação" com vapor ou ar quente, para desgastar as superfícies internas das partículas, aumentando, assim, a capacidade de adsorver moléculas de várias substâncias químicas. A área média de superfície do CA é de 800 a 1.200 $m^2/g$, sendo de 2.800 a 3.500 $m^2/g$ quando o produto é "superativado" (Olson, 2010). Os principais fatores que interferem no processo de adsorção são a polaridade da substância, o pH do meio e a quantidade de CA utilizada.

Por 200 anos, o CA tem sido reconhecido como adsorvente efetivo para muitas substâncias químicas. Entre 1980 e 1990, era aceito como o melhor recurso terapêutico para DGI em pessoas agudamente expostas, impedindo não somente a absorção dos agentes no TDG, mas interferindo diretamente no ciclo enterepático, diminuindo a reabsorção, funcionando como uma *diálise gastrintestinal* (eliminação pré-sistêmica). Mostrando-se efetivo em vários estudos com carbamazepina, digoxina, fenitoína, fenobarbital, paracetamol e teofilina, inclusive após *administração IV*, o CA superou sua indicação inicial, passando a ser um valioso recurso para aumentar a eliminação sistêmica de agentes tóxicos (Albertson *et al.*, 2011).

Em 1997, o método DUCA foi revisto por encomenda da AACT/EAPCCT; com base em estudos em voluntários, especialistas concluíram que a efetividade do CA diminui com o tempo e, baseados em estudos clínicos, não encontraram evidência de que a administração de CA melhorasse os resultados clínicos. Assim, a recomendação consensual foi a de que o emprego do método DUCA não deveria ser rotineiro; deveria ser considerado após ingestão de quantidade potencialmente tóxica de agente conhecidamente adsorvido pelo CA *até uma hora*, sendo contraindicado para pacientes sem proteção da via aérea (Chyka e Seger, 1997). Essa recomendação fez diminuir muito a utilização de CA a partir dessa data, e os poucos estudos posteriores não foram suficientes para modificar o novo consenso das duas sociedades (Chyka; Seger; AACT/EAPCCT, 2005).

Embora o CA seja geralmente bem tolerado, eventos adversos (vômitos) e raras complicações como pneumonia aspirativa e obstrução intestinal são descritas após sua utilização, estando principalmente associados ao método DMCA (Bairral, Saito e Morrone, 2012). Um aumento significativo do risco desses eventos foi observado quando havia vômito espontâneo prévio à administração, uso pré-hospitalar e necessidade de medidas específicas para tratamento, *e.g.*, intubação (Albertson *et al.*, 2011). Em casos de ingestão de agentes que afetam o peristaltismo (anticolinérgicos) e a musculatura voluntária (miorrelaxantes), DMCA oferece risco de obstrução e perfuração de alças intestinais.

A administração de CA é problemática. Seu aspecto escuro e particulado, a frequência de vômitos nas intoxicações, o uso de sonda nasogástrica e as alterações comportamentais observadas em muitos pacientes expostos a agentes tóxicos dificultam a aderência ao tratamento. As principais razões para o não cumprimento da prescrição de CA são a recusa do paciente e a presença de vômitos. O intervalo de tempo entre a ingestão tóxica e o atendimento é outro fator que interfere no uso de CA. Apesar de consultas aos CIATs serem feitas até 1 hora da exposição tóxica em 47,6% dos casos (Nicolella, Ferreira e Lessa,

2012), outros estudos mostram que, entre a exposição e a chegada do paciente ao SME, existe um intervalo de tempo variável de 21 minutos a 16 horas, com mediana de 136 minutos (Karim *et al.*, 2001); em zona rural a mediana de tempo entre a ingestão e a chegada da ambulância é de 1 hora e 23minutos; para o atendimento hospitalar é de 2 horas e 15 minutos (Isbister, Dawson e Whyte, 2003).

Em excelente revisão sobre CA, Olson (2010) contribui com um esquema racional para nortear a decisão clínica quanto ao uso desse método de DGI. Outros autores concluem que, embora o benefício de DUCA seja improvável em muitos pacientes expostos a overdoses, em algumas situações graves, os benefícios superam os baixos riscos do tratamento; assim, o uso de DUCA deve ser baseado na toxicidade potencial do agente ingerido e no benefício potencial do método, equilibrado pela disposição e condição do doente para receber o tratamento (Isbister e Kumar, 2011).

Com relação ao método MDCA (diálise gastrintestinal), a posição conjunta da AACT/EAPCCT (1999) foi a seguinte: não deve ser administrado sem proteção das vias aéreas, não deve ser usado com doses repetidas de catárticos e, com base em estudos experimentais e clínicos, apenas deve ser considerado na ingestão de *carbamazepina*, *dapsona*, *fenobarbital*, *quinina* ou *teofilina* em quantidades que ameaçam a vida. Esse método será abordado especificamente no Item 5.5. Eliminação de Agentes Tóxicos.

### Catárticos (CAT)

Substâncias que facilitam a evacuação intestinal são denominadas *laxantes*, *catárticos* ou *purgantes*. Os laxantes promovem a eliminação de fezes semilíquidas em 6 horas a três dias, dependendo da substância e da dose; catárticos provocam evacuação aquosa em 1 a 3 horas; e purgantes produzem eliminações mais intensas. Os mesmos medicamentos podem ser utilizados para as três funções, variando apenas as doses (Howland, 2002).

O uso de catárticos salinos (citrato de magnésio e sulfato de sódio ou de magnésio) e de açúcares (manitol e sorbitol) fundamenta-se no fato de que eles são pouco absorvidos pelo TDG e estabelecem gradiente osmótico favorável à passagem de água para o lúmen intestinal. Os CAT foram utilizados por muito tempo, isoladamente ou associados ao CA, para acelerar a eliminação do complexo agente tóxico/CA, mas seu benefício nunca foi demonstrado. Além disso, são descritos efeitos adversos, principalmente em crianças, como diarreia, desidratação, hipernatremia e hipermagnesemia (Albertson *et al.*, 2011).

O consenso AACT/EAPCCT de 1997 não apontou benefício no uso de CAT isoladamente; observou que estudos experimentais eram conflitantes e que não foram publicados estudos clínicos sobre a capacidade de CAT com ou sem CA reduzir a biodisponibilidade de substâncias ou de melhorar o desfecho dos casos de intoxicações (Barceloux, McGuigan e Hartigan-Go, 1997). Posteriormente, o uso de CAT isolado foi excluído como método de DGI; o uso rotineiro de CAT com CA não foi recomendado e, sendo CAT usado, deveria se limitar a uma única dose para minimizar os seus efeitos adversos (*Position paper: cathartics*, 2004).

### Irrigação intestinal completa (IC)

IC tem sido utilizada por aproximadamente 25 anos na tentativa de reduzir a absorção de substâncias pouco ou não adsorvidas pelo CA, como metais, medicamentos com revestimento entérico ou de liberação lenta; baterias metálicas e drogas ilícitas encapsuladas ingeridas com propósito de tráfico à distância. Polietilenoglicol e soluções isotônicas de lavagem (PEG-SIL), com ou sem CA, são administrados aos pacientes (VO ou Via sonda nasogástrica (VSNG) em velocidades de 0,5 a 2 L/hora) na tentativa de expulsar do TDG medicamentos e corpos estranhos liberadores de substâncias tóxicas. Os efeitos adversos relevantes são vômitos, dor abdominal e pneumonia aspirativa. As contraindicações de IC são pelo menos cinco:

1. via aérea comprometida e não protegida;
2. íleo adinâmico;
3. convulsões;
4. instabilidade (respiratória/circulatória);
5. obstrução intestinal (suspeita ou confirmação).

O primeiro consenso AACT/EAPCCT recomendou IC em casos especiais, e não como método rotineiro em DGI, enfatizando as contraindicações. Com base em estudos com voluntários, poderia ser considerada na ingestão tóxica de medicamentos de liberação lenta ou de revestimento entérico, mas permanecer como *opção teórica* na ingestão de ferro, chumbo, zinco e recipientes liberadores de drogas ilícitas, visto que os dados disponíveis eram insuficientes para apoiar ou excluir o uso do método nessas situações (Tenenbein, 1997). O documento conjunto posterior apontou ausência de nova evidência,

manteve as recomendações de indicação e contraindicação, acrescentando uma nova informação – administração concomitante de CA e IC pode reduzir a efetividade do CA, com incerta relevância clínica da interação (*Position paper: whole bowel irrigation*, 2004).

### Resumo da evolução das indicações de DGI

Albertson *et al.* (2011), em revisão de estudos sobre a evolução da DGI, concluem que a abordagem agressiva anterior está sendo cada vez mais substituída por outras com menos ênfase em DGI e mais ênfase no cuidado de suporte. As recomendações atuais para DGI baseiam-se em alguns ensaios clínicos; pequenas séries de casos; análises retrospectivas; e estudos em animais, podendo ser resumidas nos seguintes pontos:

1. IP, LG, CA e CAT são agora usados com menos frequência no ambiente hospitalar;
2. IC é recomendada com poucos dados clínicos de qualidade na ingestão de medicamentos de liberação lenta e corpos estranhos liberadores de drogas (*mulas* ou *body packers*) em paciente assintomático;
3. as recomendações atuais para utilização de CA (DUCA e DMCA) são limitadas;
4. CA parece ser mais eficaz quando administrado até 1 hora após a ingestão;
5. O uso de poliestirenossulfonato de sódio como aglutinante de lítio é baseado em dados limitados.

Sugerimos um algoritmo para auxiliar o médico quanto aos procedimentos de DGI, conforme a Figura 2.

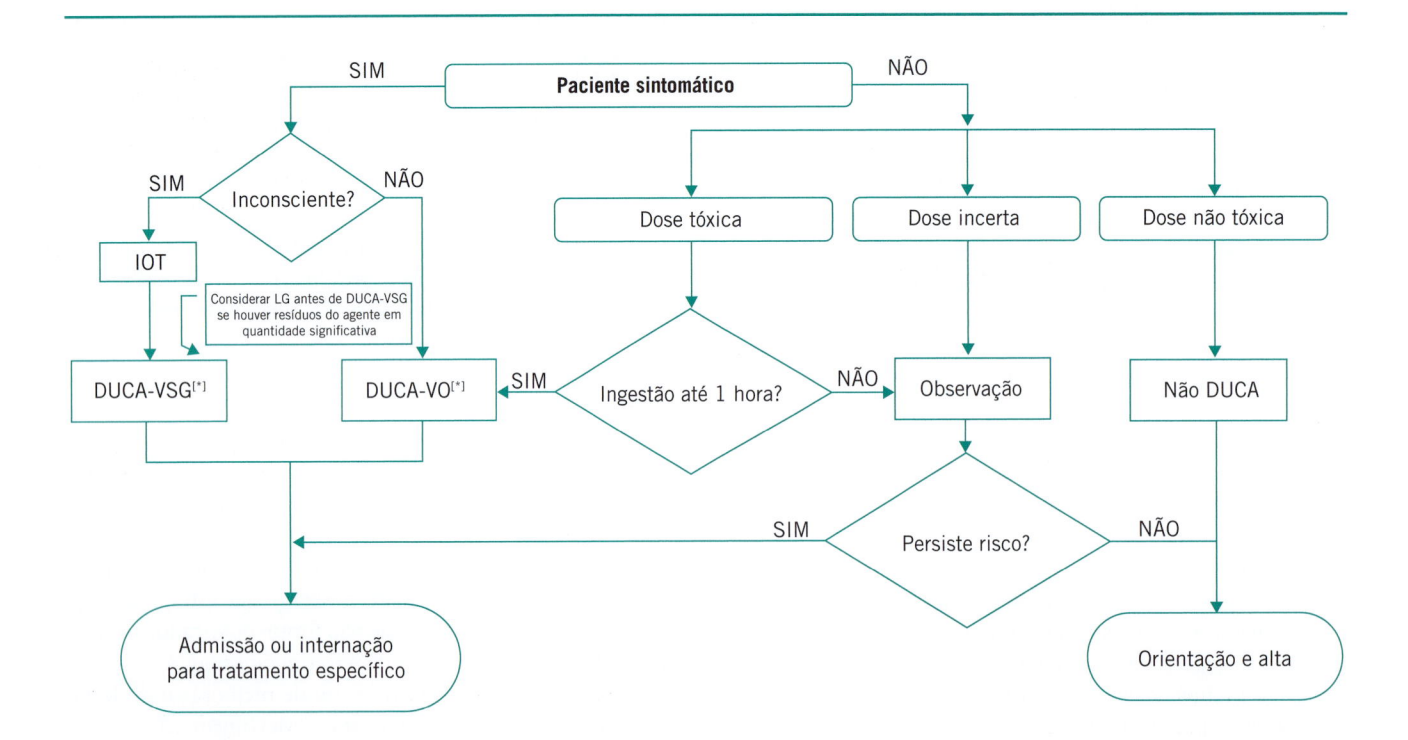

DGI: descontaminação gastrintestinal; DUCA-VO: dose única de carvão ativado via oral; DUCA-VSG: dose única de carvão ativado via sonda gástrica; IOT: intubação orotraqueal; LG: lavagem gástrica. [*] Observar contraindicações

**Figura 2.** Algoritmo para DGI (*adaptado de Amaral & Collares, 2007*).

**Tabela 5.** DGI: principais métodos, indicações, contraindicações e procedimentos.

| Método | Indicações | Contraindicações / Precauções | Procedimentos |
|---|---|---|---|
| Carvão ativado (CA) | Casos de ingestão de substâncias bem adsorvidas pelo CA. | Risco de aspiração do conteúdo gástrico em doentes com depressão neurológica e vias aéreas não protegidas. Risco de sangramento e perfuração do TDG. Agente pouco ou não adsorvido pelo CA: metais e semimetais (*e.g.* ferro, lítio, arsênio; ácidos e bases fortes (corrosivos e cáusticos); solventes orgânicos incluindo álcoois. | Crianças até 1 ano: 0,5-1 g/kg de peso (10 a 25 g). Crianças de 1-12 anos: 1 g/kg de peso (25 a 50 g). Adolescentes e adultos: 50-100 g/dose. |
| Catártico (CAT) | Não há indicação formal. | Crianças pequenas, idosos e pessoas debilitadas. Depleção de líquidos e desequilíbrio eletrolítico. Íleo adinâmico. Obstrução intestinal e perfuração intestinal. | Sulfato de magnésio: recomenda-se dose única no caso de não haver trânsito intestinal adequado com o uso de múltiplas doses de CA; não misturá-lo ao CA. Crianças: 250 mg/kg de peso (2,5 mL/kg de sol.10%). Adultos: 15 g ou 150 mL de solução a 10%. |
| Lavagem gástrica (LG) | Em situação excepcional que envolve grande quantidade de agente comprovadamente tóxico ou com toxicidade potencializada por associação entre agentes. | Risco de aspiração do conteúdo gástrico em doentes com depressão neurológica e vias aéreas não protegidas. Risco de sangramento e perfuração do TDG. Ingestão de ácidos e bases fortes. | Lavagem via sonda *orogástrica* várias vezes até obter retorno de líquido claro, sem resíduos. Crianças: 10 mL/kg de soro fisiológico (SF) morno por vez. Adultos: 200-300 mL de SF morno ou água morna por vez. |
| Indução de vômitos com ipeca (IP) | Deve ser evitada tanto no local da ingestão quanto em SME. | Ipeca pode atrasar a administração ou reduzir a eficácia do CA e de antídotos por via oral, assim como da IC. | Procedimento não recomendado. |
| Irrigação intestinal completa (IC) | Doses tóxicas de agentes pouco adsorvidos pelo CA. Agentes de liberação lenta no TDG: medicamentos de liberação lenta; baterias (disco) alcalinas (liberam metais tóxicos); drogas ilícitas para tráfico à distância ("mulas"). | Vias aéreas não protegidas. Íleo adinâmico. Obstrução ou perfuração gastrintestinal. Vômitos incontroláveis. Instabilidade hemodinâmica. | Infusão oral ou VSG de solução de polietilenoglicol e eletrólitos até obter efluente completamente claro: crianças de 1-6 anos: 500 mL/hora; crianças de 6-12 anos: 1.000 mL/hora; adolescentes e adultos: 1.500-2.000 mL/hora. |

*(Adaptado de HÖJER. et al. 2013.)*

## 5.4. Antídotos

O termo antídoto é aqui utilizado para denominar *toda substância* capaz de impedir a ação de outra mais tóxica ou opor-se aos seus efeitos, não considerando o mecanismo de ação. Frente aos milhões de substâncias às quais o organismo humano pode estar exposto, os antídotos compõem um arsenal terapêutico bastante limitado, restringindo-se a poucas dezenas de medicamentos específicos e não específicos (conforme a Tabela 6). Dentre esses, poucos são de eficácia e segurança comprovadas, sendo as indicações propostas segundo consenso entre os especialistas.

**Tabela 6.** Principais indicações de antídotos e medicamentos adjuvantes.

| Agentes | Antídotos |
|---|---|
| Ácido fluorídrico, ácido oxálico | Gluconato de cálcio ‡ |
| Acidose metabólica | Bicarbonato de sódio |
| Agentes moderadamente e bem adsorvidos | Carvão ativado |
| Alumínio | Desferroxamina‡ |
| Arsênio | Ácido dimercaptosuccínico (DMSA-*Succimer*)§, dimercaprol (BAL) |
| Benzodiazepínicos | Flumazenil‡ |

continua

continuação

| | |
|---|---|
| Betabloqueadores adrenérgicos | Atropina‡, glucagon, infusão de lipídios a 20% |
| Bloqueadores de canais de cálcio | Atropina‡, glucagon, infusão de lipídios a 20% |
| Carbamatos n-metilderivados (inseticidas) | Atropina‡ |
| Chumbo (inorgânico) | Edetato cálcico di-sódico, (DMSA, Succimer)§, Dimercaprol (BAL) |
| Cianeto (ácido cianídrico e sais) | *Kit* - nitrito de amila§, nitrito de sódio‡ e tiossulfato de sódio‡ |
| Cianeto, especialmente quando inalado em fumaça de incêndio | Hidroxocobalamina |
| Cobre (sais) | D-Penicilamina‡, dimercaptopropanosulfonato de sódio (DMPS) |
| Convulsões e *status epilepticus* | Diazepam, fenobarbital e tiopental sódico |
| Dietilenoglicol | Fomepizol (4-metilpirazol), etanol |
| Digitálicos (digoxina/digitoxina) | Atropina‡, anticorpo digoxina-específico§ |
| Etilenoglicol | Fomepizol (4-metilpirazol)§, etanol |
| Ferro (sais) | Desferroxamina‡ |
| Fosfina e fosfetos | Oxigênio |
| Heparina | Protamina |
| Hipertensão (por adrenérgico de curta duração) | Fentolamina |
| Hipertermia maligna | Dantrolene |
| Hipoglicemiantes orais | Octreotida |
| Isoniazida | Piridoxina (vitamina B6) |
| Mercúrio (inorgânico) | Dimercaptopropanosulfonato de sódio (DMPS)§ |
| Metanol | Fomepizol, etanol |
| Metotrexato | Ácido folínico |
| Monóxido de carbono | Oxigênio |
| Neurolépticos (síndrome maligna) | Bromocriptina |
| Neurolépticos e metoclopramida (distonia aguda) | Biperideno‡, benzotropina§ |
| Nitritos e outros nitrogenados (MetaHb) | Cloreto de metiltionínio (azul de metileno) |
| Opioide | Naloxona‡ |
| Organofosforados (inseticidas) | Atropina‡, obidoxima§, pralidoxima‡ |
| Paracetamol | N-acetilcisteína |
| Serotoninérgica (síndrome leve/moderada) | Ciproeptadina |
| Tálio | Azul da Prússia |
| Valproato (ácido valproico) | L-carnitina§ |
| Varfarina e outros anticoagulantes orais | Fitomenadiona (vitamina K1)‡ |

DMSA (Succimer): dimercaptosuccinic acid; DMPS: dimercaptopropanesulphonate; MetaHb: metemoglobina. ‡ Antídotos que constam da RENAME 2010; § Antídotos não existentes no Brasil.

Como todo tratamento, os benefícios devem superar os riscos, e a administração deverá ocorrer na dose e no tempo ideal para a obtenção do melhor resultado, mas nem todos os antídotos estão disponíveis nos SME para essa função. Apesar da constatação de que a maioria das intoxicações evolui bem com o tratamento de suporte, em alguns casos é fundamental a intervenção com antídotos. Geralmente, eles são administrados após as medidas de recuperação e controle das funções vitais e/ou descontaminação, porém, nas seguintes situações especiais, eles devem ter aplicação imediata, antes que ocorram complicações e danos irreversíveis, inclusive o óbito:

1. intoxicação por monóxido de carbono – $O_2$ a 100%;
2. intoxicação por cianeto – *kit* para cianeto;
3. intoxicação por opioides – naloxona;
4. síndrome colinérgica (muscarínica) grave – atropina;
5. metemoglobinemia sintomática – azul de metileno.

As dificuldades de acesso aos antídotos estão relacionadas a vários fatores:

1. escassez de trabalhos que mostrem evidência para indicação de antídotos;
2. ausência de estudos regionais e nacionais sobre as demandas por antídotos;
3. pouco conhecimento pelos profissionais de saúde sobre as indicações e métodos de administração;
4. falta de planejamento dos serviços de saúde para aquisição e manutenção dos estoques;
5. alto custo de certos medicamentos utilizados exclusivamente como antídotos (uso restrito);

6. excesso de burocracia na importação de produtos industrializados ou matéria-prima para manipulação;
7. nenhum interesse dos laboratórios de manipulação na fabricação de produtos de uso restrito.

Além disso, entre os próprios CIATs não há consensos estabelecidos, e percebe-se muita dificuldade para acompanhar a evolução do conhecimento sobre esses agentes, considerando-se que, nos últimos anos, novos antídotos têm mostrado sua utilidade na prática clínica e outros se tornaram obsoletos. Assim, é importante que médicos e farmacêuticos trabalhem juntos para o conhecimento e divulgação das necessidades locais e regionais; que os CIATs forneçam dados sobre as necessidades já caracterizadas; que as associações das especialidades continuem a empreender esforços junto aos gestores para o desenvolvimento de política nacional de atenção às pessoas intoxicadas, com diretrizes para uso racional, estoque e distribuição uniforme de antídotos essenciais.

## 5.5. Eliminação de agentes tóxicos

Apesar dos avanços no tratamento de suporte, DGI e antídotos, um número significativo de adultos e crianças necessitam de intervenções capazes de aumentar a eliminação de agentes tóxicos absorvidos, contribuindo para melhorar o desfecho das intoxicações. Essas intervenções podem ser classificadas de acordo com a forma de eliminação: corpórea ou extracorpórea.

### Eliminação corpórea de agentes tóxicos

A eliminação corpórea de agentes tóxicos (ECAT) é realizada por meio de métodos que promovem a aceleração de processos fisiológicos dentro do organismo, sendo mais comuns a *diálise gastrintestinal*, a *administração de resinas* e a *eliminação renal*. Essas intervenções em geral não oferecem resultados comparáveis às extracorpóreas, mas podem ser instituídas rapidamente na maioria dos SME.

### Diálise gastrintestinal
O uso de DMCA funciona possivelmente por dois mecanismos: interrupção da circulação enterepática de agentes secretados na bile e redução da sua concentração luminal, possibilitando a difusão passiva dos capilares ao lúmen. Assim, a mucosa intestinal funciona como membrana dialítica, daí o termo diálise gastrintestinal introduzido por Levy em 1982 (Ghannoum e Gosselin, 2013).

Administrado em doses de 0,5 g/kg, 2/2 horas ou 1 g/kg 4/4 horas, o método oferece maior número de partículas de CA por mais tempo, permitindo adsorver substâncias que permanecem no TDG, como medicamentos de liberação lenta, cápsulas entéricas, baterias, drogas em recipientes resistentes ou mesmo grandes quantidades de comprimidos que formam massas endurecidas (bezoares). DMCA parece ser mais efetivo para substâncias com pequeno volume de distribuição (Vd), baixa taxa de ligação proteica, meia-vida de eliminação ($t_{1/2}\beta$) prolongada, baixo *clearance* intrínseco e um estado não ionizado ao pH fisiológico.

### Administração de resinas
O *poliestirenossulfonato de sódio* é uma resina de troca catiônica usada no tratamento de hipercalemia, podendo também se ligar a outros cátions, como lítio, ferro e tálio, mas os seus benefícios ainda não foram comprovados.

A *colestiramina* é uma resina que promove a eliminação de digoxina, digitoxina, alguns anti-inflamatórios e varfarina; embora seja muito menos eficaz que os anticorpos específicos, ela tem sido utilizada nos locais onde esses antídotos não estão disponíveis, sem comprovação de eficiência.

### Eliminação renal
A infusão intravenosa (IV) de cristaloides para aumentar a eliminação de substâncias na presença de função renal preservada, com ou sem diuréticos (diurese forçada), foi um procedimento utilizado por muitos anos. No entanto, sua efetividade nunca foi demonstrada, e as complicações associadas com esse tratamento – sobrecarga de fluidos, desequilíbrio eletrolítico, edema pulmonar e cerebral – estimularam o abandono dessa prática. A diurese com manipulação do pH urinário (acidificação e alcalinização de urina) foi também considerada por muito tempo como medida de eliminação de várias substâncias (ácidos e bases fracas).

### Acidificação urinária
A administração IV de cloreto de amônio e ácido ascórbico em casos de intoxicação por medicamentos (*e.g.*, amantadina, anfetamina, quinidina e fenciclidina) promovia discreto aumento da eliminação de agentes e oferecia o risco de acidose metabólica, complicando a condição do doente. Esse método não é mais utilizado.

### Alcalinização urinária
Neste método de eliminação, é a feita infusão IV de bicarbonato de sódio para produzir urina alcalina (pH ≥ 7,5). No último consenso AACT/EAPCCT, foi proposto a substituição dos termos *diurese alcalina* e *diurese alcalina forçada* pelo termo *alcalinização urinária*, para deixar bem claro que o objetivo principal do método é manipular o pH da urina, e não promover a diurese. Com base em estudos clínicos e em voluntários, a recomendação de alcalinização urinária como primeira linha de tratamento foi feita apenas para duas situações: 1) pacientes com intoxicação moderada ou grave por salicilatos, que não preenchem os critérios para hemodiálise; 2) pacientes com intoxicação pelo herbicida *ácido 2,4-diclorofenoxiacético* (2,4-D), sendo nesse caso recomendado alto fluxo urinário – aproximadamente 600 mL/hora (adultos). A alcalinização urinária não foi mais considerada primeira escolha na intoxicação por *fenobarbital*, que se beneficia mais com DMCA, nem por *clorpropamida*, sendo preferido apenas o suporte com infusão de glicose (Proudfoot, Krenzelok e Vale, 2004).

### Eliminação extracorpórea de agentes tóxicos

> "Embora, sem dúvida, os tratamentos extracorpóreos possam remover certos agentes tóxicos do organismo, não está claro se isso é equivalente a um resultado favorável. [...] Quase toda a evidência atual é composta por relatos e séries de casos. [...] Nas intoxicações em que as indicações de tratamentos extracorpóreos são mais discutíveis e para as quais existem tratamentos alternativos, a relação risco-benefício é inegavelmente superior" (Ghannoum e Gosselin, 2013, p. 96-97, tradução nossa).

A eliminação extracorpórea de agentes tóxicos (EECAT) envolve processos não fisiológicos que, geralmente, utilizam circuitos externos. Sua aplicação nas intoxicações agudas foi grande entre 1970 e 1980, diminuiu a partir de 1990 e voltou a crescer nos últimos anos. A explicação para isso pode estar em alguns desses fatores: 1) maior sofisticação nas técnicas; 2) combinação entre os métodos; 3) disponibilidade de equipamentos modernos com relativa facilidade de manuseio; 4) melhor qualificação profissional; e 5) aumento da disponibilidade de agentes mais tóxicos, principalmente medicamentos (Bunchman e Ferris, 2011; Ghannoum e Gosselin, 2013).

Embora a EECAT pareça mais eficiente que a ECAT, seus métodos são mais invasivos, necessitam ser aplicados em centros especializados e demandam alto investimento em equipamentos e qualificação de pessoal. Além disso, está relacionada a várias complicações como hipotensão, distúrbios hidroeletrolíticos e metabólicos, leucopenia, trombocitopenia, hemorragia e embolia gasosa; as mais frequentes parecem estar associadas com a colocação de cateter, podendo causar pneumotórax, punção arterial e sangramento (Ghannoum e Gosselin, 2013).

Costuma-se afirmar que a EECAT é um recurso utilizado para salvar vidas, em situações especiais. Justifica-se em casos de intoxicações graves para os quais não existem antídotos eficientes; as medidas de suporte não mostram bons resultados; os processos de depuração natural encontram-se comprometidos (falência hepática e/ou renal); e se a eliminação do agente puder ser aumentada em 30% ou mais (de Pont, 2007). Ainda é preciso considerar que não há evidência para a maioria das indicações de EECAT, e suas complicações não são suficientemente estudadas (Ghannoum e Gosselin, 2013). A compreensão da eficiência desses métodos demanda conhecimentos sobre propriedades da molécula, distribuição no organismo, via e taxa de depuração endógena (propriedades físico-químicas e parâmetros farmacocinéticos). Ao considerar a EECAT para o doente, é aconselhável que o médico estabeleça contato com um CIAT, que geralmente possui informações atualizadas sobre indicação, escolha do método e riscos envolvidos.

Os métodos mais utilizados para EECAT são: hemodiálise (HD), hemofiltração (HF), hemoperfusão (HP), diálise peritoneal (DP), terapia renal substitutiva contínua (TRSC), exsanguineotransfusão (EXST) e plasmaferese. Novas formas de terapia renal substitutiva, incluindo a HD de alto fluxo e a TRSC, têm substituído o uso de HP (de Pont, 2007; Bunchman e Ferris, 2011); a TRSC parece ser mais bem indicada aos pacientes hemodinamicamente instáveis que não podem tolerar a intervenção com a HD convencional (Kim e Goldfarb, 2010). A HD intermitente proporciona os melhores resultados com a mais baixa incidência de complicações, devendo ser preferida para a maioria dos casos de intoxicação (Ghannoum e Gosselin, 2013).

## 5.6. Outros tratamentos e encaminhamentos

Quando os melhores tratamentos disponíveis não são as melhores soluções para as pessoas, podem gerar insegurança, desconfiança e problemas éticos. Na tentativa de preservar a vida, tratamentos agressivos podem ser necessários, sem, contudo, propiciar boa qualidade de vida. Isso acontece com muitos pacientes que ingerem substâncias cáusticas, ocorrências crescentes que têm preocupado os profissionais da saúde em todo o mundo (Dassanayake e Gnanathasan, 2012).

Substâncias químicas irritantes, corrosivas ou cáusticas geralmente interagem no próprio sítio de exposição produzindo lesões localizadas, mas não é raro o comprometimento de estruturas próximas, resultando em complicações. Além disso, quando absorvidas podem produzir efeitos em outros órgãos e sistemas. As exposições ocorrem mais comumente por ingestão, contato cutâneo, mucosa ocular ou inalação, no entanto todas essas vias são possíveis simultaneamente (*e.g.*, quedas acidentais em tanques de produtos químicos).

As lesões causadas por ácidos e bases no TDG são diferentes: os ácidos causam *necrose de coagulação*, formando úlceras que limitam a sua penetração em planos profundos; os álcalis reagem com as proteínas teciduais e provocam *necrose de liquefação* ou *saponificação*, penetrando mais profundamente. Substâncias alcalinas têm maior viscosidade e permanecem por mais tempo no esôfago.

Afirmações como "se não há lesão de orofaringe, não haverá lesão de esôfago ou estômago" e "ácidos provocam lesão no estômago, mas preservam o esôfago" são mitos. As lesões podem ser graves e resultar em complicações, dependendo do agente, da concentração e do tempo de contato com os tecidos, mas, comparada com substâncias alcalinas, a ingestão de ácidos fortes está relacionada com maior incidência de complicações sistêmicas, como disfunção hepática, insuficiência renal, CIVD e hemólise (Contini e Scarpignato, 2013). Os principais sinais e sintomas são dor na cavidade oral, região retrosternal e abdominal; vômitos e hematêmese; casos muito graves podem chegar ao SME com hipotensão e choque. A ausência de sintomas não implica em ausência de lesões, por isso, todos os casos devem ser examinados e observados no hospital.

O atendimento inicial ao doente deve ser rápido (ABCDE), com especial atenção à analgesia, controle da respiração e da hipotensão. Tosse e sufocação, rouquidão e sinais de dificuldade respiratória requerem o uso de corticosteroides, devendo ser considerada a traqueostomia nos casos de atendimento pré-hospitalar, pois a intubação às cegas é definitivamente contraindicada. A descontaminação cutânea ou ocular deve ser cuidadosa, sendo contraindicada em casos de ingestão, assim como a administração oral de líquidos e soluções neutralizantes de pH, pois produzem reações exotérmicas e agravam as lesões. A inserção de sonda nasogástrica para impedir vômitos ou manter livre a luz do esôfago não tem eficácia comprovada, não deve também ser inserida às cegas devido ao risco de perfuração.

Os melhores recursos para a avaliação (endoscopia, radiologia contratada, ultrassonografia e tomografia) estão disponíveis em alguns hospitais terciários, especializados ou de ensino, sendo necessária a transferência do doente. O transporte de regiões distantes para os grandes centros é demorado, geralmente inadequado ou não está disponível; a gravidade do estado clínico em casos de TS ou acidentes graves em crianças e idosos pode impossibilitar essa prática. Além disso, a cirurgia de emergência quase sempre é indicada com base nas informações sobre a substância, quantidade ingerida e em critérios clínicos. Quando houver dúvida sobre a possibilidade de complicações, o procedimento cirúrgico é o melhor tratamento em casos de ingestão de quantidades excessivas. Nesses casos, não é rara a laparotomia com ressecção de esôfago, estômago e duodeno e posterior alimentação por jejunostomia. Quando os doentes conseguem sobreviver ao ato cirúrgico, permanecem por longos períodos em UTI e geralmente desenvolvem infecção e várias outras complicações pós-cirúrgicas.

Não existe talvez um tipo de intoxicação que suscite mais controvérsias com relação ao tratamento do que a ingestão de cáusticos. A eficácia de medicamentos como inibidores da bomba de próton, bloqueadores $H_2$, corticosteroides e antibióticos leva a discussões intermináveis. Em revisão recente, Contini e Scarpignato (2013) mostram com detalhes essa discussão. O que não se discute são indicações precoces de endoscopia (se possível também tomografia) para a classificação das lesões, programação do tratamento e previsão de sequelas; internação em UTI nos casos graves; suporte nutricional adequado; e orientação psicológica.

O prognóstico deve ser apresentado claramente ao doente e aos seus familiares para que, após a alta, possa haver maior aderência ao tratamento ambulatorial.

## Ingestão de baterias

Baterias alcalinas e/ou compostas por metais tóxicos têm sido cada vez mais envolvidas em acidentes tóxicos. No CIT-RS, foram registrados 51 casos de exposição não intencional a "pilhas e baterias tipo disco", sendo 40 casos (78%) de exposição de crianças menores de seis anos (Nicolella, Ferreira e Lessa, 2012). No período de 1997 a 2010 nos EUA, foram estimados 40.400 atendimentos em SME a crianças menores de 13 anos, por incidentes com baterias utilizadas em brinquedos, controle-remotos, relógios, aparelhos de audição etc. Foram hospitalizadas 10% dessas crianças e 72% eram menores de quatro anos. As baterias foram identificadas como do tipo disco (58%) ou cilíndricas (11%). Ocorreram 14 óbitos, todos em menores de quatro anos, sendo a maioria por baterias tipo disco (CDC, 2012).

Além de deglutidas (76,6%), essas baterias podem ser levadas à boca (7,5%), ou inseridas em cavidade nasal (10,2%) e canal auricular (5,7%) (Sharpe, Rochette e Smith, 2012; Rodríguez *et al.*, 2013). A principal preocupação é com a bateria de lítio 3 volts com diâmetro ≥ 20 mm, que pode alojar-se no esôfago, resultando em queimadura grave em apenas duas horas, além de sérias complicações e óbito. Na ingestão, três mecanismos são propostos para explicar os efeitos nocivos: 1) vazamento de eletrólitos alcalinos; 2) necrose isquêmica pela pressão do corpo estranho; e 3) produção de corrente eletrolítica externa que hidrolisa os fluidos dos tecidos, gerando hidróxido no polo negativo, sendo esse terceiro mecanismo atribuído às lesões graves no caso de as baterias permanecerem alojadas no esôfago (CDC, 2012). Pode causar lesão da mucosa em uma hora, erosão da camada muscular em 2 a 4 horas, perfuração em 8 a 12 horas e produzir estenose esofágica, fístula traqueoesofágica, e mediastinite (Rodríguez *et al.*, 2013).

As crianças podem não apresentar sintomas logo após a ingestão; costumam negar a própria ingestão, a de outras crianças da família e de amiguinhos, mesmo quando questionadas. Como os sintomas são inespecíficos podem ser confundidos com doenças comuns da infância (vômitos, dor abdominal, febre e diarreia). Por isso, quando o incidente não foi observado, todos esses fatores contribuem para que não seja feito ou retarde o diagnóstico. O desconforto respiratório e a disfagia, quando presentes, facilitam o diagnóstico, desde que haja suspeita de aspiração de corpo estranho.

É fundamental o diagnóstico diferencial entre uma moeda e uma bateria tipo disco; esta se apresenta como imagem de duplo contorno ao RX simples de tórax ou de abdome. A indicação é de retirada endoscópica imediata. Quando a bateria não se encontra mais acessível à endoscopia, é necessário acompanhar a sua eliminação por meio de radiografias de abdome. Durante a sua progressão no TDG, se forem observados sinais de perfuração, deve ser indicada a cirurgia de urgência, como nos outros casos de ingestão de cáusticos.

## Corpos estranhos liberadores de drogas

Corpos estranhos que contêm substâncias de abuso podem ser ingeridos ou introduzidos em outros orifícios do organismo – anal e vaginal. Dependendo do propósito e da quantidade utilizada, a pessoa que ingere drogas é chamada de *body stuffer* e *body packer* (engolidores, emissários ou mulas); *body pusher* é a que introduz a droga no reto ou na vagina. Esses casos envolvem situações complicadas com a polícia e representam alto risco de intoxicação aguda e óbito.

*Body stuffers* são usuários de drogas ou pequenos traficantes que ingerem as drogas que possuem no momento para fugir de um flagrante policial. Nesse caso, podem ingerir quantidades não muito grandes de qualquer tipo de droga ilícita. Passado o perigo de serem detidos, eles provocam o vômito, mas se não eliminam a droga, procuram o SME, chegando apreensivos sobre o incidente e geralmente informam a dose exata ingerida; podem chegar já com sintomas, pois facilmente as embalagens se abrem, liberando as drogas. O tratamento é conservador, com observação, administração de CA e outras medidas conforme o tipo de droga ingerida. A LG e a IC são contraindicadas.

*Body packers* ou *mulas* são pessoas que ingerem grandes quantidades de drogas, principalmente cocaína e heroína com o propósito de tráfico internacional. O primeiro caso de tráfico de drogas por ocultação interna foi descrito em 1975; nessa época, a letalidade era maior porque as embalagens eram pouco resistentes e inadequadas a esse propósito (balões, preservativos, papel alumínio ou luvas de látex) e o tratamento era cirúrgico na maioria dos casos.

Os pacientes podem chegar ao SME com ou sem sintomas, havendo necessidade de investigação radiológica para controle inicial e de progressão dos pacotes. Para promover a eliminação, são administradas soluções de PEG e SIL (IC), desde que não haja sinais de obstrução intestinal nem de intoxicação. Em contrabando de cocaína, as mulas ingerem em média 1 kg da droga fracionada em vários pacotes contendo de 3 a 12 g cada, que, a qualquer momento, podem se romper e liberar grande quantidade de drogas. Por isso, há sempre a necessidade de internação em UTI.

O tratamento cirúrgico é reservado para os casos sintomáticos e se as drogas não forem eliminadas com o tratamento conservador. Alguns casos de *body packers* que também introduzem a droga em outros locais do corpo, assim como os *body pushers*, são submetidos à retirada endoscópica dos pacotes. Vários protocolos de avaliação e intervenção têm sido propostos, sendo que, na maioria deles, a tendência é sempre optar por tratamento com métodos não cirúrgicos quando o paciente se mantém assintomático (Beckley *et al.*, 2009; de Bakker *et al.*, 2012; Llano *et al.*, 2012).

## Outros encaminhamentos

Pessoas que tentam o suicídio são as principais vítimas de intoxicação atendidas nos SME. No momento em que chegam, trazem uma carga de sentimentos e pensamentos que dificilmente conseguem expressar. Observa-se na maioria dos casos que a culpa, a vergonha, o medo, a angústia e a decepção misturam-se à solidão e ao desamparo. Cada pessoa nessa situação é única em seu sofrimento, embora os padrões de comportamento suicida pareçam se aplicar à maioria (Brasil, 2009).

Em geral, as equipes de saúde não estão qualificadas para a atenção a esses doentes; a insegurança e a resistência oposta ao ousado ato de interromper a vida, enquanto a função do profissional é salvar vidas, no mínimo, é um paradoxo. Diante de quadro clínico grave, a mobilização da equipe de emergência é clara, pronta para o atendimento às necessidades essenciais do doente, auxiliando-o a manter a sua vida, mas passada a urgência ou a emergência clínica, começa a preocupação com as novas ocorrências e um sentimento de impotência nasce no profissional.

A experiência mostra que é durante o tratamento clínico o melhor momento para oferecer ao doente o conforto psíquico de que ele precisa. O acolhimento com gesto afetivo e generoso faz parte do tratamento de saúde. O fato de não julgar o doente pelo ato cometido é o primeiro passo para que ele aceite o tratamento médico, psicológico ou psiquiátrico durante a hospitalização e depois de obter a alta hospitalar. A aceitação do comportamento suicida pelo profissional faz com que o doente também aceite a necessidade de tratamento.

O CCI-SP possui equipe interdisciplinar que inclui psicólogo, psiquiatra e serviço social, podendo iniciar o tratamento ao doente (medicamentoso ou não) e sensibilizar a família desde o momento da admissão ao hospital. Isso facilita e divide a carga de responsabilidade do médico e do enfermeiro por uma tarefa complexa que requer outro tipo de habilidade. Além disso, reduz a ansiedade da equipe e fortalece a sua capacidade de diálogo, aumentando a compreensão do problema. O passo seguinte é a continuidade do tratamento nos ambulatórios de saúde mental. A comunicação dos SME com os serviços externos é difícil no atual sistema de saúde, devido à sobrecarga de trabalho no hospital e à pequena resposta à demanda por tratamento ambulatorial. Esforços são necessários para o suporte às equipes de saúde a fim de não se perder o trabalho realizado no momento da crise.

Pacientes usuários de álcool e outras drogas demandam mais recursos profissionais para administrar o problema. A aderência ao tratamento clínico da intoxicação na própria emergência complica-se pela ansiedade do doente em usar a droga novamente ("fissura"), principalmente quando se trata de dependentes de cocaína e de crack. Esses pacientes em geral são usuários frequentes do SME e muitas vezes procuram o serviço simulando quadros de agitação ou dor torácica para receberem medicamentos depressores e conseguirem melhorar da ansiedade causada pelo uso compulsivo, mas não é raro eles chegarem ao hospital e não esperarem pelo término do tratamento.

Finalizando, existem casos, felizmente mais raros, de crianças vítimas de maus-tratos que recebem substâncias tóxicas dos próprios familiares ou de cuidadores. Além disso, outras tentam o suicídio em idade muito abaixo da esperada para esse tipo de comportamento. Esses casos são encaminhados ao conselho tutelar, envolvem processos delicados e geralmente demorados, mas costumam ter resultados satisfatórios.

# 6. PREVENÇÃO, CONTROLE E VIGILÂNCIA DE INTOXICAÇÕES

## 6.1. Fundamentos

Prevenir, segundo o dicionário Aurélio, significa dispor com antecipação ou de sorte que se evite (dano ou mal), avisar, informar com antecedência. Controle é o ato ou poder de controlar, fiscalização exercida sobre as atividades de pessoas, órgãos e instituições para que não se desviem das normas estabelecidas. Para definir vigilância em saúde, é necessário buscar os conceitos de saúde.

No decorrer do tempo, foram criados modelos explicativos do processo saúde-doença e do cuidado, refletindo mudanças e aperfeiçoamentos do conceito de saúde. Assim, a saúde já foi definida como "estado de ausência de doenças"; em 1948, foi redefinida pela OMS como "estado de completo bem-estar físico, mental e social". Com a criação do SUS, foi ampliado para "promoção da saúde", em que são considerados os fatores determinantes e condicionantes do processo saúde-doença. A Lei Orgânica da Saúde (LOS) n. 8.080/90, que regulamenta o SUS, foi completada pela Lei n. 8.142/90, diz que:

> "A saúde tem como fatores determinantes e condicionantes, entre outros, a alimentação, a moradia, o saneamento básico, o meio ambiente, o trabalho, a renda, a educação, o transporte, o acesso a bens e serviços essenciais; os níveis de saúde da população expressam a organização social e econômica do país" (Brasil, 1990; Brasil, 1990a).

As concepções de saúde-doença e a evolução do sistema de saúde brasileiro (e no mundo) vêm se modificando, e assim também as concepções de vigilância. De acordo com o art. 1º da Portaria n. 3.252, de 22 de dezembro de 2009, que aprova as diretrizes para a execução e financiamento das ações de Vigilância em Saúde pela União, Estados, Distrito Federal e Municípios e dá outras providências,

> "A vigilância em saúde tem por objetivo a observação e análise permanente da situação de saúde da população, articulando-se em um conjunto de ações destinadas a controlar determinantes, riscos e danos à saúde de populações que vivem em determinados territórios, garantindo-se a integralidade da atenção, o que inclui tanto a abordagem individual como coletiva dos problemas de saúde" (Brasil, 2009).

O conceito de vigilância em saúde busca a integralidade da atenção e inclui as ações de promoção, prevenção, controle e vigilância na forma de seus componentes – sanitário, epidemiológico, ambiental e saúde do trabalhador, atuando de forma coordenada, de forma que cada componente contribui com seus conhecimentos e técnicas. A Vigilância Sanitária e a Epidemiológica são os componentes mais antigos e desenvolvidos da Vigilância.

O Sistema Nacional de Vigilância Sanitária (SNVS – Lei Federal n. 9.782/99) é executado por instituições públicas da União (Anvisa), dos Estados, (CVS), do Distrito Federal e dos Municípios, que exercem atividades de regulação, normatização, controle e fiscalização na área de vigilância sanitária. No Município de São Paulo, de acordo com o Código Sanitário do Município (Lei n. 13.725, de 9 de janeiro de 2004), as ações de vigilância sanitária abrangem o conjunto de medidas capazes de eliminar, diminuir ou prevenir riscos à saúde e de intervir nos problemas sanitários decorrentes do meio ambiente, inclusive o do trabalho, da produção e circulação de bens e da prestação de serviços de interesse da saúde. São áreas de abrangência da vigilância sanitária: alimentos, medicamentos e produtos e serviços (Brasil, 1999; São Paulo, 2004; Covisa, 2013).

Conforme o art. 6º, § 2º, da Lei n. 8.080/90, a Vigilância Epidemiológica consiste em atividade interna e típica do setor saúde, e é entendida como "um conjunto de ações que propiciam o conhecimento e detecção ou prevenção de qualquer mudança nos fatores determinantes e condicionantes da saúde individual ou coletiva, com finalidade de recomendar e adotar as medidas de prevenção e controle das doenças ou agravos" (Brasil, 1990).

A Vigilância em Saúde do Trabalhador (Visat) é um componente do Sistema Nacional de Vigilância em Saúde, como definido na Portaria n. 3.252/GM/MS, de 22 de dezembro de 2009, que visa à promoção da saúde e à redução da morbimortalidade da população trabalhadora, por meio da integração de ações que intervenham nos agravos e seus determinantes decorrentes dos modelos de desenvolvimento e processos produtivos (Brasil, 2009a).

A Vigilância Ambiental começou a ser pensada e discutida, a partir da década de 1990. Atualmente integra o Departamento de Vigilância em Saúde Ambiental e Saúde do Trabalhador (DSAST) da Secretaria de Vigilância em Saúde do Ministério da Saúde. Em linhas gerais, suas atribuições se referem às ações de prevenção e controle de fatores relacionados ao meio ambiente, que tenham repercussão na saúde humana.

## 6.2. Construção da vigilância de intoxicações

A vigilância das intoxicações tem sido construída de forma mais lenta quando comparada a outras doenças e agravos, permeia os vários componentes da Vigilância em Saúde e ocorre de forma desigual em relação às substâncias, às populações expostas e aos tipos de exposição – aguda ou crônica. O controle das intoxicações, especialmente aquelas relacionadas às exposições agudas a substâncias químicas, tem sido organizado a partir dos bancos de dados de registros de atendimentos dos CIATs, considerados como referência para o conhecimento do perfil epidemiológico desse agravo (Abracit, 2013).

O Sistema Nacional de Informações Toxicofarmacológicas (Sinitox) tem como algumas de suas atribuições coletar dados sobre intoxicações e reações adversas a fármacos, elaborar estatísticas de morbidade e fornecer subsídios epidemiológicos a órgãos governamentais encarregados de ação regulamentadora ou normativa. A partir de 1985, o Sinitox passou a divulgar anualmente um relatório dos casos de intoxicação registrados pelos CIATs e relatados espontaneamente a esse órgão, constando até esta data os dados referentes ao ano de 2010; porém, o próprio Sinitox reconhece as muitas limitações desse sistema (Bochner, 2013).

O processo de implementação de ações de promoção e vigilância em saúde do trabalhador tem contribuído para a regulamentação de medidas de proteção dessa categoria em relação aos agentes tóxicos e para promover discussões sobre a proteção da população em geral. Citaremos a seguir alguns exemplos.

1. Norma Regulamentadora n. 7 (NR-7), que estabelece a obrigatoriedade de elaboração e implementação do Programa de Controle Médico de Saúde Ocupacional (PCMSO), por todos os empregadores e instituições que admitam trabalhadores como empregados, com o objetivo de promoção e preservação da saúde. A NR-7 traz em seu quadro I os parâmetros para controle biológico da exposição ocupacional a alguns agentes químicos e no quadro II parâmetros para monitorização da exposição ocupacional (no ambiente) a alguns riscos à saúde (Brasil, 1994).

2. A Portaria n. 776/GM, de 28 de abril de 2004, dispõe sobre a regulamentação dos procedimentos relativos à vigilância em saúde dos trabalhadores expostos ao benzeno. Essa portaria já considerava o acordo do benzeno, assinado em 1995, que previa a responsabilidade do Ministério da Saúde e Ministério do Trabalho e do Emprego em relação à Vigilância da Saúde dos Trabalhadores na Prevenção da Exposição Ocupacional ao Benzeno (Brasil, 2004).

3. A Portaria n. 777/GM, de 28 de abril de 2004, que dispõe sobre os procedimentos técnicos para a notificação compulsória de agravos à saúde do trabalhador em rede de serviços sentinela específica, incluía as intoxicações por substâncias químicas, incluindo agrotóxicos, gases tóxicos e metais pesados, como agravo de notificação compulsória (Brasil, 2004a). A publicação dessa portaria já indicava algum avanço no sentido de sistematizar a vigilância das intoxicações.

A exposição humana aos agrotóxicos representa outro tema que vem evoluindo no sentido de implementar ações voltadas para a atenção integral à saúde das populações expostas, não se restringindo somente aos trabalhadores. Sendo um país de modelo agrícola que utiliza esses produtos em larga escala, o Brasil enfrenta o desafio de lidar com esse importante risco à saúde de sua população. A utilização dos agrotóxicos oferece riscos ao ambiente e aos trabalhadores, especialmente no meio rural, no entanto a população das cidades também está exposta a esses agentes quando utilizados para controle de pragas urbanas, como inseticidas, rodenticidas e herbicidas. Esse controle em muitas residências torna-se um verdadeiro desafio, em especial em relação aos ratos. Assim, é frequente o uso de produtos inadequados a essa finalidade, propiciando a exposição da população a produtos altamente tóxicos e vendidos ilegalmente, como tem ocorrido há cerca de três décadas com o "chumbinho".

Em 25 de janeiro de 2011, foi publicada a Portaria n. 104/GM/MS, que revoga a Portaria n. 2.472, de 31 de agosto de 2010, a qual mantinha as Intoxicações Exógenas (por substâncias químicas, incluindo agrotóxicos, gases tóxicos e metais pesados) na lista de notificação compulsória (LNC). A nova portaria dita que todos os casos suspeitos de intoxicação devem ser notificados e registrados no Sistema de Agravos de Notificação (Sinan), utilizando como instrumento a Ficha de Investigação de Intoxicação Exógena (FIIE) e obedecendo às normas e rotinas estabelecidas pela Secretaria de Vigilância em Saúde do Ministério da Saúde (SVS/MS). A definição de caso suspeito, conforme a FIIE é: "Todo aquele indivíduo que, tendo sido exposto a substâncias químicas (agrotóxicos, medicamentos, produtos de uso doméstico, cosméticos e higiene pessoal, produtos químicos de uso industrial, drogas, plantas e alimentos e bebidas), apresente sinais e sintomas clínicos de intoxicação e/ou alterações laboratoriais provavelmente ou possivelmente compatíveis" (Brasil, 2010; Brasil, 2011).

## 6.3. Um programa de prevenção e controle de intoxicações

Em outubro de 2010, em São Paulo, a Secretaria Municipal da Saúde (SMS), por intermédio do Centro de Controle de Doenças (CCD) da Coordenação de Vigilância em Saúde (Covisa), criou o *Programa Municipal de Prevenção e Controle das Intoxicações* (PMPCI), com o propósito de promover a vigilância das intoxicações no município de São Paulo. Essa iniciativa partiu da experiência do Centro de Controle de Intoxicações (CCI), que já atuava em informação e análises toxicológicas e na assistência às intoxicações desde a década de 1970.

O Programa foi instituído após seis meses de trabalho de um grupo interdisciplinar criado pela SMS para discutir especificamente o problema das intoxicações no município. Em sua organização, houve a preocupação de manter as estruturas já existentes no CCI, ou seja: a *Informação telefônica*, a *Assistência* e o *Laboratório de análises toxicológicas*, sendo criados apenas dois segmentos: o de *Capacitação, ensino e pesquisa* e o de *Vigilância*.

No ano seguinte, contando com o respaldo legal da Portaria n. 104/GM/MS e como forma de incrementar as notificações das intoxicações no município, base para a construção de políticas públicas nessa área, foi estabelecida a estratégia de implantação do Programa, com o desenvolvimento de ações por etapas. Inicialmente, com o objetivo de sensibilizar os profissionais de saúde quanto à relevância do agravo e divulgar os conhecimentos fundamentais necessários para vigilância e assistência às intoxicações, foram organizados cursos de capacitação, reuniões técnicas e formação de grupos de trabalho para profissionais com atribuições e/ou interesse na área. Em paralelo, foram produzidos materiais de apoio para a notificação e investigação dos casos e construídos os fluxos de trabalho. Considerando o critério de gravidade e relevância epidemiológica, foram priorizadas duas situações para investigação: todos os óbitos suspeitos de intoxicação e as intoxicações causadas pelo raticida ilegal "chumbinho".

Para a avaliação das ações desenvolvidas pelo PMPCI, foi estabelecido um plano de monitoramento das notificações realizadas no Sinan e a supervisão das investigações priorizadas, por meio de indicadores de produção e de qualidade. A análise comparativa do número de casos notificados no Sinan e das unidades de saúde notificadoras permite o acompanhamento da produtividade. Para controlar a qualidade, foi estabelecido o monitoramento de "campos-chave" na Ficha de Investigação de Intoxicação Exógena do Sinan.

Os registros dos atendimentos prestados pelo CCI à rede de saúde são utilizados para o seguimento das notificações pelas respectivas unidades de saúde. Esse serviço também tem a atribuição de colaborar com o Centro de Informações Estratégicas de Vigilância em Saúde (CIEVS), funcionando como unidade sentinela, para fornecer alerta precoce sobre casos ou surtos relacionados a exposições químicas, possíveis emergências de saúde pública (Brasil, 2009a). No município de São Paulo, o PMPCI coordena a vigilância em saúde das intoxicações baseado em normas e fluxos já estabelecidos pela Covisa para as outras doenças e agravos. Esse processo se dá por meio de ações do Programa no nível central, em conjunto com as Supervisões de Vigilância em Saúde (Suvis).

As Suvis são unidades descentralizadas da Covisa, localizadas nas cinco regiões do município de São Paulo – Norte, Sul, Leste, Centro-Oeste e Sudeste. Ao todo, são 26 Suvis, que atuam nas áreas da vigilância sanitária, ambiental, saúde do trabalhador e epidemiológica (Covisa, 2013). Cada uma das Supervisões possui um território de abrangência, pelo qual responde em suas ações. Na prática da vigilância, designa-se Suvis de atendimento aquela na qual está inserida a unidade de saúde que prestou o atendimento e Suvis de residência a relacionada à área onde reside o paciente. A Portaria n. 104 GM/MS determina a notificação dos casos suspeitos de intoxicação e, para que ocorra essa ação, é necessário que a rede de atenção à saúde conheça os fluxos (Figuras 3 e 4) e os instrumentos para realizá-lo. No processo de implantação do PMPCI, foi desenvolvido o *Manual de Vigilância* com orientações quanto a atendimento, acompanhamento, notificação e investigação dos casos suspeitos de intoxicação, além de padronização do registro de dados nos respectivos instrumentos (Manual PMPCI, 2012).

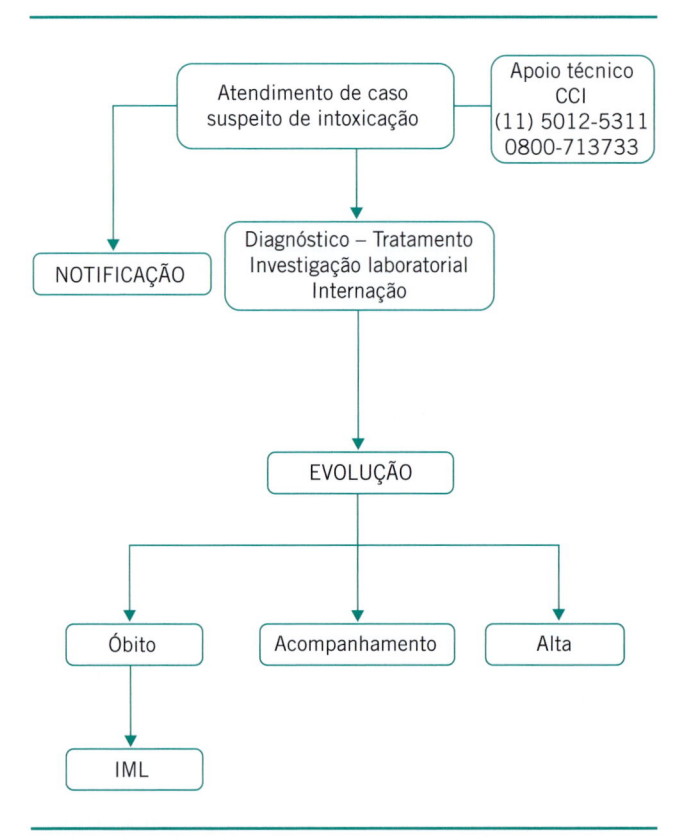

**Figura 3.** Fluxo de atendimento de casos suspeitos de intoxicação (PMPCI, 2012).
(*PMSP. Covisa. Manual de Vigilância de Intoxicações, 2012 – adaptado com permissão.*)

Considerando que um caso de intoxicação poderá chegar a qualquer ponto da rede de atenção à saúde, a notificação deverá ser feita pela unidade de saúde que finalizou o atendimento. Na necessidade de remoção do paciente com suspeita de intoxicação para outra unidade, todas as informações referentes ao caso deverão acompanhá-lo ao serviço de destino. A responsabilidade do encerramento do caso caberá à unidade de atendimento até a alta do paciente. A Suvis de atendimento supervisiona e monitora o encerramento dos casos. Os casos que necessitarem de acompanhamento ou investigação complementar, e, portanto, que não permitirem o encerramento no momento da alta, deverão ser monitorados pela Suvis de residência. Esta deverá buscar as informações necessárias junto aos serviços responsáveis pelo acompanhamento para o encerramento dentro do prazo de 180 dias do início dos sintomas.

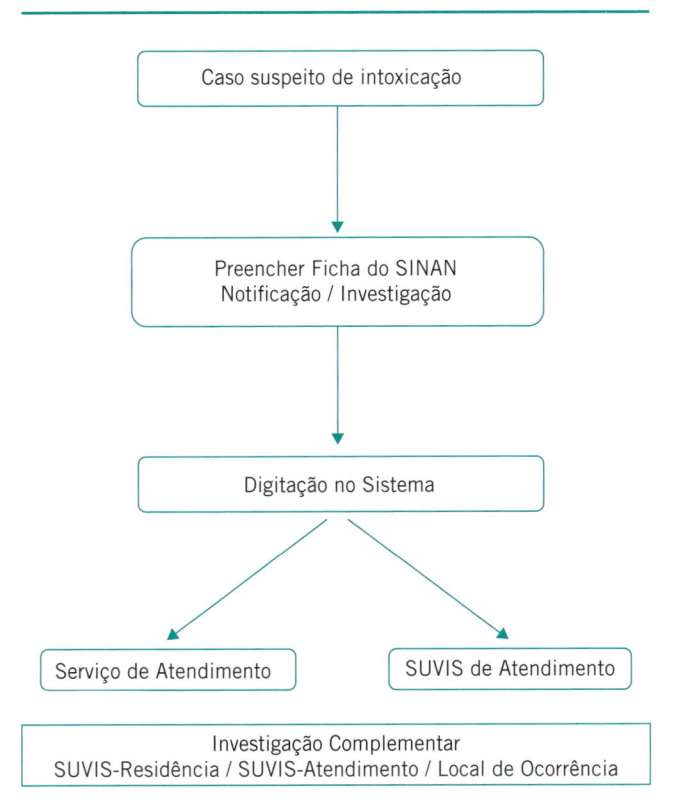

**Figura 4.** Fluxo de notificação de casos de intoxicação (PMP-CI, 2012).

(*PMSP. Covisa. Manual de Vigilância de Intoxicações, 2012 – Adaptado com permissão.*)

## 6.4. Principais estratégias de prevenção, vigilância e controle

A vigilância em saúde das intoxicações tem como objetivo conhecer o comportamento desse agravo para recomendar e adotar as medidas de prevenção e controle. Por meio do conhecimento das informações produzidas nesse processo, poderá ainda contribuir para o planejamento, organização e operacionalização dos serviços, visando à atenção integral à saúde da população relacionada às exposições às substâncias químicas.

De acordo com a OMS, a intoxicação é um problema de saúde pública global. Seus dados apontam que, em 2004, em torno de 346 mil pessoas morreram em todo o mundo em decorrência de intoxicação não intencional. Dessas mortes, 91% ocorreram em países de baixa e média renda. Na categoria de mortes por lesões não intencionais, as intoxicações figuravam em segundo lugar, precedidas por aquelas causadas por acidentes de trânsito (WHO, 2008).

Quase um milhão de pessoas morrem a cada ano como resultado de suicídio; as substâncias químicas contribuem com esse número de mortes. Por exemplo, estima-se que a ingestão voluntária de pesticidas provoca 370.000 mortes por ano (WHO, 2008). Existe uma projeção de que o suicídio contribua com mais de 2% para o *ônus global ocasionado por doenças* no ano de 2020 (*Global Burden of Disease*) afetando todos os países, mas especialmente a população de países de baixa e média renda. Nesses lugares, geralmente o serviço de saúde é escasso e mal equipado para atender à saúde em geral e mental de sua população (WHO, 2012).

Estão entre os fatores de risco para o suicídio as doenças físicas e mentais, abuso de drogas ou álcool, doenças crônicas, perda de emprego, separação do parceiro, violência ou em muitos casos a combinação desses fatores. A doença mental e história de tentativa de suicídio são os fatores mais importantes, cujos quadros clínicos mais frequentes são depressão, transtorno afetivo bipolar e dependência de substâncias químicas, notadamente de álcool.

A implantação da vigilância no município de São Paulo é precoce e está ainda em construção; a análise dos dados obtidos por meio da notificação no Sinan ainda necessita de tempo para se firmar e representar a realidade do município, no entanto tem mostrado uma tendência semelhante à relatada pela OMS. A análise dos dados de 2011 e 2012 mostra o abuso e a tentativa de suicídio como as principais causas de intoxicação, e a faixa etária mostra um pico entre 20 e 39 anos, que se repete nos dois anos analisados (Sinan Net, 2012).

Existem evidências que indicam que a prevenção adequada e o tratamento da depressão e do abuso de álcool e outras substâncias podem reduzir as taxas de suicídio (WHO, 2008). Grande parte dos quadros de transtorno mental, quando diagnosticados, é acompanhada pelo médico generalista ou pelo médico do Programa de Saúde da Família (PSF); alguns casos deverão ser encaminhados ao psiquiatra e necessitarão de acompanhamento cuidadoso (Botega, 2009). O Ministério da Saúde tem realizado esforços no sentido de melhorar o atendimento em saúde mental, com implantação de políticas e programas nacionais.

A Política Nacional de Saúde Mental, apoiada na Lei n. 10.216/2001, busca consolidar a reforma psiquiátrica, um modelo aberto de atenção à saúde mental, no qual o paciente não fica mais isolado, mas tem convívio com a família e a comunidade (Brasil, 2001). O atendimento é feito em Centros de Atenção Psicossocial (CAPS), Serviços Residenciais Terapêuticos, Centros de Convivência e Cultura, Ambulatórios, e em leitos de atenção integral nos Hospitais Gerais. Em 2011, por meio de portaria, instituiu a Rede de Atenção Psicossocial, uma estrutura complexa de atenção à saúde para pessoas com sofrimento ou transtorno mental e com necessidades decorrentes do uso de crack, álcool e outras drogas, no âmbito do Sistema Único de Saúde (SUS) (Brasil, 2011). A implantação dessa rede encontra-se em desenvolvimento e ocorrerá em quatro fases.

De acordo com os dados dos CIATs, compilados e apresentados pelo Sinitox, os medicamentos aparecem como a principal classe de agentes tóxicos. Quando se analisa esses agentes em relação à idade, verifica-se que os medicamentos são as principais substâncias responsáveis pelas intoxicações em crianças com idade até 4 anos, seguida pela faixa etária de 20 a 29 anos. Verificando o motivo das exposições, os medicamentos aparecem associados à tentativa de suicídio, seguido pelo acidente individual e pelo uso terapêutico (Sinitox, 2008, 2009, 2010). Tomando por base os dados do CIT-RS, verifica-se que, entre as classes de medicamentos, destacam-se, pela ordem de incidência, os psicotrópicos: *benzodiazepínicos, antidepressivos e anticonvulsivantes*, seguidos pelos analgésicos, com predominância do paracetamol (Nicolella, Ferreira e Lessa, 2012).

Em um estudo em que foram analisados os dados presentes no Sistema de Informação sobre Mortalidade (SIM) e no de Informações Hospitalares do Sistema Único de Saúde (SIH-SUS) no período de 1998 a 2009, verificou-se que a intoxicação era a primeira causa de internação por tentativas de suicídio e a segunda causa de óbito por suicídio. O uso de medicamentos estava presente em 46,2% das internações, seguido pelo uso do álcool (29,8%) e pesticidas (15,1%). As substâncias responsáveis pelo maior número de óbitos entre as mulheres foram os medicamentos (46,1%) e entre os homens, o álcool (45,5%) (Santos, 2013).

A limitação da disponibilidade e do acesso a substâncias tóxicas é uma medida que tem se mostrado efetiva para reduzir o número de intoxicações e de mortes. Como exemplo pode ser citado o Ato n. 54, de 9 de outubro de 2012, do Ministério da Agricultura e Abastecimento (Mapa), que cancelou o registro do produto Temik 150, único produto disponível no país contendo *aldicarbe*, principal componente do *chumbinho, raticida ilegal* (Brasil, 2012). Desde a década de 1980, os CIATs têm registrado grande número de intoxicações com desfecho fatal, pelo chumbinho (Bucaretchi, 2012; Caldas, 2008; Carvalho, 2001; Itho, 2001; Martins, 2005; Moraes, 1997; Moraes, 1999; Nelson, 2001; Ragouc-Sengler, 2000).

No sentido de controlar a disponibilidade dos medicamentos tanto para o público infantil como adulto, podem ser utilizadas estratégias de prevenção como a embalagem de segurança para proteção das crianças (ESPC) e a venda de medicamentos fracionados (RDC n. 80, de 11 de maio de 2006), para evitar a manutenção de estoque de medicamentos no domicílio (Brasil, 2006). A prescrição racional e orientação aos pacientes e familiares em relação aos riscos e efeitos adversos, especialmente dos psicotrópicos, assim como a assistência farmacêutica presente e adequada são temas importantes que devem ser estimulados. A Política Nacional de Resíduos Sólidos (PNRS), aprovada por lei, em agosto de 2010, ainda incipiente, deverá progredir para oferecer orientação à população no descarte dos medicamentos vencidos ou não usados (Brasil, 2010).

Considerando a experiência da implantação no município de São Paulo, podemos citar algumas tarefas em fase de desenvolvimento pelo PMPCI:

1. visita ao território para a construção ascendente de planejamento voltado para a prevenção da exposição e controle do agravo;

2. educação para prevenção da exposição junto à estratégia da saúde da família;

3. educação para prevenção e conhecimento dos fatores de risco, com participação ativa da comunidade nos territórios;

4. trabalho integrado com a vigilância sanitária para o controle do comércio – legal e ilegal de produtos perigosos à saúde da população;

5. trabalho integrado com a vigilância ambiental, contribuindo com o componente da vigilância epidemiológica do programa, para notificação e investigação dos casos relacionados ao ambiente e à saúde do trabalhador;

6. trabalho articulado com setores afins (*e.g.*, assistência farmacêutica e saúde mental) para controle da exposição aos medicamentos, especialmente os considerados mais relevantes em intoxicações agudas;

7. capacitação da rede de atenção, em seus diferentes níveis de complexidade (da atenção básica à urgência e emergência) para o diagnóstico e tratamento dos casos de intoxicação;

8. orientação à rede de saúde para a utilização do CCI como centro de referência no apoio ao atendimento às pessoas expostas e/ou intoxicadas por substâncias químicas;

9. construção de políticas para aquisição, manutenção de estoque adequado e uso racional de antídotos para atender às necessidades da rede de atenção à saúde;

10. aprimoramento técnico do CCI e provimento de equipamentos e insumos ao laboratório de análises toxicológicas para complementação do diagnóstico de intoxicações agudas e crônicas.

Com base nos conceitos de prevenção, controle e vigilância, cabem a todos os componentes da Vigilância em Saúde: 1) o cumprimento das funções de educação para a conscientização dos riscos e evitação dos danos decorrentes da exposição às substâncias químicas; 2) a execução sistemática de fiscalização das normas vigentes; e 3) a realização do acompanhamento da situação de saúde da população.

> "Os casos clínicos apresentados foram inspirados em vários atendimentos e comentados com exclusiva finalidade didática."

As autoras expressam seus agradecimentos ao Professor Carlos Fernando Collares (Maastricht University) pela contribuição com referências bibliográficas e comentários sobre os casos utilizados como exemplos neste capítulo, bem como pela revisão final do manuscrito.

## 7. BIBLIOGRAFIA

ADELEYE, A.O.; OWOLABI, M.O.; RABIU, T.B.; ORIMADE-GUN, A.E. Physicians' knowledge of the Glasgow coma scale in a Nigerian university hospital: is the simple GCS still soo somplex? *Front. Neurol.*, v.3, n.28, 2012.

ALBERTSON, T.E.; OWEN, K.P.; SUTTER, M.E.; CHAN, A.L. Gastrointestinal decontamination in the acutely poisoned patient. *International Journal of Emergency Medicine*, v.4, n.65, 2011.

ALVARENGA, A.T.; SOMMERMAN, A.; ALVAREZ, A.M.S. Congressos internacionais sobre transdisciplinaridade: reflexões sobre emergências e convergências de ideias e ideais na direção de uma nova ciência moderna. *Saúde e Sociedade*, v.14, n.3, p.9-29, set-dez, 2005.

AMARAL, D.A.; COLLARES, C.F. Intoxicações agudas. In: CARVALHO, W. B.; HIRSCHHEIMER, M. R.; MATSUMOTO, T. *Terapia intensiva pediátrica*. 3.ed. São Paulo: Atheneu, 2006, p.1197-1222.

AMARAL, D.A.; COLLARES, C.F. Intoxicações agudas. In: ATALLAH, A.N.; HIGA, E.M.S.; SCHIAVON, L.L; KIKUCHI, L.O.O.; CAVALLAZZI, R.S. (Org.). *Medicina de urgência*: guias de medicina ambulatorial de hospitalar - UNIFESP/Escola Paulista de Medicina. 2.ed. São Paulo: Manole, 2007, p.135-185.

AMARAL, D.A.; HERNANDEZ, E.M.M.; BARCIA, S.A.D. Intoxicações por medicamentos. In: OGA, S.; CAMARGO, M.M.A.;

BATISTUZZO, J.A.O. *Fundamentos de Toxicologia*. 3.ed. São Paulo: Atheneu, 2008, p.521-534.

BAIRRAL, B.Q.L.; SAITO, M.; MORRONE, N. Broncoaspiração de carvão ativado. *J. Bras. Pneumol.*, v.38, n.4, p.533-534, 2012.

BARCELOUX, D.; McGUIGAN, M.; HARTIGAN-GO, K. Position statement: cathartics. American Academy of Clinical Toxicology; European Association of Poisons Centres and Clinical Toxicologists. *J. Toxicol. Clin. Toxicol.*, v.35, n.7, p.743-752, 1997.

BAROUD, R. Concepção e organização de um centro de controle de intoxicações. *Revista de Saúde Pública*, São Paulo, v.19, n.6, p.556-565, 1985.

BEATTY, L.; GREEN, R.; MAGEE, K.; ZED, P. A systematic review of ethanol and fomepizole use in toxic alcohol ingestions. *Emergency Medicine International*, 2013, Article ID 638057, p.14. Disponível em: <http://dx.doi.org/10.1155/2013/638057>. Acesso em: 30 jun. 2013.

BECKLEY, I.; ANSARI, N.A.A.; KHWAJA, H.A.; MOHSEN, Y. Clinical management of cocaine body packers: the Hillingdon experience. *Can J Surg*, v.52, n.5, p.417-421, 2009.

BENSON, B.E.; HOPPU, K.; TROUTMAN, W.G.; BEDRY, R.; ERDMAN, A.; HÖJER, J.; MEGARBANE, B.; THANACOODY, R.; CARAVATI, E.M. Position paper update: gastric lavage for gastrointestinal decontamination. *Clinical Toxicology*, v.51, p.140-146, 2013.

BENTUR, Y. Medical toxicology: a distinct medical subspecialty sprouting from ancient roots. *Isr. Med. Assoc. J*, v.10, n.11, p.747-748, 2008.

BICKLEY, L.S. *Bates - Propedêutica médica essencial*. 6.ed. Guanabara Koogan, 2010.

BOCHNER, R. Informação sobre intoxicações e envenenamentos para a gestão do SUS: um panorama do Sistema Nacional de Informações Toxicofarmacológicas (Sinitox). DOI: 10.3395/reciis. v7i2.767pt. RECIIS, v.7, n.2, 2013.

BOTEGA, N.J. *et al.* Prevenção do suicídio: manual dirigido aos profissionais da saúde da atenção básica. Disponível em: <http://portal.saude.gov.br/portal/arquivos/pdf/manu_prevencao240111.pdf>. Acesso em: 30 jun. 2013.

BOYLE, J.S.; BECHTEL, L.K.; HOLSTEGE, C.P. Management of the critically poisoned patient. *Scandinavian Journal of Trauma, Resuscitation and Emergency Medicine*, v.17, n.29, 2009.

BRAITBERG, G. Treatment of convulsions. In: DART, R.C. *et al. Medical Toxicology*, 3.ed., Philadelphia: Lippincott, Williams & Wilkins, 2004, p.156-159.

BRASIL. Lei n. 12.305, de 2 de agosto de 2010. Institui a Política Nacional de Resíduos Sólidos; altera a Lei n. 9.605, de 12 de fevereiro de 1998 e dá outras providências. Disponível em: <http://www.planalto.gov.br/ccivil_03/_ato2007-2010/2010/lei/l12305.htm>. Acesso em: 30 jun. 2013.

BRASIL. Lei n. 8.080, de 19 de setembro de 1990. Dispõe sobre as condições para a promoção, proteção e recuperação da saúde, a organização e o funcionamento dos serviços correspondentes e dá outras providências. Disponível em: <http://www.planalto.gov.br/ccivil_03/leis/l8080.htm>. Acesso em: 30 jun. 2013.

BRASIL. Lei n. 8.142, de 28 de dezembro de 1990. Dispõe sobre a participação da comunidade na gestão do Sistema Único de Saúde (SUS) e sobre as transferências intergovernamentais de recursos financeiros na área da saúde e dá outras providências. Disponível em: <http://www.planalto.gov.br/CCIVIL/leis/L8142.html>. Acesso em: 30 jun. 2013.

BRASIL. Lei n. 9.782, de 26 de janeiro de 1999. Define o Sistema Nacional de Vigilância Sanitária, cria a Agência Nacional de Vigilância Sanitária, e dá outras providências. Disponível em: <http://www.planalto.gov.br/ccivil_03/leis/l9782.htm>. Acesso em: 30 jun. 2013.

BRASIL. AGÊNCIA NACIONAL DE VIGILÂNCIA SANITÁRIA (Anvisa). Resolução RDC n. 80, de 11 de maio de 2006. Disponível em: <http://www.anvisa.gov.br/hotsite/fraciona/rdc_80.htm>. Acesso em: 30 jun. 2013.

BRASIL. MINISTÉRIO DA AGRICULTURA, PECUÁRIA E ABASTECIMENTO. Ato n. 54, de 9 de outubro de 2012. *DOU* n. 200, seção I, p.9, terça-feira, 16 de outubro de 2012.

BRASIL. MINISTÉRIO DA SAÚDE. Gabinete do Ministro. Portaria n. 776/GM, de 28 de abril de 2004: Dispõe sobre a regulamentação dos procedimentos relativos à vigilância da saúde dos trabalhadores expostos ao benzeno, e dá outras providências. Disponível em: <http://dtr2001.saude.gov.br/sas/PORTARIAS/Port2004/GM/GM-776.htm>. Acesso em: 3 jul. 2013.

BRASIL. MINISTÉRIO DA SAÚDE. Gabinete do Ministro. Portaria n. 104, de 25 de janeiro de 2011. Define as terminologias adotadas em legislação nacional, conforme o disposto no Regulamento Sanitário Internacional 2005 (RSI 2005), a relação de doenças, agravos e eventos em saúde pública de notificação compulsória em todo o território nacional e estabelece fluxo, critérios, responsabilidades e atribuições aos profissionais e serviços de saúde. Disponível em: <http://bvsms.saude.gov.br/bvs/saudelegis/gm/2011/prt0104_25_01_2011.html.>. Acesso em: 30 jun. 2013.

BRASIL. MINISTÉRIO DA SAÚDE. Gabinete do Ministro. Portaria n. 2.472, de 31 de agosto de 2010. Define as terminologias adotadas em legislação nacional, conforme disposto no Regulamento Sanitário Internacional 2005 (RSI 2005), a relação de doenças, agravos e eventos em saúde pública de notificação compulsória em todo o território nacional e estabelecer fluxo, critérios, responsabilidades e atribuições aos profissionais e serviços de saúde. Disponível em: <http://bvsms.saude.gov.br/bvs/saudelegis/gm/2010/prt2472_31_08_2010.html>. Acesso em: 30 jun. 2013.

BRASIL. MINISTÉRIO DA SAÚDE.. Gabinete do Ministro. Portaria n. 3.088, de 23 de dezembro de 2011. Institui a Rede de Atenção Psicossocial para pessoas com sofrimento ou transtorno mental e com necessidades decorrentes do uso de crack, álcool e outras drogas, no âmbito do Sistema Único de Saúde. Disponível em: <http://bvsms.saude.gov.br/bvs/saudelegis/gm/2011/prt3088_23_12_2011_rep.html>. Acesso em: 25 mai. 2013.

BRASIL. MINISTÉRIO DA SAÚDE.. Gabinete do Ministro. Portaria n. 3.252, de 22 de dezembro de 2009. Aprova as diretrizes para execução e financiamento das ações de Vigilância em Saúde pela União, Estados, Distrito Federal e Municípios e dá outras providências. Disponível em: <http://bvsms.saude.gov.br/bvs/saudelegis/gm/2009/prt3252_22_12_2009.html>. Acesso em: 30 jun. 2013.

BRASIL. MINISTÉRIO DA SAÚDE. Gabinete do Ministro. Portaria n. 777/GM, de 28 de abril de 2004. Dispõe sobre os procedimentos técnicos para a notificação compulsória de agravos à saúde do trabalhador em rede de serviços sentinela específica, no Sistema Único de Saúde – SUS. Disponível em: <http://portal.saude.gov.br/portal/arquivos/pdf/Portaria777.pdf>. Acesso em: 3 jul. 2013.

BRASIL. MINISTÉRIO DA SAÚDE. Portaria n. 104, de 26 de janeiro de 2011. *DOU* n.18, seção I, p.37-38, quarta-feira, 26 de janeiro de 2011.

BRASIL. MINISTÉRIO DA SAÚDE. *Prevenção do suicídio*: manual dirigido aos profissionais da saúde da atenção básica. Set. 2009, p.35. Disponível em: <http://portal.saude.gov.br/portal/arquivos/pdf/manu_prevencao240111.pdf>. Acesso em: 21 ago. 2013.

BRASIL. MINISTÉRIO DO TRABALHO. Portaria n. 24/GM, de 29 de dezembro de 1994. NR 7, Norma Regulamentadora-7 (1994) Programa de Controle Médico de Saúde Ocupacional. Disponível em: <http://portal.mte.gov.br/data/files/8A7C812D308E21660130E0819FC102ED/nr_07.pdf>. Acesso em: 30 jun. 2013.

BRONSTEIN, A.C.; SPYKER, D.A.; CANTILENA, L.R.; RU-MACK, B.H.; DART, R.C. 2011 Annual report of the American Association of Poison Control Centers' National Poison Data System (NPDS): 29th Annual report. *Clinical Toxicology*, v.50, 2012, p.911-1164.

BUCARETCHI, F. *et al.* Poisoning by illegal rodenticides containing acetylcholinesterase inhibitors (chumbinho): a prospective case series. *Clinical Toxicology*, v.50, n.1, p.44-51, 2012.

BUCKLEY, N.; KARALLIEDDE, L.; DAWSON, A.; SENANAYAKE, N.; EDDLESTON, M. Where is the evidence for treatments used in pesticide poisoning? Is clinical toxicology fiddling while the developing world burns? Disponível em: <http://www.ncbi.nlm.nih.gov/pmc/articles/PMC2295213>. Acesso em: 13 ago. 2013.

CALDAS, E.D. *et al.* Poisonings with pesticides in the Federal District of Brazil. *Clinical Toxicology*, v.46, n.10, p.1058-1063, 2008.

CARROLL, R.; MATFIN, G. Endocrine and metabolic emergencies: thyroid storm. *Ther Adv. Endocrinol Metab.*, v.1, n.3, p.139-145, 2010.

CARVALHO, G.B.M. *et al.* Análise de 766 intoxicações por raticidas na Bahia no ano 2000: 405 por "chumbinho". *Revista Brasileira de Toxicologia*, v.14, n.2, p.165, 2001.

CENTERS FOR DISEASE CONTROL AND PREVENTION (CDC). Drug overdose deaths - Florida, 2003-2009. *MMWR Morb. Mortal Wkly Rep.*, v.60, n.26, p.869-872, 2011.

CENTERS FOR DISEASE CONTROL AND PREVENTION (CDC). *Health Hazards Associated with Laundry Detergent Pods* - United States, v.61, n.41, May-June, 2012. Disponível em: <http://www.cdc.gov/mmwr/pdf/wk/mm6141.pdf.> Acesso em: 30 jun. 2013.

CENTERS FOR DISEASE CONTROL AND PREVENTION (CDC). Injuries from Batteries Among Children Aged <13 Years - United States, 1995–2010. *Morbidity and Mortality Weekly Report*, v.61, n.34, p.661-666, 2012. Disponível em: <http://www.cdc.gov/mmwr/preview/mmwrhtml/mm6134a1.htm>. Acesso em: 13 Jul. 2013.

CHANG, T.P.; RANGAN, C. Iron poisoning: a literature-based review of epidemiology, eiagnosis, and management. *Pediatr. Emer. Care*, v.27, n.10, p.978-985, 2011.

CHEMICAL ABSTRACTS SERVICE (CAS). *Content at a glance.* Disponível em: <http://www.cas.org/content/at-a-glance>. Acesso em: 24 ago. 2013.

CHYKA, P.A.; SEGER, D.; KRENZELOK, E.P.; VALE, J.A. American Academy of Clinical Toxicology; European Association of Poisons Centres and Clinical Toxicologists. Position paper: Single-dose activated charcoal. *Clin. Toxicol. (Phila.)*, v.43, n.2, p.61-87, 2005.

CHYKA, P.A.; SEGER, D. Position statement: single-dose activated charcoal. American Academy of Clinical Toxicology; European Association of Poisons Centres and Clinical Toxicologists. *J Toxicol. Clin. Toxicol.*, v.35, n.7, p.721-741, 1997.

COMSTOCK, E.G.; FERNANDEZ, G.; ESPONDA, A.C.; DECEDO, H.; DE GARBINO, J.P. Toxicology and clinical toxicology in Uruguay. *Clin. Toxicol.*, v.18, n.5, p.635-641, 1981.

CONSELHO FEDERAL DE MEDICINA. Resolução n. 2.005, de 9 de dezembro de 2012. Dispõe sobre a nova redação dos Anexos II e III da Resolução CFM n. 1.973/2011, que celebra o convênio de reconhecimento de especialidades médicas firmado entre o Conselho Federal de Medicina (CFM), a Associação Médica Brasileira (AMB) e a Comissão Nacional de Residência Médica (CNRM). Disponível em <http://www.portalmedico.org.br/resolucoes/CFM/2012/2005_2012.pdf>. Acesso em: 23 jan. 2013.

CONTINI, S.; SCARPIGNATO, C. Caustic injury of the upper gastrointestinal tract: a comprehensive review. *World J Gastroenterol.*, v.19, n.25, p.3918-3930, 2013.

DART, R.C. *et al. Medical Toxicology*, 3.ed., Philadelphia: Lippincott, Williams & Wilkins, 2004, p.1914.

DASSANAYAKE, U.; GNANATHASAN, C.A. Acute renal failure following oxalic acid poisoning: a case report. *Journal of Occupational Medicine and Toxicology*, v.7, n.17, 2012.

DAVIES, J.O.J.; EDDLESTON, M.; BUCKLEY, N.A. Predicting outcome in acute organophosphorus poisoning with a poison severity score or the Glasgow coma scale. *QJM*, v.101, n.5, p. 71-379, 2008.

DAWSON, A.H.; WHYTE, I.M. Therapeutic drug monitoring in drug overdose. *Br. J Clin. Pharmacol.*, v.48, p.278-283, 1999.

DE BAKKER, J.K.; NANAYAKKARA, P.W.B.; GEERAEDTS JÚNIOR., L.M.G.; DE LANGE, E.S.M.; MACKINTOSH, M.O.; BONJER, H.J. Body packers: a plea for conservative treatment. *Langenbecks Arch Surg*, v.397, p.125-130, 2012.

DE PONT, A.C. Extracorporeal treatment of intoxications. *Curr. Opin. Crit. Care*, v.13, n.6, p.668-673, 2007.

DECRETO n. 9.652, 27 set. 1971. Dispõe sobre criação do Cento de Controle de Intoxicações junto à Secretaria de Higiene e Saúde e dá outras providências. *Diário Oficial do Município*, São Paulo, 28 set. 1971.

DENG, J.F. The Challenge of Poison Control Centers in Asia-Pacific. *Journal of Occupational Safety and Health*, v.18, p.244-255, 2010.

DEPARTAMENTO DE ASSISTÊNCIA FARMACÊUTICA E INSUMOS ESTRATÉGICOS.. *Relação de medicamentos essenciais -* Rename. 7.ed., Brasília, 2010.

EATON, D.L.; GILBERT, S.G. Principles of toxicology. In: KLAASEEN, C. *Casarett & Doull's Toxicology:* the basic science of poisons. New York: MacGraw-Hill Education, 2013. (e-book)

ERICKSON, T.B.; THOMPSON, T.M.; LU, J.J. The approach to the patient with an unknown overdose. *Emerg. Med. Clin. North Am.*, v.25, n.2, p.249-281, 2007.

FORSBERG, S.; HÖJER, J.; LUDWIGS, U. Hospital mortality among poisoned patients presenting unconscious. *Clin. Toxicol. (Phila.)*, v.50, n.4, p.254-257, 2012.

FORSBERG, S.; HÖJER, J.; LUDWIGS, U. Prognosis in patients presenting with non-traumatic coma. *J. Emerg. Med.*, v.42, n.3, p.249-253, 2012.

FORSBERG, S.; HÖJER, J.; LUDWIGS, U.; NYSTRÖM, H. Metabolic *vs* structural coma in the ED: an observational study. *American Journal of Emergency Medicine*, v.30, n.9, p.1986-1990, 2012.

FRIEDRICH, K. Desafios para a avaliação toxicológica de agrotóxicos no Brasil: desregulação endócrina e imunotoxicidade. *Vigilância Sanitária em Debate*, v.1, n.2, p.2-15, 2013.

GALLANGHER, E.J. Neurologic principles. In: GOLDFRANK, L.R.; FLOMEMBAUM, N.E.; LEWIN, N.A. *et al. Goldfrank's toxicologic emergencies.* 7.ed, New York: McGraw-Hill, 2002, p.282-302.

GALLO, M.A. History and scope of toxicology. In: KLAASEEN, C. *Casarett & Doull's Toxicology:* the basic science of poisons. New York: MacGraw-Hill Education, 2013. (e-book)

GALVÃO T.F.; SILVA, E.N.; SILVA, M.T.; BRONSTEIN, A.C.; PEREIRA, M.G. Economic evaluation of poison centers: a systematic review. *International Journal of Technology Assessment in Health Care*, v.28, n.2, p.86-92, 2012.

GALVÃO, T.F.; SILVA, M.T.; SILVA, C.D. *et al.* Impact of a poison control center on the length of hospital stay of poisoned patients: retrospective cohort. *São Paulo Med. J*, v.129, n.1, p.23-29, 2011.

GAWARAMMANA, I.B.; BUCKLEY, N.A. Medical management of paraquat ingestion. *Br. J Clin. Pharmacol.*, v.72, n.5, p.745-757, 2011.

GHANNOUM, M.; GOSSELIN, S. Enhanced Poison Elimination in Critical Care. *Advances in Chronic Kidney Disease*, v.20, n.1, p.94-101, 2013.

GOHARBARI, M.H. Comment on "A survey of poison control centers worldwide". *DARU Journal of Pharmaceutical Sciences*, v.21, n.16, 2013.

GOVAERTS, M. Poison control in Europe. *Pediatr. Clin. North Am.*, v.17, n.3, p.729-39, 1970.

HÖJER, J.; TROUTMAN, W.G.; HOPPU, K.; ERDMAN, A.; BENSON, B.E.; MÉGARBANE, B.; THANACOODY, R.; BEDRY, R.; CARAVATI, E.M. Position paper update: ipecac syrup for gastrointestinal decontamination. *Clin. Toxicol.*, v.51, p.134-39, 2013.

HOWLAND, M.A. Antidotes in depth: cathartics. In: GOLDFRANK, L.R.; FLOMEMBAUM, N.E.; LEWIN, N.A. *et al. Goldfrank's toxicologic emergencies*. 7.ed., New York: McGraw-Hill, 2002, p.475-477.

ISBISTER, G.K.; DAWSON, A.H.; WHYTE, I.M. Feasibility of prehospital treatment with activated charcoal: who could we treat, who should we treat? *Emerg. Med. J*, v.20, p.375-378, 2003.

ISBISTER, G.K.; O'REGAN, L.; SIBBRITT, D.; WHYTE, I.M. Alprazolam is relatively more toxic than other benzodiazepines in overdose. *Br. J Clin. Pharmacol.*, v.58, n.1, p.88-95, 2004.

ITHO, S.F. *Intoxicação pelo Chumbinho (Aldicarb) no Espírito Santo - Brasil*: frequência, perfil epidemiológico e clínico e proposta de um protocolo padronizado de evolução clínica e tratamento atropínico. Tese de Doutorado. Universidade de São Paulo. Faculdade de Ciências Farmacêuticas, 2001.

KANICH, W.; BRADY, W.J.; HUFF, J.S.; PERRON, A.D.; HOLSTEGE, C.; LINDBECK, G.; CARTER, C.T. Altered mental status: evaluation and etiology in the ED. *Am. J Emerg. Med.*, v.20, p.613-617, 2002.

KARIM, A.; IVATTS, S.; DARGAN, P.; JONES A. How feasible is it to conform to the European guidelines on administration of activated charcoal within one hour of an overdose? *Emerg. Med. J*, v.18, p.390-392, 2001.

KIM, Z.; GOLDFARB, D.S. Continuous renal replacement therapy does not have a clear role in the treatment of poisoning. *Nephron. Clin. Pract.*, v.115, p.c1-c6, 2010.

KLAASSEN C. *Casarett & Doull's Toxicology*: the basic science of poisons. 8.ed. McGraw-Hill, 2013, p.1250.

LAM, S.W.; ENGEBRETSEN, K.M.; BAUER, S.R. Toxicology today: what you need to know now. *J Pharm. Pract.*, v.24, p.174-188, 2011.

LAWSON, A.A.H.; MITCHELL, I. Patients with acute poisoning seen in a general medical unit (1960-71). *BMJ*, v.4, p.153-156, 1972.

LLANO, L.A.; VALCÁRCEL, C.R.; AL-LAL, Y.M.; RODRÍGUEZ, T.S.; MARÍN, A.G.; DÍAZ, M.D.P; FUENTES, F.T. Complicaciones quirúrgicas en los body-packers: una urgencia infrecuente pero potencialmente letal. *Ciresp*, v.90, n.9, p.595-600, 2012.

MACHLINE, V.C. Paracelso e as causas das doenças que afetam a razão. In: MOTA, A.; MARINHO, M.G.S.M.C. (Org.) *História da Psiquiatria*: Ciência, práticas e tecnologias de uma especialidade médica. São Paulo: USP, Faculdade de Medicina: UFABC, Universidade federal do ABC: CD.G Casa de Soluções e Editora, 2012, p. 3-55.

MAIA, A.L.; SCHEFFEL, R.S.; MEYER, E.L.S. *et al.* Consenso brasileiro para o diagnóstico e tratamento do hipertireoidismo: recomendações do Departamento de Tireoide da Sociedade Brasileira de Endocrinologia e Metabologia. *Arq. Bras. Endocrinol. Metab.*, v.57, n.3, p.205-232, 2013.

MARTINS, E.H.C. *et al. Intoxicações por Aldicarb no Estado da Bahia*, Brasil. Órgão Oficial da Secretaria da Saúde do Estado da Bahia, p.77, 2005.

MATSUNO, A.K. Reconhecimento das situações de emergência: avaliação pediátrica. *Medicina (Ribeirão Preto)*, v.45, n.2, p.158-67, 2012.

MATTHEW, H.; PROUDFOOT, A.T.; BROWN, S.S.; AITKEN, R.C.B. Acute poisoning: organization and work-load of a treatment centre. *BMJ*, v.3, n.5.669, p.489-493, 1969.

MEEHAN, T.J.; BRYANT, S.M.; AKS, S.E. Drugs of abuse: the highs and lows of altered mental states in the emergency department. *Emerg. Med. Clin. N. Am.*, v.28, p.663-682, 2010.

BRASIL. MINISTÉRIO DA SAÚDE. Secretaria de Ciência, Tecnologia e Insumos Estratégicos. Departamento de Assistência Farmacêutica e Insumos Estratégicos. *Uso racional de medicamentos*: temas selecionados. Série A. Normas e manuais técnicos. Disponível em: <http://bvsms.saude.gov.br/bvs/publicacoes/uso_racional_medicamentos_temas_selecionados.pdf>. Acesso em: 9 ago. 2013.

MOISÉS, M.; MACHADO, J.M.H.; PERES, F.; HENNINGTON, E.; BELTRAMI, A.C.; BELTRAMI NETO, A.C. Reflexões e contribuições para o plano integrado de ações de vigilância em saúde do Ministério da Saúde (MS) de populações expostas a agrotóxicos. *Ciência & Saúde Coletiva*, v.16, n.8, p.3453-3460, 2011.

MOOD, N.E.; SABZGHABAEE, A.M.; YADEGARFAR, G.H.; YARAGHI, A.; CHALESHTORI M.R. Glasgow coma scale and its components on admission: are they valuable prognostic tools in acute mixed drug poisoning? *Critical Care Research and Practice*, ID 952956, 2011. Disponível em: <http://www.hindawi.com/journals/ccrp/2011/952956>. Acesso em: 30 jun. 2013.

MORAES, A.C.L. *Contribuição para o estudo das intoxicações por metilcarbamatos*: o caso do "chumbinho" no Rio de Janeiro. 1999. Tese de Doutorado. Escola Nacional de Saúde Pública.

MORAES, G.F. *et al.* Intoxicação exógena por chumbinho (Aldicarb?): abordagem clínica, laboratorial e terapêutica. *Revista Brasileira de Toxicologia*, v.8, n.1, p.297, 1995.

NELSON, L.S.; LEWIN, N.; HOWLAND, M.A.; HOFFMAN, R. *Goldfrank's Toxicologic Emergencies*. 9.ed. McGraw-Hill, 2010, p.1968.

NELSON, L. *et al. Aldicarb poisoning by an illicit rodenticide imported into the United States*: tres pasitos. *Clinical Toxicology*, v.39, n.5, p.447-452, 2001.

NICOLELLA, A.; Ferreira, E.M.; Lessa; C.A.S. *Relatório anual 2012*: dados de atendimento. Centro de Informação Toxicológica do Rio Grande do Sul, 2012. Disponível em: <http://www.cit.rs.gov.br/images/stories/rel2012.pdf>. Acesso em: 30 jun. 2013.

OLSON, K.R. *Activated charcoal for acute poisoning*: One Toxicologist's Journey. *J. Med. Toxicol.*, v.6, p.190-198, 2010.

Position paper: cathartics. *J Toxicol. Clin. Toxicol.*, v.42, n.3, p.243-253, 2004. Erratum in *J Toxicol Clin Toxicol.*, v.42, n.7, p.1000, 2004.

Position paper: whole bowel irrigation. *J Toxicol. Clin. Toxicol.*, v.42, n.6, p.843-54, 2004. Erratum in *J Toxicol Clin Toxicol.*, v.42, n.7, p.1000, 2004. Dosage error in article text.

Position statement and practice guidelines on the use of multidose activated charcoal in the treatment of acute poisoning. *Clinical Toxicology*, v.37, p.731-751, 1999.

POURMAND, A.; WANG, J.; MAZER, M. A survey of poison control centers worldwide. *DARU Journal of Pharmaceutical Sciences*, v.20, artigo 13, 2012.

PREFEITURA DO MUNICÍPIO DE SÃO PAULO. Coordenação de vigilância em saúde. *Intoxicações*. Manual de Vigilância do Programa Municipal de Vigilância e Controle das Intoxicações. São Paulo, Set. 2012. Disponível em: <http://www.prefeitura.sp.gov.br/cidade/secretarias/upload/chamadas/manual_pmpci_1348855965.pdf>. Acesso em: 17 mai. 2013.

PROUDFOOT, A.T.; KRENZELOK, E.P.; VALE, J.A. Position paper on urine alkalinization. *J Toxicol. Clin. Toxicol.*, v.42, n.1, p.1-26, 2004.

RAGOUC-SENGLER, C. *et al.* Aldicarb poisoning. *Human & Experimental Toxicology*, v.19, n.12, p.657-662, 2000.

REED, C.E.; DRIGGS, M.F.; FOOTE, C.C. Acute barbiturate intoxication: a study of 300 cases based on a physiologic system of classification of the severity of the intoxication. *Ann. Intern. Med.*, v.37, n.2. p.290-303, 1952.

RODRÍGUEZ, H.; CUESTAS, G.; BOTTO, H.; NIETO, M.; COCCIAGLIA, A.; GREGORIB, D. Cuerpos extraños en el esófago en los niños: serie de casos. *Arch. Argent. Pediatr.*, v.111, n.3, p.e62-e65, 2013.

ROQUETE, F.F.; AMORIM, M.M.A.; BARBOSA, S.P.; SOUZA, D.C.M.; CARVALHO, D.V. Multidisciplinaridade, interdisciplinaridade e transdisciplinaridade: em busca de diálogo entre saberes no campo da saúde coletiva. *R. Enferm. Cent. O. Min.* v.2, n.3, p.463-474, 2012.

SANTOS, A. Complexidade e transdisciplinaridade em educação: cinco princípios para resgatar o elo perdido. *Revista Brasileira de Educação*, v.13, n.37, p.71-83, 2008.

SANTOS, S.A. Substâncias tóxicas e tentativas de suicídios: considerações sobre acesso e medidas restritivas. *Cad. Saúde Colet.*, Rio de Janeiro, v.21, n.1, p. 53-61, 2013.

SHARPE, S.J.; ROCHETTE, L.M.; SMITH, G.A. Pediatric battery-related emergency department visits in the United States, 1990-2009. *Pediatrics*, v.129, n.6, 2012.

SILVA, C.L.; ROTTA, C.V. O dilema da universalidade e financiamento público do Sistema Único de Saúde no Brasil. *Textos & Contextos*, Porto Alegre, v.11, n.2, p.333-345, 2012.

BRASIL. SISTEMA NACIONAL DE INFORMAÇÕES TÓXICO-FARMACOLÓGICAS (Sinitox). *Estatística Anual de Casos de Intoxicação e Envenenamento.* Brasil, 1999 a 2010. Disponível em: <www.sinitox.icict.fiocruz.br>. Acesso em: 21 mai. 2013.

SKOLNIK, A. Practice or perish: why bedside toxicology is essential to the survival of our specialty. *J Med. Toxicol.*, v.9, p.6-8, 2013.

SKRABANEK, P. Paracelsus. *BMJ*, v.306, n.6883, p.1006, 1993. (Letter).

SPILLER, H.A.; HAYS, H.L.; ALEGUAS JÚNIOR., A. Overdose of drugs for attention-deficit hyperactivity disorder: clinical presentation, mechanisms of toxicity, and management. *CNS Drugs*, v.27, n.7, p.531-543, 2013.

SPILLER, H.A.; GRIFFITH, J.R.K. The value and evolving role of the U.S. Poison Control Center System. *Public Health Reports*, v.124, p.359-363, 2009.

SYKIOTIS, G.P.; KALLIOLIAS, G.D.; TEREZIS, C.; PAPAVASSILIOU, A.G. Of temples and plane trees: the Hippocratic legacy as collective memory. *Hormones*, v.4, n.1, p.55-58, 2005.

TEASDALE, G.; JENNETT, B. Assessment of coma and impaired consciousness: a practical scale. *Lancet*, v.2, n.7872, p.81-84, 1974.

TENENBEIN, M. Position statement: whole bowel irrigation. American Academy of Clinical Toxicology; European Association of Poisons Centres and Clinical Toxicologists. *J Toxicol. Clin. Toxicol.*, v.35, n.7, p.753-762, 1997.

THIM, T.; KRARUP, N.H.V.; GROVE, E.L.; ROHDE, C.V.; Løfgren, B. Initial assessment and treatment with the airway, breathing, circulation, disability, exposure (ABCDE) approach. *Int. J Gen. Med.*, v.5, p.117-121, 2012.

TOKUDA, Y.; NAKAZATO, N.; STEIN, G.H. Pupillary evaluation for differential diagnosis of coma. *Postgrad Med. J.*, v.79, p.49-51, 2003.

VALE, A.; BRADBERRY, S. Management of poisoning. *Medicine*, v.41, n.3, p.173-181, 2013.

VALE, J.A.; MEREDITH, T.J. Poison information services. In: *Poisoning diagnosis and treatment.* London: Update Books, 1981, p.9-12.

VAN HEIJST, A.N.P.; DOUZE, J.M.C.; PIKAAR, S.A. Nationaal Vergiftigingen Informatie Centrum. *Ned. T. Geneesk*, v.120, n.5, 1976.

WAX, P.M. Historical principles and perspectives. In: GOLDFRANK, L.R.; FLOMEMBAUM, N.E.; LEWIN, N.A. *et al. Goldfrank's toxicologic emergencies.* 7.ed., New York: McGraw-Hill, 2002, p.1-17.

WEBSTER, C. Paracelsus, and 500 years of encouraging scientific inquiry: stood for sensitivity to the environmental, social, spiritual, and moral dimensions of health. *BMJ*, v.306, n.6878, p.597-598, 1993.

WORLD HEALTH ORGANIZATION (WHO). Poison information centres: their role in the prevention and management of poisoning. *WHO*, Geneva, 1997, p.3-15.

WORLD HEALTH ORGANIZATION (WHO). Programmes and projects, Mental Health. Suicide Prevention and programmes. Disponível em: <http://www.who.int/mental_health/prevention/suicide/suicideprevent/en/index.html>. Acesso em: 20 jul. 2013.

WORLD HEALTH ORGANIZATION (WHO). Public health action for the prevention of suicide: a framework. WHO Press, 2012. Disponível em: <http://apps.who.int/iris/bitstream/10665/75166/1/9789241503570_eng.pdf>. Acesso em: 20 jul. 2013.

WORLD HEALTH ORGANIZATION (WHO). The global burden of disease: 2004 update. WHO Press, 2008. Disponível em: <http://www.who.int/healthinfo/global_burden_disease/GBD_report_2004update_full.pdf>. Acesso em: 20 jul. 2013.

# 8.1.

# TOXICOLOGIA FORENSE

*Alice A. da Matta Chasin*
*Irene Videira de Lima*

## CONTEÚDO DESTE CAPÍTULO

## 1. GENERALIDADES

A Toxicologia Forense é a ciência que estuda os agentes tóxicos para elucidação de questões que ocorrem em procedimentos judiciais. A matéria, via de regra, está associada com trabalho policial e fórum criminal, porém o cumprimento de legislações pertinentes em outras áreas do Direito constitui aspectos forenses da Toxicologia, embora associados a fórum civil, trabalhista ou desportivo. Portanto, a Toxicologia Forense, que é intercambiável com a Toxicologia Analítica, é aplicada a situações com questões judiciais implícitas em que é importante reconhecer, identificar e quantificar o risco da exposição a agentes tóxicos.

O adjetivo *forense* indica que a ciência tem proposições legais como base. Trata-se do estudo e prática da aplicação da Toxicologia com propósitos legais. Essa conceituação é ampla e inclui um vasto espectro de aplicação, que vai desde o mais abrangente, como o universo da Toxicologia Regulatória (cumprimento da legislação específica vigente), até a aplicação mais comum, ao longo da história, que é a de identificar qualquer substância química empregada como agente causador de morte ou injúria ao homem.

A *Toxicologia Forense* no Brasil é basicamente realizada em laboratórios dos Institutos de Criminalística (ICs) e Médico-Legais (IMLs), que constituem instituições pertencentes às

Secretarias de Segurança Pública dos diferentes Estados da União e, via de regra, realizam análises toxicológicas de material biológico apreendido pelo aparato policial. Em nível federal, são realizadas apenas análises em materiais apreendidos pela polícia, não sendo feitas análises em material biológico.

As análises toxicológicas são de fundamental importância quando se pretende estabelecer uma ligação causal entre um determinado evento e o efeito tóxico. Dependendo da finalidade a que se destina, a condução das análises deve seguir protocolos próprios que garantam a qualidade do dado gerado. As análises toxicológicas servirão para lastrear a condenação em qualquer que seja a justiça (criminal, cível, desportista ou trabalhista). Trata-se de um instrumento para produção de prova pericial, de fundamental importância na condução dos processos. Para isso, é necessário que os laboratórios responsáveis por essas análises tenham implantado sistemas de qualidade que permitam o aporte de evidências (mensuráveis e auditáveis) para a verificação objetiva de que estão sendo cumpridos os requisitos necessários à geração dos dados, em nível de excelência. Há vários sistemas de qualidade laboratorial que podem ser aplicados aos Laboratórios de Toxicologia Forense. Em todos, os preceitos básicos da credibilidade analítica – cadeia de custódia, validação de métodos e requisitos organizacionais – são necessários. A acreditação é extremamente importante para assegurar a qualidade dos Laboratórios de Toxicologia, uma vez que é outorgada por uma organização independente mediante aportes de evidência objetiva. A credibilidade do resultado analítico está, sem dúvida alguma, atrelada a esses requisitos, sem os quais a prova pode ser contestada e, eventualmente, derrubada.

## 2. ATIVIDADES DE CARÁTER FORENSE

### 2.1. Atendimento aos requisitos da Lei n. 11.343/2006 – comprovação da materialidade do delito

A Lei Federal n. 11.343/2006, que instituiu o Sistema Nacional de Políticas Públicas sobre drogas (Sisnad), diz respeito a um conjunto de medidas de prevenção do uso indevido, atenção e reinserção social de usuários e dependentes de drogas, estabelece normas de repressão à produção não autorizada e ao tráfico ilícito de drogas e, consequentemente, define os crimes.

Os crimes previstos pela Lei n. 11.343/2006 são "crimes de vestígios", que, como tais, devem ser materializados por meio de perícia. O laudo pericial sobre a natureza e a quantidade das substâncias apreendidas pelo aparato policial é emitido por órgão policial, comprovando a materialidade do delito.

A Lei n. 11.343/2006 constitui "norma penal em branco", ou seja, necessita de instrumento que a sustente. O parágrafo único do art. 1º das Disposições Preliminares da referida lei cita que:

> "Para fins desta Lei, consideram-se como drogas as substâncias ou os produtos capazes de causar dependência, assim especificados em lei ou relacionados em listas atualizadas periodicamente pelo Poder Executivo da União".

A Portaria SVS/MS n. 344, de 12 de maio de 1998, que embasa essa lei, é republicada no *Diário Oficial da União*, de 1º de fevereiro de 1999 (atualizada por sucessivas RDCs), que lista os critérios de controle e comercialização das substâncias e relaciona aquelas cujo uso é proscrito no Brasil. A constatação inequívoca da presença dessas substâncias em uma apreensão policial constitui a materialidade do crime – a prova pericial.

Os principais toxicantes analisados são a maconha, a cocaína, anfetaminas (incluindo as anel-substituídas – *ecstasy*), opiáceos (heroína e morfina) e solventes.

Constitui, entretanto, desafio comum à comunidade científica internacional a análise dos novos fármacos introduzidos constantemente no mercado, fruto de tecnologia que tem disponibilizado cada vez mais artifícios para a síntese de substâncias psicoativas em laboratório. São as chamadas *designer drugs*, ou seja, aquelas modificadas tecnicamente para escapar da legislação. Como exemplo, além do *ecstasy*, têm-se as catinonas, os canabinoides sintéticos, o pirazolam etc.

Outro fato que constitui desafio é a introdução de fármacos mais potentes em termos de eficácia, o que mostra necessidade de redução dos limites de detecção, como acontece com o ácido gama-hidroxibutírico (GHB); exigências crescentes de qualidade; atualização técnica permanente etc.

Para atender aos requisitos da lei, é necessária a comprovação da materialidade da infração por meio de prova pericial. A prova pericial é prova científica, contudo sujeita a ser contrariada, quando então nova perícia poderá ser determinada. O art. 170 do Código de Processo Penal (CPP) refere que nas perícias de laboratório, os peritos deverão guardar material suficiente para a eventualidade de uma nova perícia. O CPP deixa clara a necessidade de se guardar material para um exame posterior, porém não especifica por quanto tempo. Para tanto, os preceitos fundamentais da *Cadeia de Custódia* (procedimentos documentados que possibilitam o rastreamento de todas as operações realizadas em cada amostra desde sua coleta até o descarte) devem ser preservados.

A cadeia de custódia estabelece uma relação única, codificada, entre a pessoa e aquilo que portava ou sua amostra biológica e constitui prova escrita do ocorrido entre a coleta e a emissão do resultado.

### 2.2. Investigação médico-legal (análises *post mortem*)

A investigação médico-legal é imprescindível no caso de mortes violentas (homicídios, suicídio ou acidentes), e as análises toxicológicas têm a finalidade de auxiliar a medicina legal no diagnóstico das intoxicações letais que se configuram como mortes violentas.

As mortes de causa violenta estão ordenadas em lei, estando tutelado pelo Estado o corpo do falecido até que a perícia médico-legal seja concluída.

A realização das análises toxicológicas em fluidos biológicos com finalidade forense é efetuada, oficialmente no Brasil, em laboratórios pertencentes às Secretarias de Segurança Pública Estaduais e, em vários casos, como acontece no Estado de São Paulo, nos Institutos Médico-Legais. Essas análises são feitas nos mais diversos materiais biológicos humanos, oriundos dos Institutos Médico-Legais.

Em análises toxicológicas *post mortem*, muitos são os espécimes que podem ser coletados por ocasião de uma necrópsia. O analista deve selecioná-los de acordo com o histórico do caso e as circunstâncias do evento.

Para coleta de sangue, preconiza-se que as amostras de sangue cadavérico sejam obtidas por punção das veias subclávia e/ou femoral, uma vez que nesses locais a probabilidade de contaminação por difusão de outras regiões é menor. O sangue é o espécime mais comumente utilizado na quantificação de analitos *post mortem*, pois a interpretação de resultados é baseada nos níveis sanguíneos ou extrapolados para esse fluido.

A coleta do humor vítreo pode ser realizada por punção direta da câmara ocular com angulação do eixo da seringa ao redor de 45º em relação ao eixo anteroposterior do globo ocular. Trata-se de matriz extremamente simples e estável. Seu uso é indicado principalmente em análises de cadáveres politraumatizados, carbonizados, em estado de decomposição, constituindo amostra privilegiada em relação aos fenômenos de putrefação. Desde a década de 1960, o humor vítreo vem sendo utilizado em análises toxicológicas *post mortem*; no início focava especificamente o etanol, mas, ao longo do tempo, outros analitos. Há situações em que não é possível obter amostras de sangue de local apropriado, particularmente em casos de putrefação avançada, exumação ou morte por choque traumático. Nesses casos, há que se recorrer a amostras alternativas, como o humor vítreo, e pressupõe-se o conhecimento do índice de correlação da concentração do analito entre o humor vítreo e o sangue.

Amostras de tecidos (hepático, renal, pulmonar, cerebral) devem ser coletadas e analisadas como matrizes em separado para confirmação de resultados e para estudos posteriores de redistribuição *post mortem* (RPM), importante aspecto na interpretação dos resultados obtidos com finalidade médico-legal.

## 2.3. Toxicologia Forense de Desempenho Humano

O termo "Toxicologia Forense de Desempenho Humano" (do inglês, *Human-Performance Forensic Toxicology*) refere-se à investigação de alteração da *performance* humana tanto em termos comportamentais quanto aos relacionados ao comprometimento do desempenho psicomotor, onde haja envolvimento de um toxicante que elucide o nexo causal dos eventos. Combina aspectos psicológicos, farmacológicos e toxicológicos que, embora possam ser determinados por muitos fatores, são frequentemente associados a substâncias psicoativas. Trata-se, via de regra, da determinação da ausência ou da presença de etanol e outros fármacos psicoativos no sangue, ar alveolar ou outro espécime apropriado (urina, saliva, pelos etc.), e de avaliação de seu papel na modificação de desempenho ou comportamento humano.

Essas matrizes são coletadas tanto na Clínica Médico-Legal, parte integrante dos Institutos de Medicina Legal, quanto no ambiente laboral para verificação do uso de drogas de abuso no ambiente de trabalho.

### 2.3.1. Clínica médico-legal

Constituem as chamadas "perícias em indivíduos vivos". Incluem-se aqui a verificação de "Direção Perigosa". As análises toxicológicas com essa finalidade visam elucidar a ausência ou a presença de substâncias que modificam a *performance* ou o comportamento humano. Amostras biológicas coletadas para essa finalidade, via de regra, são urina, sangue, ar expirado. Exemplo: alteração do desempenho psicomotor pela presença de etanol e outras drogas (dosagem alcoólica realizada em fluidos de condutores de veículos envolvidos em acidentes de trânsito).

Também são examinados na Clínica Médico-Legal aqueles casos em que há a necessidade de investigação de drogas facilitadoras de violência sexual e roubos – *Drug-Facilitated Sexual Assault* (DFSA). Essa atividade constitui item à parte em Toxicologia Forense devido ao desafio analítico e a interpretação do resultado.

Os relatos de violência sexual enquanto a vítima está vulnerável, sob influência de algum tipo de droga, ocorrem desde a década de 1990. O agressor administra substâncias psicoativas à vítima com o objetivo de impossibilitar o seu controle físico e emocional.

Os crimes praticados enquanto as vítimas estão sob a influência dessas drogas incluem estupro ou outra agressão sexual, roubo e extorsão de dinheiro. As drogas utilizadas nesse contexto são conhecidas como *rape drugs*, porque são muito usadas em danceterias e *raves*. As principais são o ácido gama-hidroxibutírico (GHB), flunitrazepam, midazolam e cetamina, mas há outras que podem ser usadas com a mesma finalidade, associadas ou não a bebidas alcoólicas. Há necessidade de avaliação clínica forense, bem como de investigação toxicológica, cujos procedimentos estão normatizados pela United Nations Office on Drugs and Crime (UNODC). Essas substâncias produzem, entre outros efeitos, amnésia temporária e incoordenação motora e por esse motivo são utilizadas como facilitadoras desses crimes.

No Brasil, essa prática é conhecida como "Boa Noite, Cinderela". De ocorrência relativamente frequente, esse golpe geralmente acontece durante as festas. Devido ao constrangimento das vítimas para narrar o ocorrido e também pela dificuldade de processar a informação, poucas são as pessoas que registram queixas relacionadas a esse golpe em delegacias de polícia; há, portanto, subnotificação desse tipo de crime e a ação da polícia é restrita.

### 2.3.2. Drogas de abuso no ambiente de trabalho

O uso indevido de álcool e de outras drogas no ambiente de trabalho aumenta as chances de acidentes no local de trabalho e é responsável pelo absenteísmo e licenças médicas. Muitas empresas brasileiras criaram programas e políticas contra o uso de álcool e drogas, que são comuns em empresas multinacionais. Os programas visam, entre outras ações, os testes toxicológicos de drogas em urina e cabelo.

Esses programas são comuns em certas ocupações em que o consumo de álcool ou drogas aumenta os riscos de acidentes, não apenas para o trabalhador que a realiza, mas também para o público. Incluem-se motoristas de transportes rodoviários, ferroviários, aéreos e marítimos, serviços de saúde, corporações policiais etc.

As análises toxicológicas de fluidos corporais para detecção de álcool e outras drogas é uma questão muito controversa. A legislação e regulamentos nacionais podem conter restrições e proibições relativamente à realização de tais análises. Por outro lado, as leis e os regulamentos podem impor que os trabalhadores em certas profissões ou empregos sejam testados em relação à presença de substâncias psicoativas.

Nos Estados Unidos, órgãos públicos ligados à segurança (transporte, energia nuclear, defesa) são obrigados por lei a realizar programas de "local de trabalho livre de drogas" com aplicação de testes para detectar o uso de substâncias psicoativas nos funcionários.

O Brasil ainda não dispõe de legislação especial para análises do uso de drogas no ambiente de trabalho. As indústrias seguem as normas preconizadas pelas agências internacionais, por exemplo, as normas da Substance Abuse and Mental Health Service Administration (SAMHSA), dos Estados Unidos.

### 2.3.3. Controle da dopagem

O uso de substâncias ou métodos proibidos visando melhorar o desempenho em atividades físicas ou mentais é conhecido no mundo do esporte como *doping*.

A caracterização da dopagem tem por base a identificação do fármaco inalterado e/ou seus produtos de biotransformação em espécime biológico fornecido pelo atleta. A urina é considerada a amostra de eleição para essa finalidade. Mais recentemente o sangue tem sido utilizado. Outras amostras (saliva, cabelo) vêm sendo estudadas para identificação de agentes de dopagem.

A Agência Mundial Antidoping (AMA) (do inglês, World Anti-Doping Agency – WADA) é a entidade mundial que controla e determina os procedimentos legais a serem adotados por ocasião de exames de dopagem. Anualmente, a AMA publica a lista de substâncias e métodos proibidos, válida a partir de 1º de janeiro de cada ano.

O Ministério do Esporte, pela Resolução n. 2, publicada no *Diário Oficial da União*, em 12 de maio de 2004, institui normas básicas de controle da dopagem nas partidas, provas, ou equivalentes do desporto, de rendimento de prática profissional e não profissional.

Na Universidade Federal do Rio de Janeiro, está localizado o único laboratório brasileiro especializado em exames *antidoping*, o Laboratório de Controle de Dopagem (LABDOP), credenciado pelo Comitê Olímpico Internacional (COI) para controle de dopagem no esporte.

### 2.4. Caracterização de crime ambiental – Lei n. 9.605/98 (Lei da Natureza)

São considerados crimes ambientais toda e qualquer ação que causar poluição de qualquer natureza, que resulte ou possa resultar em danos à saúde ou que provoque a mortandade de animais ou a destruição significativa da flora. Enquadram-se, nesses casos, causar poluição atmosférica que cause danos diretos à saúde da população e lançar resíduos em desacordo com a legislação.

A Lei de Crimes Ambientais estabelece a base para ação legal contra partes responsáveis por poluição que afete o bem-estar humano e ambiental. As condutas e atividades consideradas lesivas ao meio ambiente passam a ser punidas civil, administrativa e criminalmente. Vale dizer: constatada a degradação ambiental, o poluidor, além de ser obrigado a promover a sua recuperação, responde com o pagamento de multas e com processo criminal.

Os crimes dessa natureza, associados com poluição química, requerem a contribuição das análises toxicológicas para o estabelecimento do nexo causal. As amostras devem ser encaminhadas ao Instituto de Criminalística para realização das perícias ou a órgãos conveniados. As análises visam a quantificação do contaminante nas referidas amostras e a comparação dos resultados com os parâmetros constantes das normas regulamentadoras ou recomendações.

O Centro Tecnológico de Saneamento Básico (Cetesb), ligado à Secretaria do Meio Ambiente do Estado de São Paulo, em parceria com o Ministério do Meio Ambiente, lançou o Guia Nacional de Coleta e Preservação de Amostras de Água, Sedimentos, Comunidades Aquáticas e Efluentes Líquidos, material de referência para executar coleta de amostras ambientais, dentro de critérios e metodologias internacionalmente reconhecidas, para ensaios físico-químicos, microbiológicos e toxicológicos.

### 3. SISTEMA DE QUALIDADE DOS LABORATÓRIOS ENVOLVIDOS EM ANÁLISES TOXICOLÓGICAS COM FINALIDADE FORENSE

Os laboratórios que realizam análises com finalidade forense necessitam (e devem ter) de um sistema de qualidade que pode ser classificado em dois tipos: controle da qualidade e segurança da qualidade.

Os sistemas de qualidade enfatizam a importância da capacitação do analista; da adequação dos equipamentos e condições laboratoriais; de planos de trabalhos definidos e bem elaborados; de procedimentos operacionais padronizados; de cuidados na documentação dos procedimentos e dos resultados obtidos, de auditorias internas e externas e de validação da metodologia utilizada.

Os procedimentos que consubstanciam a denominada cadeia de custódia também constituem aspectos relevantes no estabelecimento da política de qualidade do laboratório. As amostras devem ser mantidas em procedimentos rígidos de custódia, pois nesse campo de atuação a garantia de que a amostra analisada corresponde ao doador ou vítima não é apenas conduta de Boas Práticas de Laboratório, mas sim de condutas administrativas que efetivamente podem atestar, pela documentação, que todos os processos foram seguros, rastreáveis e podem ser provados.

Um aspecto importante dos sistemas de qualidade é a validação de métodos. De maneira geral, os parâmetros de validação de métodos analíticos que possam conferir credibilidade aos resultados e que devem ser estabelecidos em Toxicologia Forense são especificidade, linearidade, curva de calibração, sensibilidade, limite de detecção, limite de quantificação, precisão, exatidão, recuperação, abrangência, estabilidade e robustez.

As análises toxicológicas em material biológico para verificação do uso de drogas com finalidade forense devem seguir procedimentos padronizados, estabelecidos por organizações científicas, com normas e diretrizes sobre coleta, segurança e cadeia de custódia, processamento das amostras, testes presuntivos e testes confirmatórios, integridade das amostras e procedimentos analíticos, entre outros.

O sistema de qualidade preconizado pela Sociedade de Toxicologistas Forenses (SOFT) (do inglês, Society of Forensic Toxicologists) e pela Academia Americana de Ciências Forenses (AAFS) (do inglês, American Academy of Forensic Sciences) é dirigido para análises *post mortem*. Há, também, as recomendações do The International Association of Forensic Toxicology (TIAFT) e do recentemente lançado Scientific Working Group for Forensic Toxicology (SWGTOX), que dispõe, em seu *Standard Practices for Method Validation in Forensic Toxicology*, sobre os padrões para validação de métodos analíticos em Toxicologia Forense.

As análises toxicológicas com a finalidade de verificação do uso de drogas no ambiente de trabalho se inserem em programas especificamente desenvolvidos para a prevenção ao uso indevido de álcool e outras drogas. Os laboratórios engajados nessa prática devem seguir procedimentos padronizados e estabelecidos pelo SAMHSA. Ela, órgão do US Department of Health & Human Service, dispõe, em seu *Mandatory Guidelines for Federal Workplace Drug Testing Programs*, sobre os procedimentos de coleta, segurança e cadeia de custódia, processamento das amostras, procedimentos analíticos (testes presuntivos e testes confirmatórios) e integridade das amostras. Os analistas devem guardar por um ano as amostras positivas.

O controle de dopagem adota procedimentos da WADA, entidade mundial que controla e determina os procedimentos legais a serem adotados por ocasião de exames de dopagem. Anualmente, a AMA publica a lista de substâncias e métodos proibidos, válida a partir de 1º de janeiro de cada ano.

Os procedimentos para investigação toxicológica dos casos que envolvem drogas facilitadoras de violência sexual e roubos (*Drug-Facilitated Sexual Assault*) encontram-se normatizados no *Guidelines for the Forensic Analysis of drug-facilitated sexual assault and other criminal acts* pela UNODC.

## 4. CONCLUSÃO

A Toxicologia Forense é, portanto, a utilização das análises toxicológicas para a consecução do procedimento legal. Assim, essas análises apresentam importância crucial na materialização do crime e no auxílio do diagnóstico das intoxicações nas diferentes áreas da Toxicologia.

A aplicação do conhecimento das formas de exposição, da toxicocinética e toxicodinâmica dos xenobióticos, na interpretação dos achados, imprime à discussão da Toxicologia Forense um caráter multidisciplinar na área do conhecimento toxicológico, necessário para dar sustentação não só à interpretação do achado como também às eventuais inferências, às vezes necessárias na perícia criminal.

Como fica evidente, trata-se de assunto complexo, difícil, interdisciplinar, em que vários saberes se integram em busca da verdade dos fatos – papel do Perito na elucidação das circunstâncias perievento.

Entretanto, há dificuldade para alavancar o desenvolvimento dessa Ciência, que, além daqueles que fazem de sua prática profissão de fé, alicia mais adeptos curiosos e inspira a ficção, dada sua fascinação.

## 5. BIBLIOGRAFIA

BRASIL. MINISTÉRIO DA SAÚDE. (BRASIL/MS – Visalegis). Portaria n. 518, de 25 de março de 2004. Disponível em: <http://elegis.bvs.br/leisref/public/showAct>. Acesso em: 10 jun. 2013.

BRASIL. Gabinete de Segurança Institucional. Secretaria Nacional de Políticas sobre Drogas (Senad). Disponível em: <http://www.senad.gov.br/legislacao/rel_internacionais.htm>. Acesso em: 10 jun. 2013.

COMPANHIA AMBIENTAL DO ESTADO DE SÃO PAULO (CETESB). *Guia Nacional de Coleta e Preservação de amostras: água, sedimento, comunidades aquáticas e efluentes líquidos.* São Paulo: CETESB; Brasilia: ANA, 2011.

CHASIN, A.A.M. *Toxicologia forense* – aspectos técnicos e jurídicos. Monografia apresentada à Academia de Polícia Dr. Coriolano Nogueira Cobra para integrar prova de ingresso, conforme edital constante *Diário Oficial do Estado de São Paulo*, v. 114, n. 128, de 8 de julho de 2004. Poder Executivo, Seção I. Seleção de Professor Temporário de Toxicologia Forense – Proc. n. 554/2004 (V-Prova -2). Prova em 8 de setembro de 2004.

CHASIN, A.A.M. *Toxicologia forense* – ciências farmacêuticas: toxicologia analítica. Moreau e Bastos, Guanabara Koogan, 2008.

CHASIN, A.A.M. Forensic toxicology in Brazil. *The Bulletin of the International Association of Forensic Toxicologists (TIAFT)*. v. 42, n.1, p.40-43, 2012.

DRUMMER, O.H.; ODELL, M. *The forensic pharmacology of drugs of abuse*, United Kingdom: Arnold, 2001, p.462.

LIMA, I.V. *Humor vítreo em toxicologia forense* – determinação de álcool etílico em cadáveres de morte traumática e em estado de putrefação. (Doutorado em Toxicologia). Faculdade de Ciências Farmacêuticas. Universidade de São Paulo. São Paulo. 1996, p.96.

JONES, G. *Post mortem* toxicology. In: MOFFAT, A.C.; OSSELTON, M.D.; WIDDOP, B. GALICHET, L.Y. *Clarcke's analysis of drugs and poisons in pharmaceuticals, body fluids and postmortem materials.* 3.ed. London: Pharmaceutical Press, 2004, p. 94-101

KLAASSEN CURTIS, D. *Fundamentos em toxicologia.* Revisão técnica: Flávia Thiesen e Alice da Matta Chasin. 2.ed. Porto Alegre: Artmed/Mc-Graw Hill, p.460, 2012.

LEVINE, B. *Principles of forensic toxicology.* San Francisco: AACC Press, 1999, p.420.

NATIONAL HIGHWAY TRAFFIC SAFETY ADMINISTRATION (NHTSA). *Drugs and human*, 2004 Performance Fact Sheets. Disponível em <http://ntl.bts.gov/lib/26000/26000/26092/164-DrugsandHumanPerf.pdf>. Acesso em: 18 jun. 2013.

SUBSTANCE ABUSE AND MENTAL HEALTH SERVICES ADMINISTRATION (SAMSHA). *Mandatory guidelines for federal workplace drug testing programs.* Effective 10/1/2010. Disponível em: <http://www.workplace.samhsa.gov/Drug Testing/Level_1_Pages/Mandatory_Guidelines 5_1_10.html>. Acesso em: 15 jun. 2013.

SOCIETY OF FORENSIC TOXICOLOGISTS/ AMERICAN ACADEMY OF FORENSIC SCIENCES (SOFT/AAFS). *Forensic toxicology laboratory guidelines*, 2006, p.23.. Disponível em: <http://www.softtox.org/docs/Guidelines.2006.final.pdf>. Acesso em: 10 jun. 2013.

SCIENTIFIC WORKING GROUP FOR FORENSIC TOXICOLOGY (SWGTOX). *Standard practices for method validation in forensic toxicology*, 2013, p.52. Disponível em: <http://www.swgtox.org/documents/Validation3.pdf>. Acesso em: 10 jun. 2013.

THE INTERNATIONAL ASSOCIATION OF FORENSIC TOXICOLOGISTS (TIAFT). *Laboratory guidelines*, p.20. Disponível em: <http://www.tiaft.org/membership>. Acesso em: 16 jun. 2013.

TSANACLIS, L.; WICKS, J. F.C.; CHASIN, A.A.M. Workplace drug testing, different matrices: different objectives. *Drug Test Anal.*, v.4, n.2, p.83-88, 2012.

UNITED NATIONS OFFICE ON DRUGS AND CRIMES (UNODC). *Guidelines for the forensic analysis of drugs-facilitated sexual assault and other criminal acts.* United Nations, New York, 2011.

Disponível em: <http://www.unod.org/documents/scientif/forensic_analys_of_drugs_facilitating_sexual_assault_and_other_criminal_acts.pdf>.Acesso em: 7 jul. 2013.

WORLD ANTI-DOPING AGENCY (WADA). *2013 List of prohibited substances and methods.* Disponível em: <http://list.wada-ama.org>. Acesso em: 10 jul. 2013.

WOLFF, K. (Coord). *Driving under the influence of drugs,* 2013, p.205. Disponível em: <http://www.gov.uk/government/uploads/system>. Acesso em: 20 jun. 2013.

WYMAN, J.F. Principles and procedures in forensic toxicology. *Clinics in Laboratory Medicine,* v. 32, n. 3, p.493, 2012.

# 8.2.

# TOXICOLOGIA *POST MORTEM*

*Virgínia Martins Carvalho*
*Luiz Roberto Fontes*
*Irene Videira de Lima*
*Daniela Vitorio Fuzinato*

## CONTEÚDO DESTE CAPÍTULO

## 1.  INTRODUÇÃO

Desde a antiguidade, o esclarecimento de mortes relacionadas a substâncias químicas é uma preocupação da humanidade. Mas foi Mateu Josep Bonaventura Orfila i Rotger (1787-1853), conhecido como Orfila, o primeiro toxicologista, de que se tem notícia, a associar material proveniente de autópsia à análise química sistemática para o esclarecimento de caso de envenenamento de interesse legal. Esse médico espanhol, após titular-se Doutor pela Universidade de Paris, escreveu a obra *Traité des poisons tirés des régnes minéral végétal et animal, ou toxicologie générale, considerée sous lês rapports de la Physiologie, de la Pathologie et de Médecine légale* publicada em 1814, conhecida como *Traité des poisons* ou *Tratado dos Venenos*, que norteia a Toxicologia Analítica até o presente. Orfila introduziu novos métodos de análises químicas adaptando-os à prática forense, organizou as informações disponíveis sobre os sintomas de venenos e seus possíveis antídotos e os relacionou com os resultados obtidos nas observações anatômicas obtidas durante as autópsias. Esses trabalhos relacionados à Toxicologia Pós-Mortal o consagraram como um dos mais influentes toxicologistas da Europa.

Historicamente a Toxicologia Pós-Mortal está associada à Toxicologia Forense com a finalidade de averiguar a implicação de fármacos em casos de morte classificada como violenta ou nas suspeitas de violência, praticada nos Institutos Médico-Legais, responsáveis pelas perícias oficiais da Justiça. No entanto, seu campo de estudo é bem mais abrangente, sendo também uma ferramenta aplicável nos Serviços de Verificação de Óbitos (SVO) para avaliar a implicação dos fármacos de uso terapêutico ou recreativo regulamentado (álcool, por exemplo) nas mortes naturais; além de, consequentemente, contribuir para a compilação das informações nos programas de toxicovigilância.

## 1.1. Generalidades sobre a tanatologia médico-legal

A Toxicologia Pós-Mortal constitui uma especialidade da Tanatologia Médico-Legal (*tanathos* = morte, *logus* = estudo), que é a parte da Medicina Legal que estuda a morte e suas repercussões na esfera jurídico-social. Geralmente, este estudo é realizado por meio das observações de cadáver (*caro data vermis* = carne dada aos vermes*). A prática desta ciência envolve a realização da autópsia (*auto* = por si mesmo, *opsis* = ver), que significa o exame no qual *o médico, ao examinar o cadáver de um ser humano, seu semelhante, a si mesmo se observa*, procedimento médico também denominado necrópsia (*do grego: morto, cadáver + visão*), exame pericial do cadáver com o objetivo de se estabelecer a *causa mortis*.

Quando ocorre o óbito, a extinção da vida deve ser atestada por médico na Declaração de Óbito, documento oficial emitido em sequência numerada, dispensado pelas Secretarias Municipais de Saúde aos notificadores (estabelecimentos e serviços de saúde, serviços de necrópsia e médicos cadastrados) e que deve ser totalmente preenchido e assinado por médico. A Declaração de Óbito é o documento-base do Sistema de Informações sobre Mortalidade do Ministério da Saúde (SIM/MS) e é utilizada pelos Cartórios para emissão da Certidão de Óbito. Ver Lei dos Registros Públicos (Lei n. 6.216/75), art. 77:

> "Nenhum sepultamento será feito sem certidão de oficial de registro do lugar do falecimento, extraída após a lavratura do assento de óbito, em vista de atestado médico [...]".

A Declaração de Óbito confirma a morte, define a *causa mortis* e satisfaz o interesse médico-sanitário e, em alguns casos, para se atestar o óbito, há necessidade de necrópsia do cadáver, são eles: mortes de causa natural sem assistência médica, mortes de causa natural com assistência médica cuja causa de morte está mal definida, óbitos de causa externa (*aqueles que decorrem de lesão provocada por violência – homicídio, suicídio, acidente ou morte suspeita – qualquer que tenha sido o tempo entre o evento lesivo e a morte propriamente dita*), nos cadáveres desconhecidos e naqueles cujo óbito ocorreu enquanto estavam sob custódia do Estado qualquer que seja a causa (natural ou violenta). Nos dois primeiros casos, as necrópsias são realizadas por médicos nos SVO, nas localidades que dispõem desse tipo de serviço ou pelos médicos do serviço público de saúde em localidades sem SVO; nos demais casos, a Declaração de Óbito é preenchida pelo médico-legista quando há Instituto Médico-Legal (IML) ou por *qualquer médico da localidade sem IML investido pela autoridade judicial ou policial, na função de perito legista eventual (ad hoc)*.

No âmbito médico-legal, o diagnóstico da causa médica de morte é o objetivo principal da necrópsia, e o mecanismo de morte pode orientar para uma determinada causa jurídica do óbito (homicídio, suicídio ou acidente). Por exemplo, a esganadura para o homicídio e o enforcamento para o suicídio. No entanto, determinar o mecanismo da morte representa um desafio, e as circunstâncias do óbito e o perfil psicológico da vítima também deverão ser analisados com vistas a esclarecer a personalidade da vítima.

A "autópsia psicológica" realizada por meio de entrevistas com pessoas ligadas à vítima e a análise de dados circunstanciais, como exames do local de óbito, contribuem para traçar o perfil psicológico da vítima e direcionar o estudo da causa jurídica do óbito, incluindo os casos de óbitos suspeitos de ingestão de fármacos de abuso, cujas informações podem direcionar as análises toxicológicas para um grupo específico, facilitando o processo de investigação.

Com isso, nota-se que, ainda que o preenchimento da Declaração de Óbito seja uma atividade privativa do profissional médico, a investigação do mecanismo de morte é multidisciplinar, e, nos casos que envolvem substâncias químicas, a Toxicologia constitui apoio extremamente valioso. Assim, para haver o melhor aproveitamento na interpretação dos achados, é de suma importância a interação entre a Medicina Legal e a Toxicologia, sendo preferencial que estas duas áreas promovam um intercâmbio do conhecimento a respeito de seus objetos de estudo. Ainda, deve-se considerar que, neste campo de estudo, o caráter concreto das ciências químicas e biológicas da Toxicologia deverá ser associado harmonicamente com o caráter abstrato e doutrinário/filosófico das ciências jurídicas e sociais.

## 1.2. Fenômenos *post mortem*

A vida é regida por uma organização bioquímica complexa, que mantém um equilíbrio biológico e físico-químico. Quando a morte se processa, ocorre a desorganização bioquímica, ficando o organismo sujeito a diversos efeitos de ordem física, química e microbiana, decorrentes do meio ambiente e até do seu próprio meio interno. No entanto, essa desorganização bioquímica não se processa instantaneamente, nem todos os tecidos e células perdem sua vitalidade ao mesmo tempo. Assim, a extinção da pessoa é instantânea, porém a morte do corpo não é um momento, mas antes um processo que se alonga no tempo, o qual não se pode precisar quando inicia ou quando termina. Para fins jurídico e social, é preciso instituir um momento de morte, tornando-a cronologicamente precisa, e a conceituação jurídica de morte ou morte clínica determina o momento em que o indivíduo (sujeito de direito e obrigações) deixa de existir como unidade social. A morte jurídica ou clínica é fixada no momento em que cessam as funções encefálicas; a partir desse fenômeno, o processo letal torna-se irreversível também para o corpo, ainda que diversas funções orgânicas persistam ativas por algum tempo. A extinção da personalidade jurídica é determinada pelo médico, ao preencher a Declaração de Óbito.

A morte como um fenômeno lento e progressivo, ou seja, um processo que se alonga no tempo e constituído por etapas sucessivas, representa o conceito de maior aplicação à prática da Toxicologia, visto que esta estuda a movimentação e interação do toxicante com o organismo e esses processos são dependentes de complexos sistemas metabólicos, que se extinguem gradualmente no corpo sem vida.

Geralmente o intervalo mínimo entre a morte e a necrópsia é de 6 horas, pois o Código de Processo Penal, em seu art. 162, estabelece que a autópsia seja realizada pelo menos 6 horas após o óbito, salvo se os peritos, pela evidência dos sinais de morte, julgarem que possa ser realizada antes daquele prazo.

Com a morte do corpo, iniciam-se os fenômenos biotanatológicos que compreendem várias mudanças físico-químicas e progridem de forma relativamente ordenada até a desintegração do organismo. Seu conhecimento é importante para estimar o intervalo pós-mortal (IPM), no qual ainda pode persistir atividade metabólica de diversos fármacos.

Os fenômenos cadavéricos podem ser classificados em abióticos e transformativos. Esses fenômenos iniciam-se simultaneamente ou mais tarde de forma gradativa; sua progressão permite estimar o tempo aproximado da morte.

Os fenômenos abióticos consecutivos ou mediatos são a desidratação cadavérica, o esfriamento cadavérico, as manchas de hipóstase cutânea e a rigidez cadavérica.

A desidratação cadavérica, causada pela evaporação tegumentar, resulta no pergaminhamento da pele. A pele se desseca, endurece e torna-se sonora à percussão, tomando um aspecto de pergaminho; adquire tonalidade pardacenta ou pardo-amarelada com estrias decorrentes de arborizações vasculares que se desenham na derme; o processo se inicia onde a pele é mais delgada, como no saco escrotal. Além disso, ocorre o dessecamento das mucosas e dos lábios, sendo mais comum na porção mais externa da mucosa labial, e o conhecimento desta característica é muito importante, para não se atribuir tal fato a lesões traumáticas.

Especial importância deve ser dispensada aos fenômenos que alteram o globo ocular, visto que o humor vítreo é uma amostra de eleição às análises toxicológicas em casos pós-mortais. Assim, as modificações dos globos oculares decorrentes da desidratação se manifestam por formação de tela viscosa, com aparecimento de um fino véu recobrindo a superfície da córnea, perda da tensão do globo ocular que se mostra mole e depressível e o enrugamento da córnea, também chamado de sinal de *Berchut*. A mancha da esclerótica, conhecida por sinal de *Sommer e Larcher*, ou *livor sclerotinae nigrences*, é caracterizada por uma mancha de cor enegrecida localizada no quadrante interno ou externo do olho, de forma normalmente circular ou oval, que apresenta tendência em se ampliar, à medida que se aumenta o IPM, em decorrência da dessecação da esclerótica. Algumas horas depois da morte, a córnea perde sua transparência e se torna turva; após 8 horas da morte, pode ocorrer deformação da íris e da pupila caso seja exercida pressão digital diretamente no globo ocular (sinal de *Ripault*). O tempo para que essas alterações se instalem depende de diversos fatores, dentre eles o fato de as pálpebras do cadáver permanecerem fechadas ou abertas no período que precede a necrópsia.

O esfriamento cadavérico (*algor mortis*) representa o decaimento da temperatura corporal e é um indicador que pode ser empregado na estimação do IPM nas primeiras 24 horas por um algoritmo conhecido por *nomograma de Henssge*. No entanto o conhecimento das variáveis necessárias à estimação do IPM representa um obstáculo. Por exemplo, a verificação da massa corporal do cadáver não compõe rotina nos serviços técnicos brasileiros, soma-se a isso o fato de os cadáveres serem transportados ao necrotério normalmente em carros sem controle de temperatura e podendo ser submetidos ao calor excessivo. Diante disto, é possível concluir que estimar o IPM por meio da temperatura pelo nomograma de *Henssge* não é tarefa simples, e o esforço pode não compensar os resultados, devido às inúmeras variáveis relacionadas à exatidão do intervalo calculado. Ainda, o método baseado na concentração de potássio em humor vítreo é o preferido para a determinação do IPM e se fundamenta no aumento da concentração de potássio decorrente da desidratação, sendo possível a obtenção de um modelo de regressão linear. Esse modelo, no entanto, não é aplicável na rotina, restando o *livor mortis* como o método mais prático para a estimação aproximada do IPM.

O *livor mortis*, ou manchas de hipóstases cutâneas, também chamadas de manchas de posição ou livores cadavéricos, é encontrado, de preferência, na parte de declive dos cadáveres, variando com a posição do corpo. As hipóstases se apresentam em forma de placas, tendo importância no diagnóstico da realidade da morte, do intervalo pós-mortal e no estudo da posição em que o cadáver permaneceu depois da morte. Essas manchas se formam pelo acúmulo de sangue, sob a ação da gravidade, apresentando coloração violácea, variando apenas nas asfixias por monóxido de carbono, quando se mostram vermelho-róseas ou carminadas, ou ainda de tonalidade marrom-escura, quando a morte se deu por envenenamento por agente metemoglobinizante. Normalmente, começam a aparecer em torno de 2 a 3 horas após a morte, sendo que a intensidade varia de acordo com a fluidez do sangue, e, por isso, são mais intensas em casos de asfixia. Durante as primeiras 12 horas após a morte, as manchas podem mudar de posição, e depois se tornam fixas. Portanto, hipóstases fixas indicam IPM maior que 12 horas. É importante notar que nos indivíduos com cor de pele negra os livores não são facilmente visualizados. Além das manchas externas, o *livor mortis* também pode ser visto em alguns órgãos internos, sob a denominação de hipóstase visceral, e tem a mesma origem do livor cadavérico cutâneo.

A rigidez cadavérica ou *rigor mortis* é provocada por uma alteração química dos músculos, causando o seu enrijecimento e dificuldade de movimentação. Tipicamente o *rigor mortis* é notado várias horas após a morte clínica, apesar do tempo de início e duração depender da temperatura ambiente. Na média, presumindo-se temperatura amena, começa entre 2 e 4 horas após a morte, com total efeito do rigor em aproximadamente 8 a 12 horas, e relaxamento em aproximadamente 24 a 36 horas.

A causa bioquímica do *rigor mortis* é a alteração metabólica nos tecidos musculares, em decorrência da cessação da circulação sanguínea. Nos músculos, ocorre o consumo e esgotamento do oxigênio, porém os sistemas enzimáticos continuam funcionando durante algum tempo após a morte, e a glicólise prossegue pela via anaeróbica. O ácido láctico produzido reduz o pH (acidose tecidual), condição em que actina e miosina se unem, formando o complexo actomiosina, que enrijece fortemente o músculo. Os músculos permanecem rígidos porque as pontes de actina e miosina não se desfazem, devido à ausência de ATP. Isto somente ocorrerá quando se manifestar a putrefação, com destruição dos tecidos e do complexo actomiosina.

Os fenômenos transformativos podem ser destrutivos, compreendendo a autólise, putrefação e maceração, ou conservadores, representados pela mumificação, saponificação, calcificação e corificação. A autólise e a putrefação são os mais importantes na interpretação dos achados toxicológicos pós-mortais.

A autólise resulta da morte celular, em decorrência da cessação da respiração. Inicia-se poucos minutos após a morte do corpo; entretanto, nas mortes agônicas, alguns tecidos podem perder a vitalidade antes e o processo antecede a morte do corpo. É caracterizada por fenômenos fermentativos anaeróbios que se verificam na intimidade da célula, motivados pelas próprias enzimas celulares, com lise e destruição das membranas e organelas, e acidificação celular. Este processo ocorre sem nenhuma interferência bacteriana. O tempo de sobrevida celular varia conforme o tecido, podendo chegar a pouco mais de 6 horas para a córnea, que pode ser usada para transplante até tardiamente.

A putrefação cadavérica consiste na fermentação da matéria orgânica por ação bacteriana, que por fenômenos bioquímicos decompõe o corpo, formando etanol como um dos produtos da fermentação. O intestino é o ponto de partida, assim o aparecimento dos primeiros sinais de putrefação se dá no abdome, correspondendo à mancha verde abdominal, surgindo na fossa ilíaca direita e logo após na esquerda, de 24 a 36 horas após o óbito. Com a morte e autólise dos tecidos intestinais, as bactérias até então contidas na luz intestinal extravasam para os vasos sanguíneos e linfáticos, migrando para outras regiões graças à ação expansiva dos próprios gases gerados pela putrefação.

A marcha normal da putrefação varia conforme a ação de fatores intrínsecos (idade, *causa mortis*, constituição física) e fatores extrínsecos (temperatura, aeração, higroscopia do ar, administração de fármacos). A putrefação é mais rápida nos recém-nascidos e nas crianças do que nos adultos. Quanto mais obeso é o indivíduo mais rapidamente progride a putrefação. A *causa mortis* e a temperatura têm notável influência na marcha deste processo. As vítimas de graves infecções e grandes mutilações sofrem putrefação mais rapidamente. O arsênio, os praguicidas, os antibióticos e outros fármacos podem retardar a putrefação. Já a temperatura muito alta ou muito baixa retarda ou interrompe o processo.

Em síntese, o conhecimento dos fenômenos pós-mortais é importante para a condução das análises toxicológicas e interpretação dos resultados.

## 2. AS ANÁLISES TOXICOLÓGICAS COMO FERRAMENTA NO AUXÍLIO DIAGNÓSTICO DAS INTOXICAÇÕES LETAIS

O Guia para os Laboratórios de Toxicologia Forense (FTLG, do inglês *Forensic Toxicology Laboratory Guidelines*, 2006) da Sociedade de Toxicologistas Forenses (SOFT, do inglês Society of Forensic Toxicologists) e da Academia Americana de Ciências Forenses (AAFS, do inglês American Academy of Forensic Sciences) define como funções da Toxicologia Forense *Post Mortem* a qualificação de toxicantes em fluidos e tecidos humanos e a avaliação do papel destes toxicantes como determinantes ou sua contribuição na causa e maneira de morte.

As análises toxicológicas aplicadas às amostras *post mortem* requerem a integração dos conhecimentos de Toxicologia e Medicina Legal, dadas as características próprias das matrizes e a dificuldade de interpretação dos achados necroscópicos. Via de regra, observa-se congestão visceral generalizada, edema cerebral e/ou pulmonar e hemorragias petequiais, no entanto os achados não são patognomônicos da intoxicação.

As análises toxicológicas se iniciam com o registro de entrada e abertura das matrizes biológicas. Estas deverão ser pesadas (tecidos) ou medidas (fluidos). Todas as características deverão ser observadas e registradas, como aspecto, consistência e presença de odor típico.

Se os achados necroscópicos com o histórico do caso direcionam para um determinado agente, procedem-se as análises direcionadas ao agente em questão. No entanto, se isto não é possível, deverá ser empregada a análise toxicológica sistemática, que é composta pelos métodos de triagem que possibilitam a exclusão de grupos de toxicantes, e a indicação de um determinado grupo (benzodiazepínicos, por exemplo) ou de um agente específico a ser confirmado, dessa forma orientando os métodos dirigidos de confirmação.

Os métodos de triagem são compostos por cromatografia em camada delgada e/ou técnicas de imunoensaio. Os métodos de confirmação são os cromatográficos em fase gasosa ou líquida acoplados a diversos tipos de detectores, sendo mais empregados para fase gasosa o detector de ionização por chama (FID), detector de nitrogênio e fósforo (NPD) e detector de captura de elétrons (ECD); enquanto os de fase líquida são o detector de arranjo de diodos (DAD) e o detector de fluorescência (DFL). Ainda, a espectrometria de massas acoplada tanto à cromatografia gasosa como à líquida representa *padrão ouro* na confirmação do agente, visto que apresenta especificidade extremamente alta com baixa probabilidade de falso positivo, embora isto possa ocorrer dependendo, por exemplo, das contribuições isotópicas.

### 2.1. Material biológico para análises toxicológicas *post mortem*

Várias matrizes podem ser empregadas nas análises, como sangue, urina, humor vítreo, encéfalo, pulmão, coração, rim, conteúdo gástrico, bile e, no caso de extrema putrefação, ainda podem ser coletados tecido muscular, cabelo e osso.

Considerando que as quantidades de amostras biológicas requeridas para as análises dependem do que está sendo pesquisado e que muitas mortes envolvem a ingestão de múltiplas substâncias, sendo necessária a coleta de grandes quantidades de matrizes durante a autópsia, o FTLG recomenda a coleta de amostras em quantidades suficientes para múltiplas análises para um ou mais analitos e sua repetição (conforme a Tabela 1), devendo ser considerada a coleta de outras matrizes, dependendo do caso.

**Tabela 1.** Matrizes empregadas nas análises toxicológicas *post mortem*.

| Matriz biológica | Quantidade |
|---|---|
| Encéfalo | 50 g |
| Fígado | 50 g |
| Rim | 50 g |
| Sangue cardíaco | 25 mL |
| Sangue periférico | 10 mL |
| Humor vítreo | Todo disponível |
| Bile | Todo disponível |
| Urina | Todo disponível |
| Conteúdo gástrico | Todo disponível |

Fonte: *SOFT/AAFS Forensic Laboratory Guidelines, 2006.*

## 2.1.1. Principais espécimes

**Sangue** Preconiza-se que as amostras de sangue cadavérico sejam obtidas por punção das veias subclávia e/ou femural, uma vez que nesses locais a probabilidade de contaminação por difusão de outras regiões é pequena. Essas amostras representam o sangue periférico, que é o de escolha nas análises toxicológicas. No entanto, essa coleta nem sempre é possível devido ao colabamento das veias em casos de hemorragias ou em casos de cadáveres putrefatos. Nesses casos, é coletado o sangue da cavidade cardíaca (sangue central) ou o sangue do *pool* contido na cavidade torácica, sendo importante considerar que o sangue da cavidade cardíaca é passível de concentrar mais os analitos devido ao processo de redistribuição pós-mortal, e o da cavidade torácica pode estar contaminado com fluidos procedentes de outros órgãos. Álcoois, cianeto, monóxido de carbono etc. estão entre as substâncias fácil e rapidamente detectadas no sangue.

**Humor vítreo** O humor vítreo, fluido que se encontra na cavidade posterior do olho, preenchendo o espaço entre o cristalino e a retina em quantidade de 2,0 a 2,5 mL, constitui matriz sumamente simples e estável. Também chamado de corpo vítreo, trata-se de um fluido transparente e incolor, mantido coeso por uma delicada rede de fibrilas composta de proteoglicanos, cuja viscosidade se deve à presença de ácido hialurônico. Apresenta densidade média de 0,99 g/mL e diversos íons e substâncias, como sódio, potássio, cálcio, cloreto, ureia, creatinina, glicose, lactato etc. Constitui uma matriz biológica relativamente simples em termos analíticos, quando comparada à urina e ao sangue, e seu uso vem sendo indicado na análise de vários agentes tóxicos em Medicina Legal desde a década de 1960. Sua análise requer um pré-tratamento que pode estar baseado em centrifugação, emprego de hialuronidase, banho de ultrassom ou filtração. Seu uso é indicado principalmente em análises de cadáveres politraumatizados, carbonizados ou em estado de decomposição. O humor vítreo é de fácil coleta e manuseio e encontra-se isolado em um compartimento relativamente protegido de contaminação externa e invasão de microrganismos, constituindo amostra privilegiada em relação aos fenômenos de putrefação.

**Conteúdo estomacal** É importante amostra para análise *post mortem*, principalmente quando o histórico refere intoxicação pela via oral, posto que prevalece no estômago a forma inalterada dos xenobióticos e em quantidades relativamente elevadas. O estômago ligado em ambas as extremidades, cárdia e piloro, deve ser enviado ao laboratório, via de regra fechado. Os achados observados na abertura da matriz podem direcionar a análise, por exemplo, restos de toxicantes ainda não absorvidos (comprimidos ou praguicidas sólidos como o aldicarb) podem ser recolhidos e analisados, facilitando a identificação do agente.

**Fígado** O fígado é um dos mais importantes tecidos coletados para análises toxicológicas *post mortem*. É um órgão que apresenta elevada capacidade de ligação a xenobióticos e constitui o principal órgão envolvido na biotransformação dos toxicantes. Possui uma importante vascularização e é passagem obrigatória dos xenobióticos absorvidos no intestino para a circulação sistêmica. A sua composição rica em lipídios e em metalotioneínas explica a sua elevada afinidade para agentes tóxicos lipossolúveis e metais tóxicos. A principal desvantagem da utilização do fígado como matriz biológica para análises toxicológicas é a necessidade de procedimentos de *clean up* devido à grande concentração de lipídios nessa matriz.

**Rins** O rim é o principal órgão de eliminação para a maioria dos xenobióticos. É um órgão com importante vascularização e rico em metalotioneínas, apresentando particular relevância nos casos de intoxicação por metais tóxicos.

**Encéfalo** O encéfalo humano é um tecido muito vascularizado. Devido a sua característica lipídica, permite que os compostos lipossolúveis (por exemplo, inseticidas fosforados e clorados) atravessem a barreira hematoencefálica e atinjam elevada concentração nesta matriz. Sua coleta implica a abertura da abóbada craniana e permite obter grande quantidade de amostra, em torno de 1 kg. No entanto, os poucos estudos sobre a distribuição dos toxicantes e a necessidade de técnicas apuradas de preparação e purificação para obtenção de extratos suficientemente limpos fazem esta matriz ser pouco utilizada nas análises toxicológicas. Valiosas informações podem ser obtidas na análise dessa matriz, visto que é um órgão relativamente isolado, não sendo afetado por traumas ocorridos no abdome e tórax, e constitui matriz importante na qualificação e quantificação de fármacos psicoativos e solventes orgânicos.

**Urina** É um fluido biológico extensamente utilizado em análises toxicológicas, apresentando valor inestimável nas análises de triagem (*Screening Tests*), sendo a matriz de eleição para a maioria dos testes de triagem imunoenzimáticos, apresentando maior concentração de metabólitos. É uma das matrizes com menor número de interferentes endógenos, uma vez que é constituída principalmente por água e somente apresenta níveis significativos de lipídios e proteínas em estados patológicos. Contudo, devido ao relaxamento dos esfíncteres, traumas com rompimento da bexiga ou simplesmente pelo fato de ter havido micção no momento que precedeu à morte, a bexiga poderá estar vazia no momento da necrópsia. Como alternativa, alguns testes de triagem baseados em imunoensaio possuem *kits* para amostras cadavéricas, como sangue total, humor vítreo e homogenato de tecidos, no entanto os valores preditivos não estão bem estabelecidos e dificultam a avaliação da relação custo-benefício de tais testes. Com especial reserva, deve ser considerada a quantificação dos analitos nessa matriz, haja vista a dificuldade de correlação com os teores sanguíneos, informação essa que é, em muitos casos, necessária para se estabelecer o nexo causal entre a presença do analito e a intoxicação.

### 2.1.2. *Coleta e armazenamento*

As amostras são coletadas de acordo com as normas e procedimentos do laboratório de toxicologia analítica. Como recomendação geral, o sangue de eleição será o periférico e, na falta deste, o central ou da cavidade torácica, tomando-se o cuidado, neste último caso, de não o contaminar com o conteúdo estomacal.

De forma geral, não são adicionados conservantes. Entretanto, quando se suspeita de intoxicação por cocaína, recomenda-se a coleta em frasco contendo fluoreto de sódio, o qual garante a estabilidade desta substância; na intenção de análise de metais tóxicos, uma amostra adicional de sangue deverá ser coletada em tubo contendo um agente quelante, por exemplo, o EDTA.

O estômago deve ser coletado amarrando-se as extremidades, cárdia e piloro, para evitar extravasar o seu conteúdo. Em caso de extravazamento, o conteúdo deve ser coletado e possíveis odores típicos devem ser anotados para informar o toxicologista analítico.

O humor vítreo é coletado dos dois olhos com seringa de 20 mL e agulha de 0,80 mm de diâmetro e 25 mm de comprimento. A esclerótica deve ser puncionada em ângulo de 45° em relação ao eixo da seringa e o fluido aspirado. O humor vítreo pode ser armazenado sem conservantes e as câmaras oculares devem ser preenchidas com água, de forma a se preservar a aparência do cadáver.

O encéfalo é coletado após abertura da calota craniana, normalmente com auxílio de serra elétrica, e acondicionado em recipiente apropriado sem adição de conservantes. Outras matrizes sólidas, como fígado, rim e pulmão também serão acondicionadas em recipiente apropriado sem adição de conservantes.

A coleta de urina é procedida pela punção da bexiga com seringa e agulha nas mesmas especificações descritas para a coleta de humor vítreo.

As amostras coletadas devem ser mantidas sob refrigeração a 4ºC até envio para o laboratório, onde após abertura, descrição e pesagem serão armazenadas sob congelamento a -20ºC.

### 2.1.3. *Cadeia de custódia*

A cadeia de custódia é a documentação que o laboratório mantém com o propósito de rastrear todas as operações realizadas com cada amostra, desde sua coleta até a completa destruição do material. Os documentos da cadeia de custódia devem possibilitar que seja documentada cada fase, desde a entrada do cadáver, coleta das matrizes, recebimento, aliquotagem, preparação, testes realizados até o processo de disposição final. Devem detalhar ao máximo possível a sequência dos fatos pelos quais passou a amostra e permitir a identificação de todos que a manusearam, quanto tempo durou cada manuseio e porque ocorreu, e como a amostra foi rearmazenada ou dispensada.

A cadeia de custódia externa compreende a documentação do local de coleta até a chegada ao laboratório e garante a rastreabilidade do local de coleta e transporte até o laboratório de toxicologia analítica. A cadeia de custódia interna se refere à documentação que informa o manuseio desde o recebimento, abertura, caracterização, análises, armazenamento e descarte.

Todos que manipulam as amostras pós-mortais devem ser treinados quanto aos registros da cadeia de custódia, pois o emprego desse sistema, com as boas práticas laboratoriais e validação dos métodos analíticos, garante a confiabilidade dos resultados obtidos nas análises toxicológicas. A quebra da cadeia de custódia, mormente nos casos envolvendo a toxicologia forense, invalida sumariamente os resultados analíticos.

## 2.2. Preparação das amostras e extração

A preparação constitui o tratamento prévio das amostras biológicas, em que compostos interferentes e outros incompatíveis com a técnica de identificação/quantificação são separados, de forma a se obter uma mistura mais limpa para o processo de extração que visa isolar e concentrar os analitos de interesse. As técnicas empregadas dependem das propriedades relacionadas à matriz, aos toxicantes e/ou metabólitos e à técnica instrumental. De forma geral, a etapa de preparação da amostra é composta por centrifugação, desproteinização, separação de compostos lipídicos e hidrólise de conjugados.

A centrifugação é uma etapa extremamente simples e importante na preparação de amostras como sangue, em que são separados os coágulos, e urina e humor vítreo, onde são separadas partículas.

A remoção de proteínas ou desproteinização é frequentemente empregada na preparação de tecidos e sangue total, sendo a técnica de precipitação a mais empregada. Realiza-se com auxílio de sais inorgânicos (sulfato de zinco), solventes orgânicos miscíveis em água (metanol, acetona, acetonitrila etc.) ou ácidos (perclórico, tricloroacético e sulfossalicílico). Os solventes orgânicos apresentam a vantagem de propiciar condições moderadas e de minimizar a degradação de compostos lábeis, enquanto os ácidos devem ser empregados com cautela, para evitar degradação.

A separação de compostos lipídicos é útil na análise de tecidos ricos em lipídios, por exemplo, tecido encefálico e fígado. A separação dos lipídios é essencial para evitar a emulsificação que ocorre na extração líquido-líquido ou o entupimento da coluna de extração em fase sólida. A separação pela homogeneização solvente polar e centrifugação refrigerada (4ºC) constitui técnica eficaz.

A hidrólise de conjugados é aplicável para alguns toxicantes altamente apolares (morfina, $\Delta$9-tetraidrocanabinol) que são excretados em urina ou bile na forma conjugada com ácido glicurônico ou sulfato. Essa ligação deve ser hidrolisada antes do processo de extração. Existem dois processos de hidrólise, a enzimática, em que são empregadas $\beta$-glicuronidase ou aril-sulfatases, e a hidrólise química ácida ou alcalina, que requer menor tempo e é de baixo custo, apesar de utilizar condições extremas de pH e de temperatura, podendo comprometer a integridade de alguns compostos.

Após o tratamento prévio de separação, é requerida a extração, que visa o isolamento e concentração dos analitos. Várias técnicas podem ser empregadas, dentre as de maior aplicação citam-se a extração líquido-líquido, a extração em fase sólida e a extração por *headspace*.

**Extração líquido-líquido** Esta técnica se baseia na partição dos analitos entre duas fases imiscíveis, polar (aquosa, como sangue, urina, homogenato de tecido etc.) e apolar (solventes orgânicos). Em geral, substâncias de caráter ácido, alcalino, neutro e com alto ponto de ebulição, como várias classes de fármacos, drogas de abuso, praguicidas e contaminantes ambientais e industriais, podem ser extraídas por esta técnica. A partição do analito entre as duas fases é determinada pelo coeficiente de ionização da substância (valor de pKa), pelo pH da fase aquosa e pelo solvente extrator. O pH alcalino, uma unidade acima do valor do pKa do analito alcalino fraco, deslocará o equilíbrio para a forma não ionizada, lipossolúvel, favorecendo a partição da substância no solvente orgânico; ao contrário, o pH ácido favorecerá a partição dos analitos de caráter ácido no solvente orgânico. A previsão do deslocamento de equilíbrio entre a forma ionizada (polar, hidrossolúvel) e não ionizada (apolar, lipossolúvel) é dada pela *Equação de Henderson Hasselbach*. Assim, a fase aquosa pode ser descartada e a orgânica evaporada de forma a concentrar os analitos. Para aumentar a eficiência de extração, é adicionado sal (cloreto de sódio) à mistura para diminuir as camadas de solvatação, assim as moléculas de água são atraídas deixando os analitos livres para migrarem à fase orgânica. Esta técnica é chamada de *salting out*.

**Extração em fase sólida** Este tipo de extração apresenta maior recuperação em relação à extração líquido-líquido e é capaz de recuperar analitos anfóteros. O princípio é semelhante ao da cromatografia líquida em coluna, sendo empregados cartuchos recheados de fase estacionária. Esta técnica permite a purificação (*clean-up*) e concentração do(s) analito(s), uma vez que possibilita verter grandes volumes de amostras previamente preparadas através dos cartuchos em forma de coluna, sendo os analitos retidos seletivamente na fase estacionária, enquanto lavagens sucessivas garantem a retirada de interferentes. A manipulação das propriedades físico-químicas, por exemplo, mudança de pH, permite a eluição dos analitos, empregando-se pequena quantidade de solvente orgânico que ainda pode ser evaporado e o extrato ressuspendido em meio apropriado à técnica instrumental.

Em geral, os materiais que preenchem as colunas de extração são de sílica quimicamente ligada a diferentes tipos de radicais orgânicos, que podem ser selecionados de acordo com o grupo de substância a ser analisada. Por exemplo, anfetaminas, cocaína e metabólitos podem ser extraídos em colunas de fase mista em que a sílica é quimicamente ligada ao grupo de 8 carbonos (C8) e ao ácido benzenossulfônico, assim compostos anfóteros, como a benzoilecgonina (metabólito da cocaína), apresentarão ligações apolares na região não ionizada da molécula e interações iônicas na região ionizada, garantindo melhor recuperação do analito.

**Extração por *headspace*** Esta técnica é empregada na extração de substâncias voláteis, sendo a maior aplicação nas dosagens alcoólicas. Está baseada no equilíbrio entre uma fase líquida (sangue, urina, humor vítreo ou homogenato) inferior e uma fase de vapor superior chamada de *headspace*. Por exemplo, um sangue contendo etanol é introduzido em um tubo de vidro, lacrado com batoque de borracha e tampa de alumínio, introduzido numa estufa em temperatura por volta de 70°C,

situação em que o etanol irá volatilizar, enquanto o sangue, sendo uma amostra aquosa que entra em ebulição por volta de 100°C, ficará contido no fundo do tubo. O vapor formado no espaço vazio conterá o etanol, podendo ser retirado com uma agulha e seringa e introduzido para análise em cromatógrafo gasoso. Atualmente há equipamentos que realizam a técnica de forma automatizada, sendo acoplados diretamente ao cromatógrafo gasoso.

## 3. FATORES QUE PODEM ALTERAR AS CONCENTRAÇÕES SANGUÍNEAS *POST MORTEM* DOS TOXICANTES

Os resultados referentes às concentrações do toxicante e seus metabólitos nas amostras muitas vezes não são suficientes para esclarecer a ocorrência, portanto a interpretação dos achados analíticos para o estabelecimento do nexo causal entre a morte e o toxicante deve ser pautada na integração dos conhecimentos sobre a toxicocinética, toxicodinâmica e achados necroscópicos. Ainda, as concentrações dos analitos nas matrizes cadavéricas podem não apresentar relação com a dose administrada; e nem sempre correspondem às concentrações que havia no momento da morte, devido ao processo de redistribuição *post mortem*. O conceito de dose letal é relativo e obriga a algumas considerações: 1) via de administração; 2) tempo decorrido entre a administração e a morte; 3) resposta individual (idiossincrasia); 4) redistribuição pós-mortal; 5) interações com outros toxicantes; 6) local de coleta da amostra cadavérica.

### 3.1. Redistribuição *post mortem* e estabilidade química dos xenobióticos

Após a morte a respiração aeróbia das células é interrompida e a produção de ATP é diminuída, inicia-se assim a respiração anaeróbia que resultará no acúmulo de ácido lático e fosfatos inorgânicos nas células, resultando na diminuição do pH intracelular. A bomba de sódio-potásssio ATPase é bloqueada devido à diminuição da produção de ATP, causando acúmulo de sódio nas células. Ocorre edema celular, devido à dilatação do retículo endoplasmático, e os ribossomos são liberados deste compartimento, a matriz mitocondrial é destruída e a membrana lisossomal é rompida, liberando enzimas para o citoplasma. Os componentes celulares são progressivamente degradados. A membrana celular é rompida e os componentes celulares são liberados para o espaço extracelular. O tempo em que ocorrem esses eventos que culminam no rompimento da célula depende do órgão envolvido. No miocárdio, o processo ocorre de 30 a 40 minutos após a isquemia. No fígado, após 1 a 2 horas, enquanto no cérebro após 3 a 5 minutos. Os fármacos básicos lipófilos que se encontram em altas concentrações nas células são redistribuídos neste estágio para o espaço extracelular e transferidos ao compartimento sanguíneo, enquanto os fármacos ácidos e neutros são pouco afetados.

A redistribuição *post mortem*, também chamada de necrocinética, refere-se ao movimento do agente tóxico dentro do organismo após o óbito; esse movimento poderá alterar as concentrações sanguíneas do analito, objeto da quantificação. Esse fenômeno envolve a passagem para o sangue de toxicantes procedentes de órgãos sólidos como pulmões, fígado, coração etc. A magnitude da redistribuição varia de acordo com inúmeros fatores, incluindo a natureza da substância, suas propriedades físico-químicas, o local de coleta do sangue e o intervalo de tempo entre o óbito e a coleta das amostras.

Os mecanismos presentes na redistribuição *post mortem* envolvem a transferência passiva das substâncias dos compartimentos como trato gastrintestinal, fígado, pulmões e miocárdio, podendo ocorrer imediatamente após a morte ou mais tarde devido à autólise das células e ao processo de putrefação. Após a morte, muitas enzimas importantes na metabolização de fármacos continuam atuando por algum tempo, resultando na degradação destes e dificultando a correlação com as concentrações *ante mortem*.

Substâncias presentes no tecido cardíaco podem se difundir para o sangue cardíaco, gerando valores maiores nesta matriz, justificando o uso do sangue periférico proveniente da veia subclávia ou femural.

O movimento do sangue nas veias imediatamente após a morte é responsável pela redistribuição física dos fármacos entre os diferentes compartimentos vasculares. O aumento da pressão intra-abdominal causa refluxo de sangue da aorta abdominal para a aorta torácica, a partir da veia cava inferior para o átrio direito e da veia cava superior e das câmaras cardíacas esquerdas para as veias pulmonares. Mais tarde, com o processo putrefativo, os gases formados distendem as paredes abdominais e o diafragma induzindo o refluxo de sangue nas veias periféricas.

*In vivo*, os pulmões recebem sangue do ventrículo direito e acumulam vários fármacos, principalmente bases lipofílicas com valor de pKa acima de 8. A redistribuição *post mortem* a partir dos pulmões inicia-se nas primeiras duas horas após a morte, causando aumento da concentração de fármacos na câmara cardíaca e na circulação torácica. A redistribuição dos pulmões para o fígado ocorre através do diafragma, que é a separação anatômica entre o tórax e a cavidade abdominal. A difusão nesta barreira é a única fonte da redistribuição, portanto são esperadas concentrações mais altas de fármacos nas partes do fígado que estão em contato com o diafragma. Além disso, o fígado também é alvo da redistribuição a partir do estômago. Grande parte da superfície inferior do lobo hepático esquerdo está em contato com o estômago, o piloro e o duodeno proximal, assim os xenobióticos, administrados por via oral, não absorvidos no momento do óbito podem entrar no parênquima hepático por difusão passiva ou através do sangue pela veia porta.

Muitos fatores influenciam na redistribuição *post mortem*. Esses fatores são os mesmos ligados ao fenômeno da distribuição dos xenobióticos *in vivo*. Há fatores ligados ao xenobiótico e outros relacionados ao meio em que se encontram, como o volume de distribuição, a lipossolubilidade e o grau de ionização.

O volume de distribuição (Vd), também conhecido por volume de distribuição aparente (Vd aparente), é o termo usado para quantificar a distribuição de uma substância pelo organismo após exposição oral ou parenteral. Toxicantes que apresentam grandes variações nas concentrações sanguíneas são aqueles que possuem Vd elevado, e isto significa que a substância está em quantidade relativamente elevada no espaço extravascular disponível para liberação *post mortem*. Substâncias de caráter alcalino e muito lipofílicas tendem a apresentar alto volume de distribuição, por exemplo, a metadona (opioide) apresenta essas propriedades e tende a se acumular nos pulmões.

A lipossolubilidade é outro parâmetro que indica o potencial de redistribuição. Esta propriedade é avaliada pelo coeficiente de partição óleo/água (Kow), e quanto maior esse coeficiente, maior sua lipossolubilidade. Assim, substâncias lipofílicas apresentam elevada concentração tecidual e estão mais propensas a sofrer redistribuição *post mortem*.

Via de regra, as substâncias altamente lipofílicas com Vd acima de 3L/kg estão mais propensas a sofrer redistribuição *post mortem*, resultando no aumento das concentrações sanguíneas devido à difusão nos tecidos adjacentes. Substâncias com Vd ≤ 1 L/kg são distribuídas uniformemente no organismo e apresentam menor extensão de redistribuição.

Grande parte dos fármacos são eletrólitos fracos de caráter ácido ou alcalino, possuindo um ou mais grupos funcionais capazes de se ionizarem. A extensão da ionização depende do pH do meio onde a substância se encontra e do seu pKa, que é a propriedade que determina o grau de ionização da substância. O pKa pode ser definido como o pH onde a substância se encontra 50% na forma ionizada e 50% na forma molecular.

Dentre os toxicantes com elevado grau de redistribuição, citam-se os antidepressivos tricíclicos (amitriptilina, nortriptilina, desimipramina), os anti-histamínicos (difenidramina), os narcoanalgésicos (codeína, oxicodona, propoxifeno), a digoxina e a doxepina. Já a morfina e outros opioides hidrossolúveis, o paracetamol, os anfetamínicos, a cocaína, os benzodiazepínicos de baixa lipossolubilidade (oxazepam) e o salbutamol são exemplos de substâncias com pequeno grau de redistribuição *post mortem*.

Além dos mecanismos de redistribuição *post mortem*, especial importância deve ser dada às alterações de concentrações devido aos fenômenos pós-mortais, à instabilidade química do toxicante no interior do cadáver ou durante o armazenamento das matrizes. Por exemplo, a fermentação de bactérias na putrefação gera álcool, resultando na superestimação dos níveis de alcoolemia. Por outro lado, o armazenamento inadequado resulta na subestimação, sendo indicados a adição de fluoreto de sódio e armazenamento em seringas do tipo *gas-tight* sob congelamento, tanto para análise de etanol como para outras substâncias voláteis. No caso de análise de dietilamida do ácido lisérgico (LSD) a amostra deve ser armazenada em recipiente âmbar, pois a exposição à luz causa degradação.

A biotransformação hepática pode persistir muitas horas após o óbito. Esse fenômeno deve ser distinguido da degradação do analito devido aos fenômenos putrefativos. A maioria dos estudos relativos a esse problema é direcionada ao metabolismo da cocaína. À parte o fato conhecido de que as concentrações de cocaína e de seus metabólitos apresentam variação de acordo com o tempo e local da coleta de amostra *post mortem*, a hipótese de metabolismo residual de cocaína tem persistido e deve ser levada em consideração na interpretação de resultados analíticos. Também as esterases sanguíneas continuam degradando substâncias que apresentam grupos ésteres, por exemplo, cocaína, heroína e o metabólito 6-monoacetilmorfina, sendo recomendável nesses casos a adição de fluoreto de sódio ou a coleta de urina e humor vítreo por não apresentarem esta atividade enzimática. No caso da cocaína, ainda ocorre hidrólise química favorecida em pH alcalino, resultando em altas concentrações do metabólito benzoilecgonina; dessa forma, a degradação enzimática e a não enzimática dificultam muito a interpretação das concentrações de cocaína em sangue, sendo crítica a etapa de coleta e armazenamento das amostras.

## 4. A INTERPRETAÇÃO DOS ACHADOS LABORATORIAIS

O achado laboratorial compõe uma peça, muitas vezes crucial, na reconstituição dos elementos envolvidos com a morte. Assim, as circunstâncias em que ocorreu o óbito, apontadas no histórico do caso, o depoimento da família, os achados necroscópicos e anatomopatológicos deverão ser associados com os achados laboratoriais, o qual indicará um determinado toxicante envolvido na morte e que poderá ser a sua causa, dependendo da interpretação de suas concentrações.

A interpretação das concentrações deverá se basear no grau de toxicidade, no potencial de causar tolerância metabólica e dinâmica, na meia-vida biológica, nos mecanismos de redistribuição pós-mortal e de formação pós-mortal como artefato. Ainda é importante considerar que o toxicante pode não ser o agente que causou a morte diretamente por *overdose* ou por uma reação idiossincrática, mas pode estar envolvido indiretamente ao provocar um comportamento que contribui para a morte. Por exemplo, a cocaína pode levar a comportamentos bizarros, como um indivíduo que sai correndo em uma avenida de trânsito rápido e intenso e é atropelado.

O uso dos dados farmacológicos na interpretação deve ser cauteloso, pois os fenômenos pós-mortais e a redistribuição prejudicam a comparação com indivíduos vivos. Além disso, os estudos clínicos sempre empregam soro ou plasma e não sangue total, único disponível em indivíduos mortos, dificultando ainda mais os dados referenciados por tais estudos.

As drogas de abuso constituem uma dificuldade ainda maior de interpretação das concentrações pelo fato do desconhecimento de sua composição. Por exemplo, a metilenodioximetanfetamina (MDMA – *ecstasy*) é uma droga normalmente consumida em festas de música eletrônica e pode causar óbito por hipertermia e rabdomiólise; no entanto determinar uma concentração pós-mortal é difícil, pois a morte pode ser decorrente da associação do MDMA com vários adulterantes farmacologicamente ativos.

Especial dificuldade também pode ser mencionada para os corpos que sofrem embalsamamento para serem repatriados ou velados, pois nesse procedimento as substâncias empregadas normalmente contêm etanol, metanol e formaldeído, os quais podem atrapalhar a análise de forma direta ou formar adutos com aminas primárias, complicando a identificação de vários toxicantes. Neste caso, a coleta de humor vítreo pode representar uma estratégia adequada.

Uma perspectiva para a interpretação das análises toxicológicas pós-mortais é a pesquisa de parâmetros bioquímicos relacionados à toxicodinâmica do agente. Por exemplo, o aumento da metemoglobinemia pode direcionar a certos asfixiantes químicos como anilina ou nitratos e nitritos; a porcentagem de inibição da colinesterase pode indicar a intoxicação por praguicidas carbamatos ou organofosforados; ou, ainda, o aumento nos níveis de neurotransmissores poderia contribuir na interpretação do envolvimento de fármacos psicoativos. No entanto, é necessário estabelecer valores de referência pós-mortais, pois eles podem ser completamente diferentes quando se compara com o organismo vivo. Um parâmetro que vem sendo estudado na Medicina Legal são as concentrações de catecolaminas, em que a avaliação de 542 amostras de sangue cadavérico, central e periférico, indicou níveis séricos de catecolaminas muito mais altos em comparação com os valores de referência clínica (adrenalina: < 0,1 ng/mL; noradrenalina: 0,1 a 0,45 ng/mL; dopamina: < 0,02 ng/mL), e as concentrações aumentaram acentuadamente nas mortes agônicas, sugerindo um enorme estresse ou avançada desordem neuronal relacionada à morte agônica. Esses parâmetros bioquímicos poderão ser explorados na toxicologia *post mortem* com vistas a refinar a interpretação dos achados laboratoriais.

### 4.1. A produção *post mortem* de etanol

A dosagem sanguínea do etanol está entre as mais solicitadas aos laboratórios de análises toxicológicas com finalidade forense. A interpretação dos resultados de concentrações sanguíneas de etanol *post mortem* é uma fonte de discussão, principalmente quando o espécime é procedente de corpos em decomposição.

Inúmeros microrganismos produtores de etanol são encontrados em fluidos e tecidos de cadáveres humanos. Enterobactérias como *Enterobacter aerogenes*, *Escherichia coli* e *Proteus vulgaris*, micrococos como *Staphylococcus* spp. e *Streptococcus* spp., fungos como *Candida albicans* e outros microrganismos já foram isolados de sangue e tecidos de cadáveres humanos e demonstraram capacidade de produzir etanol, pela utilização da glicose e de outros substratos endógenos como aminoácidos, lactato, glicerol etc.

A quantidade de etanol que pode ser produzida depende do tipo e quantidade dos microrganismos, do substrato presente no meio e do estado de putrefação do cadáver. Pela utilização da via Embden-Meyerhof ou da hexose monofosfato e tendo a glicose como substrato, a quantidade máxima teórica de etanol que pode ser produzida é de 2 moléculas de etanol para cada molécula de glicose utilizada.

Alguns autores estabeleceram valores máximos para a produção de etanol em corpos em decomposição. Valores tão distintos quanto 0,2 g/L, 1,5 g/L e 2,0 g/L são registrados na literatura e estipulados como nível máximo de etanol referente à produção endógena.

Muitos critérios complexos e conflitantes têm sido propostos para se diferenciar a origem do etanol detectado nos fluidos do cadáver, principalmente naqueles em decomposição: 1) a correlação (se típica ou atípica) da concentração de etanol entre sangue em outros fluidos; 2) a presença de outras substâncias voláteis, como n-propanol e o isopropanol, tem sido sugerida como um marcador de etanol *post mortem*; 3) níveis de etanol acima de certas concentrações têm sido utilizados por alguns pesquisadores para inferir sobre etanol endógeno; 4) a presença de etanol no humor vítreo indica ingestão, uma vez que esse fluido não teria possibilidade de produzir etanol em quantidades significativas; 5) quando múltiplos fluidos do cadáver são analisados, e o etanol é identificado em apenas um deles, esse achado é atribuído à produção *post mortem*; 6) presença de metabólitos polares etilglicuronídeo e etilssulfato em urina *post mortem* são promissores biomarcadores da ingestão de etanol.

Outras situações podem levar a interpretação errônea, como o sangue de cadáveres politraumatizados pode estar contaminado com o conteúdo estomacal ou com fluido da cavidade pleural em decorrência da ruptura de órgãos internos, e a aspiração de vômitos em casos de mortes agônicas pode estar associada com aumento da concentração de etanol na aorta ascendente pela possibilidade de entrada do xenobiótico na circulação pulmonar venosa. Dessa forma, resultados de dosagem alcoólica inexatos podem ser gerados do ponto de vista da interpretação sobre a relação causa e efeito.

## 4.2. Cocaína

A cocaína apresenta alta incidência de uso no continente americano e frequentemente está implicada em mortes violentas. O critério diagnóstico para determinar a intoxicação aguda inclui a revisão da investigação policial, os achados necroscópicos e a quantificação no sangue. No entanto, a interpretação dessas concentrações representa um verdadeiro desafio devido às variações cinéticas entre os usuários eventuais e os crônicos. A dose letal do fármaco pode variar muito, sendo referida intoxicação aguda com dose de 30 mg por via nasal, enquanto usuários crônicos utilizam até 5 g da droga diariamente. As concentrações sanguíneas tóxicas situam-se entre 0,25 a 5,0 µg/mL, adotando-se como concentração fatal clássica valores ≥ 1,0 µg/mL de sangue. Estabelecer uma determinada concentração na matriz biológica que comprove que a morte se deu pela intoxicação aguda é extremamente difícil sendo que qualquer concentração de cocaína pode ser potencialmente tóxica e agudamente letal, devido ao fato de muitos indivíduos apresentarem resposta exacerbada a baixas doses, enquanto outros toleram altas doses sem consequências graves. Também a meia-vida biológica da cocaína, que é de cerca de 1 hora, pode apresentar valor aumentado em usuários.

Uma matriz de especial valor nessa interpretação é o encéfalo. Esse órgão apresenta baixa atividade enzimática, resultando em baixa degradação da cocaína, pois o principal metabólito benzoilecgonina não atravessa barreira hematoencefálica, e, portanto, as concentrações encefálicas se referem à biotransformação da cocaína neste compartimento, que, por ser isolado, apresenta alta relação com as concentrações *peri mortem*; a alta lipofilicidade propicia a acumulação da cocaína e ainda representa o local de ação do fármaco.

Também pode constituir ferramenta útil a comparação das relações de concentração cocaína/benzoilecgonina (COC/BE) no sangue e no encéfalo, pois um valor de relação COC/BE superior a 1 em ambas as matrizes pode ser sugestivo de overdose. Caso a análise de encéfalo não seja factível, as concentrações de cocaína e metabólitos presentes no humor vítreo apresentam alta correlação com o sangue femoral e cardíaco, enquanto a urina deve ser empregada apenas para qualificação dada à dificuldade de interpretação da concentração.

Ainda é importante considerar que o uso de cocaína pode se dar por várias vias de administração (intranasal, intravenosa e pulmonar) e, estando em diferentes formas de apresentação como droga de rua (pó em forma de éster, *crack* ou pasta de coca na forma de base livre), pode conter uma infinidade de adulte-

rantes que podem influenciar na maneira de morte. Além disso, o uso por via pulmonar (fumada) produz efeitos mais rápidos que a via intranasal, e isto está relacionado ao maior potencial de dependência, o que pode ter papel importante na maneira de morte. Nesse sentido, é possível diferenciar a via pelo marcador específico, éster metilanidroecgonina, que é um produto de combustão gerado quando a cocaína é fumada.

Outro fator a ser considerado é o uso concomitante de etanol, o que irá formar o cocaetileno (etilcocaína), com maior cardiotoxicidade que a própria cocaína, e, portanto, neste cenário as concentrações letais seriam menores.

Outra estratégia que poderia contribuir na interpretação dos casos envolvidos com cocaína é a análise da dopamina e metabólitos no tecido cerebral da região dos núcleos da base. Foram referidas maiores concentrações de dopamina e seus metabólitos ácido homovanílico (HVA) e ácido 3,4-di-hidroxifenilacético (DOPAC) em núcleos da base provenientes de cadáveres cuja morte estava envolvida com o uso de cocaína e que diferiram significativamente de um grupo controle, cuja morte não estava envolvida com essa droga.

A avaliação do perfil de catecolaminas pode ser empregada no estudo de um fenômeno que vem sendo referido como *excited delirium syndrome* ou *síndrome do delírio excitado*, termo que vem sendo empregado para descrever uma síndrome caracterizada por delírio, agitação, hipertermia e comportamento violento, que geralmente culmina em uma morte súbita inexplicável. Apesar de não haver causa anatômica de morte, foram mencionadas arritmias cardíacas induzidas por catecolaminas, asfixia por força ou posicional ou outros efeitos adversos cardiorrespiratórios causados por uso de armas de choque. Foi demonstrado que as vítimas dessa síndrome apresentaram estado clínico instável com imediata piora e alto risco de óbito, mesmo em casos de intervenção médica ou quando a coerção física não foi utilizada na abordagem do indivíduo. O termo delírio pode ser definido como uma síndrome ou grupo de sintomas causados por um distúrbio de consciência durante o funcionamento normal do cérebro. No delírio hiperativo, ocorre mudança de consciência e resposta ao ambiente, que se manifestam como agitação, alucinações, desilusões e psicoses.

A relação entre a *síndrome do delírio excitado* e as mortes súbitas envolvidas com cocaína está baseada na capacidade do fármaco causar descargas de dopamina no sistema nervoso central. Assim, as catecolaminas podem representar bons marcadores para investigar várias respostas estressantes no processo de morte, e, no caso da cocaína, esta aumenta a concentração extracelular de dopamina por bloquear o transportador deste neurotransmissor nos nervos terminais. Desta forma, a determinação das concentrações de dopamina e metabólitos poderia ser uma ferramenta aplicável no diagnóstico *post mortem*, provendo subsídios para a associação da maneira de morte.

Apesar do grande potencial da análise das concentrações de neurotransmissores, essas inferências ainda têm pouco valor no caso de materialidade da prova pericial, pois o emprego de marcadores bioquímicos na Medicina Legal constitui uma inovação que vem ganhando interesse por parte da comunidade acadêmica e, ao mesmo tempo, incredulidade em relação à sua aplicabilidade, devido ao fato de ainda não estarem estabelecidos os valores de referência em cadáveres.

As considerações sobre a interpretação dos achados laboratoriais exemplificados com o etanol e cocaína demonstram a complexidade do assunto.

## 5. CONCLUSÕES

As análises toxicológicas *post mortem* têm a finalidade de auxiliar a Medicina Legal no diagnóstico das intoxicações letais sendo principalmente uma atividade de caráter forense.

Os laboratórios que realizam análises com caráter forense necessitam ter um sistema de qualidade sendo de suma importância os procedimentos que garantam a cadeia de custódia. Os laboratórios devem normatizar a coleta, o acondicionamento e o armazenamento dos espécimes que serão submetidos às análises toxicológicas.

A análise de amostras de sangue coletadas de diferentes locais é recomendada para evitar interpretações errôneas. A dificuldade de interpretação dos resultados de concentrações sanguíneas *post mortem* decorre da escassez de informações na literatura científica.

## 6. BIBLIOGRAFIA

ALICOT, A.L.P.; GAULIER, J.M.; CHAMPSAUR, P., MARQUET, P. Mechanism underlying *post mortem* redistribution. *Journal of Analytical Toxicology*, v.27, p.533-544, 2003.

ALTHAUS, L.; HENSSGE, C. Rectal temperature time of death nomogram: sudden change of ambient temperature. *Forensic Science International*, v.99, p.171-178, 1999.

BALASOORIYA, B.A.W.; HILL, C.A.S.; WILLIANS, A.R. The biochemistry of vitreous humor. A comparative study of the potassium, sodium and urate concentrations in the eyes at identifical time intervals after death. *Forensic Science International*, v.26, n.2, p.85-91, 1984.

BENFICA, F.S.; VAZ, M.; ROVINSKI, M.; COSTA, M.S.T.B. *Rotinas do departamento médico-legal do estado do Rio Grande do Sul*, Instituto Médico-Legal do Rio Grande do Sul, 2004.

CARBONI, E.; SPIELEWOY, C.; VACCA, C.; NOSTEN-BERTRAND, C.; GIROS, M.; DI CHIARA, G. Cocaine and amphetamine increase extracellular dopamine in the nucleus accumbens of mice lacking the dopamine transporter gene. *Journal of Neuroscience*, v.21, n.141, p.1-4, 2001.

CARVALHO, V.M. *Redistribuição da cocaína e sua influência na neuroquímica* post mortem. São Paulo, 2011, p.181. Tese de Doutorado – Faculdade de Ciências Farmacêuticas – Universidade de São Paulo.

CARVALHO, V.M.; FUKUSHIMA, A.R.; FONTES, L.R.; FUZINATO, D.V.; FLORIO, J.C.; CHASIN, A.A.M. Cocaine *post mortem* distribution in three brain structures: a comparison with whole blood and vitreous humour. *Journal of Forensic and Legal Medicine*, v.20, i.3, p.143-145, 2013.

CHASIN, A.A.M.; MÍDIO, A.F. Aspecto toxicológico da overdose de cocaína. *Rev. Farm. Bioq. Univ. S. Paulo*, v.27, n.1, p.1-27, 1991.

CLARKE, E.G.C. *Isolation and identification of drugs*. London: Pharmaceutical Press, 1978.

DRUMMER, O.H. *Post mortem* toxicology of drugs of abuse. *Forensic Science International*, v.142, p.101-113, 2004.

DRUMMER, O.H. *Post mortem* toxicology. *Forensic Science International*, v.165, p.199-203, 2007.

DUER, W.C.; SPITZ, D.J.; MACFARLAND, S. Relationships between concentrations of cocaine and its hydrolysates in peripheri-

cal blood, heart blood, vitreous humor and urine. *Journal of Forensic Sciences*, v.51, n.2, p.421-425, 2006.

FERRARI, L.A.; TRISZCZ, J.M.; GIANNUZZI, L. Kinetics of ethanol degradation in forensic blood samples. *Forensic Science International*, v.161, p.144-150, 2006.

FRANÇA, G.V. *Medicina Legal*. 6.ed., Rio de Janeiro: Guanabara Koogan, 2001.

GUYTON, A.C.; HALL, J.E. *Tratado de Fisiologia Médica*. 11.ed., Rio de Janeiro: Guanabara Koogan, 1998, p.338-356.

HENSSGE, C. Death time estimation in case work I. The rectal temperature time of death nomogram. *Forensic Science International*, v.38, n.3-4, p.209-236, 1988.

HENSSGE, C.; MADEA, B. Estimation of the time since death in the early *post mortem* period. *Forensic Science International*, v.144, p.167-175, 2004.

LIMA, I.V. *Humor vítreo em toxicologia forense* – determinação de álcool etílico em cadáveres de morte traumática e em estado de putrefação. São Paulo, 1996. p.96. Tese de Doutorado – Faculdade de Ciências farmacêuticas – Universidade de São Paulo.

LUCENA, J.; BLANCO, M.; JURADO, C.; RICO, A.; SALGUEIRO, M.; VAZQUEZ, R.; THIENE, G.; BASSO, C. Cocaine-related sudden death: a prospective investigation in south-west Spain. *European Heart Journal*, doi: 10.1093/eurheart/ehp557, 2010.

MARLET, J.M. Conceitos médico-legal e jurídico de morte. *Justitia*, v.49, n.138, p.43-48, 1987.

MAEDA, H.; ZHU, B.L.; ISHIKAWA, T.; QUAN, L.; MICHIUE, T. Significance of *post mortem* biochemistry in determining the cause of death. *Legal Medicine*, v.11, p.46-49, 2009.

MASH, D.C.; DUQUE, L.; PABLO, J.; QIN, Y.; ADI, N.; HEARN, W.L.; HYMAB, B.A.; KARCH, S.B.; DRUID, H.; WETLI, C.V. Brain biomarkers for identifying excited delirium as a cause of sudden death. *Forensic Science International*, v.190, p.13-19, 2009.

MORIYA, F.; HASHIMOTO, Y. *Post mortem* stability of cocaine and cocaethylene in blood and tisues of humans and rabbits. *Journal of Forensic Sciences*, v.41, n.4, p.612-616, 1996.

POUNDER, D.; JONES, G.R. *Post mortem* drug redistribution – a toxicological nightmare. *Forensic Science International*, v.45, n.3, p.253-263, 1990.

PATEL, F. A high fatal *post mortem* blood concentration of cocaine in drug courier. *Forensic Science International*, v.79, n.3, p.167-174, 1996.

PILEGGI, P.; TEATINO, A.; LA MARCA, A.; BARBARO, A. About a cocaine associated sudden death casework. *Forensic Science International*, v.146, p.S77-S78, 2004.

QUEIROS, S.C.N.; COLLINS, C.H.; JARDIM, I.C.S.F. Métodos de extração e/ou concentração de compostos encontrados em fluidos biológicos para posterior determinação cromatográfica. *Química Nova*, v.24, n.1, p.68-76, 2001.

Forensic Toxicology Laboratory Guidelines. Society of Forensic Toxicologists and American Academy of Forensic Sciences, p.24, 2006.

STIMPFL, T.; REICHEL, S. Distribution of drugs of abuse within specific regions of the human brain. *Forensic Science International*, v.170, p.179-182, 2007.

TAKEKAWA, K. Cocaine and its metabolites. In SUSUKI, O.; WATANABE, K. *Drugs and poisons in human a handbook of practical analysis*. Heidelberg: Springer, 2005, cap.2.4, p.207-218.

THIERAUF, A.; MUSSHOFF, F.; MADEA, B. *Post mortem* biochemical investigations of vitreous humor. *Forensic Science International*, v.192, p.78-82, 2009.

YAREMA, M.C.; BECKER, C.E. Key concepts in *post mortem* drug redistribution. *Clinical Toxicology*, v.43, n.4, p.235-241, 2005.

WATSON, W.A.; MACKINNEY, P.E. Necrokinetics: the practical aspects of interpreting *post mortem* drug concentrations. *Forensic Journal of Toxicology: Clinical Toxicology*, v.39, n.3, p.213, 2001.

WILKE, N.; JANSSEN, H.; FAHRENHORST, C.; HECKER, H.; MANNS, M.P.; BRABANT, E.G.; TRÖGER, H.D.; BREITMEIER, D. *Post mortem* determination of concentrations of stress hormones in various body fluids – is there a dependency between adrenaline/noradrenaline quotient, cause of death and agony time? *International Journal of Legal Medicine,* v.121, p.385-394, 2007.

VARETTO, L.; CURTO, O. Long persistence of rigor mortis at constant low temperature. *Forensic Science International*, v.147, p.31-34, 2004.

VETHARANIAM, I.; THOMSON, R.A.; DEVINE, C.E.; DALY, C.C. Modeling muscle energy-metabolism in anaerobic muscle. *Meat Science*, v.85, n.1, p.134-148, 2010.

ZHU, B.L.; ISHIKAWA, T.; MICHIUE, T.; LI, D.R.; ZHAO, D.; QUAN, L.; ORITANI, S.; BESSHO, Y.; MAEDA, H. *Post mortem* serum catecholamine levels in relation to the cause of death. *Forensic Science International*, v.173, p.122-129, 2007.

# ÍNDICE REMISSIVO